B. Hackert, M. Kim (Hrsg.)

Fachpflege

Pflege im Operationsdienst

Bianca Hackert, Mia Kim (Hrsg.)

Fachpflege
Pflege im Operationsdienst

5. Auflage

Mit Beiträgen von:
Prof. Dr. med. Maggie Banys-Paluchowski, Lübeck; Dr. med. Mareen Braunstein, München; Prof. Dr. med. Johannes Bodner, München; Dr. med. Louis Buchmann, München; PD Dr. med. Thomas W. Felbinger, München; Dr. med. Maximilian Fichtl, München; PD Dr. med. Fabian Gilbert, München; Andreas Grabner, München; Prof. Dr. med. Sebastian Häusler, Regensburg; Dr. med. Ingmar Hellhoff, Delmenhorst; Dr. med. Sophia-Anna Henne, München; Prof. Dr. med. Johannes Hoffmann, Essen; Prof. Dr. med. Stuart Hosie, München; Dr. med. Monika Jering, München; Prof. Dr. med. Mia Kim, München; Dr. med. Petra Kreuter, Frankfurt; Prof. Dr. Jens Lehmberg, München; Dr. med. Sven Lichthardt, Würzburg; Dr. med. Dominik Lobinger, München; Dr. med. Mark Malota, München; Dr. med. Zvjezdana Milacak Kehrer, München; Anica Mühlberger, Ulm; Dennis Müller, Hamburg; Prof. Dr. Dr. Dr. Andreas Neff, Marburg; Dr. med. Markus Noll, München; Simon Pienkohs, Marburg; Dr. Max Rhiem, Troisdorf; Dr. A. Rahmel, Frankfurt; Prof. Dr. med. Alexander Romagna, München; Dr. med. Verena Sarnthein, München; Heike Schlemmert, Starnberg; Katrin Schneider, Buxtehude; Dr. Dorothee Seidel, Olching; Dr. med. Jakob Siebler, München; Prof. Dr. med. Ulrich Spiegl, München; Dr. med. Nikolas Tauber, Hamburg; Dr. med. Johanna Wagner, Würzburg; Dr. med. Jutta Weiss, Herzogenaurach; Prof. Dr. med. Armin Wolf, Ulm; Dr. med. Philipp Zepnik, München

Herausgeberin und Herausgeber der 1.-4. Auflage:
M. Kucharek, Prof. Dr. W.-U. Heitland, Prof. Dr. H. Waldner

ELSEVIER

Elsevier GmbH, Bernhard-Wicki-Str. 5, 80636 München, Deutschland
Wir freuen uns über Ihr Feedback und Ihre Anregungen an kundendienst@elsevier.com

ISBN 978-3-437-25085-9
eISBN 978-3-437-05577-5

Aus Gründen der Barrierefreiheit sind die Bilder in elektronischen Ausgaben dieses Buches mit Alt-Text-Beschreibungen (Alternativ-Text) versehen, die von Elsevier bereitgestellt werden.
Mehr Informationen erhalten Sie unter https://www.elsevier.com/about/accessibility.

Elsevier nimmt eine neutrale Position in Bezug auf territoriale Meinungsverschiedenheiten oder Zuständigkeitsansprüche in seinen veröffentlichten Inhalten ein, einschließlich Landkarten und institutionellen Zugehörigkeiten.

Bücher und Zeitschriften, die von Elsevier veröffentlicht werden, entsprechen den geltenden Produktsicherheitsanforderungen. Für etwaige Bedenken oder Fragen zur Produktsicherheit wenden Sie sich bitte an unseren autorisierten Vertreter, Elsevier B.V., productsafety@elsevier.com.

5. Auflage 2026

Wichtiger Hinweis: Die medizinischen Wissenschaften unterliegen einem sehr schnellen Wissenszuwachs. Der stetige Wandel von Methoden, Wirkstoffen und Erkenntnissen ist allen an diesem Werk Beteiligten bewusst. Sowohl der Verlag als auch die Autorinnen und Autoren und alle, die an der Entstehung dieses Werkes beteiligt waren, haben große Sorgfalt darauf verwandt, dass die Angaben zu Methoden, Anweisungen, Produkten, Anwendungen oder Konzepten dem aktuellen Wissensstand zum Zeitpunkt der Fertigstellung des Werkes entsprechen.
Der Verlag kann jedoch keine Gewähr für Angaben zu Dosierung und Applikationsformen übernehmen. Es sollte stets eine unabhängige und sorgfältige Überprüfung von Diagnosen und Arzneimitteldosierungen sowie möglicher Kontraindikationen erfolgen. Jede Dosierung oder Applikation liegt in der Verantwortung der Anwenderin oder des Anwenders. Die Elsevier GmbH, die Autorinnen und Autoren und alle, die an der Entstehung des Werkes mitgewirkt haben, können keinerlei Haftung in Bezug auf jegliche Verletzung und/oder Schäden an Personen oder Eigentum, im Rahmen von Produkthaftung, Fahrlässigkeit oder anderweitig übernehmen.

Für die Vollständigkeit und Auswahl der aufgeführten Medikamente übernimmt der Verlag keine Gewähr.
Geschützte Warennamen (Warenzeichen) werden in der Regel besonders kenntlich gemacht (®). Aus dem Fehlen eines solchen Hinweises kann jedoch nicht automatisch geschlossen werden, dass es sich um einen freien Warennamen handelt.

Bibliografische Information der Deutschen Nationalbibliothek
Die Deutsche Nationalbibliothek verzeichnet diese Publikation in der Deutschen Nationalbibliografie; detaillierte bibliografische Daten sind im Internet über https://www.dnb.de abrufbar.

26 27 28 29 30 5 4 3 2 1

Für Copyright in Bezug auf das verwendete Bildmaterial siehe Abbildungsnachweis.

In ihren Veröffentlichungen verfolgt die Elsevier GmbH das Ziel, genderneutrale Formulierungen für Personengruppen zu verwenden. Um jedoch den Textfluss nicht zu stören sowie die gestalterische Freiheit nicht einzuschränken, wurden bisweilen Kompromisse eingegangen. Selbstverständlich sind **immer alle Geschlechter** gemeint.

Planung: Martina Lauster; Projektmanagement: Ulrike Schmidt; Rechteklärung: Katja Sieger-Schauer
Redaktion: Ulrike Frühwald, Hamburg; Herstellung: Ute Landwehr-Heldt, Bremen
Satz: Thomson Digital, Noida/Indien
Druck und Bindung: Drukarnia Dimograf Sp. z o. o., Bielsko-Biała/Polen
Umschlaggestaltung: SpieszDesign, Neu-Ulm
Titelfotografie: © iStock.com/stefanamer

Aktuelle Informationen finden Sie im Internet unter **www.elsevier.de**

Vorwort

Die operative Versorgung von Patientinnen und Patienten zählt zu den ältesten Handwerkskünsten der Medizin. Über Jahrhunderte hinweg wurden chirurgische Fertigkeiten weitergegeben, verfeinert und an neue Erkenntnisse angepasst. Dieses traditionsreiche Handwerk bildet bis heute das Fundament der operativen Medizin. Gleichzeitig unterliegt der Operationsbereich einem stetigen und rasanten Wandel: Technologische Innovationen, minimalinvasive und robotergestützte Verfahren sowie eine zunehmende Spezialisierung prägen den klinischen Alltag und stellen alle Beteiligten vor neue fachliche und organisatorische Herausforderungen.

In diesem Spannungsfeld kommt den Operationspflegekräften und operationstechnischen Assistentinnen und Assistenten (OTA) eine zentrale Rolle zu. Ihre Tätigkeit erfordert nicht nur handwerkliche Präzision und ein hohes Maß an Verantwortungsbewusstsein, sondern zunehmend auch ein tiefgehendes Verständnis für Krankheitsbilder, operative Strategien, OP-Prozesse und perioperative Abläufe. Die interprofessionelle Zusammenarbeit im OP gewinnt dabei kontinuierlich an Bedeutung: Ärztlicher Dienst, Pflege und weitere Berufsgruppen sind stärker denn je aufeinander angewiesen, um unter komplexen Rahmenbedingungen eine sichere, effiziente und qualitativ hochwertige Patientenversorgung zu gewährleisten.

Vor dem Hintergrund zunehmend verdichteter Arbeitsabläufe, steigender Fallzahlen und einer spürbaren personellen Fluktuation sind eine gemeinsame Fachsprache sowie ein geteiltes Wissensfundament essenziell. Nur wenn alle Beteiligten über vergleichbare Kenntnisse und ein gemeinsames Verständnis der operativen Prozesse verfügen, kann die Zusammenarbeit reibungslos funktionieren und das hohe medizinische Niveau gehalten werden, das moderne operative Medizin erfordert.

Dieses Lehrbuch richtet sich an OTA und OP-Pflegekräfte mit dem Anspruch, sowohl bewährtes Wissen als auch aktuelle technische und organisatorische Entwicklungen systematisch darzustellen. Es soll dazu beitragen, fachliche Sicherheit zu vermitteln, das interprofessionelle Verständnis zu fördern und damit die Grundlage für eine konstruktive, respektvolle und effiziente Zusammenarbeit im Operationssaal zu schaffen. Nicht zuletzt verbindet sich mit diesem Werk der Wunsch, dass fundiertes Wissen und klare Strukturen dazu beitragen, die tägliche Arbeit im OP nicht nur sicher und qualitativ hochwertig, sondern auch mit Freude und beruflicher Zufriedenheit auszuüben.

Dieses Buch basiert auf der vierten Auflage des Lehrbuchs für Operationspflegekräfte, die 2013 von M. Kucharek, W. U. Heitland und H. Waldner herausgegeben wurde.

Die Hauptzielgruppe dieses Buchs sind die Teilnehmenden an der Fachweiterbildung Pflege im Operationsdienst. Es ist darüber hinaus auch als Nachschlagewerk für alle anderen im Operationsdienst tätigen Fachkräfte und Auszubildende geeignet. Vor dem Hintergrund eines sich immer stärker differenzierenden Berufsbilds ist ein solches Grundlagenwerk für das lebenslange Lernen unerlässlich.

Ein besonderer Dank gilt den Autorinnen und Autoren, die die Kapitel neu geschrieben, aktualisiert oder erweitert und ihre Fachexpertise eingebracht haben, sowie den Mitarbeitenden des Verlagshauses Elsevier GmbH Urban & Fischer, die am Entstehen dieses Buchs beteiligt waren.

München, im Januar 2026
Die Herausgeberinnen

Autoren der Vorauflage

M. Baulechner; Dr. med. R. Bitter; D. Bouchaib; Prof. Dr. med. R. Brandl; Dr. med. N. Campe; P. Ebbeke; Dr. med. W. Findl; Prof. Dr. med. J. Frank; Dr. med. A. Friesen; Dr. med. W. Gerstner; Dr. med. M. Goebel; Prof. Dr. med. C. Graeb; Dr. med. H Gumprecht; Prof. Dr. W-U. Heitland; Prof. Dr. med. H Hertlein; Prof. Dr. Dr. M. Herzog; Dr. med. R. Kierse; Dr. F. McCarthy; Dr. med. P. Peschke; Dr. med. H.-P. Richter; B. Riepert; Dr. med. K. Schmitz; Dr. med. A. Stadler; Dr. med. J. Ulmer; Prof. Dr. H. Waldner; Prof. Dr. med. K. Wenke; Prof. Dr. C. Winter

Hinweis zu den Patientenfällen

Die Namen der Patientinnen und Patienten, die Beschreibungen ihrer Erkrankungen, die Orte und Situationen sind alle realitätsnah, aber frei erfunden. Jegliche Ähnlichkeiten mit echten Personen und Geschehnissen sowie Orten und Institutionen sind daher rein zufällig und nicht beabsichtigt.

Fehler gefunden?

An unsere Inhalte haben wir sehr hohe Ansprüche. Trotz aller Sorgfalt kann es jedoch passieren, dass sich ein Fehler einschleicht oder fachlich-inhaltliche Aktualisierungen notwendig geworden sind.

Sobald ein relevanter Fehler entdeckt wird, stellen wir eine Korrektur zur Verfügung. Mit diesem QR-Code gelingt der schnelle Zugriff.

https://www.elsevier.com/de-de/resources/errata

Wir sind dankbar für jeden Hinweis, der uns hilft, dieses Werk zu verbessern. Bitte richten Sie Ihre Anregungen, Lob und Kritik an folgende E-Mail-Adresse: kundendienst@elsevier.com

Abkürzungen

4A	Abstand, Abschirmung, Aufenthaltsdauer, Aufnahme
a	Jahr
A.	Arteria
AAST	American Association for the Surgery of Trauma
ABC	Airway, Breathing, Circulation
ABCDE	Airway, Breathing, Circulation, Disability, Exposure/Environmental Control
ACC	adenoidzystisches Karzinom
AC-Gelenk	Akromioklavikulargelenk
ACh	Acetylcholin
ACLF	Acute-On-Chronic Liver Failure
ACS	Abdominal Compartment Syndrome
ACT	Activated Clotting Time
ADM	azelluläre dermale Matrix
ADR	automatische Dosisleistungsregelung
AED	automatisierter externer Defibrillator
AEG	Adenocarcinoma of Esophagogastric Junction
AEMP	Aufbereitungseinheit für Medizinprodukte
AFLP	Acute Fatty Liver in Pregnancy
AGA	American Gastroenterological Association
AHA	American Heart Association
AICA	A. cerebelli inferior anterior
ALA	5-Aminolävulinsäure
ALARA	as low as reasonably achievable (so niedrig wie vernünftigerweise erreichbar)
ALF	Acute Liver Failure
ALS	Advanced Life Support
ALT	Anterolateral Thigh Flap
AM	Außenmeniskus
AMG	Arzneimittelgesetz
AMIC	autologe matrixinduzierte Chondrogenese
AO	Arbeitsgemeinschaft für Osteosynthesefragen
AR	Augmented Reality
ArbSchG	Arbeitsschutzgesetz
ArbZG	Arbeitszeitgesetz
ARDS	Adult Respiratory Distress Syndrome
ARM	anorektale Malformation
ASA	American Society of Anesthesiologists
ASD	Atriumseptumdefekt
ASiG	Arbeitssicherheitsgesetz
ATA	anästhesietechnische/-r Assistent/-in
ATA-OTA-APrV	Anästhesietechnische- und Operationstechnische-Assistenten-Ausbildungs- und -Prüfungsverordnung
ATA-OTA-G	Anästhesietechnische- und Operationstechnische-Assistenten-Gesetz
ATC	Anaplastic Thyroid Cancer
ATFL	anterior-inferiores tibiofibulares Ligament
ATG	Anti-T-Zell-Globulin
ATN	akute tubuläre Nekrose
AVK	arterielle Verschlusskrankheit
AVM	arteriovenöse Malformation
BAA	Bauchaortenaneurysma
BÄK	Bundesärztekammer
BÄO	Bundesärzteordnung
BCG	Bacillus Calmette-Guérin
BEO	brusterhaltende Operation
BfARM	Bundesinstitut für Arzneimittel und Medizinprodukte
BGA	Blutgasanalyse
BGB	Bürgerliches Gesetzbuch
BIA-ALCL	Breast Implant-Associated Anaplastic Large Cell Lymphoma
BioStoffV	Biostoffverordnung
BKS	Blutkörperchensenkungsreaktion
BLS	Basic Life Support
BMI	Body-Mass-Index
BMV	Beutel-Masken-Ventilation
BPE	Benign Prostate Enlargement
BPH	benigne Prostatahyperplasie
BPO	Benign Prostate Obstruction
BPS	benignes Prostatasyndrom
BSSO	Bilateral Sagittal Split Operation
BV	bildgebendes Verfahren
BWK	Brustwirbelkörper
BWS	Brustwirbelsäule
CAD	Computer-Aided Design
CAM	Computer-Aided Manufacturing
CAP	Conservative Anatomic Prosthesis
CAPD	kontinuierliche ambulante Peritonealdialyse
CC	kalkaneokuboidal
CCC	cholangiozelluläres Karzinom
CCD-Winkel	Centrum-Collum-Diaphysen-Winkel

CCM	Cardiac Contractility Modulation
CDH	Congenital Diaphragmatic Hernia
CED	chronisch-entzündliche Darmerkrankung
Ch	Charrière
CK	Zervixkanal
CMD	kraniomandibuläre Dsyfunktion
CME	komplette mesokolische Exzision
CMV	Zytomegalie-Virus
COVID-19	Corona Virus Disease 2019
CPM	Continuous Passive Motion
CPR	kardiopulmonale Reanimation
CRP	C-reaktives Protein
CRPS	chronisches regionales Schmerzsyndrom
CT	Computertomografie/-gramm
CT-A	CT-Angiografie
CTG	Kardiotokografie/-gramm
cTNM	klinische Tumorstadieneinteilung
CW-Doppler	Continous-Wave-Doppler
D-Ärztin	Durchgangsärztin
DALK	Deep Anterior Lamellar Keratoplasty
DBS	Deep Brain Stimulation
DC	Dynamic Compression
DCP	Dynamic Compression Plate
DCS	dynamische Kondylenschraube
DEkAO	Deutscher Ethikkodex Anästhesie- und Operationstechnischer Assistenz
DGKH	Deutsche Gesellschaft für Krankenhaushygiene
DGSVO	Datenschutzgrundverordnung
DGUV	Deutsche Gesetzliche Unfallversicherung
DHS	dynamische Hüftschraube
DIEP	Deep Inferior Epigastric Artery Perforator
DIN	Deutsches Institut für Normung
DIP-Gelenk	distales Interphalangealgelenk
DK	Dauerkatheter
DKG	Deutsche Krankenhausgesellschaft
DMAA	Distal Metatarsal Articular Angle
DMEK	Descemet Membrane Endothelial Keratoplasty
DRAL	distale Radialarterienligatur
DRIL	distale Revaskularisation und Intervallligatur
DRU	digital-rektale Untersuchung
DGUV	Deutsche Gesetzliche Unfallversicherung
DSA	digitale Subtraktionsangiografie
DSAEK	Descemet Stripping Automated Endothelial Keratoplasty
DSGVO	Datenschutzgrundverordnung
DSO	Deutsche Stiftung Organtransplantation
DVO	Derotationsvarisierungsosteotomie
DVT	digitale Volumentomografie
EBN	Evidence-based Nursing
EBUS	endobronchialer Ultraschall
ECCE	Extracapsular Cataract Extraction
ECMO	Extracorporeal Membrane Oxygenation
EEG	Elektroenzephalografie/-gramm
EF	Ejektionsfraktion (globale Auswurffraktion)
eFAST	Extended Focussed Assessment with Sonography for Trauma
EKZ	extrakorporale Zirkulation
EMED	Einleitung – Methoden – Ergebnisse – Diskussion
EMG	Elektromyografie
EN	Europäische Norm
ePFTE	Polytetrafluorethylen mit Heparinbeschichtung
EPRD	Endoprothesenregister Deutschland
ERC	European Resuscitation Council
ERCP	endoskopisch retrograde Cholangiopankreatiografie
ERD	Erosive Reflux Disease
ESIN	Elastic Stable Intramedullary Nailing
ESWL	extrakorporale Stoßwellenlithotripsie
ET	Eurotransplant
$etCO_2$	endtidaler Kohlendioxidpartialdruck
EUG	Extrauteringravidität
EUTIRADS	European Thyroid Imaging and Reporting Data System
EVAR	Endovascular Aneurysm Repair
EXIT	Ex Utero Intrapartum Treatment
FDL	Flexor digitorum longus
FESS	Functional Endoscopic Sinus Surgery
FNH	fokale noduläre Hyperplasie
FOM	frontoorbitale Mobilisation
FTC	Follicular Thyroid Cancer
GABA	Gamma Aminobutyric Acid
GCS	Glasgow Coma Scale
GE	Gastroenterostomie
GERD	Gastroesophageal Reflux Disease
GG	Grundgesetz
GRC	German Resuscitation Council
Gy	Gray
h	Stunde
HCC	hepatozelluläres Karzinom
HELLP	Haemolysis, Elevated Liver Enzyme Levels, Low Platelet Count
HF	Hochfrequenz

HITS	Herzbeuteltamponade, Intoxikation, thromboembolisches Geschehen, Spannungspneumothorax
HIV	Human Immunodeficiency Virus
HKB	hinteres Kreuzband
HLA	Histokompatibilitätsantigene
HLM	Herz-Lungen-Maschine
HoLEP	Holmium-Laserenukleation der Prostata
HeilPrG	Heilpraktikergesetz
HPV	humanes Papillomavirus
HTK-Lösung	Histidin-Tryptophan-Ketoglutarat-Lösung
HTx	Herztransplantation
HWK	Halswirbelkörper
HWS	Halswirbelsäule
IB	Internal Bracing
ICCE	Intracapsular Cataract Extraction
ICG	Indocyaningrün
ICD	implantierbarer Kardioverter-Defibrillator
ICL	Intraocular Contact Lens
ICN	International Council of Nurses
ICR	Interkostalraum
ICRP	Internationale Strahlenschutzkommission
ICRS	International Cartilage Research Society
iCT	intraoperative Computertomografie
ID	Identifikator
IDET	intradiskale elektrothermische Therapie
iDSA	intraoperative digitale Subtraktionsangiografie
iFOB	Immunological Faecal Occult Blood
IfSG	Infektionsschutzgesetz
IgA	Immunglobulin A
IHA	irreversibler Hirnfunktionsausfall
ILCOR	International Liaison Committee on Resuscitation
IM	Innenmeniskus
IMF	intermaxilläre Fixation
iMRT	intraoperative Magnetresonanztomografie
IOL	Intraokularlinse/interossäres tibiofibulares Ligament
IPAA	Ileal Pouch Anal Anastomosis
IPOM	intraperitoneale Onlay-Meshtechnik
ISK	interskalenärer Block
ISO	International Organization for Standardization
ITA	intraoperative transluminale Angioplastie
ITBL	Ischemic Type Bile Lesion
IVOM	intravitreale operative Medikamentengabe
KBE	koloniebildende Einheit
KHG	Krankenhausfinanzierungsgesetz
KHK	koronare Herzkrankheit
KI	künstliche Intelligenz
KRINKO	Kommission für Krankenhaushygiene und Infektionsprävention beim Robert Koch-Institut
LA	Lokalanästhetikum
LAD	Left Anterior Descending Artery
LARS	Low Anterior Resection Syndrome
LASH	laparoskopisch assistierte suprazervikale Hysterektomie
LASIK	Laser-in-situ-Kerotomileusis
LAVH	laparoskopisch assistierte vaginale Hysterektomie
LCDCP	Limited Contact Dynamic Compression Plate
LCF	Ligamentum calcaneofibulare
LCP	Locking Compression Plate
LFTA	Ligamentum fibulotalare anterius
LIFT	Ligatur des intersphinktären Fisteltrakts
LISS	Limited Invasive Stabilization System
LKG-Spalte	Lippen-Kiefer-Gaumen-Spalte
LTx	Lebertransplantation
LUCL	laterales ulnokondyläres Ligament
LUTS	Lower Urinary Tract Symptoms
LVAD	Left Ventricular Assist Device
LWS	Lendenwirbelsäule
M.	Musculus
MACHT	Matrix-augmentierte Knochenmarkstimulation
M-ACT	matrixassoziierte autologe Chondrozytentransplantation
MAGEC	Magnetic Expansion Control
MBU	Mikroblutuntersuchung
MDR	Medical Device Regulation (europäische Medizinprodukteverordnung)
ME	Materialentfernung
MedHygVO	Medizinische Hygieneverordnung
MELD	Model for End-Stage Liver Disease
MEN	multiple endokrine Neoplasie
MESS	Mangled Extremity Severity Score
MFX	Mikrofrakturierung
MIC	minimalinvasive Chirurgie
MIDCAB	Minimally Invasive Direct Coronary Artery Bypass
MIRPE	Minimal Invasive Repair of Pectus Excavatum
MKG	Mund-Kiefer-Gesicht
MKO	medialisierende Kalkaneusverschiebeosteotomie
MP-Gelenk	Metakarpophalangealgelenk
MPBetreibV	Medizinprodukte-Betreiberverordnung

MPDG	Medizinprodukterecht-Durchführungsgesetz
MPFL	mediales patello-femorales Ligament
MRCP	Magnetresonanz-Cholangiopankreatikografie
MRGN	multiresistentes, gramnegatives Bakterium
MRSA	Methicillin-resistenter Staphylococcus aureus
MR	Magnetresonanz
MRSA	Methicillin-resistenter Staphylococcus aureus
MRT	Magnetresonanztomografie
MSC	mesenchymale Knochenmarkstammzellen
mSv	Millisievert
MTC	Medullary Thyroid Cancer
MTK	messtechnische Kontrolle
M&M-Konferenz	Morbiditäts- und Mortalitätskonferenz
MuSchG	Mutterschutzgesetz
N.	Nervus
NASCET	North American Symptomatic Carotid Endarterectomy Trial
NASH	nicht alkoholische Steatosis hepatis
NCP	Non Contact Plate
NEC	Necrotizing Enterocolitis
NEN	neuroendokrine Neoplasie
NERD	Non Erosive Reflux Disease
NMDA	N-Methyl-D-Aspartat
NMR	Magnetresonanztomografie/-gramm
NOE	naso-orbito-ethmoidal
NSAR	nichtsteroidale Antirheumatika
NSM	Nipple Sparing Mastectomy
NSCLC	Non-Small Cell Lung Cancer
NYHA	New York Heart Association
OATS	Osteochondral Autologous Transplantation System
OCT	osteochondrale Transplantation
OD	Osteochondrosis dissecans
OF	osteoporoseassoziierte Fraktur
ÖGD	Ösophagogastroduodenoskopie
OGR	Organspende-Register
OP	Operation
OPCAB	Off Pump Coronary Artery Bypass
OPSI	Overwhelming Post-Splenectomy Syndrome
OSG	oberes Sprunggelenk
OTA	operationstechnische/-r Assistent/-in
PAI	Proximalization of the Arterial Inflow
PAIR	Punktion, Aspiration, Injektion, Reaspiration
PAO	periazetabuläre Umstellungsosteotomie
pAST	perkutane Achillessehnentenotomie
PBC	primäre biliäre Zirrhose
PCEA	Patient Controlled Epidural Analgesia
PCNL	perkutane Nephrolitholapaxie
PCR	Polymerase-Kettenreaktion
PDA	Periduralanästhesie
PDD	photodynamische Diagnostik
PDS	Polydioxanon
PDTC	Poorly Differentiated Thyroid Carcinoma
PE	Probeexzision
PEA	pulslose elektrische Aktivität
PEEK	Polyetheretherketon
PEEP	positiv endexspiratorischer Druck
PET	Polyethylenteraphtalat/Positronen-Emissions-Tomografie
PFI	patellofemorale Instabilität
PflBG	Pflegeberufegesetz
PFO	persistierendes Foramen ovale
PICA	A. cerebelli inferior posterior
PIP-Gelenk	proximales Interphalangealgelenk
PME	partielle mesorektale Exzision
PMMA	Polymethylmethacrylat
PNF	Primary Non-Function/perkutane Nadelfasziektomie
PONV	Postoperative Nausea and Vomiting
PORP	Partial Ossicular Replacement Prothesis
PPPD	Pylorus-Preserving Pancreaticoduodenectomy
PPI	Protonenpumpeninhibitor
ppV	Pars-plana-Vitrektomie
PRIND	prolongierte reversible ischämische neurologische Defizite
PRK	photorefraktive Keratektomie
PSA	prostataspezifisches Antigen
PSARP	posteriore sagittale Anorektoplastik
PSC	primär sklerosierende Cholangitis
PSMA	prostataspezifisches Membranantigen
PStG	Personenstandsgesetz
PTA	perkutane transluminale Angioplastie
PTC	Papillary Thyroid Cancer
PTCA	perkutane transluminale koronare Angioplastie
PTFE	Polytetrafluorethylen
PTFL	posterior-inferiores tibiofibulares Ligament
PTK	phototherapeutische Keratektomie
pTNM	pathologische Tumorstadieneinteilung
PVNS	pigmentierte villonoduläre Synovitis

PVR	proliferative Vitreo-Retinopathie
pVT	pulslose ventrikuläre Tachykardie
PW-Doppler	Pulsed-Wave-Doppler
QM	Qualitätsmanagement
RATS	roboterassistierte Thorakoskopie
RDG	Reinigungs- und Desinfektionsgerät
REA	Reanimation
REBOA	Resuscitative Endovascular Balloon Occlusion of the Aorta
re-MELD-Na	Revised Model for End-stage Liver Disease Sodium
RKI	Robert-Koch-Institut
ROOF	Remnant of Original Fistula
ROSC	Return of Spontaneous Circulation
RSTL	Relaxed Skin Tension Lines
rTPA	rekombinierter Gewebeplasminogenaktivator
RVAD	Right Ventricular Assist Device
SAB	Subarachnoidalblutung
SAD	subakromiale Dekompression
SAM	Short Arc Motion
SBC	sekundäre biliäre Zirrhose
SC	synoviale Chondromatose
SCLC	Small Cell Lung Cancer
SCS	Spinal Cord Stimulation
SGB	Sozialgesetzbuch
SL-Dissoziation	scaphoidolunäre Dissoziation
SLAP-Läsion	Superior-Labrum-Anterior-to-Posterior-Läsion
SMAS	Superficial Muscular Aponeurotic System (subkutane Muskel-Bindegewebs-Schicht)
SOP	Standard Operating Procedure (Standardarbeitsanweisung)
SPA	Spinalanästhesie
SPIO	Superparamagnetic Iron Oxide
SSC	sekundär sklerosierende Cholangitis
SSK	Strahlenschutzkommission
SSM	Skin Sparing Mastectomy
SSW	Schwangerschaftswoche
STEP	Survey, Tomography, Endoscopic Studies, Pancreatic Function Tests
StGB	Strafgesetzbuch
STIKO	Ständige Impfkommission
STK	sicherheitstechnische Kontrolle
StrlSchG	Strahlenschutzgesetz
StrlSchV	Strahlenschutzverordnung
Sv	Sievert
TA	thorakoabdominal
TAD	Targeted Axillary Dissection
TAH	Total Artificial Heart
TAPP	transabdominelle Patch-Plastik
TAST	Tibialis-anterior-Sehnentransfer
TAVI	Transcatheter Aortic-Valve Implantation
TEA	Thrombendarteriektomie
TEP	total extraperitoneale Patch-Technik
TEE	transösophageales Echo
TERPT	Transanal Endorectal Pull Through
TFCC	triangulärer fibrokartilaginärer Komplex
TFG	Transfusionsgesetz
TGA	Transposition der großen Arterien
TIA	transitorische ischämische Attacke
TIVA	totale intravenöse Anästhesie
TLH	totale laparoskopische Hysterektomie
TME	totale mesorektale Exzision
TMMR	totale mesometriale Resektion
TMT	tarsometatarsal
TN	talonavikular
TNM	Tumor, Nodi lymphatici, Metastasen (Tumorstadieneinteilung)
TORP	Total Ossicular Replacement Prothesis
TPG	Transplantationsgesetz
TRAM	transversale Rektus-Abdominis-Myokutanlappenplastik
TRBA	Technische Regeln für biologische Arbeitsstoffe
TTL	Ligamentum tibiofibulare transversum
TT-PCL	Tibial Tuberosity-Posterior Cruciate Ligament Distance
TT-TG	Tibial Tuberosity-Trochlear Groove Distance
TUR-P	transurethrale Resektion der Prostata
TVT	Tension-free Vaginal Tape
TZI	themenzentrierte Interaktion
UHN	ungebohrter Humerusnagel
UICC	Union Internationale Contre le Cancer
UTN	ungebohrter Tibianagel
UV	ultraviolett
UW-Lösung	University-of-Wisconsin-Lösung
V.	Vena
VACTERL	Vertebral, Anal, Cardiac, Tracheal, Esophageal, Renal, Limbs
VAMLA	videoassistierte mediastinale Lymphadenektomie
VATS	videoassistierte Thorakoskopie; Video-Assisted Thoracoscopic Surgery
VAU	V. renalis, A. renalis, Ureter
VBT	Vertebral Body Tethering
VF	ventrikulare Fibrillation
VIP	vertikal-infraklavikulärer Plexus

VKB	vorderes Kreuzband
VP-Shunt	ventrikulo-peritonealer Shunt
VRAM	vertikale Rektus-abdominis-Myokutanlappenplastik
VSD	Ventrikelseptumdefekt
VSM	Vena saphena magna
VUR	vesikoureteraler Reflux
WA	Wärmeaustauscher
WALANT	Wide awake Local Anesthesie no Tourniquet
WFNS	World Federation of Neurological Surgeons
WHO	World Health Organisation (Weltgesundheitsorganisation)
WSES	World Society of Emergency Surgery
YAG	Yttrium-Aluminium-Granat
ZNS	zentrales Nervensystem
ZVK	zentraler Venenkatheter

Abbildungsnachweis

Der Verweis auf die jeweilige Abbildungsquelle befindet sich bei allen Abbildungen im Werk am Ende des Legendentextes in eckigen Klammern. Alle nicht besonders gekennzeichneten Grafiken und Abbildungen © Elsevier GmbH, München.

E294	Krettek C, Aschemann D. Lagerungstechniken im Operationsbereich. Heidelberg: Springer Medizin Verlag, 2005
E307	Youngs R, Stafford N. ENT in focus. 1st ed. Elsevier, 2005
E369-002	Patton KT, Thibodeau GA. The Human Body in Health & Disease. 8th ed., St. Louis, MO: Elsevier, 2018
E402	Drake RL et al. Gray's Anatomy for Students. 1st ed. Elsevier Churchill Livingstone, 2005
E415-001	Ignatavicius DD, Workman ML. Medical-Surgical Nursing: Patient-Centered Collaborative Care, 7th ed. Philadelphia: Elsevier, 2013
E522	Black J M, Hawks J H. Medical-Surgical Nursing. Clinical Management for Positive Outcomes. 8th ed. Elsevier/Saunders, 2008
E810	Gigot J.-F. Chirurgie des voies biliares. 1st ed. Elsevier/Masson, 2005
E846-017	Fortunato N, McCullough SM. Plastic and reconstructive surgery, St. Louis: Mosby. 1998
E876-002	Gropper M et al. Miller's Anesthesia. 9th ed. Elsevier/Saunders, 2020
E942-002	Nerad JA, Techniques in Ophthalmic Plastic Surgery: A Personal Tutorial, 2nd ed. Elsevier, 2020
E1143-G	Shiland. Medical Assistant: Nervous System, Law and Ethics, Psychology and Therapeutic Procedures—Module G, 2nd ed. Elsevier Inc. 2015
E1205	Garden OJ, Parks RW, Wigmore SJ. Principles and Practice of Surgery. 8th ed. Elsevier, 2022
E1298	Neligan PC. Plastic Surgery. 5th ed. Elsevier Inc., 2024
E1425	Khatri VP. Atlas of advanced operative surgery. Philadelphia, Saunders, 2013
E1426-001	Spinelli HM, Weinstein AL, Janhofer DE. Blepharoplasty. In: Thaller SR, Panthaki ZJ, eds. Tips and Tricks in Plastic Surgery. Cham: Springer; 2022
E1427	Kirk's General Surgical Operations. 6th ed. Churchill Livingstone, 2013
E1429	Garrigues GE, Richard MJ, Gage MJ. Skeletal Trauma of the Upper Extremity. 1st ed. Elsevier Inc., 2022
E1431	Kaddoura A. Echo Made Easy. 4th ed. Elsevier, 2025
E1432	Maheshwari A. Principles of Neonatology. 1st ed. Elsevier, 2023
E1433	Deakin PJ, Quick CRG, Biers S et al. Essential Surgery: Problems, Diagnosis and Management. 6th ed. Elsevier Ltd., 2020
E1434	Lakshmanaswamy A. Textbook of Pediatrics. 1st ed. Elsevier Inc., 2022
E1435	Parks RW, Paterson-Brown S, Wigmore S et al. Hepatobiliary and Pancreatic Surgery. 7th ed. Elsevier Ltd., 2024
E1436	Bakal JA, Eltorai A, Newell PC et al. Translational Surgery. 1st ed. Elsevier Inc., 2023
E1453	Johnson KL, AACN Procedure Manual for Progressive and Critical Care. 8th ed. Elsevier Inc., 2024
E1475	Smith Jr. JA et al. Hinman's Atlas of Urologic Surgery. 5th ed. Elsevier, 2025
F210-010	Teasdale G, Jennett B. Assessment of coma and impaired consciousness. A practical scale. Lancet. 1974; 2(7872): 81–84. doi:10.1016/s0140-6736(74)91639-0.

F240-002 Durko AP et al. Characteristics of surgical prosthetic heart valves and problems around labeling: A document from the European Association for Cardio-Thoracic Surgery (EACTS)-The Society of Thoracic Surgeons (STS)-American Association for Thoracic Surgery (AATS) Valve Labelling Task Force. J Thorac Cardiovasc Surg. 2019; 158(4):1041–1054. doi:10.1016/j.jtcvs.2019.04.001

F296-005 Nuss D, Kelly RE Jr, Croitoru DP et al. A 10 yr review of minimally invasive technique for the correction of pectus excavatum. J Pediatr Surg. 1998; 33:545.

F296-006 Onofre LS et al. Apple-peel intestinal atresia: enteroplasty for intestinal lengthening and primary anastomosis. J Pediatr Surg. 2013; 48(6):E5–E7. doi:10.1016/j.jpedsurg.2013.04.024

F320-001 Zakaria Y, Hasan EA. Reversed turnover latissimus dorsi muscle flap for closure of large myelomeningocele defects. J Plast Reconstr Aesthet Surg. 2010; 63(9):1513–1518. doi:10.1016/j.bjps.2009.08.001

F703-005 P et al. Strahlenschutz in der Gefäßchirurgie. Gefässchirurgie 28, 154–166 (2023). https://doi.org/10.1007/s00772-023-00980-y

F781-056 Papaspyrou H. Basismaßnahmen zur Wiederbelebung Erwachsener. Notfall Rettungsmed (2025). https://doi.org/10.1007/s10049-025-01645-x

F781-057 Paal P. Erweiterte lebensrettende Maßnahmen für Erwachsene. Notfall Rettungsmed (2025). https://doi.org/10.1007/s10049-025-01646-w

F1205-002 Lefèvre Y et al. Proximal humerus fractures in children and adolescents. Orthop Traumatol Surg Res. 2014; 100(1 Suppl):S149–S156. doi:10.1016/j.otsr.2013.06.010

F1218-001 Strong SA, Fichera A, Ferrari L. Operative indications and options in intestinal Crohn's disease. YSCRS 2022

G291-002 Goodman CC, Fuller K. Pathology: Implications for the Physical Therapist. 4th ed. Saunders, 2015

G550-003 Zitelli BJ et al. Zitelli and Davis' Atlas of Pediatric Physical Diagnosis. 8th ed. Elsevier 2023

G613-003 Rogers JL. McCance & Huether's Pathophysiology: The Biologic Basis for Disease in Adults and Children. 9th ed. Elsevier/Mosby, 2022

G715-009 Lamignano et al. Bontrager's Textbook of Radiographic Positioning and Related Anatomy. 9th ed. Elsevier/Mosby, 2017

G752-001 Rumack CM, Levine D. Diagnostic Ultrasound. 5th ed. Elsevier Inc., 2018

G764-002 Kliegman RM et al. Nelson Textbook of Pediatrics. 21st ed. Elsevier/Saunders 2020

G804-008 Cohen et al. Green's Operative Hand Surgery. 8th ed. Elsevier Inc., 2022

G879 Schmittenbecher PP. Pädiatrische Chirurgie. 1. A. Elsevier/Urban & Fischer, 2010

G912-002 Woodward PJ. Diagnostic Imaging: Obstetrics. 4th ed. Elsevier, 2021

G1125-002 Sidawy AN, Perler BA. Vascular Surgery and Endovascular Therapy. 10th ed. Elsevier, 2023

G1142 Holcomp GW, Murphy JP. Holcomb and Ashcraft's Pediatric Surgery. 7th ed. Elsevier Inc., 2020

G1422 modified from Fearon JA. Syndromic craniosynostosis. In Neligan PC, Losee JE. Volume 3: Craniofacial, Head and Neck Surgery and Pediatric Plastic Surgery. 4th ed. Elsevier, 2018

G1486 Barral J-P, Croibier A. Manipulations des nerfs périphériques. 2nd revised ed. Elsevier Masson, 2014

H008-002 Smith K, Goel NN. Intestinal obstruction and ileus in the newborn. Paediatr Child Health. 2022; 32:7–12.

H178-002 Abbas T, McCarthy L. Foreskin and penile problems in childhood. Surgery. 2022; 40(5):326–331

H598-001 Ferrantella A, Ford HR, Sola JE. Surgical management of critical congenital malformations in the delivery room. Semin Fetal Neonatal Med. 2019; 24(6):101045. doi:10.1016/j.siny.2019.101045

H608 Chirurgie du testicule non descendu. EMC-TU. 2019 Elsevier Masson SAS

J787 Colourbox.com

L106 Henriette Rintelen, Velbert

L115 R. Dunkel, Berlin

L123 Jonathan Dimes

L126 Dr. med. Katja Dalkowski, Buckenhof

L127 Jörg Mair, Illustration, München

L138 Martha Kosthorst, Borken

L141 Stefan Elsberger, Planegg

L143 Heike Hübner, Berlin

L157 Susanne Adler, Lübeck

L190 Gerda Raichle

L231	Stefan Dangl, München
L234	Helmut Holtermann, Dannenberg
L238	Sonja Klebe, Löhne
L255	Irina Kart, Berlin
L275	Martin Hoffmann, Neu-Ulm
L281	Luitgard Kellner, München
M443	Prof. Dr. med. Olav Jansen, Universitätsklinikum Kiel
M555	Dr. med. Laura Sophie Gansera, München
M940	Prof. Dr. med. Thomas Hüttl, München
M1103	PD Dr. Maggie Banys-Paluchowski, Hamburg
M1115	Alexander Wilm, Würzburg
M1570	Alexander Romagna, München
M1571	Dr. Verena Sarntheim, München
M1572	Dr. Sven Lichthardt, Würzburg
M1573	Dennis Müller, Hamburg
M1574	Anica Mühlberger, Ulm
M1575	Bianca Hackert, Nürnberg
M1576	Dr. Markus Noll, München
M1639	Dr. Dominik Lobinger, Friedberg
M1640	Prof. Dr. med. Johannes Bodner, München
M1662	Katrin Schneider, Buxtehude
M1663	Mark Malota, Neubiberg
M1664	Dr. med. Stuart Hosie, Fürstenfeldbruck
M1665	Prof. Dr. Mia Kim, München
O471	Dr. Michael Goebel, München
O472	Dr. Eugen Herndl, München
O473	Dr. Joachim Ulmer, Holzhausen
P183	Dr. med. Simon Weidert, München
P286	Prof. Dr. med. Konrad K. Richter
P611	Prof. Dr. med. Markus Stücker, Bochum-Gerthe
P1240	Prof. Dr. Dr. Andreas Neff, Marburg
P1241	Privz.-Prof. Dr. Dr. Thomas Gander, Zürich
P1253	Prof. Dr. Dr. Jürgen Hoffmann, Heidelberg
P1602	Simon Pienkohs, Marburg
R234	Bruch H-P, Trentz O. Berchtold Chirurgie, 6. A. Elsevier/Urban & Fischer, 2008
R276	Schirmer M. Neurochirurgie. 10. A. Elsevier/Urban & Fischer, 2005
R285	Böcker W et al. Pathologie. 5. A. Elsevier/Urban & Fischer, 2012
R467	Horch H et al. Praxis der Zahnheilkunde, Bd. 10 Mund-Kiefer-Gesichtschirurgie. 4. A. Elsevier, 2007
R468	Reich RH, Neff AM. Atlas Kiefergelenkerkrankungen und -verletzungen. Elsevier, 2022
S700	Sobotta-Archiv aus Paulsen/Waschke. Sobotta Atlas der Anatomie. 25. A. 2022 © Elsevier GmbH
S700-L238	S. Klebe aus Paulsen/Waschke. Sobotta Atlas der Anatomie. 25. A. 2022 © Elsevier GmbH
S700-L240	H. Ruß aus Paulsen/Waschke. Sobotta Atlas der Anatomie. 25. A. 2022 © Elsevier GmbH
S700-L275	M. Hoffmann aus Paulsen/Waschke. Sobotta Atlas der Anatomie. 25. A. 2022 © Elsevier GmbH
T365	PD Dr. Klaus Schmitz, Essen
T367	Dr. Werner Gerstner, München
T368	M. Fazon, München
T369	Prof. Dr. med. Richard Brandl, München
T374	Margot Beutler, München
T373	K. Wächter, München
T375	A. Vazan, München
T409	Fotosammlung des Dr. von Haunerschen Kinderspitals, München
U142	© Abbott, 2025 - Abbott Medical GmbH, Eschborn
U244	Medtronic GmbH, Meerbusch
V131	Richard Wolf GmbH, Knittlingen
V132-1	Aesculap, Inc., Hazelwood (US)
V228	Synthes GmbH & Co. KG, Umkirch
V405-001	Stryker Corporation
V520	Johnson & Johnson MEDICAL GmbH, Ethicon Gynecare
V1079	MAVIG GmbH, München
V1086	Vereinigte Papierwarenfabriken GmbH, Feuchtwangen
X217	Bundesverband Medizintechnologie e.V. (BVMed), Berlin
W162	Deutsche Stiftung Organtransplantation (DSO), Frankfurt a. Main
W854-028	Deutsche Gesellschaft für Kardiologie – Herz-und Kreislaufforschung e.V. (2015) ESC Pocket Guidelines. Aortenerkrankungen, Version 2014. Börm Bruckmeier Verlag GmbH, Grünwald Kurzfassung der „ESC-Guidelines on the Diagnosis and Treatment of Aortic Diseases“ (European Heart Journal; 2014 - doi/10.1093/eurheartj/ehu281)
W967	Strahlenschutzverordnung des Bundesamtes für Strahlenschutz (BfS), Salzgitter
W1384	Deutscher Berufsverband Anästhesietechnischer und Operationstechnischer Assistenz e.V. (ATA|OTA-Verband), Berlin
X333-032	Wikimedia Commons/BrownCow

Inhaltsverzeichnis

KAPITEL

1 Pflegewissenschaftliche Grundlagen

D. Müller

1

1.1 Wissen ist noch keine Wissenschaft ...

Haben Sie sich schon einmal gefragt, warum Sie so handeln, wie Sie es tun? Wer oder was sagt Ihnen, dass Ihr pflegerisches Handeln so richtig ist, oder ob es nicht besser wäre, manches anders zu machen?

Pflegefachpersonen beziehen ihr Wissen aus unterschiedlichen Quellen:

- Ethisches Wissen, Normen und Werte
- Traditionen
- Persönliches Wissen, Erfahrungen
- Versuch und Irrtum
- Intuitives Wissen, Pflege als „Kunst"
- **Logisches Denken**
- **Wissenschaftliches Erforschen**

Die **Logik** ist ein Teilgebiet der Philosophie und wird als die „denkende Kunst" verstanden. Sie untersucht Argumente hinsichtlich ihrer Gültigkeit und ermöglicht so, die verschiedensten **Phänomene** aus unterschiedlichen Sichtweisen zu **beleuchten,** zu **beurteilen,** um dann zu **entscheiden** und gezielt danach zu **handeln.**

MERKE

Logisches Denken ist **die** Quelle wissenschaftlichen Arbeitens.

1.2 Pflegewissenschaft

1.2.1 Pflegewissenschaft als Wissenschaft vom Phänomen Pflege

Die Pflegewissenschaft **beschäftigt sich** mit dem **Menschen** und dessen **Gesundheitszustand,** dessen **Umwelt** und den Möglichkeiten **professioneller (Pflege-)Handlungen,** welche die **Lebensqualität** dieses Menschen und seiner Bezugspersonen **verbessern** oder **erhalten** können.

MERKE

Der Gegenstand der Pflegewissenschaft lässt sich mithilfe von **Schlüsselkonzepten** (= zentrale, inhaltlich grundlegende Begriffe der Pflege) mit vier Begriffen zusammenfassen:

- Mensch
- Gesundheit/Krankheit
- Umgebung
- Pflege

1.2.2 Bedeutung und Stellenwert der Pflegewissenschaft für die Praxis und die Professionalisierung der Pflege

Das Wort „Profession" (lat. *professio)* bedeutet wörtlich so viel wie das öffentliche Bekenntnis z. B. zu einem Gewerbe. Im Deutschen wird es daher synonym für den Begriff „Beruf" verwendet. Professionelle Pflege ist aber nicht nur eine berufsmäßig durchgeführte Pflege, deren Hauptaufgabe das „Pflegen" ist, professionelle Pflege ist weitaus mehr. Sie hat ihre Daseinsberechtigung auf der Grundlage theoretischen Wissens, wissenschaftlicher Forschungen und klar festgelegter Richtlinien (Standards) für die Interventionen in der Praxis. Sie beinhaltet das selbstständige Erstellen pflegerischer Diagnosen, die Planung, Durchführung und Evaluation von Pflege. Sie verfügt über Handlungsautonomie, d. h., es gibt sogenannte vorbehaltene Tätigkeiten, welche nur von Pflegefachpersonen im Sinne des Pflegeberufegesetzes (PflBG) ausgeführt werden dürfen. Die Pflege besitzt ein eigenes Berufsverständnis, welches ihre Haltungen, Normen und Werte widerspiegelt. Sie ist autonom in ihren Entscheidungen und institutionell organisiert.

Einige dieser Merkmale sind bereits erfüllt, viele aber leider noch nicht. Deshalb spricht man immer noch von der „Professionalisierung der Pflege". Pflege ist also auf dem Weg, eine wissenschaftliche Disziplin zu werden. Einen großen Schritt in Richtung „Profession" stellt die immer weiter fortschreitende Akademisierung der Pflege dar. Wie bereits in den europäischen Nachbarländern geschehen, so wird auch in Deutschland die Pflege zunehmend akademisiert. Ausgehend von der Bologna-Charta 1999 werden international einheitliche Studienabschlüsse (Bachelor und Master) im Kontext Pflege mit der Möglichkeit angeboten, grenzüberschreitend zusammenzuarbeiten.

Reflexion des eigenen Handelns

Wie entwickeln sich die Wahrnehmungs- und Beobachtungsfähigkeiten von Pflegenden im Laufe ihrer beruflichen Tätigkeit? Die amerikanische Pflegewissenschaftlerin Patricia Benner beschäftigte sich 1995 mit dieser Frage und entwickelte ein Stufenmodell der Kompetenzentwicklung, aus dem hervorgeht, dass Pflegende mit zunehmender Erfahrung mehr und mehr „aus dem Bauch heraus handeln" ohne wissenschaftlichen Hintergrund. Auf kritisches Hinterfragen ihrer Pflegehandlungen gibt es deshalb oftmals keine adäquate Antwort (Benner 2017). Durch die Beschäftigung mit den Erkenntnissen der Pflegewissenschaft ist es möglich, Wissen zu hinterfragen und zu prüfen. So kann pflegerisches Handeln auf eine wissenschaftliche Basis gestellt und bestmögliche Pflege gewährleistet werden.

1.2.3 Handlungsfelder der Pflegewissenschaft

Pflegewissenschaft beschäftigt sich mit
- der theoriengeleiteten **Erforschung der Pflege** und
- der theorienentwickelnden **Forschung aus der Pflegepraxis heraus** (➤ Abb. 1.1).

Die **Pflegeforschung** dient dabei als Motor für die Weiterentwicklung der Wissenschaft und ist gleichzeitig die wesentliche Kontaktstelle zur Pflegepraxis.

MERKE

Pflegewissenschaft setzt sich zusammen aus Theoriebildung und Forschung. **Ziel** der Pflegewissenschaft ist, durch die Entwicklung von wissenschaftlich fundiertem Grundlagenwissen die **Pflegequalität zu sichern und zu verbessern.**

Themenschwerpunkte sind hierbei:
- Pflegepraxis
- Pflegemanagement
- Berufspolitik
- Berufsgeschichte
- Pflegeausbildung/-weiterbildung

Dabei werden u. a. folgende Aspekte betrachtet:
- Das pflegerische Handeln selbst
- Das Verhalten und das Erleben von Pflegenden und Gepflegten
- Die Interaktion zwischen diesen
- Die Auswirkungen von organisatorischen, gesellschaftlichen und ethischen Faktoren auf die Pflege

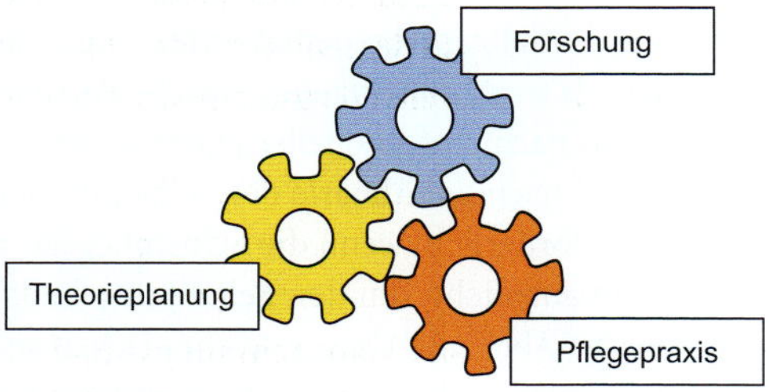

Abb. 1.1 Handlungsfelder der Pflegewissenschaft (nach Hunink 1997) [L143]

ZUM WEITERLESEN

Bandenburg H., Dorschner S. (Hrsg.). Pflegewissenschaft. 1. Lehr- und Arbeitsbuch zur Einführung in wissenschaftliches Denken und Theorien in der Pflege. 4. A. Bern: Hogrefe, 2021.

1.3 Pflegetheorien

1.3.1 Was ist eine Theorie?

Im wissenschaftlichen Kontext angewandt ist eine Theorie die Gesamtheit logisch zusammenhängender, nicht strittiger, überprüfbarer Behauptungen bezüglich eines Teils der Realität. Mithilfe von Theorien ist es möglich, die Wirklichkeit zu erfassen, Vorgänge zu beschreiben, zu deuten und vorauszusagen.

Pflegetheorien beschreiben die Besonderheiten der Pflege und grenzen diese von Nachbardisziplinen wie der Soziologie, der Psychologie oder der Medizin ab. Pflegetheorien stellen die Frage, was Pflege wirklich ist.

„Nichts ist so praktisch wie eine gute Theorie."
Kurt Lewin (1890–1947)

Theorien sind nicht das Ergebnis selbst, sondern vielmehr der Weg dorthin. Die Umsetzung einer Theorie erfolgt in der Praxis. Eine gute Theorie erkennt man daran, wie praktikabel sie ist.

1.3.2 Pflegetheorien im OP

Pflege ist prozesshaftes Geschehen. Von der Aufnahme ins Krankenhaus bis zur Entlassung findet immer und überall Pflege statt. Auch eine Operation ist somit Teil des Pflegeprozesses. OP-Pflegefachpersonen übernehmen für die Dauer des Aufenthalts der Patienten im OP die Verantwortung für eine individuelle, dem Patienten angepasste Pflege. Dies setzt bei den Pflegefachpersonen professionelle Kompetenz voraus. Dazu gehört die Fähigkeit zum Erfassen der jeweiligen Pflegesituation des Patienten und zum Handeln aus der jeweiligen Pflegesituation heraus.

Für den Patienten selbst ist die Operation, also die Zeit, in der er von OP-Pflegefachpersonen betreut wird, ein besonders bedeutsamer Augenblick seines Krankenhausaufenthalts. Es ist die Zeit, in der er dank der Narkose anderen „ausgeliefert" ist. Das Handeln innerhalb des Pflegeprozesses ist deshalb für die Pflege im OP die Basis, welche eine professionelle OP-Pflegekraft ausmacht.

Die Selbstpflege- und Selbstpflegedefizittheorie von Dorothea E. Orem

Die 1971 veröffentlichte Selbstpflege- und Selbstpflegedefizittheorie der Pflegewissenschaftlerin Dorothea E. Orem ist bis heute eine der einflussreichsten Pflegetheorien. Für die Entwicklung dieser Theorie waren folgende Leitfragen von zentraler Bedeutung:

- Was tun Pflegefachpersonen, und was sollen sie als die Ausübenden der Pflege tun?
- Warum tun Pflegefachpersonen, was sie tun?
- Was ist das Ergebnis dieses Tuns?

Zur Beantwortung ihrer Fragen entwickelte Orem eine Theorie, die eigentlich aus einer Verbindung von drei Theorien besteht:

1. Theorie der Selbstpflege/Dependenzpflege
2. Theorie des Selbstpflegedefizits
3. Theorie des Pflegesystems

Theorie der Selbstpflege/Dependenzpflege

Die zentrale Theorie der **Selbstpflege/Dependenzpflege** verdeutlicht, wie und warum sich Personen selbst oder wie und warum sie andere, von ihnen abhängige Personen versorgen und pflegen.

Unter **Selbstpflege** versteht Orem die Ausübung aller Handlungen, die eine Person zur Erhaltung ihres Wohlbefindens, ihrer Gesundheit und seines Lebens ausführt. Diese Person bezeichnet Orem als **Selbstpflegehandelnden.** Bei der Pflege von Abhängigen wie z. B. Kindern wird der Begriffsanteil Selbst- durch **Dependenz** ersetzt. Orem geht davon aus, dass reife Erwachsene Kenntnisse erworben haben, um ihrem **Selbstpflegebedarf** gerecht zu werden, sie verfügen über **Selbstpflegekompetenz.**

Selbstpflegeerfordernisse sind Ziele, die durch Selbstpflegehandlungen erreicht werden sollen. Orem teilt diese in drei Kategorien ein:

- Für einen gesunden Menschen beschreibt Orem lebensnotwendige Anforderungen, die durch Selbstpflege erfüllt werden müssen. Diese **allgemeinen Selbstpflegeeerfordernisse** sind:
  - Gleichgewicht zwischen Einsamkeit und sozialer Interaktion
  - Nahrungsaufnahme und Flüssigkeitszufuhr
  - Ausscheidung
  - Atmung
  - Gleichgewicht von Ruhe und Aktivität
  - Vorbeugen von Gefahren
  - Aktivität und Entwicklung innerhalb der sozialen Gruppen und Bedürfnis nach Normalität
- **Entwicklungsbedingte Selbstpflegeerfordernisse** fördern Prozesse, die dem Leben und der Reifung in verschiedenen Phasen des Lebens (Schwangerschaft, Geburt, Kleinkindalter usw.) dienlich sind, und verhindern Bedingungen, die dem im Wege stehen.
- **Gesundheitsbedingte Selbstpflegeerfordernisse** treten auf, wenn ein Mensch verletzt bzw. krank ist oder sich einer medizinischen Behandlung unterziehen muss; dadurch werden zusätzliche Anforderungen an ihn gestellt.

Theorie des Selbstpflegedefizits

Die Theorie des **Selbstpflegedefizits** klärt, wann Pflege erforderlich wird, und erläutert, welche Personen das Bedürfnis nach professioneller Pflege aufweisen.

Pflege wird nach der Theorie des Selbstpflegedefizits dann erforderlich, wenn die Selbstpflegekompetenz nicht ausreicht, um den Selbstpflegebedarf zu decken (➤ Abb. 1.2). Um ein solches Defizit feststellen zu können, findet eine **Pflegeanamnese** statt.

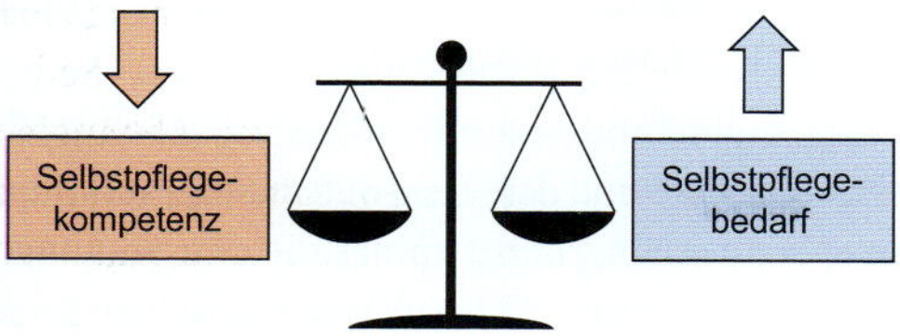

Abb. 1.2 Pflege wird dann erforderlich, wenn die Selbstpflegekompetenz den Selbstpflegebedarf nicht decken kann [L143]

Theorie des Pflegesystems

Die Theorie des **Pflegesystems** erklärt, was professionelle Pflege ist und was deren Natur ausmacht. Orem beschreibt in dieser Theorie die Sichtweise der Pflegenden und erklärt diese anhand der Begriffe Pflegekompetenz, Pflegesysteme und Methoden des Helfens.

Pflegekompetenz ist die Fähigkeit der Pflegenden, am Selbstpflegedefizit der Menschen anzusetzen und ihnen dabei zu helfen, ihren situativen Selbstpflegebedarf zu erfüllen. Dabei konzentriert sich die Pflegeperson nicht nur auf die Selbstpflegekompetenz, sondern auch auf die Dependenzpflegekompetenz der Angehörigen.

Pflegesysteme sind Handlungssysteme, deren Ziel darin besteht, eine bestehende Selbstpflege-(Dependenzpflege-)Kompetenz zu schützen oder zu entwickeln und die Patienten dabei zu unterstützen, die situativ erforderliche Selbstpflege durchzuführen. Orem unterscheidet drei verschiedene Pflegesysteme:

- **Vollständig kompensatorisches Pflegesystem:** Der Patient ist nicht in der Lage, seine Selbstpflege durchzuführen. Diese muss von der Pflegeperson vollständig übernommen werden.
- **Teilweise kompensatorisches Pflegesystem:** Sowohl die Pflegeperson als auch der Patient übernehmen Anteile der Selbstpflegehandlungen.
- **Unterstützend-erzieherisches Pflegesystem:** Der Patient kann seine erforderlichen Selbstpflegemaßnahmen durchführen, braucht aber für die Durchführung Unterstützung und Anleitung.

Alle drei Systeme sind als dynamisch zu verstehen, d. h., das Pflegesystem kann je nach Situation und Krankheitsverlauf wechseln. Es ist auch möglich, dass zwei Systeme überlappend in Anspruch genommen werden.

Professionell Pflegende wenden in ihrer Arbeit verschiedene **Methoden des Helfens** an. Diese dienen dazu, gesundheitsbedingte Einschränkungen für einen Menschen zu kompensieren bzw. ihn dazu zu befähigen, wieder selbst tätig zu werden oder die Dependenzpflegenden (z. B. Angehörigen) zu unterstützen. Orem teilt diese Methoden in fünf Kategorien ein, welche in allen drei Pflegesystemen unterschiedlich zum Tragen kommen:

1. Für andere Personen handeln und agieren
2. Andere Personen führen und anleiten
3. Körperliche und psychologische Unterstützung gewährleisten
4. Für eine Entwicklung fördernde Umwelt sorgen
5. Unterrichten

Die Umsetzung der Selbstpflege- und Selbstpflegedefizittheorie durch Pflegefachpersonen im Operationsdienst

Im OP kann der Patient, also der Selbstpflegehandelnde, seinen allgemeinen Selbstpflegeerfordernissen nicht mehr nachkommen. Die lebensnotwendigen Anforderungen (siehe oben), welche durch Selbstpflege erfüllt werden müssen, geraten ins Ungleichgewicht. Der Selbstpflegebedarf während des Aufenthalts im OP steigt, die Selbstpflegekompetenz sinkt und ist sogar zeitweise (z. B. während einer Vollnarkose) völlig ausgeschaltet. Zusätzlich entstehen **gesundheitsbedingte Selbstpflegeerfordernisse.** Professionelle Pflege wird somit erforderlich.

Die Methoden einer professionellen und kompetenten Pflege im OP sind dabei, je nach Situation, unterschiedlicher Art. **OP-Pflegefachpersonen handeln und agieren für andere Personen,** sie führen diese und leiten sie an, gewährleisten ihnen körperliche und psychologische Unterstützung, unterrichten sie und sorgen für eine förderliche Umwelt. Pflegende handeln dabei, je nach Bewusstseinszustand des Patienten, sowohl im vollständig kompensatorischen als auch im teilweise kompensatorischen Pflegesystem. Während der Narkose und auch danach kompensieren sie vollständig seine momentane Unfähigkeit, die Selbstpflege zu übernehmen. Vor der Operation ist der Patient hingegen durchaus in der Lage, einige Tätigkeiten mit Unterstützung selber vorzunehmen.

Beispiele für professionelles Handeln von Pflegefachpersonen im OP

Bereits in der Schleuse beginnt für den Patienten ein Zustand totaler Abhängigkeit. Das Gefühl, nicht mehr für sich selbst handeln zu können, also über wenige bzw. keine Selbstpflegekompetenz mehr zu verfügen, kann physisches und psychisches Unwohlsein auslösen. Die Aufgabe der Pflegenden hierbei ist, dem Patienten dahingehend Vertrauen zu vermitteln, dass für seine Sicherheit ausreichend gesorgt ist. Dazu ist es beispielsweise notwendig, den Patienten stets über pflegerische Maßnahmen zu informieren und ihm in seiner oft durch Unsicherheit auftretenden Angst unterstützend zur Seite zu stehen. Um dem Patienten die mit der Operation einhergehenden Pflegemaßnahmen zu erläutern und um seine Einsicht in die Sinnhaftigkeit und Notwendigkeit der Maßnahmen zu erlangen, ist es unerlässlich, stets mit ihm – verbal und nonverbal – zu kommunizieren.

Laut Orem ist es Aufgabe der Pflegenden, ein für die Entwicklung günstiges Umfeld zu schaffen. Dazu gehört auch, die Sicherheit der Patienten zu gewährleisten. Alle präventiven Maßnahmen, welche der Ausschaltung von schädlichen Bedingungen und Risiken dienen, sind somit ebenfalls Aufgaben professioneller Pflege. Dazu gehören z. B. die Einhaltung hygienischer Vorschriften, die Durchführung der Dekubitusprophylaxe, eine patientengerechte Positionierung, der fachgemäße Umgang mit der Hochfrequenzchirurgie (HF-Chirurgie), Kenntnisse über Gesetze und Vorschriften und die Durchführung der Zählkontrolle von Verbandmaterialien und Instrumenten.

Bei Krankheiten oder Verletzungen kommen zu den täglichen Selbstpflegeerfordernissen gesundheitsbedingte Erfordernisse hinzu. Gesundheitsbedingte Erfordernisse sind alle menschlichen Bedürfnisse, welche durch die Auswirkungen medizinischer Diagnostik- und Behandlungsmaßnahmen, in diesem Fall also durch die Operation, entstehen. Hierzu zählen alle pflegerischen Maßnahmen der Operationsvorbereitung (z. B. Rasur, Legen eines Blasendauerkatheters, Anlegen der Neutralelektrode, Blutsperre, Durchführung der Positionierung einschließlich der Prophylaxen), alle pflegerischen Maßnahmen während der Operation (z. B. Positionsveränderungen, Überwachungsmaßnahmen) und alle pflegerischen Maßnahmen zur Nachbereitung der Operation (z. B. Positionierung aufheben, OP-Feld säubern, Verband anlegen, Drainagen versorgen).

Allgemeine und gesundheitsbedingte Selbstpflegeerfordernisse sind dabei eng miteinander verknüpft. Ein operativer Eingriff hat immer auch Auswirkungen auf die allgemeinen Selbstpflegeerfordernisse. So dienen beispielsweise das Legen eines Blasendauerkatheters, das Reinigen des OP-Felds und das Anlegen eines sauberen Verbands nach der Operation der Regulierung von Ausscheidungen, der körperlichen Hygiene und der Vorbeugung von Risiken (= allgemeine Selbstpflegeerfordernisse) und gleichzeitig der Verhinderung eines Dekubitus oder einer Verbrennung (= gesundheitsbedingte Selbstpflegeerfordernisse).

Situativer Selbstpflegebedarf

Um Pflege im OP als bewusstes Handeln zu verstehen, ist es notwendig, den situativen Selbstpflegebedarf des Patienten zu ermitteln. Alle Selbstpflegehandlungen, die während des Aufenthalts im OP ausgeführt werden, müssen erfasst werden, um so die spezifischen Selbstpflegeerfordernisse des Patienten erfüllen zu können. Anschließend werden diese in sinnvolle Handlungen und Handlungskomplexe zusammengefasst. Dabei unterliegen viele Selbstpflegehandlungen so stark einer Routine, dass sie nicht mehr als bewusstes Handeln wahrgenommen werden – sie werden zur Gewohnheit. Doch bewusstes Handeln bedeutet, **willentlich, zielgerichtet und absichtsvoll zu handeln.** Bewusstes Handeln ist Voraussetzung für professionelle Pflege.

Das offensichtliche Ziel der Durchführung einer Positionierung im OP ist es augenscheinlich, einen optimalen Zugang zur Operation zu gewährleisten. Doch auch die Patientensicherheit und Gefahrenabwehr sind ebenso wichtige Ziele des professionellen Positionierungsvorgangs (➤ 5.3). Bewusstes Positionieren meint hierbei, den komplexen Vorgang des Positionierens in sinnvolle Einzelhandlungen zu zerlegen und dann unter Berücksichtigung des individuellen Bedarfs des Patienten schrittweise die erforderlichen Handlungen vorzunehmen. Dabei werden auf dem Weg zum Ziel zunächst viele Teilziele (z. B. Sicherheit vor Positionierungs- und Verbrennungsschäden, Wahrung der Intimsphäre, Erhalt der Körpertemperatur) erreicht.

Ist Pflege im OP eigentlich noch Pflege?

Operationsabteilungen zählen zu den klassischen Funktionseinheiten eines Krankenhauses. Das Wort Funktion (lat. *functio* = Verrichtung) bezeichnet einen abgegrenzten Aufgaben- und Verantwortungsbereich innerhalb einer Organisationsstruktur. Für Pflegefachpersonen der Funktionsabteilung OP bedeutet dies meist eine deutliche Abgrenzung zu den Pflegefachpersonen der Stationen. Aus diesem Grund wird häufig diskutiert, ob die Aufgaben von OP-Pflegefachpersonen pflegerische Aufgaben sind und ob Pflegetheorien im OP anwendbar sind.

Am Beispiel der Selbstpflege- und Selbstpflegedefizittheorie zeigt sich, dass eine intensive Auseinandersetzung mit der Theorie der Pflege nötig ist, um einen Bezug zur Praxis der Pflege herstellen zu können. Die tägliche Arbeit der Pflegefachpersonen im OP hat durchaus pflegerischen Charakter und wird mit pflegerischer Kompetenz durchgeführt.

ZUM WEITERLESEN

Gebhardt Taylor S, Renpenning K. Wissenschaft, Pflegetheorie und evidenzbasierte Praxis. Bern: Hogrefe, 2013.

1.4 Pflegeforschung – von der Pflegewissenschaft zur Pflegepraxis

1.4.1 Bedeutung der Forschung für Pflegende

Pflegende nehmen die Wissenschaft oftmals als abstrakt und unwirklich sowie in der Praxis nicht realisierbar wahr. Es entsteht ein **Theorie-Praxis-Konflikt.** Die Forschung dient als Brücke von der Theorie zur Praxis. Dabei sind die Wissenschaftler für das Forschen an sich und die Pflegenden für die Nutzung von Forschungsergebnissen und das (Mit-) Entwickeln neuer Forschungsfragen im Rahmen ihrer pflegerischen Tätigkeit verantwortlich. In diesem Fall der Zusammenarbeit spricht man von **angewandter Forschung.**

Eine weitere Form der Forschung ist die **Grundlagen- bzw. Basisforschung.** Sie dient der Erarbeitung von Theorien einer Wissenschaft, welche keine direkten Auswirkungen auf die Praxis haben, also Wissen um des Wissens willen. Allerdings sind die daraus hervorgehenden Erkenntnisse und Theorien Voraussetzung, um angewandte Forschung betreiben zu können.

MERKE

Pflegewissenschaftler erforschen praxisrelevante Fragen, welche aus den Alltagserfahrungen der Pflegenden gewonnen werden.

Professionelle Pflege heißt, dass Pflegefachpersonen über Grundlagenwissen bezüglich der Forschung verfügen sollten. Sie sollen dazu befähigt werden,

- Forschungsfragen zu stellen,
- Forschungsarbeiten zu lesen und zu verstehen sowie
- diese in die Pflegepraxis umzusetzen.

1.4.2 Methodische Grundlagen der Forschung

Die methodischen Grundlagen der Forschung sind Forschungsansätze, Forschungsdesigns, Forschungsmethoden und der Forschungsprozess.

Forschungsansätze

Um an Forschungsergebnisse zu gelangen, gibt es im Wesentlichen zwei Wege des logischen Denkens, welche auf völlig unterschiedlichen Ansätzen basieren: Deduktion und Induktion (➤ Tab. 1.1).

Deduktion ist die Argumentation, bei der vom Allgemeinen auf das Besondere geschlossen wird oder von einer allgemeinen Voraussetzung auf eine spezifische Situation. Sie dient der Überprüfung einer Theorie.

Induktion ist die Argumentation, bei der vom Besonderen auf das Allgemeine geschlossen wird und bei der Einzelfälle beobachtet werden, die dann zu einem größeren Ganzen oder zu einer allgemeinen Aussage zusammengefügt werden. Sie dient der Bildung einer Theorie.

Auch die Forschung bedient sich dieser beiden Methoden, um zu ihren Ergebnissen zu gelangen.

Tab. 1.1 Unterschiede zwischen quantitativem und qualitativem Ansatz

Quantitativer Ansatz (Deduktion)	Qualitativer Ansatz (Induktion)
Beruht auf einer naturwissenschaftlichen Denkweise	Beruht auf einer geisteswissenschaftlichen Denkweise (Anwendung in der Sozialforschung)
Die zu erforschende „Wahrheit" wird objektiv gesehen und kann gemessen und bewiesen werden. Sie ist immer und für alle Menschen gleich	Die zu erforschende „Wahrheit" wird subjektiv gesehen
Ziel: Beschreibung von Ursache-Wirkungs-Zusammenhängen	**Ziel:** • In die Tiefe dringende Beschreibung, wie Menschen Ereignisse und Phänomene erleben • Beschreibung von Ereignissen unter kulturellen Aspekten • Beschreibung sozialpsychologischer Prozesse
Standardisiertes Vorgehen	Offenes Vorgehen
Beispiel: Hat die präoperative Betreuung Auswirkungen auf den Medikamentenbedarf während der Narkose?	**Beispiel:** Wie erleben Patienten die präoperative Betreuung in der OP-Abteilung?

Tab. 1.2 Vorgehen und Beispiel für eine randomisierte kontrollierte Studie

Vorgehen	Beispiel
Bildung einer Hypothese	Die präoperative Betreuung der Patienten hat Auswirkungen auf den Medikamentenbedarf während der Narkose
Festlegen, wie die einflussnehmenden Faktoren **(= unabhängige Variable)** und ihre Auswirkungen **(= abhängige Variable)** zusammenhängen	Einflussnehmend ist in diesem Fall die präoperative Betreuung (= unabhängige Variable). Diese hat Auswirkungen auf den Medikamentenbedarf während der Narkose (= abhängige Variable)
Evtl. Zufallsverteilung **(Randomisierung)** der Probanden auf zwei Gruppen (Versuchsgruppe und Kontrollgruppe)	
Überprüfung der **Störvariablen,** welche das Ergebnis verfälschen würden	Jeder Mensch ist ein Individuum und wird deshalb auch einen individuellen Bedarf an Medikamenten während der Narkose haben
Kontrolle von sogenannten intervenierenden Variablen, die ebenfalls einen unerwünschten Einfluss auf das Ergebnis haben können **(= Kontrollvariablen)**	Um unerwünschte Variablen kontrollieren zu können, müssen gleiche Bedingungen geschaffen werden. In diesem Fall sollten beispielsweise alle Patienten die gleiche Operation bekommen. Auch die präoperative Betreuung sollte standardisiert werden, sodass jeder Patient der Versuchsgruppe die gleiche Betreuung erhält
Experiment: Messung der abhängigen Variablen bei beiden Gruppen. Bei der Versuchsgruppe wird zusätzlich eine **Manipulation** vorgenommen, d.h., die unabhängige Variable wird bewusst eingesetzt. Bei der Kontrollgruppe erfolgt dies nicht. Das veränderte Ergebnis kann anschließend gemessen werden	Die Versuchsgruppe erhält eine Betreuung in der präoperativen Phase, die Kontrollgruppe nicht. Das Ergebnis wird anhand des Medikamentenbedarfs gemessen, dokumentiert und verglichen

Forschungsdesigns

Wie soll die Forschungsarbeit aufgebaut sein? Welche Methoden will man verwenden? Das Forschungsdesign beschreibt die Art und Weise des Vorgehens. Es bestimmt den Weg zum Ziel. Grundsätzlich unterscheidet man zwischen experimentellen und nicht experimentellen Designs.

Experimentelles Design

Experimente sind Forschungsmethoden der Naturwissenschaften und deshalb auch nur innerhalb der quantitativen Forschung anzuwenden. Der Forscher versucht hierbei, den gewünschten Effekt aktiv herbeizuführen. Experimentelle Untersuchungen eignen sich besonders für die Überprüfung von Ursache-Wirkungs-Zusammenhängen. Sind diese Merkmale eines Ex-

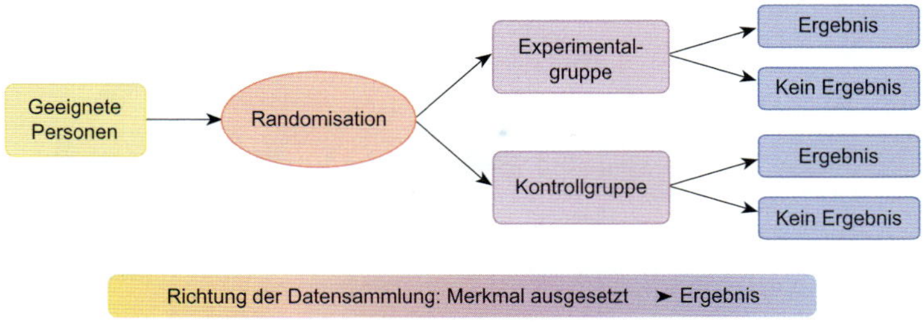

Abb. 1.3 Randomisierte kontrollierte Studie [L143]

periments gegeben, so spricht man von einer **randomisiert-kontrollierten Studie** (➤ Tab. 1.2, ➤ Abb. 1.3).

Nicht experimentelles Design

Für nicht experimentelle Designs gibt es viele verschiedene Ansätze, die aber immer eines gemeinsam haben: Es wird **keine Manipulation der Variablen** vorgenommen.

Ein Beispiel hierfür bietet die **deskriptive Forschung.** Ihr Ziel ist das Beschreiben, um wenig bekannte Phänomene möglichst umfassend darzustellen. Qualitative Forschung ist immer deskriptiv.

Forschungsmethoden

Mit der Auswahl der Forschungsmethode wird der Aufbau der Studie noch ein Stück konkreter. Auch hier gibt es verschiedene Möglichkeiten:

- Schriftliche Befragung (Fragebogen)
- Mündliche Befragung (Interview)
- Beobachtung

Schriftliche Befragung

Die schriftliche Befragung wird aufgrund der Möglichkeit, mit standardisierten Fragebögen möglichst objektiv viele Daten sammeln zu können, meist in der quantitativen Forschung angewendet. Fragebögen können mit **offenen** oder **geschlossenen Fragen** formuliert werden, sie können zum Ankreuzen, mit einer oder mehreren Antwortmöglichkeiten oder auch frei formuliert werden.

Mündliche Befragung

Interviews können **standardisiert, halb standardisiert** oder **nicht standardisiert** geführt werden. Standardisierte Interviews bedienen sich eines vorgefertigten Fragebogens, der die Interviewpartner in ihrem Antwortspektrum auch einschränkt. Befragungen sind zum Sammeln quantitativer Daten geeignet. Um ein Interview im Rahmen einer qualitativen Studie zu führen, muss dieses allerdings offen, d. h. nicht standardisiert, erfolgen.

Beobachtung

Beobachten kann man z. B. offen, verdeckt, teilnehmend, nicht teilnehmend, strukturiert, unstrukturiert. Wissenschaftliche Beobachtung ist im Vergleich zur Alltagsbeobachtung systematisch geplant und einem bestimmten (Forschungs-)Zweck dienlich.

Ethische Aspekte der Forschung

Forschung, die sich auf Menschen bezieht, wirft immer auch ethische Fragen auf: Werden die Interessen und Rechte der Probanden geschützt? Könnten durch allzu persönliche Fragen in einem Interview oder zu immersive Erlebnisse in Experimenten psychische Schäden entstehen? Bleibt die Anonymität gewahrt? Ist gewährleistet, dass alle Probanden freiwillig teilnehmen und jederzeit zurücktreten können? Entstehen für Probanden, vor allem im Rahmen experimenteller Forschung, physische Schäden?

Forschungsvorhaben, die sich mit Menschen beschäftigen, müssen einer **Ethikkommission** vorgelegt werden. Diese prüft das Konzept der Forschung auf die Einhaltung ethischer Standards. Ethikkommissionen sind beratend tätig und bieten so Hilfestellung. Sie können den Forschenden aber nicht die Entscheidung abnehmen. Forschung bedeutet immer eine große ethische Verantwortung gegenüber den Probanden und sollte wohlüberlegt durchgeführt werden.

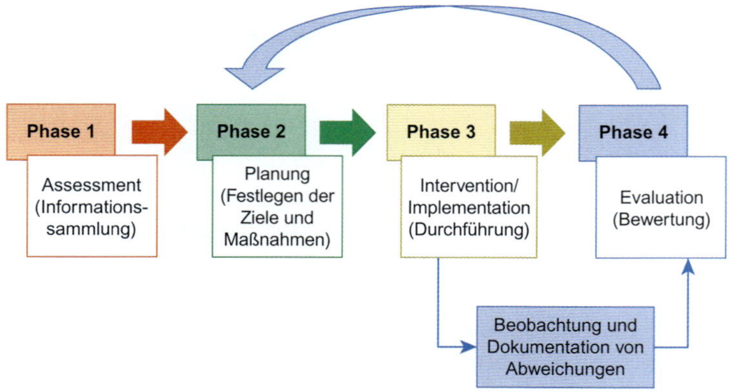

Abb. 1.4 Der Forschungsprozess [L143]

Forschungsprozess

Der Forschungsprozess folgt einem logischen Ablauf und beschreibt in vier Phasen die Struktur einer Forschungsarbeit (➤ Abb. 1.4). Die einzelnen Phasen können sich, je nach Forschungsansatz, voneinander unterscheiden. Sie bleiben aber in ihrer Gesamtheit eine Richtlinie für alle Arten von Forschung:

1. Assessmentphase
2. Planungsphase
3. Interventions-/Implementationsphase
4. Evaluationsphase

1.5 Lesen und Bewerten von Forschungsarbeiten

Um eine Forschungsarbeit lesen, verstehen, bewerten und umsetzen zu können, ist Grundlagenwissen zum Thema Forschung nötig. Denn nicht alles was Forschung ist, ist auch Wissenschaft.

MERKE

Eine Forschungsarbeit darf nie eins zu eins übernommen werden, sondern muss immer hinsichtlich ihrer Glaubwürdigkeit hinterfragt werden.

Eine Forschungsarbeit besteht normalerweise aus fünf Teilen:

1. Einleitung
2. Theoretischer Teil
3. Methodologie
4. Ergebnisdarstellung
5. Diskussion

1.5.1 Die Fünf-Schritt-Lesemethode

Um eine Forschungsarbeit verstehen zu können, sollte man die Arbeit zunächst lesen und anschließend mit eigenen Worten zusammenfassen. Hierfür bietet sich die Fünf-Schritt-Lesemethode an.

Überfliegen

Um eine grobe Vorstellung und einen Überblick vom Inhalt und vom Aufbau des jeweiligen Textes zu gewinnen, lohnt es sich, zunächst Überschriften, Fettgedrucktes, Hervorhebungen und die Anfänge einzelner Abschnitte zu lesen.

Fragen an den Text

Zum besseren Verstehen eines Textes ist es wichtig zu wissen, welche Fragen beantwortet werden sollen. Das Wissen um die Fragen stärkt die Konzentration auf die wesentlichen inhaltlichen Zusammenhänge.

Ein guter Forschungsbericht sollte Antworten auf eine ganze Reihe von Fragen geben. Einen Überblick der wichtigsten Fragen gibt die sogenannte EMED-Methode (Einleitung – Methoden – Ergebnisse – Diskussion). Sie bietet einen Strukturleitfaden, auch für „ungeübte“ Leser:

Einleitung

- Welche Ausgangslage, welcher Hintergrund, welches Problem war ausschlaggebend für diese Forschung?
- Wie lautet (lauten) die Forschungsfrage(n) bzw. die Hypothesen?
- Welche Ziele wurden dabei verfolgt?

Methoden
- Welcher Forschungsansatz, welches Forschungsdesign, welche Methoden zur Datenerhebung und zur Datenauswertung wurden angewandt?
- Wer wurde erforscht (Stichprobe)?

Ergebnisdarstellung
- Was wurde bei der Durchführung gefunden?

Diskussion
- Was kann man daraus schlussfolgern?
- Welche Bedeutung haben die Ergebnisse?

Lesen

Erst jetzt sollte der Text gründlich gelesen werden. Wichtiges wird dabei unterstrichen, um anschließend die zuvor gestellten Fragen beantworten zu können.

Zusammenfassen

Der Inhalt jedes Abschnitts wird anschließend mit eigenen Worten zusammengefasst (und eventuell auch aufgeschrieben). So lässt sich überprüfen, ob der Inhalt auch wirklich verstanden wurde.

Wiederholen

Zuletzt werden die wichtigsten Aussagen und Informationen des gesamten Textes wiederholt.

1.5.2 Richtlinien für eine kritische Bewertung

Nicht alle Forschungsarbeiten sind von gleicher Qualität. Doch wie kann man wissen, ob gerade dieser Forschungsbericht auch vertrauenswürdig ist?

Die wissenschaftliche Qualität quantitativer und qualitativer Forschungsarbeiten wird anhand von **Gütekriterien** bewertet. Gütekriterien sind **Maßstäbe, um die Qualität einer Forschungsarbeit bestimmen zu können.** Dabei lassen sich qualitative Forschungsarbeiten aufgrund ihrer subjektiven Ausrichtung nicht so einfach bewerten, wie dies bei quantitativen Arbeiten aufgrund ihrer naturwissenschaftlichen Ausrichtung der Fall ist.

Quantitative Gütekriterien
- **Objektivität:** Sind die Testergebnisse unabhängig vom Forscher?
- **Validität** (= Gültigkeit): Misst das verwendete Instrument tatsächlich das, was es messen soll?
- **Reliabilität** (= Beständigkeit, Zuverlässigkeit): Liefern wiederholte Messungen die gleichen Werte?

Qualitative Gütekriterien

- **Verfahrensdokumentation:** die Beschreibung des Forschungsprozesses bis ins Detail, um ihn (für die Leser) nachvollziehbar zu machen
- **Argumentative Interpretationsabsicherung:** die Schlüssigkeit und das Nachvollziehen von Interpretationen der Ergebnisse durch die Forschenden
- **Regelgeleitetheit:** das Einhalten von Regeln bei der Durchführung der Forschungsarbeit (beinhaltet auch ethische Aspekte)
- **Nähe zum Gegenstand:** die Nähe zur Lebenswelt der Betroffenen und das Ansetzen an konkreten sozialen Problemen
- **Kommunikative Validierung:** die Überprüfung der Gültigkeit der Ergebnisse, indem man die Daten entweder den Betroffenen vorlegt oder diese innerhalb des Forschungsteams diskutiert
- **Triangulation:** die Verwendung von mehreren Theorien, Methoden, Datenquellen, Analysemethoden in einer Studie, um das Phänomen aus unterschiedlichen Perspektiven zu betrachten

Zusätzlich zu den Gütekriterien können auch folgende Kriterien zum Abwägen der inhaltlichen Qualität einer Forschungsarbeit hilfreich sein:
- Ist das Thema überhaupt geeignet für eine qualitative bzw. quantitative Forschung?
- Ist der Forschungsprozess nachvollziehbar beschrieben?
- Von wem wurde die Forschung durchgeführt? Handelt es sich um ein unabhängiges Forschungsergebnis?
- Ist die verwendete Literatur aktuell?
- Wie wurde die Stichprobe ausgewählt? Wurden ausreichend Personen befragt?
- Sind Datenerhebung und Datenanalyse transparent und nachvollziehbar?

- Sind die Interpretationen der Forschenden nachvollziehbar?
- Sind die Ergebnisse und Interpretationen deutlich voneinander getrennt?
- Welche Bedeutung hat die Studie für die Praxis?
- Werden etwaige Schwächen der Studie aufgezeigt?

1.6 Evidence-based Nursing (EBN)

DEFINITION

EBN, Evidence-based Nursing (beweisbasierte Pflege): Der Begriff „Evidence-based" kommt aus der Medizin und meint das Vorgehen zur Lösung eines pflegerischen Problems im Alltag, um den zu Pflegenden die beste und wirksamste Pflege zukommen zu lassen.

Dabei werden
- die gegenwärtig besten wissenschaftlichen Belege,
- das vorhandene Wissen und die Erfahrungen der Pflegenden,
- die Bedürfnisse und Vorstellungen des Patienten und
- die vorhandenen Ressourcen und Strukturen der Einrichtungen

in den Problemlösungsprozess mit einbezogen (> Abb. 1.5).

Beweisbasierte Pflege beruht nicht einfach auf Traditionen und Erfahrungen, sondern auch auf wissenschaftlichen Belegen. Diesen kommt bei einer pflegerischen Entscheidung besonderes Gewicht zu.

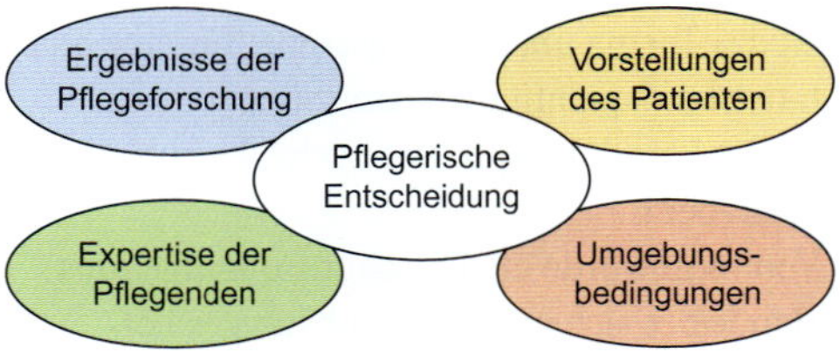

Abb. 1.5 Evidence-based Nursing (EBN) [L143]

Wissenschaft hinterfragt immer wieder bereits vorhandenes Wissen und die praktischen Erfahrungen der Pflegenden, ohne dies von vornherein schlicht ersetzen zu wollen. Viel mehr ist die Pflegeperson dazu eingeladen, ihr erlerntes Wissen und ihre praktischen Erfahrungen auf Basis wissenschaftlicher Erkenntnisse immer wieder zu prüfen und ggf. zu aktualisieren, um so nicht in althergebrachten Traditionen zu verharren, welche längst nicht mehr dem aktuellen Standard entsprechen. Dennoch bleibt das intuitive Verständnis der Situation, also die Expertise der Pflegenden (> 1.2.2), für die Individualität pflegerischer Handlungen immer von großer Bedeutung.

Pflegeinterventionen können zudem nur dann durchgeführt werden, wenn auch der Patient den Maßnahmen zustimmt und sie aktiv unterstützt. Rahmen- und Umgebungsbedingungen wie z. B. das Vorhandensein der notwendigen Geräte und Materialien ebenso wie organisatorische Gegebenheiten sind bei der pflegerischen Entscheidung zu berücksichtigen.

PRAXISTIPP

Die Durchführung der Dekubitusprophylaxe im OP ist eine pflegerische Handlung, und die Wahl der passenden Hilfsmittel obliegt dabei der direkten Entscheidung der Pflegefachpersonen. Nach den Kriterien des EBN muss sie dem momentan aktuellen Stand der Forschung angepasst sein. Doch leider ist dies aufgrund fehlender oder veralteter Positionierungsmaterialien oder auch aufgrund der Individualität der Patienten, z. B. aufgrund anatomischer Gegebenheiten, nicht immer hundertprozentig möglich, sodass auch die Improvisation und die pflegerische Erfahrung der Pflegefachpersonen die Entscheidung mit beeinflussen. Ebenso müssen die Bedürfnisse der Patienten, z. B. die individuellen Risikofaktoren, vor der Operation erfragt werden, um nach bestem Wissen und Gewissen sowie wissenschaftlichen Erkenntnissen berücksichtigt zu werden.

ZUM WEITERLESEN

Mayer H. Pflegeforschung kennenlernen. Elemente und Basiswissen für die Grundausbildung. 8. A. Wien: Facultas, 2025.

LITERATUR

Bandenburg H, Dorschner S. (Hrsg.). Pflegewissenschaft 1. Lehr- und Arbeitsbuch zur Einführung in wissenschaftliches Denken und Theorien in der Pflege. 4. A. Bern: Hogrefe, 2021.

Benner P. Stufen zur Pflegekompetenz. From Novice to Expert. 3. A. Bern: Hogrefe, 2017.

Gebhardt Taylor S, Renpenning K. Wissenschaft, Pflegetheorie und evidenzbasierte Praxis. Bern: Hogrefe, 2013.

German Center for Evidence-based Nursing „sapere aude", Martin-Luther-Universität Halle-Wittenberg. EBN-Zentrum. 2025. Aus: www.umh.de/einrichtungen/institute/gesundheits-und-pflegewissenschaft/leistungsspektrum/wissenswertes/ebn-zentrum (letzter Zugriff: 10.9.2025).

Hunink G. Pflegetheorien. Elemente und Evaluation. Bern: Huber, 1997.

Mayer H. Pflegeforschung kennenlernen. Elemente und Basiswissen für die Grundausbildung. 8. A. Wien: Facultas, 2025.

Sander K, Schneider K. Pflegemodelle, Pflegetheorien, Pflegekonzepte. Grundlagen der Pflege für die Aus-, Fort- und Weiterbildung – Heft 7. 6. A. Brake: Prodos, 2019.

KAPITEL

2

D. Müller

Kommunikationswissen-schaftliche Grundlagen

Kommunikation ist die Basis für das Funktionieren eines jeden sozialen Systems. Treten innerhalb dieser Störungen und/oder Missverständnisse auf, wird anhand der Folgen schnell deutlich, wie wichtig das Erreichen und Einhalten einer gelungenen Kommunikation ist.

Im Krankenhaus kommt der Kommunikation eine besondere Bedeutung zu, da von ihrem Gelingen die Genesung des Patienten abhängen kann. Im OP kommt erschwerend hinzu, dass die Mimik oft nicht leicht erkennbar ist, Informationen häufig sehr kurz und reduziert sind oder erst kurzfristig gegeben werden und die Botschaft trotzdem schnell und präzise entschlüsselt werden muss, da schon kleine Fehlverständnisse große Auswirkungen haben können. In diesem Kapitel werden daher einige theoretische Hintergründe der Kommunikation sowie verschiedene Modelle vorgestellt, die dazu beitragen sollen, klare Kommunikation zu erlernen, um Missverständnisse zu vermeiden und Instrumente zu entdecken, die gut in der alltäglichen Praxis umsetzbar sind.

2.1 Kommunikation

Menschliche Kommunikation (lat. *communis* = gemeinsam) bezeichnet den Prozess der Interaktion zwischen zwei Personen oder auch zwischen Gruppen durch Laute bzw. Sprache (verbal) und/oder körperliche Signale (nonverbal). Sie kann direkt zwischen Personen ablaufen (interpersonale Kommunikation) oder über Medien wie Briefe, Bücher, Zeitschriften, Telefon, E-Mail (mediengebundene Kommunikation) gestaltet werden. Beim Kommunikationsprozess gibt es immer Sender, Empfänger, Code (Sprache, Sprachschicht, Ton, wie etwas gesagt wird), Kanal (Übertragungsweg, z. B. Sprache oder Schrift), situationalen Kontext (Umgebung, Abstand zwischen den Gesprächspartnerinnen) und den Inhalt (was mitgeteilt werden soll).

2.1.1 Ablauf einer Kommunikation

- Der Sender codiert eine Botschaft, er verschlüsselt sie, einerseits bedingt durch seine Persönlichkeit und seine Realitäten (wie er die Welt wahrnimmt) und andererseits in Bezug auf den Empfänger. Eine fachliche Information an eine Kollegin wird z. B. anders verschlüsselt als an eine Patientin.
- Der Sender sendet diese codierte Botschaft.
- Die Botschaft wird vom Empfänger aufgenommen und decodiert, d. h. nach dessen Verständnis entschlüsselt.
- Der Empfänger gibt eine Rückmeldung an den Sender.

Es wird zwischen **verbaler** (Worte) und **nonverbaler** (Mimik, Gestik, Körpersprache, Merkmale der Stimme) Kommunikation unterschieden, wobei letztere häufig unbewusst abläuft, oftmals mehrdeutig ist und daher leicht Missverständnisse auslösen kann.

Man spricht von **kongruenter** (deckungsgleicher) Kommunikation, wenn das verbal Gesagte mit der Körpersprache übereinstimmt („Es freut mich, Sie hier zu sehen" wird von einem Lächeln begleitet). Die Kommunikation ist **inkongruent** (deckungsungleich), wenn z. B. eine Patientin mit weit aufgerissenen Augen und zitternder Stimme sagt: „Ich habe keine Angst vor der OP."

Bei einem Gespräch beeinflusst – neben der reinen Informationsvermittlung – die **gegenseitige Wahrnehmung** der Gesprächspartnerinnen das Gelingen einer Kommunikation. Wie jemand sein Gegenüber wahrnimmt, hängt von seinen individuellen Faktoren (z. B. Geschlecht, Alter, Persönlichkeit, Vorerfahrungen, Erwartungen, Vorurteile, Gefühle, psychische Verfassung) ab und von aktuellen sozialen Gegebenheiten, z. B. in welchem Rahmen er der anderen Person begegnet. So hat z. B. der **erste Eindruck** eine sehr prägende Wirkung, da jeder Mensch einen Wahrnehmungsfilter besitzt, um sich schneller und leichter orientieren zu können. Dieser lässt nach dem ersten Eindruck nur die Bilder durch, die diesen ersten Eindruck bestätigen.

2.1.2 Sender-Empfänger-Problematik

Bei jeder Kommunikation gibt es einen Sender (S) und einen Empfänger (E). Normalerweise geht der Sender davon aus, dass das, was er sendet, auch so beim Empfänger ankommt, wie er es gemeint hat, speziell, wenn auf Nachfragen des Senders dieses bestätigt wird. Oft erlebt man aber, dass dies nicht der Fall ist.

BEISPIEL

Der Sender weist den Empfänger in ein Gerät ein, und auf Nachfragen sagt der Empfänger: „Mir ist alles klar." Trotzdem unterlaufen dem Empfänger bei der Benutzung des Geräts Fehler. Oft findet schnell eine gegenseitige Beschuldigung statt: „Du hast es mir falsch erklärt!" „Du hast nicht richtig zugehört!" Die Lösung des Problems ist, dass sich der Sender nicht auf die Auskunft „Mir ist alles klar" verlässt, sondern sich eine weitere, z. B. visuelle Bestätigung, einholt, indem er beispielsweise den Empfänger bittet, das Gerät in seiner Gegenwart zu bedienen. So können beide feststellen, wo es vielleicht noch ein Informationsdefizit gibt.

Oft entsteht eine S-E-Problematik, wenn der Sender sendet, ohne dass der Empfänger bereit ist zu empfangen, weil er noch mit etwas anderem beschäftigt ist, z. B. die OP-Dokumentation auszufüllen. Hier haben Sender und Empfänger die Aufgabe, darauf zu achten, dass erst gesendet wird, wenn beide dafür bereit sind. So ist die Chance am ehesten gegeben, dass die Botschaft vollständig und korrekt ankommt.

Die Ursachen für eine S-E-Problematik können sehr vielseitig sein. Oft spielt allein das andere Geschlecht eine Rolle oder der unterschiedliche soziale, berufliche oder kulturelle Hintergrund. Bei den jeweiligen Gesprächspartnerinnen tauchen andere Bilder auf, die sie aufgrund von Vorurteilen oder auch Erfahrungen anders verknüpfen. So entsteht dann schnell das Phänomen, dass man zwar glaubt, über denselben Sachverhalt zu reden, dem aber nicht so ist.

2.1.3 Inhalts- und Beziehungsebene

Einer der bekanntesten Kommunikationstheoretiker, Paul Watzlawick (1990), stellte **fünf Axiome (Grundsätze) der Kommunikation** (Watzlawick 2016) auf, von denen die beiden ersten zur Verdeutlichung im Folgenden vorgestellt werden:

- „Man kann nicht nicht kommunizieren." Da sich Menschen nicht nur verbal, sondern auch nonverbal mitteilen, findet zwischen sich begegnenden Menschen immer Kommunikation statt, ob sie wollen oder nicht. Sitzen sie sich schweigend gegenüber, kommunizieren sie trotzdem, da jede der Gesprächspartnerinnen die Nicht-Kommunikation (anders) interpretieren kann.
- „Jede Kommunikation hat einen Inhalts- und einen Beziehungsaspekt, wobei der Inhaltsaspekt vom Beziehungsaspekt bestimmt wird." Das heißt, je nachdem wie die Beziehung zwischen den Gesprächspartnerinnen ist, wird der Inhalt anders wahrgenommen und interpretiert.

Der **Inhaltsaspekt** bezieht sich z. B. auf Tätigkeiten, der **Beziehungsaspekt** auf Gefühle: „Immer lässt du die Zahnpastatube offen, nie räumst du die schmutzige Wäsche weg, ständig muss ich mit dem Hund Gassi gehen." Häufige Gegenreaktion: „Gestern habe ich die Tube aber zugemacht, und im Übrigen habe ich letzte Woche die Flaschen weggefahren, aber das siehst du ja nicht!"

Hier wird versucht, den Konflikt auf der Inhaltsebene zu lösen. Das funktioniert nicht, da der eigentliche Konflikt auf der Beziehungsebene liegt. Die Beziehungsebene erkennt man, indem man sich fragt: „Welche Gefühle stehen hinter der jeweiligen Aussage?" Tauschen sich die Gesprächspartnerinnen auf dieser Ebene aus, ist die Chance größer, eine Konfliktlösung zu finden.

MERKE

Bei Konflikten, die Dauerbrenner in einem Team sind, geht es meist nicht um den Inhalt, sondern um Gefühle wie Konkurrenz, Neid, Eifersucht, Ärger, Kompetenzgerangel. Man kann fast immer davon ausgehen, dass ein Konflikt, der auf der Inhaltsebene nicht zu lösen ist, auf der Beziehungsebene liegt. Hier muss folglich der Lösungsversuch ansetzen.

Auch wenn hier nur die ersten beiden Axiome veranschaulicht wurden, gilt grundsätzlich, dass alle fünf Axiome notwendig sind, damit Kommunikation gelingt. Die Kommunikation kann fehlschlagen, wenn eines oder mehrere der Axiome gestört sind.

2.1.4 Interaktionsdreieck

Damit eine Interaktion gut funktioniert, müssen immer drei Dinge stimmen:

- Die Beziehung zwischen den Gesprächspartnern (GP)
- Die äußeren Gegebenheiten (ÄG)
- Das Interesse aller Beteiligten für das Thema

Diese drei Komponenten ergeben das sogenannte Interaktionsdreieck (➤ Abb. 2.1), wie es Hilde

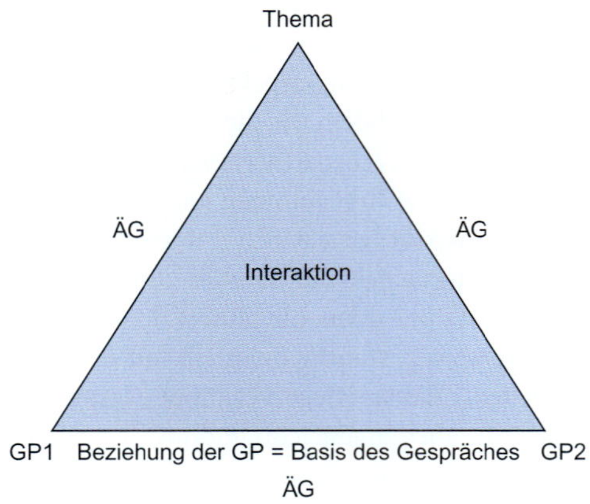

Abb. 2.1 Das Interaktionsdreieck von Hilde Dore Abermeth (nach Abermeth 1990) [L143]

Dore Abermeth (1982) beschrieben hat. Dieses Interaktionsdreieck ist immer dann wirksam, wenn zwei oder mehr Menschen miteinander in Kontakt treten.

Mithilfe dieses Interaktionsdreiecks kann man sehr schnell den Erfolg oder Misserfolg eines Gesprächs überprüfen bzw. sich schon im Vorfeld überlegen, ob im Augenblick ein Gespräch überhaupt sinnvoll und Erfolg versprechend ist.

BEISPIELE

- Wenn eine Person sich über eine andere ärgert, dann stimmt die Beziehung der Gesprächspartnerinnen nicht, und Erstere sollte das Gespräch in diesem Augenblick gar nicht erst beginnen, da eine gute oder zumindest neutrale Beziehung für den Erfolg eines Gesprächs unerlässlich ist.
- Wenn eine Ärztin einer Patientin zwischen Tür und Angel mitteilt, dass ihr Befund positiv ist, stimmen die äußeren Gegebenheiten nicht.
- Wenn eine Gesprächspartnerin über den Ablauf einer OP reden möchte, die andere sich mit ihr aber über den letzten Dienst unterhalten möchte, stimmt das Thema nicht, da jede ein anderes Thema ansprechen möchte.

2.1.5 Kommunikationskette

Da ein Großteil menschlicher Interaktionen nonverbal abläuft, wird hier ein weiteres Modell vorgestellt, das helfen kann, Missverständnisse auf dieser Ebene zu vermeiden. Nach dem Psychologen und Paartherapeuten Jörg Eikmann (1979) lässt sich die Kommunikation mit einer Kette vergleichen (> Abb. 2.2), die aus vier verschiedenen Gliedern besteht:

- Ich nehme wahr.
- Ich vermute.
- Ich empfinde.
- Ich reagiere.

Anders ausgedrückt: „Das ist meine Kette, die mit meiner Reaktion, die die andere wahrnimmt, deren Kette auslöst." Abhängig davon, ob die Vermutung negativ oder positiv ist, führt die Kette zu einem anderen Ergebnis.

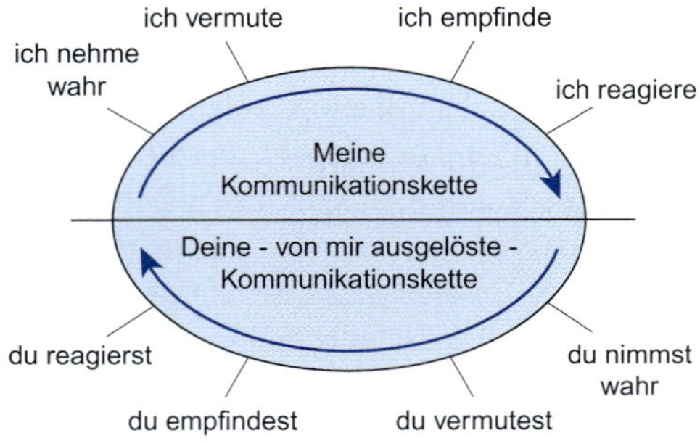

Abb. 2.2 Die Kommunikationskette nach Jörg Eikmann (nach Eickmann 1979) [L143]

BEISPIEL

Begegnet eine Pflegefachperson einer Ärztin auf dem Flur und diese grüßt nicht (nonverbale Botschaft), hängt es von der Güte der Beziehung ab, wie die Kette sich entwickelt. Hat die Pflegefachperson eine gespannte oder gar schlechte Beziehung zu der Ärztin, vermutet sie vielleicht: „So eine arrogante Person! Sie meint wohl, sie hat es nicht nötig, eine Pflegekraft zu grüßen." Diese Vermutung löst bei der Pflegefachperson Ärger aus, und sie reagiert, indem sie die Ärztin auch nicht grüßt, als sie sie später im Stützpunkt trifft. Dieses Nichtgrüßen nimmt die Ärztin wahr und denkt vielleicht: „Das Verhalten der Pflegekräfte den Ärzten gegenüber wird immer unverschämter." Sie ärgert sich und reagiert, indem sie Extraanordnungen macht. Jetzt fühlt sich die Pflegefachperson in ihrer Vermutung bestätigt, dass die Ärzte die pflegerische Arbeit gering schätzen und sehr arrogant sind. So wird ein negativer Kreislauf in Gang gesetzt.
Angenommen, die Beziehung zwischen Pflegefachperson und Ärztin ist gut, so könnte Erstere eine andere Vermutung anstellen: „Die arme Frau ist so überarbeitet, dass sie mich nicht einmal wahrnimmt." Die Pflegefachperson empfindet vielleicht Mitleid, und sie reagiert, indem sie freundlich grüßt und nachfragt, ob die letzte OP sehr schwierig gewesen sei. Diese Anteilnahme nimmt die

Ärztin wahr, sie freut sich und reagiert, indem sie sich für die Nachfrage bedankt.
An diesem Beispiel wird deutlich, wie wichtig gute Beziehungen im Team sind, damit keine Negativspiralen im zwischenmenschlichen Bereich entstehen.

Der Umgang mit der Kommunikationskette wird dadurch erschwert, dass die einzelnen Glieder sehr schnell abgehandelt werden und dabei die beiden mittleren Glieder häufig unbewusst bleiben. Trotzdem **können beide Gesprächspartnerinnen (GP) den Ablauf der Kette unterbrechen:** GP1 könnte nachfragen, und GP2 könnte die nonverbale Botschaft erklären, wenn sie sich dieser bewusst ist. Gerade die Körpersprache geschieht meist unbewusst, hat aber auf das Gegenüber einen großen Einfluss. Deshalb ist diejenige, die die Körpersprache kennt und beherrscht, bei jedem Gespräch eindeutig im Vorteil.

2.1.6 Vier-Schnäbel-und-Ohren-Modell

Friedemann Schulz von Thun, Kommunikationspsychologe aus Hamburg, entwickelte ein Modell mit dessen Hilfe sich zwischenmenschliche Interaktion aufschlüsseln und analysieren lassen. Schulz von Thun geht mit seinem **Vier-Schnäbel-und-Ohren-Modell** (➤ Abb. 2.3) davon aus, dass eine Äußerung/Information/Botschaft nicht nur auf einer Ebene gemeint sein und verstanden werden kann, sondern insgesamt vier Seiten besitzt (➤ Tab. 2.1). Diese vier Seiten werden durch über vier Schnäbel des Senders angesprochen und durch vier Ohren des Empfängers aufgenommen. Entscheidend ist, dass die Auswahl der Intensität der vier Seiten Sender und Empfänger unabhängig voneinander gestalten.

Tab. 2.1 Die vier unterschiedlichen Botschaften

Botschaft	Beispiel
Informationsbotschaft	Es regnet. Der Baum ist kahl. Die Rosen stechen.
Appellbotschaft	Bring bitte den Brief zur Post. Hol das Auto aus der Werkstatt. Mach den Fernseher aus.
Selbstoffenbarungsbotschaft	Ich habe Hunger. Mir ist kalt. Ich möchte schlafen.
Beziehungsbotschaft	Ich liebe dich. Ich hasse dich. Ich möchte mit dir kuscheln.

Die letzten drei Botschaften sind gleichzeitig auch Selbstoffenbarungsbotschaften, d. h., der Sender macht mit der Botschaft eine Aussage über sich selbst.

„Ich möchte mit dir ans Meer fahren." Diese Aussage enthält alle vier Botschaften:

- Information: Ich möchte mit dir ans Meer fahren.
- Appellbotschaft: Fahr mit mir ans Meer.
- Selbstoffenbarungsbotschaft: Ich habe Sehnsucht nach Ruhe und möchte diese mit dir genießen.
- Beziehungsbotschaft: Ich habe dich so gern, dass ich die Ruhe nur mit dir genießen möchte.

Der Satz „Es ist kalt" beinhaltet nur eine Information. Damit es eine Appellbotschaft wird, muss der Satz verändert werden, z. B.: „Es ist kalt, hol mir bitte eine Jacke!" Als Selbstoffenbarungsbotschaft könnte er lauten: „Mir ist kalt", und als Beziehungsbotschaft: „Bitte wärme mich!" Wenn man in unbekannte Situationen kommt, unter Stress steht, psychisch in schlechter Verfassung ist, ein schlechtes Arbeitsklima besteht oder man allgemein überfordernden Situationen ausgesetzt ist, so hört man verstärkt auf dem Beziehungsohr.

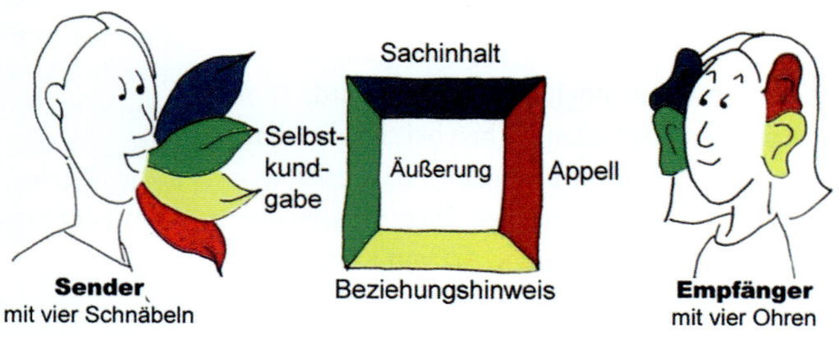

Abb. 2.3 Vier Seiten einer Nachricht (Schulz von Thun 2014) [L143]

Um sich vor persönlichen Angriffen oder Verletzungen zu schützen, ist es hilfreich, das Beziehungsohr klein zu halten und zu lernen, das Selbstoffenbarungsohr so weit wie möglich zu öffnen. Das kann mit der Frage geschehen: „Warum hat es der andere nötig, sich so zu verhalten? Was bewegt ihn dazu?" Dadurch erhält man mehr Verständnis für den anderen und erspart sich selbst unnötige negative Gefühle.

BEISPIEL

Während einer schwierigen OP fährt der Chirurg die instrumentierende Pflegefachperson an. Hört diese auf dem Beziehungsohr, fühlt sie sich angegriffen. Schafft sie es hingegen, ihr Selbstoffenbarungsohr zu öffnen („Wahrscheinlich ist der Arzt nur sehr angespannt"), kann sie eher ruhig bleiben.

Gelassenheit im Umgang mit anderen ist leider nicht jeder in die Wiege gelegt. So muss man die Fähigkeit, auf dem Selbstoffenbarungsohr zu hören, oftmals erst entwickeln. Dies geschieht z. B., indem man sich in jeder Situation die oben genannte Frage stellt: „Warum hat es mein Gegenüber nötig, sich so zu verhalten?" Am Anfang wird dies nicht leicht sein, und oftmals gelingt es erst sehr viel später nach der erlebten Situation. Je häufiger man so verfährt, umso leichter wird es einem mit der Zeit fallen. Menschen sozialisieren sich somit selbst, um erfolgreich zu kommunizieren.

2.2 Konflikte

Es gibt die verschiedensten Konfliktsituationen. Aus Angst vor Konflikten, aus Harmoniebestreben und der Unfähigkeit, mit Konflikten konstruktiv umzugehen, werden diese oft vermieden bzw. unbewusst oder bewusst nicht wahrgenommen. Dadurch können diese so sehr eskalieren, dass sich ihre Lösung sehr schwierig gestaltet. Dies hat zur Folge, dass sich die Angst vor Konflikten vergrößert und die Beschäftigung damit erst recht so lange wie möglich vermieden wird.

Jedoch müssen Konfliktanzeichen bei sich, bei den anderen oder in der Gruppe möglichst bald erkannt, ausgewertet und bearbeitet werden. Dazu müssen die Beteiligten erkennen, um welche Art von Konflikt es sich handelt und zwischen welchen Personen der Konflikt besteht. Danach richtet sich die Vorgehensweise.

Der Konflikt liegt bei der eigenen Person

In diesem Fall heißt es als Erstes, die eigenen Gefühle wahrzunehmen und sie zu akzeptieren, auch wenn es vielleicht so unerwünschte Gefühle wie Neid oder Eifersucht sind. Will man erreichen, dass die andere ihr Verhalten verändert, so kann man Ich-Botschaften senden.

Eine **Ich-Botschaft** besteht immer aus drei Elementen:

1. einer Beschreibung des Verhaltens, das man nicht akzeptieren kann,
2. der konkreten Wirkung des Verhaltens auf sich selbst und
3. den ehrlichen Gefühlen, die durch das Verhalten des anderen ausgelöst werden.

Man kann einen Wunschvorschlag ausdrücken oder eine gemeinsame Problemlösung anbieten.

Dabei darf aber nicht aus den Augen verloren werden, dass die Verantwortung für die Veränderung bei der anderen Person liegt. Da aber das Problem bei einem selbst liegt, ist man sozusagen abhängig von der anderen Person. Insofern ist es wichtig, dass die Ich-Botschaft so formuliert ist, dass es für die andere Person einsichtig ist, ihr Verhalten zu verändern, sei es aus Zuneigung oder weil sie die negativen Auswirkungen ihres Verhaltens wahrnehmen kann.

Bleibt eine Verhaltensveränderung des Gegenübers aus, bleiben noch die beiden anderen Lösungsmöglichkeiten: Man verändert selbst die Situation (für die andere Person oder für sich) oder man ändert seine Einstellung zu der Problematik. Natürlich besteht in einer entsprechenden Position (z. B. Eltern oder Vorgesetzte) auch die Möglichkeit, Sanktionen auszusprechen und so die eigenen Wünsche durchzusetzen.

BEISPIEL

„Ich ärgere mich, wenn ich zur Arbeit komme und als Erstes das schmutzige Kaffeegeschirr wegräumen muss, bevor ich mit meiner Arbeit beginnen kann. Ich würde mir wünschen, dass jeder sein Geschirr selber wegräumt." Oder: „Ich möchte gern mit euch gemeinsam überlegen, wie wir für diese Situation eine Lösung finden können, mit der wir alle zufrieden sind."

Der Konflikt liegt bei der anderen Person

In dieser Situation ist es wichtig, aktiv wahrzunehmen, d. h., auf Sprache, Tonfall und Körperhaltung der anderen Person zu achten, um zu erkennen, was bei ihr abläuft. So wird vermieden, auf dem Beziehungsohr (➤ 2.1.6) zu hören und sich angegriffen zu fühlen. Hilfreich ist hingegen, auf dem Selbstoffenbarungsohr zu hören. Dies kann durch folgende, bereits bekannte Fragestellungen erreicht werden: „Warum hat die Person es nötig, sich so zu verhalten? Was sind ihre Beweggründe, dass sie sich jetzt mir gegenüber so verhält? Inwiefern hat ihr Verhalten überhaupt mit mir zu tun? Inwieweit bin ich nur Blitzableiter?" Erkennt man mithilfe dieser Fragen, dass die Problematik wirklich nur beim Gegenüber liegt und man vielleicht nur zum falschen Zeitpunkt am falschen Ort ist, so ist aktives Zuhören in Bezug auf das Gegenüber das Mittel der Wahl.

BEISPIEL

Ein Patient beschwert sich bei einer Pflegefachperson über das unmögliche Personal. Hört diese auf dem Beziehungsohr, fühlt sie sich angegriffen. Stellt sie sich aber die Frage „Was könnte der Grund für das Verhalten des Patienten sein?", fällt ihr vielleicht ein, dass dessen Operation zum dritten Mal verschoben wurde. So erkennt sie, dass es nicht um sie persönlich geht, und kann freundlich auf den Patienten eingehen.

Beide Gesprächspartnerinnen haben einen Konflikt miteinander

Ist erkennbar, dass beide Gesprächspartnerinnen einen Konflikt miteinander haben und jede das Verhalten der jeweils anderen nicht akzeptieren kann oder sie gegensätzliche Bedürfnisse haben, so bietet es sich an, die Sieben-Schritte-Strategie (➤ 2.3) einzusetzen. Oftmals erscheint es auf den ersten Blick als vollkommen unmöglich, eine gemeinsame Lösung zu finden. Beschäftigen sich beide jedoch nicht nur mit ihren vordergründigen Bedürfnissen, die sich anscheinend gegenseitig ausschließen, sondern versuchen sie zu ergründen, was dahintersteckt, tun sich manchmal verblüffende Lösungen auf.

2.3 Gesprächsarten

Obwohl Menschen von Kindesbeinen an Gespräche führen und so auf einen reichen Erfahrungsschatz zurückgreifen können, gibt es immer wieder Situationen, in denen Gespräche misslingen. Daher ist es hilfreich, einige theoretische Hintergründe zu kennen.

Alltagsgespräch

Das Alltagsgespräch ist die einfachste Gesprächsart, da es oft nur der Kontaktaufnahme dient und auf beiden Seiten wenig Gefühle vorhanden sind.

Streitgespräch

Das Streitgespräch läuft häufig wie ein Pingpong-Spiel ab, d. h., jede weiß genau, was die andere sagen wird, und mit den Jahren kennt man die Reizworte, die die andere unbedingt „braucht", um endgültig „in die Luft zu gehen". So schreibt der Konfliktmediator Marshal B. Rosenberg (2004), dass die Art und Weise, wie Menschen miteinander kommunizieren, oft schon Gewalt darstellt, sie sich dessen aber nicht bewusst sind. Er geht davon aus, dass viele Menschen sich über ihre eigenen Gefühle und Bedürfnisse nicht im Klaren sind und auch die ihres Gegenübers oft nicht verstehen. So können Missverständnisse entstehen, die zu Verletzung und Leid führen.

Rosenberg stellt vier Schritte vor, wie man lernen kann, mit den eigenen und fremden Aggressionen gut umzugehen:

- **Befinden ergründen:** Wie fühle ich mich? – „Ent-ärgert" ins Gespräch gehen
- **Bedürfnis verstehen:** Was sind meine/ihre Bedürfnisse? – Verantwortung für meine Gefühle übernehmen
- **Beobachten statt bewerten:** Tatsachen berichten, ohne jemanden zu bewerten
- **Bitte formulieren:** Wünschen, nicht fordern! (Aber zum richtigen Zeitpunkt, d. h., wenn die andere Person auch gesprächsbereit ist, ➤ 2.1.4)

MERKE

Eine Bitte kann und darf ausgeschlagen werden.

Informations- und Instruktionsgespräch

Das Informations- und Instruktionsgespräch ist einfach zu führen, wenn gewisse Punkte beachtet werden. Erklärt eine OP-Pflegefachperson einer neuen Kollegin ohne Erfahrung schnell nebenbei im Waschraum, wie der Grundtisch aufgebaut wird, ergeht es der neuen Kollegin wahrscheinlich wie einem Computer mit zu viel Input – ihr Gedächtnis „stürzt ab". Es ist daher wichtig, mehrere Lernwege einzuschlagen, da die Information so auch in mehreren Sinneszentren gespeichert werden kann: sehen, hören, handeln. Die OP-Pflegefachperson zeigt der neuen Kollegin den Grundtischaufbau und erklärt den Verwendungszweck der Instrumente. Für die nächste Operation lässt sie die Kollegin den Grundtisch aufbauen und beobachtet und unterstützt dabei ihr Handeln. Ist die neue Kollegin erfahren, so muss die Vorgehensweise entsprechend angepasst werden. Nur so kann eine Sender-Empfänger-Problematik ausgeschaltet werden.

Sagt das Gegenüber, es habe alles verstanden, wissen beide Gesprächsteilnehmerinnen trotzdem nicht, ob dies den Tatsachen entspricht. Erst durch das Handeln der unterwiesenen Person wird dies deutlich. Weiterhin ist wichtig, die Information in kleinen Portionen anzubieten, Fragen zuzulassen und sich Zeit zu nehmen (Willig 2001).

Problemgespräch

Beim Problemgespräch bestehen auf beiden Seiten unterschiedliche Bedürfnisse: Die eine Person möchte gern helfen – oftmals mit gut gemeinten Ratschlägen –, die andere möchte eigentlich nur, dass ihr zugehört wird. Hier bietet sich das aktive Zuhören an (Schwäbisch, Siems 2003).

Aktives Zuhören

- **Zugewandte Körperhaltung und Blickkontakt,** um auch nonverbal zu signalisieren, dass man sich Zeit für das Gespräch nimmt.
- **Paraphrasieren,** d. h., das Gesagte der Gesprächspartnerin in eigenen Worten wiederholen, um zu signalisieren, dass man zuhört, und um sich zu vergewissern, ob man das Gegenüber richtig verstanden hat. Möglich ist dies mit Satzanfängen wie: „Wenn ich Sie richtig verstehe …", „Sie meinen also …", „Ihrer Meinung nach …", „Wenn ich mal zusammenfassen darf …".
- **Die Gefühle der anderen Person ansprechen.** Den meisten Menschen tut es gut, wenn sie erleben, dass der andere ihre Gefühle nachvollziehen kann, z. B.: „Das hat Sie sehr geärgert", „Sie sind jetzt sehr verzweifelt", „Sie haben jetzt eine ganz schöne Wut im Bauch", „Mit seinem Verhalten hat Sie der Kollege sehr verletzt".
- **Nachfragen mit offenen Fragen.** Es handelt sich hier um „W-Fragen", z. B.: „Was befürchten Sie?", „Was könnten Sie sich vorstellen, da zu tun?", „Was würde dir jetzt helfen?", „Wie ist die Situation genau abgelaufen?", „Was hat das bei dir ausgelöst?", „Was verändert sich für Sie?" Vermeiden sollte man allerdings die Warum-Frage, da diese häufig inquisitorisch eingesetzt wird und vom Gegenüber oft als Vorwurf empfunden wird.
- **Eine partnerzentrierte Grundhaltung einnehmen,** d. h., die andere Person hat mind. 75 % Gesprächsanteil.

Konfliktgespräch

Das Konfliktgespräch ist dadurch gekennzeichnet, dass auf beiden Seiten unterschiedliche Bedürfnisse bestehen (➤ 2.2). Die Gesprächspartnerinnen müssen gemeinsam zu einer Lösung kommen, mit der alle Beteiligten einverstanden sind. In erster Linie sollte dies immer im direkten Gespräch zwischen den beiden Konfliktträgerinnen geschehen und auch nur diese beiden involvieren. Hierzu empfehlen sich die vier Schritte nach Rosenberg.

Vier-Schritte-Strategie

1. Schritt – **die Notbremse ziehen:** Entscheidend für eine erfolgreiche Lösung ist es, „entärgert" in das Gespräch zu gehen. Ist man selbst diejenige, die sich geärgert hat, können **Selbstregulationsübungen** wie innerlich bis zehn zählen oder frische Luft schnappen hilfreich sein. Ist die andere Partei diejenige, die verärgert ist, sollte hier die Möglichkeit zur Beruhigung eingeräumt werden. Das Abklingenlassen der Emotionen und das An-

kommen auf einer Sachebene sind der Schlüssel für die weiteren Schritte.

2. Schritt – **(sich trauen,) Gesprächsbereitschaft (zu) zeigen:** Man vereinbart ein Treffen bzw. einen Gesprächstermin. Wichtig ist, dass dies an einem anderen Ort als dem des Auslösers geschieht. Intention dieses Gesprächs ist es, Interesse an den Bedürfnissen des Gegenübers zu zeigen und seine eigenen Bedürfnisse mitzuteilen. Einleitende Sätze können beginnen mit: „Was ist los?" oder „Ich fühle mich …".
3. Schritt – **Lösungen sammeln:** In diesem Schritt geht es ans Eingemachte. Hier werden die Wünsche und Bedürfnisse erfragt, um den Konflikt beilegen zu können, erfragt bzw. kommuniziert. Einleitende Worte können hier sein: „Was willst du?" „Was willst du nicht?" oder „Ich möchte …"/ „Ich möchte nicht …".
4. Schritt – **Zufriedenheit prüfen:** Zum Abschluss des Lösungsgesprächs ist es wichtig, die Zufriedenheit aller Parteien mit der Lösung zu prüfen. Je nach Situation reicht vielleicht schon die simple Frage nach dem Verzeihenkönnen. Andernorts bietet sich die Frage nach der Zufriedenheit mit der Lösung an.

Sollte auf diesem Weg der Konflikt nicht direkt unter den Gesprächspartnerinnen geklärt werden können, erfordert die Auflösung ein ausgefeilteres Vorgehen. Dazu bietet sich die **Sieben-Schritte-Strategie** (Gordon 2022) an:

Sieben-Schritte-Strategie

1. Schritt – **Problemdarstellung:** Die Konfliktträgerin schildert ihrn Problem so konkret wie möglich. Die Gruppe versucht durch Fragen – möglichst offene –, die objektiven Vorgänge wie auch die subjektiven Gefühle der Konfliktträgerin zu erkunden. Oftmals stellt sich heraus, dass hinter dem geschilderten Problem ein anderes steht als das, um das es eigentlich geht. Verboten sind subjektive Stellungnahmen und Lösungsvorschläge.
2. Schritt – **Hypothesenbildung:** Die Teilnehmenden (TN) bilden sich eine Meinung über Zusammenhänge und Hintergründe und versuchen, Erklärungen zu finden. Jede kann eine eigene Stellungnahme abgeben oder auch ihren persönlichen Eindruck schildern. Erlaubt sind auch spontane Einfälle, Beobachtungen, Erinnerungen und Vergleiche. Weiterhin verboten ist es, Lösungsvorschläge zu machen oder gar Entscheidungen zu treffen. Für den nächsten Schritt ist es sehr wichtig, dass das Problem so konkret wie möglich formuliert wird. Hilfreich ist, es als Frage zu formulieren.
3. Schritt – **Brainstorming (wildes Denken):** Konfliktlösungsvorschläge der TN werden auf einem Flipchart gesammelt. Sie werden nummeriert und weder verhandelt, beurteilt noch kommentiert. Auch Erklärungen werden jetzt noch nicht abgegeben. Es geht darum, möglichst kreativ zu sein und die Fantasie spielen zu lassen, um so ein breites Spektrum an Ideen zu bekommen. Jeder Einfall ist erlaubt, auch wenn er unsinnig oder nicht realisierbar erscheint.
4. Schritt – **Problemdiskussion:** Die gemachten Vorschläge werden nun auf ihre Brauchbarkeit hin untersucht, wobei sich die Konfliktträgerin die für sie akzeptablen Vorschläge notiert. Die Aufgabe der Moderatorin besteht darin, dafür zu sorgen, dass die übrigen TN ihre Lösungsvorschläge zwar erklären, aber nicht auf ihnen beharren, wenn sie für die Konfliktträgerin inakzeptabel sind. Die Diskussion kann auch einen offenen Ausgang haben.
5. Schritt – **Planung einer Maßnahme.** Die Konfliktträgerin bringt die Vorschläge nun in eine für sie durchführbare Reihenfolge. Oftmals können einzelne Lösungsvorschläge miteinander verknüpft werden, oder es entsteht ein zeitlicher Ablauf (kurz-, mittel- und langfristig), in dem die Lösungsschritte vorgenommen werden können. In dieser Phase wird auch der Termin für eine Rückmeldung über die Durchführung der Maßnahme und deren Ergebnisse festgelegt. Eventuell kann ein Maßnahmenplan erstellt und eine persönliche Beraterin festgelegt werden, die der Konfliktträgerin bei der Durchführung hilft. Das bietet sich besonders dann an, wenn es um einen Konflikt geht, der nicht nur eine einzelne Person, sondern mehrere oder eine ganze Gruppe betrifft, oder wenn es sich um mehrere Maßnahmen handelt.
6. Schritt – **Durchführung der Maßnahme**

2

7. Schritt – **Rückmeldung über den Verlauf der Maßnahme:** Die Konfliktträgerin berichtet über die Durchführung der Maßnahme, die aufgetauchten Schwierigkeiten und die positiven Ergebnisse. Falls der Konflikt nicht zur Zufriedenheit der Konfliktträgerin gelöst werden konnte, beginnt der Prozess wieder von vorn.

Kritikgespräch

Das Kritikgespräch ist die schwierigste Gesprächsart und wird oft vermieden in der Hoffnung, die andere Person merkt von selbst, wo sie mit ihrem Verhalten aneckt. Man unterscheidet destruktive und konstruktive Kritik.

Destruktive Kritik

Destruktiv ist es, dem Gegenüber „so richtig" die Meinung zu sagen, ihm alles mitzuteilen, was einen stört. Häufig geht es einem selbst dann besser, und man gibt sich der trügerischen Hoffnung hin, dass sich das Gegenüber ändert, nachdem man ihm alles gesagt hat. Hierbei handelt es sich aber um eine Illusion. Von klein auf daran gewöhnt, dass eine Beschreibung negativen Verhaltens häufig mit abwertenden Äußerungen über die eigene Person einhergeht, wird Kritik oft als **persönliche Kränkung** erlebt.

Konstruktive Kritik

Bei konstruktiver Kritik wird der verletzende Anteil so gering wie möglich gehalten, d. h., die Kritisierende muss sich genau überlegen, wie sie die Kritik formuliert, damit ihr Gegenüber sie sich anhört, darüber nachdenkt, und sie dann vielleicht gemeinsam eine Lösung finden, um z. B. die Zusammenarbeit besser zu gestalten.

Nach Gehm (1997, S. 126) sind „persönliche Rückmeldungen […] effektiv, wenn sie

- beschreibend, nicht wertend formuliert werden,
- konkret, auf begrenztes Verhalten bezogen sind,
- rechtzeitig nach dem betreffenden Verhalten erfolgen."

2.4 Themenzentrierte Interaktion (TZI)

Erkenntnisse der Psychoanalyse und der Gruppentherapie bilden die Grundlage der TZI, die von der amerikanischen Psychoanalytikerin Ruth Cohn 1994 entwickelt wurde. Sie vertritt die Meinung, dass eine gute Zusammenarbeit in einer Gruppe nur dann stattfinden kann, wenn die Faktoren Ich (Individuum), Wir (Gruppe) und Es (Thema) im Gleichgewicht sind. Es „bleibt […] die Aufgabe des Gruppenleiters, die dynamische Balance von Ich, Wir und Es anzustreben" (Cohn 2009, S. 117). Hierzu stellt Cohn der Gruppe Regeln zur Verfügung, die im Folgenden in erweiterter Form vorgestellt werden sollen.

Gruppenregeln

- **Jede Störung hat Vorrang vor dem Hauptthema.** Wenn eine TN etwas stört, egal was es ist, ist deren Aufmerksamkeit gebunden und es fällt ihr schwer, sich auf etwas anderes zu konzentrieren. So bekommt sie eventuell nicht mit, was gerade Wesentliches besprochen wird, und der Gruppe geht ihr Beitrag verloren. Meldet sie jedoch eine Störung an, kann es sogar sein, dass sie auch anderen TN aus der Seele spricht, die sich nicht getraut haben, dies anzusprechen.
- **Jede ist für sich in jeder Hinsicht selbst verantwortlich.** Diese Verantwortlichkeit bezieht sich nicht nur auf das allgemeine Tun und Handeln jeder TN, sondern auch darauf, dass jede selber darauf achten muss, dass die Dinge, die ihr wichtig sind, angesprochen und behandelt werden. Sie kann durch ihr Eingreifen das aktuelle Geschehen maßgeblich beeinflussen und so persönlich am meisten von der Gruppe profitieren.
- **Die andere ausreden lassen und Nebengespräche vermeiden.** So fühlt sich die andere akzeptiert und respektiert, und es gehen keine Informationen verloren. Außerdem könnte das, was im Nebengespräch besprochen wird, für das Hauptthema wichtig sein und sollte deshalb nicht in einem Nebengespräch untergehen.
- **In der Ich-Form sprechen.** Beim Sprechen in der „Man-Form" besteht die Gefahr, dass eine TN ei-

ner anderen ihre Meinung einfach nur überstülpt. So können Streitgespräche ausgelöst werden, da die Gesprächspartnerin die Situation anders sieht oder anders erlebt. Außerdem gibt die Ich-Form jeder die Möglichkeit, ihre Bedürfnisse bewusst wahrzunehmen, und es fällt ihr leichter, sie dem Gegenüber darzulegen, ohne dass dieses sich angegriffen fühlen muss.

- **Auf die eigenen Körpersignale und die der anderen achten.** Man kommuniziert nicht nur verbal, sondern auch nonverbal. Äußere Körpersignale helfen festzustellen, ob die Gesprächspartnerin überhaupt empfangsbereit ist, und geben auch die Möglichkeit, ihr zu signalisieren, was bei einem selbst gerade abläuft. Lernt man, auch auf seine inneren Körpersignale zu achten, kann man eventuell einen Zugang zu seinen unbewussten Anteilen bekommen.
- **Die persönlich dargestellten Probleme werden nicht nach außen getragen.** Die TN können leichter über persönliche Probleme sprechen, wenn sie sicher sein können, dass nichts von den vertraulich erzählten Inhalten die Runde verlässt. Für die Gruppe können so theoretisch vermittelte Sachinhalte einen praxisnahen Bezug bekommen. Außerdem lässt sich mithilfe der Gruppe die Situation aus einem anderen Blickwinkel betrachten oder gar eine Lösung für eine bestimmte Problematik finden.

LITERATUR

Abermeth HD. Gespräche auf der Krankenstation. Göttingen: Vandenhoeck & Ruprecht, 1982.

Abermeth HD. Patientenzentrierte Krankenpflege. Ein Arbeitsbuch. 4. A. Göttingen: Vandenhoeck & Ruprecht, 1990.

Baller G, Schaller B. Kommunikation im Krankenhaus. Erfolgreich kommunizieren mit Patienten, Arztkollegen und Klinikpersonal. Berlin, Heidelberg: Springer Gabler, 2017.

Berentzen J. Ärger im OP. London: Akademikerverlag, 2012.

Berne E. Spiele der Erwachsenen. 25. A. Hamburg: Rowohlt, 2025.

Cohn RC. Von der Psychoanalyse zur themenzentrierten Interaktion. Stuttgart: Klett Cotta, 2009.

Eikmann J. Kann ich Ihnen helfen …? Gelnhausen/Freiburg i. Br.: Burckhardthaus-Laetare, 1979.

Gehm T. Kommunikation im Beruf. Weinheim: Beltz, 1997.

Gordon T. Familienkonferenz. 4. A. München: Heyne, 2022.

Harris T.A. Ich bin o.k. Du bist o.k. Wie wir uns selbst besser verstehen und unsere Einstellung zu anderen verändern können. Eine Einführung in die Transaktionsanalyse. Hamburg: Rowohlt, 2011.

Lahmeyer A. Machtverhältnisse im Krankenhaus. Pflege. 2000; 13(4): 227–233.

Müller M. Clever kontern, schlagfertig im Job. Berlin: epubli, 2015.

Rogall-Adam R et al. Professionelle Kommunikation in Pflege und Management. Hannover: Schlüterische Verlagsgesellschaft, 2005.

Rosenberg MB. Gewaltfreie Kommunikation. Eine Sprache des Lebens. 12. A. Paderborn: Junfermann, 2016.

Rosner S. Gelingende Kommunikation. Mering: Rainer Hampp, 2002.

Schulz v. Thun F. Miteinander Reden. Bände 1–3. Sonderausgabe. Hamburg: Rowohlt, 2014.

Schwäbisch L, Siems M. Anleitung zum sozialen Lernen für Paare, Gruppen und Erzieher. Hamburg: Rowohlt, 2003.

Schwarz G. Konfliktmanagement. Konflikte erkennen, analysieren, lösen. 9. A. Wiesbaden: Springer Gabler, 2014.

Simon W. GABALs großer Methodenkoffer. Grundlagen der Kommunikation. Offenbach: Gabal, 2008.

Thomann C, Schulz v. Thun F. Klärungshilfe 2. Konflikte im Beruf: Methoden und Modelle klärender Gespräche. 10. A. Hamburg: Rowohlt, 2004.

Watzlawick P. Menschliche Kommunikation. Formen, Störungen, Paradoxien. 13. A. Bern: Hogrefe, 2016.

Weisbach CR, Sonne-Neubacher P. Professionelle Gesprächsführung. Ein praxisnahes Lese- und Übungsbuch. 9. A. München: Beck, 2022.

Willig W. Psychologie. Sozialmedizin. Rehabilitation. Balingen: Eigenverlag, 2001.

Wingchen J. Kommunikation und Gesprächsführung für Pflegeberufe. 3. A. Hannover: Schlütersche, 2014.

KAPITEL

3

K. Schneider

Reflektiertes Lernen und Lehren in der OP-Pflegepraxis

Eine Operationsabteilung ist auch ein Ort des Lernens und Lehrens. Zu Beginn des 20. Jh.s wurden im OP eingesetzte Pflegekräfte von anderen in diesem Berufsfeld erfahrenen Kollegen angeleitet. Die Sicherstellung der Asepsis gehörte neben der Instrumentation und der Patientenbetreuung zu den Hauptaufgaben des OP-Pflegepersonals.

Als die Anforderungen an OP-Pflegekräfte durch die sich rapide entwickelnden Fortschritte in der Chirurgie immer höher wurden, sprach die Deutsche Krankenhausgesellschaft (DKG) 1971 eine erste Empfehlung für eine bundeseinheitliche Weiterbildungsordnung für die Krankenpflege im Bereich des Operationsdienstes aus. Daraus entwickelte sich ab 1980 die DKG-Empfehlung zur pflegerischen Fachweiterbildung im Fachgebiet „Pflege im Operationsdienst", die in regelmäßigen Abständen überarbeitet wurde und die Grundlage für landesrechtliche Weiterbildungsordnungen darstellt.

Vor dem Hintergrund des eklatanten Fachkräftemangels im Operationsbereich hat die dreijährige Ausbildung zum/zur operationstechnischen Assistenten/Assistentin (OTA) an Bedeutung gewonnen. Stellengesuche für Fachpersonal im Operationsdienst wenden sich fast immer sowohl an (Fach-)Pflegekräfte für den Operationsdienst als auch an OTA.

Immer mehr Bildungseinrichtungen für Gesundheitsberufe bieten die Ausbildung zum operationstechnischen Assistenten an, die seit 1.1.2022 bundeseinheitlich geregelt ist. Dagegen reduziert sich die Zahl der zugelassenen Weiterbildungsstätten für die pflegerische Fachweiterbildung im Fachgebiet „Pflege im Operationsdienst". In den OP-Abteilungen steigt dadurch die Zahl der Lernenden, deren Anleitung und praktische Ausbildung oft in den Aufgabenbereich von Fachpflegekräften für den Operationsdienst fällt.

3.1 Lernen

DEFINITION

Lernen: Kognitiver Prozess, bei dem Wissen und Fähigkeiten bewusst *(intentional)* oder unbewusst *(inzidentell)* erworben werden und vollzieht sich dabei als aktive Handlung der Lernenden.

Um zu verstehen, was Lernen ist, ist es zunächst notwendig, den Begriff zu klären. Noch immer wird Lernen häufig auf reines Auswendiglernen reduziert und fälschlicherweise als nach der Schulzeit und Ausbildung abgeschlossen betrachtet. Tatsächlich ist Lernen jedoch ein komplexer Prozess, der das gesamte Leben begleitet und von zahlreichen Einflussfaktoren geprägt wird. **Lebenslanges Lernen** befähigt Menschen dazu, über die gesamte Lebensspanne hinweg Erfahrungen zu sammeln, Wissen zu erweitern und persönliche wie berufliche Kompetenzen auszubauen. Besonders im Berufsleben machen der medizinische Fortschritt und die zunehmende Digitalisierung kontinuierliche Fort- und Weiterbildungen unabdingbar. Nur so kann mit aktuellen Entwicklungen wie der Telemedizin, neuen und spezifischen Systemsieben oder hochmodernen medizintechnischen Geräten Schritt gehalten werden.

Lernen geschieht in erster Linie für die lernende Person selbst und kann dabei sehr unterschiedliche Ziele verfolgen, von persönlicher Entwicklung und Selbstverwirklichung über beruflichen Erfolg bis hin zur aktiven gesellschaftlichen Teilhabe. Gleichzeitig eröffnet Lernen die Möglichkeit, Neues zu entdecken und den eigenen Horizont kontinuierlich zu erweitern. Damit dies gelingt, sollte Lernen **ganzheitlich** erfolgen. Es geht darum, alle Sinne einzubeziehen, die eigenen Gedanken und Gefühle wahrzunehmen, sich dieser bewusst zu werden und sich selbst zu reflektieren.

Ein zentraler Ansatz bei der Gestaltung von Lernprozessen ist die Abkehr von reinem Fakten- oder Spezialwissen. Hintergrund- und Kontextwissen bleiben wichtig, sollten aber immer in konkrete Beispiele und praxisnahe Erfahrungen eingebettet werden. Effektives Lernen ist **handlungs-, problem-** und **erfahrungsorientiert** und geht weit über klassische Bildungswege hinaus. Es umfasst das gesamte Spektrum formalen, nicht formalen und informellen Lernens und fördert so die Fähigkeit, sich flexibel an neue berufliche, soziale und gesellschaftliche Herausforderungen anzupassen.

MERKE

Lernformen

- **Formales Lernen** erfolgt in anerkannten Bildungseinrichtungen wie Schulen, Hochschulen oder Ausbildungsstätten und führt zu offiziell anerkannten Abschlüssen und Zertifikaten.

- **Nicht formales Lernen** ist strukturiertes Lernen außerhalb formaler Bildungseinrichtungen, z. B. in Kursen oder Workshops, das in der Regel mit Bescheinigungen, aber ohne offiziell anerkannten Abschluss endet.
- **Informelles Lernen** versteht sich als selbst gesteuertes Lernen durch Erfahrungen im Alltag und Berufsleben, ohne formale Struktur oder offiziellen Abschluss.

Lernen als ethischer Grundsatz

Für OP-Pflegefachpersonen und operationstechnische Assistenten (OTA) ist kontinuierliches Lernen nicht nur eine berufliche Notwendigkeit, sondern auch eine ethische Verpflichtung. Vereint werden die ethischen Grundsätze sowohl im ICN-Ethikkodex für Pflegefachpersonen als auch im **DEkAO**, dem **Deutschen Ethikkodex Anästhesietechnischer und Operationstechnischer Assistenz** (➤ Abb. 3.1). Fachliches Wissen, praktische Fertigkeiten und soziale Kompetenzen müssen stets aktuell gehalten werden, um Patienten sicher und verantwortungsvoll zu versorgen. Lernen wird damit zu einer Grundhaltung und ist Teil des beruflichen Selbstverständnisses. Wer sich fortlaufend weiterbildet, trägt aktiv zur Qualität der medizinischen Versorgung, zur Patientensicherheit und zur Vermeidung von Risiken bei.

3.2 Kompetenz

Kompetenzen umfassen die beim Einzelnen vorhandenen oder erlernbaren kognitiven Fähigkeiten und Fertigkeiten, Probleme zu lösen, sowie den Willen und die Motivation, dieses Wissen in unterschiedlichen Situationen verantwortungsvoll einzusetzen. Kompetenzen sind somit keine starren Verhaltensmuster, sondern innere Potenziale, die **flexibles** und **situatives Handeln** erlauben. Im Gegensatz zur Persönlichkeit können Kompetenzen gezielt erworben und weiterentwickelt werden. Sie zählen daher zu den Grundvoraussetzungen für eine erfolgreiche Ausbildung und beruflichen Erfolg. Kompetent ist, wer auf der Basis von Wissen, Fähigkeiten und Fertigkeiten in der Lage ist, **neues Handeln zu generieren,** besonders in Situationen, die kein routinemäßiges Vorgehen erlauben, sondern Problemlösefähigkeit erfordern. Eine zentrale Rolle, insbesondere in der deutschen Berufsbildung, spielt die **berufliche Handlungskompetenz.** Sie wird als Bereitschaft und Fähigkeit verstanden, sich in beruflichen, gesellschaftlichen und privaten Situationen sachgerecht, durchdacht sowie individuell und sozial verantwortlich zu verhalten (Schall, Howe 2024), und besteht aus vier Dimensionen:

- **Fachkompetenz:** Wissen und kognitive Fähigkeiten
- **Personalkompetenz:** Selbstständigkeit, Reflexionsfähigkeit, Haltung
- **Sozialkompetenz:** kooperatives Handeln
- **Methodenkompetenz:** Anwenden verschiedener Techniken zur Problemlösung und die Fähigkeit, Informationen zu finden, zu verarbeiten und anzuwenden

Die Dimensionen zeigen sich durch **Erkennen** (Wissen und kognitive Fähigkeiten), **Werten** (Einstellungen und ethische Überzeugungen) und **Können** (praktische Umsetzung). Ihre Förderung und Stärkung gehören zu den zentralen Zielen moderner Aus- und Weiterbildung.

3.3 Personalentwicklung

Personalentwicklung setzt immer dann an, wenn es darum geht, die **fachlichen und persönlichen Kompetenzen** der Mitarbeitenden bestmöglich zu fördern. Ihr Ziel ist es, die Qualifikationen des Personals sowohl für aktuelle als auch zukünftige Aufgaben der Organisation zu sichern und gleichzeitig die Motivation der Mitarbeitenden zu erhöhen. Maßnahmen der Personalentwicklung können darauf abzielen, Wissen zu erweitern, neue Verhaltensweisen zu routinieren oder die Persönlichkeit zu stärken, u.a.:

- Qualitative Einarbeitung und Anleitung
- Teilnahme an Fort- und Weiterbildungen
- Hospitationen
- Lesen von Fachbüchern, -zeitschriften und Herstellerbroschüren
- Austausch mit Kollegen, Teammeetings, kollegiale Beratung

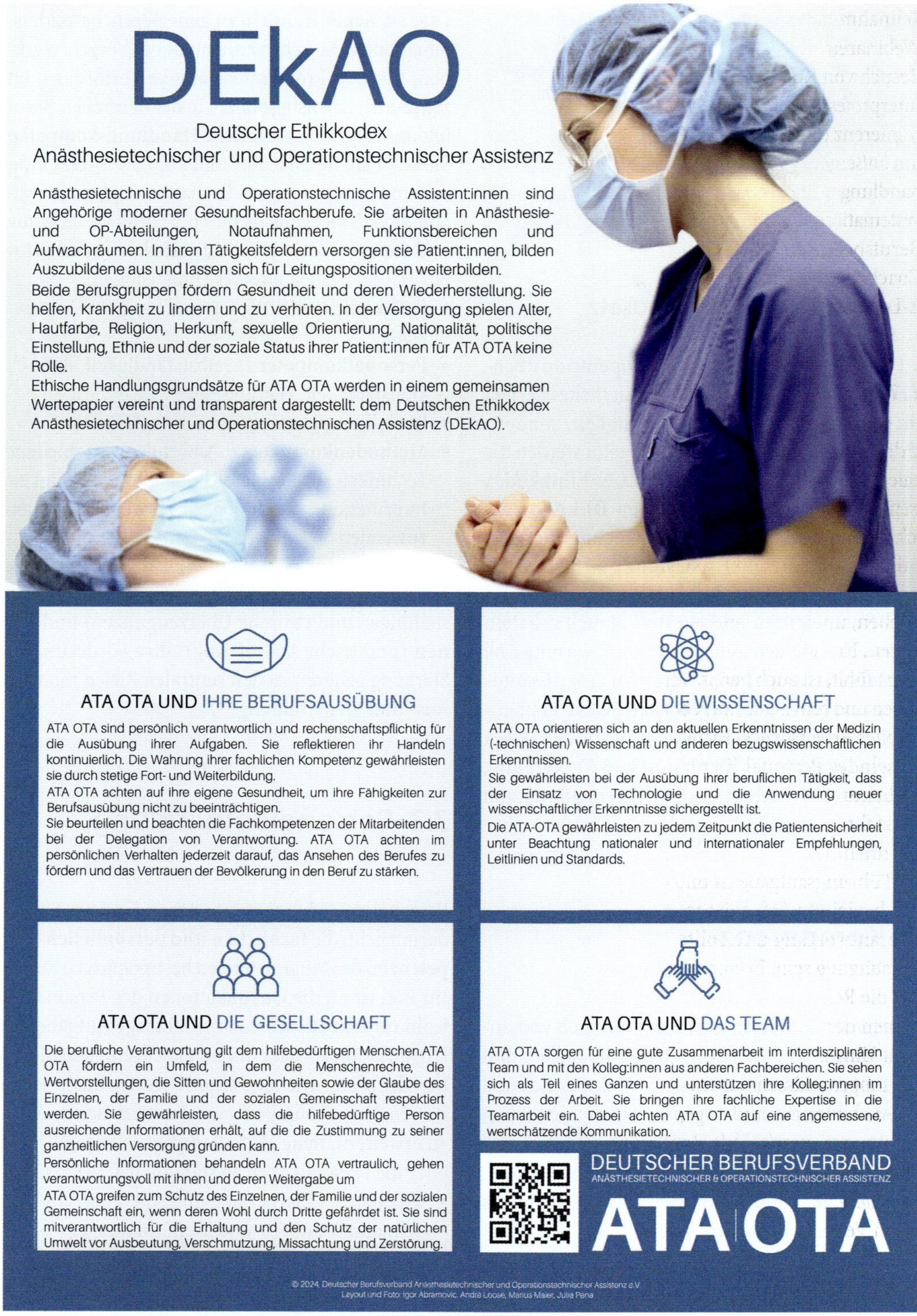

DEkAO

Deutscher Ethikkodex

Anästhesietechischer und Operationstechnischer Assistenz

Anästhesietechnische und Operationstechnische Assistent:innen sind Angehörige moderner Gesundheitsfachberufe. Sie arbeiten in Anästhesie- und OP-Abteilungen, Notaufnahmen, Funktionsbereichen und Aufwachräumen. In ihren Tätigkeitsfeldern versorgen sie Patient:innen, bilden Auszubildene aus und lassen sich für Leitungspositionen weiterbilden.

Beide Berufsgruppen fördern Gesundheit und deren Wiederherstellung. Sie helfen, Krankheit zu lindern und zu verhüten. In der Versorgung spielen Alter, Hautfarbe, Religion, Herkunft, sexuelle Orientierung, Nationalität, politische Einstellung, Ethnie und der soziale Status ihrer Patient:innen für ATA OTA keine Rolle.

Ethische Handlungsgrundsätze für ATA OTA werden in einem gemeinsamen Wertepapier vereint und transparent dargestellt: dem Deutschen Ethikkodex Anästhesietechnischer und Operationstechnischen Assistenz (DEkAO).

ATA OTA UND IHRE BERUFSAUSÜBUNG

ATA OTA sind persönlich verantwortlich und rechenschaftspflichtig für die Ausübung ihrer Aufgaben. Sie reflektieren ihr Handeln kontinuierlich. Die Wahrung ihrer fachlichen Kompetenz gewährleisten sie durch stetige Fort- und Weiterbildung.

ATA OTA achten auf ihre eigene Gesundheit, um ihre Fähigkeiten zur Berufsausübung nicht zu beeinträchtigen.

Sie beurteilen und beachten die Fachkompetenzen der Mitarbeitenden bei der Delegation von Verantwortung. ATA OTA achten im persönlichen Verhalten jederzeit darauf, das Ansehen des Berufes zu fördern und das Vertrauen der Bevölkerung in den Beruf zu stärken.

ATA OTA UND DIE WISSENSCHAFT

ATA OTA orientieren sich an den aktuellen Erkenntnissen der Medizin (-technischen) Wissenschaft und anderen bezugswissenschaftlichen Erkenntnissen.

Sie gewährleisten bei der Ausübung ihrer beruflichen Tätigkeit, dass der Einsatz von Technologie und die Anwendung neuer wissenschaftlicher Erkenntnisse sichergestellt ist.

Die ATA-OTA gewährleisten zu jedem Zeitpunkt die Patientensicherheit unter Beachtung nationaler und internationaler Empfehlungen, Leitlinien und Standards.

ATA OTA UND DIE GESELLSCHAFT

Die berufliche Verantwortung gilt dem hilfebedürftigen Menschen.ATA OTA fördern ein Umfeld, in dem die Menschenrechte, die Wertvorstellungen, die Sitten und Gewohnheiten sowie der Glaube des Einzelnen, der Familie und der sozialen Gemeinschaft respektiert werden. Sie gewährleisten, dass die hilfebedürftige Person ausreichende Informationen erhält, auf die die Zustimmung zu seiner ganzheitlichen Versorgung gründen kann.

Persönliche Informationen behandeln ATA OTA vertraulich, gehen verantwortungsvoll mit ihnen und deren Weitergabe um

ATA OTA greifen zum Schutz des Einzelnen, der Familie und der sozialen Gemeinschaft ein, wenn deren Wohl durch Dritte gefährdet ist. Sie sind mitverantwortlich für die Erhaltung und den Schutz der natürlichen Umwelt vor Ausbeutung, Verschmutzung, Missachtung und Zerstörung.

ATA OTA UND DAS TEAM

ATA OTA sorgen für eine gute Zusammenarbeit im interdisziplinären Team und mit den Kolleg:innen aus anderen Fachbereichen. Sie sehen sich als Teil eines Ganzen und unterstützen ihre Kolleg:innen im Prozess der Arbeit. Sie bringen ihre fachliche Expertise in die Teamarbeit ein. Dabei achten ATA OTA auf eine angemessene, wertschätzende Kommunikation.

DEUTSCHER BERUFSVERBAND

ANÄSTHESIETECHNISCHER & OPERATIONSTECHNISCHER ASSISTENZ

ATA|OTA

© 2024, Deutscher Berufsverband Anästhesietechnischer und Operationstechnischer Assistenz e.V.

Layout und Foto: Igor Abramovic, André Loose, Marius Maier, Julia Pena

Abb. 3.1 Deutscher Ethikkodex Anästhesietechnischer und Operationstechnischer Assistenz © 2022 Deutscher Berufsverband Anästhesietechnischer und Operationstechnischer Assistenz (ATA|OTA-Verband) [W1384]

- Teilnahme an berufsbezogenen Workshops oder Webinaren
- Besuch von Kongressen oder Berufsmessen
- Interprofessionelle Besprechungen, z.B. M&M-Konferenz (Instrument des Qualitätsmanagements, um außergewöhnliche oder unerwünschte Behandlungsverläufe, Komplikationen und Todesfälle systematisch und interdisziplinär aufzuarbeiten)
- Berufsbegleitendes Studium
- Coaching und Supervision
- E-Learning

3.3.1 Einarbeitung neuer Kollegen

Mit der Einarbeitung beginnt die Aufgabe der Personalentwicklung. Ist diese strukturiert und an einem klaren Konzept orientiert, werden neue Mitarbeitende rasch befähigt, die täglichen Aufgaben eigenverantwortlich und fachgerecht zu übernehmen. Entscheidend ist dabei, neue Mitarbeitende dort abzuholen, wo sie stehen, und sie **individuell zu begleiten** und **anzuleiten.** Nur wer sich im Team willkommen und integriert fühlt, ist auch bereit, Verantwortung zu übernehmen und sein Bestes zu geben. Herausforderungen wie hoher Arbeitsdruck, Fachkräftemangel und häufig wechselndes Personal führen jedoch oft dazu, dass Einarbeitungen verkürzt oder unzureichend erfolgen und erfahrene Teammitglieder sich dieser nicht immer annehmen. Obwohl die Einarbeitung in erster Linie Führungsaufgabe ist und durch Mentoren oder Paten begleitet wird, trägt jedes Teammitglied eine Mitverantwortung und sollte offen für Fragen und Unterstützung sein. Erfahrene Kollegen übernehmen dabei die Rolle des Lehrenden und Vorbilds.

Neben der fachlichen Anleitung ist ein wertschätzender Umgang von zentraler Bedeutung. Leistungserwartungen müssen dabei stets dem Einarbeitungs- bzw. Ausbildungsstand angepasst werden. Zu hohe Erwartungen, mangelnde Berücksichtigung individueller Bedürfnisse oder fehlendes Verständnis für persönliche Lernprozesse und Entwicklungstempo können Vertrauen beeinträchtigen, zu Rückzug oder Stagnation führen und im schlimmsten Fall Konflikte oder eine innere Kündigung nach sich ziehen.

3.3.2 Kollegiale Beratung

DEFINITION

Kollegiale Beratung: Strukturiertes Gruppengespräch, in dem ein Mitglied in einem geschützten Rahmen von den übrigen Teilnehmenden nach einem festgelegten Ablauf und mit klar verteilten Rollen beraten wird.

Im OP treten trotz standardisierter Abläufe immer wieder unvorhergesehene Herausforderungen auf, sei es durch komplexe Eingriffe, schwierige Entscheidungsfragen oder Konflikte im Team. In solchen Situationen stößt die eigene Handlungskompetenz mitunter an Grenzen. Hier setzt die kollegiale Beratung an. Ziel ist es, **gemeinsam praxisnahe Lösungen** für eine konkrete berufliche Fragestellung oder ein aktuelles Problem zu **entwickeln.**

Eine kollegiale Beratung umfasst in der Regel 45–60 Minuten und verläuft in sechs klar definierten Phasen (➤ Abb. 3.2):

1. **Casting:** Zu Beginn wird mit einem kurzen Rückblick an die vorherige Beratung angeknüpft und gesammelte Erkenntnisse sowie die persönliche Entwicklung werden evaluiert. Anschließend schildern alle Teilnehmenden nacheinander ihre aktuellen Anliegen und bewerten deren Dringlichkeit. Der Moderator übernimmt die Strukturierung und Organisation. Am Ende einigen sich alle gemeinsam auf das Thema, das im weiteren Verlauf diskutiert und vertieft werden soll.
2. **Spontanerzählung:** Die betroffene Person (Fallerzähler) schildert ohne Unterbrechungen und Zwischenfragen ihr Anliegen und die erlebte Situation. Gemeinsam mit dem Moderator werden das Geschehen, die eigenen Gedanken und die wahrgenommenen Gefühle zusammengefasst dargestellt.
3. **Schlüsselfrage:** Diese Phase ist entscheidend für die anschließende Lösungsfindung und legt den Fokus der Beratung fest, indem eine präzise Frage formuliert wird. Sie verhindert Abschweifungen und sorgt für zielgerichtete Beiträge. Typische Fragestellungen sind z.B.:
   - Wie soll ich …?
   - Wie kann ich …?
   - Wen muss ich …?
   - Warum habe/fühle/mache ich …?
4. **Methodenwahl:** Der Fallerzähler bestimmt die Methode für die Lösungssuche. Je nach Anliegen

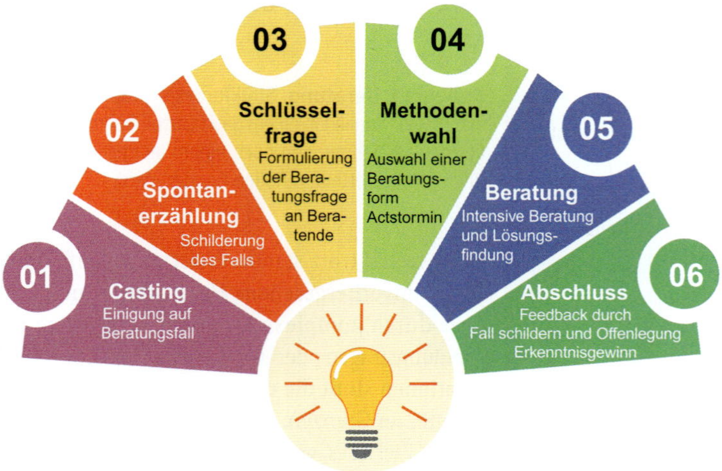
03
04
02
Schlüssel-
frage
Formulierung
der Bera-
tungsfrage
an Bera-
tende
Methoden-
wahl
Auswahl einer
Beratungs-
form
Actstormin
05
Spontan-
erzählung
Schilderung
des Falls
Beratung
Intensive Beratung
und Lösungs-
findung
01
Casting
Einigung auf
Beratungsfall
06
Abschluss
Feedback durch
Fall schildern und Offenlegung
Erkenntnisgewinn

Abb. 3.2 Phasen der kollegialen Beratung [M1662, L143]

und Schlüsselfrage stehen verschiedene Verfahren zur Verfügung wie Brainstorming, Actstorming, Resonanzrunde oder Sharing (s. Kasten).

5. **Beratung:** Die Beratenden tauschen sich intensiv und respektvoll aus und bringen ihre individuellen Sichtweisen und Erfahrungen ein. Der Fallerzähler hört aktiv zu, während der Moderator auf gleiche Redeanteile und die Wahrung der Gesprächsregeln achtet. Am Ende werden die Handlungsoptionen klar und übersichtlich zusammengefasst, sodass der Fallerzähler eine fundierte Entscheidungsgrundlage erhält.
6. **Abschluss:** Am Ende reflektiert der Betroffene die vielfältigen Lösungsvorschläge aus der Beratungsphase und zieht ein persönliches Resümee. Er benennt den präferierten Ansatz und formuliert erste Ideen zur Umsetzung im Arbeitsalltag.

PRAXISTIPP

Methodenübersicht

Resonanzrunde: Beratende spiegeln wieder, was das Fallgeschehen bei ihnen selbst hervorruft, und lassen ihre Gefühle sprechen, wodurch der Betroffene Hinweis auf emotionale Facetten und erwartetes Verhalten erhält.
Hypothesen entwickeln: Beratende entwickeln alternative Annahmen zur Fallsituation. Sie reflektieren mögliche Bedeutungen, Absichten, Zusammenhänge oder Einflüsse, die das Verhalten der Beteiligten erklären könnten. Die Hypothesen helfen, den Fall aus unterschiedlichen Perspektiven zu betrachten und eingefahrene Sichtweisen aufzubrechen.
Kopfstand-Brainstorming: Die Schlüsselfrage wird umgekehrt und „auf den Kopf gestellt". Die gewohnte Denkrichtung wird verlassen und neue Perspektiven öffnen sich, wodurch z.B. Denkblockaden gelöst werden. Gesammelte Lösungsvorschläge werden abschließend wieder in zielführende Formulierungen umgewandelt.
Sharing: Beratende knüpfen an eigene ähnlich erlebte Situation an. Durch das Teilen persönlicher Erfahrungen und Lösungen wird das Verständnis des Fallerzählers gefördert und vertieft.
Actstorming: Beratende schlagen abwechselnd konkrete Sätze und Handlungsweisen vor, die der Fallerzähler in künftigen Situationen nutzen kann, um eine gewünschte Wirkung oder Reaktion zu erzielen. Dabei liegt der Fokus auf Wortwahl, Betonung und Körpersprache. Diese Methode ermöglicht das praktische Ausprobieren und erweitert das persönliche Handlungsspektrum.

Der Lerneffekt in der kollegialen Beratung entsteht besonders durch die intensive Auseinandersetzung mit dem Thema, die Reflexion des eigenen Handelns und den Erfahrungsaustausch mit Kollegen.

3.4 Rahmenbedingungen für die Aus- und Weiterbildung im OP

Die Regelung von Weiterbildungen in der Pflege obliegt in Deutschland den Bundesländern, die föderalistisch die formalen und inhaltlichen Mindestvorgaben für Fach- und Funktionsweiterbildungen machen. Daher ist die jeweils gültige Fassung der Weiterbildungsordnung des jeweiligen Bundeslands zu beachten.

Weil die dreijährige Ausbildung zum operationstechnischen Assistenten an Bedeutung gewonnen hat, werden im Folgenden auch das Anästhesietechnische- und Operationstechnische-Assistenten-Gesetz (ATA-OTA-G) und die Anästhesietechnische- und Operationstechnische-Assistenten-Ausbildungs- und -Prüfungsverordnung (ATA-OTA-APrV) thematisiert.

3.4.1 Anästhesietechnische- und Operationstechnische-Assistenten-Gesetz (ATA-OTA-G)

Die OTA-Ausbildung in Deutschland hat eine bewegte Entwicklung hinter sich. Mit Inkrafttreten des Anästhesietechnische- und Operationstechnische-Assistenten-Gesetzes (ATA-OTA-G) sowie der zugehörigen Ausbildungs- und Prüfungsverordnung (ATA-OTA-APrV) 2022 wurde die Grundlage für eine bundeseinheitliche und standardisierte OTA- und ATA-Ausbildung geschaffen. Nach anfänglichen Diskussionen stellt die staatliche Anerkennung als **nicht ärztlicher Gesundheitsfachberuf** einen entscheidenden Meilenstein dar, um die berufliche Etablierung der Berufsgruppe zu sichern und langfristige Entwicklungsperspektiven zu eröffnen. Das ATA-OTA-G stärkt die Stellung dieser Berufsgruppen innerhalb der Gesundheitsberufe, sichert die Qualität der Ausbildung und gewährleistet den Zugang zu Fort- und Weiterbildungsangeboten sowie Studienmöglichkeiten. Zugleich macht es die Berufsangehörigen auf ihre Verantwortung aufmerksam, die Weiterentwicklung und Professionalisierung ihrer Berufsbilder aktiv mitzugestalten. Wesentliche Neuerungen betreffen die erweiterten Anforderungen an die Praxisanleitung, die veränderte Gewichtung von Theorie- und Praxisanteilen sowie die nun präzise formulierten Lernzielbeschreibungen.

3.4.2 Praxisanleitung

DEFINITION

Anleitung: Geplanter, reflektierter Lernprozess, der mit Blick auf die jeweilige Zielgruppe spezifischen Lehr- und Lernzielen folgt, didaktische und methodische Entscheidungsprozesse erfordert und gemeinhin mit Instrumenten zur Überprüfung von Lernfortschritten verknüpft ist.

Praxisanleitung ist der Schlüssel für den erfolgreichen **Kompetenzaufbau.** Sie bildet das Bindeglied zwischen Theorie und Praxis und vermittelt den Aus- und Weiterzubildenden das Gefühl, willkommen zu sein und aktiv lernen zu dürfen. Eine qualifizierte Anleitung steigert Motivation, Leistungsbereitschaft und Bindung der Lernenden und ist insbesondere in den komplexen Handlungsfeldern des OP unerlässlich, um eine systematische Weiterentwicklung zu gewährleisten.

Ziel der Praxisanleitung ist es, Aus- und Weiterzubildende schrittweise an die Wahrnehmung ihrer beruflichen Aufgaben heranzuführen und sie so auf eine fachgerechte und sichere Patientenversorgung vorzubereiten. Der Mindestumfang der Praxisanleitung wird in der jeweils gültigen Fassung der Weiterbildungsordnung bzw. des ATA-OTA-G festgelegt.

WICHTIG

Eine Anleitungssituation ist geplant, strukturiert und dokumentiert durchzuführen und die dafür benötigte Zeit optimalerweise im Dienstplan zu hinterlegen.

Eine geplante Anleitungssituation gliedert sich in Vorbereitung, Durchführung und Nachbesprechung (➤ Abb. 3.3). So können Lerninhalte strukturiert vermittelt, reflektiert und praxisnah umgesetzt werden, wodurch ein nachhaltiger Lerneffekt entsteht.

Vorbereitung

Eine sorgfältige Vorbereitung legt den Grundstein dafür, dass Praxisanleitungen im OP zielgerichtet und effektiv verlaufen. Zunächst werden die Lernvoraussetzungen und der aktuelle Ausbildungsstand der Anzuleitenden erfasst, um die Inhalte optimal auf deren Bedürfnisse abzustimmen. Anschließend erfolgt die Auswahl geeigneter Handlungen und Handlungssitua-

Anleitungssituation OTA

☒ Grundlagen ☐ Vertiefung ☐ Überprüfung

Anleitungsfeld	Sozialkompetenz - Kommunikation
Thema/ Situation	Betreuung von Patient:innen in Regional-/ Lokalanästhesie
Sozialform	Einzelanleitung, teilnehmende Beobachtung
Zeitplan	20 min Vorgespräch - 30/60Min Durchführung – 20min Nachgespräch

Lernziele

- Versteht die Bedeutung einer bedürfnisorientierten & empathischen Kommunikation mit wachen Patient:innen während einer Operation
- Geht bedürfnisorientiert auf die Patient:innen ein und kommuniziert zielgerichtet
- Kennt die unterschiedlichen Anästhesieformen und leitet entsprechende Verhaltensweisen ab
- Kennt notwendige Maßnahmen der Patientensicherung
- wahrt während der gesamten OP die Intimsphäre der Patient:innen
- Abbau von Hemmungen während der Betreuung von Patient:innen
- Routine im Aufbau eines Vertrauensverhältnisses mit den Patient:innen

Vorbereitende Lernaufgaben

- Informiert sich über die Art der Anästhesie
- Informiert sich über ggf. vorhandene Einschränkungen der Patient:innen
- Zusammenfassung der für die Patientenvorbereitung benötigten Materialien
- Kenntnis über Aktionsbündnis Patientensicherheit & WHO Checkliste
- Hineinversetzen in die Patient:innen und ihre aktuelle Situation & mögliche Reaktionen und Verhaltensweisen ableiten

Durchführung

Vorgespräch mit Information über Anleitungsthema, Anleitungsort und Anleitungsdatum sowie Vorstellen der vorbereitenden Lernaufgaben und klären von möglichen Fragen.

Anleitungstag:
- Vorstellen und Begründen der erarbeiteten theoretischen Lerninhalte
- Vorbereiten der benötigten Materialien

Praktische Umsetzung:
Teilnehmende Beobachtung des/der PA bei:
- Begrüßung und Vorstellung bei der Patientin, dem Patienten
- Patientenidentifikation (aktive Befragung)
- Abarbeiten der WHO-Checkliste nach Standard
- Patientenpositionierung und prophylaktischen Maßnahmen
- Wahrung der Intimsphäre
- bedürfnisorientierten und empathischen Kommunikation mit der Patientin, dem Patienten

Auszubildende/r macht sich Notizen und fasst Besonderheiten zusammen

Nachbesprechung – Bemerkungen - Zielvereinbarungen

Reflexion durch Auszubildende:n
- Was hat d. Auszubildende wahrgenommen?
- Was hat d. Auszubildende sich dabei gefühlt?
- Ist ein Vertrauensverhältnis aufgebaut worden?

Zielvereinbarung:
- Nächste Anleitung: Auszubildende betreut Patient:in während einer Lokal-/ Regionalanästhesie eigenständig

PA-Stunden	
Datum	
Unterschrift PA	
Unterschrift Auszubildende:r	

Abb. 3.3 Beispiel für die Strukturierung einer Praxisanleitungssituation [M1662]

tionen, die im Rahmen der Praxisanleitung geübt oder vertieft werden sollen. Ein Vorgespräch informiert die Anzuleitenden über Thema, Ort und Zeitpunkt der Anleitung. Dabei werden die zu übernehmenden Lernaufgaben vorgestellt, offene Fragen geklärt und Wünsche sowie individueller Lernbedarf berücksichtigt, um eine korrekte Umsetzung zu gewährleisten.

Durchführung

Während der Durchführung werden die vorbereiteten Lerninhalte vorgestellt und gemeinsam besprochen. Gegebenenfalls wird das Team über die Anleitung informiert, um Störungen während der praktischen Umsetzung zu vermeiden. Anschließend erfolgt die eigentliche Umsetzung mit der jeweils gewählten Anleitungsform. Dabei können unterschiedliche Methoden zum Einsatz kommen, etwa Demonstrationen, Einzelanleitung, Simulationen, teilnehmende Beobachtung oder praxisnahe Lernspiele wie eine Sterilgutrallye.

Nachbesprechung

Die Nachbesprechung bildet den Abschluss einer Anleitungssituation und dient der Reflexion und Sicherung des Lernerfolgs. Zunächst reflektieren die Anzuleitenden die erlebte Situation anhand zentraler Fragen:

- Wie wurde die Situation wahrgenommen?
- Fühlten sie sich in der Lage, die Aufgaben zu bewältigen?
- Wie wurde reagiert, wenn von der ursprünglichen Planung abgewichen werden musste?

- Wie gestaltete sich das Zusammenspiel mit Kollegen und Patienten?
- Welche Ziele konnten erreicht werden?
- Welche neuen Erkenntnisse wurden gewonnen?
- Würden sie beim nächsten Mal anders vorgehen?

Abschließend gibt die Praxisanleitung ein strukturiertes Feedback, bespricht Stärken und mögliche Verbesserungen und unterstützt so die kontinuierliche Weiterentwicklung der berufsspezifischen Kompetenzen.

Feedback

Das Feedback ist eine Maßnahme, um Anerkennung, Zufriedenheit oder konstruktive Kritik zu beobachtetem Verhalten oder gezeigter Arbeitsleistung zu äußern. Kritik ist stets auf konkrete Situationen zu beziehen und als Chance zur Verbesserung zu verstehen, nicht als Bewertung der eigenen Person. Rückmeldungen müssen präzise und nachvollziehbar formuliert sein. Anstelle allgemeiner Aussagen wie „Deine Kommunikation ist schlecht" ist es zielführender, das Verhalten konkret zu benennen: „Während der Instrumentation forderst du die Materialien zu spät und zu leise an, daran solltest du gezielt arbeiten. Besonders in hektischen Situationen ist es wichtig, dass man dich gut versteht." Lob und Kritik sollten in einem ausgewogenen Verhältnis erfolgen, wobei es empfehlenswert ist, das Feedback sowohl mit positiven Aspekten zu beginnen als auch zu beschließen.

MERKE

Regeln für das Feedbackgeben

- Aussagen an konkreten Beispielen verdeutlichen und allgemeine Floskeln vermeiden
- Keine Interpretationen
- Erwartungen und Wahrnehmungen als Ich-Botschaften formulieren (➤ 2.2)
- Feedback als Dialog, nicht Monolog gestalten
- Wertschätzende, respektvolle und partnerschaftliche Gesprächsführung
- Keine Kritik vor Dritten
- Offenheit, Toleranz und Bereitschaft zum Zuhören

LITERATUR

Bechtel P, Friedrich D, Kerres A (Hrsg.). Mitarbeitermotivation ist lernbar.: Mitarbeiter in Gesundheitseinrichtungen motivieren, führen, coachen. Berlin: Springer, 2011.

Büttner A, Pfütsch P (Hrsg.). Geschichte chirurgischer Assistenzberufe von der frühen Neuzeit bis in die Gegenwart. Frankfurt am Main: Mabuse, 2020.

Deutscher Berufsverband Anästhesietechnischer und Operationstechnischer Assistenz. Deutscher Ethikkodex Anästhesietechnischer und Operationstechnischer Assistenz – DEkAO. Berlin: 2022. Aus: https://ata-ota.org/wp-content/uploads/2022/09/Ethikkodex_ATAOTA_2022.pdf (letzter Zugriff: 3.11.2025).

Deutscher Berufsverband für Pflegeberufe (2021). Der ICN-Ethikkodex für Pflegefachpersonen. Aus: www.dbfk.de/media/docs/newsroom/publikationen/ICN_Code-of-Ethics_DE_WEB.pdf (letzter Zugriff: 3.11.2025).

Deutsche Krankenhausgesellschaft (DKG). DKG-Empfehlung zur pflegerischen Fachweiterbildung in den Fachgebieten Pflege in der Endoskopie, Intensiv- und Anästhesiepflege, Pflege in der Nephrologie, Notfallpflege, Pflege in der Onkologie, Pflege im Operationsdienst, Pädiatrische Intensiv- und Anästhesiepflege, Pflege in der Psychiatrie, Psychosomatik und Psychotherapie vom 14.03./15.03.2022. Aus: www.dkgev.de/fileadmin/default/Mediapool/2_Themen/2.5._Personal_und_Weiterbildung/2.5.11._Aus-_und_Weiterbildung_von_Pflegeberufen/Pflegerische_Weiterbildung/DKG_Empfehlung_.pdf (letzter Zugriff: 3.11.2025).

Kocks A, Segmüller T (Hrsg.). Kollegiale Beratung im Pflegeteam. Implementieren –Durchführen – Qualität sichern. Berlin: Springer, 2018.

Schall M, Howe F. Berufliche Handlungskompetenz von betrieblichem Ausbildungspersonal. Ein Kompetenzmodell für die Erstellung von Kompetenzprofilen und die Entwicklung von Bildungsangeboten. Bonn: Bundesinstitut für Berufsbildung, 2024. Aus: www.bibb.de/dienst/publikationen/download/19626 (letzter Zugriff: 3.11.2025)

KAPITEL 4

K. Schneider

Rechtliche Grundlagen, Richtlinien und Handlungsempfehlungen für das Arbeiten im OP

4.1 Relevanz

Der OP ist ein hochkomplexer Bereich, in dem nicht nur unter Druck gearbeitet wird, sondern auch das Risiko für Fehler mit schwerwiegenden Folgen groß ist. Hier treffen **Präzision, Haltung** und **spezifische berufliche Anforderungen** aufeinander, damit Patientinnen sicher und bestmöglich versorgt werden. Wer im OP arbeitet, trägt eine immense Verantwortung, welche neben der korrekten Durchführung der Operationen vor allem auch die konsequente Einhaltung und Umsetzung aller relevanten Standards beinhaltet. Die in diesem Kapitel thematisierten Gesetze, Richtlinien, Empfehlungen und Vorgaben, z. B. zur Hygiene, zur Arbeitssicherheit oder zum korrekten Umgang mit Medizinprodukten, sind daher nicht einfach theoretische Konstrukte, sondern elementares Fundament für den klinischen Alltag. Nur wer weiß, wie etwas geregelt ist oder was sich als evident erwiesen hat, kann dies anwenden sowie überprüfen, verbessern und rechtssicher dokumentieren, um so die Sicherheit aller Patientinnen und die Behandlungsqualität zu garantieren. Die Anwendung bzw. das Befolgen von Gesetzen, Richtlinien und Handlungsempfehlungen ist kein zusätzlicher Aufwand, sondern Bestandteil professionellen Handelns im OP.

4.2 Regelwerk – ein systematischer Überblick

Im dynamischen Berufsalltag ist es wichtig, sich sicher in den geltenden **gesetzlichen Vorgaben** und **fachlichen Handlungsempfehlungen** orientieren und auf entsprechendes Wissen zurückgreifen zu können. ➤ Tab. 4.1 bietet eine strukturierte Übersicht relevanter Regelwerke mit ihren Hauptinhalten und ordnet sie den zentralen Bereichen der Berufsausübung im OP zu.

Tab. 4.1 Gesetze, Verordnungen, Richtlinien und Handlungsempfehlungen für den OP

Bezug	Rechtsquellen	Inhalte
Berufs- und Arbeitsrecht	ATA-OTA-Gesetz, Ausbildungs- und Prüfungsverordnung (ATA-OTA-APrV) (➤ 3.4.1)	Bundeseinheitliche Regelung der Ausbildung, Prüfung und Berufsbezeichnung der anästhesie-/operations-technischen Assistenz, z. B. Zugangsvoraussetzungen, Aufbau, Anleitungspflicht, Anforderungen an Prüfungen und Ausbildungsstätten
	Krankenhausfinanzierungsgesetz (KHG) § 17a, § 17e	Refinanzierung der Ausbildungskosten
	Empfehlung der Deutschen Krankenhausgesellschaft (DKG) gemäß § 137 SGB V	Bundeseinheitliche Vorgaben für Voraussetzungen, Inhalte, Umfang und Qualitätsanforderungen der Fachweiterbildung OP und Anästhesie
	Vorschriften und Regeln der Deutschen Gesetzlichen Unfallversicherung (DGUV) (➤ 4.5.2) • Grundsätze der Prävention • Arbeitsschutzmaßnahmen • Elektrische Anlagen und Betriebsmittel	Verbindliche Vorgaben zu Unfallverhütung, Gesundheitsschutz und Arbeitssicherheit, z. B. Gefährdungsbeurteilungen, Schutzkleidung und betriebsärztliche Betreuung
	Mutterschutzgesetz (MuSchG) (➤ 4.5.1)	Schutz von Frauen während der Schwangerschaft, nach der Entbindung, einer Fehlgeburt und während der Stillzeit, z. B. Schutzfristen, besonderer Kündigungsschutz, Anpassung der Arbeitsbedingungen oder individuelle Beschäftigungsverbote und arbeitszeitlicher Schutz
	Arbeitsschutzgesetz (ArbSchG)	Allgemeine Pflichten für Arbeitgeber, um die Gesundheit und Sicherheit der Beschäftigten zu gewährleisten

Tab. 4.1 Gesetze, Verordnungen, Richtlinien und Handlungsempfehlungen für den OP *(Forts.)*

Bezug	Rechtsquellen	Inhalte
	Arbeitssicherheitsgesetz (ASiG)	Organisation des betrieblichen Arbeitsschutzes, z. B. Betriebsärzte, Fachkräfte für Arbeitssicherheit
	Arbeitszeitgesetz (ArbZG)	Schutz der Beschäftigten in Bezug auf die Arbeitszeitgestaltung, z. B. zulässige Arbeitszeit, Nacht- und Schichtarbeit, Pausen, Ruhe- und Ausgleichszeiten
	Sozialgesetzbuch VII (SGB VII) – Unfallversicherung (➤ 4.5.2)	Absicherung bei Berufskrankheiten, Arbeits- und Wegeunfällen, z. B. Zuständigkeiten, Leistungen, Pflichten
	ICN-Ethikkodex für Pflegefachpersonen	Erklärung der ethischen Werte, Verantwortlichkeiten und beruflichen Rechenschaftspflicht von Pflegefachpersonen und Studierenden/Lernenden der Pflege
	Deutscher Ethikkodex ATA/OTA (DEkAO) (➤ 3.1)	Leitfaden für das Handeln nach sozialen Werten und Bedürfnissen, z. B. Wahrung der Menschenrechte, Vertraulichkeit, lebenslanges Lernen, eigene Gesunderhaltung, Teamarbeit und Evidenzbasierung
Hygiene	Infektionsschutzgesetz (IfSG)	Vorbeugung, Früherkennung und Verhinderung der Weiterverbreitung übertragbarer Krankheiten. Vorgaben zu z. B. Meldepflichten, Schutzimpfungen, nosokomialen Infektionen, Prävention und Schutzmaßnahmen, Orientierung an RKI und KRINKO, Pflicht zur innerbetrieblichen Hygienekommission
	Krankenhaushygieneverordnung der Bundesländer (Medizinische Hygieneverordnung, MedHygVO)	Regelung der Anforderungen an Hygiene und Infektionsprävention in medizinischen Einrichtungen, z. B. Anforderungen an Bau und Ausstattung, Zusammensetzung und Aufgaben der Hygienekommission, Qualifikation und Schulung des Personals, Erstellen und Umsetzen von Verfahrensanweisungen in Hygieneplänen
	Hygienepläne	Hygienemanagement einer Einrichtung mit allen verbindlichen hygienerelevanten Maßnahmen als Verfahrensanleitungen, z. B. Personal- und Händehygiene, Reinigung und Desinfektion, Umgang mit Schutzkleidung, Aufbereitung benutzter Medizinprodukte
	Empfehlungen des Robert Koch-Instituts (RKI) (➤ 4.3.3) Kommission für Krankenhaushygiene und Infektionsprävention beim Robert Koch-Institut (KRINKO) (➤ 4.3.3)	• Anforderungen an Bau und Ausstattung des OPs (Schleusen), die Hygiene bei Operationen und anderen invasiven Eingriffen und die Aufbereitung von Medizinprodukten • Umgang mit und Lagerung von Sterilgut • Händehygiene (Indikationen, Durchführung) • Prävention postoperativer Wundinfektionen (Hautdesinfektion, OP-Vorbereitung) • Hygienemanagement bei besonderen Erregern (MRGN, MRSA, Kondylomen)
	Biostoffverordnung (BioStoffV)	Regelung von Tätigkeiten mit biologischen Arbeitsstoffen, z. B. Mikroorganismen, Parasiten, Kanzerogenen oder Toxinen, detaillierte Vorschriften für den Umgang mit diesen, einschließlich der Einstufung in vier Risikogruppen
	Technische Regel für biologische Arbeitsstoffe 250 (TRBA 250)	Konkretisierung der BioStoffV für den Bereich des Gesundheitswesens und Festlegung von Schutzmaßnahmen in vier Schutzstufen, z. B. Zugangsbeschränkungen, Prävention von Stichverletzungen durch sichere Instrumente, Schutzkleidung

Tab. 4.1 Gesetze, Verordnungen, Richtlinien und Handlungsempfehlungen für den OP *(Forts.)*

Bezug	Rechtsquellen	Inhalte
Medizinprodukte und AEMP	Medical Device Regulation (MDR), Medizinprodukterecht-Durchführungsgesetz (MPDG) (➢ 4.3.3)	Regelung von Inverkehrbringen, Bereitstellung, Inbetriebnahme, Konformitätsprüfungen sowie sicherheitstechnischen Kontrollen von Medizinprodukten
	Medizinprodukte-Betreiberverordnung (MPBetreibV) (➢ 4.3.3)	• Einweisungspflicht der Anwendenden • Verordnung über das Errichten, Betreiben, Anwenden und Instandhalten von Medizinprodukten • Zweckbestimmtes und sachgerechtes Anwenden von Medizinprodukten • Funktions- und Zustandsprüfung von Medizinprodukten • Verpflichtung zum Implantationsausweis
	DIN EN ISO 11607 DIN EN ISO 15223 (➢ 4.3.3)	Anforderungen an Materialien, Sterilbarrieresysteme, Verpackungssysteme und die Kennzeichnung von Medizinprodukten
	DIN 58953 (➢ 4.3.3)	Anforderungen rund um die Logistik und Handhabung von Sterilgütern
Strahlenschutz	Strahlenschutzgesetz (StrlSchG) (➢ 4.4.1)	Schutz bei geplanten Expositionen und Regelung der betrieblichen Organisation des Strahlenschutzes, der erforderlichen Fachkunde und Kenntnisse und des Verhaltens bei Vorkommnissen
	Strahlenschutzverordnung (StrlSchV) (➢ 4.4.2)	• Ergänzung des Strahlenschutzgesetzes und Regelung dessen konkreter Umsetzung • Beschreibung von u.a. Strahlenschutzbereichen, Personendosimetrie, Dosisrichtwerten und besonderen Schutzvorkehrungen, z. B. Strahlenschutzgrundsätze Abstand – Aufenthaltsdauer – Abschirmung
Dokumentation und Datenschutz	Datenschutzgrundverordnung (DGSVO) (➢ 4.5.3)	Umgang mit sensiblen personenbezogenen Gesundheitsdaten, Offenbarungspflichten, Grenzen der Erhebung (Zweckbindungsgebot), Verschluss und Verschlüsselung von Unterlagen
	Gesetz zur Verbesserung der Rechte von Patientinnen und Patienten (§ 630a–h BGB) (➢ 4.5.2, ➢ 4.5.3)	Pflicht zur Dokumentation der Behandlung, Mindestaufbewahrungsdauer der Dokumente, Informations- und Einsichtsrecht
Arzneimittel und Blutprodukte	Arzneimittelgesetz (AMG)	Herstellung, Prüfung, Abgabe und Anwendung von Arzneimitteln, z. B. Kennzeichnungspflicht (Anbruchs- und Verfallsdatum, Zusammensetzung), Dokumentationspflicht, Lagerung und Aufbewahrung
	Transfusionsgesetz (TFG)	• Gewinnung, Verarbeitung und Umgang mit Blut und Blutprodukten, z. B. Tachosil • Verbindliche Vorgaben bezüglich lückenloser Dokumentation inkl. Aufbewahrungspflicht und Rückverfolgbarkeit
QM und Patientensicherheit	Aktionsbündnis Patientensicherheit (➢ 4.3.3, ➢ 4.5.2)	Handlungsempfehlungen zur Patientensicherheit, z. B. Vermeidung von Eingriffsverwechslungen, Vier-Augen-Prinzip, Anwenden von Medizinprodukten und Zählkontrolle
	Gesetz zur Verbesserung der Rechte von Patientinnen und Patienten (§ 630a–h BGB) (➢ 4.5.2)	Aufklärungs- und Einwilligungspflicht zur Behandlung, Regelung der Beweislastumkehr
	Checklisten und Empfehlungen der Weltgesundheitsorganisation (WHO) (➢ 4.5.2)	Entwicklung von evidenten Empfehlungen und Standards basierend auf internationalen Daten, z. B. Sicherheits-Checkliste für chirurgische Eingriffe (Sign-in, Time-out, Sign-out)

4.3 Medizinprodukte im OP

DEFINITION

Medizinprodukte: Einzeln oder in Kombination verwendete Instrumente, Geräte, Implantate und Materialien, die vom Hersteller für diagnostische, therapeutische, präventive oder rehabilitative Zwecke am Menschen bestimmt sind. Im Unterschied zu Arzneimitteln entfalten sie ihre Hauptwirkung nicht pharmakologisch, immunologisch oder metabolisch, sondern überwiegend durch physikalische Mechanismen, etwa thermisch, elektrisch oder mechanisch.

Je nach Energiequelle unterscheidet man zwischen **aktiven** und **nicht aktiven Medizinprodukten** (➤ Abb. 4.1), die wiederum in Varianten mit und ohne Messfunktion untergliedert werden. Während nicht aktive Medizinprodukte ausschließlich durch den Menschen oder die Schwerkraft angetrieben werden, benötigen aktive Medizinprodukte Strom, Druckluft, Batterien oder Akkus.

Im Umgang mit Medizinprodukten hat die Kenntnis der einschlägigen Gesetze und Verordnungen höchste Priorität, da Verstöße nicht nur Gefährdungen, sondern auch Verletzungen und im schlimmsten Fall den Tod von Menschen nach sich ziehen können.

4.3.1 Medizinprodukterecht-Durchführungsgesetz und Medizinprodukte-Betreiberverordnung

Der Umgang mit Medizinprodukten wird im Wesentlichen durch das **Medizinprodukterecht-Durchführungsgesetz (MPDG)** und die **Medizinprodukte-Betreiberverordnung (MPBetreibV)** geregelt. Während das MPDG die **europäische Medizinprodukteverordnung (Medical Device Regulation, MDR)** um nationale Vorgaben ergänzt und den sicheren Verkehr mit Medizinprodukten sicherstellt, konkretisiert die MPBetreibV deren praktische Anwendung und das Betreiben im Alltag. Gemeinsames Ziel ist der Schutz von Patientinnen, Anwenderinnen und Dritten sowie die Gewährleistung von Sicherheit, Eignung und Leistungsfähigkeit der Produkte (➤ Abb. 4.2).

Einweisungspflicht

Unter Einweisung ist die **Unterrichtung** und **praktische Schulung** von Anwendenden zu einem Medizinprodukt, um dessen sichere Handhabung, Funktionsweise und mögliche Risiken zu vermitteln, zu verstehen.

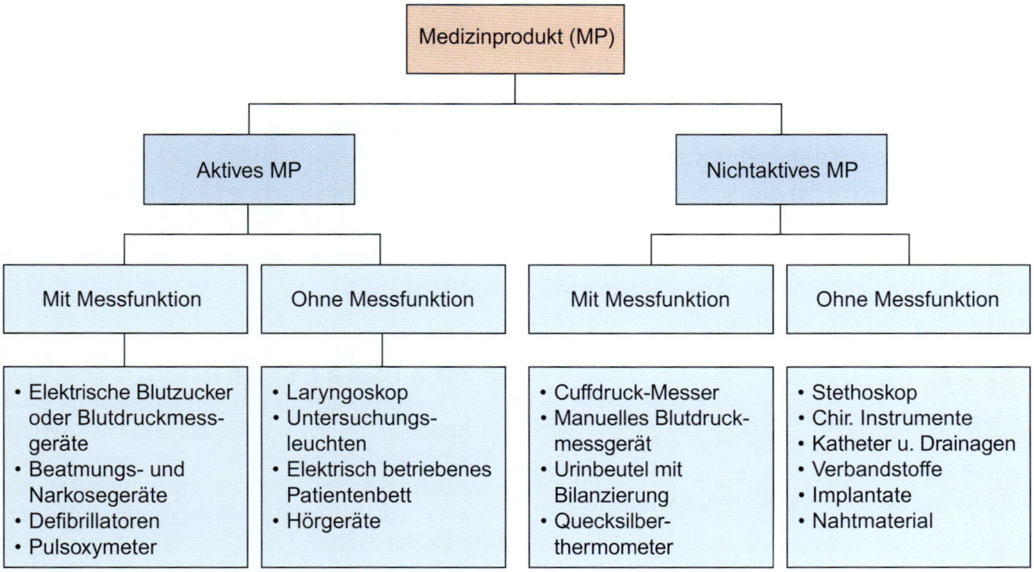

Abb. 4.1 Einteilung und Zuordnung von Medizinprodukten [L143]

4

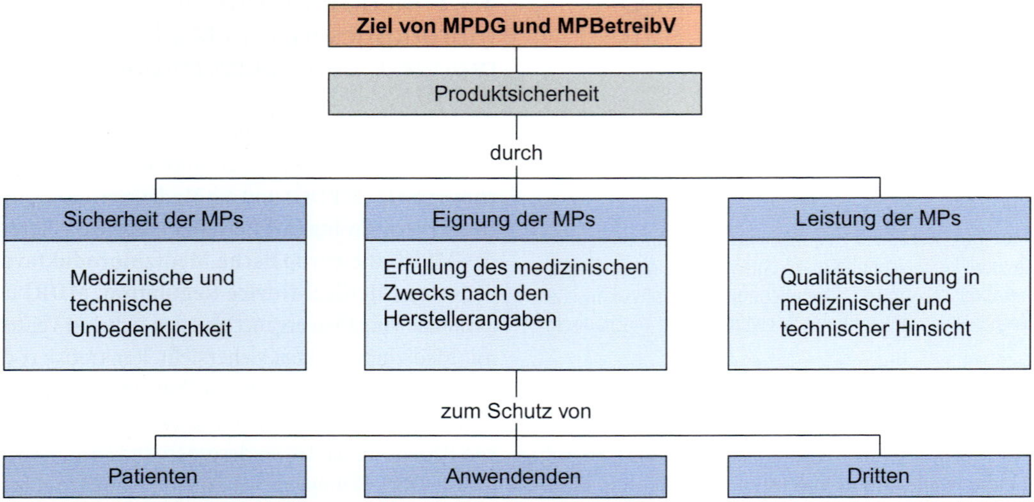

Abb. 4.2 Gemeinsames Ziel von MPDG und MPBetreibV (mod. nach Hell 2018) [M1662, L143]

WICHTIG

Medizinprodukte dürfen gemäß **§ 4 MPBetreibV** nur von Personen angewendet werden, die über die erforderliche Ausbildung, Kenntnis oder Erfahrung verfügen. Eine ordnungsgemäße Einweisung ist verpflichtend und in besonderen Fällen schriftlich zu dokumentieren. Ausnahmen gelten für baugleiche oder selbsterklärende Produkte, z. B. Pflaster.

In der Praxis sind Einweisungen häufig unzureichend. Sei es hinsichtlich Vollständigkeit, Richtigkeit, organisatorischer Umsetzung oder der Compliance der Anwendenden. Die Betreibenden tragen die Verantwortung für die notwendigen Rahmenbedingungen und haben für die Bereitstellung der benötigten Ressourcen zu sorgen. Für die operative Umsetzung können sie **Medizinprodukte-Verantwortliche** und **Medizinprodukte-Beauftragte** benennen. Letztere organisieren den Einweisungsprozess in ihrem jeweiligen Funktionsbereich, z. B. dem OP.

VORSICHT

Die Einweisung von Anwenderinnen darf nur durch den Hersteller selbst oder durch vom Betreiber beauftragte Personen erfolgen, die eine Ersteinweisung durch den Hersteller oder einer vom Hersteller befugten Person erhalten haben.

Die gesetzliche Dokumentationspflicht gilt für aktive, nicht implantierbare Medizinprodukte. Die Einweisung ist analog oder digital in einem **Medizinproduktebuch** zu erfassen und kann für einen persönlichen Nachweis zusätzlich im **Gerätepass** der Anwendenden dokumentiert werden.

MERKE

Im Medizinproduktebuch einzutragen sind:
- Gerätetyp (Modell, Reihe, Baujahr)
- Datum der Einweisung
- Namen der einweisenden und eingewiesenen Person
- Angaben zu vorgeschriebenen Kontrollen

Prüfpflichten

Vor der Verwendung eines Medizinprodukts haben sich die Anwendenden von dessen Funktionsfähigkeit und einwandfreiem Zustand zu überzeugen (§ 4 Abs. 6 MPBetreibV).

PRAXISBEISPIEL

Zur routinemäßigen Umsetzung wird im OP der **Saalcheck** durchgeführt, bei dem alle relevanten medizintechnischen Geräte zu Beginn des Tages sowie bei Bedarf zwischen den Operationen auf Funktionsfähigkeit überprüft werden. Dabei sollten insbesondere folgende Punkte kontrolliert werden:
- Netzstecker
- Sichtbare Beschädigungen und Verschmutzungen

- Vorhandensein des notwendigen Zubehörs
- Aktualität der Prüfplaketten (STK, MTK, DGUV V3)
- Korrekte Voreinstellung

Betreiber aktiver Medizinprodukte sind verpflichtet, nach den allgemein anerkannten Regeln der Technik sicherheits- und messtechnische Kontrollen durchzuführen oder durchführen zu lassen sowie elektrische Anlagen auf ihren ordnungsgemäßen Zustand zu überprüfen. Als Kennzeichen für eine Überprüfung, bei der keine (sicherheitsbedenklichen) Mängel festgestellt wurden, dienen Prüfplaketten (➤ Abb. 4.3).

Sicherheitstechnische Kontrolle

Die sicherheitstechnische Kontrolle (STK) ist eine regelmäßige, spätestens alle 2 Jahre durchzuführende Prüfung, die die Funktions- und Mängelfreiheit bis zur nächsten Kontrolle sicherstellen soll und so vorbeugend vor Schäden am Menschen schützt.

Messtechnische Kontrolle

Bei Medizinprodukten mit Messfunktion wird im Rahmen der messtechnischen Kontrolle (MTK) überprüft, ob die maximal zulässigen Fehlergrenzen eingehalten werden und die erforderliche Messgenauigkeit gewährleistet bleibt. Die Nachprüfungsfristen variieren je nach Medizinprodukt.

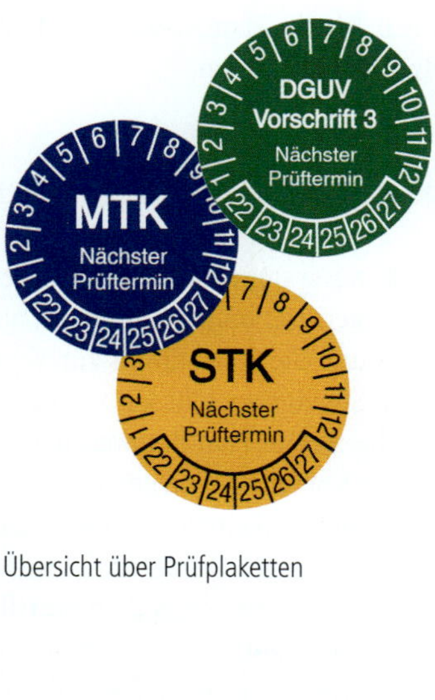

Abb. 4.3 Übersicht über Prüfplaketten

Störungen und Vorkommnisse

Im klinischen Alltag kann es trotz strenger Sicherheitsanforderungen zu Störungen oder Vorkommnissen mit Medizinprodukten kommen. **Störungen** wie etwa technische Defekte und Fehlfunktionen sind vergleichsweise häufig und werden im Rahmen der Instandhaltung behoben (➤ Abb. 4.4). **Vorkommnisse** hingegen sind selten und liegen vor, wenn ein Medizinprodukt im Zusammenhang mit seinem Gebrauch eine schwerwiegende Verschlechterung des Gesundheitszustands bei Patientinnen oder Anwendenden verursacht hat oder hätte verursachen können. In solchen Fällen besteht eine gesetzliche Meldepflicht an das Bundesinstitut für Arzneimittel und Medizinprodukte (BfArM).

Pflichten bei Implantaten

Seit 1. Oktober 2015 sind Gesundheitseinrichtungen, darunter Krankenhäuser, verpflichtet, Patientinnen nach der Implantation eines Medizinprodukts einen **Implantatpass** in Papierform auszuhändigen. Er enthält alle wesentlichen Informationen zum eingesetzten Implantat und stellt sicher, dass diese im Bedarfsfall jederzeit und überall zur Verfügung stehen. Die Pflicht umfasst insbesondere aktive Implantate mit eigener Energiequelle wie Herzschrittmacher sowie Gefäßprothesen, Brustimplantate, Herzklappen, Netze und Endoprothesen.

WICHTIG

Von der Pflicht zur Ausstellung eines Implantatpasses ausgenommen sind Nahtmaterial, Klammern, Zahnfüllungen, Zahnkronen, Schrauben, Knochenplatten und Drähte.

Zu den Angaben, die im Pass enthalten sein müssen, zählen:

- Name der Patientin
- Bezeichnung, Art und Typ des Medizinprodukts
- Seriennummer
- Name oder Firma des Herstellers
- Name der verantwortlichen Person und der Einrichtung, die die Implantation durchgeführt hat

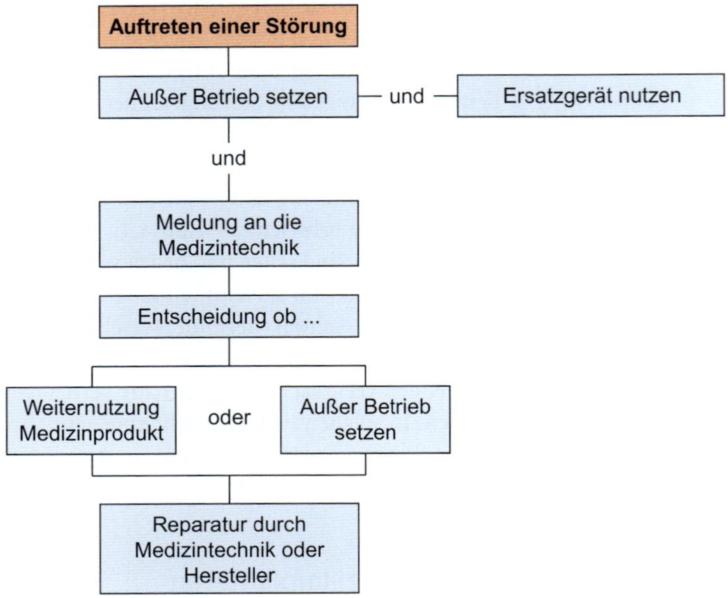

Abb. 4.4 Vorgehen bei Auftreten einer Störung [M1662, L143]

MERKE

Grundsätze im Umgang mit Implantaten

- Präoperativ (idealerweise vor Narkoseeinleitung) sicherstellen, dass alle benötigten Implantate in ausreichender Menge vorhanden sind.
- Implantat vor dem Anreichen auf Haltbarkeit und Sterilität prüfen.
- Schutzverpackung auf Unversehrtheit und Sauberkeit kontrollieren.
- Vor der Annahme von Implantaten sollte ein Handschuhwechsel durchgeführt werden (DGKH 2023).
- Implantate erst unmittelbar vor Verwendung und auf Ansage des ärztlichen Personals öffnen.
- Implantat vor dem Anreichen im Vier-Augen-Prinzip auf Richtigkeit prüfen.
- Für die sterile Saalassistenz gilt das Non-Touch-Prinzip.
- Implantate müssen auf dem Instrumentier- oder Beistelltisch vor Herunterfallen und Kontamination gesichert werden.
- Vollständige und korrekte Erfassung in der OP-Dokumentation und ggf. im **Implantatregister,** z. B. dem Endoprothesenregister Deutschland (EPRD, www.eprd.de)
- Nachbestellung rechtzeitig sicherstellen.

4.3.2 Umgang mit Sterilgut

DEFINITION

Sterilgut: Alle Medizinprodukte, die durch spezielle Verfahren von sämtlichen lebensfähigen Mikroorganismen einschließlich Sporen befreit wurden.

Der sachgerechte Umgang mit Sterilgut ist ein wesentlicher Bestandteil der Arbeit im OP. Er umfasst die korrekte Handhabung, Lagerung und Anwendung steriler Materialien, um besonders postoperative Infektionen zu vermeiden.

Tagtäglich kommen in Krankenhäusern und Praxen eine Vielfalt von Sterilgütern zum Einsatz – von chirurgischen Instrumenten und kompletten Siebsystemen über Nahtmaterialien, Klammernahtgeräte und Implantate bis hin zu Verbandstoffen, sterilen Abdeckungen, Kitteln, Handschuhen und zahlreichen weiteren Einmalmaterialien.

Verpackungsarten und Kennzeichnung

Das Verpackungssystem für zu sterilisierende Produkte soll die Sterilisation gewährleisten, physischen Schutz bieten und die Sterilität bis zur Verwendung sicherstellen. Sterilgüter müssen so verpackt sein, dass sie auch bei weiten Transportwegen und längeren Lagerzeiten vor Kontamination geschützt bleiben und gleichzeitig schnell und einfach im OP zu entnehmen sind.

Man unterscheidet zwischen dem **Sterilbarrieresystem** als zwingend notwendiger Primärverpackung und der **Schutzverpackung** als optionaler Sekundärverpackung (➤ Abb. 4.5).

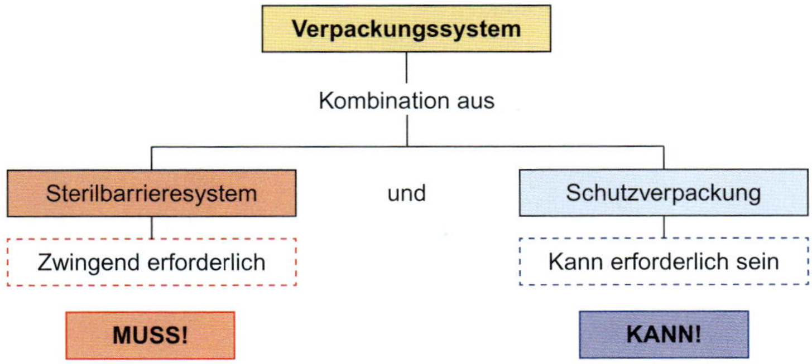

Abb. 4.5 Verpackungsebenen [M1662, L143]

Das Sterilbarrieresystem stellt die Mindestvoraussetzung dar, um das Eindringen von Mikroorganismen zu verhindern und eine aseptische Bereitstellung des Produkts am Einsatzort zu gewährleisten. Die Schutzverpackung dient dem ergänzenden Schutz des Sterilbarrieresystems und seines Inhalts vor Beschädigungen.

Sterilbarrieresysteme

Um die hohen Anforderungen an Verpackungen zuverlässig zu erfüllen, kommt ausschließlich normgerechtes Verpackungsmaterial zum Einsatz. Dazu zählen **Weichverpackungen** wie Sterilisationspapier oder Vlies, siegelfähige **Klarsichtverpackungen** *(Peelverpackung)* sowie formstabile, wiederwendbare Behälter, die sogenannten **Container** (➤ Abb. 4.6).

MERKE

Die Wahl des Verpackungsmaterials ist stets auf das Sterilisationsverfahren und das Sterilisationsgut abzustimmen.

MERKE

Umgang mit Peel-Verpackungen

- Das Durchstechen der Verpackung ist untersagt, da es zur Kontamination des Medizinprodukts führt.
- Auf die vorgegebene und markierte Öffnungsrichtung achten!
- Zuerst die versiegelten Ecken öffnen und anschließend Verpackungshälften gleichmäßig auseinanderziehen, um ein Einreißen zu vermeiden.
- Schwere Sterilgüter sollten auf einem Tisch abgelegt und geöffnet werden.

Umgang mit Instrumentencontainern

- Vor dem Öffnen prüfen, ob die Plombensicherungen vorhanden und intakt sind, anderenfalls gilt das Sieb als unsteril.
- Die Plomben sind vor der Abnahme des Deckels zu entfernen, damit sie nicht in die Containerwanne und auf das Sieb fallen können.
- Das Containervlies darf nicht über den Rand ragen und zwischen Deckel und Wanne eingeklemmt sein.
- Der Deckel ist auf das Vorhandensein der Filter zu prüfen; fehlen diese, ist die Keimbarriere nicht gewährleistet und das Sieb gilt als unsteril.

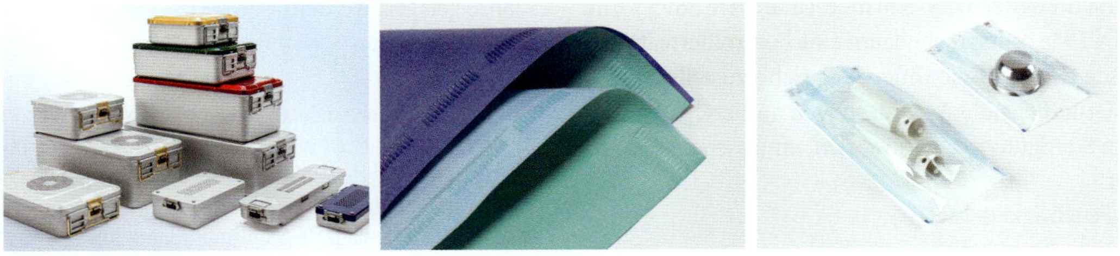

Abb. 4.6 Arten von Sterilbarrieresystemen: a) Aesculap Steril Container [V132-1], b) Stericlin® Doppelbogen, c) Stericlin® Klarsichtbeutel [V1086]

Umgang mit Weichverpackungen

- Verschlusstapes müssen vor Öffnung intakt sein, um Sterilität zu gewährleisten.
- Das Sieb oder Medizinprodukt sind immer in dafür vorgesehenen Transportkörben zu transportieren, um Schäden an der Verpackung zu vermeiden.
- Das Vlies ist sorgfältig auf mögliche Perforationen zu prüfen, wozu es gegen das Licht gehalten wird. Erst nach dieser Kontrolle kann die Sterilität des Inhalts als gewährleistet angesehen werden.

Kennzeichnung

Laut DIN 58953 müssen Sterilgüter **eindeutig identifizierbar** und **rückverfolgbar** sein. Voraussetzung dafür ist eine präzise Kennzeichnung, die alle relevanten Informationen auf einen Blick ersichtlich macht. Auf dem Etikett des Sterilbarrieresystems müssen daher mindestens folgende Angaben enthalten sein:

- Produktbezeichnung, z. B. Knochen-Grundsieb
- Sterilisationsdatum und Sterilisationsverfahren
- Verfallsdatum
- Sterilisationschargennummer
- Name und ID-Nummer der aufbereitenden Person

VORSICHT

Sterilgut mit feuchter, verstaubter, beschädigter oder geöffneter Verpackung oder mit fehlender, fehlerhafter bzw. unleserlicher Kennzeichnung gilt als unsteril.

Lagerung

Für die Lagerung von sterilisierten Medizinprodukten ist idealerweise ein separates **Sterilgutlager** vorgesehen, das ausschließlich in Bereichskleidung betreten wird und dessen Türen stets geschlossen bleiben. Entsprechende Lagerräume müssen den Anforderungen verschiedener DIN-Normen (u.a. DIN 58953 und DIN 1946) entsprechen, um eine kontrollierte, hygienisch einwandfreie Umgebung sicherzustellen.

Grundlegende Anforderungen an Bereiche, in denen Sterilgüter gelagert werden, umfassen den Schutz vor:

- Feuchtigkeit
- Verschmutzung
- Ungeziefer
- Mechanischer Beanspruchung
- Direkter Sonneneinstrahlung und UV-Licht
- Temperaturschwankungen
- Staub

WICHTIG

Der Mindestabstand zwischen Sterilgut und Boden sollte mindestens 30 cm betragen. Sterilgüter ohne Schutzverpackung, die mit dem Boden in Berührung kommen, gelten als unsteril.

Werden sterile Einmalmaterialien von extern angeliefert, sind die Transportverpackungen vor dem Einräumen in das Sterilgutlager – beispielsweise in der Materialschleuse – zu entfernen, um das Einschleppen von Mikroorganismen und eine Kontamination zu verhindern.

MERKE

Bei der Lagerhaltung gilt das **First-in-First-out-Prinzip.** Produkte, die zuerst eingelagert wurden, werden auch zuerst entnommen und verbraucht. Ebenso ist eine Überfüllung zu vermeiden, um mechanischen Beschädigungen vorzubeugen.

Da Staubbildung langfristig nicht vollständig vermieden werden kann, ist die Lagerdauer steril aufbereiteter Medizinprodukte in der Praxis begrenzt. Die Festlegung der Lagerfristen erfolgt auf Grundlage einer Risikobewertung, die sowohl die Lagerbedingungen als auch die Eigenschaften der verwendeten Verpackungsmaterialien berücksichtigt. Bei geschlossener und geschützter Aufbewahrung in Schränken beträgt die **Lagerzeit** für Medizinprodukte in einfachen Sterilbarrieresystemen, z. B. Instrumentensieben, 6 Monate. Produkte mit zusätzlicher Schutzverpackung können je nach Herstellerangabe bis zu 5 Jahre gelagert werden.

WICHTIG

Sterilgüter müssen so gelagert werden, dass eine Rekontamination vermieden wird. Eine offene Lagerung außerhalb von geschlossenen Schränken bzw. Aufbewahrungssystemen (Ablagen/Wagen) ist daher zwingend zu vermeiden. Offen gelagerte Medizinprodukte müssen nach 48 Stunden verbraucht werden.

Grundsätze im Umgang mit Sterilgut

Unabhängig von der Art des Sterilguts und dem verwendeten Sterilbarrieresystem gelten bei der Handhabung allgemeine Grundsätze, die unbedingt einzuhalten sind, um die Sterilität sicherzustellen.

MERKE

Regeln für den Umgang mit Sterilgut

- Vor Kontakt mit Sterilgut eine hygienische Händedesinfektion durchführen
- Sterilgüter nur auf stabilen und desinfizierten Flächen ablegen
- Verbrauchsmaterialien erst unmittelbar vor Gebrauch öffnen
- Implantate, Medikamente und Flüssigkeiten vor dem Öffnen nach dem Vier-Augen-Prinzip kontrollieren
- Sterilgüter vor dem Öffnen auf Sauberkeit, Unversehrtheit, Trockenheit und Haltbarkeit überprüfen
- Vor dem Anreichen Farbumschlag der Sterilindikatoren und korrekte Kennzeichnung auf den Sterilgütern prüfen
- Spitze, scharfe oder besonders kleine Medizinprodukte wie Skalpelle mittels Non-Touch-Technik mit einem Instrument (Klemmchen) entnehmen, um Eigenschutz und Sterilität zu wahren

MERKE

Sterilgüter werden bei standardisierten Abläufen nicht auf sterile Tische abgeworfen, da es hierbei zu Luftverwirbelungen oberhalb der Sterilzone kommt und ein angemessener Abstand zur Sterilzone nicht eingehalten werden kann. Darüber hinaus besteht eine erhöhte Gefahr, dass Sterilgüter herunterrutschen (Wirtschaftlichkeit) oder der Instrumentier- und Beistelltisch durch kontaminierte Materialien unsteril wird.

Besonderer Umgang mit Flüssigkeiten

Flüssigkeiten wie Spüllösungen zählen klassischerweise nicht zu den Sterilgütern, zeigen im Umgang jedoch Parallelen. Eine besondere Herausforderung besteht darin, dass sie aufgrund ihrer größeren Füllmengen häufig angebrochen und über einen längeren Zeitraum verwendet werden. Daher ist es essenziell, die Herstellerangaben zur Haltbarkeit nach Anbruch genau zu kennen und sowohl das Anbruchsdatum als auch die Uhrzeit auf den Flaschen zu vermerken, um die Vorgaben zuverlässig einzuhalten.

MERKE

Haltbarkeitszeiten nach Anbruch

- Ringer (Fresenius) und NaCl 0,9 % (Fresenius): nicht haltbar, Reste verwerfen
- Octeniderm®: 18 Monate
- Octenisept®: 3 Jahre
- Braunol®: 42 Tage
- Xylonest® mit Adrenalin: 3 Tage
- Serasept®: 8 Wochen
- Lavasorb®: 6 Wochen
- Imeron®: 10 Stunden

4.3.3 Aufbereitung von Medizinprodukten

DEFINITION

Aufbereitung: Verfahren, dem ein gebrauchtes Produkt unterzogen wird, damit es sicher wiederverwendet werden kann (Art. 2 Nr. 39 MDR). Dazu gehören Reinigung, Desinfektion, Sterilisation und ähnliche Verfahren sowie Prüfungen und Wiederherstellung der technischen und funktionellen Sicherheit des gebrauchten Produkts.

Mit Krankheitserregern kontaminierte Medizinprodukte, etwa chirurgische Instrumente, stellen potenzielle Quellen nosokomialer Infektionen dar. Ihre sichere Anwendung setzt daher eine vorhergehende und sachgerechte Aufbereitung voraus, die klar definierten Anforderungen unterliegt.

Der Fortschritt in den Naturwissenschaften brachte in den vergangenen Jahren auch in der Medizin eine dynamische Entwicklung neuer Verfahren und Technologien hervor. Damit einhergehend entwickelten sich auch die Anforderungen an die Aufbereitung stetig weiter. Die fachgerechte Aufbereitung erfolgt auf Grundlage verbindlicher rechtlicher Vorgaben und fachlicher Leitlinien. Hierzu zählen Gesetze, Verordnungen und Richtlinien wie die europäische Medizinprodukteverordnung (MDR), die Medizinprodukte-Betreiberverordnung (MPBetreibV), Empfehlungen des Bundesinstituts für Arzneimittel und Medizinprodukte (BfArM) sowie des Robert Koch-Instituts (RKI), ergänzt durch einschlägige DIN-, EN- und ISO-Normen. Ebenso maßgeblich sind die Herstellerangaben sowie die Empfehlungen der Deutschen Gesellschaft für Krankenhaushygiene (DGKH). Aufgrund der umfangreichen gesetzlichen Vorgaben und der Tatsache, dass zahlreiche Medizinprodukte infolge komplexer Konstruktionen und sensibler Designs nur schwer wiederaufzubereiten sind, darf diese anspruchsvolle Aufgabe ausschließlich qualifiziertem Personal übertragen werden. Erforderlich sind nachweisliche Sachkenntnis, entsprechende Qualifikationen sowie die Verfügbarkeit geeigneter technischer Mittel, um die Aufbereitung ordnungsgemäß und sicher durchzuführen. In Krankenhäusern ist hierfür in der Regel die **zentrale Aufbereitungseinheit für Medizinprodukte (AEMP)** verantwortlich.

MERKE

Eine ordnungsgemäße Aufbereitung wird laut § 8 Abs. 2 MPBetreibV vermutet, wenn die gemeinsame Empfehlung der Kommission für Krankenhaushygiene und Infektionsprävention (KRINKO) am Robert Koch-Institut (RKI) und des Bundesinstituts für Arzneimittel und Medizinprodukte (BfArM) zu den **Anforderungen an die Hygiene bei der Aufbereitung von Medizinprodukten** beachtet wird.

Der gesamte Aufbereitungsprozess wird durch den **Medizinproduktekreislauf** (> Abb. 4.7) veranschaulicht. Dieser beschreibt den kontinuierlichen Weg des Medizinprodukts, der nach der Anwendung nicht endet, sondern über definierte Aufbereitungsmaßnahmen wieder zum Ausgangspunkt, dem erneuten Einsatz, zurückführt. Damit dieses System zuverlässig funktioniert, sollte auch das OP-Personal ein grundlegendes Verständnis für die Prinzipien der Aufbereitung besitzen und sich der eigenen Rolle innerhalb dieses Kreislaufs bewusst sein.

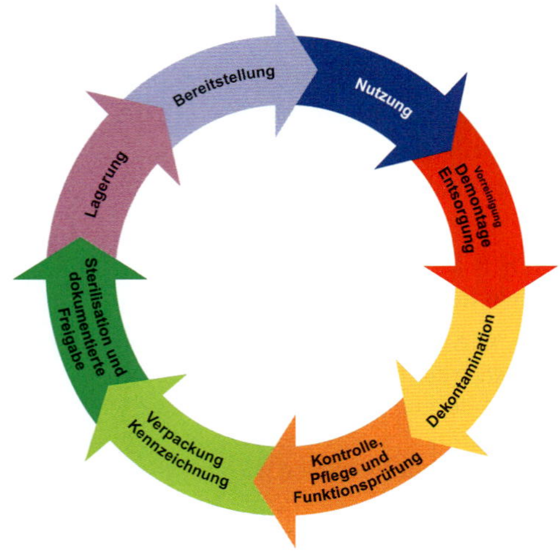
Bereitstellung
Nutzung
Vorreinigung
Demontage
Entsorgung
Dekontamination
Kontrolle, Pflege und Funktionsprüfung
Verpackung Kennzeichnung
Sterilisation und dokumentierte Freigabe
Lagerung

Abb. 4.7 Schritte des Medizinproduktekreislaufs (gemäß DGSV) [L143]

Risikobewertung

Vor der Aufbereitung von Medizinprodukten ist eine fundierte Risikobewertung durchzuführen und die Einstufung der jeweiligen Medizinprodukte zu dokumentieren (> Abb. 4.8). Aus dieser Klassifikation ergeben sich die spezifischen Anforderungen an die Aufbereitung, die strikt einzuhalten sind. Die Zuordnung der aufbereitbaren Medizinprodukte zu den jeweiligen Risikogruppen erfolgt unter Berücksichtigung folgender Kriterien:

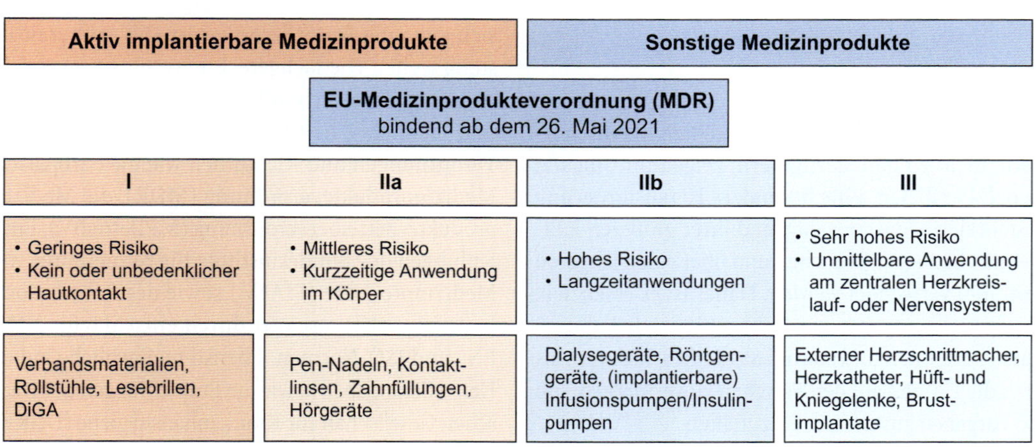

Abb. 4.8 Risikoeinstufung von Medizinprodukten (gemäß EU-Medizinprodukteverordnung (MDR) [L143]

- Art der Anwendung
- Konstruktionsmerkmale und Materialeigenschaften
- Herstellerangaben

Nutzung und Entsorgung

Der Aufbereitungsprozess beginnt nicht erst in der AEMP, sondern bereits mit der Nutzung der Medizinprodukte und ihrer anschließenden fachgerechten Entsorgung im OP. Dabei dürfen Medizinprodukte ausschließlich entsprechend ihres vorgesehenen Zwecks verwendet werden. Nach Abschluss der Operation wird Einmalmaterial ordnungsgemäß im Müll verworfen, während wiederverwendbare Instrumente und Materialien der Aufbereitung zugeführt werden. Im Rahmen des Aufbereitungsprozesses umfasst die Entsorgung die sachgerechte Behandlung kontaminierter Medizinprodukte vom Ende der Nutzung bis zur Übernahme in die AEMP. Die OP-Fachkraft muss dabei genau wissen, wie die verwendeten Medizinprodukte zu behandeln sind. Dies beinhaltet sowohl die korrekte Vorbereitung für die Aufbereitung als auch die eindeutige Kennzeichnung beschädigter oder nicht funktionsfähiger Instrumente.

MERKE

Korrekte Entsorgung von benutzen Medizinprodukten (wenn nicht anders von der internen AEMP vorgegeben)

- Benutzte Instrumente von groben Verschmutzungen und Rückständen vorreinigen
- Hohlräume durchspülen
- Instrumente geöffnet (45°) auf die Siebschalen zurückräumen
- Instrumente ggf. in ihre Einzelteile zerlegen
- Kabel sorgfältig gerollt oben auflegen
- Überladen der Siebschalen vermeiden
- Optiken und Mikroinstrumente geschützt in entsprechenden Trays entsorgen
- Spitze und scharfe Instrumente wie Redonspieße gut sichtbar und separat platzieren
- Instrumente nicht über den Rand hinausragen lassen
- Defekte Instrumente mit farblichen Markierungsringen, Reparaturanhängern oder Silikonbindern markieren

WICHTIG

- Ein Antrocknen von Blut, Sekret und Gewebe ist zu vermeiden, um die spätere Reinigungsleistung nicht zu beeinträchtigen!
- Die Rückführung der kontaminierten Medizinprodukte hat gemäß KRINKO in einem sicher umschlossenen Transportsystem zu erfolgen. Es handelt sich dementsprechend um eine **geschlossene Entsorgung.**

Reinigung und Desinfektion

Eine wirksame Sterilisation setzt stets saubere Medizinprodukte voraus. Deshalb kommt der Reinigung eine zentrale Bedeutung im gesamten Aufbereitungsprozess zu. Bei der Reinigung und Desinfektion wird zwischen **manuellen** und **maschinellen Verfahren** unterschieden, wobei für maschinelle Verfahren bevorzugt ein **Reinigungs- und Desinfektionsgerät (RDG)** einzusetzen ist. In diesem Prozessschritt muss berücksichtigt werden, ob die Medizinprodukte thermostabil oder thermolabil sind und ob eine thermische oder chemothermische Desinfektion erforderlich ist. In bestimmten Fällen ist zudem eine manuelle Vorreinigung notwendig, beispielsweise mit speziellen Bürsten oder im Ultraschallbad, bevor das RDG beladen wird.

Kontrolle, Pflege und Packen

Nach Abschluss des Reinigungs- und Desinfektionsprozesses werden die Medizinprodukte makroskopisch auf Sauberkeit, unversehrte Oberflächen und einwandfreie Funktion geprüft. Jedes Instrument wird dabei einzeln kontrolliert. Zerlegte Geräte müssen anschließend wieder montiert und Gelenke, Verschraubungen oder Gleitflächen bei Bedarf mit Pflegemitteln behandelt werden. Stellen sich Mängel heraus, die nicht durch die AEMP behoben werden können, sind die betroffenen Instrumente auszutauschen.

MERKE

Reparaturen werden von der AEMP nicht durchgeführt. Möglich ist lediglich der Austausch einzelner Teile wie Dichtungen, Federn oder Filter.

Im OP ist es besonders in Notfallsituationen wichtig, sich schnell auf den Instrumentensieben zurechtzufinden. Deshalb werden die Siebe stets nach einer Packliste zusammengestellt, um Vollständigkeit und Einheitlichkeit zu gewährleisten.

Sterilisation und Freigabe

Zur **Sterilisation** muss ein Verfahren angewendet werden, das hinsichtlich seiner Eignung für das jeweilige Medizinprodukt geprüft, wirksam und validiert ist. In medizinischen Einrichtungen hat sich die **Dampfsterilisation** im Autoklaven als Standardverfahren bewährt. Bei diesem physikalischen Verfahren werden Mikroorganismen durch Sattdampf unter erhöhtem Druck und bei Temperaturen von in der Regel 121 °C oder 134 °C abgetötet.

MERKE

Sterilisation ist das Abtöten lebensfähiger pathogener und apathogener Mikroorganismen, z. B. Bakterien, Viren oder Pilze, um den Faktor 10^6 (99,9999 %). Eine absolute Keimfreiheit ist nicht möglich.

Die **Freigabe** von Sterilgütern ist ein zentraler Bestandteil der Qualitätssicherung bei der Aufbereitung von Medizinprodukten. Sie legt fest, welche Produkte für den Patienteneinsatz geeignet sind und welche nicht. Diese Freigabe darf ausschließlich von Personen durchgeführt werden, die durch Qualifizierung und Weiterbildung (Fachkunde I) dazu berechtigt sind.

Nach Abschluss der Sterilisationscharge werden alle Prozessparameter wie Temperatur, Druck und Zeit anhand der Chargendokumentation überprüft und bewertet. Wurde der Sterilisationsprozess ordnungsgemäß durchgeführt und sind die Verpackungen unbeschädigt und die Behandlungsindikatoren verfärbt, können die Sterilgüter für den Gebrauch freigegeben werden. Sowohl die erfassten Prozessdaten als auch die Freigabeentscheidung sind unter Angabe der verantwortlichen Person und der jeweiligen Charge zu dokumentieren.

WICHTIG

Die Dauer eines vollständigen Aufbereitungsprozesses beträgt 3,5–5 Stunden und ist bei der OP-Planung entsprechend zu berücksichtigen.

4.4 Strahlenschutz

DEFINITION

Röntgenstrahlen: Elektromagnetische, also energiereiche, Wellen, die in der Lage sind, Materie zu durchdringen und am bestrahlten Objekt atomare Veränderungen *(Ionisation)* hervorzurufen.

Röntgenstrahlung dient in der Medizin als bildgebendes Verfahren zur Diagnostik und als gezielte Tumor- und Schmerztherapie. Doch auch wenn sie tagtäglich Anwendung findet, ist die Nutzung von Röntgenstrahlung nicht frei von Gefahren und Risiken. Durch die Ionisation können kleinste biologische Strukturen des menschlichen Körpers geschädigt und negative Gesundheitsfolgen ausgelöst werden. In den meisten Fällen beseitigen körpereigene Reparatursysteme diese Schäden. Dies gelingt vor allem bei Belastungen mit relativ kleinen Strahlendosen. Besonders schwerwiegend sind die Folgen, wenn die DNA von Zellen betroffen ist, da daraus die Entstehung von Krebs resultieren kann.

MERKE

Je höher die Dosis und je sensibler das Gewebe, umso größer ist das Risiko für bleibende Gesundheitsschäden durch Röntgenstrahlung. Kinder stellen hierbei eine besonders vulnerable Gruppe dar.

4.4.1 Organisation und Qualifikation

Aufgrund der potenziell schädigenden Wirkung gilt es, zum Schutz von Patientinnen und Anwendenden die vom Bundesministerium für Umwelt, Naturschutz und nukleare Sicherheit erlassenen rechtlichen Vorgaben und empfohlen Schutzmaßnahmen einzuhalten. Das Fundament auf dem alle Regelungen basieren, ist das **Strahlenschutzgesetz (StrlSchG).** Ziel des Gesetzes ist es, dass ionisierende Strahlung nur bei rechtfertigender Indikation und von Personen mit entsprechender Fachkunde eingesetzt wird. Um die korrekte Umsetzung des Strahlenschutzes zu gewährleisten, werden innerhalb der Klinik unterschiedliche Personen mit spezifischen Zuständigkeiten und Verantwortungsbereichen bestimmt.

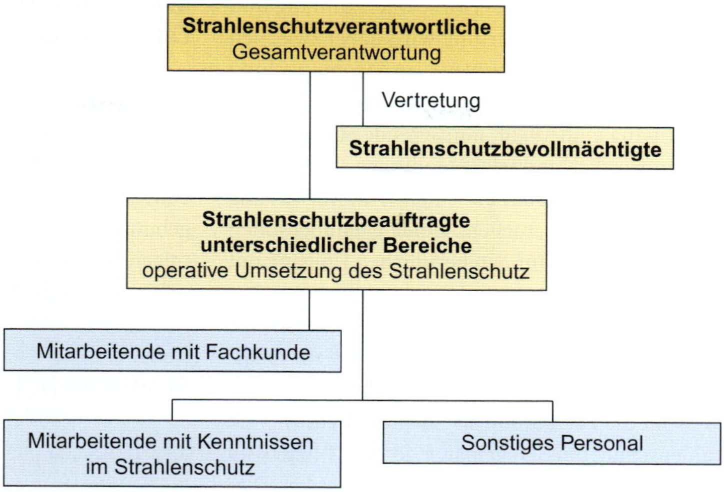

Abb. 4.9 Organigramm innerklinischer Strahlenschutz [M1662, L143]

Strahlenschutzorganisation

Die Strahlenschutzorganisation setzt sich, wie in ➤ Abb. 4.9 dargestellt, hierarchisch strukturiert aus Personen mit allgemeiner Verantwortung bis hin zu Personen mit direkter operativer Verantwortung zusammen. Unterschieden wird dabei zwischen:

- Strahlenschutzverantwortlichen
- Strahlenschutzbevollmächtigten
- Strahlenschutzbeauftragten
- Anwendenden bzw. sonstig tätigen Personen

Strahlenschutzverantwortliche

Die Position wird üblicherweise von der Geschäftsführung oder Klinikdirektion bekleidet und ist dafür verantwortlich, die strukturellen und organisatorischen Rahmenbedingungen so zu gestalten, dass alle nachgeordneten Personen ihre Verpflichtungen zuverlässig erfüllen können. Sie trägt die Gesamtverantwortung und hat damit auch die Kontrollfunktion inne. Für die Funktionsausübung ist keine eigene Fachkunde erforderlich, in diesem Fall sind jedoch zusätzlich Strahlenschutzbeauftragte zu bestellen.

Strahlenschutzbevollmächtigte

Eine Besetzung ist gesetzlich nicht vorgeschrieben, kann jedoch in großen Einrichtungen, z. B. Universitätskliniken, optional vorgenommen werden. Strahlenschutzbevollmächtigte übernehmen delegierte Aufgaben und unterstützen die Strahlenschutzverantwortlichen bei der Wahrnehmung organisatorischer und administrativer Tätigkeiten oder übernehmen deren Vertretung.

Strahlenschutzbeauftragte

Strahlenschutzbeauftragte sind fachkundige Personen, die vom Strahlenschutzverantwortlichen schriftlich bestellt werden und für die operative (tatsächliche) Umsetzung des Strahlenschutzes in klar definierten Bereichen, z. B. dem OP, der Radiologie oder der Medizintechnik zuständig sind. Zu ihren Aufgaben gehören die Organisation und Kontrolle von betrieblichen Strahlenschutzmaßnahmen, Einweisung und Unterweisung des Personals, Überwachung der Strahlenexposition und auch die Funktionskontrolle verwendeter Geräte und Materialien. Als wichtiges Bindeglied zwischen Strahlenschutzverantwortlichen und Anwendenden unterliegen sie darüber hinaus einem besonderen Kündigungsschutz.

Fachkunde und Kenntnis

Röntgenstrahlung darf gemäß StrlSchG nur von Personen mit adäquater Qualifikation angewendet werden. Dabei gilt jede Person, die, etwa durch das Betätigen des Fuß- oder Handschalters, aktiv Strahlung auslöst, als Anwenderin. Je nach Umfang und resultierender Verantwortung wird dabei zwischen Fachkunde und der Kenntnis im Strahlenschutz unterschieden. Während mit der **Fachkunde** die Berechtigung einhergeht, ionisierende Strahlung eigenverantwortlich und selbstständig anzuwenden, erlaubt der **Kenntnisnachweis** lediglich die Mitwirkung unter fachkundiger Aufsicht. Beide Qualifikationen sind Voraussetzung für den beruflichen Umgang mit ionisierender Strahlung und werden in der Regel in speziell anerkannten Strahlenschutzkursen erworben, sind aber auch Bestandteil der Ausbildung zur medizinischen Technologin für Radiologie.

Sowohl die Fachkunde als auch die Kenntnis im Strahlenschutz müssen gemäß § 48 Abs. 1 bzw. § 49 Abs. 3 StrlSchV alle 5 Jahre aktualisiert werden. Dies erfolgt im Rahmen eines anerkannten Auffrischungskurses von mindestens acht Unterrichtseinheiten.

WICHTIG

OP- und Funktionspersonal darf nur auf direkte Anweisung und unter unmittelbarer Aufsicht von fachkundigen Ärztinnen Röntgenstrahlen im Rahmen von Operationen und Interventionen anwenden.

Einweisung und Unterweisung des Personals

Strahlenschutzverantwortliche sind verpflichtet sicherzustellen, dass Mitarbeitende vor der erstmaligen Ausübung von Tätigkeiten mit Röntgenstrahlung oder vor dem ersten Zutritt zu einem Kontrollbereich entsprechend unterwiesen werden. Diese Unterweisung ist mindestens einmal jährlich zu wiederholen und umfasst u.a. Informationen zu rechtlichen Grundlagen, potenziellen Gefahren und den erforderlichen Sicherheits- und Schutzmaßnahmen. Ziel ist es, das Personal für einen bewussten Umgang mit Strahlung zu sensibilisieren.

MERKE

Auch bei Röntgengeräten greift die Pflicht zur Einweisung. Bevor das Gerät erstmals verwendet wird, muss eine Einweisung durch den Hersteller oder eine befugte Person erfolgen. Diese ist gemäß MPBetreibV im Gerätebuch zu dokumentieren.

4.4.2 Strahlenschutzbereiche und Dosimetrie

Berufliche Strahlenexpositionen sind im Rahmen der Berufsausübung im Krankenhaus und speziell im OP unvermeidbar. Um sowohl das Personal als auch die Patientinnen angemessen zu schützen, hat die Gesetzgebung Dosisgrenzwerte und Strahlenschutzbereiche mit entsprechenden Schutz- und Überwachungsmaßnahmen festgelegt.

Strahlenschutzbereiche

DEFINITION

Strahlenschutzbereich: Räumlich abgetrennter und entsprechend gekennzeichneter Bereich, in dem die Strahlenexposition den zivilisatorischen Grenzwert von 1 mSv/a übersteigt.

Je nachdem welche Maximaldosis vor Ort erwartet wird, unterscheidet man zwischen Überwachungs-, Kontroll- und Sperrbereich (➤ Abb. 4.10), denen jeweils spezifische Regelungen zugeordnet sind.

Der **Überwachungsbereich** ist der äußerste Schutzkreis und umfasst die an den Kontrollbereich angrenzenden Räumlichkeiten. Er unterliegt einer Zutrittsbeschränkung, muss aber nicht extra gekennzeichnet werden. Um unbefugtes Betreten zu vermeiden, werden Warnhinweise wie z. B. *Vorsicht Röntgen* eingesetzt (➤ Abb. 4.11).

Beträgt die zu erwartende Dosis im Raum mehr als 6 mSv/a, handelt es sich um den **Kontrollbereich.** Bereiche, die darunterfallen, sind z. B. der CT- und Röntgenraum oder im OP der Nahbereich rund um den C-Bogen. Aufgrund des deutlich erhöhten Strahlenrisikos gelten hier besondere Bestimmungen und umfangreichere Schutzmaßnahmen. Der Kontrollbereich muss zwingend vor unbefugtem Betreten gesichert und eindeutig mit *Achtung Röntgen – Zutritt verboten!* o. Ä. gekennzeichnet sein (➤ Abb. 4.11). Darüber hinaus weisen Warnleuchten darauf hin, dass die Röntgenröhre aktiv ist. Personen darf der Zutritt nur gewährt werden, wenn

- sie ausreichende Schutzkleidung tragen,
- der Aufenthalt für eine Therapie oder Untersuchung erforderlich ist,
- sie Tätigkeiten für die Umsetzung von Betriebsvorgängen übernehmen,

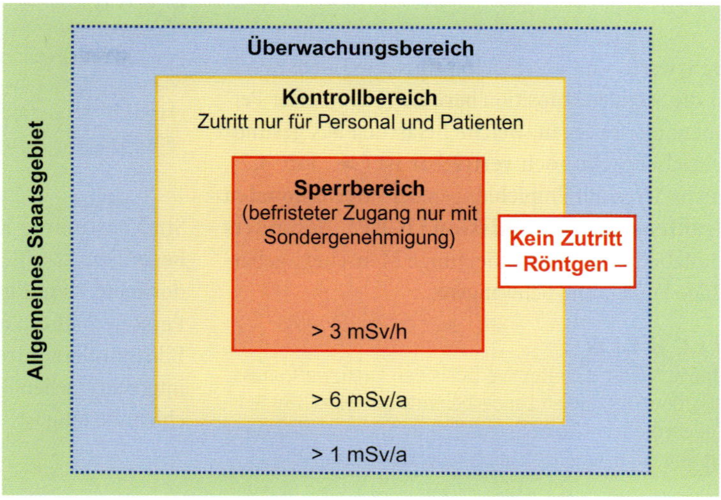

Abb. 4.10 Strahlenschutzbereiche und dazugehörige Dosiswerte [L143]

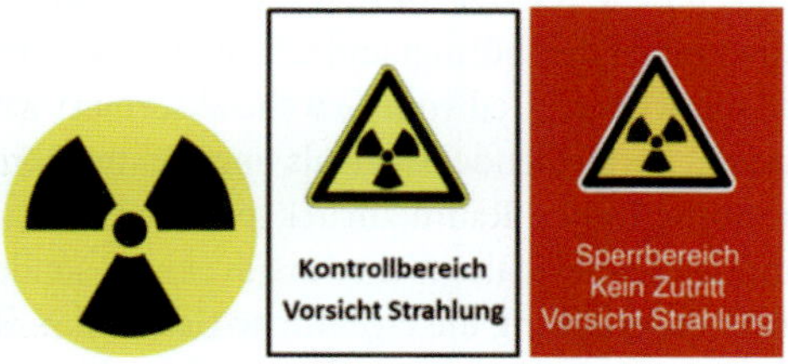

Abb. 4.11 Kennzeichnung von Strahlenschutzbereichen. Von links nach rechts: Überwachungsbereich, Kontrollbereich, Sperrbereich (licensed under CC BY 4.0 Int.) [W967]

- als Auszubildende zwischen 16 und 18 Jahren für das Erreichen des Ausbildungsziels anwesend sein müssen und sich unter ständiger Aufsicht von Fachkundigen befinden.

PRAXISBEISPIEL

Durch die individuelle Verwendung und Positionierung des C-Bogens bei einer Operation kommt es zu einer dynamischen Bestimmung des Kontrollbereichs. Der zu berücksichtigende Bereich ist meist auf dem C-Bogen vermerkt und liegt je nach Fabrikat bei 3–4 m.

Im **Sperrbereich** ist das Strahlenrisiko am höchsten, weshalb dort mit Ausnahme der zu untersuchenden bzw. zu therapierenden Patientinnen ein Aufenthaltsverbot gilt. In diesem Bereich können Dosiswerte von mehr als 3 mSv/h erreicht werden.

WICHTIG

Die Dosimetriepflicht gilt in allen Strahlenschutzbereichen.

Dosimetrie und Dosisgrenzwerte

Da ionisierende Strahlung weder sichtbar noch spürbar ist, ist die Dosimetrie unerlässlich, um die Strahlenexposition zu erfassen, die Wirksamkeit von Schutzmaßnahmen zu überprüfen und die Messergebnisse mit geltenden Grenzwerten zu vergleichen. Grundlage hierfür bilden die beiden physikalischen Größen Energiedosis und effektive Dosis.

DEFINITION

Energiedosis: Gibt in der Einheit Gray (Gy) an, wie viel Energie durch Strahlung auf das Gewebe, bezogen auf dessen Masse, übertragen wird. Um bei Röntgenuntersuchungen Gesamtwerte zu erfassen, wird in der Praxis grundsätzlich das **Dosis-Flächen-Produkt (DFP),** also Energie x bestrahlte Fläche, dokumentiert.
Effektive Dosis: Maß für das Gesamtrisiko durch die Exposition mit ionisierenden Strahlen. Sie kann nicht direkt gemessen, sondern muss berechnet werden und wird in Sievert (Sv) angegeben.

Im Strahlenschutz zählt aber nicht die reine Energiemenge, sondern vor allem ihre **Wirkung** im menschlichen Körper. Deshalb wird die gemessene Energie in eine Einheit umgerechnet, die das strahlenbiologische Risiko widerspiegelt und dabei sowohl die Strahlenart mit ihrer Wirksamkeit als auch die individuelle Empfindlichkeit des Gewebes berücksichtigt.

Dosisgrenzwerte

Grenzwerte sind gesetzlich festgelegte Höchstwerte für die Strahlenexposition beruflich exponierter Personen, die festlegen, welche Belastung aus gesundheitlicher Sicht noch vertretbar ist (➤ Tab. 4.2), und basieren auf Empfehlungen der **internationalen Strahlenschutzkommission (ICRP)**. Besonders schutzbedürftig sind dabei junge Menschen, gebärfähige Frauen und Schwangere.

WICHTIG

Überschreitet die effektive Dosis den Grenzwert, muss dies der zuständigen Landesbehörde gemeldet werden. Zudem droht ein Expositionsverbot, in jedem Fall sind aber erhöhte Strahlenschutzauflagen verpflichtend.

Personendosimetrie

Gemäß § 64 StrlSchV müssen alle Personen, die sich berufsbedingt in einem Strahlenschutzbereich aufhalten, mittels **amtlicher Personendosimeter** überwacht und die Dosisdaten an das Strahlenschutzregister des Bundesamts für Strahlenschutz übermittelt werden. In der Regel werden Dosimeter monatlich ausgetauscht und bei einer entsprechenden Messstelle ausgelesen. Der neueste und grundlegende Standard ist ein Ganzkörper-Lumineszenzdosimeter, welches an einem für das Strahlungsfeld möglichst repräsentativen Ort befestigt werden sollte.

Tab. 4.2 Grenzwerte der effektiven Jahresdosis beruflich strahlenexponierter Personen

Personengruppe	Bereich	Sonstiges
Erwachsene	Ganzkörper: 20 mSv Augen: 20 mSv Haut: 500 mSv	
Jugendliche (16–18 Jahre)	Ganzkörper: 6 mSv Augen: 15 mSv Haut: 150 mSv	
Gebärfähige Frauen		Uterusdosis: 2 mSv/Monat
Schwangere		Uterus-/Fetusdosis: 1 mSv während der gesamten Schwangerschaft

MERKE

Geeignete Befestigungsorte sind zur Strahlenquelle ausgerichtet, z. B. parasternal an der Brust oder im Bereich des Hosenbunds (➤ Abb. 4.12). Beim Tragen von Schutzkleidung ist das Dosimeter unterhalb der Röntgenschürze anzubringen.

Sind bestimmte Körperbereiche, z. B. die Hände, besonders strahlenexponiert, kommt ein Fingerdosimeter zum Einsatz (➤ Abb. 4.13 a). Betroffene Personen sind u.a. ärztliches Personal, das unter Bildwandlerkontrolle operiert oder im Bereich der interventionellen Radiologie, Kardiologie oder Gefäßchirurgie tätig ist.

4.4.3 Strahlenschutzmaßnahmen

Während ein Teil der ionisierenden Strahlung die Patientinnen durchdringt und auf den Detektor trifft und ein weiterer Teil vom Gewebe absorbiert wird, wird der verbleibende Anteil als ungerichtete Streustrahlung in den Raum zurückgeworfen. Für alle Anwesenden stellt also nicht der Nutzstrahl, sondern die **Streustrahlung** die eigentliche Gefahr dar. Das Erfassen von Dosiswerten allein reicht daher nicht aus. Überschreitungen müssen durch wirksame Schutzmaßnahmen von vornherein verhindert werden. Neben allgemeinen Grundsätzen gehören dazu konkrete Maßnahmen für Personal und Patientinnen. Um die Strahlenexposition so gering wie möglich zu halten, sollten immer verschiedene Schutzmittel kombiniert werden.

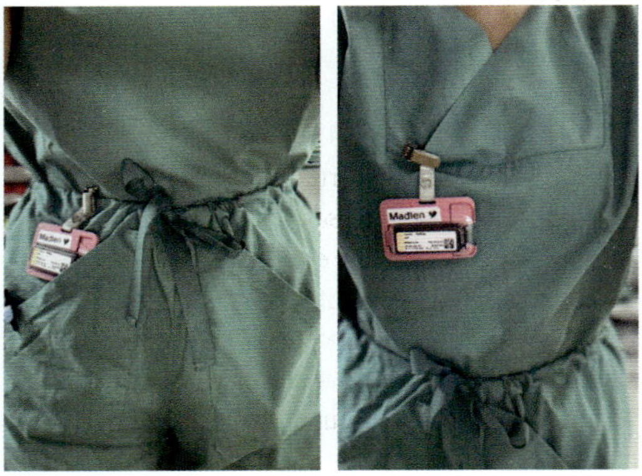

Abb. 4.12 Empfohlene Anbringungsorte für Ganzkörperdosimeter [M1662]

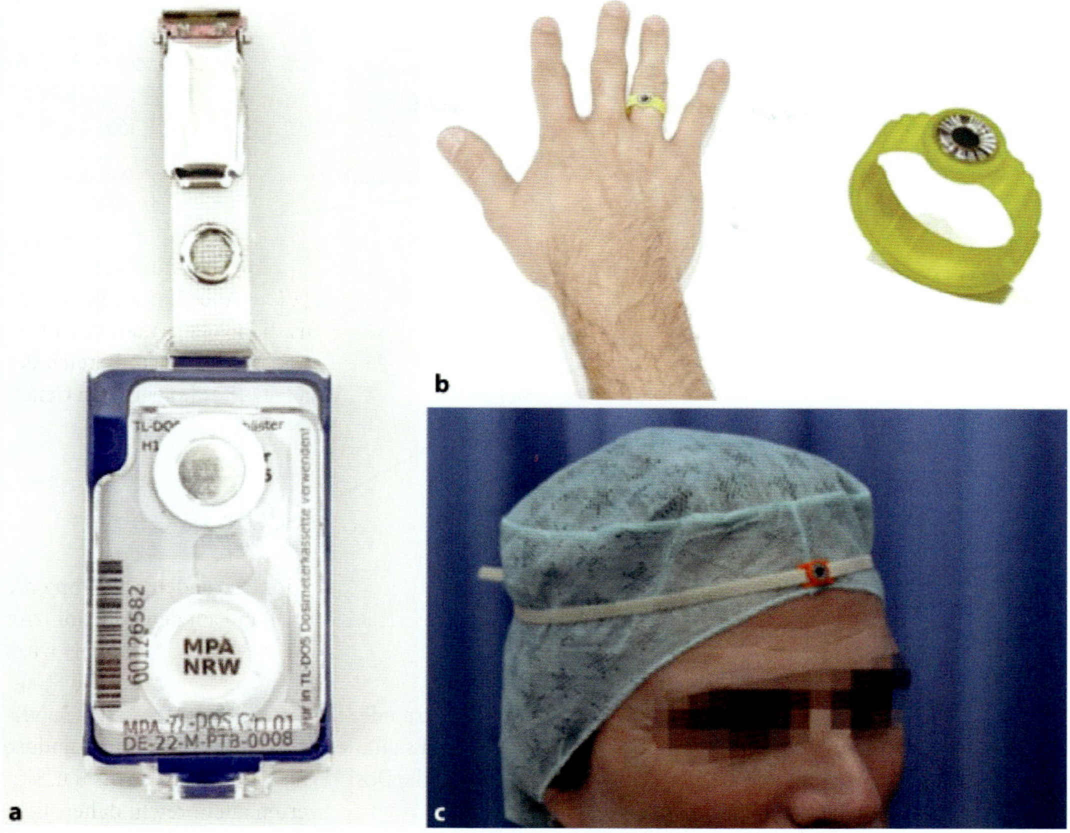

Abb. 4.13 Überblick über verschiedene Dosimeter. a) Ganzkörperdosimeter [M1662]. b) Fingerdosimeter. c) Augenlinsendosimeter [F703-005]

WICHTIG

Je kleiner das bestrahlte Gebiet, desto geringer fällt die Streustrahlung aus. Da die Streustrahlung auf der Eintrittsseite am höchsten ist, sollte man sich stets gegenüber der Röntgenröhre positionieren.

ALARA

ALARA ist der zentrale Grundsatz des Strahlenschutzes, steht für *as low as reasonably achievable* (so niedrig wie vernünftigerweise erreichbar) und basiert auf Rechtfertigung, Dosisbegrenzung und Optimierung. Es soll stets eine maximale Reduzierung der Strahlenexposition angestrebt werden, ohne die Qualität der Diagnostik oder Behandlung zu beeinträchtigen.

4 A des Strahlenschutzes

Die 4 A des Strahlenschutzes – **Abstand, Abschirmung, Aufenthaltsdauer und Aufnahme** –, auch bekannt als **4-A-Regel,** leiten sich aus dem Minimierungsgebot ab und dienen als vier goldene Verhaltensregeln für eine einfache praktische Umsetzung.

Abstand

Durch die Vergrößerung des Abstands zur Strahlen- bzw. Streuquelle verringert sich die Dosis entsprechend dem **Abstandsquadratgesetz** (➤ Abb. 4.14). Bei einem Abstand von 2 m beträgt die Strahlenexposition also nur noch ein Viertel. Es gilt: Abstand halten!

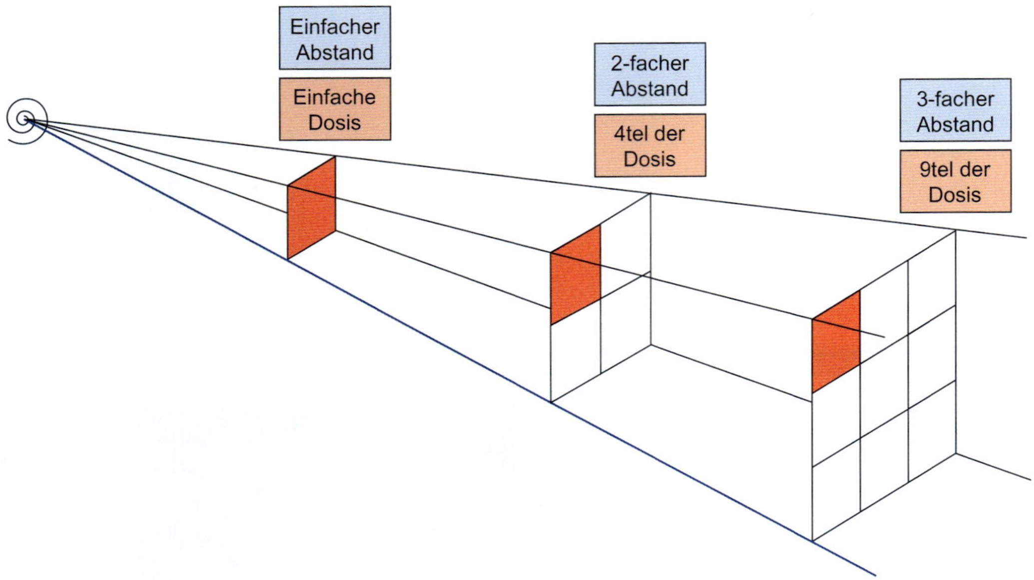

Abb. 4.14 Abstandsquadratgesetz [L143]

Abschirmung

Ionisierende Strahlung lässt sich durch bestimmte Materialien, insbesondere Blei, absorbieren, sodass sie den Körper gar nicht oder nur abgeschwächt erreicht. Dabei wird zwischen baulicher Abschirmung, etwa durch spezielles Baumaterial in Wänden, Bleiglasscheiben oder mobile Röntgenschutzwände, und personenbezogener Abschirmung, z. B. durch Röntgenschutzkleidung, -matten oder Gonadenschutz, unterschieden. Die Strahlenschutzverantwortlichen müssen sicherstellen, dass ausreichend passende Schutzkleidung zur Verfügung steht. Es gilt: Je wirksamer die Abschirmung, umso geringer die Exposition!

Aufenthaltsdauer

Die Aufenthaltsdauer bezeichnet die Zeit, während der eine Person der Strahlung ausgesetzt ist. Da die Dosis direkt mit der Expositionsdauer steigt, sollte die Aufenthaltsdauer möglichst kurz gehalten werden. Zudem sollten sich nur Personen im Raum aufhalten, die für die Durchführung der Untersuchung oder Therapie unbedingt erforderlich sind. Auch unnötige Durchleuchtungszeiten, etwa durch wiederholtes Nachjustieren des C-Bogens, verlängern die Expositionsdauer und sind daher z. B. durch das Speichern von Bildern oder die Verwendung des Lasers zu vermeiden. Es gilt: Je kürzer die Expositionszeit, umso geringer die Dosis!

MERKE

Die meisten C-Bögen verfügen über eine automatische Sicherheitsvorkehrung zur Dosisbegrenzung. Nach 5 Minuten Durchleuchtung ertönt ein akustisches Signal und auf dem Display erscheint eine Meldung. Wird diese nicht quittiert, stoppt das Gerät nach weiteren 5 Minuten automatisch die Durchleuchtung.

Aufnahme

Die Aufnahme radioaktiver Stoffe über Atemwege oder Haut ist unbedingt zu vermeiden. Ein Risiko besteht beispielsweise bei unsachgemäßer Handhabung in der Brachytherapie.

Technische Maßnahmen und Schutzmittel

Gerätetechnische Maßnahmen ergeben sich aus den integrierten Eigenschaften und den Einstellungsmöglichkeiten direkt am Röntgengerät. Ihr oberstes Ziel ist

es, die gesetzlich vorgeschriebenen Dosisgrenzwerte deutlich zu unterschreiten und die Strahlenexposition so gering wie möglich zu halten. Konkret lassen sich folgende Maßnahmen umsetzen:
- Sicherheitsschlüssel gegen unbeabsichtigtes Auslösen von Strahlung verwenden
- Hand- und/oder Fußschalter verwenden, um maximalen Abstand zu erreichen
- Gepulste Durchleuchtung verwenden und Pulsung so niedrig wie möglich einstellen – besonders bei bewegungsintensiven Untersuchungen
- *Last Image Hold* – Speicherung der letzten Aufnahme zur Vermeidung unnötiger Aufnahmen
- Maximale Einblendung, um den Nutzstrahlkegel und damit die Streustrahlung zu reduzieren
- Verwendung der **automatischen Dosisleistungsregelung (ADR)** durch Vorwahl der Körperregion und Untersuchungsart, z. B. Knochen-Extremität oder Knochen-Wirbelsäule
- Patientinnen möglichst detektornah positionieren → geringere Dosis bei höherer Bildauflösung
- Verwendung des Lasers → Vermeidung reiner Lokalisationsaufnahmen oder Fehlaufnahmen durch präzise Ausrichtung

Technische Schutzmittel umfassen alle physischen Vorrichtungen, die der Abschirmung dienen, sowohl fest installiert (stationär) als auch beweglich (mobil). Typische Beispiele sind mobile Bleiglaswände, deckenmontierte Bleiglasscheiben, bewegliche Unterkörper-Schutzmodule oder am OP-Tisch montierte Strahlenschutzlamellen.

Persönliche Schutzmittel

Die persönliche Strahlenschutzausrüstung wird von den **Anwendenden im Kontrollbereich** zum Schutz vor ionisierender Strahlung getragen. Die verpflichtende Grundausstattung besteht aus einer Bleischürze und dem Schilddrüsenschutz.

WICHTIG

Zwingend zu bedecken ist die gesamte Körperfront und Körperseite bis zu den Knien inklusive der Schulterblätter. Empfohlen wird eine zweiteilige, zirkuläre Röntgenschürze, da diese das Gewicht besser verteilt und gleichzeitig maximalen Bewegungsfreiraum bietet.

Zusätzlich können auch Strahlenschutzhandschuhe, Strahlenschutzbrille und Strahlenschutzkappe getragen werden.

VORSICHT

Knicken oder Falten von Strahlenschutzkleidung kann zu Defekten führen und die Schutzfunktion erheblich einschränken. Um dies zu vermeiden, müssen Röntgenschürzen stets aufgehängt werden.

Patientenschutzmittel

Die Strahlenschutzkommission (SSK) am Bundesministerium für Umwelt, Klimaschutz, Naturschutz und nukleare Sicherheit sieht den Einsatz von Patien-

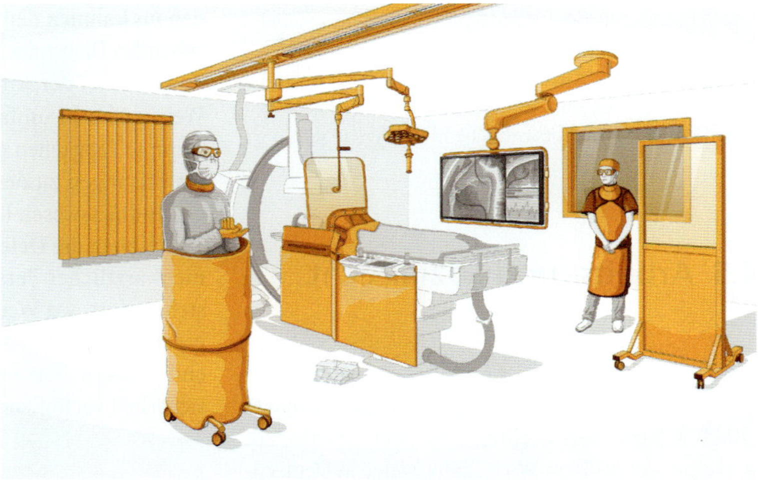

Abb. 4.15 Übersicht gängiger Strahlenschutzmittel im OP
© MAVIG GmbH, München [V1079]

tenschutzmitteln bei konventionellen Röntgenaufnahmen kritisch und empfiehlt seit 2022, weitgehend darauf zu verzichten, da Patientinnen vorwiegend dem Nutzstrahl und der intrakorporalen Streustrahlung ausgesetzt sind, die durch äußere Schutzmittel nicht reduziert werden können. Eine unsachgemäße Anwendung von Patientenschutzmitteln kann die Exposition sogar erhöhen.

Voraussetzung für den bestmöglichen Patientenschutz ist die optimale Einstelltechnik während der Untersuchung oder Therapie sowie die Berücksichtigung der besonderen Vulnerabilität von Kindern, Jugendlichen und Schwangeren.

MERKE

Befinden sich die Gonaden direkt im Nutzstrahl, z. B. bei Beckenaufnahmen, kann ein schwerer Gonadenschutz in Form eines Hodenkörbchens verwendet werden.

Dokumentation

Über die Anwendung ionisierender Strahlung sind gemäß StrlSchG unverzüglich Aufzeichnungen zur Patienten- und Qualitätssicherung anzufertigen. Diese müssen Angaben zum Zeitpunkt und zur Art der Anwendung, zur betreffenden Körperregion sowie zur Strahlenexposition enthalten. Die Unterlagen und Bilder sind bei diagnostischer Anwendung mindestens 10 und bei therapeutischer Anwendung mindestens 30 Jahre aufzubewahren.

WICHTIG

Nach Beendigung der OP müssen Gerätenummer, Körperregion und Durchleuchtungswerte dokumentiert werden. Speziell erfasst werden Röhrenspannung (kV), Röhrenstromstärke (mA), Durchleuchtungszeit (min), Anzahl der Aufnahmen und das Dosis-Flächen-Produkt (Gy × m^2).

4.5 Arbeits- und Sozialrecht

Das Gesundheitswesen ist mit über sechs Millionen Beschäftigten und 391 Milliarden Euro Umsatz (BMWK 2023) eine wichtige Säule der Gesellschaft und einer der größten Wirtschaftszweige in Deutschland. Etwa jeder achte Erwerbstätige ist in verschiedenen Berufsgruppen wie der Gesundheits- und Krankenpflege, der Altenpflege, der Physiotherapie, dem Rettungsdienst der operations- und anästhesietechnischen Assistenz und vielen weiteren Gesundheitsberufen beschäftigt (BMWi 2020). Da ein Großteil der Zeit am Arbeitsplatz verbracht wird und dieser zugleich Raum für persönliche Weiterentwicklung und Zielverwirklichung bietet, kommt ihm ein hoher Stellenwert zu. Dabei sind Beschäftigte täglich mit rechtlichen Fragen konfrontiert, sei es im Umgang mit Patientinnen, Kolleginnen oder Vorgesetzten. Rechtsvorschriften regeln das Zusammenleben von Menschen in allen Lebensbereichen und beschreiben Rechte und Pflichten jedes Einzelnen.

4.5.1 Grundlagen des Arbeitsrechts

Ein einheitliches Arbeitsgesetz existiert nicht. Stattdessen sind die berufsbezogenen Rechte und Pflichten in zahlreichen Gesetzen und Verordnungen geregelt, die zusammen das **Arbeitsrecht** bilden. Ursprünglich aus dem Schutzprinzip hervorgegangen, wird es vielfach auch als **Sonderrecht der Arbeitnehmenden** bezeichnet. Heute umfasst das Arbeitsrecht sämtliche Rechtsbeziehungen zwischen Arbeitnehmenden und Arbeitgebenden.

Direktions- und Weisungsrecht

Arbeitgebende haben das Recht, den Arbeitnehmenden im Rahmen der sich aus dem Arbeitsvertrag ergebenden Dienstpflicht **Weisungen** über Art, Umfang, Zeit und Ort der Arbeitsleistung zu erteilen. Dieses Weisungsrecht umfasst nicht nur die Befugnis, bestimmte Tätigkeiten zuzuweisen, sondern auch nähere Anweisungen zu deren Ausführung zu treffen. Im Gesundheitswesen hat es besondere Bedeutung, da es u.a. auch die **Delegation** ärztlicher Aufgaben auf nicht ärztliches Personal einschließt. Grenzen bestehen dort, wo Weisungen unzumutbar sind oder gegen gesetzliche Vorgaben, arbeitsvertragliche Vereinbarungen, den Arbeitsschutz oder die Patientensicherheit verstoßen.

Delegation

DEFINITION

Delegation: Übertragung von Aufgaben oder Kompetenzen einer vorgesetzten Person auf hierarchisch nachgeordnete Mitarbeitende. Die ausführende Person erhält dabei die Durchführungsverantwortung.

Im Gesundheitswesen dient die Delegation als zentrales Instrument der Arbeitsteilung, um Aufgaben effizient zu verteilen, ohne rechtliche Kernkompetenzen zu verletzen. Nach § 28 Abs. 1 SGB V ist die Übertragung ärztlicher Tätigkeiten auf nicht ärztliches Personal gesetzlich zulässig, sofern hierfür keine arztspezifischen Fachkenntnisse und Fertigkeiten erforderlich sind. Der Umfang ist dabei allerdings nicht eindeutig bestimmt.

Arztvorbehalt

Heilkundliche Tätigkeiten, welche die Erkennung, Heilung, Linderung oder Verhütung von Krankheiten umfassen, dürfen nach deutschem Recht ausschließlich von ärztlichem Personal (§ 2 BÄO) sowie Heilpraktikerinnen mit amtlicher Erlaubnis (§ 1 HPrG) ausgeführt werden. Höchstpersönliche und nicht delegierbare Leistungen sind:

- Anamnese
- Diagnose- und Indikationsstellung
- Therapieentscheidungen
- Invasive diagnostische und therapeutische Maßnahmen, z. B. Operationen
- Aufklärung von Patientinnen
- Verabreichung besonders gefährlicher Wirkstoffe

Tätigkeiten, die keine besondere Gefahren für Patientinnen mitbringen und keiner ärztlichen Fachkunde bedürfen, können auch von nicht ärztlichem Personal durchgeführt werden.

Delegationsgrundsätze

Das ärztliche Personal behält die Gesamtverantwortung für die Behandlung und Pflege und trägt in jedem Fall die **Anordnungs-** und **Überwachungsverantwortung.** Dies bedeutet, dass ärztlicherseits stets geprüft werden muss, ob eine Patientengefährdung ausgeschlossen ist und die beauftragten Mitarbeitenden das für die Durchführung notwendige Wissen und Können besitzen. Darüber hinaus muss die Anordnung präzise formuliert sein und alle notwendigen Informationen umfassen **(Instruktionspflicht).**

WICHTIG

Fehlen klare Instruktionen oder Informationen, besteht die Pflicht zur Nachfrage.

Die Delegation einer ärztlichen Tätigkeit muss schriftlich dokumentiert und von der delegierenden Person abgezeichnet werden. Die fristgerechte Dokumentation liegt dabei in der ärztlichen Verantwortung. Für das Pflegepersonal dient sie als Nachweis, dass die durchgeführten Maßnahmen legitim und im Rahmen der übertragenen Verantwortung erfolgt sind.

MERKE

Im OP sind Anweisungen häufig bereits in der OP-Anmeldung hinterlegt oder bei wiederkehrenden Tätigkeiten durch ärztlich genehmigte Standardarbeitsanweisungen (SOP) geregelt. Die ärztliche Bestätigung erfolgt digital in der OP-Dokumentation durch die Eingabe des persönlichen Passworts.

Ablehnen einer Delegation (Remonstration)

Jede Pflegefachperson ist verpflichtet, vor der Übernahme einer übertragenen ärztlichen Aufgabe zu bewerten, ob sie über eine **ausreichende Qualifikation** und die **Erfahrung** verfügt, um diese sach- und fachgerecht auszuführen **(Übernahmeverantwortung).** Werden die Tätigkeiten nach sorgsamer Reflexion übernommen, setzt die Pflicht zur korrekten Durchführung **(Durchführungsverantwortung)** ein. Eine Übernahme muss verweigert werden, sobald Zweifel an der eigenen Qualifikation, der Patientensicherheit, der Gewährleistung der Versorgungsqualität oder andere hinderliche Umstände bestehen. Die Pflicht und gleichzeitig das Recht, Bedenken unverzüglich zu äußern, bezeichnet man als **Remonstration.** Um maximale Rechtssicherheit zu gewährleisten, sollte diese idealerweise schriftlich erfolgen. Eine rechtzeitige Remonstration ist haftungsvermeidend, da sie belegt, dass die Pflegefachperson ihre Übernahmeverantwortung wahrgenommen, auf Risiken hingewiesen und die Durchführung nicht leichtfertig übernommen hat.

WICHTIG

Kommt es im Rahmen einer delegierten ärztlichen Tätigkeit zu einem Übernahme- oder Durchführungsverschulden, können daraus arbeits-, zivil- und strafrechtliche Konsequenzen für die Pflegefachperson entstehen.

Mutterschutzgesetz

Das Mutterschutzgesetz (MuSchG) sichert die Gesundheit von Mutter und Kind während der Schwangerschaft, nach der Entbindung, im Falle einer Fehlgeburt und während der Stillzeit, indem Mutter und Kind vor Gefahren geschützt werden, z. B. durch eine vorgeschriebene Arbeitsplatzgestaltung. Der Schutz tritt mit Beginn der Schwangerschaft und sobald diese den Arbeitgebenden, der Schule oder Hochschule gemeldet wird, in Kraft. Die Frau muss dies durch ein ärztliches Attest oder das Attest einer Hebamme nachweisen. Bestehen am Arbeitsplatz besondere Gesundheitsgefährdungen, etwa durch Infektionsrisiken, strahlenbelastende Tätigkeiten oder schweres Heben, sieht das Gesetz die Umsetzung in einen anderen Tätigkeitsbereich vor. Ist dies nicht möglich, gilt ein gesetzliches **Beschäftigungsverbot** unter Fortzahlung des Arbeitslohns.

Auch die Arbeits- und Ruhezeiten müssen entsprechend angepasst werden. Für Schwangere besteht ein Verbot von Mehr- und Nachtarbeit. Auch Sonn- und Feiertagsarbeit ist nur zulässig, wenn die Frau ausdrücklich zustimmt. Darüber hinaus muss die tägliche Ruhezeit von mindestens 11 Stunden stets eingehalten werden.

WICHTIG

Eine Kündigung ist gemäß § 17 MuSchG während der Schwangerschaft und bis 4 Monate nach der Entbindung oder einer Fehlgeburt untersagt.

Die letzten 6 Wochen vor und die ersten 8 Wochen nach der Entbindung dürfen Frauen gemäß **Mutterschutzfrist** nicht beschäftigt werden. Bei Früh- und Mehrlingsgeburten verlängert sich die Frist postnatal auf 12 Wochen. Um auch eine wirtschaftliche Absicherung zu gewährleisten, erhält die Frau während dieser Zeit ein **Mutterschaftsgeld.**

WICHTIG

Seit 1. Juni 2025 haben auch Frauen bei einer Fehlgeburt ab der 13. Schwangerschaftswoche (SSW) Anspruch auf Mutterschutz. Dessen Dauer variiert je nach SSW:
- Ab 13. SSW: 2 Wochen
- Ab 17. SSW: 6 Wochen
- Ab 20. SSW: 8 Wochen

4.5.2 Sozialrecht

Das Sozialrecht bildet die Grundlage für soziale Sicherheit und Gerechtigkeit in Deutschland und fußt auf dem Sozialstaatsprinzip des Grundgesetzes (Art. 20 Abs. 1 GG), das den Staat verpflichtet, allen Bürgerinnen Zugang zu einer Grundversorgung zu gewährleisten. Darauf basieren die **sozialen Sicherungssysteme** wie Kranken-, Pflege-, Renten, Unfall- und Arbeitslosenversicherung, die in den Sozialgesetzbüchern I–XII konkret ausgestaltet. Einen besonderen Stellenwert im Gesundheitswesen nehmen das Sozialgesetzbuch V (SGB V), das die gesetzliche Krankenversicherung sowie die Rechte der Versicherten und Pflichten der Leistungserbringer regelt, und das Sozialgesetzbuch VII (SGB VII) als Rechtsgrundlage der gesetzlichen Unfallversicherung ein.

MERKE

Soziale Gerechtigkeit ist das Prinzip, allen Menschen Zugang zu gesellschaftlichen Ressourcen sowie gleiche Chancen und Rechte zu ermöglichen, sodass die Lebensbedingungen in der Gesellschaft für alle annähernd gleich sind.

Gesetz zur Verbesserung der Rechte von Patientinnen

Seit 2013 sind die Rechte von Patientinnen durch das **Patientenrechtegesetz** im BGB ausdrücklich verankert und systematisch gebündelt, um deren praktische Durchsetzung zu stärken. Das Gesetz gewährleistet Patientinnen eine gleichberechtigte Stellung im Behandlungsprozess sowie im Umgang mit Krankenkassen. Es sichert insbesondere das Recht auf umfassende Aufklärung, Selbstbestimmung und Einsicht in die Behandlungsunterlagen, verpflichtet Leistungserbringende zu lückenloser Dokumentation, regelt Ansprüche und Verfahren im Fall von Behandlungsfehlern und erweitert das Recht von Patientinnen, sowohl im Behandlungsprozess als auch im Umgang mit Krankenkassen als gleichberechtigte Partei zu interagieren. Es regelt die Rechte von Patientinnen auf Aufklärung, Selbstbestimmung und Einsicht in ihre Behandlungsunterlagen, verpflichtet Leistungserbringerinnen zu umfassender Dokumentation und Transparenz, schafft klare Ansprüche und Verfahren bei Behandlungsfehlern und erweitert die Informationspflichten der Krankenkassen zu Leistungen, Kosten und Versorgungsmöglichkeiten.

Aufklärungs- und Informationspflicht

Patientinnen sind vor und während einer medizinischen Maßnahme mündlich und umfassend über Diagnose, geplante Therapie, mögliche Risiken, Komplikationen und Alternativen aufzuklären, sodass sie eine **informierte Einwilligung** erteilen können. Die aktive Einbeziehung der Patientinnen in den Entscheidungsprozess stärkt nicht nur deren Selbstbestimmungsrecht, sondern verbessert auch die Behandlungsqualität, da ihre individuellen Wünsche und Lebensumstände berücksichtigt werden. Dieses Prinzip der gemeinsamen Entscheidungsfindung wird als **Shared Decision Making** bezeichnet.

WICHTIG

Die Aufklärung muss so rechtzeitig erfolgen, dass Patientinnen ausreichend Bedenkzeit haben, um eine wohlüberlegte Entscheidung treffen zu können. Nur wenn eine Maßnahme unaufschiebbar ist, etwa bei einem akuten Notfall, darf ausnahmsweise darauf verzichtet werden.

Einwilligung

Vor jeder medizinischen Maßnahme, insbesondere vor Eingriffen in den Körper, muss die Zustimmung der Patientinnen vorliegen. Dabei ist zu prüfen, ob sie **einwilligungsfähig** sind. Ist dies nicht der Fall, ist zunächst zu klären, ob eine vorliegende Patientenverfügung die Behandlung gestattet oder untersagt. Fehlt eine solche Verfügung, entscheidet eine hierzu berechtigte Person, etwa ein Vormund oder eine Betreuerin, über die Einwilligung. Ist im Falle einer Akutsituation ein Abwarten nicht möglich, darf auf die Einholung der Einwilligung verzichtet werden, wobei der mutmaßliche Wille der Patientin zugrunde gelegt wird.

WICHTIG

Jede Behandlung ohne wirksame Einwilligung gilt grundsätzlich als Körperverletzung!

Dokumentation und Einsichtsrecht

Behandelnde sind verpflichtet, sämtliche wesentlichen Informationen zur Person und zur Behandlung lückenlos in einer Patientenakte zu dokumentieren. Dazu zählen Anamnese, Diagnosen, Untersuchungsergebnisse, Befunde, Therapien, Eingriffe, Aufklärungs- und Einwilligungsgespräche einschließlich Arztbriefen. Die Dokumentation muss zeitnah im unmittelbaren Zusammenhang mit der Behandlung erfolgen. Änderungen sind nur zulässig, wenn der ursprüngliche Inhalt erkennbar bleibt und Zeitpunkt sowie Datum der Korrektur vermerkt werden. Patientinnen haben zudem das Recht, auf Verlangen Einsicht in ihre Akte zu erhalten, um medizinische Maßnahmen und Ergebnisse nachvollziehen und prüfen zu können. Sämtliche Unterlagen sind mindestens 10 Jahre aufzubewahren.

Für OP-Fachkräfte bedeutet das, dass alle perioperativen Maßnahmen, intraoperativen Besonderheiten und implantierte Medizinprodukte sorgfältig dokumentiert werden müssen. Nicht dokumentierte Maßnahmen gelten rechtlich im Rahmen der Beweislast als nicht erfolgt.

OP-Dokumentation

Die OP-Dokumentation ist ein zentrales Element zur Qualitätssicherung und gewährleistet die vollständige Nachvollziehbarkeit aller **prä-**, **intra-** und **postoperativen Maßnahmen.** Sie dient sowohl zur Patientensicherheit als auch zur Optimierung von Arbeitsprozessen. Darüber hinaus trägt sie wesentlich zur rechtlichen Absicherung bei Haftungsfragen bei. Erheben Patientinnen den Vorwurf eines Behandlungsfehlers, liegt die Beweislast beim OP-Team. Die Beteiligten sind in der Pflicht nachzuweisen, dass sie fachgerecht und nach anerkannten medizinischen Standards gehandelt haben. Eine präzise, zeitnahe, vollständige und korrekte Dokumentation ist daher essenziell.

Primär sind die **OP-Fachkräfte** für die Durchführung der Dokumentation verantwortlich und erfassen die pflegerischen, technischen und organisatorischen Maßnahmen. Die Operateurinnen haben die Angaben zu überprüfen und ergänzen diese um medizinische Daten mittels Kodierung und dem OP-Bericht. Die Dokumentation muss stets personenbezogen über ein eigenes Handzeichen oder einen persönlichen passwortgeschützten Account erfolgen. Hinterlegte SOPs in Krankenhausinformationssystemen können die Dokumentation erleichtern, müssen jedoch auf ihre Übereinstimmung mit der Realität geprüft und bei Abweichungen angepasst werden.

Inhalte der OP-Dokumentation sind:

- Patientendaten
  - Name, Geburtsdatum
  - Fall-/Aufnahmenummer, Station
- OP-Informationen
  - Art der OP, OP-Datum, OP-Saal
  - Narkoseform
- Beteiligte Personen mit Anwesenheits- und Wechselzeiten
  - Operateurinnen und Assistentinnen
  - Anästhesie und Anästhesiepflege
  - Sterile und unsterile Saalassistenz
  - Studentinnen und Praktikantinnen
- OP-Zeiten
  - Ein- und Ausschleuszeit
  - Anästhesiebeginn und -ende
  - Beginn der OP-pflegerischen Maßnahmen
  - Anästhesiefreigabe
  - Schnitt und Naht
  - Beginn und Ende der OP- und Saalnachbereitung
  - Wartezeiten mit Begründung
- Zählartikel und korrekt durchgeführte Zählkontrolle
  - Bestätigung mittels Unterschrift oder Passworteingabe der Durchführenden
- Patientenpositionierung
  - Art und Durchführung in relevanten Schritten
  - Verantwortliche Operateurin
- Eingebrachte und verworfene Implantate
  - Chargennummer, Körperregion, Anzahl
- Medikamente, Spüllösungen und Hämostyptika
  - Verabreichungsmenge
  - Ggf. Chargennummer
- Blutsperre und Blutleere
  - Lokalisation
  - Verwendeter Druck
  - Zeiten
- Röntgenzeiten und -werte
- Präparate und Abstriche
  - Genaue Bezeichnung und Entnahmeort
  - Versorgungsart, z. B. Schnellschnitt
  - Schnellschnittzeiten
  - Verantwortliche Operateurin
- Verwendete Siebe und Materialien
  - Häufig Verwendung von Barcodescannern
- Drainagen und Katheter
  - Größe, Art und Lokalisation
  - Verantwortliche Operateurin
- Verband
- Besonderheiten und Zwischenfälle

PRAXISBEISPIEL

Für den Nachweis einer korrekten Durchführung bestimmter Maßnahmen, z. B. der Patientenpositionierung, ist es nicht ausreichend, lediglich die Positionierungsart (z. B. Rückenlage) zu erfassen. Zusätzliche Bemerkungsfelder sind zu nutzen, um konkrete Umsetzungsschritte zu erfassen, z. B. „Verwendung Tempurtisch", „Arme gepolstert und gesichert", „Nässeschutz vorhanden", „Lokalisation Neutralelektrode und Prädilektionsstellen geprüft".

MERKE

Ein Vordokumentieren ist aufgrund des erhöhten Fehlerpotenzials zu vermeiden.

Aktionsbündnis Patientensicherheit

Das Aktionsbündnis Patientensicherheit e. V. ist eine unabhängige, gemeinnützige Organisation, die sich der systematischen Förderung der Patientensicherheit im Gesundheitswesen verschrieben hat. Expertinnen aus Medizin, Pflege, Recht und Wissenschaft entwickeln hier evidenzbasierte Empfehlungen zur Risikominimierung und Fehlerprävention. Durch klar formulierte Handlungsempfehlungen, Leitlinien und Checklisten sollen fundierte und praxisnahe Sicherheitsstandards etabliert und eine offene Fehlerkultur gefördert werden. Für den OP-Bereich zählen zu den zentralen Errungenschaften die **Checkliste zur Vermeidung von Eingriffsverwechslungen** (➤ Abb. 4.16) sowie die Empfehlung **Jeder Tupfer zählt!** des Aktionbünd-

Empfehlungen zur Prävention von Eingriffsverwechslungen

	Identifikation Patient	Markierung Eingriffsort
wer?	– Operateur, aufklärender Arzt, voll informierter Arzt	– Operateur, aufklärender Arzt, voll informierter Arzt
wann?	– Aufklärungsgespräch vor oder nach Aufnahme	– außerhalb des OPs – bei wachem Patienten
was?	■ **Richtiger Patient** – Namen und Geburtsdatum sagen lassen und prüfen ■ **Eingriffsart** – im Gespräch mit dem Patienten bestätigen ■ **Eingriffsort** – aktiv fragen und zeigen lassen – Angehörige einbeziehen (vor allem bei Kindern und nicht urteilsfähigen Patienten) ■ **Abgleich mit Akten und Bildern**	■ **Abgleich mit Akten** – richtiger Patient – Eingriffsart – Eingriffsort ■ **Patienten aktiv einbeziehen** – Eingriffsort zeigen lassen – Angehörige einbeziehen ■ **Markierung** – nur Eingriffsort – eindeutige Zeichen (Kreuz, Pfeil, Initialen) – nicht abwischbarer Stift – mehrere Eingriffsorte: alle markieren
	Jede Unstimmigkeit sofort klären!	**Jede Unstimmigkeit sofort klären!**

	Zuweisung zum richtigen OP-Saal	Team-Time-Out vor Schnitt
wer?	– definierte, verantwortliche Person	– OP-Team – initiiert durch definierte, verantwortliche Person
wann?	– unmittelbar vor Anästhesieeinleitung **und** vor Eintritt in den Saal	– unmittelbar vor Schnitt
was?	■ **Patientenidentität** – Namen und Geburtsdatum prüfen ■ **Eingriffsart** – prüfen und bestätigen ■ **Eingriffsort** – prüfen und bestätigen ■ **Markierung prüfen** – mit Aktenabgleich – wenn möglich aktive Befragung des Patienten ■ **Saalcheck** – Zuweisung zum OP-Saal überprüfen	■ **Letztes Innehalten – letzte Richtigkeitsprüfung** ■ **Mittels Minicheckliste** – richtiger Patient (Namen und Geburtsdatum) – Eingriffsart – Eingriffsort – Aufnahmen bildgebender Verfahren – Richtige Implantate verfügbar ■ **Alle Punkte durch OK bestätigen** ■ **Durchführung des Team-Time-Out dokumentieren**
	Ohne Markierung keine Anästhesie	**Bei Unstimmigkeiten kein Schnitt**

Abb. 4.16 Empfehlung zur Vermeidung von Eingriffsverwechslungen (mod. nach Aktionsbündnis Patientensicherheit e.V.) [L143]

nisses Patientensicherheit (www.aps-ev.de/wp-content/uploads/2024/06/flyer-JTZ.pdf) zur lückenlosen Zählkontrolle, die mittlerweile breite Anwendung in Kliniken und Praxen finden.

MERKE

Nach den Fortbildungs- und Prüfungsordnungen für Pflege der Länder sowie § 7 ATA-OTA-G ist die Vermittlung von Kompetenzen stets am anerkannten Stand medizinischer, medizinisch-technischer und weiterer bezugswissenschaftlicher Erkenntnisse auszurichten. Dazu gehören auch die Empfehlungen des Aktionsbündnisses, die alle Beteiligten berücksichtigen und in ihrer Berufspraxis konsequent umsetzen sollten.

Zählkontrolle

Die Zählkontrolle ist eine der **wichtigsten Sicherheitsmaßnahmen** im OP. Sie dient der Vermeidung von unbeabsichtigt im Operationsgebiet verbliebener Fremdkörper und trägt damit zur Prävention sogenannter **Never Events** bei. Dies sind gravierende, grundsätzlich vermeidbare Ereignisse, die aufgrund ihrer schwerwiegenden und potenziell tödlichen Folgen unter keinen Umständen auftreten dürfen.

Eine explizite gesetzliche Pflicht zur Durchführung von Zählkontrollen besteht in Deutschland nicht. Jedoch ergibt sich die Verpflichtung aus Expertenempfehlungen, dem Behandlungsvertrag und bisherigen Gerichtsurteilen, die hervorheben, dass verwendete Materialien vor und nach der Operation gezählt, zahlenmäßig aufgeführt und Übereinstimmungen dokumentiert werden müssen.

Die Zählkontrolle ist eine Teamaufgabe mit klar definierten Verantwortlichkeiten und standardisiertem Ablauf. Als Goldstandard gilt die Handlungsempfehlung des Aktionsbündnis Patientensicherheit e.V. (s. oben).

MERKE

Die Zählkontrolle muss ausnahmslos bei jedem Eingriff durchgeführt werden, unabhängig von dessen Umfang oder dem subjektiven Risiko eines Vergessens.

Die Letztverantwortung für die Durchführung und das Ergebnis der Zählkontrolle tragen die Operateurinnen. Sie sind verpflichtet,

- aktiv die Ergebnisse der Zählungen abzufragen,
- den Wundverschluss rechtzeitig anzukündigen,
- den Situs vor Wundverschluss systematisch zu überprüfen,
- ausreichend Zeit für eine gewissenhafte Zählung zu gewähren und
- bei Diskrepanzen weitere Maßnahmen, z. B. eine Röntgenkontrolle, einzuleiten.

Die OP-Fachkräfte tragen die **Durchführungsverantwortung** (> 4.5.1). Die Zählkontrolle erfolgt allgemein zu drei definierten Zeitpunkten.

MERKE

Grundsätze der Zählkontrolle

- Zählkontrolle ist Teamarbeit.
- Jede ist verpflichtet, Zweifel offen anzusprechen.
- Zählkontrolle braucht Zeit und Ruhe.
- Zählen heißt sehen und hören.
- Stopp bei Unklarheiten.
- Dokumentation schützt und unterstützt.
- Jeder Tupfer zählt.

Präoperative Kontrolle

Präoperativ zählen die sterile und unsterile Saalassistenz unmittelbar die steril angereichten Zählartikel im **Vier-Augen-Prinzip.** Gezählt werden dabei:

- Textilien: Abwaschtupfer, Tupfer, Präpariertupfer, Bauchtücher, Streifen, Kompressen, Spitztupfer, Augenstäbchen, Hirnwatte und Tamponaden
- Besonderes Instrumentarium: Bulldogklemmen, Micro-Bulldogklemmen, Yasargilklemmen, Approximatoren und Raney-Clips
- Nadeln und Nadelfadenkombinationen
- Zügel/Loops
- Innies der abbrechbaren Wirbelsäulenschrauben
- Schwämme

PRAXISBEISPIEL

Bei einer korrekt durchgeführten Zählung im Vier-Augen-Prinzip zählen sterile und unsterile Saalassistenz laut und visuell synchron. Die Zählartikel werden laut, einzeln oder in Zweierschritten und stets fortlaufend abgezählt.
Beispiel 1: 1, 2, 3, 4, 5, 6, 7, 8, 9, 10, 11, 12
Beispiel 2: 2, 4, 6, 8, 10, 12
Beispiel 3: 2, 4, 6, 8, 10 – 2, 4, 6, 8, 20

Alle weiteren Instrumente zählt und überprüft die sterile Saalassistenz leise für sich.

Unmittelbar nach der Zählung erfolgt deren vollständige **Dokumentation.** Bei umfangreichen Eingriffen bietet eine kombinierte Absicherung durch analoges und digitales Zählprotokoll, das Aufkleben von Zählklebchen auf dem sterilen Beistelltisch oder das Sammeln der Nahtverpackungen zusätzliche Sicherheit (> Abb. 4.17).

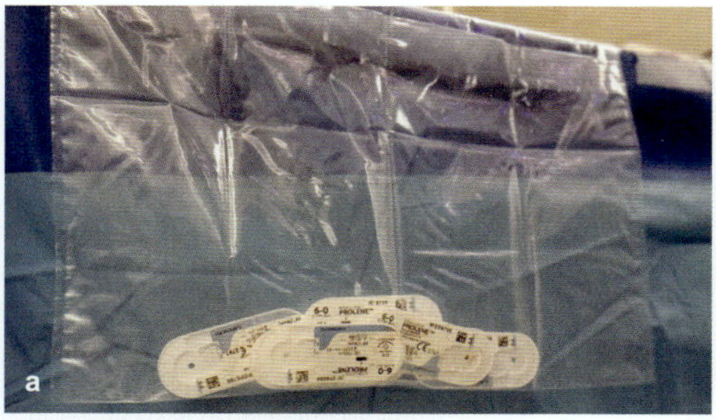

Sammeln der Nahtverpackungen

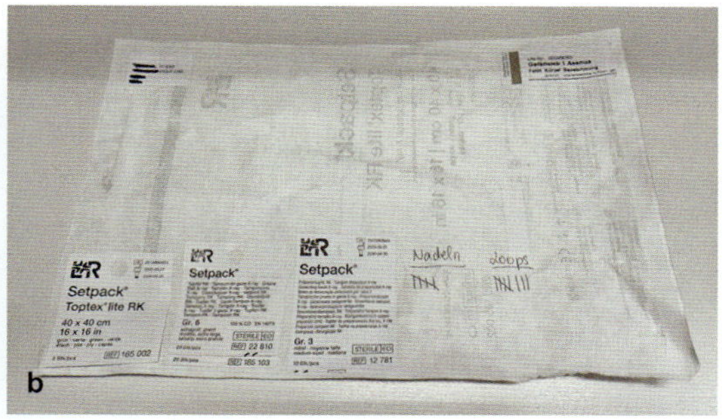

Doppeldokumentation mit Strichliste

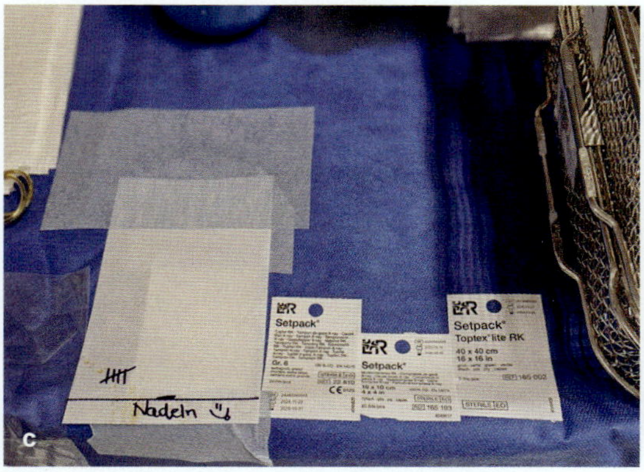

Sammeln der Klebchen auf sterilem Beistelltisch

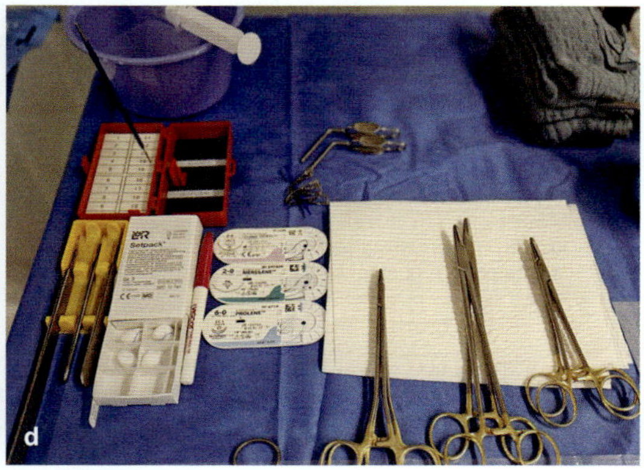

Nadelbox

Abb. 4.17 Perioperative Absicherungsmöglichkeiten der Zählkontrolle. a) Sammeln der Fadenverpackungen. b) Dokumentation per Strichliste. c) Sammeln der Aufkleber („Klebchen") auf sterilem Beistelltisch. d) Nadelbox [M1662]

Intraoperative Kontrolle

Intraoperativ werden alle zusätzlich nachgereichten Zählartikel im Vier-Augen-Prinzip gezählt und dokumentiert. Offizielle Zählkontrollen sämtlicher erfasster Materialien erfolgen bei Personalwechsel (➤ Abb. 4.18), auf Wunsch der sterilen Saalassistenz bei Unklarheiten sowie vor dem Verschluss der tiefsten Wundschicht, etwa des Peritoneums, der Gelenkkapsel oder der Subkutanschicht.

Um Kontaminationen von Instrumenten und Sterilgütern zu vermeiden, werden benutzte oder blutige Textilien nicht auf den OP-Tischen gesammelt, sondern in entsprechenden Zähleimern oder auf separaten Zähltischen abgeworfen. Alternativ können sie in einer Saugertasche gesammelt werden, die zur Zählung an die unsterile Saalassistenz abgegeben wird, um eine Kontamination steriler Handschuhe auszuschließen. Zum Eigenschutz und für eine klare Übersicht ist für Nadeln grundsätzlich eine Nadelbox zu verwenden (➤ Abb. 4.17 d). Die Auskleidung mit Schaumstoff oder Magnetflächen in Form von Zählfeldern gewährleistet das sichere Ablegen, Lagern und Zählen von Nadeln. Abgeworfene Textilien sind vollständig zu entfalten, um sicherzustellen, dass keine innen liegenden oder zerknüllten Textilien eine fehlerhafte Zählung verursachen. Um im Bedarfs- oder Akutfall ohne Verzögerung eine Zwischenzählung durchführen zu können, empfiehlt es sich, konsequent die abgeworfenen Zahlartikel übersichtlich auf dem Zähltisch zu sortieren. Gleiches gilt für noch unbenutzte Zählartikel auf den sterilen Tischen (➤ Abb. 4.19).

Alle Zählartikel müssen am Ende der Operation in derselben Anzahl vorliegen wie zu Beginn, und das Ergebnis muss klar an die Operateurinnen rückgemeldet werden. Bei einer **Diskrepanz** ist zunächst Ruhe zu bewahren und das Operationsteam zu informieren, damit der Wundverschluss unterbrochen oder verzögert werden kann. Es erfolgt eine sofortige Sichtkontrolle des Operationsfelds sowie der sterilen

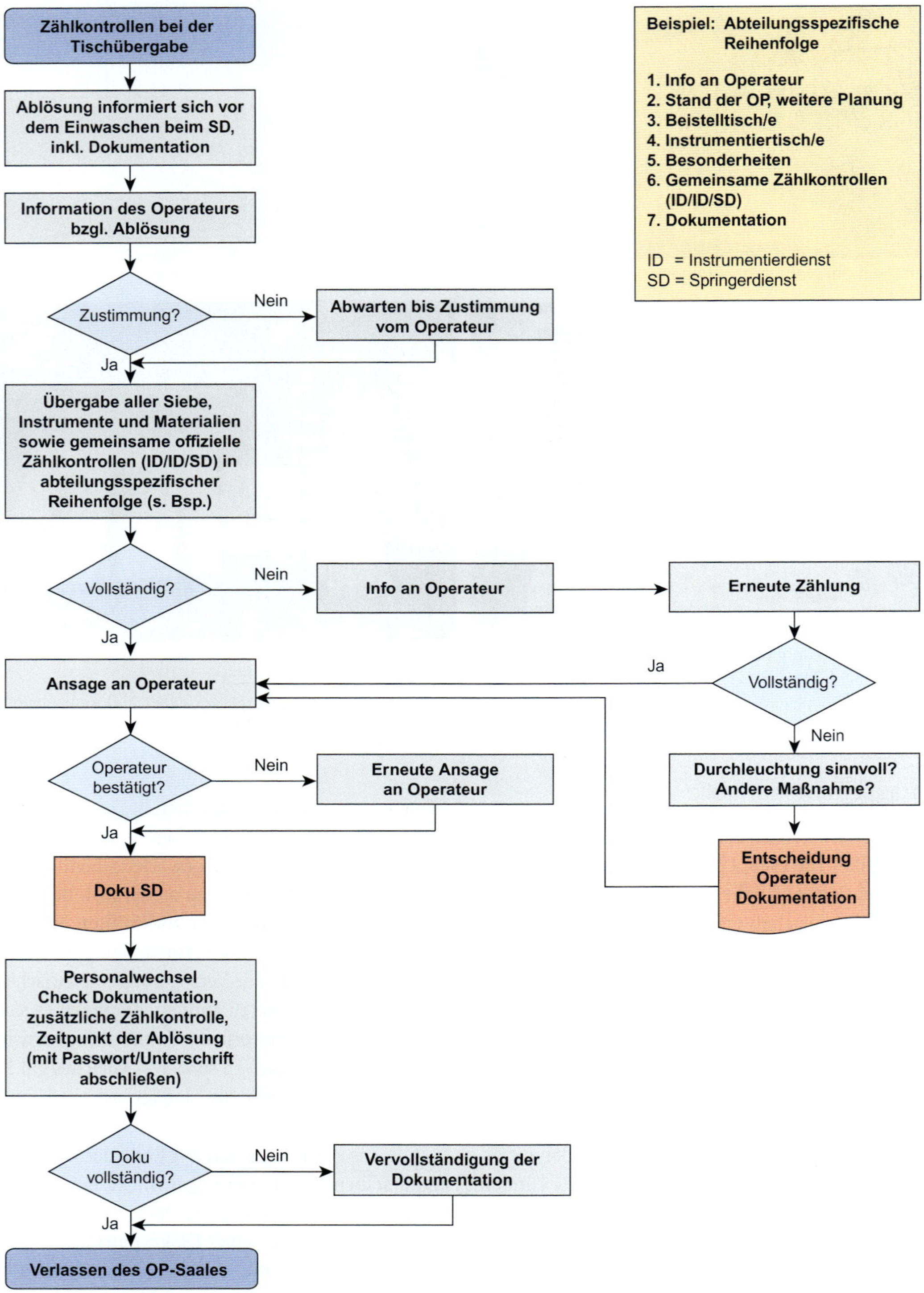

Abb. 4.18 Zählkontrolle bei der Tischübergabe [L143]

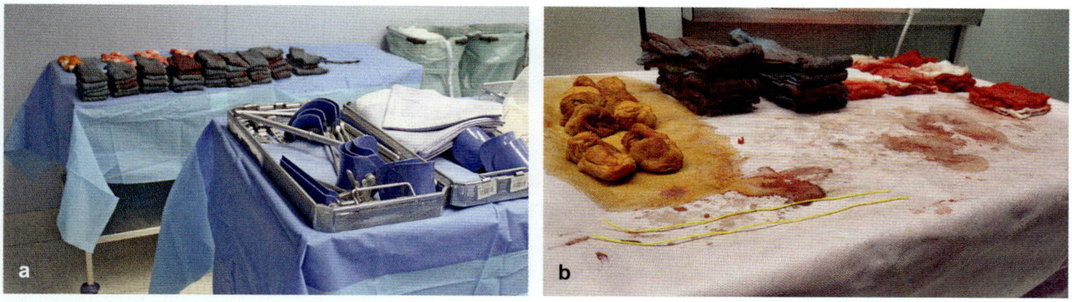

Abb. 4.19 Übersichtliche Vorbereitung des Zähltischs. a) Separater Zähltisch. b) Zähltisch mit übersichtlicher Bündelung von Zählartikeln [M1115, M1662]

Tische und eine erneute Zählung. Bleibt das Ergebnis fehlerhaft, prüft die unsterile Saalassistenz den Müll, während die Operateurinnen Abdeckung und OP-Situs kontrollieren. Wird der fehlende Artikel weiterhin nicht gefunden, entscheidet die leitende Operateurin über das weitere Vorgehen. Da viele Materialien mit Röntgenkontraststreifen versehen oder per se röntgenpositiv sind, erfolgt in der Regel eine abschließende radiologische Kontrolle.

MERKE

- Zählmaterialien werden ausschließlich in dafür vorgesehene Abwurfbehältnisse abgeworfen, niemals in den Müll.
- Alle Müllsäcke werden bis zum Ende der OP im Saal belassen, um sie im Fall einer Diskrepanz kontrollieren zu können.
- Sofortiger Hinweis an die unsterile Assistenz bei auf den Boden gefallenen Zählmaterialien. Diese sind unmittelbar im Zähleimer oder auf dem Zähltisch zu entsorgen.

Postoperative Kontrolle

Die abschließende postoperative Zählung erfolgt mit dem Ende der Hautnaht. Sterile und unsterile Saalassistenz bestätigen nicht nur die Vollständigkeit und Richtigkeit der Zählung, sondern zeichnen diese auch verbindlich ab.

Jede Patientin verlässt den OP nur ohne oder mit beabsichtigt eingebrachten Materialien. Werden Bauchtücher, Tamponaden oder vergleichbare Materialien bewusst im OP-Gebiet belassen, ist eine präzise Dokumentation von Art, Anzahl und Lokalisation von besonderer Wichtigkeit, um deren vollständige Entfernung bei einem Folgeeingriff sicherzustellen.

Team-Time-out und Sign-out

Die konsequente Durchführung von Team-Time-out und Sign-out auf Basis der WHO-OP-Sicherheits-Checkliste (➤ Abb. 4.20) trägt nachweislich zur Erhöhung der Patientensicherheit bei. Beide Methoden optimieren die perioperativen Abläufe, stärken die Kommunikation und binden das gesamte OP-Team aktiv in die gemeinsame Verantwortung ein. Ziel ist es, Verwechslungen zu vermeiden, Komplikationsrisiken zu reduzieren und ein gemeinsames Verständnis für den bevorstehenden Eingriff zu schaffen. Die Gesamtverantwortung für die Durchführung liegt bei der Operateurin, dennoch sind alle Teammitglieder verpflichtet, sich aktiv zu beteiligen und mitzuwirken.

Das **Team-Time-out** kann grundsätzlich von jedem Teammitglied, ob Operierende, Anästhesie oder OP-Pflege initiiert werden, vorausgesetzt die Zuständigkeit ist hausintern einheitlich geklärt. Das Team-Time-out findet normalerweise unmittelbar vor dem Hautschnitt statt, wenn die Patientin vorbereitet und steril abgedeckt ist. Dieser Moment dient der bewussten Unterbrechung der OP-Routine und der vollständigen Fokussierung auf die Patientin. Das gesamte Team hält inne und stellt alle anderen Tätigkeiten ein. In der Regel wird die Sicherheitscheckliste laut vorgelesen, und jedes Teammitglied bestätigt die Punkte, die den eigenen Verantwortungsbereich betreffen, und ergänzt ggf. wichtige Hinweise oder Besonderheiten. Abgefragt und bestätigt werden von

- **Operateurinnen:**
  - Patientendaten
  - Art der OP, OP-Dauer und OP-Seite
  - Erwarteter Blutverlust
  - Überprüfte Patientenpositionierung
  - Mögliche Komplikationen oder Besonderheiten

OP-Sicherheits-Checkliste
Modifiziert nach der World Health Organization

Patientenaufkleber

Vor Beginn der Anästhesie

Anmeldung Patient „sign in“

Am Patienten vergewissert:

- Identität (Name, Vorname, Geburtsdatum)
- Geplante OP korrekt
- Seite korrekt

- Einverständnis OP
- Einverständnis Anästhesie

- Körperseite markiert

- Anästhesiecheck vollständig

Patient:	ja	nein
Allergie	■	■
Schwieriger Atemweg	■	■
Aspirationsrisiko	■	■
Risiko Blutverlust > 500 ml (> 7 ml/kg KG bei Kindern)	■	■

- Ausreichend venöse Zugänge
- Blutkonserven

Vor Hautschnitt

Stop- Teambesprechung „Team-Time-Out“

- Alle Teammitglieder sind sich bekannt/haben sich vorgestellt

Chirurg/Anästhesist/Pflege bestätigen jeweils

- Identität (Name, Vorname, Geburtsdatum
- geplante OP
- Körperseite

Vorhersehbare kritische Ereignisse:

Abgefragt bei Operateur:

- besonders OP-Schritte
- erwartete OP-Dauer
- erwarteter Blutverlust

Abgefragt bei Anästhesie:

- Patientenspezifische Besonderheiten
- Antibiotikaprophylaxe erfolgt

Abgefragt bei Pflege:

- Sterilität in Ordnung
- Ausrüstung vorhanden

Bevor Patient den OP-Saal verlässt

Patient bei OP-Ende „Sign Out“

- Dokumentierter Eingriff
- Anzahl TücherKompressen ok
- Anzahl Instrumente ok
- Proben/Präparate korrekt versorgt
- Gab es Probleme mit Geräten/ Ausrüstung? Wer kümmert sich darum?

Postoperative Maßnahmen festgelegt

- Chirurg
- Anästhesist

Anmerkungen:

Ort, Datum

Uhrzeit/Unterschrift

Abb. 4.20 OP-Sicherheitscheckliste der WHO [L143]

- **Anästhesie:**
  - Bestätigung der Richtigkeit der Patientendaten durch aktives Abfragen (keine Ja-/Nein-Fragen) der zu operierenden Person vor Narkoseeinleitung
  - Relevante Vorerkrankungen und Allergien
  - Antibiose
  - Besonderheiten bei der Einleitung und patientenspezifische Probleme
- **Steriler Saalassistenz:**
  - Durchgeführte und vollständige Zählkontrolle
  - Vorhandensein benötigter Implantate und Materialien
  - Funktionsfähigkeit benötigter medizintechnischer Geräte

Das **Sign-out** erfolgt am Ende des Eingriffs vor dem endgültigen Hautverschluss und bevor die Patientin den OP-Saal verlässt. Es dient der abschließenden Kontrolle und Dokumentation sicherheitsrelevanter

Aspekte. Die OP-Pflege bestätigt die vollständige Zählkontrolle, die korrekte Versorgung und Beschriftung aller entnommenen Präparate und Abstriche sowie die lückenlose Dokumentation der verwendeten Implantate. Operateurinnen und Anästhesie besprechen die wesentlichen postoperativen Maßnahmen, darunter Schmerztherapie, Überwachungsdauer im Aufwachraum oder Intensivstation und Hinweise zu Verband und Drainagen. Zudem werden intraoperative Besonderheiten, Komplikationen oder Auffälligkeiten genannt wie Positionierungsschäden oder mögliche Fehlfunktionen von Geräten oder Instrumenten.

MERKE

Alle angesprochenen Besonderheiten, Hinweise, Vereinbarungen und Abweichungen müssen schriftlich dokumentiert werden. Dies kann in der OP-Dokumentation oder direkt auf der Sicherheitscheckliste erfolgen.

Gesetzliche Unfallversicherung

Die gesetzliche Unfallversicherung schützt die Versicherten vor den gesundheitlichen und finanziellen Folgen von Arbeitsunfällen, Wegeunfällen sowie berufsbedingten Erkrankungen. Sie hat die Aufgabe,

- präventive Maßnahmen zur Verhütung von Berufskrankheiten und arbeitsbedingten Gesundheitsgefahren zu fördern,
- im Schadensfall sowohl Krankenbehandlung als auch rehabilitative Leistungen bereitzustellen und
- Versicherte oder ihre Hinterbliebenen durch Geldleistungen zu entschädigen.

Leistungsträger sind dabei die Berufsgenossenschaften sowie Versicherungsträger der öffentlichen Hand, z. B. die Unfallkassen der Länder. Versichert sind alle Personen, die sich in einem gesetzlich geregelten Arbeitsverhältnis befinden, also Beschäftigte und Auszubildende, aber auch ein erweiterter Personenkreis, zu dem Studentinnen, Blutspenderinnen und Ehrenamtliche gehören.

MERKE

Arbeitnehmende zahlen keine Beiträge zur gesetzlichen Unfallversicherung. Sie wird ausschließlich durch die Arbeitgebenden finanziert.

Arbeitsunfall

Der Arbeitsunfall ist ein plötzliches, von außen auf den Körper einwirkendes Ereignis, das im Zusammenhang mit der versicherten Tätigkeit, also der **unmittelbaren Arbeitstätigkeit,** steht und zu einer gesundheitlichen Schädigung oder zum Tod führt.

VORSICHT

Bei privaten (eigenwirtschaftlichen) Tätigkeiten besteht kein Versicherungsschutz. Dazu zählen der Gang zur Toilette, Raucherpausen, Essen und Trinken oder Duschen.

Wegeunfall

Auch der direkte Weg zwischen der Wohnung und der Arbeitsstätte oder umgekehrt (**Arbeitsweg**) steht unter dem Schutz der gesetzlichen Unfallversicherung. Wird dieser Weg jedoch aus privaten Gründen verlassen, etwa um ein Paket von der Post abzuholen, oder bewusst unterbrochen, beispielsweise für ein privates Treffen nach Arbeitsschluss, erlischt der Versicherungsschutz.

MERKE

Mehrwege, um im eigenen Haushalt lebende Kinder wegen der beruflichen Tätigkeit in Tagesstätten oder bei Betreuungspersonen unterzubringen, sind ebenfalls versichert.

Verhalten nach einem Arbeits- oder Wegeunfall

Nach einem Arbeits- oder Wegeunfall müssen Verletzte unverzüglich eine Durchgangsärztin **(D-Ärztin)** aufsuchen. Nur diese dürfen im Rahmen der gesetzlichen Unfallversicherung behandeln und entscheiden, ob eine Arbeitsunfähigkeit vorliegt. Sie übernehmen die Erstversorgung, bestimmen das weitere Vorgehen, überweisen bei Bedarf zu Fachärztinnen und dokumentieren alle Befunde im Durchgangsarztbericht, der an die zuständige Berufsgenossenschaft übermittelt wird. Unfälle, die zu einer Arbeitsunfähigkeit von mehr als 3 Kalendertagen führen, müssen unverzüglich durch die Vorgesetzten bei der Berufsgenossenschaft und der staatlichen Arbeitsschutzbehörde angezeigt werden. Bei Wegeunfällen ist zusätzlich zu der **Unfallanzeige** noch ein Wegeunfallbogen auszufüllen. Parallel erfolgt die Dokumentation im Verbandbuch, in dem alle Erste-Hilfe-Maßnahmen entweder durch die Betroffenen selbst oder die Ersthelfenden festgehalten werden.

MERKE
Für OP-Pflegekräfte und OTAs ist die Berufsgenossenschaft für Gesundheitsdienst und Wohlfahrtspflege zuständig.

DGUV-Vorschriften

Die DGUV-Vorschriften sind autonomes Recht der Unfallversicherungsträger und werden von der Deutschen Gesetzlichen Unfallversicherung (DGUV) herausgegeben. Sie konkretisieren die allgemeinen Vorgaben des Arbeitsschutzes und der Unfallverhütung. Die Vorschriften regeln das sicherheitsgerechte Verhalten in Unternehmen und Einrichtungen und enthalten sowohl organisatorische als auch technische Anforderungen zum Schutz der Versicherten. Sie sind sowohl für Arbeitgebende als auch Arbeitnehmende gleichermaßen verpflichtend.

4.5.3 Datenschutz

Besonders in Krankenhäusern werden große Mengen höchst sensibler personenbezogener Daten erhoben, weshalb der Datenschutz hier eine zentrale Rolle einnimmt. Hierzu zählen insbesondere Anamnesen, Diagnosen, Befunden sowie OP-Dokumentationen, deren Vertraulichkeit oberstes Gebot ist. Darüber hinaus haben auch Unternehmen Anspruch auf die Wahrung ihrer Betriebs- und Geschäftsgeheimnisse. In Deutschland sind Patientinnen und Arbeitgebende gleichermaßen durch die **Datenschutzgrundverordnung (DSGVO)** und die **Schweigepflicht** geschützt. Das Erheben, Verarbeiten und Nutzen personenbezogener Daten ist grundsätzlich untersagt. Ausnahmen sind nur unter strengen gesetzlichen Auflagen zulässig, wie:

- Ausdrückliche Zustimmung der Betroffenen
- Schutz lebenswichtiger Interessen von Betroffenen
- Erfüllung von rechtlichen und Vertragsverpflichtungen

Elektronische Daten müssen zudem durch Zugriffsrechte, Verschlüsselung und gesicherte Speicherung zuverlässig geschützt werden.

WICHTIG
Patientendaten, insbesondere Patientenakten dürfen **nur** von Personen eingesehen werden, die **direkt** in die Pflege und Behandlung der Betroffenen eingebunden sind.

Schweigepflicht

Die Schweige- oder Verschwiegenheitspflicht bildet eine zentrale Säule des Vertrauensverhältnisses zwischen Patientinnen und medizinischem und pflegerischen Personal. Sie basiert auf dem im Grundgesetz verankerten Recht auf **informationelle Selbstbestimmung** und schützt hochsensible Informationen, die im Rahmen der Behandlung anvertraut oder zugänglich werden, vor unbefugter Weitergabe. Angesichts der komplexen Arbeitsteilung im Krankenhaus stellt ihre konsequente Umsetzung eine besondere Herausforderung dar. Im Operationssaal, wo Patientinnen unter Narkose ihre Selbstbestimmung vorübergehend nicht wahrnehmen können und sich damit in besonderer Weise in die Verantwortung des Behandlungsteams begeben, gewinnt die Schweigepflicht besonders an Gewicht. Sie ist nicht nur eine rechtliche Vorgabe, sondern zugleich Ausdruck professioneller Haltung, ethischer Verantwortung und Integrität.

WICHTIG
Die Schweigepflicht gilt auch über den Tod hinaus.

Straf- und arbeitsrechtliche Schweigepflicht

§ 203 StGB stellt das unbefugte Offenbaren von **persönlichen Geheimnissen** einer anderen Person sowie **Betriebs-** oder **Geschäftsgeheimnisse** durch ärztliches Personal, Pflegefachpersonen und Auszubildende unter Strafe. Ein Geheimnis gilt als offenbart, wenn es an Dritte weitergegeben wurde, die keine gesicherte Kenntnis davon haben oder denen diese Tatsache bewusst vorenthalten wurde.

MERKE
Die Schweigepflicht erstreckt sich auf nahezu alle Informationen über Patientinnen, von familiären über berufliche und wirtschaftliche bis hin zu medizinischen Daten, ausgenommen Bagatellinformationen. Selbst das kurzzeitige Offenliegen sensibler Dokumente gilt als Verstoß gegen den Datenschutz und damit als Verletzung der Schweigepflicht.

Die Verletzung der Verschwiegenheitspflicht wird mit einer Freiheitsstrafe bis zu einem Jahr oder mit einer Geldstrafe geahndet.

VORSICHT

Auch Informationen zu internen Betriebsabläufen, speziell zu Qualitätsmängeln oder sicherheitsrelevanten Vorfällen, sind vertraulich zu behandeln.

Standesrechtliche Schweigepflicht

Die **ärztliche Schweigepflicht** ist in den jeweiligen länderspezifischen Berufsordnungen verankert und geht über die strafrechtlichen Vorgaben hinaus. Ist ärztliches Personal durch gesetzliche oder vertragliche Offenbarungspflichten zur Weitergabe sensibler Informationen befugt, müssen die Patientinnen darüber informiert werden. Mitarbeitende sind über die Pflicht zur Verschwiegenheit zu belehren, und die erfolgte Belehrung ist anschließend zu dokumentieren. Zivilrechtlich ergänzt der Behandlungsvertrag diese Regelungen, indem er die Verschwiegenheit als Nebenpflicht der Behandelnden aufführt.

MERKE

Schweigepflicht gilt auch gegenüber Kolleginnen, die nicht in die Behandlung einbezogen sind.

Offenbarungspflichten und -rechte

Die Rechtfertigung für eine zulässige Offenbarung kann sich aus dem erklärten oder mutmaßlichen Willen der Patientin oder aus verschiedenen Melde- und Anzeigepflichten ergeben. Zu den **Offenbarungspflichten** gehören:

- Anzeigen meldepflichtiger Erkrankungen gemäß **Infektionsschutzgesetz (IfSG)**
- Anzeigen von Geburts- und Todesfällen an das zuständige Standesamt gemäß Personenstandsgesetz (PStG)
- Anzeige von geplanten schweren Straftaten wie Mord oder räuberische Erpressung gemäß StGB
- Regelungen des SGB wie Übermittlung zum Zweck der Weiterbehandlung oder Übermittlung an Leistungsträger zur Kostenübernahme

DEFINITION

Rechtfertigender Notstand: Konfliktsituation, in der es erlaubt ist, ein gesetzeswidriges Verhalten anzuzeigen, um eine gegenwärtige, anderweitig nicht vermeidbare Gefahr für sich oder andere abzuwenden, sofern das geschützte Interesse das beeinträchtigte wesentlich überwiegt.

Zusätzlich entfällt die Schweigepflicht bei Vorliegen eines **rechtfertigenden Notstands** wie:

- Kindesmisshandlung oder Kindesmissbrauch
- Fremdgefährdung im Straßenverkehr
- Warnungen Angehöriger vor ausgehender Ansteckungsgefahr (strittig)
- Offenbarung psychischer Erkrankungen bei Eigen- und Fremdgefährdung (eingeschränkt)

LITERATUR

Bohnes H. Recht in der Pflege und in Gesundheitsberufen: Die wichtigsten Rechtsfragen schnell klären; Vom Abschluss des Pflegevertrags bis zum Nottestament. Deutschland: Walhalla Digital, 2023.

Bundesministerium für Wirtschaft und Energie (BMWi). Gesundheitswirtschaft Fakten & Zahlen. Ausgabe 2019. Berlin: 2020. Aus: www.bundeswirtschaftsministerium.de/Redaktion/DE/Publikationen/Wirtschaft/gesundheitswirtschaft-fakten-und-zahlen-2019.pdf?__blob=publicationFile&v=4 (letzter Zugriff: 3.11.2025).

Bundesministerium für Wirtschaft und Klimaschutz (BMWK). Gesundheitswirtschaft Fakten & Zahlen. Daten 2022. Berlin: 2023. Aus: www.bundeswirtschaftsministerium.de/Redaktion/DE/Publikationen/Wirtschaft/gesundheitswirtschaft-fakten-zahlen-2022.pdf?__blob=publicationFile&v=3 (letzter Zugriff: 3.11.2025).

Deutsche Gesellschaft für Krankenhaushygiene (DGKH). S2k-Leitlinie Händedesinfektion und Händehygiene. 2023. Aus: https://register.awmf.org/assets/guidelines/075-004l_S2k_Haendedesinfektion-und-Haendehygiene_2023-09.pdf (letzter Zugriff: 3.11.2025).

Fengler TW. Fachbuch Aufbereitung von Medizinprodukten. München: Elsevier, 2025.

Hell W. Alles Wissenswerte über Staat, Bürger, Recht. Staatsbürger- und Gesetzeskunde. 8. A. Stuttgart: Thieme, 2018.

Kirchberg D. Medizinprodukte sicher anwenden und betreiben. Das Medizinprodukterecht-Durchführungsgesetz (MPDG). Hannover: Schlütersche, 2003.

Kostorz P. Recht in der Pflege. München: Ernst Reinhardt, utb, 2024.

Major G. Strahlenschutz. In: Schlegel W, Karger C, Jäkel O (Hrsg.). Medizinische Physik. Berlin, Heidelberg: Springer Spektrum, 2018.

Müller D. Taschenwissen OP-Pflege, OTA. München: Elsevier, 2024.

Schell W. Staatsbürger- und Gesetzeskunde für Pflegeberufe in Frage und Antwort. Stuttgart: Thieme, 2005.

Schröder UG, Schröder BS, Rödel R. Strahlenschutzkurs für Mediziner. 3. A. Stuttgart: Thieme, 2015.

Weber M. Arbeitsrecht für Pflegeberufe. Handbuch für die Praxis. Stuttgart: Kohlhammer, 2007.

KAPITEL

5 Positionierung

H. Schlemmert

Unter Positionierung des Patienten im Operationsdienst wird die zielgerichtete aktive oder passive Lageveränderung und das Beibehalten dieser Körperposition für den Zeitraum der perioperativen Versorgung verstanden. Die Positionierung erfolgt stets unter Berücksichtigung der physiologischen Gegebenheiten und des individuellen Gesundheitszustands des Patienten. Die präoperative und sachgemäße intraoperative Positionierung des Patienten während der Operation ist eine interdisziplinäre und interprofessionelle Aufgabe. In der Regel liegen in den OP-Abteilungen schriftliche Beschreibungen für die erforderlichen Positionierungen (Standards) vor.

5.1 Allgemeine Vorbetrachtungen

5.1.1 Verantwortung

Im Rahmen seiner Therapieentscheidung ordnet der Chirurg die für den geplanten Eingriff erforderliche Positionierung zur OP an und trägt damit die Verantwortung für die Richtigkeit seiner Anordnung. Delegiert er diese Tätigkeit an assistierende Kollegen oder die OP-Pflege muss er sich davon überzeugen, dass die übernehmende Person über die entsprechenden Kenntnisse zur sicheren Positionierung verfügt. Vor OP-Beginn kontrolliert der Anordnende, dass die Positionierung korrekt ausgeführt wurde. Übernehmende Personen handeln bei der Durchführung der Positionierung in seinem Auftrag und tragen dafür die **Durchführungsverantwortung.** Dies bedeutet für den übernehmenden Mitarbeitenden, die fachgerechte Positionierung sicher und korrekt auszuführen und Unsicherheiten klar zu benennen.

In der präoperativen Vorbereitung trägt der Anästhesist die Verantwortung bis zur definitiven Operationspositionierung. Die Operationspositionierung sowie etwaige intraoperative Umpositionierungsmanöver ergeben sich aus den operativen Gegebenheiten, um die Sicht des Operateurs auf den Operationssitus des Patienten zu gewährleisten und dem Anästhesisten sichere Zugangswege zu gewähren. Sollten vonseiten des Anästhesisten Bedenken bestehen, dass bestimmte Positionierungen z. B. kardiovaskuläre oder pulmonale Komplikationen hervorrufen können, so muss dies dem Operateur mitgeteilt werden. Letztendlich trägt der Operateur die Verantwortung für erhöhte Positionierungsrisiken.

Der Anästhesist ist intraoperativ für die Positionierung der Extremitäten verantwortlich, die für die Narkoseführung notwendig sind („Infusionsarm“). Weiterhin muss er Sicherheitsmaßnahmen treffen, die sich aus einer besonderen Positionierung und einer Beeinträchtigung der Vitalfunktionen ergeben (z. B. Abdominalkompression bei Bauchlage mit möglicher Verminderung des venösen Rückstroms, Augenschutz in Bauchlage).

Nach Beendigung des Eingriffs und der Rückpositionierung trägt der Anästhesist die Verantwortung ebenso wie während der postoperativen Überwachung.

5.1.2 Der OP-Tisch

Grundlage für eine sichere Durchführung der OP-Positionierung ist das Beherrschen aller Funktionen am OP-Tisch. Dieser ist durch zahlreiche Funktionen und Eigenschaften gekennzeichnet, um ein großes Anforderungsspektrum abzudecken (➤ Tab. 5.1).

Unterstützend stehen weitere spezielle Zubehörteile zur Verfügung, die wie der Tisch vor dem jeweiligen Einsatz auf Unversehrtheit und Funktionsfähigkeit überprüft werden. Zu dem fest installierbaren Zubehör für Operationstische zählen z. B. Armpositionierungsschienen, verschiedene Beinhalter, unterschiedliche Stützen (z. B. Kopf- und Seitenstützen sowie Spezial-

Tab. 5.1 Funktionen eines OP-Tischs

Funktion	Zweck
Höhenverstellung	Ergonomisches Arbeiten
Neigung	Schocklage (Trendelenburg- oder Antitrendelenburglage)
Kantung	Organverlagerung für intraoperative Sicht
Verstellung einzelner Segmente	Anatomisch korrekte Vornahme der notwendigen Körperknicke
Röntgentransparenz	Arbeit mit Bildverstärker
Weiche Polsterung	Vermeidung von Dekubitusschäden
Fahrbarkeit	Problemloser Patiententransport

zubehör (z. B. für Extensionstisch). Zusätzlich stehen Auflagen wie Gel-/Antidekubitusmatten (Halb- oder Ganzkörpermatten) oder Vakuummatratzen zur Verfügung.

5.1.3 Positionierungsschäden

Eine sachgemäße Positionierung dient der Gewährung der Patientensicherheit und der Vermeidung positionierungsbedingter Schäden. In verschiedenen Gerichtsurteilen zu Positionierungsschäden werden die technisch richtige Positionierung des Patienten auf dem OP-Tisch und die Beachtung der dabei zum Schutz vor Positionierungsschäden einzuhaltenden Regeln allesamt als Maßnahmen benannt, die dem Risikobereich des Krankenhauses und dem ärztlichen Bereich zuzuordnen und von diesen voll beherrschbar sind. Zu den Positionierungsschäden zählen vor allem Dekubitalgeschwüre, Nerven- und Hautschädigungen sowie Verletzungen an Gelenken und Bandapparat.

Ein **Dekubitus** ist ein Bereich lokalisierter Schädigung der Haut und des darunter liegenden Gewebes über einem Knochenvorsprung (➤ Abb. 5.1). Ursachen für die Entstehung eines Dekubitus sind der Auflagedruck als komprimierende Kraft, Scherkräfte

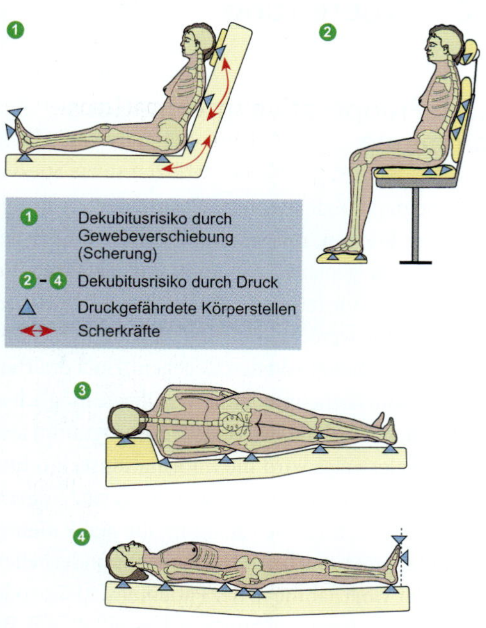

Abb. 5.1 Prädilektionsstellen eines Dekubitus [L157]

bei Lageveränderungen, die Druckdauer und -intensität sowie individuelle Risikofaktoren wie ein hohes Lebensalter, Durchblutungsstörungen oder Grunderkrankungen wie Diabetes mellitus.

Durch die spezielle Situation im OP mit langer Liegezeit in starrer, teilweise extremer Position, ggf. Auftreten von Reibungs- und Scherkräften bei Manipulationen und der eingeschränkten Bewusstseinslage des Patienten ist die Gefahr der Entstehung eines Dekubitalulkus zusätzlich erhöht. Prophylaxemaßnahmen sind:

- Einsatz geeigneter druckreduzierender Hilfsmittel (Tischauflagen, spezielle Positionierungskissen und -zubehör, aber nicht zu viele Tücher → Faltenreduktion)
- Haut- und gewebeschonende Bewegungs-, Positionierungs- und Transfertechniken (kinästhetische Grundsätze bei Transfers, Einsatz von Gleitmatten, Rollbrettern u. Ä.)
- Bei Positionierung mit Kissen usw. auf großflächige Druckverteilung achten
- Sichere Fixierung bei starken Tischkippungen oder sitzender Position, um ein Verrutschen zu verhindern (z. B. Schulterstütze bei Kopftieflage, Beachchair-Position)

Veränderungen der Hautoberfläche oder **Hautschädigungen** sind aber auch an anderen Stellen möglich und zu beobachten. Als Ursache gilt die abnehmende Schutzwirkung der Haut durch Zerstörung der oberen Hautschichten. Diese kann hervorgerufen werden durch die spezielle Situation im OP, z.B. durch Mazeration aufgrund anhaltender Feuchtigkeitsexposition, Verletzungen, Entzündungen, Aufeinanderliegen von Hautfalten, chemische Verletzungen durch alkoholische Desinfektionsmittel in Polstermaterialien, thermische Verletzungen durch Stromableitungen aufgrund von Haut-Metall-Kontakt oder Flüssigkeitsansammlungen an der Haut bei der Nutzung hochfrequenten Stroms. Hautschädigungen können aber auch auf die zugrunde liegende Erkrankung (allergische Reaktion, Entzündungen, Zirkulationsstörungen, Hautblutungen, Hämatome) zurückzuführen sein.

Diese Schäden können durch einen angepassten Schutz der Haut verhindert werden. Maßnahmen sind:

- Gute Polsterung mit trockenen, luftdurchlässigen Materialien und die Benutzung hautfreundlicher Materialien (z. B. Verbandstoffe)

- Verhinderung von zirkulären Abschnürungen durch zu feste Fixierungsgurte oder einen nicht passgenauen Sitz medizinischer Antithrombosestrümpfe, z.B. durch unkontrolliertes Herunterstreifen des Strumpfs zur Anlage der Neutralelektrode
- Präoperative Erhebung von Informationen über Unverträglichkeiten
- Kontinuierliche Hautbeobachtung (bei Positionierung, Desinfektion, Abdeckung, Entfernung der Abdeckung, Entpositionierung, Ausschleusen)

Eine postoperative Beurteilung des Hautzustands, besonders an Prädilektionsstellen, gibt Aufschluss über den Erfolg der Maßnahmen.

Verletzungen von Gelenken und Bandapparat können durch eine verminderte Beweglichkeit des Patienten aufgrund von Vorerkrankungen, die Bewegungsunfähigkeit durch Narkose oder durch nicht oder unzureichend gesicherte Extremitäten bei der OP-Positionierung verursacht werden. Aus diesem Grund ist bei der Positionierung auf Folgendes zu achten:

- Physiologische Bewegungsabläufe
- Fixierung aller Extremitäten vor Beginn der Narkose
- Kontrolle der Feststellung aller beweglichen Teile des Tischs nach der OP-Positionierung sowie intraoperativ nach jeder Positionsveränderung des Tischs
- Vermeidung von Abstützen auf den Körper oder die Extremitäten des Patienten intraoperativ

Nervenläsionen sind Schäden durch direkte Kompression, Zug oder Druck bei unphysiologischen Gelenkstellungen. Besonders gefährdet an den oberen Extremitäten sind der Plexus brachialis (➤ Abb. 5.2) durch zu weites Abduzieren des Arms, N. ulnaris, N. radialis und N. medianus durch Druck auf Ober- und Unterarm durch Tischkanten, Halterungen oder zu tief stehende Instrumentiertische. Am Bein sind besonders der N. ischiadicus und N. peroneus durch unphysiologische oder extreme Beugung und Außenrotation im Hüftgelenk und Druck auf das Wadenbeinköpfchen gefährdet.

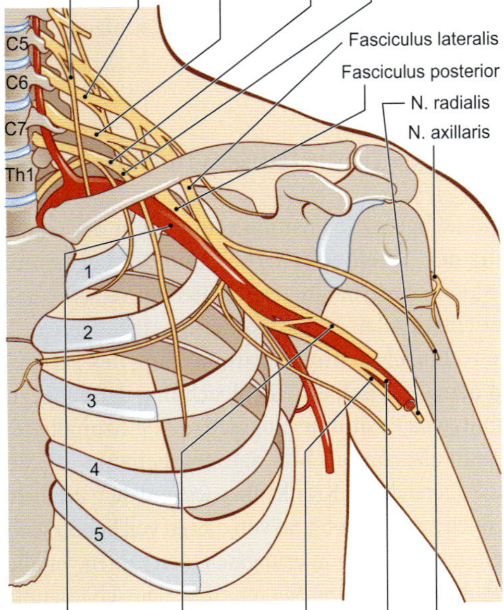

Abb. 5.2 Schematischer Aufbau des Plexus brachialis [L126]

5.2 Vorbereitung

5.2.1 Präoperative Informationssammlung

Um eine patientenorientierte Positionierung durchführen zu können, müssen Informationen über den Patienten, die geplante Operation und Gefahren und Risiken der erforderlichen Positionierung vorliegen oder eingeholt werden. Wann die Informationssammlung beginnt, hängt von den Gegebenheiten des Hauses ab. Grundsätzlich ist damit so früh wie möglich zu beginnen, z. B. sobald das Operationsprogramm feststeht. Idealerweise wird die Informationssammlung im Rahmen einer präoperativen Pflegevisite durchgeführt. Hier erfragt die Fachkraft, die den Patienten auf der Station besucht, individuelle Besonderheiten, die bei der Übernahme in der Patientenschleuse oder der Operation berücksichtigt werden sollten, z. B. Bewegungseinschränkungen oder Voroperationen.

Allerdings ist eine präoperative Pflegevisite aus organisatorischen Gründen nur noch selten möglich, da die Patienten zunehmend erst am Tag der Operation stationär aufgenommen oder ambulant operiert werden. In diesen Fällen erfolgt die Informationssammlung im Vorfeld der Operation über Dritte, d. h. über das Pflegepersonal der Station oder der Ambulanz, über den Operateur und/oder über den zuständigen Narkosearzt. Die relevanten Informationen für die Positionierung entnimmt die verantwortliche Pflegefachperson den entsprechenden Anamnesebögen und kann so adäquate Vorbereitungen treffen. Die Informationssammlung wird spätestens dann vervollständigt, wenn der Patient in die OP-Abteilung übernommen wird.

5.2.2 Einschleusen

Im Folgenden wird von Operationen ausgegangen, bei denen es erforderlich oder üblich ist, dass der zu Operierende liegend über die Patientenschleuse in die Abteilung gebracht wird.

VORSICHT

Bezüglich der Zuständigkeiten, d.h., welche Berufsgruppe das Einschleusen übernimmt, gibt es in den Kliniken unterschiedliche Regelungen. Es wird jedoch ausdrücklich darauf hingewiesen, dass Übernahme und Positionierung von Patienten auf Fachniveau anzusiedeln sind.

Voraussetzung für die Übernahme des Patienten ist, dass der Operationstisch für den geplanten Eingriff beim Eintreffen des Patienten komplett vorbereitet ist, also z. B. mit Antidekubitus-OP-Tisch-Auflage und ggf. Röntgenschutz versehen ist.

Wird der Patient übergeben, stellt sich ihm die übernehmende Person namentlich vor. Dabei gewinnt sie einen ersten Eindruck über die Wahrnehmungsfähigkeit und das Kommunikationsvermögen des Patienten und richtet ihr Handeln danach aus. Nach sicherer Identifikation des Patienten (Vor- und Nachname, Geburtsdatum), der geplanten Operation und der zu operierenden Seite werden alle prä-, intra- und postoperativ relevanten Patientenprobleme und -ressourcen erfasst, sofern nicht schon vorher geschehen. Das können z.B. Einschränkungen im Seh- oder Hörvermögen sein (als Ressource wird das Tragen der Brille bzw. des Hörgeräts ermöglicht oder für den Patienten verständlich kommuniziert), Bewegungseinschränkungen und Erkrankungen, die sich auf die Mobilität des Patienten beim Einschleusen und Umbetten, im Einleitungsraum oder in Bezug auf die Operation auswirken, eine bestehende Allergiegefährdung, aber auch ein bereits bestehender Hautschaden oder ein erhöhtes Dekubitusrisiko (➤ 5.1.3). Diese Informationen werden dokumentiert, bei jeglichem Handeln berücksichtigt und an alle Personen weitergeleitet, die in der Abteilung an der Versorgung des Patienten beteiligt sind.

WICHTIG

Für das Einschleusen und den gesamten Aufenthalt in der OP-Abteilung gilt, dass alle Maßnahmen dem Patienten entsprechend seinem Wachheitszustand und Auffassungsvermögen vor bzw. während der Durchführung in einer ihm verständlichen Art erklärt werden.

Der Patient wird in der Schleuse von mindestens zwei Personen vom Bett auf den vorgewärmten OP-Tisch transferiert. Dies kann über ein stationiertes Umbettsystem, Transferhilfen (Rollboard oder Gleitfolie) oder auch selbstständig durch den Patienten bei entsprechender Mobilität geschehen. Während des Transfers bleibt der Patient mit einem warmen Tuch abgedeckt. Zu diesem Zeitpunkt können bereits Positionierungshilfsmittel verwendet werden, z. B. Schaumstoffkissen für den Kopf.

Sobald der Patient auf dem fahrbaren Tisch liegt, wird er mittels eines Oberschenkelgurts oder einer anderen Maßnahme gegen Herunterfallen gesichert. Der Tisch wird den Bedürfnissen des Patienten so weit wie möglich angepasst, z. B. das Kopfteil erhöht oder Armschienen zum Ablegen der Arme angebracht. Es folgt der Transport in den Einleitungsraum.

5.2.3 Positionierung zur Anästhesieeinleitung

Der Patient wird während seines gesamten Aufenthalts in der OP-Abteilung nicht allein gelassen. Auch im Einleitungsraum ist immer mindestens eine Person anwesend. Dort erfolgt die anästhesiologische Vorbereitung des Patienten und schließlich letzte operationsvorbereitende Maßnahmen, z. B. Rasuren,

Katheterisieren, Anbringen der Neutralelektrode. Auch in dieser Phase werden **Positionierungshilfsmittel** benötigt. Neben den meist schon vorher am Tisch befestigten Armbänken kommen Schaumstoffkeile, -rollen und -kissen, Gelkissen und -ringe zum Einsatz. Welche Mittel jeweils Verwendung finden, hängt vom vorgesehenen Anästhesieverfahren und den benötigten venösen und anderen Zugängen ab. Das heißt, bei einer regionalen Nervenblockade sind andere Positionierungsvorbereitungen zu treffen als bei einer Spinalanästhesie oder einer Intubationsnarkose. Da in den meisten Einrichtungen diesbezügliche Maßnahmen dem Anästhesiepersonal vorbehalten sind, wird an dieser Stelle nicht auf Einzelheiten eingegangen, sondern auf die jeweilige Fachliteratur verwiesen.

Positionierungsmaßnahmen werden zu diesem Zeitpunkt nicht nur zur Prophylaxe von vermeidbaren Schäden ergriffen, sie dienen auch dazu, das Ausharren auf dem schmalen Tisch für den noch wachen Patienten erträglicher zu gestalten. Neben einem Kopfkissen und einem erhöhten Kopfteil sorgt oft eine Kniehalbrolle für erhebliche Entlastung. Warme Tücher, eine Umgebungstemperatur von mindestens 22 °C, geschlossene Türen und eine ruhige Atmosphäre tragen zum Wohlbefinden und zur Angstreduktion des Patienten bei.

Die Narkoseeinleitung erfolgt immer in Rückenlage, Arme und Beine sind sicher gegen Herunterfallen fixiert. Erst danach wird der Patient für die Operation positioniert. Hörgeräte, die bis zum Narkosebeginn getragen wurden, können nun entfernt werden. Sie sind sicher aufzubewahren oder an die Station gegen Unterschrift zu übergeben.

5.3 Positionierung zur OP

5.3.1 Präoperative Vorbereitung und OP-Positionierung

Jede Positionierung für eine Operation dient dazu, einen möglichst optimalen Zugang zum Operationsgebiet zu gewährleisten und ggf. eine Erweiterung des Schnitts oder der Operation zu ermöglichen. Von großer Wichtigkeit ist jedoch neben der Zugänglichkeit zum OP-Gebiet der Schutz der Patienten vor Schäden (➤ 5.1.3). Deshalb gelten unabhängig von der Positionierungsart Prinzipien, die stets zu berücksichtigen sind:

Der ansprechbare Patient wird entsprechend seines Wachheitszustands in den Positionierungsvorgang einbezogen und ggf. um Mithilfe gebeten. Spezielle Wünsche werden nach Möglichkeit erfüllt. Anhand der Patientenunterlagen wird geprüft, ob Besonderheiten berücksichtigt werden müssen (z. B. bei körperlichen Einschränkungen).

- Haut- und gewebeschonende Positionierungs- und Transfertechniken werden beherrscht und druckreduzierende Hilfsmittel verwendet.
- Es sind ausreichend Hilfsmittel vorbereitet und werden gemeinsam mit flüssigkeitsaufsaugenden Unterlagen verwendet und ohne direkten Hautkontakt eingesetzt.
- Unphysiologische Bewegungen von Kopf und Extremitäten des Patienten werden vermieden.
- Prädisponierte Stellen für Nervenläsionen werden gesondert gepolstert.
- Nervale Dehnungsschäden werden durch Vermeidung extremer Positionen verhindert.
- Die Neutralelektrode wird an eine für die Operation geeigneten Stelle auf vorbereiteter Haut angebracht und vor Flüssigkeiten (Desinfektionsmittel) geschützt.
- Der Patient ist, solange es die Situation (Operationsvorbereitung) ermöglicht, warm abgedeckt und seine Intimsphäre wird gewahrt.
- Die verantwortlichen Ärzte haben sich vor Operationsbeginn von der Richtigkeit der Positionierung überzeugt.
- Die Positionierung wird dokumentiert.

5.3.2 Positionierung in Rückenlage

- **Kopf, Halswirbelsäule:** Der Kopf liegt weich und sicher vor Verrutschen. Kein punktueller Druck am Hinterkopf, keine Fremdkörper unter dem Kopf (z. B. Kabel), kein Druck aufs Ohr.
- **Schulter, Arme:** Auszulagernde Arme in Pronation bis ca. 60° abduzieren, im Ellenbogengelenk beugen und mit dem Unterarm und Hand auf Armstütze ganzflächig auflegen und fixieren. Bei Abduktion des Arms über 60°–90° zur Supinations-

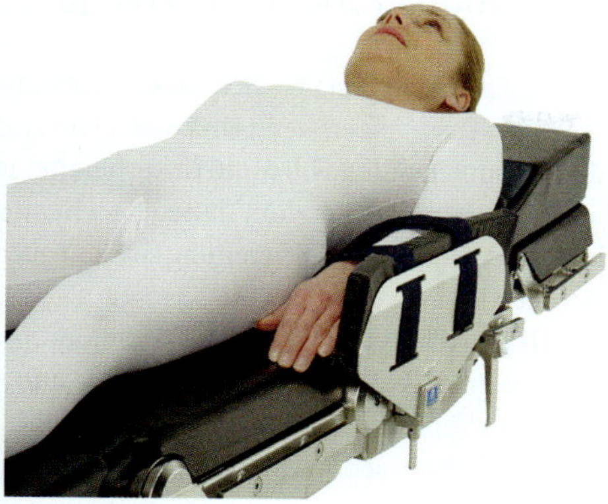

Abb. 5.3 Rückenlage mit angelagertem Arm [E294, V141]

stellung („Texas-Positionierung“) wechseln. Nerven im Bereich des Ellenbogengelenks druckfrei positionieren. Um den Zwischenraum zwischen Clavicula und 1. Rippe zu vergrößern (Gefahr einer Nervenläsion am Plexus brachialis) Arm mittels Armschiene über Schulterniveau anheben, Schultern ggf. unterpolstern (z. B. durch Doppelkeilkissen). Die Anlagerung eines Arms ist mit einem Armschutz möglich, der die Gliedmaße von der Hand bis zum Ellenbogengelenk abpolstert und gegen Druck und Quetschung schützt (➤ Abb. 5.3).

- **Rücken, Steißbein:** Hüft- und Kniegelenke leicht gebeugt, frei liegende Lendenwirbelsäule je nach Empfinden des Patienten (in Stärke und Lage) leicht unterpolstern. Die Unterpolsterung erfolgt unter der Gelmatte, um deren Wirkung nicht zu mindern. Eine andere Möglichkeit bietet die Lageflächenverstellung des OP-Tischs. Die Reduktion zusätzlich aufgelegter Tücher zwischen Patienten und Tischpolster sorgt für mehr Faltenfreiheit der Auflagefläche.
- **Beine, Füße:** Beugung in Hüft- und Kniegelenk durch kleine Halbrolle am distalen Oberschenkel (eventuell Verstellen der Beinplatte im Kniebereich). Zur Entlastung der Fersen diese mit einem kleinen Gelring unterpolstern oder eine kleine Gelmatte unter dem Unterschenkel platzieren (Gewährleistung einer großen Auflagefläche mit Minimierung des punktuellen Drucks).
- **Fixierung:** Beine mit nicht zu straff angelegtem Oberschenkelgurt eine Handbreit über den Knien fixieren. Bei erforderlicher intraoperativer starker Kantung des OP-Tischs sind zusätzliche Sicherungen über einen Bauchgurt oder Seitenstützen möglich.

5.3.3 Positionierung in Steinschnittlage

- **Rücken, Steißbein:** Die punktuelle Belastung des Os sacrum ist zu vermeiden, ggf. ist eine Vakuummatratze einzusetzen, um den Auflagedruck an der exponierten Rückenregion zu reduzieren. Schutz vor Flüssigkeitsansammlungen nach Desinfektion oder unzureichender Haftung der Abdecktücher. Bei der Platzierung zusätzlicher Abdecktücher unter dem Gesäß besonders sorgfältig auf Faltenfreiheit achten.
- **Beine:** Positionierung in gepolsterten (um Druck auf das Fibulaköpfchen zu vermeiden) Beinhaltern nach Goepel, in Beinhaltern mit abgepolsterten Unterschenkelstiefeln oder mit abnehmbaren Fersenschlaufen. Die Beinhalter in Höhe des Hüftgelenks am OP-Tisch so anbringen und abspreizen, dass Fußspitze und Knie mit der gegenüberliegenden Schulter eine Achse bilden. Bein ganzflächig in Schale ablegen, um den Druck zu verteilen, und fixieren (➤ Abb. 5.4).

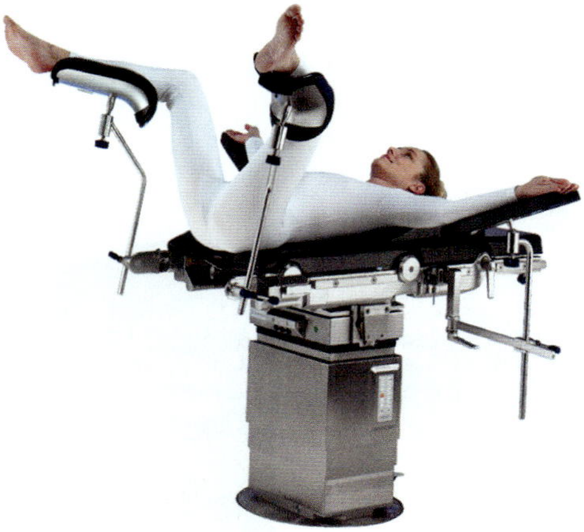

Abb. 5.4 Steinschnittlage mit Beinhaltern nach Goepel [E294, V141]

5.3.4 Positionierung in Seitenlage

- **Kopf, Halswirbelsäule, Schulter, Arme:** Der Kopf liegt weich und sicher vor Verrutschen und Druck aufs Ohr. Das unten liegende Schultergelenk etwas nach vorn ziehen, um den Auflagedruck auf das gesamte Schulterblatt zu verlagern. Den oben liegenden Arm auf die hochgestellte Armschiene legen (alternativ Verwendung einer Beinschale nach Goepel möglich) (➤ Abb. 5.5).
- **Beine:** Das unten liegende Bein zur Stabilisierung anwinkeln. Die Auflagefläche für das oben liegende Bein abpolstern (ggf. Nutzung eines Tunnelkissens).
- **Fixierung:** Auf gute Abpolsterung der Seitenstützen und das Abstützen an knöchernen Strukturen (Os pubis, Os sacrum, Scapula) für sicheren Halt und um Druck in die Weichteile zu verhindern, achten (➤ Abb. 5.6). Extremitäten fixieren.

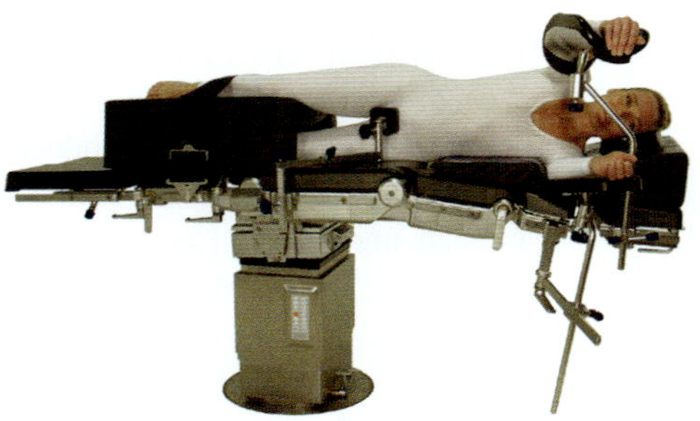

Abb. 5.5 Seitenlage [E294, V141]

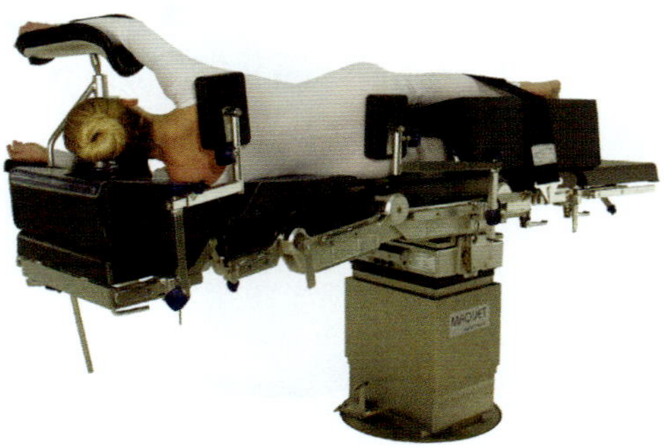

Abb. 5.6 Seitenlage mit Abstützung von Schulter und Os sacrum [E294, V141]

5.3.5 Positionierung in Bauchlage

Das Umpositionieren gestaltet sich für den Patienten und das Team schonender, wenn ein zweiter OP-Tisch mit den entsprechenden Hilfsmitteln vorbereitet im Saal steht und der Patient vom danebenstehenden Tisch (aus der Anästhesievorbereitung) in die Bauchlage gerollt wird.

- **Kopf, Halswirbelsäule:** Spezielle Positionierungskissen einsetzen, sodass Augen, Nase und Mund (mit Tubus) frei liegen und vom Anästhesiepersonal überwacht werden können, HWS in Neutralstellung.
- **Thorax, Becken:** Thorax und Becken werden durch das Unterlegen geeigneter Positionierungskissen (in der Höhe knöcherner Strukturen am Brustkorb, Sternum und Becken) so weit angehoben, dass der Bauch frei liegt und die Atmung des Patienten nicht beeinträchtigt wird (➤ Abb. 5.7). Darauf achten, dass die Leistengefäße sowie bei Frauen eine voluminöse Brust und bei Männern Penis und Skrotum durch das Kissen nicht beeinträchtigt werden.
- **Schulter, Arme:** Arme im Schultergelenk ca. 30° absenken und max. 90° nach vorn führen, Ellenbogengelenk 90° beugen, Unterarme inklusive Hand ganzflächig und gut gepolstert auf Armschiene ablegen. Darauf achten, dass die Oberarme nicht an den OP-Tischkanten anliegen und das distale Gelenk des Arms tiefer als das proximale Gelenk liegt.
- **Beine:** Unterlegen eines Keilkissens und einer Rolle, um die Füße frei zu positionieren. Eventuell eine kleine Gelmatte im Kniebereich unterlegen.

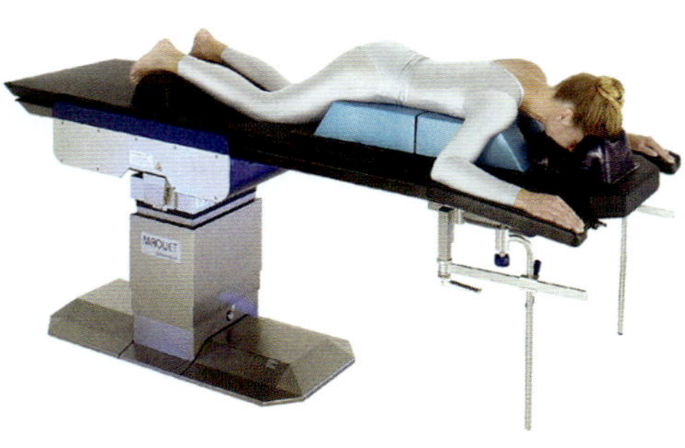

Abb. 5.7 Bauchlage mit Polsterkissen und Gelkopfkissen [E294, V141]

5.3.6 Besonderheiten in Trendelenburglage

Sollte es intraoperativ zur Verbesserung der Sicht im OP-Gebiet notwendig sein, die Tischplatte zu neigen, muss der Patient vor Verrutschen gesichert sein. Um einen Clavicula-Tiefstand zur Schonung des Plexus brachialis zu vermeiden, werden gut gepolsterte Schulterstützen in Höhe des Acromiums angebracht. Zur Minimierung der Gefahr für den Plexus und die Belastung an den Andruckpunkten ist die Verwendung einer kurzen Vakuummatratze zu überlegen, die den Druck über den gesamten Rücken verteilt und die Schultern entlastet.

LITERATUR

Berufsverband Deutscher Anästhesisten und Berufsverband der Deutschen Chirurgen. Verantwortung für die prä-, intra- und postoperative Lagerung des Patienten. Aus: www.dgai.de/alle-docman-dokumente/entschliessungen-vereinbarungen/1738-verantwortung-fuer-die-prae-intra-und-postoperative-lagerung-des-patienten/file.html (letzter Zugriff: 3.7.2025).

European Pressure Ulcer Advisory Panel et al. Prevention and Treatment of Pressure Ulcers/Injuries. Quick Reference Guide. 3rd ed. 2019. Aus: www.epuap.org/wp-content/uploads/2020/06/qrg-2020-german.pdf (letzter Zugriff: 3.7.2025).

Kleinschmidt S. Perioperative Lagerung des Patienten. In: Rossaint R, Werner C, Zwißler B. (Hrsg.). Die Anästhesiologie. Berlin, Heidelberg: Springer, 2016. S. 1–5.

Krettek C, Aschemann D. Lagerungstechniken im Operationsbereich. Berlin, Heidelberg: Springer, 2005.

Ninow B et al. Patientenlagerung im OP: Grundlagerung und Best Practice. Im OP. 2023; 13(5): 241–255.

KAPITEL

6 Anästhesie und Reanimation

M.A. Fichtl, S.-A. Henne, T. Felbinger (6.1–6.5), M. Rhiem (6.6)

6.1 Anästhesie – Grundlagen

Ziel der Anästhesiologie im operativen Kontext ist es, die Patientinnen in einen Zustand zu versetzen, in dem ein diagnostischer oder therapeutischer Eingriff durchgeführt werden kann. Es existieren verschiedene **Betäubungsverfahren,** die zu diesem Zweck eingesetzt werden:

- Allgemeinanästhesie
- Lokal- und Regionalanästhesie
- Analgosedierung

Die Entscheidung für das durchzuführende Verfahren hängt u.a. vom gesundheitlichen Status der Patientin, den verfahrensspezifischen Vor- und Nachteilen sowie dem Patientenwunsch ab. Für manche Operationen stehen mehrere Optionen zur Verfügung (z. B. operative Versorgung einer Femurfraktur in Spinalanästhesie oder unter Allgemeinanästhesie). Ergänzend können Verfahren miteinander kombiniert werden (z. B. operative Versorgung einer Klavikulafraktur in Vollnarkose in Kombination mit einem interskalenären Schmerzkatheter), um synergetische Effekte zu nutzen und postoperativ eine bessere Schmerzbekämpfung zu ermöglichen.

Nach der Einleitung des Betäubungsverfahrens erfolgt die intraoperative Überwachung der Patientin, um mögliche hämodynamische, kardiale oder respiratorische Komplikationen frühzeitig zu erkennen und zu beheben. Nach der Operation werden die Patientinnen – ausgenommen bei direkter Übernahme auf eine Überwachungsstation – zunächst im Aufwachraum weiterbetreut, um etwaige postoperative Komplikationen frühzeitig festzustellen.

Nach derzeitigem Wissensstand führt die individuelle Bindung der Anästhetika an eine Vielzahl unterschiedlicher **Bindungsstellen der Zellmembranen** zur spezifischen Wirkung. Bei diesen Bindungsstellen handelt es sich um membrangebundene Proteine wie Rezeptoren und Ionenkanäle, die die molekulare Zellkommunikation vermitteln. Betroffen sind nacheinander die Hirnrinde, das Mittelhirn sowie Teile des Stammhirns und des Rückenmarks. Die gemeinsame Endstrecke dieser Wirkungen stellt die Anästhesie dar.

6.2 Allgemeinanästhesie

6.2.1 Pharmaka der Allgemeinnarkose

Als Allgemeinanästhesie oder Narkose wird das Verfahren bezeichnet, bei dem eine Dämpfung und Ausschaltung von Schmerzempfindung, Vigilanz und vegetativen Reaktionen herbeigeführt wird. Die genannten Kriterien werden von keiner Substanz allein ausreichend gut erfüllt, sodass für eine Narkose eine **Kombination verschiedener Medikamente** eingesetzt wird:

- **Analgetikum:** Ausschaltung der Schmerzempfindung
- **Hypnotikum:** Ausschaltung des Bewusstseins und der vegetativen Reflexe
- **Muskelrelaxans:** Erschlaffung der Muskulatur

Innerhalb dieser drei Klassen existieren jeweils verschiedene Medikamente, die sich anhand verschiedener Charakteristika voneinander unterscheiden. Wirkdauer, Metabolisierung und Nebenwirkung sind exemplarische Eigenschaften, die unter Berücksichtigung der Patientin und möglicher Vorerkrankungen für die Auswahl des zu verwendenden Präparats entscheidend sind.

Idealerweise verfügen die eingesetzten Anästhesiemittel über eine gute Steuerbarkeit, eine große therapeutische Breite sowie geringe Toxizität, sind nebenwirkungsarm und lassen sich reversieren, d.h., in ihrer Wirkung durch die Verabreichung von Gegenmitteln aufheben.

Nach Narkoseeinleitung muss in der Regel über die Dauer der Operation eine kontinuierliche Medikamentengabe erfolgen, um die Narkose aufrechtzuerhalten. Dies kann intravenös als **totale intravenöse Anästhesie (TIVA)** oder inhalativ über ein Gas als **balancierte Anästhesie** erfolgen (➤ 6.2.2). Zur Ausleitung einer Narkose wird diese kontinuierliche Zufuhr gestoppt. Durch Metabolisierung oder Abatmen der zugeführten Medikamente kommt es zu einer Abnahme der Wirkstoffkonzentration, infolgedessen Bewusstsein und vegetative Reaktionen wieder zunehmen, bis das Bewusstsein wiedererlangt ist.

Metabolisierung im Rahmen des Abbaus bedeutet, dass aus aktiven Wirkstoffen inaktive Metabolite entstehen oder diese direkt ausgeschieden werden.

Diese Stoffwechselprozesse erfolgen in der Regel in der Leber, der Niere, durch unspezifische Enzyme oder spontan. Daraus ergibt sich, dass durch Erkrankungen der entsprechenden Organe diese Abbauprozesse beeinflusst werden und die Metabolisierung von Medikamenten beeinträchtigt sein kann. Neben der Metabolisierung können Wechselwirkungen zwischen verschiedenen Medikamenten zu einer veränderten Wirkung führen und müssen bedacht werden.

Die folgende Darstellung stellt einen Auszug häufig verwendeter Medikamente dar. Die tatsächlich eingesetzten Substanzen können nach der Art des Eingriffs, lokalen Richtlinien und individueller Expertise variieren. Die tatsächliche Anzahl der in der Anästhesie verwendeten Medikamente ist weitaus größer.

Analgetika

Analgetika werden während bzw. nach der Allgemeinanästhesie und Analgosedierung eingesetzt, um das Schmerzempfinden zu reduzieren. **Morphin** wird als Referenzsubstanz für Wirkstärke der Präparate verwendet – man spricht von der **analgetischen Potenz.** Analgetika können in die Gruppe der Opioide und Nicht-Opioid-Analgetika eingeteilt werden:

Opioide

Opioide sind starke Schmerzmedikamente, die an Zellen des Nervensystems an transmembranöse Opioidrezeptoren binden. Gängige Vertreter dieser Gruppe sind **Remifentanil** (z. B. Ultiva®), **Alfentanil** (z. B. Rapifen®), **Fentanyl** (z. B. Fentanyl-Janssen®) und **Sufentanil** (z. B. Sufenta®). Die intravenöse Verabreichung erlaubt einen schnellen Wirkeintritt, wobei sich die Präparate hinsichtlich ihrer Wirkstärke und -dauer voneinander unterscheiden. Sufentanil besitzt verglichen mit Morphin mit einer analgetischen Potenz von bis zu 1.000 die stärkste Wirkung. Remifentanil verfügt über die kürzeste Wirkdauer und erlaubt dadurch eine sehr gute Steuerung. Die Wahl des zu verwendenden Mittels und dessen Dosierung hängt von der Operation, dem Patientenzustand und der interindividuellen Wirkung ab und muss von der Anästhesiologin entsprechend dosiert werden. Eine relevante Nebenwirkung besteht in der atemdepressiven Wirkung, die bis zum Atemstillstand reichen kann. Weitere allgemeine Nebenwirkungen betreffen das Intestinum durch die obstipative und emetische Wirkung.

Nicht-Opioide

Nicht-Opioid-Analgetika verfügen im Vergleich über eine geringere analgetische Potenz und werden vornehmlich zur postoperativen Schmerztherapie eingesetzt. In der Regel – mit Ausnahme von z. B. **Metamizol** (z. B. Novalgin®) und **Esketamin** (Ketanest S®) – wirken sie an peripheren Rezeptoren im Körper und somit im Gegensatz zu den Opioiden nicht im zentralen Nervensystem (ZNS). Als Gruppe der nicht steroidalen Antirheumatika (NSAR) verfügen **Diclofenac** (z. B. Voltaren®) oder **Paracetamol** (z. B. Ben-u-ron®) zusätzlich über eine antiphlogistische und antipyretische Wirkung.

Hypnotika

Als Hypnotika wird eine sehr heterogene Wirkstoffgruppe bezeichnet, wobei allen Wirkstoffen gemein ist, dass sie eine Reduktion des Bewusstseins bis hin zum vollständigen Bewusstseinsverlust herbeiführen. Eine Abgrenzung zu Sedativa und Narkotika ist teils schwierig, oft werden diese Begriffe synonym verwendet.

Nach Verabreichung wirken Hypnotika im ZNS, wo sie durch ihre Bindung an unterschiedliche Rezeptoren und membranständige Proteine (z. B. $GABA_{A/B}$- oder NMDA-Rezeptor) zu einer Modulation von Ionenkanälen führen.

Es existieren verschiedene Injektionsanästhetika, die anhand ihrer Struktur und ihrer Wirkmechanismen voneinander unterschieden werden. Welches Präparat eingesetzt wird, hängt von den daraus resultierenden Nebenwirkungen sowie der durchzuführenden Operation und des Gesundheitszustands der Patientin ab.

Propofol (z. B. Disoprivan®) ist ein weit verbreitetes Präparat, das aufgrund seiner guten Steuerbarkeit und antimimetischen Wirkung regelhaft eingesetzt wird. Es wird eine angenehme Einschlafphase und kurze Aufwachzeit beschrieben. Zudem eignet sich Propofol auch im Rahmen einer TIVA zur Fortführung einer Narkose nach der Einleitung. Für eine Aufrechterhaltung der Narkose während der Operation wird dabei mittels einer Spritzenpumpe kontinuierlich Propofol intravenös infundiert. Zu den relevanten Nebenwirkungen zählen ein potenzieller Injektionsschmerz und eine kreislaufdepressive Wirkung, die insbesondere bei älteren und kardial vorerkrankten Patientinnen zu beachten ist.

Etomidat (z. B. Hypnomidate®) zeichnet sich durch seine geringen Nebenwirkungen auf das Herz-Kreislauf-System aus und wird daher bevorzugt zur Einleitung von herzkranken Patientinnen und kardiochirurgischen Operationen angewendet. Zu den relevanten Nebenwirkungen gehören der Injektionsschmerz und eine mögliche Nebenniereninsuffizienz. Eine längerfristige Verabreichung ist wegen der suppressiven Wirkung auf die Cortisol- und Aldosteronsynthese nicht möglich. Aufgrund dieser Nebenwirkungen hat die Verwendung in der Vergangenheit zugunsten anderer Wirkstoffe deutlich abgenommen.

Thiopental (z. B. Trapanal®) verfügt über einen schnellen Wirkungseintritt (10–20 Sekunden). Durch eine schnelle Umverteilung ergibt sich eine kurze Wirkdauer. Als alkalische Substanz kann es im Fall einer versehentlichen arteriellen oder paravasalen Injektion zu Nekrosen im betroffenen Bereich kommen. Durch seine kardiovaskulär depressive Wirkung ist es für Patientinnen mit entsprechenden Vorerkrankungen nicht geeignet. Ferner kann es zu einer Freisetzung von Histamin mit anaphylaktoiden Beschwerden kommen.

Muskelrelaxantien

Muskelrelaxantien werden zur Hemmung der Aktivität der quer gestreiften Muskulatur eingesetzt. Ihre Wirkung an den motorischen Endplatten der Nerven durch die Bindung an Acetylcholinrezeptoren (ACh-Rezeptor) ermöglicht eine reversible Lähmung von Zwerchfell und Skelettmuskel, ohne dass der Herzmuskel oder die glatten Muskeln des Magen-Darm-Trakts beeinträchtigt werden. Eine Verwendung im Rahmen der Narkoseeinleitung verbessert die Intubationsbedingungen. Operativ werden sie insbesondere für Eingriffe im Bauchraum, dem Thorax oder in der Nähe großer Gelenke benötigt, wo eine Muskelrelaxation zu einer Verbesserung der Operationsbedingungen führt.

Sie werden in die Gruppen der depolarisierenden und nicht depolarisierenden Muskelrelaxantien eingeteilt und unterscheiden sich in Bezug auf deren Wirkeintritt- und -dauer. Depolarisierende Relaxanzien lösen durch Ihre Bindung an die Rezeptoren eine vorübergehende Muskelzuckung aus, während nicht depolarisierende Muskelrelaxanzien durch den kompetitiven Block am ACh-Rezeptor keine Zuckung auslösen – ein Aspekt, der bei Narkoseeinleitung für verschiedene Verletzungen von z. B. Auge oder Wirbelsäule beachtet werden muss. Hinsichtlich der Wirkdauer können kurz, mittel- und lang wirksame Relaxanzien unterteilt werden.

Als **depolarisierendes Muskelrelaxanz** verfügt **Succinylcholin** (z. B. Lysthenon®) über einen Wirkeintritt innerhalb von Sekunden bei kurzer Wirkdauer von ca. 5 Minuten. Durch das Wirkprofil eignet es sich besonders im Rahmen der Ileuseinleitung (s. unten). Durch seine depolarisierende Wirkung an den Zellen kommt es zu einer Ausschüttung von Kalium aus den Zellen. Der Anstieg kann bei einem erhöhten Kaliumspiegel im Blut in Herzrhythmusstörungen resultieren. Succinylcholin stellt einen Triggerfaktor für das Auftreten einer malignen Hyperthermie dar.

Zu den **nicht depolarisierenden Muskelrelaxanzien** zählen beispielsweise **Rocuronium** (z. B. Esmeron®), **Mivacurium** (z. B. Mivacron®), **Cisatracurium** (z. B. Nimbex®), **Atracurium** (z. B. Tracrium®) oder **Pancuronium** (z. B. Organon®). Die vollständige Wirkung entwickeln die Mittel nach der Verabreichung in der Regel nach wenigen Minuten, dafür ist die Wirkdauer von bis zu mehreren Stunden deutlich länger im Vergleich zu Succinylcholin.

Für die Wahl des zu verwendenden Mittels und möglicher Wiederholungsgaben ist eine gute Abstimmung zwischen Anästhesie und operativen Fächern notwendig. Intraoperativ sollen Muskelrelaxanzien die Operationsbedingungen verbessern. Gegen Ende der OP und zur Narkoseausleitung müssen diese allerdings ausreichend abgebaut sein. Ein Relaxansüberhang führt zu einer Beeinträchtigung der Atmung und stellt ein Risiko für eine Aspiration dar.

Inhalationsanästhetika

Inhalationsanästhetika wie **Sevofluran**, Desfluran oder **Isofluran** werden im Rahmen der balancierten Allgemeinanästhesie eingesetzt, um eine Narkose aufrechtzuerhalten. Bei pädiatrischen Patientinnen kann Sevofluran auch zur Narkoseeinleitung genutzt werden, falls durch Agitation und reduzierter Patientencompliance eine intravenöse Narkoseeinleitung nicht möglich oder erschwert ist.

Die eingesetzten Narkosegeräte erlauben eine titrierte Beimischung der Narkosegase in die Atemluft. Bei Raumluft liegen die Kohlenwasserstoffe größtenteils in flüssiger Form vor und werden für ihren Einsatz in den gasförmigen Zustand überführt (volatile Anästhetika). Durch die chemischen Eigenschaften erfolgt dieser Prozess bei Sevofluran passiv bei Raumtemperatur, bei Desfluran unter einem erhöhten Umgebungsdruck und zusätzlicher Erwärmung durch den Vapor des Narkosegeräts.

Die verabreichte Dosis wird durch die prozentuale Beimischung der Atemluft und dem Atemvolumen eingestellt und mittels der Konzentration in der Ein- und Ausatemluft überwacht. Die Narkosetiefe wird anhand der vorherrschenden alveolären Konzentration des Narkosegases gesteuert, indem diese entsprechend erhöht oder reduziert wird.

In der Lunge treten die Gase in die Blutbahn über und reichern sich über den Kreislauf in den verschiedenen Körpergeweben an. Die genaue Wirkweise ist nach wie vor Gegenstand der Forschung. Vermutet wird eine Wirkung innerhalb des zentralen Nervensystems auf verschiedene Signalwege wie die GABA- und NMDA-Rezeptoren.

Mit Beendigung der Beimischung der Gaszufuhr werden die Narkosegase im Wesentlichen unverändert abgeatmet. Nur ein sehr geringer Teil wird durch Leber und Niere metabolisiert und ausgeschieden. Die wichtigsten Eigenschaften der verschiedenen Narkosegase sind in ➤ Tab. 6.1 dargestellt.

Ein Vorteil bei der Verwendung volatiler Anästhetika besteht in der bronchodilatativen Wirkung, welche eine Beatmung erleichtern kann.

Dosisabhängig führen Inhalationsanästhetika zu verschiedenen **adversiven Nebenwirkungen.** Als Auslöser für eine periphere Vasodilatation mit resultierender Hypotonie und ihrer kreislaufdepressiven Wirkung auf das Herz muss der Einsatz bei kardialen Risikopatientinnen wohl überlegt erfolgen. Durch eine zerebrale Vasodilatation kann eine Mehrdurchblutung mit folgender intrakranieller Druckerhöhung resultieren, die besonders bei neurochirurgischen Patientinnen zu vermeiden ist. Die Verwendung von Narkosegasen stellt einen Risikofaktor für das Auftreten postoperativer Übelkeit und Erbrechen (PONV, ➤ 6.2.2) dar und sollte bei Risikopatientinnen durch eine TIVA als Narkoseverfahren ersetzt werden. Als Triggersubstanzen für die maligne Hyperthermie als potenziell tödliche Nebenwirkung ist der Einsatz kontraindiziert.

Iso-, Sevo- und insbesondere Desfluran sind hochpotente Treibhausgase. Die Verwendung von Low-Flow- (Frischgasfluss < 1 l/Min.) und Minimal-Flow-Narkosen (Frischgasfluss < 0,5 l/min) mit reduzierter Zufuhr von Frischgasen senkt die Kosten und die Umweltbelastung durch die halogenierten Kohlenwasserstoffe. Als weitere Entwicklungen kann durch den Einsatz von Filter-, Absaug- und Wiederverwertungsanlagen die Umweltbelastung durch Narkosegase weiter gesenkt werden.

Lachgas hat durch seinen limitierten Einsatz in den vergangenen Jahren zunehmend an Bedeutung verloren. Als einziges Narkosegas verfügt es über analgetische Eigenschaften, allerdings ist die anästhetische Potenz gering. Weitere Nebenwirkungen wie die Diffusion in Körperhohlräume und die Gefahr der sogenannten Diffusionshypoxie beim Rückfluten zur Ausleitung einer Narkose haben die Verwendung von Lachgas überholt.

Tab. 6.1 Die wichtigsten Eigenschaften der Narkosegase

	Enfluran	Isofluran	Sevofluran	Desfluran	Lachgas
Hypnose	+	+	+	+	(+)
Analgesie	–	–	–	–	+
Relaxation	+	+	+	+	–
Bronchodilatation	+	+	+	+	-
Metabolisierung	2 %	0,2 %	4 %	0,02 %	0 %

Katecholamine

Katecholamine sind essenziell in der Anästhesie und Intensivmedizin. Sie dienen der Unterstützung und Aufrechterhaltung des Herz-Kreislauf-Systems und stellen eine angemessene Perfusion relevanter Organe sicher. Durch die Dämpfung von Bewusstsein und vegetativen Reaktionen kann es im Rahmen von Betäubungsverfahren zu einer Abnahme der Hämodynamik in Form von Hypotonie und Bradykardie kommen. Verstärkt kann dieser Effekt bei schwer erkrankten oder verletzten Patientinnen auftreten.

Bei den eingesetzten Katecholaminen handelt es sich um synthetische Neurotransmitter und Hormone, die an der Regulation des Herz-Kreislauf-Systems beteiligt sind. Katecholamine binden im Körper an Adrenorezeptoren der Zellen von Zielorganen wie dem Herzen, der Lungen oder dem Gefäßsystem. Es existieren verschiedene α- und β-Rezeptoren als mögliche Bindungsstellen, an die Katecholamine mit unterschiedlicher Affinität binden können. **Noradrenalin** führt durch seine Bindung an die α_1-Rezeptoren des Gefäßsystems zu einer Vasokonstriktion und bewirkt einen Blutdruckanstieg. **Adrenalin** bindet verstärkt an die $ß_1$-Rezeptoren des Herzens und resultiert vor allem in einer Steigerung der Herzkraft und Frequenz.

Katecholamine sind sehr potente Medikamente und bedürfen bei Verabreichung einer strengen Kontrolle von Herzfrequenz und Blutdruck. Die Verabreichung von wenigen Mikrogramm ist ausreichend, um relevante Kreislaufveränderungen herbeizuführen. Vor diesem Hintergrund erfolgt die Gabe von Katecholaminen meist stark verdünnt und/oder genau dosiert mittels Spritzenpumpen.

Bei Positionierungsmaßnahmen müssen laufende Spritzenpumpen und aufgesteckte Spritzen mit Katecholaminen besonders beachtet werden. Insbesondere bei kritisch kranken Patientinnen kann eine versehentliche Bolusgabe oder Unterbrechung einer durchgehenden Verabreichung schwerwiegende bis tödliche Folgen haben.

Ergänzende Medikamente

Benzodiazepine

Benzodiazepine, z. B. **Diazepam** (z. B. Valium®) oder **Midazolam** (z. B. Dormicum®) wirken dosisabhängig sedierend bis hypnotisch über die zentralen GABA-Rezeptoren. Neben der Narkose bieten sie sich durch die lange Wirkdauer auch für die Sedierung und im Rahmen der Regionalanästhesie durch ihre angstlösende Wirkung an.

Die lang anhaltende Wirkung verbietet die aktive Teilnahme am Straßenverkehr für mindestens 24 Stunden.

Früher fand ein vermehrter Einsatz im Rahmen der Prämedikation vor Operationen statt, um bei den Patientinnen Stress und die Angst zu reduzieren. Da jedoch die Kombination mit einem Opioid die Herz-Kreislauf-dämpfenden Effekte und die Atemdepression unerwünscht verstärken kann und auch weitere Wechselwirkungen mit den Medikamenten der Allgemeinanästhesie auftreten können, wird mittlerweile von dieser Praxis abgesehen. Eine Ausnahme können pädiatrische und sehr ängstliche Patientinnen sein.

Antagonisten

Als Antagonisten werden Medikamente bezeichnet, welche die Wirkung einer Referenzsubstanz vollständig aufheben oder dieser entgegenwirken. Diese Wirkung kann über verschiedene Mechanismen erfolgen. **Kompetitive Antagonisten** konkurrieren um dieselben Rezeptoren wie das ursprüngliche Medikament, wirken allerdings an der Zielstruktur entgegengesetzt. **Nicht kompetitive Antagonisten** wirken nicht an der Bindungsstelle des Rezeptors, sondern verändern diesen anderweitig, bzw. beeinflussen dessen Signalübertragung. Neben diesen beiden Arten von Antagonisten können auch Substanzen verabreicht werden, die über eine gegensätzliche Wirkung verfügen – man spricht von **funktionellen Antagonisten.**

Die Aufhebung der Wirkung von nicht depolarisierenden Muskelrelaxantien kann man durch die Gabe von **Neostigmin** (z. B. Neostig®) und **Pyridostigmin** (z. B. Mestinon®) als nicht kompetitive Antagonisten beschleunigen. Beides sind **Cholinesterasehemmer,** die den Abbau des Acetylcholins durch Cholinesterase verhindern. Dies führt zu einem Anstieg der ACh-Konzentration und zur Verdrängung der Muskelrelaxantien an der neuromuskulären Endplatte. Nebenwirkungen dieser Antagonisten sind Bronchospasmus, Bradykardie und Steigerung der Speichelsekretion. Diese Effekte können durch vorherige oder gleichzeitige Gabe von **Atropin** oder **Glycopyrrolat** abgeschwächt werden *(Vagolyse).* Mit der Substanzklasse der **Cyclodextrine** (z. B. Suggamadex®) existiert ein weiteres Medikament zur Aufhebung von Rocuronium als primäre Wirksubstanz. Dabei handelt es sich um Moleküle mit Ringstruktur, welche eine Enkapsulierung und Inaktivierung des freien Muskelrelaxans im Blut bewirken. Durch den Konzentrationsabfall im Serum kommt es zu einer Diffusion des Muskelrelaxans von der motorischen Endplatte in Richtung Plasma, infolgedessen die neuromuskuläre Endplatte nicht weiter blockiert wird.

Die Aufhebung der Wirkung von Opioiden ist mit Antagonisten wie z. B. **Naloxon** (z. B. Naloxon-Actavis®) möglich. Es handelt sich um einen kompetitiven Antagonisten, welcher Opiate an den Opioidrezeptoren verdrängt und die Reizantwort der Rezeptoren unterbindet. Bei der Antagonisierung von hohen Opioiddosen oder lang wirkenden Opioiden kann es postoperativ durch die relativ kurze Naloxonwirkung zum erneuten Auftreten der Atemdepression kommen. Entsprechend müssen Risikopatientinnen ggf. verlängert postoperativ überwacht werden, um ein solches Rebound-Phänomen frühzeitig zu erkennen.

Die Wirkung von Benzodiazepinen kann mit **Flumazenil** (z. B. Anexate®) als kompetitiven Antagonisten aufgehoben werden. Durch die Halbwertszeit von ca. 60 Minuten ist auch hier eine erneute Wirkung im Kreislauf befindlicher Benzodiazepine möglich, nachdem Flumazenil metabolisiert und abgebaut wurde.

6.2.2 Durchführung der Allgemeinnarkose

Die anfängliche strenge Trennung in intravenöse und inhalative Anästhesie sowie klassische Neuroleptanalgesie wurde inzwischen zugunsten der kombinierten Methoden verlassen. Heutige Standardmethode ist die **balancierte Anästhesie,** bei der Hypnotika, potente Analgetika, Inhalationsanästhetika und Muskelrelaxantien gleichzeitig zur Anwendung kommen. Die pharmakologischen Komponenten werden je nach Bedarf unterschiedlich gewichtet. So ermöglichen sie eine optimale Anpassung an die individuelle Situation der Patientin. Die unerwünschten Nebenwirkungen werden wegen der geringeren Dosierung der Einzelsubstanzen minimiert, die Steuerbarkeit der Narkose verbessert sich. Neigen Patientinnen zu postoperativem Erbrechen, sollte eine **total intravenöse Anästhesie (TIVA)** durchgeführt werden. Dabei wird auf Inhalationsnarkotika und Lachgas verzichtet. Die Beatmung erfolgt mit einem Sauerstoff-Luft-Gemisch. Mittels Spritzenpumpen wird der Patientin kontinuierlich intravenös ein Hypnotikum verabreicht. Um die gute Steuerbarkeit und damit ein schnelles postoperatives Erwachen zu erreichen, sind neben Propofol als Hypnotikum möglichst kurz wirksame Opioide und Muskelrelaxantien zu verwenden. Zur Abschätzung der Narkosetiefe dienen u.a. die Messung von Puls, Blutdruck, Atemfrequenz und Atemzugvolumen als auch die klinische Beobachtung von Lidreflex, Schweiß- und Tränensekretion sowie des Muskeltonus und des Atemrhythmus.

Nach zahlreichen Studien wurde ein spezielles EEG-Verfahren (**Bispektral-Index-Monitor**) zur Bestimmung, Überwachung und Steuerung der Narkosetiefe entwickelt. Dabei werden Elektroden auf Stirn und Schläfe der Patientin aufgeklebt und darüber ein EEG abgeleitet. Per Computer wird aus dem EEG eine Zahl entsprechend der Narkosetiefe ermittelt. 100 bedeutet volles Bewusstsein, 0 keine elektrische Hirnaktivität. Intraoperativ ist ein Wert von 40–60 anzustreben. Zu tiefe Werte sollten vermieden werden, da mit ihnen die Wahrscheinlichkeit für Nebenwirkungen durch die Dämpfung der vegetativen Reflexe zunehmen. Bei geriatrischen Patientinnen konnte gezeigt werden, dass eine zu tiefe Narkose mit einer gesteigerten Gefahr für das Auftreten eines postoperativen Delirs einhergeht.

Die technischen Voraussetzungen zur Durchführung einer Narkose beinhalten ein funktionsfähiges Narkosegerät, eine leistungsfähige Absaugvorrichtung und die Vollständigkeit des Anästhesiezubehörs. Unabhängig vom geplanten Narkoseverfahren müssen alle Überwachungsgeräte betriebsbereit sein und die für einen Notfall erforderlichen Medikamente griffbereit vorliegen.

Präoperativ überprüft die Anästhesiologin die Identität der Patientin, die Art des Eingriffs und ob die Prämedikation verabreicht wurde. Er muss sich vom Vorhandensein aller Unterlagen, der Einwilligung zur Narkose, der Bereitstellung von Blut sowie der Nüchternheit der Patientin überzeugen. Zahnprothesen dürfen nur nach Rücksprache mit der Anästhesistin im Mund verbleiben.

Anschließend wird ein intravenöser Zugang angelegt. Puls, Blutdruck und Sauerstoffsättigung werden kontrolliert. Vor der Narkoseeinleitung erfolgt zunächst eine mehrminütige **Präoxygenierung**, bei der die Patientin über eine Maske reinen Sauerstoff atmet (normale Raumluft besteht u. a. zu ca. 78 % aus Stickstoff und ca. 21 % Sauerstoff). Durch die vorangehende Inhalation mit reinem Sauerstoff wird der Stickstoff aus der Lunge abgeatmet und Sauerstoff in Lunge und Blut angereichert. Ziel ist es, die Apnoezeit ohne Abfall der Sauerstoffsättigung zu verlängern und die Phase bis zur endgültigen Platzierung des Atemwegshilfsmittels zu überbrücken. Die Apnoezeit liegt bei jungen gesunden Patientinnen bei ca. 2,5 Minuten und kann durch die Präoxygenierung rechnerisch auf bis zu 10 Minuten verlängert werden. Die Narkoseeinleitung erfolgt in der Regel intravenös, bei Kindern oder unkooperativen Patientinnen eventuell inhalativ oder intranasal.

Das **Narkoseprotokoll** dient zur ausführlichen Dokumentation des Narkoseverlaufs, der Überwachungsparameter, der verwendeten Medikamente und der Laborkontrollen.

Maskennarkose

Zur Maskennarkose (➤ Abb. 6.1 a) liegt die Patientin auf dem Rücken mit leicht erhöhtem Kopf (Schnüffelposition). Die Freihaltung der Atemwege geschieht mit dem **Esmarch-Handgriff** durch Überstrecken des Kopfs und Anheben des Unterkiefers. Ein Zurückfallen der Zunge und die Verlegung des Kehlkopfeingangs kann zusätzlich mithilfe eines oropharyngealen Tubus nach Guedel (➤ Abb. 6.1 b) oder eines nasalen Tubus nach Wendel verhindert werden. Die auf Mund und Nase aufliegende Maske wird mit leichtem Druck dicht gehalten. Die **Beatmung** kann manuell über den Beatmungsbeutel des Narkosegeräts oder alternativ durch Vorgabe der Beatmungsparameter vorgenommen werden. Da bei der Maskenbeatmung vermehrt Leckagen auftreten können, ergibt sich bei Verwendung von volatilen Anästhetika eine Schadstoffbelastung des Personals. Entsprechend sollte bei der Durchführung einer Maskennarkose auf die Verwendung von Narkosegasen zugunsten einer TIVA verzichtet werden. Da es bei der Maskenbeatmung keinen Aspirationsschutz gibt, ist die präoperative Nahrungskarenz der Patientin die wichtigste Voraussetzung.

VORSICHT

Vorerkrankungen oder Zustände, die mit einer gesteigerten Gefahr für Reflux oder Aspiration einhergehen, sind absolute Kontraindikationen für eine Maskennarkose.

Indikationen

Eine Maskennarkose ist indiziert bei kurz dauernden Eingriffen bis zu 30 Minuten, die keine Relaxierung

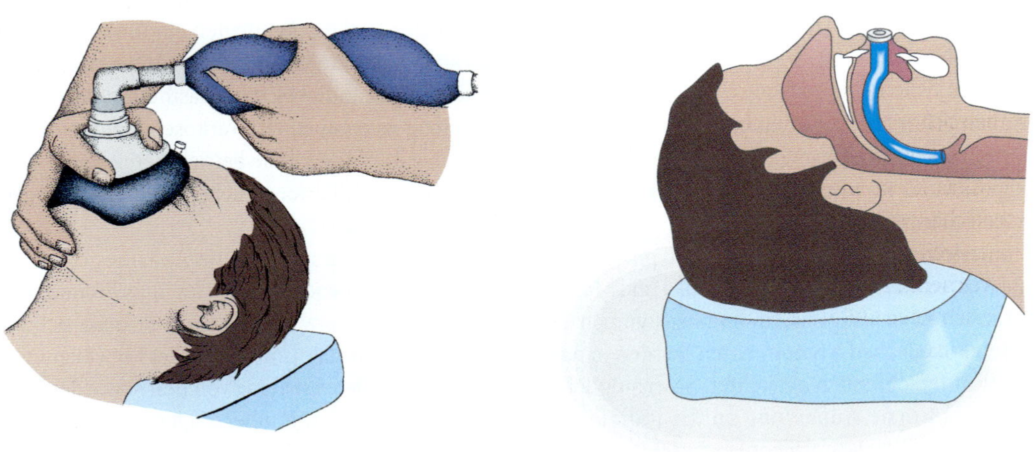

a b

Abb. 6.1 a) Maske mit Daumen und Zeigefinger halten, über Mund und Nasenöffnung pressen, Unterkiefer nach oben ziehen und mit den restlichen Fingern Kopf in reklinierter Stellung fixieren (C-Griff). b) Korrekte Lage eines Guedeltubus [L157] erfordern, z. B. Abrasio, Hämorrhoiden, Metallentfernung oder Abszessspaltung. Nicht geeignet ist das Verfahren bei Operationen im Abdomen, Thorax, Kopf-Hals-Bereich, in Bauchlage und bei Patientinnen, die nicht nüchtern sind.

Vorgehen

Die Maskennarkose wird nach Voratmung von Sauerstoff mit einem i.v. Narkotikum eingeleitet. Auch zur Aufrechterhaltung der Narkose wird in der Regel ein i. v. Narkotikum verwendet. Opioide sind wegen ihrer Nebenwirkungen (insbesondere Atemdepression) zurückhaltend zu dosieren. Die wiederkehrende Spontanatmung wird atemsynchron in Form der assistierten Beatmung unterstützt. Der dabei ausgeübte Beatmungsdruck wird den individuellen Volumenerfordernissen angepasst, jedoch darf der Tonus des Mageneingangs (etwa 20 cmH_2O) nicht überschritten werden, um eine Magenüberblähung mit Regurgitation und möglicher Aspiration von Mageninhalt zu verhindern. Erst bei ausreichender Narkosetiefe dürfen irritierende oder schmerzhafte Maßnahmen durchgeführt werden, z. B. Guedeltubus oder Hautschnitt. Zu früh gesetzte Fremdreize können zu gesteigerten Reflexen wie Husten, Würgen, Laryngo- und Bronchospasmus führen. Zur Ausleitung wird die Zufuhr der Narkotika unterbrochen. Bis zum Eintreten einer suffizienten Eigenatmung wird 100%iger Sauerstoff verabreicht.

Komplikationen

Schwierigkeiten bei der technischen Durchführung ergeben sich aufgrund anatomischer Verhältnisse, z. B. kurzer, dicker Hals, lückenhafter Zahnstatus, Vollbart, Adipositas. Bei zu festem Aufsetzen der Maske können Druckschäden im Gesicht entstehen, ockere Zähne können weiter gelockert oder extrahiert werden. Eine unzureichende Narkosetiefe kann den operativen Eingriff erschweren und zu respiratorischen Komplikationen mit insuffizienter Beatmung führen.

Narkose mit der Larynxmaske

Die mit einem aufblasbaren Rand versehene Larynxmaske (➤ Abb. 6.2) umschließt den Kehlkopfeingang, dichtet ihn ab und hält die Atemwege unter Schonung der Stimmbänder frei. Die Atem- und Narkosegase können über den flexiblen Schlauch zugeführt werden.

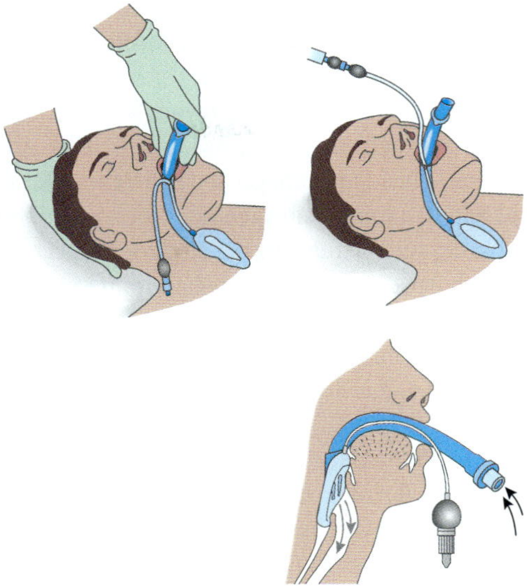

Abb. 6.2 Vorschieben und Lage der Larynxmaske [L157]

6

Indikationen

Die Larynxmaske kommt bei Eingriffen zum Einsatz, bei denen auf eine endotracheale Intubation verzichtet werden kann. Auch bei Intubationsschwierigkeiten kann die Sauerstoffversorgung zunächst mittels dieser Maske gesichert werden. Über spezielle Larynxmasken ist das Einführen eines Tubus (Fastrach®) oder einer Magensonde (ProSeal®) möglich.

Da kein absoluter Aspirationsschutz besteht, ist die Larynxmaske bei aspirationsgefährdeten Patientinnen (z. B. Ileus) kontraindiziert. Hohe Beatmungsdrücke erfordern eine Intubationsnarkose.

Vorgehen

Vorbereitung, Positionierung und Einleitung der Patientin erfolgen wie bei der Maskennarkose. Das Einführen der Larynxmaske erfordert kein Laryngoskop, aber eine ausreichende Narkosetiefe, um unerwünschte Reflexe im Rachenraum zu vermeiden. Die Larynxmaske wird eingelegt, indem der Mund geöffnet und die Maske mit der Spitze voran am harten Gaumen vorgeschoben wird, bis ein federnder Widerstand auftritt. Die Maske platziert sich eigenständig durch ihre Form im Hypopharynx. Nach sicherer Platzierung, ggf. Anpassung des Cuff-Drucks, Auskultation beider Lungenflügel und Fixieren der Maske sind Spontanatmungsformen oder die maschinelle Beatmung zur Fortführung der Narkose möglich.

Durch Bewegung und Manipulation am Kopf kann es zu Veränderungen der Maskenlage im Mund-Rachen-Raum kommen. Beim Auftreten von Leckagen muss die Lage erneut kontrolliert und optimiert werden.

Die Larynxmaske übt nach erfolgter Einlage eine nur geringe Reizung aus und kann bei vorhandener Spontanatmung vorübergehend im Sinne einer Atemwegssicherung im Mund-Rachen-Raum zunächst belassen werden, auch ohne eine Beatmung durchzuführen. Zu beachten ist die potenzielle Gefahr eines laryngalen Spasmus.

Komplikationen

Als mögliche Komplikationen können Fehllage, Verlegung, Aspiration, Halsschmerzen und Zungenrandparästhesien auftreten.

Intubationsnarkose

Die **orotracheale** oder **nasotracheale Intubation** (➤ Abb. 6.3) mit einem Kunststoffschlauch (Endotrachealtubus) dient der sicheren Freihaltung der Atemwege, der Zufuhr von Narkosegasen und dem Absaugen von Tracheobronchialsekret. Der durch Mund oder Nase vorgeschobene Tubus liegt mit seinem Ende in der Trachea unterhalb der Stimmritze. Das Aufblasen der Tubusmanschette *(Cuff)* unterhalb der Stimmritze verhindert ein Entweichen von Atemgasen und die Aspiration von Sekreten und Mageninhalt. Über das Schlauchsystem eines Narkosegeräts sind Spontanatmung, manuelle oder maschinelle Beatmung möglich.

Indikation

Lange Eingriffe und/oder Operationen, die eine Relaxierung und kontrollierte Beatmung erfordern, sollten

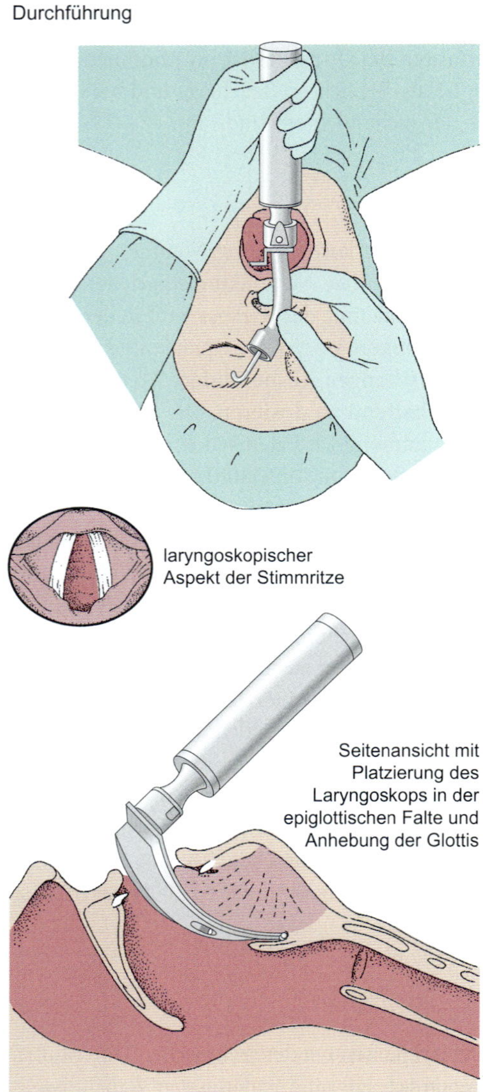

Abb. 6.3 Intubation mit dem Endotrachealtubus [L157]

als Intubationsnarkose durchgeführt werden. Unausweichlich ist eine Intubation bei nicht nüchternen oder schwangeren Patientinnen, Patientinnen mit Ileussymptomatik oder Eingriffen in Abdomen und Thorax. Bei Eingriffen im Kopf-Hals-Bereich oder mit ungünstiger Operationspositionierung (Bauchlage, Sitzposition) kann ggf. ein spiralverstärkter, flexibler Spezialtubus, z. B. Woodbridge-Tubus, eingesetzt werden. **Doppellumige Tuben** ermöglichen die seitengetrennte Ventilation in der Thoraxchirurgie.

Die **nasotracheale Intubation** ist indiziert bei Operationen im Oropharyngealraum.

Vorgehen

Zunächst ist das Anästhesiezubehör auf Vollständigkeit und Funktion zu überprüfen. Das Instrumentarium besteht aus Laryngoskop, auf Dichtigkeit geprüftem Tubus bzw. Reservetubus, Führungsstab, Magill-Zange, Blockerspritze, Guedeltubus und Fixiermaterial. Die mit EKG, Blutdruckmessung und Pulsoxymetrie überwachte Patientin wird wie zur Maskennarkose positioniert. Nach ausreichender Sauerstoffzufuhr über eine Maske zur Bildung einer Sauerstoffreserve erhält sie initial ein Analgetikum (z. B. Fentanyl oder Sufentanil) gefolgt von einem Einleitungshypnotikum (z. B. Propofol). Anschließend erfolgt die Verabreichung des Muskelrelaxans (z. B. Cisatracurium) unter Fortführung der Maskenbeatmung. Hintergrund ist die zu überbrückende Zeit bis zum vollständigen Wirkeintritt des Muskelrelaxans mit Erschlaffen der Stimmbänder.

Nach Überstrecken des Kopfs, Öffnen des Munds, Linksverlagerung der Zunge und Vorschieben des Laryngoskops wird die Sicht auf die Epiglottis frei. Durch Zug des Laryngoskops nach vorne oben kann die Stimmritze dargestellt werden. So kann im Normalfall unter Sicht ein Tubus durch den Kehlkopf in die Luftröhre geschoben werden. Der Cuff wird 1 cm unterhalb der Stimmbänder platziert und mit einem Druck von 25–30 cm H_2O geblockt. Ein zu hoher Cuffdruck vermindert die lokale Schleimhautdurchblutung mit der Gefahr von Drucknekrosen, insbesondere in Phasen schlechter Gewebeperfusion durch Hypotonie. Obligat ist die sorgfältige Auskultation zur Lagekontrolle des Tubus, um eine Fehlintubation in den Ösophagus und eine einseitige Belüftung durch eine zu tiefe Tubuslage in einen Hauptbronchus sofort zu erkennen. Nach Fixierung z. B. mit Pflasterstreifen wird der Tubus mit den Beatmungsschläuchen verbunden und das Narkosegasgemisch zugeführt. Die Wahl der Beatmungsparameter (Atemzugvolumen 6–8 ml/kg KG, Atemfrequenz ca. 10–12/Min. für Erwachsene) zielt unter Berücksichtigung der individuellen und operativen Gegebenheiten auf eine Normokapnie und -oxämie.

Anschließend überprüft und optimiert die Anästhesistin die Einstellung der Geräte, die Positionierung der Patientin und die Schutzmaßnahmen für empfindliche Körperteile wie z. B. Augen und Nerven. Die Art der Narkosefortführung ist abhängig von den geplanten chirurgischen Maßnahmen (Dauer, Schmerzhaftigkeit, Größe des Eingriffs) und individuellen Bedingungen wie Allgemeinzustand, Alter, Medikamenteneinnahme, Konsumgewohnheiten und Vorerkrankungen. Narkosetiefe und die Verabreichung von Analgetika können situativ an die Operation angepasst werden, sodass Analgetika bei schmerzhaften Maßnahmen bolusweise verabreicht werden.

Bei der totalen intravenösen Anästhesie (TIVA) wird Propofol kontinuierlich verabreicht und mit Opioiden und häufig Muskelrelaxantien kombiniert. Die hoch dosierte Opioidanalgesie findet Anwendung in der Kardiochirurgie, sie bedarf der postoperativen Nachbeatmung.

Ausmaß und Invasivität der Überwachung orientieren sich ebenfalls an der Größe der Operation und an den Vorerkrankungen der Patientin. Die Effektivität der Beatmung lässt sich anhand von Sauerstoffsättigung, Blutgaswerten und ausgeatmeter CO_2-Konzentration objektivieren. Das **Monitoring der Herz-Kreislauf-Funktion** über zentralen Venenkatheter, arterielle Kanüle und weitere Methoden zur Herz-Zeit-Volumen-Messung erleichtert die Beurteilung der kardialen und hämodynamischen Situation im Verlauf ausgedehnter Operationen und/oder bei schwerkranken Patientinnen. Hohe Flüssigkeits- und Blutverluste erfordern mehrere großlumige venöse Zugänge, einen Blasenkatheter, die intraoperative Rückgewinnung von Eigenblut (Cell Saver), den Einsatz von Infusionswärmern, Rapid-Infusion-Systemen (Druckinfusionsgeräten zur schnellen Gabe von großen Volumina) und die Aufrechterhaltung der normalen Körpertemperatur durch geeignete Wärmezufuhr, z. B. Wärmematten oder luftgewärmte Decken.

Ausleitung

Für die Beendigung einer Allgemeinanästhesie, insbesondere bei Einsatz einer Intubationsnarkose, müssen verschiedene Voraussetzungen erfüllt sein. Erst bei Vorhandensein folgender Kriterien sollte eine Extubation vorgenommen werden:

1. Vorhandene und suffiziente Spontanatmung
2. Stabile Kreislaufverhältnisse und Normothermie

3. Ausreichende Vigilanz und Schutzreflexe
4. Ausschluss einer neuromuskulären Restblockade

Sind einzelne oder mehrere Kriterien nicht erfüllt, muss dies vor der Extubation korrigiert werden. Ist dies nicht möglich, so ist unter Umständen die Fortführung der Sedierung mit Aufrechterhaltung einer kontrollierten oder assistierten Beatmung notwendig, bis die Kriterien erfüllt sind.

Vor der Extubation kann das Absaugen von Sekret durch den Tubus oder im Mund-Rachen-Raum notwendig sein.

Besondere Probleme

Schwierige Intubationsbedingungen finden sich z. B. bei Verletzungen des Gesichtsschädels und der Halswirbelsäule oder bei anatomischen Varianten (u. a. bei hoch sitzendem Kehlkopf) und Missbildungen. In diesen Fällen wird auf ein Fiberbronchoskop, ein Intubationsendoskop nach Bonfils, ein Videolaryngoskop und/oder eine passende Larynxmaske zurückgegriffen. Das **Videolaryngoskop** hat sich in den vergangenen Jahren bei einer erschwerten Intubation oder Ileuseinleitung (s. unten) flächendeckend etabliert. Durch eine Optik an der Spitze des Spatels erlaubt es eine Visualisierung der anatomischen Verhältnisse über einen Monitor am Griff. Die Darstellung der Stimmbandebene erhöht die Wahrscheinlichkeit einer erfolgreichen Intubation deutlich und ermöglicht eine gezielte Manipulation des Krikoids für eine erleichterte Platzierung des Endotrachealtubus.

Die Möglichkeiten zur Notfallkoniotomie müssen bei Patientinnen mit erschwerten Atemwegen gegeben sein.

Postoperative Übelkeit und Erbrechen (PONV) werden bei Risikopatientinnen je nach Ausprägung bereits vor und während der Operation prophylaktisch behandelt. Zu den Risikofällen in diesem Sinne zählen Baucheingriffe, Nichtrauchen, Reisekrankheit anamnestisch, weibliches Geschlecht oder erhöhter Opioidbedarf. Verwendung finden präoperativ Dexamethason (z. B. Fortecortin®) und Tropisetron (z. B. Navoban®, ein 5-HT3-Antagonist). Ergänzend oder alternativ kann bei entsprechender Indikation Ondansetron (z. B. Zofran®), Dimenhydrinat (z. B. Vomex®) oder Metoclopramid (Paspertin®) gegeben werden.

- Die Vermeidung einer Hypoventilation beim Schädel-Hirn-Trauma bewirkt eine Abnahme der Hirndurchblutung und senkt damit einen eventuell bestehenden Hirndruck, wobei der Effekt auf das Outcome diskutiert wird.
- Bei der atemphysiologisch ungünstigen Seiten- oder Bauchlage muss ein eventuell höherer PEEP (positiv endexspiratorischer Druck) eingestellt und auf eine ausreichende Ventilation geachtet werden.
- Bei laparoskopischen Eingriffen wird der abdominell erhöhte Druck über das Diaphragma auch auf Herz und Lunge übertragen. Die erfordert eine besondere Einstellung und sorgfältige Überwachung der Beatmungsparameter.

Entsprechend der neuesten Entwicklung können Kinder, auch Neugeborene und Säuglinge, meist mit speziellen, geblockten Pädiatrie-Tuben beatmet werden. Da bereits durch das geringste Trauma ein Schleimhautödem mit Behinderung der Atmung entstehen kann, werden High-Volume-Low-Pressure-Tuben eingesetzt. Eine regelmäßige Cuffdruck-Kontrolle ist obligat.

Ileuseinleitung (Crash-Einleitung)

Die Ileuseinleitung, Crash-Einleitung oder Rapid Sequence Induction (RSI) stellt eine besondere Form der Narkoseeinleitung dar. Ihre Durchführung erfordert eine sorgfältige Vorbereitung und klare Kommunikation im Team. Sie kommt bei aspirationsgefährdeten Patientinnen, z. B. nicht Nüchternen, Schwangeren oder Patientinnen mit Ileus-Beschwerden, zur Anwendung, um die Gefahr einer Regurgitation von Mageninhalt und Aspiration in die Lunge zu reduzieren.

Neben dem oben genannten Equipment zur Narkoseeinleitung wird eine zweite, leistungsfähige Absaugeinrichtung vorbereitet. Die Einleitung findet mit leicht erhöhtem Oberkörper statt, um die Gefahr einer Regurgitation zu reduzieren. Nach sorgfältiger Präoxygenierung werden Analgetikum, Hypnotikum und Muskelrelaxans in schneller Abfolge verabreicht, auf eine Masken-Beutel-Zwischenbeatmung wird verzichtet. Die Medikamente, insbesondere die Muskelrelaxanzien (i. d. R. Succinylcholin oder Rocuronium, ➤ 6.2.1), müssen über einen schnellen Wirkeintritt verfügen, um die Zeit des ungesicherten Atemwegs möglichst kurz zu halten. Nach Abwarten des Wirkeintritts der Relaxantien erfolgt dann die zügige Intubation.

Komplikationen

Die wesentlichsten Komplikationen von Allgemeinanästhesien mit endotrachealer Intubation sind Fehlintubation in Ösophagus, Aspiration, Auslösung von Bradykardien durch Vagusreiz, Verletzung von Zähnen, Larynx und Trachea, unbemerkte Unterbrechung der Gaszufuhr oder Abknicken des Tubus, Laryngospasmen und Heiserkeit.

6.3 Lokal- und Regionalanästhesie

6.3.1 Grundlagen

Unter der Gruppe der **Lokalanästhetika (LA)** werden Medikamente zusammengefasst, die bei einer Oberflächen-/Infiltrationsanästhesie sowie bei Regionalanästhesieverfahren zur lokalen Betäubung von sensiblen oder motorischen Nerven eingesetzt werden. Das Ziel der LA ist die reversible Blockade der Schmerzweiterleitung sowie die Hemmung der vegetativen und motorischen Nervenfasern ohne Ausschaltung des Bewusstseins. Dies erfolgt über eine Blockade von Natriumkanälen im Zielgebiet.

Zuerst kommt es über die Sympathikolyse zu einer Gefäßerweiterung. Danach erfolgt nacheinander die Ausschaltung des Temperaturempfindens, der Schmerzweiterleitung sowie des Druck- und Berührungsempfindens. Zuletzt werden die dicksten, für die Motorik verantwortlichen Nervenfasern betäubt. Die Wirkung endet durch Abtransport der LA über Blut und Lymphbahnen.

Anhand ihrer chemischen Strukturen werden zwei Arten von Lokalanästhestika unterschieden: die **Aminoester-LA** wie **Procain** (z. B. Novocain®) und die **Aminoamiden-LA** wie **Lidocain** (z. B. Xylocain®), **Mepivacain** (z. B. Scandicain®), **Prilocain** (z. B. Xylonest®), **Bupivacain** (z. B. Carbostesin®) und **Ropivacain** (z. B. Naropin®).

Die Gruppe der **Aminoester** werden überwiegend im Plasma enzymatisch, durch die Pseudocholinesterase, gespalten und somit inaktiviert. Der Hauptmetabolit Paraaminobenzoesäure wirkt allergisierend. Der Abbau der **Aminoamide** erfolgt langsamer und überwiegend in der Leber; sie wirken länger und stärker als LA vom Ester-Typ. Die einzelnen Substanzen unterscheiden sich hinsichtlich Maximaldosierung, Toxizität, Wirkungseintritt und -dauer (➤ Tab. 6.2). Kurz wirksam (30–60 Minuten) ist z. B. Procain. Lidocain, Mepivacain und Prilocain wirken mittellang (60–120 Minuten), Bupivacain und Ropivacain gehören zu den lang wirksamen (bis 720 Minuten) Lokalkanästhetika. Verwendet werden Konzentrationen zwischen 0,1 und 5 %. Niedrig konzentrierte LA eignen sich besonders für die Infiltrationsanästhesie wegen der dort benötigten hohen Volumina.

Eine **Wirkungsverlängerung** kann durch Zusatz gefäßverengender Substanzen wie Adrenalin über einen verzögerten Abtransport erreicht werden. In Endstromgebieten (z. B. Finger, Zehen, Penis) ist dies wegen der Gefahr von Nekrosen verboten. Ebenso bewirkt die Kombination des LA mit einem Opioid (z. B. Sufentanil) bei rückenmarksnahen Verfahren eine qualitative **Verbesserung der Analgesie** durch Verhinderung der Übertragung afferenter Impulse im Hinterhorn des Rückenmarks. Das ermöglicht eine Reduktion der LA-Dosis mit Erhalt der Motorik, z. B. bei der PDA in der Geburtshilfe.

LA wirken auch an anderen erregbaren Strukturen wie glatter Gefäßmuskulatur, Myokard, Ganglienzellen und Gehirn. Deshalb können sie bei hohen Plasmaspiegeln (rasche Resorption, hohe Gesamtdosis, versehentliche intravasale Injektion) erhebliche Nebenwirkungen wie kardiovaskuläre Symptome (z. B. Abfall von Blutdruck und Herzfrequenz bis hin zum Herzstillstand) sowie lebensbedrohliche Arrhythmien auslösen. Außerdem können allergisch-toxische Reaktionen sowie zentralnervöse Symptome auftreten, z. B. generalisierte Krämpfe und zentrale Atemlähmung. Allergische Zwischenfälle sind bei Aminoester-LA wesentlich häufiger zu beobachten als bei Aminoamid-LA. Dies erklärt die nur noch vereinzelte Anwendung der Aminoester.

6.3.2 Durchführung der Lokal- und Regionalanästhesie

Je nach anatomischer Lage des zu betäubenden Nervengebiets kommen verschiedene Verfahren und LA zum Einsatz. Vorausgesetzt werden die gründliche Hautdesinfektion, sterile Abdeckung und Betäubung

Tab. 6.2 Anwendung, Dosierung, Wirkung, Abbau und Toxizität von Lokalanästhetika

Substanzen	Anwendungsgebiet	Konzentration	Max. Dosis (mg)	Wirkungseintritt/ Wirkungsdauer	Abbau	Toxizität
Aminoester						
Procain Novocain®	Infiltration	0,5–2 %	500	Langsam	Plasma	Niedrig
	SPA	5–10 %	750	30–60 Min.		
Aminoamide						
Lidocain Xylocain®	Infiltration, Leitung	0,5–2 %	200 o.A.	Schnell	Leber	Mittel
	PDA	1,5–2 %	500 m.A.	60–120 Min.		
	SPA	5 %				
Mepivacain Scandicain®	Infiltration, Leitung	0,5–1 %	300 o.A.	Schnell	Leber	Mittel
	PDA	2 %	500 m.A.	90–120 Min.		
	SPA	4 %				
Prilocain Xylonest®	Infiltration, Leitung	0,5–2 %	400 o.A.	Schnell	Leber, Niere, Lunge	Gering
	PDA	1–2 %	600 m.A.	60–120 Min.		
	SPA	5 %				
Bupivacain Carbostesin®	Infiltration, Leitung	0,25 %	150	Langsam	Leber	Mittel
	PDA	0,125–0,5 %		2–4 Std.		
	SPA	0,5 %				
Ropivacain Naropin®	Infiltration, Leitung	0,2–0,75 %	225, 300	Langsam	Leber	Geringer als Bupivacain
	PDA-Anästhesie	0,75–1,0 %	250	2–6 Std.		
	PDA-Analgesie	0,125–0,375 %	Bis 30/Std.			
	SPA	0,5 %		2–3 Std.		

o.A. ohne Adrenalinzusatz, m.A. mit Adrenalinzusatz, SPA Spinalanästhesie, PDA Periduralanästhesie

der Punktionsstelle sowie die Verwendung steriler Kittel und Handschuhe. Bei der Leitungsanästhesie und den rückenmarksnahen Verfahren sollten die Patientinnen bezüglich Aufklärung, Nüchternheit und Prämedikation wie zur Allgemeinnarkose vorbereitet werden. Unerwünschte Nebenwirkungen und Komplikationen durch die Medikamente oder das Verfahren müssen durch eine adäquate und engmaschige Überwachung (EKG, Blutdruckmessung, Pulsoxymetrie, Gespräch) rasch erkannt werden. In diesen Fällen erfolgt die sofortige Beendigung der LA-Infiltration, der Einsatz von Lipidemulsionen (z. B. Lipofundin 20 %) als „Lipid Rescue" sowie die symptomatische Behandlung einschließlich Beatmung mit Sauerstoff und Reanimation bei Herz-Kreislauf-Stillstand (venöser Zugang, Notfallmedikamente).

Kontraindikationen

Absolute Kontraindikation für Lokal- sowie Regionalanästhesieverfahren ist die Ablehnung des Verfahrens vonseiten der Patientin. Ebenso gelten Infektionen am Punktionsort, bestehende Sepsis, Allergie gegen LA, eventuell bestehende neurologische Defizite oder Erkrankungen, unkooperative Patientinnen, schwere Herz-Kreislauf-Erkrankungen und akut lebensbedrohliche Notfälle als Kontraindikationen. Auch bestehende Gerinnungsstörungen oder die Einnahme von gerinnungshemmenden Medikamenten, insbesondere bei rückenmarksnahen Verfahren, können ebenfalls eine (relative) Kontraindikation darstellen.

Oberflächenanästhesie

Bei der Oberflächenanästhesie werden vor allem die sensiblen Nervenendigungen der Schleimhaut (z. B. an Nase, Auge, Mund, Genitale) durch ein LA in Form von Tropfen, Gel oder Spray in wenigen Minuten betäubt. Für die intakte Haut steht derzeit eine Emulsion aus Lidocain und Prilocain (Emla®) als topisches Lokalanästhetikum mit guten Resorptionseigenschaften zur Verfügung. Die maximale Wirkung wird nach 45–60 Minuten Einwirkzeit erzielt. Bevorzugte Indikation ist die Kinderanästhesie, beispielsweise zum Legen einer peripheren Verweilkanüle.

Infiltrationsanästhesie

Bei der Infiltrationsanästhesie erfolgt die Applikation des LA in Haut, Subkutis oder Muskel mit einer Kanüle. Nach 1–10 Minuten können kleinere oberflächliche Eingriffe vorgenommen werden.

Leitungsanästhesie

Die Leitungsanästhesie peripherer Nerven führt nach Injektion eines LA zur reversiblen Unterbrechung aller Empfindungsqualitäten und zur Lähmung der vom anästhesierten Nerven versorgten Muskulatur. **Einzelnervenblockaden** finden im HNO-Bereich, in der Zahnheilkunde (N. mandibularis) und der Geburtshilfe (N. pudendus), in der kleinen Chirurgie (Oberst-Anästhesie, Fußblock) und der Schmerztherapie (Interkostalblockade) Anwendung. Die Betäubung mehrerer Nerven eines Nervenstrangs wird **Plexusanästhesie** genannt, beispielsweise die des Plexus axillaris und des Plexus lumbalis, bei der das LA in die den Nerven und Gefäßen gemeinsame Faszienhülle injiziert wird.

Das Auffinden der Nerven ist über die anatomischen Orientierungspunkte mithilfe eines elektrischen Stimulationsgeräts möglich. Heutzutage wird die Regionalanästhesie jedoch überwiegend mittels **Ultraschall** durchgeführt. Durch die Visualisierung der Nerven steigt der Patientenkomfort, und die Menge des zu applizierenden LA kann deutlich reduziert werden. Ebenso treten Komplikationen durch die Nutzung einer ultraschallgestützten Punktion sehr viel seltener auf.

Leitungsanästhesien der oberen Extremitäten

Der Plexus brachialis (Segmentnerven C5–C8, Th1) versorgt die gesamte obere Extremität sensorisch und motorisch. Er kann von der **Skalenuslücke,** von **supra- und infraklavikulär** sowie von **axillär** erreicht werden.

Welche Form der Regionalanästhesie durchgeführt wird, hängt von der Art des operativen Eingriffs ab. Für Operationen im Schulterbereich wird vor allem der **interskalenäre Block (ISK)** angewandt, dieser ist für die Betäubung der Schulter sowie des proximalen Oberarms und im Bereich der Klavikula bei lateralen Frakturen geeignet. Der supra- sowie der infraklavikuläre Block können für operative Eingriffe am Arm angewendet werden, ersterer birgt jedoch ein erhöhtes Risiko für einen Pneumothorax.

Für Eingriffe ab dem Ellbogen bis zur Hand kann eine **axilläre Plexusanästhesie** durchgeführt werden. Diese ist eine der am häufigsten angewandten Regionalanästhesien. Dabei wird der Arm der liegenden Patientin in der Schulter um 90° angehoben und Richtung Kopf gebeugt (➤ Abb. 6.4). Die Gefäß-Nerven-Scheide enthält die A. und V. axillaris und die Nn. medianus, ulnaris und radialis. Des Weiteren wird der N. musculocutaneus im Rahmen der axillären Plexusanästhesie mitbetäubt. Dieser Nerv versorgt typischerweise motorisch die Beugemuskulatur im Bereich des Ellbogens und die sensiblen Areale im Bereich des lateralen Unterarms.

Nach ausgiebiger Desinfektion und unter sterilen Bedingungen wird der Ultraschallkopf zur Detektion der Arterie als Leitstruktur proximal in der Axilla aufgesetzt. Anschließend wird die A. axillaris möglichst zentral im Ultraschallbild dargestellt. Nach Identifikation der einzelnen Nerven werden nach LA-Infiltration der Haut mit einer entsprechend stumpfen Kanüle und unter sonografischer Kontrolle die Nerven sichtbar mit Lokalanästhetikum umspült. Wichtig bei Punktion und Applikation des LA ist die sichtbare Darstellung der Nadel. Dabei kann die Punktionsnadel in zwei verschiedenen Punktionsebenen dargestellt werden. Die sogenannte **In-Plane-Punktion** erfolgt parallel zur Ultraschallebene. Dabei kann die gesamte Nadel im Bild dargestellt werden. Eine andere Möglichkeit ist die **Out-of-Plane-Punktion.** Die Punktion erfolgt dabei quer zur Schallebene und kann als punktförmige Struktur im Bild wahrgenommen werden.

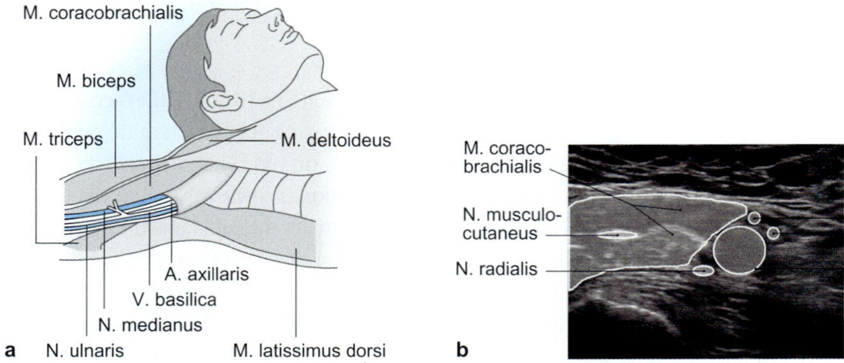

Abb. 6.4 Technik der axillären Plexusanästhesie [S700-T863, L157]

Komplikationen

Komplikationen wie Blutungen, Hämatombildung, Nervenschädigungen, Krampfanfälle oder eine intravasale Injektion von LA treten bei Regionalanästhesien allgemein sehr selten auf (< 0,1 %). Ebenfalls kann durch die Anwendung einer ultraschallgestützten Punktion das Risiko einer intraneuralen Punktion deutlich verringert werden. Je nach Verfahren können weitere Komplikationen auftreten, z. B. eine N.-phrenicus-Parese, eine N.-recurrens-Parese, ein Horner-Syndrom oder ein Pneumothorax.

Regionalanästhesie der unteren Extremitäten

Das Bein kann – im Gegensatz zum Arm – aufgrund der komplizierteren Anatomie nicht mit einer einzigen Injektion vollständig anästhesiert werden. Einer der möglichen Zugangswege zum Plexus lumbalis ist der **3-in-1-Block** (➤ Abb. 6.5). Der Plexus lumbalis (Segmentnerven Th12–L4) verläuft in einer Faszienloge zwischen M. psoas major und M. quadratus lumborum. Beim inguinalen Zugang werden der N. femoralis und der N. cutaneus femoris lateralis erreicht. Die Blockade des N. obturatorius ist unsicher und muss eventuell zusätzlich erfolgen. Diese Nerven versorgen sensorisch den Oberschenkel außen, vorne und innen, teilweise Skrotum bzw. Vulva und Hüftgelenk sowie überwiegende Teile des Kniegelenks und die Innenseite des Unterschenkels. Die motorische Funktion betrifft den M. iliopsoas, den M. quadriceps femoris und die Adduktorenmuskulatur. Die Punktionsstelle liegt unterhalb des Leistenbands sowie 1,5–2 cm seitlich der A. femoralis, deren Pulsation als anatomische Leitlinie dient. Nach Punktion der Faszienhülle zeigt die Stimulation des N. femoralis durch Zucken des M. quadriceps femoris oder durch die sonografische Visualisierung des N. femoralis die richtige Lage an. Nach Injektion von 30–40 ml LA und Kompression distal der Punktionsstelle breitet sich die Anästhesie im Versorgungsgebiet der drei Nerven aus und erlaubt diagnostische und operative Eingriffe.

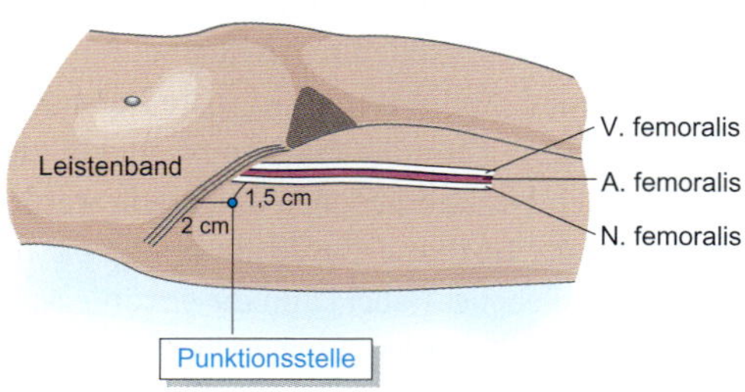

Abb. 6.5 Inguinale Blockade des Plexus lumbalis: Leitpunkte des 3-in-1-Blocks [L157]

Bei der Regionalanästhesie der oberen und unteren Extremität können sowohl LA mit kurzer Anschlagzeit (Mepivacain) oder mit langer Wirkdauer (Bupivacain oder Ropivacain) genutzt werden. Die aufgeführten Verfahren bringen für Risikopatientinnen eine geringere Gefährdung als die Vollnarkose und eine längere postoperative Schmerzfreiheit. Insbesondere bei älteren Patientinnen kann dadurch das Risiko eines postoperativen Delirs deutlich gesenkt werden. Für eine mehrtägige Schmerztherapie eignen sich primär eingebrachte feine Schmerzkatheter, z. B. bei Knie- oder Sprunggelenksoperationen.

Rückenmarksnahe Verfahren

Die Wirbelsäule bildet mit ihren 33 Wirbeln durch Wirbelkörper und Wirbelbögen den Spinalkanal. Gefestigt und zugleich elastisch wird die Wirbelsäule durch Bänder (Lig. flavum, spinale und supraspinale) und Faszien. Das Lig. flavum dient zusammen mit den Dornfortsätzen als Leitstruktur für die Anlage einer Peridural- und Spinalanästhesie und verbindet die Wirbelbögen an der Rückseite miteinander. Die zwischen den Wirbelkörpern seitlich gelegenen Zwischenwirbellöcher entlassen 31 Spinalnervenpaare. Der Spinalkanal enthält das Rückenmark mit seinen Hüllen (Dura mater, Arachnoidea mater, Pia mater), den Liquor und die Wurzeln der Spinalnervenpaare. Es erstreckt sich vom Foramen magnum bis zum 1./2. Lendenwirbel beim Erwachsenen, wo es in den absteigenden Nervenfasern, dem Conus medullaris, endet. Der Periduralraum befindet sich dabei hinter dem Lig. flavum und vor der Dura mater (➤ Abb. 6.6). Die den Spinalnerven zugeordneten segmentären Hautgebiete erlauben eine genaue Bestimmung der jeweiligen Höhe der sensiblen Innervation (z. B. Bauchnabel = Th10, Mamille = Th4).

Spinalanästhesie (SPA)

Bei der Spinalanästhesie (SPA) wird eine geringe Menge Lokalanästhetikum in den Liquor cerebrospinalis des Subarachnoidalraums unterhalb des 2. Lendenwirbelkörpers (L2/L3–L5/S1) injiziert und das Rückenmark selber nicht affektiert. Die Blockade der Nervenleitung erfasst sensorische und motorische Nervenfasern des Unterbauchs, des Beckens und der unteren Extremitäten.

Zur Durchführung wird die Patientin entweder in eine sitzende Position gebracht, oder die SPA wird in Seitenlagerung durchgeführt, was jedoch technisch anspruchsvoller ist. Wichtig bei beiden Positionierungen ist, dass die Wirbelkörper durch „Rundbuckelbildung" nach dorsal gebeugt werden und durch Auseinanderweichen der Dornfortsätze der Zugang zum Rückenmarkskanal erleichtert wird.

Die Unterbrechung der Nervenleitung beginnt aufgrund fehlender Diffusionsbarrieren ab der Injektion und breitet sich innerhalb von 5–20 Minuten aus. Die Wirkdauer beträgt je nach verwendetem Lokalanästhetikum 45–180 Minuten. Die analgetische Wirkung ist sehr gut, die motorische Blockade ausgeprägt. Durch Fortführung einer Seitenlage nach SPA kann die Blockade gewollt auf die unten liegende Seite begrenzt und damit einseitig bleiben.

Die injizierte **Menge** an Lokalanästhetikum (2–4 ml) richtet sich innerhalb des zu operierenden Gebiets nach der gewünschten Anästhesiehöhe und -ausbreitung.

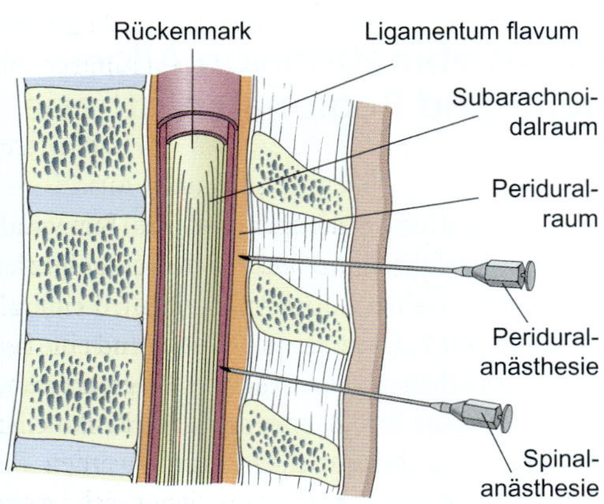

Abb. 6.6 Anatomieschema Periduralanästhesie (PDA) und Spinalanästhesie (SPA) [L190, L157]

Indikationen/Kontraindikationen

Die SPA eignet sich für sämtliche Operationen der unteren Extremitäten (z. B. Osteosynthese bei Sprunggelenksfraktur) sowie viszeralchirurgische, urologische, gynäkologische, rektale und gefäßchirurgische Eingriffe unterhalb Th10 (z. B. Sectio caesarea).

Neben der Ablehnung durch die Patientin bestehen weitere Kontraindikationen bei bestehenden neurologischen Erkrankungen bzw. anatomischen Malformationen des Rückenmarks oder der Wirbelkörper selbst. Systemische und lokale Infektionen, die ein Ausbreiten der Infektion verursachen könnten, verbieten die Durchführung der SPA. Bei Patientinnen mit erhöhter Blutungsneigung (z. B. Einnahme von blutgerinnungshemmenden Medikamenten), Störungen der Thrombozytenfunktion oder plasmatischen Gerinnung kann ebenfalls keine SPA angelegt werden. Auch bestehende Herz-Kreislauf-Erkrankungen, z. B. bei schweren Herzklappenerkrankungen, können eine Kontraindikation für die Durchführung einer SPA darstellen.

6

Komplikationen

Kardiovaskulär kann eine SPA einen Blutdruckabfall oder Bradykardie auslösen. Bei zu hoher Ausbreitung besteht die Gefahr einer Blockade von Interkostal- und Phrenikusnerven mit respiratorischer Insuffizienz, bei weiterer Ausbreitung bis hin zur Bewusstlosigkeit. Postspinaler Kopfschmerz (Liquorverlustsyndrom), reversible Hörstörungen und Paresen des N. abducens betreffen vor allem junge Patientinnen. Zudem kann die direkte Schädigung von einzelnen Nerven zu Parästhesien und weiteren Funktionseinschränkungen führen. Schwere Komplikationen wie rückenmarksnahe Blutungen oder Infektionen können Folgen bis hin zur Querschnittslähmung verursachen.

Periduralanästhesie (PDA)

Bei der Periduralanästhesie (PDA) wird ein Lokalanästhetikum in den Periduralraum (➤ Abb. 6.6) injiziert. Das ist prinzipiell in jeder Höhe möglich. Der lumbale Periduralraum (5–6 mm) ist dabei weiter als der thorakale (4–5 mm) und zervikale (2–3 mm). Wirkort des Lokalanästhetikums sind die im Periduralraum liegenden Spinalnervenwurzeln.

6

Die Durchführung der PDA erfolgt wie bei der SPA in sitzender oder in seitlich liegender Position. Bei der Widerstandsverlustmethode *(Loss of Resistance)* wird auf den Ansatz der PDA-Nadel **(Tuohy-Nadel)** eine mit Kochsalz gefüllte Spritze aufgesetzt. Nach Durchtritt durch das Lig. flavum zeigt ein Nachlassen des Widerstands das Auffinden des Periduralraums an. Über die liegende Nadel wird ein Katheter in den Periduralraum eingelegt. Dieser kann bei Bedarf zusätzlich unter die Haut „getunnelt" werden. Nach negativer Aspirationskontrolle (Blut, Liquor) wird eine Testdosis eines Lokalanästhetikums appliziert. Bleibt eine spinale Wirkung aus, ist die epidurale Lage des Katheters gesichert. Die **Menge** des epidural verwendeten Lokalanästhetikums richtet sich nach den Dermatomen des zu analgesierenden Bereichs (operatives Gebiet). Pro Segment wird dann näherungsweise 1,0 ml Lokalanästhetikum bei einer Körpergröße von 1,50 m verabreicht. Bei größerer Körpergröße werden alle 5 cm je 0,1 ml addiert (insgesamt ca. 10–15 ml Lokalanästhetikum).

Die Unterbrechung der Nervenleitung beginnt nach Diffusion durch Fettgewebe und Dura mater nach ca. 10–15 Minuten. Vom Injektionsort beginnt die segmentale Ausbreitung nach oben und unten in Abhängigkeit vom Volumen des Lokalanästhetikums. Hierbei werden neben sensorischen und motorischen Nervenfasern auch Fasern des Sympathikus blockiert *(Sympathikolyse)*. Die Fortführung der PDA erfolgt mit Bolusgaben oder kontinuierlich mithilfe eines Perfusors oder der Patient Controlled Epidural Analgesia (PCEA).

Indikationen/Kontraindikationen

Indikationen für eine PDA sind chirurgische abdominelle und thorakale Eingriffe und Operationen an der unteren Körperhälfte. Über die Anlage eines Katheters kann die PDA nicht nur zur intraoperativen, sondern auch zur postoperativen Schmerztherapie verwendet werden (PCEA).

Die Kontraindikationen sind denen zur Anlage einer SPA (s. oben) vergleichbar. Neben neurologischen Erkrankungen und Störungen der Blutgerinnung sind anatomische Fehlbildungen und Infektionen vor Anlage einer PDA auszuschließen.

Komplikationen

Die gefährlichsten Komplikationen sind neben einer direkten Verletzung des Rückenmarks die Ausbildung eines Querschnittsyndroms infolge Blutung oder Infektion. Zum anderen sind die versehentliche intravasale (systemtoxische Reaktion) oder die subarachnoidale Injektion (SPA) möglich. Eine ungewollte Perforation der Dura mater kann zu schweren Kopfschmerzen führen. Kardiovaskulär kann es ebenfalls zu einer Hypotension und/oder Bradykardie kommen.

6.4 Kombination von Allgemein- und Regionalanästhesie

Die Kombination von Allgemein- und Regionalanästhesieverfahrenetablierte sich in den letzten Jahrzehnten zusehends. Die Anlage einer Periduralanästhesie (PDA) kann beispielsweise durch die positiven Eigenschaften dieses Anästhesieverfahrens das kardiopulmonale Risiko eines großen abdominellen oder thorakalen chirurgischen Eingriffs senken. Die Kaskade der sympathoadrenergen Stressantwort mit Herz-Kreislauf-Belastung, respiratorischen Komplikationen, Darmatonie und Blutzuckeranstieg lässt sich bei fortgesetzter postoperativer PDA wirkungsvoll reduzieren und fördert die schnellere Mobilisierung der Patientinnen.

Auch die gezielte Schmerzausschaltung mittels Einmalgabe von Lokalanästhetika oder mittels kontinuierlicher Gabe nach Katheteranlage von peripheren Plexus- oder Nervenblockaden in Kombination mit einer Vollnarkose vermindert den systemischen Schmerzmittelbedarf postoperativ und führt zu einer schnelleren Mobilisation und Atemtherapie der Patienten. Diese Verfahren sind mittlerweile fester Bestandteil der modernen sog. Fast-Track-Chirurgie.

6.5 Präoperative Visite und Prämedikation

6.5.1 Präoperative anästhesiologische Visite (Prämedikationsvisite)

Die präoperative anästhesiologische Visite umfasst neben der **Aufklärung** und **Festlegung des Narkoseverfahrens** die **Untersuchung** der Patientin und die Anamnese. Hierfür werden die für die Narkose wichtigen Unterlagen und Befunde durch die Anästhesistin ausgewertet und dokumentiert. Planung und Durchführung der Voruntersuchungen werden primär durch die Operateurin veranlasst.

Nach Einschätzung des körperlichen und psychischen Zustands der Patientin wird das Anästhesierisiko eingestuft und das Anästhesieverfahren sowie die erforderlichen Überwachungsmaßnahmen festgelegt. Reichen die präoperativen Befunde nicht aus, so muss die Anästhesistin die noch erforderlichen Untersuchungen selbst durchführen oder veranlassen. Die Prämedikationsvisite umfasst neben der Aufklärung der Patientin die Einholung der Einwilligungserklärung und soll Aufregung und Angst vor der Narkose vermindern. Zudem kann eine medikamentöse Prämedikation angeordnet werden.

Im Anschluss daran erfolgt unter Berücksichtigung der Anamnese und körperlichen Untersuchungsbefunde eine Risikoabschätzung durch die Anästhesistin. Am häufigsten wird das Risiko nach der **Klassifikation der American Society of Anesthesiologists (ASA)** eingeschätzt. Bei Notfalloperationen kann die Risikogruppe um den Buchstaben „N“ (Notfall) erweitert werden. ASA 1 wird bei einer „normalen“, ansonsten gesunden Patientin vergeben, ASA 2 bei Patientinnen mit leichten Allgemeinerkrankungen, ASA 3 bei schweren Allgemeinerkrankungen, ASA 4 bei schweren Allgemeinerkrankungen mit Leistungseinschränkung und ASA 5 bei Patientinnen, die im Sterben liegen oder deren Tod innerhalb von 24 Stunden ohne Operation zu erwarten ist. Das perioperative Gesamtrisiko steigt parallel zur ASA-Klassifikation an. Die Letalität steigt exponentiell bereits ab ASA II an und erhöht sich in den ASA-Gruppen III–V um das 14-bis 50-Fache. Das Risiko, während einer Narkose einen Herzstillstand zu erleiden, steigt ebenfalls mit einer höheren ASA-Klassifizierung. Zum Vergleich: In ASA I–II beträgt das Risiko je nach Quelle 1:50.000, ab ASA-Gruppe III steigt das Risiko auf 1:1.200–1.300 (Armstrong et al. 2024, Bainbridge et al. 2012, Braz et al. 2021, Morais et al. 2025).

Bei Minderjährigen oder nicht einwilligungsfähigen Patientinnen muss die Einwilligung der Eltern oder der Betreuerin in die Anästhesie präoperativ eingeholt werden. Die Einwilligung durch Unterschrift sollte 24 Stunden vor der durchzuführenden Narkose dokumentiert werden. Im Notfall und zur sofortigen Abwendung einer drohenden Gefahr kann auf die Einverständniserklärung im Sinne des mutmaßlichen Willens der Patientin verzichtet werden.

Im Rahmen eines geplanten ambulanten Eingriffs kann die Aufklärung zur Narkose auch am OP-Tag mit einem geeigneten zeitlichen Abstand präoperativ erfolgen, wenn die notwendigen Verhaltensregeln durch die Patientin beachtet wurden und diese im Rahmen ihrer Grunderkrankungen in Verbindung mit dem operativen Eingriff kein erhöhtes Risiko aufweist. Zusätzlich werden bei ambulanten Narkosen die wichtigsten postoperativen Verhaltensregeln in Form eines Informationsblatts ausgehändigt.

6.5.2 Prämedikation

Das Ziel der medikamentösen Prämedikation ist die Minderung von Angst und Aufregung (Sedativum) und die Linderung etwaiger Schmerzen (Analgetikum) vor der anstehenden Narkose. Doch die Verordnung einer medikamentösen Prämedikation erfolgt heutzutage nur noch in Ausnahmefällen. Bei Bedarf kann eine präoperative Anxiolyse (Angstauflösung) z. B. mittels eines Benzodiazepins verordnet werden. Die Patientin erhält dabei ca. eine Stunde vor dem operativen Eingriff ein **Sedativum** in Tablettenform wie z. B. **Lorazepam** (Tavor®) oder **Midazolam** (Dormicum®).

Patientinnen mit einer allergischen Prädisposition können vorbeugend Antihistaminika einnehmen. Bei aspirationsgefährdeten Patientinnen ist eine präoperative Gabe von Säureblockern (z. B. Protonenpumpenhemmern wie Pantoprazol) oder Puffersubstanzen wie Natriumzitrat möglich.

6.6 Kardiopulmonale Reanimation

Bei einem Versagen der Herz-Kreislauf-Funktion ist die betroffene Person auf eine schnelle und zielgerichtete Behandlung angewiesen. Um einen größtmöglichen Erfolg zu erzielen, haben verschiedene Organisationen, z. B. die American Heart Association (AHA) und das European Resuscitation Council (ERC), für unterschiedliche Formen lebensbedrohlicher Herzrhythmusstörungen standardisierte **Behandlungsschemata** (Algorithmen) erarbeitet. Diese **Algorithmen** sind das Produkt umfassender Erfahrungen und Studien und als Therapieempfehlung zu verstehen. Entsprechend den aktuellen Erkenntnissen in der Medizin werden diese Abläufe überprüft und ggf. aktualisiert. Doch trotz der Vorteile einer einheitlichen und bewährten Vorgehensweise kann es in besonderen Situationen notwendig werden, dass die Anwenderin den Pfad dieser Schemata verlässt und eigene Entscheidungen in die Behandlung einfließen lässt.

Seit 1992 existiert eine internationale Dachorganisation, die sich um eine Vereinheitlichung der international üblichen Standards der Reanimation kümmert – das **International Liaison Committee on Resuscitation (ILCOR).** Im Jahr 2000 wurden von dieser Organisation, deren Mitglieder die namhaften nationalen notfallmedizinisch tätigen Organisationen sind, erstmals Empfehlungen zur Durchführung einer Reanimation verabschiedet. Diese **„Guidelines“** (Leitlinien) wurden, sofern notwendig, ebenfalls in die Algorithmen integriert. Alle 5 Jahre werden die Leitlinien überarbeitet und an die neuesten wissenschaftlichen Erkenntnisse angepasst. Diese werden dann von den nationalen Organisationen übernommen und in die jeweilige Landessprache übersetzt. In Deutschland ist hierfür das **German Resuscitation Council (GRC)** zuständig. Die letzte Anpassung fand im Jahr 2025 statt.

Ein perioperativer Herz-Kreislauf-Stillstand ist ein sehr seltenes Ereignis, welches aber trotz der hohen Expertise des anwesende Personals und der bekannten Anamnese der Patienten mit einer sehr hohen Mortalität (bis zu 50 % innerhalb der ersten 30 Tage) verbunden ist. Einer Studie aus den USA nach kommt es in ca. 1 von 253 Fällen zu einer Reanimation, bei kardiochirurgischen Operationen sogar noch viel häufiger (1 von 33) (Hinkelbein et al. 2023).

Ursachen eines Herz-Kreislauf-Stillstands im OP

Die Ursachen eines Herz-Kreislauf-Stillstands im OP sind vielfältig und können sowohl durch die Patientenvorgeschichte als auch durch die Operation selbst eintreten. Hierzu zählen u. a.:

- Akute myokardiale Ischämie
- Lungenembolie durch einen Thrombus, Knochenmarksfett oder Zement
- Hämorrhagischer Schock durch unstillbare Blutungsquelle
- Sonstiger akuter Volumenmangel (septischer oder anaphylaktischer Schock)
- Spannungspneumothorax
- Elektrolytentgleisungen oder metabolische Störungen

6.6.1 Basismaßnahmen (Basic Life Support, BLS)

Basismaßnahmen, die eingeleitet werden, um der Patientin ein Weiterleben zu ermöglichen, werden als **Basic Life Support** (BLS, Basismaßnahmen der kardiopulmonalen Reanimation) bezeichnet (➤ Abb. 6.7). Die **Ausgangssituation** für die Reanimation stellt der **klinische Tod** dar, bei dem Bewusstsein, Atmung sowie Kreislauftätigkeit sistieren.

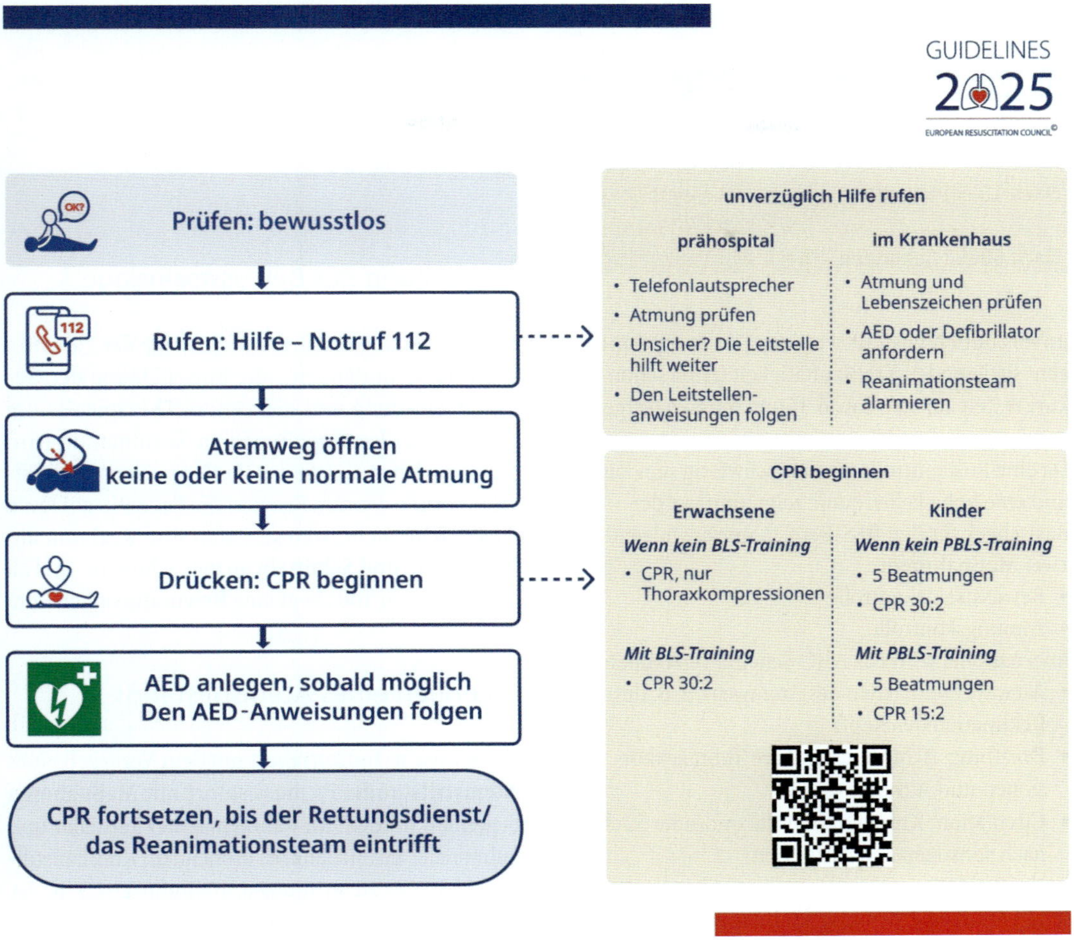

Abb. 6.7 ERC-Algorithmus lebensrettende Basismaßnahmen (BLS) © German Resuscitation Council (GRC), European Resuscitation Council (ERC) 2025 [F781-056]

MERKE

Als **Wiederbelebungszeit des Gehirns**, d.h. der Zeitspanne, nach der spätestens eine Reperfusion stattfinden sollte, bevor irreversible Schäden entstehen, werden **3–5 Minuten** angegeben. In dieser kurzen Zeit müssen die Diagnosestellung und die Einleitung wesentlicher Basismaßnahmen erfolgen.

Aufgrund der kurzen Hypoxietoleranz des Gehirns ist die rasche Einleitung und suffiziente Durchführung der Basismaßnahmen, insbesondere einer guten Thoraxkompression und einer frühzeitigen Defibrillation, essenziell für ein mögliches Überleben der Patientin. Diese sind leicht zu erlernen und auch von Laiinnen in guter Qualität anwendbar.

VORSICHT

Pro Minute Herz-Kreislauf-Stillstand ohne Reanimationsmaßnahmen sinkt die Chance auf eine erfolgreiche Wiederbelebung um 10 %.

MERKE

Vor Durchführung der Basismaßnahmen ist immer auch auf den **Eigenschutz** zu achten. Die Basismaßnahmen dürfen nicht durch die erweiterte Diagnostik verzögert werden.

Um bei einer Notfallpatientin rasch und gezielt Hilfe leisten zu können, muss die Diagnose Herz-Kreislauf-Stillstand durch Prüfung der Vitalfunktionen

Tab. 6.3 Zeitliches Auftreten der Symptome beim Herz-Kreislauf-Stillstand

Zeitpunkt/Zeitdauer	Symptome
Sofort	Pulslosigkeit
Nach 10–20 Sekunden	Eintritt der Bewusstlosigkeit
Nach 15–30 Sekunden	Beginn des Atemstillstands/der Schnappatmung
Nach 60–90 Sekunden	Weite, reaktionslose Pupillen

unverzüglich gestellt werden. Die Symptome der akut sistierenden Kreislauftätigkeit treten schon nach kurzer Zeit auf (➤ Tab. 6.3) und müssen festgestellt werden.

Da eine Pulskontrolle oftmals schwierig sein kann und eine hohe Fehlerquote zeigt, umfasst der Basischeck für den BLS-Bereich nur die folgenden **zwei Maßnahmen:**

- Bewusstseinskontrolle
- Atmungskontrolle

International wird das ABC-Schema verwendet:

- **A**irway: Freimachen des Atemwegs, z. B. durch Reklination des Kopfs
- **B**reathing: Achte auf sichtbare Thoraxexkursionen und Atmung
- **C**irculation: Kreislaufkontrolle und/oder Suche nach sonstigen Lebenszeichen

Ist die Patientin bewusstlos und zeigt keine oder eine sehr abnormale Atmung (Schnappatmung), muss unverzüglich mit den Reanimationsmaßnahmen (vor allem der Thoraxkompression) begonnen werden. Sollte die Patientin wider Erwarten einen ausreichenden Kreislauf haben, so wird dies an Abwehrbewegungen erkennbar sein. Manchmal kann allein durch suffiziente Thoraxkompressionen ein Kreislauf hergestellt werden, unter welchem die Patientin aufklart, sie aber wieder das Bewusstsein verliert, sobald die Maßnahmen beendet werden. In diesem Fall müssen die Thoraxkompressionen unverzüglich wieder aufgenommen werden.

Wichtig ist ebenfalls – auch innerklinisch –, rasch **Hilfe herbeizurufen,** da zügig mehrere erweiterte Maßnahmen zu treffen sind und durch Wechsel der Helferinnen (spätestens alle 2 Minuten) einer Ermüdung bei der Thoraxkompression und einem damit einhergehenden Qualitätsverlust vorgebeugt wird.

MERKE

BLS-Maßnahmen stellen die Grundlage und das wichtigste Element einer Reanimation dar und müssen ohne Verzögerung angewendet werden. Ohne effizient durchgeführte Basismaßnahmen ist eine Durchbrechung des Kreislaufstillstands nicht möglich.

Beurteilung der Bewusstseinslage

Die Beurteilung der Bewusstseinslage der Patientin stellt die Grundlage für die Einschätzung der Gesamtgefährdung und die weitere Therapie dar. Im Rahmen der kardiopulmonalen Reanimation wird durch gezielte Schritte das Vorliegen einer Bewusstseinsstörung geprüft. Reagiert die Patientin auf **laute Ansprache** nicht, so testet man ihre Reaktion auf **Berührung und Schütteln** an den Schultern. Im Fall des klinischen Tods liegt eine **Bewusstlosigkeit** vor.

Erkennen eines Atemstillstands

Der klinische Tod korreliert mit dem Vorliegen eines **Atemstillstands.** Es muss sofort mit Maßnahmen begonnen werden. Im Rahmen akuter kardialer und pulmonaler Insuffizienz bei drohendem Kreislaufstillstand kann es zu terminalen Atemmustern, z. B. der Schnappatmung, kommen.

DEFINITION

Schnappatmung: Kurze, nicht „normal" aussehende Kontraktionen der Atemmuskulatur, die nur wenig Luftbewegung in den Atemwegen erzeugen und für eine Oxygenierung **nicht** ausreichen.

Zur **Feststellung des Atemstillstands** oder einer abnormalen Atmung wird der Kopf der Patientin mit beiden Händen überstreckt. Eine Hand fasst Stirn-/Scheitelbein der Patientin, die andere Hand zieht das Kinn nach oben. Die Ersthelferin hält ihr Ohr über den Mund der Patientin, um eventuelle Atemzüge zu spüren und zu hören. Gleichzeitig schaut sie nach Atemexkursionen und weiteren Lebenszeichen (z. B. Bewegung). Die Feststellung des Atemstillstands darf 10 Sekunden nicht überschreiten. Bei dringendem Verdacht auf eine Aspiration oder ein Bolusgeschehen (Einatmen eines Fremdkörpers) müssen die Atem-

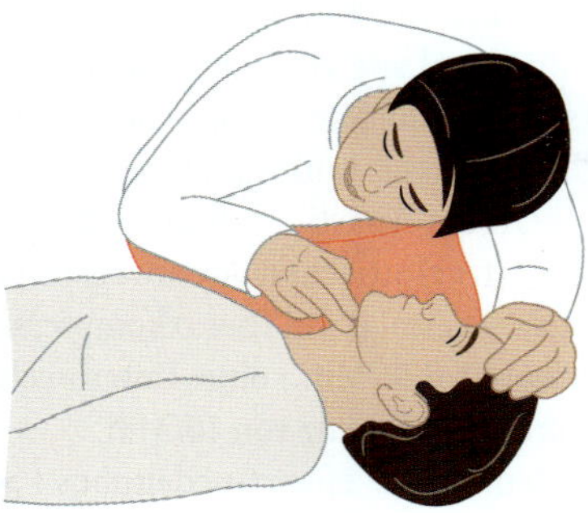

Abb. 6.8 Kopfreklination bei einem Erwachsenen, um dessen Atemzüge zu spüren bzw. zu hören und Atemexkursionen zu sehen [L231]

wege vor dem Überstrecken des Kopfs *(Reklination)* inspiziert und frei gemacht werden (➤ Abb. 6.8). Durch die Entfernung von Fremdkörpern aus den Luftwegen wird möglicherweise schon die Ursache für den Atemstillstand behoben.

MERKE

Bei geringstem Zweifel an einer normalen Atmung muss mit der CPR begonnen werden!

Durchführung der Basismaßnahmen

Wurde bei einer Patientin einen Herz-Kreislauf-Stillstand festgestellt, ist schnellstmöglich Hilfe anzufordern und mit den Basismaßnahmen der CPR zu beginnen.

Thoraxkompression

Der sofortige Start der **Thoraxkompression** (➤ Abb. 6.9) und ihre möglichst unterbrechungsfreie Durchführung sind von entscheidender Bedeutung für das Überleben der Patientin:

- Um Druck auf den Brustkorb ausüben zu können, muss die Patientin vor Beginn der Reanimation auf einer möglichst **harten Unterlage** in Rückenlage gebracht werden.
- Beide Hände der Ersthelferin werden übereinander mittig auf der unteren Sternumhälfte (das entspricht in etwa der **Mitte des Brustkorbs**) platziert. Hierzu ist es notwendig, die Brust zu entkleiden. Die Auflagefläche beschränkt sich auf den Handballen der unteren Hand. Dabei hilft es, die Finger ineinanderzuhaken und mit der oberen Hand Zug auf die untere auszuüben. Die **Drucktiefe** beträgt mindestens 5 und maximal 6 cm und muss im Winkel von 90° über und 90° seitlich neben der Patientin geschehen. Wenn die Patientin auf dem Boden liegt, muss die Ersthelferin dazu knien.
- Die Arme sind während der Kompression durchgestreckt und befinden sich senkrecht über dem Druckpunkt. Die Frequenz der Thoraxkompres-

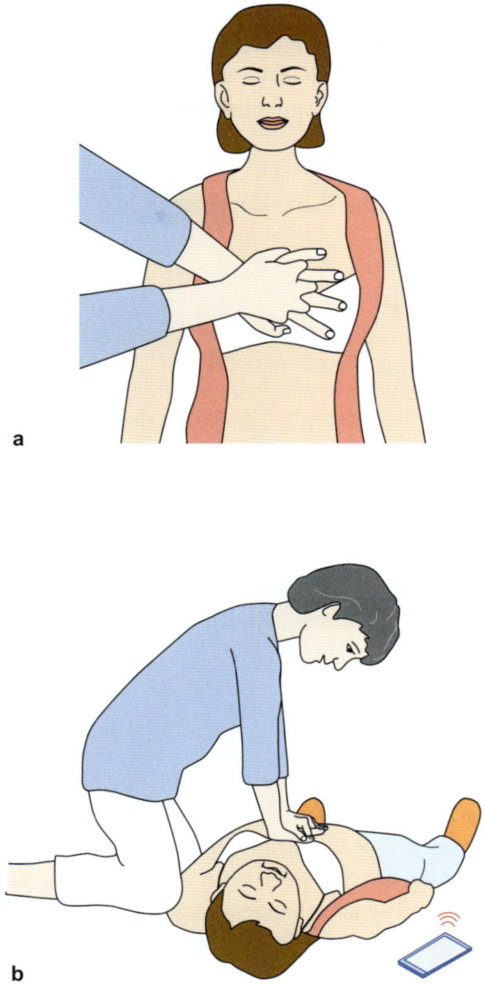

Abb. 6.9 Durchführen der Thoraxkompression. a) Hände auf dem Thorax übereinanderlegen und Finger ineinanderhaken. b) Mit gestreckten Armen von oben Druck auf den Thorax ausüben [L143]

sion beträgt 100–120 Kompressionen pro Minute. Mitunter kann es hilfreich sein, sich die Frequenz durch ein Metronom (in manchen modernen EKG-Defibrillationseinheiten verbaut) vorgeben zu lassen.
- Gegebenenfalls den OP-Tisch absenken, um eine bestmögliche Thoraxkompression zu gewährleisten.

MERKE

Neben der aktiven Kompression ist auf eine komplette Entlastung des Thorax im Verhältnis 1 : 1 zu achten, um eine ausreichende Füllung des Herzens und der Gefäße mit Blut zu gewährleisten. Die Hände sollten den Kontakt zum Brustkorb auch bei der Dekompression nicht verlieren.

Um eine Ermüdung der Helferin und die damit verbundene signifikante Verschlechterung der Thoraxkompression zu vermeiden, wird eine **Abwechslung nach 2 Minuten** bzw. 5 Zyklen Kompression und Beatmung empfohlen.

Beatmung

Das **Freihalten der Atemwege** wird durch das Überstrecken des Kopfs (s. oben) oder mit dem Esmarch-Handgriff (➤ 6.2.2) möglich. Eine bewusstlose Patientin, die eine suffiziente Spontanatmung aufweist, wird in die stabile Seitenlage gebracht, um eine Aspiration bei möglichem Erbrechen zu vermeiden. Hierbei ist die Atmung engmaschig zu kontrollieren. Besteht ein Atemstillstand, der nicht durch das Freimachen der Atemwege behoben werden kann, muss eine Beatmung erfolgen. Diese wird in der Notfallmedizin und im OP mit einem Beatmungsbeutel und Sauerstoff oder dem Beatmungsgerät der Anästhesie durchgeführt.

Die **Durchführung der Reanimation** geschieht im **Wechsel von Thoraxkompression und Beatmung.** Der Beatmungsrhythmus liegt beim Erwachsenen bei zehn Insufflationen pro Minute. Je zwei Beatmungshübe werden nach jeweils 30 Thoraxkompressionen verabreicht. Sie sollten kurz (je 1 Sekunde), aber effektiv sein. Zur Erleichterung der Beatmung wird der Kopf überstreckt und das Kinn angehoben. Sobald eine Thoraxbewegung sichtbar ist, ist die Ventilation ausreichend.

Das Verhältnis von Kompression zu Ventilation beträgt **30:2,** egal wie viele Ersthelfende anwesend sind. Erst nach erfolgter endotrachealer Intubation (➤ 6.2.2) durch das hinzugerufene Reanimationsteam (im OP die Anästhesiologie) oder mit dicht sitzenden extraglottischen Atemwegshilfsmitteln (Larnyxmaske) erfolgt die Thoraxkompression kontinuierlich (100–120/Min.) ohne Unterbrechung mit einer Beatmungsfrequenz von 10/Min.

Durch den Einsatz eines Guedeltubus (➤ 6.2.2) kann die Maskenbeatmung erleichtert werden. Auf jeden Fall sollte die **maximal mögliche Sauerstoffkonzentration** angestrebt werden. Dies kann entweder über das Beatmungsgerät oder über einen Druckminderer an der Zuleitung des Sauerstoffs zum Beatmungsbeutel eingestellt werden.

Nicht fest sitzende Prothesenteile sollten entfernt und in jedem Fall asserviert werden. Bei einer durchzuführenden Beatmung können sie sich lockern und dislozieren, dabei kann es zu einer Verlegung der Atemwege kommen.

WICHTIG

- **Thoraxkompressionen:**
  - Auf ausreichend harter Unterlage (OP-Tisch, Boden)
  - **Druckpunkt:** Mitte des Brustkorbs
  - Immer ausreichende Drucktiefe (5–6 cm) und ausreichende Entlastungen durchführen
  - **Frequenz:** 100–120/Min.
  - 30 Kompressionen, dann 2 Beatmungen; Helferwechsel nach 2 Minuten; so wenige Unterbrechungen wie möglich
- **Beatmung:**
  - Kopf reklinieren, Esmarch-Handgriff, ggf. Atemwegshilfe einsetzen
  - Pro Atemhub etwa 1 Sekunde aufwenden
  - Durchgehende Beatmung (10/Min.) erst, wenn die extraglottische Atemwegshilfe dicht sitzend eingelegt oder eine endotracheale Intubation erfolgt ist

Defibrillation

Während innerhalb des OP-Bereichs und der Intensivstation eine Monitoring/Defibrillationseinheit vorgehalten und durch das in der Anwendung geschulte Personal mitgebracht und angewendet wird, findet sich auf den peripheren Stationen eines Krankenhauses oft ein **automatisierter externer Defibrillator (AED),** der speziell für die Reanimation durch Laien-

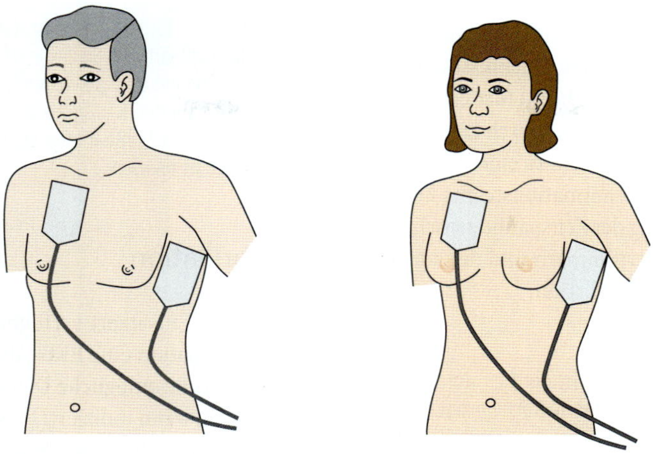

a

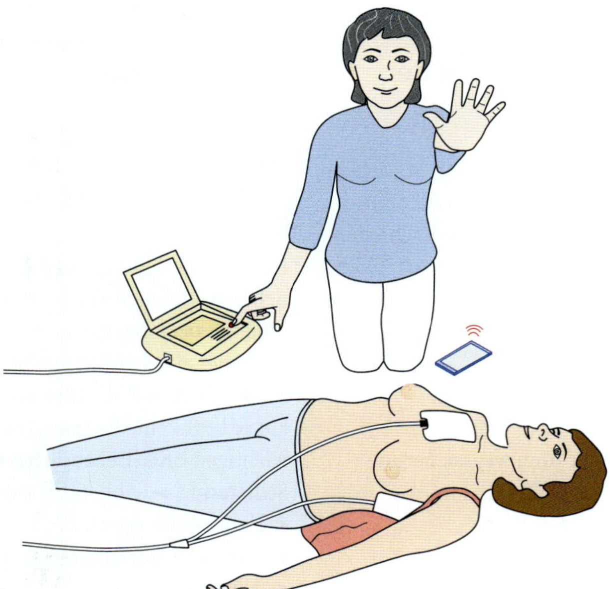

b

Abb. 6.10 Für die erfolgreiche Nutzung eines AEDs sind a) die Klebeelektroden korrekt zu platzieren und dann b) die Anweisungen des AED zu befolgen [L143]

helferinnen konzipiert ist (➤ Abb. 6.10). Über zwei große Klebeelektroden kann der AED

- Kammerflimmern erkennen und automatisch defibrillieren,
- Asystolie erkennen und mittels Sprachsteuerung die CPR unterstützen.

Durch klare, gesprochene Anweisungen und visuelle Vorgaben leitet der AED das Personal gezielt durch die Anwendung und ermöglicht eine frühzeitige, zielgerichtete Therapie der Herzrhythmusstörungen.

MERKE

Pflegefachpersonen informieren sich bei Dienstantritt im Krankenhaus über die Standorte der AEDs, die Telefonnummer des Reanimationsteams sowie die Vorgehensweise bei einem Herz-Kreislauf-Stillstand innerhalb des OP-Bereichs.

Durch Ersthelfermaßnahmen wie suffiziente Thoraxkompression und frühzeitige Defibrillation steigt der Reanimationserfolg. Die besten Ergebnisse nach Herz-Kreislauf-Stillstand werden bei sofort einsetzender Reanimation und Defibrillation durch Laienhelferinnen erreicht. Dabei darf es nicht zu einer Verzögerung der Alarmierung des Reanimationsteams kommen. Ziel ist eine Verkürzung der Zeitspanne zwischen dem Auftreten von Kammerflimmern und der adäquaten Therapie durch die Defibrillation.

MERKE

Eine effektive Reanimation zeichnet sich durch geringe Unterbrechungen einer qualitativ hochwertigen Thoraxkompression, schnellstmögliche sichere Defibrillation und eine adäquate Beatmung aus.

6.6.2 Erweiterte Maßnahmen der Reanimation (ALS)

Im Rahmen der Reanimationsmaßnahmen werden Basismaßnahmen (Beatmung und Thoraxkompression) und **erweiterte Maßnahmen** unterschieden. Unter dem Begriff **Advanced Life Support (ALS)** werden folgende Maßnahmen des Rettungsteams zusammengefasst (➤ Abb. 6.11):

- Elektrotherapie (Defibrillation)
- Gefäßzugänge
- Medikation
- Erweiterte Methoden der Atemwegssicherung und Beatmung
- Anamnese und Ursachenforschung

Das ABC-Schema (➤ 6.6.1) wird erweitert:

- **A**irway: erweitertes Airwaymanagement
- **B**reathing: Beatmung ggf. über den Endotrachealtubus mit Beatmungsbeutel oder einem Notfallrespirator, Kapnografie
- **C**irculation: EKG-Anlage und Beurteilung; Defibrillation, wenn indiziert; Schaffung eines venösen/intraossären Zugangs, Volumengabe und Medikamentenapplikation

Die **Kommunikation im Notfallteam** spielt eine entscheidende Rolle für die erfolgreiche Durchführung der einzelnen Reanimationsmaßnahmen. **Regelmäßiges Training** der jeweiligen Abläufe ist essenziell.

MERKE

Entscheidend für den Erfolg ist der jeweils frühzeitige Beginn der Maßnahmen. So zeigen Untersuchungen, dass die Reanimation am erfolgreichsten ist, wenn spätestens nach 4 Minuten mit den Basismaßnahmen begonnen wird und die erweiterten Maßnahmen spätestens nach 8 Minuten durchgeführt werden.

Defibrillation

Sobald am Einsatzort verfügbar, wird in der Reanimationssituation eine EKG-Ableitung durchgeführt, um eine frühestmögliche Defibrillation durchführen zu können, wenn indiziert. Diese kann in der Notfallsituation auch durch die Schnellableitung über die aufgeklebten Defibrillationspads geschehen. Die auf dem Monitor angezeigte Ableitung entspricht hierbei Einthoven II. Eine Ableitung über Hard-Paddles sollte nicht mehr erfolgen.

VORSICHT

Herzaktionen im EKG-Bild stellen keinen Beweis für einen suffizienten Kreislauf dar.

Die EKG-Ableitung wird im Bereich der professionellen Notfallmedizin durch Tasten des Karotispulses ergänzt, perioperativ gibt es eventuell die Möglichkeit einer abgeleiteten arteriellen Blutdruckmessung. Bei tastbarem Puls oder ausreichender Blutdruckkurve liegt keine Reanimationssituation vor. Die vier wichtigen **EKG-Befunde bei einem Herz-Kreislauf-Stillstand** (➤ Abb. 6.12) sind:

- Kammerflimmern (VF)
- Pulslose ventrikuläre Tachykardie (pVT)
- Asystolie
- Pulslose elektrische Aktivität (PEA)

Defibrillierbare Rhythmen

Als defibrillierbare Rhythmen gelten das Kammerflimmern (VF) und die pulslose ventrikuläre Tachykardie (pVT).

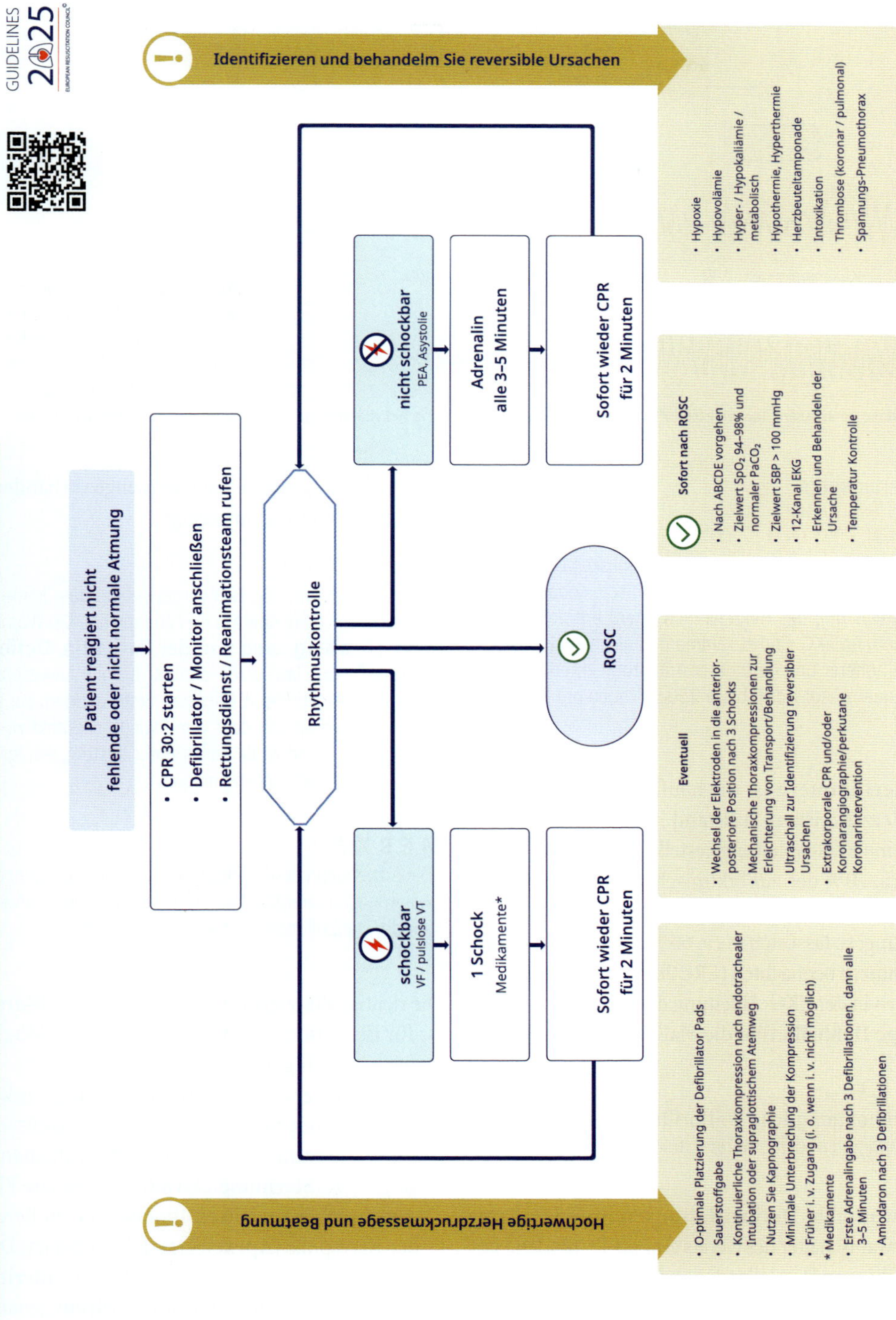

Abb. 6.11 Erweiterte lebensrettende Reanimationsmaßnahmen
ALS (Advanced Life Support) © German Resuscitation Council (GRC), European Resuscitation Council (ERC) 2025 [F781-057]

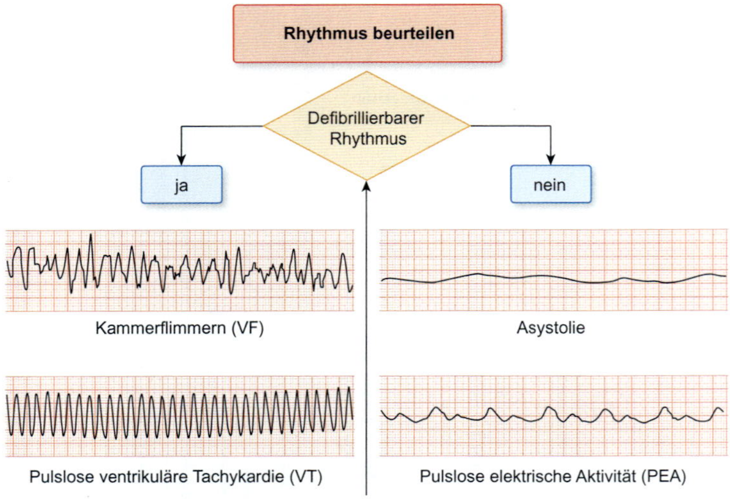

Abb. 6.12 Sobald ein Defibrillator angeschlossen ist, wird eine Rhythmusdiagnose durchgeführt. Es müssen defibrillierbare von nicht defibrillierbaren Rhythmen unterschieden werden [L143]

Kammerflimmern

DEFINITION

Kammerflimmern: Die einzelnen Herzmuskelfasern kontrahieren unkoordiniert und arrhythmisch, sodass eine Auswurfleistung des Herzens nicht mehr erbracht werden kann. Im EKG sind zusammenhanglose Zacken und Wellen höherer und geringerer Amplitude zu erkennen. Die Frequenz liegt i. d. R. bei > 250 Schlägen pro Minute.

Kammerflimmern ist die häufigste Diagnose, die beim Herz-Kreislauf-Stillstand in der frühen Phase durch eine EKG-Ableitung gestellt wird; es betrifft im Mittel ca. 20 % der außerklinischen Fälle in Europa. Geschieht der Herz-Kreislauf-Stillstand unter EKG-Beobachtung, so lässt sich in ca. 60 % der Fälle ein Kammerflimmern beobachten (ERC 2025). Wird Kammerflimmern in der EKG-Ableitung diagnostiziert, ist die **sofortige Defibrillation** die Maßnahme der Wahl.

MERKE

Eine **frühestmögliche Defibrillation** verspricht bei Kammerflimmern den größten Erfolg.

Die gewünschte **Defibrillationsenergie** wird am Energiewahlschalter des Geräts eingestellt. Bindend ist hierbei die vom Hersteller angegebene Defibrillationsenergie für das jeweilige Gerät, der erste Schock sollte mit 130–150 Joule biphasisch erfolgen. Die eingestellte Energie wird durch Betätigen des Lademechanismus geladen und somit zur Defibrillation bereitgestellt. Sobald die vorgewählte Energiemenge vorhanden ist, wird dies vom Gerät angezeigt.

VORSICHT

Die Anwenderin muss sich vergewissern, dass keine der Anwesenden mehr Kontakt zur Patientin hat. Der Warnhinweis **„Achtung, weg von der Patientin, Defibrillation!"** muss laut wahrnehmbar für alle Anwesenden durch die Anwenderin erfolgen. Erst nachdem sie sich davon überzeugt hat, dass kein Patientenkontakt zu den Anwesenden und zu ihr selbst mehr besteht, erfolgt die Abgabe der elektrischen Energie.

MERKE

Die Anwenderin des Defibrillators ist für die Sicherheit aller Anwesenden verantwortlich. Klar geäußerte Warnhinweise vor der Defibrillation gehören zu ihren Aufgaben.

Die richtige **Platzierung** der Defibrillationselektroden ist für den Erfolg wichtig. Es stehen zwei Möglichkeiten zur Verfügung:

- Aufgrund der einfacheren Handhabung wird eine Elektrode unterhalb des rechten Schlüsselbeins und rechts des Brustbeins des Patienten aufgesetzt **(Sternumelektrode),** die andere Elektrode wird an der linken Thoraxhälfte im Bereich der Herzspitze **(Apexelektrode)** aufgesetzt. Diese Platzierung der Elektroden wird auch **Anterior-laterale**- oder **Apex-Sternum-Position** genannt.
- Eine alternative Möglichkeit bei anatomischen Besonderheiten oder Lagen sowie z. B. auch bei der Defibrillation von Säuglingen ist die Positionie-

rung der Pads in der **Anterior-posterior-Position.** Dabei wird eine Elektrode auf der linken Brustkorbhälfte über dem Herzen platziert, die andere in gleicher Höhe auf der linken Rückenseite. Diese Position kann ebenfalls bei therapierefraktärem Kammerflimmern in Erwägung gezogen werden.

Bei Patientinnen mit vorhandenem internem Defibrillator (ICD) oder Schrittmacher müssen die Defibrillationselektroden im ausreichenden Abstand (optimal > 8 cm) zu dem entsprechenden Device geklebt werden.

Bei einem perioperativ am Monitor beobachteten Kreislaufstillstand mit defibrillierbarem Rhythmus werden bis zu drei initiale Schocks hintereinander abgegeben um das neu aufgetretene Kammerflimmern (oder die pVT) schnellstmöglich zu terminieren.

WICHTIG

Unterbrechungen der Thoraxkompressionen sollten nur kurzzeitig zur Durchführung erweiterter Maßnahmen (z. B. Defibrillation, Intubation, Schrittmachertherapie) erfolgen. Diese **No-Flow-Phasen** gilt es zu vermeiden.

Nicht defibrillierbare Rhythmen

Zu den nicht defibrillierbaren Rhythmen gehören die **Asystolie** und die **pulslose elektrische Aktivität (PEA).**

- **Asystolie:**
  - Die Asystolie **(Nulllinie)** entspricht dem völligen Erliegen der Reizbildung und -leitung und ist neben dem initialen Vorliegen der Herzrhythmus, der auch immer beim Endzustand des Herz-Kreislauf-Stillstands sichtbar ist. Im EKG ist die Asystolie als leicht wellenförmige Grundlinie erkennbar.
  - Die Aussichten auf Erfolg sind im Vergleich zu den anderen Rhythmen relativ gering.
- **PEA (pulslose elektrische Aktivität):**
  - Mögliche Restaktivität eines „sterbenden Herzens“, z. B. bei großflächigen Infarkten oder traumatischem Geschehen (z. B. Herzbeuteltamponade).
  - Sehr großer Variantenreichtum des EKG-Bilds, zumeist breit und plump, prinzipiell aber auch als Sinusrhythmus möglich.
- **Vorliegen beider Störungen:** Fokus auf BLS (➤ 6.6.1), Atemwegssicherung, Adrenalingabe und Beheben der auslösenden Ursachen.

VORSICHT

Bei einer vollkommen geraden Grundlinie an gelöste Elektroden oder einen Kabeldefekt denken!

Medikamente bei der Reanimation

Während der CPR kommen verschiedene Medikamente zum Einsatz:

- **Adrenalin** wird in einer Dosis von 1 mg appliziert. Bei Vorliegen eines **nicht defibrillierbaren** Rhythmus wird Adrenalin sobald wie möglich und dann in einem Intervall von 3–5 Minuten appliziert. Bei Vorliegen eines **defibrillierbaren** Rhythmus erst nach dem dritten Schock und dann ebenfalls in einem Intervall von 3–5 Minuten.
- Bei **defibrillierbaren** Rhythmen wird nach dem dritten Schock zudem einmalig **Amiodaron** in einer Dosis von 300 mg verabreicht. Es wird unverdünnt über den gewählten Zugangsweg appliziert. Eine weitere Gabe von 150 mg Amiodaron kann im Verlauf erwogen werden und sollte nach der fünften erfolglosen Schockabgabe erfolgen. Alternativ erfolgt die Gabe von 100 mg **Lidocain.** Eine Zweitgabe nach der fünften erfolglosen Schockabgabe sollte 50 mg betragen.
- Je nach zugrunde liegender Ursache kann das Medikamentenmanagement noch erweitert werden (Elektrolytgabe, Pufferung). Dies sollte aber nur nach Erhebung entsprechender Parameter und durch geschultes Personal erfolgen.

Erweitertes Atemwegsmanagement

Wenn nicht bereits schon perioperativ im Rahmen einer Narkose geschehen, wird ergänzend zur Beutel-Masken-Ventilation (BMV) bzw. der Benutzung von supra-/extraglottischen Atemwegshilfsmitteln die endotracheale Intubation (im OP durch die Anästhesiologie, ➤ 6.6.2) durchgeführt.

Ein weiteres Werkzeug im Zusammenhang mit dem Atemwegsmanagement ist die **Kapnografie,** welche standardmäßig in den Beatmungsgeräten im OP angezeigt wird. Diese kann durch Anzeigen eines plötzlichen $etCO_2$-Anstiegs einen Hinweis auf die **Wiederherstellung eines Spontankreislaufs** (Return

Tab. 6.4 Potenziell reversible Ursachen der Reanimation: H+ und HITS (ERC)

H+ (4 Hs)	HITS
• **H**ypoxie • **H**ypo-/**H**yperthermie • **H**ypo-/**H**yperkaliäme und andere Elektrolytentgleisungen/metabolische Ursachen • **H**ypovolämie	• **H**erzbeuteltamponade • **I**ntoxikation • **T**hromboembolisches Geschehen • **S**pannungspneumothorax

of Spontaneous Circulation, ROSC) liefern. Der Anschluss einer Kapnografie nach erfolgter Intubation ist obligat. Sie stellt den Goldstandard zur Detektion der korrekten Tubuslage dar.

Weitere Ursachen eines Herz-Kreislauf-Stillstands

Es gibt zahlreiche Ursachen für einen Herz-Kreislauf-Stillstand. Um sich die wesentlichen und vor allem potenziell reversiblen Ursachen merken und im Notfall auch leicht erinnern zu können, propagiert der ERC das Akronym **H+ und HITS** (➤ Tab. 6.4).

Zum Ausschluss der Ursachen werden zum Teil weitere diagnostische Mittel wie BGA (Blutgasanalyse) und eine Echokardiografie durchgeführt.

MERKE

Der wesentliche **Fokus des operationstechnischen Personals** liegt auch unter Reanimationsmaßnahmen in der Unterstützung bei der OP. Nur durch zügiges Weiterarbeiten und ggf. Behebung der Ursachen (z. B. Blutstillung) kann ein Herz-Kreislauf-Stillstand behoben werden. Bei nicht weiterzuführenden Operationsmaßnahmen unterstützt das operationstechnische Personal vor allem bei der Durchführung der Basismaßnahmen, insbesondere der Thoraxkompression.

6

LITERATUR

Aldrete JA et al. Skin to cervical epidural space distances as read from magnetic resonance imaging films: consideration of the "hump pad". Journal of Clinical Anesthesia. 1998; 10(4): 309–313.

Alwardt CM, Redford D, Larson DF. General anesthesia in cardiac surgery: a review of drugs and practices. The Journal of the Extra-Corporal Technology. 2005; 37(2): 227–235.

American Society of Anesthesiologists. Statement on ASA Physical Status Classification. 2020. Aus: www.asahq.org/standards-and-practice-parameters/statement-on-asa-physical-status-classification-system (letzter Zugriff: 26.3.2025).

Angster R, Hainsch-Müller I. Postoperatives Schmerzmanagement. Der Anästhesist. 2005; 54: 505–531.

Armstrong RA et al. Peri-operative cardiac arrest: epidemiology and clinical features of patients analysed in the 7th National Audit Project of the Royal College of Anaesthetists. Anaesthesia. 2024; 79(1): 18–30.

Bainbridge D et al. Perioperative and anaesthetic-related mortality in developed and developing countries: a systematic review and meta-analysis. The Lancet. 2012; 380.9847: 1075–1081.

Braz LG et al. Association between intra-operative cardiac arrest and country Human Development Index status: a systematic review with meta-regression analysis and meta-analysis of observational studies. Anaesthesia. 2021; 76(9): 1259–1273.

Bürkle H, Schallner N. Patientenaufklärung in der Anästhesiologie. Anasthesiologie & intensivmedizin. 2020; 61: 320–328.

Buhre et al. European Society of Anaesthesiology. Task Force on Nitrous Oxide: a narrative review of its role in clinical practice. European Journal of Anaesthesiology. 2019; 32: 517–520.

Cook D, Simons D. Neuromuscular Blockade. In: StatPearls [Internet]. Depolarizing and Nondepolarizing Neuromuscular Blockers. Aktualisiert 2023. Aus: www.statpearls.com (letzter Zugriff: 29.6.2025).

Deutsche Gesellschaft für Anästhesiologie und Intensivmedizin e.V. (DGAI). S1-Leitlinie Rückenmarknahe Regionalanästhesien und Thromboembolieprophylaxe / antithrombotische Medikation. 2021. Aus: https://register.awmf.org/assets/guidelines/001-005l_S1_Rueckenmarksnahe-Regionalanaesthesien-Thromboembolieprophylaxe-antithrombotische-Medikation_2021-10_1.pdf (letzter Zugriff: 26.3.2025).

Ermert T, Schnabel A. Ultraschall in der Anästhesie und Intensivmedizin – Ultraschall in der Regionalanästhesie. AINS – Anästhesiologie, Intensivmedizin, Notfallmedizin, Schmerztherapie. 2011; 46(3): 182–187.

European Resuscitation Council (ERC). Guidelines 2025. www.erc.edu/science-research/guidelines/guidelines-2025 (letzter Zugriff: 9.11.2025).

Geldner G et al. Präoperative Evaluation erwachsener Patienten vor elektiven, nicht herz-thoraxchirurgischen

Eingriffen. Anasthesiologie & intensivmedizin. 2017; 58: 349–364.
German Resuscitation Council (GER). Reanimationsleitlinien 2025. www.grc-org.de/wissenschaft/leitlinien (letzter Zugriff: 9.11.2025).
Gili S et al. Patterns of distribution of the nerves around the axillary artery evaluated by ultrasound and assessed by nerve stimulation during axillary block. Clinical Anatomy. 2019; 32(1): 2–8.
Gogarten W et al. Rückenmarksnahe Regionalanästhesien und Thromboembolieprophylaxe/antithrombotische Medikation. Anästhesie & Intensivmedizin. 2007; 48: 109–124.
Hamza M, Dionne RA. Mechanisms of Non-Opioid Analgesics Beyond Cyclooxygenase Enzyme Inhibition. Current Molecular Pharmacology. 2009; 2(1): 122–131.
Hansen SB. Mechanisms of General Anesthesia. Annual Review of Biochemistry. 2025; 94(1): 503–530.
Hinkelbein J et al. Cardiac arrest in the perioperative period: a consensus guideline for identification, treatment, and prevention from the European Society of Anaesthesiology and Intensive Care and the European Society for Trauma and Emergency Surgery. European Journal of Trauma and Emergency Surgery. 2023; 49(5): 2031–2046.
Kalenka A, Hinkelbein J. Anästhesie bei Patienten mit Parkinson-Erkrankung. Der Anaesthesist. 2005; 54: 401–409.
Karow T, Lang-Roth R. Allgemeine und Spezielle Pharmakologie und Toxikologie, Vorlesungsorientierte Darstellung und klinischer Leitfaden. 15. A. Eigenverlag, 2007.
Kehl F et al. Organprotektion durch volatile Anästhetika. Anästhesiologie & Intensivmedizin. 2005; 46(11): 491–507.
Kox WJ, Spies CD. Check up Anästhesiologie, Standards Anästhesie – Intensivmedizin – Schmerztherapie – Notfallmedizin. 2. A. Berlin, Heidelberg: Springer, 2005.
Kuang Y et al. Real Evidence and Misconceptions about Malignant Hyperthermia. Journal of Clinical Medicine. 2022; 12(12): 3869.
Larsen R. Anästhesie. 12. A. München: Elsevier, 2022.
Larsen R. Anästhesie und Intensivmedizin für Schwestern und Pfleger. 6. A. Berlin, Heidelberg: Springer, 2003.
Leitlinie der Deutschen Gesellschaft für Anästhesiologie und Intensivmedizin Thromboembolieprophylaxe bei peripheren Blockadetechniken zur Regionalanästhesie. Anästhesiologie und Intensivmedizin. 2005; 46(7): 319–322.
Miller AL, Theodore D, Widrich J. Inhalational Anesthetic. In: StatPearls [Internet]. Aktualisiert 2023. Aus: www.ncbi.nlm.nih.gov/books/NBK554540 (letzter Zugriff: 2.7.2025).
Morais AC et al. Eighteen-year trends in the rates of intra-operative cardiac arrest and associated mortality at a public university hospital in Brazil. Anaesthesia. 2025; 80(1): 18–28.

Niesel HC, Van Aken H. Lokalanästhesie, Regionalanästhesie, Regionale Schmerztherapie. 2. A. Stuttgart: Thieme, 2006.
Ott K. Lipidlösungen zur Therapie der Lokalanästhetikaintoxikationen. (LipidRescueTM). Die Anästhesisiologie. 2010; 59: 575–586.
Remerand F et al. Is the musculocutaneous nerve really in the coracobrachialis muscle when performing an axillary block? An ultrasound study." Anesthesia & Analgesia. 2010; 110(6): 1729–1734.
Schäfer M, Brack A. Indikationen und Kontraindikationen von Nicht-Opioid-Analgetika. Anästhesiologie & Intensivmedizin. 2006; 47(4): 213–224.
Schafhalter-Zoppoth I, Gray. AT. The musculocutaneous nerve: ultrasound appearance for peripheral nerve block. Regional Anesthesia & Pain Medicine. 2005; 30(4): 385–390.
Sinclair R, Faleiro RJ. Delayed recovery from anesthesia: a postgraduate educational review. BJA Education. 2016; 16(3): 124–131.
Tonner PH. Wirkmechanismen von Anästhetika. Anästhesiologie & Intensivmedizin. 2006; 47(5): 265–279.
Verbandsmitteilungen Qualitätssicherung ambulante Anästhesie. Anästhesiologie & Intensivmedizin. 2005; (46)1: 36–37.
Weiss M, Nicolai T. Einsatz von gecufften Endotrachealtuben bei Kindern in der Notfall- und Rettungsmedizin. 2006; 9: 186–189.
Wiesmann T et al. Prävention & Therapie der systemischen Lokal-anästhetika-Intoxikation (LAST). Anaesthesiologie & Intensivmedizin. 2020; 61: 225–238.
Wilhelm W (Hrsg.). Praxis der Anästhesiologie. Berlin: Springer, 2018.
World Health Organization(WHO). WHO guidelines for the pharmacological and radiotherapeutic management of cancer pain in adults and adolescents. Annex 6, Equianalgesic dose conversion table. 2018. Aus: www.ncbi.nlm.nih.gov/books/NBK537482/table/appannex6.tab2 (letzter Zugriff: 2.7.2025).
Zhao Q et al. The distance from skin to cervical and high thoracic epidural space on Chinese adults as read from MRI. Pain Physician. 2014; 17(2): 163.
Zhou C, Liu J, Chen XD. General anesthesia mediated by effects on ion channels. World Journal of Critical Care Medicine. 2012; 1(3): 80–93.

INTERESSANTE WEBSITES ZUM THEMA REANIMATION

www.aap.org (American Academy of Pediatrics)
www.acep.org (American College of Emergency Physicians)
www.americanheart.org (American Heart Assoziation)
www.anr.de (Arbeitskreis Notfallmedizin und Rettungswesen e.V.)
www.cprguidelines.eu/2021 (ERC Guidelines)
www.erc.edu (European Resuscitation Council)
www.youtube.com/watch?v=lvF_khgUjrQ

VIDEO ZUM THEMA REANIMATION

Reanimation 2025 – Das ist neu! ERC-guidelines: www.youtube.com/watch?v=J1wtVYsHvn0

KAPITEL

7 Allgemein- und Viszeralchirurgie

M. Noll, M. Kim

7.1 Definition des OP-Gebiets

Die Allgemein- und Viszeralchirurgie befasst sich mit den chirurgischen Erkrankungen der Organe der Bauchhöhle, der Bauchwand, der endokrinen Drüsen und der Weichteile.

Der hauptsächliche Zugangsweg für nahezu alle viszeralchirurgischen Operationen ist die vordere Bauchwand.

Anatomie der vorderen Bauchwand

Die vordere Bauchwand wird nach außen von Haut und subkutanem Fettgewebe, nach innen vom Peritoneum und dem darüberliegenden präperitonealen Fett begrenzt. Die zwischen diesen Fettschichten liegende Faszien-/Muskelschicht stellt den tragenden Teil der Bauchwand dar (➤ Abb. 7.1).

In der Mittellinie vom Xiphoid bis oberhalb des Schambeins besteht sie nur aus einem breiten Faszienstreifen, der **Linea alba.** Nach beiden Seiten schließt sich lateral der von einem vorderen und hinteren Faszienblatt umhüllte M. rectus abdominis an, dessen Fasern kranio-kaudal verlaufen. Den lateralen Teil der Bauchwand bilden drei quer bzw. schräg verlaufende Muskeln, von denen jeder eine eigene Faszie oder Aponeurose besitzt. Innen liegt der M. transversus abdominis, der die Hinterwand des M. rectus abdominis teilweise überlappt. Nach außen schließen sich die Mm. obliquus internus und externus abdominis an. Zu beachten ist, dass wenige Zentimeter kaudal des Bauchnabels (ab der Linea arcuata) die Faszien aller drei Bauchmuskeln nach ventral des M. rectus abdominis ziehen, sodass hinter dem Muskel der präperitoneale Raum liegt. Innerviert werden die oben genannten Bauchmuskeln von segmentalen Nerven, die kranial mehr parallel zu den lateralen Rippen, kaudal steiler, parallel zum Leistenband verlaufen und in der Medianlinie enden.

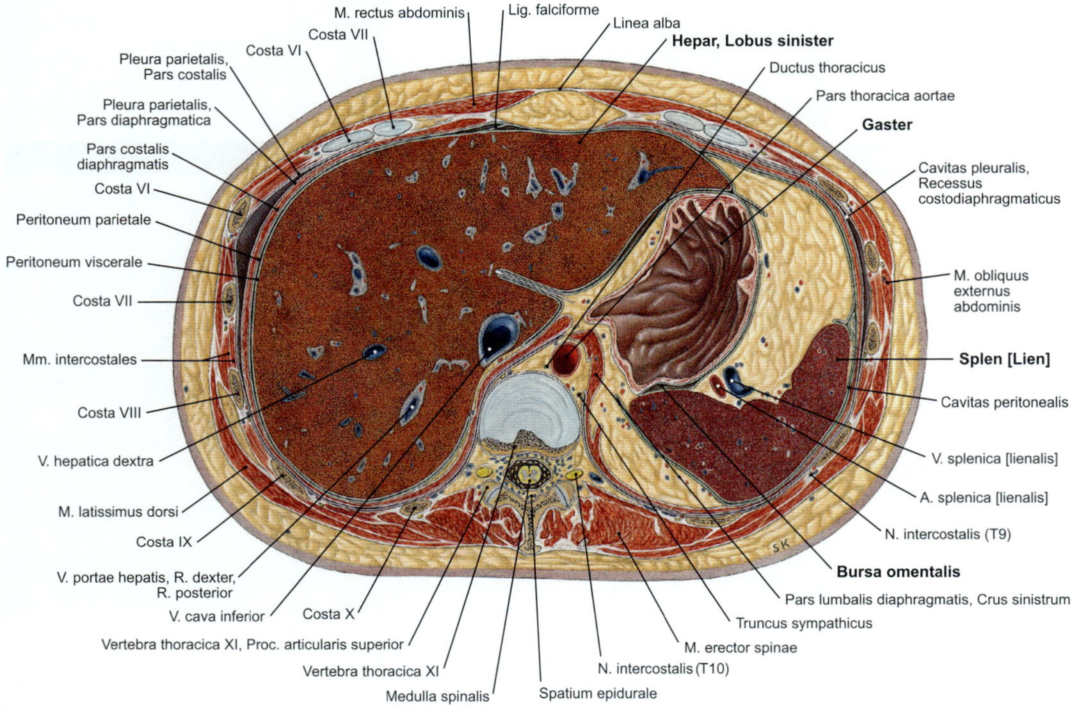

Abb. 7.1 Transversalschnitt durch den Oberbauch [S700-L238]

7.2 OP-spezifische Instrumente

➢ Tab. 7.1

Tab. 7.1 OP-spezifische Instrumente [T368, M1575, M1576, M1665, E1475]

Instrument	Bezeichnung	Verwendungszweck
Pinzetten		
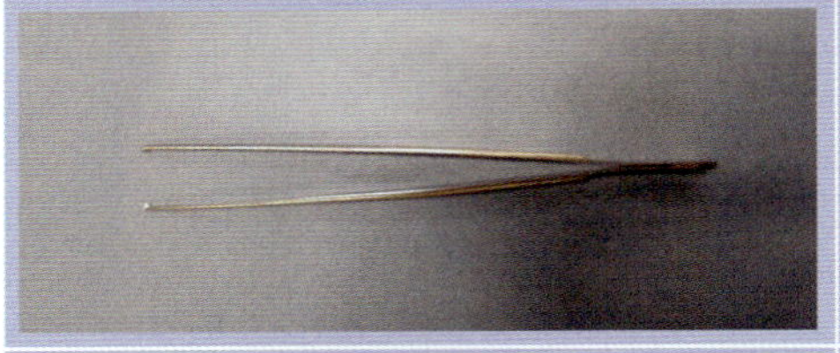	Chirurgische Pinzetten	Fassen von Haut, Unterhaut, Faszien
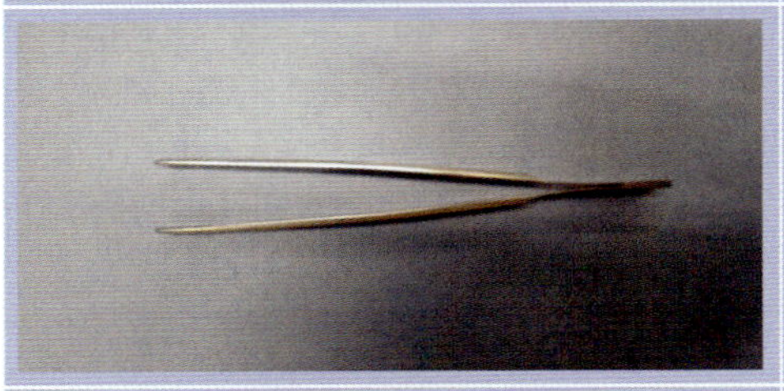	Anatomische Pinzetten	Applikation von monopolarem Strom, Fassen von intraabdominellem Gewebe
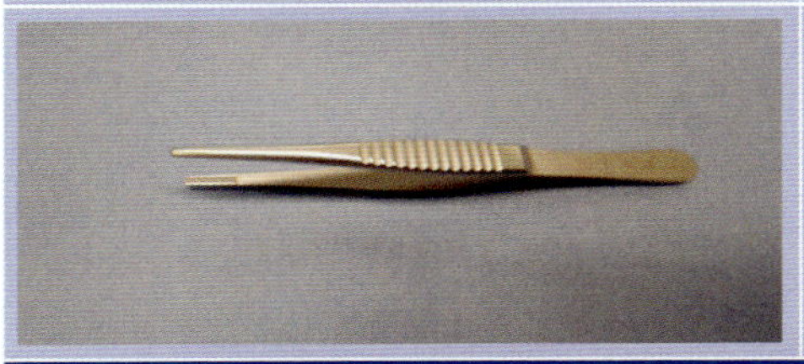	Atraumatische Pinzette nach DeBakey	Fassen von intraabdominellem Gewebe
Wundhaken/Retraktoren		
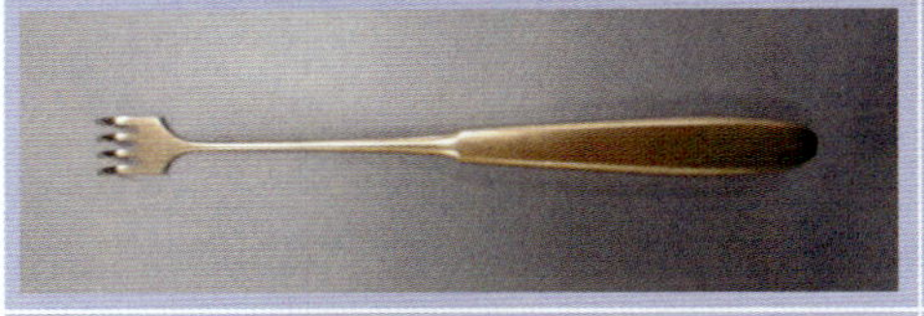	Scharfer Wundhaken nach Volkmann	Offenhalten von Wunden
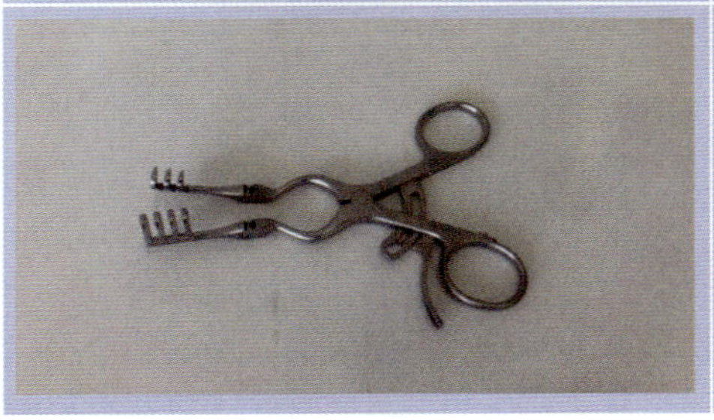	Wundsperrer	Offenhalten einer Wunde bei subkutaner/oberflächlicher Präparation

Tab. 7.1 OP-spezifische Instrumente [T368] *(Forts.)*

Instrument	Bezeichnung	Verwendungszweck
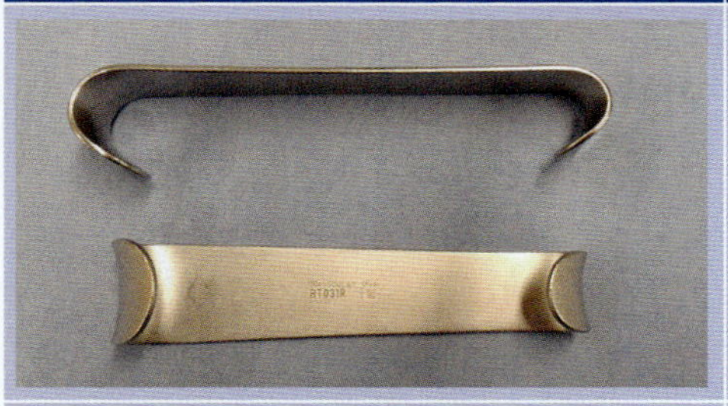	Wundhaken nach Roux	Offenhalten von Wunden
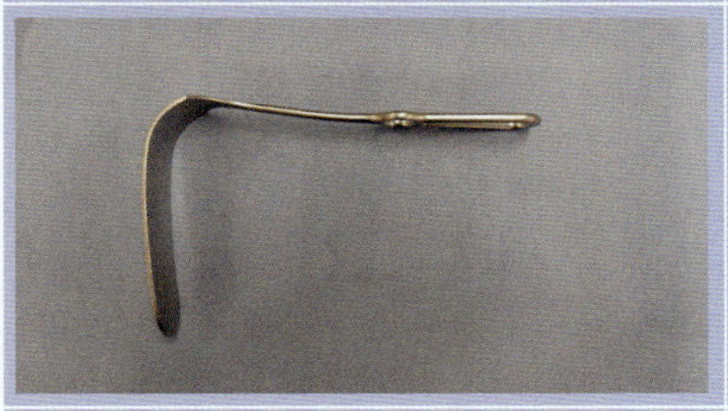	Wundhaken nach Langenbeck	Offenhalten von tiefen Wunden
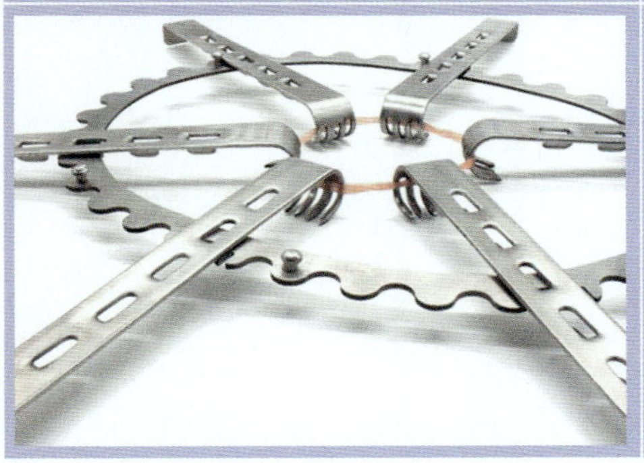	Turner-Warwick-Ring	

Tab. 7.1 OP-spezifische Instrumente [T368] *(Forts.)*

Instrument	Bezeichnung	Verwendungszweck
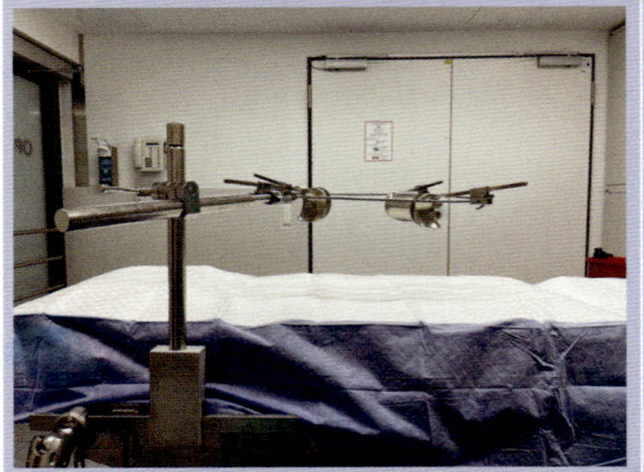 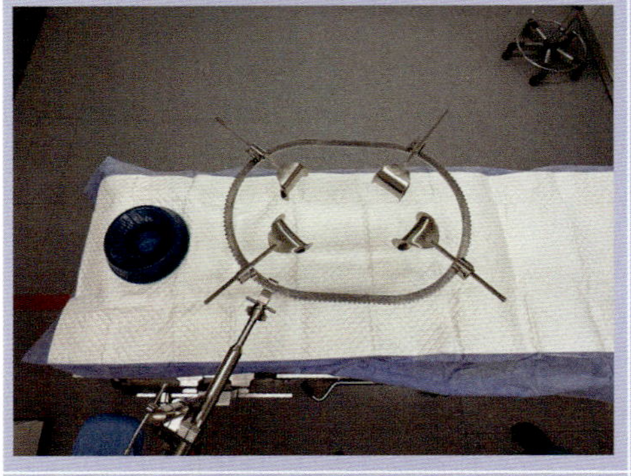	Beispiel: Integra®-Codman-Retraktor	
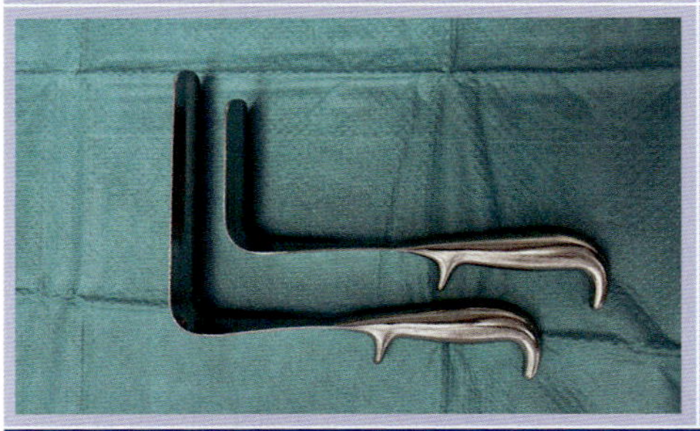	Leberhaken	Darstellung des Operationssitus
Spezielle Instrumente für Unterbaucheingriffe		
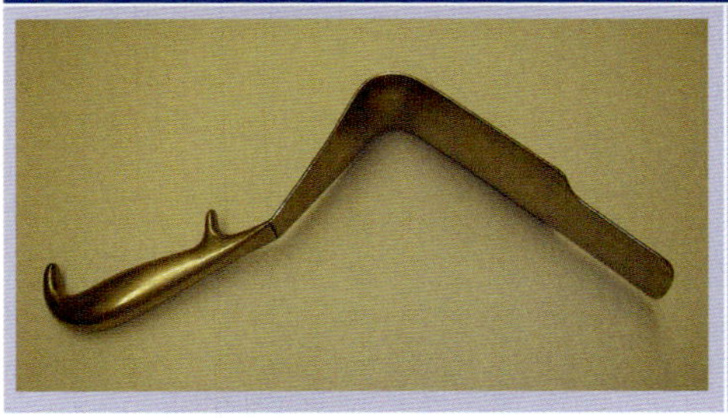	Pelvishaken n. St. Marks	Weghalten der Blase und Darstellung des Rektums

Tab. 7.1 OP-spezifische Instrumente [T368] *(Forts.)*

Instrument	Bezeichnung	Verwendungszweck
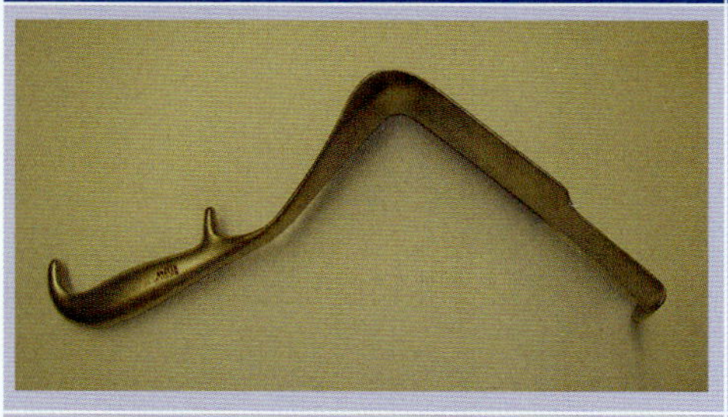	Pelvishaken n. St. Marks mit Nut	
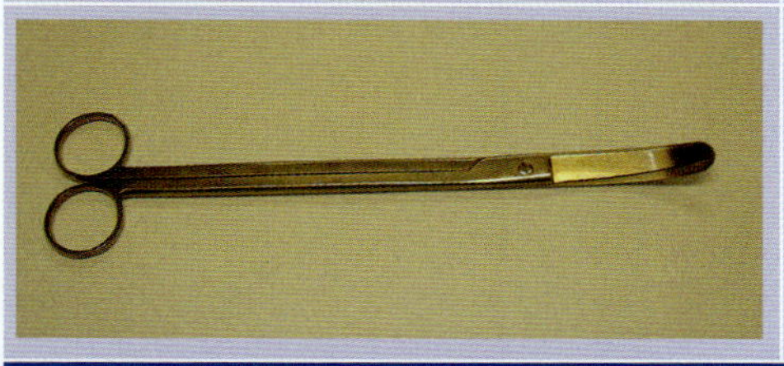	Rektumschere	Durchtrennung des Rektums
Spezielle Klemmen und Fasszangen		
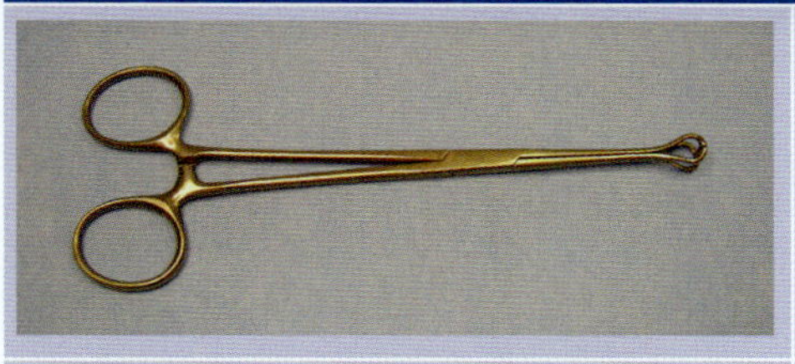	Fasszange n. Babcock	Für den Darm
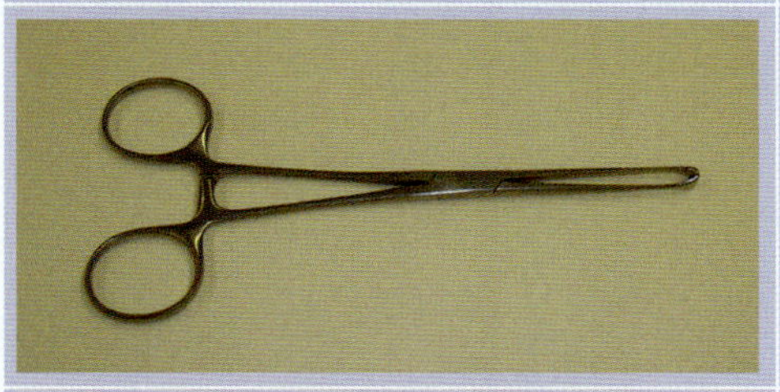	Fasszange n. Allis	Für den Darm
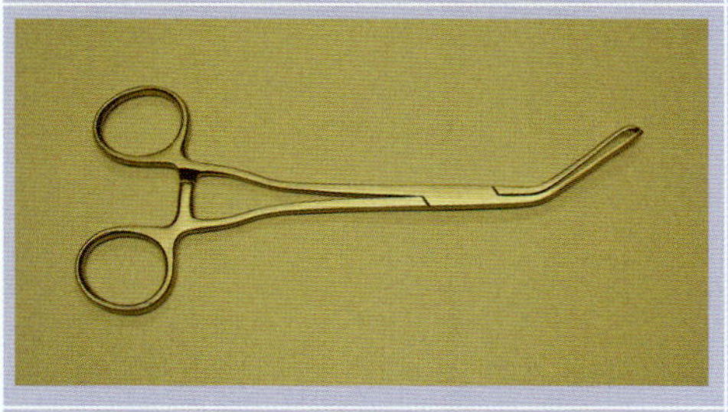	Fasszange n. Allis, gebogen	
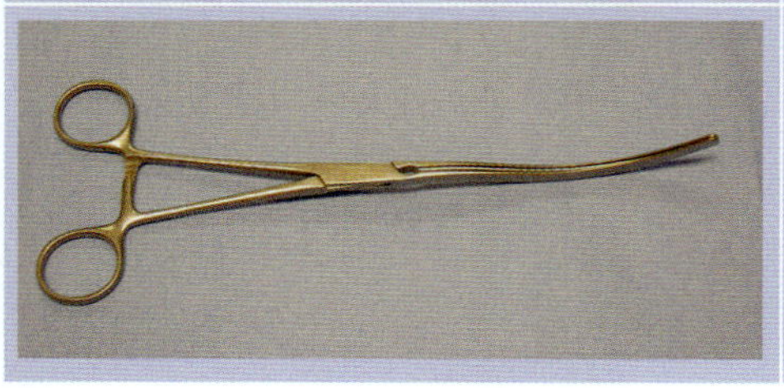	Lange Darmklemme nach Kocher	Verschluss des Darms vor Durchtrennung

Tab. 7.1 OP-spezifische Instrumente [T368] *(Forts.)*

Instrument	Bezeichnung	Verwendungszweck
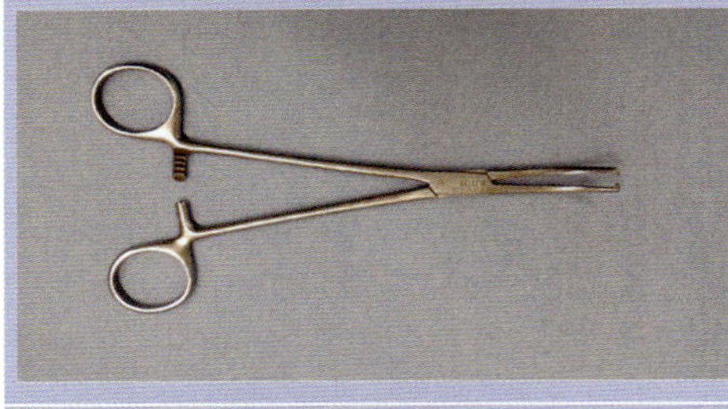	Mikulicz-Klemme	Anklemmen der Faszie
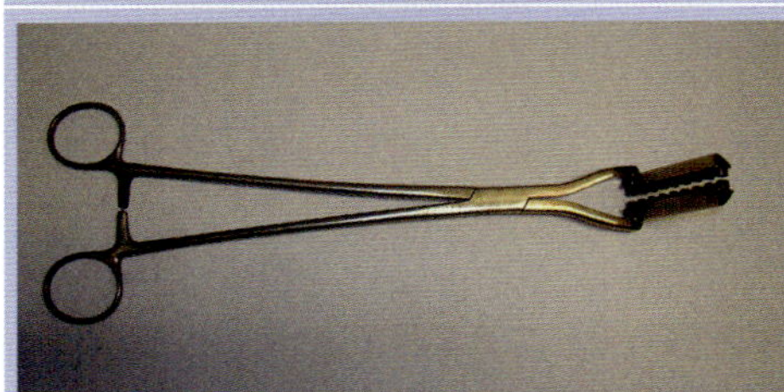	Tabaksbeutelnahtklemme	Zur Anlage einer Tabaksbeutelnaht am Darm
Klammernahtgeräte (Stapler)		
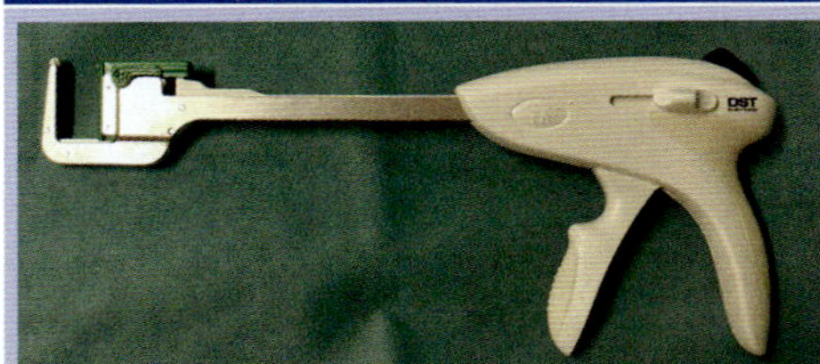	TA-Stapler (Thorax-Abdominal)	Verschluss des Darms
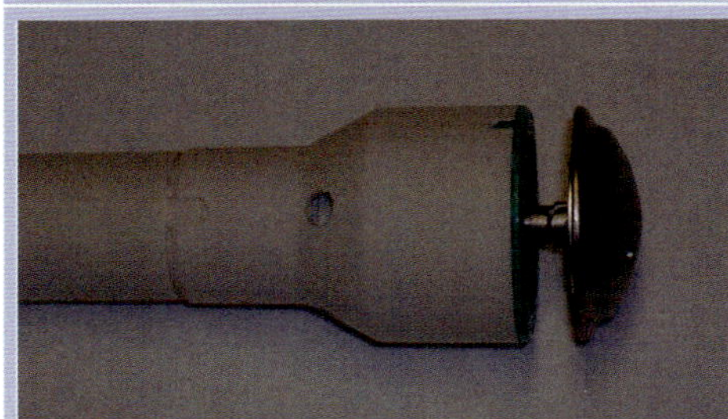 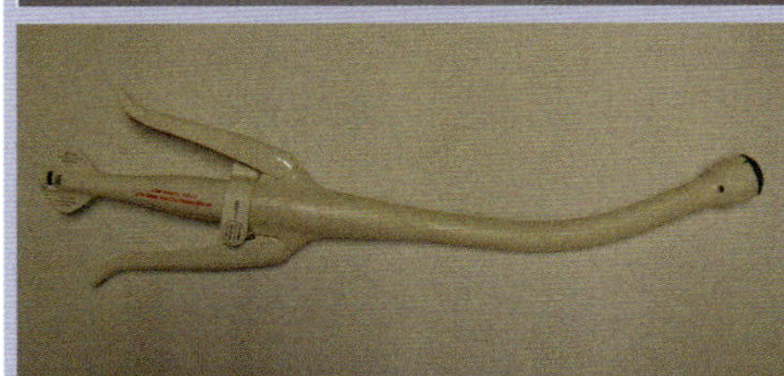	Zirkulär-Stapler	Zur Anlage einer End-zu-End-Anastomose (Rektum, Ösophagus)
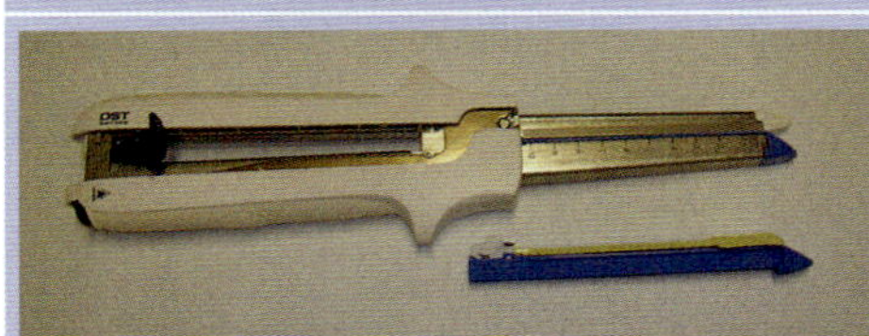	Linear-Stapler	Verschluss und Durchtrennung des Darms

Tab. 7.1 OP-spezifische Instrumente [T368] *(Forts.)*

Instrument	Bezeichnung	Verwendungszweck
Minimalinvasive Chirurgie		
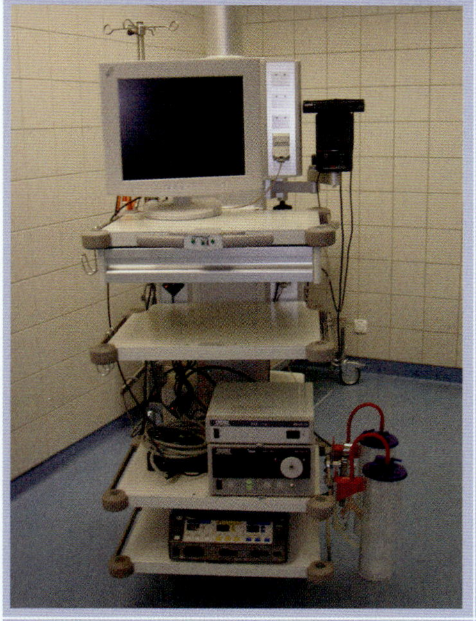	Endoskopieturm: • Monitor • Kamerakontrolleinheit • Kaltlichtquelle • Hochfrequenzchirurgie-(HF)-Gerät (monopolar/bipolar, siehe unten)	Minimalinvasive Chirurgie z. B. • Laparoskopie • Thorakoskopie
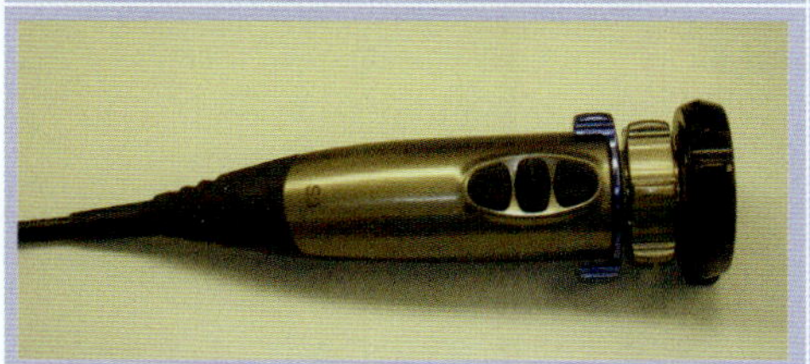	Kamera	Mit Optik für Laparoskopie
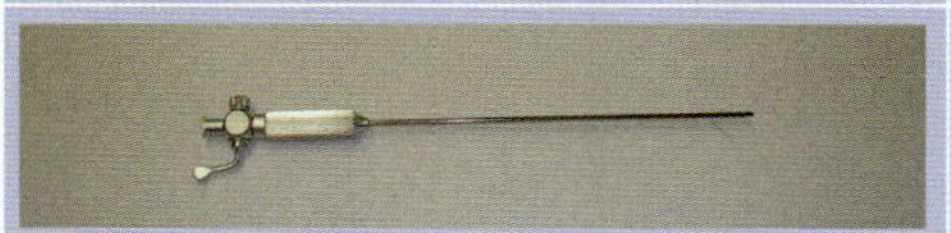	Veres-Nadel	Zur Insufflation von Gas in die Bauchhöhle; nach Durchstoßen der Bauchdecke schiebt sich automatisch ein stumpfer Mandrin aus der Kanüle, sodass Verletzungen der Bauchorgane vermieden werden
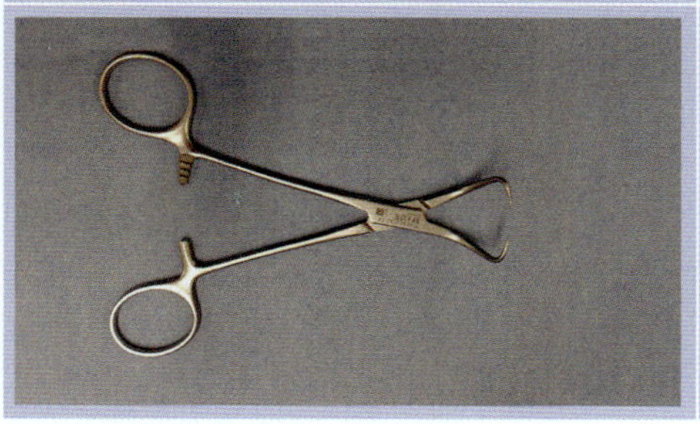	Backhaus-Klemme	Zum Anheben der Haut beim laparoskopischen Zugang

Tab. 7.1 OP-spezifische Instrumente [T368] *(Forts.)*

Instrument	Bezeichnung	Verwendungszweck
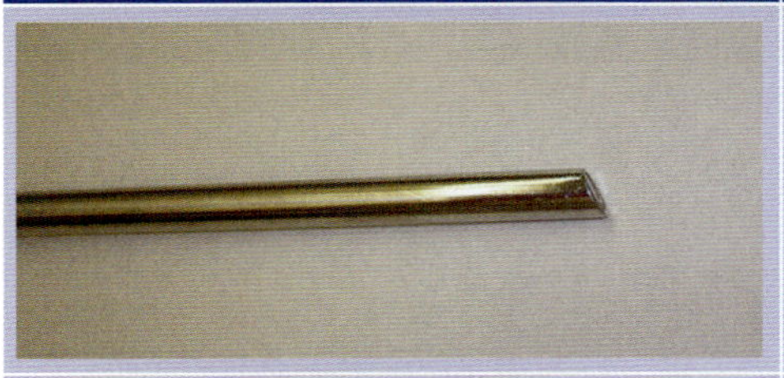	Optik 10 mm, 30°	Laparoskopie mit Kamera
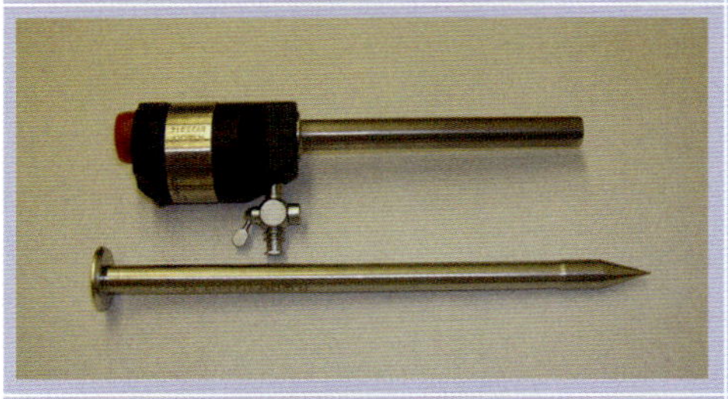	Trokare	Einfach oder mehrfach benutzbare Zugänge zu Körperhöhlen für minimalinvasive Operationen
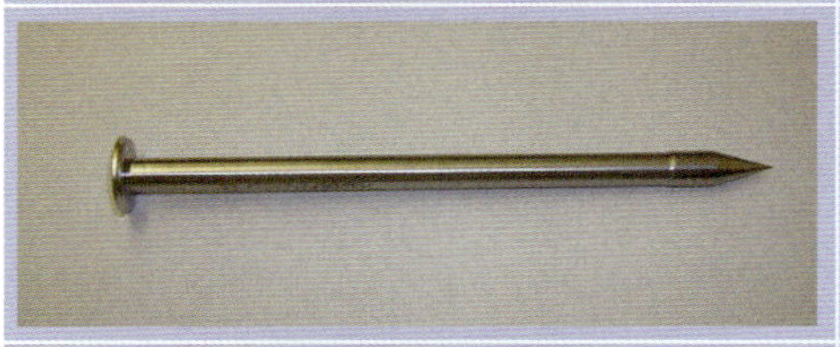	Trokarspieß (Obturator)	Einbringen von Trokaren
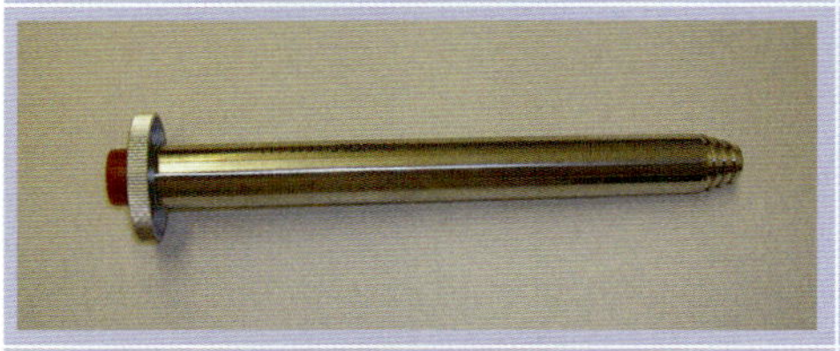	Dilatations- und Führungshülse	Erweiterung des Zugangs bei laparoskopischen OPs
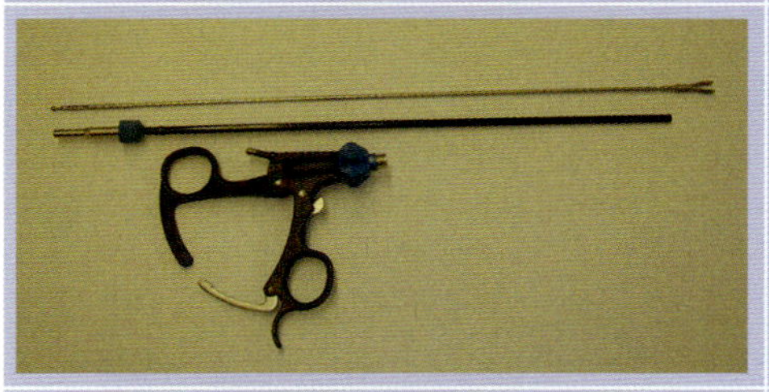	Zerlegbare endoskopische Zangen und Scheren	Instrumente für minimalinvasive Operationen
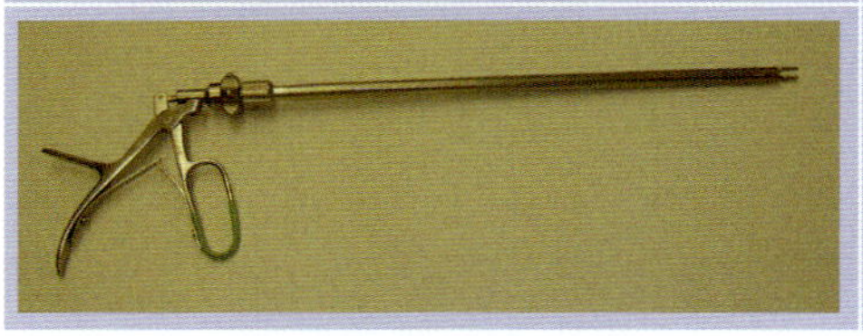	Zerlegbare endoskopische Clipzange für Titanclips	Verschluss von Blutgefäßen oder z. B. des Ductus cysticus der Gallenblase

Tab. 7.1 OP-spezifische Instrumente [T368] *(Forts.)*

Instrument	Bezeichnung	Verwendungszweck
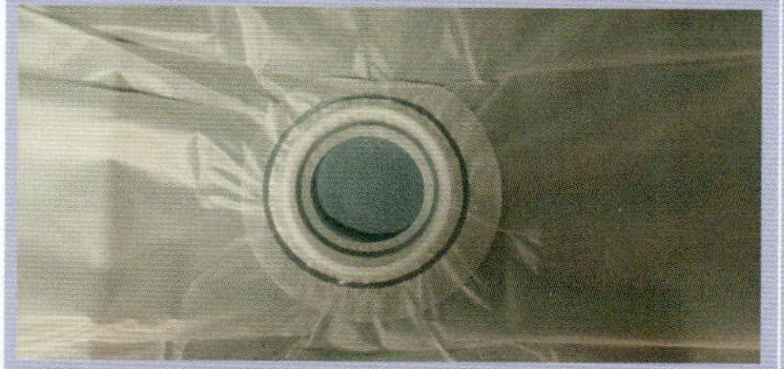	Alexis-Ringfolie	
Versiegelungs-/Trenninstrumente		
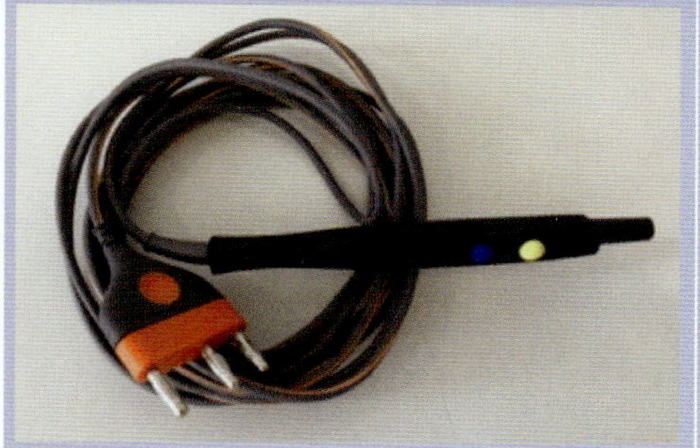	Monopolarer Kauter	Hochfrequenter Strom zum Schneiden von Haut oder Veröden von Gewebe, der Strom kann auf z. B. eine Pinzette übertragen werden (es ist eine Neutralelektrode notwendig)
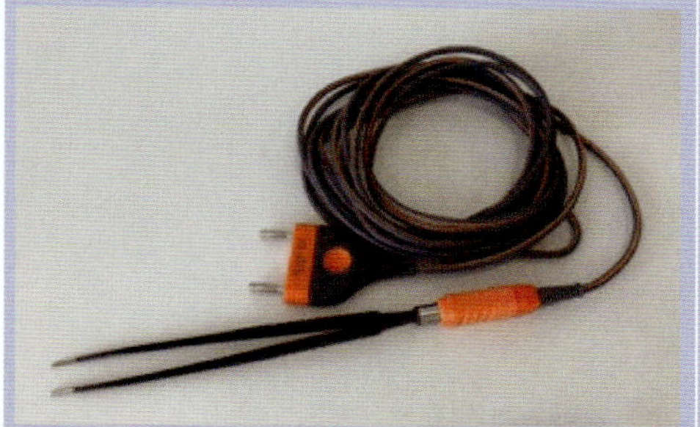	Bipolare Pinzette	Bipolarer Strom zum Veröden von Gewebe, der Strom fließt nur zwischen den Branchen des Instruments
	Endoskopisches monopolares Häkchen	Präparation von Gewebe mit Strom, z. B. im Rahmen einer laparoskopischen Cholezystektomie

Tab. 7.1 OP-spezifische Instrumente [T368] *(Forts.)*

Instrument	Bezeichnung	Verwendungszweck
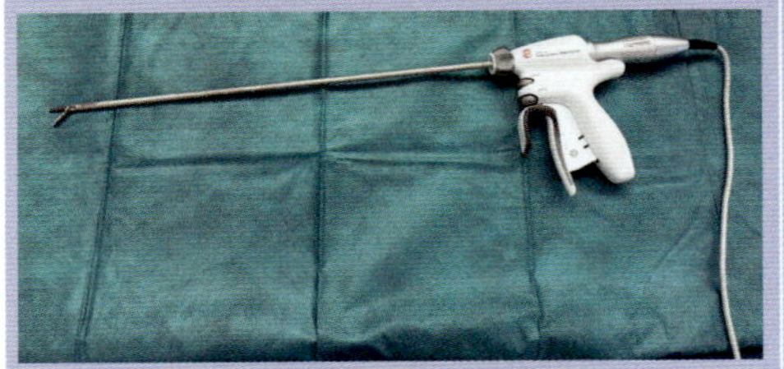 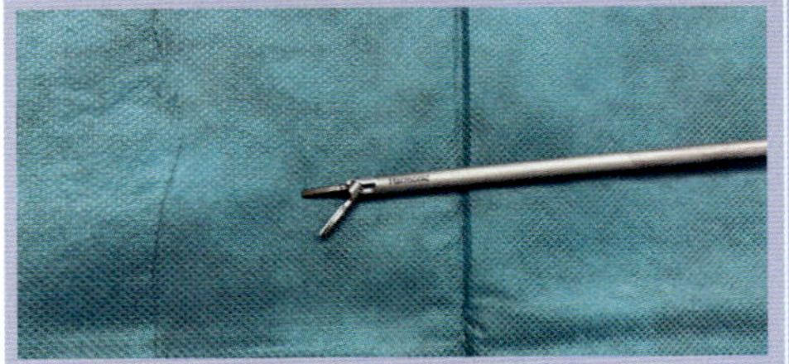	Ultraschallkoagulation	Blutstillung oder Durchtrennen von Gewebe nahe hitzeempfindlicher Strukturen wie Blutgefäßen
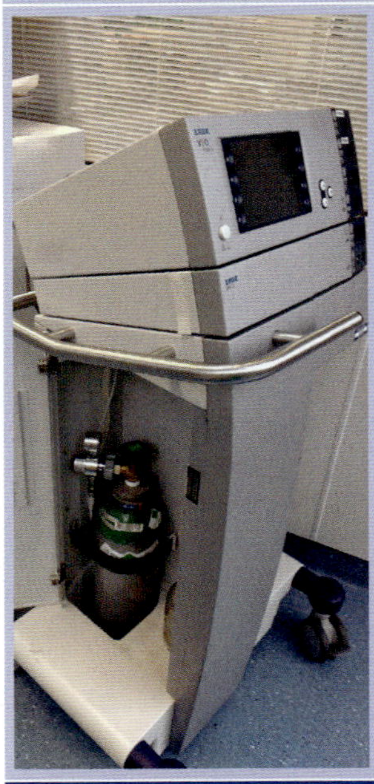	Argonplasma-Koagulationsgerät	Kontaktlose Übertragung der Hitzeenergie durch Gasstrahl Blutstillung und Gewebedevitalisierung (z. B. Leber)
Proktologische Instrumente		
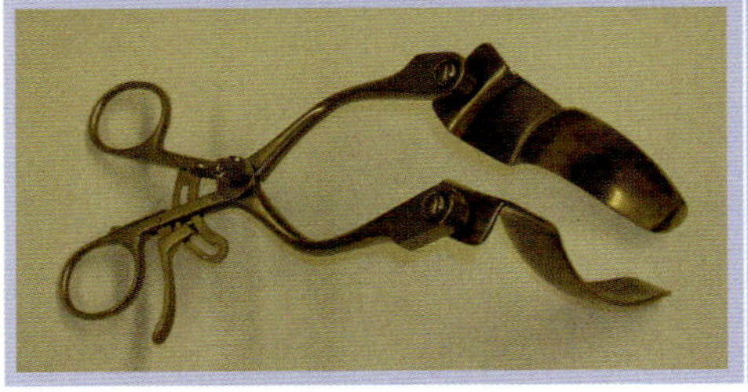	Analspreizer n. Parks	Zur transanalen Einstellung des Rektums und Analkanals

Tab. 7.1 OP-spezifische Instrumente [T368] *(Forts.)*

Instrument	Bezeichnung	Verwendungszweck
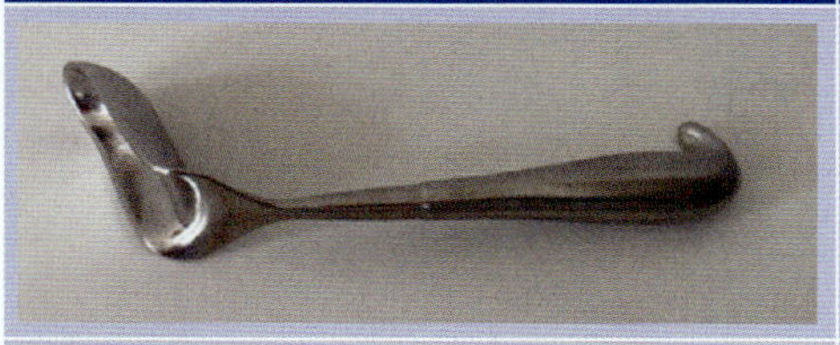	Hill-Ferguson-Rektal-Spekulum	Zur Einstellung des distalen Rektums und Analkanals
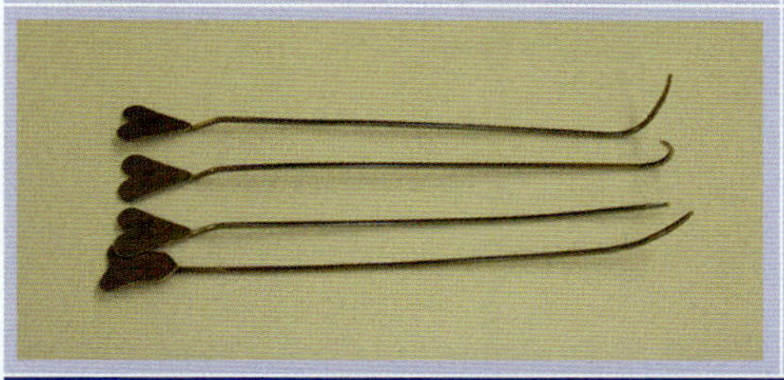	Analsonden	Zur Sondierung von analen Fisteln
Drainagen		
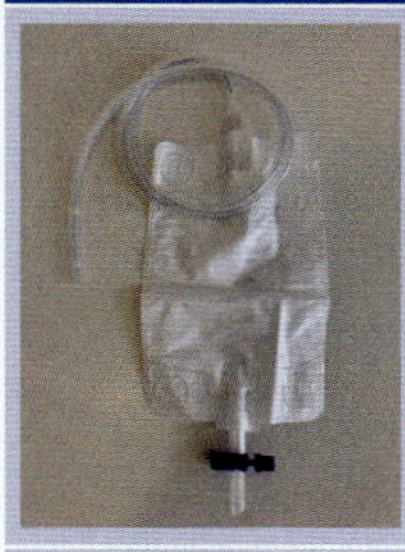	Easy-Flow-Drainage	Intraabdominelle Drainage ohne Sog, Kapillarwirkung
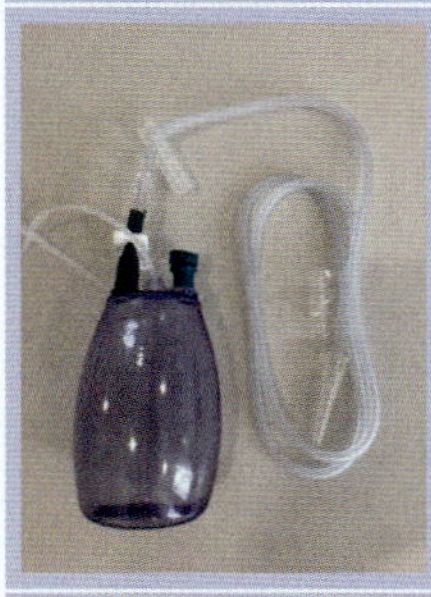	Redon-Drainage und -Spieß zum Einbringen	Drainage mit Sog zur Verwendung extraabdominell, z. B. in Subkutangewebe
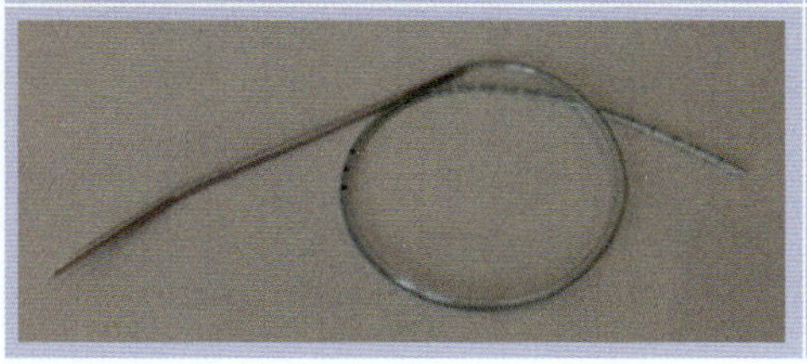		

7.3 Zugänge zur Bauchhöhle

Die Organe der Bauchhöhle können im Rahmen einer Operation über unterschiedliche technische Verfahren erreicht werden. Der klassische Zugang wird durch einen Bauchschnitt, die **Laparotomie,** durchgeführt. Mittlerweile hat sich bei zahlreichen Operationen die minimalinvasive Zugangstechnik **(Laparoskopie)** als Standard etabliert, die zur robotischen Chirurgie weiterentwickelt wurde.

7.3.1 Laparotomie

Laparotomie bezeichnet die Eröffnung der Bauchhöhle in solcher Ausdehnung, dass durch den Schnitt sowohl die intraoperative Diagnostik als auch der geplante Eingriff durchgeführt werden können. Dazu ist eine Durchtrennung aller Schichten der Bauchwand im betroffenen Bereich erforderlich. Wegen besserer Positionierungsmöglichkeiten für den Patienten, des einfacheren anatomischen Aufbaus und der guten Erreichbarkeit der ganzen Bauchhöhle erfolgen so gut wie alle Laparotomien durch die vordere Bauchwand. Hierbei wird die Haut mit einem Skalpell oder monopolarem Strom eröffnet. Auch die Präparation der weiteren Schichten kann mit dem monopolaren Kauter oder klassisch mit der Schere erfolgen.
➤ Tab. 7.2 und ➤ Abb. 7.2 geben einen Überblick über die im Folgenden beschriebenen Zugänge zur Bauchhöhle.

Tab. 7.2 Zugänge zur Bauchhöhle und Indikationen

Art des Zugangs		Zugang zu/Indiziert bei
1	**Mediane Oberbauchlaparotomie**	Magen, Duodenum
2	**Mediane Unterbauchlaparotomie**	Dünndarm, Kolon
3	**Rippenbogenrandschnitt rechts**	Gallenwege, begrenzte Lebereingriffe
4	**Rippenbogenrandschnitt links**	Milz
5	**Quere Oberbauchlaparotomie**	Pankreas, Magen, Leber, rechtsseitiges Kolon
6	**Wechselschnitt rechts**	Appendix (wird kaum noch angewendet)
7	**Pfannenstielschnitt**	Weibliches Genitale, Bergeschnitt bei Kolon-/Rektumeingriffen

Mediane Laparotomie

Die mediane Laparotomie (➤ Abb. 7.3) wird in der Mittellinie des Abdomens durchgeführt und bietet den universellsten Zugang zur Bauchhöhle. Die Medianlaparotomie ist aufgrund der guten Übersicht u.a. bei Notfalleingriffen mit unklarem Fokus der favorisierte Zugang. Unter Umschneidung des Nabels kann der Schnitt vom Xiphoid bis zum Schambein durchgeführt werden. Dadurch sind alle Organe der Bauchhöhle erreichbar. Meist genügt jedoch ein begrenzter Mittellinienschnitt, d.h. eine obere bzw. untere mediane Laparotomie. Mittels oberer media-

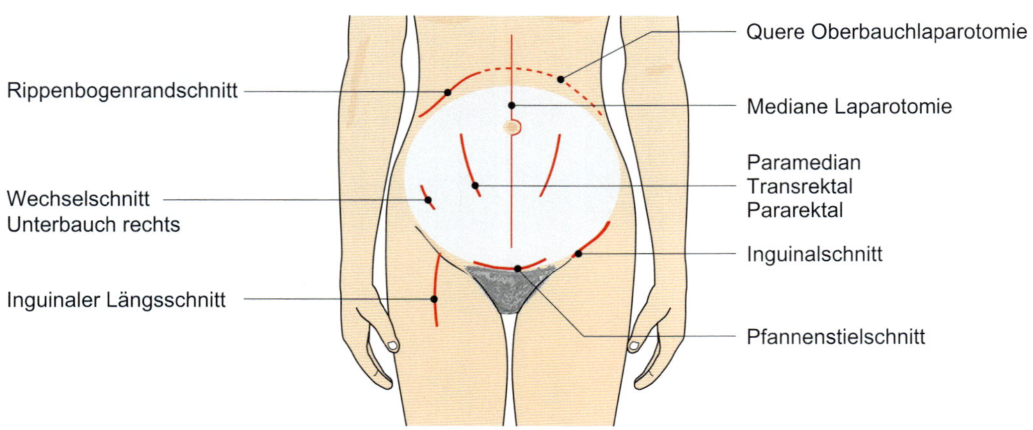

Abb. 7.2 Zugänge zur Bauchhöhle [L143]

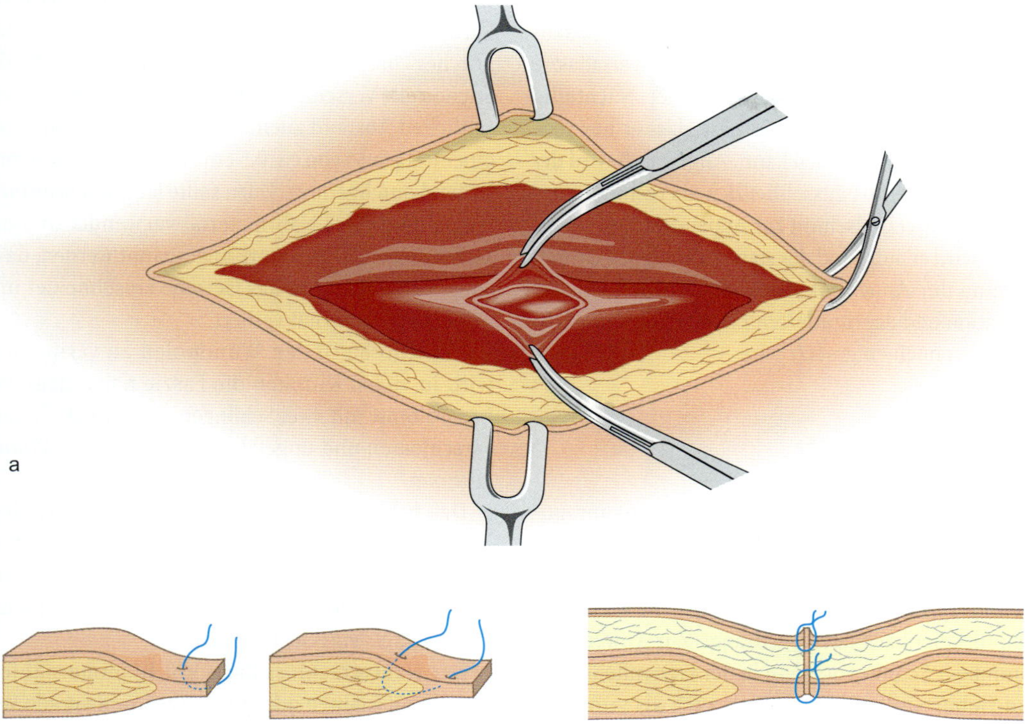
a b c

Abb. 7.3 Laparotomie durch eine mediane Inzision der Linea alba. a) Aufsicht. b) Wiederverschluss in Abhängigkeit der erfassten Faszien. c) Querschnitt durch die vordere Bauchwand nach Verschluss einer medianen Laparotomie [L106, L138]

ner Laparotomie lassen sich Eingriffe an Magen und Duodenum durchführen. Bei Eingriffen an Dünndarm und Kolon ist die untere mediane Laparotomie meist günstiger. Bei der medianen Laparotomie werden zunächst Kutis und Subkutis durchtrennt, anschließend ist nach Durchtrennung der Linea alba sowie des Peritoneums das Abdomen eröffnet.

Rippenbogenrandschnitt

Dieser Schnitt verläuft mit zwei Querfingern Abstand parallel zum rechten oder linken Rippenbogen (gebogen) oder auch horizontal in gleicher Höhe (gerade). Von einem rechten Rippenbogenrandschnitt aus werden Eingriffe an den Gallenwegen oder dem Leberunterrand durchgeführt. Eingriffe an Milz oder Pankreasschwanz erfordern einen linken Rippenbogenrandschnitt. Medial muss nach Durchtrennung der vorderen Rektusscheide der M. rectus quer durchtrennt werden, anschließend das hintere Blatt der Rektusscheide. Nach lateral werden M. obliquus externus und M. internus eingekerbt und der M. transversus in Faserrichtung auseinandergedrängt.

Quere Oberbauchlaparotomie

Dieser Schnitt ist ein flach geführter Rippenbogenrandschnitt, der über die Mittellinie hinaus in den gegenseitigen Rippenbogenrandschnitt übergeht. Zugang und Komplikationen sind analog zum Rippenbogenrandschnitt. Dieser Zugang ist vorteilhaft bei Leber- und Pankreaseingriffen.

Wechselschnitt

Hierbei werden die Faszien und die drei Bauchmuskelschichten in der Faserrichtung gespalten. Die Aponeurose des M. externus abdominis wird schräg nach lateral ansteigend gespalten, die laterale Bauchmuskulatur quer auseinandergedrängt, und Transversalfaszie und Peritoneum werden längs eröffnet. Nachteilig hinsichtlich der Schnittführung ist, dass er nur sehr begrenzt erweitert werden kann. Angewandt wird der Wechselschnitt fast ausschließlich als rechtsseitiger Unterbauchwechselschnitt zur Appendektomie; heutzutage wird er aufgrund der standardmäßigen Durchführung der Appendektomie als minimalinvasive Operation und der limitierten Erweiterungsmöglichkeit kaum noch eingesetzt.

Pfannenstielschnitt

Bei diesem Schnitt wird der Hautschnitt suprapubisch quer durchgeführt. Anschließend wird auch das vordere Blatt der Rektusscheide quer eröffnet. Die Linea alba wird längs eröffnet, der M. rectus abdominis quer nach lateral gedrängt. Zur Anwendung kommt der Schnitt vor allem in der Frauenheilkunde und Geburtshilfe, er ist jedoch auch als günstiger Bergeschnitt, z. B. von reseziertem Darm im Rahmen kolorektaler minimalinvasiver Eingriffe geeignet.

Inguinalschnitt

Die Haut wird ca. 1–2 cm kranial und parallel zum Leistenband eröffnet, um zur Externusaponeurose, die medial den äußeren Leistenring bildet, vorzudringen. Nach deren Spaltung gelangt man beim Mann zum Samenstrang, der nach lateral zum inneren Leistenring zieht. Dieser Zugang wird in der Regel bei der offenen Leistenhernienversorgung gewählt.

Bauchdeckenverschluss nach Laparotomie

Der Bauchdeckenverschluss erfolgt schichtweise und soll die ungestörte Funktion der Bauchwand wiederherstellen. Die wichtigste Naht beim Bauchdeckenverschluss ist die der Faszien, entsprechend der Linea alba bei medianer Laparotomie oder des vorderen und hinteren Rektusblatts bei queren Zugängen. Die Muskulatur sollte dabei nicht gestochen werden, da tiefgreifende und fest geknüpfte Muskelnähte zu lokalen Muskelnekrosen führen. Die Technik der „Small Stitches" hat sich als vorteilhaft erwiesen, d. h., die Stiche zum Verschluss der Faszie werden mit einem seitlichen Abstand zueinander von ca. 0,5 cm sowie einem Abstand von ca. 0,5 cm zum Faszienrand fortlaufend durchgeführt. Dazu sollte langsam resorbierbares, monofiles Nahtmaterial verwendet und der Faden dabei nicht zu stark angespannt werden, da er sonst zunehmend in das Gewebe einschneidet und seine Eigenelastizität verliert.

Um Knoten in den Wundpolen zu vermeiden, wird in vielen Kliniken die Faszie nach medianer Laparotomie mit zwei Schlingen aus der Ecke heraus verschlossen und ungefähr in der Mitte der Wunde geknotet.

Das subkutane Fett muss nicht genäht werden. Bei stark adipösen Patienten mit tiefer subkutaner Schicht oder erhöhter Blutungsneigung kann eine Redon-Drainage für einen verbesserten Abfluss des Wundsekrets eingelegt werden.

Der Hautverschluss kann mit Klammernähten, Einzelknopfnähten oder bei kurzen und gerade verlaufenden Wunden mit fortlaufender Intrakutannaht erfolgen (primäre Wundheilung). Das Nahtmaterial kann resorbierbar oder nicht resorbierbar sein; in letzterem Falle ist nach 12–14 Tagen bei abgeschlossener Wundheilung ein Fadenzug erforderlich.

Bei Operationen mit hohem Kontaminationsgrad (z. B. Proktologie) kann die Haut offen bleiben. So ist ein Abfluss der aufgrund der Lokalisation am After kontaminierten Wunde gewährleistet. In diesem Fall erfolgt eine sekundäre Wundheilung.

Allgemeine Komplikationen bei offenem Zugang

Als intraoperative Komplikation im Rahmen eines offenen Zugangs können **Verletzungen abdomineller Organe** auftreten, insbesondere des Darms z. B. bei stark dilatierten Darmschlingen (Ileus) oder Verwachsungen und Adhäsionen nach Voroperationen. Ebenso kann die Harnblase (vor allem bei starker Füllung) geschädigt werden.

Postoperativ kann sich eine epifasziale **Infektion** der Laparotomiewunde entwickeln. Eine mögliche Ursache ist die Wundkontamination durch infektiöses Material wie z. B. Stuhl oder Eiter. Eine traumatisierende Operationstechnik begünstigt die Entwicklung einer Infektion ebenso wie große, nicht drainierte Wundhöhlen, deren Sekretinhalt meist einen idealen Nährboden für bakterielles Wachstum darstellen kann. Alternativ kann ein epifasziales Vakuumschwammsystem angewendet werden. Der Wechsel des Systems oder dessen Entfernung erfolgt in der Regel nach 3–5 Tagen. Ein subkutaner Infekt erfordert die Eröffnung der gesamten Hautnaht, sodass Sekret nach außen ablaufen kann. Die Wunde heilt dann sekundär. Eine subfasziale Infektion erfordert neben dem Offenlassen der Hautwunde die Exzision aller nekrotischen Faszienteile.

Unter einem **Platzbauch** versteht man die Ruptur der Fasziennaht in der postoperativen Phase mit einem Vorfall von Eingeweiden. Bleibt die Hautwunde dabei geschlossen, spricht man vom subkutanen Platzbauch. Reißt auch die Hautnaht, liegt ein kompletter Platzbauch vor. Häufigste Ursache für dieses Ereignis ist eine Infektion im Bauchraum oder in der Bauchwand. Aber auch patientenabhängige Faktoren wie Diabetes mellitus, Eiweißmangel oder konsumierende Grundkrankheiten können einen Platzbauch begünstigen. Mechanische Ursachen für ein Reißen der Fasziennaht können eine maximale Nahtbelastung durch starke Hustenstöße oder extremes Pressen beim Stuhlgang sein bzw. eine nicht korrekt durchgeführte Fasziennaht. Ein Platzbauch ist ein **chirurgischer Notfall.** Nach Anlegen eines sterilen Verbands auf der Station muss umgehend im Operationssaal der gesamte Bauchraum exploriert werden, um eine intraabdominelle Infektion als Ursache auszuschließen. Die Wunde kann je nach intraoperativem Befund nach Wundrandanfrischung erneut verschlossen werden, eventuell zusätzlich durch resorbierbare Kunststoffnetze gesichert. Sollte ein primärer Faszienverschluss nicht möglich sein, kann ein intraabdominelles Vakuumsystem zur Anwendung kommen. Nach dessen Anlage wird in der Regel nach 24–48 Stunden eine „Second-Look-Operation" geplant.

Zwei mögliche Spätkomplikationen der Laparotomie sind der **Narbenbruch** (➤ 7.4.3) und der **Adhäsionsileus** (➤ 7.6.2).

Nachblutungen mit Entwicklung von größeren Bauchdeckenhämatomen können nach inadäquater Blutstillung oder bei Patienten mit Gerinnungsstörungen auftreten. Kleinere Blutungen können mit Kompressionsverbänden gestillt werden, größere Bauchdeckenhämatome erfordern eine operative Ausräumung.

7.3.2 Laparoskopie

Unter der laparoskopischen, minimalinvasiven Chirurgie (MIC) versteht man den Zugang zur Bauchhöhle durch kleine, in der Regel 5–20 mm lange Schnitte in der Bauchwand. Es erfolgt die Anlage eines Kapnoperitoneums, die Füllung der Bauchhöhle mit Kohlenstoffdioxid (CO_2) mit einem Druck von 12–15 mmHg. Hierdurch hebt sich die Bauchdecke an und ermöglicht so erst den Zugang mit verschiedensten Instrumenten, die über eine intraabdominell eingebrachte Kameraoptik auf hochauflösenden Bildschirmen visualisiert werden können.

Die Vorteile der laparoskopischen gegenüber der offenen Chirurgie liegen neben einem kosmetisch günstigeren Ergebnis und einer geringeren Rate an Narbenhernien bei einer geringeren Rate an Wundheilungsstörungen, geringerem postoperativem Schmerz und schnellerer Rekonvaleszenz.

Einschränkend für die Laparoskopie können Verwachsungen nach Voroperationen oder sehr stark distendierte Darmschlingen z. B. bei einem Ileus sein, welche kein sicheres Einbringen der Trokare und Instrumente erlauben. Ebenso können z. B. schwerwiegende pulmonale Vorerkrankungen der Patienten oder anästhesiologische Beeinträchtigungen gegen die Anlage eines Kapnoperitoneums, das die inspiratorische Ausdehnung der Lunge beeinträchtigt, sprechen.

Technik

Spezifische Instrumente

- Ggf. Veres-Nadel
- Trokare mit Einführhilfen (Trokarspieß)
- Kameraoptik
- Videoturm mit Lichtquelle und Gasinsufflator
- Laparoskopische Instrumente

Zugang

Der Zugang zur Bauchhöhle erfolgt über eine **Punktion** oder eine **Minilaparotomie.**

Punktion

Nach Hautdesinfektion und steriler Abdeckung der gesamten vorderen Bauchwand wird in der Regel periumbilikal eine 1–2 cm lange Hautinzision durchgeführt, die Haut z. B. mit Backhaus-Klemmen zur Vermeidung intraabdomineller Verletzungen deckenwärts gezogen und die Bauchhöhle mit einer Veres-Nadel punktiert. Die korrekte Nadellage kann durch Aspiration von Luft aus dem Abdomen sowie Injektion von Kochsalzlösung überprüft werden. Sind die Tests positiv, wird die Nadel an einen Gasinsufflator angeschlossen und das Kapnoperitoneum angelegt. Die Veres-Nadel wird entfernt und über die Stichinzision der Optiktrokar mit Trokarspieß in dem nun durch das Kapnoperitoneum aufgeblähten Bauchraum gefahrlos eingeführt. Anschließend wird die Gaszufuhr zur Erhaltung des Kapnoperitoneums über ein Ventil an den Trokar angeschlossen.

Minilaparotomie

Nach Hautdesinfektion und steriler Abdeckung der gesamten vorderen Bauchwand wird periumbilikal eine etwa 2 cm lange Hautinzision durchgeführt. Durch das Subkutangewebe wird bis zur Faszie unter Sicht präpariert und die Faszie inzidiert, anschließend kann der Trokar stumpf eingeführt werden. Nun wird das Kapnoperitoneum über den eingebrachten Optiktrokar angelegt. Vorteilhaft ist hier das Eingehen in das Abdomen unter Sicht, während die Punktion mit der Veres-Nadel blind erfolgt und damit sehr seltene Verletzungen insbesondere des Dünndarms möglich sind.

Durchführung

Nach Einführen der Kamera in die Bauchhöhle wird unter Sicht von innen die optimale Platzierung der Arbeitstrokare festgelegt. Die gewählte Stelle und insbesondere die Blutgefäße der Bauchdecke können mit dem Lichtstrahl der Kamera von innen nach außen sichtbar gemacht werden *(Diaphanoskopie)*. Dabei ist es für einen ausreichenden Bewegungsspielraum wichtig, die Trokare ausreichend weit voneinander entfernt und nicht zu nahe am Rippenbogen zu platzieren. Nach Stichinzision der Haut werden die Arbeitstrokare unter Sicht eingebracht. Nun kann der geplante Eingriff durchgeführt werden. Nach Beendigung werden die Arbeitstrokare unter Sicht entfernt, um mögliche Blutungen aus der Bauchwand nicht zu übersehen. Zuvor können die Trokareinstichstellen bipolar koaguliert werden. Anschließend wird das Gas aus der Bauchhöhle abgelassen, da verbleibendes Gas bis zur körpereigenen Resorption postoperative Schmerzen verursachen kann (siehe unten). Zuletzt wird der Optiktrokar entfernt. Faszienlücken, die größer als 1 cm sind, werden durch eine Fasziennaht versorgt, um das Risiko einer Trokarhernie zu minimieren. Die kleineren Faszienlücken werden ausschließlich durch Hautnaht verschlossen.

Ergonomie bei der Laparoskopie

Die Positionierung des Patienten sowie die Positionierung des Operationsteams sind abhängig vom durchzuführenden Eingriff. Da in verschiedenen Kliniken diesbezüglich unterschiedliche Standards existieren, wird hier auf Grundlegendes zur Ergonomie bei der Laparoskopie eingegangen.

Zu beachten ist, dass der Operateur normalerweise gegenüber dem zu operierenden Organ steht, die Assistenten sind neben dem Operateur oder gegenüber positioniert. Die Monitore müssen im unmittelbaren Blickfeld der Akteure lokalisiert sein und Höhe sowie Neigungswinkel der Monitore an deren Körpergröße angepasst sein.

Studien zeigen, dass die Arbeitsbelastung und der Stresslevel beim laparoskopischen Arbeiten höher ist als bei einem offenen Zugang oder beim robotischen Arbeiten (Law et al. 2020).

Allgemeine Komplikationen und Limitationen bei laparoskopischem Zugang

Wie bei der offenen Chirurgie kann es auch beim minimalinvasiven Zugang zur Verletzung von Organen kommen. Insbesondere ist eine **versehentliche Punktion des Darms mit der Veres-Nadel** zu erwähnen. Sie ist durch Aspiration von Darminhalt erkennbar und wird in der Regel durch laparoskopische oder offene Übernähung versorgt. Aus diesem Grund ist bei vorbekannten Verwachsungen oder bei einem Ileus eine Minilaparotomie durchzuführen.

Zudem können **Nachblutungen aus der Trokareinstichstelle** auftreten. Sie werden gut erkannt, wenn die Trokare unter Sicht entfernt werden. Meist gelingt die Blutstillung durch Umstechung von außen. Um diese Gefahr zu minimieren, sind Trokare unter Sicht einzuführen. Vor deren Entfernung ist eine bipolare Koagulation der Trokareinstichstelle von intraabdominell möglich.

Postoperativ können typischerweise **muskelkaterartige Schmerzen der Bauchdecke** bis hin zu **ziehenden Schmerzen im Bereich der Schulter** auftreten. Diese beruhen meist auf einer peritonealen Reizung durch die Resorption des bei der Laparoskopie verwendeten Kohlenstoffdioxids. Wichtig ist bei dieser Art von Beschwerden, organische Komplikationen auszuschließen. Die Schmerzen, die 1–2 Tage anhalten und nach Mobilisation meist rückläufig sind, lassen sich durch sorgfältiges Ablassen des Kapnoperitoneums vor Entfernung der Trokare vermeiden. Gegebenenfalls können Analgetika zur Schmerzlinderung verabreicht werden.

Zudem kann es zur Entwicklung einer **Trokarhernie** kommen, insbesondere wenn bei Faszienlücken von mindestens 10 mm keine Fasziennaht erfolgte. **Wundinfektionen** zählen zu den allgemeinen postoperativen Komplikationen.

Die **Limitationen** eines laparoskopischen Zugangs bildet die eingeschränkte Übersicht Gründe dafür sind entweder Probleme beim Halten des Kapnoperitoneums, ein eingeschränktes Sichtfeld aufgrund von Verwachsungen oder bei Ileus oder eine ausgeprägte Blutung. Auch kann eine adäquate Blutstillung ebenso wie eine ausgiebige intraabdominelle Spülung über einen laparoskopischen Zugang nur eingeschränkt möglich sein. Sollten intraoperativ schwerwiegende Komplikationen eintreten, kann eine Konversion (Umstieg auf ein offenes Operationsverfahren) notwendig werden. Ebenso können manche Operationen nur laparoskopisch-assistiert im Gegensatz zu rein laparoskopisch durchgeführt werden, da zum Bergen von größeren, z. B. kolorektalen, Präparaten ein Bergeschnitt, der über die Trokargröße von 2 cm hinausgeht, notwendig ist.

7.3.3 Robotische Chirurgie

Die robotische Chirurgie hat sich als neueste Entwicklung innerhalb der minimalinvasiven Chirurgie hervorgetan und bezeichnet die Steuerung eines **Operationsroboters** über eine Konsole im Operationssaal. Der Operationsroboter hat mehrere Arme, die steril bezogen sind und über eine am Operationstisch positionierte, ebenfalls steril arbeitenden Assistenten mit verschiedenen Instrumenten ausgestattet werden können. Initial wurde diese Technologie vor allem in der Urologie angewendet, heute wird sie in verschiedensten chirurgischen Disziplinen genutzt. In der Viszeralchirurgie werden auf diese Weise z. B. Eingriffe an Ösophagus und Magen sowie dem Pankreas, kolorektale Operationen und Hernienversorgungen durchgeführt.

Der Vorteil dieser Technologie liegt in den großen Freiheitsgraden der Instrumente, was u. a. beim Nähen von Nutzen ist. Das 3D-Kamerasystem bietet eine bis zu 40-fach vergrößerte Einsicht in den Situs, gleichzeitig wird der menschliche Tremor bei der Kameraführung ausgeglichen. Nicht zuletzt ist die verbesserte Ergonomie für den Operateur zu erwähnen, der nicht steril und in sitzender Position die Operation durchführen kann.

Nachteile der robotischen Chirurgie sind die hohen Kosten für Anschaffung, Instandhaltung und Verbrauchsmaterial. Zudem muss eine relevante Lernkurve bei der Erlernung der Durchführung der Operationen berücksichtigt werden.

7.3.4 Perioperatives Management

Im Rahmen jeder OP ist eine **Sicherheitscheckliste** nach Standard der Weltgesundheitsorganisation (WHO) zu führen. Unter deren Zuhilfenahme werden u.a. die Identität des Patienten sowie der geplante Eingriff und insbesondere die Lokalisation (Seitenangabe, z. B. bei Leistenhernien) am wachen Patienten verifiziert. Zuvor muss die Seite des Eingriffs markiert werden. Später, in der Regel nach Einleitung der Narkose und vor dem Hautschnitt, erfolgt ein **Team-Time-out.** Dabei werden nochmals die Identität des Patienten, Diagnose, durchzuführender Eingriff und patientenspezifische Besonderheiten wie Allergien oder Nebenerkrankungen im gesamten Team (Anästhesie, Anästhesie-Pflege, Chirurgie und OP-Pflege) bestätigt. Dieses standardisierte Vorgehen dient der Patientensicherheit und erfordert die Aufmerksamkeit des gesamten OP-Teams.

Die Positionierung des Patienten ist ebenfalls eine Teamaufgabe und muss durch den Operateur auf ihre Korrektheit überprüft werden. Dazu gehört neben der eigentlichen Positionierung die Kontrolle, dass die Erdung des monopolaren Stroms korrekt angebracht ist und die Patientin nach der Hautdesinfektion nicht im Nassen liegt.

Die **Hautdesinfektion** richtet sich nach dem durchzuführenden Eingriff: Bei **abdominellen Operationen** erfolgt die Hautdesinfektion unter sterilen Kautelen mit einem Hautantiseptikum auf Alkoholbasis. Mit jeweils einem sterilen, getränkten Tupfer wird das gesamte Abdomen dreimal hintereinander in kreisförmigen Bewegungen von innen nach außen abgewischt. Anschließend muss die Einwirkzeit beachtet werden (in der Regel 3 Minuten).

WICHTIG

Bei Vorhandensein eines Stomas oder eines anderweitig kontaminierten Bereichs muss die Hautdesinfektion von außen zum Stoma bzw. der Kontamination hin erfolgen.

Bei **proktologischen Eingriffen** erfolgt die Hautdesinfektion ebenfalls kreisförmig von perianal außen zum After hin.

Am Ende der Operation steht ein abschließendes Team-Time-out, das die Aufmerksamkeit des gesamten Teams erfordert. Dabei werden der durchgeführte Eingriff, intraoperative Besonderheiten und die Notwendigkeit einer postoperativen Überwachung beispielsweise auf einer Intensivstation kurz besprochen. Ebenso wird die Vollständigkeit von Material und Instrumenten nach deren Zählung bestätigt.

7.4 Hernien

Definition

Hernien (lat. *hernia* = Bruch) stellen eines der häufigsten viszeralchirurgischen Krankheitsbilder dar. Als Hernie bezeichnet man den Vorfall von Baucheingeweiden (Bruchinhalt), die von Peritoneum (Bruchsack) umgeben sind, durch eine Lücke in der Bauchwand (Bruchpforte).

Unter einer **äußeren Hernie** versteht man einen Bruch, der äußerlich sicht- und tastbar ist. In diesem Kapitel wird insbesondere auf diese Form der Hernien eingegangen, da die Mehrzahl dieser Form angehört. Hierzu zählen in absteigender Häufigkeit angeordnet Leistenhernien, Nabelhernien, epigastrische Hernien, Schenkelhernien und Narbenhernien (Bauchwandhernien nach Voroperationen)

Im Gegensatz dazu tritt eine **innere Hernie** in eine andere Körperhöhle aus, z. B. in den Brustraum, in eine pathologische Tasche der Bauchwand oder des Bauchraums. Zu den häufigsten Hernien zählen hier verschiedene Formen der Zwerchfellhernie. Eine **Gleithernie** ist ein Vorfall retroperitonealer Organe, die nicht komplett von Peritoneum überzogen sind, sodass die Organwand einen Teil des Bruchsacks bildet. Meist handelt es sich dabei um einen Vorfall von Zökum oder Harnblase.

Zu unterscheiden sind zudem eingeklemmte und nicht eingeklemmte Hernien, da diese mit unterschiedlicher Dringlichkeit behandelt werden. Bei einer **eingeklemmten Hernie** wird der Bruchsack in der Bruchpforte so fixiert, dass er sich nicht mehr reponieren lässt. Durch die Drosselung der Blutzufuhr kann es zur Nekrose des Bruchinhalts (z. B. Darmischämie) kommen, man spricht dann von einer **inkarzerierten Hernie.**

Symptome und Diagnostik

Hernien können asymptomatisch oder symptomatisch sein. Bei asymptomatischen Hernien haben die Patienten keinerlei Beschwerden, im Rahmen einer körperlichen Untersuchung oder bildgebend lässt sich jedoch eine Hernie feststellen.

Symptomatische Hernien verursachen im Fall von äußeren Hernien Schwellungen, die oft vor allem bei der Bauchpresse *(Valsalva-Manöver)* hervortreten. Hernien können Schmerzen unterschiedlicher Intensität verursachen. Kommt es zu einer Einklemmung von Bruchsackinhalt in die Bruchpforte, kann sich das Bild eines Darmverschlusses (mechanischer Ileus) mit Schmerzen, Übelkeit und Erbrechen sowie Stuhlverhalt oder paradoxen Diarrhöen zeigen.

Die **Diagnose** einer äußeren Hernie wird meist klinisch durch Anamnese und die körperliche Untersuchung gestellt. Bei unklaren Fällen kann eine apparative Diagnostik mit Sonografie, Computertomografie oder Kernspintomografie angeschlossen werden. Eine innere Hernie lässt sich in der Regel nur mit apparativer Diagnostik darstellen.

7.4.1 Leistenhernie

Etwa 70 % aller Hernien sind Hernien der Leistenregion (➤ Abb. 7.4) (Yadav et al. 2023).

Anatomie

Die Schwachstelle der Bauchwand in der Leistenregion ist der Leistenkanal, der von lateral/kranial aus der Bauchhöhle nach medial/kaudal und subkutan zieht. In diesem Kanal liegt beim Mann der Samenstrang, bei der Frau das Ligamentum teres uteri. Die Hinterwand des Leistenkanals wird von der Faszie des M. transversus gebildet, die kraniale Begrenzung vom M. obliquus internus, der Boden vom Leistenband und die Vorderwand von der Faszie des M. obliquus externus. Der Leistenkanal wird in seiner Mitte von den epigastrischen Gefäßen gekreuzt, die dorsal im präperitonealen Fett liegen.

Definition

Einen lateral der epigastrischen Gefäßen durch den inneren Leistenring austretenden Bruch bezeichnet man als **indirekte** oder **laterale Leistenhernie,** einen medial dieser Gefäße austretenden als **direkte** oder **mediale Leistenhernie** (➤ Abb. 7.5).

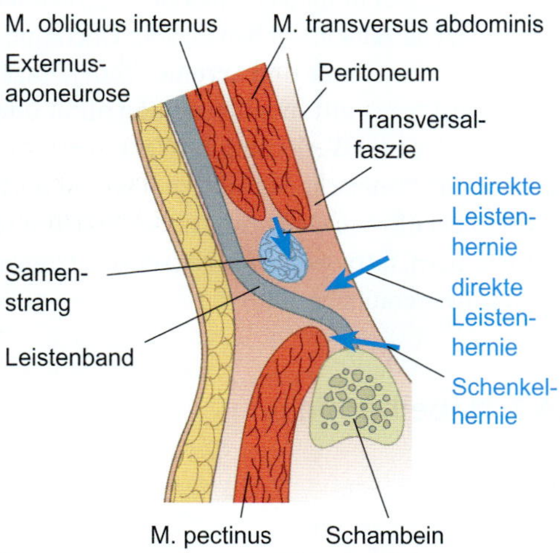

Abb. 7.4 Anatomie der Leistenregion (Sagittalebene) [L106, L138]

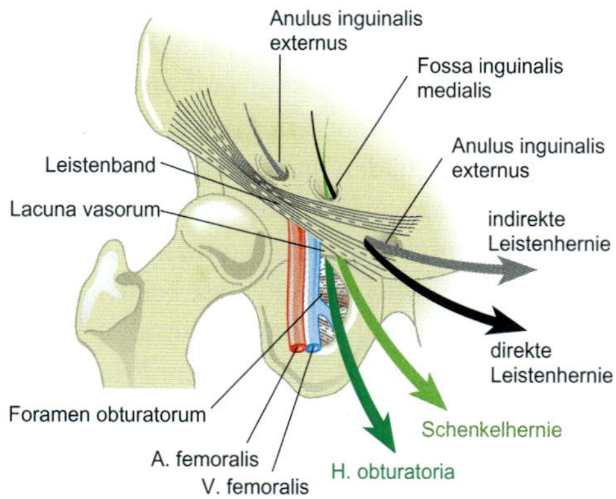

Abb. 7.5 Bruchpforten der Leistenhernien [L106, L138]

Die Bruchpforte der **Hernia obturatoria** ist das Foramen obturatum (mit Bindegewebe verschlossen, zwischen Os pubis und Os ischii).

Symptome und Diagnostik

➤ 7.4

OP-Indikation

Bei asymptomatischen Leistenhernien ist keine zwingende Indikation zur Operation gegeben, es muss jedoch über die Gefahr der Befundverschlechterung oder Inkarzeration, also einer Einklemmung des Bruchinhalts z. B. von Darm oder Fettgewebe, aufgeklärt werden. Bei symptomatischen Leistenhernien besteht eine elektive Indikation, im Fall einer **inkarzerierten Leistenhernie** ist eine Notfall-OP indiziert.

Es gibt zahlreiche unterschiedliche Verfahren zum Bruchlückenverschluss. Wesentlich bei allen Verfahren ist, dass die Hinterwand des Leistenkanals verstärkt wird. Heutzutage werden meist netzbasierte Verfahren angewendet. In offener Form erfolgt dies als Operation nach Lichtenstein. Im Rahmen endoskopischer Verfahren wird die Leistenregion durch ein präperitoneales Netz über einen prä- (TEP) oder einen transperitonealen Zugang (TAPP) verstärkt. Diese Eingriffe können – sofern keine Kontraindikationen wie relevante Vorerkrankungen, Blutverdünnung etc. vorliegen – als ambulante Eingriffe durchgeführt werden. Der Vorteil der minimalinvasiven Verfahren liegt darin, dass ggf. beide Seiten simultan und auch Schenkelhernien problemlos versorgt werden können. Des Weiteren kann reponierter Bruchinhalt wie z. B. Dünndarm auf Schäden durch die Inkarzeration im Rahmen der Laparoskopie überprüft werden. Da chronische Schmerzen nach minimalinvasiven Eingriffen seltener entstehen, sind diese bei den meisten primären inguinalen Hernien Verfahren der ersten Wahl. Voroperationen (insbesondere Prostata und Unterbauch) können ein minimalinvasives Vorgehen jedoch deutlich erschweren ebenso wie ausgedehnte Hernien, die bis ins Skrotum reichen. Ein weiterer Vorteil eines offenen Verfahrens ist, dass es z. B. bei multimorbiden Patienten auch in Spinalanästhesie durchgeführt werden kann.

OPERATION

Leistenhernienversorgung nach Lichtenstein

Der Eingriff erfolgt in der Regel in Allgemeinanästhesie, kann aber auch in Spinalanästhesie durchgeführt werden.
Positionierung: Rückenlage.
Zugang: Hautschnitt 1–2 cm kranial des Leistenbands in Richtung der Hautspaltenlinien.

Operationsprinzip
- Längsspalten der Externusaponeurose
- Anschlingen des Samenstrangs
- Abpräparieren des M. cremaster vom Samenstrang
- Isolieren des Bruchsacks von Samenleiter und Blutgefäßen
- Eröffnung des Bruchsacks und Reposition des Bruchinhalts in die Bauchhöhle
- Abtragen des Bruchsacks über Durchstechungsligatur
- Fixation des Netzes am Leistenband durch fortlaufende Naht
- Laterale Einkerbung des Netzes für den Samenstrang
- Verankerung des Netzes medial nach weiter Überlappung durch Einzelknopfnähte
- Verschluss der Externusaponeurose und somit Rekonstruktion des äußeren Leistenrings
- Subkutane und kutane Naht

Anmerkung: Bei einer medialen Hernie muss der Bruchsack nicht abgetragen werden, sondern kann geschlossen in die Bauchhöhle reponiert werden.

OPERATION

Minimalinvasive Leistenhernienversorgung

Die laparoskopische Netzeinlage erfolgt in Allgemeinnarkose.
Positionierung: Rückenlage.
Zugang: Laparoskopischer transabdomineller (TAPP) oder total extraperitonealer Zugang (TEP).

Operationsprinzip TEP
- Minilaparotomie unterhalb des Nabels mit Eröffnung der Rektusscheide
- Bildung eines präperitonealen Raums vom hinteren Blatt der Rektusscheide weit in die Leistenregionen über die Bruchlücken durch stumpfe Präparation und Gasinsufflation
- Unter Sicht Einbringen von 2 Arbeitstrokaren medial und lateral
- Reposition des Bruchs
- Einlage des Kunststoffnetzes mit weiter Überlappung der Bruchlücken
- Ggf. Redon-Drainage
- Wundverschluss

Operationsprinzip TAPP
- Kameratrokar periumbilikal
- Unter Sicht Einbringen von 2 Arbeitstrokaren im rechten und linken Mittelbauch
- Eröffnung des Peritoneums von lateral (ungefähr auf Höhe der Spina iliaca superior) bis nach medial
- Darstellung und Präparation des Bruchs unter Schonung des Samenleiters
- Reposition des Bruchinhalts
- Einlage des Kunststoffnetzes mit Überlappung der Bruchlücke
- Verschluss des Peritoneums
- Wundverschluss

Komplikationen

Zu den häufigsten Komplikationen nach Leistenhernienversorgung zählen – abhängig vom Operationsverfahren – Hämatome und Serome, Verletzungen des Samenstrangs mit möglicher Infertilität oder Hodenatrophie nach Verletzung der Vasa spermatica, Rezidive und chronische Schmerzen. Letztere treten vor allem bei offenen Operationen, bei Netzfixation mit Klammern, intraoperativen Nervenverletzungen und Rezidivoperationen auf.

7.4.2 Nabelhernie

Definition

Nabelhernien sind Hernien im Bereich des Bauchnabels. Sie treten bei Erwachsenen am häufigsten zwischen dem 40. und 60. Lebensjahr auf und betreffen häufiger Männer als Frauen (Verhältnis 3:1). Rauchen sowie Adipositas zählen als zusätzliche Risikofaktoren. 23–50 % aller Menschen haben eine Nabelhernie, diese ist häufig asymptomatisch (Lorenz 2020).

Abzugrenzen hiervon ist die **Rektusdiastase,** die gemäß der strengen Herniendefinition keine Hernie darstellt. Sie entsteht durch das Auseinanderweichen der beiden Bäuche des M. rectus abdominis im Oberbauch, sodass sich schließlich die auf mehrere Zentimeter verbreiterte Linea alba ähnlich wie eine Hernie vorwölben kann. Häufig sind Patienten mit einer Rektusdiastase asymptomatisch, und es besteht keine OP-Indikation.

Symptome und Diagnostik

➤ 7.4

OP-Indikation

Eine asymptomatische Nabelhernie muss nicht operativ versorgt werden, bildet sich jedoch auch nicht von selbst zurück. Bei symptomatischen Nabelhernien besteht eine Indikation zur operativen Versorgung.

Die Art der Versorgung wird abhängig von der Größe der Bruchlücke gewählt. Bei Bruchlücken > 2 cm ist ein offener Zugang das Mittel der Wahl. Nabelhernien mit einer Bruchlücke < 1 cm können durch eine direkte Naht versorgt werden. Bei allen größeren Hernien sollte ein netzbasiertes offenes oder endoskopisches Verfahren zur Anwendung kommen, um Rezidive zu vermeiden.

OPERATION

Offene Nabelhernienversorgung

Positionierung: Rückenlage.
Zugang: In der Regel querer Schnitt am Nabel.

Operationsprinzip
- Hautschnitt periumbilikal
- Darstellung von Bruchsack und Bruchlücke
- Allseitige Freilegung der Faszie auf 1–2 cm
- Eröffnen des Bruchsacks, Lösen oder Resezieren eines vorgefallenen Netzanteils, Tabaksbeutelnaht und Bruchsackversenkung
- Einzelknopfnähte, bei Bruchpforten > 1 cm Verstärkung durch ein Netz (in der Regel in präperitonealer Position)
- Nabelrefixierung durch Annaht an die Faszie, falls kosmetisch notwendig
- Hautnaht

Komplikationen

Zu den Komplikationen nach operativer Versorgung einer Nabelhernie zählen Infektionen, Nachblutungen, Hämatome und Serome sowie Rezidive.

7.4.3 Narbenhernie

Definition

Nach abdominellen Operationen kommt es in ca. 10–15 % zu **Narbenhernien.** Hierunter versteht man eine Hernie im Bereich einer zuvor durchgeführten Inzision. Die Inzidenz hängt mit der Lokalisation sowie der Größe der durchgeführten Inzision zusammen. Das höchste Risiko liegt nach Medianlaparotomie vor (3–20 %), während das niedrigste Risiko im Bereich von Trokareinstichstellen nach Laparoskopie entsteht (Brooks et al. 2025b).

Die Entstehung von Narbenhernien ist multifaktoriell und umfasst patientenabhängige Faktoren wie Alter, Vorerkrankungen, Gewicht, Ernährungszustand, Nikotinabusus etc. Zudem müssen technische Faktoren (offenes/laparoskopisches Vorgehen, Wundheilungsstörungen, Art des Faszienverschlusses) berücksichtigt werden.

Symptome und Diagnostik

➤ 7.4

OP-Indikation

Inkarzerierte Narbenhernien erfordern eine notfallmäßige Versorgung, während **asymptomatische Narbenhernien** eine relative Indikation darstellen. Nicht inkarzerierte, symptomatische Narbenhernien werden elektiv versorgt. Mindestens 3 Monate sollten zwischen diesem und dem vorhergehenden Eingriff liegen.

Die Art der Versorgung wird im Rahmen des Tailored Approach an den Patienten und die vorliegende Narbenhernie angepasst. Zur Verfügung stehen offene, laparoskopische und robotisch-assistierte Verfahren. Generell werden Narbenhernien mit Netzverstärkung versorgt, auch hier gibt es unterschiedliche Möglichkeiten der Netzpositionierung, z. B. retromuskulär (Sublay-Position) oder intraperitoneal (IPOM).

7.5 Ösophagus- und Magenchirurgie

Die chirurgischen Standardeingriffe an Ösophagus und Magen bestehen zu einem Großteil aus Eingriffen bei malignen Erkrankungen, gastroösophagealer Refluxkrankheit sowie Komplikationen von Ulkusleiden.

7.5.1 Anatomie

Der Ösophagus ist ein ca. 23–28 cm langer Muskelschlauch. Das Innere ist mit einer aus Plattenepithel bestehenden Schleimhaut *(Mukosa)* ausgekleidet. Ihr folgt eine submuköse Schicht, dann die innere Ringmuskulatur und schließlich die äußere Längsmuskulatur. Umgeben ist der Ösophagus von einer Bindegewebsschicht, der *Adventitia.* Der Ösophagus befördert nach dem Schluckakt den Speisebrei über koordinierte Kontraktionen zum Magen. Der Übergang vom Plattenepithel des Ösophagus in das Zylinderepithel des Magens wird als **Z-Linie** bezeichnet und stellt eine wichtige Höhenangabe bei Karzinomen dar. Die Speiseröhre tritt durch eine als Hiatus oesophageus bezeichnete Öffnung aus dem Brustkorb durch das Zwerchfell hindurch in den Bauchraum.

Der Magen gliedert sich von oral nach aboral in die Kardia, den Fundus, den Korpus, das Antrum und den Pylorus (➤ Abb. 7.6). Die Kardia bildet einen funktionellen Verschluss gegen den Rückstrom von Mageninhalt in den Ösophagus, der Pylorus einen anatomischen Verschluss mit kräftigem Ringmuskel, um einen Rückfluss von Duodenalsekret in den Magen zu verhindern. An der kleinen Kurvatur setzt das kleine Netz *(Omentum minus)* an, an der großen Kurvatur entspringt das große Netz *(Omentum majus).* Der Magen ist sehr gut mit Blutgefäßen versorgt. Hauptarterien sind die aus dem Truncus coeliacus entspringende A. gastrica sinistra und die A. gastroduodenalis, ein Ast der A. hepatica.

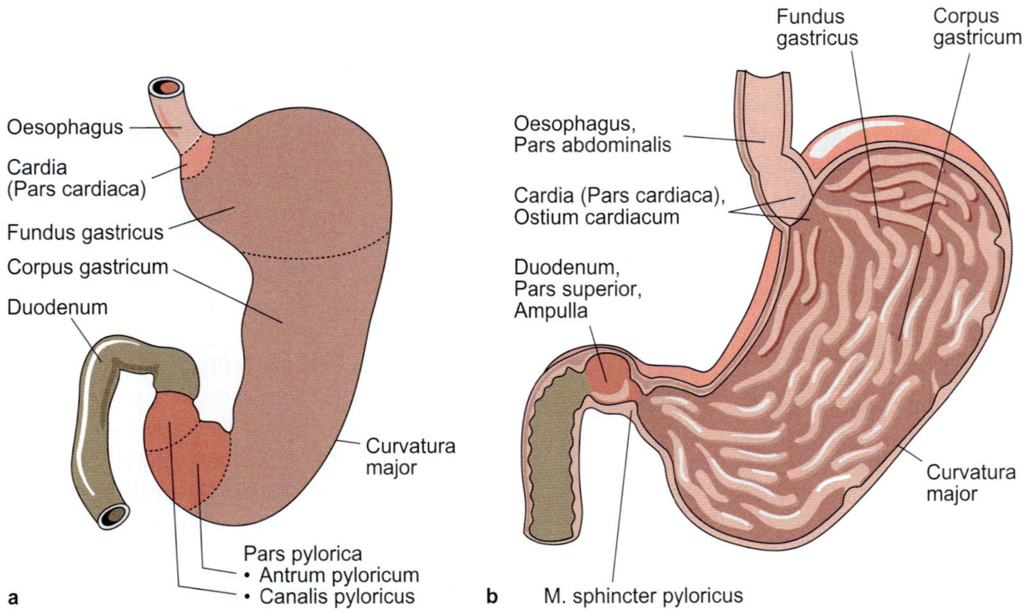

Abb. 7.6 Anatomie des Magens [L106, L143]

Die Magenwand ist – wie auch der Darm – aus vier Schichten aufgebaut. Zum Lumen hin, also innwärtig, liegt die Mukosa, die auch die Magendrüsen enthält. An diese schließt sich die Submukosa an, die eine lockere Verschiebeschicht darstellt. Auf diese folgt die Muscularis, die Muskelschicht mit innerer Ring- und äußerer Längsmuskulatur. Die äußerste Schicht bildet die Serosa, der peritoneale Überzug des Magens.

Nach der Magenpassage gelangt der Nahrungsbrei in das Duodenum, wo im Gegensatz zum Magen ein neutrales bis basisches pH-Milieu herrscht. Der am Magen angrenzende Bulbus duodeni geht in die Pars descendens über, an deren Rückseite die Papilla Vateri liegt. Hier münden der Ductus choledochus sowie der Ductus pancreaticus, das Gangsystem der Gallensäure und des Pankreas in das Duodenum. Ab der Pars descendens liegt das Duodenum retroperitoneal. Die Pars descendens des Duodenums geht in die Pars horizontalis und die Pars ascendens über. Das Treitz'sche Band markiert den Übergang des Duodenums in das Jejunum.

7.5.2 Gastroösophageale Refluxkrankheit

Definition

Die gastroösophageale Refluxkrankheit (GERD) ist ein Oberbegriff für verschiedene Krankheitsbilder, die durch den Rückfluss von Mageninhalt in die Speiseröhre entstehen. Am häufigsten manifestiert sie sich als **Refluxösophagitis,** die in verschiedene Schweregrade unterteilt werden kann (z. B. Los-Angeles-Klassifikation). Im Endstadium kann sich die **Barrett-Metaplasie** der Ösophagusschleimhaut ausbilden, eine Veränderung der Ösophagusschleimhaut, die sich in gastrale Schleimhaut umwandelt und mit erhöhtem Karzinomrisiko einhergeht. Zudem können sich als Folge der Ösophagitis Strikturen und Ulzerationen ausbilden. Abhängig von der endoskopischen Sichtbarkeit von Schleimhautläsionen im Ösophagus unterscheidet man NERD (nicht erosive Refluxerkrankung) und ERD (erosive Refluxerkrankung).

Symptome und Diagnostik

Die typischen **Beschwerden** der Refluxerkrankung sind retrosternale Schmerzen, saures Aufstoßen (Sodbrennen) oder epigastrische Schmerzen. Auch kann eine chronische Bronchitis durch nächtlichen Volumenreflux entstehen.

Die größte Rolle in der **Diagnostik** der Refluxösophagitis spielen die Endoskopie (Ösophagogastroduodenoskopie, ÖGD) sowie die Messung des pH-Werts (pH-Metrie).

OP-Indikation

Die **primäre Therapie** der GERD ist konservativ und umfasst Gewichtsreduktion, die Vermeidung von späten Mahlzeiten, das Schlafen mit erhöhtem Oberkörper und den Einsatz von Protonenpumpeninhibitoren (PPI).

Die OP-Indikation kann erst nach mehreren diagnostischen Schritten gestellt werden. Neben einer Ösophagogastroduodenoskopie (ÖGD) sollte eine pH-Metrie mit Impendanzmessung zum Beleg eines pathologischen Refluxes durchgeführt werden, typische Symptome allein reichen zur Indikationsstellung nicht aus. Es sollte zudem u.a. das Vorliegen einer Zwerchfellhernie überprüft werden, ebenso sollte die Lebensqualität dauerhaft beeinträchtigt sein und die Symptome sollten auf eine Behandlung mit PPI ansprechen. Mit einer Ösophagusmanometrie kann eine Motilitätsstörung des Ösophagus ausgeschlossen werden. Die Indikation zur Operation wird gestellt, wenn die Indikationskriterien erfüllt sind sowie eine langfristige Behandlungsbedürftigkeit besteht und der Patient eine konservative Therapie nicht verträgt oder ablehnt.

Eine Indikation zur Operation ergibt sich auch beim Vorliegen eines Thoraxmagens, also dem teilweisen oder vollständigen Durchtritt des Magens durch das Zwerchfell in den Brustkorb. Meist handelt es sich um eine Folgeerscheinung einer unbehandelten Zwerchfellhernie. Sollte eine Inkarzeration vorliegen, besteht die Indikation zur notfallmäßigen operativen Versorgung.

Das Operationsverfahren der Wahl ist die **Fundoplicatio.** Der Eingriff wird standardmäßig laparoskopisch durchgeführt und dabei aus dem Magenfundus nach Mobilisieren von Kardia und Fundus eine Manschette mit einem Radius zwischen 180 und 360° um die Kardia gebildet. Damit wird die Sphinkterfunktion der Kardia verstärkt. Zudem sollte eine Hiatoplastik, also eine Einengung des Hiatus oesophageus durch Nähte, erfolgen.

OPERATION

Laparoskopische Fundoplicatio

Positionierung: Flache Steinschnittlage.
Zugang: Laparoskopisch.

Operationsprinzip

- Freilegen der Zwerchfellschenkel
- Mobilisieren des distalen Ösophagus und bei Vorliegen eines Thoraxmagens des Magens
- Vordere oder hintere Hiatoplastik (Schienung des Ösophagus mit großlumiger Sonde)
- Ggf. Netzaugmentation des Hiatus oesophagei
- Mobilisation von Magenfundus und Durchführung der Fundoplicatio (180–360° je nach Verfahren) mit Fixierung durch nicht resorbierbare, seromuskuläre Naht
- Faszienverschluss und Hautnaht

Anmerkung: Bei der posterioren Fundoplicatio nach Nissen wird eine 360°-Manschette gebildet, bei der posterioren Fundoplicatio nach Toupet eine 270°-Manschette. Die anteriore Fundoplicatio nach Dor beschreibt die Bildung einer 180°-Manschette.

Komplikationen

Relevante Komplikationen nach Fundoplicatio sind Passagestörungen bzw. Dysphagie durch eine zu eng angelegte Manschette, Verletzungen des Nervus vagus, Verletzungen des Magens oder des Ösophagus.

7.5.3 Gastroduodenales Ulkusleiden

Definition

Unter einem **Ulkus** versteht man eine Läsion der Schleimhaut, die bis in die Submukosa oder tiefer reicht, während ein oberflächlicher Schleimhautdefekt als **Erosion** bezeichnet wird. Ein Ulkus kann sowohl im Magen *(Ulcus ventriculi)* als auch im Duodenum *(Ulcus duodeni)* auftreten.

Im Magen besteht ein Gleichgewicht zwischen Schleimhautschutz (durch Schleimbildung, Zellregeneration und guter Durchblutung) einerseits und aggressiven Faktoren (Salzsäure, Pepsin, Medikamente, bakterielle Besiedelungen) andererseits. Ist dieses Gleichgewicht in Richtung der aggressiven Faktoren verschoben, kann ein Ulkus entstehen, d.h., der Magensaft, der den Speisebrei zersetzt, greift auch die Magenschleimhaut an. Mögliche Auslöser hierfür sind Einnahme von nichtsteroidalen Antirheumatika, Rauchen, konzentrierter Alkohol, genetische Faktoren, ein Gastrin produzierender Tumor *(Gastrinom)*, psychische oder körperliche Belastungen (z. B. Intensivaufenthalt, Verbrennungen, bakterielle Besiedelung insbesondere mit Helicobacter pylori).

Symptome und Diagnostik

Typischerweise treten beim Ulcus ventriculi Schmerzen während oder kurz nach der Nahrungsaufnahme auf, wobei beim Ulcus duodeni die Schmerzen meist in der Nüchternphase auftreten.

Ein Ulkus wird durch eine **Gastroskopie** diagnostiziert. Dabei werden Biopsien zur histologischen Untersuchung entnommen, um ein Karzinom auszuschließen.

OP-Indikation

Noch um 1980 wurde die Mehrzahl auch der unkomplizierten chronischen Gastroduodenalulzera operativ behandelt. Ein unkompliziertes Ulkus wird heute durch Vermeiden von Noxen (Alkohol, Kaffee, Medikamente), antibiotischer Behandlung bei Vorliegen einer Helicobacter-pylori-Infektion *(Eradikation)* und mittels PPI behandelt. Es können jedoch akute und chronische Komplikationen auftreten: z. B. Blutung, Perforation, Penetration (Eindringen in ein benachbartes Organ) oder Magenausgangsstenose. Eine Operationsindikation besteht für die **Komplikationen** des Ulkusleidens und – mit erheblichen Einschränkungen – für das **chronisch-rezidivierende Ulkusleiden,** falls eine dauerhafte, medikamentöse Therapie versagt oder nicht möglich ist. Im Folgenden wird gesondert auf die relevantesten Komplikationen, die Ulkusperforation und die Ulkusblutung, eingegangen.

Ulkusperforation

Definition

Man unterscheidet zwei Typen der Ulkusperforation: Bei der **gedeckten Perforation** liegt der Perforationsstelle in der Magen- oder Duodenalwand ein anderes Organ oder Verwachsungen an, sodass es nicht zu einem freien Austritt von Magen- oder Duodenalinhalt in die Bauchhöhle kommt. Bei der **freien Perforation** fließt Magen- oder Duodenalinhalt in die freie Bauchhöhle, sodass innerhalb kurzer Zeit eine lebensbedrohliche Peritonitis entstehen kann.

Symptome und Diagnostik

Bei freier Perforation verspürt der Patient einen akuten abdominellen Schmerz, dessen Beginn er zeitlich genau angeben kann. Möglicherweise bietet sich das klinische Bild eines akuten Abdomens mit stark gespannter und druckschmerzhafter Bauchdecke.

OP-Indikation

Eine **freie Ulkusperforation** muss umgehend operativ versorgt werden. Bei der Perforation eines Duodenalulkus, welches fast immer an der Bulbusvorderwand liegt, genügt die einfache Übernähung des Defekts. Jede Perforation des Magens erfordert eine Exzision des Ulkus mit anschließender querer Naht des Defekts, da auch ein Magenkarzinom perforieren kann und zur histopathologischen Untersuchung genügend Material gewonnen werden muss. Ein ungünstig gelegenes perforiertes Magenulkus (z. B. an der Magenhinterwand mit Penetration in das Pankreas) oder ein großes perforiertes Magenulkus kann eine notfallmäßige Billroth-II-Resektion (s. unten) erfordern.

Komplikationen

Als operationsspezifische Komplikationen kann es zu einer Insuffizienz der Übernähung bzw. Anastomose kommen.

Ulkusblutung

Definition

Zur Ulkusblutung kommt es, wenn ein Geschwür durch die Organwand in ein größeres Gefäß penetriert und dessen Wand arrodiert. Die meisten blutenden Gastroduodenalulzera liegen an der Hinterwand des Bulbus duodeni (A. gastroduodenalis) oder an der kleinen Kurvatur (A. gastrica sinistra).

Symptome und Diagnostik

Der Patient leidet an Bluterbrechen *(Hämatemesis)* oder Teerstuhl *(Meläna)* und zeigt bei starker Blutung Zeichen eines Volumenmangelschocks (z. B. Hypotonie, Tachykardie). Die **Diagnostik** erfolgt endoskopisch oder durch eine Computertomografie.

OP-Indikation

Mit einer Notfallendoskopie kann zumeist die Blutungsquelle lokalisiert und die Blutung in der gleichen Sitzung gestillt werden. Bei endoskopisch nicht stillbarer Blutung oder hohem Rezidivrisiko ist die Indikation zu einem notfallmäßigen operativen Vorgehen gegeben.

Beim Duodenalulkus wird dabei zunächst die A. gastroduodenalis oberhalb und unterhalb des Duodenums ligiert. Dann wird das Duodenum eröffnet, das Hinterwandulkus mit tiefen Durchstechungsnähten versorgt und die Duodenotomie quer verschlossen. Hierbei ist auf eine Schonung des Gallengangs zu achten, da dieser im Rahmen der Durchstechungsnähte versehentlich mit gefasst werden kann. Ein blutendes Magenulkus erfordert die weite Ulkusexzision mit Durchstechungsligatur des zuführenden Gefäßes. Gelingt dies nicht, ist eine notfallmäßige Billroth-II-Resektion (s. unten) erforderlich.

WICHTIG

Theodor Billroth war der erste Chirurg, dessen Patient nach einer Magenresektion überlebte. Nach ihm sind die noch heute ausgeführten Standardresektionsverfahren am Magen Billroth I (B I) und Billroth II (B II) (➤ Abb. 7.7) benannt.

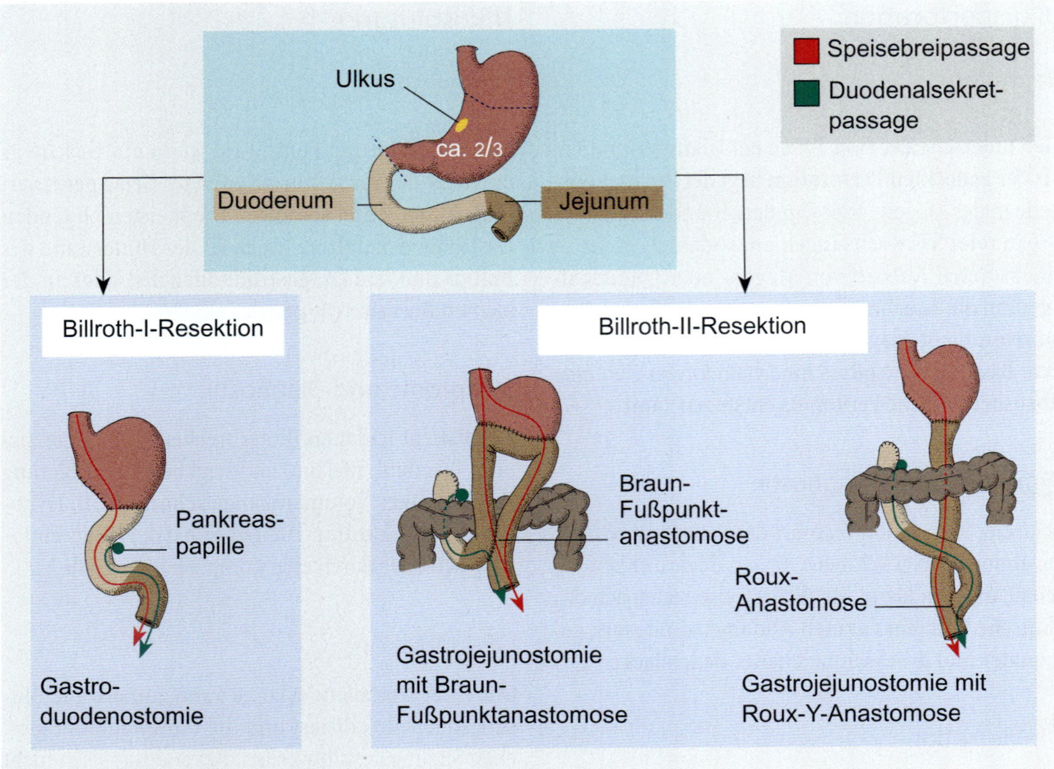

Abb. 7.7 Prinzip der Billroth-Operationen [L190]

7

Billroth-I-Resektion

Bei der Billroth-I-Resektion wird das distale Magendrittel reseziert und der Magenrest mit dem Duodenum anastomosiert. Dies hat den Vorteil, dass die Nahrung weiter den natürlichen Weg (Magen – Duodenum – Dünndarm) nehmen kann. Gelegentlich lässt sich die Distanz zwischen Magenrest und Duodenum nicht spannungsfrei überwinden oder das Duodenum nicht genügend mobilisieren, sodass aus technischen Gründen eine Billroth-II-Resektion vorgenommen werden muss. Indikationen der Billroth-I-Resektion sind die Pylorusstenose bei rezidivierenden Ulzera oder in Ausnahmefällen eine anderweitig nicht stillbare Ulkusblutung.

OPERATION

Billroth-I-Resektion (B-I-Resektion)

Positionierung: Rückenlage.
Zugang: Mediane Oberbauchlaparotomie.

Operationsprinzip

- Skelettieren des Magens an der großen Kurvatur, etwa von deren Mitte bis 3–4 cm distal des Pylorus
- Mobilisierung des Duodenums (Kocher'sches Manöver)
- Skelettierung der kleinen Kurvatur bis zur Kardia (Durchtrennung der Arteria gastrica sinistra hierbei nicht obligat)
- Durchtrennung des Duodenums
- Absetzen des Magens schräg von links unten nach rechts oben per Stapler
- Übernähung der Klammernahtreihe
- Resektion des distalen Magenstumpfs senkrecht zur großen Kurvatur über weiche Darmklemme
- End-zu-End-Anastomose dieses Magenteils mit dem Duodenum, somit Herstellung einer Gastroduodenostomie
- Ggf. Drainage im Bereich der Anastomose
- Faszienverschluss und Hautnaht

Komplikationen

Zu den Komplikationen nach Billroth-I-Resektion zählen Insuffizienzen der Gastroduodenostomie, Anastomosenstenosen sowie Nachblutungen.

Billroth-II-Resektion

Bei der Billroth-II-Resektion werden die distalen zwei Drittel des Magens reseziert, das Duodenum blind verschlossen und eine Anastomose zwischen Magenrest und Dünndarm hergestellt. Um zu verhindern, dass die Gallenflüssigkeit über die Anastomose in den Magen läuft, muss entweder zusätzlich eine Braun'sche Fußpunktanastomose angelegt oder der Magenrest mit einer Roux-Y-Schlinge anastomosiert werden. Die Indikationen für die B-II-Resektion sind mit denen für die B-I-Resektion identisch. Die B-II-Resektion wird eingesetzt, wenn die B-I-Resektion technisch nicht möglich ist. Bei Blutungen oder ausgedehnten Perforationen ist die B-II-Methode sicherer. Schließlich kommt die B-II-Resektion, als Vier-Fünftel-Resektion modifiziert, noch bei bestimmten Formen distaler Magenkarzinome infrage, dann erfolgt zusätzlich eine onkologische Lymphadenektomie.

OPERATION

Billroth-II-Resektion (B-II-Resektion)

Positionierung: Rückenlage.
Zugang: Mediane oder quere Oberbauchlaparotomie.

Operationsprinzip

- Skelettierung große Kurvatur vom Übergang A. gastroepiploica dextra/sinistra bis zum Duodenum
- Kurzstreckige Duodenalmobilisierung und Duodenaldurchtrennung mit einem Stapler und Übernähung der Klammernahtreihe
- Unter Hochziehen des Magens nach links Skelettieren der kleinen Kurvatur bis zur Kardia
- Durchtrennung der A. gastrica sinistra
- Schräges Absetzen des Magens mit dem Stapler wie bei der B-I-Resektion, jedoch höher
- Wegfall des Magens
- Aufsuchen der zweiten Jejunalschlinge, Durchtrennung ihres Mesenteriums unter Diaphanie, Durchtrennung des Dünndarms
- Hochziehen der abführenden Schlinge durch das Mesenterium des linken Colon transversum (retrokolisch) oder vor dem Colon transversum (antekolisch)
- Tabaksbeutelnaht am distalen Magenstumpf senkrecht zur großen Kurvatur. Einknüpfen des Klammernahtkopfs und Einführen des Klammernahtschneidegeräts durch das offene Dünndarmende
- Zusammensetzen des Geräts und Herstellen einer End-zu-Seit-Gastrojejunostomie
- Verschluss des Endes der Roux-Schlinge per Klammernahtschneidegerät
- Einnähen der zuführenden Jejunumschlinge circa 40 cm distal der Anastomose End-zu-Seit in die abführende Schlinge
- Verschluss der Mesenterialschlitze durch fortlaufende Naht
- Fazienverschluss und Hautnaht

Anmerkung: Bei dieser Operation können die Anastomosen auch von Hand genäht werden.

Komplikationen

Mögliche Komplikationen der Billroth-II-Resektion (➤ Abb. 7.8) sind die Duodenalstumpfinsuffizienz, seltener eine Insuffizienz der Gastrojejunostomie. An Spätkomplikationen können ein Dumpingsyndrom, ein Ulcus pepticum jejuni oder ein Magenstumpfkarzinom auftreten. Beim Dumpingsyndrom werden Früh- und Spätdumpingsyndrom unterschieden. Ersteres tritt in der Regel in den ersten 30 Minuten nach Nahrungsaufnahme insbesondere nach einer Billroth-II-Resektion oder Roux-Y-Rekonstruktion auf und beschreibt abdominelle Schmerzen, Diarrhöen und Kreislaufschwäche aufgrund eines Volumenmangelschocks. Dieser wird durch verschiedene Mechanismen nach Aufnahme großer, kohlenhydratreicher Mahlzeiten ausgelöst. Die Vorbeugung besteht daher in der Aufnahme kleiner, kohlenhydratarmer, proteinreicher Mahlzeiten. Das Spätdumpingsyndrom tritt in der Regel bis zu 3 Stunden nach Aufnahme großer, kohlenhydratreicher Mahlzeiten auf. Hier kommt es zu Symptomen einer Hypoglykämie, ausgelöst durch eine vermehrte Insulinfreisetzung. Die Vorbeugung besteht hier ebenfalls in der Aufnahme kleiner, kohlenhydratarmer, proteinreicher Mahlzeiten.

7.5.4 Malignome des Ösophagus

Definition und Epidemiologie

Ösophaguskarzinome werden in zwei relevante Gewebetypen unterschieden: das **Adenokarzinom** und

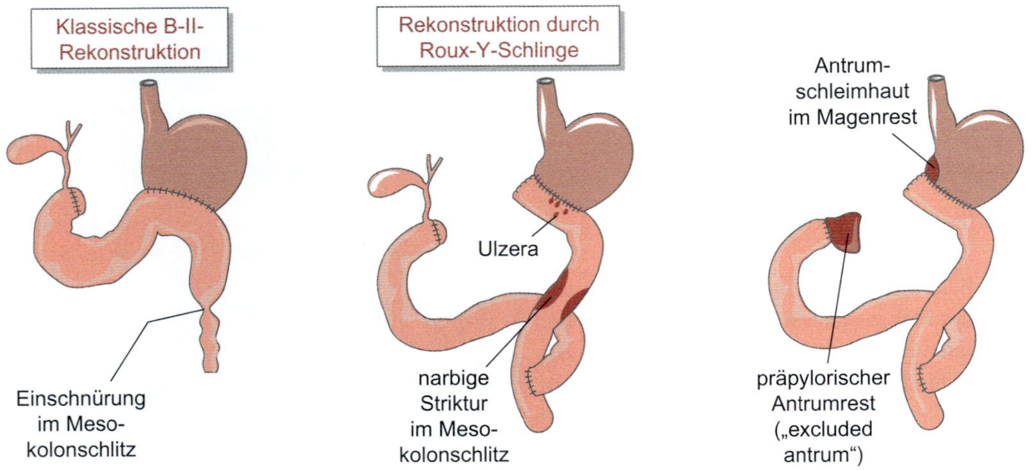

Abb. 7.8 Komplikationen nach Billroth-II-/Y-Roux-Rekonstruktion [L106, L143]

das **Plattenepithelkarzinom.** Die Adenokarzinome machen 47 % aus, treten vor allem im ösophagogastralen Übergang auf und werden in ➤ 7.5.5 besprochen. Pro Jahr erkranken ca. 2,2 Frauen und 9 Männer pro 100.000 Einwohner an einem Ösophaguskarzinom (Zentrum für Krebsregisterdaten 2024). Die Prognose ist hierbei schlecht, die relative 5-Jahres-Überlebensrate liegt bei 22–24 %. Risikofaktoren sind u. a. Tabak- und Alkoholkonsum, Adipositas und gastroösophagealer Reflux.

Symptome und Diagnostik

Im frühen Erkrankungsstadium sind Ösophaguskarzinome meist asymptomatisch. In fortgeschrittenem Stadium können Dysphagie, thorakale Schmerzen, obere gastrointestinale Blutungen und Gewichtsverlust auftreten.

Das Standardverfahren für den Nachweis von Karzinomen des oberen Gastrointestinaltrakts ist die **Ösophagogastroduodenoskopie** mit hochauflösender Videoendoskopie und Entnahme von Biopsien.

Im Rahmen des **Stagings** sollte neben einer endosonografischen Untersuchung eine Computertomografie von Hals, Thorax und Abdomen mit oralem und intravenösem Kontrastmittel durchgeführt werden. Die Einteilung des Tumorstadiums erfolgt nach Infiltrationstiefe (T), Lymphknotenbefall (N) und Fernmetastasierung (M) (➤ Tab. 7.3). Bei Plattenepithelkarzinomen sollte aufgrund der hohen Rate an Zweitmalignomen zudem eine Hals-Nasen-Ohrenärztliche Untersuchung von Larynx und Pharynx erfolgen.

OP-Indikation

Bei oberflächlicher Submukosainfiltration eines Adenokarzinoms ohne Risikokriterien (pT1sm1; < 500 µm Tiefeninvasion, L0, V0, G1/2, < 20 mm, keine Ulzeration) kann eine endoskopische Abtragung erfolgen. Bei Vorliegen einer hochgradigen intraepithelialen Neoplasie oder eines auf die Mukosa beschränkten Plattenepithelkarzinoms sollte eine endoskopische En-bloc-Resektion angestrebt werden, da hierdurch Staging und Therapie in einem Schritt erfolgen.

Im **zervikalen Ösophagus** muss die Indikation zum operativen Vorgehen (**totale Ösophagektomie** oder zervikale Ösophagusresektion über einen zervikalen Zugang mit oberer Sternotomie) aufgrund der hohen Morbidität gegen die Durchführung einer Radiochemotherapie abgewogen werden. Im **mittleren und distalen Ösophagus** (inklusive Adenokarzinome des ösophagogastralen Übergangs Typ I, ➤ 7.5.5) sollte eine rechts transthorakale subtotale Ösophagektomie durchgeführt werden. Standardmäßig erfolgt eine Zwei-Feld Lymphadenektomie (thorakal und abdominal), ggf. kann bei proximalen Tumoren auch eine zervikale Lymphadenektomie notwendig sein.

Die Rekonstruktion zur Wiederherstellung der Magen-Darm-Passage sollte nach **subtotaler Ösophagektomie** als Magenhochzug mit hoch intrathorakaler Ösophagogastrostomie erfolgen, nach **totaler Ösophagektomie** als Magenhochzug mit zervikaler Anastomose. Nach totaler Ösophagogastrektomie oder falls das Mageninterponat nicht geeignet ist, sollte eine Koloninterposition erfolgen.

MERKE

Die Leitlinie zur Behandlung des Ösophaguskarzinom sieht vor, dass eine operative Versorgung in einer Klinik mit mindestens 20 komplexen Ösophagusoperationen jährlich erfolgt.

Bei lokal fortgeschrittenen Adenokarzinomen (cT3/4 oder N+) sollte eine neoadjuvante (Radio-)Chemotherapie erfolgen (➤ Tab. 7.5). Beim Plattenepithelkarzinom des thorakalen Ösophagus kann bei Vorliegen eines T2-Stadiums eine neoadjuvante Radiochemotherapie erfolgen, bei Vorliegen eines T3-/T4-Stadiums soll diese erfolgen. Liegt ein lokalisiertes Plattenepithelkarzinom des zervikalen Ösophagus vor, sollte eine definitive Radiochemotherapie durchgeführt werden. Das bedeutet, dass eine Radiochemotherapie ohne operative Versorgung die Behandlung darstellt.

7.5.5 Malignome des ösophagogastralen Übergangs und des Magens

Definition und Epidemiologie

Karzinome des Magens und des gastroösophagealen Übergangs gehören deutschlandweit zu den zehn häufigsten Krebserkrankungen. Bei Männern liegt die Inzidenz bei 27,7/100.000 Einwohnern/Jahr) und bei Frauen bei 19,6/100.000 Einwohnern/Jahr) (AWMF et al. 2019).

Zur Klassifizierung der Karzinome wird das TNM-Schema verwendet, das den Tumor nach der Infiltrationstiefe in die Magenwand (T), dem Lymphknotenbefall (N) und eventuellen Fernmetastasen (M) zuordnet (➤ Tab. 7.3). Zudem werden Magenkarzinome nach Lauren (intestinaler oder diffuser Typ) klassifiziert.

Adenokarzinome des ösophagogastralen Übergangs (AEG-Karzinome) sind definiert als Tumoren, die sich max. 5 cm oral bzw. aboral der Z-Linie befinden. Es werden drei Abschnitte des ösophagogastralen Übergangs untergliedert. Je nach Sitz der Haupttumormasse erfolgt die Behandlung analog zu einem Ösophaguskarzinom oder bei distalem Sitz entsprechend einem Magenkarzinom.

Symptome und Diagnostik

Die Symptome des Magenkarzinoms treten meist erst in fortgeschrittenem Krankheitsstadium auf. Die Patienten können an Appetitlosigkeit, Erbrechen, Abneigung gegen Fleisch sowie Mundgeruch leiden. Später treten allgemeine Symptome eines Malignoms wie Gewichtsverlust, Kachexie und tastbarer Tumor hinzu. Bei distalem Sitz des Tumors kann dieser durch eine Magenausgangsstenose und damit verbundenen Schwierigkeiten bei der Nahrungsaufnahme (Dysphagie) auffallen.

Die wichtigste diagnostische Maßnahme ist eine **Gastroskopie** mit Entnahme von Biopsien zur histologischen Sicherung. Dabei muss das Karzinom dem intestinalen oder diffusen Typ zugeordnet werden (Lauren-Klassifikation), weil davon u. U. das Ausmaß der späteren Operation abhängt. Sonografie, Endosonografie sowie Computertomografie des Thorax und Abdomen geben Auskunft über Tumorausdehnung und Fernmetastasierung. Durch eine präoperative **Laparoskopie** wird eine Peritonealkarzinose vor Beginn einer neoadjuvanten Chemotherapie beim lokal fortgeschrittenen Magenkarzinom ausgeschlossen.

OP-Indikation

Magenfrühkarzinome können unter Erfüllung bestimmter Kriterien **endoskopisch** abgetragen werden. Hierzu zählen z. B. eine Größe von < 2 cm, ein auf die Mukosa beschränktes Wachstum ohne Ulzerationen und ein guter oder mäßiger Differenzierungsgrad. Bei allen anderen Magenkarzinomen ist die radikale, operative Entfernung des gesamten Tumors mit dem dazugehörigen Lymphabflussgebiet die einzige kurative Therapie.

Eine Indikation zur Operation ergibt sich bei allen Tumoren, die im Staging resektabel sind und keine Fernmetastasierung aufweisen. Eine **perioperative Chemotherapie** (neoadjuvante Therapie, Operation, adjuvante Chemotherapie, ➤ Tab. 7.5) kann bei AEG-

und Magenkarzinomen im T2-Stadium durchgeführt werden. Im Stadium T3 und T4 soll sie bei Magenkarzinomen durchgeführt werden. Bei AEG-Tumoren im Stadium T3 und T4 soll entweder eine neoadjuvante Radiochemotherapie oder eine perioperative Chemotherapie durchgeführt werden.

Eine diffuse peritoneale oder mesenteriale Metastasierung oder ein irresektabler Tumor wird in der Regel palliativ chemotherapeutisch behandelt. Eine operative Therapie kann in palliativen Situationen zur Wiederherstellung der Nahrungspassage bei stenosierendem oder blutendem und nicht resektablem Tumor erfolgen.

OP-Verfahren

Bei Operabilität ist je nach Sitz und Art des Karzinoms ein unterschiedliches Vorgehen angezeigt:

- Bei AEG-I-Karzinomen (5 –1 cm oral der Z-Linie) erfolgt eine rechts transthorakale subtotale Ösophagusresektion mit Zwei-Feld-Lymphadenektomie (thorakal und abdominell).
- Bei Karzinomen der Kategorie AEG II (1 cm oral bis 2 cm aboral der Z-Linie) und AEG III (2–5 cm aboral der Z-Linie) kann eine sogenannte transhiatal erweiterte Gastrektomie mit distaler Ösophagusresektion durchgeführt werden.
- Ein operables Kardiakarzinom erfordert die Gastrektomie mit Omentektomie, evtl. Splenektomie und Lymphadenektomie mit hoher Anastomose im unteren Mediastinum. Diese kann mit einem zirkulären Klammernahtgerät meist von abdominal her angelegt werden.
- Bei Tumorsitz im distalen Magen und Tumor vom intestinalen Typ wird eine hohe Billroth-II-Resektion (sog ⅘-Resektion oder subtotale Gastrektomie) mit Omentektomie und Lymphadenektomie durchgeführt.
- Bei inoperablem, stenosierendem Karzinom des Magenausgangs kommt die Anlage einer Gastroenterostomie (GE) infrage. Bei Stenosen nahe der Kardia kann ein endoskopisches Stenting oder die Anlage einer distalen Magenfistel zur Ernährung erfolgen.

Essenziell ist bei allen kurativ intendierten Operationen die intraoperative Durchführung einer histologischen Schnellschnittuntersuchung, um die Tumorfreiheit des Absetzungsrands zu gewährleisten. In einem solchen Schnellschnitt beurteilt der Pathologe innerhalb von 20 Minuten während der Operation anhand eines nicht fixierten, sondern nativen Präparats, ob der Tumor vollständig (R0) reseziert ist. Erst nach dieser Bestätigung erfolgt die Anastomosierung. Bei R1- (mikroskopisch Tumorzellen am Absetzungsrand) oder R2-Befund (makroskopisch Tumor am Absetzungsrand) erfolgt vor Anastomosierung die Nachresektion, um das Karzinom vollständig zu entfernen (R0).

OPERATION

Gastrektomie

Positionierung: Rückenlage.
Zugang: Mediane Oberbauchlaparotomie, ggf. Erweiterung nach kaudal unter Linksumfahrung des Nabels.

Operationsprinzip

➤ Abb. 7.9, Mitte

- Überprüfen auf Operabilität und Fernmetastasen (Leber, Peritoneum)
- Ablösen des Omentum majus vom Colon transversum
- Nach Freilegung der Bursa omentalis Skelettieren des proximalen Duodenums auf einige Zentimeter
- Verschluss des Duodenums mit linearem Klammernahtgerät, Absetzungsrand am Magen mit Klemme versehen, Durchtrennung des Duodenums
- Lebernahes Absetzen des kleinen Netzes bis zum Ösophagus
- Zentrales Absetzen der A. gastrica sinistra mit anschließender Lymphadenektomie oder Lymphadenektomie (unten) en bloc
- Tabaksbeutelnaht am distalen Ösophagus, das Resektat aus Magen und Omentum majus ist somit abgesetzt
- Einknüpfen des Klammernahtkopfs des Zirkularstaplers in den distalen Ösophagus
- Präparation einer Roux-Y-Schlinge (analog zur Operation nach Billroth II):
  - Aufsuchen der zweiten Jejunalschlinge, Durchtrennung ihres Mesenteriums unter Diaphanie, Durchtrennung des Dünndarms
  - Hochziehen der abführenden Schlinge durch das Mesenterium des linken Colon transversum (retrokolisch) oder vor dem Colon transversum (antekolisch)
  - Herstellen einer End-zu-Seit-Ösophagojejunostomie mit zirkulärem Klammernahtgerät
- Verschluss der Schlinge mit einem linearen Klammernahtschneidegerät
- Herstellen der Fußpunktanastomose (analog zur Operation nach Billroth II): Hierzu Einnähen der

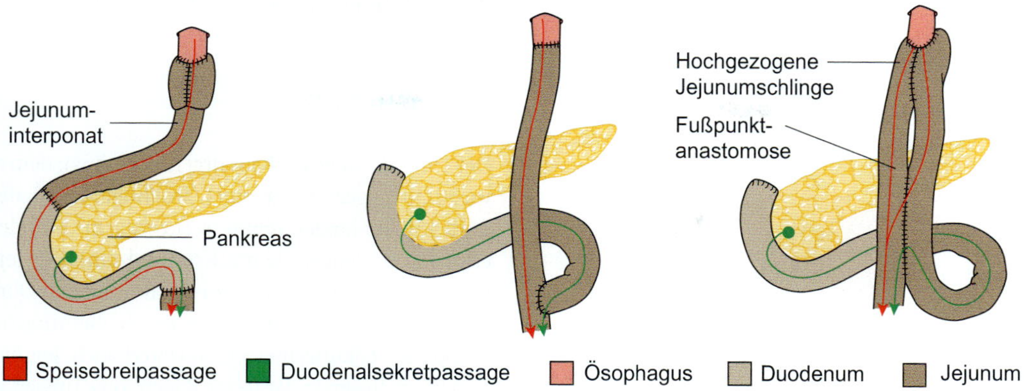

Abb. 7.9 Gastrektomie: OP-Techniken ohne Bildung eines Ersatzmagens mit Darstellung des Passageverlaufs [L190, L143]

zuführenden Jejunumschlinge circa 40 cm distal der Anastomose End-zu-Seit in die abführende Schlinge
- Robinson-Drainagen am Duodenalstumpf und hinter der Ösophagojejunostomie
- Faszienverschluss und Hautnaht

Die standardmäßig durchgeführte **Lymphadenektomie** umfasst die perigastrischen Lymphknoten an der großen und kleinen Kurvatur des Magens sowie Lymphknoten am Truncus coeliacus und entlang der Arterien des Truncus coeliacus (Arteria hepatica communis, Arteria gastrica sinistra, Arteria lienalis) und im Ligamentum hepatoduodenale (D1- und D2-Lymphadenektomie).

Komplikationen

Frühkomplikationen der Gastrektomie sind die **Insuffizienz** der Ösophagojejunostomie oder des Duodenalstumpfs ebenso wie Nachblutungen oder Infektionen. Eine Mediastinitis wie sie im Rahmen einer Insuffizienz der Ösophagojejunostomie auftreten kann, ist eine lebensbedrohliche Erkrankung, die einer unmittelbaren Therapie bedarf.

Zudem können aufgrund der neuen anatomischen Verhältnisse Wochen bis Monate nach der Operation **Dumpingsyndrome** und weitere Erkrankungen des operierten Magens auftreten. Hierzu zählen das **Afferent-Loop-Syndrom,** das eine Stase bzw. Abflussbehinderung des zuführenden Schenkels nach einer Billroth-II-Resektion beschreibt. Beim **Efferent-Loop-Syndrom** liegt eine Obstruktion der abführenden Jejunalschlinge vor. Das **Blind-Loop-Syndrom** beschreibt eine Überwucherung der blinden Schlinge mit Darmbakterien, was zu Durchfällen führen kann.

Daher müssen gastrektomierte Patientinnen noch während des Krankenhausaufenthalts einer Ernährungsberatung zugeführt werden und ihre Ernährung lebenslang auf mehrere, proteinreiche, kleine (fünf bis sieben) Mahlzeiten pro Tag umstellen.

Gastroenterostomie (GE)

Jede Verbindung zwischen Magen und Dünndarm stellt im Prinzip eine Gastroenterostomie dar, bei der Billroth-II-Resektion ist sie Teil der notwendigen Rekonstruktion. Es gibt aber auch Fälle, in denen eine GE als alleinige Therapiemaßnahme durchgeführt wird. Dabei handelt es sich in der Regel um eine palliative Maßnahme zur Wiederherstellung der Magen-Darm-Passage. Diese erfolgt bei inoperablen Verschlüssen im distalen Magen, z. B. beim Antrumkarzinom oder im Duodenum, sowie beim inoperablen Papillen- oder Pankreaskopfkarzinom.

OPERATION

Gastroenterostomie (GE)

Positionierung: Rückenlage.
Zugang: Mediane Oberbauchlaparotomie.

Operationsprinzip
➤ Abb. 7.10

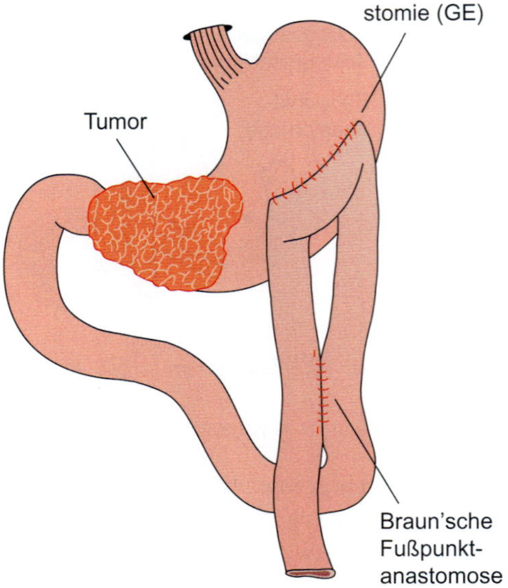

Abb. 7.10 Gastroenterostomie bei inoperablem Antrumkarzinom [L126, L143]

- Festlegen einer zur Anastomosierung geeigneten Lokalisation am Magen
- Aufsuchen der zweiten Jejunalschlinge, Durchtrennung ihres Mesenteriums unter Diaphanie, Durchtrennung des Dünndarms
- Hochziehen der zu anastomosierenden Jejunumschlinge aboral des Tumors durch das Mesenterium des Colon transversum (retrokolisch) oder vor dem Colon transversum (antekolisch)
- Wiederherstellung der Darmkontinuität mittels Durchführung einer handgenähten, isoperistaltischen Seit-zu-Seit-Gastrojejunostomie
- Herstellen der Fußpunktanastomose als handgenähte Seit-zu-Seit-Jejunojejunostomie
- Evtl. Einbringen von Drainagen
- Faszienverschluss und Hautnaht

Komplikationen

Zu den relevanten Komplikationen zählen Passagestörungen aufgrund zu enger Anastomose, da der Nahrungsbrei nicht adäquat durch die Anastomose treten kann. Diese Komplikation ist bei antekolischer Schlingenführung häufiger zu beobachten als bei retrokolischem Durchzug der Schlinge. Eine weitere Komplikation ist die Anastomoseninsuffizienz.

7.6 Dünn- und Dickdarm

7.6.1 Anatomie

Der Dünndarm besteht aus drei Abschnitten: dem etwa 30 cm langen Duodenum (Zwölffingerdarm), dem etwa 150 cm langen Jejunum (Leerdarm) und dem etwa 250 cm langen Ileum (Krummdarm). Das Jejunum beginnt am Treitz'schen Band im linken Oberbauch, das Ileum endet direkt an der Bauhin'schen Klappe des Zökums im rechten Unterbauch. Jejunum und Ileum liegen in der freien Bauchhöhle (intraperitoneal) und sind über das Mesenterium, in dem die versorgenden Blutgefäße und Nerven verlaufen, mit der dorsalen Bauchwand verbunden. Die Darmwand besteht aus den gleichen vier Schichten wie die Magenwand (Tunica mucosa, Tela submucosa, Tunica muscularis, Tela subserosa, Tunica serosa). Die Blutversorgung leistet die aus der Aorta entspringende A. mesenterica superior. Der venöse Abfluss erfolgt über die V. mesenterica superior, die zusammen mit der Milzvene (V. lienalis) die Pfortader (V. portae) bildet.

Der 120–150 cm lange Dickdarm (Colon) gliedert sich von oral nach aboral in Zökum mit Appendix vermiformis, Colon ascendens, rechte Colonflexur, Colon transversum, linke Colonflexur, Colon descendens, Colon sigmoideum und Rektum (➤ Abb. 7.11). Am Querkolon haftet das große Netz *(Omentum majus)*, welches als Duplikatur des Bauchfells *(Peritoneum)* embryologisch dem Magengekröse entspringt und den Dünndarm schürzenartig bedeckt. Zökum, Colon ascendens, die beiden Kolonflexuren und das Colon descendens besitzen kein freies Mesokolon, sie liegen der Rückwand der Bauchhöhle an *(retroperitoneal)*. Das Colon transversum und das Colon sigmoideum besitzen ein freies Mesenterium *(Mesocolon)*. Am Beckenboden tritt das Kolon in das kleine Becken und mündet in den ca. 16 cm langen Enddarm *(Rektum)*. Das Rektum mündet in der Junctio anorektalis in den Analkanal, der am anokutanen Übergang endet.

Die Kolonwand entspricht in ihrem Aufbau dem gesamten Gastrointestinaltrakt. Die äußere Längsmuskelschicht wird durch drei Tänien verstärkt. An der Taenia mesocolica setzt das Mesocolon an, an der Taenia omentalis setzt das Omentum majus an, die Taenia libera verläuft frei. Die Tänien verlaufen vom Zökum entlang des gesamten Kolons bis zum

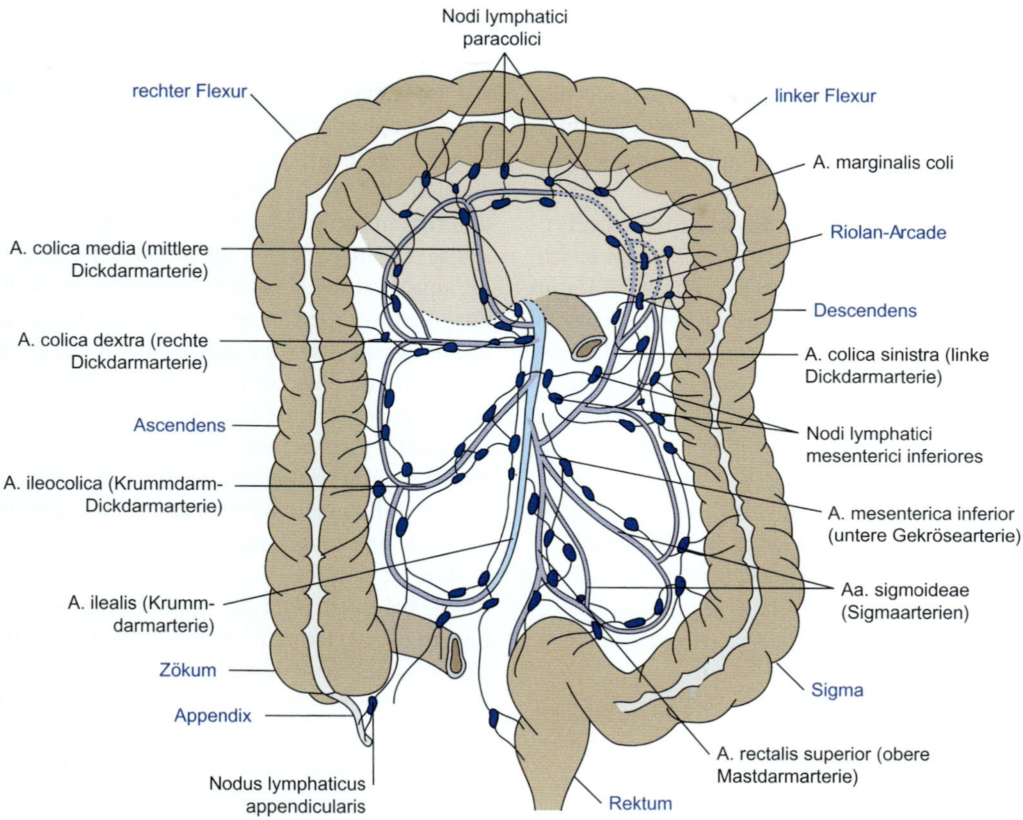

Abb. 7.11 Gefäßanatomie des Dickdarms. Colon transversum und Netz sind hochgeschlagen. Die parallel zu den Arterien verlaufenden Venen sind zur Vereinfachung entfernt [L126, L143]

Colon sigmoideum, wo sie beginnen, ineinander überzugehen, und eine durchgehende Längsmuskulatur um das Rektum bilden. An der äußeren Darmseite finden sich Fettanhängsel *(Appendices epiploicae)* wie auch die Plicae semilunares, halbmondförmige Falten, die durch die Ringmuskulatur der Darmwand bedingt sind.

Im Dickdarm wird Wasser aus den Nahrungsrückständen rückresorbiert und so der Stuhl eingedickt. Die Rektumampulle, die vor dem Analkanal lokalisiert ist, dient als Stuhlreservoir. Das Zusammenspiel des äußeren und inneren Schließmuskelapparats *(M. sphincter ani internus* und *externus),* des Beckenbodens, der Hämorrhoidalpolster und der anorektalen Sensibilität sind die Grundlage der analen Kontinenz.

7.6.2 Ileus (Darmverschluss)

Definition

Liegt ein Ileus (Darmverschluss) vor, so kann der Darm seinen Inhalt nicht mehr weitertransportieren. Die Ursache liegt in einem Verschluss des Darmlumens (mechanischer Ileus) oder in einer Lähmung der Darmmotorik (paralytischer Ileus).

Ein **mechanischer Ileus** kann durch außerhalb des Darmlumens *(extraluminal)* liegende Veränderungen verursacht werden, z. B. durch Briden (Verwachsungsstränge), Karzinome, Strikturen, Hernien, eine Verdrehung des Darms *(Strangulation)* oder Einstülpung des Darms in sich selbst *(Invagination).* Möglich ist auch eine Verlegung des Darmlumens von innen *(intraluminal)* durch Karzinome, entzündliche Engstellen *(Stenosen)* bei Sigmadivertikulitis oder chronisch entzündlichen Darmerkrankungen, Gallensteine, Kotsteine, Fremdkörper oder Bezoare (Konvolut aus verschlucktem, unverdaubarem Material). Je nach Lokalisation des Verschlusses unterscheidet man beim mechanischen Ileus den **hohen** Ileus (Verschluss im Duodenum oder oberen Dünndarm) vom **tiefen** Dünndarm- bzw. Dickdarmileus.

Ein primär **paralytischer Ileus** kann bei einer Peritonitis entstehen, bei lokalen Abszessen im Bauchraum sowie bei Durchblutungsstörungen des Darms aufgrund eines Gefäßverschlusses. Ebenso kann ein paralytischer Ileus medikamentös (Opioide) oder durch eine Operation (postoperativ) bedingt sein.

Als Sonderform gilt der **reflektorische Ileus,** bei dem es aufgrund starker Schmerzen zu einer vorübergehenden Darmparalyse kommt. Mögliche Ursachen sind eine Harnleiterkolik *(Urolithiasis),* Wirbelbrüche oder Schmerzen in der frühen postoperativen Phase nach Baucheingriffen. Diese Form des Ileus erfordert kein operatives Vorgehen, sondern eine adäquate Analgesie und ggf. darmstimulierende Maßnahmen.

In ca. 75 % der Fälle liegt ein Dünndarmileus vor, ein Dickdarmileus tritt in ca. 25 % der Fälle auf (Markogiannakis et al. 2007).

Symptome und Diagnostik

Die Symptome eines Ileus sind Übelkeit und Erbrechen (bei stuhligem Erbrechen spricht man von Miserere), Bauchschmerzen und ggf. Stuhlverhalt, jedoch sind auch paradoxe Diarrhöen möglich. Das Abdomen ist in der Regel aufgetrieben. In der Röntgenübersicht zeigen sich stehende Darmschlingen mit Spiegelbildung. Die Computertomografie besitzt den größten Informationsgehalt bezüglich der Beurteilung eines Ileus (Lokalisation des Passagestopps, Ursache, Beteiligung von Nachbarorganen, Durchblutung des Darms). Die Sonografie des Abdomens bietet den Vorteil einer dynamischen Untersuchung, kann jedoch bei Meteorismus aufgrund der Luftüberlagerung stark eingeschränkt sein.

Je weiter aboral der Damverschluss lokalisiert ist, desto langsamer entwickelt sich die Ileussymptomatik im Sinne von Übelkeit und Erbrechen.

OP-Indikation

Liegen keine absoluten Indikationen zur Operation wie Perforation, Strangulation, Ischämie, kompletter Passagestopp oder akutes Abdomen vor, so kann bei klinisch kompensierten Patienten mit einem mechanischen Ileus ein konservativer Therapieversuch unternommen werden. Während früher die frühzeitige operative Therapie im Vordergrund stand, ist die konservative Therapie insbesondere des **Dünndarmileus** – sofern keine absolute Operationsindikation vorliegt – erfolgversprechend. Hierbei werden Volumen und Elektrolyte intravenös substituiert, eine Magensonde zur Dekompression gelegt und eine Nahrungskarenz eingehalten. Bei klinischer Verschlechterung (Schmerzen, zunehmende Ileussymptomatik, Peritonitis) oder fehlender Besserung besteht die Indikation zur operativen Intervention.

Weniger erfolgversprechend ist der konservative Ansatz bei einem **Kolonileus,** der häufig auf Karzinomen oder entzündlichen Stenosen beruht. Hier ist bei fortgeschrittenem Befund auch aufgrund der Perforationsgefahr vor allem im Bereich des Zökums nicht selten eine operative Therapie notwendig.

Ein **paralytischer** oder **postoperativer Ileus** wird analog zu obigem Vorgehen konservativ behandelt. Ergänzend kann hier eine medikamentöse Darmstimulation erfolgen. Diese Ileusform wird meist symptomatisch und konservativ behandelt.

Kommt es zur Operation, kann je nach Voroperationen und Zustand des Patienten zunächst eine diagnostische Laparoskopie erfolgen. Briden können in diesem Rahmen meist leicht gelöst werden. Sollte eine Darmsegmentresektion notwendig werden oder liegen ausgeprägte Verwachsungen vor, erfolgt in der Regel eine offene Operation mit Medianlaparotomie, um bestmögliche Einsicht in alle Quadranten zu erhalten. Auch ein ausgeprägter Ileus mit stark dilatierten Darmschlingen kann das Risiko einer Dünndarmverletzung deutlich erhöhen, sodass eine Konversion notwendig wird.

Im Folgenden wird nur die Operation bei dem häufigen Dünndarmileus beschrieben, auf die mannigfaltigen Ursachen des Ileus und die jeweilige Operation wird in den einzelnen Unterkapiteln eingegangen.

OPERATION

Offene Dünndarmsegmentresektion bei Ileus

Positionierung: Rückenlage.
Zugang: Mediane Mittelbauchlaparotomie.

Operationsprinzip
- Exploration des gesamten Bauchraums, Adhäsiolyse, Behebung der den Ileus herbeiführenden Ursache
- Festlegen der Resektionsgrenzen
- Durchtrennung des zum Resektat gehörenden Mesenteriums über Ligaturen
- Anlegen von weichen Darmklemmen zum Gesunden, Abfallklemmen zum Resektat
- Resektion der Darmschlinge
- Herstellen einer Anastomose (Seit-zu-Seit oder End-zu-End)
- Verschluss des Mesenterialschlitzes (dieser entsteht beim Skelettieren des zu resezierenden Darmsegments und birgt die Gefahr einer inneren Hernie)
- Schichtweiser Verschluss der Bauchdecke, Wundverschluss

Komplikationen

Zu den Komplikationen eines Ileus zählt der Übergang in einen chronischen Zustand bei verwachsungsbedingten Beschwerden oder eine Passagestörung im Sinne einer postoperativen Paralyse insbesondere bei einem bereits länger vorbestehenden Ileus. Bei ausgedehnten Verwachsungen kann es zu intraoperativen Dünndarmläsionen, zu einer Anastomoseninsuffizienz nach Darmresektion wie zu erneuten (Sub-)Ileusbeschwerden kommen.

7.6.3 Meckel-Divertikel

Definition

Das Meckel-Divertikel ist ein nicht komplett rückgebildeter Ductus omphaloentericus **(Dottergang),** der sich als Aussackung des Ileums darstellt. Der Dottergang bildet sich normalerweise im Lauf der Embryonalentwicklung zurück und ist eine Verbindung des Dottersacks mit dem Darmrohr des Embryos zum Transport von Nährstoffen.

Meckel-Divertikel kommen bei 2–3 % aller Menschen vor (Schwarz 2023) und entspringt ca. 50–100 cm proximal des Zökums von der antimesenterialen Ileumwand. Die Größe des Divertikels ist dabei sehr variabel, in der Regel ist es 2–10 cm lang. Darin kann sich Schleimhaut aus Magen oder Pankreas befinden.

Symptome und Diagnostik

Im Normalfall stellt das Vorkommen eines Meckel-Divertikels keinen krankhaften Befund dar. Meist verursacht es keine Beschwerden und wird zufällig im Rahmen einer abdominellen Operation entdeckt. Es kann sich aber – genauso wie die Appendix vermiformis – entzünden und dann Symptome ähnlich der einer Appendizitis mit Bauchschmerzen, Übelkeit und Erbrechen verursachen.

Im Meckel-Divertikel kann ektope (normalerweise an dieser Stelle nicht vorkommende) Schleimhaut aus z. B. Magen oder Pankreas vorhanden sein und zu Blutungen führen, die sich mit Zeichen einer oberen (Teerstuhl) oder unteren (hellroter analer Blutabgang, sog. *Hämatochezie*) gastrointestinalen Blutung äußern kann. Darüber hinaus kann es zu schmerzhaften Invaginationen, also einer Einstülpung des Darms, kommen. Meistens treten die geschilderten Symptome bei Kindern unter 2 Jahren auf, doch auch Erwachsene können ein symptomatisches Meckel-Divertikel entwickeln.

Die Diagnostik orientiert sich an dem klinischen Bild einer Appendizitis mit körperlicher Untersuchung, Labor und ggf. Sonografie (siehe unten).

OP-Indikation

Die präoperative Diagnose eines Meckel-Divertikels ist selten, eine Operationsindikation ergibt sich bei Verdacht auf eine Blutung aus einem gesicherten Meckel-Divertikel.

In der Regel ergibt sich eine Operationsindikation aus unklaren Bauchschmerzen unter dem Verdacht einer Appendizitis. Ist diese bei der intraoperativen Inspektion unauffällig, wird das Meckel-Manöver durchgeführt (umgangssprachlich: „gemeckelt“). Das bedeutet, dass der gesamte Dünndarm inspiziert und auf das Vorliegen eines Meckel-Divertikels überprüft wird. Liegt ein Meckel-Divertikel vor, wird es entweder an seiner Basis (in der Regel mit Linearstapler) abgesetzt oder bei Blutungen, entzündlichen Veränderungen oder besonders breitbasigen Divertikeln das gesamte divertikeltragende Segment reseziert und eine Dünndarmanastomose hergestellt. Das Vorgehen erfolgt laparoskopisch-assistiert oder offen.

7.6.4 Appendizitis

Definition und Epidemiologie

Die Appendizitis (umgangssprachlich: Blinddarmentzündung) beschreibt eine entzündliche Veränderung der Appendix vermiformis. Sie kann durch enterogene oder hämatogene Infektion oder durch Lumenverlegung durch Fremdkörper bzw. Kotsteine entstehen.

Zu unterscheiden ist eine **unkomplizierte Appendizitis,** bei der kein Hinweis auf eine Gangrän oder Phlegmone, freie Flüssigkeit oder Abszess vorliegt, von der **komplizierten Appendizitis,** bei der eines oder mehrere dieser Kriterien zutreffen.

Die Appendizitis ist ein häufiges Krankheitsbild in der Viszeralchirurgie. Jährlich erkranken in Deutschland ca. 150.000 Personen. Die Inzidenz beträgt in Deutschland 151/100.000 Einwohner/Jahr (Andric 2021). Der Häufigkeitsgipfel liegt im Adoleszentenalter (Frauen 15–19 Jahre, Männer 10–14 Jahre).

Symptome und Diagnostik

Die klassische Symptomatik der akuten Appendizitis beschreibt einen periumbilikal beginnenden Schmerz, der sich nach Stunden in den rechten Unterbauch verlagert. Die Patienten leiden oft an Übelkeit und Erbrechen. Diagnostiziert wird die Appendizitis in erster Linie klinisch, d. h. durch die typische Anamnese, einen Druck- und Loslassschmerz sowie eine Abwehrspannung im rechten Unterbauch. Laborchemisch zeigt sich häufig eine Erhöhung der Leukozyten als Zeichen einer Infektion. Bei Schwangeren, Kleinkindern und älteren Menschen ist diese Symptomatik häufig verschleiert, sodass bei diesen Patienten eine Appendizitis leicht übersehen werden kann. Neben Klinik und Labor kann eine Sonografie die Diagnose bestätigen, sofern die Appendix (aufgrund ihrer geringen Größe und möglicher Luftüberlagerung) adäquat dargestellt werden kann.

OP-Indikation

Die Diagnosestellung ist aufgrund der vielen Differenzialdiagnosen der akuten Appendizitis häufig präoperativ nicht abschließend möglich. Besteht der Verdacht auf eine **akute Appendizitis,** liegt eine Indikation zur notfallmäßigen diagnostischen Laparoskopie mit ggf. laparoskopischer Appendektomie vor. Der Zeitpunkt der Operation richtet sich nach dem klinischen Zustand des Patienten sowie der Ausprägung der Appendizitis. Bei einer unkomplizierten Appendizitis konnte bei einer Verzögerung bis 24 Stunden ab Diagnosestellung unter adäquater antibiotischer Therapie keine erhöhte Rate an Perforationen festgestellt werden (Andric 2021). Bei Patienten, die älter als 65 Jahre sind oder Komorbiditäten aufweisen, sollte die Operation innerhalb von 12 Stunden erfolgen.

Die **laparoskopische Appendektomie** stellt den Standard dar, die offene Appendektomie als eigenständiger Eingriff hat heutzutage in Deutschland keinen Stellenwert mehr.

OPERATION

Offene Appendektomie

- Wechselschnitt, Pararektalschnitt rechter Unterbauch oder Unterbauchmedianlaparotomie. Letztere bietet den Vorteil der problemlosen Erweiterung der Schnittführung.
- Mobilisation des Zökums und der Appendix.
- Darstellen der Appendixbasis.
- Skelettieren der Mesoappendix über Ligaturen.
- Anklemmen der Appendix, Ligatur der Appendixbasis, Vorlegen einer Tabaksbeutelnaht.
- Nach Abtragen der Appendix Versenken des Appendixstumpfs durch Verschluss der Tabaksbeutelnaht.
- Z-Naht.
- Schichtgerechter Faszien- und Wundverschluss.

Anmerkung: Stellt sich die Appendix intraoperativ inspektorisch unauffällig dar, sollte das Vorliegen eines Meckel-Divertikels überprüft und bei Frauen das rechte Ovar inspiziert werden.

OPERATION

Laparoskopische Appendektomie

Positionierung: Rückenlage.
Zugang: Optiktrokar periumbilikal, 2 Arbeitstrokare (Unterbauch rechts und links).

Operationsprinzip

- Fassen der Appendixspitze mit stumpfer Fasszange

- Mono- oder bipolares Skelettieren der Mesoappendix
- Abtragen der Appendix und des Mesenteriolums mit der A. appendicularis (z. B. zwischen Clips oder mittels Endo-GIA-Klammernahtgerät)
- Bergen der Appendix in einem Bergebeutel und Abgabe zur histopathologischen Untersuchung
- Bei Vorliegen einer Peritonitis Spülung und Drainage
- Fasziennaht bei Trokareinstichstellen ≥ 10 mm, Wundverschluss

Anmerkung:

- Ist die Appendixbasis entzündlich verändert und kann nicht sicher verschlossen werden, muss eine Zökalpolresektion mit Absetzung durch Stapler im entzündungsfreien Gewebe erfolgen.
- Stellt sich die Appendix intraoperativ unauffällig dar, sollte das Vorliegen eines Meckel-Divertikels überprüft und bei Frauen das rechte Ovar inspiziert werden.

Komplikationen

Intraoperativ kann es zu Verletzungen des Zökalpols kommen. Nach Operationen einer Appendizitis können Wundinfektionen, ein retrozökaler Abszess, Nachblutungen oder Appendixstumpfinsuffizienz auftreten.

Perforiert eine akut entzündete Appendix, kann sich ein lokaler Abszess *(Perityphlitis)* entwickeln, der vor allem bei retrozökaler Lage uncharakteristische Symptome aufweist. Behandelt werden kann ein perityphilitischer Abszess bei Appendizitis entweder unmittelbar operativ oder – sofern möglich – durch eine interventionelle Drainageneinlage zur Abszessentlastung und antibiotische Therapie mit einer Appendektomie im Verlauf. In manchen Fällen muss das gesamte entzündliche Konglomerat im Rahmen einer Ileozökalresektion entfernt werden. In den seltenen Fällen der freien Perforation entsteht eine diffuse Peritonitis, die das ganze Spektrum an Maßnahmen der Peritonitistherapie inklusive ggf. Intensivtherapie erforderlich macht.

Selten finden sich in resezierten Appendizes als Zufallsbefund in der endgültigen pathologischen Aufarbeitung eine **neuroendokrine Neoplasie (NEN,** früher: Karzinoid), also Tumoren verschiedener Differenzierung des neuroendokrinen Systems. Die Inzidenz liegt in Deutschland bei ca. 0,2–0,3/100.000 Einwohner (Rinke 2018). Die meist distal gelegenen Tumoren sind bei einer Größe von unter 2 cm und ohne weitere vorliegende Risikofaktoren durch die Appendektomie adäquat behandelt. Ist der Tumor jedoch größer als 2 cm oder liegen Risikofaktoren vor, sollte in einer zweiten Operation eine onkologische Hemikolektomie rechts durchgeführt werden.

7.6.5 Ileostoma und Kolostoma

Definition

Der künstliche Darmausgang wird auch als Anus praeter naturalis oder abhängig von seiner Lokalisation als Ileostoma bzw. Kolostoma bezeichnet. Er kann als endständiges oder doppelläufiges Stoma, als permanentes oder temporäres Stoma und als Dünndarm- oder Dickdarmstoma angelegt werden (➤ Abb. 7.12).

Bei einem **endständigen Stoma** wird die zuführende Darmschlinge über die Bauchwand ausgeleitet, während die abführende Darmschlinge blind verschlossen im Bauchraum liegt. Im Fall z. B. einer abdominoperinealen Rektumexstirpation mit Anlage eines endständigen Deszendostoma (siehe unten)

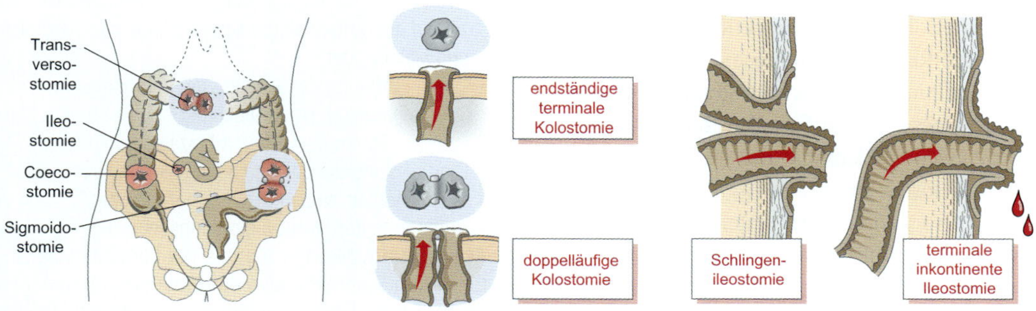

Abb. 7.12 Prinzip der verschiedenen Stomaformen: endständiges und doppelläufiges Stoma [L106, L143]

kann es vorkommen, dass keine abführende Darmschlinge vorhanden ist, da sie reseziert wurde. Als **doppelläufiges Stoma** wird die Anlage von zwei ausgeleiteten Darmschlingen, also einer zu- und einer abführenden Schlinge, bezeichnet. Ein **permanentes Stoma** ist ein dauerhaft angelegtes Stoma, bei dem zunächst nicht die Absicht der Stomarückverlagerung, also einer Wiederherstellung der Darmkontinuität via naturalis, besteht. Ein **temporäres** oder **protektives Ileostoma** wird in der Regel bereits bei der Anlage mit der Absicht der Rückverlagerung in einem gewissen Zeitraum geplant. Die Entscheidung, welches Stoma angelegt wird, erfolgt in Anbetracht der Grunderkrankung, der geplanten Rückverlagerung des Stomas und des Allgemeinzustands des Patienten.

Vorbereitende Maßnahmen

Vor jeder geplanten Stomaanlage wird die optimale Position am Bauch (im Liegen, Stehen und Sitzen) angezeichnet. Diese liegt normalerweise im Bereich der Rektusscheide und sollte neben den Hautfalten auch die Höhe des Hosenbunds berücksichtigen. So liegen Ileostomata für gewöhnlich im rechten unteren Quadranten, Transversostomata im rechten oberen Quadranten und Descendo- sowie Sigmoidostomata im linken unteren Quadranten.

Im Idealfall erfolgt bereits präoperativ der Erstkontakt mit speziell geschulten Stomatherapeuten.

Doppelläufiges Stoma

Die Anlage eines doppelläufigen Ileostomas erfolgt in der Regel bei der temporären Notwendigkeit eines künstlichen Darmausgangs, z. B. im Rahmen einer tiefen anterioren Rektumresektion zum Schutz der angelegten Rektumanastomose. Es handelt sich in diesem Fall um ein protektives Stoma. Die Rückverlagerung eines doppelläufigen Ileostomas ist technisch einfach und komplikationsärmer als die eines doppelläufigen Kolostomas.

Das Aufsuchen des terminalen Ileums kann insbesondere bei voroperierten Patienten erschwert sein, sodass die laparoskopische Anlage des Ileostomas die häufigere Form darstellt.

OPERATION

Offene Anlage eines doppelläufigen Ileostoma

Positionierung: Rückenlage.
Zugang: Hautexzision meist im rechten Mittelbauch.

Operationsprinzip
- Kreisförmige Hautexzision im rechten Mittelbauch an der zuvor angezeichneten Markierung im Bereich der Rektusscheide
- Präparation der Subkutis
- Inzision der Faszie, stumpfes Auseinanderdrängen der Muskulatur, Inzision des Peritoneums
- Aufsuchen des terminalen Ileums nach Positionierung des Patienten kopftief und nach links gekippt
- Lumennahes Anzügeln der ausgewählten Ileumschlinge mit einem Overholt und Silikonzügel sowie Vorverlagerung vor die Bauchdecke
- Quere Eröffnung der Schlinge mit monopolarem Strom, Evertieren (Ausstülpen der beiden Stomaschenkel), Einnaht an die Haut mit Einzelknopfnähten
- Digitale Kontrolle der Durchgängigkeit (**cave:** Kulissenphänomen, wenn Hautdurchtritt und Fasziendurchtritt voneinander abweichen)
- Aufbringen des Stomaversorgungsbeutels

OPERATION

Laparoskopisch assistierte Anlage eines doppelläufigen Ileostoma

Positionierung: Rückenlage.
Zugang: Optiktrokar periumbilikal oder im linken Mittelbauch, Arbeitstrokar im rechten Mittelbauch im Bereich der Stomamarkierung.

Operationsprinzip
- Anlage des Kapnoperitoneums, Darstellen des terminalen Ileums
- Fassen der auszuleitenden Darmschlinge mit einer stumpfen Fasszange
- Inzision der Faszie an vermarkierter Stomaausleitungsstelle, stumpfes Auseinanderdrängen der Muskulatur, Inzision des Peritoneums
- Luxieren vor die Bauchdecke und lumennahes Anzügeln der ausgewählten Ileumschlinge mit Overholt und Silikonzügel
- Quere Eröffnung der Schlinge mit monopolarem Strom, Evertieren (Ausstülpen der beiden Stomaschenkel), Einnaht an die Haut mit Einzelknopfnähten
- Digitale Kontrolle der Durchgängigkeit (**cave:** Kulissenphänomen, siehe Kasten „offene Anlage")
- Aufbringen des Stomaversorgungsbeutels

Anmerkung: Meist erfolgt die Positionierung des zuführenden Schenkels (also des oralen Darmsegments) kaudal, um ein Überlaufen des Stuhls in den abführenden Schenkel (in das aborale Darmsegment) zu verhindern.

Wenn ein endgültiges Stoma angelegt wird, erfolgt idealerweise die Anlage eines doppelläufigen Kolostomas. Ebenso besteht eine Indikation dafür bei Patienten mit einer hohen Komorbidität und drohendem High-Output-Ileostoma, da die Flüssigkeitsverluste über ein Ileostoma deutlich höher sein können als bei einem Kolostoma.

Das **Transversostoma** kann aufgrund seiner intraperitonealen Lage problemlos offen an der Bauchdecke angelegt werden.

OPERATION

Offene Anlage eines doppelläufigen Transversostoma

Positionierung: Rückenlage.
Zugang: Quere Oberbauchlaparotomie.

Operationsprinzip

- Querer Hautschnitt im Oberbauch an der zuvor angezeichneten Markierung im Bereich der Rektusscheide
- Quere Inzision des vorderen Faszienblatts, stumpfes Auseinanderdrängen der Muskulatur, quere Inzision des hinteren Faszienblatts
- Aufsuchen des rechten Querkolons entlang des großen Netzes und lumennahes transmesenteriales Anzügeln
- Luxation des Colon transversum vor die Bauchdecke
- Präparation des Omentum majus im Bereich des Stomas und Sichern des Darms durch Unterschieben eines Reiters, der quer zum Hautschnitt liegt
- Ggf. adaptierende Naht der Faszie und Wundränder zur Prävention eines Stomaprolaps
- Sichernde resorbierbare Einzelknopfnähte des Darms zur Haut
- Quere Eröffnung des Colon transversum
- Einnähen beider Stomaschenkel an die Haut (Einzelknopfnaht)
- Aufbringen der Stomaversorgung

Anmerkung: Ein **Reiter** ist ein wenige Zentimeter langes Röhrchen, das ein doppelläufiges Stoma vor dem Zurückziehen in das Abdomen sichert. Der Reiter wird nach wenigen Tagen entfernt, wenn das Stoma bereits ausreichend an der Haut fixiert ist.

Endständiges Kolostoma

Ein endständiges Kolostoma wird meist angelegt, wenn keine Rückverlagerung vorgesehen ist. Indikationen ergeben sich beispielsweise nach Kolondiskontinuitätsresektionen (z. B. Sigmaperforation bei bereits präoperativ nicht mehr vorhandener Kontinenzfunktion) oder nach Rektumexstirpation (z. B. nach ultratiefem Rektumkarzinom) und werden im jeweiligen Kapitel beschrieben.

Postoperative Maßnahmen

Nach jeder erfolgten Stomaanlage erfolgt noch während des Krankenhausaufenthalts die Betreuung der Patienten durch speziell geschulte Stomatherapeuten, die den Patienten schrittweise bis an die selbstständige Versorgung des Stomas heranführen sowie eine individuelle Stomaversorgung anpassen. Ebenso unterstützen Stomatherapeuten die Patienten bezüglich stuhlregulierender Maßnahmen.

Komplikationen

Die Rate an Komplikationen nach Stomaanlage ist hoch (je nach Studie bis zu 70 %, z. B. Hirche, Willis 2020), und die Komplikationen variieren je nach Lokalisation und Art des Stomas, OP-Technik sowie späterer Versorgung. Zu den häufigen Komplikationen zählen:

- Peristomale Hautveränderungen (häufigste Komplikation): Erythem bis hin zu Ulzeration
- Stomaprolaps
- Parastomale Hernie
- Retraktion des Stomas mit folgender Stenose
- Elektrolyt- und Flüssigkeitsverlust über das Stoma mit ggf. Nierenfunktionseinschränkung *(High-Output-Stoma)*

7.6.6 Dickdarmdivertikulitis

Definition

Dickdarmdivertikel bilden sich als Ausstülpungen der Schleimhaut durch die Darmwand, meist entlang der mesenterialen Blutgefäße. Sie sind in westlichen Ländern hauptsächlich im Colon sigmoideum lokalisiert und haben per se keinen Krankheitswert. Man spricht dann von einer **Divertikulose.**

In Vorsorgekoloskopien beträgt die Prävalenz der Divertikulose ca. 28 %, bei über 70-Jährigen konnten im Rahmen von Autopsiestudien bei 60 % der

Personen Divertikel nachgewiesen werden (Leifeld et al. 2021). Die Prävalenz ist besonders in westlichen Industrienationen hoch und steigt mit dem Alter.

Die Entstehung von Divertikeln und deren Entzündung **(Divertikulitis)** ist noch nicht abschließend geklärt und hängt nach aktuellem Kenntnisstand von verschiedenen Faktoren ab, u.a. von einer ballaststoffarmen Ernährung und Umweltfaktoren. In den letzten Jahren waren zunehmend jüngere Patienten betroffen, ca. 44–120 Patienten/100.000 Einwohner werden deshalb stationär behandelt (Leifeld et al. 2021).

Im Folgenden wird auf die **Sigmadivertikulitis** eingegangen, sinngemäß sind die Therapieempfehlungen auch auf die restlichen Abschnitte des Kolons übertragbar.

Symptome und Diagnostik

Kommt es zur Entzündung von Divertikeln im Colon sigmoideum, zeigt sich dies klinisch häufig mit Druckschmerz im linken und mittleren Unterbauch. Goldstandard zur Sicherung der Diagnose ist eine Computertomografie des Abdomens. Je nach Ausprägung der Divertikulitis (unkompliziert, kompliziert, chronisch) erfolgt eine typgerechte Therapie.

OP-Indikation

Bei der Divertikulitis werden notfallmäßige OP-Indikationen von elektiven OP-Indikationen unterschieden: Eine **notfallmäßige operative Indikation** bei Sigmadivertikulitis besteht bei freier Perforation mit Peritonitis oder bei Versagen der konservativen Therapie. Es stehen unterschiedliche operative Prozeduren zur Verfügung, zwischen denen in Abhängigkeit des Zustands des Patienten und seiner Risikofaktoren, z. B. Multimorbidität oder Immunsuppression, gewählt wird. In diesen Fällen kann eine Sigmaresektion entweder mit primärer Kontinuitätswiederherstellung mit einer Darmanastomose und Vorschaltung eines Ileostomas oder bei septischen und instabilen Patienten eine Hartmann-Operation in der Diskontinuität, also mit Blindverschluss des Rektums und Ausleitung des Colon descendens als endständiges Stoma, oder als dritte Möglichkeit ein „Damage-Control-Verfahren" durchgeführt werden. Damage Control bedeutet hier die Resektion des Sigmas und Verschluss beider Enden (des Colon descendens und des Rektums) mit Klammernahtgeräten in einer hoch instabilen Situation. Dieses Verfahren bedarf einer weiteren Operation, meist innerhalb von 24–72 Stunden, um zu entscheiden, ob eine Anastomosierung oder eine Diskontinuitätsresektion durchgeführt wird.

Bei der **elektiven Versorgung** nach Sigmadivertikulitis ist das Ziel die Resektion des Colon sigmoideum und somit die Entfernung der sogenannten Hochdruckzone. Angestrebt wird eine primäre Anastomosierung mit Wiederherstellung der Darmkontinuität zwischen Colon descendens und Rektum *(Deszendorektostomie)*. Kommt es intraoperativ nicht zu Komplikationen und hat der Patient keine besonderen Risikofaktoren wie eine Immunsuppression, die die Anastomosenheilung beeinträchtigt, kann auf die Anlage eines protektiven Ileostoma verzichtet werden.

Zudem kann nach einer komplizierten Sigmadivertikulitis mit Makroabszess (> 3 cm), die zunächst konservativ antibiotisch behandelt wird, nach erfolgter Ausheilung eine elektive SIgmaresektion empfohlen werden. Ebenso ist bei einer in der Koloskopie festgestellten Stenose bei chronischer Entzündung mit rezidivierenden Bauchschmerzen und eingeschränkter Darmpassage oder einer Fistulierung z. B. des Colon sigmoideum zur Harnblase eine Operation zu empfehlen. Eine weitere Indikation stellen chronisch-rezidivierende Schübe oder eine persistierende Symptomatik einer Sigmadivertikulitis dar, die die Lebensqualität der Patienten nachhaltig beeinträchtigen.

OPERATION

Offene Rektosigmoidresektion

Positionierung: Steinschnittlage; Schulterstützen.
Zugang: Mediane Laparotomie.

Operationsprinzip

- Anwendung eines Wundrandprotektors
- Ggf. Lösen von Verwachsungen zwischen Rektosigmoid, Blase, Adnexen und lateraler Bauchwand
- Mobilisation des Colon descendens inklusive der linken Flexur
- Durchtrennen des Ligamentum gastrocolicum und Eingehen in die Bursa omentalis
- Darstellen des linken Ureters
- Skelettieren des Rektosigmoids und tubuläres (darmnahes) Durchtrennen des Mesokolons

- Absetzen von A. und V. sigmoidea sowie A. und V. rectalis superior (Low-Tie-Technik, Erhalt der A. colica sinistra)
- Bei onkologischer Operation: Darstellen und zentrales Absetzen von A. und V. mesenterica inferior (High-Tie-Technik, kein Erhalt der A. colica sinistra)
- Absetzen des Rektums im oberen Drittel nach Auslaufen der Tänie unter Mitnahme der Hochdruckzone am rektosigmoidalen Übergang
- Wahlweise handgenähte Anastomose bzw. Wiederherstellung der Kontinuität durch maschinelle Anastomose mit einem zirkulären Klammernahtschneidegerät
- Faszienverschluss und Hautnaht

OPERATION

Laparoskopisch assistierte Rektosigmoidresektion

Positionierung: Steinschnittlage; Schulterstützen.
Zugang: Drei Arbeitstrokare je 10 mm (linker und rechter Mittelbauch, ggf. im Bereich der zuvor eingezeichneten Markierungen für die mögliche Stomaaustrittstelle) sowie suprapubisch in der Ebene des späteren Bergeschnitts.

Operationsprinzip

- Mobilisation des Colon descendens inklusive der linken Flexur
- Darstellen des linken Ureters
- Bei onkologischer Operation: Darstellen und zentrales Absetzen von A. und V. mesenterica inferior zwischen Clips (High-Tie-Technik, kein Erhalt der A. colica sinistra)
- Eingehen in die Bursa omentalis
- Von lateral ggf. Lösen von Verwachsungen zwischen Rektosigmoid, Blase, Adnexen und lateraler Bauchwand
- Ablösen des Omentum majus von der linken Flexur
- Darmnahes Skelettieren des Rektosigmoids bis auf Höhe des oberen Rektumdrittels, somit Schonung des autonomen Nervenplexus
- Absetzen von A. und V. sigmoidea und A. und V. rectalis superior (Low-Tie-Technik, Erhalt der A. colica sinistra)
- Mit dem linearen Klammernahtgerät Absetzen des Rektums im oberen Drittel nach Auslaufen der Tänie unter Mitnahme der Hochdruckzone am rektosigmoidalen Übergang (aboral)
- Bergeschnitt, z. B. mittels Pfannenstielschnitt, Ablassen des Kapnoperitoneums
  Anmerkung: Der Pfannenstielschnitt beschreibt einen queren Hautschnitt ca. 3–4 cm oberhalb des Schambeins *(suprasymphysär)*, bei dem nach querer Durchtrennung des vorderen Blatts der Rektusscheide eine längs gerichtete Durchtrennung der Mittellinie und somit der Faszie des M. transversalis abdominis und des Peritoneums erfolgt
- Absetzen des Resektats mit dem linearen Klammernahtgerät (oral)
- Skelettieren des Colon descendens am oralen Absetzungsrand, Mobilisierung vor die Bauchdecke, Einnaht des Kopfs des zirkularen Klammernahtgeräts
- Von anal Einbringen des Zirkularstaplers, Konnektieren des Kopfs mit der Andruckplatte des zirkulären Klammernahtgeräts, Auslösen des Geräts und somit Anlage einer Descendorektostomie
- Rückzug aller Instrumente und Trokare unter Sicht
- Faszienverschluss und Hautnaht

Komplikationen

Zu den operationsspezifischen Komplikationen bei der offenen oder laparoskopisch-assistierten Rektosigmoidresektion zählen neben Verletzungen der Milz und des linken Ureters auch Anastomoseninsuffizienzen.

7.6.7 Chronisch-entzündliche Darmerkrankungen

Die häufigsten chronisch-entzündlichen Darmerkrankungen (CED) sind **Morbus Crohn** und **Colitis ulcerosa.** Die Inzidenz von Morbus Crohn und Colitis ulcerosa ist mit drei bis sechs Fällen pro 100.000 Einwohnern selten, jedoch steigend. Beim M. Crohn gibt es einen Häufigkeitsgipfel zwischen 15–30 Jahren und 50–70 Jahren. Bei der Colitis ulcerosa liegt er bei 20–34 Jahren (Kienle, Post 2015). Es handelt sich um komplexe Krankheitsbilder, deren Pathogenese noch nicht abschließend geklärt ist. Die Behandlung erfolgt häufig primär medikamentös, Operationsindikationen sollten in enger Kooperation mit der behandelnden Gastroenterologie besprochen werden.

Morbus Crohn

Definition

Beim Morbus Crohn liegt eine sogenannte transmurale Entzündung vor, also eine entzündliche Veränderung aller Wandschichten des Verdauungstrakts. Diese Veränderungen können prinzipiell den gesamten Verdauungstrakt betreffen, häufig ist jedoch das terminale Ileum *(Ileitis terminalis)*, eine anal fistulierende Lokalisation oder der Dickdarm *(Crohn-Colitis)* betroffen. Der Befall ist meist diskontinuierlich, es können also unterschiedliche Segmente des Verdauungstrakts, unterbrochen von nicht entzündlichen Bereichen, verändert sein.

Symptome und Diagnostik

Leitsymptome des Morbus Crohn sind schleimige, selten blutige Durchfälle und krampfartige Bauchschmerzen. Die Symptome hängen jedoch stark vom Befallsmuster und den damit zusammenhängenden Folgen ab. Generell kann es zur Ausbildung von Fisteln kommen, die zwischen Darmsegmenten *(interenterisch)*, vom Darm zur Haut *(enterokutan)*, vom Darm zur Harnblase *(enterovesikal)* verlaufen oder auch vermehrt perianal auftreten können. Bei der Ileitis terminalis kann es zur Ausbildung eines entzündlichen Konglomerattumors kommen. Eine weitere häufige Komplikation des Morbus Crohn ist die Ausbildung von Stenosen, also Engstellen im Magen-Darm-Trakt, die in der Folge die Symptome eines mechanischen Ileus (➤ 7.6.2) hervorrufen können. Darüber hinaus kommt es bei 25 % der Patienten zu sogenannten extraintestinalen Manifestationen wie beispielsweise Augen-, Haut- oder Gelenkbeteiligung (Kienle, Post 2015).

Die Diagnostik erfolgt durch Anamnese, körperliche Untersuchung, Laboruntersuchungen sowie Endoskopie (Ösophagogastroduodenoskopie, komplette Ileokoloskopie) mit Entnahme von Proben zur histopathologischen Beurteilung der Krankheitsaktivität. Auch sonografisch oder kernspintomografisch (MR-Sellink) kann die Entzündungsaktivität des Dünndarms beurteilt werden.

OP-Indikation

Die primäre Therapie des Morbus Crohn ist häufig zunächst medikamentös-konservativ, jedoch müssen ca. 80 % der Patienten im Lauf ihres Lebens mindestens einmal operiert werden (Kienle, Post 2015).

Bei isoliertem Ileozökalbefall kann eine **primäre Ileozökalresektion** als Alternative zur konservativen Therapie durchgeführt werden. Der Eingriff erfolgt in der Regel laparoskopisch assistiert.

Eine Heilung der Erkrankung kann operativ nicht erfolgen, es steht die Behandlung der Komplikationen sowie die Verbesserung der Lebensqualität im Vordergrund. Aufgrund ggf. rezidivierend notwendiger Operationen ist bei der Resektion von Darmsegmenten ein sparsames Vorgehen zur Vermeidung eines Kurzdarmsyndroms zu beachten.

Der Großteil der Operationen im Zusammenhang mit Morbus Crohn ist elektiv und die häufigste Operationsindikation ergibt sich aus dem Versagen der konservativen Therapie. So erfordern langstreckige, therapierefraktäre Stenosen (> 5 cm) des Dünndarms die Durchführung einer Strikturoplastik oder Resektion, bei Stenosen des Colons ist eine Segmentresektion indiziert. Auch bei Fistulierung ist je nach Befall eine operative Versorgung indiziert, beispielsweise bei der enterovesikalen Fistel aufgrund des Risikos der Urosepsis oder bei blind endenden Fisteln. Asymptomatische Fisteln zwischen verschiedenen Darmsegmenten (interenterische Fisteln) bedürfen primär keiner operativen Therapie. Kommt es zu einem funktionellen Kurzdarmsyndrom bei hohen Fisteln, ist eine Resektion indiziert. Symptomatische Analfisteln werden zunächst mit Fadendrainage behandelt, die definitive Versorgung ist komplex und an den jeweiligen Krankheitsverlauf angepasst.

Vergleichsweise selten ergibt sich eine notfallmäßige Operationsindikation, hierbei handelt es sich in der Regel um einen Ileus oder eine Perforation.

OPERATION

Laparoskopisch assistierte Ileozökalresektion

Positionierung: Rückenlage.
Zugang: 10 mm Trokar periumbilikal, 5 mm Trokar rechter Unterbauch, 10 mm Trokar linker Unterbauch.

Operationsprinzip

- Einbringen der Kameraoptik über den periumbilikalen Trokar, Ausschluss von Verletzungen beim Zugang, Inspektion des gesamten Abdomens, insbesondere der Ileozökalregion
- In leichter Kopftieflage und links gekippt Mobilisierung der Dünndarmschlingen aus dem rechten Unterbauch und dem kleinen Becken
- Mobilisierung des rechten Hemikolons durch Präparation des Zökums und des Colon ascendens, Mobilisierung der rechten Kolonflexur

- Erweiterung des Zugangs im rechten Unterbauch oder periumbilikal als Bergeschnitt, Einbringen eines Wundrandprotektors
- Luxieren des Darms vor die Bauchdecke, Festlegen der Resektionsgrenzen (wenige Zentimeter makroskopisch im Gesunden), Skelettieren des Meso zwischen Overholt-Klemmen
- Absetzen von Dünndarm und Zökum mit dem linearen Klammernahtgerät (100-mm-Magazin), Abgabe des Präparats
- Wiederherstellung der Darmkontinuität durch Anastomosierung im Sinne einer Seit-zu-Seit-Ileo-Ascendostomie (hier: Klammernahtanastomose, auch handgenähte Anastomose möglich)
- Einführen des linearen Klammernaht-Schneideinstruments nach antimesenterial und Auslösen (100-mm-Magazin)
- Kontrolle auf Bluttrockenheit der Innenseite
- Übernähung der beiden terminalen Enden sowie der latero-lateralen Anastomose mit resorbierbarer, monofiler Naht der Stärke 4-0
- Versenken des Darms in die Bauchhöhle
- Laparoskopische Kontrolle des intraoperativen Situs auf Bluttrockenheit
- Faszienverschluss des Bergeschnitts sowie der 10-mm-Trokar-Einstichstelle (langsam resorbierbares, monofiles Nahtmaterial)
- Hautnaht

Anmerkung: Die günstigste Technik zur Anastomosierung nach einer Darmsegmentresektion bei Morbus Crohn ist derzeit noch nicht geklärt. Es gibt Studien, die einen Vorteil geklammerter Seit-zu-Seit-Anastomosen gegenüber handgenähter End-zu-End-Anastomosen bezüglich der Komplikationsrate und dem Wiederauftreten der Erkrankung im Bereich der Anastomose (Anastomosenrezidive) sehen. Größere vergleichende Studien konnten keinen Vorteil einer Technik feststellen, sodass die Wahl der Technik zur Anastomosierung dem Operateur obliegt.
Vor dem Hintergrund, dass Anastomosenrezidive häufig mesenterialseitig entstehen, wurde die **Kono-Anastomose** entwickelt. Eine neue Technik, die bislang jedoch kein Routineverfahren ist. Es handelt sich um eine handgenähte funktionelle End-zu-End-Anastomose. Hierbei wird der Darm zunächst mit einem linearen Klammernahtgerät abgesetzt, die Absetzungsränder werden aneinandergelegt und vernäht und bilden so eine tragende Säule der Anastomose. Anschließend wird jeweils auf der dem Meso abgewandten Seite der beiden Darmsegmente eine longitudinale Inzision durchgeführt. Diese Inzision wird seitlich aufgespannt (Prinzip der Strikturoplastik), anschließend erfolgt die Wiederherstellung der Darmkontinuität durch eine handgenähte Seit-zu-Seit-Anastomose der beiden Darmsegmente (➤ Abb. 7.13).

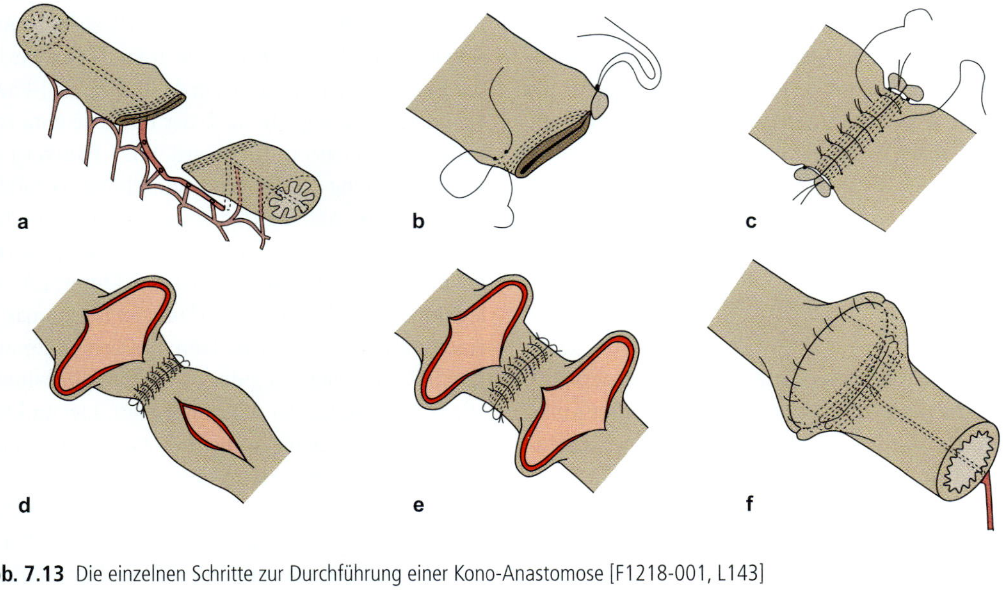

Abb. 7.13 Die einzelnen Schritte zur Durchführung einer Kono-Anastomose [F1218-001, L143]

Komplikationen

Zu den intraoperativen Komplikationen zählen Verletzungen umliegender Strukturen wie insbesondere des Duodenums oder des rechten Ureters bei der Mobilisierung des rechten Hemikolons. Postoperativ kann es zu einer Anastomoseninsuffizienz, Blutung (insbesondere aus der Anastomose, hier ggf. Notwendigkeit der endoskopischen Blutstillung) und zur postoperativen Darmparalyse kommen.

Colitis ulcerosa

Definition

Bei der Colitis ulcerosa sind im Gegensatz zum Morbus Crohn nicht alle Wandschichten betroffen, es handelt sich um entzündliche Veränderungen der Schleimhaut. Der entzündliche Befall ist kontinuierlich und geht fast immer vom Rektum aus. Im Rahmen einer **Backwash-Ileitis** kann auch vom Rektum ausgehend über das gesamte Kolon nach oral das terminale Ileum betroffen sein.

Symptome und Diagnostik

Das Leitsymptom bei der Colitis ulcerosa sind blutige Diarrhoen *(Hämatochezie)*, die häufig mit einer gesteigerten Stuhlfrequenz einhergehen. Darüber hinaus leiden die Patienten häufig unter Tenesmen (schmerzhaftem Stuhldrang) und einem Gefühl der inkompletten Entleerung sowie Fieber. Circa ein Viertel der Patienten weist extraintestinale Manifestationen auf, die u. a. Augen, Gelenke, Knochen, Nieren und Gallenwege betreffen können (Kienle, Post 2015). Es besteht ein signifikant erhöhtes Risiko, an einem kolorektalen Karzinom zu erkranken.

OP-Indikation

Auch bei der Colitis ulcerosa steht eine konservative medikamentöse Therapie zunächst im Vordergrund. Anders als Morbus Crohn ist die Colitis ulcerosa operativ heilbar. Standardeingriff ist dabei die Entfernung des gesamten Kolons und des Rektums *(Proktokolektomie)* mit einer speziellen Anastomosierung des Ileums, dem sogenannten **J-Pouch.** In wenigen ausgewählten Fällen, kann mehr als 2 cm Rektum, welches für die Defäkationsfunktion relevant ist, erhalten bleiben und auf eine Pouch-Konstruktion verzichtet werden *(Ileorektostomie)*.

Es können elektive von notfallmäßigen sowie folgende absolute von relativen OP-Indikationen unterschieden werden: Im Rahmen eines akuten Schubs kann sich das Bild eines **toxischen Megakolons** entwickeln, eines lebensbedrohlichen Krankheitsbilds mit massiver Dilatation des Kolons und gleichzeitiger Darmparalyse mit folgender bakterieller Translokation und Sepsis. Bei fehlender Besserung innerhalb von max. 72 Stunden besteht die absolute Indikation zur notfallmäßigen Kolektomie, um das Perforationsrisiko sowie die Mortalität zu senken.

Das Vorhandensein eines kolorektalen Karzinoms oder einer hochgradigen intraepithelialen Neoplasie (Vorstufe eines Karzinoms) und endoskopisch nicht abtragbarer Neoplasien stellen wie der schwere therapierefraktäre Verlauf eine **absolute elektive OP-Indikation** dar.

Zu den **relativen elektiven OP-Indikationen** zählt der schwere therapierefraktäre Verlauf ebenso wie eine dauerhaft beeinträchtigte Lebensqualität. Wichtig ist, an dieser Stelle zu betonen, dass die Colitis ulcerosa durch Resektion des Kolons als betroffenen Darmsegments unter Erhaltung der Kontinenz heilbar ist. In der elektiven Situation erfolgt häufig eine kontinenzerhaltende Proktokolektomie. Bei jungen Patienten mit guter Sphinkterfunktion kann die Kontinuität mit einer ileopouchanalen Rekonstruktion (Ileal Pouch Anal Anastomosis, IPAA) erhalten werden. Dabei wird in der Regel aus den letzten 30 cm des Ileums ein J-Pouch gebildet, der knapp oberhalb der Linea dentata zum Analkanal reanastomosiert wird. Ein **J-Pouch** ist ein durch Dopplung der distalen Ileumschlinge gebildetes Reservoir (➤ Abb. 7.14), das die Kontinenzfunktion des Rektums ersetzen soll. Beim **zweizeitigen Vorgehen** erfolgt zunächst die Proktokolektomie mit Anlage eines protektiven, doppelläufigen Ileostomas. In einem zweiten Schritt wird dann die Darmkontinuität durch Rückverlagerung des protektiven Ileostomas wiederhergestellt. Bei schlechter Sphinkterfunktion kann eine Proktokolektomie mit Anlage eines endständigen Ileostomas notwendig werden.

Circa 10 % der Colitis-ulcerosa-assoziierten Operationen erfolgen notfallmäßig, hauptsächlich aufgrund einer Perforation, eines therapierefraktären

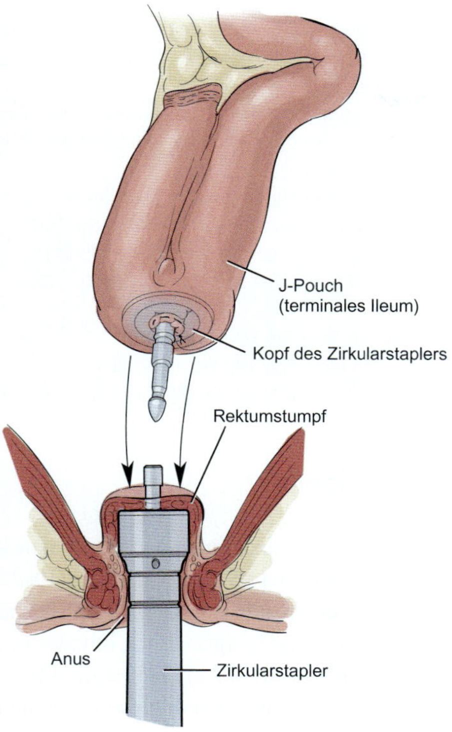

Abb. 7.14 Anastomosierung des J-Pouches mit dem Rektumstumpf (≤ 2 cm) mittels Zirkularstapler [E1425]

toxischen Megakolon (siehe oben) sowie schwerer transfusionspflichtiger Blutungen (> 4–6 Erythrozytenkonzentrate innerhalb von 24 Stunden) (Kienle, Post 2015). In der Notfallsituation oder bei Patienten in schlechtem Allgemein- und Ernährungszustand wird in der Regel das sogenannte **dreizeitige Vorgehen** angewandt:

1. Subtotale Kolektomie mit Anlage eines endständigen Ileostomas
2. Restproktektomie mit ileoanaler Pouchanlage und Anlage eines doppelläufigen Ileostomas
3. Ileostomarückverlagerung

Eine Indikation zur Ileorektostomie kann sich bei ca. 5–10 % aller Colitis-ulcerosa-Patienten bei wenig ausgeprägtem Rektumbefall ergeben, insbesondere bei Patientinnen mit Kinderwunsch, seltener bei metastasiertem Kolonkarzinom oder technisch nicht durchführbarer ileoanaler Pouchanlage (Kienle, Post 2015).

OPERATION

Zweizeitiges Vorgehen

1. Proktokolektomie, Anlage eines Ileumpouches mit pouchanaler Anastomose, Anlage eines protektiven Ileostomas
2. Rückverlagerung des protektiven Ileostomas

Positionierung: Steinschnittlage; Schulterstützen.
Zugang: Mediane Laparotomie.

Operationsprinzip

1. Proktokolektomie, Anlage eines Ileumpouches mit pouchanaler Anastomose, Anlage eines protektiven Ileostomas
Abdomineller Teil:

- Einbringen der Wundrandschutzfolie, des Codman-Retraktor-Rings und des Seilzugretraktors
- Bei onkologischer Erkrankung: Überprüfen des gesamten Abdomens auf das Vorliegen einer Metastasierung
- Mobilisation des linken Hemikolons durch Präparation vom oberen Rektum bis zum rechten Kolon transversum unter Darstellung und Schonung des linken Ureters
- Mobilisation der linken Kolonflexur unter Schonung der Milz
- Absetzen der A. mesenterica inferior (bei onkologischer Erkrankung radikuläres Absetzen nahe dem Abgang aus der Aorta) und der V. mesenterica inferior am Unterrand des Pankreas
- Mobilisation des rechten Hemikolons durch Präparation vom terminalen Ileum bis zum rechten Colon transversum unter Darstellung und Schonung des rechten Ureters
- Getrenntes, zentrales Absetzen der A. und V. ileocolica sowie der A. und V. colica media
- Festlegen der Resektionsgrenze im Bereich des terminalen Ileums und nach Skelettieren des Mesos
- Absetzen mit dem 100-mm Klammernaht-Schneideinstrument; nun ist das gesamte Kolon mobilisiert
- Eingehen in das Spatium retrorectale, Präparation des oberen Rektumdrittels unter Schonung des autonomen Nervenplexus
- Weitere Präparation dorsal bis auf den Beckenboden unter Erhalt des Fascia pelvis visceralis wie auch der Fascia pelvis parietalis in der mesorektalen Hüllfaszie („Holy Plane") unter Schonung des autonomen Nervensystems (somit Durchführung einer totalen mesorektalen Exzision, TME)
- Weitere Präparation von ventral unter Erhalt der Prostata sowie der Samenbläschen beidseits bei Männern, bei Frauen Schonung der vaginalen Hinterwand
- Vervollständigung der Präparation lateral beidseits
- Absetzen des Rektums per Klammernaht-Schneideinstrument, hierbei sollten max. 2 cm Rektumschleim-

7

haut verbleiben (je größer die verbleibende Rektumschleimhaut, desto höher das Risiko einer Pouchitis, also Entzündung des Pouches)

Transanaler Teil:
- Bei Malignomen besteht zudem die Indikation zur Mukosektomie mit transanaler Handnahtanastomose:
  - Nach Lokalanästhesie mittels Pudendusblock und digitaler Bougierung des Schließmuskelapparats Durchführung einer Proktoskopie
  - Vervollständigung der zirkulären Präparation und Absetzen des Rektums
- Schnellschnittbeurteilung des Präparats (Absetzungsränder tumorfrei?)

Abdomineller Teil:
- Aneinanderlegen der letzten Ileumschlinge, antimesenteriales Eröffnen, Einführen und Auslösen des linearen 100-mm-Klammernaht-Schneideinstruments zur Anlage eines Ileum-J-Pouches (➤ Abb. 7.14)

Transanaler Teil:
- Bei Malignomen Indikation zur transanalen Handnahtanastomose nach Mukosektomie
- Bei nicht onkologischen Erkrankungen Stapleranastomose möglich: Von anal Einbringen des Zirkularstaplers, Konnektieren des Kopfs mit der Andruckplatte des zirkulären Klammernahtgeräts, die zuvor in den J-Pouch eingebracht wurde, Auslösen des Geräts und somit Anlage einer zirkulären Stapleranastomose

Abdomineller Teil:
- Anlage eines protektiven, doppelläufigen Ileostomas (Vorgehen siehe OP-Beschreibung oben) an präoperativ auf der Haut markierten Stelle
- Rückzug aller Instrumente und Textilien
- Faszienverschluss und Hautnaht

Anmerkung: Dieser Eingriff kann auch laparoskopisch-assistiert durchgeführt werden.

2. Rückverlagerung des protektiven Ileostomas

Positionierung: Rückenlage, beide Arme nach außen positioniert.

Zugang: Offenes Umschneiden des Stomas.
- Ausschneiden des doppelläufigen Ileostomas (in der Regel im rechten Unterbauch)
- Präparation durch die Bauchdecke bis nach intraperitoneal
- Festlegen der Resektionsgrenzen je ca. 5 cm oral und aboral des Stomas (es ist darauf zu achten, dass in diesem Bereich die Darmwand nicht durch die Präparation des Stomas geschädigt ist)
- Wiederherstellung der Darmkontinuität durch Anastomosierung im Sinne einer Seit-zu-Seit-Ileo-Ileostomie (hier: Klammernahtanastomose, auch handgenähte Anastomose möglich)
- Einführen des linearen Klammernaht-Schneideinstruments nach antimesenterial und Auslösen (100-mm-Magazin)
- Kontrolle auf Bluttrockenheit endoluminal
- Absetzen und Verschluss der beiden terminalen Enden mit dem linearen Klammernaht-Schneideinstrument, Abgabe des Präparats
- Übernähung der beiden terminalen Enden sowie der Seit-zu-Seit-Anastomose mit resorbierbarer, monofiler Naht der Stärke 4-0
- Versenken des Dünndarms in die Bauchhöhle
- Ggf. Präparation des der Faszie anhaftenden Fettgewebes über ca. 1 cm, dann fortlaufender Faszienverschluss (langsam resorbierbares, monofiles Nahtmaterial)
- Spülung des Situs mit Kochsalzlösung
- Intrakutane Tabaksbeutelnaht, es verbleibt eine ca. 1,5 cm große Wunde zur sekundären Heilung

Komplikationen

Zu den frühen Komplikationen nach Proktokolektomie zählen Blutungen (< 5 %), Ileus/Atonie (10–20 %) und Abszesse oder Insuffizienzen (5–20 %). Die späten Komplikationen sind hauptsächlich Entzündungen des Pouches *(Pouchitis)*, die in ca. 50 % der Fälle auftritt (Kienle 2016). Die Behandlung einer **primären Pouchitis** erfolgt häufig antibiotisch oder mit lokal entzündungshemmenden Einläufen. Eine **sekundäre Pouchitis** (Entzündung des Pouches als Folge z. B. einer Fistel, einer Entleerungsstörung des Pouches oder eines zu langen Restrektums) erfolgt entsprechend der zugrunde liegenden Ursache.

Der Eingriff hat insgesamt eine relativ hohe Komplikationsrate (Morbidität) von ca. 50 %. Ungefähr 10 % der ileoanalen Pouches müssen aufgrund von Komplikationen langfristig durch Anlage eines Stomas stillgelegt werden oder in 3 % der Fälle exstirpiert werden (Kienle 2016).

7.6.8 Karzinome des Kolons und Rektums

Definition

Karzinome des Kolons und des Rektums, sogenannte **kolorektale Karzinome,** sind ein häufiges Krankheitsbild mit ca. 64.000 Neuerkrankungen jährlich in Deutschland und stellt damit das zweithäufigste Karzinom bei Frauen und das dritthäufigste bei Männern dar (AWMF et al. 2019). Als **Kolonkarzinom** bezeichnet man Karzinome, die zwischen Zäkum und dem rektosigmoidalen Übergang auftreten. Karzinome, die zwischen 16 cm ab ano sowie dem Analkanal auftreten, werden als **Rektumkarzinom** bezeichnet. Die Häufigkeitsverteilung nimmt vom Zökum (ca. 10 % der Karzinome) zum Rektum (ca. 50 % der Karzinome) hin zu (Schwarz 2023).

Die Einteilung in das Erkrankungsstadium erfolgt u.a. nach dem **TNM-Schema** (➤ Tab. 7.3), das die Eindringtiefe des Tumors in die Darmwand (T), die Anzahl der befallenen Lymphknoten (N) und die Metastasierung in andere Organe (M) berücksichtigt. Weitere Klassifikationskriterien sind die Infiltration von Lymphbahnhen (L), von Blutgefäßen (V) oder des die Nerven umgebenden Gewebes (Pn). Weitere Informationen zur Klassifikation des Erkrankungsstadiums ergeben sich aus dem Grading, einer feingeweblichen Untersuchung zur Bestimmung der Abweichung des Tumorgewebes vom normalen Gewebe, sowie aus dem R-Status, das das Vorhandensein von Resttumorgewebe nach der Operation angibt.

Abhängig vom Krankheitsstadium erfolgt nach Abschluss des Stagings eine stadiengerechte Therapie.

Bei onkologischen Operationen des Kolons und Rektums erfolgt intraoperativ die Abgabe des Präparats zur **Schnellbeurteilung** in der Pathologie. Hierbei werden innerhalb eines Zeitraums von ca. 30 Minuten die ungefähre Größe des Tumors sowie der Abstand des Tumors vom Absetzungsrand (und somit der R-Status) festgestellt und telefonisch dem Operateur mitgeteilt. Sollte eine Tumorinfiltration des Absetzungsrands vorliegen, kann eine Nachresektion erfolgen.

Symptome und Diagnostik

Die Symptome kolorektaler Karzinome sind uncharakteristisch. Häufig haben Patienten keinerlei Symptome. Es können jedoch Veränderungen der Stuhlgewohnheiten (wechselnde Stuhlkonsistenz, Bleistiftstühle), B-Symptomatik (Fieber/Nachtschweiß/Gewichtsverlust), Leistungsminderung und Müdigkeit sowie peranaler Blutabgang oder Blutbeimengungen beim Stuhlgang auftreten. In fortgeschrittenem Stadium können kolorektale Karzinome aufgrund ihrer

Tab. 7.3 Klassifikation einer Tumorerkrankung nach TNM

Abkürzung	Bedeutung	Einstufung
T	Größe und Ausdehnung des Primärtumors	T0: kein Primärtumor nachweisbar T1–4: Primärtumor von zunehmender Größe bzw. Eindringtiefe
N	Befall von Lymphknoten (englisch: Nodes)	N0: keine Lymphknoten befallen N1–3: zunehmender Befall von Lymphknoten in Tumornähe
M	Vorliegen von Fernmetastasen	M0: keine Fernmetastasen M1: Nachweis von Fernmetastasen an einem oder mehreren Orten
L	Befall von Lymphbahnen	L0: Lymphbahnen befallen L1: Lymphbahnen nicht befallen
V	Befall von Blutgefäßen	V0: nicht nachweisbar V1: mikroskopisch Befall nachweisbar V2: makroskopisch Befall erkennbar
Pn	Befall des die Nerven umgebenden Gewebes (perineurale Invasion)	Pn0: keine perineurale Invasion Pn1: perineurale Invasion vorhanden
Grading	Differenzierungsgrad (Abweichung des Tumorgewebes von normalem Gewebe)	G1: gut differenziert (weniger maligne) G2: mäßig differenziert G3: schlecht differenziert G4: nicht differenziert (sehr maligne)
R	Vorhandensein von Resttumorgewebe postoperativ	R0: kein Resttumor R1: mikroskopisch Tumor an den Schnitträndern nachweisbar R2: makroskopisch Tumor oder nicht entfernte Metastasen intraoperativ mit bloßem Auge oder bildgebend zu erkennen

Tab. 7.4 Operationsformen beim kolorektalen Karzinom

Tumorlokalisation	Resektionsform	Anastomose
Appendix, Zökum, Colon ascendens	Hemikolektomie rechts	Ileotransversostomie
Flexura coli dextra	Erweiterte Hemikolektomie rechts	Ileotransversostomie
Colon transversum	Transversumresektion (inkl. Flexura coli dextra und sinistra)	Ascendodescendostomie
Flexura coli sinistra	Erweiterte Hemikolektomie links	Transversorektostomie
Colon descendens	Hemikolektomie links	Transversorektostomie
Colon sigmoideum	Anteriore Rektosigmoidresektion	Descendorektostomie
Oberes Rektum (12–16 cm ab ano)	Anteriore Rektumresektion	Descendorektostomie
Mittleres Rektum (6–12 cm ab ano)	Tiefe anteriore Rektumresektion	Descendorektostomie
Tiefes Rektum (0–6 cm ab ano)	**Sphinktererhalt:** tiefe anteriore Rektumresektion	Descendorektostomie
	Abdominoperineale intersphinktäre Resektion	Descendoanale Anastomose
	Kein Sphinktererhalt: abdominoperineale Rektumexstirpation	Endständiges Descendostoma

Komplikationen durch einen Ileus, eine Tumorperforation oder eine schwere Blutung in Erscheinung treten. Zuverlässige Frühsymptome gibt es nicht, deshalb sollte jeder peranale Blutabgang oder auch positive Tests auf okkultes Blut im Stuhl (Immunological Faecal Occult Blood Test, iFOB-Test) durch eine Koloskopie abgeklärt werden.

Wurde ein Karzinom nachgewiesen, erfolgt das Staging mittels Anamnese, körperlicher Untersuchung inklusive digital-rektaler Untersuchung, starrer Rektoskopie, Thorax- und Abdomen-CT sowie beim Rektumkarzinom zusätzlich durch eine MRT des Beckens.

OP-Indikation

Prinzipiell stellt der Nachweis jedes kolorektalen Karzinoms eine OP-Indikation dar. Ausnahmen ergeben sich beispielsweise bei Frühkarzinomen, die unter Erfüllung bestimmter Kriterien (T1 mit einer vertikalen Eindringtiefe in die Submukosa von weniger als 2000 µm, keine Lymphgefäßeinbrüche [L0], gute [G1] oder mäßiggradige [G2] Differenzierung) endoskopisch komplett abgetragen werden können.
Aus der Lokalisation des Tumorbefalls ergibt sich die entsprechende Operationstechnik (➤ Tab. 7.4). Die Operationen sind offen oder laparoskopisch assistiert durchführbar.

Es gelten die bei der Tumorchirurgie üblichen Prinzipien: No-Touch-Isolation-Technik (möglichst wenig Manipulation und keine Eröffnung des Tumors) zur Vermeidung der intraoperativen Tumorzellverschleppung, zentrales Absetzen von Gefäßen, En-Bloc-Resektion mit intraoperativem Schnellschnitt zur Sicherung tumorfreier Absetzungsränder und komplette Exzision des onkologisch relevanten Mesokolon bzw. Mesorektum inklusive systematischer Lymphknotendissektion unter Beachtung der embryonalen Grenzschichten. Man spricht beim **Kolon** von der **CME** (komplette mesokolische Exzision), beim **Rektum** von der **PME** (partielle mesorektale Exzision) bei Tumoren des oberen Rektumdrittels und bei Tumoren des mittleren und unteren Rektumdrittels von der **TME** (totale mesorektale Exzision).

Ein Ausschlusskriterium einer operativen Therapie ist die funktionelle Inoperabilität des Patienten.
Bei einem mittelhohen oder tiefsitzenden Rektumkarzinom erfolgt die Anlage eines protektiven doppelläufigen Ileostomas (➤ 7.6.5). Die Rückverlagerung erfolgt nach ca. 8 Wochen oder ggf. nach Abschluss einer adjuvanten Chemotherapie (➤ Tab. 7.5).

7

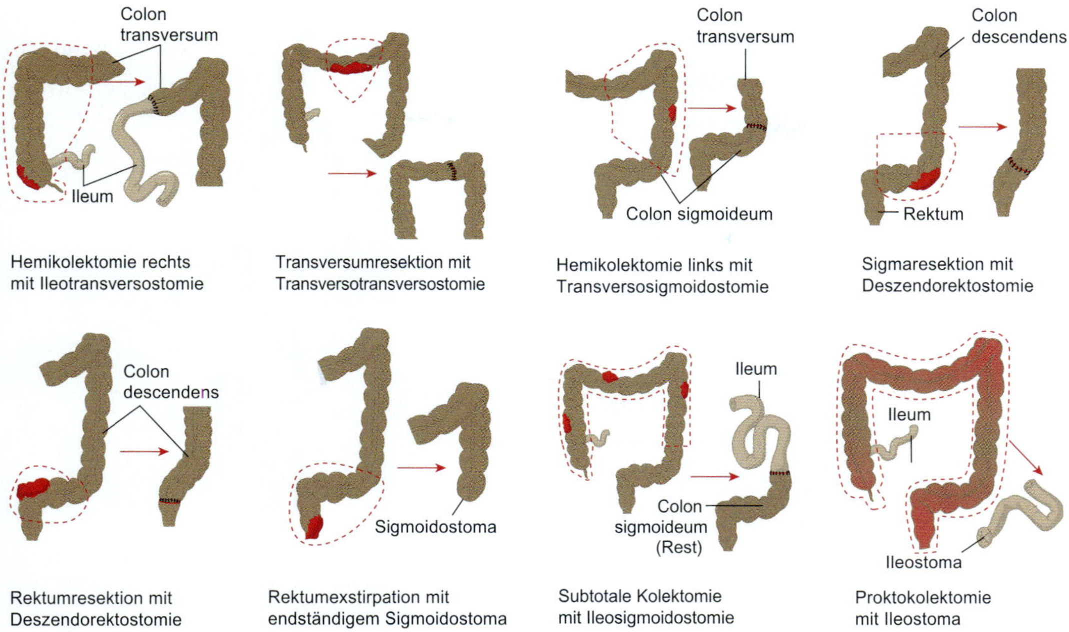

Abb. 7.15 Übersicht der Operationsformen bei Kolon- und Rektumkarzinom [L138]

Tab. 7.5 Chemotherapiekonzepte in der onkologischen Viszeralchirurgie

Bezeichnung	Zeitpunkt	Ziel
Neoadjuvant	Vor einer geplanten Operation	Behandlung des Primarius (Verkleinerung) sowie Vermeidung der Ausbreitung in Blut- und Lymphbahnen
Adjuvant	Nach einer Operation mit vollständiger Entfernung des Tumors (R0-Resektion)	Behandlung von möglichen Krebszellen in Blut- und Lymphbahnen
Additiv	Nach einer Operation mit unvollständiger Entfernung des Tumors (R1- oder R2-Resektion)	Behandlung von verbliebenen Krebszellen im Operationsgebiet sowie in Blut- und Lymphbahnen

OPERATION

Offene Hemikolektomie rechts

Positionierung: Steinschnittlage.
Zugang: Medianlaparotomie.

Operationsprinzip

- Anwendung eines Wundrandprotektors
- Überprüfen auf Fernmetastasen oder Peritonealkarzinose
- Auslösen von Ileum, Zökum und Colon ascendens aus ihren embryonalen Verwachsungen mit der Bauchwand
- Darstellen der V. mesenterica superior
- Zentrale Ligatur und Durchtrennung von A./V. ileocolica und colica dextra, wenn vorhanden, wie auch der rechten Äste der A./V. colica media
- Durchtrennung des Mesokolons zentral über Ligaturen unter Erhalt der A. colica media und Durchführung einer kompletten mesokolischen Exzision (CME)
- Absetzen von Colon transversum und Ileum mit dem Linearstapler, Abgabe des Präparats
- Wiederherstellung der Darmkontinuität durch Anastomosierung als Ileotransversostomie
- Faszienverschluss und Hautnaht

Dieser Eingriff kann auch laparoskopisch-assistiert durchgeführt werden.

OPERATION

Abdominoperineale Rektumexstirpation

Positionierung: Steinschnittlage; Schulterstützen.
Zugang: Unterbauchmedianlaparotomie.

Operationsprinzip

Abdominaler Teil 1:
- Anwendung eines Wundrandprotektors
- Überprüfen auf Fernmetastasen und Peritonealkarzinose
- Dissektion des Mesocolon von Colon descendens und Colon sigmoideum vom Retroperitoneum und der Gerota-Faszie
- Darstellen des linken Ureters
- Zentrales Absetzen der A. und V. mesenterica inferior
- Durchtrennen des Mesokolons bis zum festgelegten oralen Resektionsrand unter Mitnahme der Lymphknoten entlang der zentralen Gefäße
- Absetzen des oralen Resektionsrand im Colon descendens
- Mobilisation des oberen Rektums nach Eröffnen der peritonealen Umschlagsfalte
- Komplette Resektion des Mesorektums (totale mesorektale Exzision, TME, ➤ Abb. 7.16)
- Schonung der Prostata und der Samenblasen ventralseitig der TME beim Mann und der vaginalen Hinterwand bei der Frau
- Mobilisation bis auf den Beckenboden

Perinealer Teil:
- Schienung der Urethra mit einem transurethralen Katheter (Dauerkatheter) zum Schutz der Urethra
- Exzision des Anus und des gesamten Schließmuskelapparats
- Ggf. Verschluss des Anus durch Naht
- Präparation des Rektums bis in die Levatorenplatte hinein, bei ausgedehntem Befund Exzision des M. lavator ani einweist oder beidseits, Konnektieren mit der abdominalen Präparation
- Durchziehen des Resektats nach kaudal oder über einen abdominalen Bergeschnitt und Abgabe des Präparats
- Naht des Beckenbodens
- Schichtgerechter Verschluss des perinealen Zugangs mittels Subkutan- und Hautnaht

Abdominaler Teil 2:
- Kutanes Einnähen des Colon descendens nach Ausleiten an zuvor markierter Stelle als endständiges, definitives Stoma
- Einbringen einer Drainage ins kleine Becken und schichtgerechter Faszien- und Hautverschluss

Dieser Eingriff kann auch laparoskopisch-assistiert durchgeführt werden.

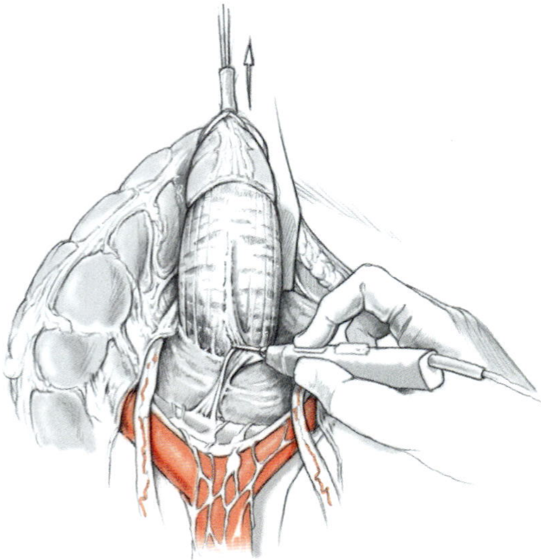

Abb. 7.16 Mobilisierung des Mesorektums und somit Durchführung einer totalen mesorektalen Exzision (dargestellt ist die dorsale Dissektionsschicht) [L108]

Komplikationen

Bei der kolorektalen Chirurgie sind als OP-spezifische Komplikationen Anastomoseninsuffizienzen, Verletzungen von Ureter, Samenblase, präsakraler Faszie mit Blutungen aus dem präsakralen Venenplexus, eine Harnröhrenverletzung (perinealer Teil) sowie Verletzungen der autonomen Beckennerven mit Einschränkungen der Blasen-, Schließmuskel- und Sexualfunktion zu erwähnen. Postoperative Wundheilungsstörungen der perinealen Wunde sind häufig.

Bei der Rektumchirurgie ist zusätzlich das Low Anterior Resection Syndrome (LARS) zu erwähnen, das in 25–50 % der tiefen Rektumresektionen auftritt (Hardt et al. 2024). Das Syndrom ist gekennzeichnet durch eingeschränkte Kontinenz, fragmentierte Stuhlentleerungen, Stuhldrang, Dranginkontinenz mit einer kurzen Vorwarnzeit sowie nächtliche Stuhlgänge. Zur Stuhlregulation können indische Flohsamenschalen sowie Apfelpektin oder Loperamid angewendet werden.

7

7.7 Proktologie

7.7.1 Anatomie und Funktion von Rektum und Anus

Der Enddarm besteht aus dem Rektum (Mastdarm), das die letzten 16 cm des Dickdarms darstellt und circa auf Höhe einer sägezahnartigen Linie *(Linea dentata)* in den Analkanal übergeht (➤ Abb. 7.17). Auf Höhe der Linea dentata liegen zwischen der inneren und äußeren Sphinktermuskulatur die Proktodealdrüsen, die in die Krypten münden.
Das Rektum wird in drei Drittel unterteilt, der obere Teil des Enddarms ist vom Peritoneum überzogen und liegt somit intraperitoneal. Das Rektum bildet mit seiner Ampulle einen wesentlichen Bestandteil der Kontinenzfunktion. Der innere Sphinktermuskel *(M. sphincter ani internus)* leistet die unwillkürliche Kontinenz, während der äußere anale Sphinktermuskel *(M. sphincter ani externus)* zusammen mit dem M. levator ani den willkürlichen Schluss des Analkanals ermöglicht. Oberhalb der Linea dentata liegt das zirkuläre Hämorrhoidalpolster, das für die Feinkontinenz relevant ist. Die Hämorrhoidalpolster sind zudem für die Wahrnehmung der Stuhlsäule und damit für die sensorische Kontinenz verantwortlich.

7.7.2 Perianalabszess

Definition

Eine Entzündung der Proktodealdrüsen kann zu einem perianalen Abszess führen. Eine seltenere Ursache perianaler Abszesse ist eine Entzündung der Hautanhangsgebilde. Wie in ➤ Abb. 7.18 dargestellt, können Perianalabszesse subkutan, submukös, intersphinktär, ischiorektal oder pelvirektal gelegen sein.

Symptome und Diagnostik

Perianalabszesse zeigen sich üblicherweise mit den typischen Zeichen einer Infektion als schmerzhafte äußere Schwellung und Rötung, oft einhergehend mit lokaler Überwärmung. Gelegentlich können Abszesse tief liegen (z. B. pelvirektaler Abszess), sodass es abgesehen von analen Schmerzen und ggf. Fieber keine bei einer Inspektion erkennbaren Zeichen gibt. Die Diagnose wird daher nach Inspektion bestenfalls in Steinschnittlage mittels digital-rektaler Untersuchung gestellt. Eine einfache bildgebende Darstellung stellt die anorektale Endosonografie dar, bei komplexen Befunden die MR-Tomografie des Beckens.

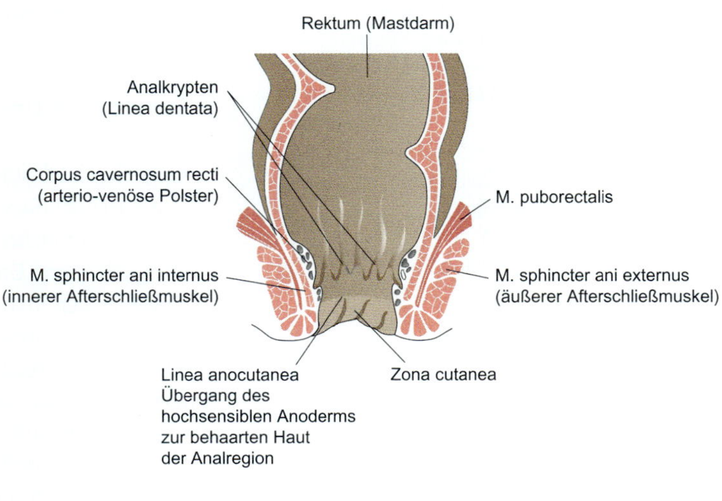

Abb. 7.17 Anatomie von Rektum und Analkanal [L126, L143]

OP-Indikation

Jeder Abszess stellt eine notfallmäßige Operationsindikation dar und erfordert die Eröffnung. Um einen ausreichenden Abfluss zu gewährleisten und die Gefahr eines Rezidivs zu senken sollte eine **Exzision** anstelle einer Inzision erfolgen. Diese wird in der Regel in Narkose in Steinschnittlage durchgeführt. Der Unterschied liegt darin, dass sich bei einer z. B. spindelförmigen oder kreisförmigen Exzision die Wundränder nicht unmittelbar wieder adaptieren und ein frühes Rezidiv begünstigen. So ist eine sekundäre Wundheilung gewährleistet, die regelmäßige Wundspülungen und -inspektionen ermöglicht. Bei einer Inzision wird lediglich ein Schnitt durchgeführt, nach Abfluss des Eiters liegen die Wundränder einander oft unmittelbar wieder an, sodass keine offene Wundbehandlung erfolgen kann. Ein weiterer Nachteil der Inzision ist, dass das Auffinden einer der Abszedierung ursächlich zugrunde liegenden Analfistel schlechter möglich ist.

OPERATION

Exzision eines Analabszesses und Fadendrainage einer Analfistel

Positionierung: Steinschnittlage.

Operationsprinzip
- Inspektion in Steinschnittlage
- Digital-rektale Untersuchung und Palpation des Abszesses, Prüfen auf weitere Raumforderungen
- Proktoskopie (Reizlose Schleimhaut/Proktitis? Austritt von Pus nach endoluminal? Fistelostium erkennbar?)
- Kreisförmige Exzision des Abszesses und Suche nach Analfisteln
  Anmerkung: Hierbei ist auf eine Schonung der Kneifzone und des Schließmuskelapparats zu achten
- Bei Vorliegen einer Analfistel: Durchzug einer Fadendrainage (z. B. Vessel-Loop) durch die Analfistel z. B. mithilfe einer Overholt-Klemme und Verknoten der Fadendrainage
- Blutstillung und steriler Wundverband

Komplikationen

Abszessrezidive, Verletzungen der Sphinktermuskulatur, Störungen der Kontinenz, Blutungen sowie postoperative Schmerzen.

7

7.7.3 Analfistel

Definition

Analfisteln sind gangartige Verbindungen zwischen der perianalen Haut und dem Analkanal oder seltener dem Rektum. Die häufigste Ursache analer Fisteln (➤ Abb. 7.18) sind Entzündungen und nachfolgende Abszesse im Bereich der Proktodealdrüsen *(kryptoglanduläre Analfisteln),* wobei ein Analabszess das akute und eine Analfistel das chronische Stadium des gleichen Krankheitsbilds ist. Kryptoglanduläre Analfisteln münden meist auf Höhe der Linea dentata in den anorektalen Übergang. Im Gegensatz dazu können sich Analfisteln auch im Rahmen eines Morbus Crohn (➤ 7.6.7) oder bei Vorliegen von Malignomen (➤ 7.6.8) bilden.

Je nach Lokalisation werden Analfisteln in der Regel nach der modifizierten **Klassifikation nach Parks** unterteilt in subanodermal, intersphinktär (Typ I), transsphinktär (Typ II), suprasphinktär (Typ III) oder extrasphinktär (Typ IV). Alternativ können Fisteln nach der **American Gastroenterological Association (AGA)** in einfache und komplexe Fisteln unterschieden werden. Das Kriterium einer **einfachen Fistel** wird erfüllt, wenn eine subanodermale, niedrig intersphinktäre oder niedrig transsphinktäre Fistel mit nur einer externen Öffnung, ohne Organbeteiligung (z. B. Harnblase oder Vagina) und ohne das Vorliegen eines Abszesses oder einer Proktitis vorliegt.

Symptome und Diagnostik

Liegt ein Fistelostium zur Haut vor, können Analfisteln durch stuhlige bzw. eitrige Sekretion und/oder Schmerzen auffallen. Es gibt jedoch auch asymptomatische Verläufe. Da Analfisteln häufig infolge eines Abszesses der Proktodealdrüsen entstehen, werden sie zum Teil erst intraoperativ im Rahmen der Exzision eines Perianalabszess diagnostiziert, sofern noch kein äußeres Fistelostium zur Haut besteht.

Die Diagnostik erfolgt durch körperliche Untersuchung in Steinschnittlage inklusive digital-rektaler Untersuchung und Proktoskopie. Der Fistelgang kann zur besseren Darstellung des Verlaufs sondiert oder mit blauer Farblösung dargestellt werden. Eine einfache bildgebende Darstellung ist mittels anorektaler

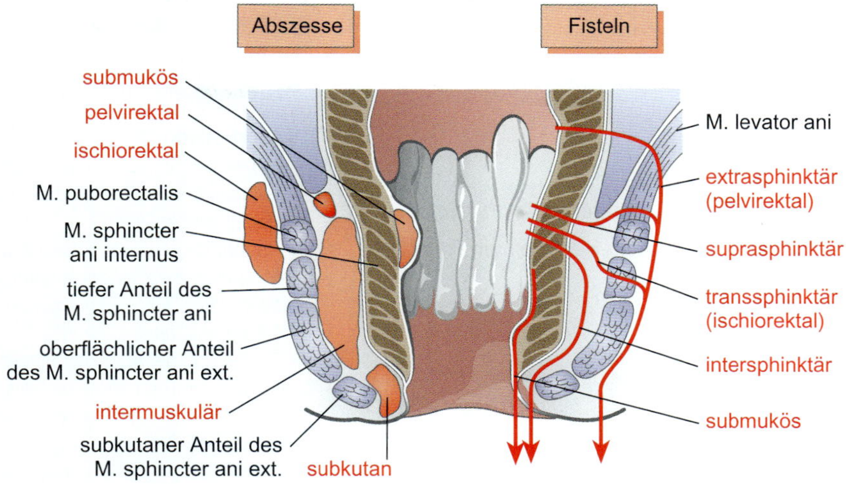

Abb. 7.18 Periproktische Abszesse und Fisteln [L106, L143]

Endosonografie, bei komplexen Fistelverläufen oder Rezidiven auch durch eine MRT-Bildgebung möglich.

OP-Indikation

Aus dem Vorliegen eines äußeren Fistelostiums ergibt sich fast immer eine OP-Indikation, da die Erkrankung nie selbstlimitierend verläuft. Eine Ausnahme bildet eine Morbus-Crohn-assoziierte Fistel, die bei asymptomatischem Verlauf keiner operativen Intervention bedarf. Davon zu unterscheiden ist das Vorliegen einer Analfistel im Rahmen eines Perianalabszesses, hier ist zunächst eine notfallmäßige Abszessexzision sowie Fistelmarkierung, in der Regel durch eine Fadendrainage (siehe oben), notwendig. Diese gewährleistet zum einen den ausreichenden Abfluss des eitrigen Sekrets, zum anderen eine korrekte Markierung und Fibrosierung des Fistelverlaufs ohne Beeinträchtigung der Schließmuskulatur. So kann nach Abschluss der Wundheilung, meist nach mehreren Wochen, in einem zweiten Eingriff die definitive Fistelversorgung nach Abheilung der Inflammation erfolgen.

Zur elektiven Versorgung nicht entzündlich veränderter Analfisteln oder fadenmarkierter, abgeheilter Analfisteln stehen zahlreiche verschiedene Operationstechniken zur Verfügung, die gängigsten werden im Folgenden erläutert. Diese lassen sich grundsätzlich in schließmuskelspaltende und schließmuskelrekonstruierende bzw. schließmuskelschonende Verfahren unterteilen. Erstere können dementsprechend nur bei niedrigen Analfisteln mit geringem Schließmuskelanteil durchgeführt werden, während schließmuskel-rekonstruierende bzw. -schonende Verfahren bei komplexen, hohen Analfisteln zum Einsatz kommen. Vorteil der Fistelspaltung *(Fistulotomie)* ist die geringe Rezidiv- und Persistenzrate, nachteilig kann jedoch bei höheren Fistelverläufen die mit der Spaltung des Schließmuskelapparats einhergehende anale Inkontinenz sein. Dementsprechend stellen schließmuskelrekonstruierende bzw. -schonende Verfahren wie die Rekonstruktion, der Advancement-Flap oder die Ligatur des intersphinktären Fisteltrakts Alternativen bei hohem Fistelverlauf dar, welche jedoch mit einer höheren Rezidiv- und Persistenzrate assoziiert sind.

OPERATION

Fistulotomie

Indikation: Spaltung von subanodermalen, intersphinktären oder niedrig transsphinktären Analfisteln, nur bei geringem Schließmuskelanteil möglich ohne eine Beeinträchtigung der analen Kontinenz.
Positionierung: Steinschnittlage.

Operationsprinzip

- Inspektion, digital-rektale Untersuchung, Untersuchung des Analkanals und Rektums
- Darstellen der Fistel, evtl. Instillation von Blaulösung in die äußere Fistelöffnung
- Exzision des Fisteltrakts bis zum Schließmuskelapparat
- Sondieren des Fistelgangs mit einer Myrtenblattsonde
- Spalten des betroffenen Schließmuskelapparats über der einliegenden Sonde

7

- Es verbleibt ein Drainagedreieck im Bereich des exzidierten äußeren Fistelostiums zur sekundären Wundheilung
- Blutstillung und steriler Wundverband

OPERATION

Fistulektomie mit Sphinkterrekonstruktion

Indikation: Transsphinktäre oder suprasphinktäre Analfisteln.
Positionierung: Steinschnittlage.

Operationsprinzip
- Inspektion, digital-rektale Untersuchung, Untersuchung des Analkanals und Rektums
- Darstellen der Fistel, evtl. Instillation von Blaulösung in die äußere Fistelöffnung
- Ggf. Sondieren des Fistelgangs mit einer Fistelsonde
- Exzision des gesamten Fisteltrakts inklusive des inneren Fistelostiums *(Fistulektomie)*
- Rekonstruktion des Schließmuskels mit langsam resorbierbarem, monofilem Nahtmaterial
- Adaptation der Schleimhaut mit langsam resorbierbarem, monofilem Nahtmaterial
- Es verbleibt ein Drainagedreieck im Bereich des exzidierten äußeren Fistelostiums zur sekundären Wundheilung
- Bipolare Blutstillung und steriler Wundverband

OPERATION

Advancement-Flap

Indikation: Transsphinktäre oder suprasphinktäre Analfisteln.
Positionierung: Steinschnittlage.

Operationsprinzip
- Fistulektomie wie oben beschrieben bis zur Schließmuskulatur
- U-förmige Inzision der gesamten Rektumwand (Vollwand), partiell oder nur der Schleimhaut des Übergangs Analkanal zum Rektum *(Linea dentata)* im Bereich des inneren Fistelostiums
- Mobilisation des gesamten Flaps für spannungsfreie Adaptation
- Naht des inneren Fistelostiums von transanal
- Einnähen des Advancement-Flaps über das innere Fistelostium
- Es verbleibt ein Drainagedreieck im Bereich des exzidierten äußeren Fistelostiums zur sekundären Wundheilung
- Blutstillung und steriler Wundverband

OPERATION

LIFT (Ligatur des intersphinktären Fisteltrakts)

Indikation: Transsphinktäre Analfisteln.
Positionierung: Steinschnittlage.

Operationsprinzip
- Inspektion, digital-rektale Untersuchung, Untersuchung des Analkanals und unteren Rektums
- Darstellen der Fistel
- Exzision des äußeren Fistelostiums von außen bis zum M. sphincter ani externus unter Schonung desselben oder reines Débridement des Fistelgangs mit dem scharfen Löffel
- Sondierung der Analfistel mit einer Myrtenblattsonde
- Inzision der Haut im Verlauf des Intersphinktärraums
- Präparation bis zur Darstellung des Fistelgangs im Intersphinktärraum
- Beidseitige Ligatur des Fistelgangs mit langsam resorbierbareren, monofilamentären Nahtmaterial
- Durchtrennung des Fistelgangs zwischen den Ligaturen
- Es verbleibt ein Drainagedreieck im Bereich des exzidierten äußeren Fistelostiums zur sekundären Wundheilung und des Intersphinktärraums
- Blutstillung und steriler Verband

Komplikationen

Insbesondere Schmerzen, Rezidive und eine Verschlechterung der Stuhlkontinenz stellen Komplikationen nach einer operativen Analfistelversorgung dar. Rezidive treten vor allem bei komplexen Analfisteln auf, Stuhlinkontinenz tritt häufiger bei einer großflächigeren Durchtrennung des Schließmuskels auf und stellt eine seltene, aber ernst zu nehmende Komplikation dar. Darüber hinaus können Wundinfektionen und Nachblutungen auftreten.

7.7.4 Analfissur

Definition

Unter einer Analfissur versteht man einen längs verlaufenden Einriss der Schleimhaut im anokutanen Übergangsbereich. Infolge des Schleimhauteinrisses kommt es reaktiv zu einem Spasmus der umgebenden Sphinktermuskulatur, der ein erschwertes Abheilen begünstigt.

Von der **akuten** Verlaufsform ist die **chronische Verlaufsform** zu unterscheiden, die sich in der Regel nach mehr als 6 Wochen ausbildet und bei der sich häufig zusätzlich die sogenannte Vorpostenfalte, ein aufgeworfener Randwall und nach distal eine Mariske als sekundäre Veränderungen ausbilden.

Es handelt sich um ein häufiges Krankheitsbild, die Lebenszeitinzidenz liegt bei 7,8–11 % (Marti & Stollberg 2024).

Symptome und Diagnostik

Akute Analfissuren äußern sich durch starke Schmerzen bei der Defäkation, ggf. in Verbindung mit hellroten Blutauflagerungen beim Stuhlgang. Bei der **chronischen Analfissur** sind die Schmerzen ggf. weniger stark ausgeprägt, sie bildet sich jedoch nur selten spontan zurück.

Die Diagnose wird nach körperlicher Untersuchung in Steinschnittlage inklusive digital-rektaler Untersuchung und Proktoskopie gestellt. Die anale Endosonografie dient zum Ausschluss eines Analabszess als Komplikation.

OP-Indikation

Bei der **akuten Analfissur** steht die konservative Therapie im Vordergrund mit Stuhlregulation und lokaler Anwendung einer die Muskulatur entspannenden Salbe mit z. B. Diltiazem oder Nifedipin über 6–8 Wochen. Nitrate sind aufgrund häufiger Nebenwirkungen (insbesondere Kopfschmerzen) als zweite Wahl anzusehen. Ebenso ist die Injektion von Botulinumtoxin in den Schließmuskelapparat möglich. Die muskellähmende Wirkung hält ca. 2–3 Monate an. Aufgrund der hohen Rate an störenden Stuhlinkontinenzen sowie des hohen Preises ist die Anwendung in Deutschland jedoch selten.

Das Vorliegen einer **chronischen Analfissur** mit sekundären Veränderungen stellt – nach Ausschöpfen der konservativen Therapie – eine elektive Operationsindikation dar. Sekundäre Veränderungen sind ein aufgeworfener Randwall der Fissur mit am Grund frei liegendem M. sphincter ani internus und einer perianal erkennbaren Mariske (Vorpostenfalte).

Bei der operativen Therapie der chronischen Analfissur gibt es zwei Operationsprinzipien, die sparsame **Exzision** der Fissur und des fissurtragenden Grunds mit größtmöglicher Schonung der Internusmuskulatur nach Gabriel. Diese Methode ist die führende in Deutschland. Im amerikanischen Raum überwiegt die laterale **Sphinkteromyotomie** nach Parks, bei der über einen kleinen Hautschnitt an der anokutanen Grenze die laterale Durchtrennung der Internusmuskulatur erfolgt. Aufgrund der Inkontinenzrate kommt dieses Verfahren in Deutschland selten zur Anwendung.

Komplikationen

Postoperativ können Rezidive, Blutungen, Wundheilungsstörungen sowie Schmerzen entstehen, in seltenen Fällen kann es zu einer analen Inkontinenz kommen. Eine weitere Komplikation sind Abszesse auf dem Boden einer Fissur, welche einer operativen Intervention bedürfen.

7.7.5 Hämorrhoidalleiden

Definition

Das Vorhandensein von Hämorrhoiden, einem Gefäßpolster, ist physiologisch und mitverantwortlich für die Feinkontinenz. Bei wiederholt starkem Pressen, langen Toilettengängen oder erhöhtem intraabdominellen Druck (chronischer Husten, Übergewicht, Schwangerschaft) kann es zu einer Vergrößerung der Hämorrhoiden kommen. Erst bei vergrößerten, Beschwerden auslösenden Hämorrhoiden spricht man vom Hämorrhoidalleiden. Die dazu führenden Ursachen sind jedoch wissenschaftlich nicht klar belegt. Die Inzidenz liegt bei ca. 4 % bzw. ca. 3,3 Millionen Behandlungsfällen jährlich in Deutschland (Joos & Jongen 2021).

Hämorrhoiden werden nach Goligher in vier **Stadien** unterteilt: Hämorrhoiden im Stadium I entsprechen der normalen Größe und sind nur proktoskopisch darstellbar. Im Stadium II fallen sie beim Stuhlgang als Prolaps vor und ziehen sich wieder spontan zurück. Im Stadium III bleibt dieser Vorfall nach dem Stuhlgang bestehen, die Hämorrhoiden können aber manuell reponiert werden. Im Stadium

IV besteht ein fixierter, kompletter Prolaps des Hämorrhoidalpolsters, der nicht reponibel ist.

Symptome und Diagnostik

Grundsätzlich können Hämorrhoiden I.–IV. Grades Beschwerden auslösen. In der Regel fallen sie durch Juckreiz, Brennen, Nässen oder peranalen Blutabgang auf. Neben Anamnese, körperlicher Untersuchung in Steinschnittlage inklusive digital-rektaler Untersuchung und Pressversuch ist die proktoskopische Untersuchung ausschlaggebend. Bei perianalem Blutabgang sollte eine Koloskopie zum Ausschluss weiterer Blutungsquellen erwogen werden, bevor ein Hämorrhoidalleiden lokal behandelt wird.

OP-Indikation

Die Behandlung des Hämorrhoidalleidens erfolgt stadienabhängig. Stuhlregulation und Anpassung des Stuhlgangsverhaltens stellen Basismaßnahmen dar. Frei verkäufliche Salben und Zäpfchen können eine vorübergehende Linderung bewirken, behandeln die Ursache der Erkrankung jedoch nicht.

Bei Hämorrhoiden Grad I und Grad II kann man mit lokalen Behandlungsmaßnahmen wie **Gummibandligaturen** an der Basis des Hämorrhoidalpolsters arbeiten. Sie ist die Therapie der Wahl bei Hämorrhoiden Grad II, kann auch bei Hämorrhoiden Grad I und III angewendet werden.

Bei symptomatischen Hämorrhoiden Grad III stehen operative Maßnahmen im Vordergrund. Liegen nur segmental vergrößerte Hämorrhoiden vor, in der Regel bei 3 Uhr, 7 Uhr und 11 Uhr in Steinschnittlage, erfolgt in der Regel eine **segmentale Hämorrhoidektomie** z. B. nach Milligan/Morgan, Ferguson oder Parks. Dabei werden die betroffenen Segmente exzidiert und je nach Verfahren mit Nahtmaterial verschlossen. Liegen zirkulär Hämorrhoiden Grad III vor, so kann alternativ eine **Staplerhämorrhoidopexie** nach Longo erwogen werden. Dabei wird eine Schleimhautraffung oberhalb der eigentlichen Hämorrhoiden durch ein zirkuläres Klammernahtgerät (Stapler) durchgeführt, die Hämorrhoidopexie.

Liegen Hämorrhoiden Grad IV, also ein irreponibler Befund, vor, so sind zunächst konservative Maßnahmen zum Abschwellen indiziert. Es sollte in dem bei akutem Auftreten häufig stark geschwollenen Bereich keine Operation durchgeführt werden, um einen zu großen Verlust des hochsensiblen Anoderms zu vermeiden. Ein chronisch irreponibler Befund kann nur durch eine Hämorrhoidektomie behoben werden, nicht durch die Hämorrhoidopexie, da diese einen reponiblen Befund zur Raffung voraussetzt.

OPERATION

Hämorrhoidektomie (OP nach Milligan/Morgan, Ferguson, Parks)

Indikation: Segmentale Hämorrhoiden Grad III–IV.
Positionierung: Steinschnittlage.

Operationsprinzip

- Inspektion, digital-rektale Untersuchung, Untersuchung des Analkanals und unteren Rektums mit analem Spekulum
- Fassen des prädominanten Hämorrhoidalknotens in der Regel bei 3 Uhr, 7 Uhr oder 11 Uhr
- Wetzsteinförmige Umschneidung der Hämorrhoide, beginnend am anokutanen Übergang bis an die Basis knapp oberhalb der Linea dentata ziehend
- Präparation zum Lösen und Schonen des M. sphincter ani internus
- Durchstechungsligatur des zuführenden arteriellen Blutgefäßes an der Basis, Abtragen des Hämorrhoidalknotens
- **OP nach Milligan/Morgan (offene Segmentexzision):** Situationsnähte der Schleimhaut mit Offenlassen eines äußeren Drainagedreiecks an der Haut zur sekundären Wundheilung
- **OP nach Ferguson (geschlossene Segmentexzision):** Verschluss von Mukosa und Anoderm mit Belassen eines äußeren Drainagedreiecks an der Haut zur sekundären Wundheilung
- **OP nach Parks (subanodermale Hämorrhoidektomie):** Y-förmige Inzision von Anoderm und distaler Rektummukosa nach Fassen der Hämorrhoide, Präparation der Hämorrhoide von Anoderm und Mukosa sowie des M. sphincter ani internus, nach Durchstechung der zuführenden Arterie und Absetzen der Hämorrhoide T-förmiger Verschluss von distaler Rektummukosa und Anoderm im Analkanal mit Belassen eines Drainagedreiecks an der Haut zur sekundären Wundheilung

Anmerkung: Die segmentalen Operationsverfahren sind als gleichwertig anzusehen.
Es existieren zahlreiche Modifikationen mit bipolaren Instrumenten bis hin zu Gefäßversiegelungsscheren.

Komplikationen

Zu den relevanten Komplikationen zählen Inkontinenz, Stenosen des Analkanals, Harnverhalt, Schmerzen, Rezidive und Nachblutungen.

OPERATION

Zirkuläre Staplerhämorrhoidopexienach Longo

Indikation: Zirkuläre Hämorrhoiden Grad III.
Positionierung: Steinschnittlage.

Operationsprinzip

- Inspektion, digital-rektale Untersuchung, Untersuchung des Analkanals und unteren Rektums mit dem Ferguson-Spekulum
- Reposition des Hämorrhoidalpolsters
- Zirkuläre Tabaksbeutelnaht der Mukosa ca. 2 cm oral der Linea dentata
- Einführen eines ausgefahrenen zirkulären Staplerkopfs, Knoten der vorgelegten Tabaksbeutelnaht um den Staplerkopf
- Auslösen des Geräte und somit Resektion einer zirkulären Schleimhautmanschette im Rektum
- Kontrolle des Präparats auf Vollständigkeit
- Kontrolle der Klammernahtreihe auf Dehiszenzen oder Blutungen und ggf. Übernähung von Blutungen

Komplikationen

Zu den relevanten Komplikationen zählen persistierende postoperative Schmerzen (z. B. bei zu tiefer Positionierung des Staplers und somit Fassen des hochsensiblen Anoderms), Stenosen des Analkanals, Harnverhalt und Nachblutungen. Weiterhin können Probleme der analen Kontinenz auftreten, insbesondere eine verkürzte Vorwarnzeit mit imperativem Stuhldrang.

7.8 Erkrankungen der Gallenwege

7.8.1 Anatomie

Leberzellen produzieren Gallenflüssigkeit. Die in der Leber gebildete Galle (etwa 0,5–1,2 l pro Tag) läuft über die intrahepatischen Gallengänge zunächst in

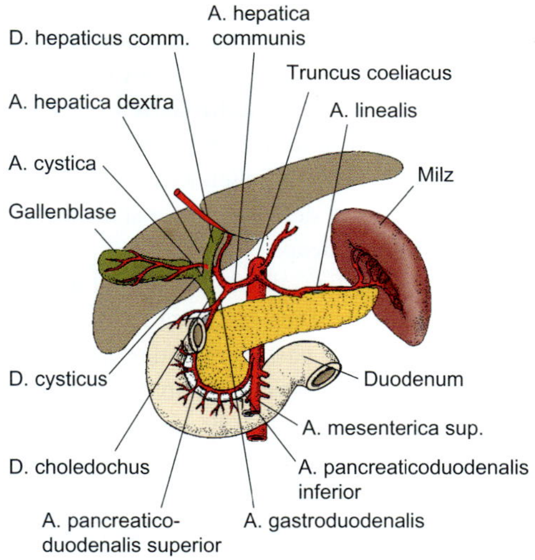

Abb. 7.19 Übersicht der Gallenwegsanatomie [L190, L143]

den linken oder rechten Ductus hepaticus, die extrahepatisch liegen, anschließend weiter über den Ductus hepaticus communis und dessen distale Fortsetzung, den Ductus choledochus. Dieser mündet in der Papilla Vateri in den absteigenden Teil *(Pars descendens)* des Duodenums. Die Vater'sche Papille liegt an der Organrückseite des Duodenums in enger Beziehung zur Mündung des Ductus pancreaticus. Im Nebenschluss zu diesem Gangsystem zieht vom Beginn des Ductus choledochus der Ductus cysticus zur Gallenblase (➤ Abb. 7.19). Hier wird die Gallenflüssigkeit zunächst gespeichert, durch Flüssigkeitsentzug eingedickt und bei Nahrungsaufnahme in den Darm abgegeben. Die arterielle Blutversorgung der Gallenblase erfolgt über die A. cystica, die meist aus der rechten Leberarterie abgeht.

7.8.2 Erkrankungen von Gallenblase und Gallengang

Definition

Erkrankungen der Gallenwege sind weit verbreitet. In Europa sind bis zu 20 % der Bevölkerung von einem Gallensteinleiden betroffen (Gutt et al. 2020). Häufigste Ursache für Gallenwegserkrankungen sind Gallensteine, die in der konzentrierten Gallenflüssigkeit in der Gallenblase auskristallisieren können. Oft bleiben

7

diese Steine *(Konkremente)* über Jahre symptomlos. Treten Koliken oder rechtsseitige Oberbauchschmerzen auf, spricht man von einer **symptomatischen Cholezystolithiasis.** Wenn die Galle wegen eines im Gallenblaseninfundibulum befindlichen Konkrements nicht mehr abfließen kann oder sich aus anderen Gründen in der Gallenblase staut, entsteht ein **Gallenblasenhydrops.**

Entzündet sich die Gallenblase, spricht man von einer **Cholezystitis.** Dies geschieht in ca. 90 % der Fälle aufgrund einer passageren oder dauerhaften Verlegung des Ductus cysticus mit Konkrementen. Die akute Cholezystitis stellt eine häufige Komplikation eines Gallensteinleidens dar und führt in Deutschland zu mehr als 63.500 stationären Behandlungen jährlich (Gutt et al. 2020). Wenn sich in der Gallenblase aufgrund einer Entzündung Eiter befindet, wird dies als **Gallenblasenempyem** bezeichnet. Selten können große Gallensteine bei einer nekrotisierenden Cholezystitis durch die nekrotische Gallenblasenwand in Magen oder Duodenum perforieren. Hier besteht die Gefahr, dass sie auf ihrer Passage nach distal einen mechanischen Ileus **(Gallensteinileus)** verursachen.

Neben diesen entzündlichen Komplikationen können abgehende kleinere Konkremente heftige Koliken, einen vorübergehenden Ikterus (Gallenrückstau mit Anstieg der Gallenfarbstoffe im Blut) oder eine Bauchspeicheldrüsenentzündung zur Folge haben, man spricht dann von einer **Choledocholithiasis.** Seltene Erkrankungen der Gallenwege sind das **Gallenblasenkarzinom,** das **Choledochuskarzinom** und das **Papillenkarzinom.**

Symptome und Diagnostik

Im Folgenden werden die beiden häufigsten und im Alltag relevantesten Erkrankungen der Gallenwege, die akute Cholezystitis sowie die symptomatische Cholezystolithiasis, erläutert.

Die **akute Cholezystitis** verursacht häufig einen kontinuierlichen Schmerz im rechten oder mittleren Oberbauch, während Gallenblasen- oder Gallenwegskonkremente hauptsächlich rechtsseitige Oberbauchkoliken verursachen. Liegt eine Choledocholithiasis oder ein Verschluss der Gallenwege aus anderer Ursache vor (z. B. Malignom), entsteht ein **Ikterus,** der sich durch eine zunehmende gelbe Verfärbung zunächst der Skleren, später auch der Haut äußert.

Die Diagnostik umfasst die körperliche Untersuchung, hier zeigt sich in der Regel ein Oberbauchdruckschmerz rechts. Nimmt dieser bei tiefer Inspiration zu, spricht man von einem **positiven Murphy-Zeichen,** einem typischen Zeichen einer akuten Cholezystitis. Laborchemisch zeigen sich ggf. erhöhte Infekt- und/oder Cholestaseparameter (bei Choledocholithiasis). Die wichtigste apparative diagnostische Maßnahme bei einem Gallensteinleiden ist die Sonografie. Sie erlaubt eine schnelle und aussagekräftige Darstellung der Oberbauchorgane und insbesondere von Leber, Gallenblase und Gallenwegen.

Bei besonderen Fragestellungen können zusätzlich eine **endoskopische retrograde Cholangiopankreatikografie (ERCP)** zur Gallengangsdarstellung und Extraktion von Konkrementen, ein Oberbauch-CT oder eine Kernspin-Cholangiopankreatikografie (MRCP) durchgeführt werden.

OP-Indikation

Für jedes Gallensteinleiden, das symptomatisch geworden ist, sowie bei Entzündungen der Gallenblase besteht die Indikation zur Entfernung der Gallenblase *(Cholezystektomie).* Zu unterscheiden sind die **notfallmäßigen OP-Indikationen** (akute Cholezystitis, Gallenblasenempyem, schwere symptomatische Cholezystolithiasis, Gallenblasenhydrops) von der **elektiven OP-Indikation** bei symptomatischer Cholezystolithiasis.

Gallensteine, die keine Beschwerden verursachen, erfordern meist keiner Behandlung. Lediglich wenn das Konkrement mehr als 3 cm misst, ist aufgrund des Entartungsrisikos eine Cholezystektomie indiziert. Ebenso stellen aufgrund des Entartungsrisikos Gallenblasenpolypen > 1 cm eine Operationsindikation dar. Die Cholezystektomie im Rahmen einer Cholezystitis oder Cholezystolithiasis erfolgt standardmäßig **laparoskopisch,** nur in seltenen Ausnahmefällen ist eine primär offene Cholezystektomie oder eine Konversion notwendig. Eine Indikation zur offenen Operation ergibt sich beispielsweise beim Gallenblasenkarzinom oder bei der Durchführung einer Cholezystektomie im Rahmen anderer Eingriffe (Pankreaskopfresektion, onkologische Eingriffe an Magen oder Duodenum).

OPERATION

Laparoskopische Cholezystektomie

Positionierung: Rückenlage.
Zugang: Vier-Trokar-Technik. Optiktrokar (10 mm) supraumbilikal, Arbeitstrokar (10 mm) epigastrisch, je ein Arbeitstrokar (5 mm) rechter Mittelbauch und rechts lateral unterhalb des Rippenbogens.

Operationsprinzip
- Einstellen der Leberunterseite und des Ligamentum hepatoduodenale über einen Leberhaken
- Anlage des Kapnoperitoneum
- Lösen von Verwachsungen der Gallenblase
- Fassen und Luxieren des Gallenblasenfundus mit einer Fasszange nach kranial (Assistent), dadurch Streckung der Gallenblase
  Anmerkung: Ist die Gallenblase hydropisch und kann nicht gefasst/mobilisiert werden, so ist zunächst eine Punktion der Gallenblase erforderlich.
- Zweite Fasszange am Gallenblaseninfundibulum
- Präparation des Calot'schen Dreiecks (zwischen Ductus hepaticus communis, Ductus cysticus und Leberunterrand) und Freilegen des Ductus cysticus und der A. cystica
- Critical View of Safety (eindeutige Identifizierung von Ductus cysticus und A. cystica zur Vermeidung intraoperativer Gallengangsverletzungen)
- Durchtrennung des Ductus cysticus zwischen zwei Clips (einem nach zentral und einem nach peripher)
- In gleicher Weise Clippen und Durchtrennen der A. cystica
- Auslösen der Gallenblase aus dem Gallenblasenbett in Richtung Fundus, hierbei muss eine akzidentelle Eröffnung der Gallenblase vermieden werden
- Entfernung der Gallenblase in einem Bergebeutel über den supraumbilikalen Zugang
- Bipolare Blutstillung im Gallenblasenbett
- Entfernung der Trokare unter Sicht
- Fasziennaht bei Trokareinstichstellen ≥ 10 mm, Wundverschluss

OPERATION

Offene Cholezystektomie

Positionierung: Rückenlage.
Zugang: Rippenbogenrandschnitt rechts oder quere Oberbauchlaparotomie.

Operationsprinzip
- Einstellen der Leberunterseite und des Ligamentum hepatoduodenale über einen Leberhaken
- Fassen der Gallenblase mit Fasszange
- Ggf. Eröffnung der Gallenblase und Absaugen eines Gallenblasenhydrops
- Schrittweises Auslösen der Gallenblase aus ihrem Leberbett vom Gallenblasenfundus zum Ductus cysticus hin (Alternativ: Beginn der Präparation am Ductus cysticus, dann in Richtung Gallenblasenfundus)
- Ligatur und Durchtrennung der A. cystica
- Präparation des Ductus cysticus
- Entfernung der Gallenblase
- (Durchstechungs-)Ligatur des Ductus cysticus
- Bipolare Blutstillung im Gallenblasenbett
- Schichtgerechter Faszien- und Hautverschluss

Komplikationen

Spezifische Komplikationen nach einer Cholezystektomie sind eine Verletzung des Ductus choledochus oder der rechten Leberarterie, vor allem bei den häufigen vorkommenden anatomischen Varianten. Dies tritt insbesondere auf, wenn der Critical View of Safety nicht adäquat durchgeführt wurde. Ferner sind eine Zystikusstumpfinsuffizienz, also ein insuffizienter Verschluss des abgesetzten Ductus cysticus, mit nachfolgender galliger Oberbauchperitonitis oder eine Nachblutung aus dem Leberbett möglich.

7.9 Chirurgische Erkrankungen der Leber

7.9.1 Anatomie

Die Leber (➤ Abb. 7.20 a) ist bis auf das Gallenblasenbett und die dorso-kranial gelegene Pars affixa von Peritoneum überzogen. Durch das kraniale Lig. falciforme ist sie mit dem Zwerchfell, durch das Lig. teres hepatis mit der vorderen Bauchwand verbunden. Auf der Leberunterseite markieren die in einer dorsalen Inzisur liegende V. cava sowie das ventrale Gallenblasenbett einen rechten und einen linken Leberlappen. Zwischen diesen beiden Strukturen tritt die Pfortader in die Leber ein. Durch Pfortader, A. hepatica und Ductus hepaticus werden ein dorsaler Lobus caudatus und ein ventraler Lobus quadratus vom rechten Leberlappen abgegrenzt. Von chirurgischem Interesse ist die weitere Aufgliederung der Leber in acht einzelne Segmente (➤ Abb. 7.20 b), von denen jedes eine eigene Segmentarterie, eine entsprechende Vene, einen Gallengang und einen Pfortaderast besitzt.

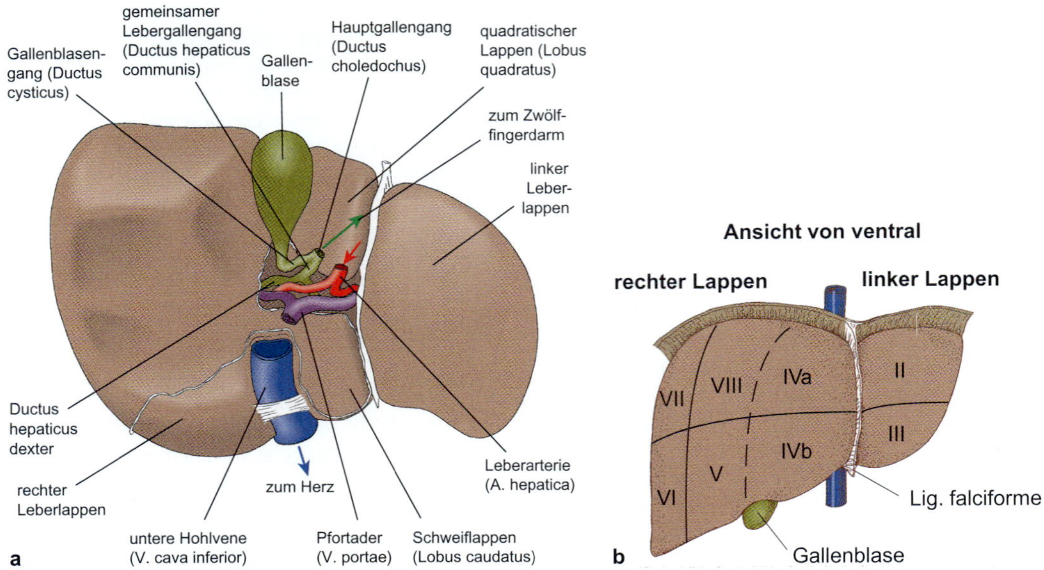

Abb. 7.20 Leber. a) Anatomie. b) Segmente [L190]

7.9.2 Leberverletzungen

Definition

Bei ca. 31 % aller Polytraumata kommt es zu einer abdominellen Beteiligung, wobei die Leber bei 16 % beteiligt ist (Thomas 2023). Mit ihrer dünnen Kapsel und sehr guten Durchblutung (ca. 30 % des Herzzeitvolumens in Ruhe) hat die Leber eine exponierte Lage im rechten Oberbauch und macht sie somit anfällig für Verletzungen nach stumpfem abdominellem Trauma. Hinzu kommt ihre ligamentäre Fixierung, die im Rahmen von Dezelerationstraumata ebenfalls schwere Verletzungen verursachen kann. Penetrierende Verletzungen sind in Mitteleuropa die Minderheit der Fälle.

Symptome und Diagnostik

Leberverletzungen werden in verschiedene Schweregrade eingeteilt, anhand derer sich auch die Symptome unterscheiden. Die auch in Deutschland gebräuchliche **Klassifikation der AAST** (American Association for the Surgery of Trauma) definiert das Ausmaß der Leberverletzung. Man teilt die Leberruptur hiernach in fünf Schweregrade ein, von denen Grad 1 ein kleines subkapsuläres Hämatom oder oberflächlichen Einriss und Grad 5 eine Leberzertrümmerung bedeutet. Basierend hierauf berücksichtigt die **Klassifikation der WSES** (World Society of Emergency Surgery) zusätzlich den hämodynamischen Status des Patienten.

Zur Diagnostik gehört bei traumatisierten Patienten neben der körperlichen Untersuchung und Laborentnahme mindestens eine eFAST-(Extended Focussed Assessment with Sonography for Trauma)-Untersuchung, um freie Flüssigkeit in Perikard, Thorax und Abdomen festzustellen sowie einen Pneumothorax auszuschließen. Bei unauffälliger eFAST sollte noch im Rahmen der Schockraumabfolge eine Computertomografie mit intravenösem Kontrastmittel erfolgen, die die höchste diagnostische Genauigkeit und Sicherheit aufweist.

OP-Indikation

Hämodynamisch instabile Patienten oder Patienten mit einer positiven eFAST bedürfen einer unmittelbaren chirurgischen Exploration.
In den vergangenen 30 Jahren fand ein Paradigmenwechsel statt hin zum größtenteils nicht operativen Management von Lebertraumata. Mittlerweile werden 80 % der Leberverletzungen auf diese Weise versorgt

(Thomas 2023). Ist der Patient hämodynamisch stabil, so erfolgt zunächst eine Computertomografie mit intravenösem Kontrastmittel. Stellt sich eine aktive Blutung dar, kann diese im Rahmen einer angiografischen Darstellung mit Embolisation gestillt werden. Führt dieses Verfahren nicht zum Erfolg oder ergibt sich im Lauf der anschließenden Überwachung eine hämodynamische Instabilität, ist ebenfalls eine notfallmäßige chirurgische Exploration notwendig.

OPERATION

Explorative Laparotomie bei Leberverletzung

Positionierung: Rückenlage.
Zugang: Oberbauchmedianlaparotomie (Erweiterungsmöglichkeit); nur bei sicherem Ausschluss von Verletzungen im Unterbauch quere Oberbauchlaparotomie.

Operationsprinzip
- Absaugen von Blut (Verwendung eines Cell-Savers zur maschinellen Autotransfusion)
- Nach Ausschluss einer Milzverletzung Abtasten der Leber, Suche nach größeren Einrissen (häufig im Bereich der Leberpforte)
- Weiteres Vorgehen abhängig von Lokalisation und Schwere der Verletzung
- Mobilisieren der Leber durch Durchtrennung von Lig. falciforme und Lig. teres hepatis
- Entscheidung über weiteres Vorgehen:
  - **Oberflächliche Verletzungen:** Blutstillung durch Infrarotkoagulation, Fibrinklebung oder Aufpressen von lokalen Hämostyptika
  - **Tiefer Einriss mit arterieller Blutung:** temporäres Ausklemmen der Leber (ca. 30–40 Minuten gefahrlos möglich) durch Abklemmen des gesamten Lig. hepatoduodenale, Aufsuchen des blutenden Gefäßes im Riss und gezielte Ligatur
  - **Ausgedehnte Leberverletzung:** Kompression der Leber durch einige zwischen Zwerchfell und Leber eingebrachte, nicht ausgebreitete Bauchtücher. Weitere Bauchtücher werden unter die Leber gelegt (**cave:** Kompression der V. cava). Das sogenannte Packing dient der vorläufigen Stabilisierung des Patienten. Second-Look-Operation und Bauchtuchentfernung nach etwa 48 Stunden, dann ggf. definitive Versorgung der Blutung
- Je nach Zustand des Patienten schichtgerechter Faszien- und Hautverschluss oder Anlage eines abdominellen Vakuumschwammsystems bis zur geplanten Second-Look-Operation nach 24–48 Stunden

Komplikationen

Es kann zu einem Ischämie-/Reperfusionsschaden der Leber mit massiver Schwellung und Vulnerabilität der Leber kommen. In der Regel ist eine intensivmedizinische Versorgung erforderlich.

7.9.3 Echinokokkusbefall der Leber

Definition

Der **Hundebandwurm** *(Echinococcus [E.] cysticus)* und der **Fuchsbandwurm** *(Echinococcus [E.] alveolaris)* sind Parasiten, für die der Mensch als Zwischenwirt fungiert. In der Leber bildet der **E. cysticus** große, membranumschlossene Zysten. Der **E. alveolaris** wächst hingegen in feinblasiger Form ohne scharfe Abgrenzung und lokal infiltrierend wie ein maligner Tumor.

Symptome und Diagnostik

Eine Infektion mit dem **E. cysticus** ist häufig initial asymptomatisch. Die langsam wachsenden Raumforderungen können durch Leberkapselspannung Oberbauchschmerzen verursachen. Bei Verlegung der Gallenwege kann ein Ikterus entstehen. Eine Infektion mit **E. alveolaris** weist eine variable klinische Symptomatik mit initial meist unspezifischen Oberbauchbeschwerden auf. Im weiteren Verlauf kann bis zum nekrotischen Zerfall des betroffenen Organgebiets kommen.

Die Diagnostik erfolgt neben einer serologischen Diagnostik bildgebend mit Sonografie und Computertomografie und ggf. Magnetresonanztomografie.

OP-Indikation

Die Behandlung von Echinokokkuserkrankungen erfolgt optimalerweise in ausgewiesenen Zentren.

E. cysticus: Abhängig vom Bild der Erkrankung gibt es verschiedene Therapieformen von Watch and Wait bei inaktiven, nicht symptomatischen Zysten über eine alleinige medikamentöse Therapie mit Albendazol oder in Kombination mit PAIR (Punktion,

Aspiration, Injektion, Reaspiration, bei der sterilisierender 95%iger Alkohol in die Zyste gegeben und wieder aspiriert wird) bis hin zur operativen Therapie mit resezierenden Verfahren oder Endozystektomie und Omentumplastik.

E. alveolaris: Eine OP-Indikation ergibt sich bei radikal resektablen Befunden, anschließend ist eine zweijährige Therapie mit z. B. Albendazol notwendig. Jedoch sind viele Patienten zum Zeitpunkt der Diagnose inoperabel, sodass eine lebenslange Therapie z. B. mit Albendazol erfolgt.

7.9.4 Lebertumoren

Definition

Lebertumoren werden nach ihrer Dignität unterteilt in **gutartige** Raumforderungen (fokale noduläre Hyperplasie, FNH), Adenome und Hämangiome) sowie **bösartige** Raumforderungen. Bei Letzteren unterscheidet man die wesentlich häufigeren **Lebermetastasen,** die meist aus dem Einstromgebiet der Pfortader stammen (in der Regel gastrointestinale Metastasen), von den **primären Tumoren** wie dem **hepatozellulären (HCC)** und dem **cholangiozellulären Karzinom (CCC)** oder dem seltenen Hämangioendotheliom. **Leberzellkarzinome** treten in vielen Fällen bei einer vorbestehenden Leberzirrhose auf.

Symptome und Diagnostik

Lebertumoren können lange Zeit asymptomatisch bleiben. Sie machen sich später durch Ikterus, Spannungsschmerz im rechten Oberbauch und eventuell durch Thrombosen der Pfortader oder der V. cava bemerkbar. Vor allem bei ausgedehntem Metastasenbefall treten Aszites und im Endstadium ein Leberausfallkoma auf. Ebenso kann es bei malignen Tumoren zu Leistungsknick, Gewichtsverlust und Anämie kommen.

Sonografie, Computertomografie und Magnetresonanztomografie lassen die Ausdehnung des Tumors und die Gefäßbeteiligung erkennen. Ein Großteil der primär malignen Lebertumore ist bei Diagnosestellung schon so weit fortgeschritten, dass eine kurative Resektion nicht mehr möglich ist.

OP-Indikation

Bei ausgedehntem Befall kommt evtl. eine **Hepatektomie** mit anschließender Lebertransplantation (➤ 18.3) in Betracht. Isolierte, solitäre Lebermetastasen können lokal durch atypische Resektionen entfernt werden. Hat ein primäres Lebermalignom einen der Leberlappen befallen, ohne in die Leberpforte zu infiltrieren, kann eine typische **Hemihepatektomie** (rechts: Entfernung der Lebersegmente V–VIII, links: Entfernung der Lebersegmente II–IV) oder eine **erweiterte Hemihepatektomie** (rechts: Entfernung Lebersegmente IV–VIII, links: Entfernung der Lebersegmente II–V plus Segment VIII) durchgeführt werden. Dies entspricht einer Resektion entlang der anatomischen Grenzen der Lebersegmente. Diese Operationen können auch bei ausgedehnten Leberverletzungen zur Anwendung kommen.

Die chirurgisch-anatomische Trennung zwischen rechtem und linkem Leberlappen folgt dabei einer Ebene, die durch Gallenblase und V. cava verläuft. In dieser Ebene lassen sich die beiden Leberhälften ohne große Gefäß- oder Gallengangsligaturen trennen.

OPERATION

Hemihepatektomie rechts

Positionierung: Rückenlage mit Überstreckung im Oberbauch.
Zugang: Quere Oberbauchlaparotomie, eventuell mit oberem Medianschnitt bis zum Xiphoid.

Operationsprinzip

- Durchtrennung von Lig. teres hepatis, Lig. falciforme und Lig. triangulare dextrum
- Durchtrennung und Ligaturen von Ductus cysticus, A. cystica, rechter A. hepatica, rechtem Ductus hepaticus und rechtem Pfortaderast
- Inzision der Leberkapsel in der Resektionsebene mit Elektrokauter
- Schrittweise Durchtrennung des Leberparenchyms, entweder in Finger-Fracture-Technik (Zerquetschen zwischen Daumen und Zeigefinger) oder mittels Ultraschalldissektor
- Schrittweises Anlegen von Klemmen und spätere Ligatur größerer kreuzender Gallengänge und Gefäße
- Durchtrennung und Durchstechungsligatur (oder Übernähung) der rechten Lebervene an ihrer Einmündung in die V. cava
- Nach Wegfall des rechten Leberlappens Blutstillung an der Parenchymwunde (eventuell Infrarotkoagulierung und Fibrinkleber)
- Evtl. Robinson-Drainage durch das Foramen omentale
- Schichtgerechter Faszien- und Hautverschluss

Komplikationen

Die operationsspezifischen Komplikationen sind Nachblutungen, Galleleck sowie Leberinsuffizienz.

7.10 Chirurgie der Milz

7.10.1 Anatomie

Die Milz ist in zwei bis sieben einzelne Segmente untergliedert, von denen jedes durch eine eigene Arterie und Vene versorgt wird. Die Grenzen zwischen diesen Segmenten enthalten nur wenige Blutgefäße, sodass sie sich als Dissektionsebene für Teilresektionen des Organs anbieten.

Die Milz liegt dicht unter dem linken Zwerchfell, nach lateral bedeckt von den kaudalen Rippen. Nach medial befindet sie sich nahe an der großen Kurvatur des Magens, eng benachbart zum Pankreasschwanz dahinter. Die linke Kolonflexur ist meist nur 1–2 cm vom unteren Milzpol entfernt, dorsal liegt ihr die linke Niere an. In der Milz werden vor allem in der Kindheit Antikörper und Lymphozyten gebildet. Zudem erfolgt ein Großteil der Blutmauserung, also der Abbau funktionsuntüchtiger Erythrozyten, Granulozyten und Thrombozyten, in der Milz. Bei bis zu einem Drittel der Menschen kommen Nebenmilzen vor, oftmals nahe dem Milzhilus.

7.10.2 Splenomegalie

Definition

Die Milz eines Erwachsenen misst im Normalfall ca. 11 x 7 x 4 cm, eine Vergrößerung wird als Splenomegalie bezeichnet.

OP-Indikation

Einige, meist hämatologische, Krankheitsbilder können zur Splenomegalie führen und eine **Splenektomie** (Entfernung der Milz) erfordern, z. B. hämolytische Anämie, idiopathische thrombozytopenische Purpura (Morbus Werlhof), Milzinfarkt und Milzvenenthrombose.

OPERATION

Elektive offene Splenektomie

Positionierung: Rückenlage, Überstreckung im Oberbauch.
Zugang: Rippenbogenrandschnitt links, Oberbauchquerschnitt.

Operationsprinzip
- Suche nach Nebenmilzen im linken Bauchraum
- Eröffnung der Bursa omentalis durch Durchtrennung des Lig. colicolienale
- Durchtrennung des Lig. gastrolienale bis zum Milzhilus
- Darstellung und Ligatur der A. und V. lienalis
- Auslösen der Milz von latero-dorsal und Verlagerung nach rechts ventral
- Durchtrennung und Ligatur des Blatts zum Magen einschließlich der Aa. gastricae breves
- Wegfall der Milz
- Kontrolle von großer Kurvatur, Pankreasschwanz und Milzstiel auf Bluttrockenheit
- Evtl. Drainage in die Milzloge
- Schichtgerechter Faszien- und Hautverschluss

Die geplante Splenektomie wird zunehmend laparoskopisch durchgeführt.

OPERATION

Elektive laparoskopische Splenektomie

Positionierung: Rückenlage.
Zugang: Einbringen von vier Arbeitstrokaren (am Nabel und um den linken Rippenbogen).

Operationsprinzip
- Durchtrennung des Lig. colicolienale
- Unterfahren des Milzhilus
- Durchtrennen des Milzhilus mit einem laparoskopischen Gefäßstapler
- Nach Durchtrennung der Vasae gastrices breves Mobilisierung der Milz dorsal und Entfernung (nach Zerkleinerung) im Bergebeutel
- Blutstillung
- Fasziennaht bei Trokareinstichstellen ≥ 10 mm, Wundverschluss

Durch die primäre Unterbindung der Milzarterie kann das in der Milz gespeicherte Blut dem Körper erhalten bleiben. Bei großen Milzen beträgt das Volumen > 1 l.

Komplikationen

Vor allem bei Kindern zieht ein Verlust der Milz erhebliche Immundefekte nach sich. Doch auch im Erwachsenenalter verursacht ein Milzverlust eine Abwehrschwäche gegen bekapselte Bakterien, sodass gemäß Empfehlung der STIKO (Ständigen Impfkommission) Impfungen gegen Streptococcus pneumoniae, Haemophilus influenzae Typ B sowie Neisseria meningitidis erforderlich werden. Zudem sollte eine jährliche Influenza-Impfung erfolgen (Schild-Suhren, Zygmunt 2023). Bei geplanten Eingriffen sollten diese Impfungen bis spätestens 14 Tage vor der Operation erfolgen.

Die gefährlichste Komplikation nach einer Splenektomie stellt das **Overwhelming Post-Splenectomy Syndrome (OPSI)** dar. Es handelt sich um eine schwere bakterielle Infektion mit einer Mortalität von mehr als 80 %, die vor allem in den ersten 2 Jahren postoperativ auftritt (Schild-Suhren, Zygmunt 2023). Da die Funktion der Blutmauserung entfällt, entstehen postoperativ eine Leukozytose und Thrombozytose. Die medikamentöse Therapie Letzterer ist umstritten.

Zu den relevanten operativen Komplikationen zählen Blutungen sowie postoperativ Hämatome und Abszesse ebenso wie Pleuraergüsse und Pneumonien.

7.10.3 Milzruptur

Definition

Die Milz ist das am häufigsten betroffene Organ bei stumpfen abdominellen Traumata (z. B. Verkehrsunfälle oder Stürze). Ähnlich wie bei Leberverletzungen kann das Ausmaß der Milzverletzung gemäß der Klassifikation der American Association for the Surgery of Trauma (AAST) in **fünf Schweregrade** eingeteilt werden.

Eine seltene Besonderheit bei weniger als 1 % der Milzverletzungen stellt die zweizeitige Milzruptur dar (Schild-Suhren 2023). Hierbei kommt es zunächst zu einer Verletzung des Milzparenchyms bei intakter Kapsel, die einen tamponierenden Effekt ausübt. Im weiteren Verlauf – meist innerhalb von 2 Wochen nach dem auslösenden Trauma – kommt es zu einer Ruptur der Kapsel und somit einer Blutung nach intraabdominell.

Symptome und Diagnostik

Das klinische Bild einer Milzverletzung kann erheblich variieren und hängt auch von den begleitenden Verletzungen ab. Schmerzen können nur im linken Oberbauch bestehen oder sich im Sinne eines akuten Abdomens mit generalisierter Abwehrspannung zeigen. Die hämodynamische Situation der Patienten kann variieren (z. B. stabil/durch intravenöse Flüssigkeitssubstitution stabilisierbar/instabil) und ist essenziell für die Festlegung des weiteren Prozederes.

Der diagnostische Algorithmus erfolgt meist im Sinne einer Schockraumversorgung und muss eine klinische Untersuchung, Blutentnahme und eFAST zur Detektion freier intraabdomineller Flüssigkeit enthalten. Die höchste diagnostische Aussagekraft hat eine dreiphasige Computertomografie mit intravenösem Kontrastmittel.

OP-Indikation

Wie bei Leberverletzungen hat sich auch bei den Milzverletzungen in den vergangenen Jahrzehnten ein Paradigmenwechsel vollzogen. Während früher die notfallmäßige Splenektomie im Vordergrund stand, können heute die meisten Patienten nicht operativ behandelt werden. Ein entscheidender Vorteil hierbei ist der immunologische Funktionserhalt und die Vermeidung des Overwhelming Post-Splenectomy Syndrome (OPSI).

Eine notfallmäßige Indikation zur **explorativen Laparotomie** ergibt sich immer bei hämodynamisch instabilen Patienten, bei denen eine aktive intraabdominelle Blutung die wahrscheinlichste Ursache ist.

Bei hämodynamisch stabilen Patienten mit mittelschwerer bis schwerer (dritt- bis fünftgradiger) Milzverletzung mit aktiver Blutung ist zunächst ein **nicht operatives Management mit radiologischer Intervention** (z. B. Angioembolisation) indiziert. Ist diese frustran, ergibt sich ebenfalls eine notfallmäßige Operationsindikation. Bei hämodynamisch stabilen Patienten mit erst- bis zweitgradigen Milzverletzungen ohne aktive Blutung ist ein **nicht operatives Management mit Monitor-Überwachung** indiziert. Bei Abfall des Hämoglobinwerts oder progredientem sonografischem Befund besteht die Indikation zur radiologischen Intervention oder notfallmäßigen Operation.

Eine **mediane Laparotomie** ermöglicht die Exploration des gesamten Abdomens zur Beurteilung und Versorgung möglicher Begleitverletzungen. Das endgültige Verfahren zur operativen Versorgung lässt sich häufig erst intraoperativ festlegen. Generell steht der Milzerhalt im Vordergrund. Die Blutstillung von Milzblutungen ohne Resektion wird als **Splenorrhaphie** bezeichnet und umfasst verschiedenste Techniken wie mono- oder bipolare Koagulation, Laserkoagulation, gezielte Gefäßnähte mit Durchstechungsligaturen. Absorbierbare Netze stellen vor allem bei tiefen Lazerationen ein probates Mittel zur raschen und effektiven Blutstillung dar. Es besteht auch die Möglichkeit einer **Teilresektion der Milz** (z. B. mit Stapler), dies kommt jedoch nur selten zur Anwendung.

Stellt sich intraoperativ eine komplette Destruktion der Milz oder eine Verletzung der Hilusgefäße heraus, besteht die Indikation zur **Splenektomie.**

OPERATION

Notfallmäßige Versorgung einer Milzverletzung

Positionierung: Rückenlage.
Zugang: Mediane Oberbauchlaparotomie oder mediane Laparotomie (bei unklarem Verletzungsmuster).

Operationsprinzip

- Absaugen von Blut
- Suche nach der Blutungsquelle und Abtasten der Milz
- Vollständiges Mobilisieren der Milz: Durchtrennen der kaudalen Bandverbindungen, Umfahren mit der Hand und Luxieren nach ventral
- Digitale Kompression des Milzstiels
- Entscheidung über weiteres Vorgehen:
  - **Oberflächliche Milzverletzung:** Wenig Blutverlust; Versuch des Organerhalts durch die verschiedenen Techniken der Splenorrhaphie (s. oben)
  - **Ausgedehnte Milzverletzung:** Splenektomie wie bei geplantem Eingriff, jedoch ohne zentrale Arterienligatur und unter Belassung von Nebenmilzen
- Je nach Zustand des Patienten schichtgerechter Faszien- und Hautverschluss oder Anlage eines abdominellen Vakuumschwammsystems zur geplanten Second-Look-Operation in 24–48 Stunden

Komplikationen

Im Rahmen der Notfallversorgung ergibt sich vor allem eine höhere Rate an Verletzungen des Pankreas (Pankreasfisteln) und der Magenwand. Darüber hinaus ergeben sich die gleichen Komplikationen wie bei der elektiven Splenektomie (s. oben).

7.11 Pankreas

7.11.1 Anatomie

Die Bauchspeicheldrüse (das *Pankreas*) liegt quer im hinteren Bauchraum *(Retroperitoneum)*, genauer gesagt hinter dem Magen und seitlich begrenzt zwischen Duodenum und Milz.

Nach Eröffnung der Bauchhöhle ist die Bauchspeicheldrüse zunächst nicht sichtbar. Erst nach Skelettierung des Lig. gastrocolicum wird ein Zugang zur Bursa omentalis möglich, und es zeigt sich die vom Bauchfell überzogene Vorderfläche des Pankreas.

Das Pankreas wird aufgeteilt in Kopf, Korpus und Schwanz. Der Processus uncinatus bildet am Pankreaskopf einen nach unten gerichteten, hakenförmigen Ausläufer (➤ Abb. 7.21). Durch die ganze Bauchspeicheldrüse zieht der Pankreasgang, der das Sekret aus den Seitenästen sammelt. Er endet im Bereich der Papilla duodeni major *(Papilla Vateri)* gemeinsam mit dem Gallengang (*Ductus choledochus*, ➤ Abb. 7.21). Die komplexe arterielle Blutversorgung geht aus ➤ Abb. 7.19 hervor. Bei Operationen ist zu berücksichtigen, dass es eine Vielzahl von Varianten der arteriellen Gefäßversorgung gibt. Das venöse Blut wird gesammelt und über mehrere Seitenäste der Pfortader (V. portae) zugeleitet.

Morphologisch und funktionell werden zwei völlig getrennte Systeme unterschieden: Das **exokrine System** stellt die eigentliche Bauchspeicheldrüse dar und produziert unter anderem Enzyme zur Spaltung von Fetten, Eiweißen und Kohlenhydraten. Das im exokrinen Anteil produzierte Pankreassekret ist reich an enzymatischen Aktivitäten (Pankreasenzyme). Sie werden innerhalb der Bauchspeicheldrüse in inaktiver Form produziert und über das verzweigte Gangsystem gesammelt. Über die Papille gelangen sie in das Duodenum, wo sie aktiviert werden und am Verdauungsvorgang teilnehmen.

Das **endokrine System** besteht aus den Langerhans'schen Inseln. Diese sind für die Produktion verschiedener Hormone verantwortlich. Die Hormone Insulin und Glukagon sind für die Regulation des Zuckerstoffwechsels essenziell.

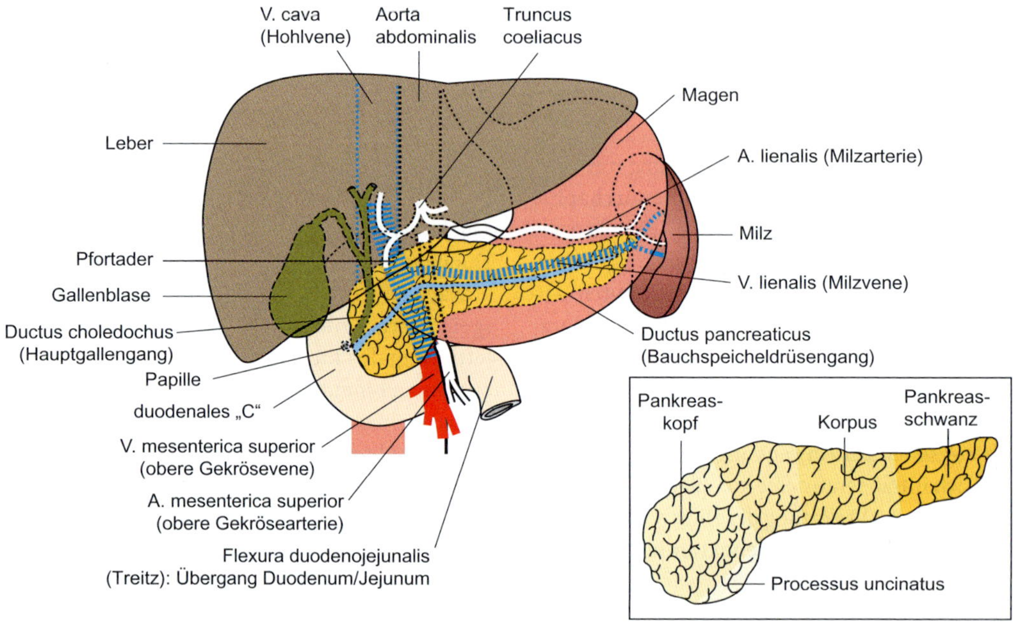

Abb. 7.21 Anatomie des Pankreas [L126, L143]

7.11.2 Akute Pankreatitis

Definition

Man unterscheidet zwei akute Entzündungsformen der Bauchspeicheldrüse: Bei der **leichten (ödematösen) Form** bleibt die morphologische Struktur des Pankreas völlig intakt, während bei der **schweren Entzündungsform** (hämorrhagische, nekrotisierende Form) die Bauchspeicheldrüse teilweise oder ganz zerstört wird. Durch eine Aktivierung des Pankreassekrets innerhalb des Pankreasgangsystems kommt es zur selbstverdauenden Destruktion des Drüsengewebes *(Autodigestion)*. Die Folgen sind Nekrosen und eine Zerstörung der Gefäßstrukturen, was zu Blutungen *(Hämorrhagien)* führt. Gleichzeitig kommt es zur intravasalen Thrombenbildung, die durch die Stagnation der Durchblutung zum regionalen Gewebeuntergang beiträgt.
Anhand der Klinik lässt sich die akute Pankreatitis in drei Verlaufsformen unterteilen: Bei der **milden akuten Pankreatitis,** der häufigsten Form, gibt es keine lokalen oder systemischen Komplikationen. Bei der **mittelschweren Form** kann es zu lokalen Komplikationen (z. B. Nekrosen des Pankreas oder der Umgebung, Pseudozysten) oder einem vorübergehenden Organversagen (< 48 Stunden) kommen. Die **schwere Form** ist gekennzeichnet durch lokale und systemische Komplikationen, es kommt zu einem Organversagen (> 48 Stunden), und die Letalität der Erkrankung steigt auf über 50 % (Schorn et al. 2022).

Häufigster Auslöser sind Gallenwegserkrankungen, die den Abfluss des Pankreassekrets beispielsweise im Rahmen einer Choledocholithiasis oder Gallensteinabgangs oder einer Stenose der Papilla Vateri blockieren (biliäre Form). Zweithäufigster Auslöser einer akuten Pankreatitis ist unkontrollierter Alkoholkonsum. Darüber hinaus sind zahlreiche weitere Auslöser bekannt, z. B. Trauma, virale oder bakterielle Infektionen oder eine endoskopisch-retrograde Cholangiopankreatikografie (ERCP).

Symptome und Diagnostik

Meist entwickelt sich innerhalb weniger Stunden aus völliger Gesundheit heraus ein schwerer Krankheitszustand. Neben lokalem Oberbauchschmerz (oft gürtelförmig), Übelkeit und Erbrechen treten ein starkes Krankheitsgefühl und eine unterschiedlich ausgeprägte Kreislaufdepression auf. Ein meist beträchtlicher Flüssigkeitsverlust im Retroperitoneum und eine toxisch bedingte Kreislauffehlregulation führen zur Hauptsymptomatik der Erkrankung, dem Kreislaufschock.

Die weitere Entwicklung der Erkrankung hängt von einer möglichen Infektion der im Bereich des Pankreas entstandenen Nekrosen ab. Diese bilden einen idealen Nährboden für Keimbesiedlung und Keimvermehrung. So können sich zunächst Abszesse im Umfeld des Pankreas ausbilden mit der ständigen Gefahr der generellen Sepsis. Neben einer nicht adäquat behandelten Schocksituation kann im späteren Verlauf eine fortbestehende Sepsis zum **Multiorganversagen** (Leber, Lunge, Niere) und schließlich zum Tod führen.

Zur Diagnostik der Erkrankung gehört neben der körperlichen Untersuchung die Blutentnahme und eine bildgebende Untersuchung, in der Regel initial eine Sonografie des Abdomens. Im weiteren Verlauf können Endosonografie, Computertomografie oder eine endoskopisch-retrograde Cholangio-Pankreatikografie (ERCP) notwendig werden. Zur Diagnosestellung einer akuten Pankreatitis gehören mindestens zwei der drei folgenden Kriterien: typische, gürtelförmige Oberbauchschmerzen, eine mindestens dreifach erhöhte Serum-Lipase oder Serum-Amylase sowie typische bildgebende Befunde (Sonografie, Computertomografie oder Magnetresonanztomografie).

OP-Indikation

Die Therapie der akuten Pankreatitis erfolgt heutzutage hauptsächlich nicht operativ durch intensivmedizinische Behandlung sowie interventionelle Maßnahmen. Erst nach Ausschöpfen dieser Maßnahmen *(Step-up Approach)* oder beim Auftreten von schwerwiegenden Komplikationen (z. B. Hohlorganperforation) erfolgt eine Operation. Die früher häufig durchgeführte **radikale chirurgische Nekrosektomie** ist heutzutage nur noch in Einzelfällen indiziert und stellt die Ultima Ratio dar.

Ist die Pankreatitis biliärer Genese, besteht die Indikation zur **Cholezystektomie.** Bei milden und moderaten Verlaufsformen sollte diese noch während des initialen Krankenhausaufenthalts durchgeführt werden. Bei mittelschweren und schweren Verlaufsformen erfolgt diese erst im Verlauf.

7.11.3 Chronische Pankreatitis

Definition

Bei der chronischen Pankreatitis kommt es durch rezidivierende Entzündungsschübe zum Umbau des Pankreasparenchyms und zunehmenden Verlust sowohl der exokrinen als auch der endokrinen Funktion des Pankreas.

Die häufigste Ursache (ca. 40–70 % der Fälle) ist ein fortgesetzter, unkontrollierter Alkoholkonsum, gefolgt von idiopathischer und genetischer Ursache (Belyaev, Uhl 2020).

Symptome und Diagnostik

Ein Leitsymptom der chronischen Pankreatitis ist das chronische Schmerzsyndrom mit typischen, gürtelförmigen Oberbauchschmerzen. Erst im Verlauf zeigt sich die **Pankreasinsuffizienz** als weiteres Leitsymptom. Sie äußert sich durch eine Insuffizienz der endokrinen Funktion das Pankreas (in Form eines Diabetes mellitus) sowie durch eine Insuffizienz der exokrinen Funktion (Fettstühle *[Steatorrhoe]*, Mangelernährung, Gewichtsverlust). Im Rahmen des natürlichen Verlaufs der Erkrankung entstehen typischerweise eine Reihe von Komplikationen wie Pseudozysten, Pankreasfisteln, Stenosen von Gallengang oder Duodenum sowie Gefäßkomplikationen. Die Lebensqualität der Patienten ist massiv eingeschränkt.

Zur Diagnostik bietet sich der **STEP-Algorithmus** an: Anamnese und klinische Untersuchung (S = Survey), Bildgebung durch Computertomografie oder Magnetresonanztomografie/Magnetresonanz-Cholangiopankreatikografie (MRCP; T = Tomografie), Endoskopie (E) und Pankreasfunktionsuntersuchung (P; verschiedene Laborparameter zur Beurteilung der endokrinen und exokrinen Pankreasfunktion).

OP-Indikation

Hauptziel der Behandlung einer chronischen Pankreatitis ist der Erhalt der Lebensqualität und das Verzögern des Fortschreitens der Pankreasinsuffizienz. Grundlegend hierfür ist eine adäquate Analgesie nach dem Stufenschema der Weltgesundheitsorganisation WHO, eine Nikotin- und Alkoholkarenz, die Pankreasenzymsubstitution sowie optimale Blutzuckerkontrolle. Es gibt einige Indikationen zur endoskopischen Therapie wie Obstruktionen des Pankreasgangs, Stenosen des Gallengangs oder die Drainage von Pseudozysten. Insgesamt ist die Chirurgie bei der chronischen Pankreatitis jedoch der konservativen und endoskopischen Therapie bezüglich Schmerzlinderung und Lebensqualität sowie mittelfristigem Erhalt der Pankreasfunktion unterlegen.

Die drei Indikationen zur **operativen Behandlung** sind: therapierefraktärer Schmerz, der Verdacht auf einen malignen Prozess sowie konservativ nicht behandelbare Komplikationen (z. B. symptomatische Pseudozysten, Magenausgangs- oder Duodenalstenose, persistierende Cholestase oder rezidivierende Cholangitis, chronische Pankreasfistel). Der Operationszeitpunkt ist frühzeitig zu wählen, um das Fortschreiten der Erkrankung zu unterbrechen sowie das Risiko der Entstehung eines Pankreaskarzinoms zu reduzieren.

7

Das Spektrum der operativen Eingriffe ist sehr weit und wird an die individuelle Situation des Patienten angepasst. Es sind reine **Drainageeingriffe** (z. B. Pankreatikojejunostomie, ➤ Abb. 7.22) von klassischen **resektiven Verfahren** (z. B. die klassische Duodeno-Hemipankreatektomie nach Kausch-Whipple oder die pyloruserhaltende Variante (PPPD, ➤ 7.11.4) und parenchymschonenden Hybridtechniken (klassische duodenumerhaltende Pankreaskopfresektion nach Beger, OP nach Frey, Izbicky oder Berner Modifikation) zu unterscheiden. Das Prinzip der Hybridtechniken ist, dass keine anatomische Resektion erfolgt, sondern eine Kombination von Ausschälung des

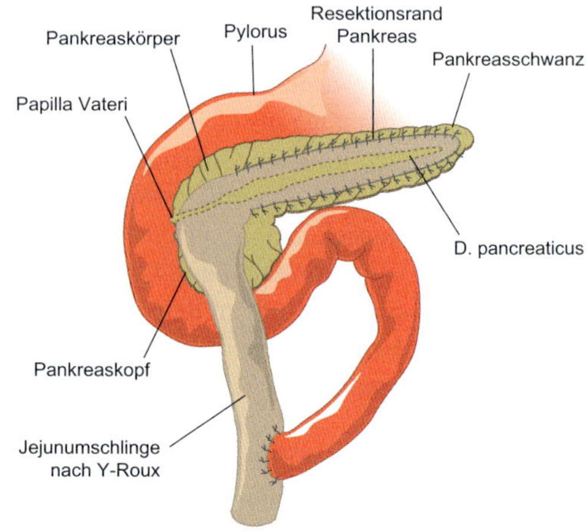

Abb. 7.22 Pankreatikojejunostomie mit einer ausgeschalteten Dünndarmschlinge (Roux-Y) [L106, L138]

Pankreasgewebes kombiniert mit einer Drainage des Gangsystems unter Aufrechterhaltung der physiologischen Duodenalpassage.

Bei chronischer Pankreatitis mit entzündlichem Pseudotumor des Pankreaskopfs ist das Standardverfahren eine **Pankreaskopfresektion.** Hierbei sollten entweder die oben genannten klassischen resezierenden Verfahren oder die parenchymschonenden Hybridtechniken angewandt werden.

Entscheidend ist, dass die individuelle Erkrankung durch eine gezielte Diagnostik klar definiert wird, damit das methodische Vorgehen auf die Erfordernisse zugeschnitten werden kann.

Komplikationen

Das Risiko für die Entwicklung eines Pankreaskarzinoms bei Patienten mit chronischer Pankreatitis ist drastisch erhöht, wohingegen die Lebenserwartung deutlich erniedrigt ist. Durch die Malabsorption entsteht u. a. ein Mangel an fettlöslichen Vitaminen, die endokrine Insuffizienz des Pankreas oder die operative Therapie verursacht einen Diabetes mellitus Typ 3c *(pankreopriver Diabetes).* Zu den postoperativen Komplikationen gehören Blutungen, Anastomoseninsuffizienzen und Pankreasfisteln.

7.11.4 Pankreaskarzinom

Definition

Das Pankreaskarzinom betrifft Frauen und Männer etwa gleich häufig. Jährlich erkranken deutschlandweit circa 18.400 Menschen an einem Pankreaskarzinom. Die 5-Jahres-Überlebensrate ist niedrig und beträgt ca. 9 % (AWMF et al. 2024). Adenokarzinome machen ca. 95 % der Pankreaskarzinome aus und sind meist duktalen Ursprungs, d.h., sie gehen von den Pankreasgängen aus. Von diesen Malignomen sind ca. 70 % im Pankreaskopf, 10 % im Korpus und 20 % im Pankreasschwanz lokalisiert (Schwarz 2023). Die Stadieneinteilung erfolgt anhand des TNM-Systems (➤ Tab. 7.3). Charakteristisch für das Pankreaskarzinom ist eine frühe lymphogene und hämatogene Metastasierung. Davon abzugrenzen sind zystische Tumoren, azinäre Tumoren (ausgehend vom sekretproduzierenden Pankreasparenchym) und endokrine Tumoren (ausgehend von den endokrinen Zellen der Langerhans-Inseln).

Symptome und Diagnostik

Eindeutige Symptome als Hinweis auf ein Pankreaskarzinom treten nur selten auf. Ein klassisches Merkmal ist ein schmerzloser Ikterus. Dieses Symptom in Kombination mit einer tastbaren, aber nicht druckschmerzhaften Gallenblase bezeichnet man als **Courvoisier-Zeichen.** Patienten weisen häufig auch unspezifische Oberbauch- oder Rückenschmerzen sowie Allgemeinsymptome einer Tumorerkrankung wie Appetitlosigkeit oder Gewichtsverlust auf.

Pankreaskarzinome werden meist erst in fortgeschrittenem Stadium symptomatisch. Neben körperlicher Untersuchung sowie Blutentnahme (u. a. Tumormarker CA 19-9) sind verschiedene Verfahren wie Sonografie, Endosonografie, Computertomografie, Magnetresonanztomografie (MRT) mit Magnetresonanz-Cholangiopankreatikografie (MRCP) oder endoskopisch-retrograde Cholangio-Pankreatikografie (ERCP) geeignet zur Klärung eines Tumorverdachts. Im Rahmen der präoperativen Ausbreitungsdiagnostik sollten eine Computertomografie von Thorax und Abdomen sowie eine MRT der Leber erfolgen. Die Endosonografie kann zur lokalen Beurteilung herangezogen werden.

OP-Indikation

Die einzige potenziell kurative Therapie beim Pankreaskarzinom ist die **operative Resektion.** Diese sollte in Zentren mit mehr als 20 Pankreasresektionen jährlich durchgeführt werden. Auf Grundlage der strukturierten bildgebenden Befunde aus Computertomografie und Magnetresonanztomografie kann anhand anatomischer Kriterien (insbesondere Kontakt mit arteriellen und venösen Blutgefäßen sowie Vorhandensein von Fernmetastasen) die Resektabilität in resektabel, grenzwertig (Borderline) resektabel und nicht resektabel unterteilt werden.

Bei **nicht resektablen Befunden** ergibt sich keine Indikation zur Resektion. Häufig besteht eine Indikation zur palliativen Chemotherapie. Gegebenenfalls wird eine **Gastrojejunostomie** zur Erhaltung der Nahrungspassage oder eine **biliodigestive Anastomose** zur Erhaltung des biliären Abflusses als palliativer Eingriff durchgeführt. Bei **grenzwertig resektablen Befunden** besteht die Indikation zur neoadjuvanten (Radio-)Chemotherapie vor Resektion des Befunds.

Bei **resektablen Befunden** ist die Indikation zur Resektion gegeben. Liegt beispielsweise ein Pankreaskopfkarzinom vor, umfasst die Resektion für gewöhnlich eine partielle **Duodenopankreatektomie** mit oder ohne Erhalt des Pylorus. Bei Karzinomen im Pankreaskorpus kann eine totale Duodenopankreatektomie erforderlich werden. Karzinome im Pankreasschwanz werden operativ durch eine **Hemipankreatektomie** links einschließlich Splenektomie behandelt.

Wird intraoperativ eine Inoperabilität festgestellt, erfolgt keine Resektion, sondern palliative Maßnahmen. Besteht ein Ikterus, wird eine biliodigestive Anastomose, wie beispielsweise eine Hepatikojejunostomie (➤ Abb. 7.23) erforderlich. Bei vorliegender Duodenalstenose wird eine vordere Gastroenterostomie angelegt.

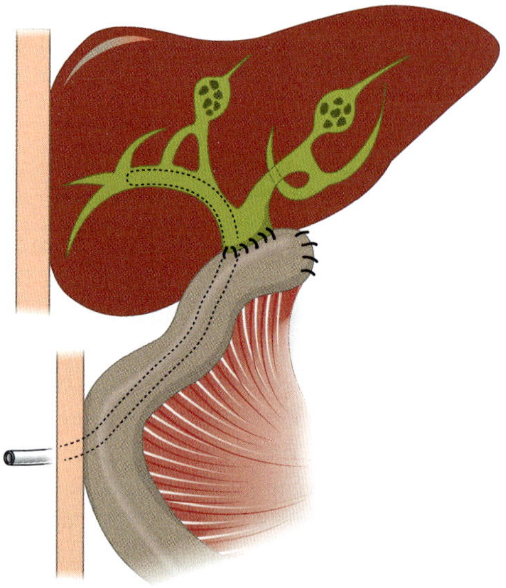

Abb. 7.23 Hepatikojejunostomie mit einer ausgeschalteten Jejunumschlinge (Roux Y) [E810, L138]

OPERATION

Pyloruserhaltende Pankreaskopfresektion (PPPD)

Positionierung: Rückenlage.
Zugang: Quere Oberbauchlaparotomie.

Operationsprinzip
Explorationsphase:

- Exploration des Abdomens (peritoneale oder hepatische Metastasierung?)
- Mobilisierung der rechten Kolonflexur, Duodenum und Pankreaskopf (Kocher-Manöver)
- Dissektion des Lig. gastrocolicum und Eingehen in die Bursa omentalis

Resektionsphase:

- Cholezystektomie
- Präparation im Lig. hepatoduodenale, Absetzen des Ductus hepaticus → Schnellschnitt
- Lymphadenektomie entlang der A. hepatica communis, somit Darstellung der A. gastroduodenalis (diese wird zur Probe kurzzeitig geklemmt zum Ausschluss einer relevanten Stenose des Truncus coeliacus) → Absetzen der A. gastroduodenalis
- Durchtrennen des Pankreaskorpus auf Höhe des mesentericoportalen Venenstamms → Schnellschnitt, Mobilisation von Pankreaskopf und Duodenum
- Durchtrennung des Duodenums ca. 2 cm aboral des Pylorus (Linearstapler), Abgabe des Präparats zum Schnellschnitt

Anmerkung: Bei der Durchführung der partiellen Duodenopankreatektomie gibt es eine Vielzahl technischer Varianten. Zur Rekonstruktion stehen verschiedene Techniken zur Verfügung. In Deutschland ist die Rekonstruktion als Pankreatojejunostomie häufiger verbreitet. In manchen Kliniken erfolgt die Rekonstruktion als Pankreatogastrostomie. Im Folgenden werden beide Varianten beschrieben.

Rekonstruktionsphase – Pankreatojejunostomie (➤ Abb. 7.24):

- Durchtrennen der zweiten Jejunalschlinge und Übernähung der Klammernahtreihe, Bildung eines rechtsseitigen Mesokolonschlitzes, Durchzug der abführenden Jejunalschlinge in den Oberbauch
- Anlage einer Pankreatopankreatikojejunostomie nach Blumgart (zweireihige Anastomose des Pankreas sowie des Pankreasgangs zum Jejunum End-zu-Seit in Einzelknopfnahttechnik)
  - **Hinterwand:** Vorlegen von Nähten von der hochgezogenen Jejunalschlinge zum Pankreas (Blumgart-Nähte), Eröffnen des Jejunums über wenige Millimeter, dann Vorlegen der inneren Nahtreihe (Annaht des Pankreasgangs an die Mukosa des Jujunums), Knüpfen der Nähte
  - **Vorderwand:** Nach dem gleichen Prinzip zunächst Anlage der inneren Nahtreihe mit Gang-zu-Mukosa-Naht, dann erneutes Stechen des Jejunums mit den durch das Pankreas vorgelegten Blumgart-Nähten, Knüpfen der Nähte → Pankreas sowie Pankreasgang werden in das Jejunum gezogen
- Wenige Zentimeter oral der Pankreatojejunostomie Anlage einer End-zu-Seit-Hepatikojejunostomie (5-0 PDS in Einzelknopfnahttechnik, ➤ Abb. 7.23), somit Schaffung einer biliodigestiven Anastomose (Verbindung des Gallengangs mit dem Jejunum)
- 30 cm aboral davon antekolische End-zu-Seit-Pylorojejunostomie (4-0 Monosyn fortlaufend), somit Verbindung des Magen bzw. Pylorus mit dem Jejunum (antekolisch bedeutet, dass die Jejunumschlinge vor dem Colon transversum zum Pylorus geführt wird)
- Drainagen im Bereich der Anastomosen
- Schichtgerechter Faszien- und Hautverschluss

Rekonstruktionsphase – Pankreatogastrostomie (➤ Abb. 7.25):

- Anlage einer Pankreatogastrostomie: Tabaksbeutelnaht Magenhinterwand, Gastrotomie (Eröffnen der Magenhinterwand), Hineinziehen des Pankreas in den Magen, Knüpfen der Tabaksbeutelnaht
- Durchtrennen der zweiten Jejunalschlinge, Bildung eines rechtsseitigen Mesokolonschlitzes, Durchzug der abführenden Jejunalschlinge in den rechten Oberbauch, Anlage einer End-zu-Seit-Hepatikojejunostomie (5-0 PDS in Einzelknopfnahttechnik,), somit Schaffung einer biliodigestiven Anastomose (Verbindung des Gallengangs mit dem Jejunum)
- 30 cm aboral davon antekolische End-zu-Seit-Pylorojejunostomie (4-0 Monosyn fortlaufend), somit

7

Verbindung des Magen bzw. Pylorus mit dem Jejunum (antekolisch bedeutet, dass die Jejunumschlinge vor dem Colon transversum zum Pylorus geführt wird)
- Drainagen im Bereich der Anastomosen
- Schichtgerechter Faszien- und Hautverschluss

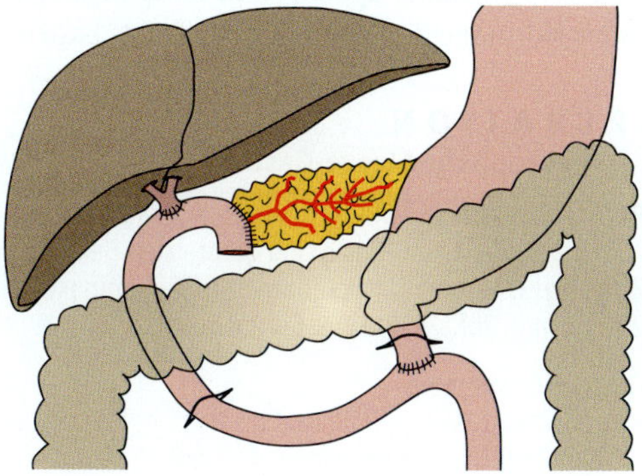

Abb. 7.24 Pankreatojejunostomie [L138]

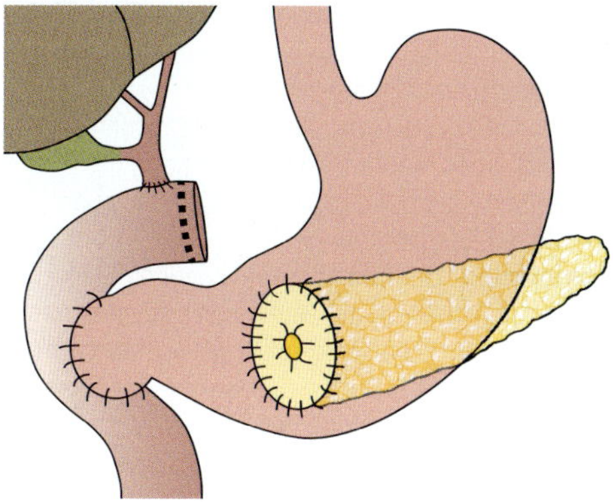

Abb. 7.25 Pankreatogastrostomie [E1427, L143]

Nach vollständiger Resektion eines Pankreaskarzinoms im Gesunden (R0-Resektion) erfolgt in der Regel eine adjuvante Chemotherapie.

Komplikationen

Zu den OP-spezifischen Komplikationen zählen Blutungen (insbesondere im Bereich der Pankreatogastrostomie). Zudem kann es zu einem Galleleck (einer Insuffizienz der biliodigestiven Anastomose) oder einer Pankreasfistel (Insuffizienz der Pankreatojejunostomie oder Pankreatogastrostomie) kommen. Auch passagere postoperative Magenentleerungsstörungen werden beobachtet.

7.12 Adipositaschirurgie

Definition

Gemäß der Weltgesundheitsorganisation WHO besteht eine Adipositas ab einem Body-Mass-Index (BMI, Körpergewicht in kg/(Körpergröße in m^2) von 30 kg/m^2 und kann in drei Schweregrade eingeteilt werden: Adipositas Grad I (BMI 30–34,9 kg/m^2), Adipositas Grad II (BMI 35–39,9 kg/m^2) und Adipositas Grad III (BMI $\geq$ 40 kg/m^2).

Symptome und Diagnostik

Dia Adipositas ist als eigenständige Erkrankung anerkannt. Sie ist jedoch mit zahlreichen metabolischen Folgeerkrankungen assoziiert, vor allem mit Diabetes mellitus Typ 2, arterieller Hypertonie und nicht alkoholischer Steatosis hepatis (NASH, nicht alkoholische Fettleber). Es existieren zahlreiche weitere metabolische (z. B. Schlafapnoe, gastroösophagealer Reflux) und nicht metabolische (z. B. muskuloskelettale Erkrankungen) adipositasassoziierte Folgeerkrankungen. Dementsprechend variieren die Symptome.

Bevor Patienten in ein Programm zur konservativen Gewichtsreduktion eingeschlossen werden, erfolgen definierte Untersuchungen und eine detaillierte Anamnese, anhand derer die Genese der Adipositas geklärt und bisherige Therapieversuche dokumentiert werden. Zudem ist die zu erwartende Compliance abzuschätzen.

Im Rahmen einer OP-Vorbereitung richtet sich die Diagnostik nach den vorliegenden Erkrankungen sowie dem geplanten Eingriff.

OP-Indikation

Bei der Indikationsstellung muss zwischen den Kriterien für eine Adipositaschirurgie und denen für

7

eine metabolische Chirurgie unterschieden werden. Letztere kommt zur Anwendung, wenn die metabolischen Begleiterkrankungen und deren Folgen (z. B. Diabetes mellitus Typ 2) im Vordergrund stehen.

Bei folgenden Kriterien besteht auch ohne Nachweis eines konservativen Therapieversuchs die Indikation zur Adipositaschirurgie **(Primärindikationen):**

- BMI $\geq$ 50 kg/m^2
- Interdisziplinäre Einschätzung der konservativen Therapie als nicht erfolgversprechend bzw. aussichtslos
- Schwere Begleiterkrankungen (z. B. Immobilität)

Eine Indikation zur Adipositaschirurgie besteht **nach erfolgloser konservativer Therapie** bei

- BMI von 35–40 kg/m^2 und mindestens einer adipositasassoziierten Begleiterkrankung oder
- BMI $\geq$ 40 kg/m^2, auch ohne Vorliegen von Begleiterkrankungen.

Eine erfolglose konservative Therapie liegt vor, wenn nach insgesamt 6 Monaten einer Lebensstilintervention (Ernährungsberatung, Verhaltensumstellung, körperliche Aktivität) in den vergangenen 2 Jahren keine Gewichtsreduktion von mehr als 15 % bei einem BMI von 35–39,9 kg/m^2 (Adipositas Grad II) und von mehr als 20 % bei einem BMI über 40 kg/m^2 (Adipositas Grad III) erzielt wurde oder trotz der Gewichtsreduktion weiterhin Begleiterkrankungen vorliegen.

Die am häufigsten durchgeführten Eingriffe der Adipositaschirurgie sind die **Sleeve-Gastrektomie** (Schlauchmagenbildung, ➤ Abb. 7.26), der **Roux-en-Y-Bypass** (➤ Abb. 7.27) sowie der **Omega-Loop-Bypass** (Bildung eines kleinen Magenpouches, der unter Ausschaltung von ca. 150 cm Dünndarm mit dem Dünndarm anastomosiert wird). Die Eingriffe basieren in unterschiedlichem Verhältnis auf einer Verringerung der Nahrungsmenge (restriktive Komponente) sowie auf einer eingeschränkten Aufnahme der Nahrungsbestandteile (hypoabsorptive Komponente), die zu einer Veränderung des Mikrobioms sowie verschiedener appetit- und sättigungsregulierender Hormone des Magen-Darm-Trakts basieren.

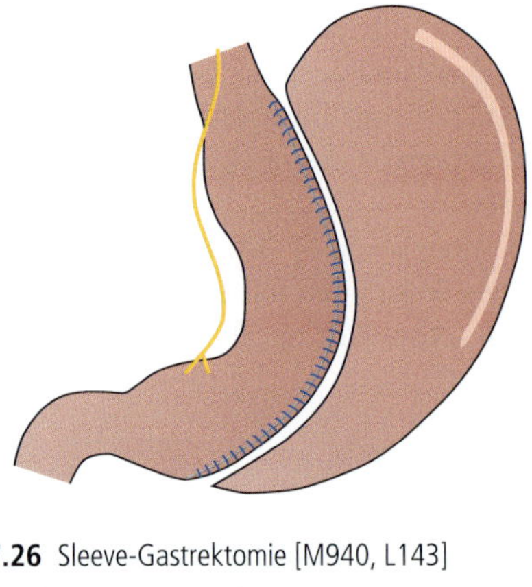

Abb. 7.26 Sleeve-Gastrektomie [M940, L143]

OPERATION

Laparoskopische Sleeve-Gastrektomie

Positionierung: Anti-Trendelenburg-Lage mit nach außen positionierten Armen und gespreizten Beinen.
Zugang: Oberbauch links: Kameratrokar. Epigastrisch: 2 × 12-mm-Trokare und 1 × 5-mm-Trokar.

Operationsprinzip

- Großkurvaturseitige Mobilisation und Devaskularisierung (Entfernung zum Pylorus 4–6 cm)
- Visualisierung des linken Zwerchfellschenkels und Präparation des His'schen Winkels (Winkel zwischen dem abdominellen Teil des Ösophagus und dem Magenfundus)
- Einbringen einer großkalibrigen (35–42 Ch) messenden Magensonde als Schiene zur Kalibrierung des zu bildenden Schlauchmagens
- Ausgehend vom devaskularisierten Magenantrum Absetzung des Magens nach oral entlang der eingebrachten Kalibrierungssonde mit einem laparoskopischen Klammernahtgerät
  Anmerkung: Um funktionelle Passageprobleme zu vermeiden, ist streng auf eine gerade Klammernahtreihe zu achten. Oralseitig sollte der Abstand zum His'schen Winkel 1–2 cm betragen, um das Fassen von distalem Ösophagus zu vermeiden.
- Bergen des abgesetzten Magenanteils über einen Bergebeutel nach Erweiterung einer Trokareinstichstelle
- Entfernung der Magensonde
- Dichtigkeitskontrolle der Resektionslinie
- Schichtgerechter Faszien- und Hautverschluss

OPERATION

Laparoskopischer Roux-en-Y-Bypass

Positionierung: Rückenlage.
Zugang: Laparoskopie.

Operationsprinzip

- Einbringen einer großkalibrigen Magensonde (35 Ch) als Schiene zur Kalibrierung des zu bildenden Magenpouches. Horizontale Durchtrennung des Magens mit einem linearen Klammernahtschneidegrät beginnend

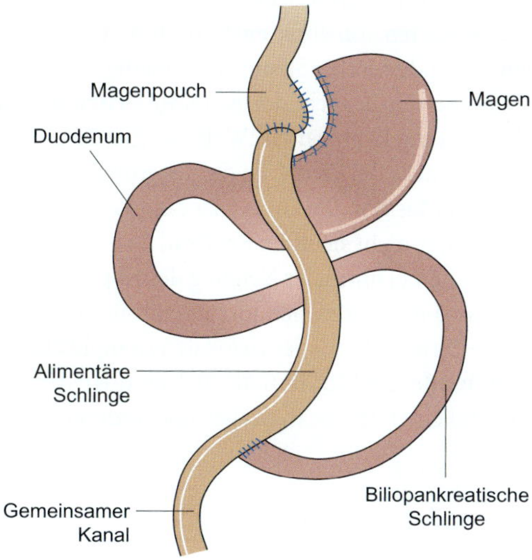

Abb. 7.27 Roux-en-Y-Bypass [L143]

an der kleinen Kurvatur in Richtung des linken Zwerchfellschenkels → Entstehung eines kleinen Magenpouches um die einliegende Magensonde, der nun blind endet und vom restlichen Magen separiert ist

- Aufsuchen des Treitz'schen Bands *(Flexura duodenojejunalis)* und Fassen der ersten Jejunumschlinge. Nun werden ca. 75–120 cm Jejunum abgemessen und mit dem linearen Klammernahtschneidegerät abgesetzt. Somit wird die biliopankreatische Schlinge gebildet, welche Gallen- und Pankreassekret vom ausgeschalteten Duodenum zur Roux-Y-Anastomose führt
- Die aborale Jejunumschlinge wird nun zum Magenpouch gezogen. Diese bildet die alimentäre Schlinge (Länge ca. 75 cm), durch welche der Speisebrei aus dem Ösophagus bzw. Magenpouch geleitet wird
- Anlage der Anastomose zwischen Magenpouch und alimentärer Schlinge Seit-zu-Seit mit einem Linearstapler (laparoskopisch) oder End-zu-End mit einem Zirkularstapler (laparoskopisch assistiert, zusätzlicher Hautschnitt als Zugang notwendig)
  Anmerkung: Zur Vermeidung von Passageproblemen ist auf eine minimale Weite der Anastomose von 25 mm zu achten.
- Anlage einer Seit-zu-Seit-Roux-Anastomose zwischen der alimentären Schlinge und der biliopankreatischen Schlinge
- Entfernung der Magensonde
- Schichtgerechter Faszien- und Hautverschluss

Komplikationen

Die OP-spezifischen Komplikationen der **Sleeve-Gastrektomie** sind Nachblutung (Risiko ca. 1 %), Klammernahtinsuffizienz, Stenosen oder Torsionen der Klammernahtreihe mit resultierenden funktionellen Passageproblemen (Erbrechen, Reflux, postprandialen Schmerzen).

Auch bei einer **Roux-Y-Bypass-OP** kann es zu oben genannten Komplikationen kommen; zusätzlich auch zu Dumpingsyndrom und Malabsorption (verminderter Aufnahme von Nährstoffen aus dem Speisebrei mit ggf. folgenden Mangelerscheinungen). Starker Gewichtsverlust kann durch die Reduktion des viszeralen Fettes zu inneren Hernien und Inkarzerationen führen, die einer notfallmäßigen Operation bedürfen.

MERKE

Dumpingsyndrom

Beim Dumpingsyndrom wird zwischen zwei Formen unterschieden: Beim **Frühdumping** (ca. 10–30 Minuten nach Nahrungsaufnahme) kommt nach der schnellen Passage von kohlenhydrat- oder fettreichen Speisen mit nachfolgender Verschiebung von Flüssigkeiten aus dem Magen in den Dünndarm zu Übelkeit, Bauchkrämpfen und Unwohlsein. Folge des **Spätdumpings** (ca. 1–3 Stunden nach Nahrungsaufnahme) ist dagegen eine überschießende Insulinfreisetzung mit folgender Hypoglykämie.

7.13 Schilddrüse

7.13.1 Anatomie

Die Schilddrüse *(Glandula thyreoidea,* ➤ Abb. 7.28) besteht aus je einem rechten und linken Lappen, die in der Mittellinie durch den Schilddrüsenisthmus verbunden sind. Die Lappen liegen latero-ventral der Trachea und des unteren Kehlkopfs. Der Schilddrüsenisthmus befindet sich im Normalfall in Höhe des zweiten bis vierten Trachealrings vor der Trachea. Zwischen den beiden Kapselblättern liegen auf der Rückseite der Schilddrüse normalerweise je zwei obere und zwei untere Epithelkörperchen *(Glandulae parathyreoideae).* In ihnen wird das für den Kalzium-

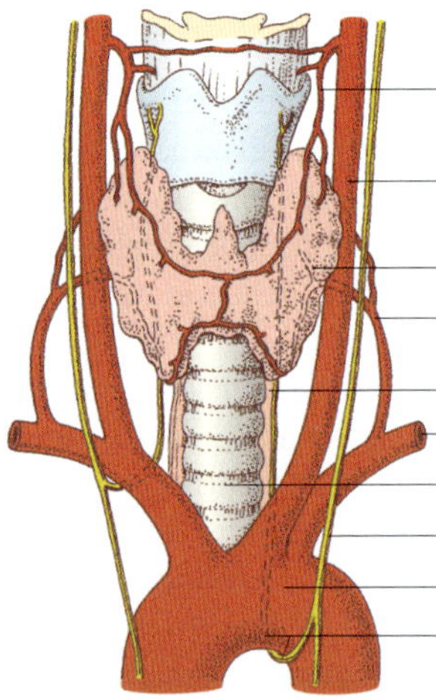

Abb. 7.28 Anatomie der Schilddrüsenregion [L234]

und Phosphatstoffwechsel wichtige Parathormon gebildet.

Außerhalb der Kapsel, aber in enger Nachbarschaft zu ihr verläuft dorsal, etwa im Winkel zwischen Trachea und Ösophagus, der die Stimmbänder innervierende N. laryngeus recurrens. Eine Verletzung kann von anhaltender Heiserkeit bei einseitiger Verletzung bis hin zur Beatmungspflichtigkeit bei beidseitiger Verletzung führen. Die arterielle Versorgung der Schilddrüse erfolgt über die aus der A. carotis externa entspringende A. thyreoidea superior und die aus dem Truncus thyreocervicalis stammende A. thyreoidea inferior. Der venöse Abfluss erfolgt kranial durch die parallel zu den Arterien verlaufende V. thyreoidea superior. Nach lateral fließt venöses Blut durch die meist kräftige V. thyreoidea media und nach kaudal durch den Plexus thyreoideus impar (untere Polgefäße).

7.13.2 Struma

Definition

Jede Vergrößerung der Schilddrüse wird unabhängig von der Ätiologie als Struma bezeichnet. Meist ist die Ursache ein zu niedriger Jodgehalt der Nahrung in Jodmangelgebieten (endemische Struma), es kommt zu einer Hyperplasie der Thyreozyten und somit zu einer Vergrößerung der Schilddrüse. Bestehen erhöhte Schilddrüsenhormonwerte im Serum, spricht man von einer **hyperthyreoten Struma,** bei normalen Hormonwerten von einer **euthyreoten Struma.** Vor allem bei endemischer Struma liegt häufig eine knotige Veränderung der Schilddrüse **(Knotenstruma)** vor.

Die Struma kann gemäß WHO in vier Grade eingeteilt werden: Bei Grad 0 ist die Vergrößerung nicht sicht- oder tastbar. Bei Grad 1 ist eine Vergrößerung tastbar, aber nicht sichtbar. Bei Grad 2 ist die Struma tastbar und bei normaler Neigung des Kopfs sichtbar. Bei Grad 3 handelt es sich um eine große sicht- und tastbare Struma, bei der es zu lokalen Komplikationen wie Behinderung der Blutzirkulation oder Atmung aufgrund einer Trachealverlagerung kommen kann.

Symptome und Diagnostik

Klinische Symptome liegen in den meisten Fällen nicht vor. Bei kleinen Strumen kann aufgrund der Vergrößerung der Schilddrüse ein Kloßgefühl im Hals auftreten. Größere Strumen können Probleme im Sinne einer Trachealkompression oder -verlagerung, seltener im Sinne einer sogenannten oberen Einflussstauung, also Störung des venösen Blutflusses zum Herzen, verursachen.

Diagnostische Methoden zur Abklärung einer Struma sind neben der körperlichen Untersuchung eine laborchemische Bestimmung der Schilddrüsenhormonwerte und die Schilddrüsensonografie. Bei Vorliegen einer Struma nodosa oder bei Schilddrüsenknoten < 1 cm sollte eine Szintigrafie der Schilddrüse erfolgen.

OP-Indikation

Eine Indikation zur Operation bei Struma ergibt sich z. B. bei Malignitätsverdacht, lokalen Beschwerden durch die Größe der Struma (Dyspnoe, Schluckbeschwerden) oder Strumen mit Autonomie.

Prä- und postoperativ wird eine laryngoskopische Untersuchung der Stimmlippenfunktion (Funktion des N. laryngeus recurrens) durchgeführt. Jede Schilddrüsenoperation erfolgt unter Einsatz von Neuromonitoring, also einer intraoperativen Überwachung der Funktion des N. laryngeus recurrens sowie des N. vagus. Spätestens am ersten postoperativen Tag ist der Calciumhaushalt laborchemisch durch Bestimmung von Parathormon und Calcium zu kontrollieren.

Das Ausmaß der Resektion richtet sich nach dem vorliegenden Befund, immer vor dem Hintergrund eines möglichst großen Funktionserhalts. So erfolgt bei Vorliegen eines großen oder mehrerer kleinerer Knoten bei einseitiger Struma nodosa eine **Hemithyreoidektomie,** also die Entfernung eines Schilddrüsenlappens. Bei einer Struma nodosa beidseits kann eine **Thyreoidektomie** notwendig werden.

OPERATION

Hemithyreoidektomie

Positionierung: Halb sitzende Lage mit Reklination des Kopfs.
Zugang: Kocherscher Kragenschnitt 1–2 Querfinger oberhalb des Jugulums. Ggf. Anwendung einer Lupenbrille.

Operationsprinzip

- Durchtrennung von Haut und Platysma
- Abpräparieren der Halsfaszie von der geraden Halsmuskulatur
- Längsspalten der Halsmuskulatur in der Mittellinie
- Ligatur und Durchtrennung der V. thyroidea media (Kocher-Vene)
- Entwicklung des oberen Schilddrüsenpols; Abklemmen, Durchtrennen und Durchstechungsligatur der oberen Polgefäße
- Resektion eines Lobus pyramidalis, falls vorhanden
- Ligatur und Durchtrennung der unteren Polgefäße
- Darstellung des N. laryngeus recurrens zur Identifikation und Schonung (zudem Neuromonitoring mit Stimulation über N. vagus) sowie der Nebenschilddrüsen (auch Epithelkörperchen genannt)
- Unterfahren, Durchtrennen und Ligatur des Schilddrüsenisthmus zwischen Overholt-Klemmen
- Resektion des Schilddrüsenlappens und Abgabe zum Schnellschnitt (pathologische Schnellbeurteilung mittels Gefrierschnitt, in der Regel innerhalb 20 Minuten)
- Blutstillung
- *Bei Durchführung einer Thyreoidektomie gleiches Vorgehen auf der Gegenseite*
- Ggf. Einlage einer Redon-Drainage
- Naht der geraden Halsmuskulatur, Subkutannaht und intrakutane Hautnaht

Euthyreote Strumen ohne autonome Areale können medikamentös durch die Substitution von Jodid (in der Regel in Kombination mit Schilddrüsenhormon) therapiert werden. Größere Strumen oder das Vorliegen einer Schilddrüsenautonomie kann durch eine Radiojodtherapie behandelt werden.

Komplikationen

Zu den relevanten Komplikationen gehört bei der Schilddrüsenchirurgie die Nachblutung, insbesondere da es aufgrund des entstehenden Hämatoms zu einer lebensbedrohlichen Kompression der Trachea kommen kann. Eine stärkere Nachblutung in der frühen postoperativen Phase erfordert daher die umgehende Revision und Blutstillung. Des Weiteren kann es zu Verletzungen des N. laryngeus recurrens kommen (insbesondere an der Überkreuzung der A. thyroidea inferior). Häufig liegt jedoch nur eine Überdehnung (z. B. durch zu starken Zug an der Schilddrüse) vor und die Funktion des N. laryngeus recurrens erholt sich im weiteren Verlauf. Mit einer bleibenden Schädigung des Nervs (Symptom bei einseitiger Schädigung: Heiserkeit) ist bei bis zu 3 % der Operationen einer blanden Struma zu rechnen. Daher wird eine postoperative Kontrolle der Stimmlippenfunktion durchgeführt.

Eine weitere Komplikation ist die Entwicklung einer dauerhaften oder vorübergehenden Hypokalzämie infolge unbeabsichtigter Entfernung bzw. Traumatisierung der Nebenschilddrüsen/Epithelkörperchen bei der Mobilisation. Postoperativ sollte daher der Serumkalzium- und Parathormonspiegel bestimmt werden und bei Vorliegen von Symptomen (Kribbelparästhesien, Pfötchenstellung der Hände) eine Kalziumsubstitution durchgeführt werden.

7.13.3 Hyperthyreose

Definition

Bei einer Hyperthyreose liegen zu hohe Schilddrüsenhormonspiegel im Serum und damit eine gesteigerte Wirkung dieser Hormone in der Peripherie vor. Eine Hyperthyreose kann entweder diffus, d. h. mit vermehrter Aktivität des gesamten Parenchyms (z. B. Morbus Basedow), oder als autonomes **Adenom** vorliegen. Hierunter versteht man einen isolierten, Hormon produzierenden Knoten, der nicht der hypophysären Stimulation unterliegt. Die Hormonproduktion im übrigen Schilddrüsengewebe ist supprimiert.

Symptome

Häufig leiden die Patienten unter Hitzeintoleranz, Heißhunger bei schlechter Nahrungsverwertung, Nervosität, Herzklopfen und Tachykardien, Belastungsdyspnoe und häufig auch Durchfällen. Diese Symptome können sich – besonders nach unkontrollierter Jodaufnahme – bis zu einem lebensbedrohlichen Bild steigern, der **thyreotoxischen Krise**.
Diagnostiziert werden die hyperthyreoten Erkrankungen durch Bestimmung von Schilddrüsenhormon und Antikörpern im Serum sowie durch Sonografie und Szintigrafie.

OP-Indikation

Kleine Adenome ohne funktionelle Einschränkungen können verlaufskontrolliert werden. Besteht eine Behandlungsindikation, so kann eine Radiojodtherapie oder operative Therapie erfolgen. Eine Indikation zur operativen Therapie besteht insbesondere bei einem großen Adenom mit mechanischen Symptomen, Malignitätsverdacht, kühlen Arealen oder bei dekompensierten Adenomen. Das Ausmaß der Resektion richtet sich nach dem vorliegenden Befund und reicht von einer **Resektion** des solitären Knotens mit Randsaum bei unifokaler Autonomie bis zur **Thyreoidektomie** bei kompletter Autonomie der Schilddrüse.

Beim **Morbus Basedow** (Autoimmunerkrankung der Schilddrüse durch stimulierende Autoantikörper) erfolgt primär eine medikamentöse Therapie. Stellt sich hier kein Erfolg ein, kann eine Radiojodtherapie oder operative Therapie erfolgen. Eine Indikation zur operativen Therapie besteht insbesondere bei großer Struma mit mechanischen Symptomen, Malignitätsverdacht, schwerer Orbitopathie, schwer einstellbarer Hyperthyreose, mangelnder Compliance oder Hyperthyreose bei Schwangeren. Es erfolgt in der Regel eine **Thyreoidektomie,** dies entspricht der sichersten Rezidivprophylaxe und beendet die Immunreaktion.

Zur Vorbereitung auf eine Operation werden die Patienten durch Gabe von Thyreostatika in eine euthyreote Stoffwechsellage gebracht. Dies dient zum einen der Vermeidung einer postoperativen thyreotoxischen Krise, zum anderen senkt diese Maßnahme die erhebliche Blutungsneigung hyperthyreoten Gewebes.

Komplikationen

Die Komplikationen entsprechen denen in ➤ 7.13.2 beschriebenen.

7.13.4 Schilddrüsenkarzinome

Definition

Der Begriff Schilddrüsenkarzinom fasst eine heterogene Gruppe maligner Schilddrüsenerkrankungen zusammen, die mit einer unterschiedlichen Prognose einhergehen. In Deutschland erkrankten im Jahr 2018 4.270 Frauen und 1.930 Männer an einem Schilddrüsenkarzinom. Die relative Zehn-Jahres-Überlebensrate beträgt für Frauen 94 % und 88 % für Männer (Mogl et al. 2022).

Man unterscheidet die häufig auftretenden differenzierten Schilddrüsenkarzinome (papilläres [PTC] und follikuläres Schilddrüsenkarzinom [FTC]) von den schlecht differenzierten Schilddrüsenkarzinomen (PDTC) und anaplastischen Schilddrüsenkarzinomen (ATC). Die Prognose verschlechtert sich in der Reihenfolge der Auflistung. Sie gehen alle von den Thyreozyten, den schilddrüsenhormonproduzierenden Zellen, aus. Davon abgrenzen kann man die medullären Schilddrüsenkarzinome (MTC), die von den Calcitonin-produzierenden C-Zellen ausgehen.

Symptome und Diagnostik

Häufig sind Schilddrüsenkarzinome Zufallsbefunde, die im Rahmen einer Abklärung von Schilddrüsenknoten auffallen. Klinische Anzeichen für ein Schilddrüsenmalignom sind wachsende, derbe Knoten in einer Struma, im fortgeschrittenen Stadium Schluckstörungen und Heiserkeit.

Die Basis der Schilddrüsendiagnostik ist neben körperlicher Untersuchung und Labordiagnostik mit Bestimmung von Schilddrüsenparametern die Sonografie, die anhand definierter Kriterien, z. B. EU-TIRADS (European Thyroid Imaging and Reporting Data System), das Malignitätsrisiko von Schilddrüsenknoten einschätzen und somit die Indikation zur Feinnadelaspirationszytologie gestellt werden kann. Zur weiterführenden Diagnostik wird eine Schilddrüsenszintigrafie durchgeführt. Hier sind nicht speichernde „kalte Knoten", malignitätsverdächtig. Durch eine Feinnadelpunktion des verdächtigen Bezirks lässt sich häufig ein Karzinom nachweisen. Das Fehlen von Tumorzellen im Punktat schließt das Vorhandensein eines Malignoms jedoch nicht aus. Zur Bestimmung der Tumorausdehnung, insbesondere im Rahmen einer präoperativen Diagnostik, kann eine MRT oder eine Computertomografie (ohne Kontrastmittel aufgrund der Gefahr einer Hyperthyreose bei jodhaltigem Kontrastmittel) erfolgen.

OP-Indikation

Bei den **differenzierten Schilddrüsenkarzinomen** ergibt sich die Indikation zur Hemithyreoidektomie, wenn der maligne Befund nur an einer Stelle vorliegt und sehr klein ist (papilläres Schilddrüsenkarzinom < 1 cm oder minimalinvasives follikuläres Schilddrüsenkarzinom ohne Gefäßinvasion). Bei größeren Befunden (papilläres Schilddrüsenkarzinom > 1 cm, follikuläres Schilddrüsenkarzinom > 4 cm) oder beidseitigen Befunden sollte eine **Thyreoidektomie** durchgeführt werden. Werden suspekte Lymphknoten detektiert, bei T3-Tumoren oder aggressiven Varianten, sollte zusätzlich eine Lymphknotendissektion erfolgen. Einer Thyreoidektomie folgt eine **Radiojodtherapie,** die mithilfe des β-Strahlers ^{131}Jod eventuelle vorhandene Mikrometastasen oder postoperativ verbliebenes Schilddrüsengewebe entfernen soll.

Bei Patienten mit **schlecht differenziertem Schilddrüsenkarzinom** besteht die Indikation zur radikalen Tumorresektion im Sinne einer **Thyreoidektomie** mit zentraler und ggf. auch lateraler Lymphknotendissektion (modifizierte Neck Dissection). Betroffene Nachbarorgane werden dabei – unter Beachtung der Lebensqualität – ebenfalls radikal operiert. Nach erfolgter operativer Versorgung sollte auch hier eine Radiojodtherapie versucht werden (da teilweise jodsensible Zellen vorhanden sein können), ebenso kann eine externe Bestrahlung oder systemische Therapie mit Tyrosinkinase-Inhibitoren in Betracht kommen.

Da **anaplastische Schilddrüsenkarzinome** mit einem besonders schnellen und breit infiltrativem Wachstum einhergehen, ist eine OP-Indikation nur in sehr frühen Tumorstadien gegeben. Diese besteht, wenn eine R0- oder R1-Resektion – ggf. auch nur im Sinne eines Tumordebulkings – möglich erscheint. Die OP-Indikation muss immer in Abwägung gegen die teils erheblichen Komplikationen, insbesondere durch das infiltrative Wachstum (z. B. in die Trachea oder den Ösophagus), erfolgen.

Beim **medullären Schilddrüsenkarzinom** besteht die Indikation zur Thyreoidektomie mit ggf. zentraler und lateraler Lymphadenektomie je nach vorliegenden Befunden. In ca. einem Viertel aller Fälle ist das MTC mit einer syndromalen Erkrankung (multiple endokrine Neoplasie, MEN) assoziiert und sollte im Rahmen einer genetischen Analyse überprüft werden. Es kann abhängig von der vorliegenden Mutation und ihrer phänotypischen Ausprägung ggf. schon im frühen Kindesalter eine prophylaktische Thyreoidektomie indiziert sein.

Durchführung einer Hemitthyreoidektomie bzw. Thyreoidektomie ➤ 7.13.2.

Komplikationen

Insbesondere im Rahmen einer ausgedehnten zentralen/lateralen Lymphknotendissektion erhöht sich das Risiko möglicher Komplikationen. Hierzu zählen eine Schädigung des N. laryngeus recurrens, die Durchführung eines Neuromonitorings ist daher unabdingbar. Ebenso kann es zu einer Schädigung weiterer Nerven, z. B. des N. accesorius, des Plexus brachialis oder des N. hypoglossus kommen. Neben Nachblutungen, Wundheilungsstörungen und Narbenwucherungen sind chronische Schmerzen und Lymphfisteln ebenso wie ein passagerer Hypoparathyreoidismus möglich.

7.14 Trachea

Definition

Ein in der Allgemein- und Viszeralchirurgie relevanter Eingriff an der Trachea (Luftröhre) ist die **Tracheotomie,** also die Schaffung eines künstlichen Zugangs zur Luftröhre.

OP-Indikation

Hauptindikation ist eine absehbare Langzeitbeatmung intensivpflichtiger Patienten zur Vermeidung von Komplikationen einer Langzeitintubation. Bei schwerer Kehlkopfverletzung oder bei Verlegung der Atemwege im Rachen oder Larynx muss eine Tracheotomie notfallmäßig durchgeführt werden. Weitere Indikationen zur Anlage eines Tracheostomas sind die beidseitige Lähmung des N. laryngeus recurrens, das Glottisödem und Kehlkopftumoren.

Die Anlage einer Tracheotomie erfolgt meist unter elektiven Bedingungen. Bei einer elektiven Tracheotomie stehen die in ➤ Abb. 7.29 gezeigten Zugänge zur Verfügung.

- **Obere Tracheotomie:** Der Zugang zur Luftröhre erfolgt oberhalb des Schilddrüsenisthmus. Er ist vor allem für ältere Patienten mit schlecht beweglicher Halswirbelsäule geeignet, bei denen der Kopf nur eingeschränkt rekliniert werden kann.
- **Untere Tracheotomie:** Sie erfolgt unterhalb des Schilddrüsenisthmus, meist durch den 3. und 4. Trachealring und ist der günstigste Zugang vor allem für jüngere Patienten mit gut beweglichem Hals, weil die Distanz zum immer zu schonenden 1. Trachealring größer und der Totraum (Teil des Respirationstrakts, der nicht am Gasaustausch beteiligt ist) bei der Atmung etwas kleiner ist.
- **Mittlere Tracheotomie:** Sie ist technisch aufwendiger und nur bei großem Schilddrüsenisthmus erforderlich, der einen oberen oder unteren Zugang unmöglich macht. Hierbei ist die Durchtrennung des Schilddrüsenisthmus notwendig, um auf die Trachea zu gelangen.

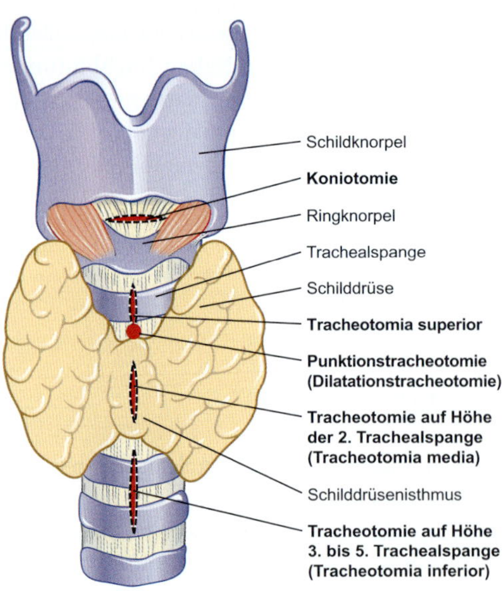

Abb. 7.29 Zugänge für die Tracheotomie [L126]

OPERATION

Chirurgische Tracheotomie

Positionierung: Maximale Reklination des Kopfs.
Zugang: Querer Hautschnitt 1–2 Querfinger über dem Jugulum.

Operationsprinzip

- Durchtrennung von Subkutangewebe, Platysma und oberflächlichen Venen
- Längsspaltung der geraden Halsmuskulatur in Mittellinie, Darstellung des Schilddrüsenisthmus
- Entscheidung über Form des Zugangs
- Bei unterer Tracheotomie: vorsichtiges Abschieben des Isthmus von der Trachealvorderwand, Halten nach kranial mit 2 Langenbeck-Haken
- Annaht des 3. Trachealrings beidseits der Mittellinie
- Unter Zug der Haltefäden nach ventral T- oder U-förmige Inzision der Trachealvorderwand
- Zurückziehen des Tubus
- Einführen und Blocken der Trachealkanüle
- Anschluss an Beatmungsgerät
- Lockeres Adaptieren der Tracheallefzen am Subkutangewebe oder Fixation der U-Lefze an der kaudalen Haut
- Hautnähte
- Tracheotomie-Kompresse und Haltebändchen

Eine alternative Methode ist die **Dilatationstracheotomie,** die auch bettseitig auf Intensivstation durchgeführt werden kann. Hier erfolgt zunächst eine perkutane Punktion der Trachea mit anschließender Dilatation (Erweiterung) der Trachea, bis eine Trachealkanüle eingeführt werden kann.

Nach Beendigung der Beatmung und Entfernung der Trachealkanüle granuliert ein Tracheostoma meist spontan zu, wobei das Ergebnis allerdings kosmetisch nicht immer befriedigend ist. Nur bei U-förmiger Lefze wird ein plastischer Verschluss des Stomas erforderlich.

Komplikationen

Im Rahmen einer Tracheotomie kann es zu Verletzung umliegender Strukturen kommen, insbesondere der Schilddrüse mit ggf. nachfolgender Blutung oder einer Verletzung der Hinterwand der Trachea und des Ösophagus (tracheo-ösophageale Fistel). Die versehentliche Entfernung der Trachealkanüle kann insbesondere in den ersten Wochen nach Anlage eines Tracheostomas zu einem Verschluss des Tracheostomas führen (Kulissenphänomen). Als Langzeitkomplikation kann eine Trachealstenose auftreten.

LITERATUR

Andric M et al. Empfehlungen zur Therapie der akuten Appendizitis. Empfehlungen einer Expertengruppe vor dem Hintergrund der aktuellen Literatur. S1-Leitlinie. 2021. Aus: https://register.awmf.org/assets/guidelines/088-011l_S1_Therapie-akute-Appendizitis-bei-Erwachsenen_2021-12.pdf (letzter Zugriff: 5.3.2025).

Belyaev U, Uhl W. Chronische Pankreatitis – ein Update aus Sicht der Chirurgie. Allgemein- und Viszeralchirurgie up2date. 2020; 14(1): 43–62.

Brooks DC, Hawn M. Classification, clinical features, and diagnosis of inguinal and femoral hernias in adults. UpToDate. 2025. Aus: www.uptodate.com/contents/classification-clinical-features-and-diagnosis-of-inguinal-and-femoral-hernias-in-adults?search=leistenhernie&source=search_result&selectedTitle=2%7E127&usage_type=default&display_rank=2#H606339728 (letzter Zugriff: 5.3.2025).

Brooks DC, Rosen M, Chen W. Overview of abdominal wall hernias in adults. UpToDate. 2025a. Aus: www.uptodate.com/contents/overview-of-abdominal-wall-hernias-in-adults?search=nabelhernie&sectionRank=1&usage_type=default&anchor=H120737615&source=machineLearning&selectedTitle=1%7E58&display_rank=1#H120737615 (letzter Zugriff: 5.3.2025).

Brooks DC, Rosen M, Chen W. Clinical features, diagnosis, and prevention of incisional hernias. 2025b. Aus: www.uptodate.com/contents/clinical-features-diagnosis-and-prevention-of-incisional-hernias?search=nabelhernie&topicRef=3688&source=see_link (letzter Zugriff: 5.3.2025).

Chirurgische Arbeitsgemeinschaft Endokrinologie (CAEK) et al. S2k-Leitlinie: Operative Therapie benigner Schilddrüsenerkrankungen. 2021. Aus: https://register.awmf.org/assets/guidelines/088-007l_S2k_operative_Therapie_benigner_Schilddruesenerkrankungen_2022-06_1_01.pdf (letzter Zugriff: 5.3.2025).

Gutt C et al. S3-Leitlinie Prävention, Diagnostik und Behandlung von Gallensteinen. Zeitschrift für Gastroenterologie. 2018; 912–966.

Gutt C, Schläfer S, Lammert F. The Treatment of Gallstone Disease. Deutsches Ärzteblatt International. 2020; 117: 148–158.

Hardt LS et al. Rektumkarzinom. In: Herold A, Schiedeck T (Hrsg.). Manual der Koloproktologie. 2. A. Berlin: de Gruyter, 2024. S. 129–145.

HerniaSurge Group. International guidelines for groin hernia management. Hernia. 2018; 22(1):1–165.

Hirche Z, Willis S. Prinzipien der Stomaanlage. Allgemein- und Viszeralchirurgie up2date. 2020; 14(4): 355–374.

Jauch KW, Mutschler W. Chirurgie Basisweiterbildung. In 101 Schritten durch die beiden ersten Berufsjahre. 3. A. Berlin: Springer, 2022.

Joos AK, Jongen J. S3-Leitlinie Hämorrhoidalleiden. Kurzfassung. Colproctology. 2021; 43: 381–404.

Kienle P. Colitis ulcerosa. In: Sailer M, Aigner F, Hetzer F (Hrsg.). Koloproktologie. Expertise Allgemein- und Viszeralchirurgie. Stuttgart: Thieme, 2016. S. 224–238.

Kienle P. M. Crohn. In: Herold A, Schiedeck T (Hrsg.). Manual der Koloproktologie. 2. A. Berlin: de Gruyter, 2024. S. 79–100.

Kienle P, Post S. Chronisch-entzündliche Darmerkrankungen. Allgemein- und Viszeralchirurgie up2date. 2015; 313–333.

Kono T et al. A new antimesenteric functional end-to-end handsewn anastomosis: surgical prevention of anastomotic recurrence in Crohn's disease. Diseases of the colon and rectum. 2011; 54(5): 586–592.

Law KE et al. NASA-Task Load Index Differentiates Surgical Approach: Opportunities for Improvement in Colon and Rectal Surgery. Annals Surgery. 2020; 271: 906-912. doi: 10.1097/SLA.0000000000003173.

Leifeld L et al. S3-Leitlinie Divertikelkrankheit/Divertikulitis. 2021. Aus: https://register.awmf.org/assets/guidelines/021-020l_S3_Divertikelkrankheit-Divertikulitis_2022-05.pdf (letzter Zugriff: 5.3.2025).

Leitlinienprogramm Onkologie der Arbeitsgemeinschaften der Wissenschaftlichen Medizinischen Fachgesellschaften (AWMF) et al. (Hrsg.). S3-Leitlinie Magenkarzinom. Diagnostik und Therapie der Adenokarzinome des Magens und ösophagogastralen Übergangs. Kurzversion 2.0. 2019a. Aus: https://register.awmf.org/assets/guidelines/032-009k_S3_Magenkarzinom_Diagnostik_Therapie_Adenokarzinome_oesophagogastraler_Uebergang_2020-12.pdf (letzter Zugriff: 5.3.2025).

Leitlinienprogramm Onkologie der Arbeitsgemeinschaften der Wissenschaftlichen Medizinischen Fachgesellschaften (AWMF) et al. (Hrsg.). S3-Leitlinie Kolorektales Karzinom. Langversion 2.1. 2019b. Aus: https://register.awmf.org/assets/guidelines/021-007OLl_S3_Kolorektales-Karzinom-KRK_2019-01-abgelaufen.pdf (letzter Zugriff: 5.3.2025).

Leitlinienprogramm Onkologie der Arbeitsgemeinschaften der Wissenschaftlichen Medizinischen Fachgesellschaften (AWMF) et al. (Hrsg.). S3-Leitlinie Diagnostik und Therapie der Plattenepithelkarzinome und Adenokarzinome des Ösophagus. Version 4.0. 2023. Aus: https://register.awmf.org/assets/guidelines/021-023OLl_S3_Diagnostik-Therapie-Plattenepithelkarzinome-Adenokarzinome-Oesophagus_2024-06.pdf (letzter Zugriff: 5.3.2025).

Leitlinienprogramm Onkologie der Arbeitsgemeinschaften der Wissenschaftlichen Medizinischen Fachgesellschaften (AWMF) et al. (Hrsg.). S3-Leitlinie Exokrines Pankreaskarzinom. Kurzversion 2.0. 2024. Aus: www.leitlinienprogramm-onkologie.de/fileadmin/user_upload/Downloads/Leitlinien/Pankreaskarzinom/Version_3/LL_Pankreaskarzinom_Kurzversion_3.1.pdf (letzter Zugriff: 5.3.2025).

Lorenz R. Der Nabel der Welt – Neues aus der Welt der Nabelhernien. 2020. Aus: www.bdc.de/der-nabel-der-welt-neues-aus-der-welt-der-nabelhernien (letzter Zugriff: 5.3.2025).

Marjanovic G et al. Standardoperationen in der Adipositaschirurgie. Allgemein- und Viszeralchirurgie up2date. 2022; 16: 405–423.

Markogiannakis H et al. Acute mechanical bowel obstruction: clinical presentation, etiology, management and outcome. World Journal of Gastroenterology. 2007; 13(3):432–437.

Marti L, Stollberg S. Analfissur. In: Herold A, Schiedeck T. Manual der Koloproktologie. 2. A. Berlin: de Gruyter, 2024. S. 79–98.

Mees ST, Kirchberg J, Weitz J. Robotik in der Chirurgie. Passion Chirurgie. 2017; 7(02): Artikel 03.

Mogl MT, Dukaczewska A, Goretzki PE. Das Schilddrüsenkarzinom – Diagnostik, Therapie und klinische Bedeutung. Allgemein- und Viszeralchirurgie up2date. 2022; 16: 425–438.

Müller M. Chirurgie für Studium und Praxis. 17. A. Breisach: Medizinische Verlags- und Informationsdienste, 2024.

Ommer A. et al. S3-Leitlinie: Kryptoglanduläre Analfisteln. Colproctology. 2017; 39: 16–66.

Onko Internetportal. Klassifikation von Tumoren (TNM-System & Grading). 2022. Aus: www.krebsgesellschaft.de/onko-internetportal/basis-informationen-krebs/basis-informationen-krebs-allgemeine-informationen/klassifikation-von-tumoren-tnm-.html (letzter Zugriff: 5.3.2025).

Rinke A et al. S2k-Leitlinie Neuroendokrine Tumore. Zeitschrift für Gastroenterologie. 2018; 56: 583–681.

Robert Koch Institut. Echinokokkose. RKI-Ratgeber. 2005. Aus: www.rki.de/DE/Aktuelles/Publikationen/RKI-Ratgeber/Ratgeber/Ratgeber_Echinokokkose (letzter Zugriff: 5.3.2025).

Schild-Suhren S, Zygmunt AC. Therapieempfehlung und Versorgung bei traumatischer Milzruptur. Die Chirurgie 2023; 94: 682–687.

Schorn S, Demir IE, Fruess H. Die Behandlung der akuten Pankreatitis aus Sicht der Chirurgie. Die Chirurgie. 2022. 93: 913–922.

Schwarz NT. Allgemein- und Viszeralchirurgie essentials. Intensivkurs zur Weiterbildung. 9. A. Stuttgart: Thieme, 2023.

Thomas M. Management und Versorgung von Leberverletzungen nach stumpfem Bauchtrauma. Chirurgie: 2023; 94: 669–674.

Vilz T, Brunn H. Ileus. In: Markus PM (Hrsg.). Facharztprüfung Allgemeinchirurgie – Viszeralchirurgie. 4. A. Stuttgart: Thieme, 2022. S. 282–283.

Yadav RJ et al. Hernia among Patients Admitted to the Department of Surgery of a Tertiary Care Centre. Journal of the Nepal Medical Association. 2023; 61(268): 911–914.

Zentrum für Krebsregisterdaten. Speiseröhrenkrebs (Ösophaguskarzinom. 2024. Aus: www.krebsdaten.de/Krebs/DE/Content/Krebsarten/Speiseroehrenkrebs/speiseroehrenkrebs_node.html (letzter Zugriff: 5.3.2025).

7

KAPITEL

8

A. Wolf, A. Mühlberger

Augenchirurgie

8.1 Anatomie

Der **Augapfel** liegt mit seinen Anhangsgebilden geschützt in der trichterförmigen knöchernen Augenhöhle, der Orbita (➤ Abb. 8.1). Sie ist aus Anteilen verschiedener Gesichts- und Schädelknochen zusammengesetzt und von einer derben Knochenhaut, der Periorbita, überzogen. Durch die teilweise nur papierdünnen knöchernen Begrenzungen besteht eine enge Nachbarschaft zu den Nasennebenhöhlen und zum Schädelinnern. Temporal oben liegt in einer knöchernen Aussparung die Haupttränendrüse (➤ Abb. 8.2). Durch Knochenkanäle in der Orbitarückwand gelangen der Sehnerv und andere Nerven sowie Blutgefäße, die das Auge versorgen, in die Augenhöhle. Der Augapfel ist in der Orbita durch das orbitale Fettgewebe gepolstert und zudem an verschiedenen Septen und Bändern aufgehängt.

Die Bewegung des Auges in die verschiedenen Blickrichtungen erfolgt durch die sechs äußeren **Augenmuskeln.** Sie haben ihren Ursprung an der Rückwand der Augenhöhle ringförmig um den Sehnerv. Die vier geraden Augenmuskeln verlaufen trichterförmig gerade nach vorne und sind mit ihren Sehnen oben, unten, medial und lateral mit der Lederhaut verwachsen. Die zwei schrägen Augenmuskeln werden weiter vorn in der Augenhöhle umgelenkt und setzen seitlich hinter dem Äquator des Auges in der Lederhaut an (➤ Abb. 8.1).

Die **Lider** bilden den äußeren Abschluss der nach vorn offenen, knöchernen Orbita. Ober- und Unterlid haben einen mehrschichtigen Aufbau: Außen werden sie bis zur Lidkante von Haut bedeckt, an der Lidkante schließen sich die Wimpernreihen an. Unter der Haut liegt der ringförmig um das Auge verlaufende Schließmuskel *(M. orbicularis).* Weiter innen folgt der Tarsus, eine bindegewebige Platte, die den Lidern ihre stabile Form verleiht (Lidknorpel). In das Oberlid strahlt von oben außerdem der Lidhebemuskel in den Tarsus ein. Die innere Schicht der Lider wird von der Lidbindehaut gebildet *(Conjunctiva tarsi).* Sie beginnt an den Lidkanten und geht in den Umschlagsfalten oben und unten in die Bindehaut des Augapfels *(Conjunctiva bulbi)* über. Die Bindehaut und tiefere Schichten der Lider enthalten verschiedene Arten von Drüsen, die an der Tränenproduktion beteiligt sind.

Der Tränenabfluss erfolgt über die oben und unten nasal in der Lidkante gelegenen Tränenpünktchen (➤ Abb. 8.2). Von dort führen die dünnen Tränenkanälchen nach innen zum **Tränensack,** welcher nach unten über den knöchernen Tränennasengang mit dem Nasen-Rachen-Raum verbunden ist.

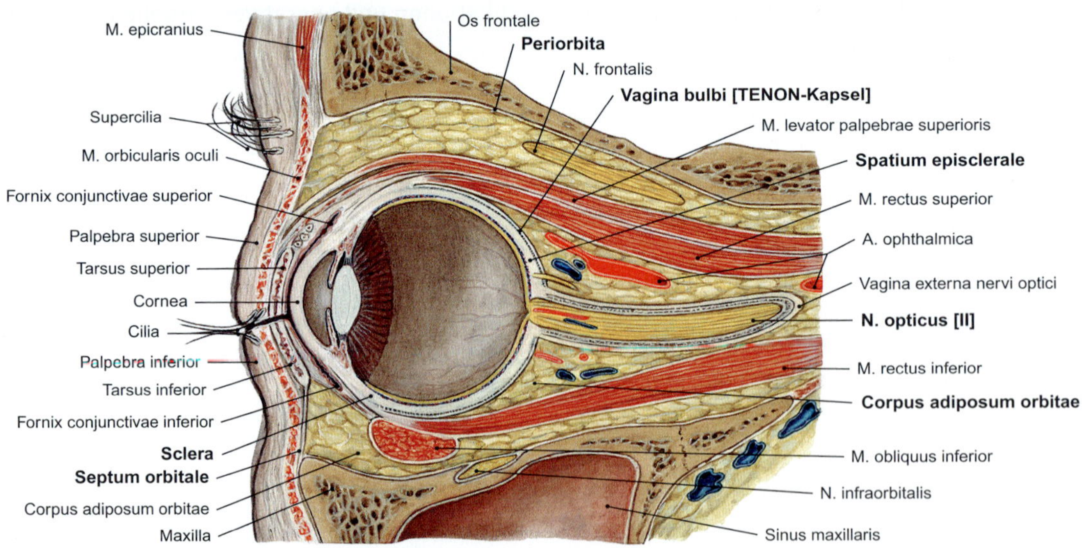

Abb. 8.1 Seitenansicht des linken Auges. Augapfel und Augenmuskel [S700]

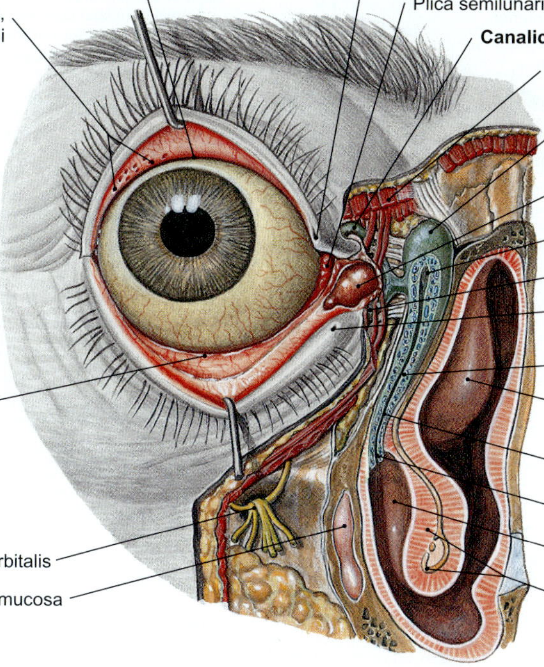

Abb. 8.2 Aufsicht auf das Auge und den Tränenapparat [S700]

Die **Bindehaut** des Augapfels ist auf ihrer Unterlage weitgehend frei verschieblich. Am Übergang zur Hornhaut *(Limbus)* ist sie mit der Sklera verwachsen. Die Hornhaut mit einem Durchmesser von etwa 12 mm ist wie ein Uhrglas auf den runden Augapfel aufgesetzt. Sie bildet das äußere Sehfenster, durch welches das Licht ins Auge fällt. Die Hornhaut ist außer am Limbus frei von Blutgefäßen.

Die Wand des durchschnittlich 24 mm großen Augapfels besteht aus drei Schichten (➤ Abb. 8.3): Die äußere derbe **Lederhaut** *(Sklera)* gibt dem Auge seine Stabilität. Sie ist weiß und hat vorn und hinten je eine Öffnung. Vorn geht sie in die klare Hornhaut über. Durch die hintere Öffnung verlässt der Sehnerv mit Zentralarterie und Zentralvene den Augapfel. Nach innen schließt sich die **Aderhaut** *(Chorioidea, Choroidea)* an. Sie zeichnet sich durch starken Gefäßreichtum aus und dient der Ernährung der darauf liegenden **Netzhaut** *(Retina)*. Diese dünne, nahezu durchsichtige Haut bildet die innerste Schicht des Augapfels. Sie ist die eigentliche Sehhaut und enthält die Stäbchen und Zapfen, die sogenannten **Photorezeptoren.** Außer den Rezeptoren liegen in der Netzhaut noch Nervenzellen und Nervenfasern, die am hinteren Augenpol gesammelt werden und als **Sehnerv** den Augapfel verlassen. In der Mitte des hinteren Augenpols *(Macula)* liegt die „Stelle des schärfsten Sehens", die Fovea centralis. Die Netzhaut ist nur hinten im Bereich des Sehnerveneintritts (Papille) und an ihrer vorderen Begrenzung *(Ora serrata)* mit den äußeren Schichten (Aderhaut) verwachsen. Dazwischen ist sie nicht fest mit ihrer Unterlage verbunden. Nach vorne geht die Netzhaut an der Ora serrata, der oben erwähnten Anheftungslinie, in den Strahlenkörper *(Corpus ciliare)* über. Der Strahlenkörper besteht aus der weiter hinten gelegenen Pars plana (flacher Anteil) und der weiter vorne gelegenen Pars plicata (zottiger Anteil), die wulstartig nach innen vorspringt. Hier wird das Augenwasser gebildet, welches die vordere und hintere Augenkammer ausfüllt. Außerdem entspringen hier aus kleinen Muskelfortsätzen rundum die hauchdünnen Zonulafasern, an denen die Augenlinse aufgehängt ist. Die Zonulafasern strahlen in die vordere und hintere Kapsel der durchsichtigen gefäß- und nervenfreien Linse ein. Der große Raum zwischen Linse und Netzhaut wird von dem gelartigen, durch-

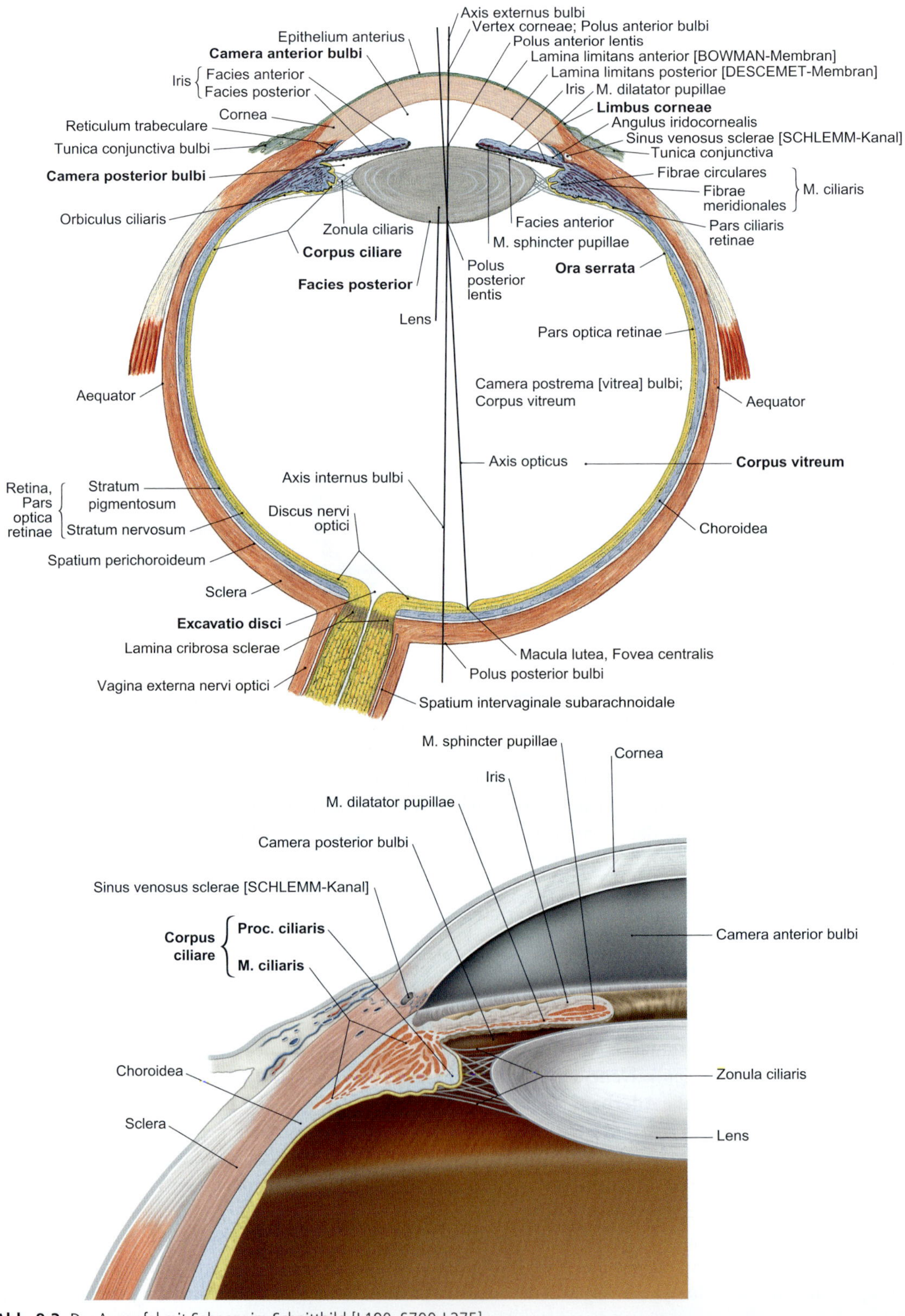

Abb. 8.3 Der Augapfel mit Sehnerv im Schnittbild [L190, S700-L275]

sichtigen Glaskörper ausgefüllt. Dieses Gel ist in der Regel nur hinten im Bereich der Papille und vorne in der Umgebung der Ora serrata an seinen Unterlagen angeheftet und ansonsten frei beweglich. Vor der Linse geht der Strahlenkörper in die **Regenbogenhaut** *(Iris)* über. Die Regenbogenhaut ist je nach Stärke ihrer Pigmentierung von blauer, grüner oder brauner Farbe. Durch die Hornhaut hindurch ist sie von außen sichtbar. In der Mitte der Iris befindet sich als Sehloch die kreisrunde schwarze **Pupille,** die sich durch Muskelwirkung in ihrer Größe verändern kann. Die Iris trennt die hintere Augenkammer (Raum zwischen Glaskörper und Iris) von der Vorderkammer (Raum zwischen Iris und Hornhaut).

Der **Kammerwinkel** liegt zwischen Hornhautrückfläche und Regenbogenhaut. In ihm verläuft ringförmig der Schlemmsche Kanal, in den durch das darüber liegende siebartige Trabekelwerk das Kammerwasser aufgenommen und abtransportiert wird. Das in den Drüsen des Strahlenkörpers gebildete Kammerwasser dient der Ernährung der gefäßfreien Linse und der nur am Rande mit Gefäßen versorgten Hornhaut. Es umspült die Linse in der hinteren Augenkammer und tritt dann durch die Pupille in die Vorderkammer ein. Im Kammerwinkel zwischen Hornhaut, Sklera und Iris wird das Kammerwasser in das Trabekelwerk und den Schlemmschen Kanal aufgenommen. Von dort gelangt es über die Kammerwasservenen in das venöse Abflusssystem des Auges. Neben der Ernährung dient das gebildete Kammerwasser der Aufrechterhaltung eines konstanten Augendrucks.

Die Blutversorgung des Auges und seiner Anhangsgebilde erfolgt hauptsächlich über einen Ast der A. carotis interna, die **A. ophthalmica.** Aus der A. ophthalmica geht zum einen die Zentralarterie ab, die in den Sehnerv eintritt und mit ihm in den Augapfel zieht, zum anderen zahlreiche Äste zur Versorgung der Aderhaut, der Augenmuskeln, der vorderen Augenabschnitte und der Tränendrüse. Das venöse Blut der Augenhöhle wird in der V. ophthalmica gesammelt, welche durch einen weiteren Kanal in der knöchernen Orbita den Sinus cavernosus erreicht.

8.2 Erkrankungen, Diagnostik und Therapie

8.2.1 Liderkrankungen

Die korrekte Stellung und Funktion der Augenlider ist eine wichtige Voraussetzung für eine gute Sehleistung. Die Lider schützen den Augapfel durch den reflektorischen Lidschluss beim Auftreffen von Fremdkörpern und sorgen für eine gleichmäßige Verteilung des Tränenfilms. Dieser sorgt für die regelmäßige Befeuchtung der Schleimhautoberflächen und ernährt die gefäßfreie Hornhaut.

Angeborene Spaltbildungen der Lider, sogenannte **Kolobome,** müssen bereits im Säuglingsalter operiert werden, denn sie können durch mangelnde Benetzung der Hornhaut schnell zur Geschwürbildung führen. Eine Auswärtswendung der Lider wird als **Ektropium** bezeichnet. Es kann Folge einer altersbedingten Gewebeschwäche, einer Lähmung des Augenschließmuskels oder eines durch Narben bedingten Schrumpfungsprozesses sein. Das Abstehen der Tränenpünktchen führt zu Bindehautentzündungen und Tränenträufeln. Beim **Entropium,** einer Einwärtswendung der Lider, reiben die Wimpern auf Horn- und Bindehaut. Diese Störung führt zu einem Fremdkörpergefühl und zu gehäuften Entzündungen. Ursache sind ebenfalls altersbedingte Umbauvorgänge und narbige Schrumpfungen (z. B. nach Verätzungen, Verbrennungen, starken Entzündungen).

Unter **Ptosis** versteht man das Herabhängen des Oberlids. Dies kann kosmetisch sehr störend sein, bei stärkerer Ausprägung ist auch die Sehkraft beeinträchtigt. Auch hier gibt es angeborene, alters- und lähmungsbedingte Formen. Bei der **Blepharochalasis** besteht dagegen nur ein Hautüberschuss, der über die Lidkante herabhängt. Eine Lähmung des motorischen Gesichtsnervs führt zu inkomplettem Lidschluss **(Lagophthalmus),** der wegen mangelnder Befeuchtung der Hornhautoberfläche ebenfalls eine operative Korrektur erfordern kann.

Zu den entzündlichen Erkrankungen zählt z. B. ein **Abszess**, der aus einem nicht verheilten Gerstenkorn *(Hordeolum)* hervorgehen kann. Ein solcher Herd muss chirurgisch eröffnet werden. Eine chronische Entzündung der Lidranddrüsen ist das **Chalazion** oder Hagelkorn. Dabei handelt es sich meist um eine wenig schmerzhafte Schwellung.

Die operative Entfernung von **Lidtumoren** beseitigt mechanische Irritationen und kosmetische Entstellungen. Außerdem sichert die anschließende histologische Untersuchung die zuvor nur angenommene Artdiagnose, d. h., ob es sich um einen gut- oder bösartigen Tumor handelt. Gutartige Tumoren müssen nur knapp im gesunden Gewebe ausgeschnitten werden, da sie nicht zum Nachwachsen oder zur Aussaat von Tochtergeschwülsten neigen. Zu ihnen zählen z. B. Xanthelasmen (Fetteinlagerungen), Warzen, Hauthörner, Papillome, Fibrome, Hämangiome, Neurofibrome und Dermoidzysten. Hämangiome bei Kindern bilden sich häufig in den ersten Lebensjahren spontan zurück. Nur bei Verlegung der Sehachse durch ein größeres Hämangiom muss dieses frühzeitig entfernt werden. Bösartige Lidtumoren können die feinen Lidstrukturen zerstören und zu Metastasen führen: Basaliome, Spinaliome, Melanome, selten Talgdrüsenkarzinome und Sarkome. Hier ist eine radikale Entfernung unter Belassung eines ausreichenden Sicherheitsabstands erforderlich.

8.2.2 Tränenorgane

Operationen an der Tränendrüse sind selten. Bösartige Tumoren erfordern eine radikale Entfernung. Sie machen sich durch eine zunächst meist schmerzlose Schwellung und Verdrängung des Augapfels zur Nase hin bemerkbar.

Dagegen sind operative Korrekturen an den ableitenden Tränenwegen wesentlich häufiger. Diese können überall zwischen Tränenpünktchen und Öffnung des Tränennasengangs durch angeborene Fehlbildungen, als Folge von Entzündungen und nach Verletzungen (in seltenen Fällen auch durch Tumoren) eingeengt oder verschlossen sein. Folgen sind Tränenträufeln und chronische Entzündungen.

8.2.3 Augenmuskeln

Für den normalen beidäugigen Sehakt ist ein Parallelstand beider Augen Voraussetzung. Nur in diesem Zustand kann mit beiden Augen das gleiche Bild gesehen werden, welches im Gehirn zu einem Bild mit entsprechender Raumwahrnehmung verarbeitet wird. Eine Ausnahme besteht bei der Betrachtung nah gelegener Objekte; dabei bewegen sich die beiden Sehachsen nach innen aufeinander zu *(Konvergenz)*. Eine Abweichung vom Parallelstand bezeichnet man als **Schielen.** Beim meist kindlichen **Begleitschielen** bleibt der Schielwinkel zwischen beiden Sehachsen in allen Blickrichtungen gleich. Beim **Lähmungsschielen** ist die Beweglichkeit eines Augapfels in bestimmten Blickrichtungen stärker eingeschränkt, je nachdem welcher der drei Augenmuskelnerven gelähmt ist. Die Folge ist ein von der Blickrichtung abhängiger Schielwinkel.

Dem kindlichen Begleitschielen liegen häufig eine Weitsichtigkeit, eine einseitige Fehlsichtigkeit und andere einseitige Störungen der Sehleistung zugrunde. Vereinfacht resultiert daraus eine schlechte Verschmelzungskraft der Netzhautbilder im Gehirn. Ein Auge wird vom Gehirn unterdrückt und weicht in eine Schielstellung ab. Zur Behandlung des kindlichen Schielens muss das vom Gehirn unterdrückte Auge gefördert werden, z. B. durch Brillenkorrektur der Fehlsichtigkeit oder durch Abkleben des besseren Auges. In der Folge wird durch eine Schieloperation (meistens im 5.–6. Lebensjahr) ein Parallelstand der Augen wiederhergestellt. Von störenden Doppelbildern durch das Abweichen der Sehachsen werden diese Kinder nicht belästigt. Das ist beim meist erst im späteren Leben auftretenden Lähmungsschielen anders. Ursachen sind Unfälle, Durchblutungsstörungen, Entzündungen und auch Tumoren im Verlauf der Nervenbahnen. Da die Entwicklung des beidäugigen Sehens im höheren Alter abgeschlossen ist, treten sehr unangenehme Doppelbilder auf. Falls für eine längere Zeit keine spontane Heilung aufgetreten ist, erfolgt in diesen Fällen die Schieloperation, um die Doppelbilder zu beseitigen.

8.2.4 Hornhaut

Die Hornhaut *(Cornea)* ist das Sehfenster des Auges. Zur Abbildung eines scharfen Bilds auf der Netzhaut ist eine regelmäßige Krümmung der Hornhaut und eine möglichst völlige Klarheit Voraussetzung. Durch ihre Krümmung bildet die Hornhaut den größten Anteil an der Gesamtbrechkraft des Auges. Sie kann durch Narben nach Verletzungen und Entzündungen oder durch einen Keratokonus so verändert sein, dass es zu einer starken **Verzerrung** des Netzhautbilds kommt. Die Klarheit der Hornhaut kann durch eine Vielzahl angeborener und degenerativer Krankheiten herabgesetzt sein. **Trübungen** sind außerdem Folge von Entzündungen, Verletzungen, Verätzungen und Verbrennungen. Die operative Therapie solch ausgeprägter Veränderungen besteht in einer Hornhautverpflanzung *(Keratoplastik)*. Beim Vorliegen eines **Pterygiums** (Flügelfell) kommt es zu einer Wucherung der Bindehaut, die sich meist von der nasalen Seite her über die Hornhaut schiebt. Die Therapie besteht in der operativen Abtragung des Flügelfells.

Refraktive Eingriffe an der Hornhaut sind heutzutage ein gängiges Verfahren, bei dem die **Brechkraft** des Auges gezielt verändert wird, um z. B. eine Kurzsichtigkeit oder einen Astigmatismus (Hornhautverkrümmung) zu korrigieren.

8.2.5 Regenbogenhaut (Iris)

Operationen an der Regenbogenhaut *(Iris)* sind selten. Als angeborene Störungen können Spaltbildungen **(Kolobome)** vorliegen, die Pupille kann ektopisch außerhalb der Mitte liegen oder doppelt angelegt sein. Operative Korrekturen werden meist erst im Zusammenhang mit anderen Operationen durchgeführt, z. B. beim gleichzeitigen Vorliegen eines grauen Stars. Irisausschneidungen zur Behandlung des Engwinkelglaukoms werden unten erwähnt. Tumoren der Iris sind sehr selten und wachsen meist nur langsam. Bei deutlicher Größenzunahme kann eine Resektion erforderlich werden.

8.2.6 Augendruck, Glaukom

Besteht ein Missverhältnis zwischen Kammerwasserbildung und dessen Abfluss über das Trabekelwerk, übersteigt der Augendruck den normalen oberen Grenzwert von 21 mmHg. Eine solche Störung bezeichnet man als **Glaukom (grünem Star).** Führt ein erhöhter Augendruck zur Schädigung der Sehnervenfasern im Bereich der Papille, so wird dies erkennbar an einer Aushöhlung und Weißfärbung der sonst rosigen Sehnervenscheibe. Entsprechende Defekte finden sich in der Gesichtsfelduntersuchung.

Besteht ein erhöhter Augendruck ohne erkennbare Abflussstörung, dann spricht man vom primären **Offenwinkelglaukom,** da der Kammerwinkel weit geöffnet ist. Sekundäre Glaukome sind Folge anderer Augenerkrankungen, z. B. nach Entzündungen, Blutungen, Verletzungen oder Gefäßneubildungen im Kammerwinkel. Durch diese Vorerkrankungen resultiert ein gestörter Kammerwasserabfluss. Die Therapie des Offenwinkelglaukoms besteht zunächst in der Gabe drucksenkender Augentropfen, z. B. Beta-Blockern. Es kann auch eine Behandlung des Trabekelwerks mit Laserstrahlen durchgeführt werden. Sollte es so nicht zu einer ausreichenden Drucksenkung kommen, ist eine Glaukomoperation erforderlich. Verschiedene Verfahren zielen entweder auf eine verminderte Kammerwasserproduktion oder auf einen erleichterten Abfluss ab.

Beim **Engwinkelglaukom** ist der Abfluss durch einen engen Kammerwinkel gestört. Die chronische Form weist einen dauerhaft mäßig erhöhten Augendruck auf. Die akute Form ist durch einen kompletten Verschluss des Kammerwinkels aufgrund Vorwärtswölbung der Iris bedingt. Hierbei handelt es sich um einen **Glaukomanfall,** der mit sehr hohen Druckwerten einhergeht und starke Schmerzen verursachen kann. Eine sofortige Drucksenkung ist erforderlich. Wenig später muss eine Operation erfolgen, um einen erneuten Glaukomanfall zu verhindern. Dafür wird meist ein peripheres Stück der Iris ausgeschnitten *(Iridektomie,* ➤ 8.4.6*)*, um einen erneuten kompletten Kammerwinkelverschluss auszuschließen. Wird die Vorwölbung der Iris in den Kammerwinkel durch eine zunehmende Verdickung der Linse bei grauem Star verursacht, so kann auch die operative Entfernung der Linse eine ausreichende Öffnung des Kammerwinkels bewirken.

Eine Sonderform stellt das **angeborene Glaukom** dar. Hier ist der Kammerwinkel durch eine falsch angelegte Membran verlegt. Zur Verhinderung schwerer Schäden ist eine operative Korrektur sofort nach Diagnosestellung erforderlich. Durch den hohen Augendruck kommt es sonst, abgesehen von der Sehnervenschädigung, bei noch sehr elastischem Gewebe zum Größenwachstum des Augapfels (*Buphthalmus,* Ochsenauge).

8.2.7 Linse

Die Augenlinse trägt neben der Hornhaut zur Lichtbrechung und zur scharfen Abbildung des Netzhautbilds im optischen System des Auges bei. Trübungen der Linse bezeichnet man als **Katarakt** oder **grauen Star.** Die häufigste Form des grauen Stars ist der **Altersstar** bei über 60-jährigen Patientinnen. Es gibt jedoch auch angeborene Formen. Sie sollten möglichst schon im Säuglingsalter operiert werden, damit das Auge eine normale Entwicklung des Sehvermögens durchlaufen kann. Außerdem gibt es Linsentrübungen als Folge anderer Augenerkrankungen wie Entzündungen und Augendruckerhöhungen *(Cataracta complicata)* oder nach Verletzungen *(Cataracta traumatica).* Eine frühzeitige Starentwicklung kommt bei Stoffwechselerkrankungen vor, z. B. bei Diabetes mellitus. Die **Staroperation** *(Kataraktoperation,* ➤ 8.4.7*)* ist nach der intravitrealen operativen Medikamenteneingabe (IVOM) die häufigste Augenoperation (Wenzel et al. 2024). Sie wird meist mit der Einpflanzung einer Kunstlinse als Ersatz für die entfernte körpereigene Linse durchgeführt. Außer bei Trübungen kann eine Linsenoperation bei Verlagerungen der Linse indiziert sein. Es gibt angeborene Formen solcher Linsenluxationen (z. B. beim Marfan-Syndrom) und als Folge von Verletzungen.

8

8.2.8 Netzhaut und Glaskörper

Die Netzhaut *(Retina)* stellt die Projektionsfläche im optischen System Auge dar, vergleichbar mit der Leinwand bei der Diaprojektion. Unregelmäßigkeiten in der Oberflächenbeschaffenheit und der Ausspannung dieser Haut bewirken eine Verschlechterung der Sehleistung. Den gleichen Effekt haben Trübungen in den normalerweise klaren Medien Hornhaut, Linse und Glaskörper *(Corpus vitreum).* Die Netzhaut liegt im gesunden Zustand überall auf ihrer Unterlage, der Aderhaut, auf und kleidet den Augapfel wie eine Tapete von innen aus. Feste Verbindungen bestehen vorn an der Ora serrata und hinten an der Papille. Der Innenraum des Augapfels wird vom gelartigen Glaskörper ausgefüllt, der auch eine stützende Wirkung auf die Netzhaut ausübt. Mit steigendem Lebensalter kommt es zu einer zunehmenden Verflüssigung und Schrumpfung des Glaskörpers, er löst sich von der Netzhaut ab. Kommt es im Rahmen dieses Ablösungsprozesses bei verstärkten Bindungen zwischen Glaskörper und Netzhaut zu Riss- oder Lochbildungen, kann daraus eine rissbedingte **Netzhautablösung** *(rhegmatogene Ablatio retinae)* entstehen. Netzhautlöcher können auch Folge von Dünnstellen der Netzhaut sein, welche häufig bei stark kurzsichtigen Patienten zu finden sind. Außerdem können sie Folge schwerer Verletzungen sein. Ziele von Ablatio-Operationen sind eine Tamponierung der Netzhautlöcher und eine komplette Wiederanlegung der Netzhaut auf ihrer Unterlage. Je nach Ausdehnung der Ablösung sowie Größe und Anzahl der verursachenden Löcher stehen verschiedene Operationsverfahren zur Verfügung. Bei komplizierten Netzhautablösungen kommt es zu Membranbildungen im Glaskörper und auf der Netzhaut. Diese üben zusätzlichen Zug auf die Netzhaut aus und verhindern ein Wiederanlegen. In diesen Fällen ist zusätzlich eine operative Entfernung des Glaskörpers erforderlich. Er wird am Ende der Operation durch eine andere Substanz ersetzt. Solche Membranbildungen können auch im Rahmen anderer Netzhauterkrankungen eine Glaskörperoperation erforderlich machen, z. B. bei der **diabetischen Retinopathie** (Netzhauterkrankung bei Diabetes mellitus). Weitere Indikationen zum Glaskörperaustausch sind Blutungen in den Glaskörper, die bei verschiedenen Gefäßerkrankungen auftreten können, sowie starke Trübungen als Folge chronischer Entzündungen.

8.2.9 Verletzungen

Bei Verletzungen des Auges und der umgebenden Strukturen ist eine sofortige vollständige Wiederherstellung anzustreben. Zur Vermeidung von Substanzdefekten erfolgt möglichst keine Begradigung von Riss- und Quetschwunden. Bei perforierenden Augenverletzungen und kollabiertem Augapfel ist ein besonders behutsames Vorgehen erforderlich, um eine weitere Verlagerung der empfindlichen intraokularen Strukturen zu vermeiden. Die zerstörten Strukturen des Augapfels werden schichtweise wieder zusammengefügt, später werden eventuelle Lidwunden mikrochirurgisch versorgt. Eine möglichst gute Wiederherstellung der Lidfunktion ist Voraussetzung für einen guten Heilungsverlauf. Besonderer Aufmerksamkeit bedürfen auch die Tränenwege, die aufgesucht und eventuell vorübergehend geschient werden müssen. Um die verletzte Person psychisch nicht noch mehr zu belasten, sollte eine sofortige Enukleation (➤ 8.4.11) ohne den Versuch einer Wiederherstellung nur bei völlig zertrümmerten Augen durchgeführt werden.

8.2.10 Entzündungen

Entzündungen stellen eine Komplikation nach chirurgischen Eingriffen, Verletzungen oder endogenen Ursachen dar. Besonders relevant sind **postoperative Entzündungen** nach intraokularer Chirurgie. Hier ist in den meisten Fällen eine chirurgische Notfallversorgung notwendig. Insbesondere die ersten 8 Stunden nach Auftreten einer Entzündung relevant sind, da sich in dieser Phase die Bakterien am stärksten vermehren. Entzündungen im Augeninneren werden als **Endophthalmitis** bezeichnet. Endophthalmitiden sind je nach Ursache der Entzündung **exogen** oder **endogen.** Bei der exogenen Endophthalmitis kommt der Keim von außerhalb des Körpers ins Auge (postoperative Endophthalmitis, posttraumatische Endophthalmitis), bei der endogenen Endophthalmitis dagegen über die Blutbahn, z. B. nach Sepsis oder entzündlichen Darmerkrankungen.

Insbesondere die **exogene Endophthalmitis** stellt eine **absolute Notfallindikation** dar, da eine Versorgung innerhalb von wenigen Stunden erfolgen muss. Zu beachten ist, dass aufgrund der pH-Wert-Verschiebung bei einer Entzündung Lokalanästhetika weniger stark wirken, weshalb bei lokalem Vorgehen auf eine ausreichende topische oder lokale Anästhesie geachtet werden muss.

Je nach Ausprägung stehen folgende Versorgungmöglichkeiten zur Verfügung:

- **Intravitreale Injektion von Medikamenten (Antibiotika ± Kortison):** Durchführung gemäß der IVOM-Technik mit z. B. Vancomycin, Amikacin mit oder ohne Dexamethason. Da das Volumen der Injektion > 0,2 ml ist, wird in den meisten Fällen eine Vorderkammerpunktion durchgeführt, um den intraokularen Druck zu entlasten.
- **Vitrektomie mit eventueller Eingabe von Antibiotika in den Glaskörperraum**: Das Vorgehen erfolgt analog der Standardvitrektomie (➤ 8.4.10). Als Besonderheit ist zu nennen, dass meist wegen des einblickreduzierenden Befunds der Vorderkammer eine Vorderkammerspülung erfolgen muss (kombinierter Eingriff). Ferner bietet der Eingriff die Möglichkeit, Proben für die mikrobiologische Testung/Resistenzbestimmung zu entnehmen. Das Vorgehen erfolgt nach den Vorgaben des OP-Saal-Settings.

8.3 Operationen

8.3.1 Perioperatives Management

Die meisten Augenoperationen werden in Lokalanästhesie (➤ 8.3.2) durchgeführt. Eine **Allgemeinanästhesie** ist bei Kindern sowie bei sehr unruhigen und ängstlichen Patientinnen erforderlich. Außerdem kann sie bei Vorliegen anderer Erkrankungen, die ein ausreichendes Stillhalten verhindern, z. B. bei schmerzhaften Skelett- oder Herz-Kreislauf-Erkrankungen, notwendig sein. Auch eine abzusehende längere Operationsdauer kann eine Allgemeinanästhesie erfordern.

Um die bei der Lokalanästhesie wachen Patientinnen nicht zusätzlich zu beunruhigen, bedarf es im Augen-Operationssaal einer guten Organisation. Unnötige Gespräche, Geräusche, Hin- und Herlaufen müssen vermieden werden. Zudem verlangen Augenoperationen von allen Beteiligten äußerste Konzentration. Viele dieser OPs werden unter dem Operationsmikroskop im Sitzen durchgeführt, z. B. Katarakt-, Glaukom- und Glaskörperoperationen. In modernen Operationssälen ist das Mikroskop mit einer Videokamera gekoppelt, die das Operationsfeld auf einem Monitor wiedergibt. So kann das Operationspersonal den Verlauf der Operation mitverfolgen und die instrumentierende Person die gerade benötigten Instrumente bereithalten.

Auch bei Operationen in Lokalanästhesie haben die nüchternen Patientinnen abgeführt und die Harnblase entleert, um zu vermeiden, dass ein eventuell auftretender Stuhl- oder Harndrang zu unnötiger Unruhe führt. In den meisten OP-Zentren erfolgen alle Eingriffe in Anwesenheit einer Anästhesistin, die den Kreislauf überwacht und sedierende Medikamente verabreicht (Anästhesie-Stand-by).

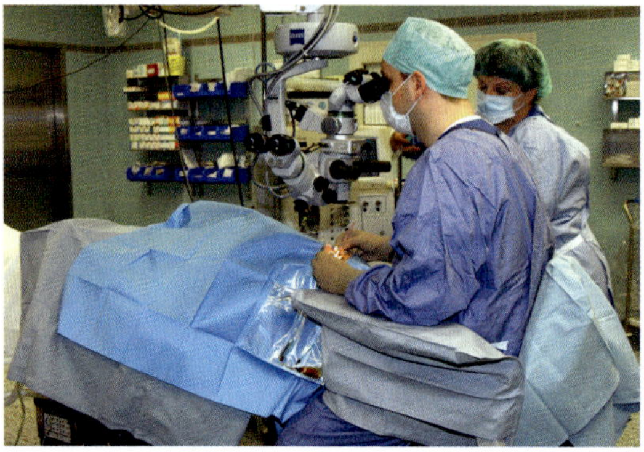

Abb. 8.4 Augenoperation unter dem Operationsmikroskop: Die Patientin ist stabil auf dem Rücken positioniert, das OP-Feld steril abgedeckt [T365]

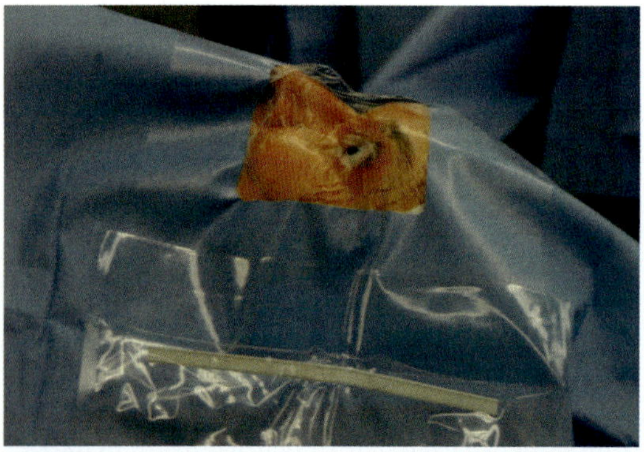

Abb. 8.5 OP-Abdecksystem mit integrierter Inzisionsfolie und Auffangbeutel [T365]

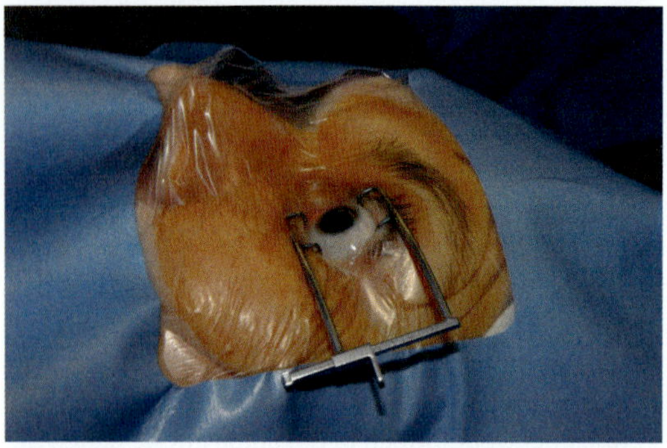

Abb. 8.6 Korrekt vorbereitetes Operationsfeld: Nach Inzision der Folie im Bereich der Lidspalte werden die Wimpern beim Einsetzen des Lidsperrers vom OP-Feld ferngehalten [T365]

Die **Positionierung** erfolgt in Rückenlage mit einer stabilen Kopfstütze. Der Kopf muss von allen Seiten frei zugänglich sein, damit das OP-Feld mit dem Mikroskop erreicht werden kann. Außerdem muss die Operateurin die für die Steuerung erforderlichen Fußpedale erreichen können (➤ Abb. 8.4). Nach Desinfektion der Gesichtshaut um das zu operierende Auge wird ein steriles Lochtuch aufgeklebt. Unter dem Tuch befindet sich ein Sauerstoffschlauch, um der Patientin eine eventuell auftretende Erstickungsangst zu nehmen. Bei intraokularen Operationen wird seitlich ein Auffangbeutel für die eingesetzten Spülflüssigkeiten angeklebt und die Haut mit einer dünnen Operationsfolie abgeklebt (➤ Abb. 8.5). Diese wird dann im Bereich der geöffneten Lidspalte inzidiert. Die Folienränder werden beim Einsetzen des Lidsperrers um die Wimpernreihen geschlagen, um sie aus dem Operationsfeld herauszuhalten (➤ Abb. 8.6). Zur Vereinfachung sind auch fertige Abdecksysteme erhältlich. Vor Operationsbeginn wird die Augenoberfläche bis in die Umschlagsfalten der Bindehaut mit einer Desinfektionslösung gespült (in der Regel mit verdünnter PVP-Jod-Lösung).

8.3.2 Lokalanästhesie

Bei Operationen an den Lidern werden nur die zu operierenden Abschnitte durch **Infiltrationsanästhesie** betäubt. Intraokulare Eingriffe, die nicht in Allgemeinanästhesie durchgeführt werden, erfolgen entweder unter Retrobulbär- oder Parabulbäranästhesie oder nur unter topischer Anästhesie (durch Augentropfen). Bei der **Retrobulbäranästhesie** wird mit einer Kanüle über der lateralen Orbitakante durch die Haut oder Bindehaut eingestochen, die Kanüle bis hinter den Augapfel vorgeschoben und das Anästhetikum in den Muskeltrichter eingespritzt. Dieses Verfahren ist wegen seiner Risiken heute weitgehend durch die **Parabulbäranästhesie** ersetzt, bei der das Anästhetikum bei gleichem Zugang außerhalb des Muskeltrichters injiziert wird. Durch diese injektiven Verfahren werden das Auge und die Augenmuskeln ganz betäubt, sodass die Patientin auch nicht mehr hin und her blicken kann. Bei der **topischen Anästhesie** durch Augentropfen dagegen wird nur die Oberfläche betäubt, die Patientin kann auch nach Einsetzen des Lidsperrers noch willkürlich das Auge bewegen, was eine gute Kooperationsfähigkeit der Patientin erfordert. Inzwischen hat sich die topische Anästhesie bei der häufigsten Augenoperation, der Kataraktoperation, in den meisten OP-Zentren als Standardverfahren durchgesetzt.

8.3.3 OP-spezifische Instrumente

➢ Tab. 8.1

Tab. 8.1 OP-spezifische Instrumente [M1574]

Instrument	Bezeichnung	Beschreibung/Verwendungszweck
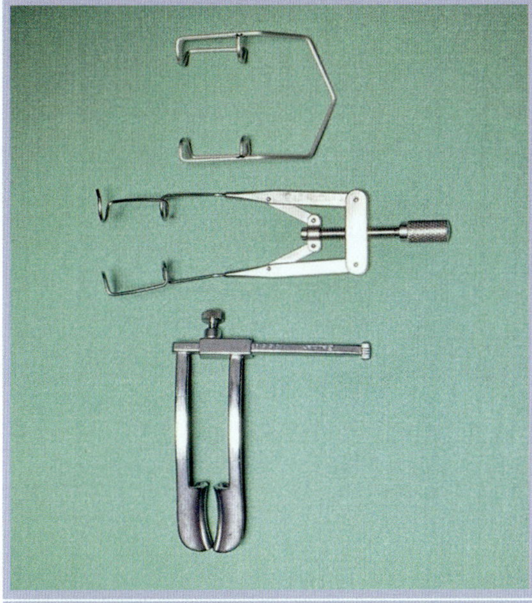	Verschiedene Lidsperrer	Lidöffnung während der Operation
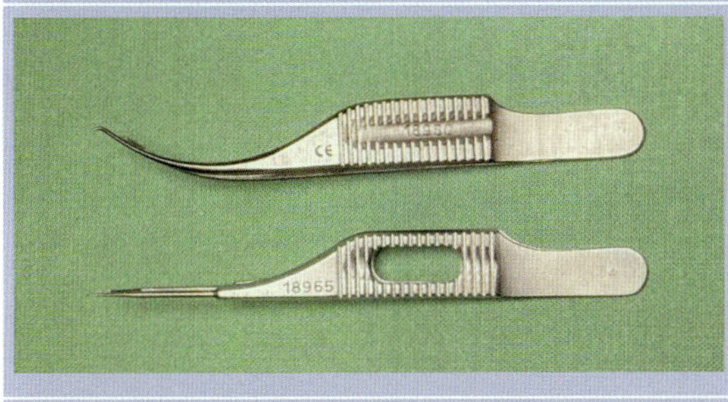	Kolibri-Pinzette (fein und grob)	Halten von Bindehaut, Hornhaut, Sklera
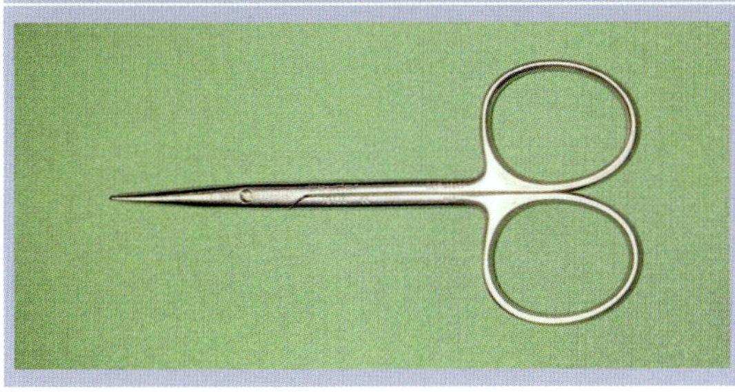	Strabismus-Schere	Vorn abgestumpfte, feine Präparationsschere mit Federmechanismus

Tab. 8.1 OP-spezifische Instrumente [T365] *(Forts.)*

Instrument	Bezeichnung	Beschreibung/Verwendungszweck
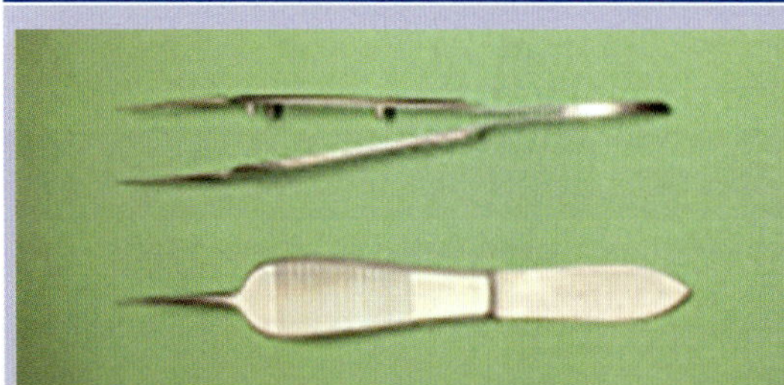	Knüpf-Pinzette	Halten, Greifen und Knoten von feinen Nähten
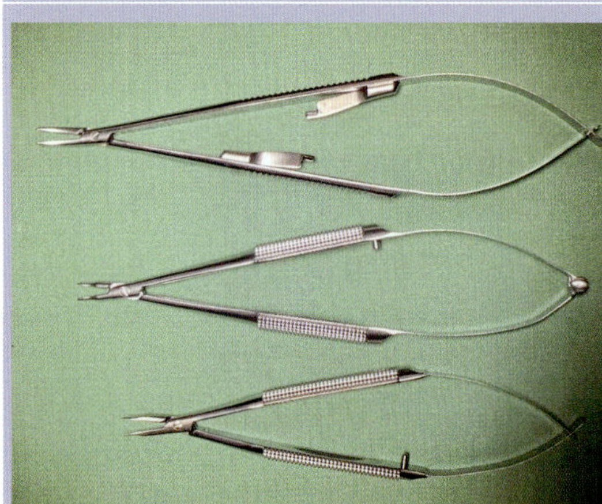	Nadelhalter in verschiedenen Größen	Nähen, Knoten
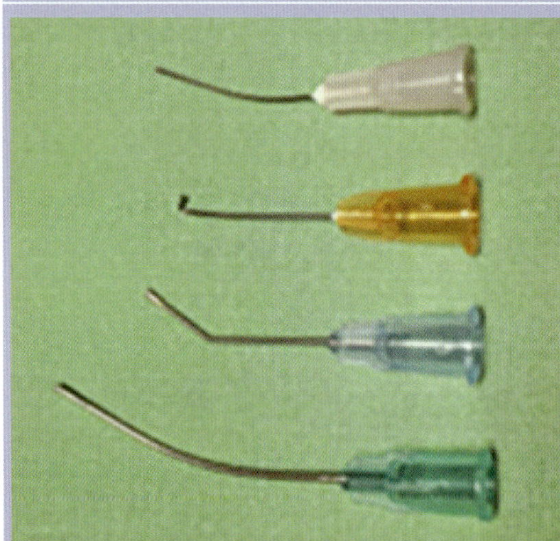	Kanülen mit verschiedenen Durchmessern und Querschnitten	Spülen der Augenoberfläche, Injektion von Flüssigkeiten in das Auge durch Parazentesen/Inzisionen

Tab. 8.1 OP-spezifische Instrumente [T365] *(Forts.)*

Instrument	Bezeichnung	Beschreibung/Verwendungszweck
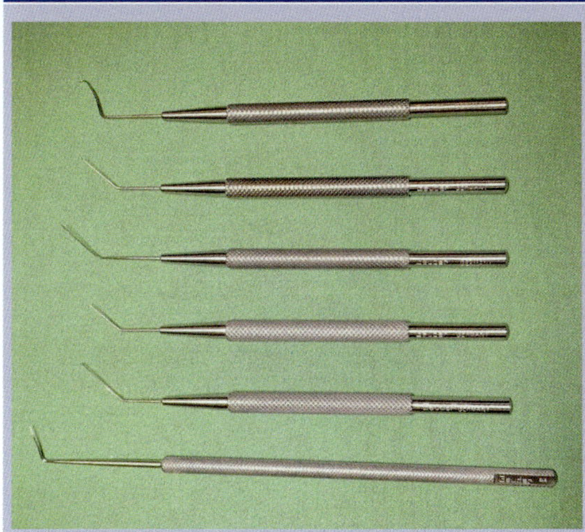	Verschiedene Spatel und Häkchen	Halten und Manipulieren von intraokularen Geweben und Implantaten
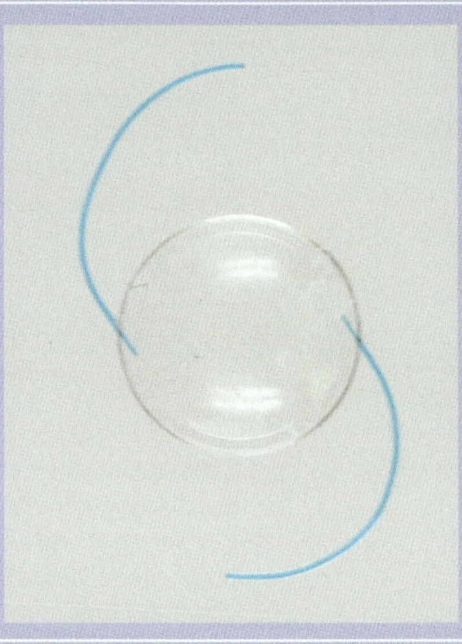	Intraokularlinse (IOL)	Kunstlinse zum Einsatz bei der Operation des grauen Stars (Kataraktoperation)
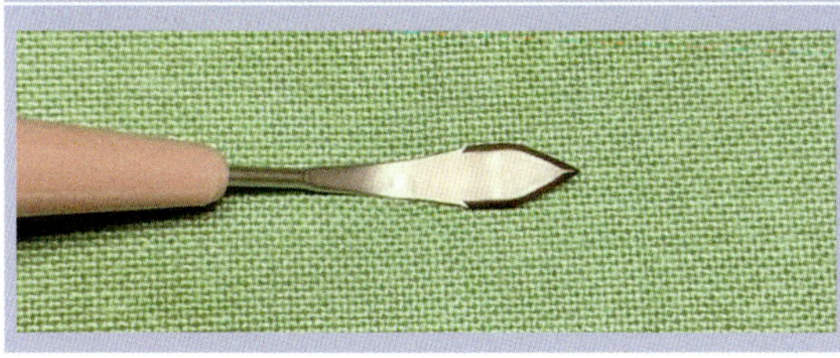	Phako-Lanze	Abgewinkeltes Einwegmesser für definierte Inzisionsbreiten (hier für den Zugang zur Kataraktoperation)

Tab. 8.1 OP-spezifische Instrumente [T365] *(Forts.)*

Instrument	Bezeichnung	Beschreibung/Verwendungszweck
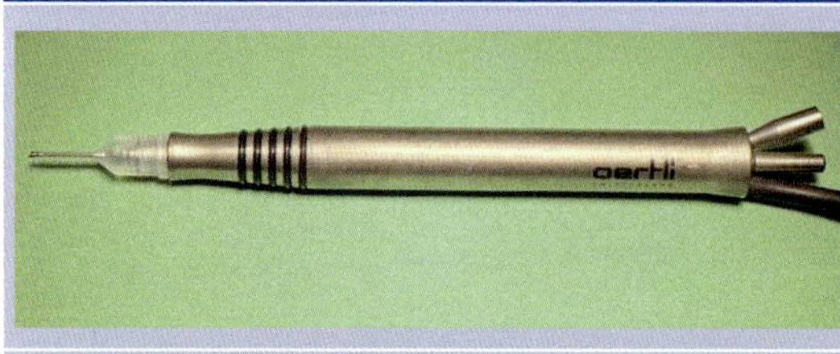	Phakoemulsifikationshandstück	Ultraschallsonde zur Verflüssigung des Linsenkerns bei der Kataraktoperation
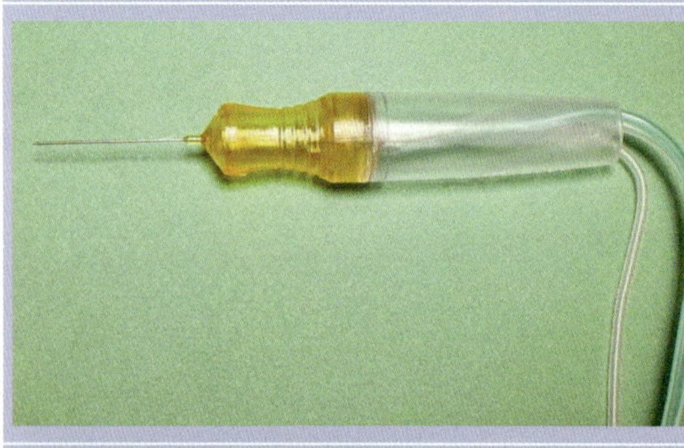	Vitrektomie-Sonde	Saug-Schneide-Handstück für die Vitrektomie. Bei der Pars-plana-Vitrektomie haben alle Instrumente einen definierten Durchmesser (20, 23, 25 Gauge)
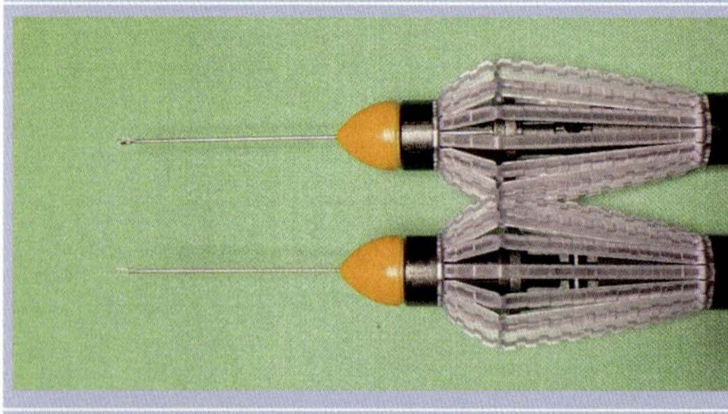	Instrumente für die vitreoretinale Chirurgie	Unterschiedliche Instrumente mit definiertem Durchmesser zum Fassen, Schneiden und Manipulieren intraokularer Strukturen
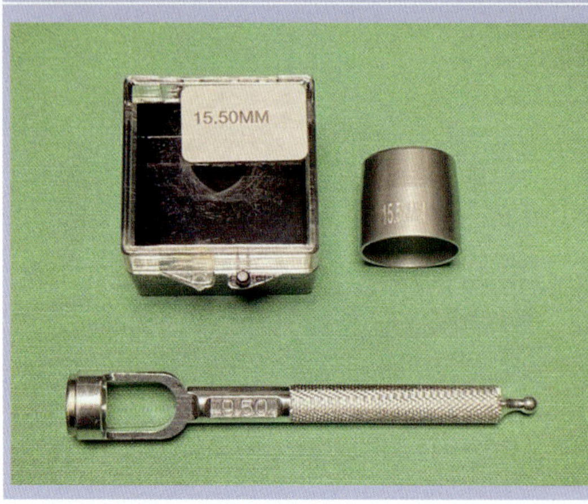	Keratoplastik-Trepan	Rundschneidemesser zum gleichmäßigen Ausschneiden von Spender- und Empfängerhornhaut bei der Hornhautübertragung

Tab. 8.1 OP-spezifische Instrumente [T365] *(Forts.)*

Instrument	Bezeichnung	Beschreibung/Verwendungszweck
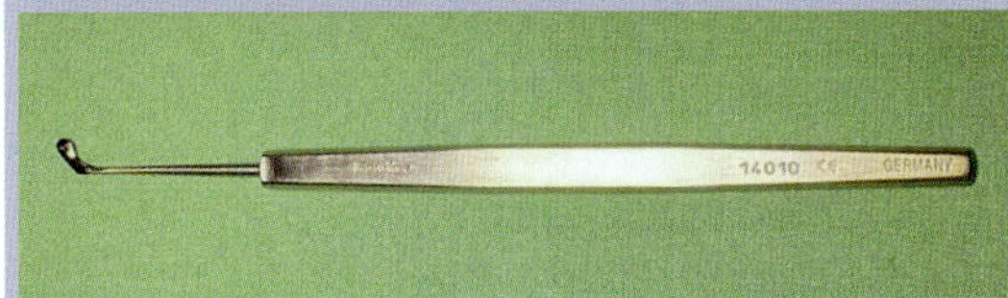	Hockeymesser	Zur Abtragung des Hornhautephitels
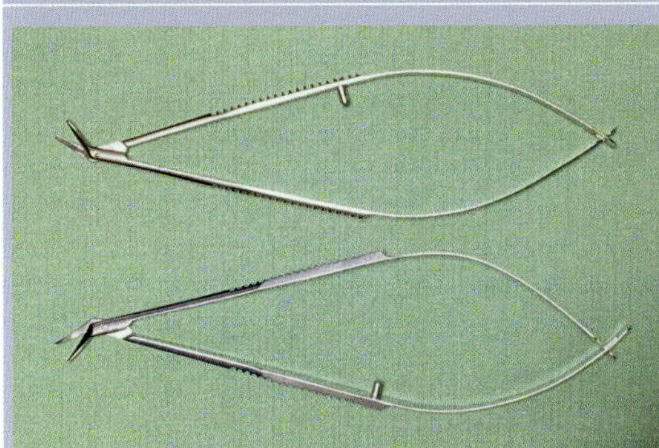	Hornhautschere	Gebogene, abgewinkelte Schere zum Schneiden der Hornhaut
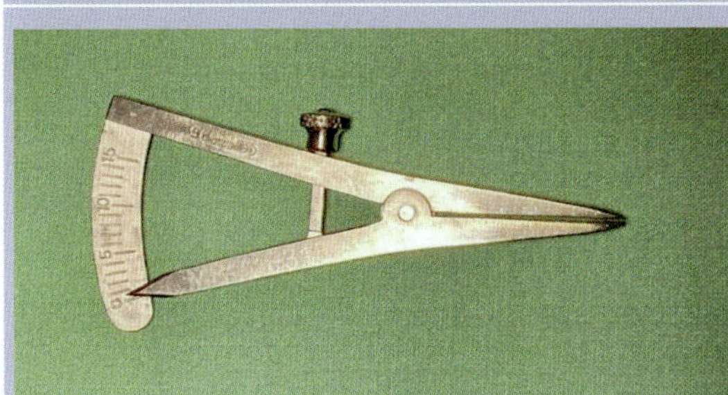	Zirkel	Messinstrument für präzise Markierungen
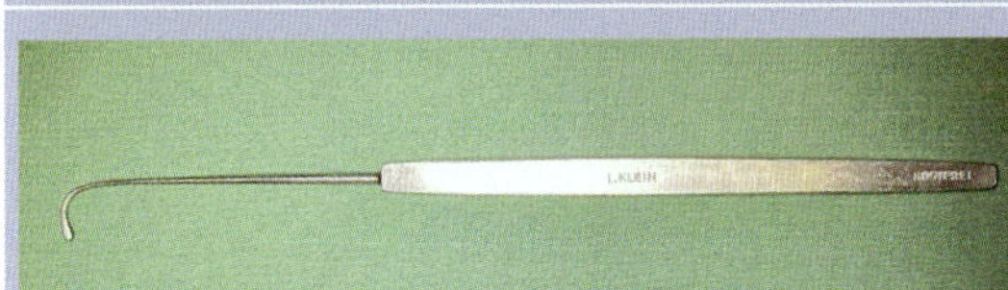	Schielhaken	Halten der Augenmuskeln
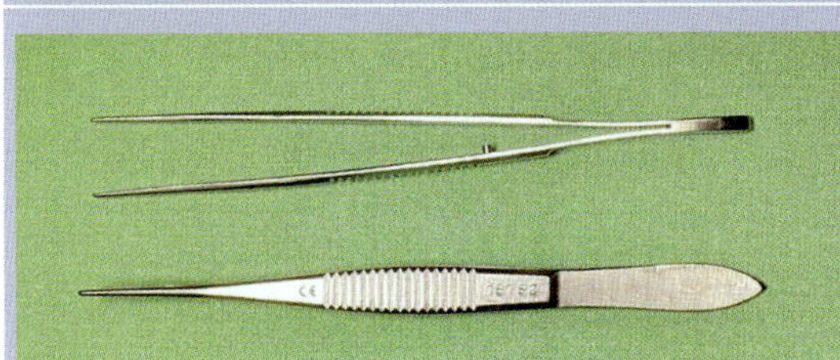	Anatomische Pinzette	Greifen, Halten, Manipulieren

Tab. 8.1 OP-spezifische Instrumente [T365] *(Forts.)*

Instrument	Bezeichnung	Beschreibung/Verwendungszweck
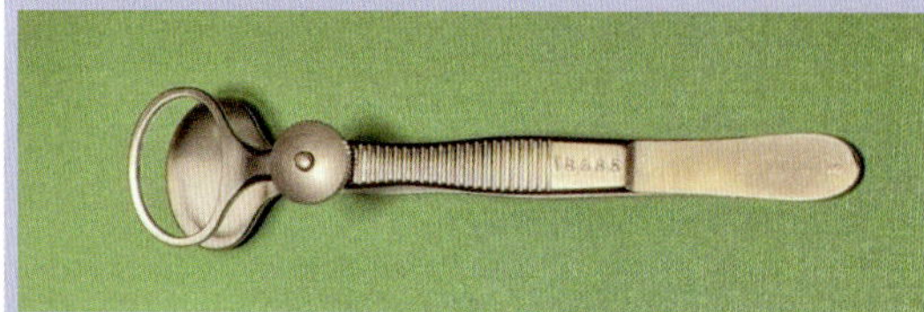	Chalazion-Klemme	Greifen eines Chalazions
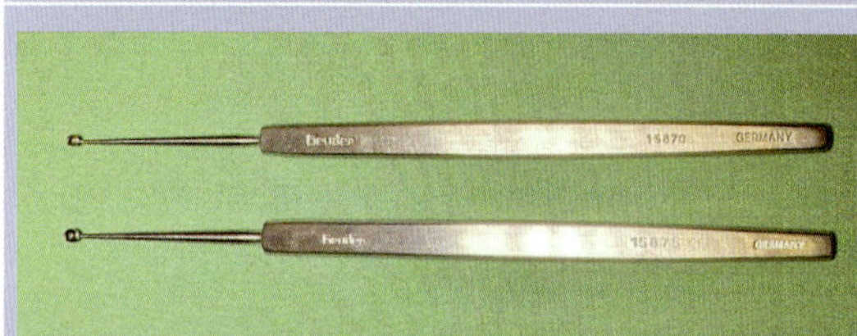	Scharfe Löffel	Schneiden oder Entfernen von verschiedenem Geweben
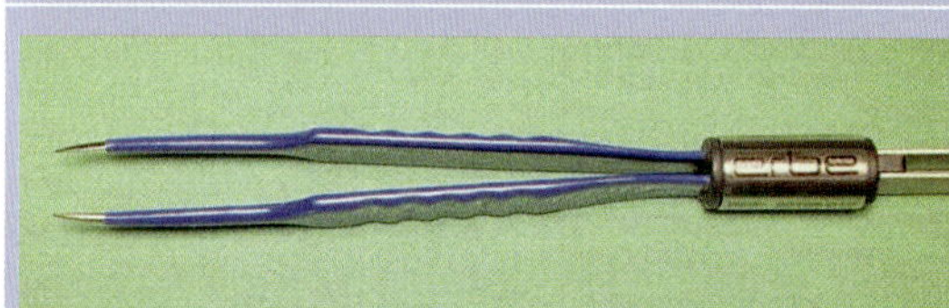	Bipolare Pinzette	Blutstillung
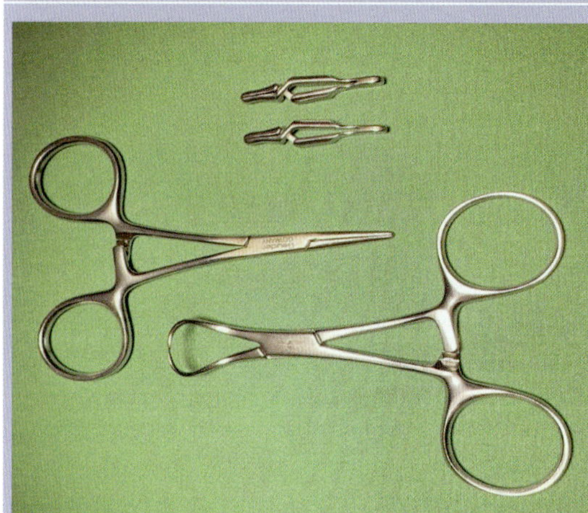	Verschiedene Klemmen	Fixierung von verschiedenen Nähten
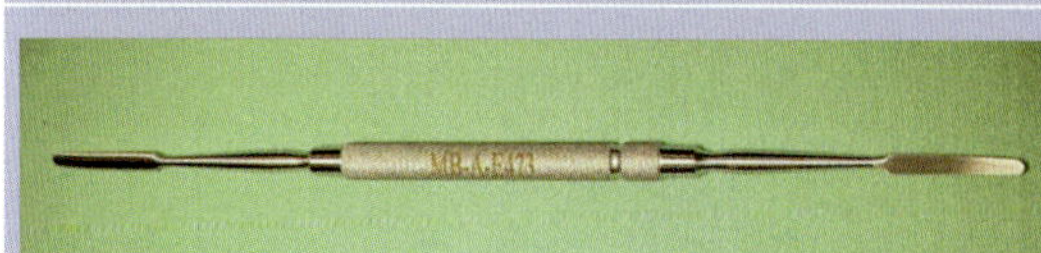	Raspatorium	Trennen von Gewebe

Tab. 8.1 OP-spezifische Instrumente [T365] *(Forts.)*

Instrument	Bezeichnung	Beschreibung/Verwendungszweck
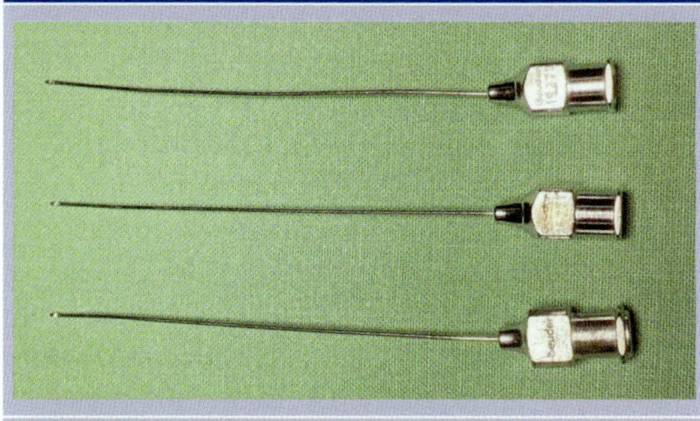	Tränenwegssonden	Sondierung und Eröffnung der Tränenwege
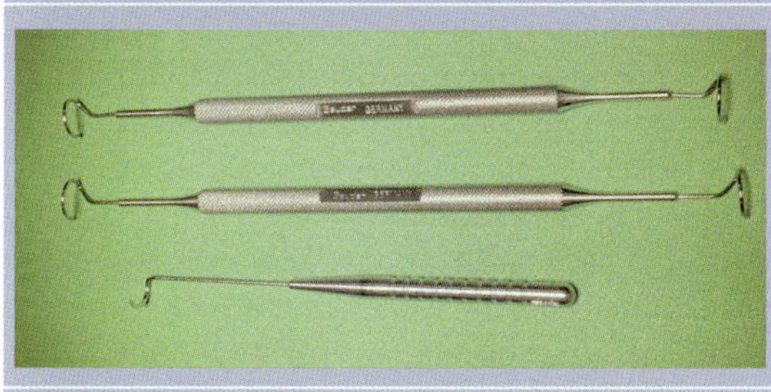	Pigtail-Sonden	Sondierung und Eröffnung der Tränenwege
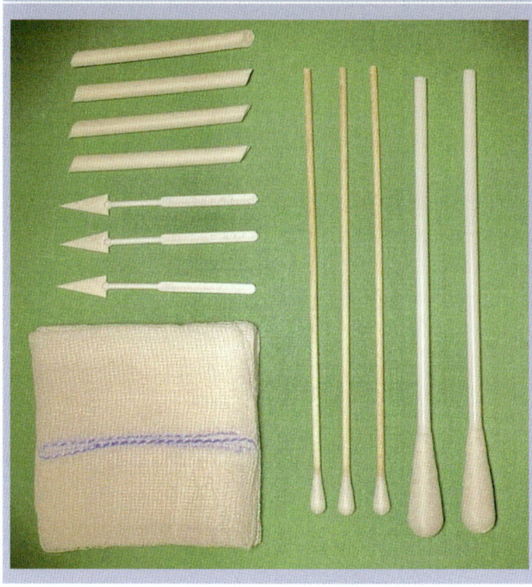	Stabtupfer, Dreieckstupfer, Kompressen	Kleine, saugfähige Tupfer und Kompressen zur Blutstillung

8.3.4 Okulopression

In bestimmten Fällen wird vor intraokularen Eingriffen eine Okulopression durchgeführt. Für einen bestimmten Zeitraum wird dabei ein konstanter Druck auf den Augapfel ausgeübt (z. B. 40 mmHg über 15 Minuten), um den Augeninnendruck zu senken. Dadurch wird das Risiko verringert, dass nach Eröffnung der Augenhüllen intraokulare Gewebe durch den Einschnitt nach außen drängen. Dies ist insbesondere bei den injektiven Anästhesieverfahren (➤ 8.3.2) sinnvoll, da es durch das injizierte Volumen zu einem Druckanstieg in der Augenhöhle kommt. Bei Operationen unter topischer Anästhesie oder in Allgemeinanästhesie kann auf die Maßnahme in der Regel verzichtet werden.

8.4 Spezielle augenärztliche Operationen – Indikationen und operatives Vorgehen

8.4.1 Lidoperationen

Indikationen

Lidfehlstellungen, die zu einer Beeinträchtigung der Lidfunktion und damit zu chronischen Entzündungen, Hornhautreizungen, Tränenträufeln und Fremdkörpergefühl führen, bedürfen einer operativen Korrektur. Oft sind die chronisch entzündeten Lider krankhaft verdickt, was sich erst längere Zeit nach der Korrektur zurückbildet. Ist die Pupille und damit die Sehachse durch eine Ptosis oder eine Blepharochalasis verdeckt, ist ebenfalls eine Operation indiziert. Lidtumoren, bei denen Verdacht auf Bösartigkeit besteht, und gutartige Tumoren, die durch ihre Größe die Lidfunktion beeinträchtigen, müssen entfernt werden. Aus der Vielzahl der Varianten für Lidoperationen werden hier nur einige gängige Verfahren aufgeführt.

Ektropiumoperation

In vielen Fällen wird ein Ektropium durch eine allgemeine Liderschlaffung hervorgerufen, die zum Abstehen und Auswärtsrollen der Lidkante führt. Dann ist nur eine Verringerung der Lidlänge erforderlich. Dies geschieht durch Ausschneiden eines fünfeckigen, durchgreifenden Lidstücks mit Basis an der Lidkante. Tarsus und Ringmuskel werden nach der Exzision mit resorbierbaren Fäden genäht (➤ Abb. 8.7 a), anschließend erfolgen die Lidkantennaht und der Hautverschluss. Die Bindehaut muss bei den meisten Lidoperationen nicht vernäht werden. Bei allen Operationen und nach Verletzungen der Lidkante ist eine genaue Adaptation der Lidkante dringlich, um Stufenbildungen und damit Funktionseinbußen zu vermeiden. Ist im Bereich des Unterlids zusätzlich ein erheblicher Hautüberschuss vorhanden, kann diese Methode mit einer Hautausschneidung kombiniert werden. Dafür wird die Haut parallel unter der Lidkante eingeschnitten und mobilisiert. Neben dem seitlichen Lidrand wird der Schnitt nach unten verlängert und ein dreieckiger Hautlappen ausgeschnitten (Borrow-Dreieck). Die Haut wird dann zur Seite verschoben und vernäht (➤ Abb. 8.7 b). Liegt die Erschlaffung hauptsächlich im nasalen Lidwinkel, kann die Lidkürzung mit einer Verkürzung des inneren Lidbändchens kombiniert werden. Bei starkem Abstehen des Tränenpünktchens wird von innen ein rautenförmiges Stück aus Bindehaut und Tarsus exzidiert.

Bei Lidfehlstellungen, die durch narbige Schrumpfungen hervorgerufen werden, sollte die Narbe entfernt werden. Nach Mobilisation ausreichender Hautmengen erfolgt eine plastische Deckung.

Entropiumoperation

Eine Einwärtswendung der Lidkante mit Reiben der Wimpern auf dem Augapfel *(Trichiasis)* wird meistens

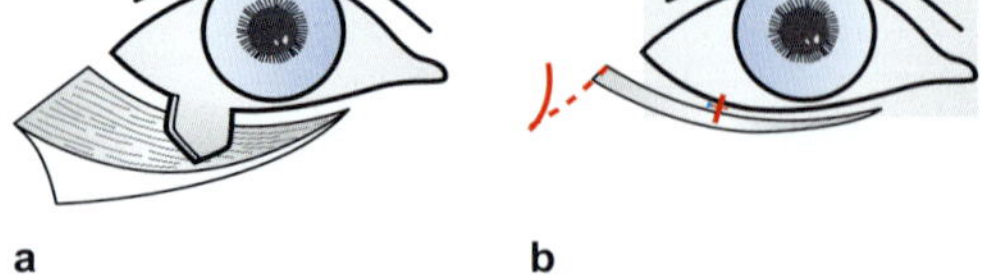

a b

Abb. 8.7 Ektropium-Operation. a) Generalisiertes Ektropium mit Hautüberschuss. b) Kuhnt-Szymanowski-Verfahren [L231, L143] durch Erschlaffung der Bandapparate hervorgerufen. Dadurch kann sich der Ringschließmuskel verlagern und das Lid nach innen kippen. Die meisten Operationsmethoden beruhen auf einer lidkantenparallelen Durchtrennung des Ringmuskels unter dem Tarsus sowie Verschluss mit auswärtswendenden *(evertierenden)* Nähten. Durch die postoperative Narbenbildung wird die Verschiebung des Ringmuskels mit Einwärtskippung verhindert. Bei zusätzlichem Überschuss der Lidbreite wird wie bei der Ektropiumoperation (s. oben) ein durchgreifendes Stück des Lids exzidiert. Die Exzision erfolgt gewöhnlich rautenförmig mit einer Spitze zur Lidkante, um eine zusätzliche Auswärtskippung zu bewirken. Alternativ kann das Lid an seinem seitlichen Rand gekürzt und der Lidknorpel *(Tarsus)* mit einer Naht an der Knochenhaut der lateralen Augenhöhle fixiert werden **(Tarsalzungenplastik).**

Tarsorrhaphie

Kommt es durch Lähmung des N. facialis zu einer dauernden Unterfunktion des Lidschließmuskels mit Offenstehen des Auges *(Lagophthalmus),* ist eine Tarsorrhaphie (Lidverschluss) indiziert. Dabei wird meist am temporalen Lidwinkel das Oberlid mit dem Unterlid vernäht. Damit dieser Verschluss nach Entfernung der Fäden nicht wieder aufreißt, ist vorher die Exzision eines schmalen Gewebestreifens an der Lidkante erforderlich. Um ein Einschneiden der Fäden in die Haut zu vermeiden, werden vor dem Verknoten kleine Glasperlen auf die Fäden aufgezogen, die den Druck auf die Haut verteilen.

Ptosisoperation

Je nach Entstehungsmechanismus und Ausprägung der Lidhebeschwäche wird zwischen verschiedenen Operationsverfahren gewählt. Zum einen kann die Verkürzung im Bereich der Sehne des Lidhebemuskels *(Aponeurose)* ansetzen. Die Aponeurose wird nach Hauteröffnung im Bereich der Lidfurche und Durchtrennung des Schließmuskels aufgesucht und mit der Vorderfläche des Tarsus vernäht. Bei stärkerer Ausprägung der Ptosis muss auch ein Stück des Lidhebemuskels *(Levator)* selbst reseziert werden. Dafür präpariert man vom Hautzugang aus weiter in die Tiefe. Je nach Ausprägung der Hebeschwäche werden 14–25 mm vom Muskel ausgeschnitten und anschließend vernäht (Alternative: Faltung des Muskels). Besteht gleichzeitig ein Hautüberschuss, wird dieser vor dem endgültigen Wundverschluss entfernt. Bei sehr schwacher Funktion des Lidhebers bleibt noch die **Brauensuspension.** Dabei wird die Kraft des Stirnmuskels *(M. frontalis)* genutzt, indem man ihn über eine subkutane Schlinge mit dem Oberlid verbindet. Die Schlinge setzt oberhalb der Augenbraue am Frontalismuskel an und besteht entweder aus körpereigenem Material (Fascia lata, die zuvor aus dem Bein entnommen wird) oder aus Kunststoff.

Blepharochalasisoperation

Meist wird aus kosmetischer Indikation ein Hautüberschuss des Oberlids entfernt. Die auszuschneidende Haut wird halbmondförmig mit der Unterkante im Bereich der Lidfurche markiert. Zur Entfernung eines zusätzlichen temporalen Überschusses kann der Halbmond dort schwalbenschwanzähnlich auslaufen. Nach Inzision entlang der Markierung wird die Haut oberflächlich vom Ringmuskel abpräpariert und die Hautwunde nach Blutstillung verschlossen (➤ 21.3.4).

Chalazionoperation (Hagelkornoperation)

Die betroffene Lidregion wird zur Blutstillung und besseren Darstellung in einer Chalazionklemme eingespannt. Nach Inzision wird der „Zysteninhalt" mit einem scharfen Löffel ausgeschält und möglichst mit seiner Kapsel entfernt. Erfolgt der Zugang durch die Haut, wird dieser anschließend durch Nähte verschlossen. Beim Zugang über die Bindehaut ist oft kein Wundverschluss erforderlich. Abszesse, die sich z. B. aus einem Hordeolum (Gerstenkorn) entwickeln können, werden durch Inzision eröffnet. Die Wunde wird durch Einlegen einer Kunststofflasche für einige Tage offen gehalten.

Lidtumoren

Gutartige Lidtumoren werden knapp im Gesunden, bösartige mit ausreichendem Sicherheitsabstand exzidiert. Alle Tumore müssen histologisch untersucht werden. Bei größeren Defekten sind manchmal ausgedehnte Verschiebeplastiken oder freie Hauttransplantate erforderlich. Bei durchgreifenden Liddefekten mit Beteiligung der Bindehaut können diese z. B. durch freie Transplantate aus der Mundschleimhaut gedeckt werden.

8.4.2 Operationen an den Tränenwegen

Indikationen

Bei ständigem Tränenträufeln und chronischen Bindehautentzündungen infolge einer Enge der Tränenwege ist eine operative Sanierung indiziert.

Tränenkanälchen

Im Bereich der dünnen Tränenkanälchen zwischen Tränenpünktchen und Tränensack kommt es häufig infolge von Entzündungen zu Engstellen *(Stenosen)* durch Narbenbildung. Das verschlossene Stück des betroffenen Kanälchens wird in der Regel exzidiert. Dann werden die Enden mikrochirurgisch wieder vereinigt. Anschließend muss der geschaffene Kanal über mehrere Wochen durch einen Silikonschlauch offen gehalten werden, um eine erneute narbige Stenosierung zu verhindern.

8

Dakryozystorhinostomie (Toti-OP)

Am häufigsten ist der Tränenabfluss jedoch im Bereich des Tränennasengangs gestört. Die Dakryozystorhinostomie schafft eine breite Verbindung zwischen Tränensack und Nasenhöhle. Die Operation wird meistens in Allgemeinanästhesie durchgeführt. Nach einer leicht bogenförmigen Hautinzision neben dem Nasenflügel wird das innere Lidbändchen dargestellt und durchtrennt. Darunter wird der Tränensack aufgesucht und leicht nach seitlich mobilisiert. Mit einem Raspatorium (Knochenschaber) wird das Periost von der knöchernen Tränensackgrube entfernt und mit einem Trepan eine Knochenöffnung mit einem Durchmesser von ca. 10 mm bis auf die Nasenschleimhaut geschaffen. Durch den geschaffenen Kanal wird die Nasenschleimhaut U-förmig aufgeschnitten, der Tränensack nach Aufblähung mit Skalpell und Schere eröffnet und die Hinterwand des geöffneten Tränensacks mit der vorgeklappten Nasenschleimhaut vernäht. Anschließend wird die Vorderwand des Tränensacks mit dem vorderen verbliebenen Periost vernäht. Vor dem schichtweisen Wundverschluss vernäht man das zu Beginn der Operation durchtrennte innere Lidbändchen mit resorbierbaren Nähten. Das Nasenloch wird am Ende der Operation mit Salbentupfern tamponiert.

8.4.3 Augenmuskeloperationen/ Schieloperationen

Indikationen

Beim kindlichen Schielsyndrom dient die Schieloperation der Wiederherstellung eines annähernden Parallelstands beider Augen. Meist erfolgt der Eingriff kurz vor dem Schulalter. Vorher sollte eine intensive Schielbehandlung mit Amblyopieprophylaxe durchgeführt worden sein, z. B. durch zeitweises Abdecken des besseren Auges. Die Operation erfolgt bei den Kindern in Kurznarkose. Bei bestimmten kindlichen Schielformen und beim Lähmungsschielen des Erwachsenen dient die Schieloperation einer Wiederherstellung des beidäugigen Einfachsehens und der Vermeidung von Doppelbildwahrnehmungen.

Zur Korrektur von Stellungsanomalien steht ein breites Spektrum von Operationsmethoden an den verschiedenen Augenmuskeln zur Verfügung. Die Indikationsstellung hinsichtlich der anzuwendenden Methode und der Dosierung der Muskellängenänderung erfordert große Erfahrung der Operateurin. Aus der Vielzahl der möglichen Augenoperationen werden hier nur einige häufig angewandte Verfahren vorgestellt.

Rücklagerung des M. rectus internus

Nach Einsetzen eines Lidsperrers werden oben und unten kurz hinter dem Limbus zwei Zügelnähte in der

Sklera oberflächlich fixiert, mit denen das Auge nach außen gedreht werden kann. Die Bindehaut wird dann innen etwa 7–8 mm breit am Limbus eröffnet und vorsichtig mit der Schere nach hinten freipräpariert. Der innere gerade Muskel wird dargestellt und auf einen Muskelhaken geladen. Der Muskel wird dann weiter nach hinten von seinen Faszienverbindungen zum Tenon und zur Episklera befreit. Am Muskelansatz werden zwei Nähte um den oberen und unteren Muskelbauch vorgelegt und der Muskel anschließend zwischen den Nähten und dem Ansatz abgeschnitten. Mit einem Messzirkel wird die gewünschte Rücklagerungsstrecke markiert und der Muskel dort mit den vorgelegten Nähten in der Sklera fixiert (➤ Abb. 8.8). Zuletzt wird die Bindehaut durch Nähte am Limbus readaptiert.

Resektion des M. rectus externus

Zügelnähte, Bindehauteröffnung und Präparation des Muskels erfolgen genau wie bei der Internusrücklagerung, hier jedoch nur auf der temporalen Seite. Die geplante Resektionsstrecke wird mit dem Zirkel ausgemessen, danach eine Muskelklemme angelegt und geschlossen. Anschließend werden zwei Nähte im Bereich des Muskelansatzes in der Sklera vorgelegt,

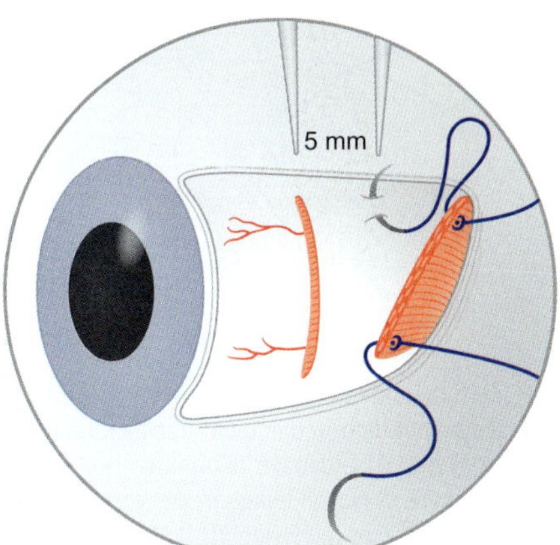

Abb. 8.8 Schieloperation: Rücklagerung eines horizontalen geraden Augenmuskels. Nach Vorlegen der Nähte ist der Muskel am Ansatz abgesetzt. Mit dem Messzirkel wird die Rücklagerungsstrecke markiert und dort der Muskelansatz wieder angenäht [L231]

hinter der Klemme durch den Muskel geführt und dann geknüpft. Nach leichter Öffnung der Klemme wird der Muskel kurz vor der Naht durchtrennt und der verbliebene Stumpf mit den vorgelegten Fäden im Bereich des ehemaligen Ansatzes wieder an die Sklera genäht. Anschließend erfolgt auch hier der Bindehautverschluss.

8.4.4 Hornhautoperationen

Indikationen

Indikation für eine Hornhautverpflanzung ist eine starke Herabsetzung der Sehschärfe durch Hornhauttrübungen verschiedenster Genese sowie durch unphysiologische Krümmung der Hornhaut. Solch eine Krümmung tritt z. B. beim Keratokonus auf, der eine kegelige Vorwölbung und Verdünnung darstellt.

In der Vergangenheit stellte die perforierende **Keratoplastik** für die meisten Indikationen das Standardverfahren für eine Hornhautverpflanzung dar. Dabei wird die Hornhaut in ihrer gesamten Dicke ausgeschnitten und durch ein ebenfalls durchgreifendes Transplantat ersetzt. In der Folge der Verfeinerung der Operationsmethoden haben sich bei bestimmten Indikationen zunehmend lamelläre Verfahren durchgesetzt, die nur die jeweils von einer Erkrankung betroffenen Hornhautschichten ersetzen *(anteriore und posteriore lamelläre Keratoplastik)*. Eine besondere Indikation zur Keratoplastik stellt die akute Hornhautentzündung mit Ausbildung eines Geschwürs und Perforationsgefahr dar *(Keratoplastik à chaud)*.

Ein Pterygium muss abgetragen werden, wenn es sich zu weit auf die Hornhautmitte vorschiebt und dadurch zu einer Verlegung der optischen Achse führt oder eine Hornhautverkrümmung hervorruft.

Perforierende Keratoplastik

Zunächst wird das Transplantat aus einer frischen oder in der Gewebekultur konservierten Spenderhornhaut mit einem Trepan ausgeschnitten und auf seine Intaktheit geprüft. Man erhält ein kreisrundes Hornhautscheibchen, dessen Durchmesser je nach verwendetem Trepan schwankt (in der Regel ca. 8 mm). Nach üblicher Vorbereitung der Patientin erfolgt hier

8

ebenfalls die Trepanation. Dabei muss der Trepan exakt senkrecht aufgesetzt werden (➤ Abb. 8.9 a), um möglichst symmetrische Schnittkanten zu erhalten. Zur Stabilisierung der Vorderkammer wird in der Regel vor der Trepanation eine viskoelastische Substanz über eine Parazentese eingegeben. Bei aphakem Auge kann zur Stabilisierung des Augapfels ein Metallring hinter dem Limbus vorübergehend aufgenäht werden (Flieringa-Ring). Nachdem die Hornhaut mit dem Trepan fast in ganzer Dicke inzidiert wurde, wird die Vorderkammer an einer Stelle mit einer Klinge eröffnet und das zentrale Gewebescheibchen mit einer feinen Hornhautschere rundum ausgeschnitten (➤ Abb. 8.9 b). Zur Optimierung der Schnittqualität stehen heute auch geführte Trepan-Systeme zur Verfügung, bei denen die Hornhaut während des Schneidevorgangs durch Saugringe fixiert wird. Dies ermöglicht ein vollständiges Trepanieren ohne manuelles Nachschneiden sowohl an der Spender- als auch an der Empfängerhornhaut. Darüber hinaus werden inzwischen alternativ verschiedene Laser für die Hornhauttrepanation eingesetzt, darunter Excimer- und Femtosekundenlaser. Ohne das Endothel (Innenschicht der Hornhaut) zu berühren, fasst die Operateurin nach der Trepanation das Transplantat mit einer Pinzette und passt es in die trepanierte Öffnung ein. Nach genauer Positionierung wird in jedem Quadranten ein Haltefaden vorgelegt.

Anschließend erfolgt die endgültige Naht mit einem 10-0-Nylonfaden (➤ Abb. 8.9 c), wobei immer zunächst in das Transplantat in etwa drei Viertel der Dicke eingestochen und ebenso bei der Empfängerin wieder ausgestochen wird, also immer von zentral nach peripher. Es stehen verschiedene Nahttechniken zur Verfügung (Einzelknüpfnähte, einfach fortlaufende Naht, doppelt fortlaufende Naht), welche in Abhängigkeit von der Indikation und den Vorlieben der Operateurin zum Einsatz kommen. Besonders wichtig ist ein symmetrisches Bild der Stiche mit gleichbleibender Fadenspannung, um starke postoperative Hornhautverkrümmungen zu vermeiden. Nach Vollendung der Naht werden die Schlaufen noch einmal gleichmäßig gespannt, verknotet und in der Regel die Knoten versenkt. Vor Abschluss der Operation wird die viskoelastische Substanz aus der Vorderkammer ausgespült und diese wird über die Parazentese mit Flüssigkeit aufgefüllt, um die Wasserdichtigkeit der Naht zu prüfen. Die Nylonfäden verbleiben in der Regel 12–18 Monate in der Hornhaut, um dann entfernt zu werden.

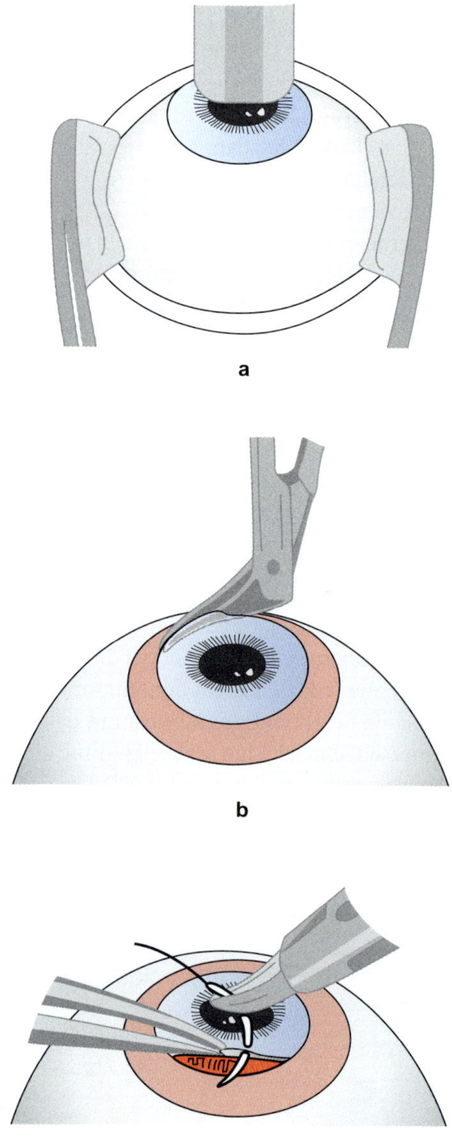

Abb. 8.9 Perforierende Keratoplastik. a) Ausschneiden der Hornhautscheibe mit dem Trepan beim Transplantatempfänger. b) Vollständiges Ausschneiden der erkrankten Hornhaut mit der Hornhautschere. c) Nach Einpassen des vorbereiteten Transplantats wird dieses mit Nylon 10-0 eingenäht [L231, L143]

Lamelläre Keratoplastik

Bei der **anterioren lamellären Keratoplastik** wird möglichst das gesamte Hornhautstroma bei der Empfängerin entfernt, nur die hinterste Lamelle (Descemet-Membran und Endothel) bleibt stehen. Dadurch wird eine Störung des Seheindrucks durch narbige Trübungen zwischen den Stromaschichten von Empfänger- und Spenderhornhaut so weit wie möglich reduziert. Bei der **DALK (Deep Anterior Lamellar Keratoplasty)** wird die Hornhaut des Empfängerauges mit dem Trepan inzidiert, und zwar gerade so tief, dass es nicht zu einer Eröffnung der Vorderkammer kommt. Mit einem speziellen Spatel oder Dissektor wird dann die Hornhaut durch fächernde Bewegungen entlang ihrer lamellären Fibrillen stumpf gespalten. Alternativ kann eine Luftblase zur Separierung der einzelnen Gewebeschichten injiziert werden. Von der Spenderhornhaut, die im entsprechenden Durchmesser trepaniert wurde, wird die Descemet-Membran mit dem Endothel abgezogen, das gewonnene Spenderscheibchen in das vorbereitete Bett am Empfängerauge eingepasst und in gleicher Weise wie bei der perforierenden Keratoplastik (s. oben) beschrieben eingenäht. Dabei müssen die Nähte nicht so tief gestochen werden. Zum Einsatz kommt die anteriore lamellierende Keratoplastik bei Erkrankungen der äußeren Hornhautschichten, bei denen das Endothel intakt ist (z. B. Keratokonus, Hornhautnarben nach Verletzungen oder Infektionen). Vorteil gegenüber der perforierenden Keratoplastik ist die Erhaltung des eigenen Endothels bei der Empfängerin und damit möglicherweise eine Reduktion des Risikos von Transplantatabstoßungsreaktionen. Als Nachteil hat sich jedoch die wesentlich komplexere Operationstechnik erwiesen, weshalb die DALK sich im Vergleich zur perforierenden Keratoplastik weniger durchgesetzt hat.

Inzwischen ist die **posteriore lamelläre Keratoplastik** die häufigste Form der Keratoplastik. Indikation dafür sind Erkrankungen des Endothels, also der innersten Zellschicht der Hornhaut, welche für die Klarheit des Hornhautgewebes erforderlich ist. Eine krankhafte Verminderung der Endothelzellen, die zu einer fortschreitenden Eintrübung der gesamten Hornhaut führt, tritt am häufigsten im Rahmen der (vererbten) **Fuchsschen Endotheldydtrophie** auf. Dies ist eine der häufigsten Indikationen zur Keratoplastik überhaupt. Bei der posterioren lamellären Keratoplastik unterscheidet man zwischen der **DSAEK (Descemet Stripping Automated Endothelial Keratoplasty)** und der **DMEK (Descemet Membrane Endothelial Keratoplasty).** Die beiden Verfahren unterscheiden sich nur durch die Dicke des auf die Rückseite der Hornhaut transplantierten Gewebescheibchens. Bei der DSAEK wird dieses mit einem speziellen Keratom („automated") von der Spenderhornhaut geschnitten und mit entsprechendem Durchmesser trepaniert. Das gewonnene Scheibchen hat eine Dicke von ca. 150 µm, wobei der größte Teil stromales Gewebe der Spenderhornhaut ist. Bei der DMEK ist das transplantierte Scheibchen nur noch ca. 15 µm dick, besteht also tatsächlich nur noch aus Descemet-Membran und Endothel. Bei letztgenanntem Verfahren ist die nach der Operation erreichbare Sehschärfe besser, da die oben genannten Beeinträchtigung durch Trübungen zwischen den Stromaanteilen von Empfänger- und Spenderhornhaut wegfallen.

Bei beiden Verfahren wird bei der Empfängerin über einen kleinen Schnitt am Hornhautrand zunächst die Descemet-Membran mit dem erkrankten Endothel in den zentralen neun Millimeter der Hornhaut entfernt. Das Transplantat wird in die Vorderkammer in der Regel gerollt eingeführt und ohne direkte Berührung des Endothels an die Rückseite der Hornhaut geführt. Die Fixierung erfolgt von innen durch die Injektion einer Luftblase in die Vorderkammer, die das Transplantat von innen andrückt und sich innerhalb weniger Tage resorbiert. Vorteil des Verfahrens gegenüber der perforierenden Keratoplastik sind ein schonenderes Vorgehen während der Operation, weil das Auge nicht vollständig eröffnet wird, und eine wesentlich schnellere Heilung und Wiederherstellung des Sehvermögens. Da nicht genäht wird, treten postoperativ keine nahtassoziierten Komplikationen auf und die zu erwartende Hornhautverkrümmung ist geringer.

Pterygiumoperation

Nach der Lokalanästhesie wird am Hornhautlimbus ein stumpfes Instrument zwischen Hornhaut und Flügelfell durchgeschoben (dort besteht meist keine feste Verwachsung) und stumpf zur Hornhautmitte hin gelöst. Oberflächliche Trübungen der Hornhaut an den Anheftungsstellen werden scharf von der Hornhautoberfläche abgeschabt und diese dadurch geglättet. Danach wird nach ausreichender Mobilisierung ein Bindehautkeil mit Basis am Limbus exzidiert. Nach Kauterisation des Wundgrunds werden die freien Bindehautenden mit Einzelknopfnähten adaptiert. Da Rezidive nach einer solchen einfachen Exzision des Pterygiums sehr oft vorkommen, wird anstelle des direkten Bindehautverschlusses in der Regel ein Bindehauttransplantat aus der oberen Umschlagsfalte in den Defekt eingenäht. Ein solches Vorgehen ist insbesondere bei der Operation eines Pterygiumrezidivs anzuraten.

8.4.5 Refraktive Hornhautchirurgie

Der Wunsch nach einem Leben ohne Brille hat seit Einführung des Excimerlasers zu einer raschen Verbreitung der refraktiven Chirurgie (Eingriffe, die die Brechkraft der Hornhaut verändern) geführt. Bei der Excimerlaserstrahlung handelt es sich um sehr kurzwelliges ultraviolettes Licht mit einer Wellenlänge von 193 nm. Dieses Licht trifft mit hoher Energie nur für Bruchteile von Sekunden (im Bereich von Nanosekunden = Milliardstelsekunden) auf die zu behandelnde Hornhautoberfläche. Durch die Kurzwelligkeit der Strahlung ist die Eindringtiefe auf den Mikrometerbereich beschränkt. Je Laserimpuls werden nur etwa 0,2 µm Hornhautgewebe abgetragen. Die genaue Programmierung des Lasers erlaubt es, die Krümmung der Hornhautoberfläche und damit die Brechkraft neu zu modellieren. So wird die Hornhaut am kurzsichtigen Auge flacher, am weitsichtigen Auge steiler, am stabsichtigen Auge geglättet.

Mit der **PRK (photorefraktiven Keratektomie)** lassen sich durch Modellierung der äußeren Hornhautschichten hauptsächlich Kurzsichtigkeiten bis etwa −6 Dioptrien erfolgreich behandeln. Jedoch wird dieses Verfahren der sogenannten Oberflächenbehandlung (also ohne LASIK-Schnitt) heutzutage nur noch selten eingesetzt.

Bei höheren Brechfehlern, d. h. bei einer Kurzsichtigkeit bis −8 Dioptrien, Weitsichtigkeit bis +4 Dioptrien und Astigmatismus bis 5 Dioptrien kommt das **LASIK-Verfahren (Laser-in-situ-Keratomileusis)** zum Einsatz. Im ersten Schritt dieses Verfahrens wird die Hornhaut mittels Femtosekundenlaser (früher mittels Keratom, eines speziellen Schneidegeräts) in ihrer Dicke gespalten. Nach dem Umklappen der oberen Schicht *(Flap)* erfolgt die Applikation der Laserenergie in der Tiefe der Hornhaut.

Für die Korrektur noch höherer Brechkraftfehler eignen sich die genannten Verfahren nicht, da durch den erforderlichen starken Gewebeabtrag eine gefährliche Verdünnung der Hornhaut auftreten würde. Hier kommen andere refraktive Verfahren zum Einsatz, z. B. die Implantation von phaken Intraokularlinsen (➤ 8.4.8).

Der Excimerlaser hat ein weiteres Einsatzgebiet gefunden bei der Behandlung oberflächlicher Hornhautnarben bzw. -trübungen. Bei der **PTK (phototherapeutischen Keratektomie)** können entsprechende Trübungen selektiv mit dem Laser abgetragen werden.

8.4.6 Glaukomoperationen

Indikationen

Eine Glaukomoperation ist indiziert, wenn sich der Augeninnendruck beim chronischen Offenwinkelglaukom durch drucksenkende Augentropfen nicht mehr mindern lässt. Auch wenn nach Laserbehandlung bei fortschreitender Schädigung des Sehnervs mit entsprechendem Gesichtsfeldverfall keine Regulation mehr möglich ist, wird dieser Eingriff notwendig.

Beim Vorliegen eines Engwinkelglaukoms, insbesondere nach einem einmal aufgetretenen Glaukomanfall, sollte immer eine basale Iridektomie (s. unten) zur Anfallsprophylaxe durchgeführt werden. In den meisten Fällen unternimmt man dies vorbeugend auch am (noch) nicht betroffenen Auge.

Basale Iridektomie

Durch die Ausschneidung eines kleinen Irisanteils in ihrer Peripherie wird ein Kurzschluss zwischen hinterer und vorderer Augenkammer geschaffen und so eine weitere Vorwölbung der Iris mit Kammerwinkelverschluss verhindert. Nach der üblichen Vorbereitung des Operationsgebiets eröffnet man die Vorderkammer am korneoskleralen Übergang mit einer Klinge in geringer Breite. Die periphere Iris

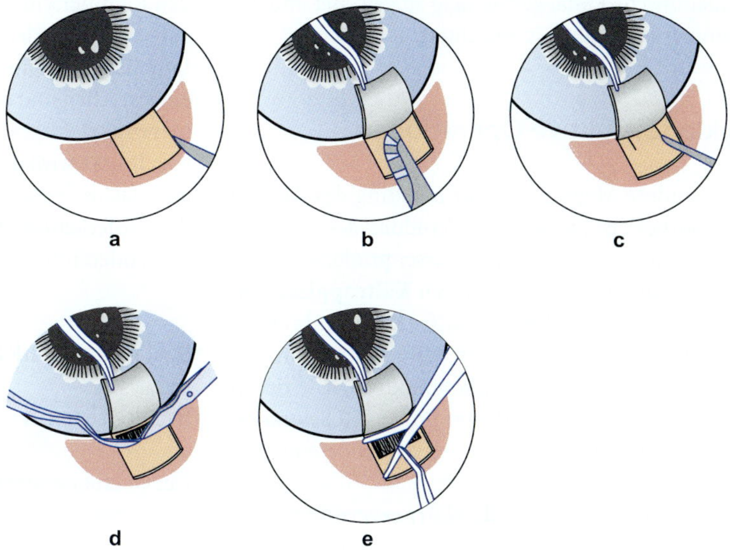

Abb. 8.10 Trabekulektomie. a) Nach Bindehautpräparation wird die Sklera in halber Dicke inzidiert (Kantenlänge ca. 3 × 3 mm). b) Präparation eines Skleralappens und Umklappen auf die Hornhaut. c) und d) Exzision einer kleineren, tiefen Skleralamelle, dadurch Eröffnung der Vorderkammer. e) Periphere Iridektomie durch die durchgreifende Öffnung [L231, L143]

wird mit einer feinen Pinzette gefasst, durch die geschaffene Öffnung nach außen gezogen und ein Zipfel mit der Schere ausgeschnitten. In der Regel entsteht eine dreieckige basale Iridektomie. Je nach Größe der korneoskleralen Eröffnung ist ein Verschluss durch Naht erforderlich.

Trabekulektomie/Goniotrepanation

Die Trabekulektomie (alternativ Goniotrepanation) gilt bis heute als Goldstandard zur Schaffung eines erleichterten Kammerwasserabflusses beim chronischen Glaukom. Die Bindehaut wird oben auf einer Breite von ca. 10 mm ganz dicht am Hornhautlimbus eröffnet und nach hinten freipräpariert. Dann wird ein Skleralappen mit einer Kantenlänge von etwa 3 × 3 mm bis in die klare Hornhaut in etwa halber Dicke freipräpariert und auf die Hornhaut umgeschlagen (➤ Abb. 8.10 a, ➤ Abb. 8.10 b). Im Bereich des Trabekelwerks und des Schlemmschen Kanals in der Nähe des Kammerwinkels wird ein kleines rechteckiges Stück der verbliebenen Skleradicke ausgeschnitten (➤ Abb. 8.10 c, ➤ Abb. 8.10 d). Bei der Trabekulektomie geschieht dieses Ausschneiden mit einer Klinge, bei der Goniotrepanation mit einem kleinen Rundtrepan. Durch die entstandene Öffnung wird eine basale Iridektomie (oben) angelegt (➤ Abb. 8.10 e). Danach schlägt man den Skleralappen zurück und fixiert ihn an den freien Ecken durch Naht. Durch eine Parazentese wird Flüssigkeit in die Vorderkammer injiziert und so der Durchfluss durch die neu geschaffene Fistel getestet. Ein sorgfältiger Bindehautverschluss verhindert das Austreten des Kammerwassers aus dem Bindehautsickerkissen nach außen. Alternativ kann die Bindehaut auch limbusfern eröffnet und nach Freipräparation zum Limbus während der Operation auf die Hornhaut umgeschlagen werden. Da es nach solchen sogenannten fistulierenden Operationen relativ häufig zu einer frühzeitigen Vernarbung des Sickerkissens kommt, wird häufig nach Freipräparation der Skleraoberfläche eine zellwachstumshemmende Substanz appliziert (z. B. stark verdünntes Mitomycin C für 90 Sekunden). Danach muss die Oberfläche kräftig gespült werden, da diese Substanzen bei zu langem Einwirken hochtoxisch sind.

Wegen des genannten Vernarbungsrisikos und nicht seltener weiterer postoperativer Komplikationen wurden andere drucksenkende Eingriffe eingeführt. Ein vielversprechender Ansatz ist die **Kanaloplastik.** Hier wird der Schlemmsche Kanal am Übergang zwischen Sklera und Hornhaut ähnlich wie bei der Trabekulektomie schichtweise freipräpariert und ein dünner Prolene-Faden rundum durch den Kanal vorgeschoben. Der dann zirkulär liegende Faden wird unter leichtem Zug verknotet. Dadurch wird der

Schlemmsche Kanal geringfügig aufgeweitet und der Kammerwasserabfluss erleichtert.

Zyklodestruktive Operationen

Eine andere Möglichkeit zur Senkung des Augeninnendrucks ist die teilweise Verödung des Strahlenkörpers, in dem das Kammerwasser produziert wird. Früher erfolgte dies meist durch **Kälteapplikation** (−70 bis −80 °C). Der Kältestift (Kryosonde) wird in der Regel an 6–8 Stellen etwa 1,5 mm hinter dem Hornhautlimbus transkonjunktival, d. h. durch die Bindehaut, appliziert und für 45–90 Sekunden eingeschaltet (abhängig von der verwendeten Kryosonde).

Indikationen für die **Ziliarkörperverödung** sind hauptsächlich das schmerzhafte Sekundärglaukom sowie Glaukomformen mit Gefäßneubildungen im Kammerwinkel, die den Kammerwasserabfluss verhindern. Bei dieser letzten Form wird die Zyklokryokoagulation häufig mit einer Vereisung der peripheren Netzhaut kombiniert.

Heute hat sich zur Verödung des Strahlenkörpers weitgehend der Einsatz des **Diodenlasers** durchgesetzt. Hierbei wird nach Aufsatz der Lasersonde an gleicher Stelle infrarote Laserstrahlung eingesetzt, die die Sklera durchdringt und im Strahlenkörper absorbiert wird. Die Applikationszeit beträgt hier je Herd nur etwa 1–2 Sekunden. Es handelt sich um ein schonenderes Verfahren, da es in viel geringerem Maße zu einer postoperativen Entzündungsreaktion mit begleitender Bindehautschwellung führt. Zudem ist die Gefahr einer Überdosierung der Verödung reduziert.

Goniotomie

Die Goniotomie ist das Operationsverfahren der Wahl beim angeborenen Glaukom. Hier sind der Kammerwinkel und seine ableitenden Strukturen durch eine falsch angelegte Membran verschlossen, die durch die Operation entfernt wird. Die Operation muss bei Säuglingen in Allgemeinanästhesie durchgeführt werden, eine Narkose ist in der Regel auch schon für die präoperative Diagnostik erforderlich. Ein Gonioskop (Kontaktlinse, die über einen Spiegel Einblick in den Kammerwinkel gewährt) wird auf die Hornhaut aufgesetzt. Von der Seite wird unter Sichtkontrolle am Limbus eine Goniotomienadel in die Vorderkammer eingestochen und bis zum gegenüberliegenden Kammerwinkel vorgeschoben. Der obere Rand des Trabekelwerks wird dann durch fächernde Bewegungen oberflächlich inzidiert. Während der Prozedur wird die Vorderkammertiefe mittels einer durch die Nadel fließenden Infusion konstant gehalten.

8.4.7 Kataraktoperationen

Indikationen

Der Operationszeitpunkt bei Linsentrübungen ist sehr vom subjektiven Beschwerdebild der Patientinnen abhängig. Ausnahmen bilden zum einen die angeborene Katarakt, die schon im Säuglingsalter operiert werden sollte, sowie die überreife (hypermature) Katarakt, die durch Quellung des Linseneiweißes zu Entzündungen führen kann. Viele alte Menschen sind mit einer Sehschärfe von 0,3–0,4 (30–40 %) noch zufrieden. Andere, insbesondere jüngere Menschen, fühlen sich durch eine Abnahme auf 60–70 % schon sehr beeinträchtigt, z. B. durch verstärkte Blendungsempfindlichkeit. Die Indikationsstellung muss immer unter Abwägung von Nutzen und Risiko der Operation erfolgen. Auch wenn die Staroperation heute zum Routineeingriff geworden ist, dürfen die möglichen postoperativen Komplikationen nicht übersehen werden: Infektion, Netzhautablösung, Hornhauttrübung. Zur optischen Korrektur der Linsenlosigkeit wird heute in fast allen Fällen eine künstliche **Intraokularlinse** eingesetzt. Nur noch selten ist nach der Operation die Anpassung von Kontaktlinsen oder Starbrillen mit dicken Gläsern erforderlich.

Kataraktextraktion

Grundsätzlich stehen zwei Verfahren zur Entfernung der getrübten Augenlinse zur Verfügung: Bei der **intrakapsulären Kataraktextraktion (ICCE)** wird die ganze Linse mitsamt dem Kapselsack und ihrem Aufhängeapparat in einem Stück entfernt. Bei der **extrakapsulären Kataraktextraktion (ECCE)** öffnet man die vordere Linsenkapsel, um unter Schonung der hinteren Linsenkapsel den Linsenkern und die Linsenrinde getrennt zu entfernen.

Bei der **ICCE** ist eine breite Eröffnung des Auges am Übergang zwischen Hornhaut und Sklera erforderlich, um die Linse im Ganzen entfernen zu können (ca. 10–11 mm). Dieses Verfahren war bis in die 1970er-Jahre üblich, wird heute aber nur noch in wenigen Ausnahmefällen eingesetzt (z. B. bei stark gelockertem Halteapparat der Linse). Grund dafür sind verschiedene Nachteile: Durch die mögliche Ruptur der Glaskörpergrenzmembran bei der Extraktion der ganzen Linse samt ihrer Kapsel kommt es relativ häufig zum Glaskörpervorfall in die vordere Augenkammer. Die Folgen sind eine Verziehung der Iris, die Einklemmung im Wundspalt und die Hornhautberührung mit anschließender Eintrübung. Durch die Verlagerung des Glaskörpers ist auch das Risiko einer postoperativen Netzhautablösung deutlich erhöht.

Diese Nachteile werden bei der **ECCE** (➤ Abb. 8.11) mit Ausräumung des getrübten Linsenmaterials unter Erhaltung der hinteren Linsenkapsel vermieden. Da bei der ECCE nur der getrübte Linsenkern mit einem Durchmesser von 7 bis 9 mm als Ganzes entfernt werden muss, ist eine kleinere Eröffnung des Augapfels möglich. Nach den üblichen Vorbereitungen des OP-Felds wird die Bindehaut am Limbus in einer Breite von etwa 8 bis 10 mm eröffnet und nach oben freipräpariert. Es folgt die Kauterisation der oberflächlichen Skleragefäße. Zur Eröffnung der Vorderkammer wird ein Zwei-Stufen-Schnitt eingesetzt, welcher später

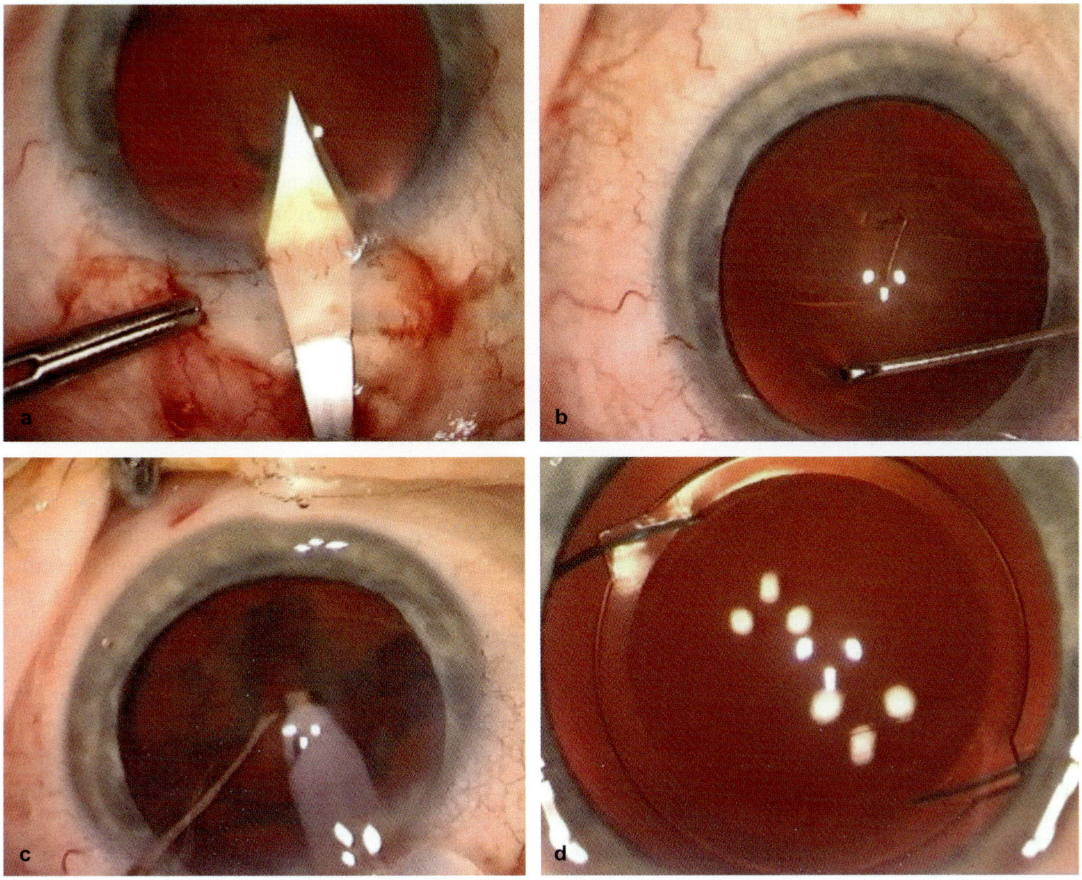

Abb. 8.11 Phakoemulsifikation. a) Eröffnung der vorderen Augenkammer mit der Phakolanze in definierter Breite. b) Kapsulorhexis (kreisrunde Eröffnung der vorderen Linsenkapsel). c) Durch die Öffnung in der vorderen Linsenkapsel wird die Linse unter Schonung der Hinterkapsel mit dem Ultraschall-Handstück emulsifiziert und zugleich abgesaugt. d) Faltbare Intraokularlinse nach der Implantation in den Kapselsack [T365]

eine bessere Adaptation der Wundränder mit einer guten Wasserdichtheit gewährleistet. Die Sklera wird dazu am Limbus zunächst in halber Dicke vorgeritzt und bis in die klare Hornhaut präpariert, z. B. mit einem Tunnelmesser. Erst dort wird der Schnitt wieder nach unten, also in die Vorderkammer, fortgesetzt. Zur Eröffnung der vorderen Linsenkapsel stehen verschiedenste Verfahren zur Verfügung, als ideale Methode hat sich jedoch die **Kapsulorhexis** erwiesen. Die Linsenkapsel wird dafür in der Mitte mit einem Zystotom oder einer speziellen Pinzette eröffnet und ein kreisrunder Lappen aus der Mitte herausgerissen. Die kontinuierliche Risskante gewährleistet eine hohe Stabilität dieser Kapselöffnung. Die Linse wird dann mit einer Kanüle im Kapselsack unterspült. Dadurch hebt sich der obere Anteil des Linsenkerns aus der Kapsel und kann durch sanften Druck oder mit einer Schlinge aus dem Auge entfernt werden. Die verbliebene Linsenrinde wird mit einem Saug-Spül-System entfernt und die Linsenkapsel poliert. Nach Eingabe einer viskoelastischen Substanz (zähflüssige, glasklare Flüssigkeit) zur Entfaltung von vorderer und hinterer Linsenkapsel wird eine Hinterkammerlinse in den Kapselsack eingesetzt (➤ Abb. 8.11 d). Anschließend wird die viskoelastische Substanz abgesaugt und die korneosklerale Inzision mit einzelnen oder fortlaufenden Nähten verschlossen. Zuletzt erfolgt die Bindehautadaptation mittels Naht oder Kauter.

8

Phakoemulsifikation

Hierbei handelt es sich um eine Weiterentwicklung der extrakapsulären Operation, die heute als Standard gilt. Bei dieser Technik wird der getrübte Linsenkern mit einer in das Auge eingeführten Sonde durch Ultraschallenergie zerkleinert (= emulsifiziert) und abgesaugt (➤ Abb. 8.11 c). Die anderen Operationsschritte unterscheiden sich kaum von der oben beschriebenen ECCE. Herausragender Vorteil dieser Technik ist die wesentlich kleinere erforderliche Schnittbreite, die hauptsächlich durch die zu implantierende **Intraokularlinse (IOL)** bestimmt wird. Bei den heute üblichen, faltbaren IOLs aus flexiblen Materialien, z. B. aus Silikon, meist jedoch aus flexiblem Acrylat, beträgt die erforderliche Inzisionsbreite < 3 mm (➤ Abb. 8.11 a). Die Inzision wird von den meisten Operateurinnen mit einer Phako-Lanze (➤ Tab. 8.1) am Hornhautrand gesetzt, sodass für die Staroperation keine Bindehauteröffnung mehr erforderlich ist. Dies ist insofern wichtig, weil die meisten Staroperationen heute unter topischer Anästhesie (➤ 8.3.2) durchgeführt werden. Auch ein Nahtverschluss kann dank der schmalen Inzisionen in den meisten Fällen entfallen. Dies hat eine günstige Auswirkung auf die nach der Operation zu erwartende Hornhautverkrümmung *(Astigmatismus)* und die ohne Brille zu erreichende Sehschärfe. Während der Phakoemulsifikation oder während des Absaugens der Rindenreste kann es als Komplikation zu einem Riss der hinteren Linsenkapsel kommen. In diesem Fall muss der vordringende Glaskörper entfernt werden (➤ 8.4.10, vordere Vitrektomie). Bei ausreichenden Resten der peripheren Linsenkapsel kann dann eine Hinterkammerlinse in den Sulcus ciliaris zwischen Linsenkapsel und Iris implantiert werden.

Glaskörperverluste sind bei der ECCE jedoch viel seltener als nach der ICCE. Darüber hinaus sind die bei der ECCE eingesetzten Hinterkammerlinsen wesentlich seltener mit Spätkomplikationen belastet (z. B. Anstieg des Augendrucks, Hornhauteintrübungen, Netzhautablösungen) als Vorderkammerlinsen, die nach einer ICCE üblich waren. Letztere werden heute in den meisten Kliniken nur noch in Ausnahmefällen implantiert.

8.4.8 Implantation phaker Intraokularlinsen

Zur Korrektur starker Brechkraftfehler (➤ 8.4.5) werden seit einigen Jahren Intraokularlinsen auch in Augen implantiert, in denen die körpereigene Linse noch vorhanden ist (phake Augen). Hier sollen die Intraokularlinsen den Brechkraftfehler des Auges anstelle von Brille oder Kontaktlinse korrigieren. Es stehen verschiedene Arten von Kunstlinsen zur Verfügung. Zum einen Vorderkammerlinsen, die mit zarten Bügeln bzw. Häkchen im Kammerwinkel bzw. im Irisgewebe fixiert und damit gegen ein Verrutschen im Auge gesichert werden. Die meisten Kunstlinsen zur Implantation in phake Augen sind heute in der Regel aus flexiblen Materialien, sodass sie im gefalteten Zustand über sehr kleine Inzisionen (< 3 mm) implantiert werden können. Im Auge entfalten sie sich und werden dann an der richtigen Stelle positioniert.

Neben den phaken Vorderkammerlinsen gibt es die **ICL (Intraocular Contact Lens),** die in der hinteren Augenkammer schwimmend auf der Vorderfläche der eigenen Linse positioniert wird. Bei vielen Typen von phaken Intraokularlinsen muss der Eingriff mit einer basalen Iridektomie (➤ 8.4.6) kombiniert werden, da durch die Kunstlinsen eine Blockade der Kammerwasserzirkulation durch die Pupille auftreten kann.

8.4.9 Operationen bei Netzhautablösung

Indikationen

Die häufigste Form der Netzhautablösung *(Ablatio retinae)* ist die rhegmatogene (rissbedingte) Ablatio. Netzhautrisse oder -löcher entstehen besonders häufig aufgrund vorhandener degenerativer Netzhautverdünnungen im Bereich des Äquators. Diese treten vor allem bei älteren Menschen im Rahmen der physiologischen Glaskörperabhebung sowie bei stark Kurzsichtigen auf. Große Netzhautrisse im Bereich der Ora serrata können auch Folge von Prellungen des Augapfels sein. Durch das entstandene Loch kann Flüssigkeit aus dem Glaskörperraum unter die Netzhaut fließen und diese fortschreitend von ihrer Unterlage ablösen, auf der sie ja nur lose aufliegt. Die abgehobene Netzhaut verliert ihre Sehfunktion. Entsprechend bemerken die Betroffenen einen zunehmenden Schatten in der Gesichtsfeldregion, die der Ablösung entspricht.

Weitere Symptome sind Lichtblitze und Rußregen (durch Blutung in den Glaskörper). Eine frische Netzhautablösung bedarf einer raschen operativen Sanierung, da sie sonst in den meisten Fällen durch weitere Flüssigkeitsansammlung durch das Loch fortschreitet. Ist einmal die Makula mit der Fovea centralis (Stelle des schärfsten Sehens) mit von der Unterlage abgehoben, ist eine völlige Wiederherstellung der Sehschärfe unwahrscheinlich. Alle Operationstechniken beruhen auf einem Verschluss des Netzhautlochs, um einen weiteren Flüssigkeitsstrom durch das Loch zu unterbinden. Zusätzlich kann die subretinale Flüssigkeit durch die Sklera hindurch abpunktiert werden.

Plombenoperation

Bei dieser Technik wird das Netzhautloch durch Eindellung von außen verschlossen, nachdem eine Plombe aus Silikon oder Schaumstoff aufgenäht wurde. Die Methode eignet sich daher besonders für Ablösungen, die durch ein bis zwei benachbarte Löcher hervorgerufen werden. Nach Einsetzen eines Lidsperrers und Spülung des Bindehautsacks wird die Bindehaut im Bereich des Lochs am Limbus in ausreichender Breite eröffnet und nach hinten freipräpariert. Dann erfolgt die Anschlingung der geraden Augenmuskeln des betroffenen Quadranten. Ablatiooperationen werden meist ohne Operationsmikroskop unter Zuhilfenahme einer Lupenbrille durchgeführt. Das Netzhautloch wird mit dem indirekten Augenspiegel durch die zuvor erweiterte Pupille noch einmal lokalisiert und die entsprechende Sklerastelle von außen aufgesucht. Am häufigsten liegen die Netzhautlöcher im temporal oberen Quadranten. Im Bereich der abgehobenen Netzhaut wird durch Punktion der Sklera die subretinale Flüssigkeit nach außen drainiert. Eine Plombe aus Kunststoffmaterial wird mit nicht resorbierbaren Fäden auf die Sklera aufgenäht. Vor dem Aufnähen der Plombe kryokoaguliert man die Lochränder mit einem Kältestift (➤ Abb. 8.12 a). Die dadurch hervorgerufene Entzündungsreaktion gewährleistet eine feste Vernarbung der Netzhaut mit ihrer Unterlage. Die korrekte Lage der Plombe sowie die Anlegung der Netzhaut wird erneut mit dem Augenspiegel kontrolliert und anschließend die Bindehaut vernäht. Alternativ zur Kryokoagulation können die Lochränder einige Tage nach der Operation von außen mit dem Argonlaser mit ihrer Unterlage verschweißt werden.

Zerklage (Gürtelfaden-OP)

Bei Vorliegen mehrerer Netzhautlöcher oder ausgedehnter degenerativer Netzhautverdünnungen wird eine gürtelförmige Umschnürung des Augapfels mit einem Silikonband durchgeführt. Durch die ringförmige Vorbuckelung im Augeninnern können so außerdem Zugkräfte, die vom Glaskörper ausgehen, entspannt werden. Hierbei wird die Bindehaut zirkulär am Hornhautlimbus eröffnet und nach hinten freipräpariert. Die vier geraden Augenmuskeln werden an ihren Ansätzen dargestellt und angeschlungen. Nach

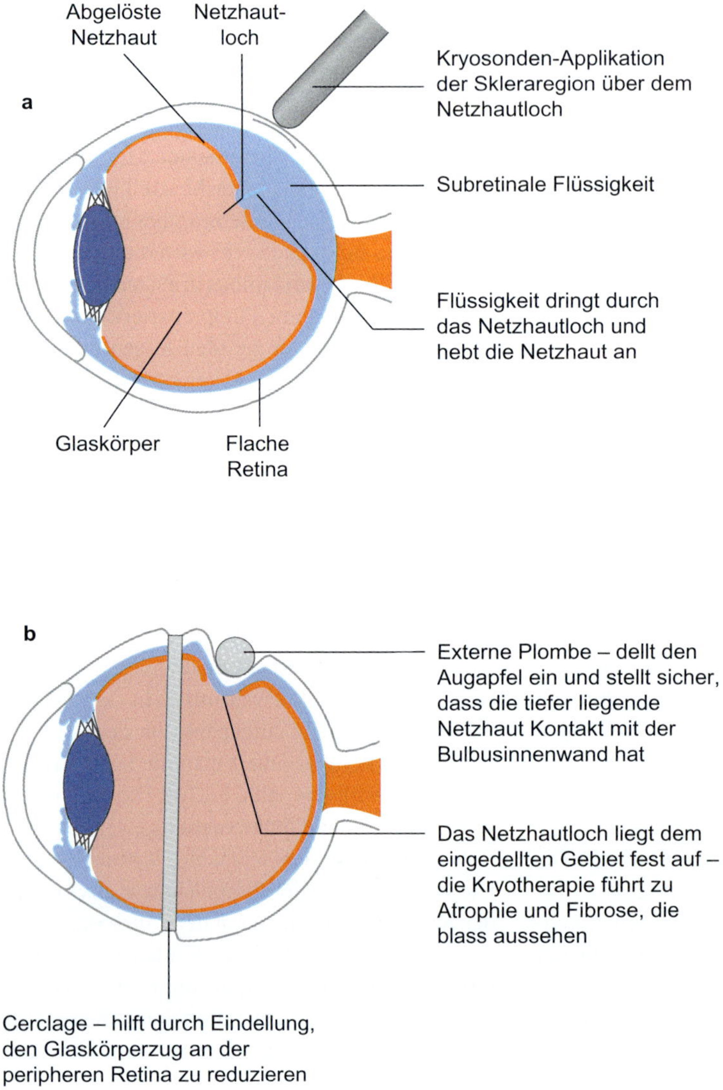

Abb. 8.12 Netzhautablösung. a) Zunächst Kryokoagulation des Netzhautlochs durch eine Eindellung mit der Kryosonde von außen. b) Dauerhafte Eindellung der Sklera im Bereich des Netzhautlochs durch Aufnähen einer Plombe oder einer Zerklage [L231, L143]

Punktion der subretinalen Flüssigkeit werden alle auffindbaren Löcher kryokoaguliert. Nun zieht man das Silikonband unter den Augenmuskeln durch und fixiert es nach Platzierung über den Netzhautlöchern in jedem Quadranten auf der Sklera (Ankerfäden, ➤ Abb. 8.12 b). Unter Kontrolle der Vorwölbung im Augeninnern mit dem Augenspiegel wird das Band angezogen und an den beiden Enden mit einem Schlossfaden vernäht. Abschließend muss noch die Durchblutung der zentralen Netzhautarterie kontrolliert werden, um eine zu starke Straffung des Bands auszuschließen. Dann wird die Bindehaut vernäht.

Pneumokryoretinopexie

Befindet sich ein einzelnes kleineres Netzhautloch in der oberen Netzhautzirkumferenz, kann eine Tamponade des Lochs auch von innen herbeigeführt werden. Dies geschieht, indem nach Punktion der subretinalen

Flüssigkeit und Kryokoagulation der Lochränder Luft (oder Gas) in den Glaskörperraum eingegeben wird. Die Luft wird über die Pars plana in den Augapfel injiziert, um keine neuen Netzhautlöcher hervorzurufen. Während der ersten Tage nach der Operation (bis zur vollständigen Resorption der eingegebenen Luft) muss die Patientin streng die vorgegebene Positionierung einhalten. Das Loch muss sich dabei immer an der höchsten Stelle des Auges befinden. Bei einem oben gelegenen Loch muss die Patientin also sitzend positioniert werden, auch während der Nacht. Die Luft im Glaskörperraum steigt immer nach oben, dort soll sie bis zum Einsetzen einer stabilen Vernarbung durch die Kryokoagulation das Loch tamponieren. Da die Erfolgsquoten für eine Wiederanlegung der Netzhaut geringer sind als nach einer Plombenoperation, ist die Pneumokryoretinopexie in Deutschland bis heute trotz ihrer vergleichbaren Einfachheit kein weit verbreitetes Verfahren. In den USA wird sie dagegen sehr häufig als primärer Eingriff zur Behandlung „einfacher" Netzhautablösungen eingesetzt.

8.4.10 Pars-plana-Vitrektomie (Glaskörperaustausch)

Indikationen

Verschiedene Ursachen, die zu einer bleibenden Trübung des Glaskörpers führen, stellen eine Indikation zur operativen Glaskörperentfernung dar, z. B. Blutungen oder entzündliche Trübungen. Die Pars-plana-Vitrektomie (ppV, ➤ Abb. 8.13) wird aber auch eingesetzt bei komplizierten Netzhauterkrankungen wie z. B. bei vor der Netzhaut liegenden bindegewebigen Membranen (z. B. diabetischer Netzhauterkrankung, epiretinaler Gliose). Weitere Indikationen sind komplizierte Netzhautablösungen mit Schrumpfung des Glaskörpers und Zugwirkung auf die Netzhaut (proliferative Vitreo-Retinopathie, PVR) oder die Entfernung von intraokularen Fremdkörpern. Die Vitrektomie kann ergänzt werden durch die Eingabe von Endotamponaden (Luft, Gas oder Silikonöl) am Ende der Operation, um eine dauerhafte Stabilisierung der Netzhautsituation zu gewährleisten.

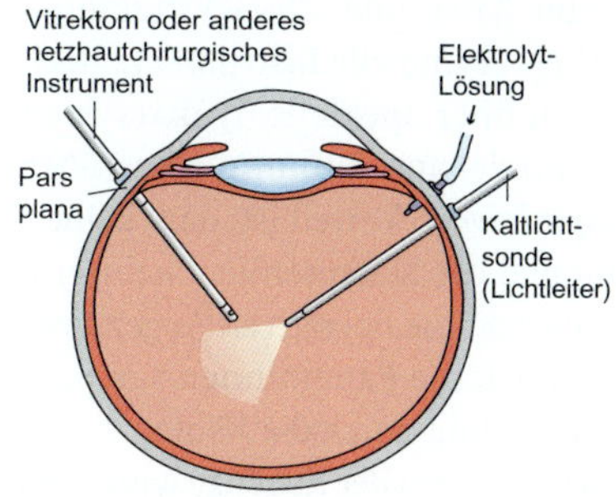

Abb. 8.13 Pars-plana-Vitrektomie (ppV). Im Bereich der Pars plana des Ziliarkörpers werden drei kleine Inzisionen in der Sklera angelegt (Sklerotomien). Diese befinden sich in der Regel ca. 3,5 mm hinter dem Hornhautlimbus, da hier keine wichtigen Strukturen (Netzhaut oder Linse) dauerhaft beschädigt werden. In einer der Inzisionen wird eine Infusion befestigt, die den Augeninnendruck während der gesamten OP-Dauer konstant hält. In eine weitere Sklerotomie wird ein Lichtleiter für die intraokulare Ausleuchtung eingeführt. Die dritte Sklerotomie wird genutzt, um die verschiedenen glaskörperchirurgischen Instrumente in das Auge zu führen (Vitrektom, Pinzetten, Scheren etc.). Die Instrumente haben einen genau definierten Durchmesser, um die entsprechend breiten Sklerotomien nach dem Einführen abzudichten [L157]

Operationstechnik

Die Operation kann in Para- oder Retrobulbäranästhesie (➤ 8.3.2) durchgeführt werden. Bei zu erwartender langer Operationsdauer kann eine Allgemeinanästhesie erforderlich sein. In der Regel werden für die Vitrektomie mittels Stichinzision durch die Pars plana drei Zugänge in den Glaskörperraum gelegt (Sklerotomien). Die Pars plana schließt sich hinter dem Strahlenkörper an und reicht bis zum Beginn der Netzhaut an der Ora serrata. In einem der unteren Quadranten des Auges wird zunächst eine Infusionsleitung angenäht. Die Infusion hält den Augendruck während der Operation konstant und ersetzt das abgesaugte und abgeflossene Volumen.

In eine Sklerotomie in einem oberen Quadranten wird eine Glasfaserleitung eingeführt, die den Augapfel von innen ausleuchtet. Durch den dritten Zugang im anderen oberen Quadranten werden die verschiedenen glaskörperchirurgischen Instrumente eingeführt. Die Infusion und sämtliche genutzten Instrumente hatten früher einen einheitlichen Durchmesser von 20 G. Seit einigen Jahren wird je nach chirurgischer Ausgangslage und Präferenz der Ope-

8

rateurin eine 23-G- oder 25-G-Vitrektomie durchgeführt. Hierbei sind alle Instrumente noch dünner und können über spezielle Trokarsysteme ohne vorherige Bindehauteröffnung eingeführt werden *(transkonjunktival)*. Vorteil ist, dass keine Naht der Bindehaut und der Sklerotomien mehr erforderlich ist. Dadurch sind die operativen Augen postoperativ weniger gereizt, die Patientinnen verspüren kaum Fremdkörpergefühl durch die Nähte.

Nach dem Anlegen der Zugänge wird zunächst mit dem Saug-Schneid-System *(Vitrektor)* eingegangen. Dieses saugt kontinuierlich ein kleines Stück Glaskörper an, schneidet es ab und saugt es aus dem Auge, während das verloren gegangene Volumen durch die Infusion ersetzt wird. Ein komplettes Absaugen des Glaskörpers ist aufgrund seiner Zähigkeit nicht möglich. Nach und nach wird so der Glaskörper möglichst vollständig entfernt. Für die Durchtrennung dichterer Stränge stehen spezielle Scheren zur Verfügung, die ebenfalls durch die Sklerotomien eingeführt werden. Genauso ist es möglich, mit Pinzetten zarte präretinale Membranen zu fassen und sanft abzulösen oder intraokulare Fremdkörper zu fassen und zu extrahieren.

Stellen sich nach Entfernung des getrübten Glaskörpers Netzhautlöcher dar, können die Lochränder mit der Unterlage verschweißt werden. Hierbei kommen über eine Glasfaser geleitete Laserstrahlen zum Einsatz (Schutzbrille und Mikroskop-Schutzfilter!). Die Beobachtung der Netzhaut während der Operation erfolgt durch das OP-Mikroskop mit speziellen in den Strahlengang eingeschwenkten Optiken. Falls ein dauerhaftes Anliegen der Netzhaut bei Vorliegen von Löchern oder bindegewebigen Strängen nicht sicher gewährleistet ist, kann die Infusionsflüssigkeit am Ende der Operation gegen Silikonöl ausgetauscht werden. Für eine nur vorübergehende Tamponade von innen können auch Luft oder langsam resorbierbare Gase eingegeben werden. Nach Entfernen der Instrumente aus dem Auge werden die Sklerotomien bei der klassischen Variante wasserdicht vernäht. Je nach Ausgangsbefund kann die Vitrektomie durch eine Zerklage von außen ergänzt werden (➤ 8.4.9), um eine weitere Entlastung von Zugkräften auf die Netzhaut zu erreichen. Abschließend erfolgt der Nahtverschluss der Bindehaut.

8.4.11 Enukleation und Exenteratio orbitae

Die operative Entfernung des Augapfels **(Enukleation)** ist heute nur noch in wenigen Situationen indiziert (z. B. bei bösartigen Geschwülsten des Auges), da verbesserte OP-Techniken immer häufiger den Bulbuserhalt ermöglichen. Zunächst wird die Bindehaut zirkulär am Limbus eröffnet, die geraden Augenmuskeln werden dargestellt und mit Nähten erfasst, bevor sie an ihren Ansätzen vom Auge abgeschnitten werden. Unter der Bindehaut und der weiter hinten beginnenden Tenonschicht wird der Augapfel bis zu seinem hinteren Pol freipräpariert. Dabei werden auch die schrägen Augenmuskeln abgetrennt. Mit einer speziellen Enukleationsschere fährt man an der seitlichen Orbitawand entlang dem Augapfel nach hinten und sucht bei geschlossener Schere durch schwenkende Bewegungen den Sehnerv auf. Nach dem Auffinden wird die Schere geöffnet, der Sehnerv gefasst und durchtrennt. Ist ein intraokularer Tumor der Grund für die Enukleation, so ist eine Durchtrennung des Sehnervs möglichst weit entfernt vom Augapfel anzustreben, da sich Tumoren oft entlang seiner Scheiden nach hinten ausbreiten. Der Augapfel muss für die histologische Untersuchung gesichert werden. Der Sehnervenstumpf wird bis zum Stillstand der Blutung aus den eröffneten Gefäßen komprimiert. Dann werden die Ansätze der geraden Augenmuskeln miteinander vernäht und darüber schichtweise Tenon und Bindehaut verschlossen. Häufig wird unter die Muskelstümpfe ein Orbitaimplantat eingesetzt, an dem die Muskelansätze angenäht werden können. Dadurch kann ein besonders guter Sitz der später angefertigten Prothese mit nahezu natürlichen Augenbewegungen erreicht werden.

Noch seltener als die Enukleation ist eine **Exenteratio orbitae** erforderlich. Indikationen sind durch die Sklera durchgebrochene intraokulare Tumoren und andere ausgedehnte Tumoren der Augenhöhle. Hierbei wird der gesamte Orbitainhalt mitsamt der orbitalen Knochenhaut und den Augenlidern entfernt. Nach kreisförmiger Hautinzision um die Lidspalte herum wird die Periorbita (Knochenhaut) mit einem Elevatorium bis in die Orbitaspitze stumpf abgelöst. Die letzten Verbindungen des Orbitainhalts mit der Orbitaspitze werden mit der Enukleationsschere abgeschnitten. Da es aus den gefäßführenden Knochenkanälen zu starken Blutungen kommen kann, muss die Augenhöhle mit Tupfern fest austamponiert und bis zum Stillstand der Blutungen komprimiert werden. Der Gewebedefekt kann durch ein freies Hauttransplantat gedeckt werden, oder es wird die spontane Bildung von Granulationsgewebe mit nachfolgender Epithelisierung abgewartet.

LITERATUR

Bowling B. KANSKIs Klinische Ophthalmologie. Ein systematischer Ansatz. 8. A. München Elsevier: 2019.

Collin JRO. A Manual of Systematic Eyelid Surgery. 3. A. Oxford: Butterworth-Heinemann, 2006.

Grehn F. Augenheilkunde. 32. A. Berlin, Heidelberg: Springer, 2019.

Heilmann K. Paton D. Atlas der ophthalmologischen Operationen: Technik und Komplikationen. Stuttgart: Thieme, 1985.

Jaffe GJ. Atlas der ophthalmologischen Operationen. 1. A. Stuttgart: Thieme, 1995.

Mackensen G, Neubauer M. Allgemeine und spezielle Operationslehre. Band 4: Augenärztliche Operationen. Berlin, Heidelberg: Springer, 1988.

Wenzel M et al. Ambulante und stationäre Intraokularchirurgie 2023/24. Ophthalmochirurgie. 2024; 36: 335–341.

INTERESSANTE WEBSITES

www.dog.org
www.augeninfo.de

KAPITEL

9

S. Lichthardt

Gefäßchirurgie

Die Gefäßchirurgie befasst sich mit der Diagnostik, der chirurgischen Behandlung und der postoperativen Nachbehandlung von Erkrankungen und Verletzungen des arteriellen und venösen Gefäßsystems. Hierbei kommen sowohl offen chirurgische als auch endovaskuläre/interventionelle Verfahren zum Einsatz.

9.1 Anatomie

➤ Abb. 9.1 zeigt die für die Gefäßchirurgie bedeutsamen arteriellen Gefäße im supraaortalen, thorakalen, abdominalen und femoro-poplitealen Abschnitt.

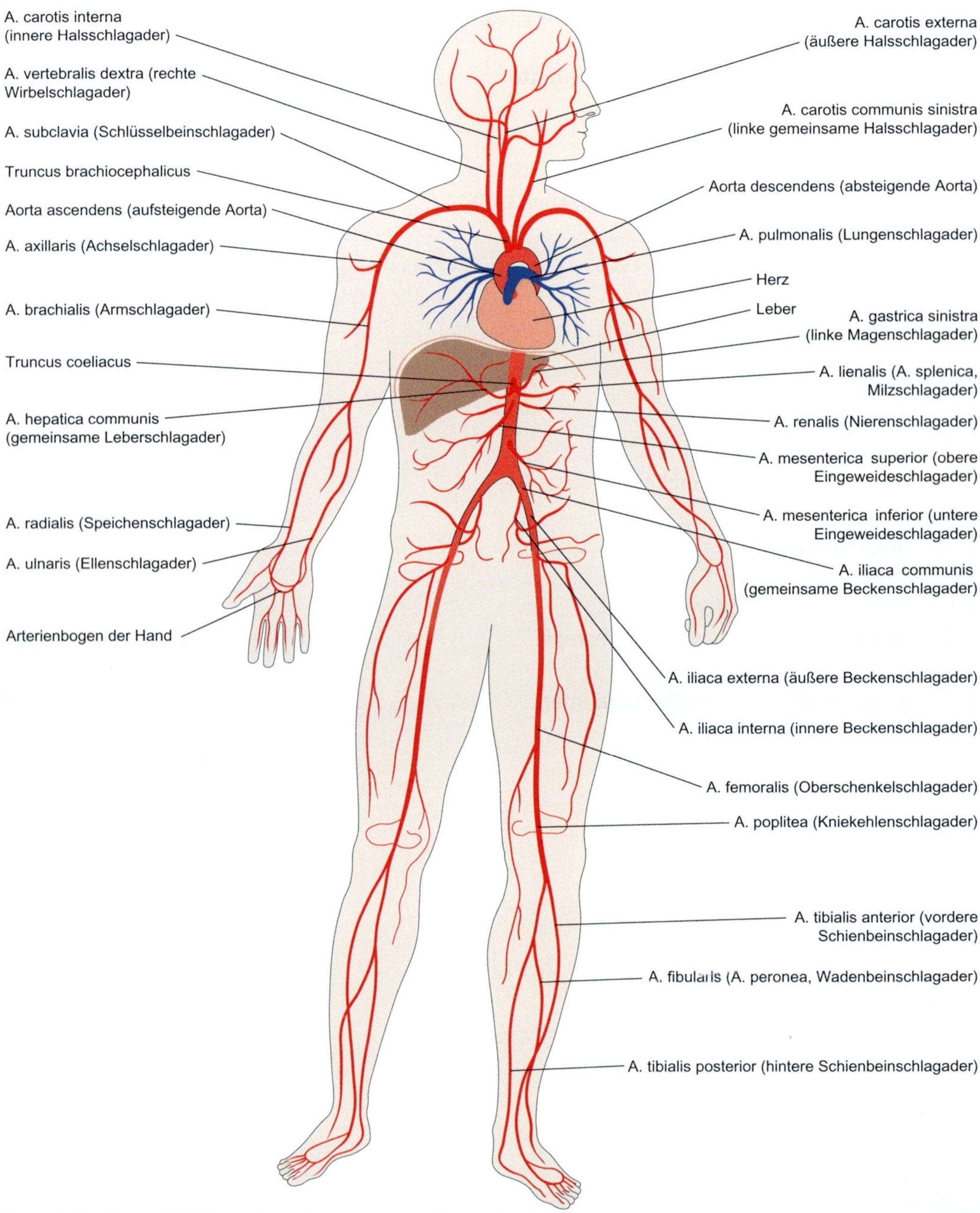

Abb. 9.1 Die für die Gefäßchirurgie bedeutsamen arteriellen Gefäße [L190]

9

9.2 Gefäßchirurgische Spezialinstrumente

➢ Tab. 9.1

Tab. 9.1 Gefäßchirurgische Spezialinstrumente [M1572, T369]

Instrument	Bezeichnung	Verwendungszweck
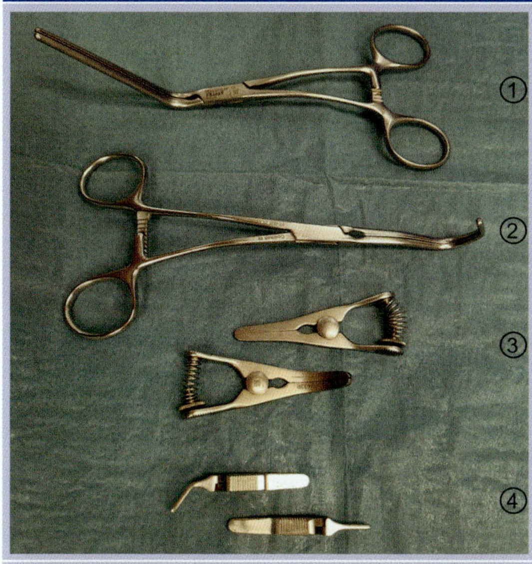	Gefäßklemmen: ① 120°-Klemme nach DeBakey ② Satinsky-Klemme ③ Bulldog-Klemme ④ Mikroklemmen (gebogen und gerade)	Vorübergehendes Abklemmen mittelgroßer und kleiner Gefäße
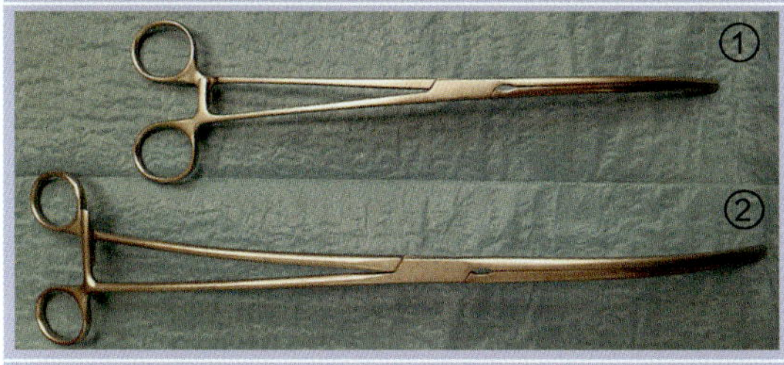	Gefäßklemmen: Aortenklemme nach Crawford (gebogen) ① klein ② groß	Vorübergehendes Abklemmen der Aorta
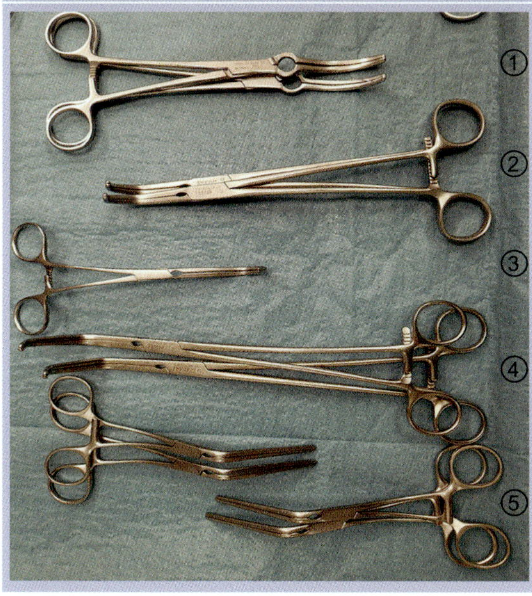	Gefäßklemmen ① Öchsner-/Glover-Klemme ②–④ Satinsky-Klemme ⑤ 120°-Klemme nach DeBakey	Vorübergehendes Abklemmen großer und mittelgroßer Gefäße

Tab. 9.1 Gefäßchirurgische Spezialinstrumente [T369] *(Forts.)*

Instrument	Bezeichnung	Verwendungszweck
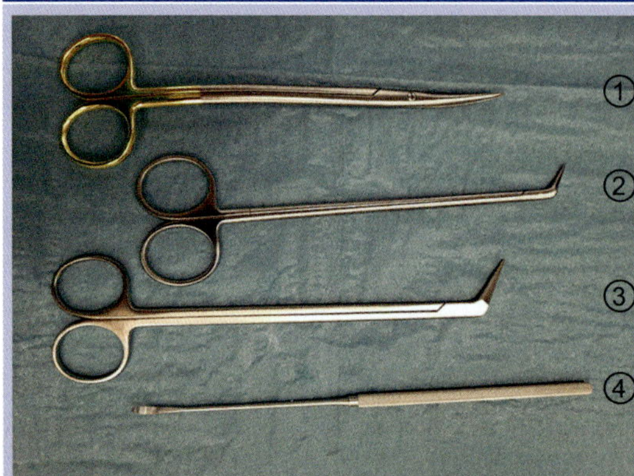	① Intimaschere	Glatte Abtrennung der Intimastufe
	② Winkelschere nach Potts, klein	Arteriotomie, Venotomie
	③ Winkelschere nach Potts, groß	Arteriotomie, Venotomie
	④ Dissektor	Ausschälen arteriosklerotischer Plaques
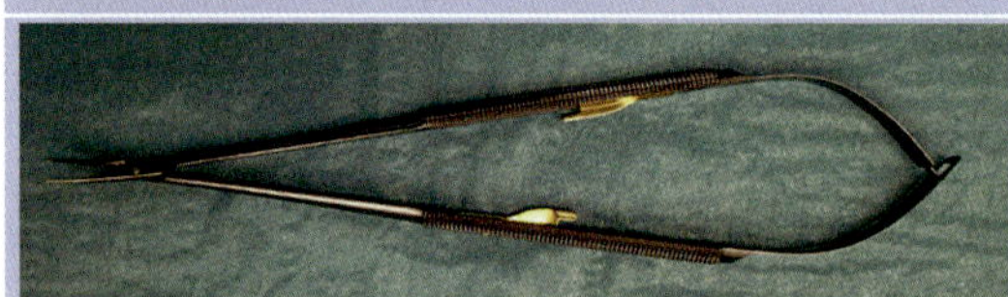	Mikronadelhalter	Gefäßnähte mit dünnen Fäden (5-0 bis 7-0)
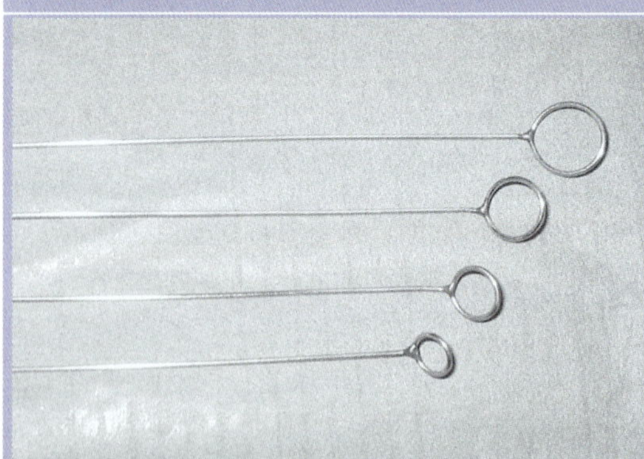	Ringstripper, Ø 5, 6, 8 und 10 mm	Dissektion eines Intimazylinders im Rahmen einer halb geschlossenen TEA
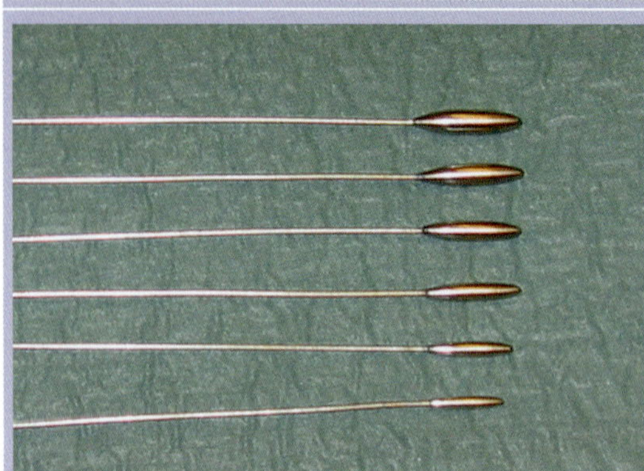	Gefäßdilatatoren, 2,5–5 mm	Behebung eines Gefäßspasmus durch Aufdehnung der eröffneten Arterie

Tab. 9.1 Gefäßchirurgische Spezialinstrumente [T369] *(Forts.)*

Instrument	Bezeichnung	Verwendungszweck
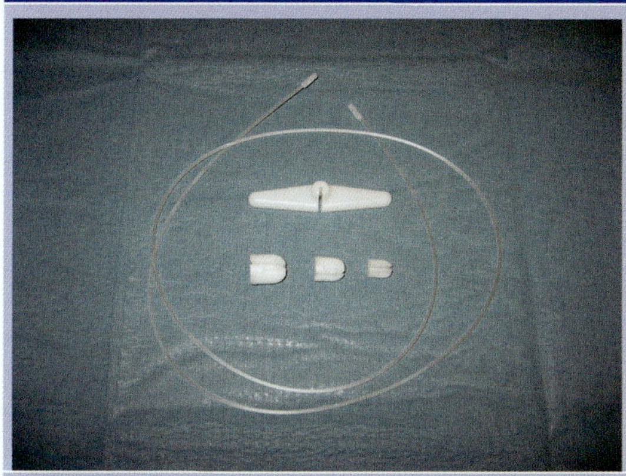	Babcock- bzw. Stripping-Sonde	Venenstripper mit Köpfen unterschiedlicher Größe
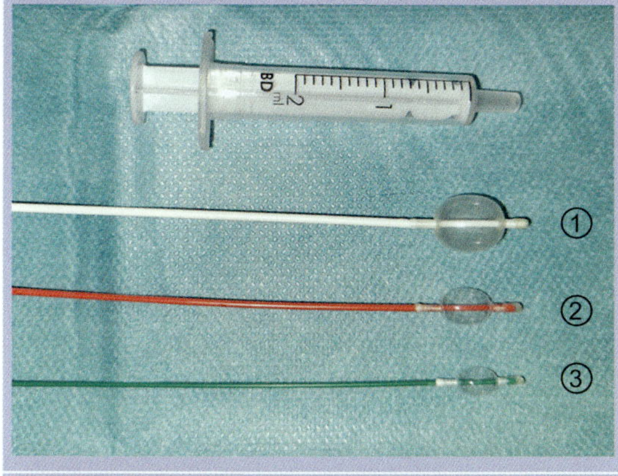	Fogarty-Katheter ① weiß 5 F (Ø 1,7 mm, 1,5 ml Füllungsvolumen) ② rot 4 F (Ø 1,3 mm, 0,75 ml Füllungsvolumen) ③ grün 3 F (Ø 1 mm, 0,2 ml Füllungsvolumen)	Thrombektomie, Embolektomie
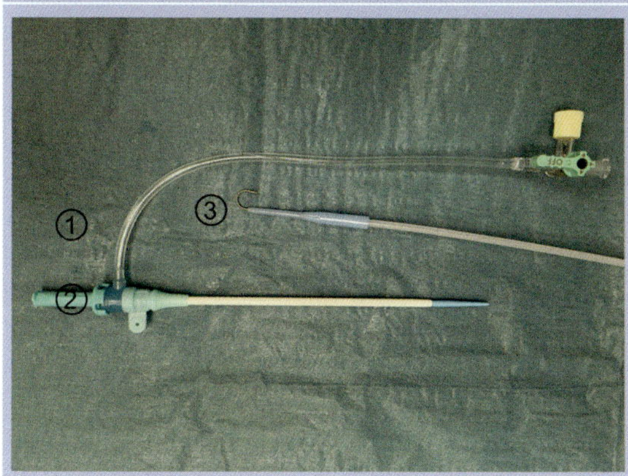	①Gefäßschleuse (8F) mit ② Mandrin ③ Schleusendraht mit Einführhilfe	Gefäßzugang zum Einbringen von Kathetermaterial im Rahmen endovaskulärer Prozeduren

Tab. 9.1 Gefäßchirurgische Spezialinstrumente [T369] *(Forts.)*

Instrument	Bezeichnung	Verwendungszweck
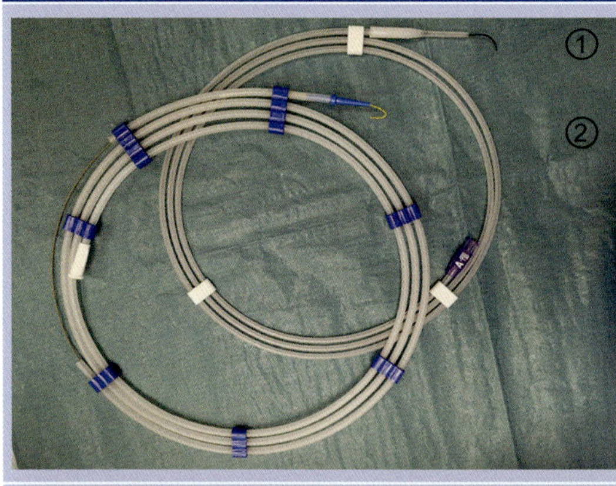	① Hydrophil beschichteter Führungsdraht mit weicher Spitze in J-Konfiguration mit Einführhilfe (0,035")	Sondierung von stenosierten Gefäßen
	② Steifer Führungsdraht mit weicher Spitze und Einführhilfe	Schienung zur Einführung endovaskulärer Prothesen
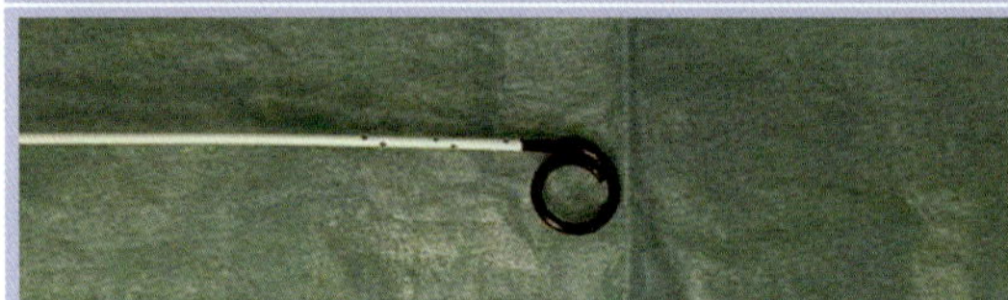	Pigtail-Katheter	Kontrastmitteleinbringung im Rahmen der Angiografie Sondieren von Gefäßostien/ Prothesenschenkeln

9.3 Chirurgie der Arterien

Allgemeine Operationsprinzipien und technische Hinweise

Bei gefäßchirurgischen Operationen ist neben den allgemein gültigen chirurgischen Prinzipien der Präzision und des atraumatischen Operierens im besonderen Maße der **Zeitfaktor** zu berücksichtigen. Die Abklemmzeit eines arteriellen Gefäßes entscheidet über das Ausmaß der ischämischen Gewebsschädigung und der postischämischen Gewebsreaktion: Ödem, Mikrozirkulationsstörung, Freisetzung von sauren Stoffwechselprodukten und Störung der Homöostase. Die Operationsdauer ist auch ein wichtiger Faktor hinsichtlich septischer Wundkomplikationen.

In der Gefäßchirurgie ist aus mehreren Gründen auf maximale **Sterilität** – insbesondere bei Verwendung von Kunststoffprothesen – zu achten. Vielfach sind Extremitäten mit infizierten akralen Gewebeläsionen zu operieren, bei denen eine Kontamination der Haut und Schleimhäute des Patienten sowie der drainierenden Lymphbahnen vorliegt. Wundinfekte werden zum einen durch die chronische ischämische Vorschädigung des Gewebes als lokaler Faktor begünstigt, zum anderen systemisch durch die Immunsuppression eines multimorbiden Patienten. Häufige Begleiterkrankungen sind Diabetes mellitus, Niereninsuffizienz, COPD, Nikotinabusus und Herzinsuffizienz. Letztlich ist bei der Wundheilung zu berücksichtigen, dass arterielle Gefäße mit ihrer Pulsatilität einer permanenten mechanischen Belastung unterworfen sind. Dies widerspricht an sich dem Grundprinzip der Ruhigstellung von verletztem Gewebe und erschwert die Einheilung von Kunststoffprothesen. Protheseninfekte sind mit einem hohen technischen Aufwand von Sekundäreingriffen und immer noch mit einer gravierenden Morbidität und Letalität verbunden. In der Peripherie droht ein Extremitätenverlust. In aortaler Position hat die Infektion einer Prothese eine Sterblichkeit von bis zu 50 % zur Folge (Garot et al. 2014). Der gesamte Ablauf im Operationssaal hat daher höchsten Anforderungen an die Asepsis zu genügen. Es empfiehlt sich, antimikrobiell beschichtete Inzisionsfolien zur Vermeidung eines Kontakts der Prothese mit der Haut des Patienten zu verwenden. Vor Entgegennahme der Prothese sollte weiterhin der Handschuhwechsel des gesamten OP-Teams erfolgen.

Das häufig durch chronische Ischämie in Mitleidenschaft gezogene Gewebe verlangt eine besonders **atraumatische Operationstechnik.** Am Gefäß kommen ausschließlich atraumatische Instrumente zur Anwendung. Arterien werden vor dem Abklemmen und ihrer Eröffnung zur besseren Kontrolle mit weichen Zügeln angeschlungen. Die Abklemmung erfolgt mit Gefäßklemmen, die so konstruiert sind, dass sich ihre atraumatisch profilierten Valven im Allgemeinen erst beim dritten Schloss einander annähern. Eine Binnenverletzung der Gefäßwand *(Clamping Trauma)*, die eine intimale Narbe *(neointimale Hyperplasie)* auslösen kann, lässt sich dadurch vermeiden. Die Instrumente sind so beschaffen, dass sie abgewinkelt über den Wundrand hinausragen, um ein Fehllaufen der Fäden zu vermeiden. Blutgefäße werden grundsätzlich mit einem Skalpell Nr. 11 eröffnet, wobei die Arteriotomie anschließend bei kleinen und mittelgroßen Arterien mit der Winkelschere, an der Aorta auch mit der Präparierschere eröffnet wird. Zur Erweiterung der Aortotomie bei Aortenaneurysmen eignet sich auch das elektrische Messer.

Wundränder neigen in durchblutungsgestörten Regionen zum Austrocknen, insbesondere, wenn an Extremitäten die arteriellen Gefäße abgeklemmt sind. Regelmäßiges Befeuchten mit wenigen Tropfen physiologischer Elektrolytlösung bietet einen Ersatz für die an Extremitäten unvorteilhafte Umlegung der Wundränder mit feuchten Tüchern. So kann eine Gewebsschädigung und damit eine Prädisposition zu Wundinfekten vermieden werden.

Als **Spüllösung** besitzt Ringerlösung weder zell- noch endotheltoxische Eigenschaften, daher ist sie physiologischer Kochsalzlösung vorzuziehen. Nach einer Thrombendarteriektomie (➤ 9.3.2) liegen innere Gefäßwandschichten frei, die eine hohe Thrombogenität besitzen. Spülen mit verdünnter Heparin-Ringer-Lösung (5.000 IE/100 ml) verhindert die Bildung von intraluminalen Gerinnseln.

Um an Gefäßen und explantierten Venensegmenten für den autologen Gefäßersatz einen Spasmus zu vermeiden, wird die Lösung auf Körpertemperatur angewärmt. Nach Freigabe des Blutstroms wird in den Gefäßen mit dem Blut auch Wärme transportiert. Es ist zu beachten, dass dieser Effekt die Austrocknung der Wand von arteriellen Gefäßen und Venenbypässen erheblich beschleunigen kann. Die gesamte Umgebung der Extremität einschließlich der Unterlage ist dagegen nach Möglichkeit trocken zu halten, um eine durch Verdunstungskälte verstärkte Vasokonstriktion an der operierten Extremität zu vermeiden.

In der Gefäßchirurgie wird je nach Einsatzgebiet mit **Fäden** der Stärke 3-0 bis 7-0 gearbeitet. Zur Vorbereitung der Gefäßnaht werden Wundsperrer und Gefäßklemmen mit Bauchtüchern abgedeckt, um eine Beschädigung des Fadens durch Kontakt mit metallischen Gegenständen zu vermeiden. Befinden sich am Faden oder am Handschuh des Operateurs Blut- und Fibrinniederschläge, so entstehen hierdurch beim Durchziehen und Knüpfen Friktionen (Reibungen). Diese können den Lauf des Fadens behindern und zum Abreißen des Fadens führen. Der Faden und die fadenführende Hand sind daher ebenfalls regelmäßig zu befeuchten. Dies gilt insbesondere, wenn mit feinen Instrumenten gearbeitet wird, z. B. Mikronadelhalter oder Federschere. Ein befeuchteter Handschuh erleichtert dem Operateur eine präzise Führung dieser Instrumente.

Für **Gefäßnähte** werden grundsätzlich nicht resorbierbare monofile Fäden verwendet, die mit ⅓-runden Nadeln bewehrt sind. Aus operationstechnischen Gründen wird die Nadel zweckmäßigerweise zwischen mittlerem und vorderem Drittel eingespannt. Beim Anreichen einer Gefäßnaht wird dem Operateur angesagt, ob es sich um einen doppelt bestückten Faden oder um einen einfach bestückten Faden(-rest) handelt. Üblicherweise werden nach anatomischer Region folgende Fadenstärken verwendet: A. carotis 6-0, Aorta 3-0 oder 4-0, Becken-/Femoralarterie 5-0, krurale Arterien 7-0.

Bei endovaskulären Eingriffen wie Embolektomie, Thrombektomie, intraoperativer Angioplastie und Stent- bzw. Stentprothesenimplantation ist eine intraoperative Kontrastmittelgabe erforderlich. **Kontrastmittel** wird in fließendes Blut unverdünnt, in ausgeklemmte Gefäße 1:1 verdünnt appliziert. Da die handelsüblichen Kontrastmittel klebrig sind, werden sie nach der Applikation mit Heparin-Ringer-Lösung aus dem Kathetersystem gespült. Kontrastmittel wird in verdünnter Form auch zur Füllung von Ballonkathetern verwendet, um diese unter Durchleuchtung sichtbar zu machen. In Anbetracht der Nephrotoxizität von Kontrastmitteln werden sie in kontrollierter Menge (max. 200 ml) gegeben.

Spezielle Gefäßchirurgie

In der Gefäßchirurgie unterscheidet man im arteriellen Bereich obliterierende und aneurysmatische Arterienerkrankungen (arterio-venöse Malformationen siehe Literatur, z.B. die aktuell in Arbeit befindliche S3-Leitlinie). Aneurysmen entstehen durch eine angeborene oder erworbene Gewebsschwäche der Arterienwand und führen zu einer umschriebenen Aufweitung des Gefäßdurchmessers.

Die obliterierenden Arterienerkrankungen umfassen im Wesentlichen zwei Krankheitsbilder: die chronische arterielle Verschlusskrankheit und den akuten Arterienverschluss.

9.3.1 Akuter Arterienverschluss

Ein akuter Arterienverschluss wird durch eine Embolie, eine Thrombose oder seltener durch eine Dissektion (Einriss der Intima der Gefäßwand) verursacht. Häufig liegen Mischformen einer arteriellen Thrombose und einer Embolie vor. Bei einem Embolus handelt sich um ein Gerinnsel, welches mit dem Blutstrom verschleppt wird. Er entsteht meist im linken Vorhof bei Herzrhythmusstörungen oder seltener in einem proximal gelegenen Aneurysma, wird mit dem Blutstrom transportiert und verschließt periphere Arterien. Typische Lokalisationen embolischer Arterienverschlüsse sind die Gefäßaufzweigungen der Arterien (Leiste, proximaler Unterschenkel, Ellenbeuge). Arterielle Thrombosen entstehen durch ortsständige Gerinnselbildung aufgrund lokaler, meist arteriosklerotisch-stenosierender (verengender) Gefäßwandveränderungen.

9

Arterielle Embolie der Extremitätenarterien

Anamnese und Klinik: Akut auftretende Schmerzen, Blässe, Kältegefühl, Ruheschmerzen und Pulslosigkeit (inkomplette Ischämie) der betroffenen Extremität sind die Kardinalsymptome. Bei schlechter Kompensation durch Kollateralkreisläufe oder protrahiertem Ischämiegeschehen bestehen zudem Einschränkungen der Motorik und Sensibilität der Extremität (komplette Ischämie). Ein erhöhtes Risiko besteht bei Herzerkrankungen, Z. n. frischem Myokardinfakt, absoluter Arrhythmie, und bei Aneurysmen.

Bei kompletter Ischämie ist eine absolute Dringlichkeit des Eingriffs gegeben, da bei protrahierter Ischämie die Appositionsthrombose, ischämische Muskelnekrosen und letztlich der Verlust der Extremität drohen. Die Ischämietoleranz der Muskulatur liegt bei maximal 6 Stunden.

Operationsmethode der Embolektomie

Operationsziel ist die Wiedererlangung der vollständigen Durchblutung und damit die Erhaltung der Extremität. Es erfolgt die Freilegung des Gefäßes beim systemisch heparinisierten Patienten am Ort der Wahl, d. h. am Arm in der Ellenbeuge, am Bein meist in der Leiste. Die Arterie wird unmittelbar proximal der Aufzweigung quer eröffnet, um von dort aus alle peripheren Äste sondieren zu können. Falls der Embolus, kleinere Thrombusfragmente oder dem Embolus anhängende Appositionsthrombosen weiter in der Gefäßperipherie zu vermuten sind, wird ein Ballonkatheter (nach Fogarty) benutzt. Die Embolektomie (➤ Abb. 9.2) mit dem Fogarty-Katheter ist die Therapie der Wahl. Vor Gebrauch des Fogarty-Katheters ist der einliegende Mandrin zu entfernen und die Dichtigkeit des Ballons mit der vorgegebenen Füllmenge (Aufdruck auf dem Katheter) zu überprüfen.

Nach Entfernung des Embolus bzw. nach dem Fogarty-Manöver erfolgt eine lokale Heparininstillation mithilfe einer Gefäßkanüle. Im Anschluss an das Embolektomiemanöver ist eine intraoperative angiografische Erfolgskontrolle durchzuführen, wobei für die Einbringung des Kontrastmittels eine Gefäßkanüle mit Verlängerung (z. B. Perfusorleitung) Verwendung findet. Nach Angabe des Operateurs wird 1:1 verdünntes oder unverdünntes Kontrastmittel verwendet. Die Naht der Arteriotomie erfolgt mit einem monofilen Faden der Stärke 6-0. Bisweilen wird die Angiografie erst nach Wiederfreigabe des Blutstroms durchgeführt. Dabei wird das Kontrastmittel über eine Punktionskanüle eingebracht. Am Ort der Punktion erfolgt eine Übernähung der Arterie.

Bei arterieller Thrombose und bei Mischbildern von vorbestehenden arteriosklerotischen Stenosen mit zusätzlicher Embolie (häufig) ist die Wiederherstellung der arteriellen Strombahn erschwert. Eventuell besteht hier die Indikation zu intraoperativen Zusatzmaßnahmen, z. B. zu einer TEA, Intervention mit Stentimplantation, Bypassverfahren oder die

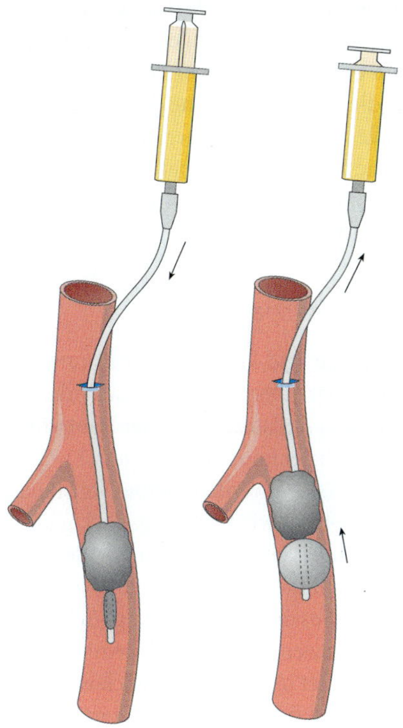

Abb. 9.2 Indirekte Embolektomie mittels Ballonkatheter (nach Fogarty). Links: Nach Einführung des Katheters über die Verschlussstrecke hinaus wird der Ballon aufgeblasen. Rechts: Extraktion des Gerinnsels durch Zurückziehen des aufgeblasenen Ballons [L190, L143]

lokoregionäre Lyse. Hierfür wird das Fibrinolytikum, üblicherweise der Plasminogenaktivator rtPA, zusammen mit einer geringen Menge Heparin (100–500 IE) über einen intraarteriell liegenden Katheter als Bolus (1–2 mg) mit anschließender Perfusion von weiteren 2 mg über 20 Minuten appliziert. Im Anschluss an diese Maßnahme erfolgt ebenfalls eine intraoperative angiografische Kontrolle.

OPERATION

Embolektomie am Bein

Positionierung: Rückenlage.
Abdeckung: Abdeckung der Leiste bei reitendem Embolus. Bei klinischem Mischbild oder wenn eine Ausweitung des Eingriffs zur Debatte steht (z. B. Kompartmentspaltung), Abdeckung des gesamten Beins. Der Fuß kann zur klinischen Beurteilung des Reperfusionserfolgs zweckmäßigerweise in eine durchsichtige Folie (z. B. Saugertasche) gepackt werden.

Zugang: Längsschnitt in Leistenbeuge.

Operationsprinzip
- In örtlicher Betäubung, Vollnarkose oder Regionalanästhesie
- Längsschnitt in der Leistenbeuge etwas lateral der Gefäße, um das Lymphknotenpaket in diesem Bereich zu schonen. Von lateral einmündende Lymphbahnen werden ligiert. Hierdurch wird eine postoperative Lymphfistel vermieden. Einbringen eines Selbsthaltesperrers
- Freilegung der „Femoralisgabel" mit den Hauptarterien A. femoralis communis, A. femoralis superficialis und A. profunda femoris
- Anschlingen dieser 3 Arterien sowie ihrer variablen kleineren Äste (z. B. A. circumflexa ilium superficialis, A. epigastrica inferior, A. pudenda externa)
- Wenn Pulsation vorhanden ist, Abklemmen der Gefäße (Femoralisklemme, 120°-Klemme nach DeBakey)
- Eröffnung der Arterie durch quere Arteriotomie mit Stichskalpell (Nr. 11) und Winkelschere in Höhe des Profundaabgangs
- Embolektomie der Peripherie mit dem Fogarty-Katheter, Stärke 4F (rot) oder 3F (grün)
- Instillation von Heparin-Ringer-Lösung und Abklemmen des Gefäßes (Bulldog-Klemme)
- Embolektomie nach zentral, wenn auch hier ein Verschluss besteht, mit dem Fogarty-Katheter 5F (weiß); Einbringen von Heparin-Ringer-Lösung und Abklemmen des Gefäßes
- Arterienverschluss durch fortlaufende Naht mit monofilem, nicht resorbierbarem Faden der Stärke 5-0 oder 6-0
- Abwarten der Dichtigkeit der Arteriennaht. Bei dem weiterhin systemisch heparinisierten Patienten kann dies leichter z. B. durch Abdrücken mit heißen Kompressen oder Zellulose-Vlies erreicht werden
- Kontrolle der Revaskularisierung (Angiografie, klinische Kontrolle der Peripherie) sowie auf ein Kompartmentsyndrom
- Einlegen einer Redon-Drainage; Faszien-, Subkutan- und Hautnähte, steriler Verband

OPERATION

Embolektomie am Arm

Positionierung: Rückenlage mit Armtisch.
Zugang: Ellenbeuge (Ort der Wahl).
Abdeckung: Gesamter Arm einschließlich Axilla.

Operationsprinzip
- Üblicherweise in örtlicher Betäubung/Plexusanästhesie
- Längsschnitt unmittelbar distal der Ellenbeuge; Einbringen eines Selbsthaltesperrers

- Spaltung des Lacertus fibrosus
- Aufsuchen der Bifurkation mit den Hauptarterien A. brachialis, A. radialis und A. ulnaris; Anschlingen mit Vessel-Loops
- Wenn Pulsation vorhanden ist, Abklemmen der Gefäße (Bulldog-Klemme)
- Quere Arteriotomie unmittelbar proximal der Bifurkation mit Stichskalpell (Nr. 11) und Winkelschere
- Ausräumen zunächst der Peripherie mit dem Fogarty-Katheter der Stärke 3F (grün)
- Instillation von Heparin-Ringer-Lösung und Abklemmen der Gefäße
- Ausräumen nun nach zentral, wenn auch hier ein Verschluss besteht, mit dem Fogarty-Katheter; Einbringen von Heparin-Ringer-Lösung und Abklemmen des Gefäßes
- Arterienverschluss durch fortlaufende Naht mit atraumatischem, nicht resorbierbarem Faden der Stärke 6-0 oder 7-0
- Kontrolle der Revaskularisierung (klinisch, ggf. angiografisch)
- Ggf. Redon-Drainage, ggf. Naht des Lacertus fibrosus, Hautnaht
- Verband

Komplikationen

Stärkere Blutung, Gefäßverletzung z. B. durch Dissektion, Nervenverletzung (N. femoralis), Wundinfekt, Lymphfistel, Kompartmentsyndrom, irreversible Ischämie.

Prognose

Bei frischer Embolie und rechtzeitiger Operation sehr gute Prognose. Nach längerer Ischämiedauer mit Überschreitung der Ischämietoleranz der Gewebe droht ein Kompartmentsyndrom oder die Amputation.

Kompartmentsyndrom

Durch postischämische Schwellung aller Gewebe kommt es zur Einklemmung der Muskulatur und der Weichteile im Faszienschlauch bzw. durch die Haut mit sekundärer Zirkulationsstörung. Der Patient verspürt ein starkes Spannungsgefühl, Schmerzen und Bewegungseinschränkung des Fußes sowie der Zehen. Ein Frühsymptom ist der kompressionsbedingte Ausfall des N. peronaeus superficialis mit Sensibiliätsverlust am Fußrücken zwischen erstem und zweitem Strahl. Abhilfe schafft allein die operative Dekompression durch eine Kompartmentspaltung (unten), die ggf. bereits im Anschluss an die Embolektomie in gleicher Narkose durchgeführt wird. Im Gegensatz zum posttraumatischen Kompartmentsyndrom betrifft die postischämische Schwellung sämtliche Weichteile im gesamten Querschnitt der Extremität, sodass die Kompartmentspaltung hier meist großzügiger mit breiter und langstreckiger Eröffnung der Haut zu erfolgen hat.

Kompartmentspaltung

Langstreckige und komplette Eröffnung aller vier Muskelkompartimente am Unterschenkel. Die Fasziotomie kann unilateral (lateraler Hautschnitt) oder bilateral (medialer und lateraler Hautschnitt) erfolgen. Die Muskelfaszien werden hierbei vollständig längs eröffnet. Die Haut wird ggf. langstreckig offen belassen und vorübergehend mit Epigard oder Salbengaze abgedeckt. Soll die Haut primär geschlossen bleiben, wird für die Fasziotomie eine lange Schere oder ein Fasziotom verwendet. Alternativ wird die Haut langstreckig eröffnet und soweit möglich wieder mit Einzelknopfnähten oder Klammern adaptiert.

Embolie der A. mesenterica superior

Etwa 6 % aller Embolien betreffen Eingeweidearterien. Der akute Verschluss der A. mesenterica superior verursacht initial plötzlich einsetzende Bauchschmerzen, ggf. hypoxische Darmkrämpfe, rezidivierende Stuhlentleerungen, eine zunehmende Kreislaufdepression und Schock. Die **akute Mesenterialischämie** bedeutet eine unmittelbar lebensbedrohliche Situation. Bei prolongierter Ischämie tritt der Patient nach 6 Stunden in ein beschwerdefreies Intervall ein. Dies wird leicht als klinische Besserung fehlgedeutet, es ist aber ein Hinweis auf eine komplette Ischämie und Nekrose der betroffenen Darmabschnitte. Durchwanderungsperitonitis und eine rasche Befundverschlechterung kennzeichnen den infausten Verlauf, der bei verzögerter Diagnose und Therapie (> 3 Stunden) über die Hälfte der Patienten betrifft (Debus, Gross-Fengels 2020). Klinischer und CT-angiografischer Befund entscheiden über die Wahl des therapeutischen Vorgehens. Embolien werden im Rahmen der Laparotomie und querer Arteriotomie mit dem Fogarty-Katheter aus der A. mesenterica superior entfernt.

OPERATION
Mesenterialarterienverschluss

Zugang: Mediane (Oberbauch-) Laparotomie.
Abdeckung: Abdomen inkl. beider proximaler Oberschenkel (Erweiterung zur Venenentnahme im Falle einer Bypassanlage).

Operationsprinzip
- Einbringen eines Selbsthaltesperrers
- Verlagerung des Dünndarmkonvoluts nach rechts lateral-kaudal
- Darstellung der A. mesenterica superior in der Mesenterialwurzel infrakolisch
- Anschlingen des Hauptstamms der Arterie mit Tourniquet und ggf. auch von mesenterialen Ästen
- Quere Arteriotomie und Thrombektomiemanöver nach proximal und distal mit dem Fogarty-Katheter (4F)
- Lokale Instillation von Heparinlösung
- Verschluss der Arteriotomie (Fadenstärke 5-0, 6-0)
- Verschluss des Retroperitoneums nach Inspektion des Intestinums hinsichtlich der Reperfusionszeichen (Hyperämie, Motilität)
- Entscheidung zum primären Bauchdeckenverschluss, zur (segmentalen) Dünndarmresektion oder zur Second-Look-Operation (provisorischer Bauchdeckenverschluss über Schlürfsog/Vakuumverband)

In den letzten Jahren haben sich die interventionellen Therapieverfahren (Aspirationsembolektomie/-thrombektomie, Stentimplantation) zunehmend verbessert und nehmen mehr Einzug in den klinischen Alltag in der Behandlung mesenterialer Verschlussprozesse. Insbesondere kurzstreckige Okklusionen/Stenosen bei arteriosklerotischen Gefäßveränderungen können somit versorgt werden. Bei Versagen interventioneller Verfahren und vor allem bei arteriosklerotisch bedingten Verschlussprozessen ist unter Umständen die Anlage eines aorto-mesenterialen Bypass (mit Eigenvene) erforderlich.

Arterielle Thrombose

Anamnese: Schmerzen eher schleichend oder in stufenweiser Verschlechterung auftretend, Blässe, Kälte. Die arterielle Thrombose entsteht auf dem Boden einer vorbestehenden arteriellen Verschlusskrankheit, bevorzugt bei älteren bettlägerigen Patienten und bei Exsikkose. Arterielle Thrombosen ereignen sich in aller Regel im Endstadium chronischer arteriosklerotischer Wandablagerungen mit hochgradiger Lumeneinengung.

Operative Therapie

Klinischer und angiografischer Befund entscheiden über die Wahl des therapeutischen Vorgehens. Arterielle Thrombosen können bei kurzstreckigen Verschlüssen zunächst in der Angio-Suite mit einer perkutanen Angioplastie und einer lokalen Katheterthrombolyse angegangen werden. Dieser therapeutische Weg kommt lediglich bei inkompletter Ischämie und insbesondere bei weit in der Peripherie gelegenen Verschlüssen infrage. Ist die Katheterlyse nicht möglich oder hat sie keinen (ausreichenden) Effekt, erfolgt die operative Thrombektomie, die direkt am Ort des Gefäßverschlusses durchgeführt wird. Die Arterie wird hierbei längs eröffnet, um bedarfsweise die arteriosklerotischen Wandablagerungen gemeinsam mit dem Verschlussthrombus zu entfernen und das Gefäß mit einer Patcherweiterungsplastik versorgen zu können (TEA, ➤ 9.3.2). Sollte eine lokale Wiedereröffnung nicht möglich sein, kommen Bypassverfahren zur Anwendung.

9.3.2 Chronische arterielle Verschlusskrankheit (AVK)

Hauptursache der AVK ist die Arteriosklerose. Stenosen oder Verschlüsse chronischer Art verursachen Symptome der Minderdurchblutung in den von den betreffenden Arterien versorgten Organgebieten, z. B. an den Beinen (Wadenschmerzen, Schaufensterkrankheit).

AVK der Becken-Bein-Strombahn

Das **Leitsymptom** ist der muskuläre Ischämieschmerz beim Gehen *(Claudicatio intermittens)*, ein Spätsymptom der AVK. Typisch ist die prompte Besserung beim Stehenbleiben. Ruheschmerzen entstehen im Fuß, dem am weitesten distal gelegenen Stromgebiet. Nimmt der Perfusionsdruck mit Fortschreiten der AVK weiter ab, entsteht im Endstadium ein Gangrän oder eine Nekrose.

Befunde: Temperatur- und Farbunterschied, Pulsdefizit, positiver Ratschow-Test, trophische Läsionen. Zur genauen Bezeichnung erfolgt die Stadieneinteilung nach Fontaine wie in ➤ Tab. 9.2 beschrieben.

Für die Therapieentscheidung gilt im jeweiligen Einzelfall die Abwägung der mutmaßlichen Vorteile einer Operation oder einer interventionellen Therapie (Angioplastie mittels Katheter) gegenüber einer konservativen Therapie. Dabei haben sich die Kriterien der Drei-Punkte-Indikation bewährt:

1. Soll operiert werden? Hier entscheidet das *Erkrankungsstadium* (➤ Tab. 9.2).
2. Kann operiert werden? Hier entscheidet die *lokale Operabilität.* Wichtig zur Entscheidung ist das Angiografiebild: Beurteilt werden Lokalisation und Ausdehnung der Gefäßverschlüsse, Einstrombahn (Run-in), Ausstrombahn (Run-off), Gefäßkaliber, Wandverkalkungen etc.
3. Darf operiert werden? Limitierende Begleiterkrankungen schränken ggf. die *allgemeine Operationsfähigkeit* ein.

Besteht die Indikation zur Revaskularisation, so gibt es grundsätzlich mehrere Methoden:

1. Das Bypassverfahren
2. Die Ausschälplastik (Thrombendarteriektomie, TEA)
3. Kombinationsverfahren von 1. und 2.

Tab. 9.2 Stadieneinteilung nach Fontaine und Operationsindikation

Stadium	Symptome	OP-Indikation?
Stadium I	Keine Symptome, aber beginnende AVK pathologischer ABI	Nein
Stadium II	Gehstrecke eingeschränkt	
Stadium II a	Gehstrecke über 200 m	Relative OP-Indikation
Stadium II b	Gehstrecke unter 200 m	Relative OP-Indikation
Stadium III	Ruheschmerzen	Absolute OP-Indikation
Stadium IV	Gewebedefekt, akrale Nekrosen	Absolute OP-Indikation

Operationsmöglichkeiten der AVK

Thrombendarteriektomie (TEA)

Die offene Thrombendarteriektomie (➤ Abb. 9.3 oben) erfolgt mit longitudinal eröffnetem Gefäß bei

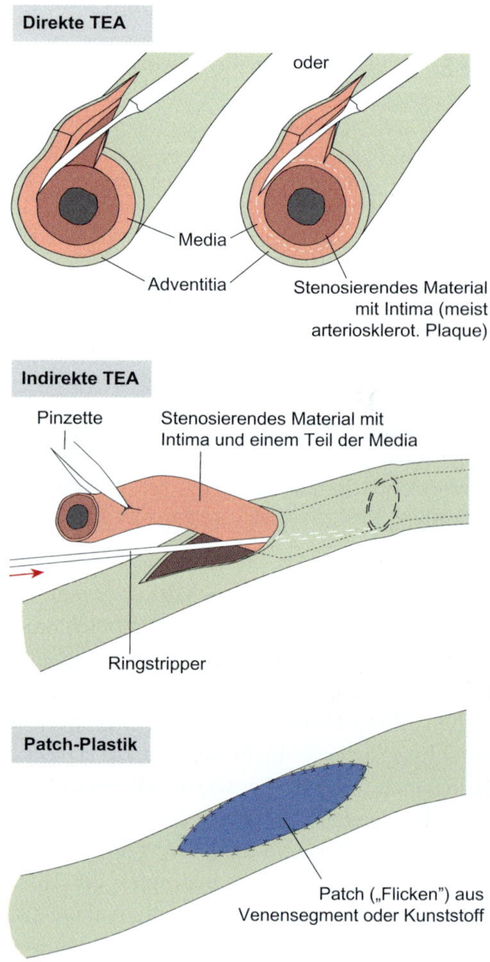

Abb. 9.3 Oben: Prinzip der intraluminalen Desobliteration und der Thrombendarteriektomie (TEA). Direkte TEA: Bei eröffneter Arterie wird innerhalb der Gefäßwand eine geeignete Ausschälebene ausgesucht. Der hochgradig verbreiterte Intima media-Komplex wird zusammen mit Thrombusanteilen entfernt. Mitte: Indirekte TEA: Bei eröffnetem Gefäß wird mittels Dissektor eine TEA durchgeführt und der gebildete arteriosklerotische Zylinder mittels Ringstripper/Ringdesobliteratom aufgefädelt. Die halb geschlossene TEA wird unter Rotation und Vorschub des Ringstrippers durchgeführt und der Zylinder geborgen. Unten: Nach erfolgter TEA wird die längs eröffnete Arterie mit einer Patchplastik („Flicken") erweitert und verschlossen [L115]

umschriebenen Verschlüssen oder Stenosen. Am eröffneten Gefäß werden mit dem Gefäßspatel in einer Ausschälebene die arteriosklerotisch verdickten Gefäßwandschichten (Intima und Media) entfernt. Es verbleibt die durch chronische Entzündungsreaktion verdickte Adventitia. Falls hierbei eine Stufenbildung am distalen Abtragungsrand der Intima entsteht, ist eine Fixationsnaht erforderlich, um eine Dissektion in Blutstromrichtung zu vermeiden. Dies wird durch Anheften der Intima an die äußeren Gefäßwandschichten mit einer monofilen Naht (Fadenstärke 6-0) erreicht. Die TEA findet am häufigsten Anwendung an der A. carotis, der A. iliaca communis, der A. femoralis communis und der A. profunda femoris. Typischerweise wird nach erfolgter TEA das eröffnete Gefäß mittels **Patchplastik** (Material: Eigenvene, Rinderperikard, Dacron) in fortlaufender Nahttechnik (monofil, nicht resorbierbar; Stärke 5-0/6-0) verschlossen, um eine Re-Stenose zu vermeiden. Die Direktnaht (längs) ist Ausnahmefällen vorbehalten.

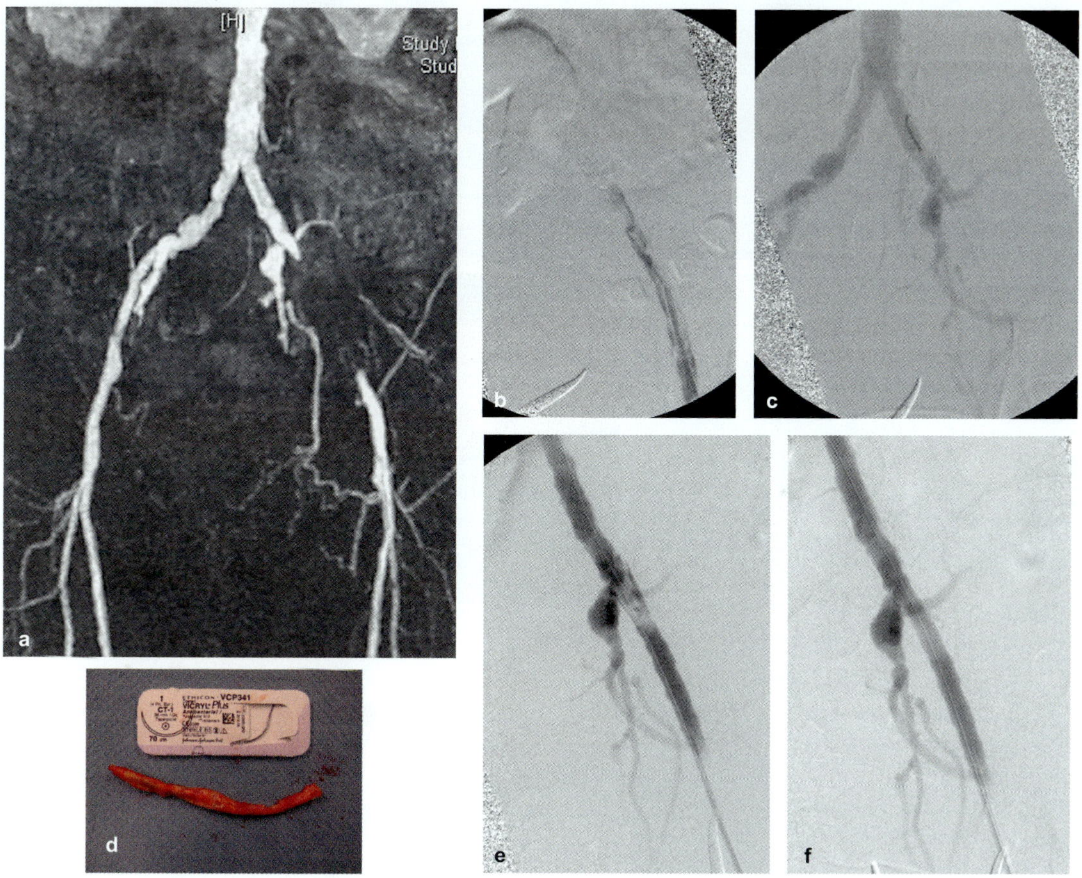

Abb. 9.4 Retrograde Iliaca-TEA (Beispiel). Die endovaskuläre Revaskularisation der Beckenarterie wird von der Leiste aus unter Durchleuchtungskontrolle und intraoperativer DSA durchgeführt. a) Ausgangsbefund. Die präoperative MR-Angiografie zeigt einen langstreckigen Verschluss der A. iliaca externa links und Abgangsstenosen der Aa. femoralis superficialis und profunda femoris. b) Intraoperative angiografische Kontrolle nach Thrombektomieversuch mit einem Fogarty-Katheter. Es erfolgt eine offene Desobliteration der linken Femoralisgabel mit Patchplastik (nicht dargestellt). c) Nach Sondierung des Lumens mit einem Führungsdraht und einem röntgendichten Multipurpose-Katheter angiografische Verifizierung der korrekten Katheterlage im Lumen. Einbringen eines Führungsdrahts über den Katheter (nicht dargestellt). d) Ein arteriosklerotischer Verschlusszylinder wird durch retrogrades Ringstripping über den liegenden Führungsdraht gewonnen. e) Kontrollergebnis nach Ringstripping mit einer Kontrastmittelaussparung als Hinweis auf eine Restplaque am Abgang der A. iliaca externa. f) Abschlusskontrolle nach intraoperativer Platzierung eines selbst expandierenden Stents (8 × 40 mm) [T369]

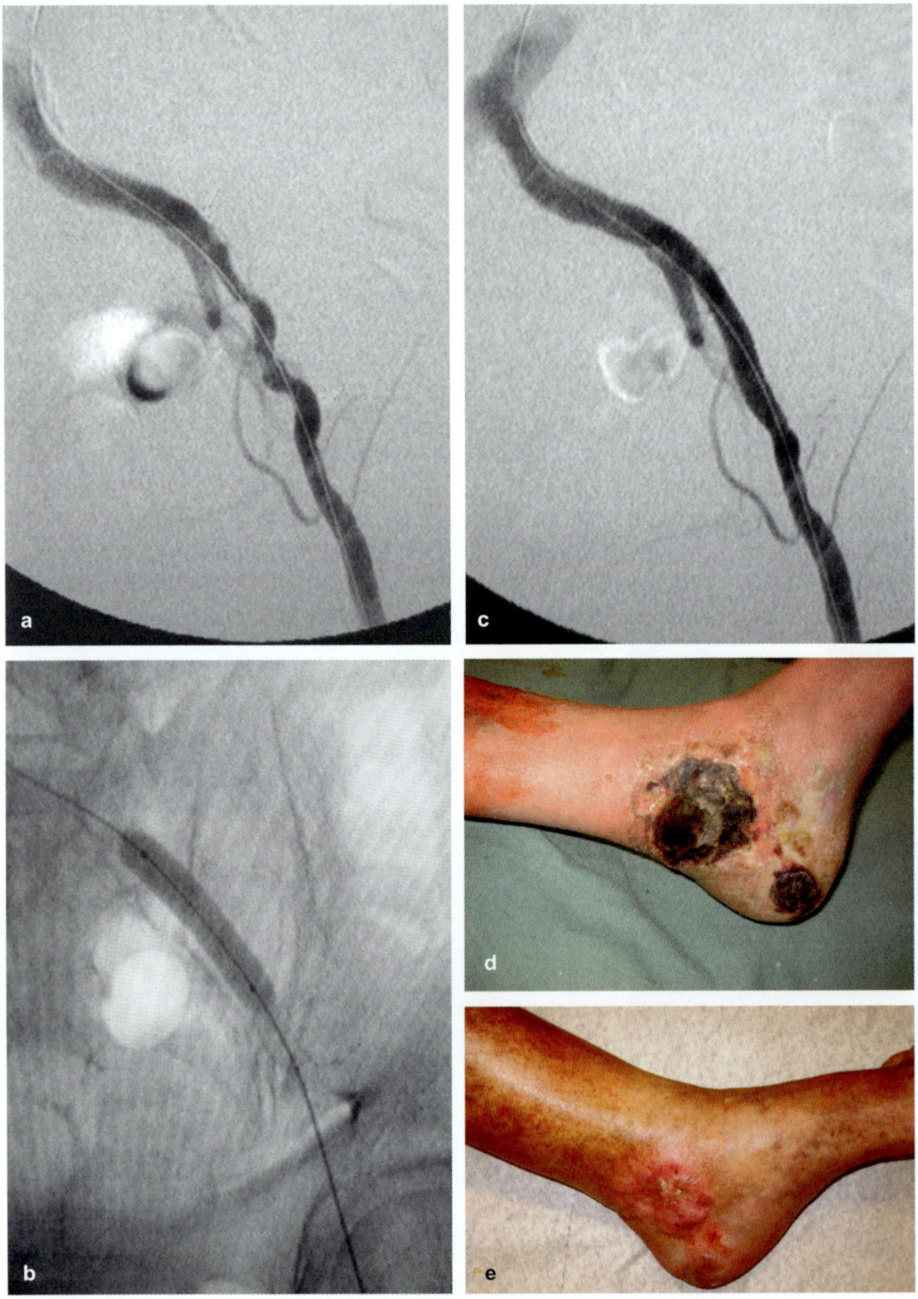

Abb. 9.5 Intraoperative transluminale Angioplastie (ITA) im Rahmen eines Hybrideingriffs (Beispiel). Nach Desobliteration der A. femoralis wird vor Komplettierung der Naht eine Schleuse eingebracht, über die ein Führungsdraht und anschließend ein Ballonkatheter zur intraoperativen Angioplastie eingeführt werden. Die Prozedur wird unter Durchleuchtungskontrolle und intraoperativer DSA mit Kontrastmittel (1:1 verdünnt) durchgeführt. a) Ausgangsbefund nach Desobliteration und Patchplastik der A. femoralis. b) Angioplastie der vorgeschalteten Beckenarterienstenose (Ballon mit verdünntem Kontrastmittel gefüllt). c) Angiografisches Kontrollergebnis nach ITA. d) Präoperativer Befund derselben Patientin mit chronischen gemischt-arteriell-venösen Läsionen. e) Komplette Abheilung nach 4 Monaten [T369]

9

Bei der **halb geschlossenen** TEA wird die Arterie mithilfe des Ringstrippers auf längerer Strecke durch einen kleinen Einschnitt durchgängig gemacht. Mit dem Verfahren ist eine relativ starke Traumatisierung der Gefäßwand verbunden, die postoperativ neointimale Intimaverdickungen verursachen kann. Daher findet es in erster Linie in größeren Gefäßen (als retrograde Iliaca-TEA) Anwendung. Da beim Ringstripping in jedem Fall eine Intimastufe entsteht, ist dieses Verfahren vorwiegend entgegen der Strömungsrichtung (retrograd) anzuwenden. Eine am proximalen Absetzungsrand der A. iliaca externa verbleibende, flussrelevante Intimastufe bzw. Reststenose sollte mittels Stent stabilisiert werden (➤ Abb. 9.4). Beim antegraden Manöver ist die Intimastufe immer mittels Stentimplantation zu versorgen. Ringstripper nach Vollmar sind mit einer innen liegenden schneidenden Drahtschlinge versehen, die bei Rückzug den Intimazylinder abschneidet. Von Nachteil gegenüber den klassischen Ringstrippern, die in unterschiedlichen Durchmessern zur Verfügung stehen, ist allerdings die vermehrte Steifigkeit des Instruments, womit eine Sondierung des gebogenen Gefäßverlaufs an der Beckenarterie erschwert ist.

Die Kombination eines offenen Revaskularisationseingriffs (TEA, Bypass) mit einer endovaskulären, katheterbasierten Rekanalisationsmethode wird als **Hybridverfahren** bezeichnet (➤ Abb. 9.5). Am häufigsten wird im Rahmen von hybriden Kombinationsverfahren die **intraoperative transluminale Angioplastie (ITA)** über einen inguinalen Zugang eingesetzt, um entfernt vom Operationsgebiet liegende, vor- oder nachgeschaltete Stenosen oder Verschlüsse minimalinvasiv zu behandeln. Die ITA kommt bevorzugt in den Fällen zum Einsatz, bei denen eine **perkutane transluminale Angioplastie (PTA)** aufgrund eines erhöhten Risikos von Zugangsproblemen (z. B. Verschluss der A. femoralis) nicht möglich ist. Der Hauptvorteil der ITA liegt in der Minimierung des Operationstraumas. Häufigste Anwendung findet das Verfahren als ITA der Beckenstrombahn (Einstromverbesserung) oder des femoro-poplitealen Abschnitts (Ausstromverbesserung) bei einer offenen Desobliteration der Femoralisgabel.

Bypassverfahren

Je nach Ausmaß der arteriellen Verschlusserkrankung sind lokale Verfahren (TEA) oder Hybrideingriffe nicht ausreichend, um die periphere Durchblutung ausreichend wiederherzustellen. Es muss eine Umgehung (Bypass) der Verschlussstrecken angelegt werden. Ein Bypass kann aus **autologem Material,** d. h. einer körpereigenen Vene (oder Arterie), oder mit **alloplastischem Material** (Kunststoff) konstruiert werden. Solche Kunststoffe sind z. B. Polyethylenterephtalat (PET, Dacron) oder Polytetrafluorethylen (PTFE, z. B. Goretex®). Die Wahl des Materials ist von der Lokalisation des Verschlusses, vom Allgemeinzustand des Patienten und von einer eventuellen Kontamination des OP-Gebiets abhängig. Im aorto-iliakalen Gefäßabschnitt wird als Gefäßersatzmaterial in der Regel Kunststoff verwendet. Bei Bypassrekonstruktionen unterhalb der Femoralisgabel wird vorwiegend Eigenvene aufgrund der besseren Offenheitsraten verwendet. Die Bezeichnung des Bypasses richtet sich nach dem Ort der Implantation. Die Nomenklatur beschreibt zunächst den zuführenden Anschluss des Bypasses (Einstrom) und dann das empfangende Gefäßsegment, z. B. aorto-femoral, femoro-popliteal, femoro-crural, axillofemoral, femoro-femoral (Crossover-Bypass) (➤ Abb. 9.6). Der arterielle Anschluss des Bypasses erfolgt in den meisten Fällen End-zu-Seit. Aufgrund der breiten Anwendung der perkutanen Angioplastie im iliakalen Bereich wird die Implantation einer Bifurkationsprothese bei der AVK heute seltener indiziert. Ist das Operationsgebiet kontaminiert oder liegt die wiederherzustellende Arterie im infizierten Gebiet, ist autologes Gefäßersatzmaterial zu verwenden (V. saphena magna, V. femoralis superficialis, Armvenen). Steht keine autologe Vene

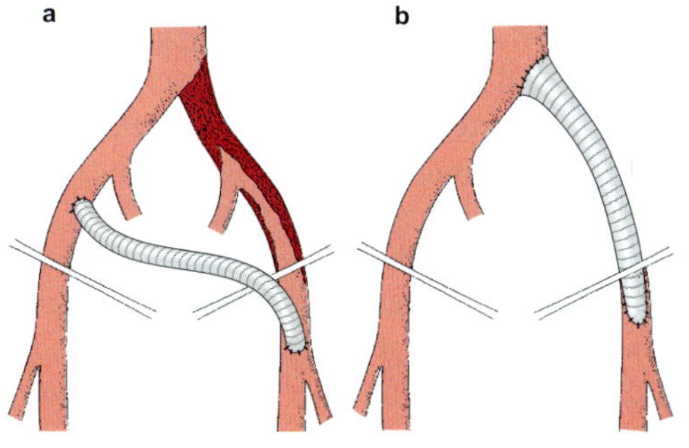

Abb. 9.6 Rekonstruktionsmöglichkeiten beim einseitigen Beckenarterienverschluss. a) Extraanatomischer iliako-femoraler Cross-over-Bypass. b) Orthotoper aorto-femoraler Bypass [L190]

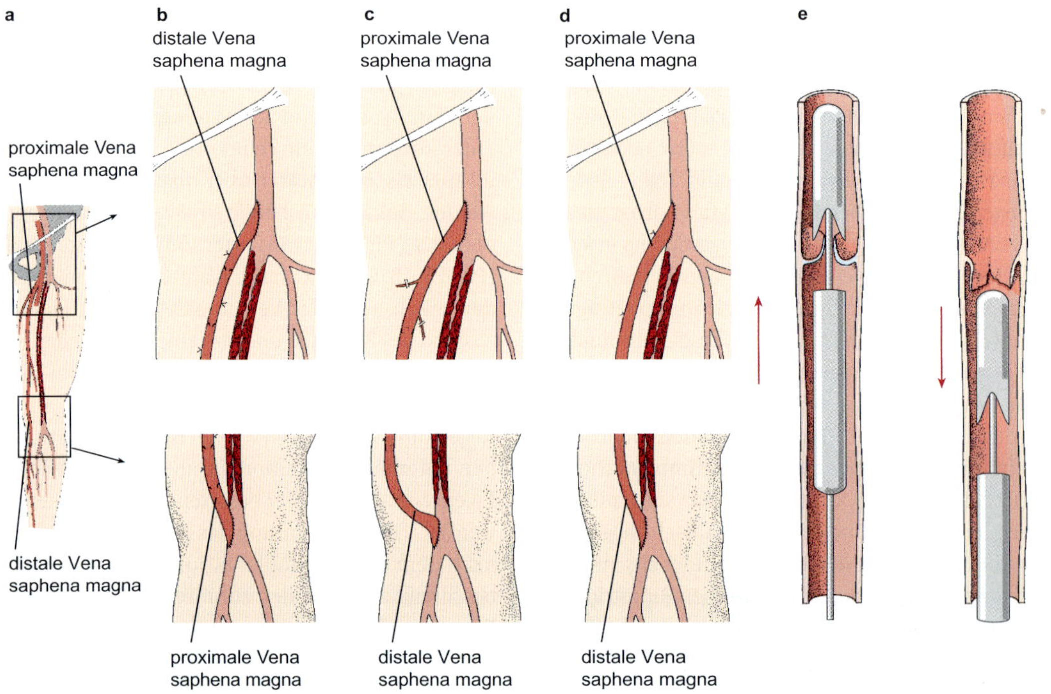

Abb. 9.7 Venenbypasstechniken. a) Anatomische Lage der Vena saphena magna (VSM) und Verschlusssituation vor infragenualem Venenbypass. b) Klassischer autologer Venenbypass. c) In-situ-Venenbypass. d) Orthograder Ex-situ-Venenbypass. e) Modell eines Valvulotoms (In-situ-cut®) zur Ausschaltung der Venenklappen [L190]

zur Verfügung, kommen alternativ – bei erhöhtem Risiko der Protheseninfektion – antimikrobiell beschichtete Dacronprothesen (Silber, Rifampicin) oder biologische Gefäßprothesen (denaturierte humane Umbilikalvene, biosynthetische Schafskollagenprothese) zum Einsatz. Biologische Gefäßprothesen weisen zwar eine erhöhte Thrombogenität und eine Neigung zur aneurysmatischen Biodegeneration auf, zeigen aber eine akzeptable Langzeitfunktion.

9

Beim **autologen Venenbypass** wird körpereigenes Venenmaterial als arterieller Gefäßersatz verwendet, meist die ipsilaterale (gleichseitige) Vena saphena magna (VSM). Ist die VSM auch am kontralateralen (gegenseitigen) Bein nicht mehr vorhanden (Z. n. Saphenektomie bei Varikosis) oder nicht verwendbar, kommen die V. saphena parva oder Armvenen als Bypassmaterial infrage. Grundsätzlich gibt es zwei Möglichkeiten, die Vene als arteriellen Ersatz zu verwenden:

1. Klassischer Umkehrbypass: Die Vene muss hierbei wegen ihrer Klappen mit ihrem distalen Ende nach proximal gebracht werden, um der arteriellen Strömungsrichtung zu entsprechen (Reversed-Konfiguration, ➤ Abb. 9.7b).
2. In-situ-Bypass (➤ Abb. 9.7c): Hierbei wird die Vene so weit wie möglich in ihrem anatomischen Lager belassen und ihr proximales Ende mit dem arteriellen Einstromgefäß anastomosiert. Bei diesem Vorgehen werden die in der Vene liegenden Klappen mithilfe eines speziellen Katheterinstrumentariums (Valvulotom) ausgeschaltet (➤ Abb. 9.7e). Kommt die so behandelte Vene aus operationstaktischen Gründen außerhalb ihres urspünglichen Betts zu liegen, spricht man von einem orthograden Ex-situ-Venenbypass (➤ Abb. 9.7d).

Arteriosklerose der supraaortalen Äste

Verschlüsse oder Stenosen können in Abhängigkeit von ihrer Lokalisation zu einer Durchblutungsstörung in drei verschiedenen Gefäßregionen führen:

- **Karotissystem:** Versorgung der vorderen und mittleren Hirnabschnitte (Hemisphären des

Großhirns, Balken, Zwischenhirn, Stammganglien), der Augen und des Gesichts. Der extrakranielle Abschnitt der A. carotis interna und die A. cerebri media stellen die typischen Schlaganfallarterien dar.

- **Vertebralis-Basilaris-System:** Blutversorgung der hinteren Hirnabschnitte (Hirnstamm, Kleinhirn, Medulla oblongata).
- **Subclavia-Brachialis-System:** Blutversorgung des Arms.

Karotisstenose

Die häufigste Lokalisation von Stenosen und Verschlüssen der hirnversorgenden extrakraniellen Gefäße ist der Abgang der A. carotis interna an der Karotisgabel. Das Schlaganfallrisiko ist hierbei weniger von der zerebralen Minderperfusion ableitbar, sondern weit mehr von dem Risiko der lokalen Plaquekomplikation mit Plaqueruptur, Thrombose und somit arterio-arterieller Embolisation mit Schlaganfall. Die Klassifikation des Stenosegrads erfolgt nach NASCET-Kriterien. Die Karotis-TEA ist als standardisierter Eingriff ein hocheffizientes Instrument der Schlaganfallprophylaxe und ein in mehreren prospektiv randomisierten Studien beispielhaft evaluiertes Therapieverfahren (AWMF 2020). Alternativ kann eine interventionelle Versorgung mittels Karotisstent erfolgen, worauf hier nicht näher eingegangen wird.

Die Indikation zur operativen Versorgung einer Stenose der A. carotis interna soll interdisziplinär (Gefäßchirurgie, Neurologie) gestellt werden. Bei asymptomatischen Stenosen ist eine Versorgung ab einem Stenosegrad von 60 % nach NASCET zu erwägen, sofern die Läsion anatomisch gut zugänglich ist und die Lebenserwartung 5 Jahre übersteigt. Da das Schlaganfallrisiko unter konsequenter Einstellung der kardiovaskulären Risikofaktoren und sekundärprophylaktischer Medikation (Best Medical Treatment) deutlich reduziert ist, muss die Indikation streng gestellt werden. Symptomatische Stenosen (TIA/Schlaganfall in den letzten 6 Monaten) sollten ab einem Stenosegrad von 50 % nach NASCET sekundärprophylaktisch operiert werden.

Ziel der Operation ist die Vermeidung (erneuter) zukünftiger zerebraler Insulte. Zur Beurteilung der zerebralen Durchblutung sollte ein intraoperatives Neuromonitoring erfolgen. Dies erfolgt am zuverlässigsten durch Operation am wachen Patienten in Lokal-/Plexusanästhesie. Bei routinemäßiger Verwendung eines Shunts (s. u.) kann hierauf verzichtet werden.

OPERATION

TEA der Arteria carotis interna

Positionierung: Rückenlage mit erhöhtem Oberkörper, Kopf rekliniert und zur gesunden Seite gedreht. Auslagerung des kontralateralen Arms.
Zugang: Längsschnitt am Vorderrand des M. sternocleidomastoideus.
Abdeckung: Halsseite bis Ohrläppchen, Kinn und Jugulum.

Operationsprinzip
a) Konventionelle TEA (➤ Abb. 9.8)

- Nach Hautschnitt erfolgt die Durchtrennung des Platysmas
- Darstellen und Anschlingen der Arteria carotis communis, interna und externa. Hierbei achtet der Operateur darauf, dass durch die Manipulationen an der Karotisgabel keine Partikel aus der Stenose gelöst werden. Diese würden als Mikroembolie ins Gehirn gelangen
- Nach systemischer Heparingabe Abklemmen der Gefäße, Eröffnung der A. carotis interna über die Stenose hinaus
- Zur Aufrechterhaltung der Hirndurchblutung Einlegen des intraluminalen Shunts (fakultativ). Dieser sollte in einer Klemme angereicht werden
- Ausschälen des Verschlusses mit dem Gefäßspatel; ggf. Anheften einer Intimastufe in der distalen A. carotis interna, ggf. auch an der A. carotis communis
- Verschluss der Arteriotomie mit Patch (Vene oder Kunststoff) durch fortlaufende Naht (Prolene 6-0)
- Vor Vervollständigung der Naht Entfernung des intraluminalen Shunts, Spülung und Entlüftung
- Ggf. Einlegen einer Redon-Drainage, Platysmanaht, Hautnaht

b) Eversionsendarteriektomie (➤ Abb. 9.9)
Bei dieser Technik wird nach dem Ausklemmen die A. carotis interna am Abgang von der Bifurkation abgesetzt (a). Durch Umstülpen der äußeren Wandschichten wird der Verschlusszylinder aus dem Gefäß ausgelöst (Eversion) (b). Die Reanastomose der desobliterierten A. carotis interna mit der Bifurkation erfolgt anschließend in fortlaufender Naht (Prolene 6-0) (c). Mit dieser Technik kann gleichzeitig eine Raffung der oft elongierten bzw. gekrümmten (engl. *Kinking*) A. carotis interna erreicht werden.

9

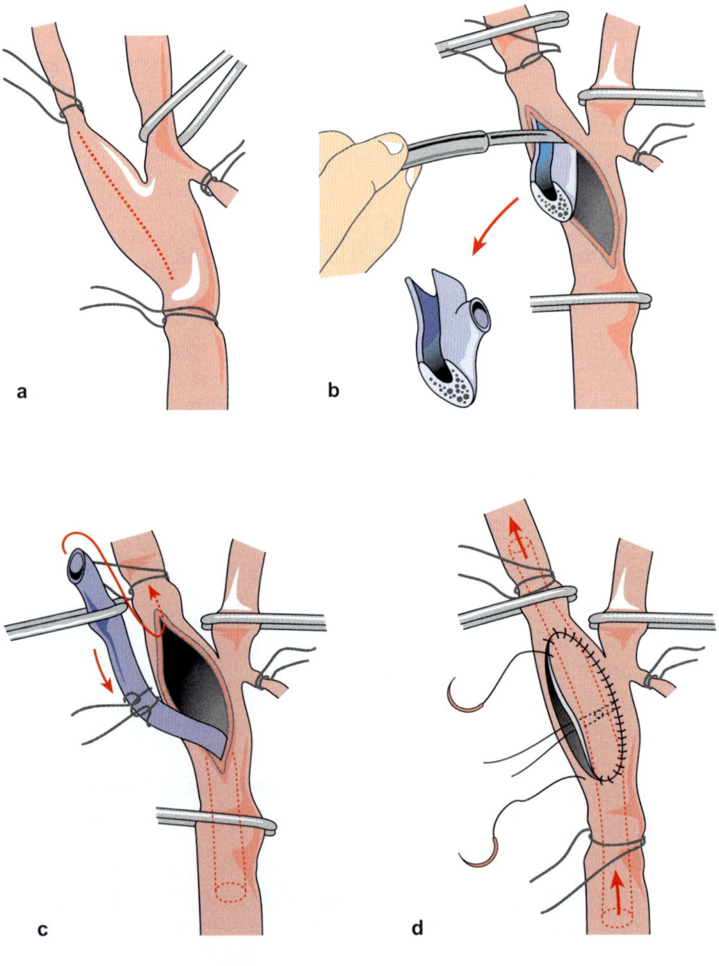

Abb. 9.8 Technik der Karotis-TEA. a) Karotisgabel dargestellt; Gefäße angeschlungen, Tourniquet um A. carotis communis und interna für eventuellen intraluminalen Shunt. b) Längseröffnung des Gefäßes, Einbringen des intraluminalen Shunts (nicht dargestellt). Einführen des Shunts in A. carotis communis und in die A. carotis interna. Abdichten mit Tourniquet. c) Offene TEA des Intimazylinders (unter liegendem Shunt, nicht dargestellt). d) Einnähen eines Patches. Entfernen des Shunts durch Relistlücke, Vervollständigung der Gefäßnaht [L106, L143]

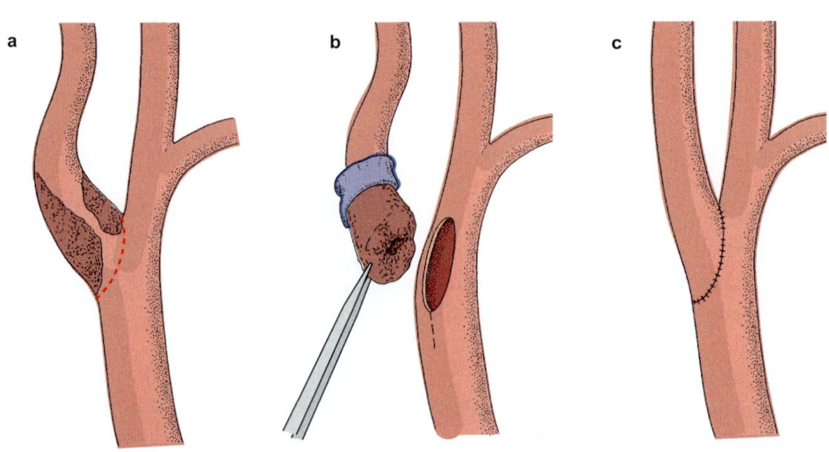

Abb. 9.9 Technik der Eversionsendarteriektomie. a) Ausgangsbefund mit Plaquestenose der A. carotis interna am Abgang der Karotisgabel. b) Durchführung der Eversionsendarteriektomie. c) Zustand nach Reanastomosierung [L190, L143]

Komplikationen

Nachblutung, Gefäßverschluss, TIA, Schlaganfall, Läsion der benachbarten Nerven (N. hypoglossus, N. vagus mit N. laryngeus recurrens).

Subclavian-Steal-Syndrom

Bei Verschlüssen der A. subclavia in ihrem Ursprungssegment kann sich durch die anatomische Besonderheit der Gefäßverbindungen im Kopf-Hals-Bereich ein Subclavian-Steal-Phänomen oder -Syndrom ausbilden. Liegt der Subclaviaverschluss zentral des Abgangs der A. vertebralis, kommt es im Sinne eines Kollateralkreislaufs zu einer Strömungsumkehr in der gleichseitigen A. vertebralis. Der Arm entzieht damit, insbesondere bei Muskelarbeit, Blut aus dem vertebrobasilären Kreislauf. Die hieraus resultierende Minderperfusion der entsprechenden Gehirnareale macht sich durch (belastungsinduzierten) Schwindel, Synkopen oder Artikulationsstörungen bemerkbar. Der reine Nachweis einer Flussumkehr der A. vertebralis wird als Subclavian-Steal-Phänomen bezeichnet. Treten zudem o. g. Symptome auf, wird das Krankheitsbild Subclavian-Steal-Syndrom genannt. Hinzu tritt typischerweise eine muskuläre Erschöpfbarkeit des betreffenden Arms (Claudicatio intermittens des Arms) auf. Bringen interventionelle Versuche der Rekanalisation mittels PTA und Stent keinen Erfolg, ist im symptomatischen Stadium die operative Revaskularisation indiziert. Ein etabliertes Verfahren hierfür ist die Transposition der A. subclavia (➤ Abb. 9.10) auf die A. carotis communis. Hierzu ist allerdings in den meisten Fällen eine Sternotomie erforderlich, was mit einem entsprechenden Trauma und perioperativer Morbidität verbunden ist. Alternativ kommen extraanatomische Rekonstruktionsverfahren (z. B. karotido-subklavialer Bypass) zum Einsatz.

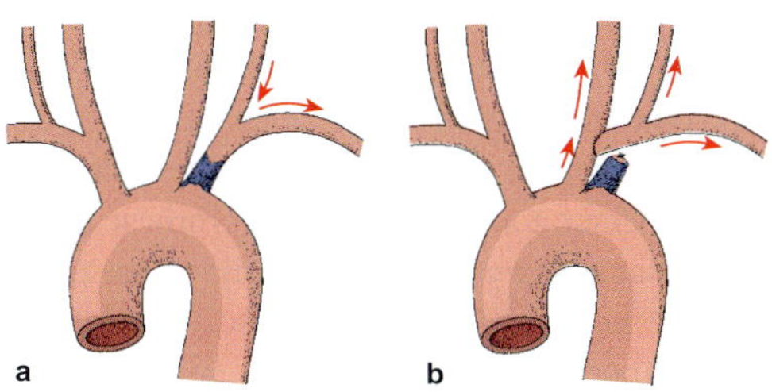

Abb. 9.10 Operationsprinzip der Subklaviatransposition. a) Ausgangsbefund mit Abgangsverschluss der linken A. subclavia. b) Die A. subclavia wird nach ihrem Verschluss abgesetzt und Seit-zu-End mit der A. carotis communis anastomosiert [L190, L143]

9.3.3 Aortenaneurysma

Beim echten Aneurysma ist der gesamte Gefäßquerschnitt erkrankt und die Aorta mehr oder weniger spindelförmig aufgeweitet. Diese können an allen Abschnitten der thorakoabdominellen Aorta entstehen, entwickeln sich aber am häufigsten an der Bauchaorta (Debus, Gross-Fengels 2020). Das abdominelle Aortenaneurysma entsteht überwiegend durch degenerative Prozesse der Gefäßwand mit Degradation der extrazellulären Matrix, chronische Entzündungsprozesse und eine Reduktion der mesenchymalen Muskelzellen. Wesentlich seltener sind Aneurysmen aufgrund von angeborenen Bindegewebserkrankungen (z. B. Marfan-Syndrom), posttraumatische Aneurysmen oder mikrobiell induzierte Aneurysmen (mykotisches Aneurysma, luetisches Aneurysma).

Im Folgenden werden Aneurysmen besprochen, die ohne Einsatz der Herz-Lungen-Maschine gefäßchirurgisch zu operieren sind.

Infrarenales Bauchaortenaneurysma (BAA)

Etwa 90 % aller abdominellen Aortenaneurysmen entwickeln sich unterhalb der Nierenarterienabgänge (Debus, Gross-Fengels 2020). Meist besteht zwischen dem Abgang der Nierenarterien und dem kranialen Pol des Aneurysmas eine nicht lumenerweiterte physiologische Strecke, die als Aneurysmahals bezeichnet wird. Bei etwa 20 % der Patienten erstreckt sich das Aneurysma distal bis in die Beckenarterien (Debus, Gross-Fengels 2020).

Klinik und Diagnostik

Der größte Anteil der infrarenalen Aneurysmen werden als Zufallsbefund (Sonografie, CT) entdeckt. Klinische Symptome wie intermittierende Bauch-

9

schmerzen und pulsierende Sensationen weisen auf eine bevorstehende Ruptur hin. Die Diagnostik erfolgt mittels Sonografie, CT und Angiografie.

Ziel der operativen Versorgung eines abdominellen Aortenaneurysmas ist die Vermeidung einer Ruptur und der damit einhergehenden lebensgefährlichen Blutung unter Berücksichtigung des perioperativen Risikos. Die Gefahr der Aneurysmaruptur steigt mit dem Querdurchmesser sowie dem Wachstumsverhalten. Im Allgemeinen ist bei einem Querdurchmesser des Aneurysmas ab 5,5 cm oder Wachstum von über 1 cm/Jahr die Operation indiziert. Bei Frauen, jüngeren Patienten, rascher Progression oder rupturgefährdeter Aneurysmamorphologie kann die Operation bereits bei einem geringeren Durchmesser erforderlich sein.

Therapieoptionen und Verfahrenswahl

Die Aneurysmaausschaltung erfolgt entweder konventionell operativ oder endovaskulär durch transfemorale Platzierung einer Stentprothese (EVAR, endovaskuläre Aneurysmareparatur). Beide Verfahren erfordern anschlussfähige, gesunde Gefäße proximal und distal des Aneurysmas. Die offene Versorgung ist unter Berücksichtigung der allgemeinen Operabilität prinzipiell bei jedem Patienten möglich. Viszerale Adipositas oder abdominelle Voroperationen können die Operation in besonderem Maße erschweren und sind als (relative) Ausschlusskriterien zu nennen. Die endovaskuläre Therapie des Aortenaneurysmas hingegen ist an eine Reihe von morphologischen Voraussetzungen gebunden:

- Ausreichende proximale Verankerungsmöglichkeit durch:
  - Infrarenale Ausdehnung des Aneurysmas
  - Aneurysmahals > 1,5 cm Länge
  - Knickbildung am Aneurysmahals < 90°
  - Ausschluss thrombotischer Wandauflagerungen im Aneurysmahals
- Ausreichende distale Verankerungsmöglichkeit in den Iliakalgefäßen
- Ausschluss von Zugangsproblemen durch:
  - Starke Elongation der Beckenarterien
  - Arteriosklerotische Lumeneinengung der Beckenarterien
- Regelrechte Perfusion der A. mesenterica superior (Ausschluss eines Kollateralkreislaufs über die A. mesenterica inferior)

Sind beide Verfahren technisch durchführbar, erfolgt die Entscheidung zur Art der Versorgung unter Berücksichtigung der Komorbiditäten, des Patientenalters und nicht zuletzt der Präferenz des Patienten.

Der klare Vorteil der endovaskulären Versorgung liegt in dem primär minimalinvasiven und gering traumatischen Eingriff für den Patienten mit rascher Rekonvaleszenz. Das endovaskuläre Vorgehen ist im Vergleich zur konventionellen Operation mit einer geringeren kardiovaskulären Morbidität und Mortalität assoziiert. Da es mit zunehmendem Patientenalter zu morphologischen Veränderungen der Aorta kommen kann, ist eine lebenslange Nachsorge (Sonografie, CT) erforderlich, um eine weiterhin bestehende Dichtigkeit der Prothese zu prüfen und damit die suffiziente Ausschaltung des Aneurysmas sicherzustellen. Häufig treten im Verlauf Undichtigkeiten *(Endoleaks)* auf, die Folgeeingriffe erforderlich machen können. Die Aneurysmaausschaltung durch offene Implantation einer Prothese wird über eine Laparotomie oder Lumbotomie durchgeführt und ist entsprechend traumatischer mit längerer Rekonvaleszenz. Nachkontrollen sind hier jedoch nur in Abständen von 5 Jahren erforderlich, um etwaige Nahtaneurysmata auszuschließen. Aufgrund der geringeren Rate an Re-Operationen wird die offene Versorgung daher jüngeren Patienten empfohlen. Doch das Risiko einer postoperativen sexuellen Dysfunktion ist bei der offenen Versorgung höher, weshalb auch jüngere Patienten häufig die Stentimplantation favorisieren.

Offene Aneurysmareparatur

Die Versorgung des abdominellen Aortenaneurysmas erfolgt in Abhängigkeit der Ausdehnung durch Implantation einer Rohrprothese oder Y-Prothese (➤ Abb. 9.11). Hierbei handelt es sich um Kunststoffprothesen (Dacron oder PTFE), weshalb höchste Anforderungen an die **Asepsis** gestellt werden. Eine Infektion einer aortalen Kunststoffprothese und die notwendige chirurgische Revision ist nur selten mit dem Leben vereinbar. Die chirurgische Desinfektion erfasst daher immer beide Leisten, um etwaige Erweiterungen der Operation (periphere Embolisation, Notwendigkeit des femoralen Anschlusses) zu ermöglichen.

9

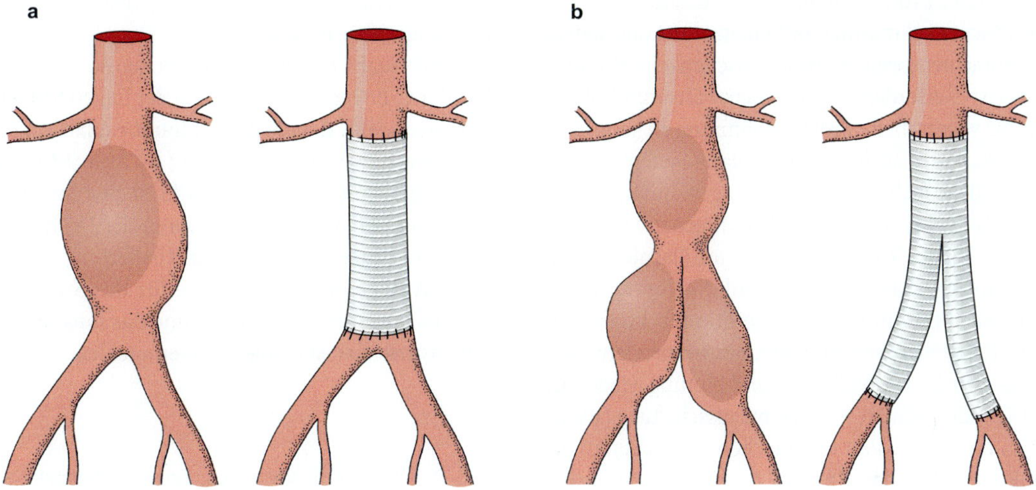

Abb. 9.11 Aneurysmaausschaltung durch infrarenale Rohr- (a) und Bifurkationsprothese (b) [L190, L143]

OPERATION

Konventionelle Aneurysmaausschaltung (transperitoneales Vorgehen)

Zugang: Medianlaparotomie.
Desinfektion und Abdeckung: Abdomen, beide Leisten.

Operationsprinzip
- Verlagerung des Dünndarmkonvoluts nach rechts und Eröffnung des Retroperitoneums
- Darstellung des proximalen Aneurysmahalses sowie der Aortenbifurkation bei Einbeziehung der Beckenarterien Anschlingen der anschlussfähigen Iliakalgefäße
- Abklemmen nach systemischer Heparingabe (nach Möglichkeit infrarenal)
- Längseröffnung des Aneurysmasacks und türflügelartige Erweiterung der Aortotomie proximal und distal
- Desobliteration des Aneurysmasacks, Ausräumung intraluminaler Thromben und Umstechung retrograd blutender Lumbalarterien
- Handschuhwechsel und Entgegennahme der Rohr-/Y-Prothese
- Herstellen der Anastomosen End-zu-End in Inlay-Technik (nicht resorbierbarer monofiler Faden 3-0 oder 4-0, an der Iliaca 5-0) mit fortlaufender Naht
- Flushen und schrittweise Freigabe des Blutstroms
- Bei fraglicher Ischämie des Colon sigmoideum Replantation der A. mesenterica inferior End-zu-Seit in die Prothese
- Deckung der Prothese durch den verbliebenen Aneurysmasack mit fortlaufender Naht
- Verschluss des Retroperitoneums; hierbei achtet der Operateur auf eine sichere Abdeckung der Prothese gegenüber dem Intestinum zur Vermeidung der Spätkomplikation einer aortointestinalen Fistel (Häufigkeit 0,5–1 %)
- Verschluss des Abdomens nach physiologischer Positionierung des Intestinums

Die Aneurysmaausschaltung kann auch über einen links retroperitonealen Zugang erfolgen. Hierbei wird der Patient in der linken Hüfte 20° angehoben, der Oberkörper wird um 45° nach rechts gedreht. Die Hautinzision erfolgt im 11. ICR und wird nach ventral und kaudal neben die Rektusscheide geführt. Nach Spaltung der Bauchmuskulatur wird der Peritonealsack nach rechts abgedrängt, wodurch der Zugang zur Aorta und den Iliakalgefäßen frei wird. Die weiteren Schritte entsprechen denjenigen des transperitonealen Vorgehens. Für diesen Zugang wird ein Selbsthaltesperrer mit Fixation am OP-Tisch (z. B. Omnitract®) eingesetzt.

EVAR

Da BAAs in aller Regel bis unmittelbar an die Aortenbifurkation heranreichen, ist es meist erforderlich, eine Y-Konfiguration der endoluminalen Prothese zu wählen, um sie distal in gesunden Arterienabschnitten verankern zu können.

Bei der Mehrzahl der Prothesen handelt es sich um modulare Systeme: Die Prothese setzt sich aus zwei oder mehreren Bauteilen zusammen, deren Größe und Länge je nach den individuellen Bedürfnissen des Patienten ausgewählt werden. Üblicherweise wird ein aortales Prothesenhauptstück, das in einen Prothesenschenkel mündet, mit einem von kontralateral eingebrachten zweiten Prothesenschenkel verbunden. Dabei ist es erforderlich, mit einem Führungsdraht die hierfür vorgesehene Prothesenöffnung zu sondieren. Bei Bedarf wird auch ein trimodulares System verwendet, bei dem auch ipsilateral ein längenkonformer Prothesenschenkel angedockt wird. Alternativ kann, bevorzugt bei der Ruptur, ein aorto-uniiliakales System verwendet werden. Hierbei wird die kontralaterale A. iliaca communis mit einem blinden Prothesenstück (Okkluder) verschlossen. Ein femoro-femoraler Cross-over-Bypass stellt die Durchblutung wieder her.

Die endovaskuläre Aneurysmaausschaltung (EVAR) ist an eine Reihe von technischen Voraussetzungen gebunden, die in ➤ Tab. 9.3 zusammengefasst sind. Der Instrumentierende sowie der Springer müssen über Erfahrungen in der konventionellen und notfallmäßigen Aneurysmaausschaltung verfügen. Darüber hinaus muss der Springer die Einstellung des C-Bogens in seinen Details beherrschen. Sämtliche Materialien für eine Konvertierung (offene Operation) müssen greifbar bereitstehen.

Im OP-Saal sind die Vorbereitungen so zu treffen, dass der C-Bogen in der Regel auf der linken Seite des Patienten steht, daneben der Monitor nahe am OP-Tisch gegenüber dem Operateur (➤ Abb. 9.12). Auf dem Patienten sowie am Fußende ist eine möglichst große sterile Fläche zum Platzieren der Drähte und Katheter (Länge bis 300 cm) zu schaffen.

Die Anlage einer Checkliste für das Standardmaterial, das spezielle Material und das sonstige Verbrauchsmaterial ist dringend zu empfehlen.

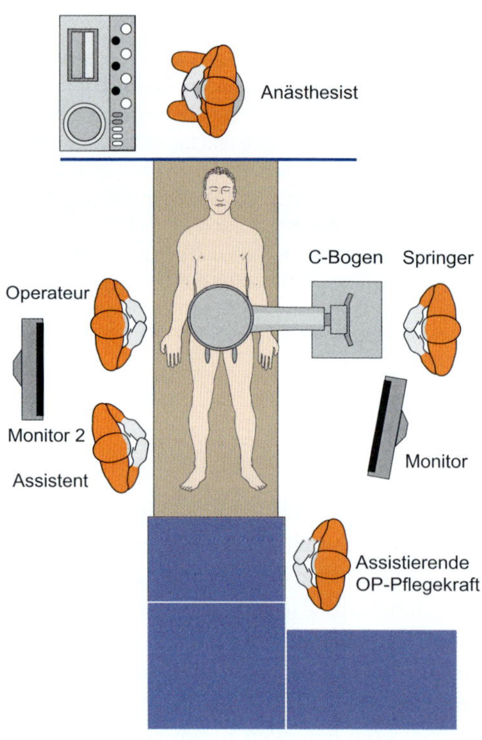

Abb. 9.12 Geräte- und Tischpositionierung bei endoluminalen Aorteneingriffen [L190, L143]

Tab. 9.3 Technische Voraussetzungen für die endovaskuläre Ausschaltung von BAAs

Apparativ
• Hochauflösendes Röntgengerät (fest installiert oder mobil als C-Bogen) mit DSA- und Roadmap-Möglichkeit • Röntgenfähiger, beweglicher OP-Tisch • Evtl. Druckinjektor • Evtl. Autotransfusionsgerät
Vorbereitung des Patienten
• Positionierung auf röntgenfähigem, beweglichem Tisch • Positionierung zum Durchleuchten mit C-Bogen • Abdeckung und Vorbereitung analog zu offenem Eingriff • Blasendauerkatheter • Ggf. aufklebbares Lineal mit zentimeterweisen Röntgenmarkierungen am Rücken
Standardmaterial
• Kontrastmittel (für Hochdruckspritze und manuell) • Heparinisierte Ringerlösung (min. 1 l) in großer Schüssel • Evtl. Markierungsstift • 8-French-Einführungsschleuse (bei zwei offenen Leisten 2-mal) mit Punktionsnadeln (18 G) und evtl. kurzem Draht • Steifer Führungsdraht, Dicke 0,035", Länge mind. 260 cm (Lunderquist/Amplatz Super Stiff/Backup Meyer) • Führungsdraht weich gebogen (0,035", 180 cm) z. B. Terumo, Roadrunner • Pigtail-Angiografiekatheter, mind. 100 cm
Fakultativ
• Draht-Drehgriff (Torquing Device) • Hochdruck-Verbindungsleitungen • Spülleitungen (eine pro Schleuse) • Spezialmaterial, z. B. speziell konfigurierte Angiografiekatheter (Headhunter etc.) und Angioplastiekatheter nach Wahl

9

OPERATION

EVAR

Positionierung: Rückenlage. Bauch und Becken sind so weit oberhalb der Säule zu positionieren, dass diese Abschnitte mit dem C-Bogen zu erreichen sind.
Strahlenschutz: Angesichts der oft längeren Durchleuchtungszeit ist auf konsequenten Strahlenschutz mit Bleischürze, Schilddrüsen- und Augenschutz zu achten. Einen weiteren Schutz bieten seitlich am OP-Tisch angebrachte Bleilamellen, dicklumige Leitungsverlängerungen bei manueller Kontrastmitteleinbringung während der Angiografie (Abstand zur Strahlenquelle!) und bevorzugte Verwendung des gepulsten Durchleuchtungsmodus.

Operationsprinzip

- Freilegung der A. femoralis/Direktpunktion und Vorlage eines Verschlusssystems
- Einbringen einer 8F-Schleuse beidseits
- Sondieren der Aorta abdominalis mit dem Terumodraht und Einwechseln des Pigtail-Katheters
- Einwechseln eines steifen Drahts (➤ Abb. 9.13a) und Einführen des Prothesensystems unter Durchleuchtungskontrolle (➤ Abb. 9.13b). Wichtig ist hierbei wie bei der gesamten Prozedur, dass der steife Führungsdraht „nachgefüttert" und in seiner Position nicht verschoben wird (Längenmarkierung am Tisch!)
- Angiografische Darstellung des Abgangs der Nierenarterien und Markierung auf dem Monitor. Wichtig: OP-Tisch und C-Bogen werden zuvor festgestellt und nicht mehr bewegt!
- Platzieren und Freisetzen des Prothesenhauptkörpers direkt unterhalb der Nierenarterien, bis die Andockstelle für das kontralaterale Beinchen freigesetzt wird (➤ Abb. 9.13c)
- Sondieren des kontralateralen Prothesenschenkels mit einem Führungsdraht (➤ Abb. 9.13d)
- Kontrolle der korrekten Lage innerhalb des Stents durch Drehung des Pigtail-Katheters oder Angiografie
- Einwechseln des steifen Drahts, Einführen des kontralateralen Prothesenschenkels und Freisetzung unter Durchleuchtung, wobei durch eine ausreichende Überlappung die Verbindung mit dem Prothesenhauptstück hergestellt wird (➤ Abb. 9.13e). Das Ostium der A. iliaca interna wird zuvor angiografisch dargestellt und markiert, um eine Verlegung durch die Prothese zu vermeiden
- Andocken des ipsilateralen Prothesenschenkels (➤ Abb. 9.13f)
- Anmodellieren der Prothesen mit entsprechenden Ballonkathetern
- Abschließend erfolgen eine angiografische Kontrolle und die Dokumentation des Rekonstruktionsergebnisses
- Entfernung von Schleuse und Drähten unter Verschluss des Punktionsdefekts

Da sich das intraoperative Vorgehen in Abhängigkeit des Designs des verwendeten Prothesentyps ändern kann, ist ergänzend das jeweilige Schulungsmaterial der Industrie heranzuziehen.

Rupturiertes Bauchaortenaneurysma

Eine Aortenruptur ist eine unmittelbar lebensbedrohliche Situation. Am häufigsten erfolgt die Ruptur in den linken dorsolateralen Retroperitonealraum (gedeckte Ruptur), ggf. mit sekundärer Ausbreitung in die freie Bauchhöhle (freie Ruptur). Seltener ist die primäre Ruptur in die Bauchhöhle, in die V. cava inferior oder in den Magen-Darm-Kanal. Die Prognose wird entscheidend von der Dauer des präoperativen Schockzustands bestimmt.

Symptome

Symptome eines rupturierten Bauchaortenaneurysmas sind Dauerschmerz im Rücken, oft wie Nierenkolik, Ischias- oder Bandscheibenbeschwerden, Schock, Blässe, akutes Abdomen. **Cave:** Wenn die Symptomatik bereits seit Stunden besteht, ist hieraus nicht abzuleiten, dass der Patient bis zur Narkoseeinleitung kreislaufstabil bleibt. Häufig erfolgt die freie Ruptur im Augenblick der Narkoseeinleitung, wenn durch Relaxantien die Abwehrspannung aufgehoben wird.

Operatives Management

Die chirurgische Desinfektion und sterile Abdeckung (Abdomen, beide Leisten) wird am wachen Patienten durchgeführt, die Intubation erst nach Abschluss aller chirurgischen Vorbereitungen. Die Versorgung erfolgt bevorzugt endovaskulär mittels EVAR, alternativ kann die offen konventionelle OP durchgeführt werden. Neben der Aneurysmamorphologie sind hier die lokalen Gegebenheiten zu beachten: Sind entsprechende Stents vorrätig (Konsignationslager)? Sind Kapazitäten im Hybrid-OP-Saal vorhanden? Welches Verfahren wird vom Operateur besser beherrscht?

Bei Kreislaufinstabilität hat sich das REBOA-Verfahren (Resuscitative Endovascular Balloon Occlusion of the Aorta) bewährt. Hierbei wird in Lokalanästhesie ein Schleusenzugang (z. B. 8F) der Leiste etabliert,

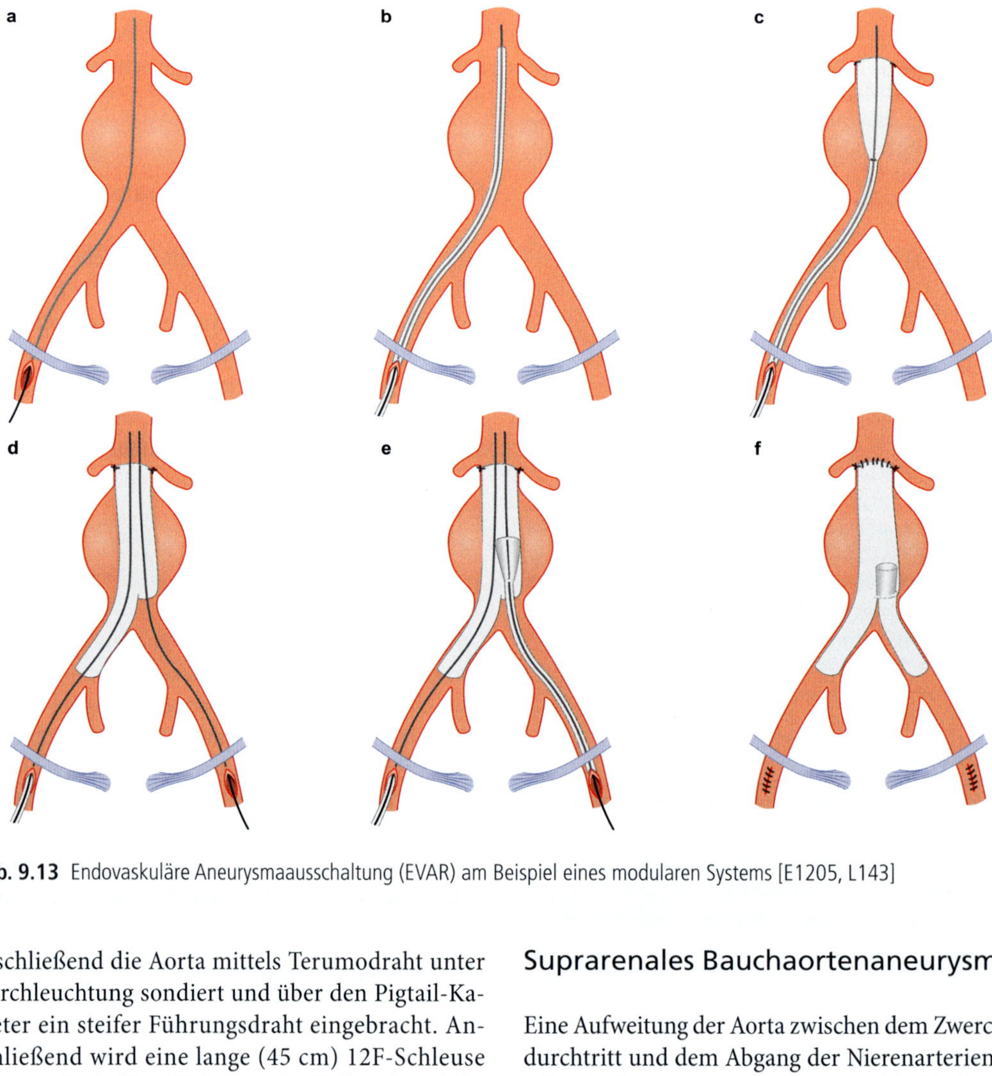

Abb. 9.13 Endovaskuläre Aneurysmaausschaltung (EVAR) am Beispiel eines modularen Systems [E1205, L143]

anschließend die Aorta mittels Terumodraht unter Durchleuchtung sondiert und über den Pigtail-Katheter ein steifer Führungsdraht eingebracht. Anschließend wird eine lange (45 cm) 12F-Schleuse eingewechselt (Stabilisierung des Ballons) und die Aorta intraluminal mittels Ballon (z. B. Reliant, Coda) okkludiert.

Die Zeit bis zur Beendigung der Schocksituation durch Setzen der Aortenklemme/REBOA entscheidet über die Prognose des Patienten. Der Zeitgewinn darf jedoch keinesfalls durch Kompromisse bei der Asepsis erkauft werden. Fremdblutgaben sind durch Wiedergewinnung des Bluts mittels autologer Retransfusion und durch Ausdrücken der gebrauchten Bauchtücher über einer Nierenschale zu reduzieren.

Die Ausschaltung des Aneurysmas erfolgt wie beim elektiven Eingriff.

Suprarenales Bauchaortenaneurysma

Eine Aufweitung der Aorta zwischen dem Zwerchfelldurchtritt und dem Abgang der Nierenarterien liegt selten isoliert vor, sondern meist in Verbindung mit einem thorakalen oder infrarenalen Aneurysma. Das suprarenale Aneurysma bezieht den Abgang der A. mesenterica superior sowie der kranialen Nierenarterie mit ein. Die Rekonstruktion ist aufwendig, unter Umständen ist ein Zwei-Höhlen-Eingriff erforderlich (s. u., thorako-abdominales Aneurysma). Die Operationsindikation wird ab einem Querdurchmesser von 6 cm gestellt. Alternativ kann das Aneurysma unter bestimmten morphologischen Voraussetzungen mithilfe eines Hybridverfahrens ausgeschaltet werden. Hierbei wird das Aneurysma mit Verankerung proximal in der thorakalen und distal in der infrarenalen Aorta ausgeschaltet. Die Viszeralarterien werden durch transabdominal angelegte Prothesenbypässe wieder perfundiert.

In den letzten Jahren haben sich die Prothesen zur endovaskulären Versorgung komplexer Aneurysmamorphologien deutlich weiterentwickelt. Für eine elektive Operation können patientenindividuelle (Custom-made) Prothesen hergestellt werden. Diese Stentprothesen weisen entweder Seitöffnungen (Fenestrierungen) oder Seitaufzweigungen (Branches) auf, die entsprechend der jeweiligen Anatomie aus der Hauptprothese entspringen und eine Versorgung der renoviszeralen Arterien ermöglichen. In diese Arterien werden weitere Stents implantiert, was ggf. über die supraaortalen Gefäße (A. subclavia, A. axillaris, A. brachialis) erfolgt. Bei allen genannten Verfahren werden die aus der Aorta entspringenden Lumbalarterien funktionell verschlossen, und es besteht das Risiko einer spinalen Ischämie mit Schädigung des Rückenmarks (bis hin zur Querschnittsymptomatik).

Thorakales Aortenaneurysma

Die Behandlung thorakaler Aortenaneurysmen hat in den letzten Jahren durch die technische Entwicklung endoluminaler Stentprothesen einen deutlichen Wandel erfahren. Durch Kombination endovaskulärer und konventioneller Operationstechniken ist es heute möglich, auch Aneurysmen, die am distalen Aortenbogen ihren Ausgang nehmen, ohne Einsatz der Herz-Lungen-Maschine zu versorgen.

Pathoanatomisch unterscheidet man

- arteriosklerotisches Aneurysma,
- posttraumatisches Aneurysma und
- dissezierendes Aneurysma.

Indikation

- Aneurysmatische Aufweitung über einen maximalen Querdurchmesser von 6 cm
- Penetration, Ruptur

Operationsprinzip

Bei der konventionellen Operation wird der dilatierte Gefäßabschnitt im Bereich der thorakalen Aorta descendens über eine linksseitige antero-posteriore Thorakotomie im 5. ICR durch ein prothetisches Interponat ersetzt. Wegen der primären Dichtigkeit und Beständigkeit finden gewebte Dacronprothesen mit einem Durchmesser von 24 bis 36 mm Verwendung. Die Anastomosen werden End-zu-End mit fortlaufender Naht der Stärke 3-0 angelegt.

Beim endovaskulären Vorgehen wird analog der für das infrarenale BAA dargestellten Technik der aneurysmatische Aortenabschnitt durch eine transfemoral eingebrachte Endoprothese ausgeschaltet (Operationsprinzip wie bei der traumatischen thorakalen Aortenruptur, ➤ 9.3.6). Da im Vergleich zur abdominellen Aorta der Durchmesser der thorakalen Aorta größer ist, haben auch die Trägersysteme der Stentprothesen einen entsprechend größeren Durchmesser. Daher ist unter Umständen der Zugang über die Beckenarterie und die Anlage eines Conduits (passagerer Einnaht einer Dacronprothese) erforderlich. Voraussetzung für die Ausschaltung mittels Stentprothese ist eine ausreichend lange proximale und distale Landungszone (➤ Abb. 9.14a). Bisweilen sind bei längeren Aneurysmen zwei oder mehrere Endoprothesen erforderlich, die teleskopartig überlappend platziert werden. Die distale Landungszone wird durch die Abgänge der Viszeralarterien limitiert. Am Aortenbogen kann durch Transposition oder Bypassumleitung der linken A. subclavia und A. carotis communis der proximale Aneurysmahals verlängert werden, um

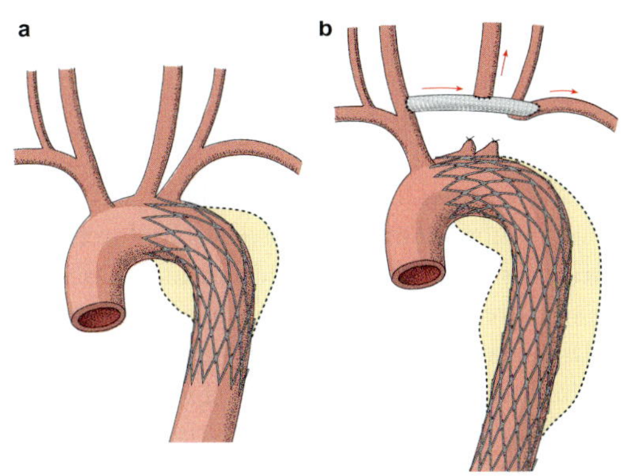

Abb. 9.14 a) Endoluminale Ausschaltung eines Aneurysmas der Aorta descendens nach dem Abgang der linken A. subclavia. b) Bei Beteiligung des distalen Aortenbogens Verlängerung des proximalen Aneurysmahalses unter Überstenten der Abgänge von A. carotis communis und A. subclavia links (sog. Debranching). Die Perfusion der ausgeschalteten Arterien wird durch Anlage eines Bypasses von der rechten A. carotis communis wiederhergestellt [L190, L143]

eine ausreichende Abdichtung und Verankerung der Prothese zu gewährleisten (➤ Abb. 9.14b).

Thorako-abdominales Aortenaneurysma

Erstreckt sich das Aneurysma über die Zwerchfellgrenze, spricht man von einem thorako-abdominalen Aneurysma. Diese Aneurysmen werden durch einen Zwei-Höhlen-Eingriff behandelt oder durch die sequenzielle Implantation von Stentprothesen (abdominell: Custom-made).

Bei der offenen Versorgung wird nach linkslateraler Thorakotomie der Zugang mit Durchtrennung des Zwerchfells nach retroperitoneal zur Freilegung der abdominalen Aorta erweitert (Zugang nach Crawford). Das Prinzip der konventionellen Operation besteht im Ersatz der erkrankten Aorta durch eine Rohrprothese, in welche die Ostien der Viszeralarterien implantiert werden. Alternativ sind prothetische Abzweigungen zu den Viszeralarterien vorzunehmen. Zur Versorgung des Rückenmarks werden Paare von Segmentarterien in die Prothese replantiert. Zur Verkürzung der Ischämiephase der inneren Organe und des Rückenmarks haben sich Protektionssysteme bewährt: Operation unter temporärem Shunt, atriofemoraler Bypass mit Pumpe, Kontrolle des Liquordrucks, ggf. Kühlung und Drainage des Liquors.

9.3.4 Aortendissektion

Eine Aortendissektion bezeichnet die regionale oder gesamte Aufspleißung der Aortenwand durch einen Einriss der inneren Gefäßwandschichten. Dabei bilden sich zwei Lumina, die als „wahres" und als neues, im Dissektat verlaufendes „falsches" Lumen durch ein Kontrastmittel-CT differenziert werden können. Dieser meist durch hypertensive Krisen verursachte Zustand ist für den Patienten unmittelbar lebensbedrohlich. Zum einen besteht die Gefahr, dass die adventitielle Aorten(rest)wand reißt und es so zur Perforation kommt. Zum anderen kann es zur Verlegung lebensnotwendiger Organarterien durch die flottierende Dissektionsmembran kommen (Malperfusion).

Die Klassifikation von Aortendissektionen erfolgt nach der Lokalisation des intimalen Einrisses der Aortenwand. Die Beteiligung der Aorta ascendens wird als **Stanford-A-Dissektion** bezeichnet. Dieser Typ bedarf einer sofortigen herzchirurgischen Versorgung. Die Mortalität der unbehandelten akuten Typ-A-Dissektion beträgt ca. 2 % pro Stunde (Debus, Gross-Fengels 2020) durch Verlegung der Koronararterienostien und/oder Ruptur der Dissektion in den Herzbeutel. **Typ-B-Dissektionen** betreffen die Aorta descendens und erstrecken sich vom Abgang der linken A. subclavia nach distal (➤ Abb. 9.15a). Dieser Typ wird primär konservativ mit stringenter Blutdrucksenkung behandelt. Die Operationsindikation ist im Akutstadium bei drohender Perforation gegeben (persistierender Schmerz trotz arterieller Drucksenkung) oder wenn es zu einer Verlegung und damit Minderperfusion der renoviszeralen Arterien kommt (akutes Abdomen, Nierenversagen). Auch bei peripherer Beinischämie (einseitige Verlegung der Aortenbifurkation) besteht die Notwendigkeit der Operation.

Im Falle einer Ruptur ist primär die notfallmäßige Implantation einer endovaskulären Stentprothese indiziert (➤ Abb. 9.15, Operationsprinzip wie bei der traumatischen thorakalen Aortenruptur, ➤ 9.3.6). Falls die morphologischen Voraussetzungen hierfür nicht vorhanden sind, ist die Indikation zum prothetischen Ersatz der Aorta auf konventionellem Weg gegeben. Eventuell erfolgt dieser mit Replantation von Viszeralarterien und Segmentarterien zur arteriellen Versorgung des Rückenmarks. Hierfür ist ein

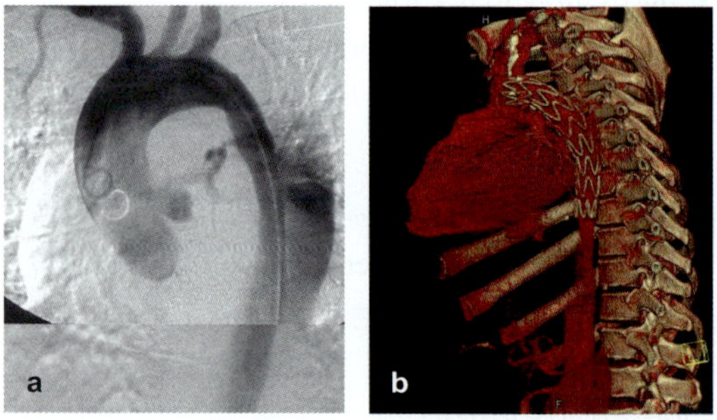

Abb. 9.15 Angiogramm bei akuter Typ-B-Dissektion. a) Austritt des Kontrastmittels in das falsche Lumen in Höhe der Aorta descendens. b) 3D-Rekonstruktion nach Abdichtung mittels endoluminaler Stentprothese [T369]

thorakaler oder ggf. ein thorako-abdominaler Zugang erforderlich.

Steht die viszerale Ischämie im Vordergrund, kann durch eine abdominale Fensterungsoperation die Durchblutung der inneren Organe wiederhergestellt werden. Hierbei wird nach infrarenaler Eröffnung der Aorta das Dissektat segmental reseziert und die Viszeralarterienostien desobliteriert. Die distal verbleibende Lefze des aortalen Intimadissektats wird mit fortlaufender Naht an die Adventitia angeheftet. Die Reperfusion der inneren Organe ist intraoperativ am offenen Abdomen zu kontrollieren. Die Fensterung kann ebenfalls auf interventionellem Weg erfolgen, ist jedoch nicht als Standardtherapie flächendeckend etabliert.

9.3.5 Poplitealarterienaneurysma

Das Poplitealarterienaneurysma ist eine aneurysmatische Degeneration der A. poplitea und tritt in der Regel im Kniegelenksspalt auf. Aufgrund der hohen Koinzidenz werden alle Patienten mit einem Poplitealarterienaneurysma auf ein Bauchaortenaneurysma untersucht und umgekehrt. Liegt die Gefahr des Bauchaortenaneurysmas in der Ruptur und dem damit verbundenen Blutungsrisiko, ist das Rupturrisiko des Poplitealarterienaneurysmas mit knapp 2 % gering (Debus, Gross-Fengels 2020). Wie bei allen Aneurysmata kommt es auch im Poplitealarterienaneurysma zur wandständigen Thrombusbildung. Durch die Lage im Bewegungssegment kommt es zur Embolisation der Thrombusmassen in die Unterschenkelarterien (häufig stumm) und letztlich zu deren Verschluss. Die Offenheit der Ausstrombahn ist für den Therapieerfolg der Revaskularisierung entscheidend und die Gefahr des Extremitätenverlusts ist beim unbehandelten Aneurysma entsprechend hoch.

Die **Indikation zur Operation** ist bei symptomatischen Aneurysmen (Symptome der AVK, akute Ischämie, lokale Beschwerden) oder einer Größe über 2 cm gegeben.

Die **operative Versorgung** erfolgt durch Resektion des Aneurysmas und Rekonstruktion mittels Interponat. Hierzu ist die Eigenvene der Kunststoffprothese vorzuziehen. Die reine Ligatur zur Embolieprophylaxe ist zu vermeiden. Einerseits kann durch das verbliebene Aneurysma das Interponat komprimiert werden, andererseits kann es durch abgehende Kollateraläste zu einer weiteren Perfusion des Aneurysmas mit Größenzunahme kommen und es können Folgekomplikationen (lokale Schmerzsymptomatik, Ruptur) entstehen.

Je nach Ausdehnung des Aneurysmas und der peripheren und zentralen Anschlussfähigkeit kann selbiges über einen dorsalen Zugang in der Kniekehle (in Bauchlage nach Venenentnahme) oder einen medialen supra- und infragenualen Zugang (Rückenlage) versorgt werden. Im Falle der akuten Ischämie ist der mediale Zugang zu wählen, da eine selektive Embolektomie (➤ 9.3.1) der Unterschenkelarterien nur hierüber sicher erfolgen kann.

Die endovaskuläre Versorgung durch Implantation gecoverter oder mehrlagiger ungecoverter Stents *(Flow Diverter)* zur Ausschaltung des Poplitealarterienaneurysmas hat in den letzten Jahren zunehmend an Bedeutung gewonnen. Die bisherigen Studienergebnisse lassen jedoch keine valide Aussage zu Langzeitergebnissen zu.

9.3.6 Gefäßverletzungen

Man unterscheidet stumpfe und scharfe Gefäßverletzungen. Die Mehrzahl davon ereignet sich als stumpfe Traumen bei komplexen Verletzungen mit Frakturen, Luxationen und Beteiligung des Haut-Weichteilmantels.

Das **scharfe Trauma** durch Schnitt, Stich oder Schuss führt zur **teilweisen Gefäßwandläsion** oder zur kompletten Durchtrennung. Es kann eine starke Blutung auftreten, vor allem wenn sich die äußere Wunde nahe dem Verlauf eines großen Gefäßes befindet. Der Puls distal der Verletzung ist im Seitenvergleich schwach oder fehlt. Die Extremitätenischämie korreliert mit dem Schweregrad der Verletzung und dem Schockzustand. Bei **vollständiger Durchtrennung** eines Gefäßes kann sich ein endständiger Thrombus bilden. Ein möglicher Blutdruckabfall und ein zunehmender Schock begünstigen die lokale Hämostase. Die anfängliche Blutung kommt damit zum Stehen.

Häufig kommt es bei Stichverletzungen zur gleichzeitigen Verletzung von Arterie und Vene. Dann kann eine traumatisch bedingte arteriovenöse Fistel entstehen, die sich dem Untersucher durch ein auskultierbares Strömungsgeräusch und ggf. durch ein tastbares Schwirren zu erkennen gibt. Das Wundhämatom kann hierbei im Verhältnis zum Ausmaß der Gefäßverletzung gering ausgeprägt sein. Häufigste Ursache einer scharfen Gefäßverletzung ist die iatrogene Läsion der A. femoralis oder A. brachialis bei arterieller Punktion, z. B. bei Herzkatheter, Angiografie oder arterieller Lyse. Hierbei können Nachblutungen, pulsierende Hämatome, Dissektionen, thrombotische Gefäßverschlüsse und arteriovenöse Fisteln entstehen. Um kleinere pulsierende Hämatome, die zunächst übersehen werden, kann durch bindegewebige Organisation im Verlauf eine Kapsel entstehen, sodass ein Aneurysma spurium (falsches Aneurysma) vorliegt. Die Therapie der Wahl ist die (sonografisch kontrollierte) Kompression, gefolgt von Fibrininjektion (bei kleinem arteriellen Wanddefekt) und der chirurgischen Sanierung.

Das **stumpfe Trauma** ist dadurch charakterisiert, dass das Gefäßlumen nicht eröffnet wird und der Adventitiaschlauch intakt bleibt. Bedingt durch eine Gefäßbinnenverletzung entsteht meistens das Bild des akuten Gefäßverschlusses. Durch Überdehnung der Arterie kommt es hierbei zum Einriss der Intima mit umschriebener Intimadissektion. Nachfolgend entstehen ein subintimales Hämatom und eine lokale Thrombose. Ein äußeres Hämatom ist meist gering ausgeprägt oder durch die Begleitverletzungen verursacht. Meist ist ein **Dehnungstrauma** im Rahmen von Frakturen oder Luxationen die Ursache des stumpfen Gefäßtraumas. Häufig tritt es nach suprakondylärer Humerus- oder distaler Femurfraktur auf. Die differenzialdiagnostische Abgrenzung von einem traumatischen Arteriospasmus, bei dem die Arterie intakt und nur funktionell beeinträchtigt ist, kann insbesondere bei hämorrhagisch schockierten Patienten Schwierigkeiten bereiten. Oft gelingt die Unterscheidung nur durch eine Angiografie, die ggf. auch intraoperativ nach proximaler Punktion der Arterie erfolgen muss. Bei Verletzungen an den Extremitäten ist die Diagnose oder der Ausschluss einer Gefäßverletzung von großer Bedeutung. Fehlen nach Schockbehandlung und Frakturreposition tastbare Pulse bzw. pulsatile Dopplersignale, so ist ggf. auch intraoperativ eine Angiografie angezeigt.

Bei der **traumatischen thorakalen Aortenruptur** handelt es sich um eine stumpfe Gefäßverletzung, die durch ein Dezelerationstrauma verursacht ist. Hierbei entsteht typischerweise konkavseitig am Übergang des Aortenbogens zur Aorta descendens ein Einriss der Aortenwand (➤ Abb. 9.16).

Erstmaßnahme ist die Blutstillung durch einen Druckverband oder durch manuelle Kompression. Ein längerfristiges Abbinden mittels Tourniquet ist unzulässig, da hierdurch ischämieempfindliches Gewebe, z. B. Nervengewebe, irreversibel geschädigt wird und es nach Wiedereröffnung zu lebensbedrohlichen Elektrolytverschiebungen (K^+) kommen kann.

Die gefäßchirurgische Versorgung der Gefäßverletzung erfolgt je nach Art und Ausdehnung. Im individuellen Fall ist zu entscheiden, ob durch direkte Naht, End-zu-End-Anastomose, Patcherweiterungsplastik oder Interponat rekonstruiert wird, eventuell kombiniert mit einer Thrombektomie. Im kontaminierten Wundgebiet erfolgt die Rekonstruktion mit autologem Venenmaterial, das vom Bein der kontralateralen Extremität gewonnen wird.

Bei Kombinationsverletzungen der Extremitäten mit Beteiligung des Skelettsystems wird zunächst die Osteosynthese hergestellt, um die Länge des zu überbrückenden Gefäßabschnitts zu definieren und bei der Reposition ein erneutes Trauma der rekonstruierten Gefäße zu vermeiden. Bei traumatischen Amputationen hat die Replantation in einem dafür ausgerüsteten Zentrum zu erfolgen. Dies erfolgt nach Maßgabe der Weichteilverhältnisse, dem Zustand des Amputats und der klinischen Gesamtsituation. Für die Versorgung einer thorakalen Aortenruptur bietet

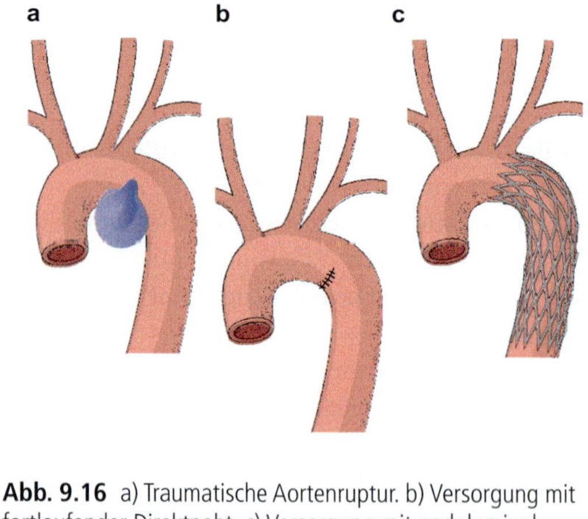

Abb. 9.16 a) Traumatische Aortenruptur. b) Versorgung mit fortlaufender Direktnaht. c) Versorgung mit endoluminaler Stentprothese [L190, L143]

heute die endovaskuläre Stentprothese eine gute Behandlungsalternative zur Thorakotomie und offenen Übernähung der Aorta (➤ Abb. 9.16 c). Hier ist unter Umständen ein Überstenten der linken A. subclavia mit entsprechender Minderperfusion des linken Arms erforderlich. Die weitere Therapie entspricht der des Subclavian-Steal-Syndroms (➤ 9.3.2).

OPERATION

Endovaskuläre Stentprothese bei thorakaler Aortenruptur

Positionierung: Positionierung mit Halbseitendrehung des Oberkörpers nach rechts und Elevation des linken Arms. Einstellung des OP-Tischs mit der Säule in Hüfthöhe.
Abdeckung: Sterile Abdeckung beider Leisten.
Zugang: Zugang bevorzugt über rechte Leiste mit Freilegung der A. femoralis, Anlegen eines Tourniquets in Höhe des Leistenbands.

Operationsprinzip

- Legen einer Schleuse in die A. femoralis distal des Tourniquets (➤ 9.3.3, EVAR)
- Sondierung des Aortenbogens mit einem weichen Führungsdraht und Einführung eines Pigtail-Katheters
- Angiografische Darstellung des Aneurysmahalses über den Pigtail-Katheter
- Einwechseln eines 300 cm langen steifen Führungsdrahts und Positionierung mit der Spitze in der Aorta ascendens (bevorzugt Backup-Meyer oder Lunderquist)
- Entfernung des Pigtail-Katheters und der Schleuse; Abklemmen der A. femoralis mit liegendem Führungsdraht
- Quere Arteriotomie der A. femoralis und Einführen der Endoprothese über den steifen Führungsdraht und Röntgendurchleuchtung
- Positionierung der endovaskulären Prothese nach angiografischer Darstellung der Gefäßanatomie des Aortenbogens über einen zweiten Angiografiekatheter, der z. B. über den rechten Arm in die Aorta ascendens unter Röntgendurchleuchtung vorgeschoben wird. Im Bereich des Aortenbogens ist dieses Vorgehen obligat, um bei der Freisetzung der Prothese die supraaortalen Gefäßabgänge genau lokalisieren zu können
- Rückzug des Einführsystems unter Röntgendurchleuchtung, Verschluss der Arteriotomie
- Kontrolle der Fußpulse

9.4 Chirurgie der Venen

9.4.1 Anatomie

An den Armen und Beinen gibt es ein oberflächliches, epifasziales und ein tiefes, subfasziales Venensystem. Die tiefen Leitvenen laufen, an Unterarm und Unterschenkel paarig angelegt, parallel zu den zugehörigen Arterien. An den Beinen sind zwischen dem tiefen und dem oberflächlichen Venensystem Verbindungsvenen angelegt, die Vv. perforantes (Perforansvenen). Diese finden sich über die gesamte Extremität verteilt. Die wichtigsten Perforansvenen finden sich medial am Unterschenkel (distal: Cockett-Venen, proximal: Boydsche Venen) und am distalen Oberschenkel (Doddsche Venen). Physiologischerweise drainieren sie das Blut aus dem oberflächlichen in das tiefe Venensystem und verhindern mit ihren Klappen die Rezirkulation in die Gegenrichtung.

Die Venen des oberflächlichen Systems laufen auf der Muskelfaszie ohne begleitende Arterien. Die beiden wichtigsten oberflächlichen Stammvenen an den Beinen sind die V. saphena magna und die V. saphena parva (➤ Abb. 9.17).

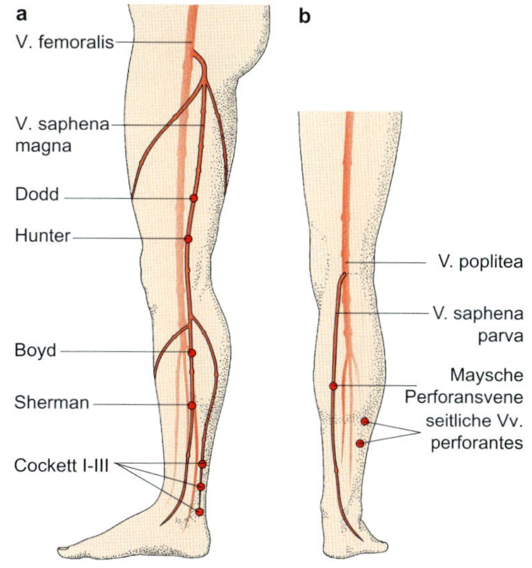

Abb. 9.17 Verlauf der V. saphena magna (a) und parva (b) mit Lokalisation der wichtigsten Perforansvenen [L190, L143]

9

9.4.2 Varikosis

Varizen sind Erweiterungen der oberflächlichen Venen, meist ausgehend von einer Mündungsklappeninsuffizienz der V. saphena magna und/oder der V. saphena parva (Stammvarikosis). Meist finden sich gleichzeitig Klappeninsuffizienzen der Vv. perforantes. Durch den entstandenen pathologischen Rezirkulationskreislauf kommt es zu einer Volumenüberladung des tiefen und oberflächlichen Venensystems (ambulatorische venöse Hypertension) mit einem Progress der Varikosis. Die Grade der Magna-Insuffizienz werden nach Hach eingeteilt (➤ Abb. 9.18).

Man unterscheidet die primäre von der sekundären Varikosis. Die primäre Varikosis ist oft auf eine genetische Disposition zurückzuführen und wird durch Adipositas oder Schwangerschaft begünstigt. **Primäre Varizen** stören kosmetisch, können aber auch tagsüber Stauungsbeschwerden und eine Ödemneigung verursachen. Bei chronischem Krankheitsgeschehen können sich ein Ekzem, eine Stauungspurpura und im fortgeschrittenen Stadium, als Endzustand eines chronischen Entzündungsprozesses, eine narbige Atrophie des Haut-/Bindegewebes entwickeln. Die ausgeprägteste Manifestation der chronisch venösen Insuffizienz bildet das Ulcus cruris (➤ Abb. 9.19).

Eine Varikosis, die sich im Rahmen eines Krankheitsprozesses des tiefen Venensystems ausgebildet hat, wird als **sekundäre Varikosis** bezeichnet. Ursache sekundärer Varizen sind häufig Klappeninsuffizienzen und Obstruktionen, die im Rahmen eines postthrombotischen Syndroms als Spätfolge einer Bein-Beckenvenen-Thrombose auftreten. Aufgrund des hierdurch unphysiologischen Abstroms kommt es kompensatorisch zur varikösen Erweiterung der oberflächlichen Stammvenen. Die operativen Möglichkeiten sind bei der sekundären Varikosis gering. Resezierende Eingriffe an der V. saphena magna oder parva sind in diesem Fall kontraindiziert.

Die Basistherapie der Varikosis ist die Kompressionsbehandlung.

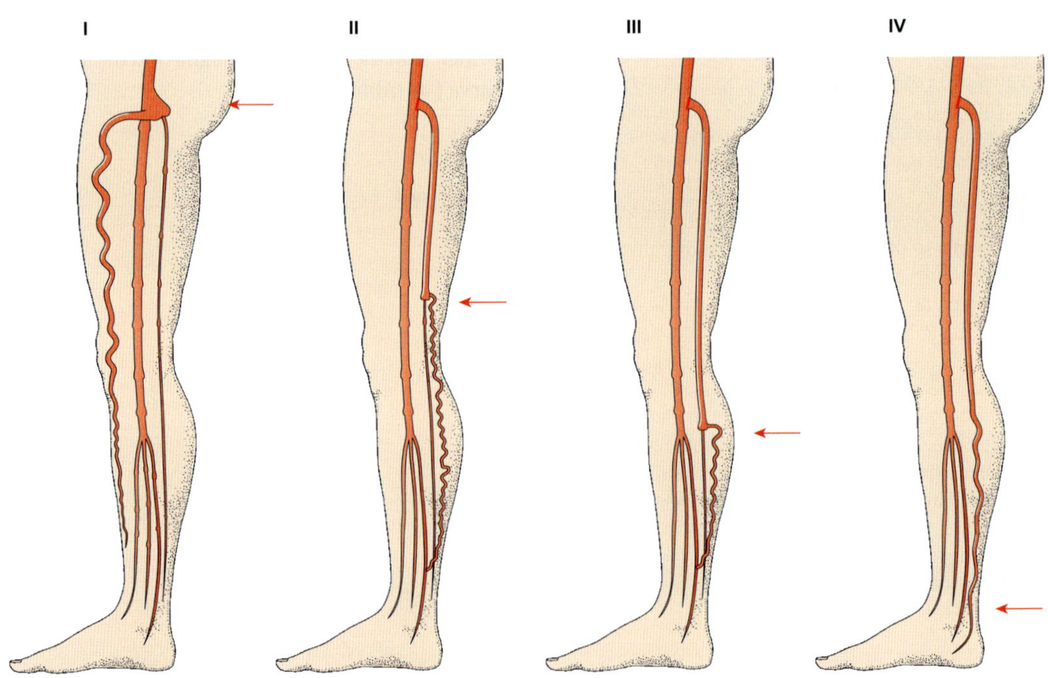

Abb. 9.18 Grade der Magna-Insuffizienz nach Hach (I–IV). Die Pfeile markieren die Höhe des jeweiligen unteren Insuffizienzpunkts [L190, L143]

9

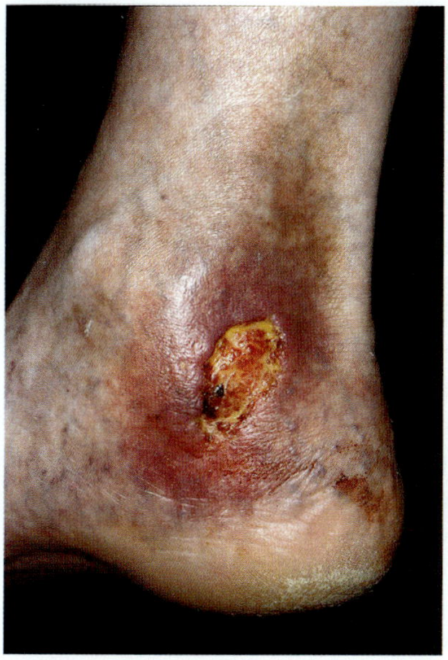

Abb. 9.19 Ulcus cruris [P611]

Varizenoperation

Hauptindikation für eine Operation ist die primäre Stammvarikosis. Hierbei sollen ausschließlich die insuffizienten Venensegmente stadiengerecht versorgt und die venöse Hämodynamik verbessert werden. Ziel ist – neben kosmetischen Aspekten – die Besserung stauungsbedingter Symptome (Schwere, Schmerzen, Ödeme, Ulzerationen).

Präoperative Diagnostik: Neben der klinischen Untersuchung bildet die Duplexsonografie das Kernstück der Diagnostik. Insuffizienzen der Stammvenen und der Perforansvenen lassen sich durch farbkodierte Flussanalysen mit hoher Treffsicherheit nachweisen. Eine Phlebografie ist nur selten indiziert (Thromboseanamnese, V. a. Malformation). Präoperativ werden die Varizen und die insuffizienten Vv. perforantes im Stehen mit wasserfester Farbe angezeichnet.

Offen-chirurgische Therapie

Die offen-chirurgische Operation der Varikosis hat das Ziel, erkrankte Venensegmente über kleine Hautinzisionen vollständig zu entfernen.

OPERATION

Babcock-Operation

Positionierung: Rücken- (V. saphena magna) oder Bauchlage (V. saphena parva).
Zugang: Querschnitt nahe der Leistenbeuge und zusätzlich Hautinzisionen bei den Seitenastvarizen/Perforansvenen und am distalen Insuffizienzpunkt der Stammvene.

Operationsprinzip

- Darstellung der V. saphena magna am distalen Insuffizienzpunkt (Innenknöchel, Knie) und Einführen der Babcock-Sonde nach proximal bis zur Leiste (Crosse)
- Inzision in der Leistenbeuge; Ligatur und Entfernung sämtlicher Venen, die seitlich in das Mündungssegment der V. saphena magna einmünden (Crossektomie). Sichere Identifikation der Einmündung in die tiefe Vene (V. femoralis), wo die V. saphena magna abgesetzt wird (Durchstichligatur, nicht resorbierbar)
- Durch kleine Inzisionen (Skalpell Nr. 11) oder kleinkalibrige Hautstanzen am Bein werden Seitenäste entfernt und insuffiziente Vv. perforantes ligiert
- Herausstrippen der Hauptvene nach Ligatur an der Einmündung in die tiefe Vene unter Kopftieflage und Kompression
- Schnittführung entlang der Hautspaltlinien; kurze Schnitte, Wundadaptation mit Steristrips und ggf. resorbierbare Intrakutannaht ergeben ein gutes kosmetisches Ergebnis
- Nach Ende der Operation Wickeln der Beine mit Polsterung und elastischer Binde

Endovenöse Therapie

In den vergangenen Jahren wurde eine Vielfalt endovenöser Verfahren entwickelt, die über unterschiedliche Mechanismen (thermisch/mechanisch) eine Zerstörung des Endothels und damit einen Verschluss der Varizen herbeiführen. Zur Vermeidung thermischer Schäden des angrenzenden Gewebes wird ein perivenöser Flüssigkeitsmantel (Tumeszenzlösung) injiziert und intraoperativ sonografisch kontrolliert.

OPERATION

Endovenöse Operation

Positionierung: Rücken- (V. saphena magna) oder Bauchlage (V. saphena parva).
Zugang: Punktion des distalen Insuffizienzpunkts.

9

Operationsprinzip
- (Sonografische) Darstellung der V. saphena magna am distalen Insuffizienzpunkt (Innenknöchel, Knie) und Einführen der Sonde nach proximal bis zur Leiste (1 cm vor die Crosse)
- Infiltration des perivenösen Gewebes mit Tumeszenzlösung über die gesamte Strecke
- Unter sonografischer Kompression der Vene (um die Sonde) erfolgt die schrittweise Verödung
- Ggf. Exhairese von Seitenastvarizen
- Wickelung der Beine mit Polsterung und elastischer Binde

Komplikationen

Hämatome und Nachblutung, Nervenschädigung durch direktes Trauma (N. saphenus am Innenknöchel in unmittelbarer Nachbarschaft der V. saphena magna), Thermoschaden (N. suralis im Verlauf der V. saphena parva) oder durch zu engen Verband (**cave:** postoperative Hyposensibilität bei OP in Spinalanästhesie!). In sehr seltenen Fällen kommt es zur tiefen Venenthrombose. Rezidivvarikosis.

9.4.3 Becken-Beinvenen-Thrombose

Klinik und Diagnostik

Schmerzen im betroffenen Abschnitt der Extremität mit praller Schwellung und meist zyanotischem Hautkolorit. Der Schwellungszustand hängt von der Lokalisation und der Ausdehnung sowie von der Positionierung der Extremität ab. Die Diagnosestellung erfolgt durch den laborchemischen Nachweis von Fibrinspaltprodukten (D-Dimere), durch eine Duplexsonografie der Venen und eventuell phlebografisch. Die Phlegmasia coerulea dolens beschreibt einen vollständigen Verschluss des venösen Abflusses der Extremität und stellt einen Notfall dar (Komplikationen: Kompartmentsyndrom, Ischämie).

Therapie

Die Therapie der Becken-Beinvenen-Thrombose kann entweder konservativ mittels Kompressionsbehandlung und Antikoagulation, lokaler Thrombolyse (Urokinase, Plasminogenaktivatoren) oder operativ erfolgen. Die systemische Lysetherapie wird aufgrund erheblicher Blutungskomplikationen nicht mehr empfohlen. Die Indikation zur Operation ist auf Einzelfälle beschränkt, bei denen sich anamnestisch verlässliche Hinweise auf ein geringes Thrombosealter (< 14 Tage) ergeben, eine massive Stauungssymptomatik vorliegt und das Risiko für die Entwicklung eines postthrombotischen Syndroms deutlich erhöht ist. Die chirurgische Behandlung besteht in der **Thrombektomie.** Die Operation verfolgt drei Ziele:

1. Kausale Prophylaxe tödlicher Lungenembolien durch Ausräumen der tiefen Venen (**cave:** Risiko der intraoperativen Lungenarterienembolie)
2. Entlastung des akuten Ödems und damit auch Verbesserung der arteriellen Zirkulation
3. Prophylaxe des postthrombotischen Syndroms durch Erhaltung der Klappen

Je früher eine Operation nach Entstehen der Thrombose erfolgt, desto höher sind die Erfolgsaussichten.

OPERATION

Thrombektomie

Positionierung: Rückenlage, während des Thrombektomiemanövers Anti-Trendelenburg-Lage (Oberkörper um 45° angehoben) und Überdruckbeatmung. Hierdurch wird zusätzlich die Gefahr einer intraoperativen Lungenembolie verringert.
Desinfektion: Das gesamte Bein wird abgewaschen.
Zugang: Längsschnitt in Leistenbeuge.

Operationsprinzip
- Freilegen der Vv. femoralis communis, superficialis et profunda femoris sowie der Einmündung der V. saphena magna und Anschlingen dieser Gefäße
- Haltefäden an der V. femoralis superficialis und Eröffnung derselben in Höhe des Profundaabgangs
- Zunächst wird ein Ballonkatheter (Füllungsvolumen 40 ml) nach proximal eingebracht und am Zusammenfluss der beiden Beckenvenen zur unteren Hohlvene platziert und gefüllt, um ein Abströmen und eine Embolie zu verhindern
- Mit einem kleineren Fogarty-Katheter (Füllungsvolumen 4 ml) erfolgt die Thrombektomie zunächst zentral
- In die Peripherie kann ein Katheter entgegen der Klappen nicht genügend weit vorgeschoben werden. Die frischen Thromben werden daher am Unterschenkel beginnend manuell exprimiert. Um den Kompressionseffekt zu erhöhen und den Blutverlust zu vermindern, wird hierfür das Bein mit einer Kurzzug-Gummibinde (Esmarch-Binde) straff gewickelt

9

- Gabe von Heparin-Ringer-Lösung ins Gefäßsystem, dann werden die Gefäße nach erfolgter Thrombektomie abgeklemmt und die Venotomie durch fortlaufende Naht direkt verschlossen
- Intraoperative Phlebografie zur Kontrolle der Vollständigkeit der Thrombektomie im Beckenabschnitt und ggf. Intervention bei zentraler Stenose
- Um den Blutstrom in der Vene zu verstärken, wird insbesondere bei Restbefunden an der V. iliaca communis (Beckenvenensporn) eine arteriovenöse Fistel zur Beschleunigung des Blutstroms im Beckenabschnitt angelegt. Falls kein Spontanverschluss der Fistel erfolgt, wird sie nach 3 Monaten operativ verschlossen

Komplikationen

Mögliche Komplikationen sind eine intraoperative Lungenembolie oder unvollständige Thrombektomie, ferner Rezidivthrombose und Lymphfistel.

9.5 Shuntchirurgie

Ein Shunt oder eine arteriovenöse Fistel für die **Hämodialyse** eines Patienten mit Niereninsuffizienz ist eine Verbindung zwischen einer Arterie und einer Vene. In Abhängigkeit von den Gefäßverhältnissen bestehen verschiedene Möglichkeiten der Shuntanlage. Die Verbindung erfolgt entweder durch direktes Aneinandernähen der beiden Gefäße (Nativshunt) oder durch Interposition eines Kunststoffgefäßes (Prothesenshunt). Ziel ist es, ein ausreichend dimensioniertes arterialisiertes Gefäß (Durchmesser 6 mm) mit ausreichend langer und oberflächlicher (< 6 mm) Punktionsstrecke zu erhalten, aus dem eine ausreichende Blutmenge pro Zeiteinheit (Ziel: 600 ml/min) für die Hämodialyse entnommen und rückgeführt werden kann. Für den Anschluss des Dialysegeräts erfolgt am Shunt des Patienten die Punktion zur Entnahme des Bluts. Das Blut wird durch das Dialysegerät geführt und durch eine zweite, weiter proximal gelegene Punktion des Shunts wieder in den Körper zurückgeführt. Die präoperative Sonografie (Venenmapping) zur Operationsplanung ist essenziell.

Grundsätzlich gilt: Die Anlage soll so **distal** wie möglich mit **nativer** Vene durchgeführt werden.

9.5.1 Nativshunt

Es handelt sich hierbei um eine direkte Verbindung einer Arterie und Vene, die meist End-zu-Seit ausgeführt und nach der Erstbeschreibung auch **Cimino-Shunt** genannt wird. Der klassische Ort hierfür ist das Handgelenk (A. radialis und V. cephalica). Soweit es die anatomischen Gefäßverhältnisse zulassen, wird bei der Erstanlage der Ciminofistel der Vorzug gegeben. Der Grund liegt in der gegenüber dem Kunststoffshunt günstigeren Offenheitsrate und besseren Infektresistenz. Die wichtigste Voraussetzung für das Verfahren ist eine anatomisch ausreichend ausgebildete V. cephalica oder V. basilica (Durchmesser: 3 mm) am Unter- bzw. Oberarm.

Operationsmethode eines Cimino-Shunts am Handgelenk

➤ Abb. 9.20

OPERATION

Cimino-Shunt am Handgelenk

Positionierung: Rückenlage mit Handtisch.
Anästhesie: Lokalanästhesie/Plexusanästhesie.

Operationsprinzip
- Direkt präoperatives, sonografisches Venenmapping
- Nach Desinfektion des Arms Durchführung der Lokalanästhesie zwischen V. cephalica und A. radialis am Handgelenk
- Hautschnitt zwischen den beiden Gefäßen und Freipräparation der A. radialis und der Vene
- Unterbindung von kleinen Venenästen und Absetzen der Vene unter distaler Ligatur
- Systemische Heparinisierung, Ausklemmen des arteriellen Blutstroms, Stichinzision und Längsarteriotomie mit der Winkelschere
- Naht der Anastomose End-zu-Seit mit 7-0 monofilem Faden, doppelt armiert, evtl. mit Lupenbrille
- Einspritzen von Heparin-Ringer-Lösung während der Abklemmphase, Aufdehnen der Vene mit Instillation der Lösung
- Anschließend Anlage eines gepolsterten Pflasterverbands

Finden sich am Unterarm keine geeigneten Eigenvenen oder sind diese nach vorangegangenen Shuntoperationen aufgebraucht, bietet sich am Oberarm die Arterialisierung der V. cephalica oder der V. basilica

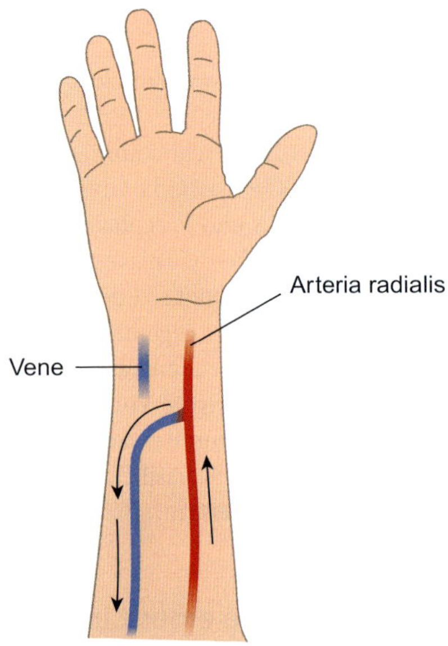

Abb. 9.20 Schematische Darstellung eines Cimino-Shunts am rechten Unterarm mit Seit-zu-End-Anastomose zwischen A. radialis und V. cephalica [L138]

durch Anlage einer **Ellenbeugenfistel** mit der A. brachialis an. Während die V. cephalica am Oberarm ventral subkutan verläuft und einer Punktion gut zugänglich ist, liegt die V. basilica tiefer an der Innenseite des Oberarms. Um sie als Shuntgefäß zu gewinnen, ist sie aus ihrem anatomischen Bett zu mobilisieren und nach ventral und subkutan zu verlagern. Die Vorlagerung wird ggf. erst nach der Arterialisierung in einem zweiten Eingriff nach einigen Wochen vorgenommen.

9.5.2 Shunt mit Kunststoffprothese

Dieser Shunt findet Verwendung, wenn schlechte Eigenvenen vorhanden oder diese aufgebraucht sind. Man benutzt als Prothesenmaterial am besten PTFE (Polytetrafluorethylen) von 6 mm Durchmesser mit Heparinbeschichtung (ePTFE) zur Thrombosevermeidung. Hieraus ergibt sich auch die Notwendigkeit eines verhältnismäßig großen Eigendurchmessers der Nativgefäße. Es gibt verschiedene Möglichkeiten der Platzierung: am Unterarm bogenförmig als sogenannter Loop zwischen A. brachialis und Ellenbeugenvene, seltener gerade *(straight)* zwischen distaler A. radialis und proximaler Ellenbeugenvene. Auch ist eine Platzierung am Oberarm als Loop (A. brachialis und V. axillaris) oder straight zwischen der ellbogengelenksnahen A. brachialis und der V. axillaris möglich. Entsprechend der individuellen Situation (Voroperationen, vorbestehende Verschlüsse von Venen und Arterien, Weichteilverhältnisse) sind zahlreiche Modifikationen möglich bzw. erforderlich.

Zur Operation ist meistens eine Vollnarkose oder Plexusanästhesie notwendig. Die Anschlüsse an die Gefäße erfolgen End-(Kunststoff)-zu-Seit (Eigengefäß). Nahtmaterial 6-0. Das Kunststoffgefäß, das zwischen Arterie und Vene geschaltet ist, wird mittels eines Tunnelierungsinstruments subkutan positioniert. Im Bereich dieses Kunststoffgefäßes erfolgt dann frühestens nach 2 Wochen die Punktion für die Hämodialyse, um Blutungskomplikationen bei fehlender Integration der Prothese zu vermeiden. Andere Modifikationen verfügen über eine mehrschichtige Wandstruktur, die eine Frühpunktion bereits vor Abschluss der Einheilung erlaubt.

9.5.3 Shuntkomplikationen und deren Therapie

- **Thrombose:** Hierfür gibt es zahlreiche Ursachen, z. B. häufige Punktion, zu dünne Gefäße, Fehlpunktion mit Hämatom oder Hypotonie, Aneurysmata. Häufigste Ursache ist bei Kunststoffshunts die Verengung insbesondere der venösen Anastomose durch Intimahyperplasie im Lauf eines längeren Dialysezeitraums. Die Therapie erfolgt mittels Thrombektomie und Beseitigung der Ursachen: Patchplastik, Shuntverlängerung durch Interponat, interventionelle Therapie von Stenosen.
- **Blutung:** Entweder aus dem Stichkanal oder aus der Anastomose.
- **Nahtaneurysma:** Operative Korrektur.
- **Shuntaneurysma:** Operative Korrektur durch Übernähung, wenn es sich um ein falsches Aneurysma handelt, das durch einen Stichkanal unterhalten wird. Ist ein ganzes Segment des Shunts durch wiederholte Punktionen aneurysmatisch aufgeweitet, erfolgt die Raffung über einem 6-mm-Hegar-Stift oder der Ersatz des betreffenden Segments durch ein Interponat.

- **Hyperdyname Shuntdysfunktion:** Bevorzugt bei kubitalem Eigenvenenshunt besteht das Risiko einer Aufweitung der AV-Anastomose im Langzeitverlauf, wodurch das Shuntvolumen (Normwert: 600–1.500 ml/min) auf Volumina über 2 l/min gesteigert wird. Folge ist eine Volumenbelastung des Herzens oder ein shuntassoziiertes Steal-Syndrom der Hand mit Ausbildung von ischämiebedingten Schmerzen und Nekrosen an den Fingern. Neben der Shuntligatur stehen unterschiedliche Techniken der Lumenreduktion (Banding, Protheseninterponat) oder die Proximalisierung des arteriellen Einstroms (PAI) zur Verfügung. Hilfreich ist hierbei die intraoperative Volumenflussmessung mittels Duplexsonografie (➤ 9.6), die ggf. mit wiederholten Messungen ein flussadjustiertes Banding erlaubt.
- **Steal-Syndrom**: Neben o. g. High-Flow-Shunts können auch Fisteln mit normalen oder hypodynamen Volumina – insbesondere bei Patienten mit einer AVK – ein Steal-Syndrom hervorrufen. Mögliche Therapieoptionen sind die Shuntligatur, die Proximalisierung des Einstroms, das Bypassverfahren (DRIL) und die distale Arterienligatur (DRAL).
- **Infektion:** Vor allem am Kunststoffshunt. Diese kann selten zur Ausheilung gebracht werden. Meistens muss der Shunt ganz oder teilweise entfernt werden. Die übrige Behandlung der Infektion erfolgt nach den Regeln der septischen Chirurgie.

9.6 Intraoperative Kontrollmaßnahmen

Der Erfolg einer Gefäßrekonstruktion ist durch den Pulstastbefund im Operationsgebiet nicht sicher zu belegen. Die Funktionsfähigkeit des rekonstruierten Gefäßabschnitts muss mit Kontrollmethoden intraoperativ gesichert werden.

Elektromagnetische Flussmessung

Hierbei wird die Arterie von einer Messsonde zirkulär umfasst. Der Blutstrom induziert elektromagnetische Spannungsänderungen, wodurch eine Bestimmung des Blutflussvolumens möglich ist.

Untersuchung mit der Doppler-Stiftsonde

Hierbei wird durch kontinuierliche Aussendung eines Ultraschallsignals (Continous Wave, CW-Doppler) ein Signal gewonnen, das durch Reflexion an den bewegten Erythrozyten entsteht (➤ Abb. 9.21) und den Blutfluss akustisch wieder gibt. Voraussetzung für die Schallleitung ist ein flüssiges Medium. Intraoperativ kommen gelgefüllte Sondenbezüge, seltener sterilisierbare Schallköpfe zum Einsatz. Werden Sondenbezüge verwendet, ist das blinde Ende des Bezugs vor Einführung der Sonde mit Gel zu füllen. Hierbei sind Lufteinschlüsse zu vermeiden, weil sie die Schallübertragung blockieren. Die Operationswunde wird zur besseren Schallleitung mit Flüssigkeit (Ringerlösung) angefüllt.

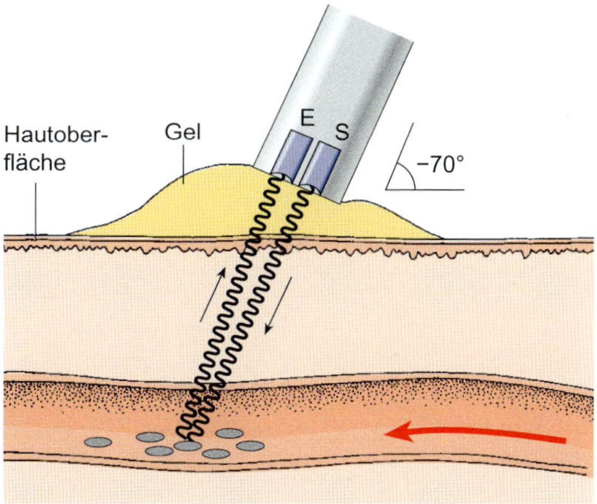

Abb. 9.21 Prinzip der Dopplersonografie. In die Stiftsonde ist ein Sender (S) integriert. Dessen Signal wird von den mit dem Blutstrom bewegten Teilchen reflektiert und vom Empfangsteil (E) der Sonde aufgenommen. Die Geschwindigkeit der Teilchenbewegung ist der Empfangsfrequenz des reflektierten Signals proportional, sie kann analog grafisch wiedergegeben werden [L190, L143]

Farbkodierte Duplexsonografie

Diese erweiterte Ultraschalltechnik verbindet die B-Bild-Sonografie (Darstellung eines Gewebeschnitts in Grauwerten) mit der farbkodierten Darstellung des intravasalen Blutstroms. Mit dieser Untersuchungstechnik sind Gefäßbinnenläsionen gut zu erkennen, z. B. stenosierende Plaques und flottierende Intimalefzen. Darüber hinaus ist eine qualitative Beurteilung des Blutflusses durch Kombination mit dem Dopplerverfahren (Pulsed Wave, PW-Doppler) möglich. Sind bei einer Operation mehrere Messungen erforderlich, empfiehlt sich die Verwendung eines sterilen Überzugs für das Bedienfeld des Ultraschallgeräts.

Digitale Subtraktionsangiografie (DSA)

Die intraoperative Angiografie zeigt im dynamischen Bild den Kontrastmittelabstrom im Gefäß. Sie gehört zur Routinekontrolle nach Thrombektomien und Embolektomien sowie Bypassrekonstruktionen. Skelettanteile werden hierbei nach automatischer Anfertigung eines digitalen Negativbilds vom kontrastmitteldurchflossenen Bild subtrahiert. Die digitale Subtraktionsangiografie (DSA) wird mithilfe eines C-Bogens durchgeführt, der mit einer digitalen Bildverarbeitung ausgerüstet ist. Die kontrastmittelgefüllten arteriellen Gefäße treten dadurch als einzige Strukturen hervor.

LITERATUR

AWMF. S3-Leitlinie zum Screening, Diagnostik, Therapie und Nachsorge des Bauchaortenaneurysmas. 2018. Aus: https://register.awmf.org/assets/guidelines/004-014l__S3_Bauchaortenaneurysma_2018-08.pdf (letzter Zugriff: 10.7.2024).

AWMF. S2k-Leitlinie Diagnostik und Therapie der Varikose. 2019. Aus: https://register.awmf.org/assets/guidelines/037-018l_S2k_Varikose_Diagnostik-Therapie_2019-07-abgelaufen.pdf (letzter Zugriff: 18.3.2025).

AWMF. S3-Leitlinie zur Diagnostik, Therapie und Nachsorge der extracraniellen Carotisstenose. 2020. Aus: https://register.awmf.org/assets/guidelines/004-028l_extracranielle-Carotisstenose-Diagnostik-Therapie-Nachsorge_2020-02_03.pdf (letzter Zugriff: 18.3.2025).

AWMF. S3-Leitlinie zur Diagnostik, Therapie und Nachsorge der peripheren arteriellen Verschlusskrankheit. 2024. Aus: https://register.awmf.org/assets/guidelines/065-003l_S3_Diagnostik-Therapie-Nachsorge-periphere-arterielle-Verschlusskrankheit_2024-11_2.pdf (letzter Zugriff: 18.3.2025).

Debus ES, Gross-Fengels W. Operative und interventionelle Gefäßmedizin. 2. A. Berlin, Heidelberg: Springer, 2020.

Garot M et al. Intra-abdominal aortic graft infection: prognostic factors associated with in-hospital mortality. BMC Infectious Diseases. 2014; 14: 215. Doi: 10.1186/1471-2334-14-215.

Hach W, Mumme A, Hach-Wunderle V. Venenchirurgie. 3. A. Stuttgart: Schattauer, 2012.

Heberer G, van Dongen RJAM. Gefäßchirurgie. Aus der Kirschnerschen allgemeinen und speziellen Operationslehre. Berlin, Heidelberg: Springer, 2022.

Hepp W, Kogel H. Gefäßchirurgie. 2. A. München: Elsevier, 2006.

Kappert A. Lehrbuch und Atlas der Angiologie. 13. A. Bern: Huber, 1998.

Kremer K et al. Chirurgische Operationslehre. Hals, Gefäße. Stuttgart: Thieme, 1998.

Kubale R, Stiegler H. Farbcodierte Duplexsonographie. Interdisziplinärer vaskulärer Ultraschall. Stuttgart: Thieme, 2002.

Neuerburg-Heusler D, Hennerici M. Gefäßdiagnostik mit Ultraschall. 3. A. Stuttgart: Thieme, 1999.

Pureber J. Gefäßchirurgie. Manual für die Praxis. Stuttgart: Schattauer, 2010.

Rieger H et al. Klinische Angiologie. Berlin, Heidelberg: Springer, 1998.

Schäberle W. Ultraschall in der Gefäßdiagnostik. Therapieorientiertes Lehrbuch und Atlas. 4. A. Berlin, Heidelberg: Springer, 2015.

Vollmar J. Rekonstruktive Chirurgie der Arterien. 4. A. Stuttgart: Thieme, 1998.

KAPITEL

10 Gynäkologie

S. Häusler, basierend auf Vorarbeiten von A. Stadler

10.1 OP-spezifische Instrumente

➢ Tab. 10.1

Tab. 10.1 OP-spezifische Instrumente [T368, V131]

Instrument	Bezeichnung	Bespiel Verwendungszweck
Abdominale Eingriffe		
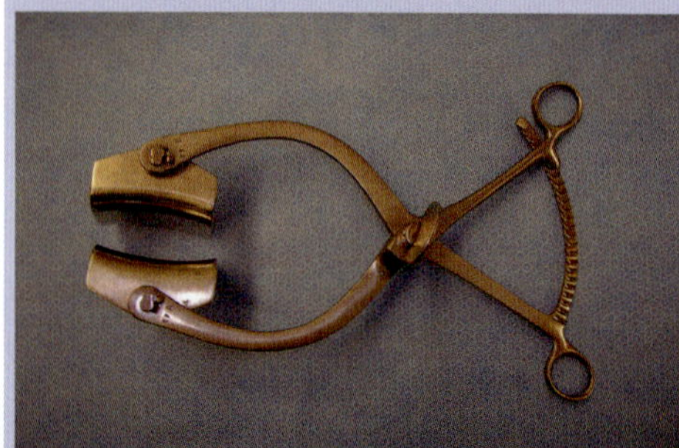	Wundsperrer n. Collin	Spreizen der eröffneten Bauchdecke
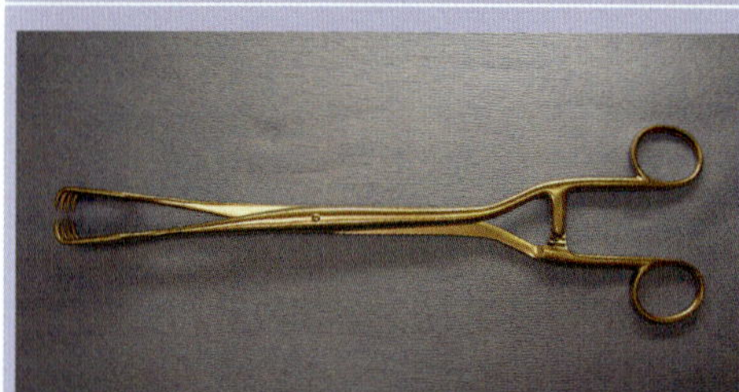	Hakenzange	Fassen des Gebärmutterfundus bei der Hysterektomie
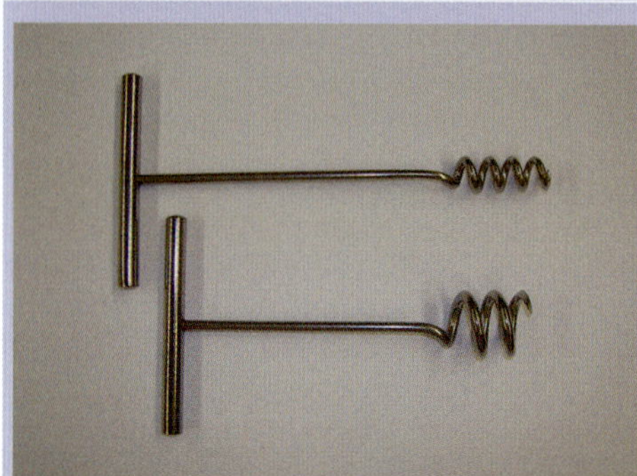	Myombohrer	Anbohren eines Myoms bei Myomektomie oder bei Hysterektomie
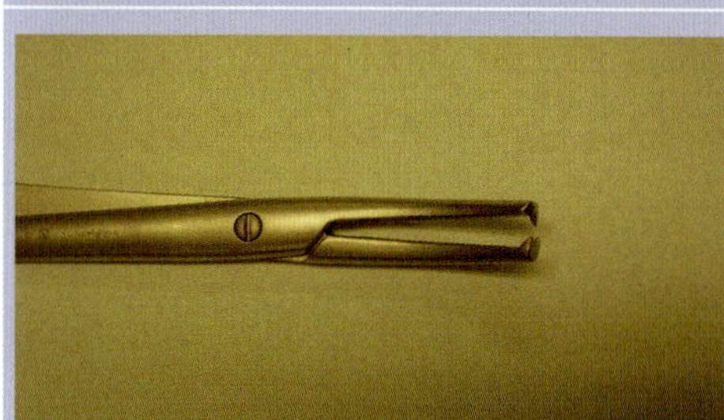	Hysterektomieklemme n. Wertheim	Anklemmen des Parametriums vor der Durchtrennung bei Hysterektomie

Tab. 10.1 OP-spezifische Instrumente [T368] *(Forts.)*

Instrument	Bezeichnung	Bespiel Verwendungszweck
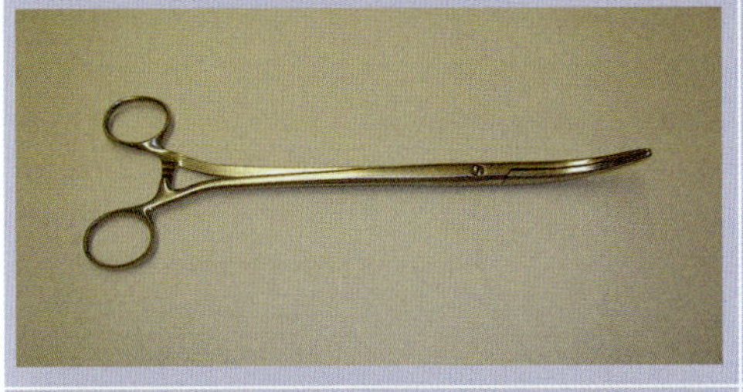	Hysterektomieklemme n. Segond	U.a. Absetzen der Vagina, Lymphonodektomie
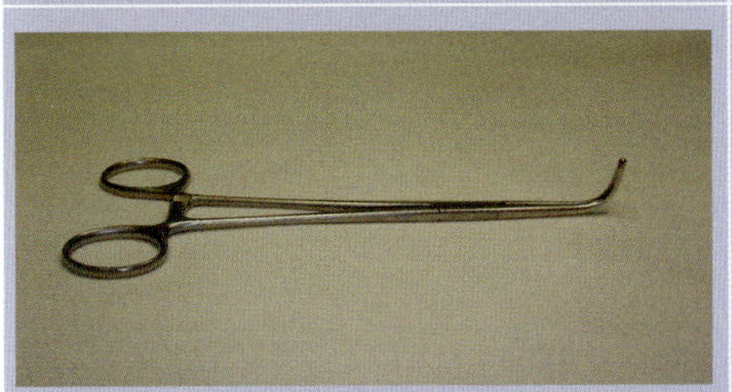	Arterienklemme n. Moynihan	Fassen des Ovaricabündels vor der zweiten (Sicherheits-)Ligatur
Vaginale Eingriffe		
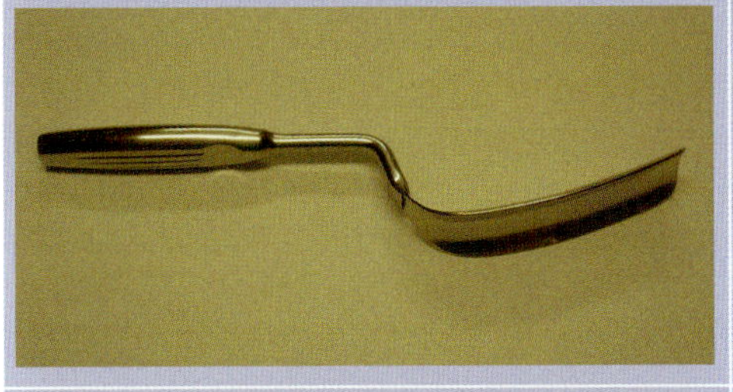	Vaginalspekula n. Breisky	Offenhalten der Scheide durch die Assistenz
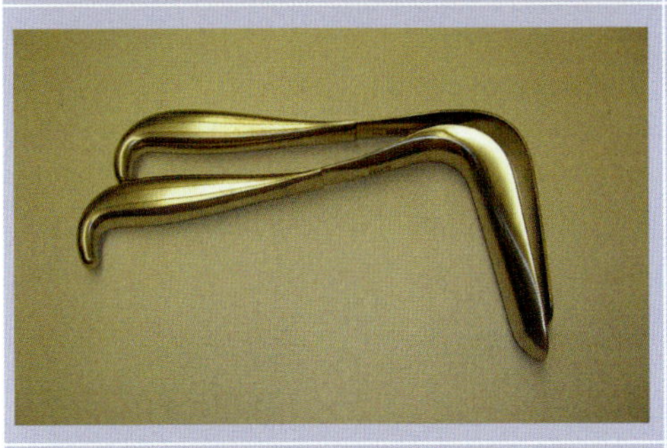	Scheidenspekula n. Kristeller	Normales Spekulum zur Untersuchung von Vagina und Portio uteri
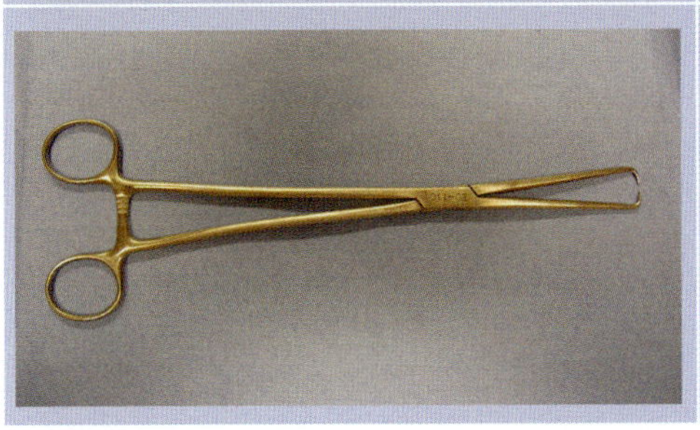	Hakenzange n. Schröder	Fassen des Muttermunds bei Abrasio; Fixieren von Myomen bei Hysterektomie

Tab. 10.1 OP-spezifische Instrumente [T368] *(Forts.)*

Instrument	Bezeichnung	Bespiel Verwendungszweck
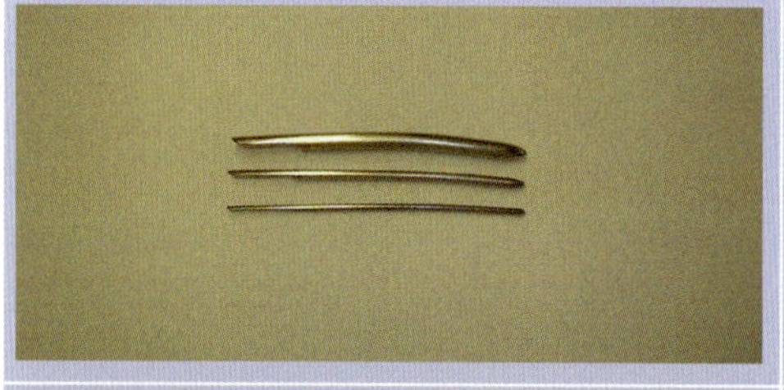	Uterus-Dilatatoren n. Hegar	Aufdehnung des Gebärmutterhalskanals (Zervikalkanals), damit Hysteroskop und Kürette in das Uteruskavum gelangen
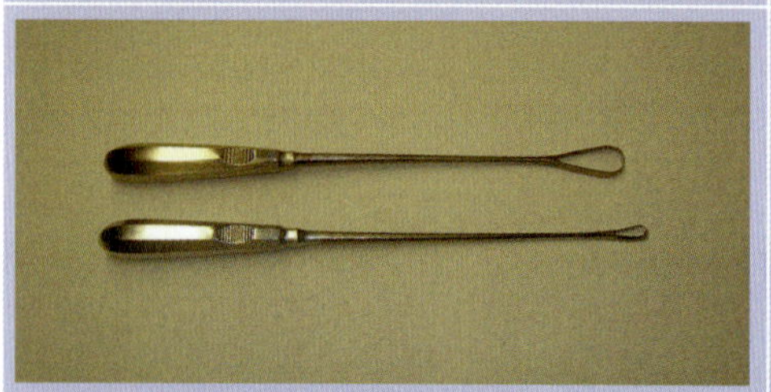	Kürette, stumpf und scharf	Ausschabung des Uterus **Stumpf:** für Aborte, Schwangerschaftsabbrüche **Scharf:** für diagnostische oder therapeutische Gewinnung von Uterusschleimhaut, Polypen
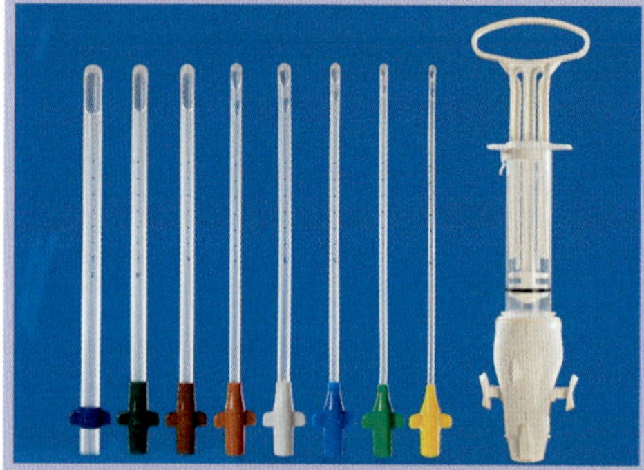	Karman-Kürette	Für Aborte, Schwangerschaftsabbrüche
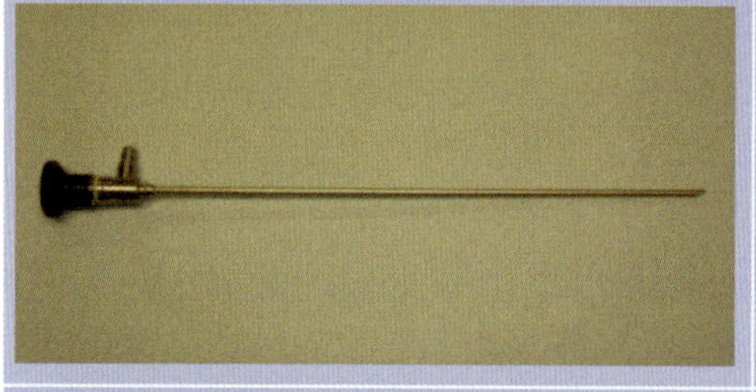	Optik 4 mm 70°	Zystoskopieoptik, lässt vor allem die Seitenwände der Blase gut erkennen
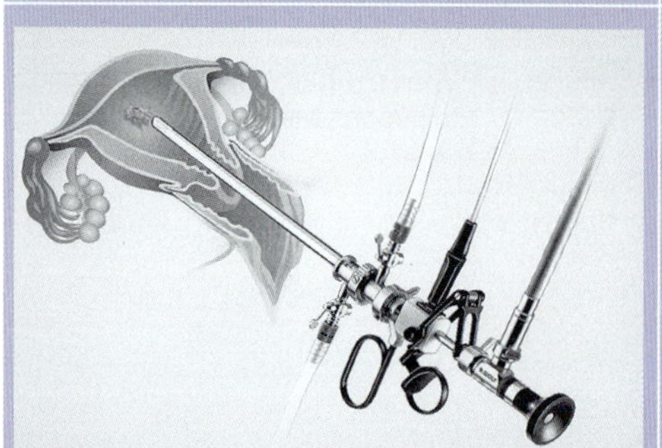	Operatives Hysteroskop	Inspektion der Uterushöhle Resektoskop: elektrische Schlinge reseziert Schleimhaut, Polypen, Myome Stachelwalze/Rollerball: koaguliert die Uterusschleimhaut

Tab. 10.1 OP-spezifische Instrumente [T368] *(Forts.)*

Instrument	Bezeichnung	Bespiel Verwendungszweck
Gynäkologische Endoskopie/Robotisch assistierte Verfahren		
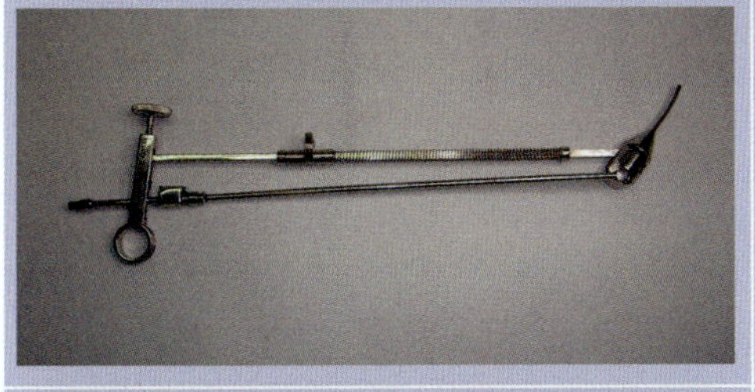	Vaginaladapter n. Valtchev	Wird an der Portio mit einer Kugelzange fixiert; der Mechanismus kann den Uterus über den Stift aufrichten und erleichtert die operative Laparoskopie
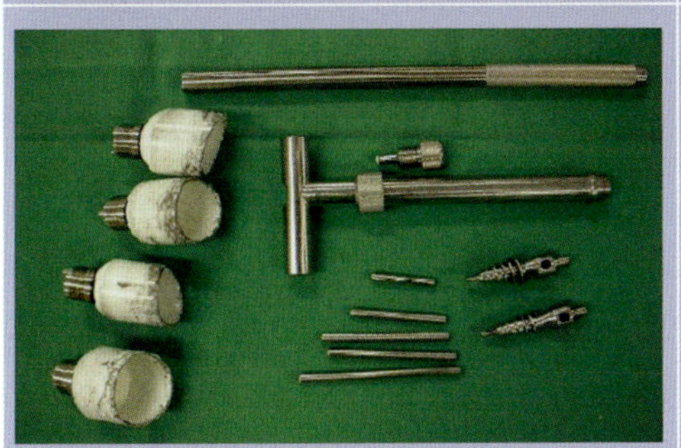	Uterusmanipulator nach Hohl	Spezieller Manipulator für Hysterektomien; zweiteilig: in der Portio zu verankernder Spiralkonus auf Manipulatorspitze, zudem umgebende Porzellankappe zur sicheren Applikation von monopolarem Schneidestrom an der Vagina
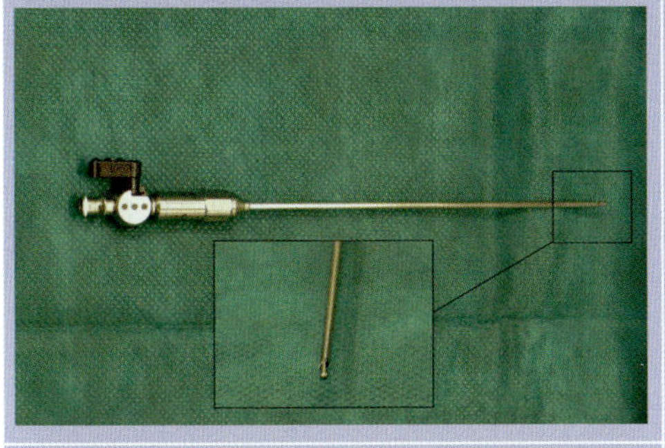	Veres-Nadel	Nadel für geschlossene Anlage des Capnoperitoneums, einliegender Sicherheitsmechanismus für Schutz innerer Organe nach Punktion der Abdominalhöhle
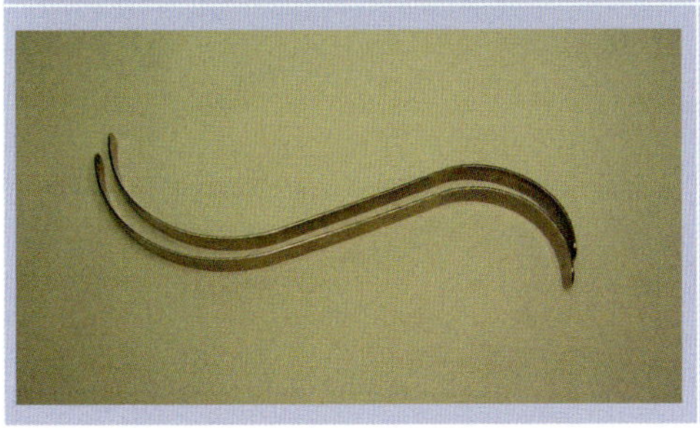	S-Haken	Darstellen der Bauchwandschichten bei der offenen Laparoskopie

Tab. 10.1 OP-spezifische Instrumente [T368] *(Forts.)*

Instrument	Bezeichnung	Bespiel Verwendungszweck
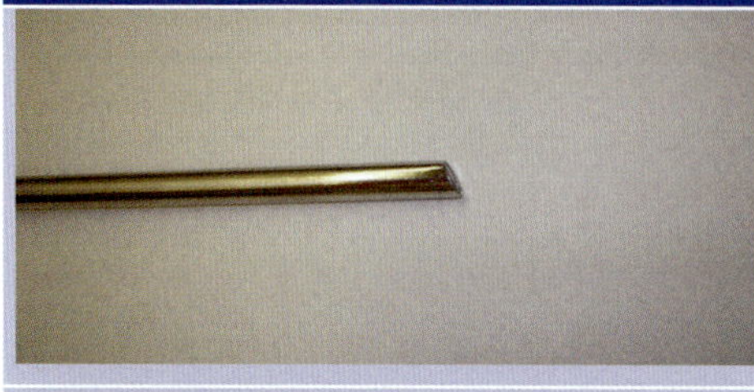	Optik 10 mm 30°	Gynäkologisch verwendete Optik für leicht abgewinkelten Blick
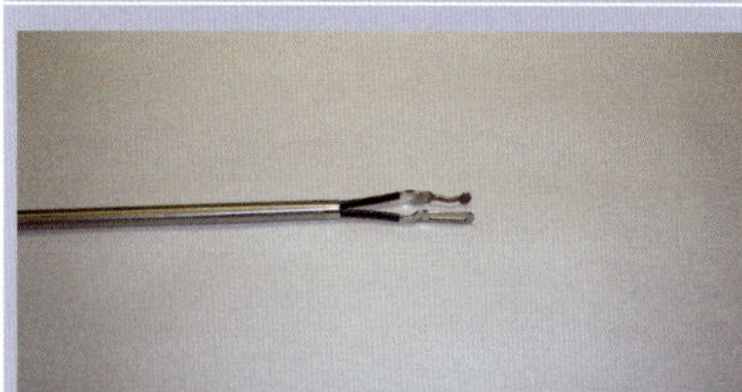	Bipolare Fasszange	Fasst Gewebe (z. B. Eileiter) und koaguliert über die Elektroden; daneben in der Gynäkologie etabliert: endoskopische Ultraschallscheren, bipolare Elektrokoagulations-Schneide-Instrumente; i. d. R. Einmalinstrumentarium
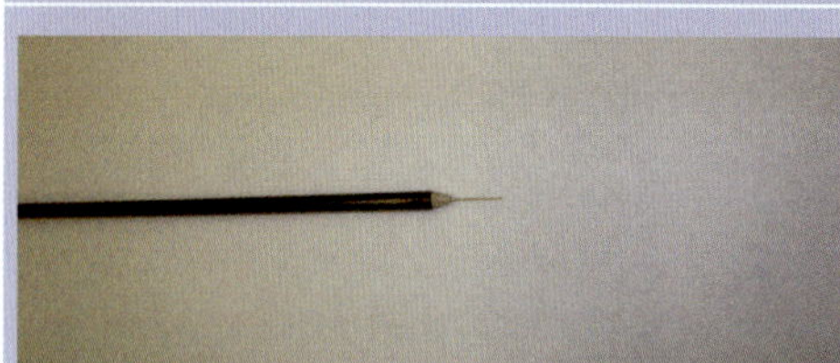	Mesroghli-Nadel	Monopolare, ausfahrbare Nadel, z. B. zur Eröffnung von Zysten, Eileitern
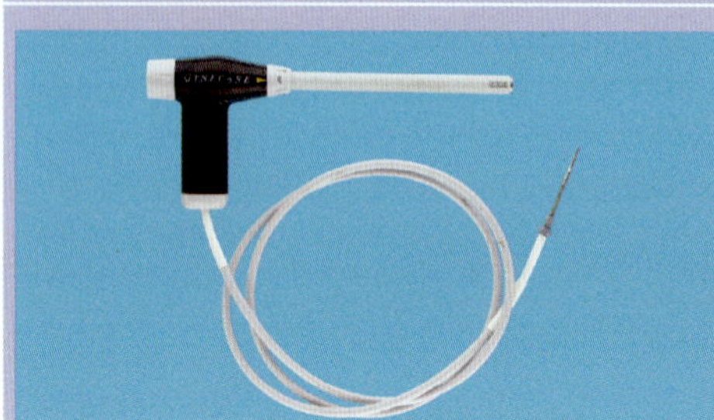	Morcellator-Handstück	Schneidet im Bauchraum mit dem rotierenden Messer Gewebestücke aus einem großen OP-Präparat, z. B. bei Myomentfernung
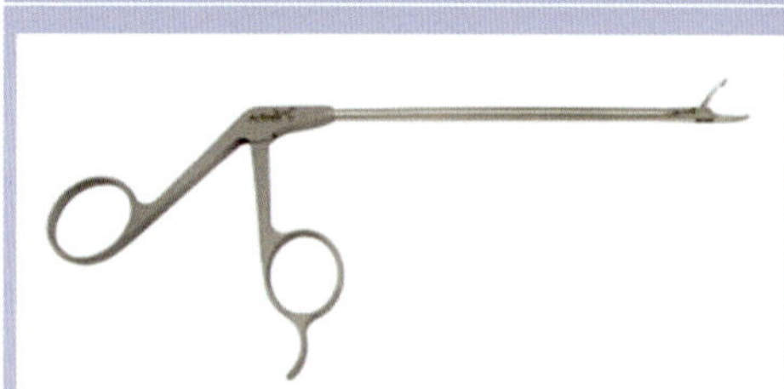	Fasszange zum Morcellator	Zieht das zu entfernende Gewebe durch die Hülse mit dem rotierenden Messer an der Spitze

10.2 Vulva und Vagina

10.2.1 Anatomie

Die Vulva mit den großen und kleinen Schamlippen, die Klitoris sowie der Scheidenvorhof bilden das **äußere Genitale** der Frau (➤ Abb. 10.1, ➤ Abb. 10.2). Innerhalb des Hymens bzw. des Hymenalsaums beginnt das innere Genitale mit Harnröhrenmündung, Vagina, Uterus und den Adnexen. Letztere bestehen aus Eileitern und Eierstöcken, die paarig angelegt sind. Während die großen Schamlippen hauptsächlich von Fettgewebe geformt werden, enthalten die kleinen Schamlippen reichlich Venengeflechte, die einen Schwellkörper bilden. Ventral laufen die kleinen Labien in zwei Hautfalten zusammen und bilden über der Klitoris, die ebenfalls einen Schwellkörper enthält, das Präputium. Im Bereich des Scheideneingangs kaudal münden beidseits die normalerweise erbsengroßen Bartholinischen Drüsen. Sie dienen hauptsächlich der Befeuchtung des Vaginaleingangs, das Sekret der Vagina selbst wird durch Transsudation (spontaner Austritt von Flüssigkeit aus Gefäßen) des vaginalen Gefäßplexus gebildet und ist damit durchblutungsabhängig. Im Senium der Frau ist diese Durchblutung hormonabhängig häufig reduziert und führt zu Schleimhautatrophie mit entsprechenden Beschwerden wie Juckreiz oder Brennen; auch die Wundheilung nach Operationen kann deutlich beeinträchtigt sein. Die Mündung der 4–5 cm langen Harnröhre liegt etwa 1–2 cm unter der Klitoris. Hinter dem Hymen bzw. dessen Rest beginnt die Vagina. Sie ist ein muskulärer Schlauch von 8–10 cm Länge, der von Plattenepithel ausgekleidet wird und sich in Richtung Kreuzbein erstreckt. Aufgrund der schwachen, spiralig angeordneten Muskulatur ihrer Wand ist die Vagina einerseits weit dehnbar, andererseits aber nicht zu effizienter Kontraktion fähig.

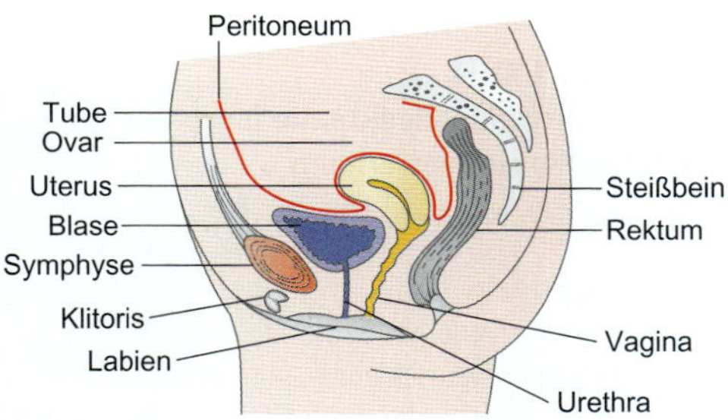

Abb. 10.1 Medianer Sagittalschnitt durch das weibliche Becken [L106, L143]

10.2.2 Erkrankungen, Diagnostik und Therapie

Vulva und Vagina sind bei der gynäkologischen Untersuchung mit blankem Auge oder mit dem Auflichtmikroskop (Kolposkopie) direkt bzw. nach Entfaltung mit Spekula einsehbar. Durch Betupfen mit 3%iger Es-

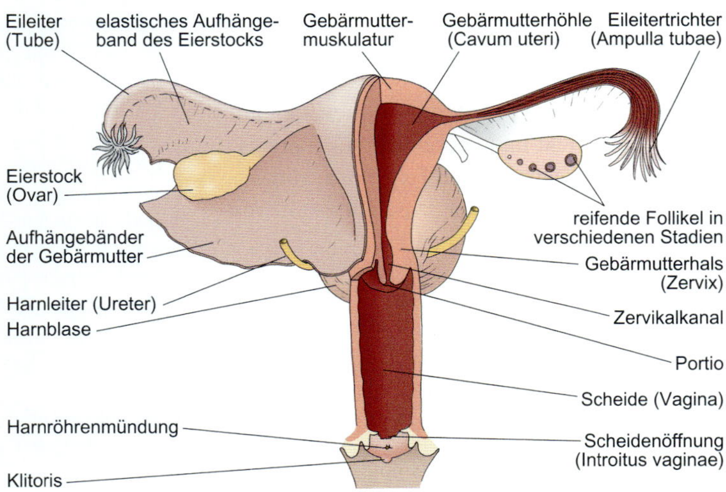

Abb. 10.2 Weibliche Geschlechtsorgane von dorsal [L190]

10

sigsäure und Kaliumjodid **(Lugol'sche Lösung)** können Epithelveränderungen auch intraoperativ deutlicher dargestellt werden. Auffälliges, dysplastisches Gewebe wie z. B. Krebsvorstufen der Vulva, Vagina oder Zervix verfärben sich bei Essig häufig weißlich, bleiben aber unter Lugol'scher Lösung im Gegensatz zu gesundem Gewebe ungefärbt. In der Diagnostik von Infektionen des unteren Genitaltrakts kommen entweder die Mikroskopie am gefärbten oder chemisch behandelten sogenannten Nativpräparat oder mikrobiologische Kulturmethoden zur Anwendung. Bei der Untersuchung zur Krebsfrüherkennung wird von auffälligen Stellen an Vulva und Vagina ein Abstrichpräparat zur zytologischen Untersuchung angefertigt oder eine Biopsie zur histologischen Diagnostik entnommen.

Erkrankungen der Vulva und Vagina

- Entzündungen bzw. Empyeme der Bartholinischen Drüsen am Introitus
- Virale, bakterielle und mykotische Infektionen: Herpes, Kondylome, Candida-Infektion, diverse bakterielle Erreger
- Verschiedene andere Dermatosen mit Lokalisation an der Vulva, z. B. der Lichen sclerosus der Vulva (Vulvadystrophie)
- Verletzungen (Geburtsverletzungen, sexueller Missbrauch)
- Fehlbildungen (verschlossener Hymen, Vaginalsepten, Vaginalwandzysten)
- Plattenepitheldysplasien und Präkanzerosen (Krebsvorstufen)
- Maligne Erkrankungen (meist Plattenepithelkarzinome)

Mit zunehmendem Lebensalter können sich am unteren Genitaltrakt und Beckenboden Funktionsstörungen ausprägen. Sie sind Folgen u.a. von Geburtsverletzungen und Senkungszuständen sowie von Gewebedegeneration.

10.2.3 Operationen

Vulva-Probeexzision (PE)

Eine Probexzision erfolgt zur histologischen Abklärung auffälliger Befunde.

OPERATION

Probeexzision (PE)

Positionierung: Steinschnittlage.

Operationsprinzip
- Spindelförmige Umschneidung auffälliger Herdbefunde mit dem Skalpell bis auf das subkutane Fettgewebe
- Blutstillung
- Hautnaht mit Einzelknopfnähten oder intrakutan

Komplikationen

Nachblutung, Infektion, Dehiszenz.

Vulvektomie

Eine (teilweise) Vulvektomie wird bei einem Vulvakarzinom oder Präkanzerosen der Vulva durchgeführt.

OPERATION

Vulvektomie/Hemivulvektomie mit/ohne inguinale Lymphknotenentfernung

Positionierung: Steinschnittlage.

Operationsprinzip
- Transurethraler Dauerkatheter
- Ovaläre Umschneidung der gesamten oder halben Vulva: außen entlang der großen Schamlippen, innen entlang des Hymenalsaums. Falls möglich, Aussparung der äußeren Harnröhrenöffnung. Bei Karzinomen Resektion des Gewebes in der Tiefe bis zu Faszie. Verwendet werden hier Elektromesser oder der CO_2-Laser
- Adaptierende Naht; je nach Größe und Spannungsverhältnissen auch Präparation lokaler Rotationslappen. Bei ausgeprägten Defekten ggf. auch Defektdeckung per gestieltem Lappen
- Evtl. Resektion des Wächterlymphknotens nach Radionuklidmarkierung am Vortag (**cave:** hierzu steril verpackte Gammasonde notwendig). Weitere etablierte Techniken zur Markierung der Wächterlymphknoten sind (Fluoreszenz-)Farbstoff- oder Eisenpartikelmarkierungen. Diese benötigen unter Umständen eigene Detektorsysteme wie spezielle Kameras oder Sonden. Bei Befall der Wächterlymphknoten und auch bei klinisch apparentem Befall erfolgt eine Entfernung der Leistenlymphknoten ein- oder beidseitig über separate Schnitte
- Retrograde Auffüllung der Blase und Legen einer suprapubischen Fistel

Komplikationen

Infektionen, Dehiszenzen und sekundäre Wundheilung. Die meisten Komplikationen entstehen aufgrund des meist sehr hohen Alters der Patientinnen mit entsprechenden internistischen Risikofaktoren.

Inzision von Abszessen und Empyemen

Eröffnung von Abszessen der Vulvaregion und Bartholinischen Empyemen zur Entleerung. Zur Wiederherstellung des Drüsenausführgangs und damit zur Rezidivprophylaxe wird anschließend eine Marsupialisation durchgeführt.

OPERATION

Abszessinzision, Marsupialisation

Positionierung: Steinschnittlage.

Operationspinzip
- Bei einfachen Talgdrüsenabszessen nur Inzision
- Bei Bartholinischen Empyemen große Inzision im Bereich der originären Drüsenöffnung am Introitus zur Entleerung (➤ Abb. 10.3)
- Digitales Sprengen von eventuellen Abszesssepten
- Vernähung der Wundränder mit der Drüsenmembran (Marsupialisation)

Komplikationen

Schwer erreichbare Blutungen in der Tiefe (Gefäßstiel der Drüse, Verletzung der vaginalen Gefäßplexus).

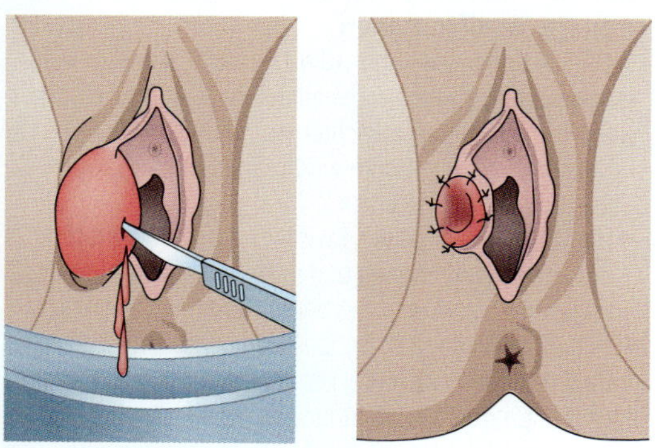

Abb. 10.3 Marsupialisation [L157]

Kleine vaginale Eingriffe

Hierunter fallen Eingriffe wie Vaginal-PEs, Entfernung von Vaginalsepten und Vaginalpolypen, Ausschälung von Vaginalwand-(Gartner-Gang-)Zysten, Versorgung von Vaginalverletzungen, Hymenaleröffnungen. Indikationen sind:
- Histologische Untersuchung auffälliger Areale
- Resektion von Septen zur Herstellung eines Vaginallumens bzw. um ein Geburtshindernis zu beseitigen
- Resektion von Zysten, die Druckbeschwerden oder Kohabitationsprobleme verursachen
- Versorgung von Verletzungen zur Wundadaptation und Blutstillung
- Hymenaleröffnung, um Abfluss für Menstrualblut zu ermöglichen und Rückstau zu verhindern (*Hämätokolpos* bei Stau in der Vagina, *Hämatometra* bei Stau in der Gebärmutter)

OPERATION

Kleine vaginale Eingriffe

Positionierung: Steinschnittlage.

Operationsprinzip
- Bei Vaginal-PEs wird das suspekte Areal mit dem Skalpell oder Elektromesser umschnitten
- Vaginalsepten werden je nach Größe elektrisch durchtrennt oder reseziert; bei der generell hohen Elastizität und Adaptationsfähigkeit der Vagina reicht meist die reine Durchtrennung aus
- Vaginalwandzysten werden nach Spaltung der Vaginalhaut über dem zystischen Befund vollständig ausgeschält
- Vaginalverletzungen werden mit Nähten versorgt
- Hämatome werden mit Redons drainiert
- Ein verschlossener Hymen wird mit dem Skalpell sternförmig inzidiert
- Bei relevantem Risiko für Nachblutung: Einlage einer Vaginaltamponade. Insbesondere bei fehlendem Anhalt für hormonaktive Tumoren kann diese gerade bei älteren Patientinnen auch mit estriolhaltiger Salbe getränkt werden. Lokale Östrogene wie Estriol verbessern mittelfristig die Durchblutung von Vagina und Vulva und können damit die Heilung unterstützen

Komplikationen

Selten. Eine Hämatombildung ist in dem weichen, gut durchbluteten Areal möglich.

Plastische Eingriffe an der Scheide

Plastiken werden bei Beckenbodenschwäche und Senkungszuständen (Blase, Scheide, Uterus, Rektum) mit Beeinträchtigung der Funktion durchgeführt. Betroffen sein kann der Verschlussmechanismus der Blase als Stress-, aber auch Dranginkontinenz sowie die Funktion des analen Verschlussmechanismus (Stuhlinkontinenz, Stuhlentleerungsproblem).

Vaginalplastiken galten früher als Standardoperation bei der weiblichen Stressharninkontinenz. Heute wird dieses Operationsverfahren nur noch als Therapie eines Deszensus von Blase oder Rektum anerkannt. Ansonsten werden minimalinvasive suprapubische und transobturatorische Schlingensuspensionsverfahren angewandt, die inzwischen Standard der operativen Therapie der weiblichen Stressharninkontinenz sind.

Zur Therapie fortgeschrittener Senkungszustände *(Subtotalprolaps, Totalprolaps)* und insbesondere des Scheidenstumpfvorfalls bei Z. n. Hysterektomie haben sich neben den älteren vaginalen Verankerungsverfahren (z. B. Verfahren nach Amreich-Richter) neuere Methoden durchgesetzt. Dies gilt für vaginale Verfahren wie die **meshgestützten vaginalen Reparaturverfahren** (z. B. Prolift, Avaulta, Apogee), aber auch für **netzgestützte abdominale Verfahren.** Zuletzt sind allerdings gerade die meshgestützten vaginalen Verfahren in deutliche Kritik geraten; es zeigten sich relevante Raten an schlechter Heilung, Durchbrüchen der Netze in die Vagina oder schwer zu beherrschenden Superinfektionen. Aus diesem Grund wurde in den USA die Zulassung vieler dieser Verfahren widerrufen, und auch in Deutschland werden die Indikationen zur vaginalen Netzeinlage deutlich kritischer gestellt.

OPERATION

Vaginalplastiken

Positionierung: Stets Steinschnittlage, sowohl bei vaginalen als auch bei kombiniert abdominal-vaginalen Operationsverfahren.

Zugang:
- Rein vaginal bei klassischen Kolpoperineoplastik-Verfahren und netzgestützten Beckenbodenreparaturverfahren
- Kombiniert abdominal-vaginal bei abdominalen Sakrokolpopexie-Verfahren

Operationsprinzip

Kolpoperineoplastik (vordere bzw. hintere Plastik, ➤ Abb. 10.15, ➤ Abb. 10.16, ➤ Abb. 10.17)
- Spaltung der vorderen bzw. hinteren Scheidenwand in der Mittellinie
- Präparation der Scheidenhautlappen scharf/stumpf, dadurch Darstellung der Zystozele/Rektozele und der ausgedünnten endopelvinen Faszie
- Ggf. bei Blasensenkung/vorderer Plastik: Versenken der Blase mittels Tabaksbeutelnaht unter Adaptation der Blasenpfeiler
- Raffung der Faszie mit dachziegelartig überlappenden U-Nähten, wodurch der Blasenhals wieder symphysenwärts bzw. das Rektum sakralwärts verlagert wird
- Sparsame Resektion der Vaginalwundränder und Naht der Vagina
- Diese Operation kann mit einer vorgeschalteten vaginalen Hysterektomie verbunden werden, um den Douglas-Raum höher peritoneal verschließen und die Sakrouterinligamente raffen und vereinigen zu können; die Gebärmutterentfernung ist aber nicht obligat

Netzgestützte vaginale Beckenbodenreparatur

Bei diesen Verfahren werden spezielle, vorgeformte Kunststoffnetze implantiert, um die langfristigen Ergebnisse der vaginalen Korrekturen zu verbessern sowie die Rezidivhäufigkeit drastisch zu verringern.

Nach vorderer und hinterer Kolpotomie werden mit Spezialhandgriffen und Tunnelierern Kunststoffnetze unter die Blase und in den Raum zwischen Rektum und Scheidenhinterwand eingebracht. Diese Netze werden transobturatorisch und durch das Ligamentum sacrospinale im Becken verankert. Dazu ist eine weit nach seitlich reichende Präparation der Blase und des Rektums nötig.

Vorteil dieser Operationstechniken sind minimalinvasive Ansätze und geringes OP-Trauma sowie gute Rekonstruktionsergebnisse; Nachteile sind die nicht seltenen Komplikationen wie Netzarrosionen, Superinfektionen und die dann unter Umständen sehr schwierige Entfernbarkeit des eingelegten Fremdmaterials.

Abdominale oder endoskopische Kolposuspersionen – Marshall-Marchetti-Krantz, Burch und weitere Modifikationen

Diese Methoden (➤ Abb. 10.4) eignen sich vor allem für jüngere Patientinnen, bei denen auf eingelegtes Fremdgewebe wie z. B. Netze verzichtet werden soll.
- Der retropubische Raum wird präperitoneal (Cavum Retzii) frei präpariert
- Die vordere Vaginalwand wird von vaginal her lateral der Urethra angehoben und in Höhe des Blasenhalses mit je zwei nicht resorbierbaren Fäden angeschlungen
- Nach Darstellung der Cooper-Ligamente am Oberrand des knöchernen Beckenrings werden die Fäden dort unter geringer Spannung fixiert, wodurch der Blasenhals in Richtung Symphyse angehoben wird

- Das offen chirurgische Vorgehen wurde mittlerweile zu großen Teilen durch endoskopisch und robotisch assistierte Ansätze abgelöst, die prinzipiellen Operationsschritte ähneln sich.

Lateral Repair

Bei diesem Verfahren wird die seitliche Fixierung der Scheide an der Beckenwand beidseits wiederhergestellt, meist als Teileingriff einer komplexen Beckenbodenreparatur mit abdominalem Zugang.

- Weit laterale Präparation der seitlichen Scheidenwand, ausgehend vom Cavum Retzii
- Anhebung der seitlichen Scheidenwand von vaginal
- Annaht der Scheidenwand an der seitlichen Beckenwand an einer sehnigen Struktur im kleinen Becken mit nicht resorbierbarem Nahtmaterial
- Das offen chirurgische Vorgehen wurde mittlerweile zu großen Teilen durch endoskopisch und robotisch assistierte Ansätze abgelöst, die prinzipiellen Operationsschritte ähneln sich.

Sacrokolpopexie

Die hintere Scheidenwand wird mit einem Kunststoffnetz verstärkt und am freigelegten Periost des Kreuzbeins mit nicht resorbierbaren Fäden fixiert. Auch hier wurden die klassischen offen chirurgischen Verfahren von den laparoskopischen bzw. robotisch assistierten Techniken abgelöst. Die Vorteile der letzteren Techniken sind die deutlich schnellere Heilung und bessere Übersichtlichkeit bei mindestens gleicher Effektivität.

Vaginale retropubische und transobturatorische Schlingenplastiken

Die Implantation von Bändern unter der Harnröhre stabilisiert die Urethra in Belastungssituationen. Im Idealfall werden die Verfahren in lokaler Betäubung durchgeführt, damit eine intraoperative Kontrolle des Ergebnisses, z.B. durch Hustenstöße der Patientin, möglich ist. Sie können jedoch auch in Allgemeinanästhesie erfolgen.

TVT (Tension-free Vaginal Tape, ➤ Abb. 10.5a–c**) und vergleichbare Verfahren**

Bei diesen mikroinvasiven Verfahren (zwei suprapubische und eine vaginale Inzision) wird mit speziellem Einmalinstrumentarium in Lokal- oder Regionalanästhesie ein schmaler Kunststoffnetzstreifen unter der mittleren Urethra retropubisch zur Bauchdecke durchgezogen. Dieser verankert sich selbst im Gewebe.

- Justierung des Bands, ggf. unter Hustenstößen der Patientin
- Je nach Art des Verfahrens Entfernung der Plastikschutzhülle
- Abschneiden der Bandenden subkutan, Verschluss der Inzisionen, Entfernung des DK
- Es empfiehlt sich zur Kontrolle einer eventuellen Blasenverletzung die Durchführung einer diagnostischen Zystoskopie

TVT-O (Tension-free Vaginal Tape, transobturatorisch, ➤ Abb. 10.6a–b**) und vergleichbare Verfahren**

Anästhesie: Vollnarkose oder Spinalanästhesie, lokale Infiltration.

Auch hier wird spezielles Einmalinstrumentarium verwendet (➤ Abb. 10.6a). Die Austrittsstelle des Bands liegt aber nicht suprapubisch, sondern seitlich der Hüftbeugefalte (➤ Abb. 10.6b).

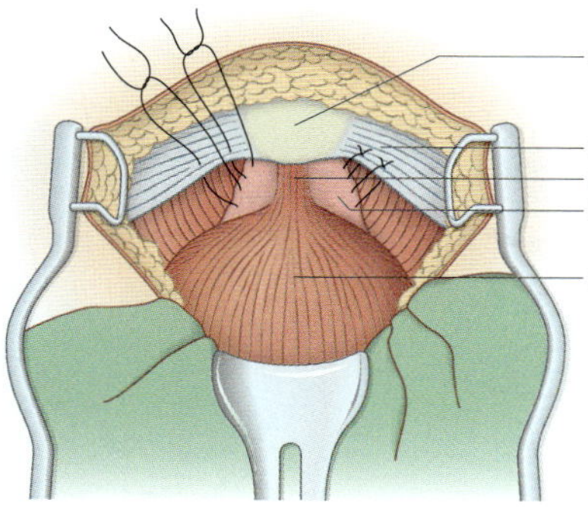

Abb. 10.4 Kolposuspension über abdominalem Zugang, hier eine modifizierte Kolposuspension (Burch-OP). Die Vaginalwand wird beidseits dargestellt und an den Cooper-Bändern lose fixiert. Dadurch wird die Mobilität der Harnröhre eingeschränkt [L234]

Komplikationen

Bei Präparationsschritten an der Blase kann es zu Verletzungen derselben kommen, die jedoch leicht zu übernähen sind. Schlingensuspensionen gehen mit einem Perforationsrisiko einher. Wird die Perforation intraoperativ erkannt, kann die Nadel folgenlos neu platziert werden. Zudem kann jede Art von im Körper implantiertem Kunststoffmaterial eine Abstoßungsreaktion auslösen. Falls das Material in die Vagina oder den Darm penetriert, muss es zumindest teilweise reseziert werden. Da der hauptsächliche Effekt von den gesetzten Nähten oder Bänder die Provokation von neu haltendem Bindegewebe ist, bleibt diese Resektion häufig folgenlos für die Kontinenz- oder Senkungssituation der Frau. Es kann zu vorübergehenden oder anhaltenden Kontinenzstörungen durch Überkorrektur oder durch Veränderung der Anatomie kommen. Diese erfordern dann weitere Eingriffe. Senkungsoperationen mit nativer Gewebe-

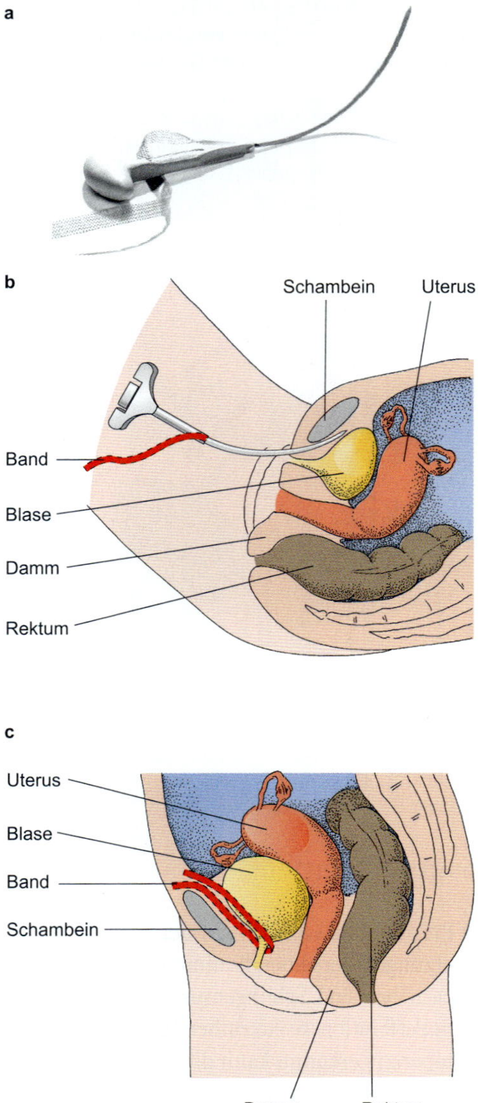

Abb. 10.5 Vaginale retropubische Schlingenplastiken (TVT). a) TVT-Instumentarium [V520]. b) Einlegen des Bands. c) Eingelegtes Band [L190, L143]

reparatur zeigen eine subjektive Heilungsrate > 70 % nach 5 Jahren und eine niedrige Reoperationsrate von ca. 15 % nach 10 Jahren (Nüssler et al. 2022).

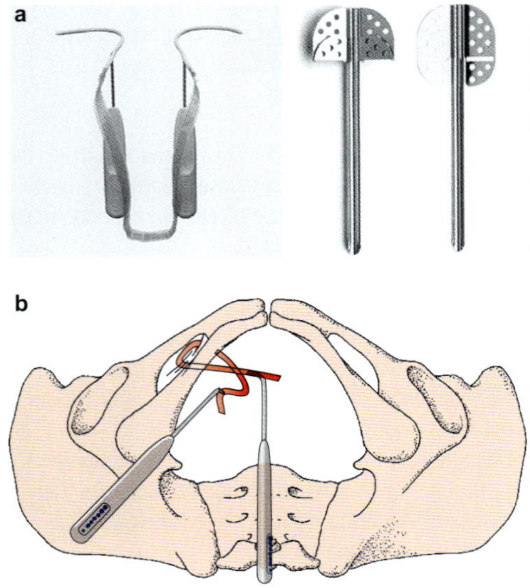

Abb. 10.6 Transobturatorische vaginale Schlingenplastik (TVT-O). a) TVT-O-Instrumentarium: links die Einführhilfe, rechts der Guide [V520]. b) Einführen des Bands mit dem Helix-Handgriff [L190, L143]

10.3 Ovar und Tube (weibliche Adnexe)

10.3.1 Anatomie

Das Kavum des Uterus (➤ Abb. 10.1, ➤ Abb. 10.2) mündet seitlich in den Tubenwinkeln in die paarig angelegten Eileiter. Diese sind 8–15 cm lang, laufen trompetenförmig in den Fimbrientrichter aus und besitzen einen fixierten und einen freien Anteil. Die lichte Weite des Eileiters beträgt zwischen einem und mehreren Millimetern. Die Wand besteht aus Muskelfasern, die Auskleidung aus Flimmerepithel. Zusammen bewirken diese den gerichteten Transport von Eizellen, Embryonen und Spermien, für Letztere stellen sie auch eine Reservoirfunktion zur Verfügung. Die beiden Eierstöcke sind am Bauchfell hinter den Tuben sowie durch ein Band am Uterus fixiert. Ihre Größe ist, abhängig von Alter und Funktionszustand, äußerst variabel, von Erbsen- bis Pflaumengröße. Kernaufgaben der Ovarien sind zum einen die Eizellprodukation und damit unabdingbar verknüpft die

Produktion eines Großteils der weiblichen Sexualhormone (insbesondere Östrogene und Progesteron). Das gesamte innere Genitale ist mit Peritoneum überzogen, auch die scheinbar frei hängenden Tuben und Ovarien. Die Blutversorgung des inneren Genitales erfolgt von der seitlichen Beckenwand in Form der uterinen Arterie. Dieses Gefäß versorgt auch die Vagina sowie teilweise Tuben und Ovarien. Die Adnexe werden des Weiteren von den Ovarialgefäßen versorgt, die in einer Peritonealfalte zu Tube und Ovar verlaufen und den großen Bauchgefäßen bzw. dem Nierenstiel entspringen. Damit besitzen die Adnexe eine zweiseitige Gefäßversorgung, einmal von der Seite der Gebärmutter aus und einmal über die Seite der Beckenwand. In unmittelbarer Nachbarschaft der Adnexe befindet sich rechtsseitig der Wurmfortsatz *(Appendix)*, linksseitig das Sigma, das in das hinter dem inneren Genitale lokalisierte Rektum (Enddarm) mündet. In der Beckenwand und insbesondere im Bereich der Aufhängebänder der Gebärmutter verläuft zudem beidseits der Harnleiter *(Ureter)* auf seinem Weg von der Niere zu Blase.

10.3.2 Erkrankungen, Diagnostik und Therapie

Anatomische Veränderungen des inneren Genitales werden durch den klinisch-gynäkologischen Untersuchungs- bzw. Tastbefund, durch bildgebende Verfahren (vaginaler und abdominaler Ultraschall, Computertomografie inklusive ihrer Abwandlungen, Kernspintomografie) sowie durch direkte Inspektion (Laparoskopie bzw. intraoperativen Befund) festgestellt. Entzündliche Erkrankungen weisen typische Veränderungen im Labor auf. Endokrinologische Fragestellungen werden durch Hormonbestimmungen (**cave:** Zyklusabhängigkeit der Hormonspiegelnormwerte) und Funktionstests geklärt. Tumorerkrankungen werden entweder bei Früherkennungsuntersuchungen, aber oft auch erst in Spätstadien durch ihre Symptomatik diagnostiziert. Wichtig zu erwähnen ist, dass bei den etablierten, frauenheilkundlichen Vorsorgeuntersuchungen neben dem Erkennen der Frühstadien der Fokus vor allem auf die Diagnose von Vorstufen der Karzinome liegt.

Folgende Erkrankungen treten an den Adnexen auf:

- Entzündliche Erkrankungen: Adnexitis, Tuboovarialabszess, Pelveoperitonitis.
- Tumoröse Neubildungen funktioneller sowie gut- und bösartiger Natur inklusive entsprechender Vorstufen und Veränderungen unklarer Dignität wie beispielsweise Borderline-Tumoren des Ovars.
- Extrauteringraviditäten.
- Funktionsstörungen, z. B. bei Sterilität.
- **Endometriose:** Bei dieser vielgestaltigen Erkrankung wird Gebärmutterschleimhaut außerhalb der Gebärmutterhöhle nachgewiesen. Diese Schleimhautareale reagieren auf weibliche Sexualhormone, bauen sich hormonbedingt auf und können aber nicht abbluten. Hierdurch wird u.a. eine Entzündungsreaktion ausgelöst, die die beiden Kernsymptome der Endometriose, (meist zyklusabhängige) Unterbauchschmerzen und/oder Kinderwunschprobleme mitverursacht und häufig auch ausgedehntere Verwachsungen im Bauchraum auslöst. Prinzipiell können alle Organe betroffen werden, Hauptfokus sind aber das Genitale und hier besonders die Ovarien – meist in Form von eingebluteten, nicht spontan vergehenden Zysten („Schokoladenzysten") –, die Muskulatur der Gebärmutter *(Adenomyosis uteri)* oder das Bauchfell des Beckens, vor allem in Form von stecknadelkopfgroßen, kleinzystischen Veränderungen. Eine schwere Form der Erkrankung stellt die tief infiltrierende Endometriose dar, bei der die beschrieben Veränderungen nahezu karzinomähnlich in die Umgebung infiltrieren. Aktuelles Prinzip in der **Endometriosetherapie** ist die histologische Sicherung per Laparoskopie mit meist auch der möglichst kompletten Entfernung der Erkankungsherde gefolgt von einer hormonellen Therapie wie z. B. speziellen Gestagenpräparaten oder auch der Pille.

10.3.3 Operationen

Laparoskopie

Eine Laparoskopie (Bauchspiegelung) wird sowohl aus diagnostischen als auch therapeutischen Gründen durchgeführt. Indikationen für eine **diagnostische Laparoskopie** sind z. B.:

- Abklärung unklarer akuter oder chronischer Unterbauchschmerzen
- Abklärung der anatomischen und funktionellen Situation des weiblichen Partners bei steriler Partnerschaft und Kinderwunsch

OPERATION

Diagnostische Laparoskopie

Positionierung: Steinschnittlage flach, eventuell Schulterstützen, Arme angelagert.
Zugang: Minimalinvasiver Eingriff über Inzisionen in der Bauchdecke, im Allgemeinen am Nabel und im Unterbauch.

Operationsprinzip

- Bei erhaltenem Uterus wird fakultativ zunächst unter Spekulumeinstellung an der Portio ein Uterusmanipulator, z. B. der Valtchev-Manipulator, mit einer Kugelzange fixiert
- Einmalkatheter oder transurethraler DK
- **Offene Laparoskopie:** Präparation aller Schichten der Bauchwand in der unteren Nabelgrube; Einführen des stumpfen Optiktrokars unter Sicht, dann Insufflation des CO_2-Gases bis ca. 14 mmHg intraabdominalem Druck (Vorteil: Präparation unter Sicht)
- **Geschlossene Laparoskopie:** Zuerst Füllung des Bauchraums mit Gas über die Veres-Nadel, dann (fakultativ nach Sicherheitstests) Einstechen des ersten spitzen Trokars, danach weiter wie bei der offenen Laparoskopie (Vorteil: geringeres Gewebstrauma)
- In Kopftieflage (in der Regel 15–30°) wird der Unterbauch einsehbar, bei Elevation des Uterus insbesondere auch der Douglas-Raum
- Das Bild der Optik, das vom Licht einer Xenon-Lichtquelle via Glasfaserkabel erhellt wird, wird über eine Mini-Videokamera auf einen oder mehrere Monitore übertragen. So kann es vom gesamten OP-Team beobachtet werden
- Einstechen der weiteren spitzen Trokare unter intraabdominaler Sichtkontrolle
- Die intraabdominalen Befunde können elektronisch dokumentiert werden
- Am Ende des Eingriffs werden sämtliche Trokare unter Sicht entfernt, das Pneumoperitoneum abgelassen und die Inzisionen verschlossen

VORSICHT

Komplexe Laparoskopien (z. B. bekannter ausgedehnter Verwachsungsbauch, große Tumoren etc.) sollten in Laparotomiebereitschaft erfolgen.

Bei auffälligem und operationswürdigem Befund kann eine diagnostische Laparoskopie mit geeignetem Instrumentarium sofort als **operative Laparoskopie** weitergeführt werden. Primäre Indikationen für eine operative Laparoskopie sind Extrauteringravidität (➤ Abb. 10.7), Tubensterilisation (➤ Abb. 10.8), präoperativ als benigne eingestufte Ovarialzysten, pathologische Befunde an den Eileitern, vor allem Verwachsungen, subseröse Myome sowie Endometriose. In einigen Zentren erfolgen auch onkologische Operationen inklusive beispielsweise Lymphonodektomien oder komplexerer urogynäkologischer Eingriffe laparoskopisch. Laparoskopische Operationen haben heute viele Laparotomien ersetzt. Bei gleichem operativem Erfolg ist das Operationstrauma geringer und die Krankenhausverweildauer kürzer.

Die **OP-Robotik** stellt eine Alternative für konventionell operativ-laparoskopische Eingriffe dar. Der Operationsroboter führt dabei die minimalinvasiven Instrumente sowie die Kamera. Die Operateurin bedient den OP-Roboter über eine separat aufgestellte Konsole. Unterschiede finden sich vor allem in der Platzierung der Trokarinzisionen, technisch laufen die Eingriffe sehr ähnlich ab. Vorteil der Robotik ist die gute Visualisierung des OP-Gebiets sowie die auch im Bauch abwinkelbaren Instrumente, nachteilig sind derzeit technischer und zeitlicher Aufwand sowie Kosten.

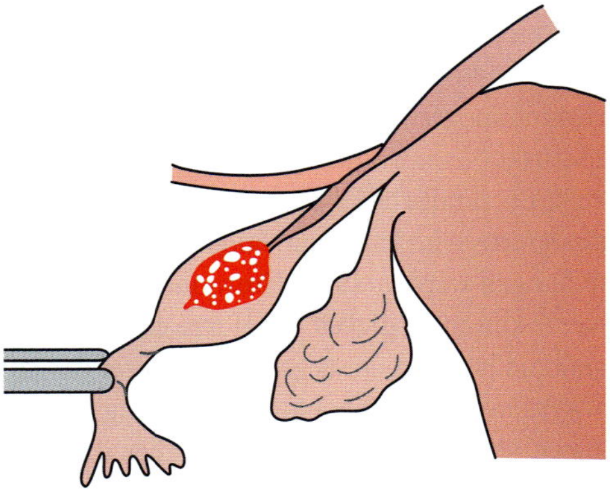

Abb. 10.7 Eileiterschwangerschaft: tubenerhaltende Operation unter Ausschälung des Schwangerschaftsprodukts [L231, L143]

10

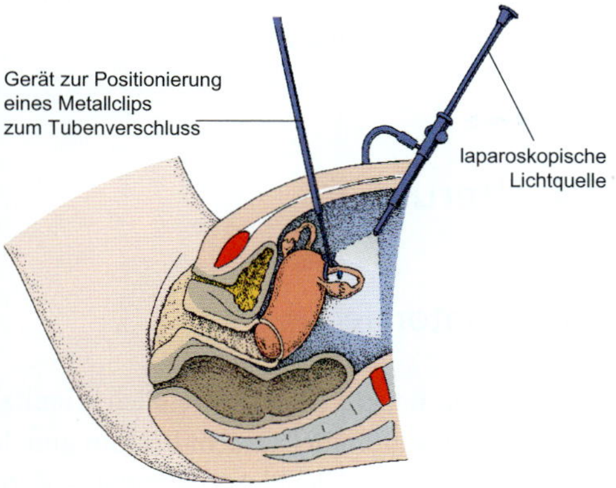

Abb. 10.8 Sterilisationsoperation: laparoskopische Tubenligatur zur Empfängnisverhütung. Unter Sicht werden dann die Tuben verschlossen (hier mit Metallclip) [L190, L143]

OPERATION

Operative Laparoskopie/Robotisch assistierte Laparoskopien

Positionierung: Steinschnittlage flach, eventuell Schulterstützen oder Positionierung auf Vakuummatratzen, Arme angelagert.
Zugang: Minimalinvasiver Eingriff über Inzisionen in der Bauchdecke, im Allgemeinen am Nabel und im Unterbauch.

Operationsprinzip
- Beginn wie bei diagnostischer Laparoskopie
- Die Operationsschritte erfolgen analog der Standardchirurgie, nur mit endoskopischem Instrumentarium
- Je nach Bedarf werden weitere Arbeitstrokare eingebracht
- Meist ist auch eine Saug-Spül-Einheit nötig
- Im Unterschied zur Standard-OP wird mehr mit Clips und bi- oder monopolarem Strom gearbeitet
- Die Bergung der exzidierten Präparate (z. B. Tube mit EUG, Ovarialzyste) erfolgt entweder in Bergebeuteln nach Erweiterung von Hautinzisionen. Dies geschieht um das Risiko der Verteilung von Inhalten des Präparats im Bauchraum zu mindern (Gefahr der Streuung potenziell bösartiger Befunde). Insbesondere bei Myomen kann die Bergung aus dem Bauchraum auch nach Zerkleinerung, beispielsweise über Morcellatoren (elektrisch rotierende Ringmesser, die über die Arbeitstrokare in die Bauchhöhle einbringbar sind), erfolgen
- Über die Inzisionen kann abschließend auch eine Drainage im OP-Gebiet platziert werden

Komplikationen

- Selten Verletzung von Bauchwandgefäßen oder des Darms durch Trokare.
- Beim Arbeiten mit Hochfrequenzstrom im Abdomen besteht die Gefahr von Hitzeschäden, vor allem am Darm.
- Bei feuchter Unterlage oder fehlerhafter Erdung der Patientin besteht die Gefahr von Verbrennungen der Körperoberfläche.
- Postoperative Beschwerden über 2 Tage im Bereich der Schultern aufgrund geringer Mengen im Bauchraum verbliebenen CO_2-Gases (Reizung des Zwerchfells, embryologisch bedingte Projektion der entstehenden Schmerzen in den Bereich der Schultern)

Laparotomie

Das Spektrum reicht von der Minilaparotomie über den typisch gynäkologischen Pfannenstielquerschnitt bis zur großen medianen Unter- und Oberbauch-Laparotomie.

Bei Adnexbefunden ist die Gutartigkeit prätherapeutisch nicht immer klar festzulegen. Adnextumoren mit einem Durchmesser über 10 cm, die wahrscheinlich gutartig sind, werden meist über einen Pfannenstielzugang operiert. Sehr große Adnextumore oder auch Tumore mit Anhalt für Malignität werden in der Regel mittels eines Längsschnitts angegangen.

OPERATION

Laparotomie

Positionierung: Im Allgemeinen Steinschnittlage flach. Bei Hinweisen auf malignen Befund erfolgt die Positionierung und Vorbereitung wie bei einer anterioren Rektumresektion. Präoperativ Legen eines transurethralen DK oder intraoperativ Anlegen einer suprapubischen Fistel.
Zugang: Der suprasymphysäre Querschnitt ermöglicht meist einen ausreichenden Zugang und Übersichtlichkeit im kleinen Becken. Besteht jedoch präoperativ ein Hinweis, dass der Eingriff eventuell über das kleine Becken hinaus erweitert werden muss, wird man sich für den Längsschnitt entscheiden. Nur diese Schnittführung gewährt einen optimalen Zugang, und sie kann bis zum Brustbein verlängert werden. Damit ermöglicht sie auch weitergehende Eingriffe intraabdominal und retroperitoneal, z. B. Darmresektionen oder Lymphonodektomien.

Operationsprinzip
Querschnitt:
- Wenige Zentimeter bis Handspannen lange Inzision der Haut in der Schamhaargrenze

- Durchtrennung des subkutanen Fettgewebes
- Bogenförmige Durchtrennung der Faszienblätter
- Trennung der Rektusbäuche
- Peritoneum wird längs eröffnet

Medianer Längsschnitt:
Wie bei großen Bauchoperationen (➤ 7.2.3, ➤ Abb. 7.2).
Intraabdominales Vorgehen:

- Eventuell vorhandener Aszites wird sofort nach Eröffnung des Peritoneums abgesaugt und eine Probe zur zytologischen Untersuchung gegeben
- Ovarialtumoren sollten möglichst vollständig aus dem Ovar herausgeschält werden. Bei gutartigen Befunden wird möglichst ein Restovar belassen
- Bei Entfernung der gesamten Adnexe und unübersichtlichem Situs muss der Ureter dargestellt werden, um eine Verletzung desselben zu vermeiden
- Bei der Operation der Endometriose sollten alle erkennbaren Herde entfernt, elektrokoaguliert oder gelasert werden
- Bösartige Tumoren des Eierstocks müssen so radikal wie möglich operiert werden. Dies sind oft langwierige interdisziplinäre Operationen. Sie umfassen die Hysterektomie und Adnexektomie beidseits, die Resektion des großen und kleinen Netzes, ggf. die Appendektomie, die Resektion der retroperitonealen Lymphknoten sowie oft auch Darmresektionen. Der Zweck solcher Operationen ist neben der therapeutischen Entfernung der Erkrankungsherde auch die histologische Einstufung und Stadienfestlegung der Erkrankung. Fast immer erfolgt das operative Vorgehen im Rahmen eines Gesamtkonzepts in Kombination mit zytotoxischer oder zielgerichteter Therapie (z. B. Chemotherapie, Antikörper-/Immuntherapie o. Ä.)
- Bei entzündlichen Erkrankungen der Adnexe bzw. einer Pelveoperitonitis richtet sich das Vorgehen nach Alter und Situation der Patientin. Notfalls muss operativ das Adnex bis hin zum gesamten inneren Genitale als Sepsisherd entfernt werden, meist ist eine Eröffnung der Eiterherde mit Spülung und Drainage aber ausreichend
- Eileiterschwangerschaften werden heute nur noch sehr selten, bei massivem Hämoperitoneum und bei Kreislaufschock der Patientin notfallmäßig per Laparotomie angegangen. Meist ist dann die Resektion des gesamten betroffenen Eileiters erforderlich

Komplikationen

Die Komplikationen sind abhängig von der Größe des Eingriffs. Typische Komplikationen sind Wundheilungsstörungen, Hämatome in der Bauchdecke, Endometriose und massive Verwachsungen oder Tumorinfiltrationen, Läsionen des Ureters sowie Darm- oder Blasenläsionen. Nach Darmresektionen können Anastomoseninsuffizienzen auftreten.

10.4 Uterus

10.4.1 Anatomie

Das im kleinen Becken liegende weibliche Genitale (➤ Abb. 10.2) ist unmittelbar dem Rektum und der Harnblase benachbart. Die Blutversorgung ist durch die A. uterina, einem Ast der A. iliaca interna, gewährleistet. Oberhalb der Zervix führt sie von lateral an den Uterus heran und kreuzt dabei den von kranial her im Ligamentum latum verlaufenden Ureter. Diese Lagebeziehung ist bei jeder Operation am Uterus zu beachten.

Der Uterus wird von einem bindegewebigen Halteapparat *(Parametrien)* im kleinen Becken fixiert. Dabei spielen die Ligg. sacrouterina und die Ligg. rotunda eine besondere Rolle. Das parametrane Bindegewebe, das seitlich vom Uterus zur Beckenwand zieht, umschließt Ureteren, Blut- und Lymphgefäße und verbindet den Uterus mit den Nachbarorganen. Es spielt eine Rolle bei der Ausbreitung des Karzinoms der Zervix uteri, daher wird es bei dessen operativer Therapie je nach Stadium der Erkrankung mit entfernt.

Wird der Uterus nicht mehr durch einen straffen Halteapparat in seiner Stellung zwischen Uterus und Rektum und oberhalb der Scheide im kleinen Becken fixiert, kommt es zum **Descensus uteri.** Hierunter versteht man ein Tiefertreten des Organs mit gleichzeitiger Scheidensenkung *(Descensus vaginae).* Derartige Defekte des Beckenbodens können auch im Kompartiment vor der Vagina, der Blase oder dem Kompartiment dahinter, dem Rektum, auftreten. Die entsprechenden Senkungszustände werden als Zysto- bzw. Rektozele bezeichnet (➤ 10.2.3, Kolpoperineoplastik). Damit können auch Blasen- und Darmentleerungsstörungen verbunden sein. Die operative Korrektur von Senkungszuständen ist bei konservativ (z. B. durch lokale Östrogenapplikation, Physiotherapie) nicht beherrschbaren Beschwerden der Patientin indiziert. Eine früher routinemäßige Entfernung des Uterus bei Senkungen bedarf einer separaten Indikation und ist nicht mehr standardmäßig bei jeder Descensusoperation angezeigt (➤ 10.4.4).

10.4.2 Erkrankungen der Zervix uteri

Neben gutartigen Tumoren der Zervix uteri (Schleimhautpolypen, Kondylome) und gutartigen Epithelveränderungen treten hier Präkanzerosen (Dysplasien, Krebsvorstufen) und das Zervixkarzinom auf. Seit einigen Jahren ist auch die Beteiligung von bestimmten Typen (sogenannten High-Risk-Typen) der humanen Papillomaviren (HPV) an der Dysplasie- und Karzinomentstehung bekannt. Diagnostische und therapeutische Eingriffe dienen der rechtzeitigen Erkennung und Behandlung der Vorstufen und Frühstadien des Zervixkarzinoms:

- Probeexzision aus der Portio
- Konisation der Zervix uteri, ergänzt durch Kürettage des restlichen Zervikalkanals (➤ Abb. 10.9)

Für eine adäquate definitive operative Therapie bei diagnostiziertem Karzinom sind die Ausbreitungswege des Zervixkarzinoms wichtig: Das Karzinom kann kontinuierlich in Parametrien, Vagina oder den Gebärmutterkörper einwachsen, kann aber auch die regionalen Lymphabflusswege im kleinen Becken und folgend im Bereich der großen Bauchgefäße befallen.

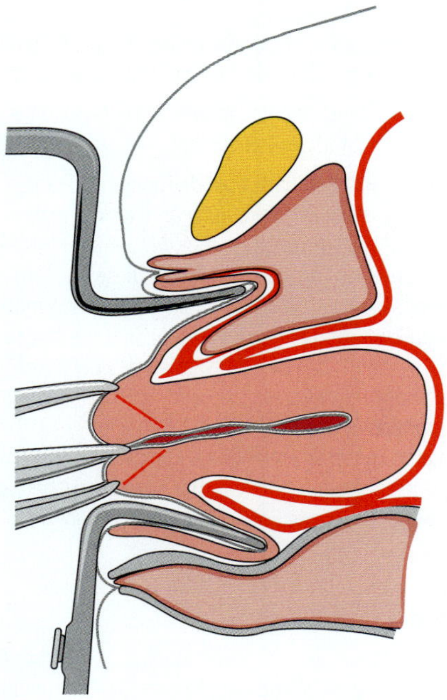

Abb. 10.9 Topografie des Uterus nach Anhaken und Hervorziehen desselben zur Konisation mit Schnittführung bei Konisation [L106, L143]

Ein Einwachsen in Blase oder Rektum geschieht ebenso wie eine über Blut geschehende Ausbreitung in andere Organe sehr spät.

Konisation

Abklärungsbedürftige zytologische Befunde (auch ➤ Tab. 10.2) bedürfen einer sicheren Diagnostik per gezielter Knips-Biopsie auffälliger Areale bei einer **Kolposkopie** (Auflichtmikroskopie des Muttermunds im Rahmen einer gynäkologischen Untersuchung). Zeigen sich histologische Auffälligkeiten, die zu einer (schweren) Dysplasie des Epithels passen, ist die umfangreichere histologischer Untersuchung des Zervixgewebes durch Konisation angezeigt. Damit werden zum einen eine weitergehende Abklärung ermöglicht und zum anderen die Dysplasie/Krebsvorstufen sowie unter Umständen auch sehr frühe Formen des invasiven Zerixkarzinoms behandelt. Somit wird eine stufen-/stadiengerechte Therapieplanung des Muttermundkrebses ermöglicht.

OPERATION

Konisation

Positionierung: Steinschnittlage.

Operationsprinzip
- Scheidendesinfektion
- Fassen der Portio mit Kugelzangen
- Markierung der Epithelveränderungen mit Essig- und Kaliumjodidlösung
- Eventuell Umstechung der absteigenden Äste der A. uterina, dadurch Blutung verringert
- Herausschneiden des Konus mit Diathermieelektrode oder Laser; Größe und Form des Konus (spitz, flach, ➤ Abb. 10.10) werden der zu erwartenden Ausbreitung der Veränderung angepasst
- Eventuell Koagulation der Wundfläche
- In der Regel erfolgt auch eine Kürettage des Zervikalkanals
- Fakultativ Vaginaltamponade und transurethraler Dauerkatheter

Zum operativen Vorgehen bei Hysterektomie und Wertheim-Radikaloperation ➤ 10.4.4.

10

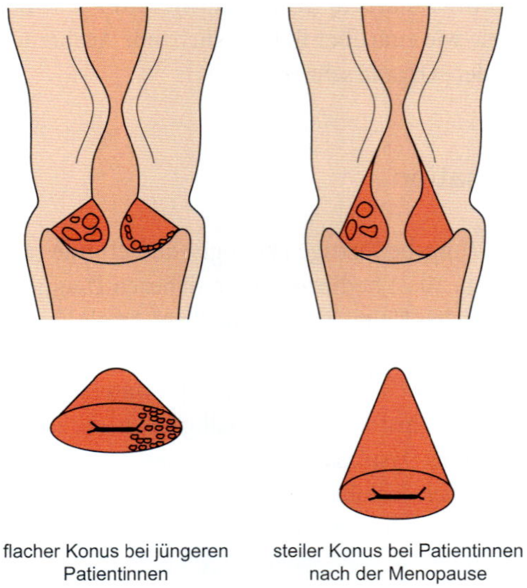

Abb. 10.10 Konisationsformen [L190, L143]

Komplikationen

Nachblutungen sind möglich (Tamponade, Umstechungen etc.).

10.4.3 Erkrankungen des Corpus uteri

Erkrankungen des Endometriums

Neben hormonell ausgelösten funktionellen Störungen des Endometriums kann auch das **Endometriumkarzinom** *(Korpuskarzinom)* Blutungsstörungen auslösen. Nur die histologische Untersuchung des Endometriums gestattet eine Differenzierung harmloser Störungen vom Karzinom. Entsprechend häufig ist dieser diagnostische Eingriff.

Zur Gewinnung des Endometriums dient die Hysteroskopie und Kürettage des Cavum uteri, die in der

Tab. 10.2 Therapie des Zervixkarzinoms

Operation	Indikation
Konisation	Die Konisation ist zugleich Therapie, wenn • eine Dysplasie, • ein Karzinoma in situ oder • ein mikroinvasives Karzinom weit im Gesunden entfernt wurden und die Patientin sich einer weiteren zytologischen/kolposkopischen Nachsorge unterziehen wird
Hysterektomie (abdominal oder vaginal)	Wenn o. g. Kriterium nicht ausreichend erfüllt ist, die Patientin eine Hysterektomie ausdrücklich wünscht oder ein Mikrokarzinom (Stadium I a) vorliegt
Abdominale Radikaloperation mit pelviner und paraaortaler Lymphonodektomie (Operation nach Wertheim-Meigs, TMMR) In einigen Zentren auch **laparoskopische Lymphonodektomie** verbunden mit einer **vaginalen Radikaloperation nach Schauta** oder **Trachelektomie** (radikalchirurgische Entfernung des Muttermunds samt des entsprechenden Aufhängeapparats)	• Stadium Ib (klinisch erkennbares Karzinom) und IIa (Befall der oberen Scheide) • Bei frühen Formen des Zervixkarzinoms ist mittlerweile auch ähnlich wie in der Brustkrebschirurgie ein Sentinel-Node-Konzept etabliert. Hier werden im Muttermund Marker injiziert (meist fluoreszierende Farbstofflösungen). Diese reichern sich dann in den ersten ableitenden Lymphknotenstationen an und können mittels spezieller Kameras oder Sonden detektiert und entfernt werden. Sind die resezierten Lymphknoten histologisch unauffällig, kann man bei Frühstadien des Zervixkarzinoms von mit ungleich mehr Folgen/potenziellen Nebenwirkungen versehenen systematischen Lymphknotenexstirpationen absehen • Zwischenzeitlich wurden die radikalen Hysterektomien auch komplett endoskopisch/robotisch assistiert durchgeführt, doch aufgrund zweifelhafter Studienergebnisse wurden derzeit die rein minimalinvasiv bewerkstelligten Radikaloperationen zumindest pausiert
Exenteration	Karzinominfiltration von Blase/Rektum
Primäre Strahlentherapie, immer in Kombination mit **Chemotherapie**	• Ab Stadium IIb (beginnender Befall der Parametrien) sowie Stadium III (Ausbreitung weit in die Scheide/Parametrien oder tumorbefallene Lymphknoten) und Stadium IV • Die Kombination aus Radikaloperation und Radiochemotherapie scheint keine Verbesserung des onkologischen Outcomes zu haben, die Nebenwirkungen/Folgen potenzieren sich jedoch. Damit wird meist bei Nachweis einer der strahlentherapiebedingenden Faktoren die Operation zugunsten der Radiochemotherapie abgebrochen

Regel als fraktionierte Abrasio erfolgt. Im Fall eines Endometriumkarzinoms kann durch die Hysteroskopie und gleichzeitige Kürettage des Zervixkanals (CK) eine wichtige Aussage zur Ausbreitung des Karzinoms getroffen werden. In Fällen hormoneller Blutungsstörungen oder bei Blutungsstörungen infolge gutartiger Endometriumpolypen wird die Hysteroskopie und Kürettage bereits zur Therapie; in anderen Fällen ermöglicht sie die gezielte hormonelle Behandlung oder die adäquate operative Therapie. In der Gebärmutterhöhle befindliche Veränderungen wie die beschriebenen Polypen (Schleimhautaufwerfungen) oder auch Trennwand-(Septum-)Bildungen können auch Ursache für Kinderwunschprobleme sein.

Das **Endometrium-** oder **Korpuskarzinom** tritt vorwiegend im höheren Lebensalter auf und ist das häufigste Genitalkarzinom der Frau. Es zeigt zwei grundlegende Typen: den häufigeren, östrogen-abhängig entstehenden und den östrogenunabhängigen, der sich klinisch eher wie ein Ovarialkarzinom verhält. Damit sind Risikofaktoren insbesondere für den ersteren Phasen mit hoher Östrogenbelastung wie Adipositas (Unterhautfettgewebe produziert relevante Mengen an Östrogenen), wenige Schwangerschaften (bedeutet wenig schützendes Progesteron) oder Hormonersatztherapien ohne hormonellen Schutz der Gebärmutterschleimhaut durch Gestagene.

Es entsteht im Epithel und breitet sich zunächst kontinuierlich aus. Dabei infiltriert es die Wandschichten des Uterus und/oder wächst polypös in das Cavum uteri hinein. Es kann auch zur Retention von Blut im Cavum uteri *(Hämatometra)* und/oder Infektion des Kavuminhalts *(Pyometra)* kommen. Nur selten wird die Oberfläche des Uterus erreicht oder durchbrochen. Über den Lymphweg oder direkt kann die weitere Ausbreitung auf die Adnexe, die pelvinen und paraaortalen Lymphknoten erfolgen.

Die operative Therapie erfolgt meist als abdominale Hysterektomie mit beiden Adnexen (operatives Vorgehen ➢ 10.4.4). Abhängig vom Differenzierungsgrad und myometraner Eindringtiefe (Schnellschnittbefund!) ist eine zusätzliche pelvine und paraaortale Lymphknotenentfernung erforderlich. Zunehmend wurden offene Verfahren durch laparoskopische oder robotisch assistierte Techniken ersetzt. Zudem hielt auch beim Endometriumkarzinom das bereits beim Zervixkarzinom beschriebene Sentinel-Node-Verfahren Einzug in die klinische Routine.

Erkrankungen des Myometriums

Myome sind die häufigsten gutartigen Tumoren des Myometriums und generell die häufigste Erkrankung der Frau (Stewart et al. 2017). Sie machen nicht zwingend Beschwerden und bedürfen dann auch keiner Therapie. Eine operative Therapie ist zu empfehlen, wenn subjektiv Beschwerden auftreten, z. B. Blutungsstörungen, Schmerzen, Druck auf die Blase oder bei schnellem Wachstum der Tumoren. Auch Kinderwunschprobleme können ihre Ursache in Myomen haben.

Myome sind gutartige Geschwülste der glatten Muskulatur des Uterus. Sie entwickeln sich nur in der geschlechtsreifen Phase. Makroskopisch imponieren sie als glatt begrenzte, unterschiedlich große Knoten, die je nach ihrem Sitz unterteilt werden können in:

- **Submuköse Myome:** Sie liegen unter dem Endometrium und wölben dieses in das Cavum uteri vor. Sie verursachen häufiger Blutungsstörungen.
- **Intramurale Myome:** Sie liegen in der Uteruswand.
- **Subseröse Myome:** Sie hängen mehr oder weniger gestielt dem Uterus an. Solche gestielten Myome können bei einer Stieldrehung ernährungsgestört sein und akute Schmerzen verursachen.

Je nach Lebensalter, Kinderwunschoption, dem Beschwerdebild und der Myomlokalisation gestaltet sich die operative Therapie unterschiedlich: von der Myomresektion über die Myomausschälung *(Enukleation)* bis zur Hysterektomie. Neben der operativen Resektion gibt es auch interventionelle Techniken wie Myomembolisation, hochfokussierter Ultraschall oder Thermoverfahren. Zur Kontrolle der häufig geäußerten Blutungsprobleme existieren zudem hormonelle Therapieverfahren.

Sarkome sind seltene bösartige Geschwülste des Uterus. Sie können aus dem Endometrium, dem Myometrium oder auch einem Myom entstehen und treten in sehr unterschiedlicher histologischer Differenzierung auf. Durch ihre frühzeitige hämatogene (über Blut verbreitete) Metastasierung sind sie äußerst bösartig. Eine möglichst umfassende operative Sanierung ist bei hoher Resistenz gegen Strahlen- und Chemotherapie zwingend erforderlich.

Hysteroskopie und Kürettage

Die Hysteroskopie mit Kürettage kommt bei Blutungsanomalien unterschiedlicher Ursache, Verdacht auf intrakavitären (in der Gebärmutterhöhle befindlichen) Veränderungen wie Polypen oder Septen zum Einsatz.

OPERATION

Hysteroskopie/Kürettage (Abrasio)

Positionierung: Steinschnittlage.

Operationsprinzip
- Scheidendesinfektion, Blasenkatheterismus
- Fassen der Portio mit Kugelzange(n)
- Messung der uterinen Sondenlänge
- Mit Hegarstiften wird der Zervixkanal (CK) bis zur gewünschten Weite dilatiert
- Hysteroskopie unter kotinuierlicher Spülung entweder diagnostisch oder gleich operativ mit der elektrischen Schlinge
- Ausschabung des CK mit einer Kürette
- Ausschabung des Endometriums und Asservierung zur histologischen Untersuchung, getrennt nach Zervix- und Korpusabradat und ggf. Resektat
- Bei prämenopausalen Frauen kann bei benignen Blutungsstörungen die Endometriumablation erfolgen. Hierbei wird das Endometrium hysteroskopisch in Streifen reseziert und mit einer Walze koaguliert. Alternativ kann eine kontrollierte Hitzekoagulation über mit einem mit Heißwasser durchströmten Ballon oder oberflächliche Elektroden auf dem Ballon erfolgen

10.4.4 Operative Therapie von Erkrankungen des Uterus

Abdominale Hysterektomie

Indikationen zur **Hysterektomie ohne Adnexe** (auch ➤ Tab. 10.2):
- Gutartige Erkrankungen des Uterus
  - Uterus myomatosus
  - Blutungsstörungen (therapieresistent, rezidivierend)
  - Infektionen
  - Verletzungen (z. B. Perforation bei Kürettage)
- Bösartige Erkrankungen des Uterus
  - Carcinoma in situ der Zervix
  - Mikrokarzinom der Zervix
  - Präkanzerosen

Die Hysterektomie erfolgt abdominal oder laparoskopisch, wenn die Vorbedingungen für eine vaginale Hysterektomie nicht gegeben sind: enge Scheide, Verwachsungen, zu großer Uterus.

OPERATION

Abdominale Hysterektomie ohne Adnexe

➤ Abb. 10.11

Positionierung: Steinschnittlage.

Operationsprinzip
- Vaginale Desinfektion und Legen eines transurethralen DK
- Pfannenstielquerschnitt, (eventuell Unterbauchlängsschnitt)
- Abstopfen des „Darmpakets" mit Tüchern; Sicht in das kleine Becken wird frei
- Fassen des Uterus mit der Uterusfasszange oder mit stumpfen Klemmen an den Ligg. rotunda
- Absetzen der Ligg. rotunda und der Adnexe über Klemmen, anschließend Umstechung und Ligatur
- Spalten des Blasenperitoneums und Abpräparieren der Harnblase vom Uterus
- Abtrennen des parametranen Gewebes bzw. Absetzen und Unterbinden der A. und V. uterina beidseits
- Die Nähe des Ureters verlangt sorgfältige Präparation
- Absetzen und Unterbinden der Ligg. sakrouterina
- Absetzen des Uterus von der Scheide mit Schere oder Skalpell
- Fortlaufender Nahtverschluss der Scheide
- Fakultativ Peritonealisierung des Scheidenstumpfs
- Verschluss der Bauchdecke

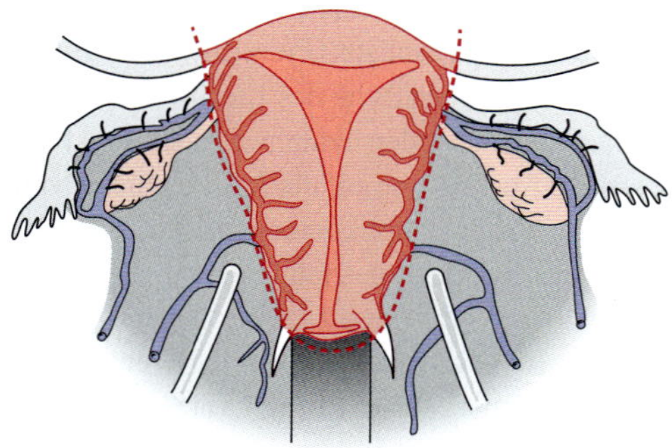

Abb. 10.11 „Einfache" Hysterektomie. Der Uterus wird abgesetzt von den Ligg. rotunda, den Tuben, den Ovarien und der Scheide sowie den Ligg. sacrouterina [L231, L143]

Indikationsabhängig kann die Hysterektomie kann auch laparoskopisch bzw. robotisch assistiert durchgeführt werden (s. unten).

Indikationen zur **Hysterektomie mit Adnexen:**

- Gutartige Erkrankungen
  - Uterus myomatosus nach der Menopause
  - Entzündungen der Adnexe und des Uterus
  - Nicht mehr organschonend operable Endometriose
  - Ovarialtumoren in Abhängigkeit vom Alter der Patientin
- Bösartige Erkrankungen
  - Endometriumskarzinom
  - Ovarialkarzinom

In beiden Fällen geht man je nach Schnellschnittdiagnose mit oder ohne Lymphonodektomie pelvin (auch paraaortal) vor; ggf. erfolgen auch Netzresektion und Appendektomie.

OPERATION

Abdominale Hysterektomie mit Adnexen

➤ Abb. 10.12
Positionierung: Steinschnittlage.

Operationsprinzip
- Pfannenstielquerschnitt, bei bösartigen Erkrankungen oder großen Raumforderungen Längsschnitt
- Bei Ovarialkarzinom: Spülzytologie vor Abstopfen des Darmpakets
- Fassen und Hervorziehen des Uterus
- Hervorluxieren der Adnexe und Darstellen des Lig. suspensorium ovarii, in dem A. und V. ovarica verlaufen
- Darstellen des Ureterverlaufs, ggf. Anschlingen mit Vessel-Loop
- Absetzen der Adnexe vom Gefäßbündel über Klemmen
- Weiteres Vorgehen wie bei der abdominalen Hysterektomie ohne Adnexe (oben).

Komplikationen

Verletzung von Harnblase, Ureteren oder Darm sind möglich, ebenso eine Blutung aus dem Uterinastumpf oder eine Hämatombildung über dem Scheidenabschluss.

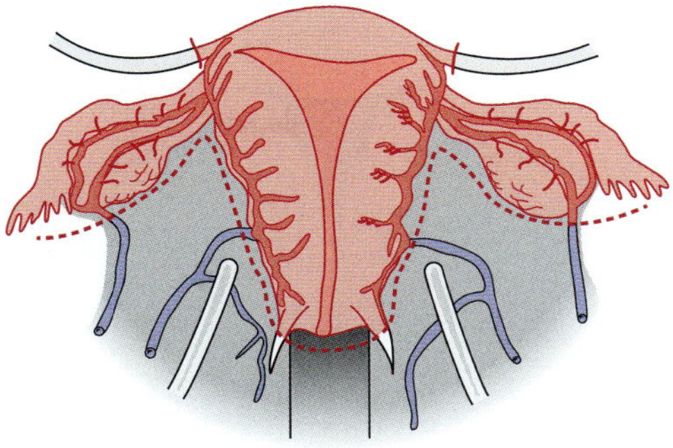

Abb. 10.12 Hysterektomie mit beiden Adnexen vor Entfernung des Uterus. Absetzen der Adnexe vom Ovarika-Gefäßbündel im Lig. suspensorium ovarii [L231, L143]

Erweiterte abdominale Hysterektomie

Ein Zervixkarzinom im Stadium Ib bis IIa ist Indikation für eine erweiterte abdominale Hysterektomie in der Regel gleichzeitig mit einer Entfernung beider Adnexe (radikale Hysterektomie, Wertheim-Meigs-OP).

OPERATION

Erweiterte abdominale Hysterektomie mit beiden Adnexen, Scheidenmanschette, Parametrien und Lymphonodektomie (Wertheim-Meigs-OP)

➤ Abb. 10.13
Positionierung: Steinschnittlage.
Zugang: Interiliakaler Querschnitt oder Unterbauchlängsschnitt.

Operationsprinzip
- Abstopfen des Darmpakets und Darstellen des Genitales
- Absetzen der Ligg. rotunda
- Austasten der Parametrien und der Lymphabflussgebiete
- Spalten des Blasenperitoneums und Bilden einer paravesikalen Grube
- Eröffnen des Beckenwandperitoneums
- Präparative Darstellung und Anschlingen des Ureters
- Doppelte Ligatur und Durchtrennen der A. uterina (➤ Abb. 10.14) am Abgang aus der A. iliaca interna

Pelvine Lymphonodektomie
- Eröffnung der Gefäßscheiden und Exstirpation der pelvinen Lymphknoten
- Blutstillung bei der Lymphonodektomie durch Kompression, Clips, Elektrokoagulation oder bipolare Schere

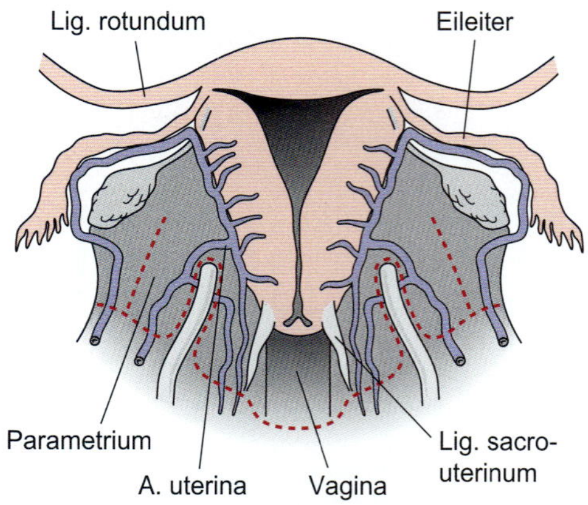

Abb. 10.13 Erweiterte Totalexstirpation des Uterus (Wertheim-Meigs-OP): Zusätzlich zu Uterus und Adnexen Entfernung der Parametrien, des Lig. latum und des oberen Anteils der Scheide unter Schonung der Ureteren [L106, L143]

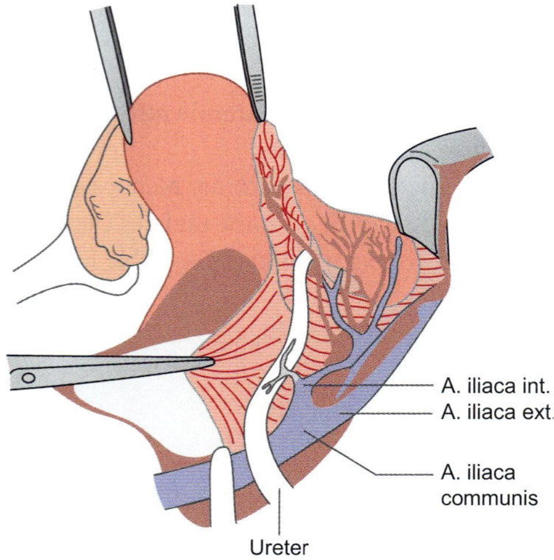

Abb. 10.14 Verlauf des Ureters am hinteren Blatt des Lig. latum, Kreuzung mit der Arteria und Vena uterina [L231, L143]

- Präparieren des Ureters beidseits im gesamten Verlauf bis zum Eintritt in die Blase durch Spalten des parametranen Uretertunnels
- Abpräparieren des Rektums, Eröffnen der pararektalen Gruben
- Absetzen der Ligg. sacrouterina über Klemmen
- Abpräparieren der Blase von Uterus und oberem Scheidendrittel
- Absetzen des Parametriums und parakolpischen Gewebes über Klemmen
- Fassen und Abtrennen der Scheide unter Mitnahme einer ausreichend großen Scheidenmanschette
- Scheidenverschluss mit fortlaufender Naht
- Wenn indiziert, paraaortale und parakavale Lymphonodektomie bis zum Unterrand der Nierenvenen
- In der Regel vor Bauchdeckenverschluss: suprapubische Harnableitung

Je nach Ausmaß der Resektion der Parametrien und Scheide können verschiedene Grade an Radikalität definiert werden; diese werden abhängig vom vorliegenden Stadium gewählt.

Komplikationen

Ureteren, Blase und Rektum sind bei dieser Operation stets gefährdet. Erkannte Läsionen werden sofort versorgt. Störungen durch unzureichende Versorgung des Gewebes (trophische Störungen) können postoperativ auftreten und zur späteren Fistelbildung führen: Ureter-Scheiden-Fistel, Blasen-Scheiden-Fistel. Nach ausgedehnter Lymphonodektomie können Lymphzysten entstehen. Durch Drainage des Wundgebiets und Verzicht auf Peritonealisierung soll dem vorgebeugt werden.

Ebenfalls von Bedeutung ist die potenzielle Verletzung von vegetativen Nerven, die Blase und Rektum versorgen, da diese in Nähe der zu resezierenden parametranen Strukturen verlaufen. Solche Schädigungen können in unterschiedlichem Ausmaß zu Problemen bei der Miktion und dem Stuhlgang führen.

Vaginale Hysterektomie

Bei gutartigen Erkrankungen des Endometriums oder Myometriums und bei einem Descensus uteri et vaginae kommt eine vaginale Hysterektomie infrage.

OPERATION

Vaginale Hysterektomie mit/ohne Adnexe

Positionierung: Steinschnittlage.

Operationsprinzip

- Scheidendesinfektion, Harnableitung (transurethral oder suprapubisch)
- Fassen und Herunterziehen der Zervix uteri mit Kugelzangen
- Fischmaulförmige Umschneidung der Portio
- Absetzen und Unterbinden der Blasenpfeiler

- Abpräparieren der Blase vom Uterus, Darstellen und Eröffnen der Plica vesicouterina des Peritoneums
- Abpräparieren des Rektums vom Uterus; Darstellen und Eröffnen des Douglas-Peritoneums
- Absetzen der Ligg. sacrouterina und der Uterinagefäßbündel beidseitig
- Bei großen Myomen Längsspaltung der Zervix und Resektion von Myomen
- Stürzen des Corpus uteri mit Kugelzangen
- Absetzen und Unterbinden der Ligg. rotunda und der Adnexe, Entfernen des Uterus
- Inspektion der Adnexe: Bei Indikation zur Adnexektomie werden die Adnexe von den Ligg. suspensoria ovarii abgesetzt und diese ligiert
- Verschluss des Peritoneums durch Tabaksbeutelnähte
- Scheidenverschluss

Komplikationen

Bei intraoperativ auftretenden Schwierigkeiten kann es notwendig werden, auf den abdominalen Zugang über Steinschnittlage und Pfannenstielquerschnitt umzusteigen. Verletzungen von Blase, Ureter und Darm sind möglich, auch Nachblutung (A. uterina), Hämatom (unter Umständen infiziert) über dem Scheidenabschluss in der postoperativen Phase.

Vaginale Hysterektomie mit Beckenbodenplastik

Die vaginale Plastik muss nicht zwingend mit einer vaginalen Hysterektomie verbunden werden, erfolgt aber nicht selten in Kombination mit dieser. Die Indikation zur **vorderen Plastik** *(Kolporraphia anterior)* ist die Zystozele mit oder ohne Harninkontinenz. Der Operation kann eine urodynamische Diagnostik (Katheteruntersuchung der Druckverhältnisse in Blase und Harnröhre) vorgeschaltet werden, um den Operationsweg abzusichern. Die Indikation zur **hinteren Plastik** *(Kolporraphia posterior)* ist die Rektozele mit und ohne Darmentleerungsstörungen. Die klassische Indikation ist der **Uterusvorfall** *(Prolaps)* mit Zysto- und Rektozele.

OPERATION

Vaginale Hysterektomie mit/ohne vordere und hintere Beckenbodenplastik

Positionierung: Steinschnittlage.

Operationsprinzip
- Suprapubische Harnableitung
- Scheidendesinfektion
- Fassen der Zervix mit Kugelzangen, Herunterziehen des Uterus
- Zirkuläres Umschneiden der Portio (oben, vaginale Hysterektomie) oder nur Längsspaltung der Scheidenvorderwand (bei Belassen des Uterus)

Hysterektomie
- Durchtrennen der Bindegewebsfasern zwischen Blase und Zervix
- Abpräparieren der Blase von der Zervixvorderwand
- Im Anschluss daran ist die vaginale Hysterektomie (oben) möglich
- Nach der Peritonealisierung des Wundgebiets erfolgt die vordere Plastik

Vordere Plastik
- Spalten der Scheidenvorderwand über der Zystozele mit Skalpell oder Schere bis ca. 1 cm unterhalb der Urethralöffnung
- Fassen der Scheidenwundränder mit mehreren Klemmen und Abpräparieren der Scheidenwand teils stumpf, teils scharf von Blase und Harnröhre
- Raffen des paraurethralen Gewebes mittels Knopf- oder U-Nähten zur Unterpolsterung der Urethra
- Raffung des paravesikalen Gewebes, der Blasenpfeiler und des Diaphragma urogenitale durch U-Nähte (➤ Abb. 10.15), ggf. Einbringung von Kunststoffnetzen
- Sparsame Resektion der Wundränder und Verschluss durch Knopfnähte

Hintere Plastik
- Hintere Kolpotomie, der Größe der Rektozele angepasst (➤ Abb. 10.16)
- Abpräparieren der Scheidenwand von der Rektozele
- Versenken der Rektozele durch Raffung des Septum rectovaginale und
- evtl. Vereinigung der beiden Levatormuskeln durch Knopfnähte (in der Regel drei Levatornähte, ➤ Abb. 10.17)
- Vereinigung der Scheiden- und Dammhaut durch Knopfnähte
- Drainage des Wundgebiets alternativ mit unterschiedlicher Technik

10

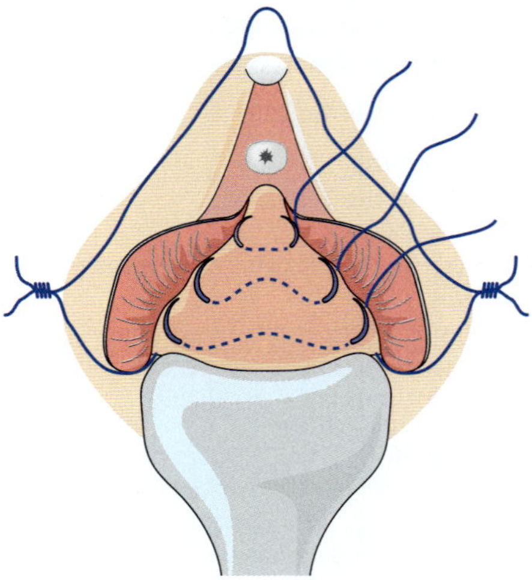

Abb. 10.15 Vordere Beckenbodenplastik. Raffung des Diaphragma urogenitale unter dem Blasenhals [L106, L143]

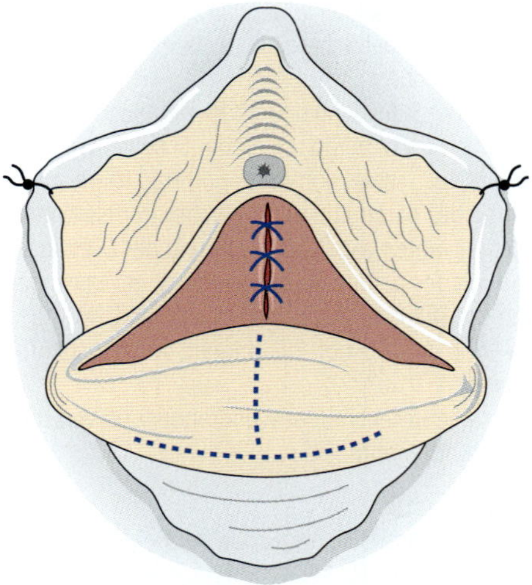

Abb. 10.16 Hintere Beckenbodendammplastik. Schnittführung. Querinzision am Introitus, Längsinzision über Rektozele [L106, L143]

Komplikationen

Verletzungen von Blase und Rektum sowie Nachblutungen; postoperativ sind Hämatome möglich, u. U. Infektion.

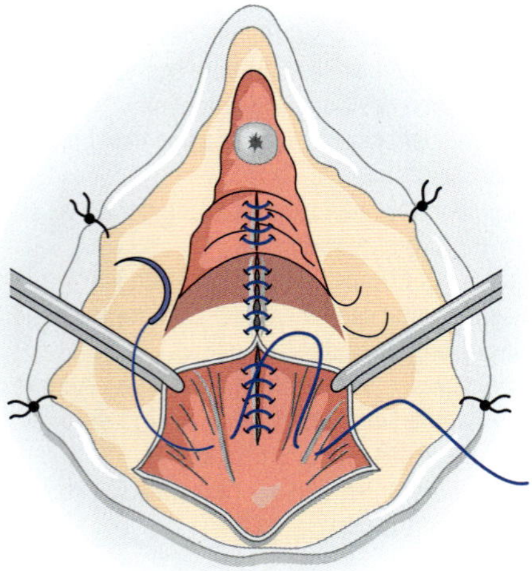

Abb. 10.17 Hintere Beckenbodendammplastik. Die Levatorränder werden durch Knüpfen der ersten Levatornaht aneinandergebracht. Sie lassen sich am besten durch kleine, mit der Schere angelegte Fenster im seitlichen Dammgewebe darstellen [L106, L143]

Laparoskopisch assistierte suprazervikale Hysterektomie (LASH), laparoskopisch assistierte vaginale Hysterektomie (LAVH), totale laparoskopische Hysterektomie (TLH)

Die minimalinvasive (laparoskopische) Resektion des Uteruskorpus kommt u.a. bei gleichzeitig bestehendem Adnexbefund, bei größerem Uterusvolumen, bei nulliparen Patientinnen oder wenn der bindegewebige Aufhängeapparat mitsamt der Zervix erhalten und ein Bauchschnitt vermieden werden soll, zur Anwendung.

Das abgetrennte Corpus uteri muss dann zur Bergung im Bauchraum morcelliert (zerstückelt) werden **(LASH).** Bei wenig beweglichem großem Uterus kann man zunächst laparoskopisch vorgehen und so den Uterus weitestgehend lösen, um ihn dann auf vaginalem Weg zu bergen **(LAVH).** Bei der **TLH** wird unter maximaler Elevation der Zervix mit einem speziellen Zervixadaptern am Ende der Präparation laparoskopisch die Vagina inzidiert, der Uterus dann ebenfalls über die Vagina geborgen.

Alle diese Eingriffe können mit oder ohne Resektion der Adnexe erfolgen, bei laparoskopischen Operationen des Endometriumkarzinoms auch in Kombination mit systemischer oder Sentinel-Node-Lymphonodektomie.

Myomenukleation

Bei jungen Frauen und insbesondere bei bestehendem Kinderwunsch kann ein Uterus myomatosus durch Enukleation organerhaltend operiert werden. Nachfolgende Schwangerschaften sind möglich.

OPERATION

Myomenukleation

Positionierung: Bei offenem abdominalem Vorgehen wie bei abdomineller Hysterektomie (oben); bei laparoskopischem/robotisch assistiertem Vorgehen dementsprechend.

Operationsprinzip

- Ggf. lokales Einspritzen von verdünnter Adrenalinlösung zur Reduktion der Durchblutung
- Spalten der Myomkapsel
- Ausschälen bzw. Hervorluxieren des Myomknotens und Absetzen desselben
- Verschluss der Wundhöhle in Schichten
- Bei endoskopischen Verfahren: Bergen des Myoms über Bergeschnitt oder Einbringen von Morcellatoren

Komplikationen

Nachblutungen aus dem Myombett.

10.5 Geburtshilfliche Operationen

Unterschieden werden vaginale und abdominale Entbindungsoperationen. Bei vaginalen Entbindungsoperationen assistiert in der Regel geburtshilfliches Personal. Allenfalls bei größeren Rissverletzungen oder hochgradigen Dammverletzungen (Darmbeteiligung) erfolgt die Versorgung im OP bzw. unter OP-Bedingungen. Die abdominale Entbindungsoperation, der Kaiserschnitt *(Sectio caesarea),* erfolgt dagegen im OP oder im dem Kreißsaal angegliederten Sectio-OP. Je nach geburtshilflicher Situation ist zu entscheiden, auf welche Weise die Geburt zu beenden ist (➤ Tab. 10.3).

Tab. 10.3 Indikationen zur operativen Geburtsbeendigung

Fetale Indikation	Drohende intrauterine Hypoxie unterschiedlicher Genese, erkennbar an CTG-Veränderungen und/oder Nachweis einer Azidose mittels MBU (Mikroblutuntersuchung anhand eines Blutstropfens aus fetaler Kopfhaut)
Mütterliche und fetale Indikation	Relatives Missverhältnis zwischen Kopf des Kindes und Becken der Mutter bei normaler Lage des Kindes oder bei Lageanomalie, Plazenta praevia, vorzeitige Lösung der Plazenta mit oder ohne Blutung nach außen
Mütterliche Indikation	Präeklampsie und Eklampsie, HELLP-Syndrom, andere schwere mütterliche Erkrankungen
Wunschsectio	Auch „Sectio auf Verlangen" der Patientin als wählbare Alternative zur vaginalen Geburt

Scheidendammschnitt

Eine Episiotomie (Scheidendammschnitt) ist als Erweiterung des Geburtskanals am Beckenboden bei kindlicher Notsituation in der Austreibungsphase, bei vaginal-operativem Geburtsmodus (Zangen- oder Vakuum-Entbindung) oder bei Beckenendlage des Kindes indiziert.

OPERATION

Episiotomie (Scheidendammschnitt)

Positionierung: Eine Episiotomie kann bei jeder Gebärhaltung angelegt werden.

Operationsprinzip

- Am Ende der Austreibungsphase, wenn der vorangehende Kindsteil durch die Vulva zu treten beginnt, wird ein medianer oder mediolateraler Scheidendammschnitt mit einer speziellen Schere ausgeführt
- Dabei werden Muskeln des Beckenbodens teilweise durchtrennt
- Nach Geburt der Plazenta wird die Wunde wieder vernäht (Scheidenhaut, Muskulatur, Dammhaut)

Komplikationen

Hämatom unter der Naht, Nahtdehiszenz oder Infektion der Naht (wegen Anusnähe und Wochenfluss), Sekundärheilung.

Vaginaloperative Entbindung

Bei bereits fortgeschrittener Geburt in der Austreibungsphase (Muttermund vollständig eröffnet) und tief im Becken stehendem Kopf (kein Missverhältnis zwischen Kopfgröße und Beckenweite) kann die Geburt vaginal-operativ erfolgen. Eine **Vakuum-** oder **Forcepsextraktion** (Saugglocken- oder Zangenentbindung) erfolgt zur Entwicklung des kindlichen Kopfs, die Auswahl obliegt der Geburtshelferin.

OPERATION

Vaginaloperative Entbindung durch Vakuumextraktion oder Forceps, Episiotomie, instrumentelle Nachtastung, manuelle Plazentalösung

Da eine vaginaloperative Entbindung oft mit einer Episiotomie verbunden ist, bei einer instrumentellen Nachtastung oder einer manuellen Plazentalösung häufig auch eine Episiotomie oder ein Riss zu versorgen sind, erfolgt die Darstellung im Block.

Positionierung: Steinschnittlage, in der Regel im umgebauten Kreißbett.

Operationsprinzip

- Nach Sicherstellung der passenden Einstellung und des Höhenstands des vorangehenden Kindsteils sowie des vollständigen Muttermunds Einführen der Saugglocke bzw. der Forceps durch die Geburtshelferin und Entwicklung des Kindes durch wehensynchrone Traktionen (Ziehen), meist unter Wehenhormoninfusion
- Abnabelung und Übergabe des Kindes an Hebamme/Pädiatrie
- Nach Geburt des Kindes und der Plazenta Einstellung des Muttermunds zum Ausschluss oder zur Versorgung eines Risses
- Bei unvollständiger Plazenta erfolgt eine instrumentelle Nachtastung (Kürettage) mit der großen stumpfen Kürette nach Bumm. Der Muttermund wird mit Muttermundklemmen/atraumatischen Fensterklemmen gefasst
- Bei komplett fehlender Lösung der Plazenta wird diese durch Eingehen mit der Hand (manuell) komplett abgeschält und gelöst. Eine instrumentelle Nachtastung schließt sich meist an
- Die Naht der Episiotomie bzw. des spontanen Dammrisses erfolgt durch schichtweisen Verschluss der Scheide, des Muskels und subkutanen Fettgewebes des Damms und der Haut des Damms. In der Regel erfolgt die Naht fortlaufend und intrakutan mit resorbierbarem Nahtmaterial

Komplikationen

Bei unvollständiger Plazentalösung und/oder manueller Lösung kann es zu sehr starker Blutung kommen, hier sind rasches Handeln und gute Abstimmung der beteiligten Disziplinen erforderlich. Die Hygienebedingungen sind oft nicht optimal einzuhalten, zudem die Operationen meist außerhalb eines OPs im Kreißbett erfolgen.

Sectio caesarea

Die Indikationen sind in ➤ Tab. 10.3 aufgeführt. Die Erweiterung der Sectio-Indikation und die Diskussion um die sogenannte Wunschsectio wurden möglich, da die operationsbedingten Risiken bei geplantem Kaiserschnitt an der gesunden Schwangeren nicht mehr eindeutig höher sind als die Risiken einer vaginalen Geburt. Zu dieser Entwicklung trugen die Einführung der Infektions-, Atonie- und Thromboembolieprophylaxe ebenso bei wie die Weiterentwicklung der operativen und anästhesiologischen Sectiotechnik und neue Regime der postoperativen Betreuung.

OPERATION

Sectio caesarea

Positionierung: Steinschnitt- und Linksseitenlage.

Operationsprinzip

Klassische Methode

- Eröffnung der Bauchdecke durch Pfannenstielquerschnitt (➤ Abb. 7.2)
- Ggf. Abpräparieren der Blase vom Uterus
- Stichinzision im unteren Uterinsegment und Erweiterung der entstandenen Öffnung durch seitlichen Fingerzug oder mit der Schere
- Entwicklung des Kindes, Abnabeln und Übergabe an Hebamme/Neonatologin
- Gabe von Uteruskontraktionsmitteln (Oxytocin/Prostaglandine)
- Entwicklung der Plazenta, Kontrolle auf Vollständigkeit, manuelle und/oder instrumentelle Nachtastung
- Unter Umständen Dilatation des Muttermunds und anschließender Handschuhwechsel der Operateurin
- Verschluss der Uteruswunde durch fortlaufende Naht
- Verschluss des Peritoneums über der Uteruswunde durch fortlaufende Naht
- Säuberung des Bauchraums
- Verschluss der Bauchdecke in Etagen

Methode nach Misgav-Ladach („sanfte Sectio")
Die Originalmethode wird vielfach variiert.
- Durchtrennen der Haut quer
- Durchtrennen des subkutanen Fettgewebes bis zur Faszie im mittleren Drittel des Schnitts
- Eröffnen der Faszie in der Mittellinie und Fassen derselben mit Kocherklemmen
- Auseinanderdrängen des subkutanen Gewebes mittels Roux-Bauchdeckenhaken oder Fingerzug
- Erweiterung des Faszienschnitts quer mit der Schere
- Abpräparieren der Faszie nach oben, Auseinanderdrängen der Muskelbäuche, Eröffnen des Peritoneums und Auseinanderziehen aller Schichten durch Operateurin und Assistentin
- Spalten des Blasenperitoneums und geringes Abpräparieren der Blase (fakultativ)
- Inzision im unteren Uterinsegment (Skalpell) und Erweiterung durch Fingerzug
- Entwicklung des Kindes, Abnabelung und Lösen der Plazenta, Oxytocingabe
- Hervorluxieren des Uterus vor die Bauchdecke
- Instrumentelle Austastung (fakultativ); bei geschlossenem Muttermund Dilatation des Muttermunds (fakultativ)
- Verschluss der Uterotomie einschichtig mit fortlaufender Naht
- Rückverlagerung des Uterus
- Verzicht auf Peritonealnaht
- Verschluss der Faszie durch fortlaufende Naht
- Hautverschluss, keine Drainagen

Komplikationen

Trotz Uterotonikagabe kann es zu massiven Blutungen kommen. In solchen Fällen werden heute verschiedene Techniken der Unterbindung beider Aa. uterinae oder Umstechungen, z. B. des Plazentawundbetts, oder Kompressionsnähte am Uterus empfohlen. Als Ultima Ratio kann man mit solchen Methoden eine Hysterektomie post sectionem möglicherweise verhindern.

Oft befindet sich der Sectio-OP im Kreißsaalbereich. Das Instrumentarium für eine Sectio und für eine Hysterektomie ist dort vorzuhalten. Schwierigkeiten bei der Kopfentwicklung können mit einer Geburtszange oder einer kleinen Handsaugglocke überwunden werden.

LITERATUR

AWMF. S3-Leitlinie Diagnostik, Therapie und Nachsorge maligner Ovarialkarzinome. Version 4.0. 2020. Aus: www.leitlinienprogramm-onkologie.de/fileadmin/user_upload/Downloads/Leitlinien/Ovarialkarzinom/Version_4/LL_Ovarialkarzinom_Langversion_4.0.pdf (letzter Zugriff: 31.8.2025).

AWMF. S3-Leitlinie Diagnostik, Therapie und Nachsorge der Patientin mit Zerixkarzinom. 2022a. Aus: https://www.leitlinienprogramm-onkologie.de/fileadmin/user_upload/Downloads/Leitlinien/Zervixkarzinom/Version_2/LL_Zervixkarzinom_Langversion_2.2.pdf (letzter Zugriff: 29.3.2025).

AWMF. S3-Leitlinie Endometriumkarzinom. 2024. Aus: https://register.awmf.org/assets/guidelines/032-034OLk_S3_Endometriumkarzinom_2024-07.pdf (letzter Zugriff: 31.8.2025).

Diedrich K et al. (Hrsg.). Gynäkologie und Geburtshilfe. 2. A. Heidelberg: Springer, 2007.

Goerke K, Steller J, Valet A. Gynäkologie und Geburtshilfe. 12. A. München: Elsevier, 2025.

Hirsch H, Käser O, Ikle F (ed.). Atlas of Gynecologic Surgery. 4. A. Stuttgart: Thieme, 2013.

Mayr D (Hrsg.). Malignome des Corpus uteri. TZM-Manual. 4. A. München: Zuckschwerdt, 2022.

Mayr D (Hrsg.). Zervix-, Vulva- und Vaginalkarzinome. TZM-Manual. München: 2024.

Nüssler E et al. Long-term outcome after routine surgery for pelvic organ prolapse—A national register-based cohort study. International Urogynecology Journal. 2022; 33(7): 1863–1873.

Stewart EA et al. Epidemiology of uterine fibroids: a systematic review. British Journal of Obstetrics and Gynaecology. 2017; 124:1501–1512.

Uhl B. Gynäkologie und Geburtshilfe compact. 7. A. Stuttgart: Thieme, 2023.

Wallwiener D et al. (Hrsg.). Atlas der gynäkologischen Operationen. Stuttgart: Thieme, 2018.

INTERESSANTE WEBSITES

Deutsche Gesellschaft für Gynäkologie und Geburtshilfe e.V.: www.dggg.de
Karl Storz GmbH: www.karlstorz.de
Tumorzentrum München: www.tumorzentrum-muenchen.de

KAPITEL

11

M. Jering

Hals-Nasen-Ohren-Chirurgie

11.1 OP-spezifische Instrumente

➢ Tab. 11.1

Tab. 11.1 OP-spezifische Instrumente [T368, T373]

Instrument	Bezeichnung	Verwendungszweck
Tonsille		
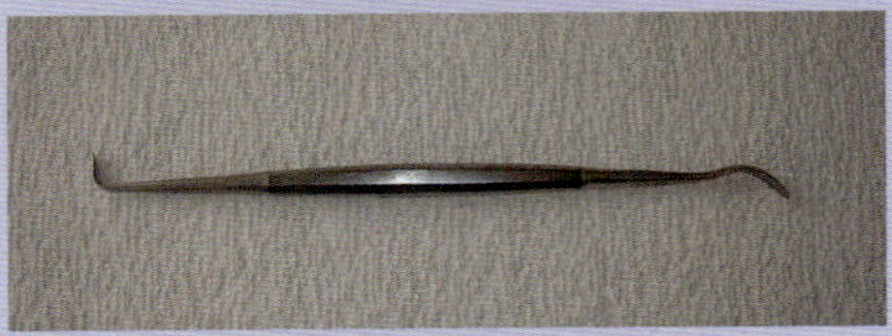	Raspatorium	Tonsillektomie
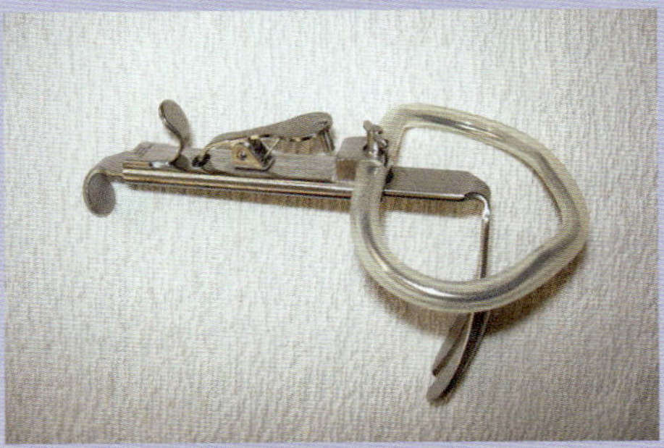	Mundsperrer n. McIvor	Tonsillektomie
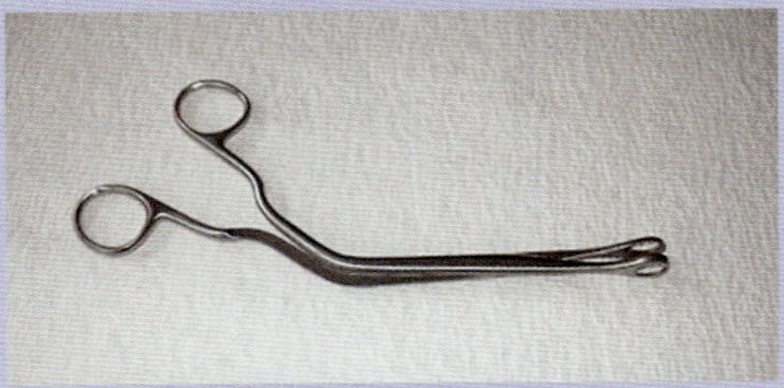	Tonsillenfasszange	Tonsillektomie
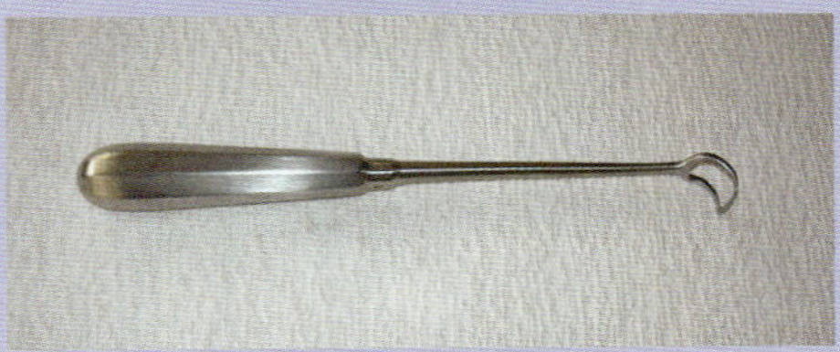	Beckmann-Ringmesser	Adenotomie
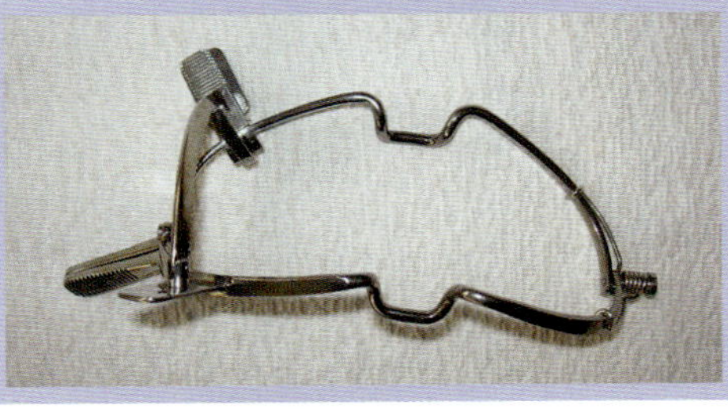	Mundsperrer	Zungen-Operationen in der Mundhöhle

Tab. 11.1 OP-spezifische Instrumente [T368, T373] *(Forts.)*

Instrument	Bezeichnung	Verwendungszweck
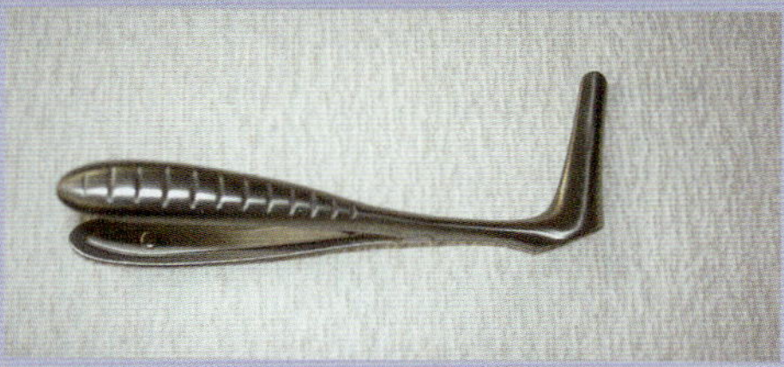	Nasenspekulum (verschiedene Größen)	Nasen- und Septumoperationen
Ohr		
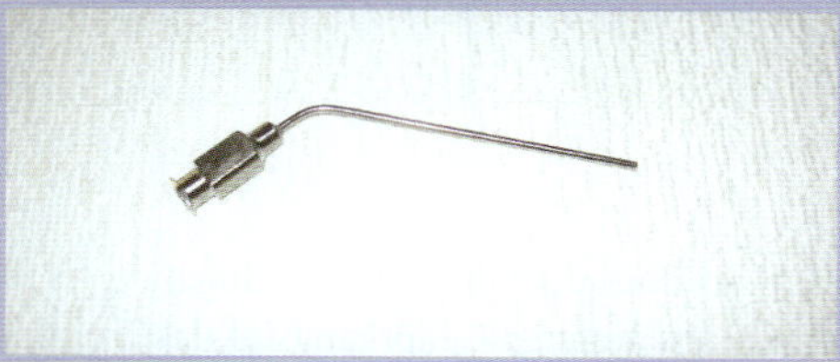	Saugrohr, Luer-Lock	Tympanoplastik
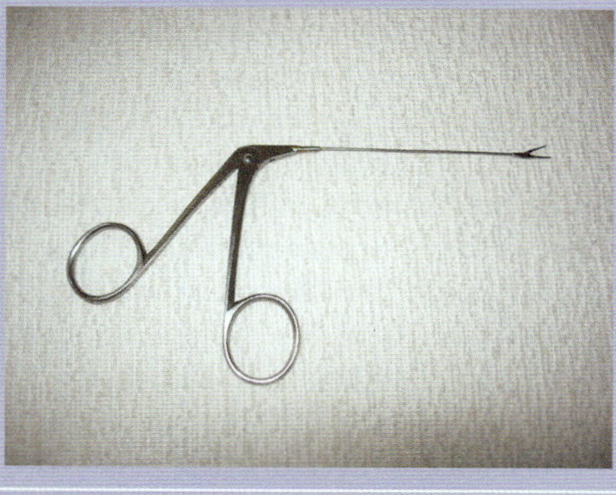	Ohrzängelchen n. Heermann, gerade	Tympanoplastik
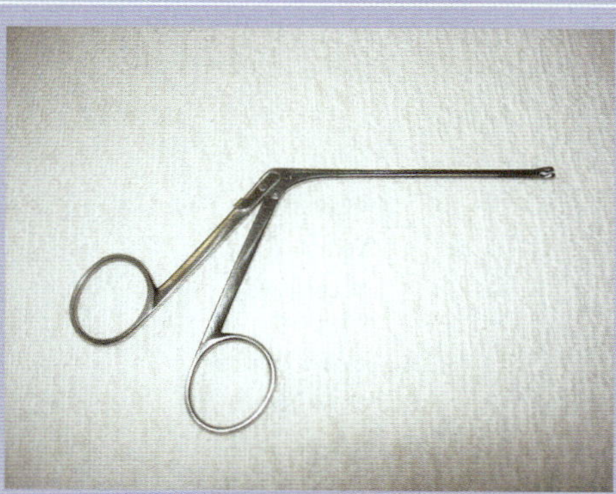	Ohrzängelchen n. Fisch, runder Löffel	Tympanoplastik

Tab. 11.1 OP-spezifische Instrumente [T368, T373] *(Forts.)*

Instrument	Bezeichnung	Verwendungszweck
Kehlkopf		
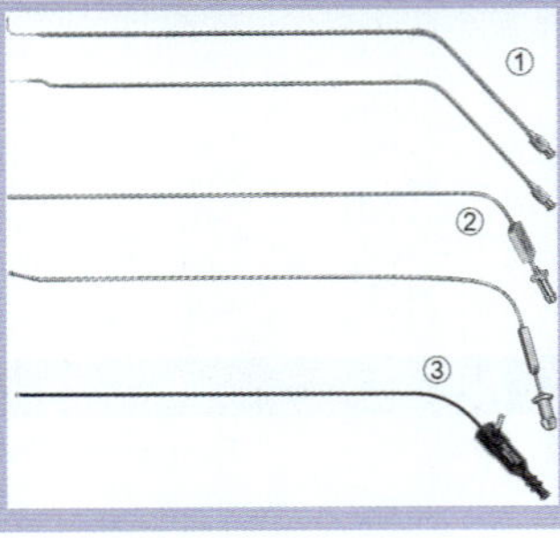	① Injektionsnadeln ② Saugrohr n. Kleinsasser ③ Saug- und Koagulationsrohr	Endolaryngeale Mikrochirurgie

11.2 Ohr

11.2.1 Anatomie

Das Ohr (➤ Abb. 11.1) ist paarig angelegt und erfüllt zwei Funktionen: Es ist Hör- und Gleichgewichtsorgan. Man teilt das Ohr ein in:

- Äußeres Ohr: Ohrmuschel und äußerer Gehörgang.
- Mittelohr: Paukenhöhle mit Gehörknöchelchen, Warzenfortsatzzellen *(Mastoid)*, Ohrtrompete *(Tuba auditiva)*; zwischen äußerem Ohr und Mittelohr liegt das Trommelfell.
- Innenohr: Bestehend aus Hörorgan und Gleichgewichtsorgan.

Schall wird über die Ohrmuschel eingefangen und trifft über den äußeren Gehörgang auf das Trommelfell, in das der Hammer mit seinem Griff verwachsen ist. Die Verknüpfung mit Amboss und Steigbügel gewährleistet die weitere Übertragung und vor allem die Verstärkung im Mittelohr. Diese mit feinen Bändern und Gelenken verbundenen Gehörknöchelchen haben neben dem Schallempfang und der Schalldruckübertragung (Schalldrucktransformation) auch die sehr wichtige Aufgabe der Schalldämpfung und des Schallschutzes. Als letztes Glied dieser Kette ist der Steigbügel, der mit seiner Fußplatte in das flüssigkeitsgefüllte Innenohr eingelassen ist. Das Innenohr besteht aus der Gehörschnecke *(Cochlea)*, drei Bogengängen und den nervösen Grundstrukturen für den Gleichgewichtsapparat. Die Hörschnecke wandelt Schall-

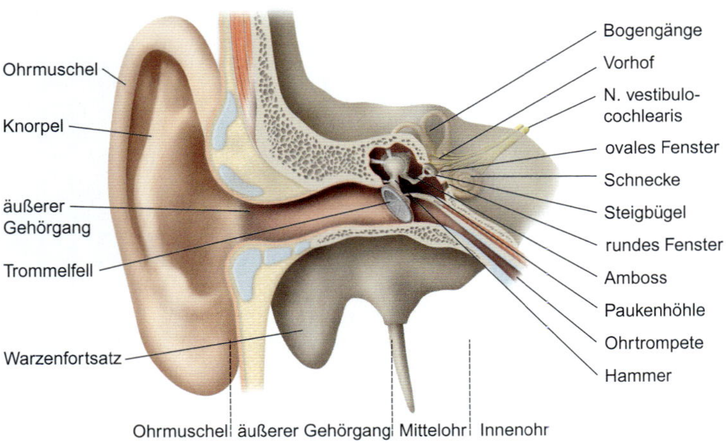

Abb. 11.1 Anatomie des Ohrs [L275, J787]

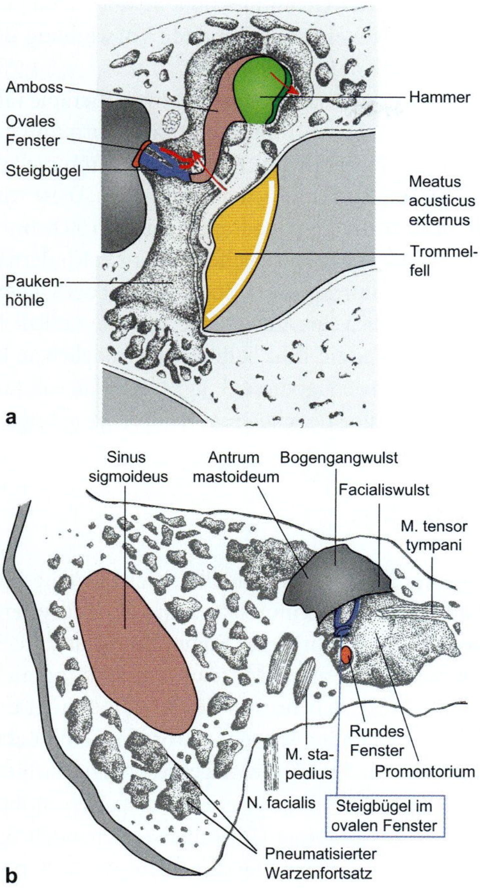

Abb. 11.2 a) Schädelknochen. b) Schnitt durch den pneumatisierten Warzenfortsatz *(Mastoid)* [L157]

ereignisse in Nervenimpulse um. Die Ohrtrompete führt zu einem Druckausgleich zwischen Mittelohr und Nasen-Rachen-Raum. Zudem fördert die Ohrtrompete Sekret aus dem Mittelohr ab (➤ Abb. 11.2).

Die Mittelohrräume stellen ein weiträumiges, mit Luft gefülltes Hohlsystem dar, das durch die eustachische Röhre belüftet wird. Jede Störung der Belüftung führt zur pathologischen Veränderung der Mittelohrschleimhaut. Je nach Ausprägung und Dauer kann dies eine akute oder chronische Mittelohrentzündung nach sich ziehen. Der Grad der Pneumatisation geht Hand in Hand mit der biologischen Wertigkeit der Mittelohrschleimhaut: Eine ausgeprägte Pneumatisation spricht für eine hochwertige, eine reduzierte bzw. fehlende Pneumatisation für eine minderwertige Mittelohrschleimhaut.

11.2.2 Erkrankungen, Diagnose und Therapie

Abstehende Ohrmuscheln

Wenn die Ohrmuschel mehr als 30° vom Kopf absteht *(Apostasis otum)*, ist dies eine anatomische Variante und hat keinerlei Krankheitswert. Die Ursache ist zumeist eine fehlende oder mangelhafte Ausbildung der Anthelixfalte, verbunden mit einem zu großen Cavum conchae (➤ Abb. 11.3).

Zur Therapie der abstehenden Ohrmuschel kann eine plastische chirurgische Korrektur durchgeführt werden. Sie erfolgt im besten Fall kurz vor dem Schuleintritt, um Mobbing zu vermeiden. Der Eingriff wird bei Kindern in Intubationsnarkose, bei Erwachsenen in lokaler Betäubung durchgeführt.

OPERATION

Korrektur abstehender Ohrmuscheln

- Spindelförmige Hautexzision hinter der Ohrmuschel
- Unterminieren von Haut und Perichondrium
- Ausdünnen des Ohrknorpels bzw. Inzision oder Resektion der Concha
- Bildung einer neuen Anthelixfalte
- Reliefverband, täglich Verbandwechsel

Die Hautfäden werden am 10. postoperativen Tag entfernt.

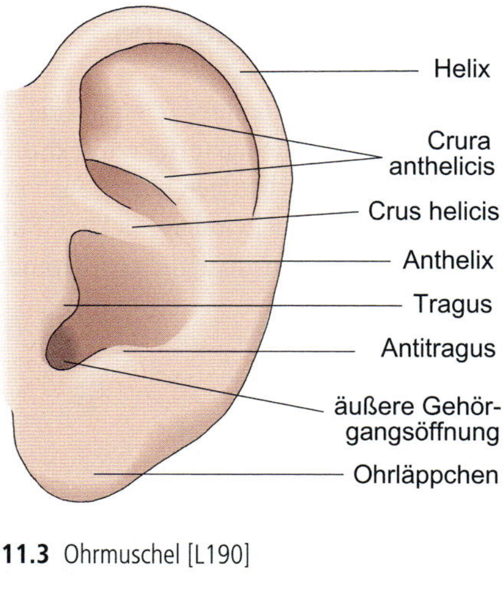

Abb. 11.3 Ohrmuschel [L190]

Komplikationen

Selten kann es zur Ausbildung eines Blutergusses *(Othämatom)* kommen. Infekte können zu Nahtinsuffizienz und somit zum Rezidiv führen.

Verletzungen des Trommelfells

Sie kommen zustande durch unsachgemäße Ohrspülungen, Manipulationen mit Haarnadel, Zahnstocher und Strohhalm, durch Luftdruckveränderungen, z. B. bei Explosionen oder auch schallenden Ohrfeigen. Die Diagnose wird durch den otoskopischen Befund gestellt, der Patient bemerkt Schmerzen und eine Hörminderung, eventuell treten Blutungen aus dem Gehörgang auf.

Bei ausgedehnten Trommelfellrupturen sind die zurückgeklappten Trommelfellanteile mit dem Sauger auszukrempeln. Die Perforation wird dann mit einer Ohrfolie aus Silikon für 3–4 Wochen abgedeckt, unter der das Trommelfell in der Regel ausheilt. Die Ohrfolie dient nur als Schienung und als Leitstruktur zur Heilung und muss wieder entfernt werden.

Ungünstige Bedingungen wie narbig veränderte Trommelfelle, sehr große Perforationen oder eintretende Infekte können eine **Trommelfellplastik** *(Tympanoplastik*, s. unten*)* erforderlich machen (➤ Abb. 11.4).

Akute Mittelohrentzündung

Eine akute Mittelohrentzündung *(Otitis media acuta)* entsteht meist über eine bakterielle Infektion über die Tube vom Nasenrachen her, häufig auch auf hämatogenem Weg, z. B. bei viralen Infekten. Mit dem Ohrmikroskop sieht man anfänglich ein Trommelfell mit vermehrter Gefäßinjektion. Später treten eine Rötung sowie eine zunehmende Vorwölbung des Trommelfells auf.

Bei nicht wirksamer konservativer Therapie (abschwellende Nasentropfen, Antibiotikum) und anhaltendem Fieber ist eine **Parazentese** (Trommelfellschnitt) mit Paukenröhrchen erforderlich. Diese wird im vorderen unteren Quadranten mit dem Sichelmesser entweder in Lokalanästhesie oder bei Kindern in Vollnarkose durchgeführt. Zudem erfolgt bei Kindern meist zusätzlich eine Adenotomie, um eine zusätzliche Drainage über die Tuba auditiva zu ermöglichen. Im Allgemeinen genügt dieser Eingriff für eine vollständige Ausheilung der akuten Mittelohrentzündung.

Mastoiditis

Bei einer Mastoiditis handelt es sich um eine Entzündung des Warzenfortsatzes und des Zellsystems (➤ Abb. 11.2). Mit dieser Komplikation ist zu rechnen, wenn eine akute Mittelohrentzündung nicht ausgeheilt ist. Seit Beginn der Antibiotika-Ära ist diese Komplikation seltener geworden, kommt aber noch bei schlechter Abwehrlage, besonderer Virulenz der Erreger oder als Folge einer verzögerten antibiotischen Therapie einer Otitis media. Es handelt sich dabei um eine eitrige Einschmelzung der Zellen im pneumatisierten Warzenfortsatz sowie gelegentlich auch in den Zellen des Jochbogenansatzes und der Pyramidenspitze.

Hauptsymptome sind Fieber, abstehende Ohrmuschel und druckschmerzhafte, teigige Hautrötung und Schwellung hinter der Ohrmuschel. Zudem sind Blutbildveränderungen, Leukozytose, BKS-Anstieg, sowie eine vollständige Verschattung oder Einschmelzung der Mastoidzellen in der Computertomografie richtungsweisend. Bei Durchbruch durch die Pyrami-

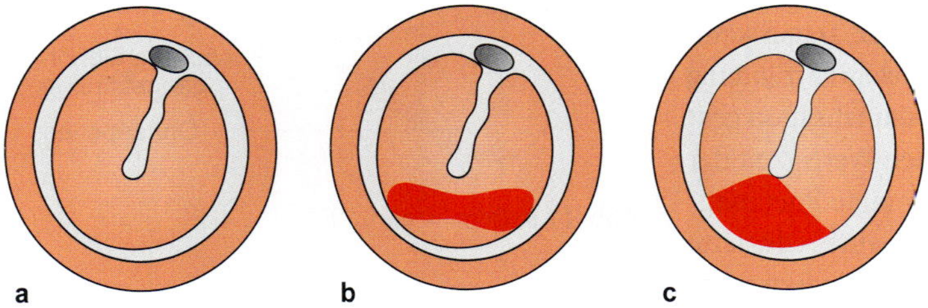

Abb. 11.4 a) Normales Trommelfell. b) Trommelfellriss (nierenförmig). c) Trommelfellriss (triangelförmig) [L106, L157]

denspitze kann es zu einer Lähmung des N. abducens und des N. oculomotorius sowie zu einer Trigeminusneuralgie kommen.

Jede Mastoiditis muss operativ behandelt werden, und es sollte zusätzlich eine antibiotische Therapie i.v. erfolgen. Die Therapie ist die **Mastoidektomie,** die von einem retroaurikulären (hinter der Ohrmuschel) Schnitt her in Intubationsnarkose durchgeführt wird. Sie besteht in einer vollständigen Ausräumung der Zellen des pneumatisierten Warzenfortsatzes mit dem Bohrer. Hierbei wird zunächst mit dem Auge und später mit dem Mikroskop vorgegangen. Auf folgende topografische Bezugspunkte wird dabei besondere Rücksicht genommen: Schädelbasis der hinteren und mittleren Schädelgrube, lateraler Bogengang, kurzer Ambossfortsatz, N. facialis sowie Sinus sigmoideus (großer Blutleiter). Ist eine Sinusthrombose durch eine Mastoiditis eingetreten, muss auch der Sinus sigmoideus freigelegt und eventuell geschlitzt werden, um eine Thrombusextraktion vornehmen zu können. Die mit Drainagen versehene Höhle wird bei täglichem Verbandswechsel mit NaCl gespült und nach 7 Tagen gezogen. Bei sorgfältiger postoperativer Betreuung ist die Prognose günstig, auch wenn verzögerte Verläufe bis zur endgültigen Ausheilung bekannt sind.

Chronische Mittelohrentzündung

Die chronische Entzündung des Mittelohrs *(Otitis media chronica)* geht mit einer Trommelfellperforation einher. Die Entzündung wird begünstigt durch rezidivierende Infekte oder durch in der Kindheit entstandene Veränderungen der Mittelohrschleimhaut. Sie kann jahre- oder auch lebenslang fortbestehen.

Man unterscheidet zwei Formen, nämlich die **chronische Schleimhauteiterung** (mesotympanal) von der **chronischen Knocheneiterung** (epitympanal, ➤ Abb. 11.5). Letztere ist immer durch ein **Cholesteatom** bedingt, also durch eine chronische Entzündung von Gehörgangs- und Trommelfellepithel mit Zersetzung der knöchernen Mittelohranteile, eventuell auch benachbarter anatomischer Strukturen.

Die wesentlichen Kennzeichen der chronischen Schleimhauteiterung ist die zentrale **Trommelfellperforation.** Bei der chronischen Knocheneiterung besteht in den Anfangsstadien ein randständiger Trommelfelldefekt, der später zur völligen Entdifferenzierung des Trommelfells führen kann. Die chronische Schleimhauteiterung (➤ Abb. 11.5 a) verläuft weniger aggressiv als ein Cholesteatom. Immer wieder treten schleimige oder schleimig-eitrige Sekretionen aus dem Ohr auf. Bei der chronischen Knocheneiterung *(Cholesteatom,* ➤ Abb. 11.5 b*)* kommt es erst allmählich zu einer fötiden eitrigen Sekretion, die nach Ammoniak riecht. Aus dem arrodierten Knochenrand oder der epitympanal gelegenen Perforation quellen weißliche Schuppen hervor.

Beim Cholesteatom wächst die trommelfellnahe Haut des Gehörgangs unter bestimmten Bedingungen in ein krankes Mittelohr ein. Die oberste Zellschicht wird ständig in Form von Schüppchen abgestoßen, die sich dann nicht nach außen entleeren können. Sie ballen sich zu kleinen weißlichen Gebilden zusammen, die sich langsam vergrößern und den umgebenden Knochen des Mittelohrs zerstören.

Ein Cholesteatom ist immer operativ zu behandeln, da die Komplikationsrate bei fehlender Sanierung sehr hoch ist. Bei ausgedehntem Befund sowie bei Cholesteatomen im Kindesalter ist in der Regel die Entfernung der hinteren Gehörgangswand erforderlich. So entsteht eine große, zum Gehörgang hin offene Höhle, die Radikalhöhle. Diese Höhle bedarf der ständigen Pflege, ansonsten kommt es zu immer wiederkehrenden Infekten und zum möglicherweise eintretenden infektiös bedingten Verlust des Gehörs. Durch die Verwendung des Mikroskops können diese Operationen heute viel schonender und präziser durchgeführt werden. In einem zweiten Eingriff *(Second Look)* kann das Ohr kontrolliert und das Gehör verbessert werden.

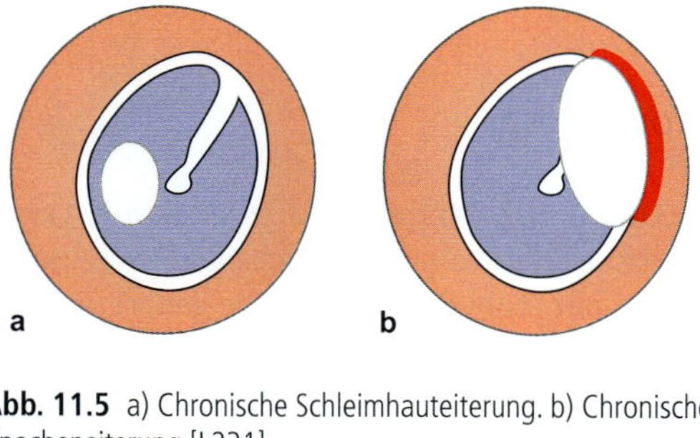

Abb. 11.5 a) Chronische Schleimhauteiterung. b) Chronische Knocheneiterung [L231]

Tympanoplastik

Der Begriff Tympanoplastik bezeichnet alle Eingriffe zur Verbesserung des Gehörs bei Erkrankungen und Defekten des Trommelfells, Narbenbildung im Mittelohr oder Unterbrechung der Gehörknöchelchenkette, die zu einer Schallleitungsschwerhörigkeit führen. Man unterteilt sie in fünf Typen nach Wullstein:

- Bei **Typ I** wird bei intakter Gehörknöchelchenkette ein Trommelfelldefekt verschlossen, indem ein Faszientransplantat vom M. temporalis entnommen und mit diesem der Trommelfelldefekt abgedichtet wird. Dabei kann das Transplantat nach sorgfältiger Entepithelisierung des Resttrommelfells und des Gehörgangs aufgelegt werden. Man kann jedoch auch mit dem Tellermesser die Gehörgangshaut und das Trommelfell ablösen und den Trommelfelldefekt unterfüttern.
- **Typ II** kommt zur selten zur Anwendung. Es erfolgt eine Verstärkung oder Rekonstruktion der Verbindung zwischen Amboss und Steigbügel.
- **Typ III** wird bei arrondierten Gehörknöchelchen durchgeführt. Es erfolgt eine totale (TORP) oder partielle (PORP) Rekonstruktion der Gehörknöchelchen mit Titanprothesen oder mit einem modellierten Amboss.
- **Typ IV** strebt einen Schallschutz des runden Fensters an, um eine Überschneidung des Schalls zu vermeiden, der gleichzeitig auf das runde und ovale Fenster treffen würde. Gehörknöchelchen sind in diesem Fall nicht mehr vorhanden.
- Nur in seltenen Ausnahmefällen wie Missbildungen oder unlösbar fixierter Steigbügel-Fußplatte wird eine Tympanoplastik **Typ V** vorgenommen. Dabei wird ein neues Innenohrfenster am horizontalen Bogengang gebildet.

Otosklerose

Die Otosklerose ist eine fortschreitende, meist symmetrische Erkrankung des Knochens, der das Innenohr umgibt (Labyrinthkapsel). Sie gehört nicht zu den entzündlichen Ohrerkrankungen. Die **Ursache** für die otosklerotische Steigbügelfixation ist nicht bekannt, man diskutiert Stoffwechselstörungen oder Resorptionsstörungen der Labyrinthkapsel. Sie kommt bei Frauen häufiger vor als bei Männern und bewirkt eine Hörverschlechterung sowie Ohrgeräusche. Die **Therapie** besteht im Steigbügelersatz, der durch die **Stapesplastik** geschaffen wird. Der Eingriff kann in lokaler Betäubung durchgeführt werden, erfolgt jedoch meistens in Intubationsnarkose.

OPERATION

Stapesplastik

➤ Abb. 11.6

- Bildung eines tympanomeatalen Lappens, der Gehörgang und Trommelfell samt Anulus fibrosus auslöst und die Mittelohrschleimhaut durchtrennt
- Resektion der hinteren Gehörgangswand
- Darstellung von langem Ambossfortsatz, N. facialis und Steigbügel
- Durchtrennung der Stapediussehne und des Amboss-Steigbügel-Gelenks
- Frakturieren und Entfernung des Stapes
- Perforation der Fußplatte und Herausheben mit feinem Zängelchen
- Abdecken der ovalen Nische mit bindegewebigem Läppchen
- Einsetzen der Stapesprothese (Kunststoff oder Titan)
- Befestigung am langen Ambossfortsatz; der Patient kann schon jetzt eine Hörverbesserung wahrnehmen
- Zurückschlagen von Trommelfell und Gehörgang
- Weiche Tamponade mit Gelitastückchen oder Merocel-Schaumstofftamponade
- Ohrverband

Die Prognose für die Hörverbesserung und das Schwinden der Ohrgeräusche ist günstig, allerdings kann es in einem kleinen Prozentsatz (0,5–1 %) bei diesem Eingriff zu einer Ertaubung kommen (Minovi, Probst, Dazert 2009). Ein weit vorspringender N. facialis kann die Entfernung des Steigbügels und der Fußplatte unmöglich machen, sodass eine Hörverbesserung nur über ein Hörgerät möglich ist.

➤ Abb. 11.6 a zeigt den durch otosklerotische Herde fixierten Steigbügel, ➤ Abb. 11.6 b den Steigbügelersatz mit liegender Prothese.

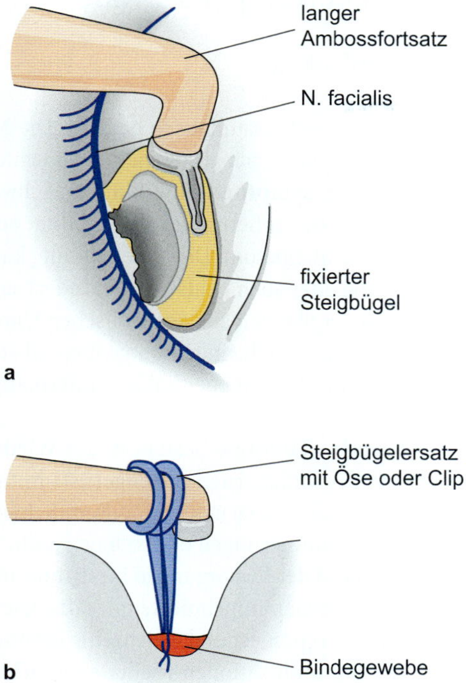

Abb. 11.6 Stapesplastik. a) Der Steigbügel wurde durch otosklerotische Herde fixiert. b) Steigbügelersatz mit liegender Prothese [L106, L157]

11.3 Nase und Nasennebenhöhlen

11.3.1 Anatomie

Die äußere Nase bestimmt durch ihre Form entscheidend den Ausdruck des Gesichts. Sie besteht aus (➤ Abb. 11.7):

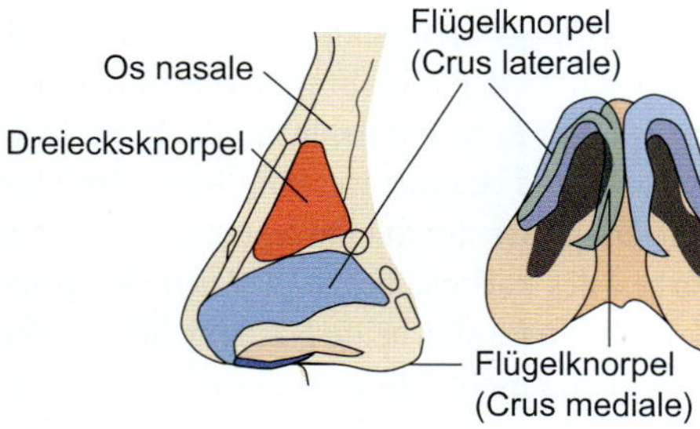

Abb. 11.7 Anatomie der Nase [L157]

- Flügelknorpel
- Dreiecksknorpel
- Septumknorpel
- Nasenbeine und Fortsätze des Oberkiefers

Die vordere Öffnung der knöchernen Nase zum Gesichtsschädel nennt man Apertura piriformis (➤ Abb. 11.8), die beiden hinteren Öffnungen zum Nasenrachen Choanen. Die Nasenscheidewand *(Septum nasi)* trennt die beiden Nasenhaupthöhlen, in denen sich die Nasenmuscheln befinden. Die obere und mittlere Nasenmuschel wird dabei vom Siebbein gebildet, während die untere Muschel ein eigenständiger Knochen ist. Zwischen den Muscheln befinden sich der untere, der mittlere und der obere Nasengang (➤ Abb. 11.8).

Die Nasennebenhöhlen (➤ Abb. 11.9) stehen über ihre Ausführungsgänge mit der Nasenhaupthöhle in offener Verbindung. Die zumeist paarig angelegten Stirnhöhlen, die vorderen und mittleren Siebbeinzellen und die paarig angelegten Kieferhöhlen münden in den mittleren Nasengang. Der Tränennasengang öffnet sich in den unteren Nasengang. Die ebenfalls meist paarig angelegten Keilbeinhöhlen sowie die hinteren Siebbeinzellen münden in den oberen Nasengang (➤ Abb. 11.8, ➤ Abb. 11.9).

Mit dem lateinischen Fachausdruck wird die Stirnhöhle als *Sinus frontalis,* die Kieferhöhle als *Sinus maxillaris,* die Keilbeinhöhle als *Sinus sphenoidalis* und das Siebbein als *Sinus ethmoidalis* bezeichnet (➤ Abb. 11.8, ➤ Abb. 11.9).

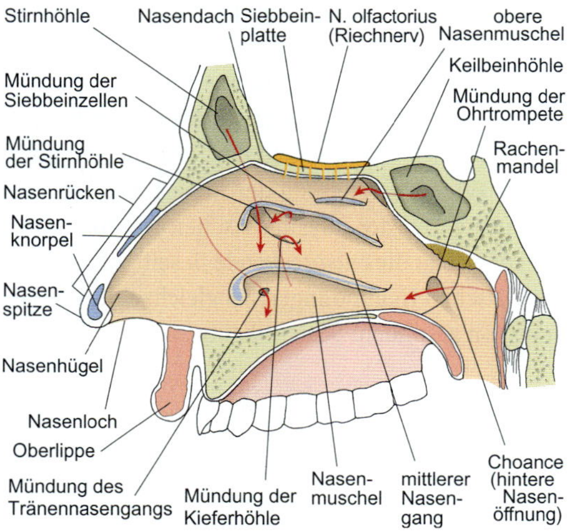

Abb. 11.8 Nasenmuscheln. a) Obere Nasenmuschel. b) Mittlere Nasenmuschel. c) Untere Nasenmuschel [L190]

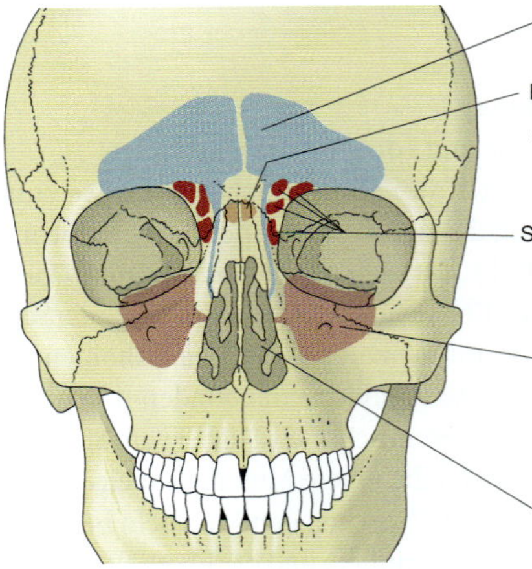

Abb. 11.9 Nasennebenhöhlen [L190]

Die Regio olfactoria mit den Sinnesendzellen des Riechnervs am Dach der Nasenhöhle übernimmt die sensorische Aufgabe der Geruchswahrnehmung. Der übrige Schleimhautbereich der Nase und der Nasenhaupthöhle sorgt für die Erwärmung, Anfeuchtung und Reinigung der Atemluft (Regio respiratoria mit mehrschichtigem Flimmerepithel). Des Weiteren kommt der Nase eine überragende Bedeutung als Phonationsraum bei der Stimmbildung zu.

Erkrankungen im Mittelohrbereich resultieren zumeist aus **Ventilationsstörungen** der Ohrtrompete. Entsprechend sind die entzündlichen Erkrankungen der Nasennebenhöhlen sehr häufig über die pathologische Verlegung der Ausführungsgänge zur Nasenhaupthöhle zu erklären: Polypen, Septumdeviation, relative Stenosen. Doch kommen auch dentogene, traumatische oder hämatogene Ursachen im Rahmen von Infektionskrankheiten infrage.

Oberstes Ziel von sanierenden operativen Eingriffen im Bereich der Nase und der Nasennebenhöhlen ist die Wiederherstellung der ungestörten nasalen Belüftung und der physiologischen Nasenatmung. Hierzu erfolgt die entsprechende Beseitigung der pathologischen Neubildungen bei gleichzeitiger Belassung von gesundem Schleimhautgewebe.

11.3.2 Erkrankungen der Nase

Nasenbeinfraktur

Die **Ursache** ist stets traumatisch bedingt. Die Nasenbeinfraktur findet sich als offene oder geschlossene Verletzung. **Symptome** sind Blutung, Schwellung, Deviation der äußeren Nase, Instabilität oder auch ein Septumhämatom. Die Nasenatmung kann dabei einseitig oder auch beidseitig behindert sein. Die **Diagnose** ergibt sich aus der klinischen Untersuchung und kann durch einen Röntgenbefund oder durch ein CT der Nasennebenhöhlen untermauert werden.

Die **operative Therapie** besteht in der Wiedereinrichtung des knöchernen Nasengerüsts mittels Elevatorium und ggf. Druck von außen. Schwerwiegende Zertrümmerungen oder offene Frakturen bedürfen zumeist der Versorgung in Intubationsnarkose. Hierbei werden imprimierte oder dislozierte Knochenanteile reponiert und gleichzeitig eventuell bestehende Septumluxationen wieder eingerichtet. Bei diesen Verletzungen sind in der Regel eine vordere Nasentamponade und immer ein Nasengips erforderlich.

Komplikationen

Komplikationen sind erneute Deviationen (Abweichungen), das Septumhämatom oder ein Septumabszess. Selten verbirgt sich hinter einer Nasenbeinfraktur eine klinisch nicht erkannte rhinobasale Verletzung.

Choanalatresie

Das neugeborene Kind ist ein obligater Nasenatmer. Bei einem vorliegenden beidseitigen Verschluss der Choanen (entweder membranös oder knöchern) kommt es in der Regel zur Asphyxie, die Kinder müssen intubiert und beatmet werden. Neben der Klinik wird die **Diagnose** durch eine fehlende nasale Sondierbarkeit des Rachens bestätigt. Auch ein Spiegel, der abwechselnd unter beide Nasenlöcher gehalten wird, beschlägt nicht. Die erforderliche Diagnostik zur Klärung der anatomischen Gegebenheiten kann vorher mit dem flexiblen Endoskop erfolgen.

Bei Vorliegen einer beidseitigen Choanalatresie muss zwingend ein **operativer Eingriff** mit Eröffnung der Choanen vorgenommen werden. Dabei erfolgt die Choanaleröffnung beim Neugeborenen auf transnasalem und transoralem Weg. Die Beseitigung der Atresieplatte geschieht entweder durch Ausstanzung, Ausfräsen mit dem Diamantbohrer oder Resektion mit einem CO_2-Laser. Anschließend ist zur Vermeidung eines Rezidivs die Einlage eines Platzhalters erforderlich: ein U-förmiges Silikonröhrchen mit einer hinten gelegenen beidseitigen Öffnung zum Nasenrachen. Die Röhrchen sind täglich abzusaugen. Sie dürfen im Bereich des Nasenstegs keinerlei Druck ausüben und müssen daraufhin kontrolliert werden.

Der Platzhalter verbleibt insgesamt 6–8 Wochen. Nach Entfernung werden die Kinder engmaschig kontrolliert und bei einem entsprechenden Verdacht in Intubationsnarkose endoskopiert. So kann man frühzeitig eine Narbensegelbildung erkennen und das nicht selten einsetzende Rezidiv der Restenosierung vermeiden. Infolge des rasch wachsenden kindlichen Schädels bleiben die Choanalöffnungen oft zu klein, weswegen eine Nachoperation im Vorschulalter erforderlich wird. Eine einseitige Choanalatresie sollte bei klinischen Beschwerden operiert werden, ist jedoch nicht zwingend lebensbedrohlich.

Nasenscheidewanddeviation (Septumdeviation)

Die **Ursache** für die Verbiegung der Nasenscheidewand (➤ Abb. 11.10) ist entweder angeboren oder traumatisch bedingt. Die **Symptome** bestehen in einer Behinderung der Nasenatmung, wobei anfänglich nur die Seite der Deviation betroffen ist. Später tritt auch eine Behinderung auf der nicht deviierten Seite ein, da es zu einer sogenannten **kompensatorischen Nasenmuschelhypertrophie** (infolge der Mehrarbeit) kommt.

Die **Therapie** der Nasenscheidewanddeviation mit einer klinisch und anamnestisch behinderten Nasenatmung besteht ausschließlich in der chirurgischen Korrektur. Eine Langzeitanwendung von Nasentropfen würde die Nasenschleimhäute schädigen.

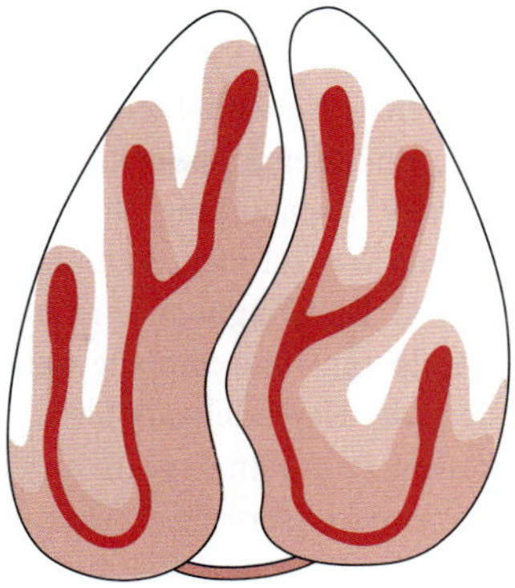

Abb. 11.10 Nasenscheidewandverbiegung [L106, L157]

OPERATION

Septumkorrektur

- Intubationsnarkose
- Infiltration eines Lokalanästhetikums submukös im Bereich der Septumkante anterior rechts zur Verringerung der Blutungsneigung
- Untertunnelung des Muko-Perichondriums bzw. des Muko-Periosts
- Darstellung der verbogenen Knorpel- und Knochenanteile des Septums
- Resektion und Replantation
- Aufnaht von Septumschienen (Splints) ggf. mit Ventilationsröhrchen

OPERATION

Vorgehen bei Muschelhypertrophie

- Medialisierung der unteren Nasenmuschel
- Reduktion der Nasenmuscheln durch Streifenconchotomie oder Diathermie
- Lateralisation der unteren Nasenmuschel

Komplikationen

Typische Komplikationen sind die Nasenseptumperforation (Loch in der Nasenscheidewand), Entstehung eines Septumhämatoms oder die Entstehung einer chronischen Rhinitis sicca (trockene Nase). Bei gestörter Statik der knorpeligen Nase kann der Nasenrücken oder die Nasenspitze absinken. Zu deren Korrektur sind plastische Maßnahmen für einen Wiederaufbau des knorpeligen Septums oder der Nasenspitze erforderlich.

Krankheiten der Nasennebenhöhlen

Die **Symptome** einer Nebenhöhlenentzündung bestehen in einem ein- oder doppelseitigen Schnupfen, Fieber, behinderter Nasenatmung, Druckgefühl beim Vornüberbeugen, Kopfschmerzen und schlechtem Allgemeinzustand. Die **Diagnose** wird untermauert durch den Spiegelbefund und computertomografische Untersuchungen der Nasennebenhöhlen.

Die **Indikation** zu einem operativen Eingriff ist nach Versagen von konservativer Therapie, durch chronisch-polypöse Neubildungen mit erheblicher Behinderung der Nasenatmung, Geruchsverlust und Kopfschmerzen gegeben. Eine sofortige chirurgische Intervention ist notwendig bei intrakraniellen oder orbitalen Komplikationen, wenn also Gehirn, Augenhöhle oder Augapfel betroffen sind. **Malignome** im Nasennebenhöhlenbereich ziehen bei gegebener Operabilität breite Resektionen nach sich, z. B. eine Oberkieferresektion mit Ausräumung der Orbita *(Exenteratio orbitae).*

Je nach Erkrankung und Ausdehnung werden **operative Eingriffe** an den Nasennebenhöhlen entweder endonasal endoskopisch durchgeführt, also vom Naseninneren und mit Präzisionsendoskopen, oder endonasal mikroskopisch. Eine weitere Möglichkeit ist der Zugang von außen über einen Mundvorhofschnitt, einen Bügelschnitt oder einen Augenbrauenrandschnitt. Die endoskopisch durchgeführte Sanierung der Nasennebenhöhlen fasst man heute unter dem Begriff **FESS (Functional Endoscopic Sinus Surgery)** zusammen.

Eine **Kieferhöhlenfensterung** ist indiziert bei rezidivierenden akuten Kieferhöhlenentzündungen, bei einer ungenügenden Belüftungsfunktion des natürlichen Kieferhöhlenostiums sowie mit gewissen Einschränkungen bei chronisch polypösen Nasennebenhöhlenerkrankungen.

OPERATION

Kieferhöhlenfensterung

Erweiterung des natürlichen Ausführungsgangs der Kieferhöhle im mittleren Nasengang (supraturbinale Kieferhöhlenfensterung).

Komplikationen

An Komplikationen sind die Verletzungen des Tränen-Nasen-Gangs oder Blutungen zu nennen, die eine gezielte bipolare Koagulation oder Tamponaden erforderlich machen.

Bei den **Operationen im Siebbeinbereich** ist eine genaue Kenntnis der Anatomie erforderlich: Das wabenartige, lang gestreckte rechte und linke Siebbeinzellsystem bildet mit der lateralen Wand gleichzeitig auch die mediale Orbitawand, sodass bei Erkrankungen Durchbrüche vom Siebbeinzellsystem in die Orbita oder bei Operationen im Siebbeinbereich Verletzungen der Orbita möglich sind. Die untere und mediale Wand ist gleichzeitig die laterale Wand des mittleren und oberen Nasengangs. Vorne endet das Zellsystem in der Gegend des Ansatzes der mittleren Muschel, hinten grenzt es an die Keilbeinhöhle. Die hinteren Zellen liegen dicht am Sehnerv, sodass Erkrankungen und operative Maßnahmen Affektionen des N. opticus und der Karotis hervorrufen können. Aus diesen Gründen sind die Eingriffe im Siebbeinbereich stets mit größtmöglicher Übersicht und Kenntnis des CT-Befunds durchzuführen. Diese wird durch kontrollierte Hypotension, Einlagen mit vasokonstringierenden Lösungen sowie **hochauflösende Endoskope** und **Mikroskope** erreicht. Auftretende Blutungen, hochakut entzündliche Prozesse sowie kreislaufinstabile Patienten mit ausgedehnten Verletzungen der Rhinobasis erfordern das Vorgehen von außen. Hierbei schafft ein Zugang in der knöchernen Nasenpyramide die größtmögliche Übersicht über das Siebbein. Dessen Ausräumung erfolgt mit exakter Darstellung der Rhinobasis. Dabei ist das Risiko für die oben beschriebenen Nebenverletzungen (Orbita, Schädelbasis, Sehnerv) geringer. Nachteilig ist bei gestörter Wundheilung oder bei Neigung zu überschießender Narbenbildung die äußerlich sichtbare Narbe am Nasen-Augen-Winkel.

11.4 Mundhöhle und Rachen

11.4.1 Anatomie

Mundhöhle

Man unterscheidet:

- **Vestibulum oris** (Mundvorhof): Begrenzung von Lippen, Wangen und Zahnreihen
- **Cavum oris** (Mundhöhle): Die Grenzen bestehen aus Zahnreihen, hartem und weichem Gaumen, Mundboden und der Zunge

Rachen

Der Rachen besteht aus einem trichterförmigen Muskelschlauch, der den gemeinsamen Vorraum für Luft- und Speiseröhre bildet. Die Basis des Trichters ist die Schädelbasis, die Spitze bildet der Eingang zum Kehlkopf und zur Speiseröhre.

Man teilt den Rachen in drei Etagen ein:

- **Nasopharynx (Epipharynx):** Die vordere Begrenzung bilden die Choanen, das Dach der Keilbeinkörper. Nach ventral endet er auf Höhe der Gaumensegel. Die Rückwand des Nasopharynx ist die Halswirbelsäule, seitlich wird er von der Mündung der Ohrtrompete begrenzt.
- Der **Oropharynx** (auch **Mesopharynx**) ist die Verlängerung der Mundhöhle. Er wird seitlich von den Gaumenmandeln zwischen vorderem und hinterem Gaumenbogen begrenzt. Die untere Grenze bilden Zungengrund und Kehldeckel.
- Der **Hypopharynx** ist der unterste Raum des Rachens, vom Kehldeckel bis zur Ringknorpelunterkante. Er geht in die Speiseröhre über.

Der lymphatische Rachenring setzt sich zusammen aus Rachenmandel, Gaumenmandel, Zungengrundtonsillen und lymphatischen Seitensträngen (➤ Abb. 11.8, ➤ Abb. 11.11).

Die **Ohrspeicheldrüse** *(Glandula parotis)* ist ein handtellergroßes, flaches Organ vor dem Ohr. Ihr Ausführungsgang *(Ductus parotideus)* zieht durch die Wange und mündet in Höhe des zweiten oberen Molarzahns in den Mundvorhof. Die **Unterkieferspeicheldrüse** *(Glandula submandibularis)* liegt unter dem Unterkiefer; der Ausführungsgang mün-

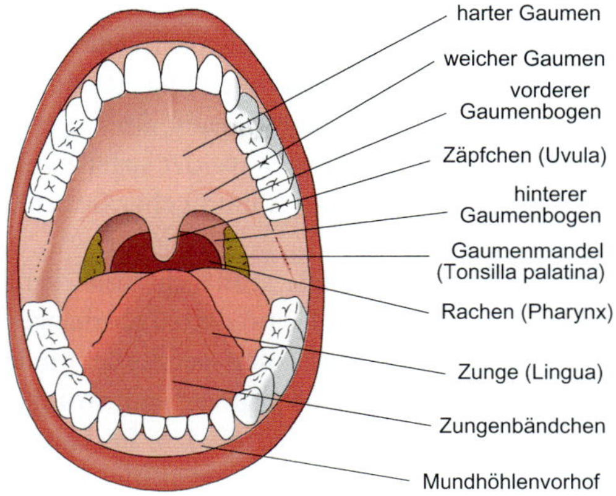

Abb. 11.11 Mundhöhle [L190]

det beidseits seitlich vom Zungenbändchen in die Mundhöhle. Die kleineren **Glandulae sublinguales** (Unterzungenspeicheldrüsen) befinden sich zwischen der Unterfläche der Zunge und dem Mundboden. Die physiologische Bedeutung der **Speicheldrüsen** bedarf keiner Ausführung. Die Funktion des gesunden lymphatischen Rachenrings, dessen wichtigster Teil die Gaumenmandeln sind, ist noch nicht ganz geklärt. Ohne Frage nehmen die Tonsillen an der Infektabwehr sowie der Lymphozyten- und Antikörperbildung teil. Eine erkrankte lymphatische Struktur im Mund-Rachen-Bereich, insbesondere die Erkrankung der Gaumenmandeln, ist ein sicherer fokaler Herd für Erkrankungen wie Myokarditis, Glomerulonephritis, Polyarthritis oder rheumatisches Fieber.

11.4.2 Erkrankungen des Mund-Rachen-Raums

Chronisch hyperplastische Adenoide („Polypen")

Jegliche Art der behinderten Nasenatmung wird vom Laien durch eine „Polypenbildung" erklärt. Bei der chronischen Adenoiditis handelt es sich jedoch um eine Vergrößerung der Rachenmandel (➤ Abb. 11.8).

Die **Ursache** ist eine überdurchschnittliche Größenzunahme der Rachenmandel im Rahmen von immunologischen Vorgängen im Kindesalter. Bekannt sind auch familiäre Dispositionen oder konstitutionelle Faktoren. Die **Diagnose** wird gestellt durch die behinderte Nasenatmung, Schnarchen, häufige Infekte der oberen Luftwege, immer wiederkehrende Mittelohrentzündungen. Eine vergrößerte Rachenmandel erklärt eine Tubenventilationsstörung. Bei längerem Zuwarten kann es zur Entstehung der sogenannten adenoiden Fazies kommen: dümmlicher Gesichtsausdruck, offener Mund.

Die konservative **Therapie** ist oft nicht ausreichend. In Intubationsnarkose wird entweder am überhängenden Kopf oder bei normaler Positionierung des Kindes die Rachenmandel mit einem speziellen Instrument (Adenotom n. La Force) oder mit dem Beckmann-Ringmesser durch Kürettage entfernt. Der Eingriff ist in der Regel komplikationslos und zumeist sehr hilfreich.

Komplikationen

Die häufigste Komplikation ist die Nachblutung oder Entzündung. Aus diesem Grund müssen präoperativ sämtliche Gerinnungsparameter im Bereich der Norm liegen und eventuelle Gerinnungsstörungen ausgeschlossen werden. Kontraindikationen sind schwere Herz-Kreislauf-Erkrankungen, Leukämien und Agranulozytosen, schwere Gerinnungsstörungen und offene Gaumenspalten.

Chronische Entzündung der Gaumenmandeln (chronische Tonsillitis)

Dabei kommt es zu immer wieder auftretenden Entzündungen der Gaumenmandeln. Die Krankheitserreger können sich in der Tiefe der Mandel, in den Krypten, vermehren. Dabei verändert sich die anatomische Struktur der Gaumenmandeln so, dass sie ihrer Funktion nicht mehr nachkommen können. Durch Immunkomplexbildungen entstehen die oben erwähnten Herderkrankungen (Myokarditis, Glomerulonephritis). Diese Erkrankungsform ergibt dann die absolute Indikation zur **Tonsillektomie.** Diese Indikation ist auch bei einem Peritonsillarabszess, bei immer wieder rezidivierender Tonsillitis acuta und bei extremen, die oberen Atemwege obturierenden Hyperplasien gegeben.

Die Durchführung der Tonsillektomie (Gaumenmandelentfernung) erfolgt in Intubationsnarkose. In Narkose wird am reklinierten Kopf operiert.

OPERATION

Tonsillektomie (Gaumenmandelentfernung)

- Ausschälen der Mandeln an der Kapsel und Absetzen derselben
- Sorgfältige Blutstillung durch Unterbindung der Polgefäße oder durch Elektrokoagulation

Komplikationen

Die häufigste Komplikation ist die Nachblutung. Sie hat einen Häufungsgipfel unmittelbar postoperativ oder zwischen dem 5. und 7. postoperativen Tag, wenn sich die Wundbeläge aus den Tonsillenbetten ablösen. Leichtere Blutungen können durch Säuberung des Wundbetts mit bipolarer Koagulation und Unterspritzungen beherrscht werden. Stärkere Blutungen geben zur operativen Intervention Anlass: Umstechungen, Unterbindungen, Verschorfung, eventuell Einnähen eines armierten Tupfers oder eines mit Fibrinkleber getränkten Kollagenvlieses. Beim Auftreten leichter Blutungen muss dringlich nachgeforscht werden, ob nicht eine kryptogene (verborgene) Gerinnungsstörung vorliegt. Diese wird durch die Substitution von entsprechenden Blutgerinnungsfaktoren behandelt.

Chronische Speicheldrüsenentzündungen, Speichelstein

Akut-eitrige Entzündungen finden sich häufig im Bereich der Ohrspeicheldrüse, während die Unterkieferspeicheldrüse häufiger von einer chronischen Entzündung erfasst wird. Dabei kann es zu schmerzhaften Schwellungen der sich immer härter anfühlenden Drüse unter dem Unterkiefer kommen.

Ursache kann auch eine **Konkrementbildung** *(Sialolithiasis)* sein, die in einfachen Fällen durch Konkremententfernung behoben wird. Dies kann in Lokalanästhesie im Rahmen einer Sialendoskopie erfolgen. Ist es jedoch zu einer Steinbildung in der Drüse (intraglandulär) gekommen, wird nur die Exstirpation der Drüse Erfolg bringen.

Die **Indikation** zur **Entfernung der Glandula submandibularis** ist gegeben, wenn narbige Veränderungen an der Drüse zu immer wieder neuen Abflussstörungen führen. Weitere Indikationen zur Entfernung der Glandula submandibularis sind Tumoren jeglicher Art. Der Eingriff wird in Intubationsnarkose vorgenommen.

OPERATION

Entfernung der Glandula submandibularis

Positionierung: Seitlage des Kopfs zur Gegenseite.

Operationsprinzip

- Hautschnitt etwa zwei Querfinger unterhalb des Unterkieferastes
- Aufsuchen der oberflächlichen Halsfaszie
- Faszienspaltung
- Durchtrennung von A. und V. facialis und Schonung des Mundastes der N. facialis
- Stumpfes oder scharfes Herauslösen der Drüse aus ihrem Bett und Absetzen
- Ligatur des Drüsenausführungsgangs
- Redon-Drainage, schichtweiser Hautverschluss und Verband

Komplikationen

Es können Schädigungen des N. facialis, des N. hypoglossus (Unterzungennerv) oder des N. lingualis auftreten. Postoperative Wundinfektion oder Nachblutungen aus arteriellen und venösen Gefäßen machen eine Revision des Wundbetts erforderlich.

Tumoren der Speicheldrüsen

Die Ohrspeicheldrüse ist der bevorzugte Entstehungsort von Geschwülsten, dabei tritt der sogenannte **Mischtumor (pleomorphes Adenom)** am häufigsten auf. Die Therapie dieser Tumoren besteht in der chirurgischen Entfernung. Aus Sorge um die in der Speicheldrüse verlaufenden Äste des Gesichtsnervs wurden die Mischtumoren früher lediglich ausgeschält und das umgebende Speicheldrüsengewebe belassen. Da bei einem derartigen Vorgehen häufig Geschwulstausläufer verblieben und somit die Rezidivrate groß war, wird heute radikaler vorgegangen. Man entfernt nicht nur die Geschwulst, sondern auch umliegendes Drüsengewebe unter Neuromonitoring des N. facialis. Bei bösartigen Tumoren muss bei Tumorinfiltration der Nerven der N. facialis mit reseziert werden. Andernfalls wird der Stamm des Gesichtsnervs dargestellt und seine Äste in ihren Aufzweigungen mit der Parotisklemme verfolgt. Man hebt das Drüsengewebe des äußeren Parotislappens ab und entfernt es. Bei Tumoren im kaudalen Drüsenanteil kann auf die Hauptstammdarstellung verzichtet werden. Es folgen eine Redon-Einlage, ein mehrschichtiger Wundverschluss und ein Druckverband.

Komplikationen

Gravierendste Komplikation ist die Fazialisparese, darüber hinaus kann es zur Entstehung einer Speichelfistel kommen. Vor der Operation ist der Patient über das mögliche Auftreten eines **Freyschen Syndroms** zu informieren, das in einem gustatorischen (während des Essens bestehenden) Schwitzen der Parotisregion und in einer auftretenden Hautrötung bei der Kaubewegung besteht. Die Therapie des Freyschen Syndroms besteht aus der Infiltration von Botox im Bereich der Ohrspeicheldrüse.

11.5 Kehlkopf

11.5.1 Anatomie

Das Gerüst des Kehlkopfs ist vorwiegend knorpelig. Es wird durch Bänder, Muskeln und Schleimhaut zusammengehalten (➤ Abb. 11.12). Im Inneren wird das Kehlkopfrohr durch die Stimmbänder zu einem schmalen Schlitz verengt, der die Stimmritze *(Glottis)* bildet. Die Stimmbänder sind von vorn nach hinten laufende Muskelbündel, die durch die Stellknorpel bewegt werden. Oberhalb der beiden Stimmlippen findet sich auf jeder Seite eine Schleimhautfalte, das sogenannte Taschenband.

Die Innervation des Kehlkopfs erfolgt durch den N. vagus. Für die Öffnung der Glottis bei der Ausatmung ist der N. recurrens zuständig. Er zweigt erst im Brustraum vom N. vagus ab und zieht zwischen Luftröhre und Speiseröhre von unten nach oben an den Kehlkopf. Der Kehlkopf ist der **Stimmapparat.** Man unterscheidet im Bereich der Glottis zwei Hauptstellungen. In der Respirationsstellung ist die Stimmritze weit. In der Phonationsstellung ist die Stimmritze eng, wenn beide Stimmbänder aneinanderliegen.

Bei der Stimmbildung werden die aneinandergedrückten Stimmbänder durch den Luftstrom bei der Exspiration getrennt und in rhythmische Schwin-

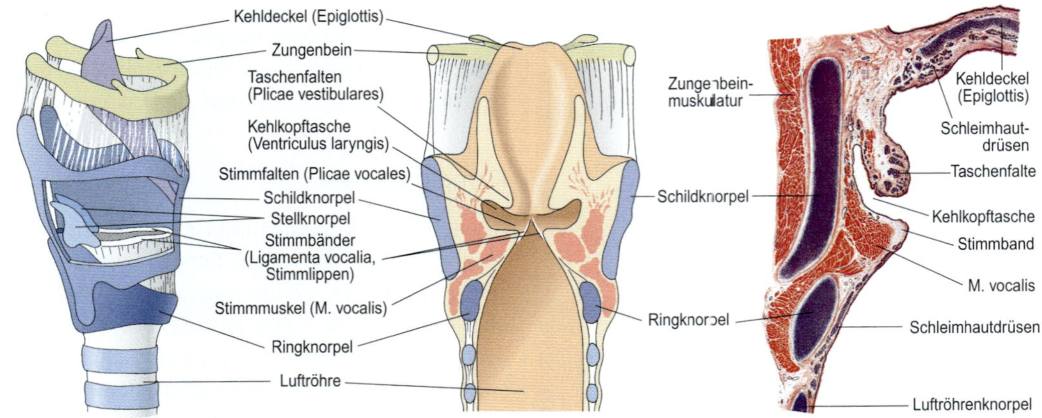

Abb. 11.12 Anatomie des Kehlkopfs [L190, R252]

gungen versetzt. Außerdem hat der Kehlkopf eine Schutzfunktion für die darunter liegenden tieferen Atemwege: Beim Schluckakt wird durch Anpressen der Epiglottis (Kehldeckel) diese vom Zungengrund gekippt und der Introitus laryngis beim Schlucken verschlossen. Auf diese Weise wird die Aspiration von Flüssigkeiten oder Speiseresten vermieden.

11.5.2 Erkrankungen des Kehlkopfs

Die Diagnostik von Erkrankungen im Kehlkopfbereich erfolgt durch die Kehlkopfspiegelung. Hierbei ist die Untersuchung mit dem Spiegel oder dem Lupenlaryngoskop möglich. Computer- oder kernspintomografische Untersuchungen des Kehlkopfs ergeben weiteren Aufschluss über die Strukturen bzw. Strukturveränderungen des Kehlkopfs.

Mikrolaryngoskopie

Eine der wertvollsten Untersuchungen ist die Mikrolaryngoskopie (➤ Abb. 11.13), die in Intubationsnarkose erfolgt und außerdem die Möglichkeit zu endolaryngeal durchgeführten Eingriffen bietet.

Die **Indikation** besteht bei der gegebenen Notwendigkeit von Probeexzisionen, Abstrichen, Abtragungen von Polypen, Granulomen, Papillomen oder Stimmlippenkarzinomen mittels Laserchirurgie. Die Positionierung erfolgt dabei flach auf dem Operationstisch, der Kopf wird im Nacken rekliniert. Bei Zahnträgern erfolgt das Anbringen einer Zahnschutzschiene.

Mit dem sogenannten Kleinsasser-Rohr wird der Kehlkopf „eingestellt". Hierbei werden zunächst der Aryknorpel und die hinteren bis mittleren Anteile der Stimmlippen sichtbar. Das Rohr wird dann unter Sicht bis zur Glottis vorgeschoben. Danach wird

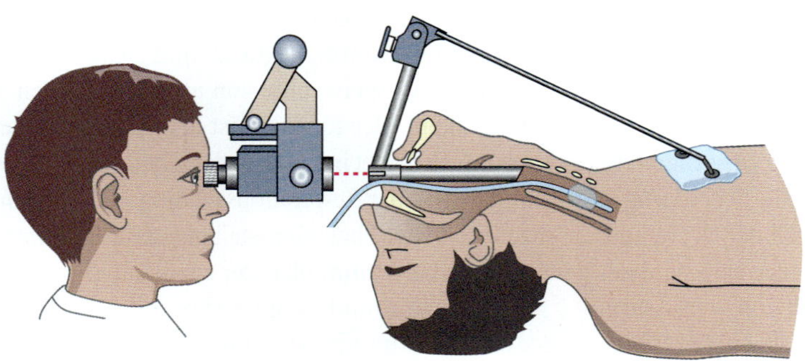

Abb. 11.13 Mikrolaryngoskopie [L157]

das Kleinsasser-Rohr mit der Stütze fixiert und das Mikroskop zur weiteren Untersuchung verwendet. Möglicherweise sind dann ähnliche Bilder zu sehen, wie sie ➤ Abb. 11.14 und ➤ Abb. 11.15 zeigen.

Aus den beschriebenen Veränderungen wird eine Probeexzision entnommen und zur Histologie eingesandt. Das weitere Vorgehen hängt vom histologischen Befund ab.

OPERATION

Stimmlippenkarzinom

- Bei kleinen Stimmlippenkarzinomen Umschneidung des Tumors mit histologisch gesicherter Grenze im Gesunden oder
- endolaryngeale Entfernung der Stimmlippe **(Chordektomie)**
- Die Umschneidung erfolgt mit dem CO_2-Laser und unter mikroskopischer Sicht
- Blutstillung mit Adrenalin getränktem Spitztupfer
- Extubation

Komplikationen

Auftretende postoperative Schwellungszustände und Nachblutungen erfordern eine Reintubation und in seltenen Fällen eine verlängerte Intubationszeit.

Larynxkarzinom

Ausgedehnte, endoskopisch und histologisch gesicherte Larynxkarzinome erfordern die Durchführung

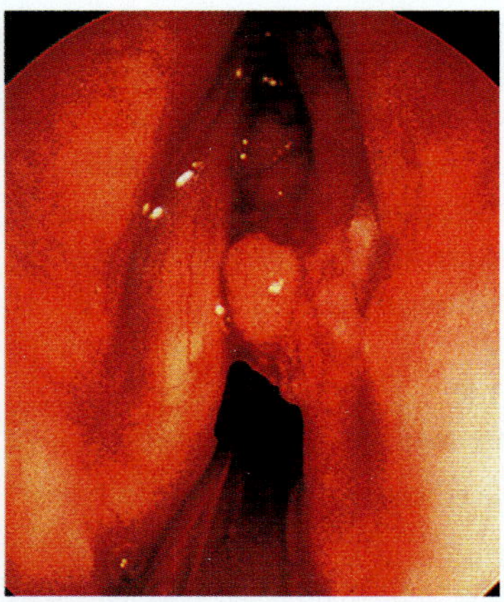

Abb. 11.14 Linksseitiges Stimmlippenkarzinom im Stadium T1a [E307]

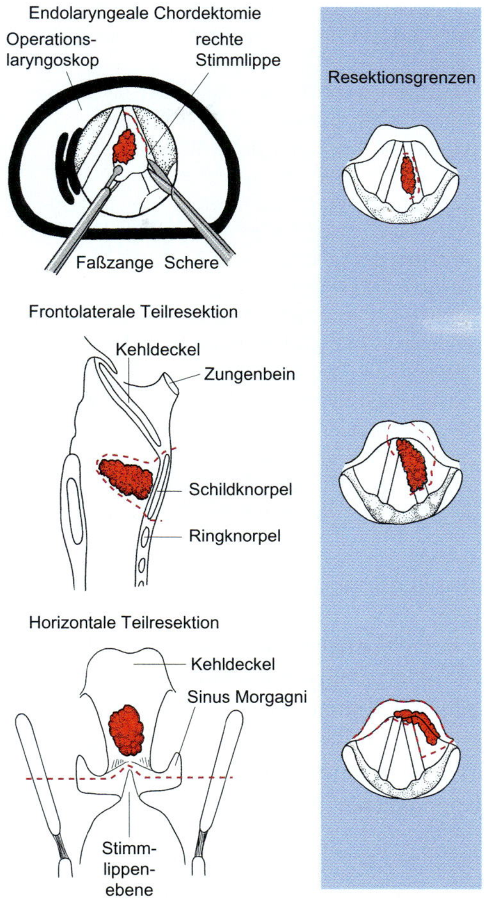

Abb. 11.15 Verschiedene Operationstechniken beim Larynxkarzinom [L157]

einer Larynxteilresektion oder einer Laryngektomie, also einer Totalentfernung des Kehlkopfs.

OPERATION

Laryngektomie

Zugang: Anlage eines U-förmigen Bogenschnitts, lateral entlang dem Vorderrand des M. sternocleidomastoideus und medial unterhalb des Schildknorpels.

Operationsprinzip

- U-förmiger Hautschnitt bis unterhalb des Ringknorpels
- Darstellung und Entfernung der Muskulatur des Zungenbeins
- Darstellung der seitlichen Schilddrüsenlappen
- Versorgung der A. cricothyroidea und Mobilisation der Schilddrüsenlappen

- Umfahren der prälaryngealen Muskulatur mit einem Freer-Raspatorium und elektrochirurgische Abtrennung
- Skelettierung des Larynx entlang Ober- und Seitenkante des Schildknorpels
- Ligatur von A. und V. laryngica superior
- Vollständige Skelettierung des Larynx
- Luxation des Kehlkopfs nach vorne oben und Einsetzen des Tubus in die entstandene Öffnung
- Absetzen des Kehlkopfs durch Eröffnung der Pharynxschleimhaut und Ablösen
- Einsetzen eines Sprechventils zwischen Trachea und Ösophagus zur Sprachrehabilitation, z. B. Provox-Prothese
- Schleimhautnähte in mehrschichtiger Form im Bereich des Pharynxdefekts
- Schichtweiser Wundverschluss
- Annaht der Trachea an die Haut
- Einsetzen einer Trachealkanüle und Verband

Komplikationen

Die Komplikationen nach einer Kehlkopfoperation sind vordergründig. Am schwerwiegendsten ist der Verlust der Stimme, die einen Teilersatz in Rehabilitationsmaßnahmen (Erlernen der Ruktussprache, Servox-Sprechhilfe) oder in der Implantation von Stimmprothesen (Provox) findet.

Tracheotomie

➤ 7.14

11.6 Äußerer Hals

11.6.1 Anatomie

In der medialen Region des Halses liegen der Kehlkopf, die Luftröhre und hinter ihr die Speiseröhre. Seitlich unter dem großen schrägen Halsmuskel, dem Kopfnicker (*M. sternocleidomastoideus),* befinden sich die große Halsschlagader *(A. carotis)* sowie die tiefe Halsvene *(V. jugularis interna).* Die Halsschlagader teilt sich in Höhe des oberen Kehlkopfrands in die äußere und innere Schlagader. Die Halsschlagader und die tiefe Halsvene *(V. jugularis interna)* liegen zusammen mit dem N. vagus in der Gefäß-Nerven-Scheide, die ihrerseits von einem lockeren Binde- und Fettgewebe umgeben ist. In der Gefäß-Nerven-Scheide befinden sich zahlreiche Lymphknoten in kettenförmiger oder haufenartiger Anordnung. Sie bilden das lymphatische Abflussgebiet der Nase und der Nasennebenhöhlen, der Organe im Rachen und des Kehlkopfs. So führen zahlreiche Erkrankungen aus dem Kopf-Rachen-Kehlkopf-Bereich zu krankhaften Veränderungen der Lymphknoten. Letztere können natürlich auch im Rahmen einer eigenständigen Lymphknotenerkrankung eine pathologische Vergrößerung aufweisen.

11.6.2 Erkrankungen, Diagnose und Therapie

Halszysten, Halsfisteln

In der Embryonalzeit spielen sich in der Halsregion, die kiemenähnliche Furchen aufweist, verschiedene Umwandlungsprozesse und Verschmelzungen der einzelnen Keimschichten ab. Halszysten und -fisteln entstehen als Fehlbildungen der Organdifferenzierung im Mundhöhlen-Rachen-Halsbereich.

Mediane Halszysten und -fisteln

Mediane Halszysten und Fisteln sind Relikte des Ductus thyreoglossus. Sie kommen vor allem im Kindesalter vor und geben Anlass zu immer wieder entstehenden Entzündungen oder auch Abszedierungen im medianen Halsbereich. Man findet etwa stecknadelkopfgroße Einziehungen in der Halshautmitte, die in einem reizfreien Intervall mitunter von einem zarten Häutchen bedeckt sind.

Die **Therapie** der medianen Halszysten und Fisteln ist die chirurgische Exstirpation in Intubationsnarkose. Liegt eine akute Infektion vor, ist zunächst die Inzision und Entlastung möglich.

OPERATION

Exstirpation einer medianen Halszyste/-fistel

Zugang: Horizontaler Schnitt durch Haut und Platysma.

Operationsprinzip
- Präparation der mit Farbstofflösung angefärbten Zyste
- Mobilisation der Zyste

- Verfolgen des Stiels bis zum Zungenbeinkörper
- Ablösen des Zungenbeinkörpers von der Zungenmuskulatur
- Entfernung der Zyste/Fistel zusammen mit dem medianen Anteil des Zungenbeinkörpers

Komplikationen

Aufgrund der entwicklungsgeschichtlichen Besonderheiten (Durchwanderung der Schilddrüse durch die Zunge) ist bei einem eventuellen Belassen des Zungenbeinkörpers mit einer hohen Rezidivrate zu rechnen.

Laterale Halszyste und -fistel

Es handelt sich dabei um eine Zyste oder Fistel des 2., 3. oder 4. Kiemenbogens, die sich meist am Vorderrand des M. sternocleidomastoideus lokalisiert. Dabei können Zystenöffnung oder Zystenbauch im oberen Karotisdreieck, in der Höhe des Ringknorpels oder seltener neben dem Jugulum, liegen. Die Zystenstiele oder Verzweigungen derselben nehmen mitunter den Weg durch die Karotisgabel bis in den Pharynx, hier vor allem zur Gaumentonsillenregion.

Die **Diagnose** wird durch die Palpation einer taubenei- bis pflaumengroßen, prall elastischen Schwellung gestellt. Fistelöffnungen am lateralen Hals sind pathognomonisch für eine laterale Halsfistel. Jedoch muss in diesem Fall eine eventuell vorliegende Halslymphknotentuberkulose ausgeschlossen werden. Präoperativ ist eine Ultraschalluntersuchung unerlässlich.

OPERATION

Exstirpation einer lateralen Halszyste/-fistel

- Füllen des Fistelgangs mit einer Farbstofflösung
- Präparation des Fistelgangs bis zur Austrittsstelle
- Unterbindung und Resektion des Fistelgangs
- Einstülpen und Vernähen des Stumpfs
- Redon-Drainage und Verband

Halslymphknotenmetastasierung

Karzinome des Kopf-Hals-Bereichs führen zu tastbaren Lymphknoten entweder einseitig oder beidseitig (homolateral, bilateral). Befall und Ausdehnung der Lymphknotenmetastasierung werden präoperativ, intraoperativ und postoperativ durch das histologische Ergebnis erfasst.

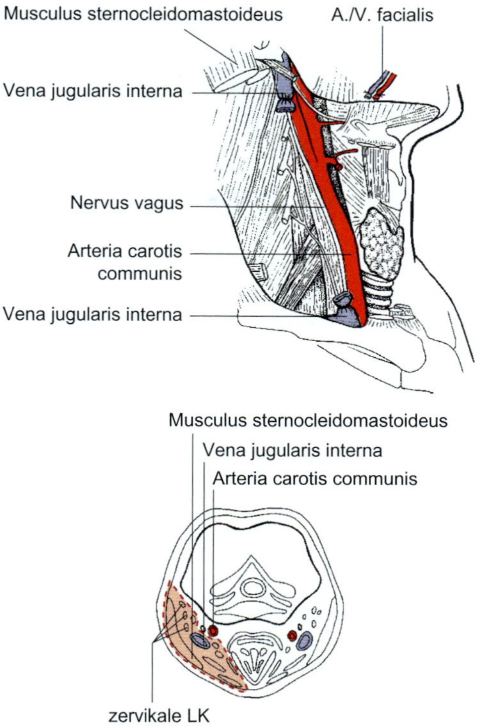

Abb. 11.16 Neck Dissection [L157]

Die Entfernung der Halslymphknoten erfolgt mit der Methode der Neck Dissection. Man unterscheidet dabei die radikale Neck Dissection von der funktionellen oder elektiven Neck Dissection (➤ Abb. 11.16).

OPERATION

Radikale Neck Dissection

Zugang: Hautschnitt von der Mastoidspitze entlang des Vorderrands des Sternocleidomastoideus bis zum Schlüsselbein.

Operationsprinzip

- Darstellung des M. sternocleidomastoideus
- Untertunnelung des unteren Ansatzes und Durchtrennung
- Freilegen, Unterbinden (3-fach) und Absetzen der V. jugularis interna
- Präparation des M. sternocleidomastoideus und der V. jugularis interna unter Schonung von N. vagus und A. carotis communis
- Resektion von Fett, Muskeln, Lymphknoten- und Tumorgewebe

- Durchtrennung von M. biventer und M. stylohyoideus zur Darstellung der V. jugularis interna bis zur Schädelbasis
- Ligatur und Absetzen der V. jugularis interna
- Eventuell Unterbinden der A. carotis externa, falls stärkere Blutungen zu erwarten sind
- Redon-Drainage
- Schichtweiser Wundverschluss und Verband

Der Eingriff der radikalen Neck Dissection ist immer mit der Resektion des Primärtumors, z. B. Zungenkarzinom, Tonsillenkarzinom, Hypopharynxkarzinom, verbunden.

Die **funktionelle Neck Dissection** beinhaltet ebenfalls die vollständige Entfernung des Lymphknotensystems, einschließlich des umgebenden Fettgewebes zwischen oberflächlicher und tiefer Halsfaszie. Im Unterschied zur radikalen Neck Dissection werden der M. sternocleidomastoideus, die V. jugularis interna und auch das sonstige, bei der Präparation dargestellte Nervensystem geschont.
Meist wird eine funktionelle Neck Dissection durchgeführt. Eine radikale Neck Dissection ist nur bei Tumorinfiltration des Muskels oder der Vene indiziert.

LITERATUR

Arnold W, Ganzer U. Checkliste Hals-Nasen-Ohren-Heilkunde. 5. A. Stuttgart: Thieme, 2011.

Gutinas-Lichius O. Referenz HNO Heilkunde. Stuttgart: Thieme, 2021.

Minovi A, Probst G, Dazert S. Aktuelle Aspekte zur chirurgischen Therapie der Otosklerose [Current concepts in the surgical management of otosclerosis]. HNO. 2009; 57(3): 273–86.

Müller CA. HNO. Ein Praxisleitfaden. 2. A. Wien: Facultas, 2023.

Reiß M (Hrsg.). Facharztwissen HNO-Heilkunde. 2. A. Berlin, Heidelberg: Springer, 2021.

Rettinger G et al. (Hrsg.). HNO-Operationslehre. Stuttgart: Thieme, 2017.

Strutz J, Mann WJ. Praxis der HNO-Heilkunde, Kopf- u. Halschirurgie. Stuttgart: Thieme, 2023.

KAPITEL

12 Handchirurgie

U. Spiegl, V. Sarnthein

Die Hand stellt für den Menschen nicht nur das wichtigste Instrument dar, um seine Umwelt zu begreifen und zu gestalten, die Hand ist auch ein bedeutendes Organ für die Kommunikation. Eine Verletzung der Hand beeinträchtigt den Einzelnen sehr stark in seinem Lebensrhythmus und seiner Lebensgestaltung. Aufgrund der vielfältigen Aufgaben, der Patientin die Funktion ihrer Hand wiederzugeben, hat sich ein spezielles Gebiet der Chirurgie gebildet, das die Frakturbehandlung, die Behandlung von Weichgewebe sowie die mikrochirurgische Nerven- und Gefäßchirurgie an der Hand beinhaltet. Seit 1992 gib es in Deutschland eine eigene Zusatzweiterbildung Handchirurgie, die eine umfangreiche 3-jährige Weiterbildung nach einem Facharzt für plastische Chirurgie, Unfallchirurgie/Orthopädie oder Allgemeinchirurgie vorsieht.

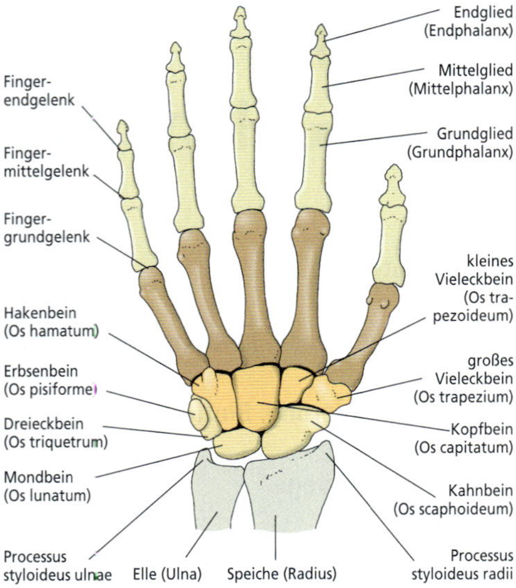

Abb. 12.1 Das Handskelett [L190]

12.1 Anatomie

Die Anatomie der Hand wird auf ➤ Abb. 12.1, ➤ Abb. 12.2, ➤ Abb. 12.3, ➤ Abb. 12.4, ➤ Abb. 12.5, ➤ Abb. 12.6, ➤ Abb. 12.7 und ➤ Abb. 12.8 detailliert dargestellt.

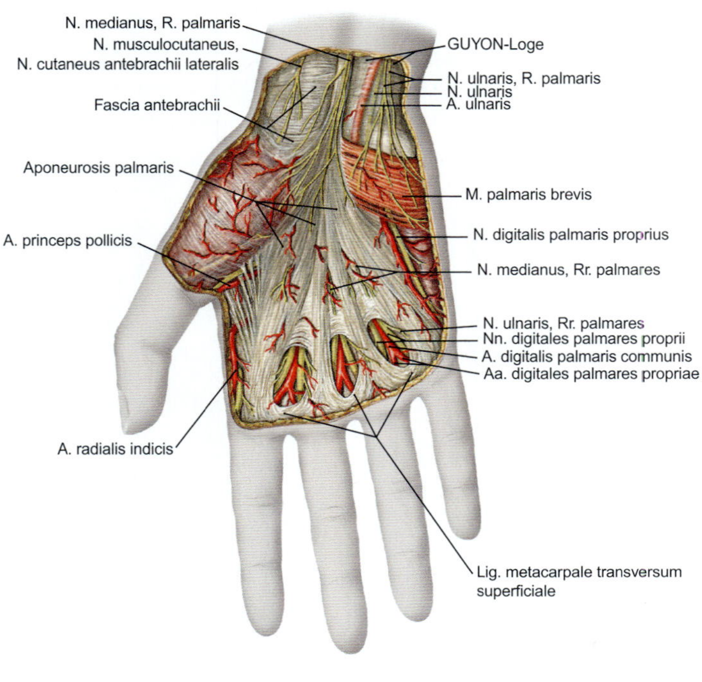

Abb. 12.2 Arterien und Nerven der Hohlhand, oberflächliche Schicht [S700]

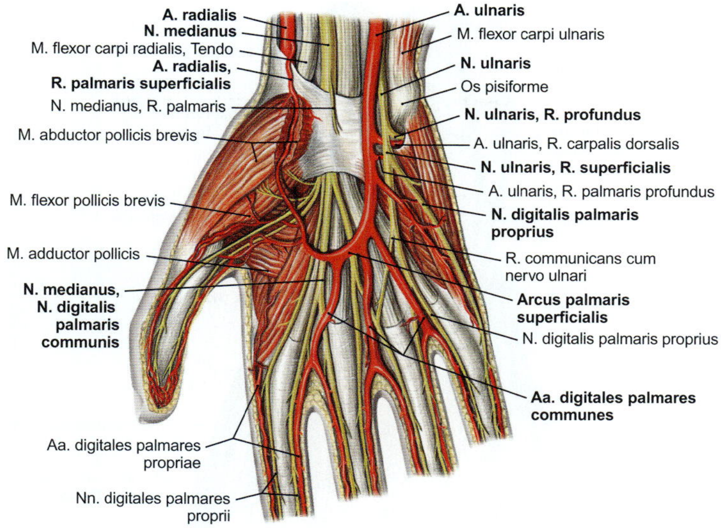

Abb. 12.3 Arterien und Nerven der Hohlhand, mittlere Schicht [S700]

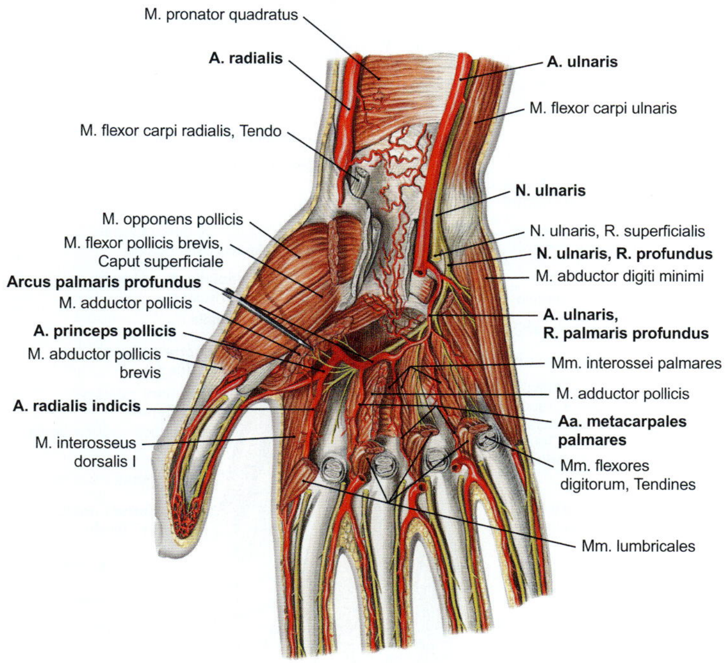

Abb. 12.4 Arterien und Nerven der Hohlhand, tiefe Schicht [S700]

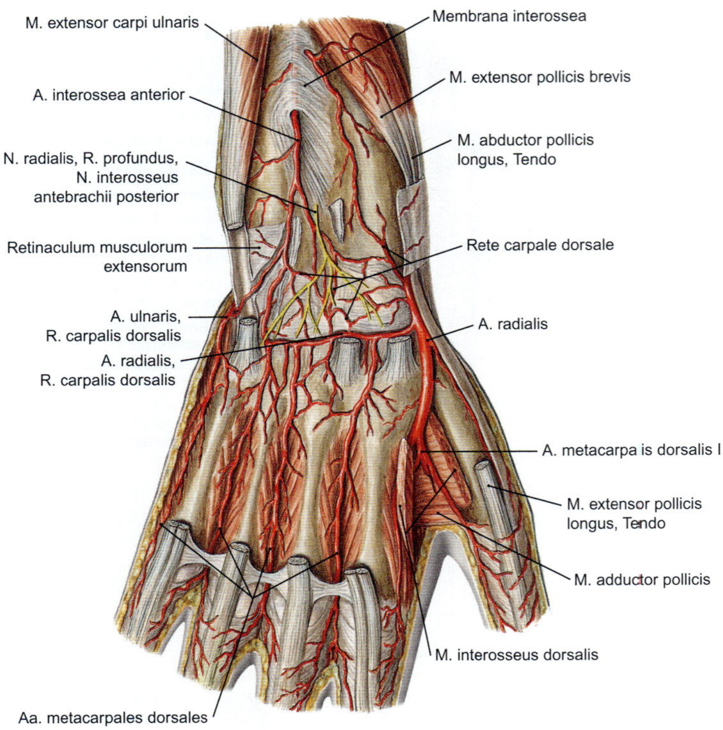

Abb. 12.5 Arterien und Nerven des Handrückens [S700]

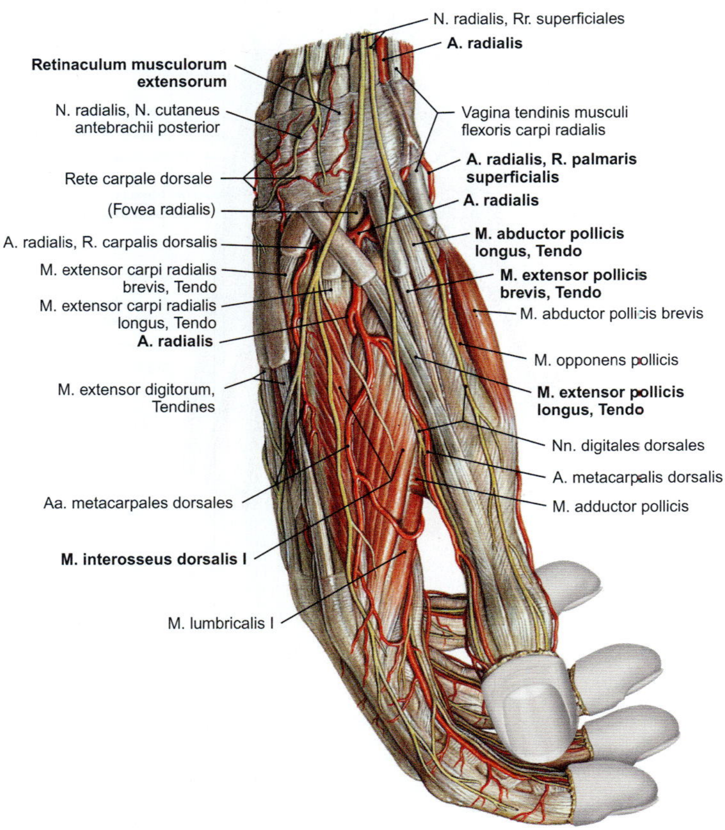

Abb. 12.6 Arterien und Nerven des Handrückens, Ansicht von radial [S700]

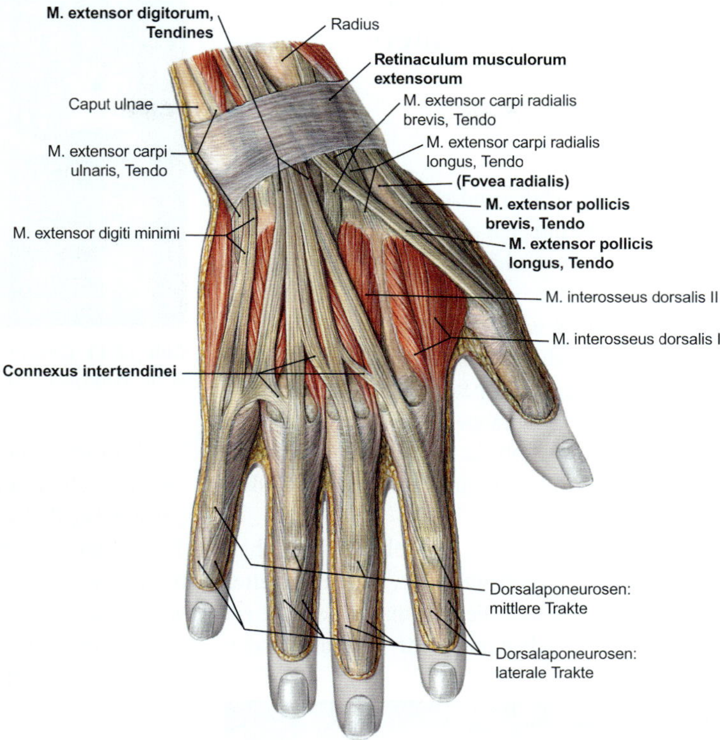

Abb. 12.7 Sehnen des Handrückens [S700]

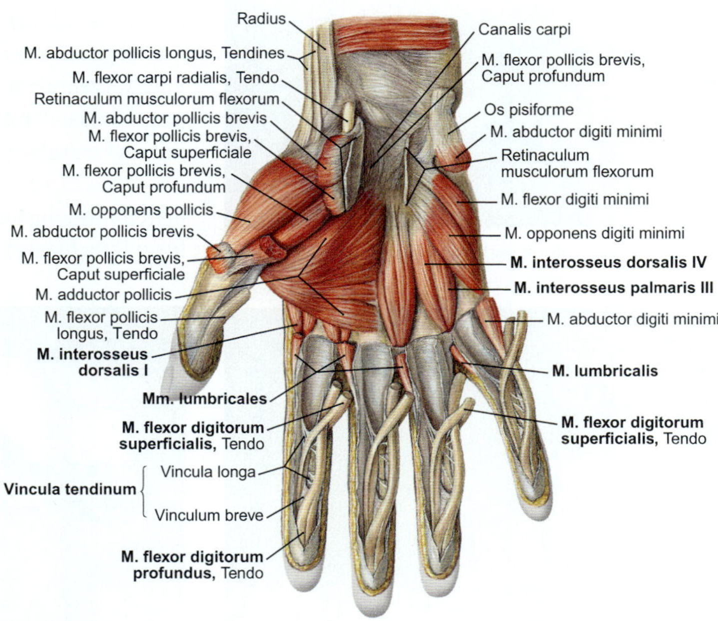

Abb. 12.8 Tiefe Muskelschicht der Hohlhand [S700]

12.2 OP-spezifische Instrumentarien und Materialien

Hand-Set

Das handchirurgische Grundset besteht aus einem feinen Instrumentarium. Für geplante Weichteileingriffe beinhaltet es Einzinkerhäkchen, kleine Langenbeck-Haken, feine Klemmchen, Zangen, eine Böhlerschere und feine Pinzetten sowie Nadelhalter (➤ Abb. 12.9). Bei geplanten Knocheneingriffen oder Osteosynthesen wird es um ein kleines Raspatorium und Elevatorium, ggf. kleine Repositionszangen, einen Luer und feine Meißel ergänzt (➤ Abb. 12.10). Selbsthalter sind in verschiedenen Größen erhältlich und je nach Bedarf individuell zu ergänzen.

Das Osteosynthese-Set (➤ Abb. 12.11) enthält zudem eine kleine Bohrmaschine, feine Bohrfutter und einen Spiralbohrer. Die Bohrmaschine sollte ein feines Arbeiten erlauben und in ihren Ausmaßen den handchirurgischen Gepflogenheiten entsprechen. Die erforderlichen Pindrähte liegen zwischen 0,6 und 2,0 mm. Die Zerklagendrähte weisen die Stärken 0,4–1,0 mm auf. Für eine Blutsperre am Finger lassen sich beispielsweise Finger von sterilen Handschuhen gut verwenden. Auch ein steriler Stift zur Anzeichnung der Schnittführung an der Hand ist bei fast jeder handchirurgischer Operation notwendig.

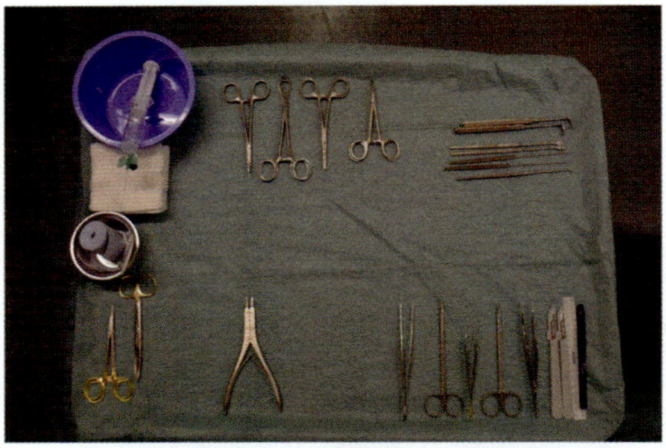

Abb. 12.9 Handgrundset bei Weichteileingriffen [M1571]

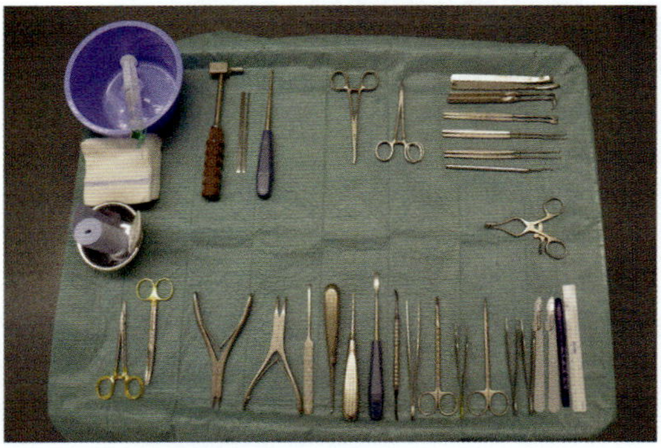

Abb. 12.10 Tischaufbau und Instrumente bei Knocheneingriffen an der Hand [M1571]

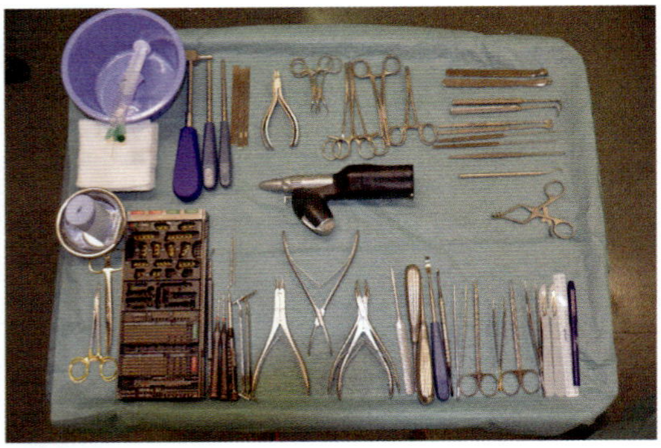

Abb. 12.11 Benötigtes Instrumentarium bei Osteosynthesen an der Hand [M1571]

Mikro-Set

Für die Revaskularisation und Replantation verletzter oder abgetrennter Finger- und Handareale, bei Gefäß- und Nervenrekonstruktionen sowie bei freien Lappenplastiken der oberen Extremität ist ein spezielles mikrochirurgisches Instrumentarium erforderlich (➤ Abb. 12.12). Es ermöglicht ein operatives Arbeiten mit feinsten Materialien. Die Fadenstärken für mikrochirurgische Arterien- oder Nervennähte

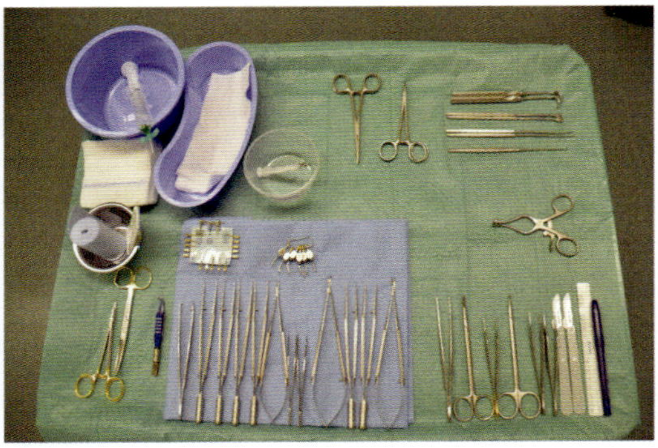

Abb. 12.12 Mikrochirurgisches Instrumentarium für Gefäß- und Nervennähte an der Hand [M1571]

betragen 9-0 bis 11-0. Der Eingriff wird mithilfe von Lupenbrillen oder einem Operationsmikroskop durchgeführt.

MERKE
Während des mikrochirurgischen Eingriffs sind die feinen Instrumente regelmäßig zu reinigen, um ein Verkleben mit Blut zu verhindern.

Verbrauchsmaterial

Bei handchirurgischen Eingriffen empfiehlt sich die Verwendung von Fadenmaterial der Stärke 5-0 und 4-0. Als Richtschnur gilt: 5-0 für Hautnähte an den Fingern, 4-0 für Hautnähte an der Mittelhand bis zum Handgelenk, 3-0 für Hautnähte ab Unterarmhöhe. Für die Osteosynthese sind sehr feine Implantate und Schrauben erforderlich. In ➤ Abb. 12.13 ist ein Medartis-Aptus-Hand-Osteosynthese-Set dargestellt. Es ist darauf zu achten, die richtige Bohrerdicke zu verwenden, um einen optimalen Halt der Implantate zu erreichen. Ebenso ist es üblich, winkelstabile Implantate zu verwenden.

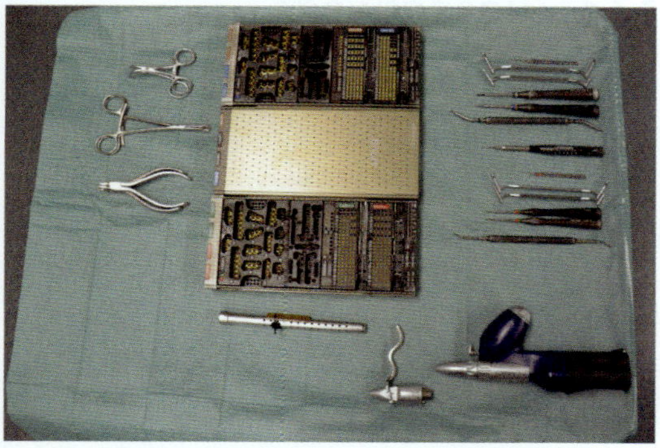

Abb. 12.13 Medartis-Aptus-Hand-Sieb mit Bohrmaschine [M1571]

12.3 Positionierung, Blutleere und Anästhesie

Positionierung

Ein handchirurgischer Eingriff erfordert eine sorgfältige Positionierung. Am OP-Tisch wird ein Handtisch angeschraubt, der eine Auslagerung des Arms im 90°-Winkel ermöglicht. Auf die Durchführung dieser Maßnahme ist sorgfältig zu achten. Die Operateurin sitzt je nach Art des operativen Eingriffs und Händigkeit fuß- oder kopfwärts am ausgelagerten Arm. Für die Zeitdauer des Eingriffs wird die Patientin mit einem warmen Tuch abgedeckt, eine Schaumstoffrolle wird unter das Kniegelenk, eine weitere unter die Ferse geschoben. Die Anästhesie befindet sich auf der kontralateralen Seite zum OP-Feld oder kopfwärts von der Patientin.

Blutleere und Blutsperre

Bei den meisten handchirurgischen Operationen empfiehlt es sich eine Blutsperre vorzubereiten und nach Rücksprache mit der Operateurin anzulegen. Es entscheidet sich von Fall zu Fall, ob die Extremität ausgewickelt wird (Esmarch-Binde, elastische Binde) und die Operation in Blutleere erfolgt oder ob lediglich das Tourniquet aufgeblasen wird, um die Operation in Blutsperre auszuführen (➤ Abb. 12.14). Die Darstellung von wichtigen Strukturen (Arterien, Nerven, Sehnen) erfordert die **Blutleere.** Eine Blutleere für eine Operation in einem bakteriell infizierten Areal (z.B. bei Finger- oder Handphlegmone) sollte – falls erforderlich – erst nach Abstrichentnahme und intravenöser Verabreichung der kalkulierten Antibiose angelegt werden. Eine Auswickelung ist hier nicht indiziert, um ein Ausschwemmen von Bakterien zu vermeiden. Eine **Blutsperre** wird bei normotonen Männern auf 280 mmHg, bei Frauen auf 250 mmHg aufgepumpt. Hypertone Patientinnen erfordern höhere Druckwerte, um eine effektive Blutsperre durchzuführen. Eine Zeitdauer von 2 Stunden sollte nicht überschritten werden. Ist dies im Ausnahmefall erforderlich, wird die Blutsperre für 15 Minuten gelöst und danach nochmals für 15 Minuten angelegt. Die Aufgabe der OP-Pflegefachpersonen ist es, die Operateurin auf die Überschreitung der Zweistundengrenze hinzuweisen. Die meisten Blutsperren haben ein akustisches Signal bei Erreichen der voreingestellten Zeitgrenze. Es hat sich zudem bewährt, die Uhrzeit des Blutspeere-/Blutleerebeginns auf dem Instrumentiertisch zu notieren.

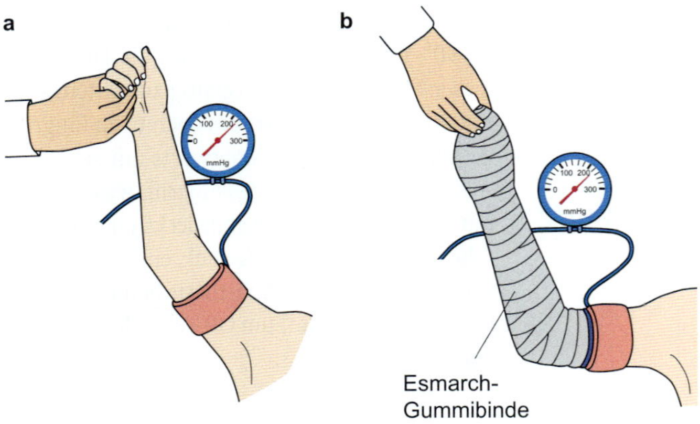

Abb. 12.14 a) Blutsperre. b) Blutleere an der oberen Extremität [L157, L143]

Narkoseverfahren

Operationen, die sich auf einen oder mehrere Finger beschränken, lassen sich in Oberstscher Leitungsanästhesie ausführen. Das Tourniquet erfolgt mithilfe eines Silikonschlauchs oder eines abgeschnitten Fingerteils eines sterilen Handschuhs. Für Operationen in der Handfläche lässt sich auch ein Handblock verwenden. Allerdings ist bei diesem Vorgehen eine Blutleere nicht möglich. Ein operativer Eingriff in Blutleere erfordert eine axilläre Plexusanästhesie oder einen vertikalen infraklavikulären Plexus (VIP). Dabei ist zu beachten, dass die Patientin für etwa 4 Stunden postoperativ den Arm motorisch nicht willkürlich beherrschen kann.

In den letzten Jahren hat sich ein neues Lokalanästhesieverfahren in der Handchirurgie etabliert, das ohne Blutsperre und weitere Sedierung auskommt, die WALANT(Wide awake Local Anesthesie no Tourniquet)-Anästhesie. Dabei wird mindestens 30 Minuten vor dem Hautschnitt eine Lidocain-Adrenalin-Mischung ggf. mit Natriumbicarbonatzusatz in das Operationsgebiet infiltriert. Hierdurch kommt es zu einer Betäubung mit gleichzeitiger Vasokonstriktion im zu operierenden Bereich. Ein weiterer Vorteil ist die mögliche intraoperative Funktionsprüfung.

12.4 Zugangswege

Dorsale Zugangswege

Die dorsalen Zugangswege gehen aus ➤ Abb. 12.15 a hervor. Dorsal lassen sich Implantate am Knochen

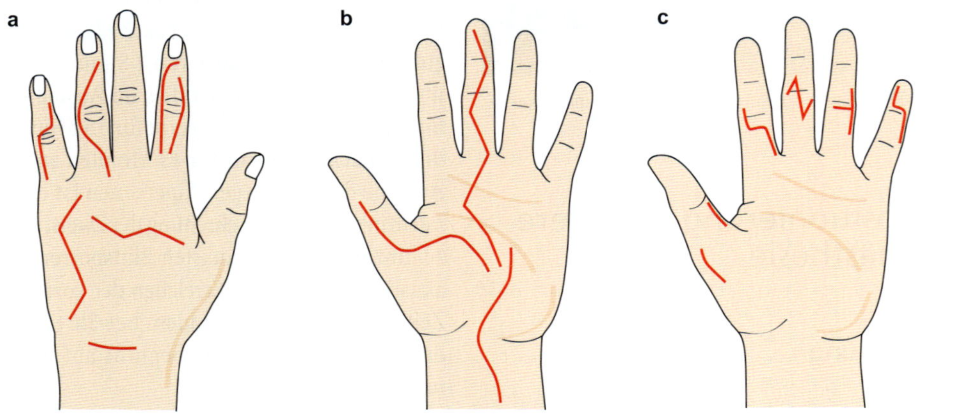

Abb. 12.15 Inzisionen an der Hand: a) Am Handrücken. b) Ausgedehnte Zugänge an der Hohlhand. c) Erweiterungsinzisionen an den Fingern palmarseitig [L143]

einbringen, ebenso sind die Strecksehnen über diese Zugänge erreichbar.

Palmare Zugangswege

Die palmaren Zugangswege sind in ➤ Abb. 12.15 b und c ersichtlich. Sehnen, palmare Kapselanteile, Arterien und Nerven sind gut erreichbar.

12.5 Postoperative Ruhigstellung

Verbandmaterialien

Als Verbandmaterial werden Fettgaze, Kompressen und Mull- oder Watteverbände verwendet. Zuletzt wird eine schmale elastische Binde angewickelt und mit Pflaster gesichert, um ein Verschieben der Bindengänge zu vermeiden.

Schienenruhigstellung

Finger werden beispielsweise mittels einer Ein-Finger-Schiene ruhiggestellt, Mittelhandverletzungen benötigen oft eine zusätzliche Ruhigstellung zumindest des Nachbarstrahls und zwar streng in Intrinsic-Plus-Stellung (➤ Abb. 12.16). Für die Schienenruhigstellung des Handgelenks empfiehlt sich die Verwendung von Kunststoffgipsen. Wichtig ist, dass zirkuläre Gipse in der Akutphase (bei Frakturen 5–7 Tage) komplett gespalten sein müssen, d. h. bis zum letzten Faden aufzuschneiden sind.

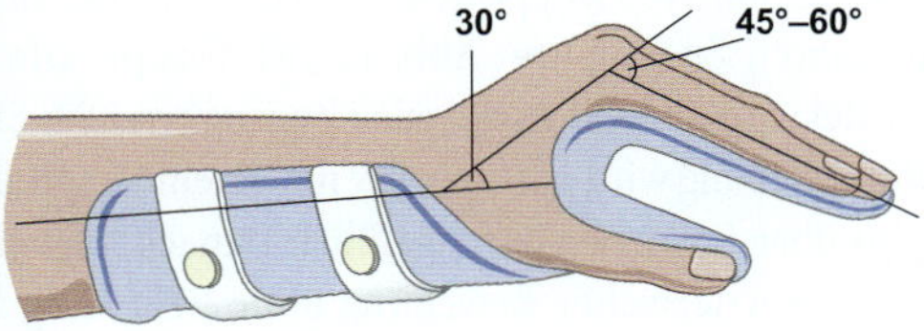

Abb. 12.16 Intrinsic-Plus-Stellung der Hand [L157]

12.6 Knochenverletzungen (Unfallhergang, Klinik, Diagnostik, Therapie, Komplikationen)

12.6.1 Finger- und Mittelhandfrakturen

Fingerfrakturen

Im Schaftbereich der Fingerglieder gilt die direkte Gewalteinwirkung als Unfallursache. Eine indirekte fortgeleitete Gewalteinwirkung führt zur Gelenkbeteiligung infolge axialer Stauchung, Hyperextensionstraumen und Luxationen. Die Symptome im Endgliedbereich sind meist Schwellung, Hämatomverfärbung und klopfender Schmerz. An den Mittel- und Grundgliedern imponieren eine schmerzhafte Schwellung und Achsabweichung. Lange Schrägfrakturen können zu Verkürzungen und Abweichungen in der Längsachse führen. Eine Röntgenaufnahme in zwei Ebenen gibt Aufschluss über eine Fraktur. Bei mehrfragmentären intraartikulären Frakturen oder Frakturen der karpometakarpalen Gelenkreihe empfiehlt sich eine zusätzliche CT-Bildgebung. Als Therapie bietet sich bei dislozierten **Endgliedfrakturen** eine perkutane Pindrahtosteosynthese an. **Mittel-** und **Grundgliedfrakturen** werden mithilfe von perkutanen Pindrahtosteosynthesen, Schraubenosteosynthesen (bei längeren Spiralfrakturen) oder handchirurgischen Miniplättchen stabilisiert. Betroffene Gelenkflächen sind möglichst genau zu rekonstruieren. Der operative Zugang erfolgt in der Regel von dorsal, selten auch von palmar.

Mittelhandfrakturen

Ursache von Mittelhandfrakturen ist meistens die direkte Gewalteinwirkung infolge von Schlag oder Quetschung. Im Köpfchen wie im Basisbereich handelt es sich häufig um eine axiale Stauchung oder Verrenkung. Als Symptom findet sich eine schmerzhafte Schwellung der umgebenden Weichteile, zudem eine Verkürzung und Achsabweichung mit resultierender Rotationsfehlstellung des Fingers. Eine Röntgenaufnahme in zwei Ebenen schafft die Grundlage für die

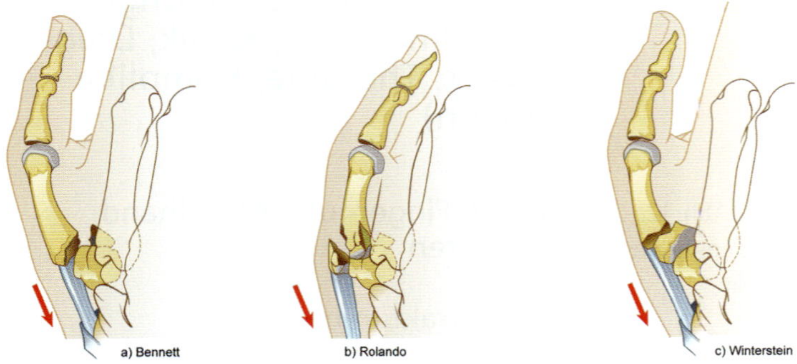

Abb. 12.17 Einteilung der Basisfrakturen des Metakarpale I: a) Bennett. b) Rolando. c) Winterstein [L255]

operative Planung. Bei der operativen Therapie werden perkutane Pindrähte, handchirurgische Miniplättchen (Zugang von dorsal) und intramedulläre Pindrähte (Zugang von proximal) verwendet. Dieses Vorgehen ist für Köpfchen- und Schaftfrakturen geeignet. Bei einer Achsabweichung von 20°–30° empfiehlt sich die operative Therapie. Im proximalen Metakarpalbereich kommt es durch Muskelzug zum Abweichen der Fragmentenden. Bei einer Dislokation sollte eine Pindrahtosteosynthese in Richtung der Handwurzelknochen eingebracht werden.

Eine besondere Rolle spielen die Basisfrakturen des 1. Mittelhandknochens: Bennett-, Rolando- und Wintersteinfraktur (➤ Abb. 12.17). Bei der **Bennettfraktur** ist das große Fragment an der Basis nach radial disloziert. Das kleinere ulnare Fragment wird durch den Bandapparat noch in seiner anatomischen Lage gehalten. Die **Rolandofraktur** bezeichnet eine Y-förmige Basisfraktur, die **Wintersteinfraktur** definiert eine quer verlaufende metaphysäre Basisfraktur.

Häufigste und bedeutendste Komplikation ist bei Finger- und Metakarpalfrakturen die Sehnenverklebung, da die Sehnen in Knochennähe verlaufen und zur Verklebung tendieren. Hilfe bringt die frühe krankengymnastische oder ergotherapeutische Beübung nach der Schienenabnahme am 2.–3. postoperativen Tag.

12.6.2 Frakturen des Handgelenks

Kahnbeinfraktur

Häufig führt ein Sturz auf die ausgestreckte und dorsalflektierte Hand zu Frakturen im **Handwurzelbereich.** Die Symptome können bei Kahnbeinfrakturen sehr diskret ausfallen, sodass sie leicht übersehen werden. Bei der klinischen Untersuchung findet sich eine leichte Schwellung mit lokalisiertem Druckschmerz in der Tabatière. Des Weiteren zeigt sich ein Schmerz bei Stauchung des Daumens sowie bei der radialen Seitwärtsbewegung. Zu erwähnen bleibt eine hohe Pseudarthrosenrate insbesondere übersehener Frakturen, die u.a. auf die spezielle Anatomie der Blutversorgung des Kahnbeins zurückzuführen sind. Die Diagnostik umfasst Röntgenbilder in zwei Standardebenen des Handgelenks sowie zwei um 45° gedrehte Aufnahmen (Supination und Pronation). Bei Frakturverdacht ist eine Computertomografie zur Diagnostik und OP-Planung empfehlenswert. Eine NMR-Aufnahme kann eine frische undislozierte Skaphoidfraktur durch Darstellung des Knochenödems nachweisen.

Eine konservative Therapie bedeutet bei einer unverschobenen Kahnbeinfraktur eine Ruhigstellungszeit im Unterarmgips bis zu 12 Wochen. Allerdings bietet die perkutane Verschraubung mit einer kanülierten Doppelgewindeschraube wesentliche Zeitvorteile. Diese gibt es von verschiedenen Herstellern, u.a. bereits selbstbohrend und selbstschneidend. Die Technik lässt sich von palmar als auch von dorsal anwenden. Nach 2 Wochen beginnt wenn möglich bereits eine krankengymnastische Übungsbehandlung. Eine dislozierte Kahnbeinfraktur erfordert im distalen und mittleren Drittel die Verschraubung mit einer kanülierten Doppelgewindeschraube über einen palmaren Zugang (➤ Abb. 12.18). Das proximale Drittel wird über einen dorsalen Zugang erreicht. Eine Ruhigstellung wird postoperativ mit einem **Skaphoidgips** über 6 Wochen durchgeführt. Danach folgt eine Phase spielerischer Bewegung ohne Belastung für 10 Tage, der sich die krankengymnastische Beübung anschließt.

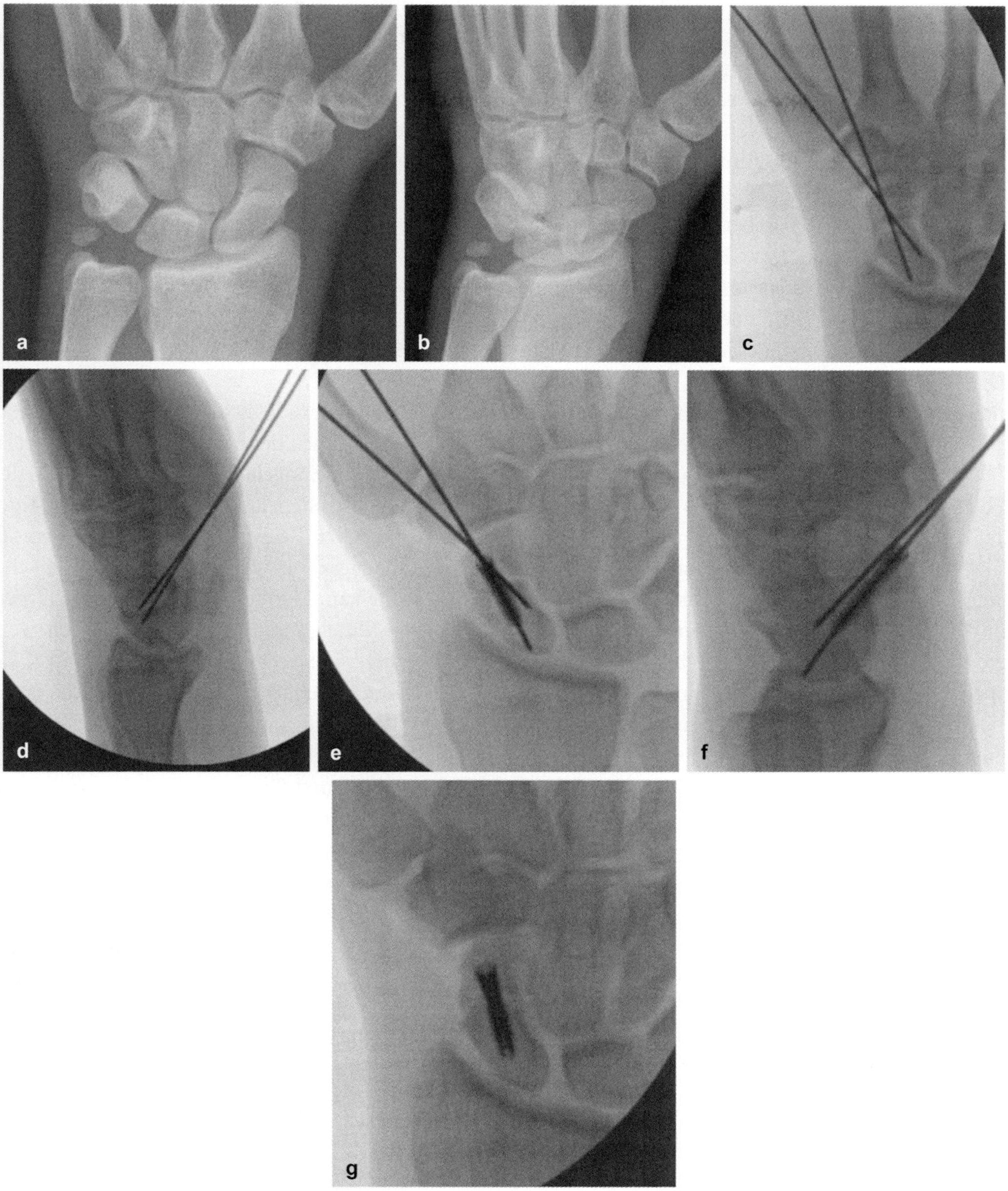

Abb. 12.18 (A) Anteroposteriores und (B) schräg seitliches Röntgenbild einer distal der Scaphoidmitte gelegenen Fraktur. Aus diesem Grund wurde ein palmarer Zugang gewählt. (C) und (D) zeigen Röntgenbilder in zwei Ebenen nach Platzierung des Zieldrahts und eines zusätzlichen Antirotationsdrahte. In (E) und (F) ist über dem Zieldraht platzierte Schraube zu sehen, (G) zeigt die abschließende Röntgenkontrolle [E1429]

Distale Radiusfraktur

Die Ursache ist im Allgemeinen ein Sturz auf die gestreckte oder gebeugte Hand. Ältere Menschen sind aufgrund einer Osteoporose prädestiniert für diese Art der Fraktur. Das Ausmaß wird durch die Gewalteinwirkung bestimmt. Zusätzlich kann eine radiale oder ulnare Abduktion die Stellung der Frakturfragmente verändern. Neben einer Schwellung ist eine Abkippung oder eine Einstauchung erkennbar. Bei **Extensionsfrakturen,** sogenannten **Smithfrakturen**, die durch einen Sturz auf die extendierte Hand verursacht wird, zeigt sich klinisch häufig eine Bajonettstellung nach dorsal. **Flexionsfrakturen** werden durch einen Sturz auf die flektierte Hand verursacht und stellen aufgrund der einhergehenden Instabilität eine Operationsindikation dar. Klinisch findet sich eine schmerzhafte Bewegungseinschränkung am Handgelenk. Möglicherweise ist eine Sensibilitätsstörung durch Einengung des N. medianus vorhanden. Die Diagnostik umfasst die Anfertigung von Röntgenaufnahmen in zwei Ebenen. Zur Operationsplanung ist bei Gelenksfrakturen eine CT empfehlenswert. Ein geschlossenes Vorgehen mit alleiniger Gipsruhigstellung bietet sich bei unverschobenen Frakturen sowie bei reponierbaren Extensionsfrakturen an. Lässt sich die Fraktur nicht ausreichend reponieren, ist bei Erwachsenen die Versorgung mittels winkelstabiler Platte sinnvoll. Diese kann meist von ventral eingebracht werden. Dorsale Zugänge können bei ausgeprägten dorsaler Frakturfehlstellungen, die von volar nicht reponibel sind oder bei ausgeprägten intraartikulären Fehlstellungen indiziert sein. Im Anschluss ist bereits eine funktionelle Therapie des Handgelenks möglich. Alternativ können A3-Frakturen das Einbringen von zwei Kapandji-Pindrähten und einem Willenegger-Pindraht erfordern. Hierbei ist jedoch im Anschluss eine Ruhigstellung des Handgelenks im Unterarmgips erforderlich. Insbesondere bei Gelenkfrakturen ist das Implantieren einer winkelstabilen Radiusplatte indiziert.

Frakturierte und eingestauchte Gelenkflächen sind anatomisch zu stellen. Bei größeren Knochendefekten kann die Auffüllung mit Spongiosa oder Knochenersatzmaterial sinnvoll sein. Postoperativ wird die Extremität mit einem Radiusschutzgips versorgt. Nach anfänglicher Hochpositionierung folgt eine frühe aktive Bewegungstherapie für die freien Finger sowie des Handgelenks aus der Orthese/Cast heraus. Insbesondere bei dorsalen Zugängen ist die frühzeitige funktionelle Beübung der Finger entscheidend, sodass permanente Sehnenverklebungen vermieden werden können. Eine Aufbelastung ist in der Regel nach 6 Wochen und unauffälliger radiologischer Kontrolle möglich. Perkutane Pindrähte sind gemäß der knöchernen Konsolidierung nach 6 Wochen zu entfernen. Plattenentfernungen sind fakultativ und können bei Patientenwunsch frühestens nach 12 Monaten und sicherer Konsolidierung erfolgen bzw. sind bei implantatabhängigen Problemen (tastbare Plattenkante, Sehnenverklebungen) indiziert. Generell können die Platten insbesondere bei ventraler Lage problemlos belassen werden.

12.6.3 Sehnen

Beugesehnenverletzung

An den Langfingern lässt sich nach Durchtrennung beider Beugesehnen der betroffene Finger weder im Mittel- noch im Endgelenk beugen. Ist nur die tiefe Beugesehne betroffen, lässt sich lediglich das Mittelgelenk beugen, die Beugefunktion am Endgelenk fällt aus. Bei alleiniger Durchtrennung der oberflächlichen Beugesehne kann der betroffene Finger nicht mehr isoliert im Mittelgelenk aktiv gebeugt werden, wenn die Langfinger in Streckstellung gehalten sind.

Der Standardzugang zu den Beugesehnen ist die palmare W- oder Brunner-Schnittführung. Die Operation an den Beugesehnen erfordert immer eine Blutleere. Die Durchführung einer Sehnennaht ist in ➤ Abb. 12.19 dargestellt, die verschiedenen Nahttechniken zeigt ➤ Abb. 12.20.

Beugesehnennähte werden mit resorbierbarem oder nicht resorbierbarem Nahtmaterial durchgeführt. Die Fadenstärke kann von 4-0 bis 2-0 reichen. Neben klassischen Nähten finden Loop-Nähte aus geflochtenen Materialien immer häufiger Verwendung. Prinzipiell ist eine kräftige Kernnaht kombiniert mit einer feinadaptierenden Zirkulärnaht anzustreben. Kurze Sehnenstümpfe in der Peripherie der Finger erfordern eine Ausziehdrahtnaht oder transossäre Refixation (2-0 und 3-0). Für Ausziehnähte wird monofiler Stahldraht mit eingehängter Ausziehschlinge verwendet. Die Ringbänder sollten bei einem operativen Vorgehen an den Sehnen erhalten bleiben, vor allem die Ringbänder A2 und A4. Gelegentlich ist es erforderlich, die Ringbänder zu kerben oder zu spalten. Dies erfolgt möglichst treppenförmig, um danach eine Ringbandplastik zu ermöglichen.

Besondere Sorgfalt erfordern operative Eingriffe im sogenannten Niemandsland, da hier die Sehnen direkt auf dem Knochen verlaufen. Geschieht die Verlet-

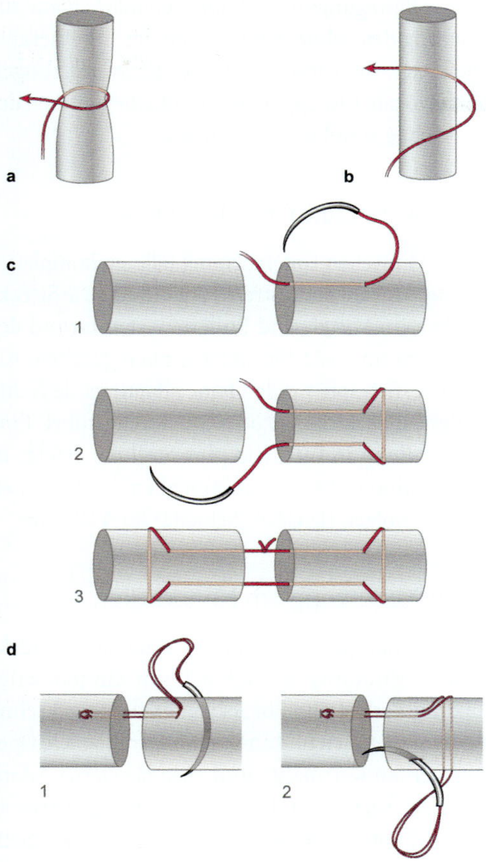

Abb. 12.19 Durchführung einer Sehnennaht: a) Stabiler Schlingenstich *(Locking).* b) Gleitender Schlingenstich *(Grasping).* c) Modifizierte Kessler-Naht. d) Vierstrang-Schlingennaht [L255]

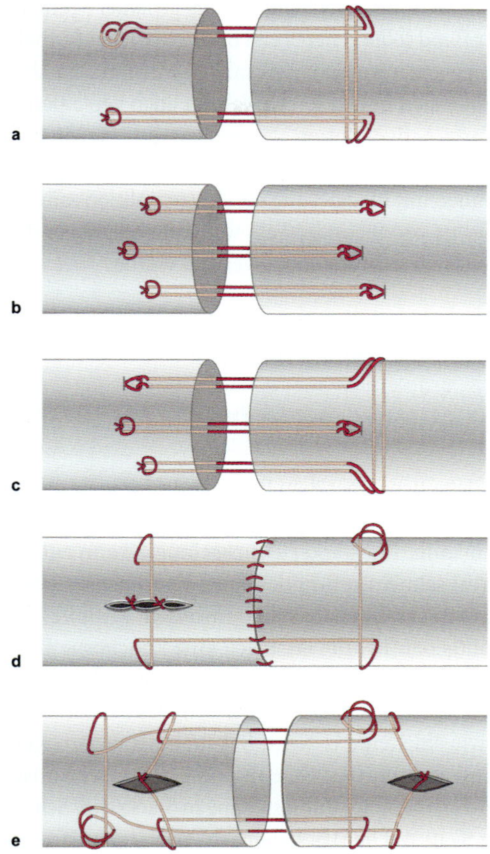

Abb. 12.20 Weitere heute gebräuchliche Sehnennahttechniken: a) U-Naht mit doppeltem Faden. b) Sechsstrangnaht mit drei Schlingennähten nach Tsuge. c) M-Naht nach Tang. d) Zechner-Naht. e) Doppelte Zechner-Naht [L255]

zung bei gebeugtem Finger, dann tritt das sogenannte Kulissenphänomen auf und der distale Sehnenstumpf verlagert sich teils bis zur Fingerspitze hin. Der zentrale Sehnenstumpf kann bis zum A1-Ringband oder in die Hohlhand zurückrutschen. Während der Naht werden die reponierten Sehnenstümpfe mit zwei feinen Kanülen quer durch Sehne und Sehnenscheide blockiert, um ein Zurückgleiten zu vermeiden.

Bei **Schnittverletzungen am Handgelenk** sind häufig die Sehnen mehrerer Finger betroffen. Somit ist eine exakte Identifizierung der Sehnenstümpfe erforderlich. Bei Verletzungen am muskulären Unterarm müssen die Sehnenspiegel miteinander vereinigt werden. Adaptierende Nähte der Muskulatur sind ebenfalls erforderlich.

Unmittelbar an die Beugesehnenrekonstruktion schließt sich ab dem 1. postoperativen Tag die **Kleinert-Therapie** an. Dabei handelt es sich um eine dynamische Fixierung, eine sinnvolle Maßnahme bei Beugesehnenverletzungen in jedem Abschnitt. Über den Verband wird eine dorsalseitige Unterarmgipsschiene angelegt, die in Beugestellung das Handgelenk entlastet. Durch Beugung des Handgelenks sowie des MP-Gelenks um 20° erfolgt eine reflektorische Entspannung, sodass keine Nahtbelastung entsteht. Die Beugung wird durch einen Gummizügel ohne aktiven Einsatz der eigenen Muskulatur bewirkt. Die Streckung erfolgt aktiv gegen den Widerstand des Gummizügels. Dieses Nachbehandlungsschema wird ca. 5 Wochen beibehalten, gefolgt von einer lastfreien funktionellen Phase. Die Vollbelastung genähter Sehnen an der Hand sollte generell erst nach 12 Wochen komplett freigegeben werden. Bei stabilen Mehrstrangnähten haben sich in den letzten Jahren auch verschiedene „Early-Active-Motion"-Nachbehandlungsregime etabliert. Als **Komplikation** sind Verwachsungen der Sehnen mit Blockierung der Beugefunktion möglich. Dies ist vor allem der Fall, wenn das Gleitlager über eine längere Ausdehnung verletzt wurde.

Strecksehnenverletzung

Sehnenverletzung im DIP-Gelenk

Verletzungen über dem Endgelenk führen dazu, dass eine Streckung nicht mehr aktiv durchgeführt werden kann. Ein starker Druckschmerz kann auf eine Strecksehnenruptur oder einen knöchernen Ausriss des Strecksehnenansatzes hinweisen. Mithilfe einer Röntgenaufnahme lässt sich eine knöcherne Beteiligung nachweisen. Eine offene Schnittverletzung erfordert im DIP-Gelenk eine Pindrahttransfixation sowie eine feine U-Naht. Bei subkutaner Strecksehnenläsion im DIP-Gelenk und erfolgloser konservativer Therapie (Ruhigstellung in Stackscher Schiene für 8–10 Wochen) besteht nach Pindrahttransfixation die Indikation zur Durchführung einer Raffnaht mit resorbierbarem Nahtmaterial.

Sehnenverletzung im PIP-Gelenk

Schnittverletzungen können zur Durchtrennung des Mittelzügels am PIP-Gelenk führen. Zudem kann dieser Defekt auch durch eine geschlossene Ruptur entstehen. In der Folge entsteht eine sogenannte Knopflochdeformität. Der defekte Mittelzügel lässt das Köpfchen des Grundglieds durch die intakten Seitenzügel treten. Bei offener, aber auch bei gedeckter Verletzung wird die Sehnennaht durchgeführt. Zur Verbesserung des funktionellen Ergebnisses empfiehlt sich primär die Ruhigstellung in Streckstellung des PIP-Gelenks (Intrinsic Plus, ➤ 12.5) in Kombination mit einer funktionellen dynamischen Schiene, die auch Beugebewegungen zulässt, z. B. DAHO®-Schiene. Zusätzlich hat sich über die letzten Jahre die Nachbehandlung nach dem **SAM(Short Arc Motion)-Schema** etabliert. Hierbei werden eine statische Schiene und eine das Bewegungsausmaß limitierende Schiene zur Sicherung des Sehnengleitens von der Ergotherapie angefertigt. Bei veralteten Mittelzügelverletzungen können lokale Umkipp- oder Verschiebeplastiken der Strecksehne zum Einsatz kommen.

Sehnenverletzung im MP-Gelenk

Bei der klinischen Untersuchung fällt ein kompletter Funktionsausfall beim Streckvorgang auf. Die Streckfähigkeit im Mittel- und Endglied ist aufgrund der erhaltenen Intrinsic-Muskulatur noch gegeben. Als operative Therapie werden feine adaptierende Nähte mit der Fadenstärke 4-0 oder 5-0 durchgeführt. Eine Ruhigstellung in Intrinsic-plus-Stellung erfolgt in Kombination mit einer funktionellen dynamischen Schiene erfolgen (DAHO®-Schiene) für 4 Wochen.

Sehnenverletzung am Handrücken

Aufgrund der quer und schräg verlaufenden Strecksehnenverbindungen zeigt sich nur ein partieller Funktionsverlust. Ein Zurückgleiten der Strecksehne ist nur am Daumen und am Kleinfinger möglich. Operativ werden Kernnähte und zirkuläre feine Adaptionsnähte verwendet. Eine Ruhigstellung in Streckposition für 4–5 Wochen kann mit einer funktionell-dynamischen Schiene kombiniert werden. Sowohl am Zeige- als auch am kleinen Finger finden sich in der Regel zwei Strecksehnen. Neben der Extensor-digitorum-communis-Sehne besitzt der Zeigefinger noch die Sehne des M. Extensor indicis proprius, der Kleinfinger die des Extensor digiti minimi. Insbesondere die Sehne des Extensor indices proprius kann gut für motorische Ersatzoperationen, z.B. bei irreparabler Verletzung der langen Daumenstrecksehne, verwendet werden.

Sehnenverletzung am Handgelenk

Bei diesem Verletzungsmodus können die Sehnenstümpfe weit in den Unterarm zurückgleiten. Es resultiert ein deutlicher Streckausfall der betroffenen Finger. In jedem Fall ist eine operative Rekonstruktion anzustreben. Verletzungen der Mm. extensor carpi radialis longus und brevis sowie des M. extensor carpi ulnaris können leicht übersehen werden. Wegen des Zurückweichens der Sehnenstümpfe in den Unterarm

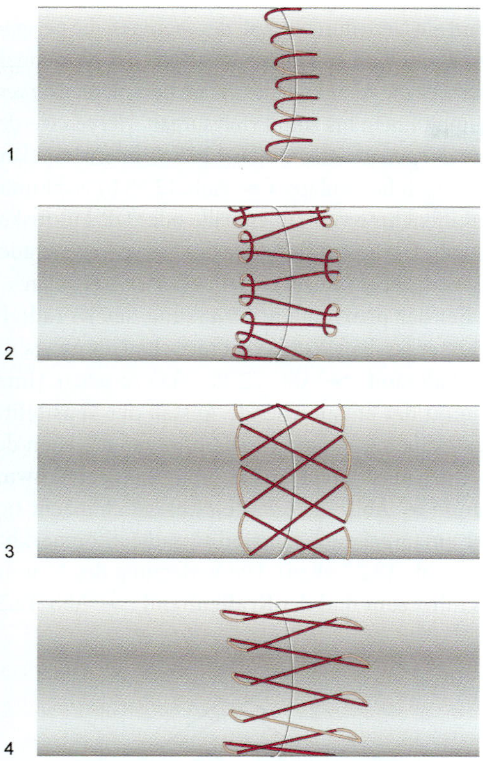

Abb. 12.21 Verschiedene Zirkulärnahttechniken [L255]

sind Erweiterungsschnitte notwendig. Geeignet sind Nahttechniken mit einer kräftigen Kernnaht und einer feinadaptierenden Zirkulärnaht (➤ Abb. 12.21). Daran schließt eine 4- bis 5-wöchige Ruhigstellung auf einer volaren Unterarmschiene in leichter Dorsalflexion an.

12.6.4 Arterien- und Nervenläsionen

Arteriendurchtrennung

Bei der Arterienverletzung tritt entweder der Einzelschnitt mit spritzender Blutung oder die komplexe Verletzung mit Zerreißung oder Quetschung des Gewebes auf. Bei einer tiefen, ventral liegenden Fingerverletzung, insbesondere mit Ausfall der Sensibilität im Versorgungsgebiet des entsprechenden Fingernervs, ist prinzipiell von einer Verletzung des arteriellen Gefäßes auszugehen. Unter Umständen macht sich bereits bei der Erstuntersuchung in der Nothilfe eine Ischämie des Fingers (weißliche Verfärbung) oder der Hand bemerkbar. Aufgrund des Risikos des Finger- oder Handverlusts besteht die Indikation zur mikrochirurgischen arteriellen Rekonstruktion. Die Zugangswege sind ventrale Erweiterungsschnitte der vorliegenden Verletzung nach distal und nach proximal.

Die mikrochirurgische Rekonstruktion wird am Finger mit feinem Nahtmaterial der Stärke 9-0 und 10-0 und mithilfe der Lupenbrille oder des Operationsmikroskops durchgeführt. Hierzu ist das Mikroinstrumentarium erforderlich. Von essenzieller Wichtigkeit sind hier mikrochirurgische Gefäßklemmchen und feine Gefäßspülkanülen, um verdünnte Heparinlösung in die Gefäßstümpfe zu spülen. Die mikrochirurgischen Nähte sind Einzelknopfnähte (➤ Abb. 12.22, ➤ Abb. 12.23). Nach der Reanastomosierung erfolgt die Überprüfung der Durchgängigkeit der Anastomose (➤ Abb. 12.24). Die erste Mikropinzette fasst das Gefäß proximal der Mikronaht, die zweite Mikropinzette streift nach distal hin aus. Nach Freigabe der Strombahn muss sich das Gefäß von proximal wieder füllen.

Bei komplexen Handverletzungen werden keine Redon-Drainagen verwendet, um ein Ansaugen der Mikroanastomose zu vermeiden. Lediglich kleine Laschen oder auch flache weiche Drainagen (z.B. Jackson-Pratt-Drainagen) oder Silikon-Drainagen kommen bei komplexen Handverletzungen zum Einsatz. Die Verbände bestehen aus Fettgaze, bedeckt von gekrüllten Kompressen und umhüllt von einem Watteverband (Boxhandschuh). Darüber wird eine elastische Binde gewickelt und der Verband mit Pflaster gegen Verrutschen gesichert. Die Fingerspitzen

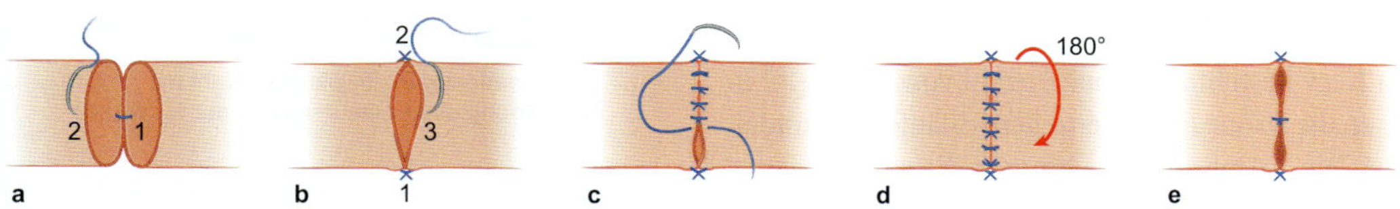

Abb. 12.22 Mikrochirurgische Gefäßnaht: a) Setzen von Ecknähten. b, c) Naht der Vorderwand. d, e) Drehen des Gefäßes um 180° und Naht der Rückwand [L255]

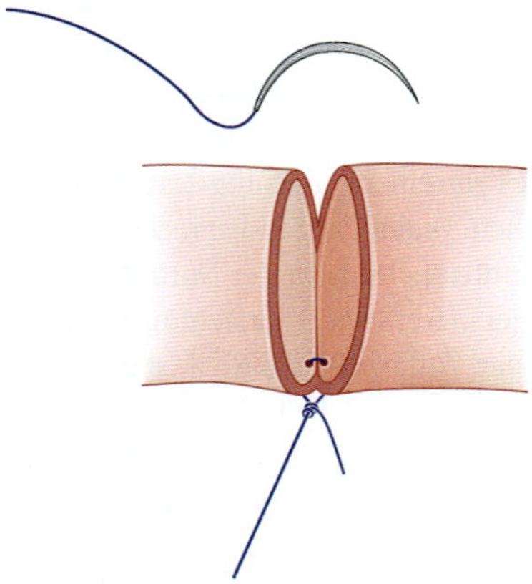

Abb. 12.23 Ecknähte bei mikrochirurgischer Anastomose [L255]

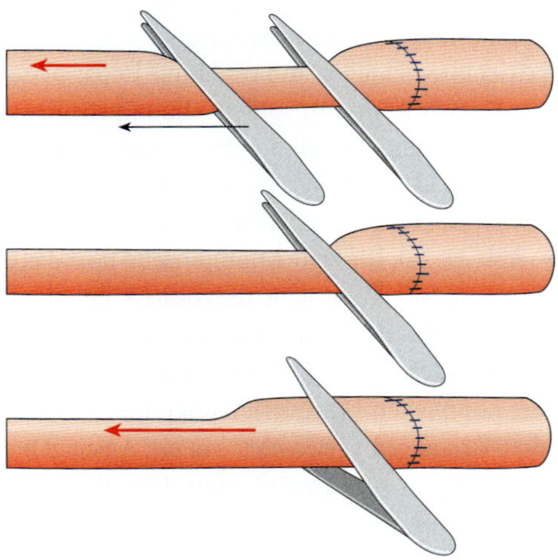

Abb. 12.24 Gefäßfüllung von proximal beim Durchgängigkeitstest [L190, L143]

der gefährdeten Finger bleiben frei, um jederzeit die Durchblutung überprüfen zu können.

Nervendurchtrennung

Ein Nerv besteht aus einer Anzahl von Faszikeln, in denen die Axone (Ganglienzellenausläufer) gebündelt sind. Die Axone sind von einer Hülle aus Schwannschen Zellen umkleidet. Die Faszikelbündel werden durch interfaszikuläres Gewebe zusammengehalten. Der gesamte Nerv ist vom Epineurium umhüllt.

Wird ein Nerv durchtrennt, degenerieren die peripheren Axone und Markscheiden. Nach der Nervennaht wachsen die Axone wieder in den peripheren Nervenstumpf hinein bis zum Erfolgsorgan. Nerven werden mittels epineuraler (➤ Abb. 12.25 a), interfaszikulärer oder auch faszikulärer (➤ Abb. 12.25 b) Naht unter Zuhilfenahme von Lupenbrille oder OP-Mikroskop genäht. Die besten Resultate der Nervenregeneration lassen sich bei sofortiger Naht des Nervs erzielen.

Bei der proximalen Verletzung des N. radialis (Humerusschaft) ist das motorische Lähmungsbild der **Fallhand** (➤ Abb. 12.26 links) zu sehen. Hinzu kommt der entsprechende Ausfall der Sensibilität (➤ Abb. 12.27 unten). Die proximale Läsion des N. medianus führt zum Lähmungsbild der **Schwurhand** (➤ Abb. 12.26 Mitte). Zusätzlich macht sich der entsprechende Sensibilitätsausfall bemerkbar (➤ Abb. 12.27 oben). Die Verletzung des N. ulnaris führt zum Bild der **Krallenhand** (➤ Abb. 12.26

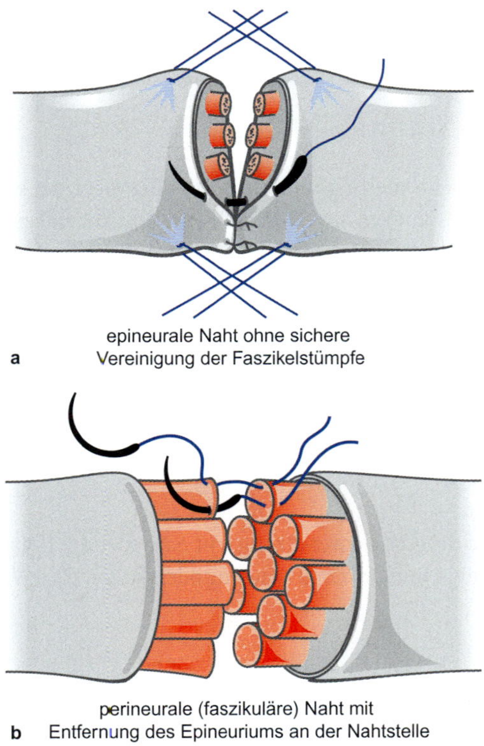

Abb. 12.25 Nervennähte: a) Kombinierte epi-perineurale Naht eines oligofaszikulären Nervs. b) Perineurale Naht eines polyfaszikulären Nervs nach Resektion von 3–4 mm des Epineuriums [L106, L143]

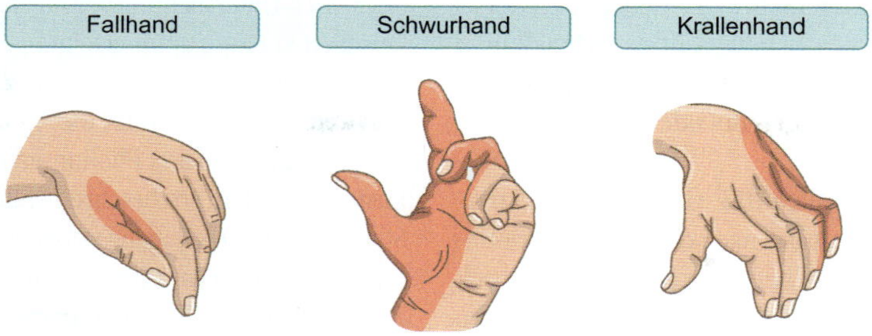

Abb. 12.26 Links: Bei Schädigung des N. radialis am Oberarm kann die Patientin die Hand nicht mehr gegen die Schwerkraft strecken (Fallhand). Mitte: Bei einer Schwurhand infolge einer Schädigung des N. medianus kann die Patientin die Hand nicht zur Faust ballen, sondern nur die ulnaren Finger beugen. Rechts: Die Krallenhand durch Läsion des N. ulnaris zeigt sich als Überstreckung im Grundgelenk und Beugung im Mittelgelenk, besonders ausgeprägt an Ring- und Kleinfinger. Farbig unterlegt sind die jeweiligen von Sensibilitätsstörungen betroffenen Areale [L138]

rechts), ebenfalls mit dem entsprechenden Sensibilitätsausfall (➤ Abb. 12.27 Mitte).
Bei einer Schnittverletzung oder einer komplexen Verletzung kann die Sensibilität im Versorgungsgebiet des Nervs ausfallen, was durch Berührung mit einer

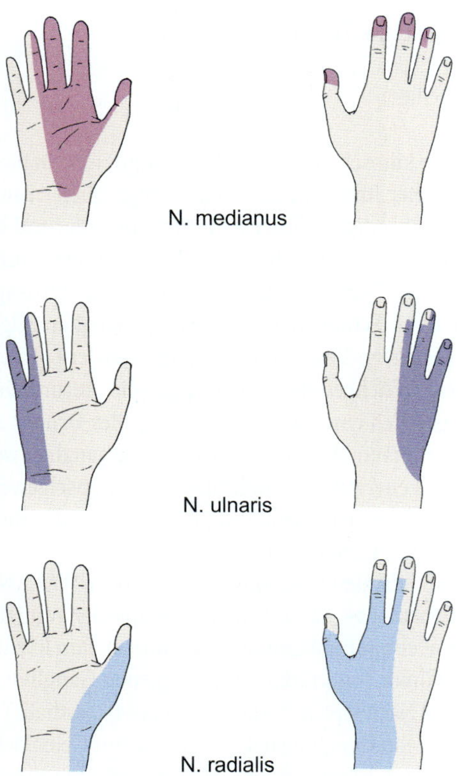

Abb. 12.27 Sensible Versorgungsgebiete der drei Handnerven N. radialis, N. ulnaris und N. medianus [L190]

Kanülenspitze überprüft wird. Bei einer palmaren Gewebeläsion im Finger- und Handflächenbereich ist eine proximale und distale Schnitterweiterung erforderlich, um den verletzten Nerv darzustellen. Es folgt die mikrochirurgische Nervennaht mit der Fadenstärke 9-0 bis 11-0. Anschließend ist je nach Lokalisation der Nervenverletzung und Spannung der Koaptationsstelle eine Schienenruhigstellung für einen Zeitraum von 3 Wochen erforderlich.

12.6.5 Luxationen, Kapsel- und Bandrupturen

Ursache für eine Gelenkverletzung an den Fingern sind heftige, direkt oder indirekt axial und schräg auftreffende Gewalteinwirkungen. Als weitere Ursache kommt ein Hängenbleiben oder ein Verkanten des Fingers infrage. Die klinische Untersuchung erbringt unter Umständen eine bestehende fixierte **Luxation.** Bei spontaner Reposition liegt zumindest eine Schwellung mit schmerzhafter Bewegungseinschränkung vor. Die Röntgenaufnahme in zwei Ebenen kann ebenfalls eine Luxation oder Subluxation belegen. Gleichzeitig kann auch eine Fraktur oder ein knöcherner Bandausriss vorliegen. Gestaltet sich die Untersuchung bezüglich der Stabilität direkt nach dem Trauma zu schmerzhaft, dann lässt sich nach wenigen Tagen die Situation erneut überprüfen. Die Indikation zur sofortigen Operation ergibt sich bei unmöglicher Reposition, möglicherweise verursacht durch eingeschlagene Kapselanteile oder Sehnen.

An den **Langfingern** reißt bei Luxationen nach dorsal an den Endgelenken die beugeseitige Gelenkkapsel ein. Bei Luxation nach palmar ist häufig ein subkutaner Strecksehnenabriss mit oder ohne knöcherne Beteiligung vorhanden.

An den **Mittelgelenken** (PIP-Gelenk) führen Luxationen der Mittelgliedbasis nach dorsal zu Zerreißungen der Fibrocartilago (beugeseitigen Faserknorpelplatte). Eine Indikation zur operativen Reinsertion wird eher zurückhaltend gestellt. Auch knöcherne Ausrisse der beugeseitien Faserknorpelplatte werden häufig konservativ behandelt. Eine Luxation des Grundgliedköpfchens nach dorsal hat die Zerreißung des Mittelzügels und die Ausbildung einer Knopflochdeformität zur Folge. Der operative Zugang erfolgt von dorsal. Eine sichere operative Adaptation der zerrissenen Sehnen- und Bandanteile ist möglich. Es folgt eine 3- bis 4-wöchige Behandlung in einer funktionellen Schiene, welche die Beübung aus einer Streckstellung heraus erlaubt.

Isolierte **Grundgelenksluxationen** der Langfinger finden sich meistens im randständigen Bereich der Hand (D2 und D5). Meist luxiert das Mittelhandköpfchen nach hohlhandwärts. Lässt sich keine Reposition durchführen, ist das Köpfchen durch die Beugesehne und die Mm. lumbricales wie bei einer Knopflochdeformität hindurchgetreten. Interponiert sind die Beugesehnen und die Faserknorpelplatte. Der Zugang erfolgt von palmar, wobei die Interponate entfernt und reponiert werden.

Ulnare Kollateralbandruptur des Daumengrundgelenks

Die häufigste Verletzung am Daumen ist die Ruptur des ulnaren Kollateralbands. Das Daumengrundgelenk wird durch einen übermäßigen Abspreizmechanismus verletzt, z. B. durch Hängenbleiben an einem Skistock, am Fahrradlenker oder durch Sturz auf die Hand mit abgespreizten Daumen. Als Symptom imponiert bei der ulnaren Instabilität die Unfähigkeit, eine Haltefunktion im Grobgriff mit den Langfingern durchzuführen. Auch der feste Spitzgriff sowie das Halten von Flaschen sind nicht mehr möglich. Bei der klinischen Prüfung fällt die Aufklappbarkeit der verletzten Seite auf. Die klinische Testung erfolgt in ca. 40°-Flexion des Daumengrundgelenks. Bei unklaren Befunden kann zur Klärung auch eine Röntgenaufnahme, Sonografie oder MRT-Untersuchung beitragen. Die Therapie einer kompletten Bandruptur erfolgt operativ, da das zerrissene ulnare Kollateralband in die Kapsel eingeschlagen sein kann, und zwar unter die Aponeurose des M. adductor pollicis. Dieses Phänomen nennt man **Stener-Läsion** nach dem erstbeschreibenden Chirurgen Bertil Stener (1962). Der Zugang erfolgt von dorsal, um einen knöchernen oder interligamentären Ausriss des Bands darzustellen. Beim distalen Ausriss am Knochen empfiehlt sich die Refixation des ulnaren Kollateralbands mithilfe eines Knochenankers. Postoperativ erfolgt eine Schienenruhigstellung über 6 Wochen. Der interligamentäre Ausriss wird durch eine Naht versorgt und über eine Zeitphase von 6 Wochen gesichert.

12.7 Erkrankungen der Hand

12.7.1 Bindegewebstumoren

Gutartige Tumoren

Ganglien

Bei der klinischen Untersuchung imponiert ein prallelastischer Tumor. Beim Handrückenganglion entsteht eine frühzeitige Schmerzsymptomatik aufgrund der raschen Größenzunahme. Ganglien irritieren durch Druck auf Nervenfasern und erzeugen belastungsabhängige Schmerzen. Beugeseitige Ganglien zeigen ein geringeres Beschwerdebild aufgrund der Lokalisation im Weichgewebe. Ringbandganglien verursachen gelegentlich eine Parästhesie infolge des Drucks auf Fingernerven. Als Ursache der Gelenksganglien werden degenerative Veränderungen im Kapselgewebe durch Überbeanspruchung und chronische Reizzustände angenommen.

Die radikale Exzision in Blutleere oder WALANT-Anästhesie (➤ 12.3) stellt die Therapie der Wahl dar. Eine alleinige Punktion führt fast immer zum Rezidiv. Bei palmar- und radialseitig gelegenen Ganglien ist auf die Nachbarschaft zum Blutgefäß (A. radialis) zu achten. Ein Ganglionstiel, welcher bis zur Gelenkkapsel verläuft, ist mit seinem Gelenkkapselanteil zu resezieren. Die Kapsel wird nicht vernäht, da die Narbenbildung das Ganglionrezidiv verhindert. Postoperativ ist das Gelenk etwa 2 Wochen zu schonen (Schienenruhigstellung), während die restlichen Finger bereits eine Bewegungstherapie erhalten. Histologisch findet die Pathologin im Rahmen ihrer Untersuchung eine gallertartige Flüssigkeit innerhalb der Tumorkapsel. Die Patientin sollte vor der Operation immer auf das Risiko einer Rezidivbildung hingewiesen werden.

Fibrome

Ein Fibrom wächst langsam und imponiert lediglich als ein derber, schmerzfreier Tumor. Differenzialdiagnostisch ist es von einer Epithelzyste, einem Ganglion oder einer Dupuytren-Kontraktur abzugrenzen. Die Therapie besteht in der operativen Entfernung; das Rezidivrisiko ist gering.

Lipome

Lipome wachsen langsam und entstehen bevorzugt im Hohlhandbereich sowie am Daumenballen, gelegentlich auch am Unterarm. Als Therapie empfiehlt sich die sorgfältige Exzision. Eine maligne Entartung ist nicht zu erwarten. Bei sehr großen Lipomen sollte zunächst eine Inzisionsbiopsie durchgeführt werden um das Vorliegen eines Liposarkoms sicher auszuschließen. Histologisch handelt es sich bei einem klassischen Lipom um gelapptes Fettgewebe, welches durch eine zarte Bindegewebskapsel zusammengefasst und durch feine Bindegewebssepten unterteilt wird. Ist das Bindegewebe stark ausgebildet, wird der Tumor als Fibrolipom bezeichnet, bei zahlreich vorkommenden Gefäßen als Angiolipom.

Bösartige Tumoren

Fibrosarkom

Dieser Tumor kann im Anfangsstadium mit gutartigen Tumoren verwechselt werden. Allerdings rückt das maligne Wachstum bald durch eine übermäßige Größenzunahme mit lokaler Infiltration und Destruktion von anatomisch vorgegebenen Strukturen in den Vordergrund. Zudem entstehen Exulzerationen. Die therapeutischen Maßnahmen reichen von der großzügigen Tumorexzision bis zur Amputation eines Fingerstrahls.

12.7.2 Knochentumoren

Gutartige Tumoren

Enchondrom

Enchondrome finden sich als Zufallsbefund in Röntgenaufnahmen oder werden als Ursache von Spontan- oder pathologischen Frakturen identifiziert. Das Enchondrom ist bevorzugt metaphysär lokalisiert (➤ Abb. 12.28).

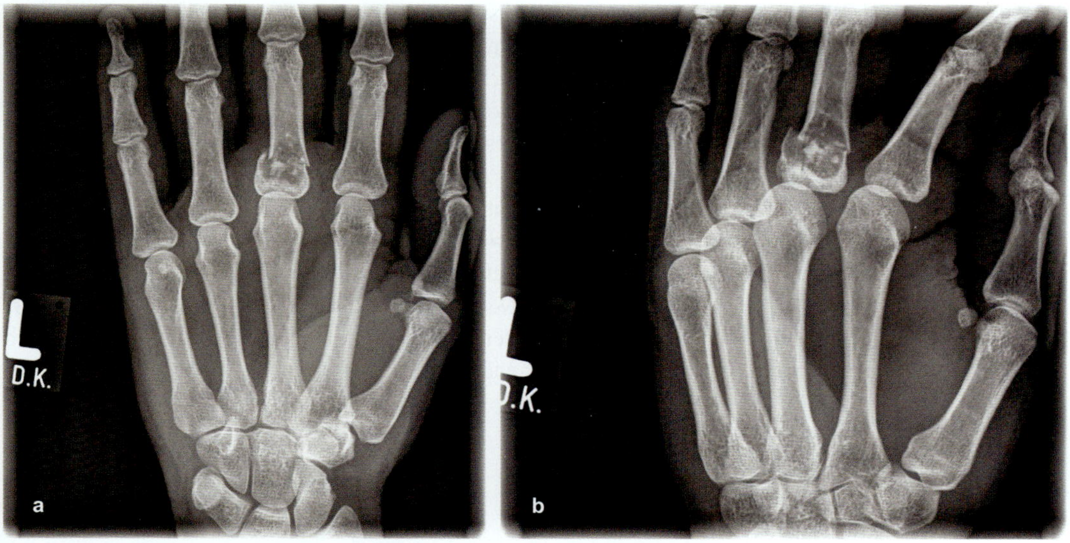

Abb. 12.28 Enchondrom des Mittelfingermittelglieds mit einer pathologischen Fraktur [M1571]

Die Therapie beinhaltet die sorgfältige Ausräumung (Kürettage) des Knochenzysteninhalts (mit seiner begrenzenden Zellschicht) über ein knöchernes Zugangsfenster. Tumorreste können ein Rezidiv erzeugen. Nach der Ausräumung empfiehlt sich die Auffüllung mit autologer Radius- oder Beckenkammspongiosa oder Knochenersatzmaterial.

Pathologisch findet sich bei der histologischen Untersuchung glasiges, weiches Gewebe aus Knorpelzellen und hyaliner Knorpelgrundsubstanz. Eine maligne Entartung ist an der Hand sehr unwahrscheinlich.

Osteoidosteom

Das Leitsymptom ist der quälende nächtliche Schmerz, der sich möglicherweise nach der Einnahme von Acetylsalicylsäure (Aspirin) bessert. Im Röntgenbild ist der Tumor erst spät erkennbar; er zeigt eine Sklerosierung der Knochenkortikalis. Die Aufhellung im Zentrum wird als Nidus bezeichnet, sie enthält Ostoid. Das Osteoidosteom findet sich am distalen Radius und an den Röhrenknochen der Hand. Therapeutisch bietet sich lediglich die komplette Entfernung des Nidus an, welche zur Beschwerdefreiheit führt.

Riesenzelltumor

Der Tumor zeigt nur eine unspezifische Schmerzsymptomatik. Allerdings wird er nach einer Spontanfraktur im Röntgenbild gut sichtbar. Der Riesenzelltumor ähnelt einem Enchondrom mit Ausdünnung der Kortikalis und Verdrängung der spongiösen Knochenstruktur. Die Therapie beinhaltet eine sorgfältige Kürettage, ggf. die Resektion des tumortragenden Abschnitts. Des Weiteren ist an eine Kryotherapie mit flüssigem Stickstoff zu denken.

Die Pathologin sieht bei der histologischen Untersuchung mesenchymale spindelige Zellen sowie Riesenzellen mit zahlreichen Kernen. Zudem findet sich Bindegewebe mit Osteoid und Geflechtknochenbildung. Der Tumorsitz liegt epiphysär und metaphysär. An der Hand ist der Riesenzelltumor fast immer benigne, allerdings können Tumorrezidive auch entarten.

Bösartige Tumoren

Chondrosarkom und osteogenes Sarkom

Die Tumoren wachsen langsam und imponieren klinisch mit einer Weichgewebeschwellung. Nach der konventionellen Röntgendiagnostik mit der entsprechenden Verdachtsdiagnose wird die Diagnostik mithilfe der Computer- und der Kernspintomografie fortgeführt. Erst danach folgt eine Biopsie des Knochentumors. Bei gesicherter histologischer Diagnose wird das Vorgehen im Rahmen einer Tumorkonferenz festgelegt. Hierbei beraten sich Chirurginnen, Pathologinnen, Radiologinnen sowie Strahlen- und Chemotherapeutinnen über neoadjuvante und adjuvante Therapieverfahren. Die Therapie umfasst möglicherweise die Entfernung des Fingerstrahls mit dem Mittelhandknochen sowie eine Polychemotherapie oder eine Bestrahlung.

12.7.3 Nervenengpasssyndrome

Karpaltunnelsyndrom

Die Patientin verspürt heftige Schmerzen sowie ein Taubheitsgefühl. Wegweisend sind Kribbelparästhesien, das „nächtliche Ameisenlaufen". Das Karpaltunnelsyndrom entsteht durch Druck auf den N. medianus im Karpalkanal aufgrund unterschiedlicher Ursachen, z. B. Tendovaginitiden, Rheuma oder Z. n. distaler Radiusfraktur. Lang anhaltender Druck kann eine Fibrose der Nervenhüllen entstehen lassen. Zur Sicherung der Diagnose sollten präoperativ ein Elektromyogramm und eine Messung der Nervenleitgeschwindigkeit durchgeführt werden.

Als operative Therapie empfiehlt sich zur Druckentlastung die **Spaltung des Retinaculum flexorum** (➤ Abb. 12.29). Häufig ist dadurch der Nerv bereits befreit. Gelegentlich wird bei starker Fibrose der Nervenoberfläche eine epifasziale Neurolyse erforderlich. Das Retinaculum flexorum lässt sich auch endoskopisch spalten.

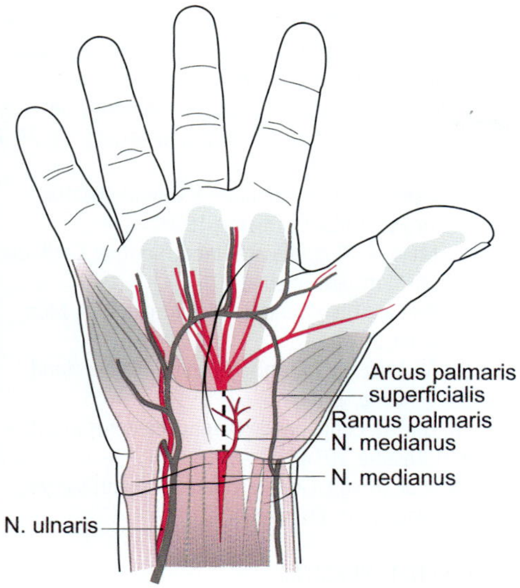

Abb. 12.29 Schematische Darstellung des Karpalkanals. Die gestrichelte Linie stellt die operative Spaltung des Retinaculum flexorum dar [L234, L138]

Guyonsches Logensyndrom, Engpass-syndrom des N. ulnaris

Typische Symptome sind Schmerzen sowie eine Parästhesie mit Taubheitsgefühl im 5. Finger und in der ulnaren Hälfte des 4. Fingers. Zudem kann eine Schwäche der vom N. ulnaris innervierten Handbinnenmuskulatur bestehen. Die Bestimmung der Nervenleitgeschwindigkeit und das Elektromyogramm sichern die Verdachtsdiagnose. Mögliche Ursachen sind akute oder chronische Traumen, Vernarbungen, Handgelenksganglien oder Lipome. Ebenso kommen rheumatische Veränderungen im Bereich der Interkarpalgelenke in Betracht.

Die Operation umfasst die Spaltung der Guyonschen Loge mit Freilegung des N. ulnaris sowie der A. ulnaris. Sorgfältige Blutstillung und das Einlegen einer Drainage sind erforderlich, um eine erneute Vernarbung durch ein Hämatom zu verhindern.

12.7.4 Morbus Dupuytren

Bei Patientinnen mit einem Morbus Dupuytren ist eine Strang- und Knotenbildung in der Hohlhand und an den Fingern infolge einer Verdickung der kollagenen Bindegewebsfasern der Palmaraponeurose zu sehen. Die Schrumpfung der Palmaraponeurose lässt eine Beugekontraktur entstehen. Als Ursachen werden diskutiert: erbliche Faktoren, Leberschaden, Diabetes und Durchblutungsstörungen. Männer sind deutlich häufiger betroffen als Frauen.

Die Operation umfasst entweder eine **partielle Fasziektomie** der Palmaraponeurose und der betroffenen Fingerstränge oder die **komplette Fasziektomie** der Palmaraponeurose mit all ihren Fingersträngen. Neuere Therapieoptionen beinhalten auch die perkutane Nadelfasziektomie (PNF), bei der die Stränge durch die Haut mit einer feinen Kanüle unter kontinuierlicher Aufdehnung durchtrennt werden. Diese Behandlungsoption ist für isolierte Stränge mit Kontraktur der Grundgelenke geeignet, sie birgt die Gefahr der Verletzung der Fingernerven und hat eine Rezidivrate von über 50 % in 3 Jahren. Die Operation

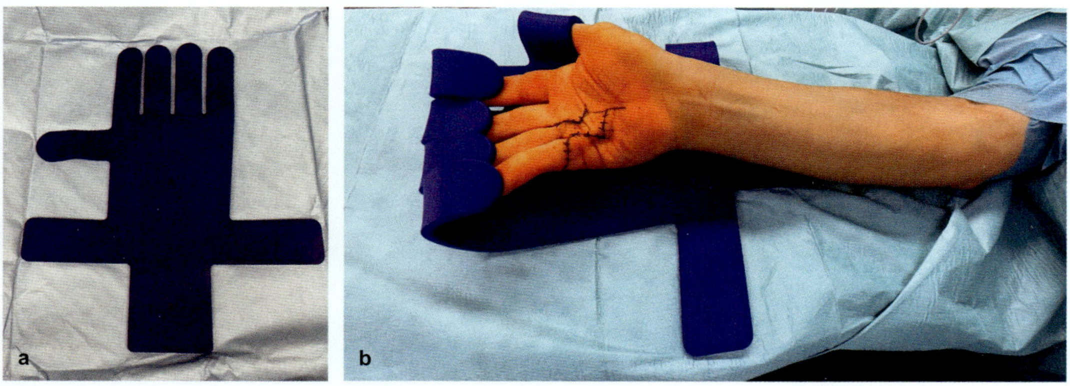

Abb. 12.30 Bleihand vor Fixierung. b) Fixierte Hand mit angezeichneter Schnittführung einer partiellen palmaren Fasziektomie bei Morbus Dupuytren [M1571]

muss in Blutleere und möglicherweise unter Einsatz einer Lupenbrille durchgeführt werden. Die Hand wird mithilfe einer Bleihand fixiert (➤ Abb. 12.30). Bei extremen Befunden sind lokale Lappenplastiken, freie Hauttransplantationen oder als letzte Option auch eine Amputation des Fingerstrahls mit einer zusätzlichen Handverschmälerung möglich.

LITERATUR

Green D-P, Hotchkiss R-N, Pederson W. Green's Operative Surgery. 4th Ed. Vol. 1 and 2. New York, Edinburgh, London: Churchill Livingstone, 1999.

Paulsen F, Waschke J. Sobotta, Atlas der Anatomie des Menschen. Band 3: Kopf, Hals und Neuroanatomie. 24. A. München: Elsevier, 2017.

Pechlaner S, Hussl H, Kerschbaumer F. Operationsatlas Handchirurgie. Stuttgart: Thieme, 1998.

Rudigier J, Meier R. Kurzgefasste Handchirurgie: Klinik und Praxis. 6. A. Stuttgart: Thieme, 2014.

Sauerbier M et al. (Hrsg.). Die Handchirurgie. 7. A. München: Elsevier, 2024.

Schmidt H-M, Lanz U. Chirurgische Anatomie der Hand. Stuttgart: Thieme, 2003.

Schmitt R, Lanz U. Bildgebende Diagnostik der Hand. 3. A. Stuttgart: Thieme, 2014.

Wolfe SW et al. (Hrsg.). Green's Operative Hand Surgery. 8th Ed. Philadelphia: Elsevier, 2022.

INTERESSANTE WEBSITES

Deutsche Gesellschaft für Handchirurgie: www.dg-h.de

Federation of European Societies for Surgery of the Hand: www.fessh.com

KAPITEL

13 Herzchirurgie

D. Müller

Die Herzchirurgie umfasst die operative Behandlung angeborener und erworbener Erkrankungen des Herzens sowie der großen herznahen Gefäße mit ihren supraaortalen Ästen. Der Beginn der Herzchirurgie kann auf 1896 datiert werden. In diesem Jahr gelang es dem Chirurgen Ludwig Rehn in Frankfurt erstmals, eine Messerstichverletzung des Herzens erfolgreich zu übernähen. Trotz großer moralischer Einwände innerhalb der medizinischen Fakultät hatte dieser Eingriff katalysierende Wirkung auf die Entwicklung der Operationen am Herzen. 1902 publizierte L. Brunton Überlegungen zur operativen Behandlung von Mitralklappenvitien. 1905 verpflanzten Carrel und Guthrie das erste Herz im Tierexperiment. In den 1920er-Jahren wurde die erste Mitralklappensprengung vorgenommen und 1935 die erste Aortendissektion operiert. Nichtsdestoweniger blieben spektakuläre Erfolge aus, da die Vulnerabilität des Herzens ohne entsprechende Schutzmaßnahmen nicht reduziert werden konnte.

Der wichtigste Meilenstein auf dem Weg zur modernen Herzchirurgie war die erfolgreiche Einführung der Herz-Lungen-Maschine im Jahre 1953 durch den Amerikaner J. H. Gibbon. Erst diese und die Möglichkeit der Myokardprotektion mit Hypothermie und Kardioplegie in den 1950er-Jahren schufen die Grundvoraussetzungen für eine erfolgreiche und damit klinisch etablierte Herzchirurgie von angeborenen und erworbenen Herzfehlern. Der Vorhofseptumdefekt war der erste Herzfehler, der mithilfe der Herz-Lungen-Maschine erfolgreich operiert werden konnte. Als herausragende Leistungen im Zusammenhang mit dieser Arbeit ist die erste erfolgreiche Implantation einer mechanischen Herzklappenprothese mit einem Käfig-Ball-Ventil durch Starr und Edwards 1960 zu erwähnen. Ebenso bedeutend waren die Anwendung der ersten menschlichen Herzklappen 1962 durch Ross und Barratt Boyes sowie die Einführung von Bioprothesen vom Schwein durch Carpentier 1968. Der erfolgreiche Ersatz der Aorta ascendens begann 1963, er wurde in erster Linie von DeBakey bestimmt. In dieser Dekade brachten darüber hinaus Favaloro und Johnson die Entwicklung der revaskularisierenden Eingriffe an den Koronararterien entscheidend voran. Die 1980er-Jahre standen ganz im Zeichen der Herztransplantation, die sich klinisch etablieren konnte. Den nächsten und jüngsten großen Meilenstein der Herzchirurgie stellt die in den 2010er-Jahren eingeführte kathetergestützte Aortenklappenintervention dar. Auch wenn es die übliche Vorgehensweise des Klappenersatzes per Sternotomie nicht ablösen wird, avancierte dieses Alternativverfahren ab den 2020er-Jahren zum Standard für schwere symptomatische Aortenklappenstenosen bei multimorbiden Patienten. Es ermöglicht ihnen eine Verbesserung ihres Leidens, ohne sie dem hohen Risiko der Sternotomie und der Verwendung einer Herz-Lungen-Maschine aussetzen zu müssen.

13.1 Extrakorporale Zirkulation (EKZ)

Gibbon setzte 1953 erstmals erfolgreich eine Maschine zum temporären Ersatz der Herz-Kreislauf- und Lungenfunktion ein. Mit dieser Pioniertat wurde die rasante Entwicklung der offenen Herzchirurgie möglich. Heute ist die technische Ausrüstung der Herz-Lungen-Maschine so ausgereift und sicher, dass eine exakt durchgeführte Perfusion praktisch kein Risiko mehr birgt.

13.1.1 OP-spezifische Instrumente

(➤ Tab. 13.1)

Tab. 13.1 OP-spezifische Instrumente für die extrakorporale Zirkulation [G1125-002, M1573, E1453]

Instrument	Bezeichnung	Verwendungszweck
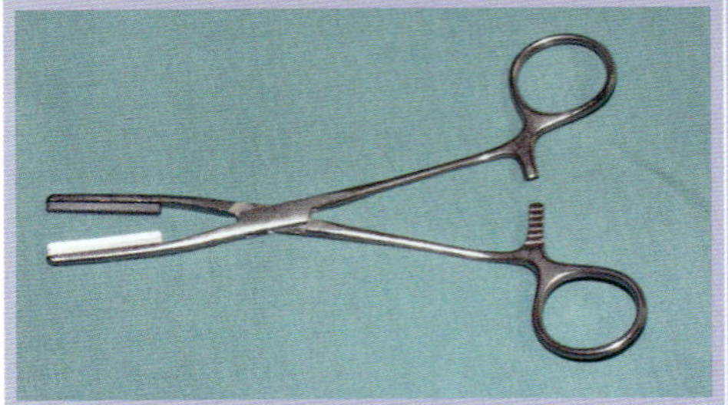	Aortenklemme	Abklemmen der Aorta an der Herz-Lungen-Maschine (HLM)
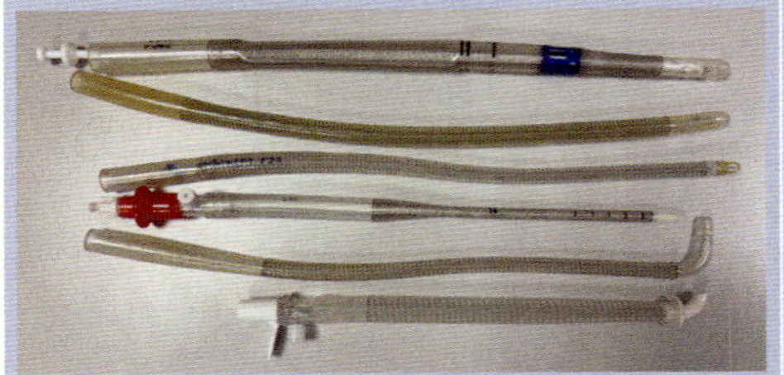	Kanülen	Anschluss an die HLM
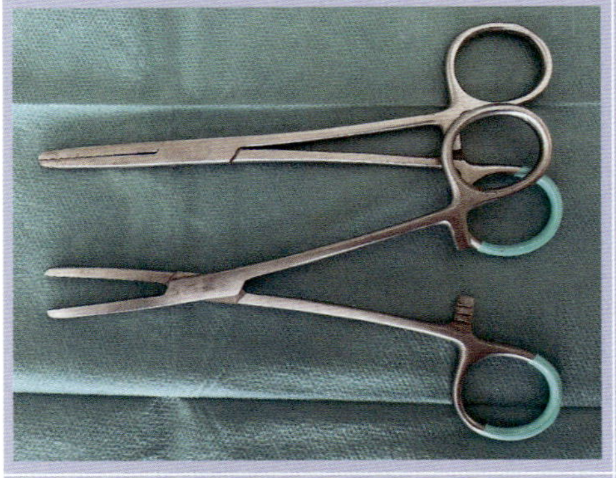	Schlauchklemme	Ab- bzw. Zuklemmen der Schläuche der HLM
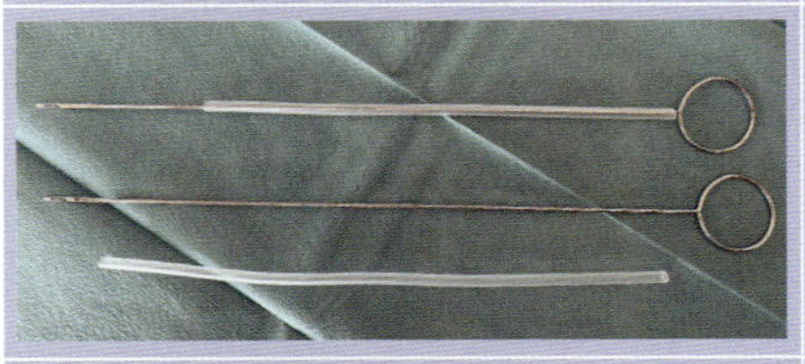	Tourniquet bzw. Snugger	Fixierung der Gefäßtabaksbeutelnähte an den Kanülen
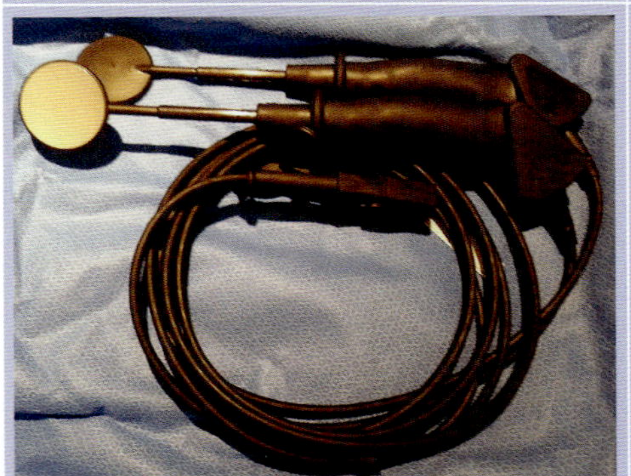	Interne Defibrillator-Paddles	Intraoperative Defibrillation des flimmernden Herzens

13.1.2 Herz-Lungen-Maschine (HLM)

Die wichtigsten Funktionselemente der Herz-Lungen-Maschine (HLM) sind Blutpumpen, Oxygenator und Wärmeaustauscher sowie ein venöses und ein arterielles Schlauchsystem mit integriertem Filter und einem dazwischengeschalteten Volumenreservoir (➤ Abb. 13.1). Als Blutpumpen werden zumeist vier bis fünf elektrisch betriebene, stufenlose Rollerpumpen nach DeBakey verwendet. Diese erzeugen eine kontinuierliche, d. h. nicht pulsatile Körperperfusion. Die zwischenzeitliche Vorstellung, dass mit einer pulsatilen Perfusion während der extrakorporalen Zirkulation eine Verbesserung der Nierenfunktion, eine Verminderung des peripheren Gefäßwiderstands und eine wirkungsvollere Myokardprotektion zu erzielen sind, hat sich klinisch nicht bestätigt.

Die **künstliche Lunge** *(Oxygenator)* hat die Funktion, den extrakorporalen Gasaustausch (Sauerstoffaufnahme und Kohlendioxidabgabe) vorzunehmen. Dabei unterscheidet man zwei Typen:

- Im **Blasenoxygenator** *(Bubbler)* wird das venöse Blut in einer Schaumkammer mit Sauerstoffbläschen durchströmt, wobei der Gasaustausch an der Oberfläche der Schaumbläschen stattfindet. Das durch diesen Prozess oxygenierte Blut wird in einer Entschäumungskammer von den Gasbläschen getrennt, ehe es in den Kreislauf gepumpt wird. Nachteilig ist eine vergleichsweise große Traumatisierung der Blutkorpuskel, die die Dauer der EKZ limitiert. Aus diesem Grund ist dieser Oxygenatortyp in Deutschland nicht mehr gebräuchlich.
- Der **Membranoxygenator** imitiert den physiologischen Gasaustausch über eine semipermeable Membran, die Gas- und Blutphase trennt. Somit entspricht er dem Prinzip der menschlichen Lunge. Die Traumatisierung von Blutbestandteilen ist gering, sodass sich dieser Oxygenatortyp besonders für lang dauernde Eingriffe eignet. Dies sowie die Möglichkeit, höhere Flussraten mit einer entsprechend höheren Perfusion zu fahren, überwiegen im Vergleich und bilden den großen Vorteil des Membranoxygenators gegenüber dem Blasenoxygenator. Dabei hat sich am häufigsten der Holofiber-Oxygenator durchgesetzt, da sein Aufbau einfach und das extrakorporale Flüssigkeitsvolumen klein ist.

Der **Wärmeaustauscher** ist integraler Bestandteil aller modernen Oxygenatoren. Er ermöglicht rasche Körpertemperaturänderungen bis zu 1 °C/min bzw.

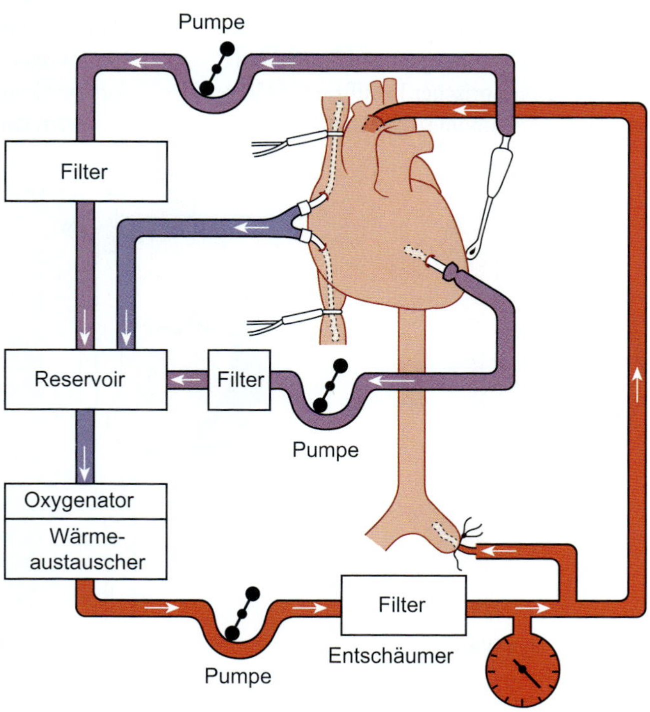

Abb. 13.1 Schema einer Herz-Lungen-Maschine. Gezeigt sind die ableitenden Katheter, die das venöse Blut zum Reservoir der Herz-Lungen-Maschine transportieren. Im Oxygenator wird das Blut mit Sauerstoff aufgesättigt und anschließend mit einer Rollenpumpe nach De Bakey der aszendierenden Aorta zugeführt. In die arterielle Leitung sind ein Filter zur Verhütung von Mikroembolien und ein Wärmeaustauscher (WA) zur Temperaturregelung zwischengeschaltet [L126]

Temperaturkonstanz auf einem gewünschten Niveau. Damit ist die entscheidende Voraussetzung für Operationen in tiefer Ganzkörperhypothermie gegeben.

13.1.3 Sonderformen der EKZ

- **Linker atriofemoraler Bypass:** Hierbei handelt es sich um einen atrio-arteriellen Bypass an der Aorta descendens. Die Versorgung der unteren Körperhälfte wird durch die EKZ über den linken Vorhof in die A. femoralis vorgenommen, um die Durchblutung der Nieren und des Rückenmarks aufrechtzuerhalten. Die obere Körperhälfte wird durch das normal arbeitende Herz perfundiert. Diese Form der assistierten Zirkulation wird bei der Resektion thorakaler Aortenaneurysmen und Dissektionen sowie bei der Korrektur von Aortenisthmusstenosen angewandt.
- **Femoro-femoraler Bypass:** Das Prinzip besteht in einer Versorgung des Organismus mit der EKZ ohne Thorakotomie. Hierzu werden spezielle Kanülen in die A. und V. femoralis eingeführt, über welche das Blut abgeführt (V. femoralis), aufbereitet und anschließend wieder zugeführt wird (A. femoralis). Hauptindikation ist neben den Kriterien für einen linken atriofemoralen Bypass die **e**xtra**k**orporale Langzeitoxygenation über einen **M**embran**o**xygenator (ECMO) bei schwerster respiratorischer Insuffizienz (ARDS, Schocklunge, Pneumonie, COVID-19).

13.1.4 Mechanische Herz-Kreislauf-Unterstützung

Die Anwendung einer Ballonassistenz setzt bei reversiblem Myokardversagen eine gewisse Mindestfunktion des Herzmuskels voraus. Mittels **uni-** oder **biventrikulärer Pumpassistenz** kann jedoch ein völliges Myokardversagen **temporär** überbrückt werden. Eine Indikation hierfür besteht sowohl bei irreversiblem Myokardschaden als auch bei Patienten mit terminaler Herzinsuffizienz. Auf diese Weisen wird versucht, den Herzkreislauf aufrechtzuerhalten *(Bridging)*, bis sich das Organ, sofern möglich, erholt hat oder ein geeignetes Spenderherz zur Transplantation zur Verfügung steht.

- **Intraaortale Ballongegenpulsation:** Sie ist bei medikamentös nicht beherrschbarer Linksherzinsuffizienz indiziert. Die intraaortale Ballonpumpe (IABP) arbeitet mittels einer EKG- oder drucksynchronisierten Gegenpulsation eines intraaortal gelegenen Ballonkatheters unmittelbar unterhalb des Abgangs der linken A. subclavia. Das schlagartige Aufblasen des Ballons zu Beginn der Diastole erhöht den Aortendruck und verbessert so die Koronarperfusion zu einem Zeitpunkt, an dem der koronare Einströmwiderstand am geringsten ist. Das rasche Kollabieren des Ballons während der Systole senkt den Aortendruck und damit die linksventrikuläre Nachlast. Meist wird der intraaortale Ballonkatheter mittels eines perkutanen Zugangs in Seldinger-Technik über die A. femoralis communis gelegt. Nach Verbesserung

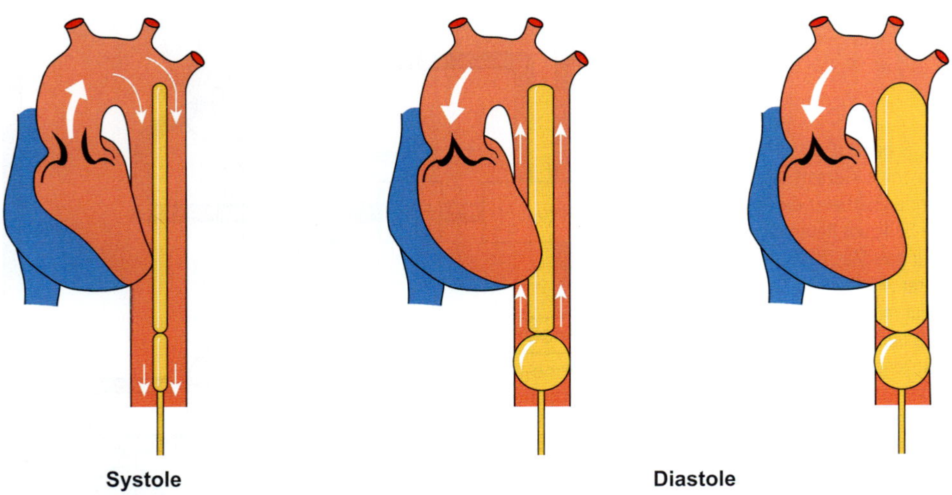

Abb. 13.2 Prinzip der intraaortalen Ballonpumpe (IABP). In der Systole fließt das Blut am entlüfteten Ballon vorbei. In der Diastole wird der Ballon aufgeblasen und presst dadurch das Blut aus der Aorta zurück zum Herzen und in die Koronararterien [L143]

und Stabilisierung der Pumpleistung des Herzens kann die IABP abgestellt und gezogen werden.

- **Univentrikuläre Unterstützungssysteme:** Die rechte oder linke Herzkammer wird durch ein Kreislaufpumpensystem unterstützt oder gar überbrückt. Hieraus folgt dann eine Volumenentlastung des jeweiligen Ventrikels, welche mitunter zur Erholung des betreffenden Ventrikels führen kann. Man spricht hierbei von einem **RVAD** oder **LVAD** (**R**ight bzw. **L**eft **V**entricular **A**ssist **D**evice), z. B. der ventrikulo-aortalen Linksherzunterstützung mittels Novacor-Assistenzpumpe.
- **Biventrikuläre Unterstützungssysteme:** Sie stellen eine Erweiterung der univentrikulären Unterstützung dar. Hierbei werden beide Herzkammern mit einem Kreislaufpumpensystem unterstützt.
- **Kunstherz:** Den radikalsten Schritt der mechanischen Herz-Kreislauf-Unterstützung stellt der Ersatz des nativen Organs durch ein künstliches Herz dar. Im Gegensatz zum biventrikulären System wird hierbei das Patientenherz größtenteils reseziert und durch ein künstliches Pumpensystem ersetzt. In der Regel bleiben Teile der Vorhöfe bestehen, die Kammern werden komplett entfernt. Man spricht in diesem Fall von einem **TAH** (**T**otal **A**rtificial **H**eart = komplett künstliches Herz)

13.1.5 Thorakotomie und Anschluss an die EKZ

Die **mediane Sternotomie** ist bei den meisten Herzoperationen der Zugang der Wahl. Sie kann schnell und einfach durchgeführt werden, da weder Muskelschichten noch Nerven- und Gefäßbündel zu durchtrennen sind. Der Hautschnitt erfolgt in der Medianlinie vom Jugulum nach kaudal bis unterhalb des Processus xiphoideus in die Linea alba. Manubrium und Corpus sterni werden durch Elektrokoagulation in der Mittellinie markiert, das Ligamentum interclaviculare und das Xiphoid median durchtrennt. Mit einer speziellen Säge (➤ Abb. 13.3) erfolgt dann die Längsspaltung des Sternums. Nach Blutstillung und

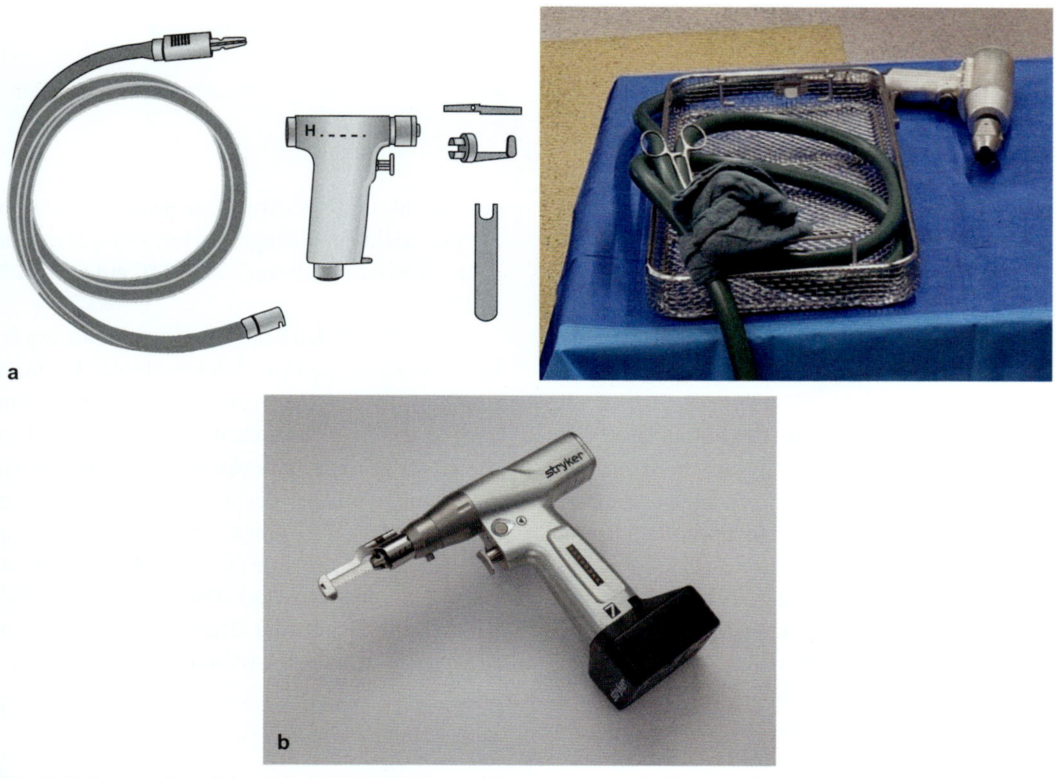

Abb. 13.3 Sternumsäge, a) druckluft- [L143, M1573] oder (b) elektrisch per Akku betrieben (© Stryker) [V405-001]

Umlegen der Sternumhälften mit zwei Bauchtüchern wird der Thorax mithilfe eines Sperrers langsam eröffnet. Der Retraktor wird an den unteren Anteilen des Sternums angesetzt, um Überdehnungen des brachialen Nervenplexus zu verhindern. Das Perikard (Herzbeutel) wird längs eröffnet, und zwar vom Zwerchfell Richtung Aorta ascendens hinauf bis zur V. brachiocephalica sinistra. Dabei wird ggf. der Thymus durchtrennt und mediastinales Fett reseziert. Perikard-Annähte sorgen für eine bessere Übersicht. Das Herz liegt jetzt frei und kann ggf. zur Inspektion aus dem Herzbeutel herausluxiert werden.

Nun kann der Anschluss an die Herz-Lungen-Maschine erfolgen. Vor dem Einführen der Kanülen in das Gefäßsystem des Patienten ist eine vollständige Heparinisierung mit einer Initialdosis von 300–400 IE/kg KG durchzuführen. Andernfalls würde das Blut bei Kontakt mit den unphysiologischen Oberflächen im Schlauchsystem gerinnen. Nach Beginn der extrakorporalen Zirkulation wird der Heparinspiegel mehrfach indirekt über die Activated Clotting Time (ACT) bestimmt. Bei Abweichungen kann dann entsprechend korrigiert werden.

In den meisten Fällen wird die Aorta ascendens kanüliert. Bei nicht kanülierbarer Aorta (z. B. zu poröser Zustand) oder geplanter Resektion der Aorta ascendens wird alternativ die A. axillaris dextra oder die A. femoralis communis zur Kanülierung gewählt.

In die Aortenwand werden zwei Tabaksbeutelnähte gelegt und nach Stichinzision der Aorta die arterielle Kanüle eingeführt. Die Aortenkanüle wird mit Blut gefüllt und etwaige Luftblasen nach Vereinigung mit dem Perfusionsschlauch entfernt. Die Kanülierung des rechten Vorhofs erfolgt standardmäßig mit einer einzigen Zweistufenkanüle über das rechte Herzohr in den Vorhof (partieller kardiopulmonaler Bypass). Für spezifische Eingriffe, z. B. an der Mitralklappe, kann ein totaler kardiopulmonaler Bypass erforderlich sein. In diesem Fall werden die V. cava inferior und superior mit einzelnen Kanülen besetzt (doppelte Kanülierung). Zusätzlich werden diese Gefäße auf Höhe der venösen Kanülen angeschlungen und gedrosselt, sodass sämtliches venöses Blut in die HLM transportiert wird. Nun kann mit der extrakorporalen Zirkulation begonnen werden (➤ Abb. 13.4). Das Perfusionsvolumen bewegt sich gewöhnlich zwischen 1,8 l/min/cm^2 (Low Flow) und 2,4 l/min/cm^2 (High Flow). Ein hohes Perfusionsvolumen wird in Normothermie oder während

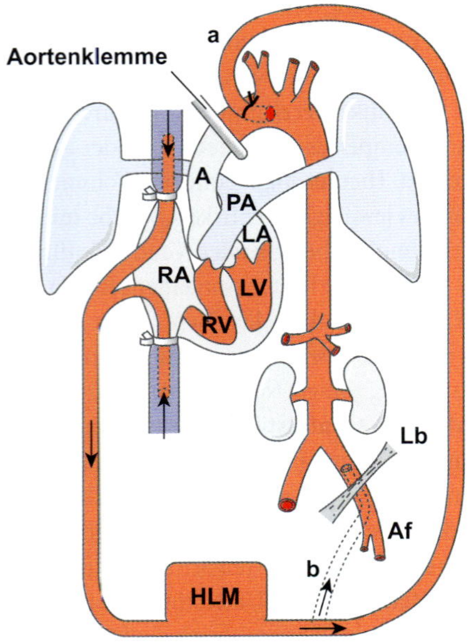

A = Aorta
PA = Pulmonalarterie
RA = re. Vorhof
LV = li. Ventrikel
RV = re. Ventrikel
LA = li. Vorhof
Lb = Leistenband
Af = A. femoralis
a = Kanülierung der Aorta
b = Kanülierung der A. femoralis

Abb. 13.4 Anschluss an die Herz-Lungen-Maschine (HLM) [L138, L143]

der Abkühl- und Aufwärmphase gefahren. In Hypothermie reicht ein niedriges Perfusionsvolumen aus, da der Sauerstoffverbrauch bei 30 °C auf etwa 50 % abfällt.

In manchen Fällen kann zur Druckentlastung des linken Ventrikels während der Aortenabklemmzeit ein Überlaufventil (Vent) genutzt werden. Dieses wird nach Legen einer Tabaksbeutelnaht an der rechten oberen Lungenvene und elektrisch induziertem Kammerflimmern im Apex des linken Ventrikels platziert.

Die durch die Herz-Lungen-Maschine erzielten arteriellen Mitteldrucke von 60–90 mmHg entsprechen einem kontrollierten Schock. Daher sind weitere Maßnahmen zum Schutz der Organsysteme gegen eine ischämische Schädigung während der EKZ wichtig.

13.1.6 Myokardprotektion

Wichtigstes und gebräuchlichstes Verfahren zum intraoperativen Myokardschutz ist die **Kardioplegie.** Es haben sich verschiedene Verfahren entwickelt, im Wesentlichen kristalline kardioplege Lösungen, die Blutkardioplegie und ein einfacher Kaliumzusatz. Prinzipiell soll die kardioplege Lösung einen ischämischen Herzstillstand bewirken, der den Sauerstoffverbrauch des Myokards durch Unterdrückung der energieverbrauchenden Erregung und durch Reduzierung des allgemeinen Zellstoffwechsels stark vermindert. Die Ischämietoleranz des Myokards wird dadurch vervielfacht. Als Beispiel ist die Zusammensetzung der kardioplegischen Lösung nach Bretschneider (➤ Tab. 13.2) dargestellt. Die Wirkung dieser Lösung beruht auf einer Induktion des Herzstillstands durch Elektrolytverschiebung (Natriumentzug, Hyperkaliämie) und Lokalanästhesie. Dabei führt die Hyperkaliämie an den Myozyten zu einer Senkung des Membranpotenzials auf ≤ 60 mV und damit zum schnellen Aufheben der Erregbarkeit (K^+-Lähmung). Das Lokalanästhetikum Procain führt zur Membranstabilisierung und lähmt damit die Erregungsausbreitung. Dies leitet einen abrupten Herzstillstand nach 40–80 Sekunden bei noch unverbrauchten intramyokardialen Energievorräten ein. Dabei werden die besten Ergebnisse mit isoosmolalen oder geringgradig hyperosmolalen Lösungen erzielt. Allen klinisch eingesetzten kardioplegischen Lösungen ist eine Temperatur von etwa 4 °C gemeinsam. Die nach Querklemmen der Aorta durch Perfusion induzierte Hypothermie stellt einen sehr wichtigen Faktor zur Senkung des Energiebedarfs dar. Die hypotherme Perfusion selbst führt nach Erreichen einer Myokardtemperatur von weniger als 16 °C zum Sistieren der elektromechanischen Aktivität. Zusätzlich wird das kardioplegierte Herz im Kältebrunnen nach Shumway (Fluten des Mediastinums mit kalter Kochsalzlösung bis zum völligen Herzstillstand) lokal gekühlt.

Die generalisierte Hypothermie mithilfe der HLM schützt den Organismus vor den Folgen einer Sauerstoffunterversorgung. Bei einer Körpertemperatur von 30 °C beträgt der Sauerstoffbedarf des Gewebes nur noch etwa 50 %, bei einer Temperatur von 25 °C nur noch 33 % des Verbrauchs bei normaler Körpertemperatur. Routineeingriffe wie die koronare Bypassoperation oder Herzklappenersatz werden heute aufgrund verbesserter Technik und signifikant kürzerer Operationszeiten in moderater Hypothermie (32–34 °C) oder in Normothermie durchgeführt. Bei Eingriffen, die erfahrungsgemäß längere Zeit in Anspruch nehmen, kann die Temperatur bis auf 15 °C abgesenkt werden. Ein in dieser Weise vorbereitetes Herz kann dann, entsprechend der Grunderkrankung, zügig, aber ohne großen Zeitdruck operiert werden: Die kalte Ischämietoleranz des Herzens beträgt mehr als 2 Stunden, und eine HLM-Akzeptanz des Körpers von mehr als 3 Stunden ist gegeben.

Tab. 13.2 Kardioplegische Lösung (Bretschneider-Lösung) im klinischen Gebrauch

Basislösung	–
K^+ (mmol/l)	9,0
Na^+ (mmol/l)	15,0
Mg^{2+} (mmol/l)	4,0
Kaliumhydrogen-2-Oxoglutarat (mmol/l)	1,0
Histidin (mmol/l)	180
Tryptophan (mmol/l)	2,0
Procain (mg%)	0,2
Mannit (mmol/l)	30,0
pH	5,5–7,0
Osmolarität (mosmol)	320

13.2 Koronare Bypassoperation

Die Herz-Kreislauf-Erkrankungen nehmen heute in Deutschland und der westlichen Welt mit über 30 % den ersten Rang in der Todesursachenstatistik ein (Statistisches Bundesamt 2025). Dazu trug auch die demografische Entwicklung mit einem zunehmenden Anteil älterer Menschen in der Bevölkerung bei, was zu einem stetigen Ansteigen der Inzidenz der koronaren Herzerkrankung führte. Die koronare Bypasschirurgie entwickelt sich kontinuierlich und wird zunehmend komplexer. Außer technischen Neuerungen haben sich auch viele konzeptionelle Veränderungen ergeben. Neben der aorto-koronaren Bypassversorgung mit Veneninterponaten ist vor allem die Verwendung des A.-mammaria-interna-Bypasses heute in den Rahmen der operativen Therapiemöglichkeiten der koronaren Drei-Gefäß-Erkrankung eingeführt. Es existieren unterschiedlichste zusätzliche Revaskularisationsmöglichkeiten, die auf die heutigen inhomogenen Patientengruppen optimal abgestimmt werden können. Zum Beispiel hat die Verwendung der A. radialis als arterielles Graft eine besondere Rolle bei der arteriellen Revaskularisation eingenommen und läuft dem bisher standardmäßig verwendeten Interponat der V. saphena magna den Rang ab. Aorto-koronare Bypassoperationen gehören in der westlichen Welt zu den häufigsten Operationen überhaupt (Statista 2025). In Deutschland ist nach wie vor die operative Myokard-Revaskularisation im kardioplegischen Herzstillstand unter Einsatz der Herz-Lungen-Maschine der operative Standard.

Während früher fast jede hochgradige Koronarläsion mittels aorto-koronarer Bypassoperation therapiert wurde, stellt heute vor allem bei akuten Ereignissen die kardiologisch-invasive Therapie per Dilatation und Stenting von Koronargefäßstenosen die Alternative zur chirurgischen Revaskularisation dar. Insbesondere bei Ein- und Zwei-Gefäß-Erkrankungen wird diese invasive kardiologische Methode vorwiegend eingesetzt. Bei einer koronaren Mehrgefäßerkrankung mit proximalen Stenosen von > 70 % oder einer deutlichen Hauptstammstenose der linken Koronararterie von > 50 % ist immer die operative Bypassanlage nach der aktuellen nationalen Versorgungsleitlinie indiziert.

Die Entscheidung Dilatation und Stenting oder Bypassoperation richtet sich vorwiegend nach den zugrunde liegenden morphologischen Koronarbefunden, die im Rahmen der Bildgebung bei der Herzkatheteruntersuchung erhoben werden.

13.2.1 Präoperative Diagnostik

Die koronare Herzkrankheit (KHK) ist die Manifestation der Artherosklerose an den Herzkranzgefäßen. Neben den bekannten Risikofaktoren wie Lipidstoffwechselstörungen, Hypertonie und Nikotinabusus werden heute auch genetische Faktoren für die Entwicklung der KHK verantwortlich gemacht. Auch entzündliche Prozesse am Koronarendothel werden als mögliche Ursachen der KHK diskutiert. Arteriosklerotische Plaques behindern den Blutstrom und führen bei Einengungen über 70 % zu myokardialer Minderperfusion und im Extremfall durch Anoxie zum myokardialen Infarkt. Eine prästenotische Stase kann darüber hinaus akut den thrombotischen Verschluss mit Infarzierung des Versorgungsgebiets hervorrufen. Entscheidend für die Prognose der Patienten sind eine rechtzeitige sichere Diagnostik und eine genaue Kenntnis der Koronaranatomie (➤ Abb. 13.5). Patienten, die über Angina pectoris unter körperlicher oder psychischer Belastung klagen, werden zunächst nicht invasiv untersucht. Das Belastungs-EKG zeigt zumeist ST-Streckenveränderungen, die von pektanginösen Beschwerden begleitet werden. Die Echokardiografie wird vor allem im Krankheitsverlauf zum Vergleich der linksventrikulären Funktion in Ruhe und unter Belastung herangezogen. Nach entsprechend positiver Befundung erfolgt in der Regel die invasive Diagnostik mit Koronarangiografie und Ventrikulografie. Dabei müssen folgende Fragestellungen abgeklärt werden:

- Lokalisation und Ausmaß der Koronarstenosen
- Anormaler Gefäßverlauf und Muskelbrücken
- Retrograde Füllung stenosierter oder verschlossener Gefäße über Kollateralen
- Unterscheidung von morphologischen Stenosen und Gefäßspasmen durch Gabe von gefäßerweiternden Substanzen wie Nitro oder Kalziumantagonisten
- Globale und regionale Kontraktilität durch Ventrikulografie

In den letzten 10 Jahren profitierte die **Mehrschicht-Spiral-CT-Angiografie** extrem von den technischen Weiterentwicklungen und stellt heutzutage eine angemessene Alternative zu der invasiven Koronarangiografie dar. Insbesondere die Verbreiterung der Detektoren sowie schnellere Rotationen und die Verwendung von sowohl zweier Röntgenröhren als auch zweier Detektoren ermöglichen die Untersuchung fast aller Patienten mit diagnostischer Bildqualität. Die koronare CT-A erkennt so neben den verkalkten auch die nicht verkalkten Plaques und schließt damit zuverlässig Koronarstenosen aus bzw. weist diese nach.

Der angiografische Befund ist heute nach wie vor die Basis der Operationsindikation. Stenosen von mehr als 70 % eines oder mehrerer Herzkranzgefäße müssen operativ oder kardiologisch invasiv behandelt werden. Ebenfalls zu versorgen sind verschlossene, aber retrograd darstellbare Gefäße mit noch vitalem,

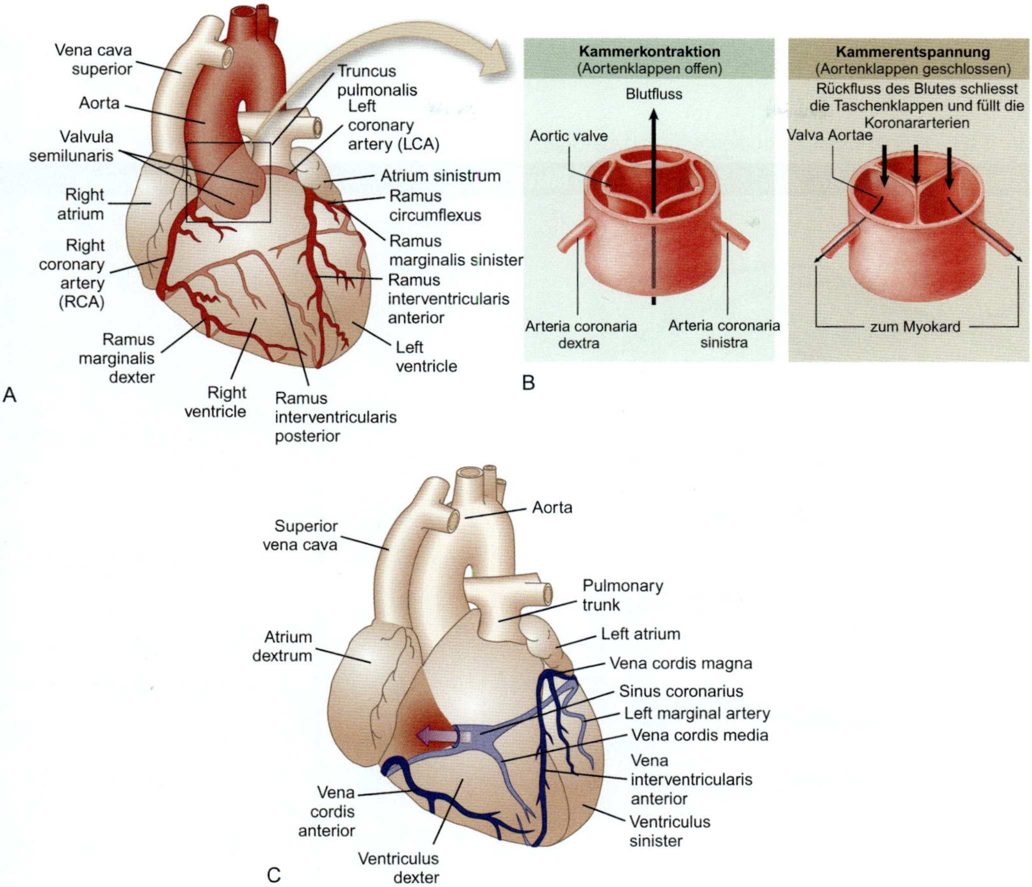

Abb. 13.5 Anatomie der Herzkranzgefäße [E369-002]

also nicht fibrosiertem Versorgungsgebiet. Dies gilt insbesondere, wenn andere Koronargebiete stenosiert sind. Grad und Häufigkeit der Angina pectoris korrelieren weder mit dem Ausmaß der KHK noch mit der Letalität der Patienten. Diese Daten erleichtern jedoch die Indikation zur baldigen Operation oder zur Intervention. Der adäquate Zeitpunkt für den Eingriff muss daher sorgfältig überdacht werden.

Indikation zur Notoperation

- Status anginosus mit ST-Streckenveränderungen, Troponin und CK-Anstieg
- Koronarverschlüsse innerhalb von 3 Stunden mit beginnendem Infarkt
- Nicht durchführbare Dilatation und Stenting oder ineffektive Lyse
- PTCA-Komplikationen: Dissektion, Verschluss
- Ventrikelruptur nach Infarkt

Indikation zur dringlichen Operation innerhalb weniger Tage

- Medikamentös nicht beherrschbare Ruheangina
- Persistierende ST-Streckensenkungen im Ruhe-EKG

Indikation zur elektiven Operation

- Medikamentös beherrschbare Angina pectoris
- Objektive Beschwerdefreiheit
- Kreislaufstabilität
- Ischämiezeichen im Belastungs-EKG

13.2.2 Operatives Vorgehen

➢ Tab. 13.3

Tab. 13.3 OP-spezifische Instrumente für Bypass-Operationen [T375]

Instrument	Bezeichnung	Verwendungszweck
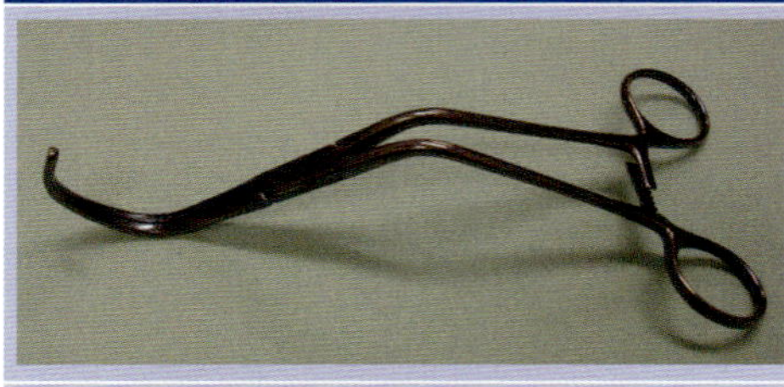	Satinsky-Klemme	Ausklemmen der Aorta für aortale Bypassanastomosen
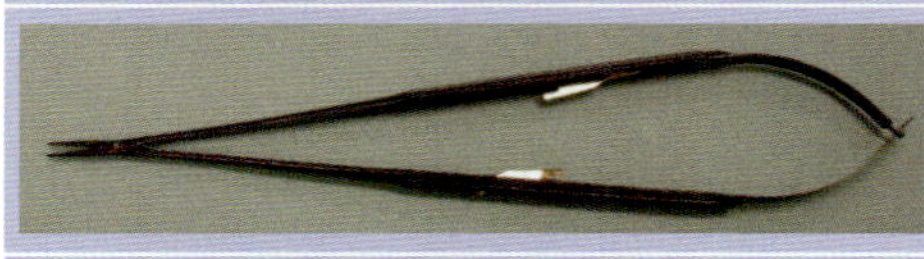	Koronarnadelhalter	Nähen der Bypassanastomosen
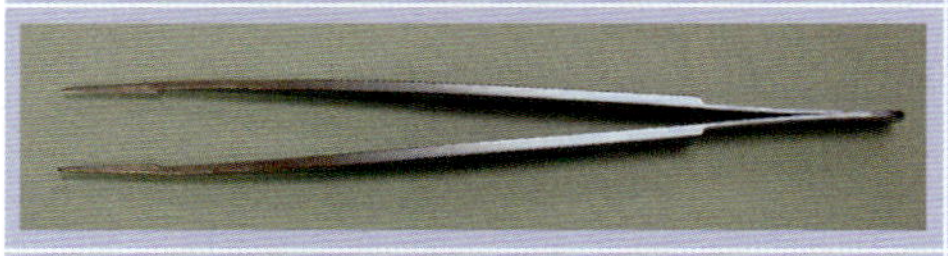	Koronarpinzette	Halten der Koronar- und Bypassgefäße
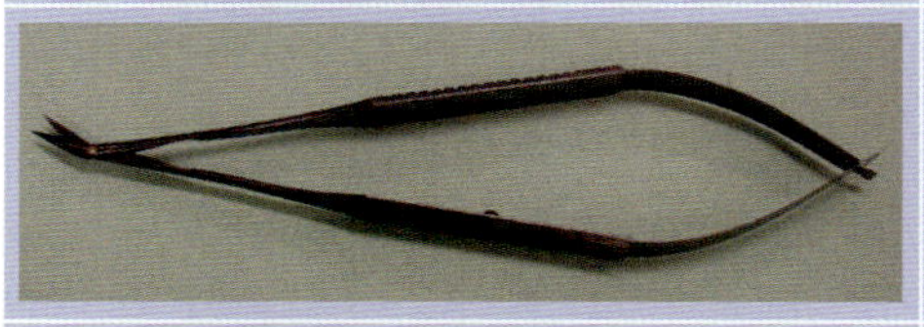	Koronarschere	Zurechtschneiden der Bypassgefäße
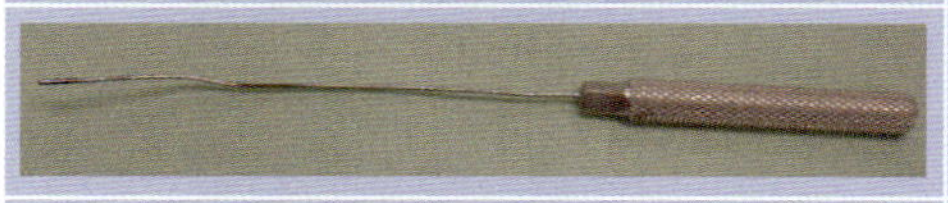	Koronarsonde	Sondierung der Koronargefäße
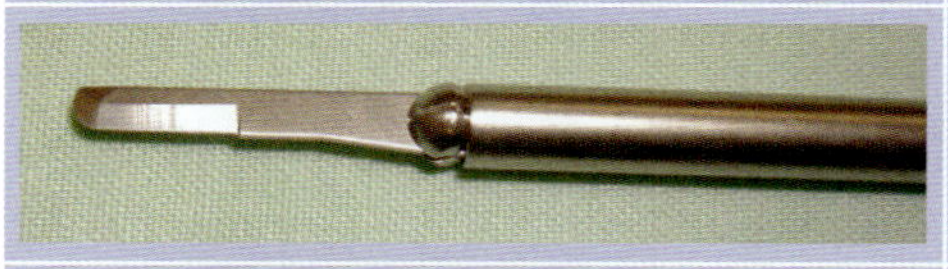	Koronarpräparationsmesser	Freilegen des Koronargefäßes
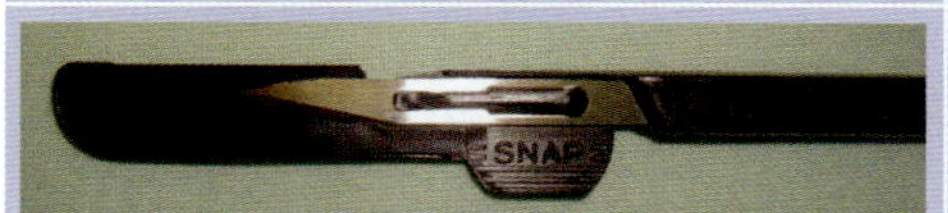	Koronarskalpell/Stichskalpell	Eröffnung des Koronargefäßes
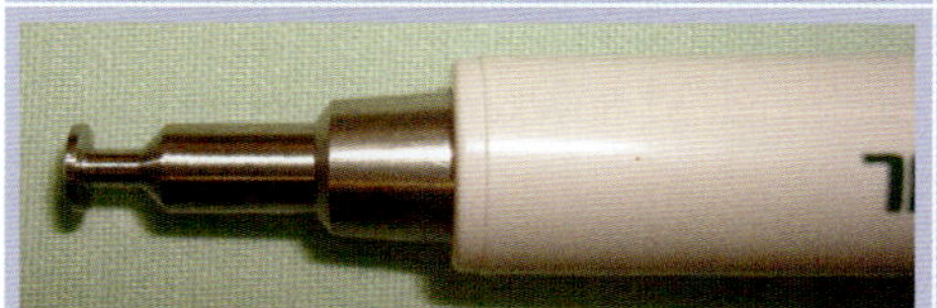	Stanzmesser	Aortale Bypassanastomose

Tab. 13.3 OP-spezifische Instrumente für Bypass-Operationen [T375] *(Forts.)*

Instrument	Bezeichnung	Verwendungszweck
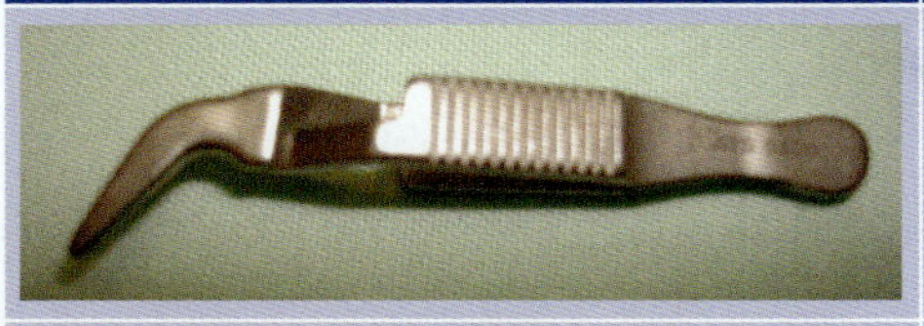	Bypassklemmchen/Bulldog-Klemmchen	Intraoperatives Abklemmen der Bypassgefäße
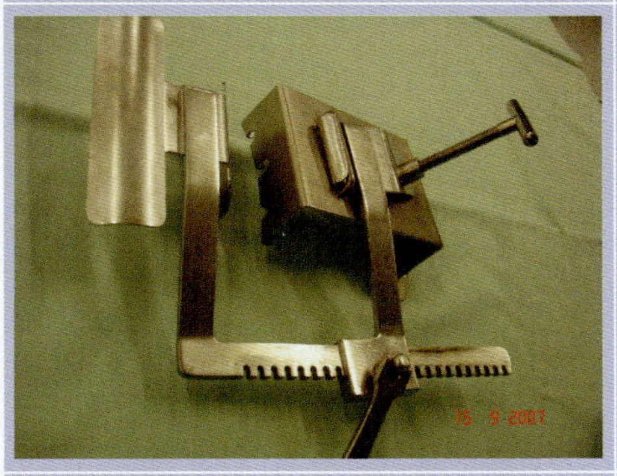	Thoraxsperrer nach Jostra	Präparation der A. mammaria
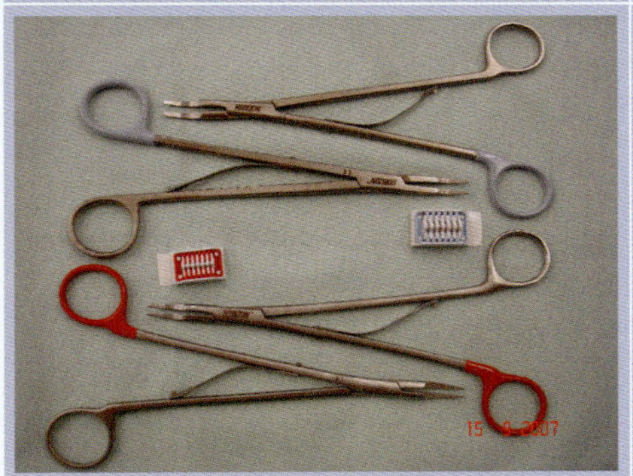	Clip-Anlegezangen	Präparation der A. mammaria
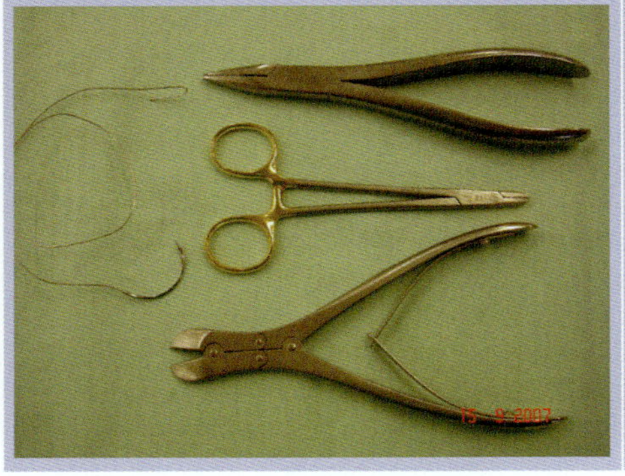	Draht mit Nadel, Spitzzange, Drahtnadelhalter, Seitenschneider (v. l. n. r.)	Verschluss des Sternums

Die chirurgischen Möglichkeiten zur Überwindung von Gefäßstenosen und Verschlüssen bestehen in erster Linie aus autologen Arterien und Venen. Diese sind vor allem die A. mammaria, die A. radialis sowie die V. saphena magna. Diese autologen Transplantate sind in jedem Fall Kunststoffsubstituten oder denaturierten tierischen Gefäßen vorzuziehen. Die A. mammaria wird heute als Bypassgefäß der ersten Wahl angesehen, da die Langzeitergebnisse dieser Überbrückungsform besser sind als die des Venenbypasses. Bei regelrechter Anlage der A. mammaria interna und adäquat anastomosierbaren Koronararterien gibt es dafür keine Kontraindikationen. Dies gilt in besonderem Maße für junge Patienten. Bei dieser Patientengruppe werden heute in erster Linie arterielle Bypasses unter Verwendung beider Aa. mammariae und der A. radialis angelegt (total arterielle Revaskularisation). In Notfallsituationen allerdings ist die aufwendigere Präparation möglicherweise hinderlich und kommt somit relativ selten infrage. Hier ist noch immer die V. saphena magna der Graft der Wahl, da eine parallele Entnahme während des rasanten Anschlusses an die HLM möglich ist.

Koronare Reoperationen unterliegen der gleichen Vorgehensweise wie Erstoperationen, allerdings unter Berücksichtigung der teilweise ausgedehnten Verwachsungen. Die mediane Sternotomie wird hier deshalb mit einer oszillierenden Säge vorgenommen, substernale perikardiale Verwachsungen werden scharf mit dem Elektrokauter gelöst.

Die anschließende Behandlung auf der kardiochirurgischen Intensivstation entspricht den allgemein gültigen Kriterien der Intensivpflege und -therapie, wobei für den herzoperierten Patienten einige **Besonderheiten** gelten. Dies sind in erster Linie eine stark negative Flüssigkeitsbilanz, ohne den Patienten hyperton zu dehydrieren, die rasche Extubation nach 4–6 Stunden und eine frühzeitige Mobilisation. In schweren Fällen ergeben Messungen über die Pulmonaliskatheter exakten Aufschluss über die Herz-Kreislauf-Funktion. Überwacht werden u. a. die Parameter Cardiac Index und Output, pulmonalarterieller Druck einschließlich des pulmonal-kapillären Verschlussdrucks sowie peripherer und pulmonaler Gefäßwiderstand. Aus diesen Werten ergeben sich die Indikationen für den Einsatz kardial wirksamer Pharmaka wie Adrenalin, Noradrenalin, Dobutamin, Milrinon, Dopamin und Nitro.

OPERATION

Koronarer Bypass

Positionierung: Rückenlage mit adduzierten Armen. Ausnahme ist die Entnahme der A. radialis! Hier wird der betroffene Arm primär abduziert und intraoperativ wieder adduziert.

Zugang: Zur koronaren Bypassoperation wird das Herz über eine mediane Längssternotomie und Längseröffnung des Perikards freigelegt, an die HLM angeschlossen und kardioplegiert (➤ 13.1).

Allgemeines Operationsprinzip

- Parallel zur Thorakotomie, Präparation der A. mammaria interna und Anschluss an die HLM wird die A. radialis und/oder V. saphena magna von jeweils einer einzigen durchgehenden Hautinzision aus freipräpariert und zur aorto-koronaren Umleitung entnommen. Die Gefäßäste sollten direkt am Abgang ligiert werden, ohne dass adventitielles Gewebe gerafft oder ein Gefäßstumpf belassen wird
- Das proximale Gefäßende wird schräg zugeschnitten und einige Millimeter längs inzidiert, sodass sich das Gefäß schlangenkopfartig über die Arteriotomie legen kann. Bei Entnahme der A. radialis wird diese spasmolytisch mit Papaverin behandelt
- Präparation der A. mammaria interna: Hierbei wird die betreffende Sternumseite (meistens links) mit einem speziellen Mammariasperrer (➤ Tab. 13.3) um etwa 30° angehoben und die parietale Pleura von der endothorakalen Faszie über der A. mammaria interna abgehoben. Das Gefäß verläuft etwa 2 cm lateral vom Sternumrand. Es wird 1 cm medial und lateral parallel zum Gefäßlauf inzidiert, um einen adäquaten Pedikel mit den nutritiven Gefäßen zu erhalten. Die Präparation erfolgt kaudal über die Bifurkation bis zum Processus xiphoideus und nach kranial bis zu ihrem Ursprung aus der A. subclavia. Um einen Stealeffekt zu verhindern, sollte die Präparation vollständig sein und alle Seitenäste entweder elektrokoaguliert oder ligiert werden. Bei der Präparation muss der N. recurrens geschont werden. In der Regel wird der proximale Anschluss an der A. subclavia belassen. Nur in seltenen Fällen erfolgt ein komplettes Absetzen der A. mammaria
- Die derart freipräparierte A. mammaria interna wird dann spasmolytisch mit Papaverin behandelt. Eine Sondierung oder Dilatation des empfindlichen Gefäßes ist nach Möglichkeit zu vermeiden
- Nach Kardioplegiegabe und unter lokaler und generalisierter Hypothermie wird das Herz inspiziert. Dabei wird den Größenverhältnissen der Koronararterien besonderes Interesse zugewandt: Der Innendurchmesser sollte größer als 1 mm sein. Auch die Wandbeschaffenheit und mögliche Veränderungen in den Versorgungsgebieten werden genau untersucht. Muskelareale, die als Folge eines abgelaufenen Infarkts vollständig fibrotisch umgewandelt und nicht mehr kontraktil sind, werden nicht revaskularisiert

Operationsprinzip

Am Beispiel der linken vorderen Herzkranzarterie (LAD) soll das chirurgische Vorgehen veranschaulicht werden:

- Das Herz wird nach vorn luxiert und ggf. auf Bauchtüchern gelagert, sodass die LAD nach oben und medial zu liegen kommt. Gearbeitet wird chirurgenseitig mit einer 2,5- bis 3,5-fach verstärkenden Lupenbrille

- Epikard und Arterie werden längs inzidiert; der Schnitt kann, falls durch stenosierende arteriosklerotische Plaques erforderlich, auch deutlich verlängert werden
- Nun wird das Mammariatransplantat (bzw. A.-radialis- oder V.-saphena-magna-Transplantat) End-zu-Seit durch eine doppelt armierte, fortlaufende monofile, nicht resorbierbare Polypropylennaht der Stärke 8-0 (Vene 7-0) mit der Koronararterie anastomosiert
- Nach Vollendung der Anastomose erfolgt immer eine Anastomosendichtigkeitsprüfung per Heparinkochsalzlösung (A. radialis oder V. saphena magna) oder kurzes Öffnen des Blutstroms an der Mammaria

Bei unübersichtlichen Verhältnissen ist die in ➤ Abb. 13.6 dargestellte offene Nahttechnik der geschlossenen Methode vorzuziehen. Dieses Standardprozedere gilt für alle Anastomosen. Abweichungen ergeben sich aus der Erfordernis, große Nebenäste in Sequenzialtechnik über zwischengeschaltete Seit-zu-Seit-Anastomosen (Jump-Bypasses) anzuschließen. Darüber hinaus ergibt sich manchmal die Notwendigkeit, eine mechanische Desobliteration der Gefäßintima und -media bei stark verkalkten Verhältnissen vorzunehmen. Dieser Eingriff wird als TEA (➤ 9.3.2) bezeichnet.

- Sind alle peripheren Anastomosen am Herzen fertiggestellt, wird die Aortenklemme geöffnet und der aortale Blutstrom und damit die Koronarperfusion freigegeben. Das meist nun flimmernde Herz wird defibrilliert und die Aorta partiell ausgeklemmt. Die zentralen Anastomosen werden am schlagenden Herzen angefertigt (➤ Abb. 13.7)
- Nach Entlüftung über die Aorta ascendens, angemessener Reperfusion und Überprüfung des Situs (➤ Abb. 13.8), wird die extrakorporale Zirkulation beendet
- Es erfolgt die Entfernung des linksventrikulären Katheters (falls vorhanden) sowie die venöse und arterielle Dekanülierung. Die Einstichstellen werden übernäht
- Nach Blutstillung werden ein bis zwei harte (pleurale) und eine weiche (mediastinale) Thoraxdrainage eingelegt sowie rechtsventrikulär ein epikardial platzierter Pacer-Draht aufgenäht
- Danach erfolgt der Verschluss des Perikards mit 3-0 polyphiler, resorbierbarer Naht in fortlaufender oder Einzelknopftechnik
- Anschließend wird das Sternum mit sechs bis sieben Drahtcerclagen verschlossen
- Schichtweiser Wundverschluss und Intrakutannaht der Haut beenden die Operation
- **Cave:** Vor Perikard-, Sternum- und nach dem Wundverschluss hat **immer** eine Vier-Augen-Zählkontrolle zu erfolgen!

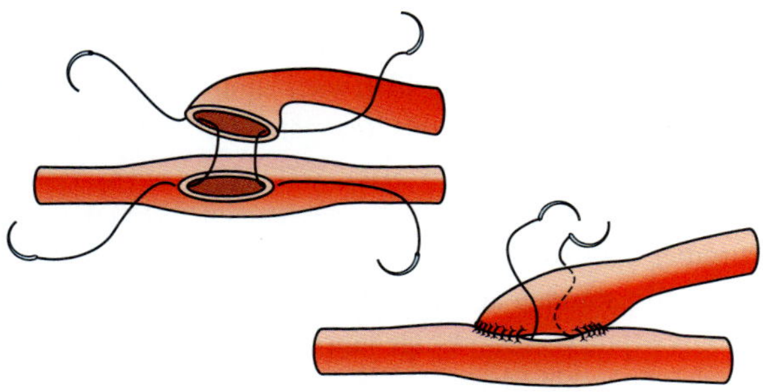

Abb. 13.6 Offene End-zu-Seit-Nahttechnik mit einem nicht resorbierbaren Polypropylenfaden der Stärke 7-0 fortlaufend, zur Anfertigung der peripheren Anastomose [L281]

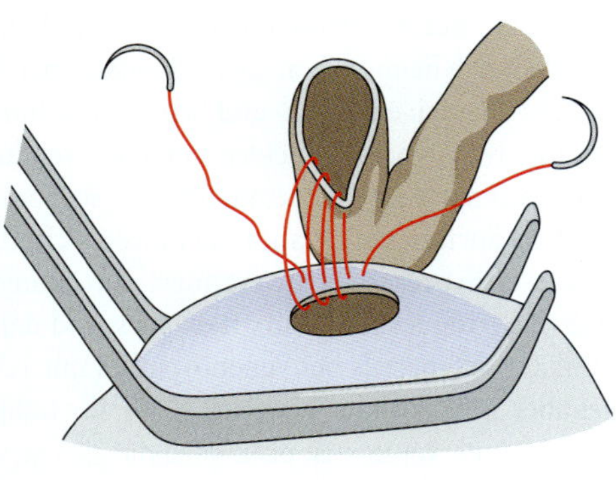

Abb. 13.7 Nähen der zentralen Anastomose an der mit einer Satinsky-Klemme partiell ausgeklemmten Aorta ascendens [L106, L143]

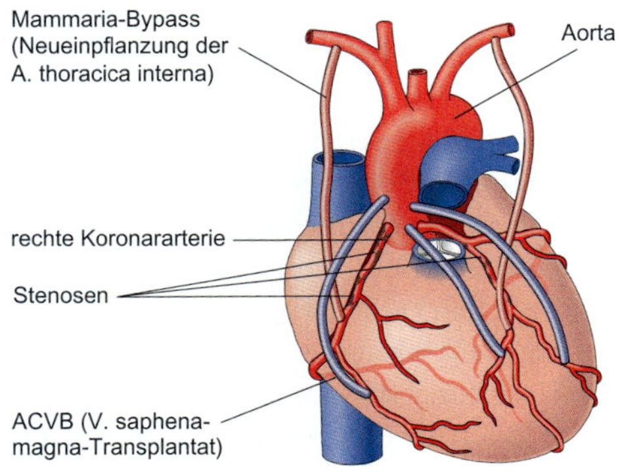

Abb. 13.8 Aorto-koronare Venenbypasses zur Aorta ascendens und Mammariabypasses [L106]

Komplikationen

Häufig treten postoperativ Rhythmusstörungen in Form von absoluter Arrhythmie bei Vorhofflimmern oder komplexen ventrikulären Arrhythmien auf. Pharmaka der ersten Wahl sind bei Vorhofarrhythmien Betablocker, Amiodarone und Dronedarone. Digoxin (Lanicor®) und Verapamil (Isoptin®) kommen heute nur noch selten zum Einsatz.

13.2.3 Ergebnisse

Dank der immensen Fortschritte auf den Gebieten der Anästhesiologie, Myokardprotektion, extrakorporalen Zirkulation sowie ausgereifteren Operationstechniken ist die koronare Herzoperation heute ein Routineeingriff mit niedriger Morbidität und Mortalität (operateurspezifisch < 1 %) (Deutsche Herzstiftung 2024). Innerhalb der letzten 15 Jahre allerdings ist es zu einem deutlichen Wandel im Patientenprofil gekommen. Zum einen werden zunehmend alte Patienten (> 80 Jahre) mit entsprechend mehr präoperativen Begleiterkrankungen akzeptiert (ca. 10 % der Gesamtzahl) (Deutsche Herzstiftung 2024), andererseits werden vermehrt Patienten nach fehlgeschlagenen kardiologischen Eingriffen wie Ballondilatation oder Stentimplantation als Revision oder gar Notfall operiert. Diese wenig invasiven Verfahren führen zwar in der Regel mittelfristig bei geeigneten Patienten zu einer signifikanten Befundbesserung, sie bedingen unter Umständen aber eine Verzögerung des Operationszeitpunkts um wenige Jahre mit der Konsequenz eines verschlechterten Gefäß- und Funktionsstatus des Herzens. Zur Operation kommen daher heute zunehmend Patienten mit Herzinsuffizienz bei eingeschränkter linksventrikulärer Funktion und schwerer, teilweise nur inkomplett revaskularisierbarer Drei-Gefäß-Erkrankung. Eine weitere große Patientenzahl hat Begleiterkrankungen wie Diabetes mellitus, chronisch obstruktive Lungenerkrankungen und Niereninsuffizienz. Aus einer Untersuchung von Jones et al. (1991) geht hervor, dass innerhalb von 6 Jahren die Krankenhausmortalität von 1,2 % auf 3,1 % und die Inzidenz postoperativer Myokardinfarkte von 3,5 % auf 5,5 % angestiegen ist. In Deutschland lag die Gesamtmortalität nach koronarchirurgischen Eingriffen im Jahr 2024 unter 2,5 % (Deutsche Herzstiftung 2024). Ein präziser und zügiger Operationsverlauf mit möglichst kurzem Intensivaufenthalt vermindert sicherlich Mortalität und Morbidität der Patienten. Manche werden notfallmäßig nach fehlgeschlagener interventioneller Therapie herzchirurgisch operiert. Obwohl diese Patienten präoperativ z. T. eine erheblich eingeschränkte Pumpfunktion und Zeichen eines frischen Infarktgeschehens aufweisen, haben sie gute Erfolgsaussichten auf eine völlige Rehabilitation. Entscheidend hierfür ist jedoch ein sofortiges chirurgisches Handeln, wobei für ein optimales Ergebnis eine maximale Ischämiezeit von 2 Stunden angestrebt werden muss.

Die Risikofaktoren der KHK bleiben häufig auch nach der Bypassoperation bestehen. Damit bestimmen sie die Langzeitprognose des Patienten und die Offenheitsrate der angelegten Bypasses. Aus meist technischen Gründen oder aufgrund zu kleiner Gefäßdurchmesser der revaskularisierten Koronargefäße sind ca. 8–10 % der Venenbypasses nach 6 Wochen verschlossen (Ziemer, Haverich 2010). Eine Metaanalyse einer internationalen Arbeitsgruppe (RADIAL: Radial Artery Database International Alliance) aus dem Jahr 2020 zeigt, dass nach 10 Jahren die Rate für den primären Endpunkt (Tod, Myokardinfarkt und erneute Revaskularisierung bei Venenbypasses signifikant höher ist als bei Radialis-Bypasses (41,6 zu 31,0 %) Venentransplantate, signifikante Stenosen oder Verschlüsse (Gaudino et al. 2020). Was den „härteren" klinischen Endpunkt Tod betrifft, zeigte sich in der Metaanalyse, dass RADIALIS-Patienten hier signifikant im Vorteil sind (14,0 % statt 19,8 %). Jugendliches Alter bei der Erstoperation, Revaskularisationen ohne Verwendung der A. mammaria und inkomplette Revaskularisationen prädisponierten besonders zur Reoperation. Rezidivstenosen nach PTCA und Stenting stellen sich häufig schon nach 6 Monaten bei 30–40 % der Patienten ein. Kurz- und Langzeitergebnisse bei koronarem Bypass schneiden unter Verwendung der A. mammaria interna deutlich besser ab. Sowohl nach 2 als auch nach 10 Jahren erweisen sich über 90 % dieser Bypasses als unverändert durchgängig. Rezidiveingriffe nach Mammariabypass sind daher signifikant seltener als bei Venenbypasses mit 1,3 % gegenüber 5,1 % (Ziemer, Haverich 2010). Die Indikation zur Reintervention ist prinzipiell die gleiche wie für den Ersteingriff. Eine höhere Frühmortalität, eine höhere perioperative Infarktrate sowie die begrenzte Verfügbarkeit von Bypasstransplantaten müssen jedoch in die Überlegungen einbezogen werden.

13.2.4 Koronare Herzkrankheiten (KHK) und zerebrale Durchblutungsstörungen

Häufig weisen Patienten mit KHK auch eine Hirnmangeldurchblutung auf. Meist wird diese durch eine Stenose des extrakraniellen Systems, insbesondere im Bereich der Gabel der A. carotis, hervorgerufen. Einengungen des Gefäßlumens bis zu 50 % des Querdurchmessers bleiben hämodynamisch bedeutungslos. Stenosen von 70–80 % reduzieren jedoch den wirksamen Perfusionsdruck in den Hirngefäßen und mindern messbar die Hirndurchblutung. Zudem kann es in den atheromatösen Plaques der A. carotis zu Ulzerationen kommen. In ihnen können sich Mikrothromben bilden und lösen, was embolische Verschlüsse kleinerer Hirngefäße zur Folge hat. ➤ Tab. 13.4 gibt die verschiedenen Stadien einer zerebralen Ischämie wieder.

Die Diagnostik stützt sich auf folgende Untersuchungen:

- Auskultation der A. carotis: Stenosegeräusch
- Dopplersonografie: Erfassung von Stenosen > 50 % mit hoher Treffsicherheit (Duplextechnik)
- Transkranieller Doppler (CO-Insufflation): Ausmaß der Kollateralisierung über die Gegenseite, Reserve der Kapazitätsgefäße
- CT: Infarktlokalisation, Differenzierung zwischen zerebraler Blutung und ischämischem Infarkt

Tab. 13.4 Einteilung der zerebrovaskulären Insuffizienz in 4 Stadien

Stadien	Erkrankung und Symptome
Stadium I	Asymptomatisch; Zufallsbefund bei Auskultation, Dopplersonografie oder Angiografie
Stadium II	Symptomatisch, transitorisch ischämische Attacke (TIA); innerhalb von 24 Stunden voll rückbildungsfähige Halbseitenlähmung. Absencen, Aphasien, Ataxien, Amaurosis fugax
Stadium III	Schlaganfall mit Bewusstseinsverlust, prolongierte reversible ischämische neurologische Defizite (PRIND); Rückbildung innerhalb einer Woche
Stadium IV	Complete Stroke, Schlaganfall mit Defektheilung; keine operative Therapie indiziert

- Serienangiografie der Hirngefäße (ggf. digitale Substraktionsangiografie, DSA): genaue Darstellung des Ausmaßes unter Lokalisation der Gefäßwandveränderungen und Untersuchung etwaiger zerebraler Kollateralkreisläufe
- CT-A
- MRT

Die Indikation für eine Intervention im Bereich der A. carotis interna ergibt sich aus:

- Wiederholter TIA und PRIND, sofern Stenosen > 70 %
- Asymptomatischer Stenose der A. carotis bei Einengungen > 80 % sowie bei ulzerierender Atheromatose oder Verschluss der Gegenseite
- Verschluss der A. carotis interna innerhalb der Sechs-Stunden-Grenze

Neben der Trombendarteriektomie (TEA) der A. carotis interna als offenes operatives Verfahren kommt heute auch die Dilatation mit Stenting des Gefäßes in Betracht (➤ 9.3.2).

13.2.5 Komplikationen nach Herzinfarkt

Nach einem Herzinfarkt können operationswürdige Folgeerscheinungen unterschiedlichen Ausmaßes auftreten. Diese sind vor allem:

- Ruptur der freien Ventrikelwand
- Linksventrikuläres Aneurysma
- Ventrikelseptumdefekt
- Mitralinsuffizienz
- Herzinsuffizienz mit reduzierter Pumpfunktion

Eine Ruptur der freien Ventrikelwand tritt in 1,4 % der Fälle als Schockursache auf und hat selbst bei unverzüglichem Anschluss an die EKZ und operativem Verschluss eine schlechte Prognose (20–75 % Letalität). Bis zu 20 % der Patienten entwickeln nach einem Herzinfarkt eine allschichtige Aussackung, d. h. ein Aneurysma der linken Herzkammer (DGK 2019). Seit Cooleys Bericht über eine Aneurysmaresektion mithilfe der HLM aus dem Jahr 1958 hat diese Operation einen festen Platz in der Behandlung des Herzwandaneurysmas, wenn es zu Herzinsuffizienz, therapierefraktären Rhythmusstörungen oder peripheren Embolien geführt hat. Die Resektion eines Herzwandaneurysmas in Verbindung mit der Koronarrevaskularisation ist ebenfalls ein zwar relativ seltener, aber heute allgemein üblicher Eingriff.

Linksventrikuläres Aneurysma

Dieses Kapitel behandelt die Chirurgie des echten Herzwandaneurysmas, das vom falschen Aneurysma zu unterscheiden ist. Das **echte Aneurysma** stellt eine vollständige Narbe der Ventrikelwand dar. Es grenzt sich deutlich vom umgebenden Myokard ab und weist während der Systole eine paradoxe Bewegung nach außen auf. Unter **falschem Aneurysma** versteht man dagegen eine mit dem Perikard verwachsene Ruptur des linken Ventrikels, welche notfallmäßig operiert werden muss. Das echte Aneurysma entwickelt sich in der Regel Wochen nach dem Herzinfarkt und ist durch die Herzinsuffizienz primär eine Domäne der medikamentösen Therapie. Kann damit keine Besserung erreicht werden, hilft eine Aneurysmaresektion mit dem Ziel, die enddiastolischen und endsystolischen Ventrikelvolumina zu reduzieren. Voraussetzung für den chirurgischen Eingriff ist eine stabile und ausreichende Muskelrestfunktion. Ist jene jedoch durch zusätzliche hämodynamisch wirksame Stenosen am Koronarsystem bedroht, muss außerdem eine Revaskularisation dieser Gefäße durchgeführt werden. Besonders gefährlich sind frei flottierende Gebilde. Haben sich arterielle Embolien gebildet, wird schon aus diesem Grund die Indikation zur Operation gestellt.

OPERATION

Herzwandaneurysma

Positionierung: Rückenlage.
Zugang: Der Zugang zum Herzen erfolgt über die beschriebene Standardtechnik.

Operationsprinzip

- Die Hälfte der Aneurysmen beinhaltet wandhaftende Thromben, die embolisieren könnten. Erst unter EKZ über die Aorta ascendens und beide Hohlvenen sowie Myokardprotektion werden die Perikardverwachsungen gelöst, um eine Embolisierung bei der Manipulation am Herzen zu verhindern
- Der linke Ventrikel wird durch einen Dauersog entlastet, was zu deutlichen Demarkierungen des aneurysmatischen Wandareals führt
- Das Aneurysma wird anschließend längs eröffnet; eventuell vorhandene intrakavitäre Thromben werden entfernt. Die aneurysmatische Ventrikelwand hebt sich in der Regel durch ihre weißliche Farbe scharf vom noch funktionstüchtigen Myokard ab
- Bei der Resektion der Wandareale belässt man einen etwa 1 cm langen, an das gesunde Myokard heranreichenden Randsaum. Dieser gewährleistet der Naht zum Ventrikelverschluss einen festen Halt
- Vernäht wird die Ventrikulotomie zweireihig allschichtig fortlaufend mit nicht resorbierbarem Nahtmaterial der Stärke 2-0 in Matratzennahttechnik. Um ein Durchschneiden der Fäden zu vermeiden, werden zwei Teflonstreifen als Widerlager benutzt (➤ Abb. 13.9). Danach kann eine eventuelle notwendige koronare Revaskularisation durchgeführt werden
- Bei der von Dor et al. optimierten Aneurysmaresektion wird der gesamte Narbenbereich aus Ventrikelwand und Septum reseziert. Ein mit Perikard gedeckter Dacronflicken wird an der Grenze vom gesunden Myokard zur Narbe mit Filz unterlegten Fäden fixiert und so die normale Ventrikelgröße und Geometrie wiederhergestellt.

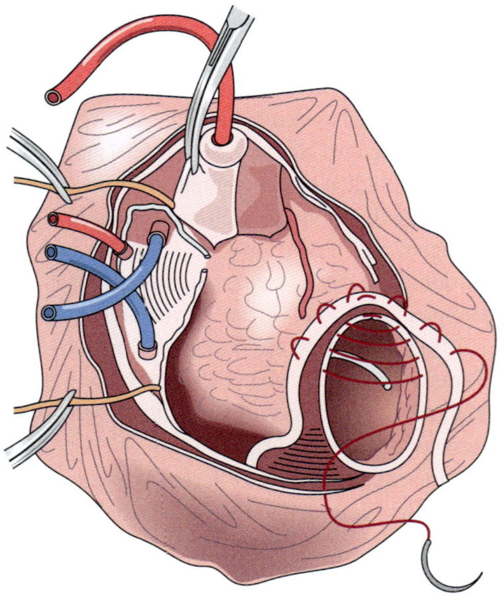

Abb. 13.9 Zustand nach Aneurysmaresektion des linken Ventrikels. Verschluss der Resektionsstelle mit fortlaufender, überwendlicher Naht (nicht resorbierbares Nahtmaterial der Stärke 2-0) über zwei Teflonstreifen. Der Ramus interventricularis anterior (LAD) ist verschlossen und lediglich als fibrotischer Strang erkennbar. Dies führte zum Vorderwandinfarkt mit Entwicklung eines Aneurysma verum [L106, L157]

Eine weitere Indikation zur Aneurysmektomie können therapierefraktäre ventrikuläre Tachykardien darstellen, die vorwiegend ihren Ursprung am Narbenrand eines alten Infarkts nehmen. Diese über einen Re-Entry-Mechanismus ausgelösten Tachykardien werden mehr und mehr durch Implantation mit automatischen Defibrillatoren behandelt. Deren Sonden werden durch die V. subclavia subendokardial in den rechten Ventrikel platziert. Die gleichzeitig durchgeführte Revaskularisation der Koronararterien, welche das Restmyokard versorgen, hat das Operationsrisiko einfacher Aneurysmaresektionen deutlich verringert. Fast alle Untersuchungen erbrachten eine deutliche Besserung der Patienten um zwei bis drei Klassen entsprechend der Graduierung nach der New York Heart Association (NYHA).

Ventrikelseptumdefekt (VSD) nach Myokardinfarkt

In diesem Zusammenhang muss der meist nahe der Ventrikelspitze gelegene VSD nach Infarkt erwähnt werden, der entsprechend über dem linksventrikulären Zugang verschlossen wird. Dieser Defekt entsteht in 1–2 % der Fälle im Rahmen eines akuten Myokardinfarkts (DGK 2019). Er ist mit einer hohen Letalität verbunden. Liegt solch ein Defekt vor, wird der Ventrikel in der Mitte des Infarkts eröffnet, die brüchigen Defektränder werden ausgeschnitten. Es wird ein gewebter Dacronflicken zugeschnitten, der erheblich größer ist als der Defekt selbst. Der VSD wird in einer Modifikation der Doppelpatchtechnik verschlossen. Bei dieser Methode werden breite Teflonstreifen über U-Nähte (nicht resorbierbares Nahtmaterial der Stärke 3–0) auf der rechtsventrikulären Seite und der Dacronflicken auf der linksventrikulären Seite eingenäht. Dieses Vorgehen gewährleistet eine breitbasige Verteilung der Nahtkräfte auf das Septum und Schaffung eines Widerlagers auf beiden Septumseiten. Der Ventrikel wird wie bei der Aneurysmektomie unter Verwendung von Teflonstreifen verschlossen. Die Operationsletalität der Patienten mit Infarkt-VSD liegt bei 20–35 % (DGK 2019). Als Haupttodesursache ist das myokardiale Pumpenversagen zu nennen. Allerdings ist auch hier die Prognose nach erfolgreicher Korrektur über Jahre verhältnismäßig gut.

13.2.6 Minimalinvasive Bypassoperationen

Seit Mitte der 1990er-Jahre hielt die minimalinvasive Operationstechnik auch Einzug in die Herzchirurgie. Der minimalinvasive direkte Bypass (MIDCAB) eignet sich insbesondere für die Versorgung einer einzigen Stenosierung des Hauptastes der linken Koronararterie am schlagenden Herzen. Je nach Ermessen und Können des Operateurs können aber auch koronare Mehrgefäßerkrankungen mit dieser Technik versorgt werden. Beim MIDCAB-Verfahren ist die Verwendung der HLM nicht erforderlich, wovon schwerkranke Patienten mit allgemeinen peripheren Gefäßveränderungen und schweren Verkalkungen an der Aorta profitieren.

OPERATION

Minimalinvasiver direkter Bypass (MIDCAB)

Positionierung: Rückenlage.
Zugang: Kleine linkslaterale Thorakotomie im 4. ICR (ca. 4 cm lang).

Operationsprinzip
- Präparation der linken Brustwandarterie mit einem speziellen Thoraxsperrer
- Eröffnen des Herzbeutels; Aufsuchen und Freilegen der linken Vorderwandkoronararterie
- Ruhigstellung des Operationsgebiets des schlagenden Herzens mittels Stabilisator
- Heparinisierung und temporäre Unterbindung des Blutstroms im betroffenen Koronargefäß
- Anastomosierung der Brustwandarterie mit dem Koronargefäß End-zu-Seit
- Wiederfreigabe des Blutstroms durch die Anastomose; danach Blutstillung
- Thoraxdrainage; mehrschichtiger Wundverschluss
- Intensive Nachbeobachtung für einige Stunden

Gegen ein MIDCAB-Verfahren sprechen Adipositas permagna, Verwachsungen und Voroperationen in der linken Thoraxhälfte, tief im Myokard verlaufende Koronargefäße sowie koronare Mehrgefäßerkrankungen von drei oder mehr Gefäßen.

Die Bedeutung minimalinvasiver Eingriffe in der Herzchirurgie ist derzeit noch als gering zu bezeichnen. Von 61.018 Bypassoperationen wurden im Jahre 2016 9.920 minimalinvasiv versorgt, was einem prozentualen Anteil von 16,3 % entspricht. Im Vergleich zum Jahr 1999 hat sich der Anteil von 4,3 % um 12 Prozentpunkte gesteigert (Statista 2025). Dies ist u.a. sowohl auf die gestiegenen Erfahrungen mit minimalinvasiven Verfahren in der Herzchirurgie zurückzuführen als auch auf Fortschritte und Weiterentwicklungen im Bereich der minimalinvasiven Instrumente, welche es mittlerweile u. a. ermöglichen, nicht nur die linke Brustwandarterie als Bypassgraft zu verwenden, sondern ebenso auf die A. radialis und/oder die V. saphena magna zurückzugreifen, um so auch komplexere Revaskularisationen vorzunehmen.

Ein weiteres quasi minimalinvasives Bypassverfahren ist das sogenannte OPCAB-Verfahren (Off Pump Coronary Artery Byass). Unter OPCAB versteht man die herzchirurgische Revaskularisation einer koronaren Mehrgefäßerkrankung am schlagenden Herzen über eine konventionelle Sternotomie. Zu den entscheidenden Stützen der Chirurgie am schlagenden Herzen gehören die Stabilisatoren, die durch Sog- oder Druckfixation zu einem lokal bewegungsfreien Myokardbereich führen. Des Weiteren werden Hilfsmittel wie intravaskuläre Gefäßokkluder oder Koronargefäßshunts verschiedener Größen verwendet, die einen guten visuellen Zugang zum Eingriff am Koronargefäß ermöglichen. Die Methode erlaubt es, Mehrfachbypasses jeder Lokalisation am schlagenden Herzen durchzuführen. Statistisch zeichnet sich ab, dass besonders Patienten mit reduzierter Pumpfunktion des Herzens oder mit perioperativ erhöhtem neurologischem Risikoprofil vom OPCAB-Verfahren profitieren (Ziemer, Haverich 2010). Das Verfahren wird in Deutschland immer häufiger angewendet.

OPERATION

Off Pump Coronary Artery Bypass (OPCAB)

Positionierung: Rückenlage.
Zugang: Mediane Sternotomie und Eröffnen des Herzbeutels.

Operationsprinzip

- Verwendung eines speziellen Thoraxsperrers
- Präparation der Brustwandarterie und ggf. Gewinnung von Bypassvenenmaterial
- Aufsuchen der zu versorgenden Koronargefäße
- Ruhigstellung des Operationsgebiets mit Stabilisatorfuß
- Heparingabe
- Eröffnung des Koronargefäßes und Einlegen eines Shuntröhrchens
- Anastomosierung der jeweiligen Bypassgefäße mit den Koronargefäßen in End-zu-Seit-Technik
- Vor Beendigung der Anastomosen jeweils Entfernung des Shuntröhrchens und Freigabe des Blutstroms durch das Bypassgefäß (Flush-Manöver)
- Antagonisierung des Heparins, Blutstillung, Thoraxdrainagen
- Sternumverdrahtung, schichtweiser Wundverschluss
- Nachbeobachtung auf der Intensivstation

13.2.7 Robotereinsatz in der Herzchirurgie

Im Bereich der minimalinvasiven Herzchirurgie werden heute in immer mehr Zentren Deutschlands (u. a. Leipzig, Dresden, Frankfurt, Duisburg, Aachen und München) auch Medizinroboter eingesetzt. Der Operateur sitzt während der Operation an einem Steuerpult in einem von Nebengeräuschen abgeschirmten Bereich und hat keine körperliche Verbindung zum Patienten (➤ Abb. 13.10). Der Anschluss an die Herz-Lungen-Maschine kann, falls für den Eingriff erforderlich, über die großen Leistengefäße A. und V. femoralis erfolgen.

Die Robotereinheit besteht aus einer Steuerkonsole und dem Roboter. Der Roboter hat insgesamt

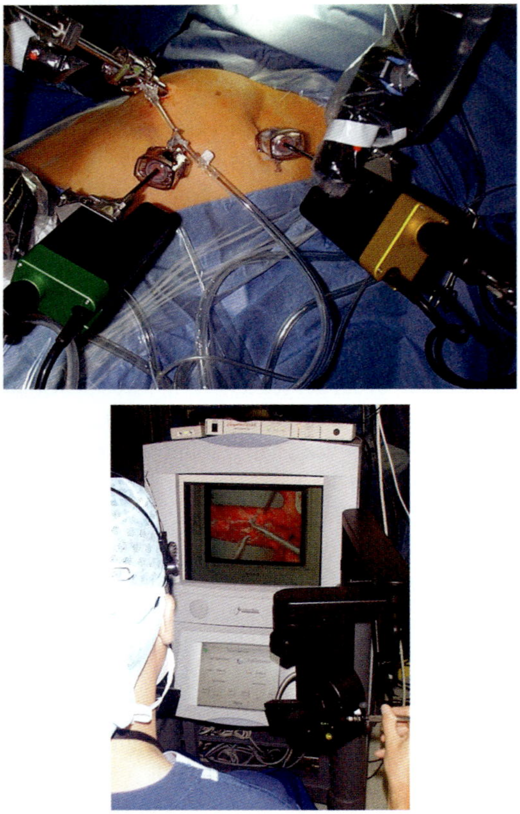

Abb. 13.10 Roboter (System Zeus®) zur endoskopischen Bypassoperation. a) Im Vordergrund die beiden Roboterarme, links oben Fiberoptik zur Videoübertragung auf den Monitor der Steuerkonsole. b) Steuerung der beiden Roboterarme durch den Chirurgen mit videoendoskopischer 3-D-Visualisierung des OP-Situs [R234]

drei Arme, die mittels Mini-Inzisionen in den Brustraum des Patienten eingeführt werden. Zwei der Arme dienen zur Betätigung der Operationsinstrumente, ein Arm wird ausschließlich zur Steuerung der eingebauten 3-D-Videokamera benutzt. Die Bilder dieser Kamera werden direkt durch ein lupenartiges Sichtgerät zum Operateur übertragen; dadurch bleibt die Augen-Hand-Koordination erhalten. Jede Bewegung an den Instrumentengriffen der Steuerkonsole wird prozessorgesteuert auf die Roboterarme übertragen. Die chirurgischen Instrumente der Roboterarme sind auswechselbar. Der bedarfsgerechte Austausch fällt hierbei der Operationspflegefachperson zu, die auch hier wie gewohnt ihrer Instrumentiertätigkeit steril am Tisch nachgeht. Die Beweglichkeit der mechanischen Gelenke ist der des Handgelenks vergleichbar.

Diese neue, computergesteuerte Robotertechnik erlaubt bei ausgewählten Patienten die Durchführung von Bypassoperationen wie auch Herzklappenoperationen jeglicher Art. Das Operationsspektrum wird stetig erweitert. Der Robotereinsatz ist jedoch derzeit auf bestimmte Zentren beschränkt, insbesondere wegen der hohen Investitionskosten und des hohen Schulungsbedarfs der Chirurgen zur Entwicklung des notwendigen Know-hows und einer grundlegenden Routine in der Arbeit mit Medizinrobotern.

13.3 Herzklappen

Nach der koronaren Herzerkrankung steht die Chirurgie der Herzklappen an zweiter Stelle in der Häufigkeit herzchirurgischer Eingriffe. Die pro Jahr und pro 1 Million Einwohner erforderliche Operationsfrequenz beläuft sich auf etwa 100 bei Klappenfehlern. Heute werden in Deutschland ca. 22.000 Aortenklappen-OP isoliert oder in Kombination mit einer Bypassoperation durchgeführt (Deutsche Herzstiftung 2024). Angeborene Herzklappenfehler werden zumeist in der Kindheit korrigiert, oder sie nehmen einen ungünstigen Verlauf. Erwachsene sind dagegen in der Regel von erworbenen Erkrankungen der Herzklappen betroffen, die in diesem Kapitel vorgestellt werden. Seit 2005 werden minimalinvasive Verfahren zur Implantation von Aortenklappenprothesen durchgeführt. Zum einen der transfemorale minimalinvasive Aortenklappenersatz, zum anderen der transthorakale transapikale minimalinvasive Aortenklappenersatz. Beide Verfahren haben ihre Indikationen bei Patienten mit schwerwiegenden Begleiterkrankungen, fortgeschrittenem Lebensalter oder nach Voroperationen. Die bisherigen Ergebnisse sind erfolgversprechend, sodass in der Zukunft bei Patienten mit geplantem Aortenklappenersatz zunehmend auch minimalinvasive Operationsverfahren zum Einsatz kommen werden.

13.3.1 Präoperativer Status

Aus ätiologischer Sicht sind vor allem abgelaufene und akute Entzündungen des Klappenapparats von Bedeutung. Man unterscheidet die rheumatische und die bakterielle Endokarditis.

- **Rheumatische Endokarditis:** Nicht bakterielle Klappenerkrankung als Folge immunologischer Reaktionen im Rahmen eines rheumatischen Fiebers, die sowohl die Mitralklappe als auch die Aortenklappe oder gar beide befallen kann. Das Durchschnittsalter beträgt bei Krankheitsbeginn 5–15 Jahre. Die typische Funktionsstörung der rheumatisch erkrankten Klappe ist eine Stenose. Zudem ist eine Klappeninsuffizienz zu finden, die durch eine narbige Schrumpfung bedingt ist.
- **Bakterielle Endokarditis:** Das Klappengewebe wird durch Bakterien direkt besiedelt und dadurch zerstört. Als typische Funktionsstörung tritt eine Klappeninsuffizienz auf. Bevorzugt werden rheumatisch veränderte bzw. kongenital missgebildete Klappen befallen. Zusätzlich disponierende Faktoren sind Drogenkonsum, Alkoholabusus, Steroidtherapie, chronische Dialysebehandlung, Zahnextraktionen sowie Eingriffe im Urogenitalbereich. 50 % der bakteriellen Endokarditiden sind medikamentös behandelbar, die andere Hälfte der Betroffenen muss wegen progredienter Herzinsuffizienz und/oder Sepsis jedoch operiert werden (Schmid 2014). Der klinische Verlauf ist vor allem von der Art der Erreger abhängig.

Die **subakute Endokarditis** wird überwiegend durch vergrünende Streptokokken sowie Enterokokken verursacht, die **akute Endokarditis** vor allem durch Staphylokokken und Streptokokken. Streptokokken und Staphylokokken sind die Ursache für bakterielle Endokarditiden, die unberechenbar verlaufen. Der Schweregrad dieser erworbenen Vitien wird nach klinischen Kriterien beurteilt. International gebräuchlich ist die Stadieneinteilung nach der New York Heart Association (NYHA). Sie wurde ursprünglich für die Mitralklappenstenose geschaffen, hat sich jedoch auch bei anderen Vitien mit chronischem Verlauf bewährt:

Im Stadium **NYHA I** zeigt der Patient keine Einschränkung der körperlichen Belastung. Bei **NYHA II** ist eine leichte Einschränkung der körperlichen Belastung zu finden. Im Stadium **NYHA III** liegt eine erhebliche Belastungseinschränkung vor. Zeichen der Herzinsuffizienz bereits in Ruhe entsprechen dem Stadium **NYHA IV.**

Nach klinischer Diagnostik und Auskultation schließen sich als entscheidende Untersuchungsmethoden transthorakale und transösophageale Echokardiografie sowie der Herzkatheter mit Ventrikulografie und Koronarangiografie bei Patienten > 40 Jahre an.

Erworbene Aortenklappenfehler

Diese Klappenfehler betreffen Männer zwei- bis dreimal häufiger als Frauen. Ätiologisch kommen vor allem rheumatische und bakterielle Endokarditiden an einer häufig kongenitalen bikuspidalen Aortenklappe infrage. Weitere Vorbedingungen sind degenerative Fibrosierungen und Verkalkungen bei älteren Menschen. Seltenere Ursachen und spezifisch für die Klappeninsuffizienz sind die akute Aortendissektion unterschiedlicher Genese und generell angeborene Bindegewebsdefekte wie das Marfan-Syndrom.

Pathologisch-morphologisch zeigen sich bei der **Aortenklappenstenose** Verdickungen und Fibrosierungen des Klappensegels und Verklebungen der Kommissuren. Sekundäre Verkalkungen sind typisch. Im Gegensatz dazu finden sich bei der **Aortenklappeninsuffizienz** akute Einrisse und Ringdilatationen der Klappensegel sowie chronische Schrumpfungsprozesse in den Taschenklappen, die zur zentralen Schlussunfähigkeit führen. Pathophysiologisch entwickelt sich bei der Stenose durch Druckbelastung des linken Ventrikels eine kompensatorische konzentrische Hypertrophie. Bei einer Reduktion der effektiven Klappenöffnungsfläche von < 1,0 cm^2 und einem transvalvulären Druckgradienten von mehr als 50 mmHg wird die Grenze der myokardialen Kompensationsfähigkeit überschritten. Folgen sind chronische Myokardhypoxie, myokardiale Fibrosierungen und die Verminderung von Kontraktilität und Compliance. Gleichzeitig steigen die linksventrikulären Füllungsdrücke sowie der Druck im Pulmonaliskreislauf. Die NYHA-Stadien II–III dokumentieren klinisch das Überschreiten der linksventrikulären Kompensationsfähigkeit. Im Stadium NYHA IV mit Kurzatmigkeit und Herzschmerzen schon unter Ruhebedingungen muss von einer irreversiblen Funktionsschädigung des linken Ventrikels ausgegangen werden. Chronische Verläufe zeichnen sich durch eine zunächst sehr langsame Progredienz der Symptome aus. Typisch ist nach jahre- bis jahrzehntelangem beschwerdefreiem Intervall die abrupte kardiale Dekompensation aus völligem Wohlbefinden heraus. Nach Auftreten von Angina pectoris, Synkopen oder Ruhedyspnoe beträgt die durchschnittliche Lebenserwartung ohne Operation 2–4 Jahre (Schmid 2014). Deshalb sollte der Klappenersatz idealerweise im Stadium NYHA I–II vorgenommen werden. Das trifft insbesondere auf die Aortenklappeninsuffizienz zu, da aufgrund der anderen Pathophysiologie NYHA III bereits als sicheres Zeichen kardialer Dekompensation zu werten ist.

Die spezielle Form der Volumenadaptation des linken Ventrikels über eine exzentrische Muskelhypertrophie ermöglicht zunächst eine erhöhte Compliance. Diese ermöglicht annähernd normale Füllungsdrücke bei pathologisch erhöhten Füllungsvolumina. Deshalb ist die exakte Bestimmung des optimalen Operationszeitpunkts bei der chronischen Aorteninsuffizienz nicht leicht. Sie wird erst symptomatisch, wenn bereits erhebliche und irreversible Ventrikelfunktionsstörungen bestehen. Die Indikation zur Operation sollte gestellt werden bei:

- Herz-Thorax-Quotient > 0,6
- Blutdruckamplitude > 80–100 mmHg bei einem diastolischen Wert < 50 mmHg
- Regurgitationsvolumen > 50 %
- Reduktion der globalen Auswurffraktion

Erworbene Mitralklappenfehler

Die **Mitralklappenstenose** entwickelt sich überwiegend nach rheumatischer Endokarditis durch

Fibrosierung und Schrumpfung des Klappenapparats mit Verklebung der Kommissuren sowie häufig sekundären Verkalkungen. Pathophysiologisch führt die Verkleinerung der Klappenöffnungsfläche zur Reduktion des Herzzeitvolumens und Druckerhöhung vor der Mitralklappe. Die Auswirkungen sind:

- Dilatation des linken Vorhofs mit Gefahr von Vorhofflimmern und Entstehung von Stagnationsthromben, die arterielle Embolien verursachen können
- Lungenstauung bis hin zum Lungenödem
- Hypoxiebedingte reaktive und reversible Widerstandserhöhungen im kleinen Kreislauf (präkapillär)
- Rechtsherzbelastung mit möglicher Trikuspidalinsuffizienz

Klinisch zeigt sich nach rheumatischem Fieber ein beschwerdefreies Intervall von 15–25 Jahren. Die Krankheit verläuft gemäß NYHA insgesamt langsamer und berechenbarer als bei Aortenfehlern. Das Auftreten von Vorhofflimmern bei absoluter Arrhythmie kann zur abrupten Verschlechterung bis hin zum Lungenödem führen. Das klinische Leitsymptom bei Mitralklappenstenose ist die Dyspnoe. Die Stadien NYHA II–III, ein transvalvulärer Druckgradient > 10 mmHg im Mittel sowie eine signifikante Erhöhung der Druckwerte im kleinen Kreislauf stellen die Operationsindikation, errechnet aus den Herzkatheterdaten, dar. Die Echokardiografie hat ihre Bedeutung in der Beschreibung der Klappenmorphologie.

Bei der **Mitralinsuffizienz** überwiegen im Gegensatz zur Stenose Ursachen nicht rheumatischer Genese:

- Akute Mitralinsuffizienz
  - Bakterielle Endokarditis
  - Sehnenfadenruptur bei mukoider Degeneration (Barlow-Syndrom)
  - Papillarmuskelnekrose nach Myokardinfarkt
  - Selten stumpfes Thoraxtrauma
- Chronische Mitralinsuffizienz
  - Rheumatische Endokarditis
  - Mitralklappenprolaps bei Marfan-Syndrom, myxomatöser Degeneration (Barlow-Syndrom) und Vorhofseptumdefekt II

Pathophysiologisch kommt es zur reinen Volumenbelastung des linken Ventrikels. Es besteht eine Volumen- und Druckbelastung des linken Vorhofs mit konsekutiver Widerstandserhöhung im Pulmonaliskreislauf. Der Reflux in den linken Vorhof (Niederdrucksystem) bedeutet für den volumenbelasteten linken Ventrikel eine Nachlastsenkung. Die Operationsindikation besteht im Stadium NYHA II–III, bei Auftreten von Vorhofflimmern und bei einem angiografisch bestimmten Regurgitationsvolumen von mehr als 40 % des Schlagvolumens. Weitere fassbare Parameter sind eine Erhöhung des linksventrikulären enddiastolischen Drucks über 20 mmHg und eine Erniedrigung der globalen Auswurffraktion (EF). Um das operative Risiko zu senken, sollte das enddiastolische linksventrikuläre Volumen 300 ml nicht überschreiten und die EF über 40 % liegen. Grenzwertige Operationsindikationen ergeben sich bei der Konstellation Mitralinsuffizienz und hochgradig myopathisch verändertem linken Ventrikel mit einer EF < 30 %: Mit der operativen Beseitigung der Klappeninsuffizienz ist eine plötzliche Nachlasterhöhung verbunden, die dann den linken Ventrikel überfordert.

Erworbene Trikuspidal- und Pulmonalklappenfehler

Isolierte Trikuspidalklappenfehler sind selten im Vergleich zu Aorten- bzw. Mitralklappenfehlern. Sie gewinnen aber an Bedeutung in Fällen von Drogenabhängigkeit. Isolierte Pulmonalklappenfehler treten sehr selten auf und sind aus herzchirurgischer Sicht bedeutungslos.

13.3.2 Auswahl der prothetischen Herzklappen und Ergebnisse

Dem Herzchirurgen stehen heutzutage drei Gruppen von Klappenimplantaten (➤ Abb. 13.11) zur Verfügung:

- **Mechanische Prothese:** Aus geschichtlicher Perspektive erwähnenswert sind das Käfig-Ball-Ventil nach Starr-Edwards sowie die ebenfalls veraltete Kippdeckelprothese.
- **Bioprothese:** Es gibt zum einen **xenogene Prothesen,** verwendet werden hier Xenografts vom Schwein oder Rinderperikard, zum anderen **allogene Prothesen** oder **Homografts.** Hierbei handelt es sich um menschliche Herzklappen, die aus Empfängerherzen, nicht geeigneten

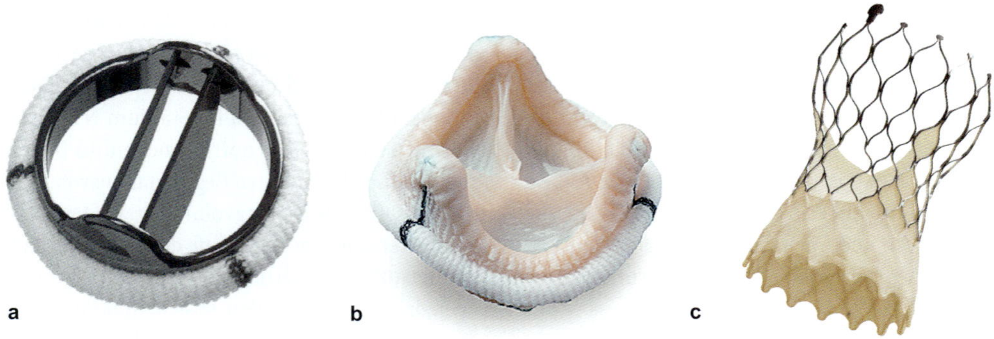

Abb. 13.11 Herzklappenprothesen: a) Mechanische Herzklappenprothese mit zwei Flügeln, deren Ventilmechanismus den Blutfluss nur in eine Richtung erlaubt. b) Bioprothese. Der (helle) Gewebering dient jeweils zum Einnähen der Klappe. c) Biologische Transkatheter-Herzklappe (Evolut™ FX+). Eingeführt über einen Katheter, drängt sie beim Entfalten die defekte Klappe an die Gefäßwand. [U142, X217, U244]

Spenderherzen und Leichen gewonnen werden. Sie werden bei –196 °C in flüssigem Stickstoff gelagert.

- **Transkatheterprothese:** Sie ist die Prothese der Wahl bei minimalinvasiven Implantationen z. B. über ein Femoraliskathetersystem. Auch sie ist eine Bioprothese und besteht aus einem Drahtgerüst, ähnlich dem eines Gefäßstents, welches zusammengefaltet per Katheter in die Aorta ascendens vorgeschoben und im Bereich der defekten Klappe entfaltet wird.

Weder mechanische noch xenogene Prothesen haben bisher die Erwartungen an eine ideal funktionierende Herzklappe erfüllt. Die künstliche Herzklappenprothese besitzt die Vorteile einer hohen Belastbarkeit und exzellenten Langlebigkeit. Sie stellt jedoch, wie Untersuchungen von Reul et al. (1986) belegen, ein Strömungshindernis dar, welches zum Energieverlust und dadurch zur Herzbelastung führt. Aufgrund von Turbulenzen und ihrer Oberflächenbeschaffenheit besteht die Gefahr von Thromboembolien, sodass eine lebenslange gerinnungshemmende Therapie unumgänglich ist. Die Bioprothesen besitzen durch die zentrale Blutströmung günstigere hämodynamische Eigenschaften ohne nennenswerte Thrombogenität. Sie weisen aber seitliche Rezirkulationen und einen transvalvulären Druckgradienten auf. Größter Nachteil der Bioprothesen ist ihre begrenzte Haltbarkeit, die bereits nach 10 Jahren durch Degeneration und Verkalkung abnehmen kann.

Menschliche Herzklappen stellen eine Alternative zum mechanischen oder xenogenen Klappenersatz dar. Diese Homografts weisen innerhalb der ersten 10 Jahre offensichtlich keine reoperationspflichtigen Degenerationen auf. Somit scheinen kryopräservierte menschliche Herzklappen die Vorzüge der mechanischen und xenogenen Prothesen zu vereinen. Zum einen besitzen sie eine günstigere Hämodynamik mit zentraler Blutströmung, zum anderen eine minimale Thromboemboliegefahr, die keine Antikoagulation erfordert. Darüber hinaus sind Resistenz gegen Endokarditis und eine gute Langlebigkeit beschrieben. Problematisch bleiben bisher das immunologische Verhalten der menschlichen Herzklappen für den Langzeitverlauf und die limitierende Verfügbarkeit, die den Aufbau einer Herzklappenbank erforderlich macht. Generell kann festgestellt werden, dass xenogene und allogene Herzklappen bei Patienten mit Kontraindikationen zur Marcumar®-Therapie eingesetzt werden sollten. Das sind in erster Linie junge Sportler, schwangere Frauen und alte Patienten, bei denen der Degenerations- und Verkalkungsprozess wesentlich langsamer voranschreitet. Ähnliche Indikationsstellungen ergeben sich auch für die rekonstruktiven Eingriffe an der Mitralklappe. Mechanische Prothesen werden eingesetzt, wenn der Patient einer möglichen Reoperation kritisch gegenübersteht und keine entscheidenden Einwände gegen eine Marcumar®-Therapie sprechen. Ebenso sind auch ethisch-moralische sowie religiöse Faktoren bei der Indikationsstellung zu berücksichtigen. So ist z.B. der Patientenwunsch, auf den Einsatz tierischer Produkte zu verzichten, genauso zu bedenken wie religiöse Belange.

Transkatheterklappensysteme kommen allen voran bei multimorbiden Patientengruppen zum Einsatz, welche für eine offen chirurgische Intervention unter Kardioplegie nicht infrage kommen. Dieser Eingriff nennt sich Transkatheter-Aortenklappenimplantation (TAVI) und gehört eigentlich zum Gebiet der interventionellen Kardiologie, dennoch wird eine TAVI-Prozedur immer in kollegialer Zusammenarbeit von Fachärzten für Kardiologie und Herzchirurgie gemeinsam durchgeführt. Ein Krankenhaus, das diesen Eingriff anbietet, muss daher beide Fachabteilungen regelhaft vorhalten. Lediglich eine der beiden zu unterhalten und die andere durch das Einstellen eines entsprechenden Facharztes abzudecken, ist laut Konsens der Deutschen Gesellschaft für Kardiologie (DGK) und der Deutschen Gesellschaft für Thorax-, Herz- und Gefäßchirurgie (DGTHG) nicht zulässig.

13.3.3 Aortenklappenersatz

OPERATION

Aortenklappenersatz

Positionierung: Rückenlage.
Zugang: Mediane Sternotomie (➤ Tab. 13.5).

Operationsprinzip

- Nach Anschluss an die EKZ über die Aorta ascendens und beide Hohlvenen wird der linke Ventrikel durch den Vent drainiert
- Die Aorta wird quergeklemmt und quer eröffnet unter Berücksichtigung der anatomischen Grundlagen
- Die Inzision sollte etwa 15 mm oberhalb des Abgangs der rechten Koronararterie liegen
- Die Aortotomie wird dann bis etwa 10 mm oberhalb der Kommissur zwischen der links- und rechtskoronaren Tasche und in ähnlicher Weise bis zur Kommissur zwischen der linkskoronaren und der akoronaren Tasche verlängert

Tab. 13.5 OP-spezifische Instrumente für den Aortenklappenersatz [T375, F240-002]

Instrument	Bezeichnung	Verwendungszweck
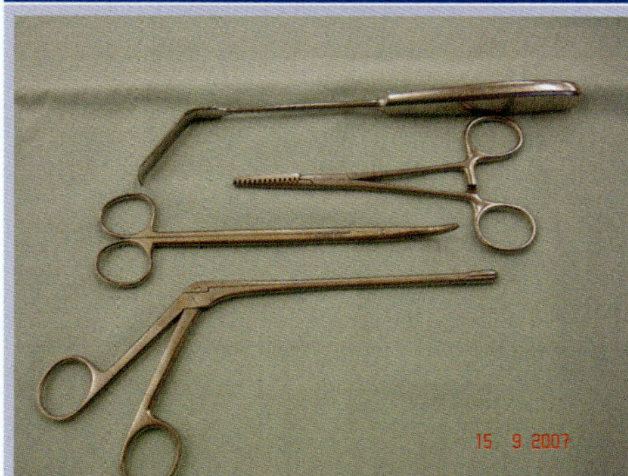	Zenker-Haken (oben)	Aufhalten der Aortenwurzel
	Zerbini-Zange (unten)	Stückweise Resektion der verkalkten Klappenanteile
	Klappenschere	Herausschneiden der defekten Klappe
	Perfusionskatheter für Koronarostien	Kardioplegie
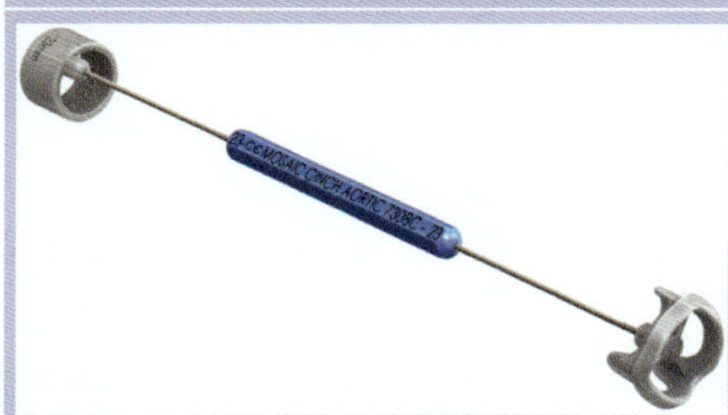	Zwei-Enden-Klappensizer	Ausmessen der Aortengröße

- Danach wird die kardioplegische Lösung (zunächst 1.000 ml Bretschneider-Lösung) in die Koronarostien über Koronarkanülen infundiert
- Das Ziel der anschließenden Exzision besteht darin, den Klappenring mit einer starken Schere und Kneifzange (Zerbini) möglichst weitgehend von Kalk zu befreien, ohne die Aortenwand und rechtskoronar das Erregungsleitungssystem zu verletzen
- Kalkfragmente werden mit dem scharfen Sauger ausgesaugt. Mitunter kann die Verkalkung bis zur Basis des vorderen Mitralsegels reichen, die von der Gewebsschicht zwischen dem Kalk und Mitralsegel abgeschält werden kann
- Nach ausgiebigem Débridement ist der Klappenring flexibel und die Größe der Klappenprothese kann mit Phantomen ausgemessen werden (➤ Abb. 13.12). Sie muss der Weite des Klappenrings entsprechen und misst beim Erwachsenen in der Regel 21–25 mm. Danach werden nochmals 1.000 ml kardioplegische Lösung appliziert
- Welche Klappe auch immer implantiert wird, sie sollte im und nicht auf dem Ring sitzen und damit subkoronar implantiert werden. Der Versuch, eine zu große Klappe in den Ring zu zwängen (Oversizing), kann zur Verlegung der Koronarostien oder Zerreißung des Klappenrings mit verheerenden Folgen führen
- Begonnen wird die Prothesenimplantation mit dem Anlegen der drei Kommissurennähte. Anschließend werden U-Nähte mit nicht resorbierbarem Nahtmaterial der Stärke 2-0 in die drei Anulusabschnitte zirkulär von linkskoronar nach akoronar gelegt. Sie werden mit Kammklemmen sortiert und dann durch den Prothesenring gestochen (➤ Abb. 13.13). Die Fäden werden unter leichter Kompression des Nahtrings geknüpft
- Selten wird zur Vergrößerung des Aortenrings die Aortotomie bei sehr engen Verhältnissen in die Kommissur zwischen links- und nicht koronarer Tasche verlängert und 10–15 mm weiter bis in das aortale Mitralsegel fortgesetzt. Danach wird ein gewebter Dacronflicken in das Mitralsegel bis herauf in den durchtrennten Klappenring und die Aortotomie eingenäht. Die Prothese wird in die normale Klappenebene eingesetzt. Dies erfolgt unter Verwendung von Teflonfilz-bewehrten U-Nähten, die generell bei schlechten Gewebeverhältnissen indiziert sind
- Eine fortlaufende Polypropylennaht der Stärke 3-0 zum Verschluss der Aortotomie beendet den Aortenklappenersatz. Anschließend werden Herz und aszendierende Aorta entlüftet und die Aortenklemme gelöst. Das weitere Vorgehen entspricht dem beschriebenen Standardverfahren

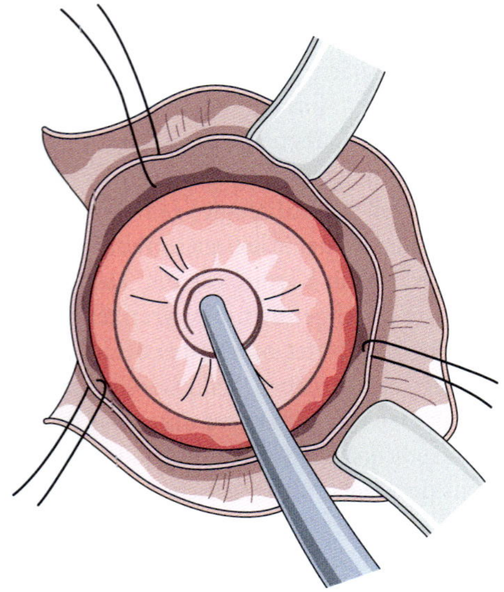

Abb. 13.12 Zur Bestimmung der prothetischen Klappengröße wird der Ringdurchmesser mit Phantomen ausgemessen [L106, L157]

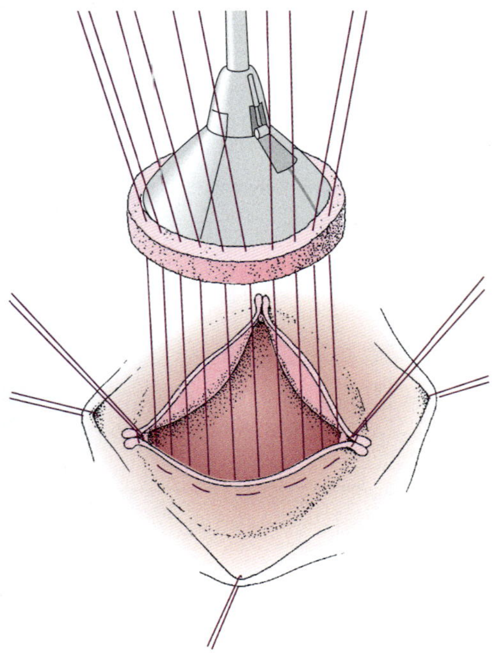

Abb. 13.13 Implantation einer Aortenklappenprothese. Mit nicht resorbierbarem Nahtmaterial der Stärke 2-0 werden U-Nähte in die drei Anulusabschnitte von linkskoronar nach akoronar gelegt. Dargestellt ist die erste Nahtreihe am linkskoronaren Anulus [L190, L157]

13.3.4 Transkatheter-Aortenklappen-implantation

OPERATION

TAVI (Transcatheter Aortic-Valve Implantation)

Positionierung: Rückenlage.
Zugang: A. femoralis, alternativ sind Zugänge über die A. subclavia oder transapikal über einen kleinen thorakalen Schnitt über der Herzspitze möglich.
Besonderheit: Der gesamte Eingriff findet unter Röntgenkontrolle statt, um die Position des Katheters und die Klappensituation nachvollziehen zu können, da der Patient selbst nicht eröffnet wird.

Operationsprinzip

- Nach Hautdesinfektion der Leiste und steriler Abdeckung des Patienten erfolgt das Einbringen einer Gefäßschleuse in die linke A. femoralis communis in Seldinger-Technik
- Einbringen eines Führungsdrahts über die Gefäßschleuse unter Röntgenkontrolle bis hoch hinter die Aortenklappe
- Inspektion der Aortenklappensituation
- Die im Vorfeld auf den Katheter aufgebrachte und gefaltete Klappenprothese wird nun über den Führungsdraht bis auf Höhe der krankhaften Klappe geschoben
- Nach Bestätigung der richtigen Position durch die Röntgenkontrolle wird die neue Aortenklappe aufgespannt und gleichzeitig dabei die ursprüngliche Klappe an die Aortenwände gepresst. Ein Entfernen der Aortenklappe bzw. ihrer Reste erfolgt nicht (➤ Abb. 13.14)
- Nach Kontrolle des Sitzes und Funktionalität der Klappe werden Katheter und Führungsdraht zurückgezogen und entfernt
- Der Inzisionsverschluss der A. femoralis erfolgt per Übernaht mit einer monofilen, nicht resorbierbaren Polypropylennaht der Stärke 6-0
- Kontrolle auf Bluttrockenheit und Einzelknopfnaht der Haut beenden die Operation

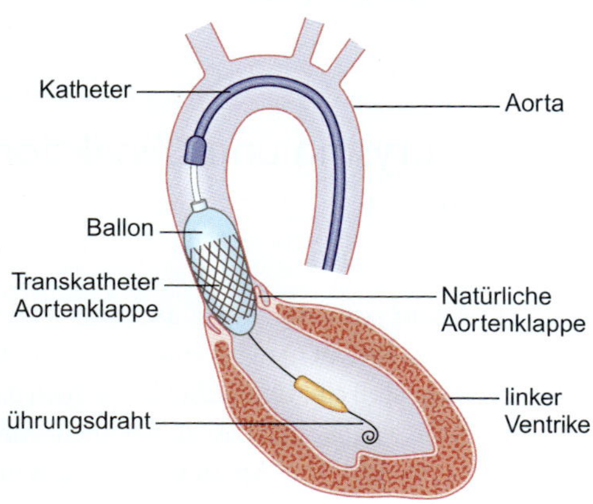

Abb. 13.14 TAVI [E1431]

13.3.5 Mitralklappenersatz

OPERATION

Mitralklappenersatz

Positionierung: Rückenlage.
Zugang: Mediane Sternotomie.

Operationsprinzip

- Es erfolgt ein üblicher Anschluss an die EKZ, mit Ausnahme der doppelten Kanülierung des rechten Vorhofs (➤ 13.1.5). Durch diesen totalen kardiopulmonalen Bypass kollabiert der rechte Vorhof komplett und ermöglicht einen retrograden Zugang auf die Hinterwand des linken Vorhofs
- Nach der anschließenden Myokardprotektion wird die Mitralklappe über eine Eröffnung des linken Vorhofs unter Berücksichtigung der detaillierten anatomischen Verhältnisse inspiziert
- Falls ein klappenerhaltender Eingriff (Rekonstruktion) aufgrund von Verkalkung oder komplexer Insuffizienz (z. B. durch Infarkt) nicht infrage kommt, wird die Resektion vorgenommen. Sie beginnt am Ansatz des anterioren Segels bei 12 Uhr und wird im Uhrzeigersinn fortgesetzt
- Die Sehnenfäden der Papillarmuskeln werden direkt am Übergang abgesetzt, da eine zu großzügige Resektion, insbesondere des posterioren Segels, zu deutlichen Funktionseinschränkungen des linken Ventrikels führen kann
- Für die Fixation der Klappe werden U-Nähte mit nicht resorbierbarem Nahtmaterial der Stärke 2-0 verwendet. Hierbei wird zuerst zirkulär durch den Mitralklappenanulus in der gleichen Technik wie beim Aortenklappenersatz und dann durch den Nahtring der Prothese gestochen. Das Ventil kann anschließend abdichtend eingeknotet werden
- Über die Prothese wird ein Vent bis in den Apex des linken Ventrikels geführt
- Die Vorhofwand wird mit einem Polypropylenfaden der Stärke 3-0 fortlaufend verschlossen, der koronare Blutstrom freigegeben, das Herz entlüftet und defibrilliert

13.3.6 Mitralrekonstruktion

Die rekonstruktive Chirurgie setzt sich zum Ziel, körpereigenes Klappenmaterial und damit auch die natürliche Funktion zu erhalten bzw. wiederherzustellen. Die Entscheidung zum Ersatz der Klappe oder zu einem rekonstruktiven Verfahren wird im Wesentlichen von der Erfahrung des Operateurs, Natur und Ausmaß der Klappenerkrankung und patientenbezogenen Faktoren (Alter, Kontraindikationen, Antikoagulation) bestimmt. Folgende Techniken stehen dem Herzchirurgen zur Verfügung:

- Offene Kommissurotomie
- Anulorhaphie
- Plicaturplastik bei Chordaruptur
- Chordaverkürzung
- Ringprothese

Die **Kommissurotomie** ist der am häufigsten angewandte rekonstruktive Eingriff der Mitralstenose, zudem wird diese Methode am wenigsten angezweifelt. Nach Einstellen der Mitralklappe wird die Fusionslinie zwischen aortalem und muralem Segel dargestellt und mit dem Skalpell eingeschnitten, ohne die kommissuralen Sehnenfäden zu verletzen. Sind diese Chordae verdickt und verkürzt, können sie bis in die Spitze des Papillarmuskels inzidiert werden. Darüber hinaus können Sehnenfäden miteinander verschmolzen sein, die durch stumpfe Präparation gelöst werden. Nach erfolgter Kommissurotomie wird ein Vent eingelegt und der Vorhof in typischer Weise verschlossen. Die meisten rekonstruktiven Verfahren der Mitralinsuffizienz erfordern eine Ringprothese. Man verwendet entweder einen starren halb offenen Ring nach Carpentier oder einen flexiblen geschlossenen Ring nach Duran, der in der Technik einer Klappenprothese implantiert werden kann (➤ Abb. 13.15).

Heute steht für die Behandlung der Mitralinsuffizienz auch ein minimalinvasives Verfahren zur Verfügung, das **Mitralklappen-Clipping.** Bei dieser Methode werden kathetergesteuert das vordere und hintere Mitralsegel mittels eines Clips so aneinanderfixiert, dass dadurch, ähnlich der Alfiori-Naht, die Mitralinsuffizienz abnimmt. Dieses Verfahren kommt im Wesentlichen für alte Patienten mit schwerer Herzinsuffizienz und schwerwiegenden Begleiterkrankungen in Betracht. Bei jungen Patienten ist einer perfekten operativen Rekonstruktion der Mitralklappe in jedem Fall der Vorzug zu geben. Damit kann meist lebenslang eine regelrechte Klappenfunktion erzielt werden.

13.3.7 Operationen an der Trikuspidalklappe

Eingriffe an der Trikuspidalklappe bei erworbenen Klappenfehlern konzentrieren sich heute vor allem auf die verschiedenen Techniken der Anulorhaphie. Hierbei erfolgt die Verkleinerung des Klappenrings bei sekundärer Trikuspidalinsuffizienz im Rahmen chronischer Mitralvitien und pulmonaler Hypertension. Auch bei den seltenen Trikuspidalvitien nach rheumatischer und bakterieller Endokarditis wird versucht die Klappe mithilfe einer Kommissurotomie oder Anulorhaphie zu erhalten.

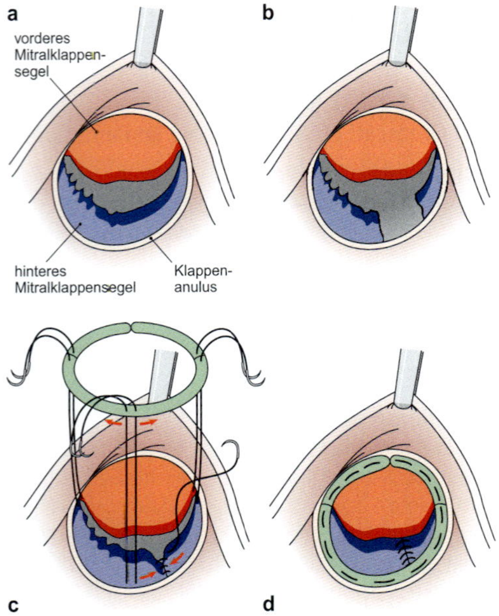

Abb. 13.15 Mitralklappenrekonstruktion. a) Insuffiziente Mitralklappe. b) Quadranguläre Resektion am posterioren Mitralklappensegel. c) Vereinigung der nicht prolabierenden Anteile des posterioren Segels und Implantation eines Anuloplastierings. d) Ergebnis nach Mitralklappenrekonstruktion [M555, L141]

13.4 Aneurysma und Dissektion der Aorta

Von einem **Aneurysma der Aorta ascendens** oder des Aortenbogens spricht man bei einem Querdurchmesser von mehr als 6 cm. Unterschieden werden das echte *(Aneurysma verum)* und das falsche Aneurysma *(Aneurysma spurium)*. Das **Aneurysma verum** beschreibt eine sack- oder spindelförmige Ausweitung aller drei Wandschichten (Intima, Media, Adventitia) einer vorgeschädigten Aortenwand. Durch Raumverdrängung kann dieses Aneurysma zu Kompressionserscheinungen benachbarter Organe oder zur Ruptur führen. Das **Aneurysma spurium** entwickelt sich dagegen meist nach traumatisch bedingten Gefäßwandeinrissen. Es imponiert als paravasales pulsierendes Hämatom, das sekundär abgekapselt und epithelialisiert wird.

Zugrunde liegt beiden Erkrankungen eine Schwächung des viskoelastischen Gürtels der Gefäßmedia. Anatomisch unterschieden werden das Aorta-ascendens-Aneurysma zwischen Aortenklappe und Abgang des Truncus brachiocephalicus, das Bogenaneurysma innerhalb des Truncus und der A. subclavia sinistra sowie das Aneurysma der Aorta descendens kaudal der Bogengefäße.

Ursachen für ein Aortenaneurysma/eine Aortendissektion:

- Idiopathische, zystische Medianekrose
- Marfan-Syndrom
- Bikuspide Aortenklappe
- Aortenisthmusstenose
- Hypertonus
- Arteriosklerose
- Thoraxtrauma
- Herzkatheter
- Kanülierung der Aorta ascendens

Die **Dissektion,** also die Zerschichtung der Aortenwand, entsteht plötzlich über einen Intimaeinriss, der zu 95 % die thorakale Aorta betrifft. Es entwickelt sich ein falsches Lumen innerhalb der Gefäßmedia (➤ 9.3.4). In seiner Ausdehnung kann es die gesamte Aorta einschließlich abgehender Arterien erfassen. Sofern der Betroffene nicht an akuter Ruptur mit Perikardtamponade, massiver Aorteninsuffizienz oder Mangelperfusion vitaler Organe verstirbt, durchläuft der äußere Mantel der disseziierten Aorta die typische Umwandlung in ein Aneurysma. Umgekehrt kann sich aus einem vorbestehenden Aneurysma verum eine Dissektion entwickeln. Von einer chronischen Dissektion spricht man bei einem Befund, der älter als 14 Tage ist.

Die Dissektion wird in der Regel nach der **Stanford-Klassifikation** eingeteilt, welche sich am Therapieansatz orientiert:

- **Typ A** – Dissektion der Aorta ascendens mit oder ohne Bogenbeteiligung: Immer operative Behandlung mit medianer Sternotomie nach erfolgter Schmerztherapie und Blutdrucksenkung und
- **Typ B** – Dissektion der Aorta descendens: operative Behandlung mit linkslateraler Thorakotomie, wenn Komplikationen nach erfolgter Schmerztherapie und Blutdrucksenkung auftreten

13.4.1 Präoperativer Status

Komplikationen sind bestimmt durch die stete Größenzunahme bis hin zur Ruptur sowie Formierung von Thromben und bei Dissektionen zusätzlich durch Zerschichtung abgehender Arterien. Daher zeigen Patienten im akuten Stadium neben heftigen thorakalen bzw. interskapularen Schmerzen häufig Symptome einer Angina pectoris und eines Schlaganfalls, seltener fehlende Durchblutung der Beine, Paraplegie und akutes Nierenversagen. Sie müssen notfallmäßig bzw. dringlich operiert werden. Die präoperative Diagnostik stützt sich in erster Linie auf Röntgen-Thorax in zwei Ebenen, transthorakale und transösophageale Echokardiographie, CT und Angiografie. Ist die nicht invasive Diagnostik eindeutig, wird beim jungen Patienten (< 40 Jahre) auf eine Angiografie verzichtet. Das Erkennen eines akuten Aneurysmas ist leicht im Gegensatz zur exakten Beschreibung des Intimaeinrisses bei einer Dissektion, die aber unbedingt erforderlich ist, um die operative Strategie festzulegen.

13.4.2 Ersatz der Aorta ascendens

Ziel des operativen Eingreifens an der aneurysmatischen oder dissezierten thorakalen Aorta ist die Vermeidung von Ruptur, Organkomplikationen und seltener von Kompressionen benachbarter Organe. Notfallmäßig muss immer bei manifester Ruptur und bei akuter Typ-A-Dissektion eingegriffen werden, um Perikardtamponade und massive Aorteninsuffizienz zu vermeiden.

Die allgemeine operative Strategie besteht in einer medianen Sternotomie bei totaler EKZ über die Aorta ascendens in Seldinger-Technik oder über die A. axillaris dextra. Der Zugang erfolgt bei zweitens über eine zusätzliche Inzision unter dem Schlüsselbein, meist vor der Sternotomie. Der venöse Ablauf erfolgt typisch über den rechten Vorhof. Beim Ascendensersatz wird die Temperatur wird auf 26 °C abgesenkt, beim Bogenersatz auf 18 °C. Letzterer wird zusätzlich im Kreislaufstillstand vorgenommen. Als chirurgische Möglichkeiten unter Berücksichtigung des Lokalbefunds stehen zur Verfügung:

- Begrenzte Resektion der Aorta ascendens
- Ersatz der Aorta und der Aortenklappe entweder sequenziell (Wheat-Verfahren) oder als Conduit (Bentall-Verfahren)
- Proximaler, subtotaler oder vollständiger Bogenersatz (➤ Abb. 13.16).

OPERATION

Ascendensersatz

Positionierung: Rückenlage.
Zugang: Mediane Sternotomie.

Operationsprinzip

- Die Aorta wird bei allen Verfahren hockeyschlägerförmig eröffnet
- Bei kompetenter Aortenklappe und unauffälliger Aortenwurzel wird die gesamte Gefäßwand vom suprakoronaren Aortenfundament bis hin zum Stumpf der quergeklemmten Aorta reseziert
- Als Interponat wird eine flexible, gewebte Dacron-Doppelvelour-Prothese verwendet. Diese wird intraoperativ entweder mit Fibrinklebern oder mit Kollagen- und Gelatinekleber versiegelt. Als Nahtmaterial dient ein monofiler, doppelt armierter Polypropylenfaden der Stärke 3-0. Begonnen wird mit der proximalen Anastomose, die von dorsal nach ventral überwendlich fortlaufend hergestellt wird. Die distale Anastomose erfolgt in der gleichen Technik. Die Anastomosenfußpunkte werden mit Teflonfilz gesichert
- Beim Verfahren nach Wheat wird zunächst die Aortenklappe, wie in ➤ 13.3.3 beschrieben, ersetzt und anschließend der Ascendensersatz vorgenommen
- Nach der von Bentall und DeBono beschriebenen Technik wird die Aorta ascendens komplett bis auf den Anulus fibrosus einschließlich Aortenklappe reseziert
- Dann interponiert man eine Dacron-Gefäßprothese, in der bereits eine mechanische oder Bioprothese eingearbeitet ist. Die proximale Anastomose in Höhe des Aortenanulus wird in der für den Herzklappenersatz beschriebenen Technik vorgenommen
- Die vorher mobilisierten Koronarostien werden dann gesondert End-zu-Seit mit der Gefäßprothese in fortlaufender Nahtreihe (Polypropylenfaden der Stärke 6-0) anastomosiert, nachdem korrespondierende ovaläre Inzisionen der Dacronprothese erfolgt waren. Ein Aneurysmasack kann zur Ummantelung der Gefäßprothese verwendet werden

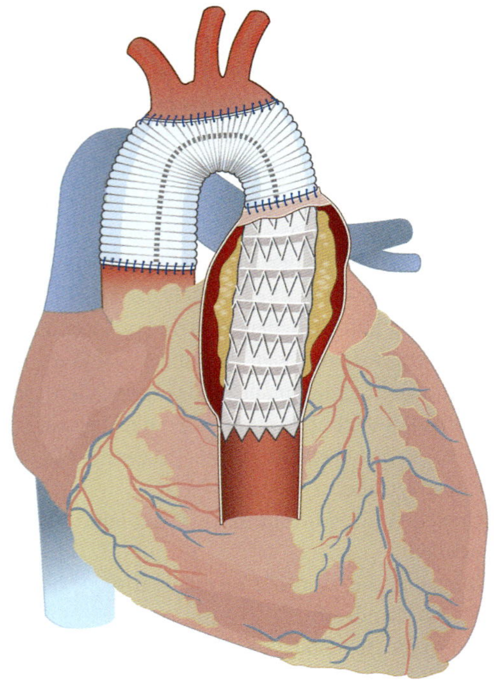

Abb. 13.16 Aortenbogenersatz. Hier vollständiger Bogenersatz mit Verbindung zum Descendensaneurysma mit Stent [W854-028]

13.4.3 Aortenbogenersatz

Der Aortenbogenersatz weist für den Chirurgen mehrere Besonderheiten auf. Für die Dauer des Eingriffs müssen die vom Bogen abgehenden Kopfgefäße abgetrennt und gesondert perfundiert werden. Die Zeit des Kreislaufstillstands muss möglichst kurz gehalten werden, d. h., sie sollte nicht mehr als 1,5 Stunden betragen, um schwere Organkomplikationen zu vermeiden. Da die Handhabung der EKZ einer gezielten Abstimmung bedarf, werden ein Membranoxygenator und ein Zellseparator angewendet. Autologes oder Frischblut, Plasmasubstitute und Thrombozytenaggregate müssen zur Verfügung stehen. Um eine raschere Wiedererwärmung zu gewährleisten, werden Erkrankte auf eine Wärmematte gelegt. Neben den üblichen Kreislaufparametern werden fortlaufend die Temperaturen im Nasopharynx, die Sauerstoffsättigung im Gehirn wie auch die Temperatur im Myokard und im Rektum gemessen. Die Herztemperatur wird durch wiederholte Infusionen kardioplegischer Lösung sowie

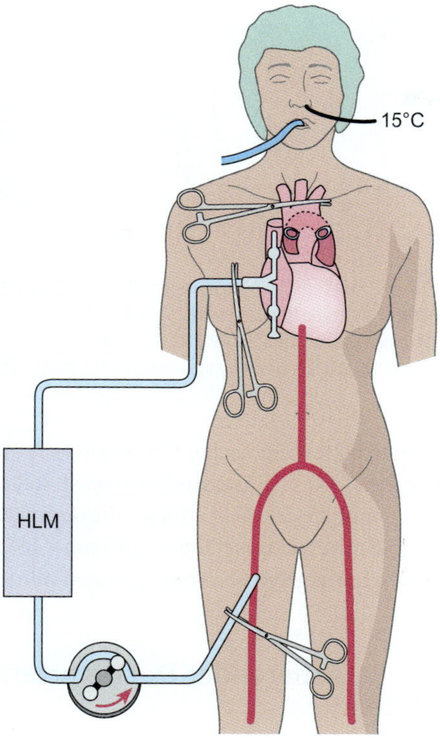

Abb. 13.17 Aortenbogenersatz im Kreislaufstillstand und in tiefer Hypothermie. Der Anschluss an die Herz-Lungen-Maschine (HLM) erfolgt für die rechte Femoralarterie und beide Hohlvenen (totale EKZ). Die Kopfgefäße sind gesondert perfundiert. Der Kopf wird in Trockeneis gepackt. Durch den Kreislaufstillstand lässt sich eine vollständige Blutleere in Höhe des Aortenbogens erreichen [L106, L157]

perikardialer Kühlung stets unter 16 °C gehalten. Einen zusätzlichen Schutz des Gehirns erreicht man durch Barbituratgabe während der Kreislaufunterbrechung und durch Auflage von Eisbeuteln von außen. Die Körpertemperatur wird auf 16–18 °C gesenkt.

OPERATION

Aortenbogenersatz

Positionierung: Rückenlage.
Zugang: Mediane Sternotomie.

Operationsprinzip

- Wenn die besonderen Vorbereitungen abgeschlossen sind, werden die Aortenbogengefäße mit Perfusionskathetern versorgt und mit der HLM gesondert perfundiert (➤ Abb. 13.17). Die deszendierende Aorta wird nun proximal der Klemme inzidiert und der Situs leer gesaugt
- Der distale Aortenstumpf wird jetzt End-zu-Seit mit einer vorgeklebten Dacron-Gefäßprothese anastomosiert. Die Anastomosierung der aus dem Bogen entspringenden Gefäße erfolgt in toto, indem man manschettenförmig die Aortenwandteile End-zu-Seit mit der zuvor entsprechend eingeschnittenen Gefäßprothese vereinigt
- Die EKZ wird dann wieder angestellt, das aortale Gefäßbett entlüftet und der Hirnkreislauf freigegeben
- Während der Körper wieder erwärmt wird, erfolgen die Längsinzision und Resektion der Aorta ascendens und die proximale aortoprothesiale Anastomose. Der weitere operative Verlauf entspricht der beschriebenen Standardtechnik

Speziell für die akute Aortendissektion hat sich in letzter Zeit der Einsatz eines biologischen Zweikomponentenklebers bewährt: Nach Resektion des den Intimaeinriss *(Entry)* tragenden Aortenabschnitts werden die zerschichteten Aortenstümpfe mit einem Gelatine-Resorzin-Kleber versiegelt. Dies führt innerhalb weniger Minuten zu einer dauerhaften und elastischen Verklebung. Nun kann entweder die Rekonstruktion der Aorta oder die Implantation einer Dacron-Gefäßprothese vorgenommen werden.

13.4.4 Ergebnisse

Verbesserte kardioprotektive Maßnahmen, feinporige Dacronprothesen und vor allem die Verfügbarkeit von Fibrin-, Gelatine- und Kollagenklebern haben die Frühletalität der ersetzenden Aorteneingriffe deutlich sinken lassen. Die Langzeitergebnisse der überlebenden Patienten sind relativ gut in Anbetracht der bestehenden Grunderkrankung der Gefäßwand, die nicht nur die Aorta ascendens erfasst, sondern in den meisten Fällen die gesamte Hauptschlagader und die davon abgehenden Gefäße. Todesursachen im späten Verlauf werden u. a. durch Rupturen eines erneut auftretenden Aneurysmas oder Dissektion der multimorbiden Patienten hervorgerufen. Hypertonus, Diabetes und präoperative Herzinsuffizienz sind als prognostisch ungünstig zu werten.

13.5 Kongenitale Herz- und Gefäßfehler

Ca. 0,4 % der deutschen Einwohner leben mit einem angeborenen Herz- und/ oder Gefäßfehler. Diese zählen damit zu den häufigsten angeborenen Fehlbildungen überhaupt. 90 % der angeborenen Herzfehler sind operabel, ihre Korrektur sollte möglichst im Vorschulalter erfolgen (Deutsche Herzstiftung 2024). In diesem Kapitel werden lediglich die Vitien berücksichtigt, die auch im Erwachsenenalter zur Operation gelangen können und damit noch operationsfähig sind.

13.5.1 Postduktale Aortenisthmusstenose (Koarktation)

Unter dem postduktalen Typ der Aortenisthmusstenose versteht man eine umschriebene Enge im Bereich des obliterierten Duktusbands. Sie verläuft in der Kindheit oft asymptomatisch. Später umfasst das Vollbild der Erkrankung Hypertonie der oberen Körperhälfte, Linksherzbelastung, frühzeitige zerebrale Arteriensklerose und aneurysmatisch dilatierte Interkostalarterien, die zu Rippenusuren führen können. Die Operation wird über eine linksseitige Thorakotomie in Höhe des 4. ICR begonnen, danach wird die Pleura parietalis eröffnet. Nach Freilegung zeigen sich die proximale A. subclavia, der distale Aortenbogen, die Isthmusstenose, das Lig. arteriosum (Duktusband), die Aorta descendens und die Interkostalarterien. Die lateralen Interkostalarterien können meist leicht identifiziert werden im Gegensatz zu den medialen, die hinter der Aorta verborgen sind. Nach ausgedehnter Mobilisation, Abklemmen der Aorta und Resektion des stenosierten Abschnitts unter Belassen einer mindestens 1 cm breiten Manschette bieten sich folgende Möglichkeiten zur Wiederherstellung der Aortenkontinuität an:

- End-zu-End-Anastomose bei kurzstreckigen Stenosen
- End-zu-End-Interposition einer Dacron-Gefäßprothese (➤ Abb. 13.18a)
- Patcherweiterung (➤ Abb. 13.18b)
- Prothesenbypass als Umgehungsverfahren (➤ Abb. 13.18c)

Für die Anfertigung der Anastomosen wird nicht resorbierbarer, doppelt armierter Polypropylenfaden der Stärke 4-0 in fortlaufender Nahttechnik bevorzugt. Während der Abklemmzeit kann sich in seltenen Fällen eine ischämische Rückenmarkläsion durch mangelhafte Blutversorgung des Rückenmarks über die A. spinalis anterior entwickeln. Im schlimmsten Fall führt dies zu einer Paraplegie der Beine. Ist daher

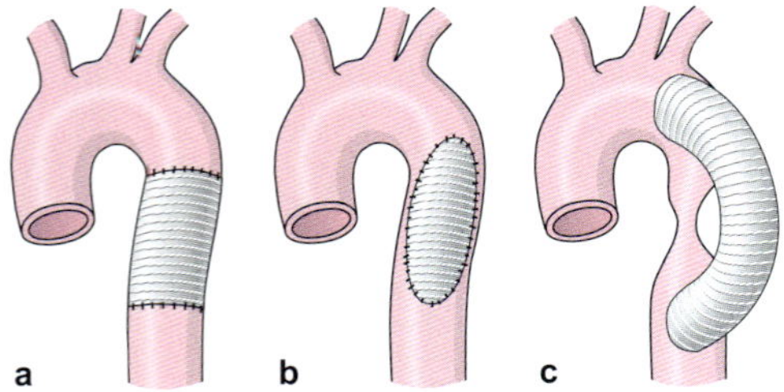

Abb. 13.18 Prothetische Möglichkeiten der Korrektur einer postduktalen Aortenisthmusstenose. a) End-zu-End-Interposition einer Dacron-Gefäßprothese. b) Patcherweiterung. c) Prothesenbypass als Umgehungsverfahren [L190, L157]

der Kollateralkreislauf nach intraoperativer Prüfung der distalen Aorta (< 50 mmHg) inadäquat, sollte die Resektion mithilfe der HLM erfolgen. Insgesamt kann der Eingriff mit einem Operationsrisiko von < 1 % und sehr guten Spätergebnissen vorgenommen werden.

13.5.2 Persistierender Ductus arteriosus Botalli

Der Ductus arteriosus Botalli dient im Fetalkreislauf zur Umgehung der noch nicht beatmeten Lunge. Er verbindet den Pulmonalarterienstamm mit der Aorta descendens (➤ Abb. 13.19). Normalerweise verschließt sich der Ductus arteriosus ca. 15 Stunden nach der Geburt funktionell, nach den ersten 3 Lebensmonaten obliteriert er vollständig. Bei Kindern mit postpartaler Hypoxie und als begleitende Fehlbildung bei anderen angeborenen Herzfehlern bleibt der Verschluss des Ductus nach der Geburt jedoch aus. Es handelt sich um eine Kurzschlussverbindung zwischen Systemkreislauf und Lungenkreislauf. Der persistierende Links-rechts-Shunt führt zu einer deutlichen Volumenbelastung des Lungenkreislaufs mit den Folgen einer Widerstandserhöhung und einer Belastung der rechten Herzkammer. Im Langzeitverlauf besteht die Gefahr einer Eisenmenger-Reaktion (➤ 13.5.3). Aus diesem Grund muss auch der kleinste persistierende Ductus arteriosus frühzeitig verschlossen werden. Die Diagnose kann leicht auskultatorisch, echo- und dopplersonografisch gestellt werden.

Als operativen Zugangsweg wählt man in der Regel die linkslaterale Thorakotomie. Ohne Einsatz der HLM kann ein offener Ductus bereits bei Frühgebore-

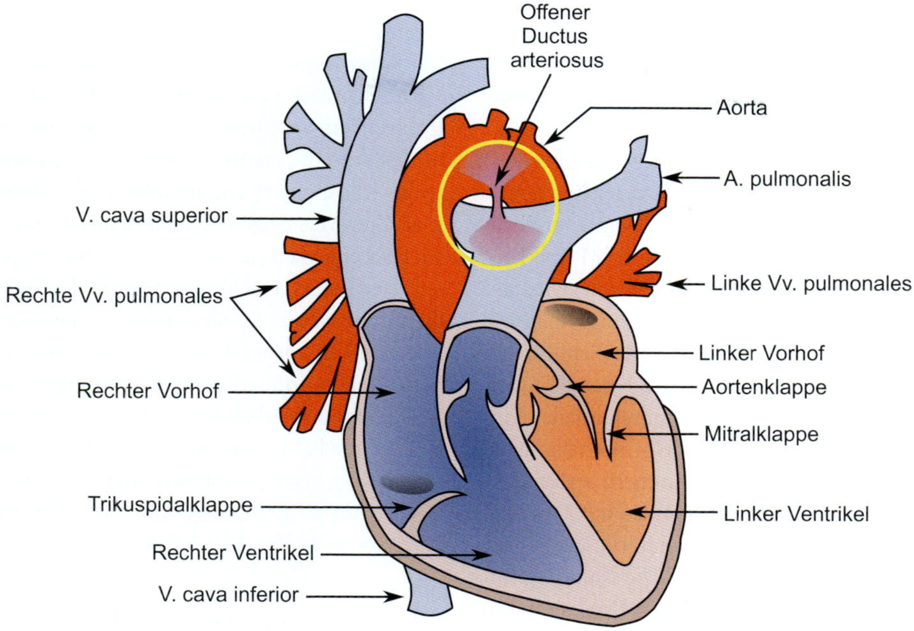

Abb. 13.19 Lokalisation eines persistierenden Ductus arteriosus Botalli [X333-032]

nen problemlos ligiert werden. Im Erwachsenenalter wird ein persistierender Ductus stets durchtrennt und beide Gefäßstümpfe zur Vermeidung von Rekanalisation übernäht. Das Operationsrisiko bei isolierten Ductuseingriffen liegt unter 1 % (Deutsche Herzstiftung 2024). Die Patienten können bei rechtzeitiger Behandlung mit einer normalen Lebenserwartung und Leistungsfähigkeit rechnen.

13.5.3 Atriumseptumdefekt (ASD)

Kurzschlussverbindungen in Vorhof- oder Kammerscheidewand führen aufgrund der physiologischen Druck- und Widerstandsverhältnisse im Allgemeinen zu einem Links-rechts-Shunt mit pathologisch gesteigerter Lungendurchblutung bei normalem Herzzeitvolumen. Dabei beträgt das Lungenstromvolumen shuntbedingt ein Mehrfaches des Körperstromvolumens. Nach einer Shuntumkehr von rechts nach links entwickelt sich die sogenannte **Eisenmenger-Reaktion** mit irreversibler Widerstandserhöhung im kleinen Kreislauf und Inoperabilität.

Der Atriumseptumdefekt ist mit 17 % das zweithäufigste angeborene Vitium (DGPK 2019a). Es existieren acht verschiedene Formen des Atriumseptumdefekts, von denen die vier wichtigsten im Folgenden beschrieben werden (➤ Abb. 13.20).

Ostium-secundum-Defekt (ASD II)

Der Ostium-secundum-Defekt ist mit 80 %der häufigste Vorhofseptumdefekt mit zusätzlicher Fehleinmündung rechter Lungenvenen (DGPK 2019a). Ohne

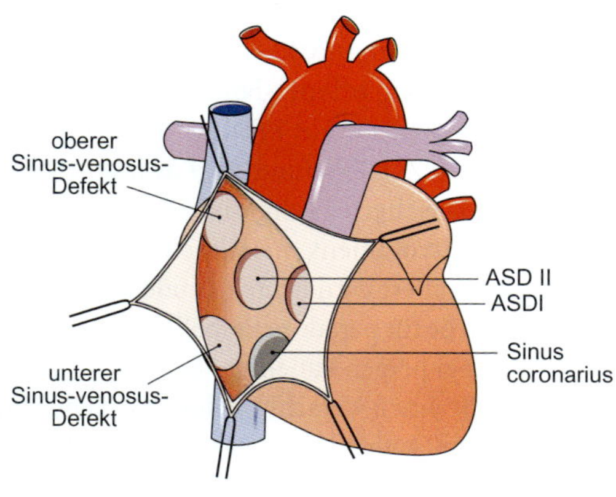

Abb. 13.20 Wichtigste Formen des Vorhofseptumdefekts [L141]

Operation entwickelt sich nur bei 4 % innerhalb der ersten 20 Lebensjahre eine Eisenmenger-Reaktion, nach dem 40. Lebensjahr jedoch bei knapp 50 % (DGPK 2019a). Die durchschnittliche Lebenserwartung ohne Operation beträgt 40–50 Jahre.

Der operative Zugang erfolgt entweder über eine mediane Sternotomie oder aus kosmetischen Gründen über eine rechtsseitige laterale Thorakotomie im 4. ICR. Nach dem Anschluss an die HLM und EKZ (venöse Ableitung über beide Hohlvenen) wird der Defekt über eine laterale Atriotomie eingestellt. Die Sekundumdefekte liegen in der Mitte des Septums, sie können auch einem einfachen großen Foramen-ovale-Defekt entsprechen. Während des intrakardialen Eingriffs wird die Aortenwurzel in Normothermie bei elektrisch induziertem Kammerflimmern perfundiert. Die meisten Sekundumdefekte können mit Z-Nähten aus nicht resorbierbarem Nahtmaterial der Stärke 3-0 direkt verschlossen werden. Die Naht beginnt nahe der Einmündung der unteren Hohlvene. Ein großer Defekt wird mit einem Dacron- oder Perikardflicken korrigiert. Mit dem operativen Verschluss des Sekundumdefekts sind bei Kindern und Jugendlichen hervorragende Ergebnisse zu erzielen. Die Operationsletalität liegt nahe 0 % (DGPK 2019a). Auch im Erwachsenenalter lassen sich Symptome wie leichte Ermüdbarkeit und Atemnot unter Belastung meist beseitigen. Bei älteren herzinsuffizienten Patienten ist eine Besserung, aber keine Rückkehr zum Normalen zu erwarten.

Offenes Foramen ovale

Beim Foramen-ovale-Defekt finden sich sehr unterschiedliche Reste der Valvula foramenis ovalis. Ein meist schlitzförmig offenes Foramen ovale (persistierendes Foramen ovale, PFO) wird bei 10 % der Erwachsenen als Zufallsbefund diagnostiziert (Muntau, 2015). Als isolierter Fehler ist es wegen seines geringen Shuntvolumens meist nicht operationsbedürftig. Diskutiert wird heute das offene Foramen ovale als Ursache für paradoxe Embolien und Schlaganfälle auch bei jungen Patienten. Bei diesen ist die Indikation für einen Verschluss des PFO gegeben. Dieser erfolgt mit katheterinterventionellen Verfahren mittels eines Nitinol-Schirmchens. Große Defekte werden wie der ASD II (oben) mit direkter Naht von kaudal nach proximal verschlossen.

Sinus-venosus-Defekt

Der Sinus-venosus-Defekt liegt im oberen Anteil des Vorhofseptums nahe der Einmündung der oberen Hohlvene und separat von der Fossa ovalis. Beinahe immer sind die rechten oberen Lungenvenen nach rechts transponiert und münden in die obere Hohlvene. Zum Verschluss des Sinus-venosus-Defekts wird ein Dacronflicken entsprechender Größe zugeschnitten. Der Defektverschluss erfolgt in der Weise, dass die Lungenvenen durch den Sinus-venosus-Defekt in den linken Vorhof drainieren. Dazu muss der ASD manchmal vergrößert werden. Die fortlaufende Naht mit nicht resorbierbarem Polypropylen der Stärke 4-0 beginnt medial verlaufend entlang dem Defektoberrand und zieht lateral vor die Lungenvenenmündung. Die operativen Ergebnisse sind ähnlich günstig wie nach Korrektur des ASD II (oben).

Ostium-primum-Defekt (ASD I)

Der Ostium-primum-Defekt liegt im unteren Bereich des Vorhofseptums und gehört zu den Endokardkissendefekten. Meist besteht zusätzlich ein Spalt im vorderen Mitralsegel. Je nach Ausmaß der Fehlbildung im Atrioventrikularkanal erfolgt eine Untergliederung in
- partiellen gemeinsamen AV-Kanal (eigentlicher ASD I) und
- kompletten gemeinsamen AV-Kanal (tief sitzender ASD, hoch sitzender VSD, schwere Fehlbildung der AV-Klappen).

Im Erwachsenenalter wird man aufgrund der Schwere der Erkrankung nur mit dem eigentlichen ASD I konfrontiert. Dieser wird in Kardioplegie korrigiert, um ein völlig blutleeres Operationsfeld zu erhalten. Dabei wird der Mitralklappenspalt durch eine nicht resorbierbare fortlaufende Naht verschlossen und der Defekt mit einem Perikard- oder Dacronflicken korrigiert.

13.5.4 Ventrikelseptumdefekt (VSD)

Ein isolierter VSD besteht bei 49 % aller Lebendgeborenen und stellt damit den häufigsten angeborenen Herzfehler dar (DGPK 2019b). Gerade dieses Vitium kann einen verschiedenartigen natürlichen Verlauf und eine weit gespannte Physiologie aufweisen. Daher bedürfen die Indikationen zur Operation und die Wahl des richtigen Operationszeitpunkts sorgfältiger Überlegungen. Es besteht ein Links-rechts-Shunt in Kombination mit systemarterieller Druckeinwirkung auf den kleinen Kreislauf. Bei 25 % der Patienten muss daher mit einer Eisenmenger-Reaktion (➤ 13.5.3) gerechnet werden (DGPK 2019b). Bei älteren Kindern oder Erwachsenen ist die Korrektur indiziert, wenn der VSD zu einem Shunt von über 40 % führt. Aber auch bei symptomatischen Patienten mit kleinem Shuntvolumen ist die Operationsindikation zu überlegen.

Die heute gebräuchlichste Einteilung beruht auf den Untersuchungen von Kirklin (➤ Abb. 13.21). Der VSD wird unter üblicher totaler EKZ bei mäßiger Hypothermie in der Regel mit einem Patch verschlossen. Subtrunkuläre Defekte werden nach Eröffnung der rechtsventrikulären Ausflussbahn korrigiert. Membranöse oder muskuläre Defekte über dem rechten Vorhof und apikale Defekte geht man nach linksseitiger Ventrikulotomie an. Der Verschluss erfolgt unter den Bedingungen der extrakorporalen Zirkulation mit einem Dacronpatch. Nach rechtzeitiger Korrektur eines angeborenen VSD ist eine normale Leistungsfähigkeit und Lebenserwartung bei einer Operationsletalität von 2–4 % gegeben.

13.5.5 Fallot-Tetralogie

Die Bezeichnung dieses schweren Krankheitsbilds resultiert aus einer Kombination von vier zusammenhängenden Fehlbildungen (➤ Abb. 13.22):

- Pulmonalarterienstenose mit konsekutiver Rechtsherzhypertrophie und
- Ventrikelseptumdefekt mit überreitender Aorta.

Aufgrund der Pulmonalarterienstenose kommt es bei diesem Krankheitsbild zu einer Minderdurchblutung der Lungen. Dadurch ist die gesamte Lungengefäßbahn hypoplastisch angelegt. Diese Obstruktion im Pulmonalkreislauf bedingt schon primär eine Erhöhung des pulmonalen Widerstands mit ausgeprägtem Rechts-links-Shunt (zentrale Zyanose). Häufig sind die Kinder direkt nach der Geburt noch azyanotisch, da sich die rechtsventrikuläre Belastung während der Säuglingszeit verstärkt und der Ductus arteriosus noch offen bleibt. Eine sichtbare Zyanose tritt meist erst nach 6 Monaten auf. Hypoxämische Anfälle mit Synkopen, Apnoe und Krämpfe bestimmen das klinische Bild. In der Diagnostik steht eine genaue echosonografische wie auch angiografische Darstellung

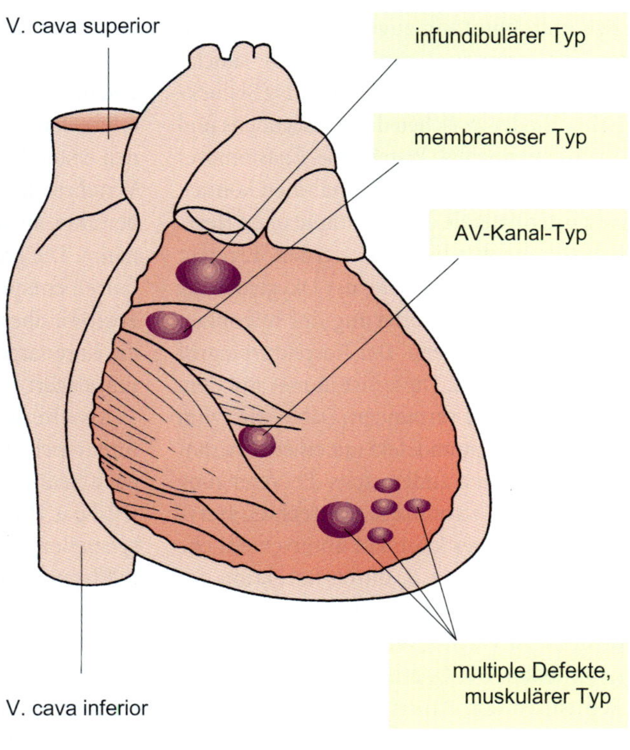

Abb. 13.21 Schematische Darstellung des Ventrikelseptumdefekts (VSD). Blick auf das Kammerseptum bei eröffnetem rechten Ventrikel [L157]

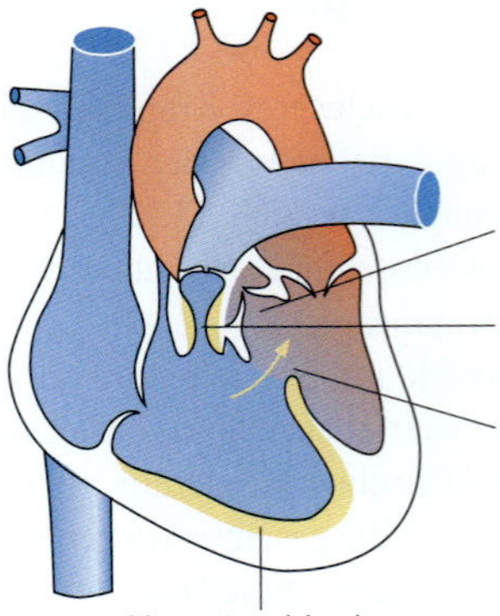

Abb. 13.22 Schematische Darstellung der Fallot-Tetralogie [L143]

der pathologisch-anatomischen Verhältnisse im Vordergrund.

Eine Operationsindikation ist bei diesem Erkrankungsbild stets gegeben, da unbehandelt nach 10 Jahren nur noch 30 % der Kinder leben (DGPK 2021). Kinder im ersten Lebensjahr werden in der Regel zunächst einer Palliativoperation zur Verbesserung der Lungendurchblutung zugeführt. Dabei wird entweder eine Verbindung zwischen der A. subclavia und der gleichseitigen A. pulmonalis (Blalock-Taussig-Shunt) oder zwischen der A. ascendens und dem Truncus pulmonalis (Waterstone-Anastomose) geschaffen. Diese palliativen Maßnahmen können über eine posterolaterale Thorakotomie ohne Herz-Lungen-Maschine durchgeführt werden. Erreicht wird dadurch eine Verbesserung der Oxygenierung des Bluts sowie eine Erweiterung des hypoplastischen Pulmonalgefäßbetts. Der Korrektureingriff erfolgt nach 2–4 Jahren. Dieser ist immer mit dem Anschluss an die HLM verbunden. Dabei wird zum einen der Ventrikelseptumdefekt mit einem Dacronpatch verschlossen und andererseits die Verengung der pulmonalen Ausstrombahn der rechten Herzkammer beseitigt. Dies kann auf unterschiedliche Weise erreicht werden, z. B. durch Resektion der Stenose, Klappensprengung, Spalten des Pulmonalklappenrings oder Patcherweiterung der pulmonalen Ausstrombahn. Die Operationsletalität liegt bei diesen komplexen Korrektureingriffen bei unter 2 % (DGPK 2021). Spätergebnisse sind bei über 90 % der operierten Patienten zufriedenstellend (DGPK 2021). Als häufigste Spätkomplikation werden bradykarde Rhythmusstörungen genannt.

13.5.6 Transposition der großen Arterien

Als Transposition der großen Arterien (TGA) bezeichnet man die angeborene Rotationsanomalie der großen, herznahen Gefäße. Die Aorta entspringt aus der rechten, die Pulmonalarterie aus der linken Herzkammer (➤ Abb. 13.23). Die Aorta leitet also venöses Blut in den Körperkreislauf, während die Pulmonalarterie arterielles Blut in den Lungenkreislauf befördert. Nur bei gleichzeitig vorhandenen Kurzschlussverbindungen wie z. B. Vorhofseptumdefekt, Ventrikelseptumdefekt oder offener Ductus arteriosus ist ein Überleben dieser Anomalie möglich. Klinisch findet sich bei den Säuglingen in der Regel eine schwere Zyanose mit vermehrter Lungendurchblutung, die bereits innerhalb der ersten Lebenstage Diagnostik und Therapie erfordert. Wichtigste Maßnahme in der Neugeborenenphase bei TGA ist die Vergrößerung bzw. Neuschaffung eines ausreichenden Vorhofseptumdefekts. Dieser Eingriff dient der Verbesserung der interartrialen Blutdurchmischung und damit der Steigerung der Sauerstoffsättigung im arteriellen System. Die endgültige Korrektur kann in den ersten Lebensmonaten erfolgen. Als operatives Verfahren hat sich heute die anatomische Korrektur bewährt, auch **Switch-Operation** (nach Jatene) genannt. Die großen Gefäße werden mit diesem Verfahren entsprechend der korrekten anatomischen Position oberhalb der Klappenebene versetzt und die Koronargefäßabgänge auf die neue Aortenwand umgelagert.

Als alternatives Operationsverfahren gilt die funktionelle Korrektur auf Vorhofebene (Methoden nach Senning und Mustard). Bei diesen Verfahren wird das Hohlvenenblut durch das Einnähen eines speziellen Patches auf Vorhofebene über die Mitralklappe in den linken Ventrikel bzw. das Lungenvenenblut über die Trikuspidalklappe zum rechten Ventrikel und damit zur Aorta umgeleitet. Als Langzeitkomplikationen werden häufig bradykarde Herzrhythmusstörungen, Klappeninsuffizienzen oder Stenosen beobachtet.

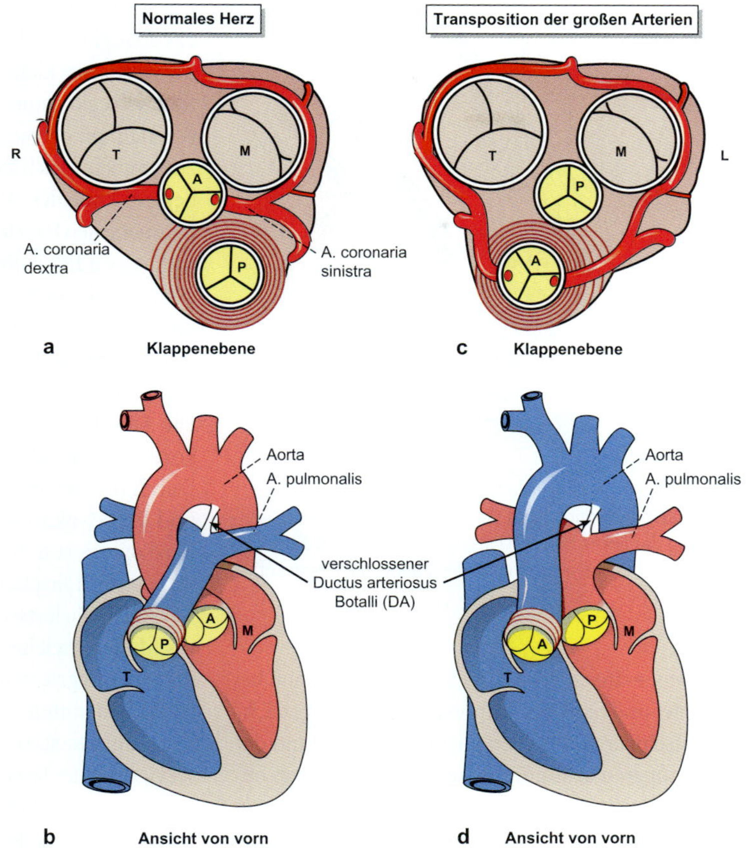

Abb. 13.23 Komplette Transposition der großen Arterien [R285]

13.6 Herztumoren

Herztumoren werden pathologisch-anatomisch in primär benigne und maligne Tumoren sowie in sekundäre Geschwülste differenziert, die als Metastasen extrakardialer Primärtumoren das Herz betreffen und überwiegend in das Perikard metastasieren. Diese sekundären Tumoren des Herzens sind 20- bis 40-mal häufiger als primäre, die in 75 % der Fälle als benigne anzusehen sind (Ziemer, Haverich 2010). Den größten Anteil der primär benignen Herztumoren hat das Myxom, welches im Erwachsenenalter am häufigsten auftritt. Typisch für das meist im linken Atrium sitzende und vom Septum ausgehende Vorhofmyxom ist eine verschieden lange symptomfreie Zeit bis zur Diagnosestellung. Die Diagnose erfolgt in erster Linie mithilfe der Echokardiografie. Vor allem die transösophageale Echokardiografie erlaubt es, Sitz und Größe des Tumors exakt zu bestimmen. Bei älteren Patienten (> 50 Jahre) erfolgen zusätzlich Herzkatheteruntersuchungen. Liegt die Diagnose vor, ist eine dringliche Operation angezeigt, da diese Tumoren jederzeit zu lokalen Komplikationen durch Obstruktion und zu systemischen Komplikationen durch Embolie führen können.

OPERATION

Herztumor

Positionierung: Rückenlage.
Zugang: Mediane Sternotomie.

Operationsprinzip

- Nach medianer Sternotomie und EKZ mit kardioplegischem Herzstillstand wird der Sulcus interatrialis eröffnet und der Tumor möglichst in toto mit einem Löffel entfernt (➤ Abb. 13.24)
- Das Endokard des Vorhofseptums wird an der Tumoransatzstelle reseziert und anschließend elektrokoaguliert, um ein Rezidiv zu vermeiden
- Der gesetzte Defekt wird mit Einzelknopfnähten verschlossen

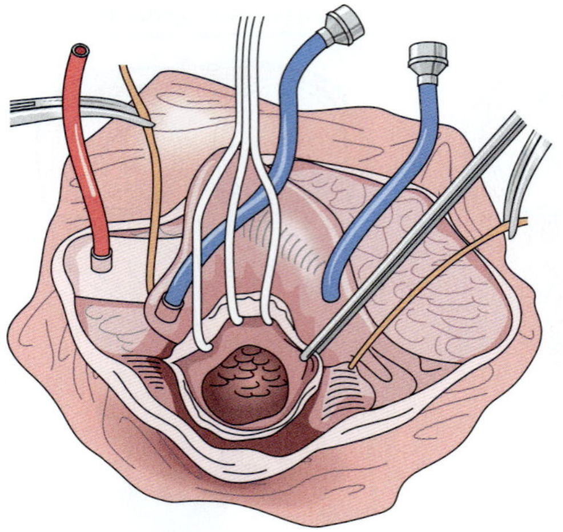

Abb. 13.24 Operation eines Vorhofmyxoms: totale EKZ, Eröffnung des linken Vorhofs, Einstellen des Situs mit dem Cooley-Haken und Herausschälen des Tumors mit einem Löffel [L106, L157]

Die postoperativen Früh- und Spätergebnisse sind bei adäquater und radikaler Tumorentfernung ausgezeichnet. Die chirurgische Therapie der primären und der viel häufigeren sekundären, malignen Tumoren beschränkt sich in der Regel auf palliative Maßnahmen wie Einlegen einer Perikarddrainage oder Beseitigung einer rechtsventrikulären Ausflusstraktobstruktion.

13.7 Orthotope Herztransplantation

Rechtliche Grundlagen ➤ 18.1.1.

13.7.1 Entwicklung der Herztransplantation

Die Herztransplantation (HTx), die noch 1951 als „fantastische Zukunftsspekulation" charakterisiert wurde, ist mittlerweile medizinisch und ethisch als einzig wirksame Therapieform der terminalen Herzinsuffizienz anerkannt.

Die Geschichte der Herztransplantation reicht bis zum Anfang des 20. Jahrhunderts zurück. Carrel und Guthrie verpflanzten 1905 an der Universität Chicago das erste Herz im Tierexperiment. Sie transplantierten das Herz eines kleinen Hunds heterotop in eine organfremde Region, und zwar in den Halsbereich eines größeren Empfängers, um Erfahrungen mit Gefäßnähten zu sammeln. Nach zahlreichen heterotopen Versuchen begann Ende der 1950er-Jahre eine neue Ära der experimentellen Herztransplantation mit Einführung der orthotopen Implantationstechnik. Diese wurde durch zwei entscheidende Fortschritte ermöglicht. Kirklin und Lillehei begannen 1955 unabhängig voneinander mit der Entwicklung von Pumpen und Herz-Lungen-Maschinen für eine temporäre Kreislaufunterstützung. Die Anwendung der Hypothermie machte die extrakorporale Zirkulation zunehmend leistungsfähiger. Durch die Einführung der Herz-Lungen-Maschine und der Myokardprotektion mit Hypothermie und Kardioplegie waren die Grundvoraussetzungen für die orthotope Transplantation geschaffen.

1960 publizierten Lower und Shumway ein operatives Modell, welches bis zum heutigen Tag Gültigkeit hat. Sie integrierten dabei die zum damaligen Zeitpunkt bekannten technischen Erfahrungen, die eine Kreislaufunterstützung des Empfängers und eine Konservierung des Spenderherzens einschlossen. Daraus resultierte ein erheblich vereinfachtes operatives Verfahren. Während der Organübertragung war die Empfängerprotektion durch kardiopulmonalen Bypass in moderater Hypothermie (30 °C) gewährleistet. Das Spenderherz wurde nach Entnahme durch Eintauchen in kalte Kochsalzlösung (4 °C) über 5 Minuten gekühlt. Das Transplantat wurde dann entsprechend der von Cass und Brock beschriebenen Methode eingenäht. Eine deutliche Reduktion der Ischämiezeit (durchschnittlich 2 Stunden) wurde möglich, indem die beiden Arterien des Empfängers mit den belassenen Vorhofmanschetten des Spenders anastomosiert wurden. Damit konnten die zeitlich aufwendigen Gefäßnähte zwischen Lungen- und Hohlvenen vermieden werden. Die arteriellen Anastomosen zwischen A. pulmonalis und Aorta wurden durch direkte Gefäßnähte hergestellt. Auch während der Implantation wurde das Spenderherz durch kalte Kochsalzlösung (4 °C) lokal gekühlt. Diesen sogenannten Perikardbrunnen führte Shumway ein. Fünf der acht Empfängertiere überlebten 8–21 Tage. Es war der erste Bericht über eine routinemäßig erfolgreiche orthotope Herztransplantation am Säugetier, nach der die Empfänger eine

Zeit lang zu normalen Lebensgewohnheiten zurückfanden. Kondo et al. verbesserten 1965 nochmals die Empfängerprotektion und erreichten dadurch längere Überlebenszeiten der transplantierten Hunde. Alle experimentellen Transplantationen jedoch waren mit der gleichen Grundproblematik der Abstoßungsreaktion konfrontiert, da eine wirkungsvolle Immunsuppression fehlte.

Als Erster konnte Calne 1960 nach experimenteller Nierentransplantation eine Unterdrückung von Abstoßreaktionen durch 6-Merkaptopurin, ein Purin-Analog, beschreiben. Vor allem aber das aus der gleichen Stoffgruppe entwickelte Azathioprin erbrachte in Kombination mit Methylprednisolon signifikante Fortschritte. In der Studie von Lower et al. (1965) überlebten derart behandelte Hunde bis zu 250 Tage. Somit war eine Basis für die Herztransplantation am Menschen geschaffen.

1964 leiteten James D. Hardy und sein Team an der Universitätsklinik Jackson, Mississippi, diese in jeder Hinsicht revolutionäre Therapie in der Herzchirurgie ein. Da die Spenderkriterien weder juristisch noch logistisch geklärt waren, entschloss man sich zu einer (allerdings erfolglosen) Xenotransplantation unter Verwendung eines Schimpansenherzens. Der Ruhm der ersten geglückten Herztransplantation wurde am 3.12.1967 Christiaan Barnard vom Groote Schuur Hospital, Kapstadt, zuteil.

Bis Ende 1968 wurden 102 Herztransplantationen in 17 Ländern vorgenommen. Die Ergebnisse waren entmutigend. Es bestanden scheinbar unüberwindliche Schwierigkeiten vor allem in der Diagnostik und Behandlung von Abstoßungsreaktionen sowie Infektionen. So wurde lediglich unter der Leitung von Shumway an der Stanford Universität gezielt weitergeforscht.

Der endgültige Durchbruch für die Herztransplantation ist zwei weiteren Entwicklungen zu verdanken. Zum einen führte Caves 1974 die transvenöse Endomyokardbiopsie über die V. jugularis interna als Standardmethode in die Abstoßungsdiagnostik ein. Die Biopsieproben wurden von Billingham nach dem auch heute noch gültigen Schema graduiert. Zum anderen gelang es 1980 mit der Anwendung des Pilzmetaboliten Cyclosporin A, die Immunsuppression und damit das Langzeitüberleben der Transplantate bahnbrechend zu verbessern. Von Borel et al. entdeckt, wurde Cyclosporin A 1978 von Calne erstmals experimentell und klinisch eingesetzt. Seit Mitte der 1980er-Jahre gilt die orthotope Herztransplantation als anerkanntes Verfahren in Behandlung der terminalen Herzinsuffizienz.

13.7.2 Auswahlkriterien

Empfänger

Seit Anfang der 1980er-Jahre bietet die Herztransplantation einen attraktiven Ausweg für sorgfältig selektionierte Patienten, die sonst innerhalb kurzer Zeit sterben müssten. Eine Herztransplantation kommt nur für Patienten in Betracht, die eine kalkulierbare Chance auf eine Rehabilitation haben.

Voraussetzung zur Indikationsstellung ist eine eingehende kardiologische Untersuchung mit Echokardiografie und Rechtsherzkatheter sowie bei ischämischer Kardiomyopathie eine komplette Linksherzkatheterdiagnostik. Während in den Anfangsjahren die Altersgrenzen relativ eng gesteckt waren, liegen sie heute zwischen dem Säuglingsalter und bis zu 70 Jahren. Die Indikation zur Transplantation ist bei Patienten gegeben, bei denen sich ein zunehmendes Herzversagen einstellt, d. h., der Kranke ist unfähig, die geringste körperliche Aktivität ohne Beschwerden auszuüben. Die idealen Voraussetzungen zur Transplantation bestehen demnach bei Kranken, die sich nach kardialen Dekompensationen wieder in ein Stadium NYHA III (➤ 13.3.1) haben zurückführen lassen und bei denen nur reversible, stauungsbedingte Einschränkungen der Leber- und Nierenfunktion vorliegen. Als Kontraindikationen gelten in der Regel eine irreversible Schädigung von Leber oder Niere, signifikante zusätzliche Organerkrankungen, schwerer insulinpflichtiger Diabetes mellitus, systemische Erkrankungen, Infektionen, kürzlich abgelaufene Lungenembolien und psychische Instabilität. Ferner werden Patienten mit mangelnder Kooperationswilligkeit, Alkohol- oder Drogenabhängigkeit als ungeeignet angesehen. Der psychischen Struktur eines potenziellen Empfängers ist bei der Indikation große Beachtung zu schenken: Während der Wartezeit, der unmittelbaren postoperativen Phase und auch der Spätphase muss mit einer Reihe von starken Belastungen gerechnet werden. Ein fixiert erhöhter Lungengefäßwiderstand von mehr als vier bis sechs Wood-Einheiten stellt ebenfalls eine Kontraindikation dar, da das an normale Drücke gewöhnte, neu implantierte Herz nicht in der Lage wäre, diesen Widerstand zu überwinden. Ein Abweichen von den Standardkriterien führt zu einem drastischen Anstieg der postoperativen Komplikationen.

Spender

Als Organspender kommen heute aufgrund des akuten Organmangels in Übereinstimmung mit den meisten Transplantationszentren Verstorbene vom Säuglingsalter bis maximal 60 Jahre infrage. Dabei werden ältere Organe für ältere Empfänger verwendet. Bei Spendern über 60 Jahre empfiehlt sich eine Koronarangiografie vor Organentnahme. Die Erfahrung zeigt, dass Organe von diesen Spendern postoperativ die wenigsten Komplikationen aufweisen. Folgende Kriterien bezüglich eines Spenderorgans für einen bestimmten Empfänger sind zu beachten: Kompatibilität im AB0-System sowie Größe und Gewicht von Spender und Empfänger. Während anfangs vor jeder Transplantation eine direkte Kreuzprobe zwischen Empfängerserum und Spenderlymphozyten durchgeführt wurde (Crossmatch-Test), ist diese nur bei Vorliegen präformierter Antikörper erforderlich. Ob eine Gewebetypisierung (HLA-System) von Empfänger und Spender zwingend erforderlich ist, muss durch Langzeitbeobachtungen von Transplantatüberleben und Abstoßungskrisen geklärt werden.

Ein zentrales Problem der Herztransplantation ist das Finden des Spenders, denn Organe wie das Herz werden auch heutzutage relativ selten zur Verpflanzung freigegeben. Somit ist der Kreis der Herzspender klein und genügt bei Weitem nicht, die langen Wartelisten der potenziellen Herzempfänger signifikant zu verkürzen. Nach wie vor sterben ca. 38 % der Kardiomyopathiepatienten, während sie noch auf der Warteliste stehen (Deutsche Herzstiftung 2024).

13.7.3 Technik

OPERATION

Explantation des Spenderherzens

Positionierung: Rückenlage.
Zugang: Mediane Sternotomie.

Operationsprinzip
- Inspektion und Beurteilung des Spenderherzens. Dabei werden Größe und Kontraktionskraft beider Herzkammern begutachtet. Am wichtigsten erscheint die exakte Kontrolle der Herzkranzgefäße, um sichtbare atherosklerotische Veränderungen ausschließen zu können. Eingeschränkte Pumpfunktion und koronare Herzerkrankung stellen Kontraindikationen zur Explantation dar. In den meisten Fällen kann das Spenderherz als Organersatz akzeptiert werden
- Der Spender wird nun mit 3–4 mg/kg KG Heparin vollständig antikoaguliert, entweder intravenös oder über den rechten Vorhof
- Die Präparation beginnt mit der Separierung von Aorta ascendens und Truncus pulmonalis, die beide angeschlungen werden können
- Danach wird die V. cava superior bis zum Abgang der V. azygos dargestellt und doppelt umschlungen
- Anschließend wird die V. cava inferior aufgesucht und bis zum Diaphragma freigelegt
- Die beiden rechten und linken Lungenvenen werden in ihrem Verlauf beobachtet
- Inzwischen wird die Kardioplegie vorbereitet (z. B. 3.500 ml Bretschneider-Lösung). Die kühlschrankkalte Lösung wird erhöht auf der Anästhesieseite angebracht, mit einem sterilen Nadelset verbunden und entlüftet
- Nun wird die V. cava superior doppelt ligiert und durchtrennt. Die V. cava wird diaphragmal abgeklemmt
- Dann wird die Aorta proximal des Truncus brachiocephalicus quergeklemmt und 1 l UW-Lösung (ViaSpan®) via Aortenwurzel und Koronargefäße ins Myokard perfundiert
- Zum Schutz vor Überdehnung des Herzens werden die untere Hohlvene und die rechte obere Lungenvene inzidiert
- Neben der 4 °C kalten Kardioplegierung wird das Spenderherz von außen mit kalter Kochsalzlösung (4 °C) gespült, um eine optimale Myokardprotektion zu erreichen. Der Herzstillstand erfolgt in der Regel nach 10–15 Sek. Perfusionszeit
- Das Spenderherz wird en bloc entnommen. Man beginnt kaudal mit dem Durchtrennen der unteren Hohlvene
- Es folgen die linken und rechten Lungenvenen sowie die obere Hohlvene
- Abschließend setzt man möglichst weit distal die Aorta ascendens und die A. pulmonalis ab
- Das Transplantat wird nun kurz in einer Schüssel mit kalter Kochsalzlösung aufbewahrt und dreifach steril verpackt für den Transport in einer Box mit Trockeneis

OPERATION

Orthotope Implantation des Spenderherzens

Positionierung: Rückenlage.

Zugang: Nach medianer Sternotomie und Längseröffnung des Perikards zeigt sich das terminal insuffiziente Empfängerherz.

Operationsprinzip

- Die beiden Hohlvenen werden freigelegt und umschlungen
- Während der Patient voll heparinisiert (3–4 mg/kg KG) wird, setzt man für die folgende Kanülierung Tabaksbeutelnähte an der bogennahen Aorta und an den rechten Vorhof in Nähe der Einmündungsstellen beider Hohlvenen
- Diese Bereiche werden jeweils inzidiert und mit großlumigen Kathetern kanüliert. Hierbei sind die beiden venösen Ableitungen direkt in die Cavae eingeführt und durch Tourniquet gesichert
- Jetzt kann die extrakorporale Zirkulation beginnen. Die HLM ist mit einem Membran- oder Kapillaroxygenator ausgerüstet, der mit einer heparinisierten Elektrolytlösung gefüllt ist
- Die Pumpengeschwindigkeit beträgt 22,4 l/m^2 Körperfläche/Min. Die Körpertemperatur wird auf 26 °C abgesenkt. Durch Drosseln der beiden Hohlvenen erreicht man den totalen extrakorporalen Bypass
- Die Resektion des insuffizienten Herzens beginnt entlang der Crista terminalis des rechten Vorhofs und verläuft dorsal des Sinus coronarius
- Eine ausreichende Vorhofmanschette bleibt bestehen. Ebenfalls teilreseziert wird der linke Vorhof, wobei das Vorhofseptum ventral der Fossa ovalis abgesetzt wird
- Die Aorta ascendens und die A. pulmonalis werden distal der Taschenklappen durchtrennt. In der Zwischenzeit ist das Explantationsteam mit dem Spenderherz eingetroffen
- Das Transplantat wird parallel für die Implantation vorbereitet und in dieser Zeit in einer Schüssel mit kalter Kochsalzlösung gelagert
- Der rechte Vorhof wird, ausgehend von der unteren Hohlvene, in Richtung rechtes Herzohr inzidiert und das Vorhofseptum geprüft. In manchen Fällen findet sich ein offenes Foramen ovale oder sogar ein Vorhofseptumdefekt. Diese interatrialen Verbindungen müssen durch Z-Nähte verschlossen werden
- Anschließend wird der linke Vorhof eröffnet, indem die Einmündungsstellen der vier Lungenvenen miteinander verbunden werden. Zusätzlich wird die Ligatur an der oberen Hohlvene durch eine Z-Naht gesichert
- Nun kann das Spenderherz im Perikardsack des Empfängers positioniert werden, wobei der rechte Vorhof nach oben zu liegen kommt (➤ Abb. 13.25)

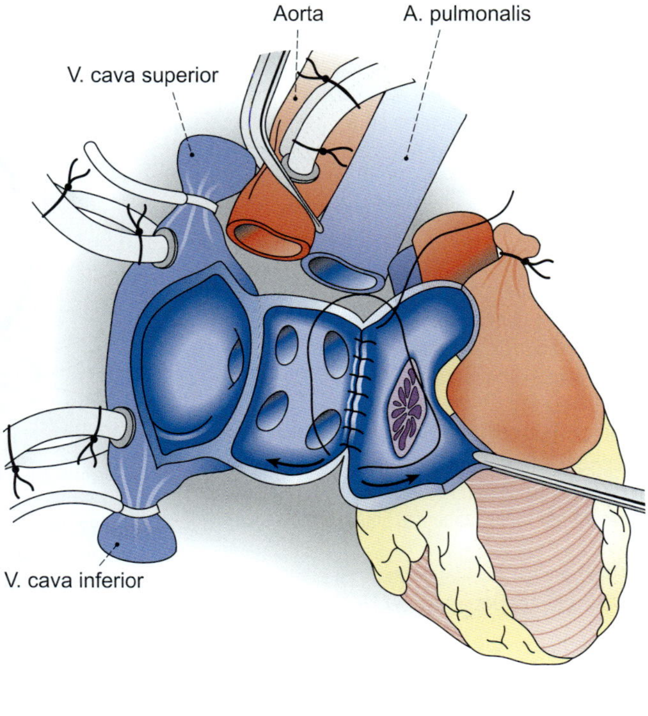

Abb. 13.25 Implantation des Spenderherzens. Beginn der Einnaht des Spenderherzens an der linken Vorhofmanschette des Empfängers in Höhe der linken oberen Lungenvene und dem herzohrnahen Anteil des Spendervorhofs. Der rechte Vorhof und der rechte Ventrikel liegen oben [L106]

- Die erste Nahtreihe beginnt am linken Vorhof des Empfängers in Höhe der linken oberen Lungenvene. Die Nahtreihe wird mit dem herzohrnahen Anteil des Spenderatriums verbunden
- Die Anastomosierung wird allschichtig, einreihig in einfacher fortlaufender Nahttechnik mit einem doppelt armierten monophilen, nicht resorbierbaren Polypropylen-Faden der Stärke 3-0 vorgenommen. Locknähte sichern den bisher anastomosierten Vorhofbereich. Sie ermöglichen eine bequeme Fadenführung und Weiternaht der Vorhöfe in der Reihenfolge linker Vorhof, interatriales Septum und rechter Vorhof
- Nachdem zuvor die Gefäßstümpfe eingehend separiert und angepasst wurden, werden zuerst die A. pulmonalis und dann die Aorta ascendens mit Polypropylen 3-0 fortlaufend anastomosiert (➤ Abb. 13.26). Das Implantat ist jetzt komplett eingenäht
- Zwischenzeitlich wurde das Herz über einen Infusionskatheter, der durch das Herzohr im linken Vorhof platziert war, mit kalter Kochsalzlösung gespült, um das Myokard zu schützen und die linke Kammer für die Entlüftung zu füllen
- Gleichzeitig wurde lokal immer wieder kalte Kochsalzlösung gegeben und abgesaugt. Vor Freigabe der Koronarperfusion werden 500 mg Methylprednisolon i.v. verabreicht
- Die Aortenklemme wird geöffnet und die Drosselung der Hohlvenen aufgehoben
- Das Herz wird intensiv durch sanftes Massieren der Vorhöfe und Kammern über eine Kanüle in der Aorta ascendens und Herzspitze entlüftet
- In vielen Fällen beginnen die Transplantate spontan zu schlagen und auszuwerfen, was kurzfristig gegen die geschlossene Aortenklemme erfolgen muss, um restliche Luftblasen über die Aorta entweichen zu lassen
- Die Punktionsstellen für die Entlüftung werden durch Z-Nähte gesichert
- Kammerflimmern wird durch interne Defibrillation mit 30–40 Joule beendet
- Das Aufwärmen der Körpertemperatur setzt bereits während der Gefäßnähte ein. Es wird bis zum Erreichen einer Körpertemperatur von 35–37 °C fortgesetzt
- In der Reperfusionszeit werden die Nähte auf Dichtigkeit geprüft und temporäre Schrittmacherdrähte auf dem rechtsventrikulären Myokard und auf neuem rechtem Vorhof in die Nähe des Sinusknotens angebracht
- Zur Steigerung der Myokardleistung ist anfangs häufig in niedriger Dosierung der Einsatz der Katecholamine Dobutamin (Dobutrex®) und Adrenalin (Suprarenin®) erforderlich, zur Frequenzsteigerung auf einen gewünschten Bereich von 90–110 Schlägen/Min. Isoprenalin (Isuprel®)
- Der zentrale Venendruck soll sich zwischen 10 und 15 cm Wassersäule einpendeln und ggf. durch Nitropäparate gesenkt werden
- Nach adäquater (ca. 20 Minuten) Reperfusion kann bei stabiler, medikamentös kontrollierter Herzfunktion die extrakorporale Zirkulation beendet werden
- Die venösen Kanülen werden gezogen und die Inzisionsstellen übernäht
- Heparin wird unter ACT-Kontrolle mit Protamin antagonisiert (Protamin 1000 Roche®)
- Bei weiter bestehender Kreislaufstabilität kann auch die arterielle Kanüle gezogen werden
- Es folgen die Blutstillung, das Einlegen von zwei weichen Zieldrainagen, das Raffen des häufig deutlich erweiterten Perikardsacks und der Verschluss des Sternums mit Drahtcerclagen
- Die median längs verlaufende Thoraxwunde wird mit fortlaufender Naht verschlossen

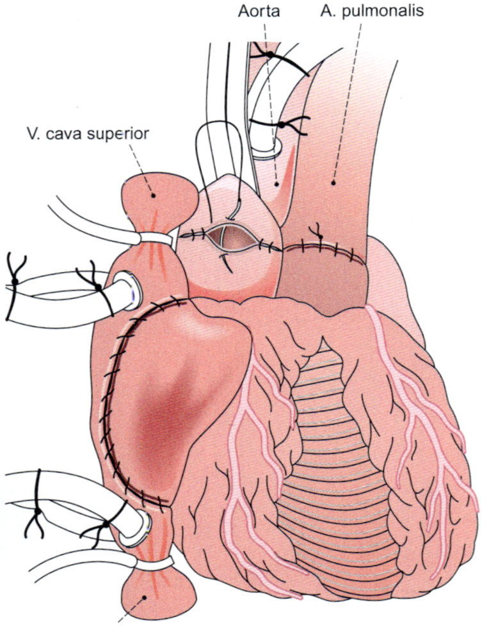

Abb. 13.26 Abschluss der Implantation mit der fortlaufenden Anastomosennaht zwischen Empfänger- und Spenderaorten. Die Pulmonalarterien von Spender und Empfänger sind bereits anastomisiert. Die rechtsatriale Nahtreihe ist vervollständigt [L106, L157]

13.7.4 Postoperative Nachsorge

Der Langzeiterfolg einer Herztransplantation hängt nicht nur von der Operation alleine ab, sondern insbesondere von dem unmittelbar postoperativen Verlauf. Hauptkomplikationen sind Infektionen und vor allem akute Abstoßungsreaktionen, die trotz einer zunehmend verfeinerten Immunsuppression auftreten können. Bei rechtzeitiger Erkennung und adäquater Behandlung allerdings kann eine vollständige Remission erreicht werden. Lange galt die **Endomyokardbiopsie** als Goldstandard in der Abstoßungsdiagnostik. Diese Methode ist allerdings invasiv und kann daher nicht täglich durchgeführt werden. Verschiedene, nicht invasive Methoden sind daher mit dem Anspruch entwickelt worden, dass sie häufig anwendbar und zuverlässig sind. Im frühen postoperativen Verlauf haben sich

- das zytoimmunologische Monitoring,
- das Fast-Fourier-Transform-EKG (hochverstärktes Oberflächen-EKG),
- die Echokardiografie (m-Mode, 2D) und
- die Stressechokardiografie bewährt.

Mit diesem Monitoring kann mittlerweile der Abstoßungsbeginn sicher festgelegt und damit eine adäquate Therapie eingeleitet werden.

Das Therapieschema bei Vorliegen einer akuten Transplantatabstoßung besteht zunächst aus einer intravenösen Gabe von Methylprednisolon (3 × 500 mg über 3 Tage). Bei Weiterbestehen der Transplantatreaktion erfolgt eine erneute intravenöse Stoßtherapie mit Methylprednisolon nach demselben Modus. Sollte sich eine akut rezidivierende Abstoßungsreaktion entwickeln, kann der nächste Therapiezyklus mit polyklonalen (ATG) oder monoklonalen (OKT3®) Antikörpern erfolgen. In therapieresistenten Fällen kann das Zytostatikum Methotrexat eingesetzt werden, welches sowohl die humorale als auch die zelluläre Abwehr hemmt. Die postoperative Basistherapie besteht aus einer Dreifach-Kombination von Cyclosporin A, Azathioprin und Prednisolon und wird heute noch in zahlreichen Zentren angewendet. Darüber hinaus wurde eine Reihe neuer Immunsuppressiva entwickelt. Die Antimetabolite sind mittlerweile ein wesentlicher Baustein der Immunsuppression und ersetzten mit der Mycophenolsäure (CellCept®) das Azathioprin in der Therapie fast vollständig. Eine weitere Gruppe sind die mTOR-Inhibitoren Sirolimus und Everolimus. Diese beiden Immunsuppressiva empfehlen sich in Kombination mit CellCept® bei schwerer Niereninsuffizienz aufgrund ihrer geringeren Nephrotoxizität.

Aufgrund der zahlreichen zur Verfügung stehenden Medikamente gibt es heute kein einheitliches immunsuppressives Konzept mehr. Vielmehr kann individuell jeder Transplantierte unter Berücksichtigung des Alters und seiner Vor- und Begleiterkrankungen die Kombination von Medikamenten erhalten, von denen er am meisten profitiert. Im Langzeitverlauf müssen die herztransplantierten Patienten regelmäßig halbjährlich überwacht werden. Dies geschieht ebenfalls mit nicht invasiven Methoden wie der Echokardiografie und der Antimyosinszintigrafie zum Ausschluss von chronischen Transplantatreaktionen bzw. der gefürchteten Transplantatvaskulopathie. Meistens werden in jährlichen Abständen zusätzlich Herzkatheteruntersuchungen vorgenommen. Zur medikamentösen Langzeittherapie gehören auch die Statine, mit denen einerseits die Blutfette effektiv gesenkt und andererseits die Entwicklung der Transplantatvaskulopathie signifikant verzögert werden kann.

Die Herztransplantation ist die einzige kausale Therapie eines terminalen Herzversagens. Sie ist heute aus der operativen Behandlung von Herzerkrankungen nicht mehr wegzudenken. Die Operationstechnik ist ausgereift und standardisiert. Doch das gesamte Transplantationsprogramm ist nach wie vor sehr differenziert und eine multidisziplinäre Aufgabe. Die Auswahl der Empfänger sowie der Spender ist einer der bedeutendsten Faktoren zur Erlangung guter Langzeitergebnisse. Ebenso unabdingbar sind auch eine exakte Vorbereitung und die minutiöse Nachsorge der Patienten.

13.8 Erkrankungen des Reizleitungssystems

Das Reizleitungssystem des Herzens umfasst Sinusknoten, AV-Knoten, His-Bündel, beide Tawara-Schenkel sowie die Purkinje-Fasern in den Herzkammern. Störungen im Reizleitungssystem des Herzens können sich als bradykarde (langsame) oder tachykarde (schnelle) Herzrhythmusstörungen manifestieren.

13

Bradykarde Rhythmusstörungen

Zu den **bradykarden Rhythmusstörungen** zählen:
- Sick-Sinus-Syndrom
- Sinusknotenstillstand
- AV-Blockierungen
- Asystolien durch Karotissinussyndrom
- Bradyarrhythmien bei Vorhofflimmern

Die Diagnose stützt sich auf Anamnese, klinische Untersuchung sowie EKG- und Langzeit-EKG-Befund. Die Herzschrittmacherimplantation hat das Ziel, die Herzfrequenz des Patienten in einen normalen, physiologischen Bereich einzustellen.

OPERATION

Herzschrittmacherimplantation

Positionierung: Rückenlage mit kontinuierlicher EKG-Überwachung.
Zugang: Infraklavikulärer Zugang (Mohrenheim-Grube).

Operationsprinzip
- In örtlicher Betäubung Freilegen der V. cephalica im Bereich der rechten Schulter (Mohrenheim-Grube) über eine 5–7 cm lange Hautinzision oder Punktion der V. subclavia (Seldinger-Technik)
- Einschwemmen von einer oder zwei endovenösen Schrittmacherelektroden nach Vena sectio (➤ Abb. 13.27) unter Durchleuchtung bis in den rechten Vorhof und oder in die rechte Herzkammer
- Die Elektroden werden über kleine Anker oder Schrauben aktiv im Myokard fixiert
- Elektrische Vermessung zur Bestimmung der Sondenfunktion
- Das Herzschrittmacheraggregat wird über einen speziellen Adapter an die Elektroden angeschlossen und danach in einer subkutanen Tasche ca. 2–3 Querfinger unterhalb des Schlüsselbeins implantiert
- Zweischichtiger Wundverschluss
- Kompressionsverband für 24 Stunden

Komplikationen

Infektion, Hämatombildung, Pneumothorax, Dislokation oder Bruch der Elektroden, Muskelzucken bei Isolationsdefekten. Die individuelle Einstellung des Herzschrittmachers erfolgt postoperativ transkutan über Programmiercomputer mittels Magnetinduktion.

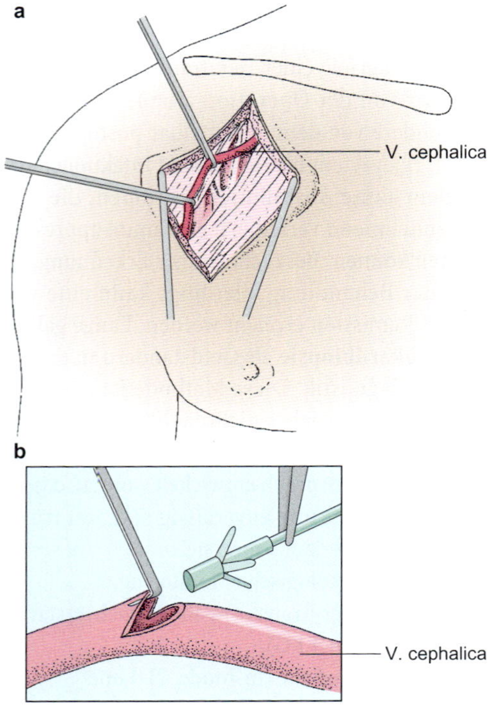

Abb. 13.27 Implantation einer Schrittmachersonde a) Freilegen und Anschlingen der V. cephalica rechts. b) Vena sectio und Einführen der Elektrode in die Vene [L190, L157]

Tachykarde Rhythmusstörungen

Zu den tachykarden Rhythmusstörungen zählen:
- Supraventrikuläre und ventrikuläre Tachykardien
- Kammerflimmern

Die betroffenen Patienten sind in der Regel schwer herzinsuffizient, vom plötzlichen Herztod bedroht und nicht selten bereits einmalig reanimiert. Bei einer linksventrikulären Pumpfunktion von < 35 % ergibt sich neben der medikamentösen Therapie auch die Indikation zur **Implantation eines antitachykarden Systems,** eines implantierbaren Defibrillators.

Das **Operationsprinzip** ähnelt dem der **Schrittmacherimplantation** (siehe oben). Das Defibrillatoraggregat ist jedoch deutlich voluminöser und wird deshalb häufig unter dem M. pectoralis implantiert. Wegen der intraoperativen Testung auf erfolgreiche Beendigung von Kammerflimmern wird der Patient kurzfristig narkotisiert. Bei diesem Eingriff ergeben sich die gleichen postoperativen Komplikationen wie nach einer Herzschrittmacherimplantation.

Auch in der Herzinsuffizienztherapie haben sich elektrophysiologische Schrittmachertherapieformen etabliert. Bei stark reduzierter Pumpfunktion des linken Ventrikels mit asynchronem Kontraktionsverhalten kann durch die Anwendung der biventrikulären Stimulation eine deutlich verbesserte Hämodynamik mit auch klinischer Verbesserung beim Patienten erzielt werden. Die biventrikulären Herzschrittmachersysteme haben zusätzlich eine linksventrikuläre Elektrode, die durch den Koronarsinus bis zur Hinterwand des linken Ventrikels eingeschwemmt und positioniert wird. Diese linksventrikuläre Sonde kann ggf. auch transthorakal an der Hinterwand des linken Ventrikels positioniert werden. Häufige **Komplikationen** sind LV-Sonden-Dysfunktionen, Dislokationen, Zwerchfellstimulation, Sinus-venosus-Verletzungen.

Bei Patienten mit stark reduzierter linksventrikulärer Pumpfunktion ohne Asynchronie kann durch die Anwendung eines neuen Hochvolt-Stimulationsverfahrens des Septums eine Verbesserung der Herzleistung erzielt werden (kardiale Kontraktilitätsmodulationssysteme, CCM). Diese Herzschrittmachertherapieformen sind allerdings sehr komplex und gehören ausschließlich in die Hände eines Spezialisten.

LITERATUR

Arbeitsgemeinschaft der Wissenschaftlichen Medizinischen Fachgesellschaften. Nationale Versorgungsleitlinie. Chronische KHK. 2024. Aus: https://register.awmf.org/assets/guidelines/nvl-004l_S3_Chronische-KHK_2024-09.pdf (letzter Zugriff: 3.4.2025).

Boeken U et al. (Hrsg.) Mechanische Herz-Kreislauf-Unterstützung. Indikationen, Systeme, Implantationstechniken. 2. A. Berlin: Springer, 2017.

Deutsche Gesellschaft für Gefäßchirurgie und Gefäßmedizin. Leitlinie - S2 K Typ B Aortendissektion 004-034. 2022. Aus: https://register.awmf.org/assets/guidelines/004-034l_S2k_Typ_B_Aortendissektion_2022-05.pdf (letzter Zugriff: 3.4.2025).

Deutsche Gesellschaft für Kardiologie – Herz- und Kreislaufforschung (DGK). Deutsch-österreichische S3 Leitlinie „Infarktbedingter kardiogener Schock – Diagnose, Monitoring und Therapie". 2019. Aus: https://register.awmf.org/assets/guidelines/019-013l_S3_Infarktbedingter_kardiogener_Schock_2019-11-abgelaufen.pdf (letzter Zugriff: 3.4.2025).

Deutsche Gesellschaft für pädiatrische Kardiologie und angeborene Herzfehler e.V. (DGPK). S2k-Leitlinie: Vorhofseptumdefekt. AWMF-Leitlinie 023/011. 2019a. Unter: www.awmf.org/uploads/tx_szleitlinien/023-011l_S2k_Vorhofseptumdefekt_Kinder_Jugendliche_2020-11.pdf (letzter Zugriff: 12.4.2024)

Deutsche Gesellschaft für pädiatrische Kardiologie und angeborene Herzfehler e.V. (DGPK) S2k-Leitlinie: Der isolierte Ventrikelseptumdefekt. AWMF-Leitlinie 023/012. 2019b. Aus: www.awmf.org/uploads/tx_szleitlinien/023-012l_S2k_Isolierter-Ventrikelseptumdefekt_2020-06.pdf (letzter Zugriff: 12.4.2024).

Deutsche Gesellschaft für pädiatrische Kardiologie und angeborene Herzfehler e.V. (DGPK). S2k-Leitlinie: Fallot'sche Tetralogie. AWMF-Leitlinie 023/015. 2021. Aus: https://register.awmf.org/assets/guidelines/023-015l_S2k_Fallotsche-Tetralogie_2022-01.pdf (letzter Zugriff: 1.7.2025).

Deutsche Gesellschaft für Thorax-, Herz- und Gefäßchirurgie (DGTHG). Auf einen Blick. Herzoperation. Patienteninformation. Ohne Jahr. Aus: https://herzstiftung.de/system/files/2021-06/XT06-Patienteninformationen.pdf (letzter Zugriff: 3.4.2025).

Deutsche Gesellschaft für Thorax-, Herz- und Gefäßchirurgie (DGTHG). Behandlung der Thorakalen Aortendissektion Typ A. 2021. Aus: https://register.awmf.org/assets/guidelines/011-018l_S2k_Behandlung-der-thorakalen-Aortendissektion-Typ-A_2021-02_1.pdf (letzter Zugriff: 3.4.2025).

Deutsche Gesellschaft für Thorax-, Herz- und Gefäßchirurgie (DGTHG). Einsatz der extrakorporalen Zirkulation (ECLS/ECMO) bei Herz- und Kreislaufversagen. 2020. https://register.awmf.org/assets/guidelines/011-021l_S3_Einsatz-der-extrakorporalen-Zirkulation-ECLS-ECMO-bei-Herz-Kreislaufversagen_2021-02.pdf (letzter Zugriff: 3.4.2025).

Deutsche Herzstiftung. Deutscher Herzbericht. Sektorenübergreifende Versorgungsanalyse zur Kardiologie, Herzchirurgie und Kinderherzmedizin in Deutschland. Update 2024. Aus: https://epaper.herzstiftung.de/#2 (letzter Zugriff: 3.4.2025).

Doenst T et al. Möglichkeiten und Grenzen der minimalinvasiven Herzchirurgie. Deutsches Ärzteblatt. 2017; 114: 777–784.

Gaudino M et al. Association of Radial Artery Graft vs Saphenous Vein Graft With Long-term Cardiovascular Outcomes Among Patients Undergoing Coronary Artery Bypass Grafting. A Systematic Review and Meta-analysis. 2020; 324(2): 179–187.

Gummert J et al. Basis-Anforderungen einer Fachabteilung für Herzchirurgie. Thoracic and Cardiovascular Surgeon, 2022; 70(6), 452–457.

Jones J, Weintraub W, Crower J. Coronary bypass surgery: Is the operation different today? The Journal of Thoracic and Cardiovascular Surgery. 1991; 101(1): 108-115.

Kuck K-H et al. Konsensuspapier der Deutschen Gesellschaft für Kardiologie (DGK) und der Deutschen Gesellschaft für Thorax-, Herz- und Gefäßchirurgie (DGTHG) zur kathetergestützten Aortenklappenimplantation (TAVI) 2020. Zeitschrift für Herz-, Thorax- und Gefäßchirurgie. 2020; 14(3): 194–213.

Larsen R. Anästhesie und Intensivmedizin in der Herz-, Thorax- und Gefäßchirurgie. 9. A. Berlin: Springer, 2017.

Lower RR, Dong EJ, Shumway NE. Longterm survival of cardiac homografts. Surgery. 1965; 58: 110–119.

Marx N, Erdmann E. (Hrsg.). Klinische Kardiologie. Krankheiten des Herzens, des Kreislaufs und der herznahen Gefäße. 9. A. Berlin: Springer, 2023.

Muntau AC. Kurzlehrbuch Pädiatrie. München: Elsevier, 2015.

Overbeck P. Koronare Bypass-OP: Längeres Leben mit Radialis-Arterie als Bypass-Graft. 2020. Aus: www.springermedizin.de/kardiologie/koronare-bypass-op--laengeres-leben-mit-radialis-arterie-als-byp/24652988 (letzter Zugriff: 3.4.2025).

Reul H et al. Comparative in vitro evaluation of porcine and pericardial bioprothesis. Zeitschrift für Kardiologie. 1986; 75(Suppl. 2): 223–231.

Rossaint R, Werner C, Zwißler B. (Hrsg.). Die Anästhesiologie. 4. A. Berlin: Springer, 2019.

Schmid C. Leitfaden Erwachsenenherzchirurgie. 3. A. Berlin: Springer, 2014.

Statistisches Bundesamt. Statistischer Bericht – Monatsberichte der Todesursachenstatistik – Vorläufige Fallzahlen nach Monaten für ausgewählte Diagnosegruppen und Einzeldiagnosen – 2024. 2025. Aus: www.destatis.de/DE/Themen/Gesellschaft-Umwelt/Gesundheit/Todesursachen/Publikationen/Downloads-Todesursachen/statistischer-bericht-monatliche-todesursachenstatistik-5232102.html (letzter Zugriff: 3.4.2025).

Statista. Anzahl der Herzkatheter- und Bypass-Operationen in Deutschland in den Jahren 2004 und 2010. 2025. Aus: https://de.statista.com/statistik/daten/studie/216588/umfrage/herzkatheter-und-bypass-operationen-in-deutschland/ (letzter Zugriff: 3.4.2025).

Ziemer G, Haverich A. Herzchirurgie. 3. A. Berlin, Heidelberg: Springer 2010.

INTERESSANTE WEBSITES

Arbeitsgemeinschaft der Wissenschaftlichen Medizinischen Fachgesellschaften: www.awmf.org

Deutsche Gesellschaft für Kardiologie – Herz und Kreislaufforschung (DGK) –Leitlinien: https://leitlinien.dgk.org/pocketleitlinie/

Deutsche Gesellschaft für Thorax-, Herz- und Gefäßchirurgie (DGTHG): www.dgthg.de

KAPITEL

14 Kinderchirurgie

M. Malota, S. Hosie

Eine besondere Stellung in den chirurgischen Fachdisziplinen nimmt die Kinderchirurgie ein. Anders als die auf Organsysteme spezialisierten Fachgebiete behandelt die Kinderchirurgie Fehlbildungen, Erkrankungen und Verletzungen des Kindes von Kopf bis Fuß und von Hirn bis Darm. Entsprechend breit ist das operative Spektrum, das einem im Operationssaal begegnen kann.

In diesem Kapitel werden nicht nur die allgemeinen Besonderheiten der Kinderchirurgie, sondern auch die speziellen kinderchirurgischen Eingriffe dargestellt. Um Redundanzen zu vermeiden, werden Operationen, die identisch oder nur leicht anders als im Erwachsenenbereich ablaufen, nicht explizit erwähnt.

14.1 Allgemeine Besonderheiten

Egal, ob ein syndromal erkrankter Säugling mit einer präpartal bekannten Fehlbildung oder eine verletzte Jugendliche zur Behandlung in ein Krankenhaus muss, für die Familie ist das stets ein belastender Ausnahmezustand. Die Kinder wissen meist nicht, was sie erwartet, und die Eltern sind in Sorge. Die Umgebung ist fremd, und das Kind hat Angst vor Schmerzen und unerwarteten Erfahrungen.

Die Kontaktaufnahme zum kranken Kind gestaltet sich in der Notaufnahme oder in der OP-Schleuse entsprechend der jeweiligen Altersstufen unterschiedlich schwierig. Während mit **Neugeborenen** naturgemäß keine sinnvolle Interaktion herzustellen ist, sind Kinder ab dem **6. Lebensmonat bis weit ins 3. Lebensjahr** oftmals ängstlich, scheu und auf die Eltern oder primäre Bezugsperson fixiert. Bis ins frühe Schulalter hinein benötigen erkrankte Kinder die Unterstützung ihrer Eltern, um bewusst eine Behandlung mitmachen und entsprechende ärztliche Erklärungen verstehen zu können. Meist dominieren in diesem Alter die Angst sowie eine Abwehr- und Vermeidungshaltung gegenüber medizinischen Maßnahmen. In diesen genannten Altersgruppen ist die ständige Anwesenheit einer entsprechenden Bezugsperson bei medizinischen Maßnahmen sowie generell während des stationären Aufenthalts essenziell erforderlich.

Mit zunehmendem Alter und Interesse entwickeln Kinder im Alter von **7–12 Jahren** ein immer besseres Verständnis für Erklärungen und Gespräche über ihre gesundheitliche Situation. Sie zeigen sich absprachefähig, was therapeutische Eingriffe und erforderliche medizinische Maßnahmen angeht. In der **Adoleszenz** schließlich entwickeln Jugendliche neben den Pubertätserscheinungen auch zunehmend Anspruch auf Selbstbestimmung und Selbstwirksamkeit. Nicht zuletzt verfügen Jugendliche über medizinische Informationen aus dem Internet und Meinungen aus entsprechenden Foren sowie Social-Media-Plattformen, die nicht immer mit denen der sorgeberechtigten und betreuenden Personen übereinstimmen.

MERKE

„Kinder sind keine kleinen Erwachsenen" heißt es immer wieder. Gerade deswegen müssen sie vom pflegerischen und ärztlichen Personal in jeder Entwicklungsstufe ernst und als besondere Patientengruppe wahrgenommen werden.

14.1.1 Besonderheiten der kindlichen Anatomie

Die kindliche Anatomie weist eine Reihe von Besonderheiten im Vergleich zur Anatomie Erwachsener auf:

- **Wachstum und Entwicklung:** Kinder befinden sich in einem ständigen Wachstumsprozess, wodurch sich ihre Anatomie und die Verhältnismäßigkeiten im Lauf der Zeit verändern. Knochen, Muskeln, Organe und Gewebe entwickeln sich und passen sich den Bedürfnissen des wachsenden Körpers an.
- **Größenverhältnisse:** Der kindliche Körperbau unterscheidet sich signifikant von dem Erwachsener. Kleinkinder haben z.B. im Verhältnis zum Rest ihres Körpers einen größeren Kopf, eine kürzere Wirbelsäule und kürzere Gliedmaßen (➤ Abb. 14.1).
- **Organfunktion:** Die Organe sind gerade in den ersten Lebensmonaten noch nicht vollständig ausgereift. Herz, Lungen und Verdauungssystem funktionieren anders als bei Erwachsenen. Kinder haben auch eine höhere Herzfrequenz und Atmungsrate.
- **Knochenstruktur:** Kindliche Knochen sind noch nicht vollständig verknöchert. Sie bestehen teilweise aus weicherem Knorpelgewebe, was das Skelett flexibler und anfällig für bestimmte, kinderspezifische Frakturen macht.

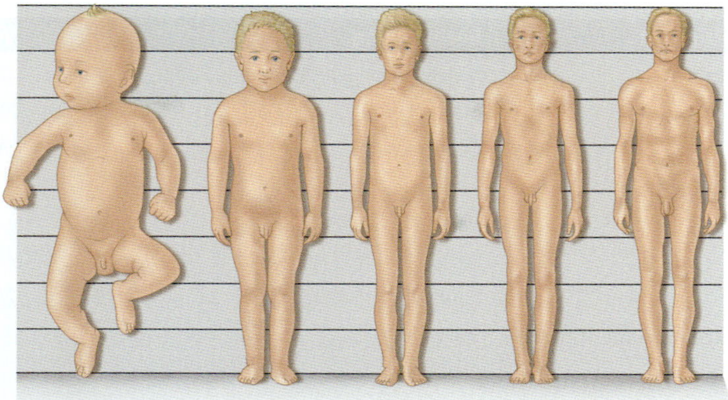

Abb. 14.1 Körperentwicklung bei Neugeborenen, Zweijährigen, Fünfjährigen, 13-Jährigen und Erwachsenen. Auffällig ist die Verschiebung der Proportionen [L238]

- **Immunsystem:** Das Immunsystem ist zunächst noch nicht vollständig entwickelt, was Kinder anfälliger für Infektionen macht. Ihr Immunsystem lernt im Lauf der Zeit, Krankheitserreger zu erkennen und darauf zu reagieren.

14.1.2 Besonderheiten kinderchirurgischer Operationen

OP-Vorbereitung

Säuglinge und kleine Kinder besitzen im Verhältnis zur Körpermasse relativ viel Körperoberfläche, über die deutlich mehr Wärme über die Haut abgestrahlt wird als beim Erwachsenen. Daher ist stets Unterkühlungsgefahr gegeben, die es unbedingt zu vermeiden gilt. Wärmematte, Wärmelampe, angewärmte Infusionslösungen und eine erhöhte Raumtemperatur beugen einem Wärmeverlust vor.

- Raumtemperatur im Saal auf ca. 30 C erhöhen
- Wärmelampe über dem Inkubator/Bett platzieren
- Warme Tücher, Folie und Warmluftdecken oder -auflagen bereits während der Ein- und Ausleitung verwenden

Zudem sind folgende Besonderheiten bezüglich der Abläufe im OP zu beachten:

- Kinder bleiben niemals unbeaufsichtigt auf dem OP-Tisch oder im Einleitungsraum liegen.
- Kinder dürfen einen vertrauten Gegenstand (z. B. ihren Teddybären) mit in den OP nehmen.
- Die Eltern dürfen das Kind bis in die OP-Schleuse begleiten und auch beim Aufwachen dabei sein.

Instrumente

Die meisten OP-Instrumente in der Kinderchirurgie (➤ Tab. 14.1) sind kleiner und feiner als in der Erwachsenenchirurgie, und es findet sich kaum eine Naht, die mit einem dickeren Faden als 2-0 genäht wird. Auch werden Hautverschlüsse zumeist intrakutan geführt, und fast immer wird ein resorbierbarer Faden gewählt, um dem Kind den Fadenzug ersparen zu können. Für spezielle Einsatzbereiche wie das Arbeiten im Analkanal oder auch im Leberbett werden dünnere Nadelaufsätze genutzt.

Eine Besonderheit sind besonders feine laparoskopische Instrumente, bis zu einem Durchmesser von 2 mm, die z. B. für die intrauterine, fetale minimalinvasive Chirurgie verwendet werden.

Um die kindliche Anatomie und die teilweise sehr feinen Strukturen gut erkennen zu können, tragen die Operateurinnen oft eine Lupenbrille, teilweise arbeiten sie auch mit dem Operationsmikroskop.

Fetalchirurgie

Die fetale Chirurgie umfasst eine Reihe von Verfahren, deren Ziel es ist, den natürlichen Verlauf der

Tab. 14.1 Typische Instrumente in der Kinderchirurgie

Instrument	Bezeichnung	Verwendungszweck (Beispiel)
Scheren	Metzenbaum-Schere, Stevens-Schere, Iris-Schere	Präparierschere
	Mayoschere	Fadenschere
	Cooperschere	Materialschere
Klemmen	Péan	
	Halsted	
	Mosquito	Als Mini-Overholt
	Overholt, Mini-Overholt	Präparation
Mikroinstrumentarium	Splitterpinzette	
	Pott-Schere	
	Federnadelhalter	
Haken und Rahmen	Langenbeck/Mini-Langenbeck, feine Lidhaken	
	Rehbein-Rahmen	Abdominelle Eingriffe des Säuglings
	Lone-Star Analspreizer	Rektale Durchzugsoperationen
Spezialinstrumente	Hegarstifte	Dehnung des Anorektums
	Pylorusspreizer	Behebung der Pylorusstenose
	Laparoskopie Instrumente, Optiken: 2–2,5, 3,0, 3,5, 5 mm	
	Elektrostimulator	Auffinden der Anus-Sollstelle

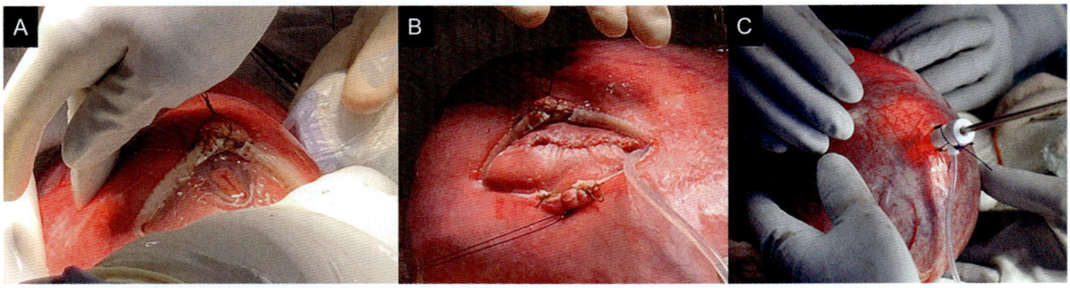

Abb. 14.2 Fetalchirurgischer Eingriff bei einem Spina-bifida-Verschluss mittels Hysterotomie und Fetoskopie. Nach der Laparotomie der Mutter und Hysterotomie (A) wird der fetale Defekt dargestellt und daraufhin ein mehrschichtiger Verschluss (B) durchgeführt. In der hybriden Technik mit Laparotomie und Fetoskopie werden zwei bis vier kleine Trokare ultraschallgesteuert in den Uterus eingeführt (C) [E1432]

Krankheit zu verändern, sodass Folgeschäden oder der Tod des Fetus verhindert werden können. Da die **offene fetale** Chirurgie wegen der Eröffnung des Uterus und der fetalen Exposition ein hohes materno-fetales Risiko darstellt, werden die relativ neuen Techniken der minimalinvasiven Fetalchirurgie bevorzugt. Dafür sind lediglich das Einführen eines Fetoskops und der entsprechenden Instrumente durch kleine Trokare von ca. 3 mm Durchmesser nötig (➤ Abb. 14.2).

EXIT-Prozedur

Eine weitere Besonderheit stellt in der Kinderchirurgie die EXIT-Prozedur (Ex Utero Intrapartum Treatment) dar. Dies ist ein spezielles chirurgisches Verfahren zur Entbindung von Kindern mit Atemwegskompression, meist durch schwerwiegende seltene angeborene Fehlbildungen des Mediastinums, Mund- oder Halstumoren oder obstruierende Fehlbildungen der Lymphabflusswege. Bei dieser Prozedur wird ein Kaiserschnitt

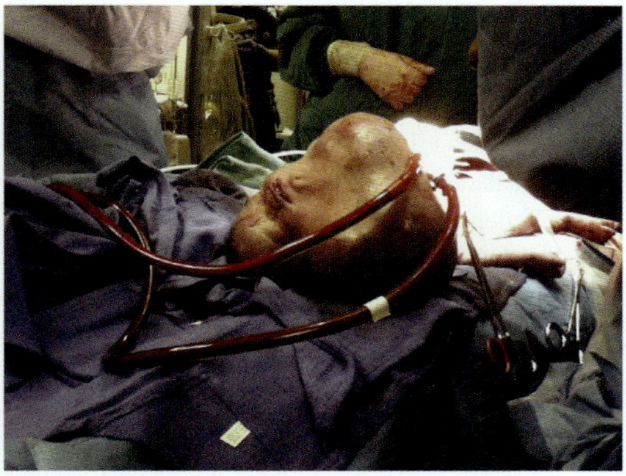

Abb. 14.3 Ein Neugeborenes mit einer gigantischen lymphovenösen Malformation wird mittels EXIT-Prozedur vor der chirurgischen Sanierung versorgt [H598-001]

Tab. 14.2 Inzidenz und pränatale Diagnose wichtiger angeborener Fehlbildungen (Eurocat 2025)

Fehlbildung	Inzidenz	Pränatal bekannt
Ösophagusatresie	3–5 : 10.000	30–60 %
Duodenalatresie	1–5 : 10.000	50 %
Dünndarmatresie	1–5 : 10.000	50 %
Kolonatresie	1 : 20.000	< 5 %
Kongenitale Zwerchfellhernie	2–5 : 10.000	70 %
Laparoschisis	3–5 : 10.000	90 %
Omphalozele	1–3 : 10.000	90 %
Myelomeningozele	1 : 600	> 90 %
Gallengangsatresie	0,5–1 : 10 000	50 %

vorgenommen, die Nabelschnur bleibt jedoch zunächst intakt, und der Uterus wird medikamentös relaxiert (➤ Abb. 14.3). Die Sauerstoffversorgung des Neonats erfolgt über den plazentaren Kreislauf, während die Kinderchirurgin einen chirurgischen Atemweg – meist eine Tracheotomie – anlegt, damit das Neugeborene selbstständig oder durch einen Tubus atmen kann. Sobald die EXIT-Prozedur abgeschlossen ist, wird die Nabelschnur abgeklemmt und durchtrennt und das Kind somit vollständig entbunden.

Fehlbildungen

Ein großer Anteil an den in der Kinderchirurgie durchgeführten Operationen ist die Korrektur angeborener Fehlbildungen(➤ Tab. 14.2). Zwar wird die präoperative Diagnostik immer exakter und genauer, trotzdem finden sich oftmals intraoperativ unerwartete Befunde, die eine kurzfristige Änderung der operativen Ziele erforderlich machen können.

14.1.3 Besonderheiten in der Kinderchirurgie

Spezielle **Positionierungshilfen** für Kinder sind erforderlich, um sicherzustellen, dass die Kinder während eines chirurgischen Eingriffs bequem, stabil und sicher positioniert werden können. Diese Hilfsmittel werden verwendet, um die einzigartigen anatomischen und physiologischen Bedürfnisse von Kindern zu berücksichtigen.

Prinzipiell entspricht die Größe des **OP-Tischs** der Größe des Kindes und muss ggf. angepasst werden. Zudem erfolgen viele Eingriffe überwiegend im Sitzen, sodass für ausreichende Beinfreiheit unter dem Tisch gesorgt werden muss. Pädiatrische Fixiergurte und -bänder in speziellen Größen werden von einigen Herstellern angeboten, um Kinder sicher auf dem OP-Tisch zu fixieren und ein Verrutschen oder Abgleiten während des Eingriffs zu verhindern. Insbesondere bei Säuglingen und Kleinkindern können gerollte Tücher, selbst geformte Gazeringe, Sandsäcke oder kleine Halbrollen probate Hilfsmittel sein. Wird während der OP viel am Kind gezogen (z. B. bei der Reposition von Frakturen), können Fixierungen mit Pflasterstreifen anstelle von Gurten notwendig werden. Die Positionierung auf Göpelstützen ist in der pädiatrischen Kolorektalchirurgie sehr schwierig, weswegen die Beine oft mit desinfiziert und frei beweglich abgedeckt werden.

MERKE
Generell gilt: Je größer die Patientin, desto mehr entspricht deren Positionierung der von Erwachsenen.

Ein besonderes Augenmerk gilt dem **Schutz vor ionisierender Strahlung.** Gerade der kindliche Körper zeigt eine erhöhte Sensibilität für Röntgenstrahlen, daher ist bei Arbeiten mit dem Bildwandler stets auf eine Anpassung der Dosis zu achten. Viele Röntgengeräte haben bereits eine „Kindertaste" mit den wichtigsten Dosisanpassungen in den Voreinstellungen. Zudem ist im Anterior-posterior-Strahlengang stets die Untertischposition der Strahlenquelle zu bevorzugen, die nicht operationsrelevanten Körperteile sind auf einer röntgendichten Matte zu positionieren.

Die Verwendung von monopolarem und bipolarem **Strom** in der Kinderchirurgie erfordert aufgrund der geringeren Körpergröße und des geringeren Gewichts sowie der empfindlicheren Haut und des empfindlicheren Gewebes besondere Aufmerksamkeit. Bei der Verwendung von mono- und bipolarem Strom bei Kindern ist zu beachten:

1. **Geringere Gewebetoleranz:** Sowohl die Haut als auch das Unterhautgewebe von Kindern sind dünner und empfindlicher als das von Erwachsenen. Daher können Kinder bei der Verwendung insbesondere von monopolarem Strom empfindlicher auf Verbrennungen und Gewebeschäden an den umliegenden Organen reagieren. Die Stromdichte muss daher dem Körpergewicht angepasst werden.
2. **Kontaktfläche:** Die Elektroden und die Kontaktfläche sind sorgfältig auszuwählen, um sicherzustellen, dass der Strom effizient übertragen wird, ohne zu starken Druck auf das Gewebe auszuüben. Für Kinder unter 5 kg stehen spezielle neutrale Elektroden zur Verfügung.
3. **Stromstärke und -dauer:** Stromstärke und -dauer werden bei Kindern sorgfältig kontrolliert und überwacht, um Gewebeschäden zu minimieren.

14.2 Kopf und Nervensystem

14.2.1 Kraniosynostosen

DEFINITION

Kraniosynostose: Verfrühte Verknöcherungen einer oder mehrerer Schädelnähte, die mit einer umschriebenen oder allgemeinen Wachstumsstörung des Schädelskeletts einhergehen.

Der menschliche Schädel weist vier Hauptschädelnähte (Frontal-, Coronar-, Sagittal-, und Lambdanaht), auf die sich mit Ausnahme der Frontalnaht, die bereits gegen Ende des 1. Lebensjahrs verknöchert, normalerweise erst ab dem 2.–3. Lebensjahrzehnt verschließen. Diese offenen Schädelnähte ermöglichen die Verschiebung der Schädelknochen unter der Geburt. Zudem besteht so Platz für das rasche Schädelwachstum im 1. Lebensjahr durch das sehr schnell wachsende Gehirn. Im Fall eines vorzeitigen Verschlusses einer oder mehrerer Schädelnähte kommt es zu einer Wachstumshemmung des Schädels und zu einer daraus resultierenden charakteristischen Verformung des Schädels.

Die ersten operativen Techniken wurden bereits um die Jahrhundertwende publiziert, im Lauf der Jahre immer wieder weiter verändert und modifiziert. Heutzutage gilt die breite Exzision der verschlossenen Nähte mit Modellierung der Schädelknochen als Standard (➤ Abb. 14.4), bei komplexen Fehlbildungen mit Mittelgesichtshypoplasie wird eine frühe frontoorbitale Mobilisation (FOM) im Säuglingsalter durchgeführt. Ziel der Operation ist es, die vorzeitig verschlossenen Schädelnähte zu öffnen und die verformten Knochenteile neu bzw. so umzuformen, dass sie eine physiologische Schädelform ergeben.

OPERATION

Frontoorbitale Mobilisation (FOM)

Positionierung: Rückenlage mit angehobenem Kopf.
Zugang: Im Zickzack geführte oder bikoronare Hautinzision (Bügelschnitt).

Operationsprinzip

- Abhebung des Stirnhautlappens bis oberhalb des Orbitadaches und Osteotomie des Stirnbeins
- Resektion der synostosierten Schädelnähte
- Nach Kraniotomie und Ablösen der Dura wird der zu korrigierende Knochendeckel entfernt und modelliert
- Herausnahme des orbitalen Segments
- Beide Teile werden entsprechend der Fehlbildung ausgeformt und unter deutlicher Vorverlagerung wieder eingesetzt, die Fixation erfolgt beidseits mit resorbierbaren Miniplatten
- Nach Refixierung des Musculus temporalis mit 4-0 PDS wird der Haut-Galea-Lappen zurückverlagert und die Wunde verschlossen

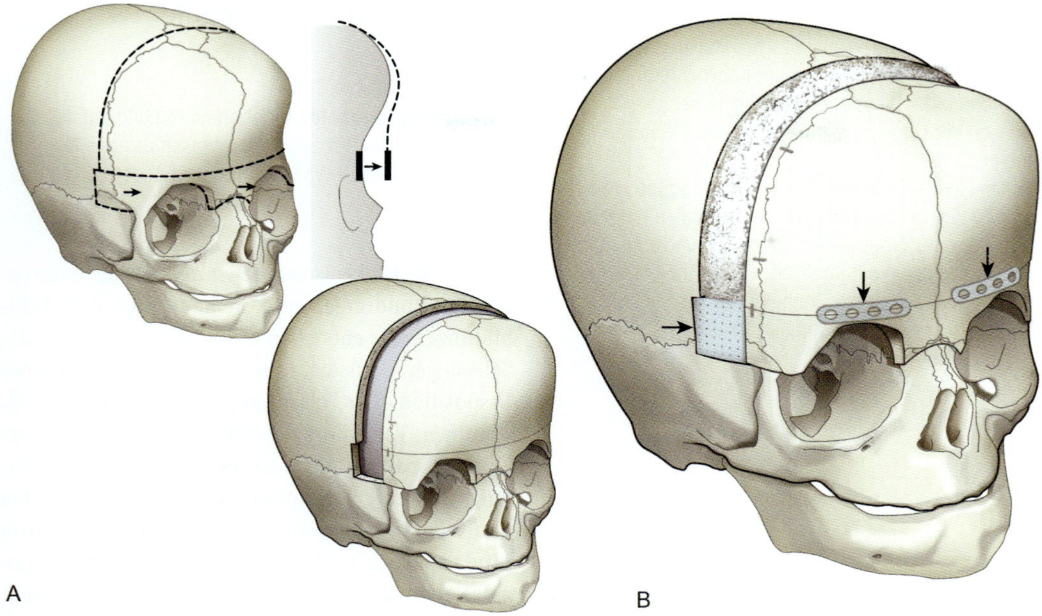

Abb. 14.4 Frontoorbitale Mobilisation. A) Eine große Kraniotomie wird durchgeführt und der mobilisierte Knochen so weit wie möglich direkt nach vorne vorgeschoben. B) Das Vorrücken führt zu einer sichtbaren Vergrößerung des parafrontalen intrakraniellen Volumens. Entlang des rekonstruierten Bandeaus sind resorbierbare Platten zu erkennen (Pfeile). [G1422]

14.2.2 Hydrozephalus

DEFINITION

Hydrozephalus: Pathologische Vergrößerung der Hirnventrikel, verursacht durch einen erhöhten Druck des Liquors. Ursächlich ist ein Missverhältnis zwischen Liquorproduktion und -resorption oder eine Zirkulationsstörung (z. B. Aquäduktstenose).

Der Hydrozephalus (umgangssprachlich „Wasserkopf") ist eine Störung des intrakraniellen Wasserhaushalts. Aufgrund von mangelnder Resorption oder gesteigerter Produktion von Liquor nimmt die Ventrikelweite zu, und es zeigt sich eine Erweiterung des Kopfumfangs. Akute Formen finden sich bei Traumata, Blutungen oder Infektionen. Der chronische kongenitale Hydrozephalus ist die häufigste Fehlbildung des Zentralnervensystems. Häufig wird er bereits vor der Geburt diagnostiziert.

Die Symptome können im Alltag sehr diskret sein, aber auch auf akute, rasch interventionsbedürftige Notfallsituationen hinweisen. Spätestens bei manifesten Anzeichen eines erhöhten Hirndrucks mit Übelkeit, Erbrechen, Kopfschmerzen und weiteren neurologischen Ausfällen muss eine dringliche Operation eingeleitet werden. In deren Rahmen wird ein Ventilsystem (Shunt) angelegt, über das der überschüssige Liquor abgeleitet werden kann. Neben dem ventrikulo-atrialen Shunt hat sich im Kindes- und Jugendalter der ventrikulo-peritoneale Shunt (VP-Shunt, ➤ Abb. 14.5) etabliert.

OPERATION

VP-Shunt-Anlage

Wegen des hohen Infektionsrisikos gelten für eine liquorableitende Operation absolute Sterilitätskriterien. Das Personal verbleibt während der gesamten Eingriffsdauer im Saal und öffnet die Türen nur, wenn unbedingt notwendig. Das Ventilsystem darf während der Operation nur mit Instrumenten angefasst werden. Zudem ist darauf zu achten, dass der Eingriff an erster Stelle des OP-Plans steht.

Positionierung: Rückenlage mit abgesenktem Kopf.

Zugang: Am Schädel bogenförmiger Hautschnitt hochfrontal unmittelbar ventral der Coronarnaht und 2,5–3 cm lateral der Mittellinie. Alternativ: occipitaler Zugang unmittelbar kranial der Lambdanaht 2–3 cm lateral der Mittellinie.

Operationsprinzip
- Abdominell Hautinzision im rechten Oberbauch
- Kreuzförmiges Einschneiden der Knochenhaut und Aufbohren der Kalotte mit der Kugelfräse
- Inzision der Dura und Einführen des zentralen Katheters
- Bilden einer subkutanen Tasche für das Shuntventil und Konnexion des Ventils an den zentralen Katheter
- Schichtweises Eröffnen des Abdomens und subkutane Tunnelierung von der Kopf- bis zur Bauchwunde
- Platzieren des Peritonealkatheters, am distalen Ende mit ca. 20–30 cm Überlänge im Abdomen als Reserve für späteres Wachstum
- Das proximale Ende des Peritonealkatheters mit dem Ventil konnektieren

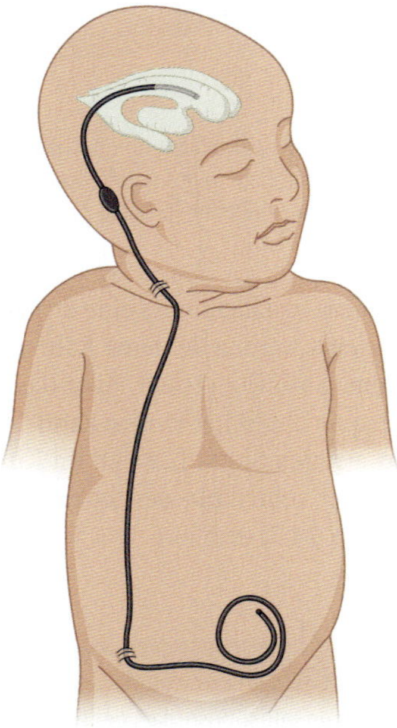

Abb. 14.5 Das Shuntsystem des ventrikulo-peritonealen Shunts wird in einen Ventrikel eingebracht und kann überschüssigen Liquor über das subkutan getunnelte Schlauchsystem bis in den Bauchraum drainieren [G291-002]

Komplikationen

Shuntinfektion, -dysfunktion und- diskonnektion. Bildung einer peritonealen Pseudozyste um das distale Katheterende und damit Blockierung der Shuntableitung.

14.2.3 Myelomeningozele

DEFINITION

Myelomeningozele: Angeborene Fehlbildung des Rückenmarks durch mangelnden Verschluss des Neuralrohrs mit offenen Wirbelbögen und Ausstülpung des Durasacks.

Neuralrohrdefekte *(spinale Dysraphien)* oder embryonale Spaltbildungen sind die häufigsten ZNS-Fehlbildungen. Sie entstehen zwischen dem 22. und 28. Schwangerschaftstag, wenn es aufgrund genetischer Disposition oder Folsäuremangels zu einem unvollständigen Verschluss des embryonalen Neuralrohrs kommt. Spaltbildungen am kaudalen Ende sind häufiger, sie werden als **Spina bifida** bezeichnet, wobei man die eindrucksvollen offenen Formen **(Spina bifida aperta),** bei der sich die Meningen **(Meningozele)** oder auch das Rückenmark **(Myelomeningozele)** durch den Defekt nach außen wölben können (➤ Abb. 14.6), von den okkulten, klinisch meist inapparenten Formen unterscheidet.

Pränatal kann die Diagnose durch die Bestimmung eines Blutwerts, des α-Fetoproteins im mütterlichen Serum, zwischen der 15. und 20. SSW gestellt werden. In diesem Zeitraum ist auch eine Ultraschalluntersuchung zur Erkennung eines Neuralrohrdefekts möglich.

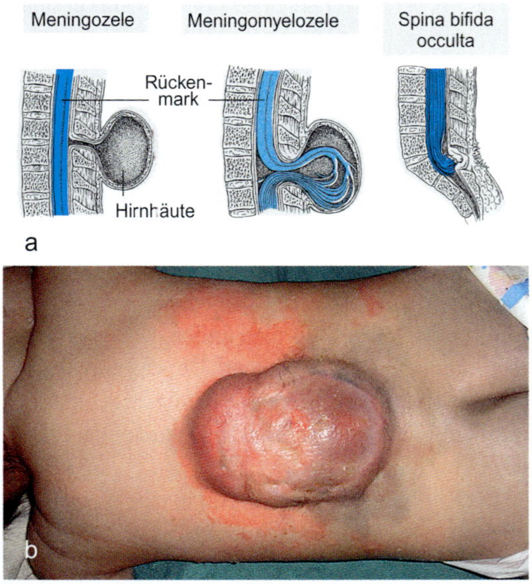

Abb. 14.6 a) Formen der Neuralrohrdefekte [L190]. b) Myelomeningozele eines Neugeborenen [F320-001]

Eine Myelomeningozele wird in der Regel noch am 1. Lebenstag operativ versorgt. Verschluss der Neuralplatte zu einem Neuralrohr, die Dura wird wenn möglich vernäht, die Weichteile darüber verschlossen. Dies kann auch mit einer Lappenplastik erfolgen.

OPERATION

Spina-bifida-Verschluss

Positionierung: Bauchlage mit unterpolstertem Becken. Hautdesinfektion mit Aussparung der Zele.

Operationsprinzip

- Umschneidung der Zele an der Grenze der Dura mit der gesunden Haut
- Umschneidung der Neuralplatte unter Schonung des Nervengewebes und vollständige Resektion der Zona epithelioserosa
- Verschluss der Medullarplatte zu einem Rohr mit PDS-Einzelknopfnähten 8-0
- Durchtrennung der Verwachsungen zwischen Neuralplatte bzw. Conus medullaris und dem kaudalen Ende des Duralsacks
- Inzision der Grenze zwischen Haut, paraspinöser Faszie und Dura am kranialen Rand des Defekts
- Die Dura wird von den Wirbelbögen an den Rändern des Defekts abgelöst und nach medial so weit dargestellt, dass ein wasserdichter Duraverschluss mit fortlaufender Naht (PDS 6-0) über dem Rückenmark möglich wird. Die Naht kann mit einer dünnen Schicht Fibrinkleber abgedichtet werden
- Ggf. Faszienverschluss und Deckung des HautdefektOs durch primäre Naht, einer biologischen Membran oder einem Schwenklappen

In den letzten Jahren hat sich in wenigen Zentren die Deckung der Myelomeningozele auch **als fetoskopischer Eingriff** etabliert. Hierbei wird der Uterus über einen Pfannenstielschnitt nach extrakorporal platziert, und Trokare werden analog zu einer Laparoskopie durch die Uteruswand eingebracht. Dieser meist um die 24. SSW durchgeführte Eingriff ermöglicht so dem Kind eine optimierte neurologische Weiterentwicklung im Mutterleib und reduziert das Risiko der Entwicklung eines behandlungsbedürftigen Hydrozephalus.

Komplikationen

Wundheilungsstörung, Liquorfistel, Meningitis, Ventrikulitis.

14.3 Thorax

Die Thoraxchirurgie bei Kindern umfasst die Operationen an Fehlbildungen der intrathorakalen Organe, aber auch an Neubildungen wie Tumoren/Metastasen an Lungen, Lymphgeweben und am Thymus. Auch entzündliche Erkrankungen wie Lungenentzündungen können zu chirurgisch nötigen Eingriffen führen, wenn sich Eiteransammlungen *(Pleuraempyeme)* im Thoraxraum bilden. Typische kinderchirurgische Eingriffe sind die Versorgung des fehlgebildeten Ösophagus, des angeborenen Zwerchfelldefekts und der Trichterbrust.

14

14.3.1 Ösophagusatresie

DEFINITION

Ösophagusatresie: Angeborene Kontinuitätsunterbrechung der Speiseröhre mit oder ohne Fistel zur Trachea.

Die Einteilung der Ösophagusatresien erfolgt nach der Lagebeziehung der assoziierten Fistel. Nach der in Deutschland gängigen Klassifikation nach Vogt ist der Typ IIIb mit ca. 85 % aller Fehlbildungen am häufigsten zu sehen (Melchers et al. 2025). Nur knapp die Hälfte aller Kinder mit einer Ösophagusatresie haben eine isolierte Fehlbildung, bei vielen liegt ein Fehlbildungskomplex vor, der auch als VACTERL-Assoziation (Vertebral, Anal, Cardiac, Tracheal, Esophageal, Renal, Limbs) bezeichnet wird.

Oftmals fällt die Atresie nicht unmittelbar nach der Geburt auf, erst vermehrter Speichelfluss oder häufige Hustenanfälle am ersten Lebenstag weisen auf die Diagnose hin. Als diagnostischer Goldstandard gilt ein Röntgenbild des Thorax mit einer auf Höhe des Blindsacks umschlagenden einliegenden Magensonde.

Ziel der operativen Versorgung ist der Verschluss der Fistel und die Wiederherstellung der Kontinuität der Speiseröhre (➤ Abb. 14.7). Der Eingriff erfolgt meist innerhalb der ersten 2 Lebenstage als thorakotomische oder thorakoskopische Operation.

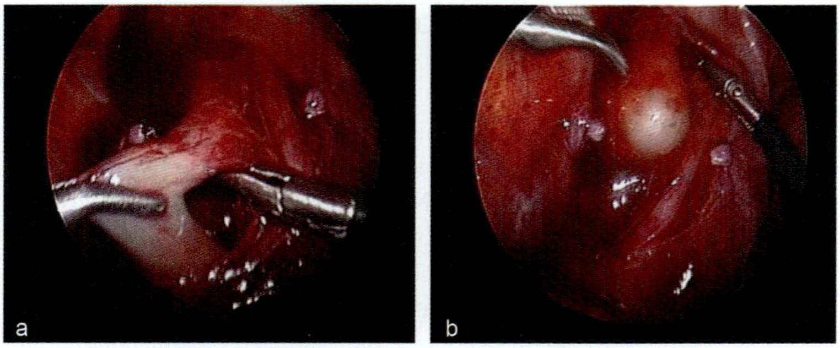

Abb. 14.7 Thorakoskopische Korrektur einer Ösophagusatresie mit Darstellung der ösophagotrachealen Fistel (a) und dem oberen Blindsack (b) [G879]

14

OPERATION

Ösphagusatresie-Korrektur

Positionierung Thorakotomie: Linkseitenlage mit Unterpolsterung des Thorax. Wenn möglich, rechten Arm erhöht positionieren.
Positionierung Thorakoskopie: Bauchlage.
Zugang Thorakotomie: Dorso-laterale muskelschonende Thorakotomie rechts im 4. ICR.
Zugang Thorakoskopie: Kameratrokar an der Spitze der Scapula, zwei weitere Trokare in der mittleren Axillarlinie im 6. ICR und lateral der geraden Rückenmuskulatur im 8. ICR einführen.

Operationsprinzip Thorakotomie
- Durchtrennung der Muskelschichten unter Schonung der Pleura und Einsetzen des Thoraxsperrers. Extrapleurale Präparation bis zum Mediastinum
- Die V. azygos wird durchtrennt und ligiert, z. B. mit 5-0, 4-0 Vicryl®, der N. vagus dargestellt
- Eine nasale Sonde wird in den Blindsack des Ösophagus geschoben
- Präparation des oberen Ösophagussegments (Blindsacks) mithilfe einer gelegten Magensonde
- Präparation des unteren Ösophagussegments und Trachealfistel mit Präparierschere und Pinzette
- Abtrennen der Fistel von Trachea und Verschluss der Fistel, z. B. mit 5-0 oder 6-0 PDS
- Legen von Haltenähten 5-0 Vicryl® als Ecknähte des unteren Ösophagussegments sowie am Ösophagusblindsack
- Eröffnen des Ösophagusblindsacks und End-zu-End-Anastomose des Ösophagus, mit 5-0 oder 6-0 Vicryl oder PDS
- Magensonde verbleibt als Schienung im Magen

Operationsprinzip Thorakoskopie
Insufflation des Thorax bis zu 8 mmHg.
- Die Azygosvene kann meistens erhalten werden
- Der Raum zwischen Fistel und Luftröhre wird stumpf präpariert, die Fistel ligiert und durchtrennt
- Die Anästhesistin schiebt eine Magensonde in den Ösophagus, sodass das obere Segment identifiziert werden kann
- Fertigung der Anastomose mit 5-0 oder 6-0 Vicryl
- Nach Platzierung der Eckfäden wird zunächst die Hinterwand genäht, danach die anteriore Wand

Komplikationen

Entsteht bei der Präparation ein Pleuraleck, so wird dieses mit 6-0 Vicryl übernäht. Reichen die Enden des Ösophagus nicht spannungsfrei aneinander, so können die Blindsäcke durch Approximationsnähte unter geringer Spannung angenähert werden. Eine Rethorakotomie oder -skopie erfolgt nach 5–10 Tagen. Nach erneuter Präparation der Blindsäcke ist häufig eine spannungsfreie Anastomose möglich. Gelingt es nicht, so können erneute Approximationsnähte platziert werden und die Prozedur bis zur erfolgreichen Anastomose wiederholt werden. Die Approximationsnähte können auch lateral über die Haut nach außen ausgeleitet werden. Die Fäden werden täglich ein paar Millimeter angezogen und der Ösophagus gedehnt, sodass in einem zweiten Eingriff die spannungsfreie Wiederherstellung der Kontinuität erfolgen kann (OP nach Focker).

Stenosen an der Anastomose sind möglich und erfordern in der Nachsorge regelmäßige endoskopische Bougierungen. Auch Anastomoseninsuffizienzen sind möglich. Kleinere Leckagen verheilen meist spontan, größere bedürfen einer Reoperation.

14.3.2 Angeborene Zwerchfellhernie

DEFINITION

Angeborene Zwerchfellhernie *(Congenital Diaphragmatic Hernia, CDH):* Verlagerung von Abdominalorganen in den Thorax durch einen Defekt des Zwerchfells (➤ Abb. 14.8 A). Der oft vor der Geburt bekannte Defekt tritt meist linksseitig auf und ist für ca. 2 % aller Todesfälle im Kindesalter verantwortlich (Cordier et al. 2020).

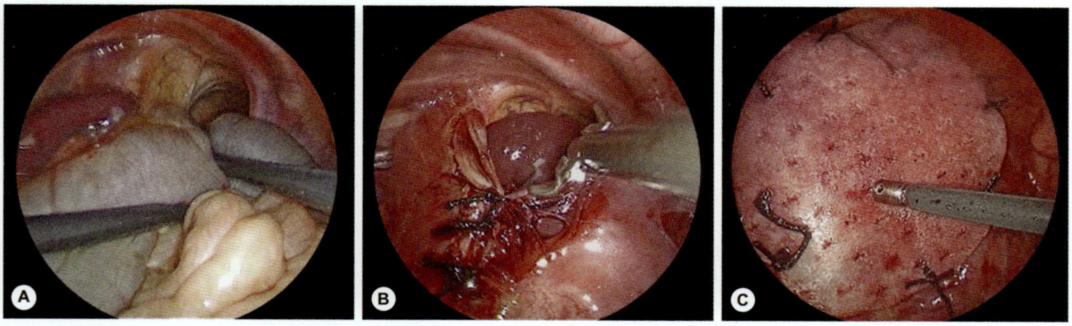

Abb. 14.8 Thorakoskopische Reparatur einer angeborenen Zwerchfellhernie links. Dickdarm und Milz haben ihren Platz in der linken Brusthöhle eingenommen (A). In (B) wurde der Bauchinhalt in den Bauchraum verbracht und der Zwerchfelldefekt teilweise geschlossen. Zum Verschluss des Restdefekts wurde eine Patchplastik genäht (C) [G1142]

Ziel der Operation ist die Wiederherstellung der korrekten anatomischen Situation. Die meisten Hernien liegen posterolateral links (Bochdalek-Hernie ca. 85 %), seltener posterolateral rechts oder sehr selten anterolateral (Morgagni-Hernie 2 %) (Cordier et al. 2020).

Eine angeborene Zwerchfellhernie ist ein schwerwiegender Defekt mit einer hohen Mortalität von knapp 30 % (Cordier et al. 2020). Dies wird in erster Linie durch eine begleitende pulmonale Hypoplasie und fehlender Oxygenierungsfähigkeit der Lunge hervorgerufen. In schwerwiegenden Fällen ist perioperativ die Behandlung durch eine extrakorporale Membranoxygenierung (ECMO) notwendig.

Im Rahmen der Laparotomie erfolgt eine Reposition des Enterothorax und der Verschluss des Zwerchfelldefekts, ggf. auch mit Patch.

OPERATION

Verschluss einer angeborenen Zwerchfellhernie

Positionierung: Rückenlage mit Unterpolsterung in Höhe der unteren Rippen.

Zugang: Mediane Oberbauchlaparotomie oder Oberbauchquerschnitt links, kann ggf. rechtsseitig erweitert werden.

Operationsprinzip

- Darstellung des posterolateralen Zwerchfelldefekts und vorsichtige Reposition des Enterothorax
- Die Darmschlingen werden in die Bauchhöhle zurückverlagert
- Spannungsfreier Verschluss des Defekts mit U-Nähten (2-0 oder 3-0, resorbierbar). Lateral können perikostale Nähte erforderlich sein (➤ Abb. 14.8 B)
- Bei großen Defekten: Zwerchfellplastik mit Einnaht eines GoreTex-Patches (➤ Abb. 14.8 C)
- Schichtweiser Wundverschluss

Komplikationen

Intraoperativ Verletzung von Lunge, Darm oder den großen Gefäßen. Postoperativ: Chylothorax, ARDS, gastroösophagealer Reflux, Bridenileus (ca. 20 %), Rezidiv (5–20 %), neurologisches Entwicklungsdefizit (40 %) (Kuchnowska et al. 2024).

14.3.3 Brustwanddeformitäten

DEFINITION

Trichterbrust *(Pectus excavatum):* Trichterförmige Einziehung des Sternums, die zu Dyspnoe, Herzbeschwerden oder Rückenschmerzen führt.

Kielbrust *(Pectus carinatum):* Kielförmige Vorwölbung des Sternums ohne physische Beeinträchtigungen.

Sowohl die Trichter- als auch die Kielbrust gehören zu den häufigsten angeborenen Fehlbildungen des Thorax und können starkes psychisches Leiden verursachen. Während resezierende Korrekturverfahren nach Rehbein oder Ravitch (➤ 22.5.1) aufwendig und mit hohen Komplikationsraten bis in die 1990er-Jahre durchgeführt wurden, hat sich zu Beginn des 21. Jahrhunderts die minimalinvasive, nicht resezierende Technik nach Nuss (Minimal Invasive Repair of Pectus Excavatum, MIRPE, ➤ Abb. 14.9) durchgesetzt.

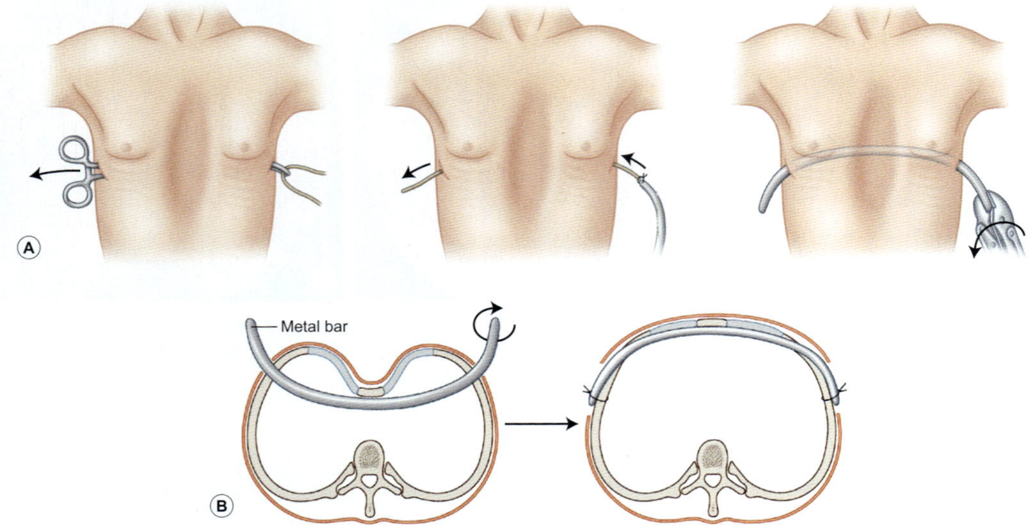

Abb. 14.9 Minimalinvasive Reparatur des Pectus excavatum (MIRPE). A) Eine Kelly-Klemme wird über das Mediastinum unterhalb des Brustbeins vorgeschoben (linkes Bild) und platziert den angeformten Bügel mithilfe eines Mersilene-Bands (mittlere und rechte Darstellung). B) Beim Einsetzen folgt der Bügel der konkaven Krümmung des deformierten Brustkorbs (links). Sobald die richtige Position erreicht ist, wird sie um 180° um ihre Achse gedreht, sodass sie das Brustbein nach vorn in eine konvexe Form drückt (rechts) [F296-005]

OPERATION

Minimal Invasive Repair of Pectus Excavatum (MIRPE) nach Nuss

Positionierung: Rückenlage mit abduzierten Armen, um die lateralen Brustwände erreichen zu können.

Operationsprinzip
- Einbringen des Thorakoskops rechts, ggf. beidseits im 8. ICR und Insufflation von CO_2
- Anhand des Modellierbügels wird ein Stahlbügel steril mit einer „Tisch-Biege-Presse" angeformt
- Unter thorakoskopischer Sicht wird mit einem schwertförmigen Dissektor vorsichtig die Schicht zwischen Sternum und Perikard präpariert und der Dissektor auf der kontralateralen Thoraxseite ausgeleitet. Alternativ kann dies mit einer Kelly-Klemme erfolgen
- Mithilfe eines Mersilene-Bands wird der vorgeformte Stahlbügel intrathorakal eingebracht und fixiert. Der Bügel wird nach etwa 3 Jahren wieder entfernt
- Besonderes Augenmerk ist auf die Schonung von Herz, V. cava und Interkostalgefäßen zu legen

Komplikationen

Hämoperikard, Hämato-Pneumothorax, Bügeldislokation, Rezidiv.

14.4 Abdomen

14.4.1 Bauchwanddefekte

Zwei häufige angeborene Bauchwanddefekte sind **Laparoschisis** und **Omphalozele** (➤ Tab. 14.3). Mit einer Häufigkeit von 4–5:10.000 (Laparoschisis) und 1:4000 (Omphalozele) zählen sie zu den seltenen Erkrankungen des Neugeborenen. Obwohl beide Defekte in ihrer Entstehung unterschiedlich sind, erfordern sie bereits pränatal eine sorgsame Geburtsplanung und postpartal ein multidisziplinäres Management.

Laparoschisis

DEFINITION

Laparoschisis: Wenige Zentimeter kleiner Defekt der vorderen Bauchwand, typischerweise immer rechts des Nabels. Durch diesen treten Darmschlingen aus, die ohne schützenden peritonealen Überzug direkt mit Fruchtwasser in Kontakt kommen. Die Nabelschnur ist immer intakt, allerdings können durch Minderdurchblutungen während der Schwangerschaft partielle Darmatresien entstehen.

Tab. 14.3 Laparoschisis und Omphalozele im Vergleich

Defekt	Laparoschisis	Omphalozele
Lokalisation	Rechts des Nabels	Mittig im Nabel
Nabelschnur	Normal angelegt	Teil des Zelensacks
Peritonealer Sack	Nicht vorhanden, Darm liegt offen	Überzieht den Darm
Assoziierte Begleiterkrankungen	Sehr selten	Häufig

Bei kleineren Defekten kann das Kind spontan geboren werden, üblich ist aber eine geplante Sectio in der 36.–38. SSW.

Ein primärer Bauchwandverschluss ist oftmals möglich. Dabei werden Darm und prolabierte Organe nach intraabdominell verlagert und die Bauchdecke entweder mit einer Direktnaht oder einem Patch verschlossen. Gelegentlich ist eine schrittweise Reposition des Darms erforderlich. Hierzu werden die Darmschlingen in einen Silo-Bag gelegt (➤ Abb. 14.10). Der verstärkte Silorand wird unter die Faszie platziert und findet in dieser Form Halt. Täglich wird durch sanfte Kompression und Abbinden des Bags etwas Darm reponiert, sodass nach einigen Tagen der gesamte Darm in der Bauchhöhle zu liegen kommt. Gelingt dies, kann der Defekt durch Naht verschlossen werden.

OPERATION

Primärer Verschluss der Laparoschisis

Präoperativ rektale Spülung zur Entleerung von Mekonium, was die Reposition des Darms und den Bauchdeckenverschluss erleichtert.

Positionierung: Rückenlage mit unterpolsterter Lendenwirbelsäule.

Zugang: Besteht bereits, kann ggf. rechtsseitig erweitert werden.

Operationsprinzip

- Ggf. Erweitern des Hautschnitts, Darstellen der Faszienränder
- Ausstreichen des Darms nach proximal und distal und Überprüfung auf begleitende Atresien oder Stenosen
- Manuelles Dehnen der Bauchdecken, Bauchdeckenverschluss, z. B. mit 3-0 oder 4-0 Vicryl, ggf. Verwendung eines Silo-Bags oder Einnähen eines Patches
- Hautnaht, z. B. mit 4-0 oder 5-0 Monocryl

Komplikationen

Abdominelles Kompartmentsyndrom (ACS) bei erzwungenem primärem Verschluss des Defekts. Daher

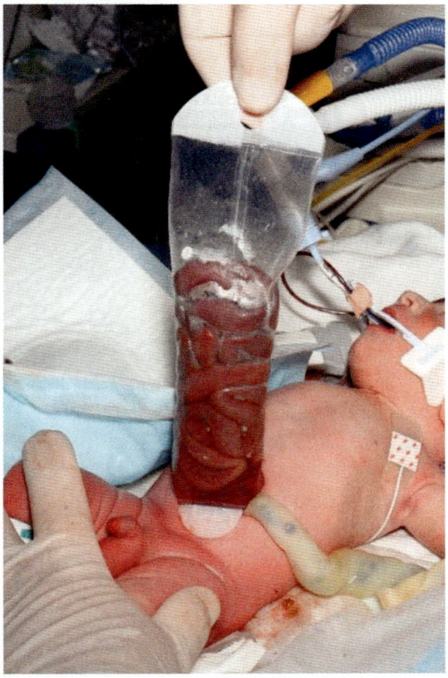

Abb. 14.10 Mit einem Silo-Bag versorgte Laparoschisis. Die Darmschlingen liegen blank in der Plastikhülle [H008-002]

hat der Verschluss möglichst spannungsfrei zu erfolgen, ggf. mit Kontrolle des intragastralen oder intravesikalen Drucks während des Verschlusses.

VORSICHT

Abdominelles Kompartmentsyndrom (ACS)

Das abdominelle Kompartmentsyndrom ist ein medizinischer Notfall, der auftritt, wenn der Druck im Bauchraum dramatisch ansteigt und lebensbedrohliche Auswirkungen auf die Organe und den Kreislauf hat. Es kann verschiedene Ursachen haben, wie traumatische Verletzungen, Infektionen, entzündliche Erkrankungen oder postoperative Komplikationen.

Symptome:

- Die Patientin verspürt in der Regel intensive, anhaltende Bauchschmerzen, die sich beim Säugling in vermehrtem Schreien und erhöhter Pulsfrequenz ab-

lesen lassen. Die Schmerzen sind im Verhältnis zu den sichtbaren äußeren Anzeichen oft übermäßig stark.
- Der Bauchraum kann sich stark aufgebläht und gespannt anfühlen *(Meteorismus)*. Visuell kann eine ausgeprägte Bauchdehnung erkennbar sein.
- Der erhöhte Druck im Bauchraum kann die Bewegung des Zwerchfells behindern, was zu Atemnot und flachen Atemzügen führt. Zudem kommt es zu einem Absinken der Ausscheidung durch mechanische Kompression der Harnleiter von den Nieren zur Blase.
- Der beeinträchtigte venöse Rückfluss zum Herzen kann zu einem Absinken des Blutdrucks und Kreislaufversagen führen.
- Schlussendlich kann ein ACS zu einer beeinträchtigten Funktion aller inneren Organe führen, insbesondere der Nieren, des Darms und des Herzens.

Behandlung:
- Sofortige Entlastung: Als erste Maßnahme ist der Druck im Bauchraum zu senken. Dies erfolgt oft durch chirurgische Dekompression, bei der der Bauchraum geöffnet wird.
- Flüssigkeitsmanagement: Um den Kreislauf zu stabilisieren, werden Flüssigkeiten und Medikamente verabreicht, um den Blutdruck aufrechtzuerhalten und die Organfunktion zu unterstützen.
- Überwachung der Organfunktion einschließlich der Nieren- und Atemfunktion, um Komplikationen zu erkennen und zu behandeln.
- Schmerzmanagement

Das abdominelle Kompartmentsyndrom ist ein schwerwiegender Zustand, der schnelle und koordinierte medizinische Maßnahmen erfordert. Die Prognose hängt von der rechtzeitigen Diagnose und Behandlung sowie von der Schwere der zugrunde liegenden Ursache ab. Eine frühzeitige Intervention ist entscheidend, um lebensbedrohliche Komplikationen zu verhindern und die Überlebenschancen zu verbessern.

Omphalozele

DEFINITION

Omphalozele: Bauchwanddefekt mit Herniation von Darm, Leber oder anderen Organen in einen von Membranen begrenzten Hohlraum bei intakter Nabelschnur. Oftmals ist der Defekt präpartal bereits bekannt. Häufig bestehen assoziierte Fehlbildungen, insbesondere kardial und zerebral, ebenso wie genetische Aberrationen. Bei der Omphalozele ist der Darm nicht dem Fruchtwasser ausgesetzt, weswegen er nur selten entzündliche Veränderungen zeigt (➤ Abb. 14.11).

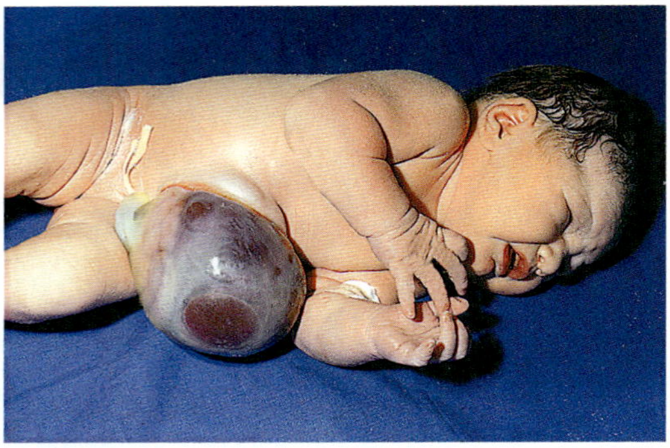

Abb. 14.11 Neugeborenes mit einer Riesen-Omphalozele. Anders als bei der Laparoschisis ist der Darm mit einem Zelensack bedeckt, umgeben von der sogenannten Warton'schen Sulze. Bei sehr kleiner Bauchhöhle ist ein primärer Verschluss nicht möglich [T409]

Da der Omphalozelensack nach Möglichkeit intakt bleiben soll, wird das Kind meist durch eine geplante Sectio geboren, bei kleinen Defekten ist aber auch eine natürliche Geburt möglich.

Ein primärer Bauchwandverschluss ist bei kleineren Befunden möglich, hierbei werden Darm und prolabierte Organe nach intraabdominell verlagert und die Bauchdecke entweder mit einer Direktnaht oder einem Patch verschlossen. Gegebenenfalls ist eine schrittweise Reposition unter Verwendung eines Silo-Bags erforderlich (siehe Laparoschisis). Sehr große Defekte können auch konservativ behandelt werden, indem die Membran im Verlauf von Wochen epithelisiert. Die verbleibende große Hernie wird zu einem späteren Zeitpunkt verschlossen.

OPERATION

Primärer Verschluss der Omphalozele

Positionierung: Rückenlage.
Zugang: Besteht bereits, kann ggf. rechtsseitig erweitert werden.

Operationsprinzip
- Abtragen des Omphalozelensacks und Durchtrennung der Nabelschnurgefäße, Ligatur mit 3-0 oder 4-0 Vicryl
- Erweitern des Hautschnitts in Mittellinie nach kranial und kaudal, Darstellen der Faszienränder
- Ausstreichen des Darms nach proximal und distal und Überprüfung auf sehr selten vorliegende Atresien oder Stenosen
- Bauchdeckenverschluss, z. B. mit 3-0 oder 4-0 Vicryl, ggf. Einnähen eines Patches
- Hautnaht, z. B. mit 4-0 oder 5-0 Monocryl

Komplikationen

Kompartmentsyndrom (siehe Laparoschisis).

14.4.2 Darmatresien

Darmatresien sind angeborene Anomalien des Verdauungstrakts, bei denen ein Teil des Darms nicht ordnungsgemäß ausgebildet oder verbunden ist. Diese Anomalie verhindert den normalen Durchgang von Nahrung und Verdauungssaft. Darmatresien erfordern in der Regel sofortige medizinische Aufmerksamkeit und chirurgische Intervention.

Die Symptome sind bei Neugeborenen meist offensichtlich und können Folgendes umfassen:

- Erbrechen, oft grünlich oder gallig, da die Nahrung nicht den Darm passieren kann
- Bauchschwellung und -spannung, die sich im Lauf der Zeit verschlimmert
- Mangelnde Stuhlausscheidung oder Ausscheidung von nur sehr kleinen Mengen
- Gedeihstörung bei Dehydration aufgrund des Erbrechens

Die Behandlung von Darmatresien besteht in der Regel in einer sofortigen Operation, um den blockierten Darmabschnitt zu entfernen und die gesunden Darmabschnitte miteinander zu verbinden. Die Prognose hängt von verschiedenen Faktoren ab einschließlich der anatomischen Lage, der Art und des Ausmaßes der Anomalie sowie des allgemeinen Gesundheitszustands des Säuglings. Bei rechtzeitiger Diagnose und angemessener Behandlung können die meisten Kinder ein normales Leben führen, aber die Langzeitprognose kann von Fall zu Fall variieren.

Nach der Operation benötigen die betroffenen Kinder normalerweise eine spezielle medizinische Betreuung und eine angepasste Ernährung, um sicherzustellen, dass sie sich gut erholen und wachsen können.

Duodenalatresie

DEFINITION

Duodenalatresie *(Duodenalstenose):* Teilweiser oder totaler Verschluss des Zwölffingerdarms durch eine Duodenalmembran, ein komprimierendes Pancreas anulare, oder eine komplette Kontinuitätsunterbrechung. Häufig bei Kindern mit Trisomie 21.

Die Säuglinge zeigen ein rezidivierendes galliges Erbrechen mit aufgetriebenem Abdomen. In der Röntgendiagnostik ist die sogenannte Double Bubble (zwei Spiegelbildungen: größerer Spiegel links = Magen, kleinerer Spiegel rechts = Zeichen eines aufgedehnten, prästenotisches Duodenums) bei im Übrigen luftleerem Abdomen charakteristisch.

Die operative Versorgung besteht in der Verschmälerung des proximalen Darmanteils und einer sogenannten Diamond-Shaped-Anastomose (Seit-zu-Seit) beider Darmschenkel (➤ Abb. 14.12). Hierbei wird der obere zu anastomosierende Anteil quer, der untere Anteil längs eröffnet. Besteht eine Stenose oder ein Pancreas anulare, so wird diese bzw. dieses nicht aufgelöst, sondern eine Umgehungsanastomose gebildet. Duodenalmembranen können vorsichtig, unter Schonung der Papille, exzidiert werden. **Cave:** Die Membran kann so weit nach distal reichen, dass sie bei der Eröffnung des Duodenums im dilatierten Bereich übersehen werden kann (Windsock-Phänomen).

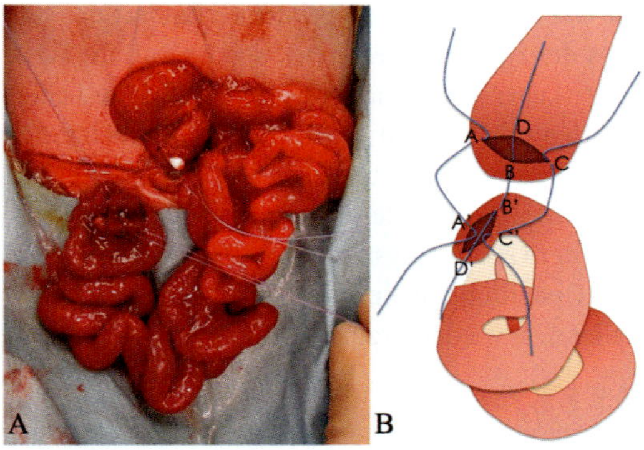

Abb. 14.12 A) Atresie des Duodenums mit Anlage einer Diamond-Shaped-Anastomose. B) Die entsprechenden Buchstaben werden anastomosiert [F296-006]

OPERATION

Korrektur einer Duodenalatresie mit Diamond-Shaped-Anastomose nach Kimura

Positionierung: Rückenlage mit Rolle unter dem Thorax zur besseren Exposition.
Zugang: Oberbauchquerlaparotomie oder mediane Oberbauchlaparotomie.

Operationsprinzip

- Mobilisierung der Kolonflexur rechts und Darstellen des Duodenums nach Kocher
- Platzieren einer Magensonde durch die Anästhesistin bis an den stenotischen Bereich
- Markieren der Darminzision mit Haltenähten, 4-0

- Querinzision des oralen, Längsinzision des aboralen Duodenums
- Seit-zu-Seit-Anastomose (Diamond-Shaped) als Duodeno-Duodenostomie mit resorbierbaren Einzelknopfnähten (6-0, resorbierbar)
- Eine zeitgleich vorliegende Mal- oder gar Nonrotation des Darms wird durch eine Ladd-Operation mit Durchtrennung der Bänder, die das Duodenum von außen komprimieren, Linkslagerung des Dickdarms und ggf. Appendektomie behandelt
- Sollte ein Pancreas anulare vorliegen, wird dieses nicht durchtrennt, da das Risiko einer Pankreasfistel zu hoch ist

14.4.3 Gallengangsatresie

DEFINITION

Gallengangsatresie: Pränatal erworbener, segmentaler oder totaler Verschluss der extrahepatischen und gelegentlich auch der intrahepatischen Gallengänge.

Die Gallengangsatresie be- oder verhindert den Abfluss der Galle aus der Leber, sodass sich die Galle in der Leber ansammelt, was letztendlich zu Leberschäden führt. Wenn die Erkrankung unbehandelt bleibt, sterben die Betroffenen innerhalb der ersten 3 Lebensjahre an einer Leberzirrhose. Die Behandlung der Gallengangsatresie erfordert in der Regel eine Operation, bei der die Chirurgin versucht, den Gallenfluss wiederherzustellen.

MERKE

Das klinische Bild der Neugeborenen mit Gallengangsatresie unterscheidet sich direkt nach Geburt nicht von gesunden Säuglingen mit einem harmlosen Neugeborenenikterus. Die klassischen Symptome wie Ikterus, acholische Stühle, dunkler Urin, fehlende Gewichtszunahme, Hepatomegalie und Aszites treten oft nach einem Intervall von mehreren Tagen bis Wochen auf.

Die Therapie der Wahl ist die Hepato-Porto-Jejunostomie mit ausgeschalteter Roux-Schlinge nach Kasai. Blind an der Leberpforte endende intrahepatische Gallengangsreste werden nach Exzision der narbigen und atretischen extrahepatischen Gallengänge mitsamt der meist hypoplastischen Gallenblase, mit dem Darm breitbasig anastomosiert.

Die Prognose hängt von verschiedenen Faktoren ab, einschließlich des Alters bei Diagnose, des Schweregrads der Erkrankung und der rechtzeitigen Behandlung. Frühzeitige Diagnose und angemessene medizinische Versorgung sind entscheidend, um die besten Ergebnisse zu erzielen.

OPERATION

Hepato-Porto-Jejunostomie nach Kasai

Positionierung: Rückenlage.
Zugang: Quere Oberbauchlaparotomie rechts.

Operationsprinzip

- Präparation der Gallenblase aus dem Leberbett
- Inzision des Ligamentum hepatoduodenale und Präparation der atretischen extrahepatischen Gallengänge bis zur Leberpforte
- Durchtrennung des atretischen Ductus hepaticus hinter der Pfortadergabel
- Präparation des Jejunums für die Roux-Y-Anastomose
- Monopolares Durchtrennen des Jejunums
- Retrozökaler Hochzug der Schlinge zur Leberpforte
- End-zu-Seit-Anastomose (Leberpforte und aborales Jejunum) und End-zu-Seit-Anastomose (orales und aborales Jejunum) mit 6-0 oder 5-0 PDS oder Vicryl

Auch bei korrekt durchgeführter Operation entwickeln nahezu alle Patientinnen eine Leberzirrhose, allerdings erst sehr viel später als ohne operative Behandlung. Die Leberzirrhose kann so schwerwiegend sein, dass im Verlauf des Lebens eine Lebertransplantation erforderlich ist.

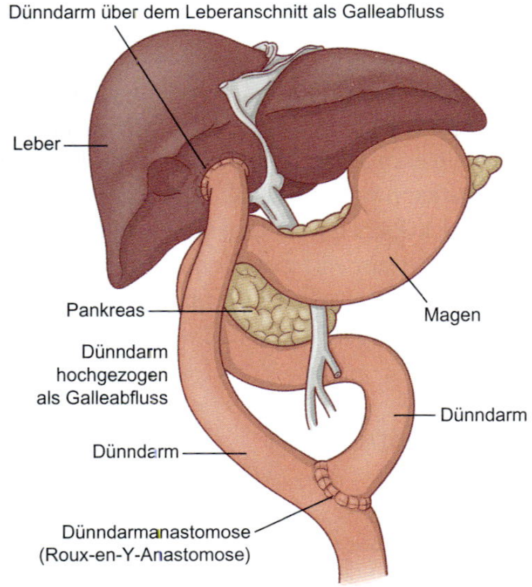

Abb. 14.13 Situs nach erfolgter Hepato-Porto-Enterostomie nach Kasai. Breitbasig wird die ausgeschaltete Dünndarmschlinge auf die fibröse Leberpforte genäht [G613-003]

Komplikationen

Cholangitis, sekundärer Verschluss der Anastomose. Mangel an fettlöslichen Vitaminen.

14.4.4 Hypertrophe Pylorusstenose

DEFINITION

Hypertrophe Pylorusstenose: Angeborene Verengung des Magenausgangs durch eine Hypertrophie der Pylorus-Ringmuskulatur. Betroffen sind überwiegend Knaben.

Diese Verengung behindert den normalen Durchfluss der Nahrung vom Magen in den Darm und führt zu charakteristischen Symptomen, die in der Regel in den ersten Lebenswochen des Kindes auftreten. Die genauen Ursachen der hypertrophen Pylorusstenose sind nicht vollständig verstanden.

Typische Symptome der hypertrophen Pylorusstenose sind:

- Erbrechen: Meist explosions- oder schwallartig und kurz nach dem Füttern auftretend.
- Gewichtsverlust: Aufgrund des Erbrechens und des Nährstoffverlusts beginnen betroffene Säuglinge oft, an Gewicht zu verlieren.
- Hunger: Da sie die gefütterte Milch wieder erbrechen, sind Säuglinge mit hypertropher Pylorusstenose oft hungrig.
- Dehydratation: Aufgrund des Flüssigkeitsverlusts durch das Erbrechen, was zu Störungen im Elektrolythaushalt führen kann.

Die Diagnose erfolgt durch eine körperliche Untersuchung und bildgebende Verfahren wie den Ultraschall. Die typische Anamnese, ein tastbarer, einer Olive gleichender Pylorustumor und „milchige Magenreste" sind fast schon beweisend für die Erkrankung. Sonografisch ist eine typische Verdickung im Bereich des Pylorus nachweisbar.

Die Operationstechnik wurde im Jahr 1910 erstmalig beschrieben und hat sich seitdem nicht geändert: Die verdickte Pylorusmuskulatur wird unter Schonung der Mukosa offen oder als laparoskopische Pyloromyotomie mit 3-mm-Optik und einem Spezialskalpell durchtrennt (➤ Abb. 14.14). Die Prognose nach der Operation ist sehr gut, und die meisten Säuglinge erholen sich vollständig.

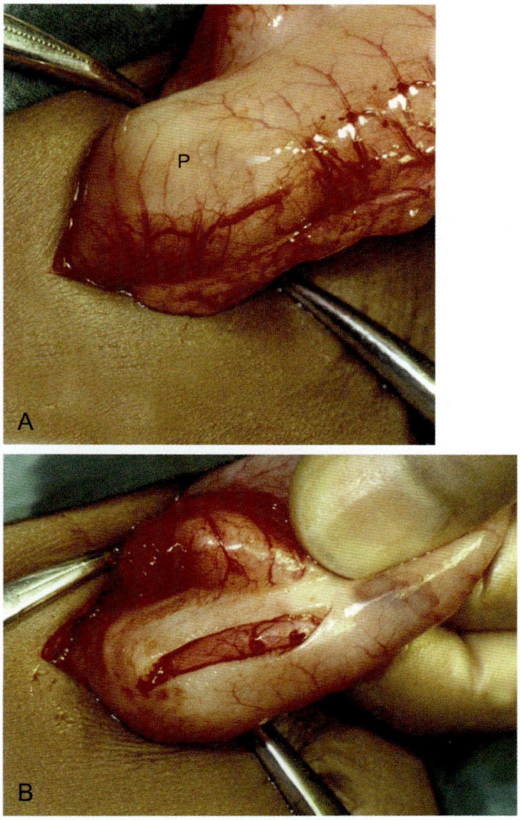

Abb. 14.14 Hypertrophe Pylorusstenose-Operation nach Weber-Ramsted. A) über einen supraumbilikalen Schnitt wird der Magen- und Pylorus-„Tumor" (P) dargestellt. B) Die Serosa über dem Tumor wurde eingeschnitten und der hypertrophe Muskel gespalten [E1433]

OPERATION

Pyloromyotomie nach Weber-Ramstedt

Positionierung: Rückenlage.

Zugang: Oberbauchquerlaparotomie oder bogenförmiger Schnitt am Bauchnabel (Zugang nach Bianchi).

- Kleiner Querschnitt ca. 3 cm im rechten Oberbauch unterhalb des Leberrands oder Zugang nach Bianchi mit halbmondförmigem Schnitt im oberen Teil des Bauchnabels
- Absaugen des Magens über durch die von Anästhesie gelegte Magensonde
- Einsetzen eines Lid- oder Kocherhakens, um den Pylorus vor der Bauchdecke zu luxieren
- Inzision der Serosa und Tunica muscularis (Ring- und Längsmuskulatur) antimesenterial in gefäßarmer Zone bis zur Pylorusvene mit 15er-Skalpell
- Die Muskulatur wird mit dem Pylorusspreizer nach Benson stumpf bis zur Tunica mucosa auseinandergedrängt
- Rückverlagern des Magens in Bauchhöhle und schichtweiser Wundverschluss

Komplikationen

- Inkomplette Spaltung: Wird nicht der gesamte Pylorus gespalten, können sich die Muskelfasern so regenerieren, dass eine erneute Operation notwendig ist.
- Perforation: Wird die Muskulatur zu weit auseinandergedrängt, kann es zur versehentlichen Verletzung der Schleimhaut mit Eröffnung des Duodenums kommen.

14.4.5 Volvulus

DEFINITION

Volvulus: Darmdrehung aufgrund mangelnder Anheftung des Darms an der lateralen Bauchwand, die zum Abschnüren der blutversorgenden Gefäße führt.

Ein akuter Volvulus ist eine Erkrankung des frühen Säuglingsalters. Ursächlich ist überwiegend eine Störung der Darmdrehung und damit verbunden die fehlende Anheftung von Darmteilen an der Bauchwand während der Darmentwicklung *(Malrotation)*. Eine Minderdurchblutung durch Verdrehung der Mesenterialwurzel mit den zuführenden Gefäßen führt zu ausgedehnten Nekrosen bis hin zu signifikantem Darmverlust. Leitsymptom ist das gallige Erbrechen.

Die **Malrotation des Darms** ist eine angeborene anatomische Anomalie des Darmtrakts, die in der frühen Schwangerschaft auftritt. Bei der fetalen Entwicklung des Verdauungssystems kommt es physiologisch zwischen 5. und 10. SSW zu einer komplexen Drehung des Darms, der dann in der bekannten Lage im Bauchraum fixiert wird. Bei der Malrotation ist diese Drehung unvollständig oder fehlerhaft, zudem ist die Fixierung oft unzureichend, weswegen ein Volvulus leichter auftreten kann.

Operativ erfolgt eine Detorquierung des volvulierten Darms und, falls erforderlich, eine Darmresektion.

OPERATION

Ladd-Operation

Positionierung: Rückenlage.
Zugang: Quere Oberbauchlaparotomie rechts oder mediane Laparotomie.

Operationsprinzip
- Nach Eröffnen der Bauchhöhle erfolgt die Eversion des gesamten Dünndarms und Darstellen der Mediastinalwurzel
- Das Dünndarmpaket wird so gedreht, dass die Durchblutung wieder gewährleistet ist
- Nekrotische Darmanteile werden reseziert und der Darm im Gesunden End-zu-End mit Vicryl-Naht oder PDS Nähten der Stärke 4-0 anastomosiert
- Die bei einer Malrotation bestehenden paraduodenalen Bänder (Ladd'sche Bänder) werden durchtrennt. Falls die Mesenterialwurzel schmal ist, wird sie durch Lösen des benachbarten posterioren Peritoneums verbreitert
- Eine aseptische Appendektomie kann durchgeführt werden
- Der Darm wird in die Bauchhöhle verbracht, und der Bauchdeckenverschluss erfolgt schichtweise

Komplikationen

Eine Darmnekrose kann bereits innerhalb weniger Stunden eintreten und geht mit einer signifikanten Mortalität und Morbidität (Kurzdarmsyndrom) einher.

14.4.6 Invagination

DEFINITION

Invagination *(Darmintussuszeption):* Teleskopartige Einstülpung des Ileums ins Kolon mit Ileussymptomatik *(ileokolische Invagination)*, bei der die Mesenterialgefäße des eingestülpten Darms komprimiert werden. Es resultiert ein Ileus und in der Folge auch Nekrosen des Darms.

Die Ursache für eine Invagination bleibt oftmals unentdeckt. Gastrointestinale oder respiratorische Infekte insbesondere mit Adenoviren können durch eine Vergrößerung des lymphatischen Gewebes am Darm die Leitstruktur für die Invagination hervorrufen. Invaginationen jenseits des 3. Lebensjahrs sind meist durch ein Meckeldivertikel, Darmpolypen oder anderweitige intestinale Raumforderungen bedingt. Ab dem 6. Lebensjahr treten Invaginationen kaum mehr auf.

Sind konservative Therapieversuche wie, z. B. ein unter Sedierung durchgeführter Kontrastmitteleinlauf oder Luftreposition unter Röntgenkontrolle erfolglos, wird der Darm operativ desinvaginiert.

OPERATION

Laparoskopische Desinvagination

Positionierung: Rückenlage.
Zugang: Minimalinvasiv mit umbilikalem Kameratrokar und zwei Arbeitstrokaren im Unterbauch oder als mediane Unterbauchlaparotomie.

Operationsprinzip

- Vorsichtiges, langsames „Ausmelken" des Darms und damit Reposition der Darmschlingen. Ein Versuch der Reposition durch Zug an den Darmschlingen ist aufgrund der hohen Perforationsgefahr kontraindiziert
- Auflegen warmer, feuchter Bauchtücher zur besseren Reperfusion
- Je nach Befund erfolgt die Beseitigung der Leitstruktur, über die die Invagination erfolgt ist:
  - Resektion eines Meckel-Divertikels
  - Resektion der Appendix
  - Resektion nekrotischer Darmabschnitte mit End-zu-End-Anastomose
- Eine Ileoaszendopexie mit Fixierung des Colon ascendens an der Told'schen Faszie mit nicht resorbierbarem Nahtmaterial (3-0) wird in manchen Häusern durchgeführt

Komplikationen

Die Rezidivwahrscheinlichkeit ist mit ca. 8–15 % verhältnismäßig hoch (Ayana et al. 2025).

14.4.7 Nekrotisierende Enterokolitis (NEC)

DEFINITION

Nekrotisierende Enterokolitis (NEC): Entzündliche Erkrankung des Gastrointestinaltrakts, die abschnittsweise den Darm betrifft und dort Schäden bis zur totalen Nekrose verursachen kann.

Eine NEC tritt vor allem bei Frühgeborenen und in seltenen Fällen bei Neugeborenen in den ersten Lebenswochen auf. Ursächlich ist eine Mikrozirkulationsstörung verbunden mit einer bakteriellen Fehlbesiedlung und daraus resultierend eine Infektion. Die NEC stellt einen schwerwiegenden Zustand dar, der lebensbedrohlich sein kann. Die Diagnose erfolgt oft anhand der klinischen Symptome, gefolgt von bildgebenden Untersuchungen wie Röntgenaufnahmen oder Ultraschall, um das Ausmaß der Erkrankung zu bewerten.

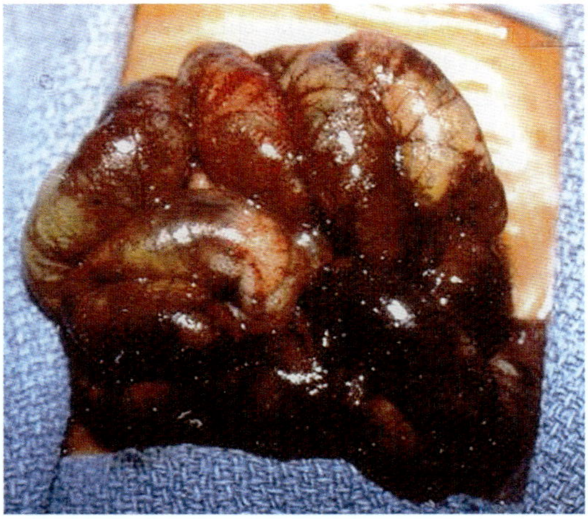

Abb. 14.15 Die diffuse nekrotisierende Enterokolitis zeigt sich durch ausgedehnte Nekrosen auf der serösen Oberfläche des Darms [G550-003]

Die Behandlung umfasst normalerweise das Absetzen der Nahrung, die Verabreichung von Antibiotika, die Unterstützung bei der Flüssigkeitsversorgung und in schweren Fällen eine Operation, um das nekrotische Gewebe (➤ Abb. 14.15) zu entfernen.

In manchen Fällen ist der Neonat klinisch so instabil, dass er einen länger dauernden Eingriff nicht überleben würde. In solchen Situationen kann lokal eine Peritonealdrainage im rechten Unterbauch eingelegt werden.

Eine Laparotomie findet bei einem Frühgeborenen fast immer im Inkubator statt, da hier Wärme- und Flüssigkeitsverluste geringer sind als im OP. Dies ist auch der Grund, weswegen der Eingriff, die Darstellung des gesamten Darms, so zügig wie möglich durchgeführt wird.

OPERATION

Explorative Laparotomie bei NEC

Positionierung: Rückenlage.
Zugang: Mediane oder quere Oberbauchlaparotomie rechts.

Operationsprinzip

- Auflegen warmer, feuchter Bauchtücher zur besseren Reperfusion
- Je nach Befund erfolgt die Anlage eines protektiven Ileostomas mit sehr sparsamer oder ohne Resektion der nekrotischen Darmanteile
- Ist die Patientin instabil, wird ein „Clip and Drop back" durchgeführt: Dabei werden die nekrotischen Anteile mit dem Linearstapler verschlossen und entfernt. In einer Second-Look-OP nach 48 Stunden werden die Segmente wieder miteinander anastomosiert

Wird im Rahmen einer NEC ein Stoma angelegt, so kann dieses erst nach Überprüfung der Durchgängigkeit der aboralen Darmabschnitte und nachdem die Enterokolitis ausgeheilt ist, was oft erst nach mehreren Wochen der Fall ist, rückverlagert werden. Eine Kolon-Kontrastmitteluntersuchung stellt resektionsbedürftige Stenosen dar. Gedeiht der Säugling nicht, kann die Nährstoffaufnahme durch den Transfer von Stuhl vom proximalen in den distalen Schenkel verbessert werden.

Komplikationen

Strikturen des Colons treten in ca. 10 % auf (Malota, Hosie 2020). Bei ausgedehnten Dünndarmresektionen mit einem verbliebenen Darm von < 40 cm und Verlust der Ileozäkalklappe kann es zur Kurzdarmsymptomatik kommen.

14.5 Koloproktologie

14.5.1 Anorektale Malformationen

DEFINITION

Anorektale Malformation (ARM): Verschlossene, zu enge oder an einer falschen Stelle gelegene Analöffnung.

In der überwiegenden Zahl der Fälle findet sich die Darmöffnung in Form einer Fistel vom distalen Rektumstumpf in die umliegende Umgebung: Blase, Harnröhre, Vagina oder Perineum sind die häufigsten Lokalisationen des Fistelendes. Die Einteilung, die für das weitere operative Vorgehen entscheidend ist, erfolgt nach Lage der Fistel (> Abb. 14.16). Selten und hochkomplex ist die sogenannte Kloake, eine ARM, bei der Blase, Uterus und Rektum einen gemeinsamen Ausführungsgang haben.

Reicht die Fistel zur Stuhlpassage nicht aus, so muss vor der definitiven Versorgung der Fehlbildung ein Deviationsstoma angelegt werden. Zumeist wird ein Descendostoma angelegt, da so der Säugling aufgrund der guten Nährstoffaufnahme und den überschaubaren Flüssigkeitsverlusten weiterhin gut wachsen und gedeihen kann.

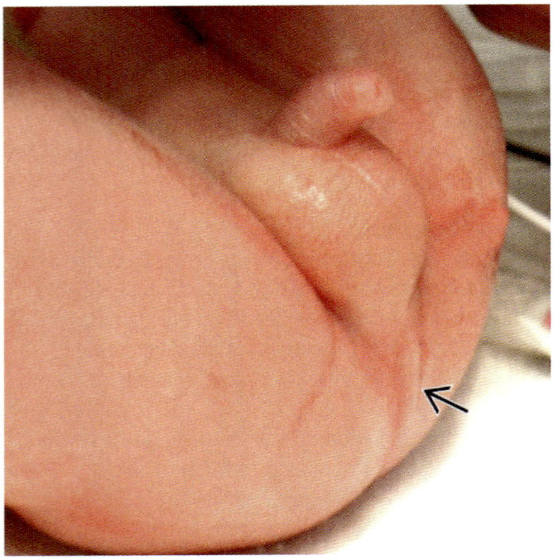

Abb. 14.16 Ein fehlender Anus ist charakteristisch für eine ARM. Oftmals besteht eine Fistel vom Rektum zum Urogenitalsystem oder zum Perineum. Dies zeigt sich meist am ersten Lebenstag [G912-002]

Der Goldstandard für alle Formen der ARM ist die posteriore, sagittale Anorektoplastik (PSARP) nach Pena und de Vries. Diese kann rein perineal, mit einer zusätzlichen Laparotomie (abdomino-perineal) oder auch laparoskopisch assistiert durchgeführt werden.

OPERATION

Posteriore sagittale Anorektoplastik (PSARP)

Positionierung: Bei rein **perinealem Zugang** Bauchlage mit angehobenem Becken, Polsterungen unter den Schultern und Beinen. Bei zusätzlichem **abdominalem Zugang** Desinfektion des Unterkörpers ventral und dorsal unterhalb der Mamillen, sterile Rückenpositionierung. So kann die Patientin intraoperativ steril vom Rücken auf den Bauch gedreht werden.

Operationsprinzip

- Aufsuchen der Anussollstelle mittels Stimulationsgerät zur Identifizierung muskulärer Sphinkterstrukturen
- Hautschnitt längs von Steißbeinspitze zum Damm und Darstellung des Sphinkterkomplexes
- Darstellen der Rektumhinterwand und des Blindsacks
- Eröffnen des Rektumstumpfs und Aufspannen mit zirkulären Haltenähten (4-0 Vicryl)
- Aufsuchen und Verschluss der Fistel mit 5-0 Vicryl
- Moblisation des Rektums, eventuell auch von abdominal, spannungsfreies Einnähen des Neoanus an der Sollstelle
- Kalibrierung des neu gebildeten Anus mit Hegar-Stiften

Oftmals findet sich trotz gut durchgeführter Operation eine fehlende Kontinenz bei den Kindern. Dies liegt daran, dass bei einer ARM nie lediglich das Rektum oder der Anus betroffen sind, sondern stets das gesamte Perineum: Unterschiedlich ausgeprägte Sakrumfehlbildungen mit unzureichender Nervenversorgung der Beckenbodenmuskulatur begleiten die Kinder. Auch eine Anheftung des Rückenmarks an die Dura mater *(Tethered Cord)* kann zu sekundären neurologischen Ausfällen führen. Insbesondere bei proximal gelegenen Fisteln wie z. B. zum Blasenhals, liegt eine ungünstige Kontinenzprognose vor.

Komplikationen

Das Platzieren des Anus an der falschen Stelle kann trotz vorhandener Sphinktermuskulatur zu Inkontinenz führen. Weitere Komplikationen sind eine narbige Analstriktur an der Anastomose und das erneute Auftreten einer Fistel. Bei Belassen eines Rektumstumpfs an der Urethra kann ein divertikelartiger Rest (Remnant of Original Fistula, ROOF) zu rezidivierenden Infektionen führen.

14.5.2 Morbus Hirschsprung

DEFINITION

Morbus Hirschsprung: Lebensbedrohliche Störung der Darmpassage *(Ileus)* aufgrund einer physiologischen Einsprossung von sympathischen Nervenfasern (Ganglienzellen) in den Darm in der 8. SSW. Die Aganglionose reicht vom Anus nach oralwärts. Meist ist der Dickdarm vom Rektum bis ins Colon descendens betroffen. Es gibt aber auch seltene Formen der totalen Kolon-Aganglionose. Benannt wurde die Erkrankung nach ihrem Erstbeschreiber, dem dänischen Kinderarzt Harald Hirschsprung.

Da es keine medikamentöse Therapie dieser Erkrankung gibt, ist der Behandlungsansatz immer operativ. Ziel ist es, den nicht funktionierenden Darmabschnitt zu entfernen. Handelt es sich nur um ein kurzes Segment, so ist ein rein transanaler Zugang möglich. Sind auch höher liegende Darmabschnitte betroffen, erfolgt der Eingriff laparoskopisch assistiert (➤ Abb. 14.17).

Unter vielen unterschiedlichen Operationsverfahren hat sich der transanale endorektale Durchzug (Transanal Endorectal Pull Through, TERPT) nach de la Torre-Mondragon durchgesetzt. Dabei wird das aganglionäre Segment von anal nach oral inklusive einer Übergangszone mit wenigen Ganglienzellen reseziert. Intraoperativ werden Schnellschnittuntersuchungen durchgeführt, um die korrekte Absetzungshöhe des Darms zu bestimmen. In seltenen Fällen wird präoperativ oder auch während des Eingriffs ein protektives Enterostoma im funktionstüchtigen Darm angelegt, in der Regel ein doppelläufiges terminales Ileostoma.

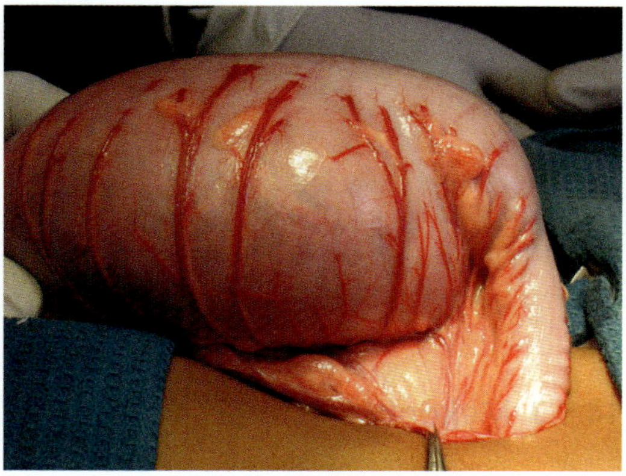

Abb. 14.17 Laparotomie mit einem Megacolon im Bereich des Sigmas. Der stenosierende distale Abschnitt muss transanal entfernt, der distendierte Abschnitt kann unter Umständen erhalten werden [E1434]

OPERATION

Transanal Endorectal Pull Through (TERPT)

Positionierung: Bei geplanter rein **transanaler Operation** Bauchlage mit angehockten Beinen. Bei **längerstreckiger Resektion** zunächst Rückenlage zur Laparoskopie, im Verlauf für den transanalen Zugang Steinschnittlage.

Operationsprinzip

- Aufspannen des anokutanen Übergangs mit Haltefäden (4-0 Vicryl)
- Eingehen auf die Submukosa und Ablösen von der Tunica muscularis propria
- Präparation bis an die peritoneale Umschlagfalte
- Durch Zug am Darm wird das intraperitoneale Rektum und schließlich das Sigma ins anale Wundgebiet durchgezogen
- Durchtrennung der Mesenterialgefäße zwischen Ligaturen
- Festlegung der Resektionsgrenzen durch Schnellschnittuntersuchung
- Resektion des aganglionären Segments mit der Übergangszone
- Koloanale Anastomose End-zu-End einreihig mit 4-0-Vicryl-Einzelknopfnähten

Komplikationen

Intraoperativ Verletzung des Ureters oder der Vaginalhinterwand mit Fistelbildung sowie Überdehnung oder Zerreißung der Sphinktermuskulatur durch ungestümen Zug an den Haken möglich. Postoperativ Gefahr einer koloanalen Anastomose in der Übergangszone mit ausbleibender Besserung der Defäkation.

14.5.3 Mekoniumileus

DEFINITION

Mekoniumileus: Darmverschluss durch übermäßig eingedicktes Mekonium (Kindspech).

Wenn konservative Spülmaßnahmen nicht erfolgreich sind, muss eine operative Versorgung erfolgen. Dabei wird situativ vorgegangen, d.h., das Darmlumen gespült, eventuell ein Ileostoma, eine Bishop-Koop-Anastomose oder – besser – ein Santulli-Stoma angelegt.

OPERATION

Explorative Laparotomie bei Mekoniumileus

Positionierung: Rückenlage.
Zugang: Oberbauchquer- oder mediane Laparotomie.

Operationsprinzip

- Falls keine Perforation, Ischämie oder weitere Atresien vorliegen, kann ein Beseitigungsversuch durch Enterotomie und Spülung des Darms versucht werden
- Ist dies nicht erfolgreich, wird ein Ileostoma angelegt, alternativ ein Bishop-Koop- oder Santulli-Stoma
- Zweiteres ist ein endständiges Stoma des aboralen Ileums, mit dem das orale Ileum End-zu-Seit anastomosiert wird. Bei der letzteren Variante wird die orale Ileumschlinge ausgeleitet und die aborale End-zu-Seit anastomosiert. Die Spülung des terminalen Ileums ist hierdurch möglich. Zeitgleich fungiert es als Überlaufventil bei gleichzeitig möglicher Darmpassage
- Markieren der Anastomose mit Haltenähten, z.B. 4-0 Vicryl
- Querinzision des Ileums
- Der orale Dünndarm wird antimesenterial End-zu-Seit mit dem aboralen anastomosiert (5-0 bzw. 6-0, resorbierbar), etwa 4–6 cm aboral der Durchtrennungslinie
- Das aborale Ileum wird als endständiges Ileostoma im rechten Mittelbauch ausgeleitet. Das Ileum steht ca. 0,5–1 cm pilzförmig über dem Hautniveau (resorbierbare Fäden, 6-0). Bei der Technik nach Santulli erfolgt eine End-zu-Seit-Anastomose der aboralen an die orale Schlinge, Letztere wird ausgeleitet

Die von Harry Bishop und Everett Koop im Jahr 1957 beschriebene Anastomosentechnik, die Bishop-Koop-Anastomose, ist eine End-zu-Seit-Anastomose von der erweiterten zuführenden auf die schmale abführende Schlinge, die dann als Ileostoma ausgeleitet wird. So kann der Darm dekomprimiert werden und die Stuhlpassage bleibt erhalten. Gleichzeitig ermöglicht sie Spülungen des distalen Darmsegments mit Spüllösungen oder Pankreasenzymen zur Verflüssigung der eingedickten Mekoniummassen. Santulli und Blanc leiteten ein paar Jahre später den dilatierten oralen Darm im Sinne einer Enterostomie aus und stellten die Darmkontinuität durch eine Seit-zu-End-Anastomose mit dem dünneren aboralen Schenkel wieder her.

14.6 Urologie

Die Kinderurologie ist ein medizinisches Fachgebiet, das sich auf die Diagnose und Behandlung von urologischen Erkrankungen und Anomalien bei Kindern und Jugendlichen spezialisiert hat. Sie befasst sich mit einer breiten Palette von urologischen Problemen, angefangen bei angeborenen Fehlbildungen des Harntrakts über akute Notfälle bis hin zu erworbenen Erkrankungen und Störungen.

14.6.1 Akutes Skrotum

DEFINITION

Akutes Skrotum (Hodentorsion): Drehung des Hodens um seine Längsachse mit rapider Drosselung der Hodendurchblutung und Gefahr der hämorrhagischen Nekrose (➤ Abb. 14.18), insbesondere in der Pubertät, aber auch bereits intrauterin.

Eine Hodentorsion tritt am häufigsten in der Neugeborenenperiode und um die Pubertät herum auf und erfordert eine sofortige chirurgische Behandlung. Der Grad der Verdrehung und die Zeit zwischen dem Einsetzen der Symptome und der Detorquierung sind die wichtigsten Faktoren für den Erhalt des Hodens.

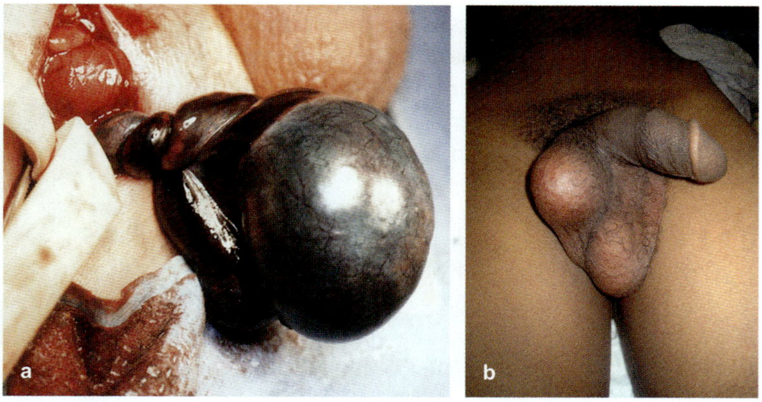

Abb. 14.18 Torsion des linken Hodens eines Jugendlichen. Der Hoden ist nekrotisch [G764-002]

Erscheinungsbild und Symptome einer Hodentorsion variieren und folgende Merkmale umfassen:

- Starke, plötzliche Schmerzen: Die Hodentorsion geht in der Regel mit sehr starken, akuten Schmerzen im Hodensack einher. Dieser Schmerz tritt oft plötzlich und ohne erkennbaren Grund auf.
- Schwellung und Rötung: Hoden und Hodensack können geschwollen und gerötet sein.
- Übelkeit und Erbrechen: Die Schmerzen können so intensiv sein, dass Übelkeit und Erbrechen auftreten.
- Hodenhochstand: In einigen Fällen kann der betroffene Hoden höher im Hodensack liegen als üblich. Zudem ist der Cremasterreflex aufgehoben.

Die Behandlung der Hodentorsion ist stets eine sofortige Operation, um den Hoden zu entdrehen und die Durchblutung wiederherzustellen. Je schneller die Behandlung erfolgt, desto besser sind die Chancen auf eine vollständige Genesung und den Erhalt der Hodenfunktion. Um ein frühzeitiges Rezidiv zu verhindern, wird der hypermobile Hoden fixiert.

OPERATION

Freilegung der Hoden

Positionierung: Rückenlage.
Zugang: Skrotaler Hautschnitt in der Fältelung.

Operationsprinzip

- Durchtrennung der Hodenhüllen und Darstellung des Hodens
- Hervorluxieren des Hodens und Detorquierung
- Der Hoden wird mit warmen Kompressen umwickelt zur Förderung der Durchblutung
- Bei Erholung des Hodens Fixation in die Skrotaltasche mit mindestens zwei Fixierungsstellen mit nicht resorbierbarem Nahtmaterial
- Bei sicherer Nekrose ist die Entfernung des Hoden unumgänglich: bipolare Durchtrennung des Samenstrangs und Ligatur
- Verschluss: Skrotalnaht, z. B. mit 5-0 Vicryl rapid
- Sprühverband

In allen Fällen ist eine kontralaterale Orchidopexie durchzuführen, um eine zukünftige Torsion der Gegenseite zu verhindern.

Komplikationen

Auch ein vital wirkender Hoden kann sekundär nekrotisch werden und als Keimreservoir zu einem Skrotalabszess führen.

14.6.2 Hydronephrose

DEFINITION

Hydronephrose: Weitstellung des Nierenbeckenkelchsystems aufgrund einer Abflussbehinderung am Übergang des Nierenbeckens zum Harnleiter (Ureterabgangsstenose), im Harnleiter selbst oder eines vesikoureteralen Rückflusses (VUR), die unbehandelt zu einer Nierenfunktionsstörung führen kann.

Der vesikoureterale Reflux hat seine Ursache in anatomischen Varianten der Uretermündung oder kann als Folge funktioneller Erkrankungen der Blase auftreten. Durch ein vermehrtes Auftreten von Harnwegsinfektionen sind schwere Langzeitschäden wie Nierenparenchymnarben, arterielle Hypertension und chronische Niereninsuffizienz gefürchtet.

Eine angeborene Ureterabgangsstenose wiederum ist eine Anomalie im Harnwegssystem, bei der der Ureter, der den Urin von der Niere zur Harnblase transportiert, am Übergang von der Niere zur Harnblase (dem Ureterabgang) verengt oder blockiert ist.

OPERATION

Pyeloplastik nach Anderson-Hynes

Bei subpelviner Ureterabgangsenge chirurgische Exzision der Stenose mit Reanastomosierung des Ureters an das Nierenbecken. Zunehmend unter Anwendung robotischer Techniken (➤ Abb. 14.19).
Positionierung: Je nach angewandter Technik Rückenlage mit Unterpolsterung der betroffenen Seite, Seitenlage oder Bauchlage.
Zugang: Diverse Zugangsmöglichkeiten von lumbal und dorsal extraperitoneal, auch von abdominal primär offen; minimalinvasiv.

Operationsprinzip
- Darstellung der Niere und des pyelo-ureteralen Übergangs
- Darstellen des proximalen Harnleiters
- Der Ureter wird unmittelbar distal dem adynamischen Segment schräg durchtrennt. Exzision des dilatierten Nierenbeckens
- Ausspülen des Nierenbeckens
- Verschluss des Nierenbeckens fortlaufend (atraumatisches monofiles resorbierbares Nahtmaterial 6-0)
- Lange, schräg verlaufende, trichterförmige Anastomose zwischen Nierenbecken und Ureter (atraumatisches resorbierbares Nahtmaterial, monofil oder geflochten, 5-0 oder 6-0)

Ureterreimplantation nach Leadbetter-Politano

OP bei VUR. Diese Operation kann auch minimalinvasiv oder robotisch vorgenommen werden (➤ Abb. 14.19).
Positionierung: Rückenlage mit Unterpolsterung des Beckens.
Zugang: Pfannenstilschnitt.

Operationsprinzip
- Eröffnung der Harnblase, Einlegen eines Harnleiter-Schienungskatheters
- Umschneidung und Mobilisation des intramuralen Anteils des Harnleiters
- Der distale Harnleiter wird durch zusätzliche extravesikale Präparation vollständig mobilisiert
- Die Harnblase wird 3–4 cm kranial des alten Ostiums für das Neoostium perforiert und der neue Durchtritt mit einer Overholtklemme tunneliert
- Der Harnleiter wird durch das Neoostium und den Mukosatunnel geführt und an das alte Ostium anastomosiert
- Zweischichtiger Harnblasenverschluss

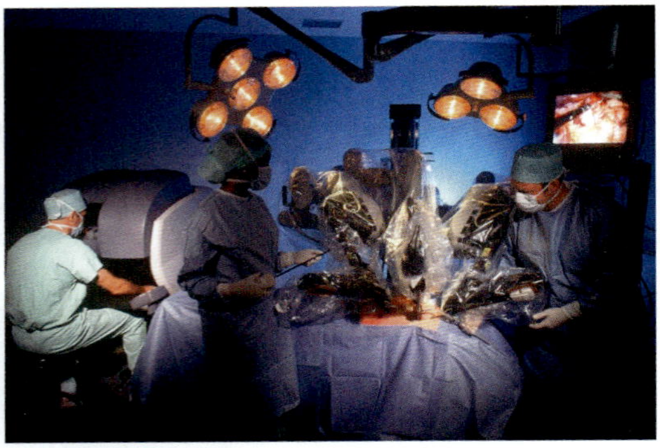

Abb. 14.19 Bei robotischen Eingriffen muss die OP-Fachpflegekraft ihren Fokus auf andere Dinge lenken. Der Operateur sitzt nicht eingewaschen an der Konsole [E876-002]

Komplikationen

Blutung, Restenosierung und Urinextravasation, Rezidiv (< 2 %), sekundäre Nephrektomie (< 1 %) (Gerwinn et al. 2025).

14.6.3 Phimose

DEFINITION

Phimose: Verengung der Vorhaut, sodass diese nicht über die Glans retrahiert werden kann.

Während die Verklebungen zwischen innerem Vorhautblatt und Glans penis beim Neugeborenen physiologisch sind (➤ Abb. 14.20), kann eine narbige Enge

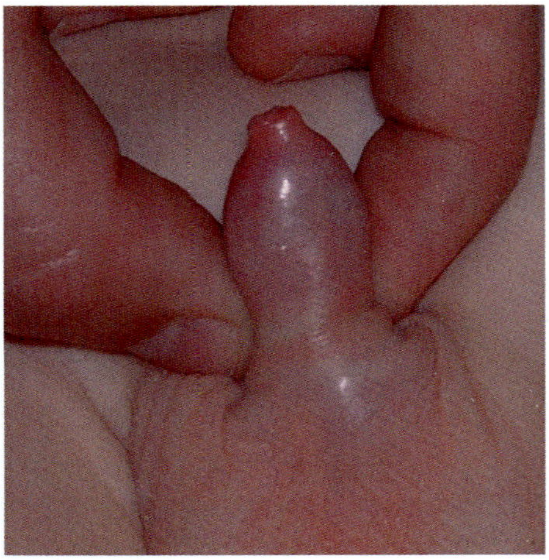

Abb. 14.20 Auch eine vermeintlich unüberwindbar enge Vorhaut muss nicht unbedingt gleich operiert werden [H178-002]

im Kindesalter zu Problemen führen. Hat der Patient Beschwerden wie rezidivierende Entzündungen und bleibt eine konservative Therapie mit kortisonhaltiger Creme erfolglos, ist die Beschneidung (partielle oder vollständige Entfernung der Vorhaut) indiziert. Die Beschneidung gehört zu den ältesten bekannten Operationen, Eingriffe sind aus den Jahren 10.000 v. Chr. überliefert.

OPERATION

Beschneidung (Zirkumzision)

Positionierung: Rückenlage.

Operationsprinzip
- Ovalärer Hautschnitt am äußeren Präputialblatt knapp unterhalb des Sulcus coronarius
- Reposition der Vorhaut und Desinfektion der Glans und des inneren Blatts
- Lösung der präputialen Verklebungen
- Bipolare Kauterung des Frenulums
- Anklemmen der Vorhaut mit zwei Mosquitoklemmen
- Zirkumzision des inneren Vorhautblatts und Exzision der Hautmanschette
- Adaptation des inneren mit dem äußeren Blatt mit Vicryl-Einzelknopfnähten (5-0)

Komplikationen

Nachblutung, insbesondere bei bis dato noch inapparenten Gerinnungsstörungen, Wundinfektion, Phimoserezidiv, Verletzung des Harnröhrenausgangs mit narbiger Stenose.

14.6.4 Hypospadie

DEFINITION

Hypospadie: Angeborene Anomalie des männlichen Genitaltrakts, bei der die Harnröhrenöffnung nicht an der Spitze des Penis liegt, sondern weiter unten auf der Unterseite des Penis oder an der Hodensackoberfläche. Diese Anomalie tritt während der fetalen Entwicklung auf, wenn die Harnröhre nicht richtig schließt und sich nicht bis zur Spitze des Penis entwickelt.

Die häufigste Fehlbildung des Penis ist die Hypospadie der distalen Harnröhre. Typischerweise bestehen drei anatomische Besonderheiten:

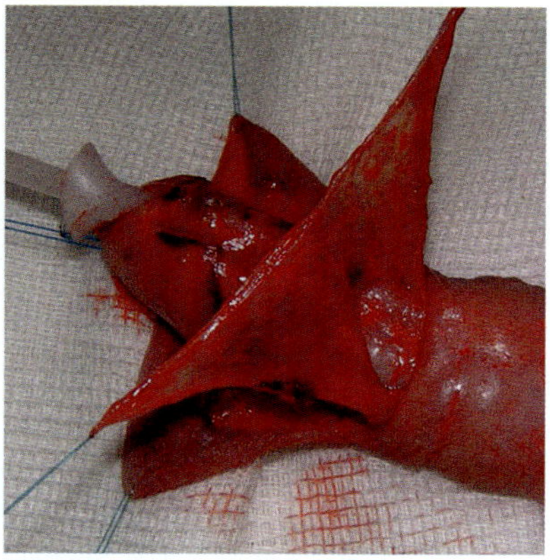

Abb. 14.21 Hypospadiekorrektur nach Snodgrass: Die neue Harnröhre wird sorgfältig aus den vorhanden Schichten gebildet [G879]

- Ventral dystoper Harnröhrenausgang (Mündung nicht an der Glans-Spitze, sondern proximal auf der Ventralseite des Penis)
- Ventral gespaltenes Präputium
- Krümmung des Penisschafts nach ventral

Die operative Korrektur erfolgt im Idealfall vor dem 18. Lebensmonat mit dem Ziel eines geraden, vorwärts gerichteten Harnstrahls.

In der Literatur gibt es weit über 400 teils sehr komplexe OP-Verfahren. Durchgesetzt hat sich die Technik nach Snodgrass (➤ Abb. 14.21).

OPERATION

Hypospadiekorrektur nach Snodgrass

Positionierung: Rückenlage mit unterpolstertem Gesäß; ggf. suprapubischer Blasenkatheter.

Operationsprinzip
- Proximale Umschneidung des Meatus externus bis zur Penisspitze. Inzision des so umschnittenen Hautareals in der Mittellinie
- Naht der Hautläppchen spannungsfrei über einem Katheter fortlaufende, monofil resorbierbare Naht (7-0). Abdecken der Neourethra mit einem gestielten Tunica-dartos-Läppchen
- Rekonstruktion der Glans

Komplikationen

Urethrokutane Fistel (5–20 %), Chordapersistenz (25 %), Urethrastriktur (5 %), Meatusstenose (2 %), Urethradivertikel (selten) (Zharkimbayeva et al. 2024).

14

14.6.5 Maldescensus testis

DEFINITION

Maldescensus testis (Hodenhochstand): Angeborene Fehlbildung, bei der ein oder beide Hoden sich nicht im Hodensack befinden bzw. nicht innerhalb des 1. Lebenjahrs im Hoden zu liegen kommen.

Bei einem Drittel der männlichen Frühgeborenen und immerhin ca. 4 % der reif geborenen Säuglinge befinden sich zum Zeitpunkt der Geburt noch nicht alle Hoden an korrekter Stelle im Skrotum. Während die meisten Hoden innerhalb der ersten Monate noch deszendieren, verbleiben manche außerhalb des Hodensacks. Bleibt eine Hormonbehandlung erfolglos, so ist die operative Korrektur erforderlich. Ziel der Behandlung ist es, einen vorher nicht tastbaren Hoden spannungsfrei ins Skrotum zu verlagern, um das Risiko eines sekundären Hodenschadens zu minimieren. Spätestens am 1. Geburtstag sollte der Hoden skrotal liegen. Der Descensus kann im 1. Lebenshalbjahr spontan erfolgen, ab dem 6. Lebensmonat kann eine Hormontherapie begonnen werden.

OPERATION

Operative Korrektur eines Hodenhochstands

Positionierung: Rückenlage mit Rolle unter dem Becken.

OP nach Shoemaker bei extraabdominal gelegenem Hoden

Zugang: Inguinal oder parainguinal.

- Darstellung und Längsspaltung der Externusaponeurose vom äußeren Leistenring aus nach kranial in Faserrichtung. Der Hoden wird allseits mobilisiert, das Gubernaculum durchtrennt
- Mobilisation des Funiculus, Eröffnung und Durchtrennung der Kremasterfasern und der Tunica spermatica interna. Ein begleitender Bruchsack wird bis in Höhe des inneren Leistenrings präpariert und mit einer Durchstechungsligatur verschlossen
- Präparation des Samenstrangs und Isolierung von Gefäßbündel und Ductus deferens, sodass eine spannungsfreie Verlagerung ins Skrotum möglich ist. In einer zwischen Haut und Tunica dartos gebildeten Tasche wird der Hoden mit resorbierbarem Nahtmaterial pexiert

OP nach Shehata bei intraabdominell gelegenem Hoden

Zugang: Laparoskopisch mit 30°-Winkeloptik, 5 mm

- Bipolares Herauspräparieren des Hodens und Mobilisierung des Gubernaculums, der Hodengefäße und des Ductus deferens. Fixierung des Hodens auf der kontralateralen Seite medial der Spina iliaca anterior superior für ca. 12 Wochen (➤ Abb. 14.22). Dies führt zu einer Elongation der Gefäße, sodass in einer zweiten Sitzung die Hodenverlagerung nach skrotal möglich ist
- Laparoskopische Mobilisation des Hodens und Platzierung in einer Tasche am Hodensack

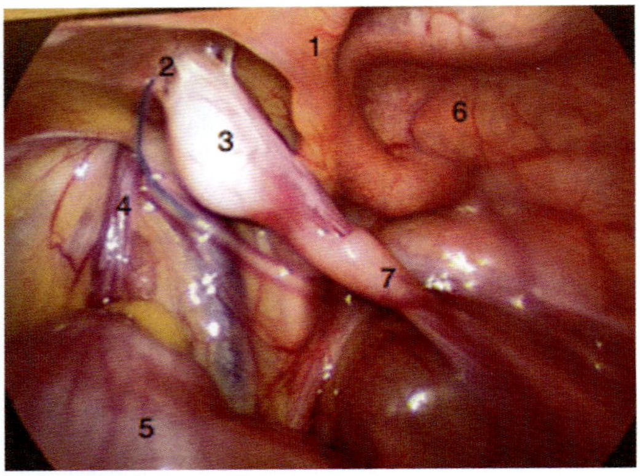

Abb. 14.22 Laparoskopische Operation nach Shehata, erster Schritt bei nicht tastbarem linkem Hoden. 1. Linke Nabelarterie; 2. Befestigung des Hodens an der vorderen Bauchdecke; 3. rechter Hoden; 4. linker Samenstrang; 5. Sigma; 6. Blase; 7. rechter Samenstrang [H608]

Komplikationen

Skrotalhämatom und/oder Wundinfektion (1–2 %), Rezidiv (2 %; Rezidiv-OP frühestens 6 Monate nach der Erst-OP), Ductusverletzung (1–2 %), Hodenatrophie (2–5 %) (Gates et al. 2022).

14.6.6 Nephroblastom (Wilms-Tumor)

DEFINITION

Nephroblastom (Wilms-Tumor): Hochmaligne embryonale Mischgeschwulst mit einem Altersgipfel zwischen dem 2. und 4. Lebensjahr und häufigster Nierentumor im Kindesalter.

Ist der Wilms-Tumor (➤ Abb. 14.23) durch bildgebende Verfahren diagnostiziert, wird zunächst mit einer neoadjuvanten Chemotherapie begonnen, um anschließend die operative Resektion mit dem Ziel

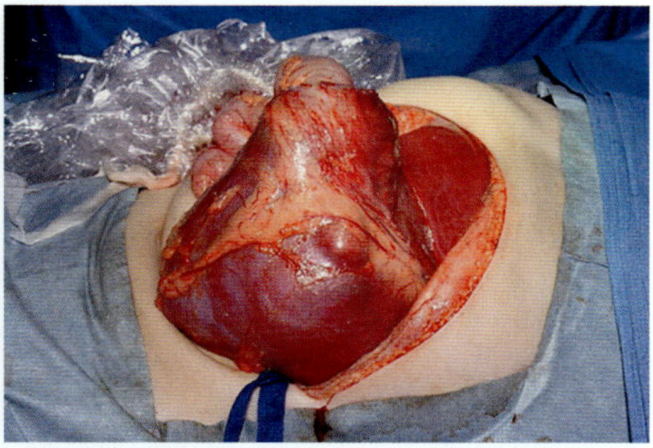

Abb. 14.23 Nephroblastome können oft exorbitante Größen haben, die transkutan tastbar sind wie dieser Wilms-Tumor der linken Niere [T1527]

einer kompletten Entfernung des Tumors durchzuführen. Postoperativ erfolgt je nach Tumorstadium und histologischem Typ eine weitere Chemotherapie, in einigen Fällen auch eine zusätzliche Bestrahlung.

OPERATION

Transabdominelle Tumornephrektomie

Positionierung: Rückenlage mit Rolle unter dem Becken.
Zugang: Oberbauchquerschnitt auf der betroffenen Seite.

Operationsprinzip

- Laparotomie und Freilegen des OP-Gebiets
- Eröffnen des Retroperitonealraums mit Schere, Darstellen des Nierenhilus mit A. und V. renalis und des Ureters
- Nephrektomie mit Anschlingen der Gefäße mit Vesselloops® und Ausklemmen mit Overholts
- Umstechung der Nierengefäße, z. B. mit 2-0 oder 3-0 Vicryl. Zuerst werden die Arterien, danach die Venen versorgt
- Präparation des Ureters blasennah, dort Umstechung und Durchtrennung
- Präparation des Tumors und anschließende Nephrektomie, ohne die Tumorkapsel zu eröffnen
- Gegebenenfalls müssen Nebenniere oder auch Teile der Leber mit reseziert werden
- Entfernung regionärer Lymphknoten am Hilus und paraaortal

Erfreulich ist, dass durch die verstärkte interdisziplinäre Zusammenarbeit von Chirurgie, Strahlentherapie und Onkologie die Prognose dieser Erkrankung dramatisch verbessert werden konnte. Verlief die Erkrankung ursprünglich immer letal, gilt der Wilms-Tumor heute als Paradebeispiel für eine heilbare bösartige Erkrankung. Das Gesamtüberleben für Kinder mit unilateralem Wilms-Tumor ohne Metastasen liegt bei knapp unter 100 % (Pio et al. 2025).

Komplikationen

Eine Eröffnung der Nierenkapsel kann zur Verschleppung von Tumorzellen führen und damit zu einem Upgrading des Tumorstadiums.

14.7 Thermische Verletzungen

DEFINITION

Verbrennung: Schädigung von Gewebe durch thermische oder chemische Einwirkung oder elektrischen Strom. Erfolgt die Schädigung durch heiße Flüssigkeiten, spricht man von einer Verbrühung.

Jahr für Jahr sind in Deutschland ca. 32.000 Kinder von Verletzungen durch heiße Gegenstände, Flüssigkeiten oder Feuer betroffen, von denen mehr als 6.000 stationär behandelt werden müssen (Statistisches Bundesamt 2024). Häufigste Ursache für thermische Verletzungen weltweit sind Verbrühungen durch heiße Flüssigkeiten. Dies erklärt sich durch die verblüffende Tatsache, dass bereits eine Tasse mit heißer (nicht kochender) Flüssigkeit ausreicht, um 30 % der Haut eines Kleinkinds zu verbrühen.

Der Schweregrad der Schädigung hängt nicht nur von Temperatur, Dauer und Art der Einwirkung ab, sondern auch von der Lokalisation der Verletzung und dem Alter des Kindes. Um diesen Schweregrad besser einteilen zu können, erfolgt eine Klassifizierung nach Ausdehnung der Verletzung und der Tiefe der betroffenen Hautschichten. Die Handinnenfläche einer Patientin inklusive der Finger entspricht dabei 1 % der Körperoberfläche. Vor allem nach Verbrühungen ist die Tiefe des Gewebeschadens in den ersten Tagen nicht sicher zu beurteilen. Häufig treten mehrere Stadien parallel mit fließenden Übergängen bei einer Patientin auf, weswegen eine valide Beurteilung nicht vor dem 3. Tag vorgenommen werden kann.

Die Behandlung von Verbrennungen Grad 2 von 10 % und mehr Körperoberfläche, Verbrennungen Grad 3 oder auch Verbrennungen an Händen, Gesicht oder Genitalien sollten speziellen Zentren vorbehalten werden.

10 % aller thermischen Verletzungen bei Kindern unter 10 Jahren sind auf Misshandlungen oder Vernachlässigungen zurückzuführen (Statistisches Bundesamt 2023).

Zunächst erfolgt eine operative Wundreinigung mit Débridement. Zeigen sich hier höhergradige Verletzungen, werden die Nekrosen entfernt *(Dermabrasion)*. Abhängig vom jeweiligen Zentrum erfolgt die Wundversorgung mit aktiven oder biologischen Wundmanagementsystemen, synthetischem oder biologischem epidermalem Hautersatzmaterial oder autologer Spalthaut (➤ Abb. 14.24).

OPERATION

Spalthautentnahme und -transplantation

Positionierung: Frei beweglich zum Erreichen aller Verletzungen. Bei Entnahme der Spalthaut am Hinterkopf muss dieser frei zugänglich und rasiert sein.

Operationsprinzip
- Aus hygienischen Gründen erfolgt die Spalthautentnahme vor der Nekrosektomie, bestenfalls auch an zwei separaten Tischen
- Einfetten der Entnahmestelle und Entnahme der Haut mit dem Dermatom

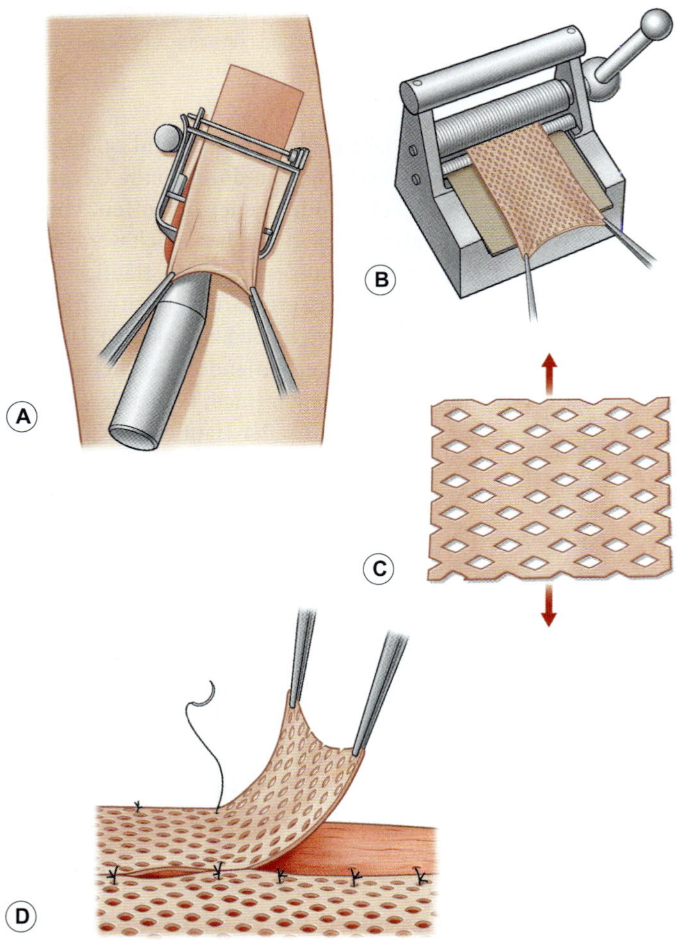

Abb. 14.24 Entnahme eines Spalthauttransplantats mit einem Dermatom (A). Das Hauttransplantat wird flach auf der Schablone positioniert (B) und durch mehrere Schlitze perforiert (C). So wird das Transplantat bis auf das Sechsfache seiner ursprünglichen Größe erweitert und kann auch große Defekte decken (D) [E1298]

- Blutstillung mit heißen Kompressen, ggf. getränkt mit vasokonstringierenden Lösungen oder Tranexamsäure
- Mit dem Meshgraft-Gerät wird die Haut den Wundverhältnissen angepasst
- Die aufgebrachte Haut muss stets feucht gehalten werden, damit ein guter Kontakt zwischen der Spalthaut und dem zu deckenden Bereich entstehen kann
- Der endgültige Verband mit Wundauflagen, Kompressen und elastischen Binden beendet den operativen Eingriff

Komplikationen

Spalthauttransplantationen sind kostengünstig und für die Patientin sicher, da es keine Abstoßungsreaktionen gibt. Zudem können schnell große Wundbereiche versorgt werden. Allerdings neigt Spalthaut zum Schrumpfen, weswegen komplexe Narbenwucherungen und Kontrakturen entstehen können. Daher wird in sensiblen Bereichen wie Genital oder Gesicht manchmal Vollhaut transplantiert.

14.8 Frakturen

DEFINITION

Fraktur (Knochenbruch): Bruch oder Anriss eines Knochens. Im Kindesalter unterscheiden sich Brüche und deren Versorgung sehr von denen bei Erwachsenen.

Folgende charakteristischen Frakturtypen kommen nahezu nur im Wachstumsalter vor:

- **Epiphysenlösung:** Im Bereich der sogenannten Wachstumsfuge kommt es aufgrund noch nicht stattgefundener Verknöcherung zu Verletzungen der knorpeligen Anteile der Fuge, teils mit knöchernem Ausriss. Diese Frakturen sind im Wachstumsalter mit am häufigsten (➤ Abb. 14.25). Damit die Durchblutung in diesem Bereich nicht gefährdet wird, werden gern Kirschner-Drähte als Osteosynthesematerial genutzt.
- **Grünholzfrakturen** (Biegungsbrüche): Sie sind oft im Bereich des Knochenschafts zu finden. Aufgrund unvollständiger Mineralisierung kann der Knochen inklusive Knochenhaut an einer Seite brechen, während die Gegenseite noch intakt ist. Besteht eine starke Achsabweichung, muss der Knochen vor einer operativen Versorgung vollständig gebrochen werden.

Das Korrekturpotenzial durch Wachstum sowie noch nicht verknöcherte Strukturen in den Wachstumsfugen sind die gravierendsten Unterschiede, die die Versorgung manch kindlicher Fraktur beeinflussen.

14.8.1 Frakturen langer Röhrenknochen

Zur Behandlung dia- und metaphysärer Brüche der langen Röhrenknochen (Humerus, Radius, Ulna, Femur, Tibia) im Kindesalter verwendet man eine sehr elegante, kindgerechte Art der Frakturversorgung, die elastisch-stabile intramedulläre Marknagelung (ESIN). Hier kommt es nach Reposition der Fraktur zu einer symmetrischen Aufspannung der Knochenfragmente durch zwei metaphysär eingebrachte elastische Nägel, die jeweils drei Abstützpunkte innerhalb des Knochens aufweisen

	Epiphysenlösung		Epiphysenfraktur		Epiphysenstauchung
Salter	I	II	III	IV	V
Aitken	0 (I)	I	II	III	IV

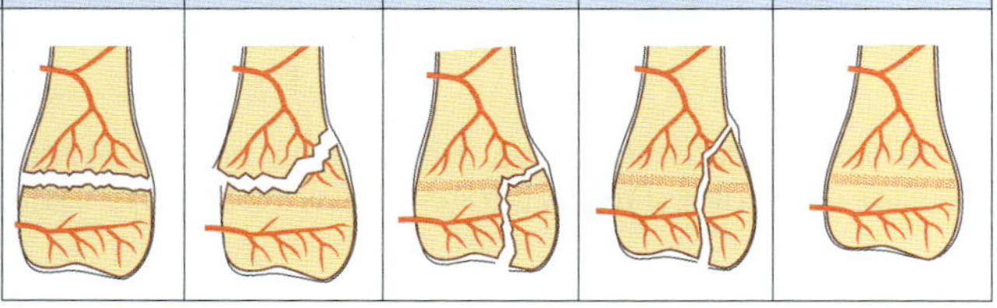

Abb. 14.25 Die Einteilung der Epiphysenverletzungen erfolgt im anglo-amerikanischen Sprachraum nach Salter und Harris, während in deutschsprachigen Kliniken die Klassifikation nach Aitken gebräuchlich ist [L234]

(➤ Abb. 14.26). Dies kann im Fall einer Unterarmfraktur auch ein Nagel in der Ulna und einer im Radius sein.

OPERATION

Elastische, stabile, intramedulläre Marknagelung (ESIN)

Positionierung: Rückenlage auf einem röntgenstrahlendurchlässigen Operationstisch; bei Fraktur der oberen Extremitäten Auslagerung auf einem Armtisch; Bildwandler im Raum.

Operationsprinzip
- Geschlossene Reposition der frakturierten Knochenteile unter Bildwandlerkontrolle
- Hautinzision über dem Knochen und Eröffnen des Markraums mit einem Pfriem. Hierbei ist unbedingt die Epiphysenfuge zu schonen
- Perkutanes Einbringen der Nägel von 1,5–4,5 mm Dicke in den Markraum und „Auffädeln" der Fraktur
- Die Nägel unter Verwendung eines Einschlagbolzens mit leichten Hammerschlägen in die geplante Verankerungsposition bringen
- Umbiegen der Nagelenden und Hautverschluss
- Anlage eines elastischen Verbands, bei sehr komplexen Frakturen eventuell auch eines Gipsverbands

Die Nägel verbleiben im Normalfall ca. 3–4 Monate im Knochen, mindestens aber bis zur vollständigen Konsolidierung. Da die Fraktur bewegungsstabil ist und als teilbelastungsstabil gilt, kann auf eine Gipsanlage verzichtet werden, was für die Kinder eine große Erleichterung darstellt.

Komplikationen

Zu lang abgesetzte Nägel führen zu Hautirritationen, die Ausgangspunkt von lokalen Infektionen sein können. In diesen Fällen ist eine operative Revision zur Kürzung der Nägel erforderlich.

14.8.2 Gelenknahe Frakturen

Zur Versorgung gelenknaher Frakturen gibt es je nach Krankenhaus und örtlichen Gegebenheiten verschiedene Techniken. Weltweit verbreitet ist die Spickdrahtosteosynthese mit Kirschner-Drähten. Sie stellt eine reine Adaptationsosteosynthese dar, die maximal bewegungs-, jedoch nie belastungsstabil ist und eine zusätzliche Gipsruhigstellung erfordert. Meist wird sie perkutan durchgeführt, die Entfernung der Drähte kann ohne Narkose erfolgen.

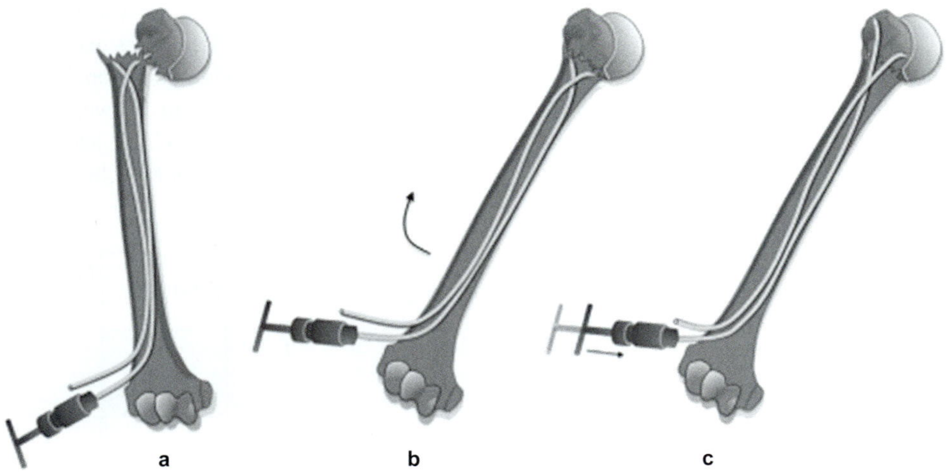

Abb. 14.26 Technik der intramedullären, stabil elastischen Nagelung: a) Einbringen der Nägel bis an den Frakturspalt. b) Reposition der Knochen. c) Vorschieben über den Frakturspalt und Verankerung der Nägel [F1205-002]

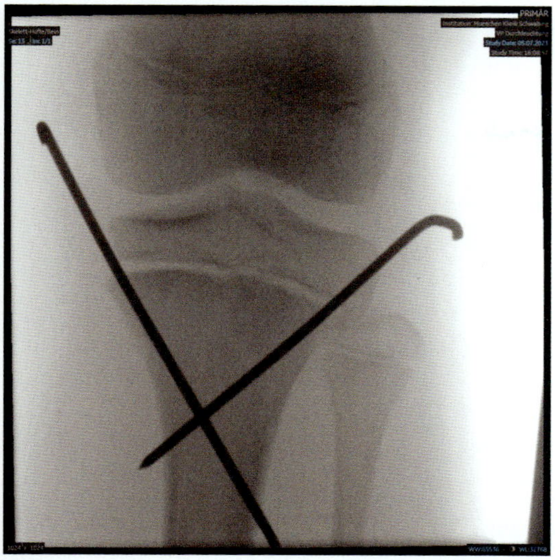

Abb. 14.27 Versorgung einer Aitken-I-Fraktur der proximalen Tibia mit zwei 2,0 mm dicken, perkutan eingebrachten Kirschner-Drähten [M1663, M1664]

OPERATION

Kirschner-Draht-Osteosynthese

Positionierung: Frei beweglich zum Erreichen aller Freiheitsgrade des Gelenks; Bildwandler im Raum.

Operationsprinzip
- Reposition der frakturierten Knochenteile unter Bildwandlerkontrolle
- Perkutanes Einbringen der Kirschner-Drähte von 1,6–2,5 mm Dicke mittels Bohrmaschine
- Umbiegen des Drahtendes perkutan. In seltenen Fällen wird das Drahtende auch unter die Haut versenkt
- Anlage eines Gipsverbands

Komplikationen

Neben den üblichen Risiken der Frakturversorgung können sich bei der Kirschner-Draht-Osteosynthese die distalen Pin-Enden entzünden und so Keime in den Knochen eindringen. Daher sollten die Drähte nicht länger als 4 Wochen belassen werden und müssen regelmäßig einer Pin-Pflege unterzogen werden.

LITERATUR

Ayana CT et al. Treatment outcome of ultrasound-guided hydrostatic reduction of intussusception and its associated factors among pediatric patients in a resource-limited setting. Pediatric Radiology. 2025; 1. Juli: 10.1007/s00247-025-06305-3.

Cordier A-G et al. Prenatal diagnosis, imaging, and prognosis in Congenital Diaphragmatic Hernia. Seminars in Perinatology. 2020; 44(1): 51163.

EUROCAT. Data Collection. 2025. Aus: https://eu-rd-platform.jrc.ec.europa.eu/eurocat/data-collection_en (letzter Zugriff: 3.8.2025).

Gates RL et al. Management of the undescended testis in children: An American Pediatric Surgical Association Outcomes and Evidence Based Practice Committee Systematic Review. Journal of Pediatric Surgery. 2022; 57(7): 1293–1308.

Gerwinn T et al. Long-term follow-up after ureteral reimplantation in children: a 12-year analysis. Pediatric Surgery International. 2025; 41(1): 95.

Kuchnowska D et al. Review of the Evaluation of Pulmonary Hypoplasia as an Important Determinant of Clinical Outcomes in Infants with Congenital Diaphragmatic Hernia. Medical Science Monitor. 2024; 29. Feb.: e943259.

Malota M, Hosie S. Stomachirurgie bei Kindern. In: Iesalnieks I. (Hrsg.). Chirurgie des intestinalen Stomas. Berlin, Heidelberg: Springer, 2020. S. 177–190.

Melchers M et al. Ösophagusatresie. DocCheck Flexikon. 2025. Aus: https://flexikon.doccheck.com/de/Ösophagusatresie (letzter Zugriff: 3.8.2025).

Pio L et al. Comparison of open and minimally invasive nephrectomy for Wilms tumor: a systematic review and meta-analysis from the International Society of Pediatric Surgical Oncology. Pediatric Surgery International. 2025; 41(1): 117.

Statistisches Bundesamt. Unfälle, Gewalt, Selbstverletzung bei Kindern und Jugendlichen - Ergebnisse der amtlichen Statistik zum Verletzungsgeschehen. 2023.

Statistisches Bundesamt. Anfrage zur Häufigkeit thermischer Verletzungen bei Kindern in Deutschland. 2024.

Zharkimbayeva A et al. Comparative Analysis of Surgical Methods for Distal, Mid-, and Proximal Shaft Hypospadias in Young Males: A Prospective Study on Postoperative Outcomes. Medicina (Kaunas). 2024; 60(11): 1903.

KAPITEL

15 Mammachirurgie

N. Tauber, M. Banys-Paluchowski

Die Brustdrüsen sind bei beiden Geschlechtern bei der Geburt angelegt und entwickeln sich bei Mädchen zu Beginn der Pubertät unter Hormoneinfluss weiter. Eine vollständige Ausreifung erfolgt erst in der Schwangerschaft und Stillzeit.

Die Brust besteht aus Drüsenläppchen, die in Fettgewebe eingelagert und durch Bindegewebssepten getrennt sind. Die Drüsenläppchen münden in Milchgänge, die in der Brustwarze in vier bis 18 Endgängen zusammenfließen (➤ Abb. 15.1).

15.1 Entzündliche Erkrankungen

In der Stillphase kann sich durch eine aufsteigende Entzündung – meist durch Staphylokokken verursacht – eine **Puerperal-Mastitis** entwickeln, die in einen Abszess übergehen kann. In diesem Fall wird eine Punktion oder eine operativ entlastende Behandlung durchgeführt.

Seltener kommt eine entzündliche Erkrankung der Brust außerhalb der Stillzeit vor (nicht puerperale Mastitis). Diese kann dem sogenannten inflammatorischen (entzündlichen) Mammakarzinom ähneln.

Abszesse der Brust werden in Rückenlage inzidiert. Nach Abstrichentnahme und Entlastung des Eiters erfolgt eine Spülung und ggf. Probenentnahme. Bei besonders ausgedehnten Befunden kann am tiefsten Punkt eine Gegeninzision angelegt werden. Die Wunde bleibt i. d. R. offen, um regelmäßige Spülungen zu ermöglichen. Oft wird eine Lasche in die Abszesshöhle gelegt, die mit einer Naht fixiert wird. So wird sichergestellt, dass sich die Wunde nicht vorzeitig schließt. Nach der Wundreinigung durch eine Spülbehandlung ist meist keine Naht notwendig, die Abszesshöhle verheilt von innen nach außen und verschließt sich schließlich komplett.

15.2 Gutartige Veränderungen der Brust

Hierzu zählen u. a. Befunde wie **Fibroadenome** oder **Zysten** sowie Befunde, die im Rahmen eines bindegewebszystischen Umbaus der Brust (**Mastopathie**) auftreten. Bei Männern kann eine **Gynäkomastie**

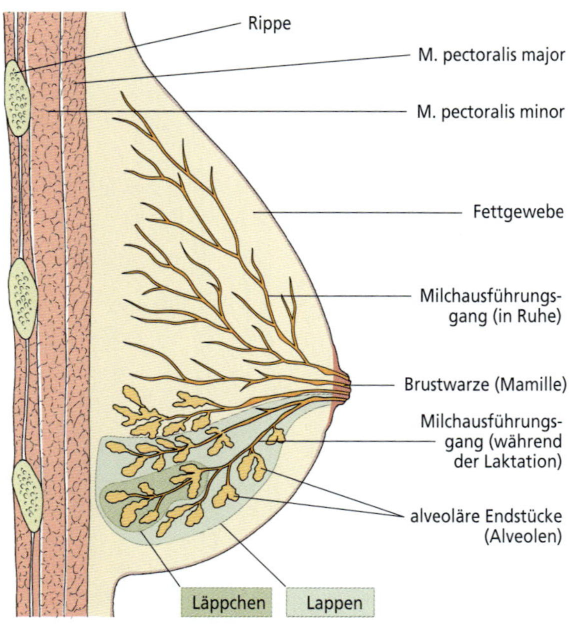

Abb. 15.1 Aufbau der weiblichen Brust [L190]

(knotige Schwellung der Brust) durch Hormoneinfluss oder Medikamentennebenwirkung auftreten.

Die genaue Diagnostik der Brustdrüse erfolgt in erster Linie durch die **Mammografie** (Röntgen) und den Ultraschall **(Mammasonografie).** Unklare oder verdächtige Veränderungen werden minimalinvasiv mittels einer Stanzbiopsie oder Vakuumbiopsie ambulant abgeklärt. Ergibt die histopathologische Beurteilung einen gutartigen Befund, kann der Tumor bei Beschwerden und Wachstumstendenz operativ entfernt werden. Bei einigen Veränderungen, die zwar gutartig sind, aber ein unklares biologisches Potenzial haben (**B3-Läsionen,** hierzu zählen z. B. atypische duktale Hyperplasien, atypische Papillome, sklerosierende Adenose etc.), wird ebenfalls eine operative Entfernung empfohlen.

OPERATION

Befundexzision

Positionierung: Rückenlage, evtl. Oberkörper leicht erhöht.

Operationsprinzip

- Kosmetisch orientierte Schnittführung, bogenförmig oder radiär, bei Befunden nah an der Mamille oft am Warzenhofrand (Areolarand)
- Nicht tastbare Veränderungen werden meist am Morgen der OP oder am Vortag mammografisch oder sonografisch mit Draht markiert; alternativ können sie mittels intraoperativer Sonografie dargestellt werden
- Bei Gynäkomastie wird der gesamte knotige Drüsenkörper exzidiert

15.3 Mammakarzinom

Das Mammakarzinom ist der häufigste bösartige Tumor bei der Frau. Bis zu jede achte Frau erkrankt im Lauf ihres Lebens an Brustkrebs (Robert Koch-Institut, 2019).

Die Operation erfolgt heute in 70–80 % der Fälle als brusterhaltende Operation (BEO), die entweder bei kleineren Herden als Tumorexzision bzw. Segmentresektion oder bei größeren Befunden als onkoplastische Operation (z. B. tumoradaptierte Reduktionsplastik oder Mastopexie) durchgeführt wird (Reid et al. 2024). Der Rest entfällt auf die komplette Entfernung der Brustdrüse mit oder ohne Rekonstruktion.

15.3.1 Diagnostik

Früher war oft der tastbare Tumor oder sogar Brustverformungen das Erstsymptom, mit dem sich Patientinnen in der ärztlichen Praxis vorstellten. Heutzutage werden viele Tumoren im Rahmen der Früherkennung entdeckt. Dazu gehört vor allem das **Mammografie-Screening-Programm** (eingeladen werden alle Frauen zwischen dem 50. und 69. Lebensjahr alle 2 Jahre, geplant ist die Erweiterung des Screening-Alters bis 75 Jahre). Wie bei den gutartigen Erkrankungen kommen die Mammografie, die Mammasonografie und in Zweifelsfällen zusätzlich die Mamma-MRT (Kernspinuntersuchung) zum Einsatz. Die Diagnosesicherung erfolgt minimalinvasiv durch Stanzbiopsie oder Vakuumbiopsie. So kann die Behandlung noch vor einer OP bereits geplant und mit der Patientin besprochen werden. Die Eigenschaften der Tumorzellen **(Tumorbiologie)** werden heutzutage als wichtiger erachtet als die Ausdehnung des Tumors. Bei besonders aggressiven Tumortypen wird vor der Operation eine neoadjuvante Chemotherapie, ggf. mit Antikörpertherapie, durchgeführt.

15.3.2 Markierungsmethoden beim Mammakarzinom

Bei nicht tastbaren Brusttumoren muss der Befund markiert werden, um eine sichere und vollständige Entfernung zu gewährleisten. Dazu existieren unterschiedliche Markierungsmethoden.

Präoperative Drahtmarkierung

Diese Methode ist das älteste Lokalisierungsverfahren für Brusttumoren. Unter sono- oder mammografischer Kontrolle wird ein Draht in den Befund eingeführt. Die korrekte Positionierung des Drahts ist dabei von großer Bedeutung für die vollständige Tumorentfernung. Um eine Dislokation des Drahts zu vermeiden, erfolgt die Markierung kurz vor der Operation (entweder am Morgen des OP-Tags oder

15

am Vortag). Nach einer sonografisch gestützten Drahtmarkierung kann im Anschluss eine ergänzende Mammografie durchgeführt werden. Bei ausgedehnten oder multifokalen (aus mehreren Herden bestehenden) Befunden kann eine Markierung mit mehreren Drähten erforderlich sein (➤ Abb. 15.2). Nach der Entfernung des drahtmarkierten Gewebes erfolgt eine Röntgen- (Präparateradiografie) oder Ultraschallkontrolle (Präparatesonografie), um sicherzustellen, dass der Tumor entfernt wurde und die Ränder tumorfrei sind.

VORSICHT

Bei der präoperativen Hautdesinfektion darf auf keinen Fall am (eventuell zuvor gekürzten) Draht manipuliert werden, damit er nicht verrutscht (➤ Abb. 15.3).

Intraoperative sonografische Markierung

Der intraoperative Ultraschall kann bei sonografisch gut darstellbaren Tumoren entweder anstelle der Drahtmarkierung oder ergänzend verwendet werden. Hierfür wird die Ultraschallsonde steril bezogen, damit der Operateur den Befund während der Operation selbst darstellen kann (➤ Abb. 15.4). Die Methode bietet den Vorteil, die Tumoren sehr gezielt entfernen zu können, erfordert andererseits aber auch eine hohe sonografische Expertise des Operateurs.

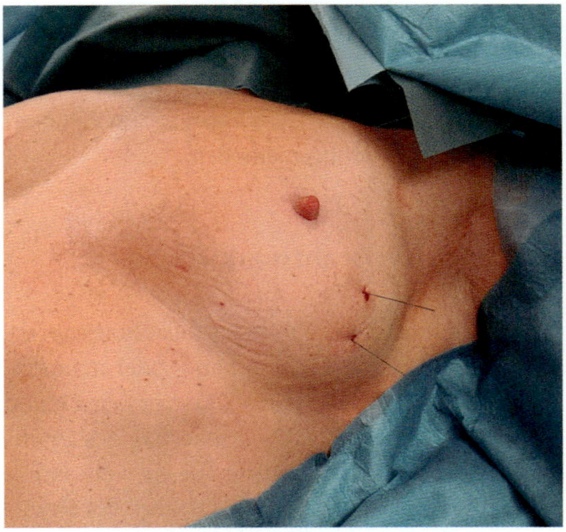

Abb. 15.2 Präoperatives Bild einer Patientin mit Mammakarzinom links, das mit zwei Drähten markiert wurde [M1103]

Sondengestützte Markierungsverfahren

Bei diesen Methoden wird ein spezieller Marker (Clip von 3–12 mm Größe) präoperativ in den Tumor platziert. Der Marker wird anschließend intraoperativ mit einer speziellen Sonde detektiert und der Tumor dadurch gezielt entfernt. Die Sonde zeigt in der Regel die Entfernung zum Marker an, zusätzlich hilft ein akustisches Signal bei der Orientierung.

Es existieren verschiedene sondengestützte Detektionsverfahren, die auf unterschiedlichen Techniken basieren. Der Vorteil dieser Techniken ist deren zeitliche Flexibilität: So kann der Marker einige Tage bis Wochen oder sogar Monate vor der Operation eingelegt werden. Zu den Nachteilen gehören die hohen Kosten sowie die Tatsache, dass einige der Marker die Beurteilbarkeit der Brust in der Kernspinuntersuchung einschränken können.

Beispiele für unterschiedliche Marker:

- **Magseed** ist ein paramagnetischer Marker, der mit der Sentimag-Sonde während der Operation aufgesucht wird. Wichtig: Während der Detektion dürfen keine Metallinstrumente verwendet werden!
- **Sirius Pintuition** ist ein magnetischer Marker. Metallinstrumente können verwendet werden, solange sie nicht magnetisiert sind.

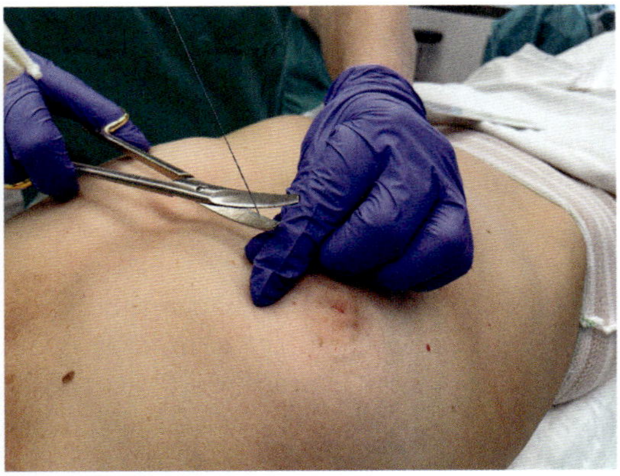

Abb. 15.3 Vor Beginn der präoperativen Hautdesinfektion wird der Draht ggf. gekürzt. Dies muss vorsichtig erfolgen, damit er nicht verrutscht. Am besten wird der Draht nah an der Haut mit einer Hand gesichert, während er mit der zweiten Hand mithilfe einer Schere gekürzt wird. Ein gekürzter Draht kann spitz werden, daher müssen alle Personen am OP-Tisch auf ihren Eigenschutz achten, um Verletzungen zu vermeiden [M1103]

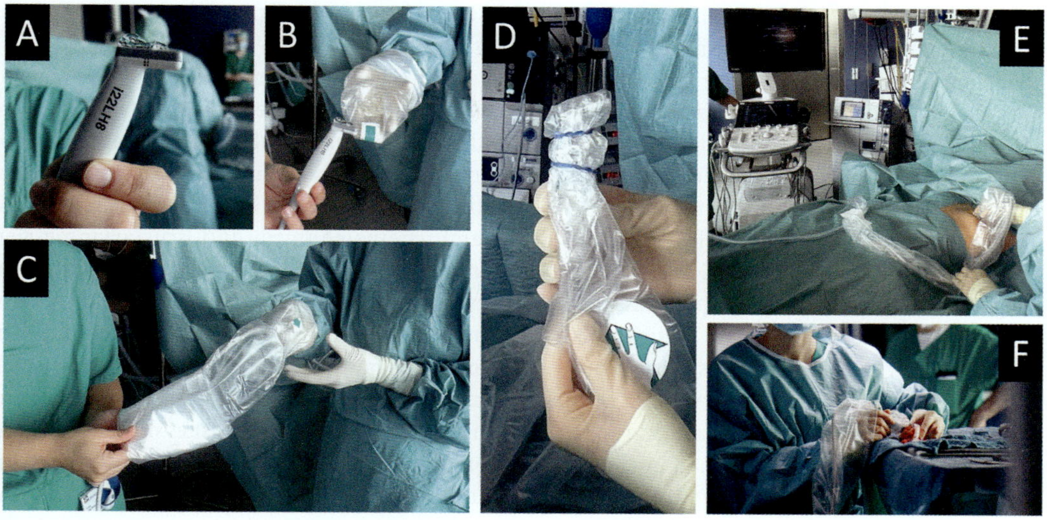

Abb. 15.4 Intraoperative Sonografie: a) Für die intraoperative Mammasonografie werden immer flache Linear-Schallköpfe verwendet. Auf die Sonde wird großzügig nicht steriles Ultraschallgel gelegt. b–c) Die Sonde wird steril bezogen. d) Der sterile Bezug wird an der Sonde fixiert. e) Während der Operation wird der Tumor immer wieder mittels Ultraschall visualisiert. So stellt der Operateur sicher, dass er den Befund mit tumorfreien Rändern entfernt, aber das gesunde Gewebe möglichst schont. f) Unmittelbar nach der Entfernung des Gewebes erfolgt die Präparatesonografie. Sollte der Tumor nah an einen Rand reichen, kann direkt eine Nachresektion erfolgen [M1103]

- **SaviScout** ist ein Radar-Reflektor, der intraoperativ mit Infrarotlichtimpulsen der Sonde aktiviert wird und so identifiziert werden kann.
- **LOCalizer** ist ein Radiofrequenz-Marker, der mittels Radiofrequenz-Sonde aufgesucht wird.

15.3.3 Axilläre Lymphknotenchirurgie beim Mammakarzinom

Während früher eine radikale Ausräumung vieler axillären Lymphknoten aus der Achselhöhle **(Axilladissektion)** den Standard darstellte, werden heutzutage schonendere Verfahren eingesetzt. Seit vielen Jahren stellt die **Wächterlymphknoten-Entfernung** (Sentinel-Lymphonodektomie) den Goldstandard bei klinisch und sonografisch unauffälligen axillären Lymphknoten dar. Bei diesem Verfahren wird der Wächterlymphknoten präoperativ markiert, um ihn während der Operation gezielt zu entfernen. Zeigt sich der Lymphknoten pathologisch tumorfrei, sind die weiteren Lymphknoten mit hoher Wahrscheinlichkeit auch tumorfrei. Um den Wächterlymphknoten darzustellen, muss eine Substanz *(Tracer)* in die Brust injiziert werden.

Seit 2025 wird in nationalen (Deutsche Krebsgesellschaft et al. 2025) und internationalen Leitlinien (Park et al. 2025, Park-Simon et al. 2025) in einigen Fällen bereits der komplette Verzicht einer axillären Wächterlymphknoten-Entfernung, unter Berücksichtigung gewisser Tumorcharakteristika, z.B. Alter, Menopausenstatus, Tumorbiologie und weiteren Faktoren, empfohlen.

Eine weitere Form der axillären Operation ist die **Targeted Axillary Dissection** (**TAD,** gezielte Axilladissektion). Diese Operation wird nach der präoperativen (neoadjuvanten) Chemotherapie bei Patientinnen durchgeführt, die ursprünglich befallene Lymphknoten aufwiesen. Bei der Operation werden der Targetlymphknoten (meistens nach einer Drahtmarkierung) sowie der Wächterlymphknoten entfernt.

Markierung

Auch für die Markierung der Lymphknoten existieren unterschiedliche Techniken:

- Am häufigsten wird die radioaktive Substanz **Technetium-Kolloid** verwendet, die den Patientinnen am Vortag oder am Morgen der Operation in die

Lymphgefäße der Brust injiziert wird und sich anschließend nach kurzer Zeit im axillären Wächterlymphknoten anreichert. Mit einer steril bezogenen Gammasonde kann der radioaktiv markierte Lymphknoten akustisch aufgefunden werden.
- Eine weitere Markierungsmethode, die trotz fehlender offizieller Zulassung (Off-Label) zunehmend eingesetzt wird, ist der Fluoreszenz-Farbstoff **Indocyanin-Grün (ICG),** der kurz vor Beginn der Operation in die Lymphabflussgebiete der Brust injiziert wird. Mit einer speziellen Kamera kann der grüne Farbstoff visualisiert und der Lymphknoten sicher entfernt werden. Diese Technik ist seit Jahren in der Behandlung anderer Krebsarten wie des Endometrium- und Zervixkarzinoms etabliert.
- **Superparamagnetische Eisen-Oxide (SPIO,** Magtrace) können ebenfalls zur Wächterlymphknoten-Markierung eingesetzt werden. Das Markierungsverfahren ähnelt den anderen Methoden, kann aber bis zu 30 Tage vor der Operation erfolgen. Die Lymphknoten werden mit einer speziellen magnetischen Sonde detektiert. Da die Tracer den angereicherten Lymphknoten bräunlich verfärben, kann dieser manchmal auch visuell dargestellt werden.
- Seltener wird heutzutage eine Markierung mit einer blauen Flüssigkeit, meist **Patentblau,** durchgeführt.

15

15.3.4 Operationsmethoden beim Mammakarzinom

Als in den 1990er-Jahren die brusterhaltenden Operationen (BEO) eingeführt wurden, galt die Tumorgröße als wichtiges Kriterium für die Operationsindikation. So empfahlen die meisten Autoren damals eine BEO nur bei Patientinnen mit einer Tumorgröße unter 2–3 cm. In größeren Kohortenanalysen (Houssami et al. 2014; Fisher et al. 2002) konnte jedoch gezeigt werden, dass die Rezidivrate nicht erhöht ist, wenn der Tumor im Gesunden entfernt worden ist, und zwar unabhängig von seiner Größe. Aus diesem Grund wurde später auf absolute Angaben der Tumorgröße zugunsten der **Tumor-Brust-Größenrelation** verzichtet, welche Eingang in die meisten internationalen Leitlinien fand.

Brusterhaltende Operation

Die brusterhaltende Operation des Mammakarzinoms ist nur dann sinnvoll, wenn die Brust ohne größere ästhetische Defizite erhalten werden kann. Bei größeren Resektionsvolumina kann es zu verschiedenen ästhetisch ungünstigen Resultaten wie Haut- bzw. Mamilleneinziehungen und Brustasymmetrien kommen. Die Defektdeckung mit intramammärem Gewebe gelingt oft nur unzureichend und geht mit einer gehäuften Serom- und Hämatombildung einher. Durch die daraus resultierende Defektheilung ist die klinische und apparative Diagnostik in der Nachsorge eingeschränkt. Andererseits ist es nicht akzeptabel, Kompromisse bezüglich der Resektionsränder zugunsten eines besseren ästhetischen Resultats einzugehen.

OPERATION

Brusterhaltende Operation

Positionierung: Rückenlage, evtl. halb sitzend, oft beide Mammae sichtbar, Arme seitlich ausgelagert.
Zugang: Unterschiedliche Schnittführungen (z. B. bogenförmig oder radiär), manchmal mit Entfernung einer Hautspindel über dem Tumor. Der Zugang zur Achselhöhle erfolgt entweder über den gleichen Zugang oder über einen separaten Schnitt entlang der vorderen Achselfalte.

Operationsprinzip
- Komplette Exzision des Tumors mit einem Sicherheitssaum gesunden Gewebes
- Der Gewebeblock wird entsprechend dem Klinikstandard mit Fäden markiert. Üblicherweise wird das Präparat an zwei bis drei Stellen markiert (z. B. kranial/lateral oder peripher/mamillenwärts/ventral). Das Präparat kann zusätzlich auf einer Platte unter genauer Angabe der Lokalisation in der Brust mit Nadeln aufgepinnt werden
- Zur Überprüfung, ob die Veränderung mit tumorfreien Rändern entfernt wurde, erfolgt in der Regel eine Präparatesono- oder Präparateradiografie
- Ergibt die Präparatebeurteilung einen knappen Rand, werden gezielt Nachresektate entnommen
- Manchmal ist es notwendig, das verbliebene Gewebe in die Wundhöhle zu verschieben, um einer Defektbildung vorzubeugen
- Das ehemalige Tumorbett kann mit einem oder mehreren Clips markiert werden. Diese erlauben eine gezielte Bestrahlung der Tumorregion (Boostbestrahlung)

- Einlage von Drainagen (meistens Redon-Drainagen mit Sog)
- Wundverschluss mit Intrakutannaht, hierfür werden meistens resorbierbare Fäden verwendet
- Erhält die Patientin einen Kompressions-BH, der meist individuell im Sanitätshaus angepasst wird, kann dieser im OP-Saal oder später auf Station angelegt werden. Viele Brustzentren empfehlen das Tragen des BHs in den ersten 2–4 Wochen nach der Operation

Onkoplastische Operationen

Durch verschiedene onkoplastische Techniken ist es heutzutage möglich, auch größere Tumoren mit ausreichendem Sicherheitsabstand zu entfernen und gleichzeitig ein gutes kosmetisches Ergebnis zu erzielen. Dazu gehören u. a. die **tumoradaptierte (Mamma-)Reduktionsplastik** (Verkleinerung der Brust) und **Mastopexie** (Straffung bzw. Lifting). Die tumoradaptierte Mammareduktionsplastik bietet den Vorteil, dass sie die Bestrahlung erleichtert, indem sie die Gewebemasse bei Frauen mit sehr großen Brüsten *(Makromastie)* reduziert. Die onkoplastischen Operationen gehen oft mit längeren Narben und deutlicher Veränderung der Form einher. Aus diesem Grund entsteht zunächst eine starke Asymmetrie. In diesem Fall wird eine angleichende Operation der gesunden Brust im Verlauf angeboten (➤ Abb. 15.5).

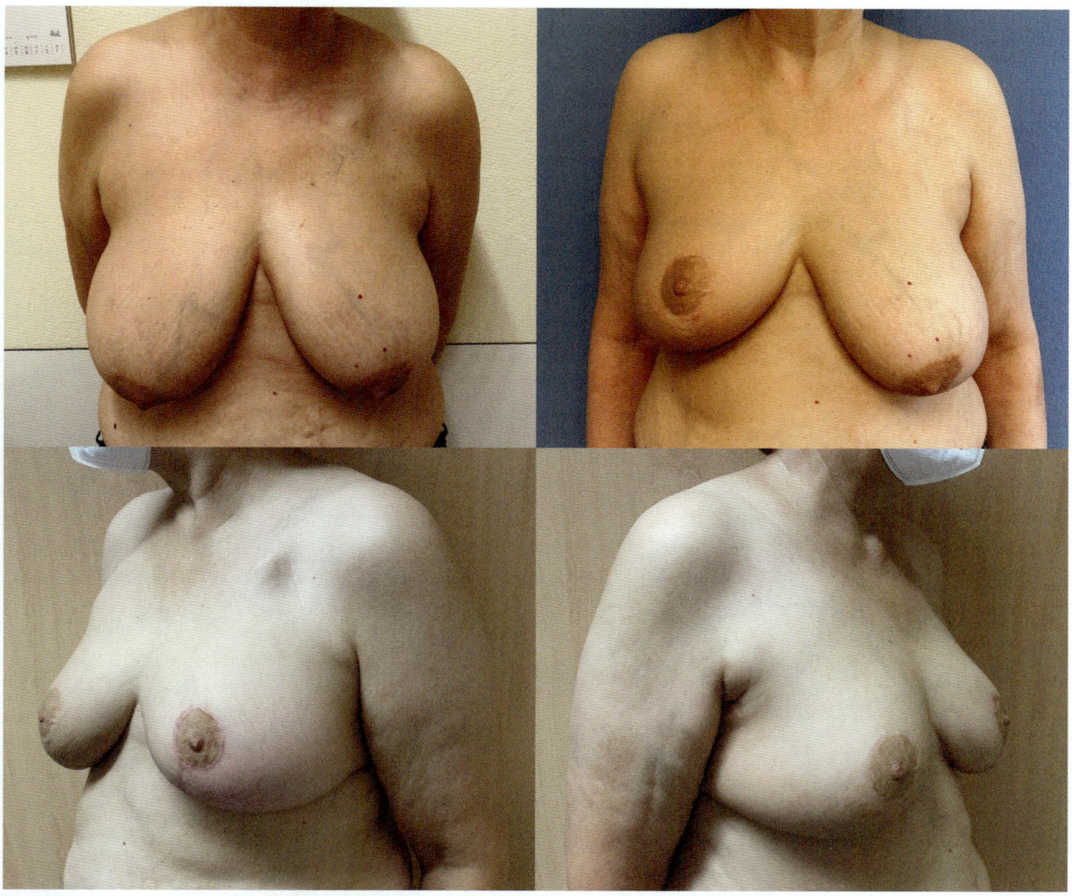

Abb. 15.5 Beispiel eines typischen Verlaufs nach einer tumoradaptierten Reduktionsplastik bei großem Mammakarzinom rechts. Oben links: präoperatives Bild. Oben rechts: Postoperatives Ergebnis 4 Monate nach der tumoradaptierten Reduktionsplastik rechts. Unten: Postoperatives Ergebnis 6 Monate nach der angleichenden Reduktionsplastik links [M1103]

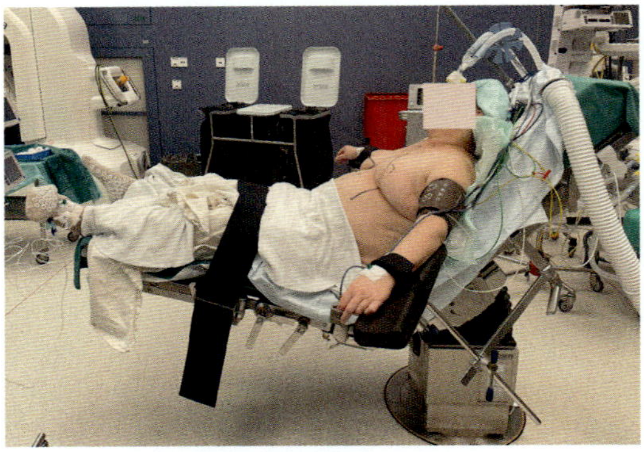

Abb. 15.6 Mögliche Positionierung und Abdeckung bei Mamma-Operationen [M1103]

OPERATION

Tumoradaptierte Reduktionsplastik

Positionierung: Zunächst Rückenlage oder halb sitzend, beide Mammae sichtbar, Arme seitlich ausgelagert oder mobil abgedeckt. Während der OP wird die Patientin in der Regel aufgesetzt, ggf. mit beidseitiger Adduktion der mobil abgedeckten Arme. Dies erlaubt eine bessere Beurteilung des kosmetischen Ergebnisses und der Symmetrie. Dazu ist ein Probe-Aufsetzen vor der präoperativen Hautdesinfektion empfehlenswert. So kann die Positionierung am besten beurteilt werden, insbesondere ob der Gurt um die Körpermitte nicht zu eng anliegt, sich das Becken im richtigen „Knick" des OP-Tischs befindet und keine potenziellen Druckstellen vorliegen. ➤ Abb. 15.6 zeigt einen möglichen Positionierungs- und Abdeckungsstandard.

Operationsprinzip

- **Ziel:** Komplette Exzision des Tumors mit einem Sicherheitssaum gesunden Gewebes, verbunden mit einer Verkleinerung der Brust
- Sowohl das Brustvolumen als auch der Hautmantel werden reduziert, die Mamille wird dabei an einem „Stiel" nach kranial verschoben. Die Richtung, aus der die Mamille ihre Durchblutung erhält, hängt von verschiedenen Faktoren wie Brustgröße und Tumorlokalisation ab. Bei ausgeprägter Ptosis kann alternativ zur Verwendung eines Brustwarzenstiels auch eine freie Transplantation der Brustwarze erwogen werden
- Anders als bei einer Reduktionsplastik aus ästhetischer Indikation hängt die Entscheidung, aus welchen Bereichen das Gewebe entfernt wird, von der Tumorlokalisation ab
- Bei der Operation entstehen lange Narben: typischerweise entsprechen diese einem invertierten T (➤ Abb. 15.7)
- Die Anzeichnung erfolgt an der stehenden Patientin entweder am Morgen des OP-Tags oder am Vortag. **Cave:** Vorsicht bei der präoperativen Hautdesinfektion!
- Das ehemalige Tumorbett wird mit einem oder mehreren Clips markiert, die eine gezielte Bestrahlung der Tumorregion (Boost-Bestrahlung) erlauben. Dies ist bei onkoplastischen Operationen besonders wichtig, da es nicht möglich ist, anhand des Narbenverlaufs auf die Tumorlokalisation zu schließen
- Der Kompressions-BH wird in der Regel mehrere Wochen postoperativ getragen

OPERATION

Tumoradaptierte Mastopexie

Positionierung: Wie bei der tumoradaptierten Reduktionsplastik.

Operationsprinzip

- **Ziel:** Komplette Exzision des Tumors mit einem Sicherheitssaum gesunden Gewebes, verbunden mit einer Straffung der Brust
- Bei einer Mastopexie (Lifting-Operation) wird der Hautmantel reduziert. Die Mamille wird dabei an einem „Stiel" nach kranial verschoben. Bei sehr ausgeprägter Ptosis kann alternativ zur Verwendung eines

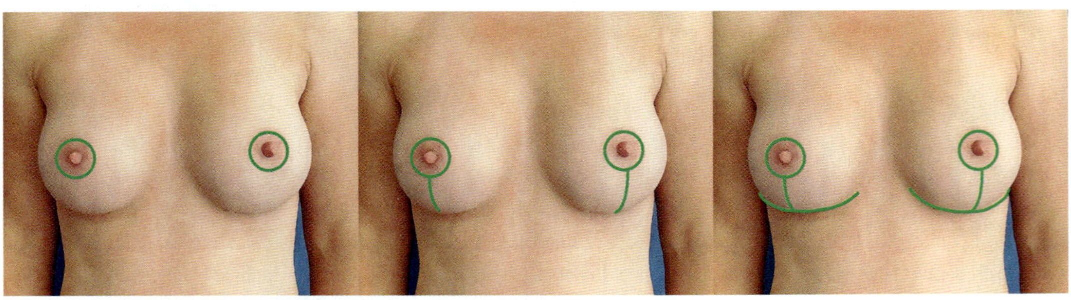

Abb. 15.7 Möglicher Narbenverlauf nach einer tumoradaptierten Reduktionsplastik bzw. Mastopexie (von links nach rechts: periareolär, vertikal oder T-Schnitt). Insbesondere wenn größere Volumina entfernt werden bzw. eine starke Straffung notwendig ist, ist ein T-Schnitt notwendig [M1103]

Brustwarzenstiels auch eine freie Transplantation der Brustwarze erwogen werden
- Bei der Operation entstehen lange Narben (➤ Abb. 15.7)
- Weiter wie bei der tumoradaptierten Reduktionsplastik

Komplikationen

Bei sehr dünner Präparation der Hautlappen kann es zur Nekrose kommen. Die große Wundfläche unter der Ablationarbe sezerniert trotz sorgfältiger Blutstillung reichlich. Werden die Redon-Drainagen zu früh entfernt, bildet sich oft ein Serom, das punktiert werden muss.

15.3.5 Mastektomien

Bei einer Mastektomie wird die gesamte Brustdrüse entfernt. Je nach Tumorausdehnung und Patientinnenwunsch kann die Operation mit oder ohne eine Rekonstruktion der Brust durchgeführt werden. Man unterscheidet verschiedene Formen der Mastektomie:

- **Ablatio:** Bei einer Ablatio werden die Brustdrüse, der Mamillen-Areola-Komplex und die Haut entfernt. Es entsteht eine flache Thoraxwand mit einer in der Regel horizontal verlaufenden Narbe (➤ Abb. 15.8). Eine Rekonstruktion kann nach Abschluss der Wundheilung und der onkologischen Therapie erfolgen.

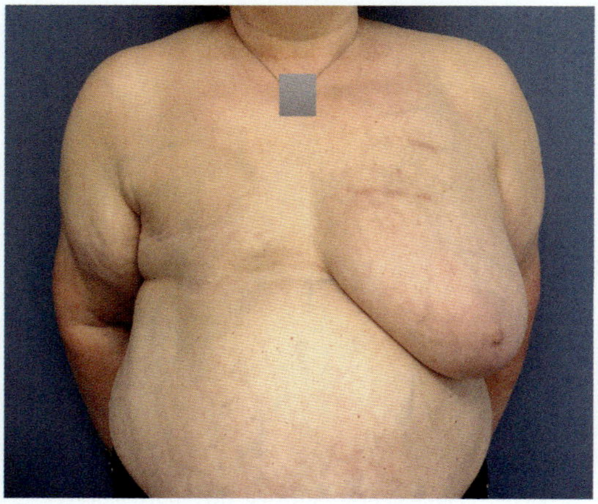

Abb. 15.8 Postoperatives Ergebnis nach modifiziert radikaler Mastektomie bei Mammakarzinom rechts [M1103]

- **Hautsparende (Skin Sparing, SSM) oder mamillensparende (Nipple Sparing, NSM) Mastektomie mit primärer Rekonstruktion:** Bei größeren Tumoren bzw. ungünstigem Tumor-Brust-Verhältnis ist der Erhalt des Hautmantels bzw. des Mamillen-Areola-Komplexes oft noch möglich. In solchen Fällen kann der Patientin eine Mastektomie mit primärer Sofortrekonstruktion angeboten werden. In der Regel wird zum Wiederaufbau während der Operation ein Implantat eingesetzt. Auch bei prophylaktischen Mastektomien aufgrund genetischer Mutation wird dieses Verfahren häufig angewandt. Die Entscheidung, ob der Mamillen-Areola-Komplex entfernt oder belassen werden soll, hängt von der Tumorlokalisation und dem Wunsch der Patientin ab. Die Haut und die Brustwarze können nur erhalten werden, wenn sie nicht von der Erkrankung betroffen sind.

OPERATION

Ablatio (modifiziert radikale Mastektomie)

Positionierung: Rückenlage, Arme seitlich ausgelagert.

Operationsprinzip
- Aufzeichnung einer waagerechten bis leicht nach seitlich ansteigenden spindelförmigen Umschneidungsfigur, die den Mamillen-Areola-Komplex enthält (je nach Tumorlokalisation kann die Umschneidungsfigur variieren)
- Der verbleibende Haut- und Unterhautfettmantel wird meist mit dem Elektrokauter vom Drüsenkörper abgelöst, dann die Brustdrüse samt Pectoralismuskelfaszie vom Muskel abgelöst
- Ein separater Schnitt für die axilläre Operation ist meist nicht notwendig
- Einlage von einer oder mehreren Drainagen
- Wundverschluss mit Intrakutannaht, hierfür werden meistens resorbierbare Fäden verwendet
- Versorgung mit Wickelverband oder Thoraxbandage
- Nach Abschluss der Wundheilung Anpassung der weichen Prothese (Epithese) im Sanitätshaus

OPERATION

Hautsparende (SSM) oder mamillensparende (NSM) Mastektomie

Positionierung: Wie bei der tumoradaptierten Reduktionsplastik.

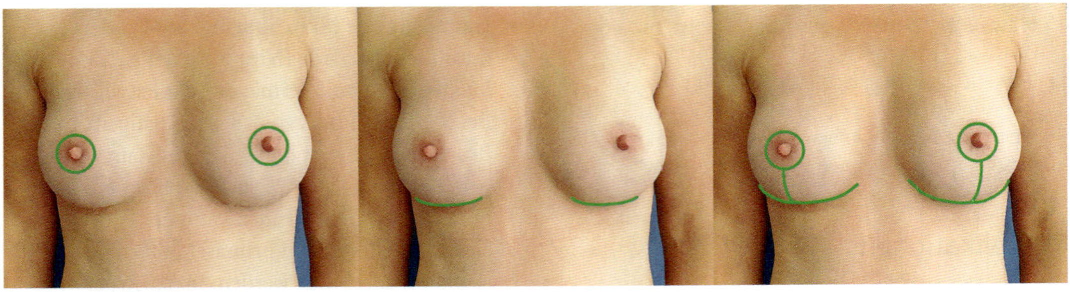

Abb. 15.9 Möglicher Narbenverlauf nach einer mamillensparenden Mastektomie (NSM) mit Rekonstruktion [M1103]

Operationsprinzip

- Der Narbenverlauf hängt davon ab, ob der Hautmantel gestrafft und der Mamillen-Areola-Komplex erhalten wird. Bei sehr großen Brüsten mit ausgeprägter Ptosis ist es oft notwendig, den Hautmantel zu verkleinern und die Brustwarze nach kranial zu versetzen
- In der Regel ist es sinnvoll, in solchen Fällen auch die gegenseitige Brust entsprechend anzupassen, meist zweizeitig in einer späteren, separaten Operation
- Bei NSM ohne Hautmantelreduktion kann der Hautschnitt z. B. in der Umschlagsfalte der Brust platziert werden (➤ Abb. 15.9 Mitte). Bei SSM ohne Hautmantelstraffung entsteht meist eine zentrale Narbe (➤ Abb. 15.10 links)
- Ist eine Hautmantelreduktion erforderlich, sind die Narben länger, bis hin zu einem T-Schnitt (➤ Abb. 15.9 rechts, ➤ Abb. 15.10 rechts)
- Bei einer SSM mit Entfernung des Mamillen-Areola-Komplexes gibt es die Möglichkeit einer operativen Rekonstruktion oder Mikropigmentierung („Tätowierung")
- Das einzulegende Implantat kann entweder unter dem Muskel *(subpektoral)* oder direkt unter die Haut *(präpektoral/epipektoral)* eingebracht werden. Während früher häufig eine subpektorale Einlage bevorzugt wurde, wird heutzutage oft die präpektorale Einlage gewählt. Eine individuelle Beratung mit Aufklärung über Vor- und Nachteile ist jedoch immer erforderlich
- Die Form und Größe der Prothese wird mithilfe von Probe-Implantaten *(Sizer)* ausgewählt. Bevor das richtige Implantat geöffnet wird, wechselt das gesamte Team die OP-Handschuhe
- Vor Einlegen des Implantats wird die Wundhöhle mehrfach gespült
- Das Implantat wird in vielen Abteilungen mit Gentamycin inkubiert; das Abkleben der Haut mit einer sterilen Inzisionsfolie vor Einbringen des Implantats ist optional

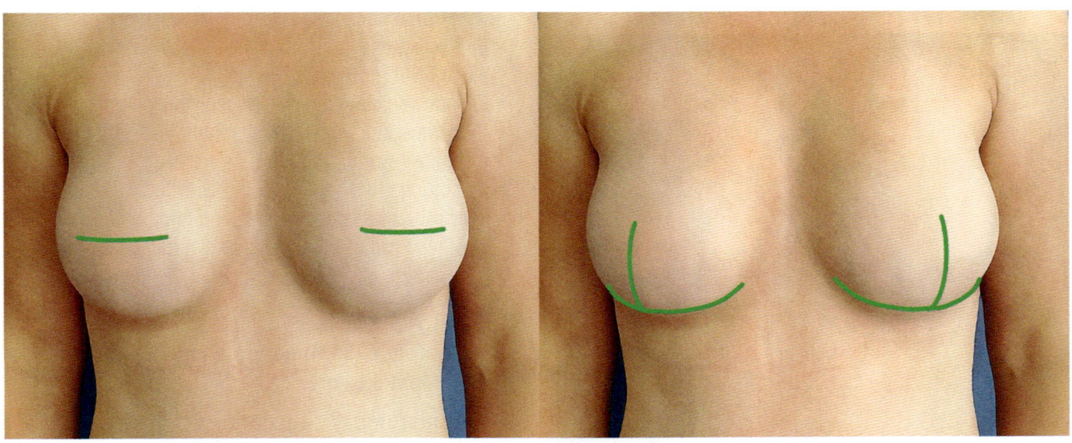

Abb. 15.10 Möglicher Narbenverlauf nach einer hautsparenden Mastektomie (SSM) mit Rekonstruktion [M1103]

Komplikationen

Wie bei onkoplastischen Operationen (➤ 15.3.4). Zusätzlich ist bei rekonstruktiven Eingriffen unter Verwendung von Brustimplantaten die sorgfältige präoperative Aufklärung über mögliche implantatassoziierte Komplikationen wichtig. Zu den häufigsten Frühkomplikationen zählt das Risiko einer Infektion, insbesondere bei Wundheilungsstörungen oder Narbendehiszenzen. In solchen Fällen kann ein Wechsel oder sogar die vollständige Entfernung des Implantats erforderlich werden. Im weiteren Verlauf besteht die Möglichkeit einer Kapselfibrose, einer bindegewebigen Reaktion um das Implantat, die zu schmerzhaften Verhärtungen und ästhetisch ungünstigen Einziehungen der Brust führen kann. Als seltene, aber relevante Spätkomplikation gilt das **Brustimplantat-assoziierte anaplastische großzellige Lymphom (BIA-ALCL).** Das Risiko für diese maligne Erkrankung liegt bei 1:100.000 (Banys-Paluchowski et al. 2020). Sie zeigt sich meist Jahre nach der Implantation durch eine seröse Flüssigkeitsansammlung im Implantatbett und weist bei frühzeitiger Diagnose in der Regel eine exzellente Prognose auf. Die Kenntnis dieser Risiken ist nicht nur für die präoperative Aufklärung, sondern auch für die postoperativen Vorstellungen (z.B. Wundkontrollen) von Bedeutung.

Brustimplantate

Grob unterschieden werden glatte und raue (texturierte) Implantate, die nach einer Mastektomie zum Einsatz kommen. Während **texturierte Implantate** ein reduziertes Risiko einer Kapselfibrose (Schrumpfung der Prothesentasche, die mit Beschwerden und Verformung einhergeht) aufweisen, ist das Risiko eines Brustimplantat-assoziierten anaplastischen großzelligen Lymphoms (BIA-ALCL) leicht erhöht. Hinsichtlich der Form unterscheidet man zwischen runden und ovalen (anatomisch geformten) Implantaten (➤ Abb. 15.11). Die anatomisch geformten Prothesen sind immer texturiert, die runden sind sowohl mit glatter als auch texturierter Oberfläche verfügbar. Während alle Implantate eine Silikonhülle haben, können sie entweder mit kohäsivem Silikongel oder (seltener) mit Kochsalzlösung gefüllt sein. Eine Sonderform stellen Gewebe-Expander dar. Diese leeren Prothesen werden nach der Operation regelmäßig mit steriler Kochsalzlösung aufgefüllt, sodass sich der Hautmantel langsam dehnen kann. Nach einigen Monaten ist die Prothesentasche groß genug für ein permanentes Implantat.

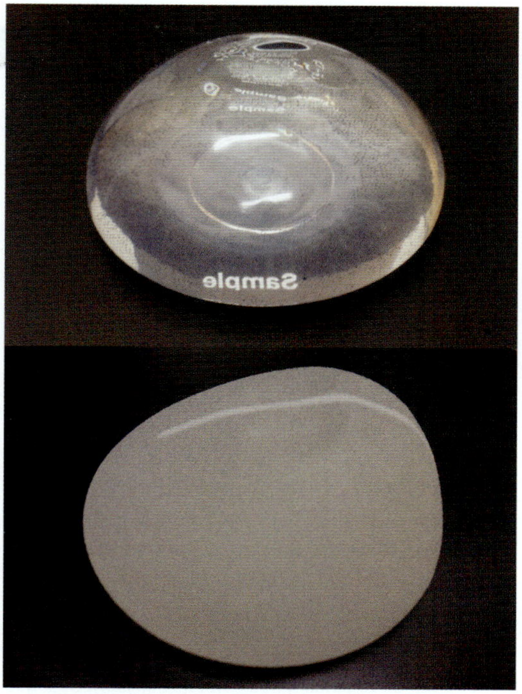

Abb. 15.11 Beispiele von zwei Silikonimplantaten. Oben: glatte runde Prothese. Unten: anatomisch geformte Prothese mit texturierter Oberfläche [M1103]

Abteilungen mit vielen rekonstruktiven Operationen verfügen meist über ein sogenanntes **Konsignationslager** mit mehreren Prothesen in verschiedenen Größen und Formen. Nach Einsetzen einer Prothese wird das Lager automatisch aufgefüllt. Ist die Einrichtung eines Lagers nicht möglich, werden die Prothesen über eine Auswahlsendung bestellt.

In manchen Situationen kann es notwendig sein, ein unterstützendes Material **(Netz)** zu verwenden, um das Implantat an der gewünschten Stelle zu stabilisieren, ähnlich einem internen BH, um eine nachträgliche Positionsänderung des Implantats zu vermeiden (➤ Abb. 15.12). Es gibt zwei Arten von Materialien, die hierbei verwendet werden können: **biologische** und **synthetische Netze.** Biologische Materialien werden auch als azelluläre dermale Matrix (ADM) bezeichnet. Die Entscheidung, welches Material erforderlich ist, ist individuell zu treffen.

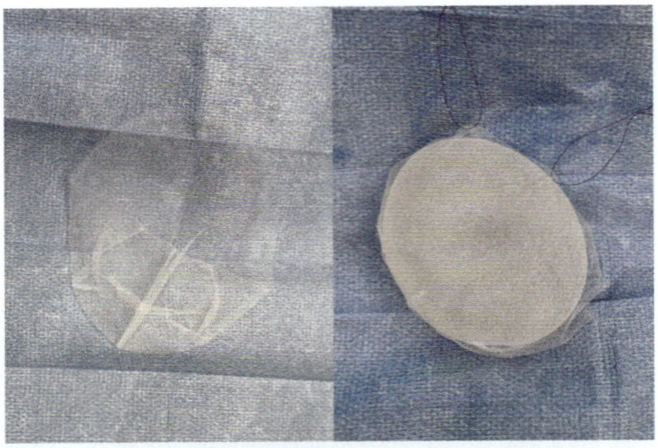

Abb. 15.12 Synthetisches Netz: Links: vor Einsetzen des Implantats. Rechts: Das Netz umhüllt das Implantat und wird mit Einzelknopfnähten an der Thoraxwand fixiert [M1103]

MERKE

- Wird ein Fremdkörper wie Implantat oder Netz eingelegt, muss die Asepsis sichergestellt werden!
- Empfohlen wird eine Antibiotikagabe für die ersten 24 Stunden postoperativ.
- Die Medizinprodukte-Betreiberverordnung verpflichtet alle Abteilungen, die Brustimplantate einsetzen, zur sorgfältigen Dokumentation. So muss sichergestellt sein, dass alle Patientinnen, die eine Prothese mit einer bestimmten Chargen- oder Seriennummer erhielten, innerhalb von 3 Werktagen identifiziert werden können. Die Dokumentation ist für die Dauer von 20 Jahren nach der Implantation aufzubewahren.
- Seit 2024 ist die Meldung von implantatbezogenen Maßnahmen an das gesetzliche Implantateregister verpflichtend.

LITERATUR

Banys-Paluchowski M et al. Brustimplantatassoziiertes Lymphom. Der Gynäkologe. 2020; 53(6): 363–371.

Deutsche Krebsgesellschaft, Deutsche Krebshilfe, AWMF. Früherkennung, Diagnostik, Therapie und Nachsorge des Mammakarzinoms. Langversion 5.02. Aus: www.leitlinienprogramm-onkologie.de/leitlinien/mammakarzinom (letzter Zugriff: 30.6.2025).

Ditsch N et al. Markierungsmethoden beim Mammakarzinom. Bewährtes und Neues – ein Überblick. Frauenarzt. 2023; 7: 428–433.

Eggemann H et al. Mammareduktionsplastik als Bestandteil der operativen Therapie des Mammakarzinoms. Welche Techniken sollten beherrscht werden? Geburtshilfe und Frauenheilkunde. 2010; 70(8):640-645.

Fisher B et al. Twenty-year follow-up of a randomized trial comparing total mastectomy, lumpectomy, and lumpectomy plus irradiation for the treatment of invasive breast cancer. The New England Journal of Medicine. 2002; 347(16): 1233–1241.

Hahn M, Gruber I. Präoperative Drahtmarkierung. In: Geipel A, Hoopmann M, Kagan KO, (eds.). Kursbuch Ultraschall in der Gynäkologie und Geburtshilfe. Stuttgart: Thieme, 2022. S. 94–109.

Houssami N et al. The association of surgical margins and local recurrence in women with early-stage invasive breast cancer treated with breast-conserving therapy: a meta-analysis. Annals of Surgical Oncology. 2014; 21(3): 717–730.

Park KU et al. Sentinel Lymph Node Biopsy in Early-Stage Breast Cancer. ASCO Guideline Update. Journal of Clinical Oncology. 2025; 43(14): 1720–1743.

Park-Simon TW et al. AGO Recommendations for the Diagnosis and Treatment of Patients with Early Breast Cancer: Update 2025. Breast Care: 2025; 20(3): 198–207.

Reid A et al. The impact of advanced oncoplastic surgery on breast-conserving surgery rates: A retrospective cohort study of 3,875 breast cancer procedures at a tertiary referral centre. Breast. 2024; 78: 103814.

Robert Koch-Institut (Hrsg.). Krebs in Deutschland 2017/2018. 2019. Aus: www.krebsdaten.de/Krebs/DE/Content/Publikationen/Krebs_in_Deutschland/kid_2021/kid_2021_c50_brust.pdf?__blob=publicationFile (letzter Zugriff: 11.6.2025).

Uhl B. Operative Therapie. In: Uhl B (Hrsg.). Gynäkologie und Geburtshilfe compact. 7. A. Stuttgart: Thieme, 2023. S. 753–760.

INTERESSANTE WEBSITES

Kommission Mamma der Arbeitsgemeinschaft Gynäkologische Onkologie (AGO Mamma): www.ago-online.de/ago-kommissionen/kommission-mamma

Arbeitsgemeinschaft für ästhetische, plastische und wiederherstellende Operationsverfahren in der Gynäkologie (AWOgyn): www.awogyn.de

Deutsche Gesellschaft für Gynäkologie und Geburtshilfe: www.dggg.de

KAPITEL

16 Mund-Kiefer-Gesichtschirurgie

A. Neff, S.P. Pienkohs

16.1 Grundlagen

Die Mund-Kiefer-Gesichtschirurgie (MKG-Chirurgie) gehört zusammen mit der Neurochirurgie, der Hals-Nasen-Ohrenheilkunde und der Augenheilkunde zu den kopfchirurgischen Fächern. In den Tätigkeitsbereich der Mund-Kiefer-Gesichtschirurgin fallen:

- Chirurgie der Fehlbildungen (Lippen-Kiefer-Gaumen-Spalten, kraniofaziale Anomalien)
- Chirurgie der Dysgnathien (chirurgisch-kieferorthopädische Korrekturoperationen der Kieferfehlstellungen)
- Unfallchirurgie des Gesichts und des Gesichtsschädels (Traumatologie)
- Chirurgie der bösartigen und gutartigen Tumoren des Kiefer-Gesichtsbereichs, insbesondere der Mundhöhle und der angrenzenden Strukturen, der Gesichtsweichteile einschließlich der Haut, der Speicheldrüsen und des Gesichtsschädels
- Wiederherstellungschirurgie des Gesichtsschädels und der bedeckenden Weichteile mittels autologer oder alloplastischer Transplantate einschließlich der Entnahme ggf. erforderlicher autologer Transplantate aus anderen Spenderregionen (z.B. Fibulatransplantate)
- Chirurgie der peripheren Nerven (z.B. N. trigeminus, N. facialis, N. hypoglossus)
- Septische Chirurgie des Mund-Kiefer-Gesichtsbereichs, insbesondere der Infektionen, die von den Zähnen und dem Zahnhalteapparat sowie von den Speicheldrüsen ausgehen
- Präprothetische Chirurgie (chirurgische Verbesserung des Prothesenlagers) einschließlich der Implantation von Zahnimplantaten
- Dento-alveoläre Operationen, z. B. Wurzelspitzenresektionen, operative Entfernung von Weisheitszähnen oder Zysten (zahnärztliche Chirurgie)

Operationsvorbereitung in der Mund-Kiefer-Gesichtschirurgie

Positionierung

Nahezu alle Eingriffe erfordern einen Operationssaal und einen Operationstisch. Die Patientinnen werden in der Regel flach auf dem Rücken gelagert, der Kopf kommt in einer separaten Kopfschale zu liegen, sodass die Schulter den Abschluss mit dem Tisch bildet. Die Halspartie wird im Regelfall durch eine Nackenrolle unterstützt (➤ Abb. 16.1). Die Beine liegen ausgestreckt nebeneinander. Zur Entlastung wird eine Schaumstoffrolle unter die Kniegelenke und ein flaches Kissen unter die Fersen geschoben. Ein gepolsterter Gurt wird über die Oberschenkel gelegt, ggf. wird ein zweiter Gurt angebracht, falls eine Kippung des OP-Tisches notwendig wird (z.B. Kiefergelenkeingriffe). Der rechte Arm liegt seitlich am Körper und wird mit einer gepolsterten Manschette am Operationstisch fixiert. Der linke Arm liegt für Infusionen auf einer am Tisch befestigten Schiene. Der Instrumententisch befindet sich rechts der Patientin oder am Kopfende. Die speziellen Positionierungen werden bei den einzelnen Eingriffen beschrieben.

Anästhesie

Die meisten Eingriffe werden in Intubationsnarkose (➤ 6.2.2) durchgeführt. Alle Eingriffe, bei denen

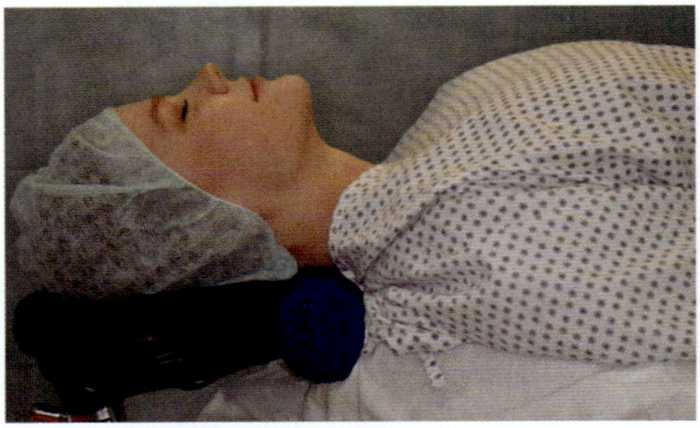

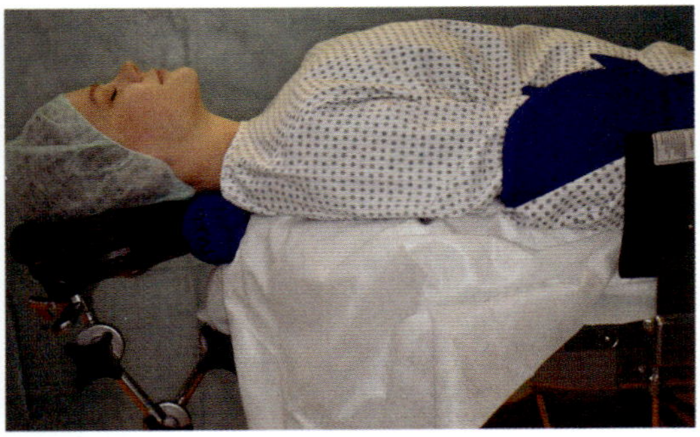

Abb. 16.1 Positionierung der Patientin [P1240, P1602]

intraoperativ die genaue Position des Unterkiefers zum Oberkiefer und insbesondere die Okklusion überprüft werden muss (z.B. Traumatologie, Chirurgie der Wachstumsanomalien, Eingriffe am Kiefergelenk), erfordern eine nasotracheale Intubation. Gelegentlich wird eine Ausleitung des Tubus durch eine submandibuläre Inzision vorgezogen (Mittelgesichtsverletzungen). Nur in Ausnahmefällen wird eine Tracheotomie durchgeführt, so bei Langzeitbeatmung > 10 Tagen, komplexen Gesichtsverletzungen, Verlegung der Atemwege im Zungengrund, Rachen und Kehlkopf sowie bei größeren Tumoroperationen, insbesondere mit intraoralem Gewebeersatz mittels Lappentransfer.

Kleinere Eingriffe der Traumatologie (z.B. Metallentfernungen), der septischen, der präprothetischen und der zahnärztlichen Chirurgie sowie die meisten Biopsien o. Ä. können in örtlicher Betäubung durchgeführt werden.

Abdeckung

Zum Schutz der Augen wird Augensalbe in den Bindehautsack eingebracht, häufig werden die Lider mit Pflaster o. Ä. verklebt. Bei der Desinfektion der Gesichtsweichteile mit einem schleimhautverträglichen Desinfektionsmittel ist darauf zu achten, dass das OP-Gebiet nicht durch Speichel kontaminiert wird. Nach abgeschlossener Desinfektion kann der Kopf der Patientin z.B. mit einem dreieckigen Tuch turbanförmig eingewickelt und ein zweites steriles Tuch gemeinsam mit dem Dreieckstuch unter den Kopf geschoben werden, sodass gegen die Tischplatte ebenfalls eine sterile Abdeckung gewährleistet ist. Alternativ wird der Gesichtsschädel mit Abklebetüchern gerahmt. Hierbei muss ebenfalls darauf geachtet werden, dass der Kopf frei bewegt werden kann und der Haaransatz abgedeckt ist (➤ Abb. 16.2). Unter hygienischen Gesichtspunkten ist es außerdem wichtig, dass der Tubus und dessen Befestigung nicht zu einer Kontamination des Operationsfelds führen. Der gesamte Stamm und die Extremitäten werden mit einem großen, körperbedeckenden zweiten Tuch abgedeckt. Bewährt haben sich spezielle Kopf-Hals-Abdecksets aus Ein- oder Mehrwegmaterial, ggf. mit leichten Modifikationen. Bei kleinen Eingriffen ist ein Schlitz- oder Lochtuch ausreichend. Wird in mehreren Körperregionen operiert, ist die gleichzeitige chirurgische Abdeckung mit

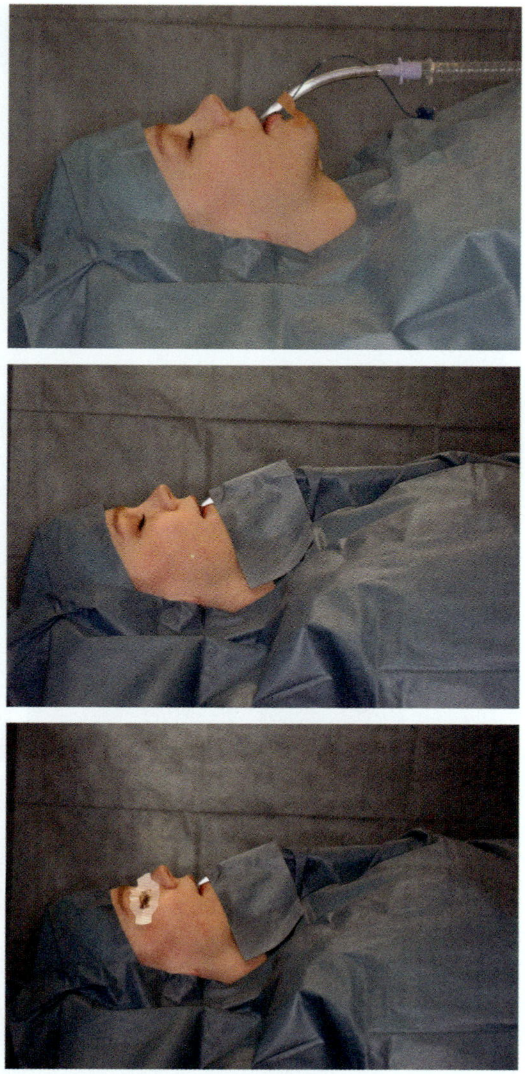

Abb. 16.2 Kopfabdeckung bei oraler Intubation [P1240, P1602]

Loch- oder Klebetüchern oder das Einschlagen der Extremität erforderlich.

Bei nasaler Intubation wird der Tubus verlängert (Gänsegurgel), über die Stirn nach oben ausgeleitet und fest an einem Kopfverband mittels Binden befestigt. Zum Schutz wird der Tubus mit Watte untergelegt. Anschließend wird der Kopf zusammen mit der Tubusverlängerung in das Dreieckstuch eingewickelt bzw. die Abdeckung mit Klebetüchern durchgeführt (➤ Abb. 16.3). Auf mögliche Hygienelücken bei intraoperativen Veränderungen der Kopfpositionierung ist zu achten. Bei extraoralen Eingriffen wird die Mund-

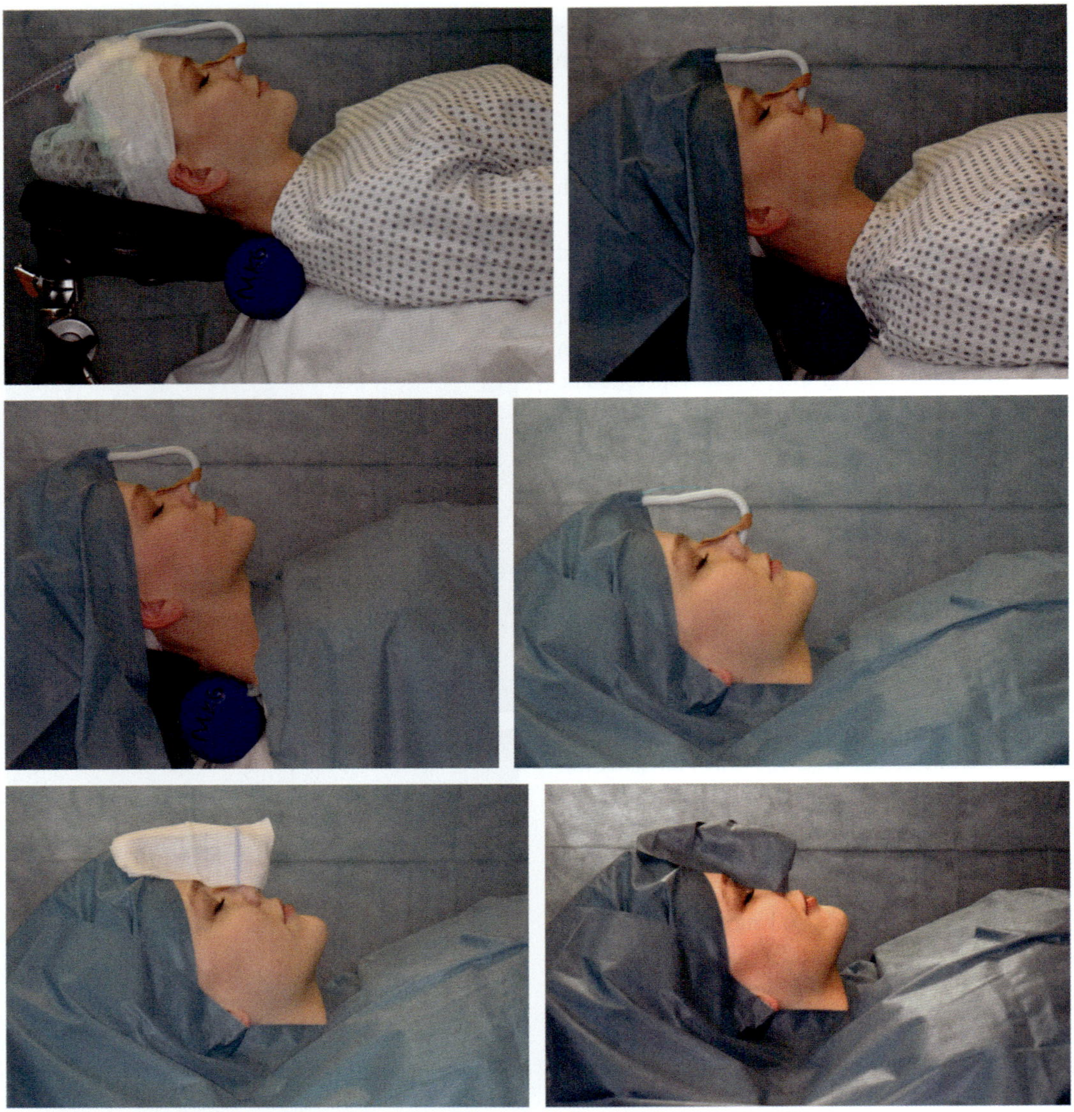

Abb. 16.3 Schrittweise Abdeckung bei nasaler Intubation [P1240, P1602]

region mit einer Folie abgeklebt, um eine Kontamination durch Austreten von Speichel zu vermeiden.

Alle Eingriffe der Mund-Kiefer-Gesichtschirurgie erfolgen unter aseptischen Bedingungen. Bei Eingriffen mit Beteiligung der Mundhöhle handelt es sich um sogenannte **sauber kontaminierte Wunden,** die nicht mit Fremdkeimen kontaminiert werden dürfen. Für die Desinfektion der Mundhöhle benötigt die Operateurin ein schleimhautverträgliches Desinfektionsmittel und Tupfer zum Auswischen, außerdem kann eine sogenannte Rachentamponade erforderlich werden (z.B. bei Anfall von Fremdkörpermaterial durch zahnärztliches Füllmaterial o. Ä.)

Nahtmaterial

Es kommt ausschließlich atraumatisches Nahtmaterial zum Einsatz. Auf Besonderheiten wird in den einzelnen Kapiteln hingewiesen. Schleimhäute werden, je nach klinischer Praxis, entweder mit nicht resorbierbarem oder resorbierbarem Nahtmaterial (3-0, 4-0, 5-0), Muskulatur mit feinem, resorbierbarem Nahtmaterial versorgt, (3-0, 4-0, ggf. im Bereich der Lider und bei Säuglingen auch 5-0; konjunktivale Nähte 7-0). Für die Hautnaht werden im Gesicht entweder Einzelknopfnähte (6-0) oder intrakutane Nähte (3-0, 4-0, 5-0) verwendet. Große Hautwunden im Halsbereich (z.B. Neck Dissection) oder nach bikoronarem Bügelschnitt können geklammert oder fortlaufend (5-0) genäht werden. Gefäßanastomosen werden mit einer 8-0 oder 9-0 Fadenstärke genäht.

16.2 Chirurgie von Lippen-Kiefer-Gaumen-Spalten

Lippen-Kiefer-Gaumen-Spalten (LKG-Spalten) werden den kraniofazialen Fehlbildungen zugeordnet. Sie sind nach den Gliedmaßenfehlbildungen die häufigsten und wichtigsten Entwicklungsanomalien. Ihre Häufigkeit ist für Mitteleuropa gegenwärtig mit ca. 1:500 anzunehmen (Horch, Hemprich 2023). Der Entstehungsmechanismus der Spaltbildung lässt sich aus der Kenntnis der embryonalen Mundhöhlen- und Gesichtsentwicklung ableiten, die sich bereits in den ersten Wochen vollzieht und mit der 10. Woche abgeschlossen ist. Die Ausbildung der verschiedenen Spaltformen ist daher in der 5.–8. Embryonalwoche anzunehmen.

Es werden dabei verschiedene Erscheinungsformen und Schweregrade der Lippen-Kiefer-Gaumen-Spalten unterschieden, wobei sich im Hinblick auf Ätiologie, Morphologie und Therapie zwei große Gruppen unterscheiden lassen: Lippen-Kiefer-Spalten ohne oder mit anschließender Gaumenspalte einerseits und isolierte Gaumenspalten andererseits. Die Spalten können ein- und doppelseitig, total und partiell vorkommen.

Die Behandlung dieser Patientinnen ist wegen der vielfältigen und schwerwiegenden Folgen eine komplexe und verantwortungsvolle Aufgabe. Sie erfordert die Zusammenarbeit eines interdisziplinären Behandlungsteams bestehend aus Geburtshelferin, Mund-Kiefer-Gesichtschirurgin, Kieferorthopädin, Hals-Nasen-Ohren-Ärztin, Pädiaterin, Zahnärztin, Psychotherapeutin, Logopädin und anderen Fachdisziplinen.

Bei Patientinnen mit einer Lippen-Kiefer-Gaumen-Spalte bedeutet Rehabilitation nicht nur die Beseitigung der offenkundigen morphologischen Schädigung durch rekonstruktiv-chirurgische Maßnahmen. Ebenso wichtig ist die Beseitigung aller mit der Primärfehlbildung zusammenhängenden anatomischen, funktionellen, ästhetischen und psychischen Folgen. Der Rehabilitation kommt vor allem deshalb eine besondere Bedeutung zu, da unter anderem zwei wesentliche Ausdrucksmittel der zwischenmenschlichen Kommunikation, Gesicht und Sprache, durch die Fehlbildung betroffen sind. Da alle Behandlungsmaßnahmen am wachsenden Gewebe durchgeführt werden, ist einerseits ein äußerst schonendes Vorgehen erforderlich, andererseits können die endgültigen Ergebnisse erst nach weitgehendem Abschluss des Wachstums, d. h. mit ca. 18 Jahren beurteilt werden (endgültiger Wachstumsabschluss erst mit 22 [w] bzw. 25 [m] Jahren).

Die Behandlungskonzepte sind nicht einheitlich. Dies liegt daran, dass es eine Reihe verschiedener Behandlungsmethoden gibt, mit denen bei entsprechender Erfahrung gleichwertige Ergebnisse erzielt werden können.

Die chirurgische Therapie der Lippen-Kiefer-Gaumen-Spalten beinhaltet die Primäroperationen (Erstoperationen) und die Sekundäroperationen (Korrekturoperationen). Die **Primäroperationen** haben die Aufgabe, chirurgisch unbehandelte Spaltbildungen im Bereich von Lippe, Kiefer, hartem und weichem Gaumen in morphologischer, funktioneller und ästhetischer Hinsicht möglichst optimal zu verschließen. Die **Sekundäroperationen** sollen, falls erforderlich, die erzielten Primärergebnisse verbessern, um so eine weitgehende Angleichung an die normalen und physiologischen Verhältnisse zu erreichen.

16.2.1 Primäroperationen

Lippenspalten

Der M. orbicularis oris bildet die Grundlage der Lippen. Seine Faserbündel umkreisen die Mundspalte. Sie entspringen im Bereich des Mundwinkels, der Nase und in der Tiefe des Alveolarfortsatzes von Ober- und Unterkiefer. Durch seine Verankerung am Nasenseptum beeinflusst er entscheidend das Mittelgesichtswachstum. Der M. orbicularis oris schließt die Mundspalte und ermöglicht so Sprache und Schlucken. Er bestimmt die wechselnde Formung der Lippen und damit den Gesichtsausdruck.

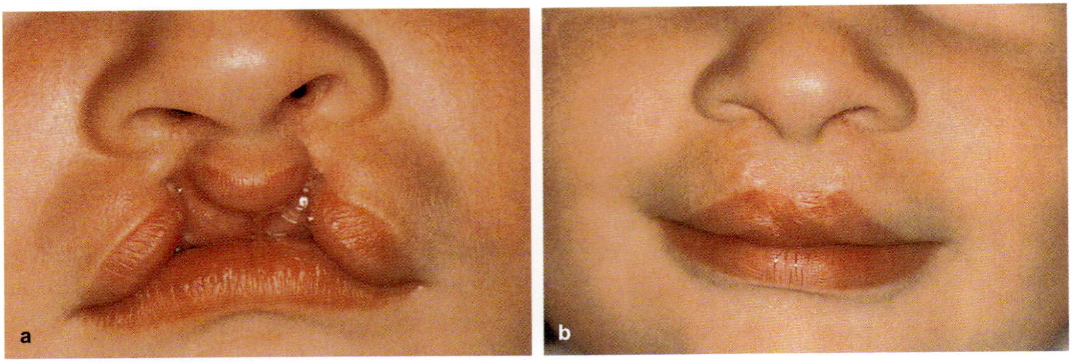

Abb. 16.4 Doppelte Lippenspalte a) präoperativ, b) postoperativ (nach 2 Jahren) [R467]

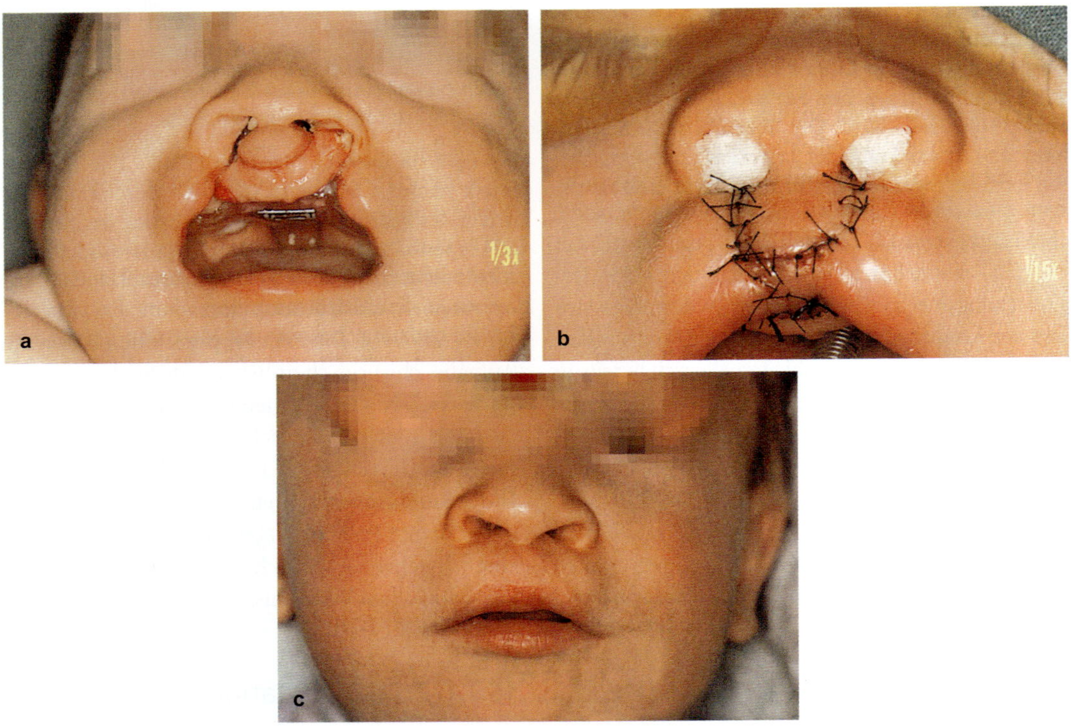

Abb. 16.5 Beidseitige Lippen-Kiefer-Gaumenspalte a) präoperativ, b) nach Lippen-Kieferspaltverschluss, c) postoperativ (nach 15 Monaten) [R467]

Bei einseitigen totalen Lippenspalten ist die gesamte Lippe bis in den deformierten Naseneingang hinein gespalten, der Nasenflügel ist seitlich verzogen, die Nasenspitze ist asymmetrisch deformiert. Die Ansätze des M. orbicularis oris sind im Spaltbereich verlagert (➤ Abb. 16.4). Unvollständige Spaltbildungen (subkutane Lippenspalten) weisen eine isolierte Spaltung der Lippenmuskulatur auf, während Haut und Schleimhaut intakt sind. Der betroffene Nasenflügel ist dann oft abgeflacht.

Die doppelseitigen partiellen und totalen Lippenspalten gleichen in ihrer Erscheinung den einseitigen, mit dem Unterschied, dass die Nase symmetrisch erscheint, wobei der Nasensteg jedoch deutlich verkürzt ist. Die Oberlippe ist dreigeteilt, wobei der mittlere Abschnitt dem Zwischenkiefer entspricht. Er ist nur am Vomer gestielt und enthält keine Anteile des M. orbicularis oris (➤ Abb. 16.5).

Die Unterbrechung des M. orbicularis oris führt zur Störung des Gleichgewichts zwischen Lippen-

und Zungendruck und löst Wachstumsstörungen des Mittelgesichts aus. Das Wachstum der Kiefer sowie Sprachlautbildung und Nahrungsaufnahme werden negativ beeinflusst.

Eine Lippenspalte wird klinisch durch Inspektion und Palpation diagnostiziert. Der Lippenverschluss erfolgt meist im Alter von 3 bis 6 Monaten (> 5.000 g Körpergewicht, guter Allgemeinzustand, keine Infekte). Die Operation wird in Rückenlage in oraler Intubation durchgeführt. Der Tubus wird über die Unterlippenmitte ausgeleitet (Symmetrie) und am Kinn fixiert, ohne dabei die Weichteile der perioralen Region zu verziehen.

OPERATION

Verschluss einer einseitigen Lippenspalte

Behandlungsziel ist die Bildung einer symmetrischen, zur gesunden Gegenseite gleich langen, gut beweglichen Lippe (Rekonstruktion des Ringmuskels) mit ausgeprägtem Mundvorhof, sowie die Schaffung eines symmetrischen Naseneingangs.

Positionierung: Rückenlage.

Zugang: Transkutan und transoral.

Operationsprinzip

- Die Verwendung von Lupenbrille bzw. Operationsmikroskop ist zweckmäßig
- Es werden verschiedene Schnittführungen angegeben. Bewährt hat sich u. a. die Winkelschnittführung nach Tennison/Randall. Diese Methode ermöglicht die Konstruktion einer symmetrischen Lippe durch Verlängerung der spaltseitig verkürzten Lippe mittels eines genau ausgemessenen Dreieckläppchens. Weitere Techniken sind z. B. die Millardtechnik und die Wellenschnitttechnik nach Pfeiffer
- Alle falsch ansetzenden Muskelfasern des M. orbicularis oris werden streng epiperiostal gelöst, um Wachstumsstörungen zu vermeiden
- Alle verlagerten Gewebeanteile werden subtil mobilisiert und anatomisch korrekt miteinander vereinigt (dreischichtige Rekonstruktion der Oberlippe, sowie Anheftung des Flügelknorpels und der perinasalen und perioralen Muskulatur in anatomisch korrekter Position)

Die Prognose ist günstig, bei isolierten Lippenspalten gelingt häufig die völlige Rehabilitation durch eine einzige Operation. Eine Mitbeteiligung des Kiefers und totale Lippen-Kiefer-Gaumen-Spalten erfordern eine sekundäre Osteoplastik und kieferorthopädische Behandlungen. Nach Abschluss des Wachstums erfolgen Nasenkorrekturen.

OPERATION

Verschluss einer doppelseitigen Lippenspalte

Behandlungsziel ist die Bildung einer völlig symmetrischen, gut beweglichen Lippe und eines frei entfaltbaren Mundvorhofs.

Poistionierung: Rückenlage.

Zugang: Transkutan und transoral.

Operationsprinzip

- Doppelseitige Lippenspalten werden in der Regel in einer einzigen Operation, meist in der Technik nach Veau (einphasig) verschlossen
- Die falsch ansetzenden Muskelfasern des M. orbicularis oris werden streng epiperiostal gelöst
- Alle gespaltenen Gewebeanteile werden subtil mobilisiert und anatomisch korrekt miteinander vereinigt (dreischichtige Rekonstruktion der Oberlippe)
- Der Zwischenkiefer darf nicht reseziert werden und sollte nur in Ausnahmefällen (sehr breite Spalten) chirurgisch verlagert werden (z.B. Latham-Apparatur zur Einstellung der Kiefersegmente vor Lippenspaltverschluss)

Die Prognose ist insgesamt weniger günstig als bei einer einseitigen Spalte. Der bei doppelseitigen Lippenspalten oft stark verkürzte Nasensteg erfordert meist eine Verlängerung (z.B. via Gabellappenplastik) vor der Einschulung, auch sind häufiger Korrektureingriffe im Bereich der Lippe notwendig.

Kieferspaltplastik

Die Alveolarfortsätze sind die zahntragenden Anteile der Kiefer. Sie beeinflussen erheblich die Form der Lippen. Bei Spaltbildungen ist häufig der seitliche Schneidezahn betroffen (Doppelanlage, Nichtanlage).

Kieferspalte und vorderer Anteil des harten Gaumens werden meist zusammen mit der Lippe unter Bildung des vorderen Nasenbodens und des Naseneingangs verschlossen. Dies geschieht in der Regel mittels Weichgewebe aus der unmittelbaren Spaltumgebung. Der knöcherne Verschluss der Kieferspalte durch ein Knochentransplantat erfolgt üblicherweise zu einem späteren Zeitpunkt und wird als Osteoplastik bezeichnet. Es werden unterschieden:

- Primäre Osteoplastik im Säuglingsalter
- Sekundäre Osteoplastik im Wechselgebiss vor dem Eckzahndurchbruch (8–12 Jahre)
- Tertiäre Osteoplastik nach Abschluss des Wachstums

Primäre Osteoplastik: Die Transplantation von z. B. autogenem Rippenknochen anlässlich des Lippenverschlusses, z. B. bei breiten Spalten, wurde weitgehend aufgegeben, da dadurch starke Beeinträchtigungen des späteren Kieferwachstums beobachtet wurden.
Sekundäre Osteoplastik: Die sekundäre Osteoplastik ist etablierter Standard und wird zu den Primäroperationen gezählt. Abhängig vom Wurzelwachstum des Eckzahns wird im Alter von 8–12 Jahren autogene Beckenkammspongiosa in den Kieferspalt eingebracht. Die knöcherne Kontinuität des Oberkiefers, speziell des Alveolarfortsatzes, wird hergestellt, die spaltseitigen Zähne und hier vor allem der Eckzahn können in das Transplantat einwachsen und dort ein Zahnfach und einen belastungsfähigen Zahnhalteapparat ausbilden. Durch kieferorthopädische Behandlung kann anschließend eine regelrechte geschlossene Zahnreihe gebildet werden. Weiterhin wird so die knöcherne Unterlage für den spaltseitigen Nasenflügel geschaffen und die Symmetrie der Lippe verbessert.
Tertiäre Osteoplastik: Bei persistierenden Kieferspalten kann der Eingriff auch im Erwachsenenalter noch durchgeführt werden. Neben der knöchernen Abstützung des Nasenflügels und der Unterstützung der Lippe wird so erst das Einbringen eines enossalen Implantats im Bereich des ehemaligen Kieferspalts zum Ersatz des ggf. fehlenden seitlichen Schneidezahns möglich.

OPERATION

Osteoplastik

Positionierung: Rückenlage.
Zugang: Transoral.

Operationsprinzip

- Die Kieferspalte wird von intraoral dargestellt
- Weichgewebe und Periost werden vorsichtig vom Knochen gelöst, ohne Zahnkeime zu verletzen
- Falls erforderlich, wird der Nasenboden neu gebildet
- Nach Einbringen der Spongiosa erfolgt zur Mundhöhle hin ein dichter Nahtverschluss
- Der Eingriff kann mit Korrekturen der Lippe und des Naseneingangs kombiniert werden
- Bei der Entnahme von Beckenkammspongiosa (Knochenstanze) sind Kontaminationen penibel zu vermeiden (ggf. OP-Feld-Wechsel)

Gaumenspalten

Harter und weicher Gaumen trennen die Mund- von der Nasenhöhle. Es wird unterschieden zwischen ein- und doppelseitigen Gaumenspalten bei vollständigen Lippen-Kiefer-Gaumen-Spalten, isolierten Spaltbildungen des harten und weichen Gaumens und Spalten des weichen Gaumens *(Velumspalte)*. Bei der submukösen Velumspalte ist nur die Muskulatur des weichen Gaumens betroffen, die Spalte ist durch Schleimhaut geschlossen.

Beim Schlucken und Sprechen dichtet das Gaumensegel Mundhöhle und Oropharynx gegen den Nasopharynx ab. Gleichzeitig wird die Tuba Eustachii entfaltet und das Mittelohr belüftet. Die Zunge stützt sich beim Schlucken gegen den harten Gaumen, der Säugling presst dabei mit der Zunge die Mamille gegen den harten Gaumen. Entwicklung von Zunge und Unterkiefer werden so gefördert.

Die pathologische Verbindung zwischen Mundhöhle und Nasenrachenraum behindert die Nahrungsaufnahme (Gefahr der Aspiration) und Sprachentwicklung erheblich (Gaumenspaltensprache). Gleichzeitig ist die Belüftung des Mittelohrs gestört. Es besteht die Gefahr chronischer Mittelohrentzündungen und bleibender Schwerhörigkeit mit unzureichendem Sprachverständnis. Die Diagnose wird klinisch durch Inspektion und Palpation, Hör- und Sprechkontrolle gestellt.

Im Rahmen jeder Primäroperation wird eine HNO-ärztliche Untersuchung ggf. mit Parazentese und Eingliedern von Paukenröhrchen durchgeführt. **Ziel** der Gaumenplastik ist es, die pathologische Verbindung zwischen Mundhöhle und Nasenrachenraum anatomisch und funktionell korrekt zu verschließen, um so die Voraussetzung für ein frühes und möglichst störungsfreies Sprechen zu schaffen und die Belüftung des Mittelohrs zu sichern. Die Operation erfolgt in Rückenlage und bei oraler Intubation. Es wird ein sogenannter Spaltensperrer eingesetzt, der eine gute Übersicht über das Operationsfeld und eine sichere Fixierung des Tubus (Woodbridge) gewährleistet, ohne ihn abzuknicken.

Der Verschluss des harten und weichen Gaumens erfolgt in einer Operation im Alter von 9–12 Monaten, spätestens mit 24 Monaten. Um die besten sprechfunktionellen Ergebnisse zu erreichen, sollte der Gaumenverschluss allerdings bis Ende des 1. Lebensjahrs erfolgen. Isolierte Spalten des weichen Gaumens können schon ab dem 8. Lebensmonat verschlossen werden. Restlöcher zur Nase im Bereich des Zwischenkiefers und des vorderen harten Gaumens sind zu vermeiden.

OPERATION

Gaumenplastik

Positionierung: Rückenlage.
Zugang: Transoral.

Operationsprinzip
- Etablierte Techniken sind die Brückenlappentechnik nach Langenbeck/Ernst/Veau/Axhausen und die Stiellappenplastik nach Veau, die auch miteinander kombiniert werden können
- Die Schnittführung erfolgt entlang der Spaltränder und paramarginal
- Die palatinale Schleimhaut wird einschließlich des Periosts unter Schonung der palatinalen Gefäße vom harten Gaumen gelöst und zur Mitte verschoben. Ebenso wird die nasale Schleimhaut einschließlich des Periosts von der knöchernen Unterlage gelöst
- Die nasale Schleimhaut wird im anterioren Bereich mit der Vomerschleimhaut vernäht
- Wichtig ist die Ausbildung eines ausreichend langen und gut beweglichen Gaumensegels (intravelare Myoplastik nach Kriens)
- Nach Lösen der falschen Insertion des M. levator veli palatini und dessen Transposition zur Mitte wird eine geschlossene, funktionsfähige Muskelschlinge konstruiert
- Schichtweiser Nahtverschluss von nasaler Schleimhaut (4-0), Muskulatur (resorbierbares Nahtmaterial unterschiedlicher Stärke) und oraler Schleimhaut (3-0, 4-0)

Die Prognose hinsichtlich eines völligen Verschlusses von hartem und weichem Gaumen sowie einer regelrechten Funktion des Gaumensegels ist gut. Zur Ausbildung einer möglichst normalen Sprache kann logopädischer Unterricht erforderlich werden.

16.2.2 Sekundär- und Spätoperationen

Korrekturoperationen der Lippe sind häufig, wobei neben funktionellen Gesichtspunkten ästhetische eine große Rolle spielen: auffallende Narbenbildung, Einziehungen und Verkürzungen, Stufen der Lippenrotgrenze. Die Lippenkorrektur kann bereits im 5.–6. Lebensjahr vor der Einschulung erforderlich werden (orale Intubation).

Als Folge der Narbenbildung kann es zu einer Unterentwicklung des Oberkiefers vor allem in sagittaler und transversaler Richtung kommen. Diese Unterentwicklung ist mit den Methoden der Kieferorthopädie und der Dysgnathiechirurgie zu behandeln.

Sprechverbessernde Operationen (Velopharyngoplastik)

In unphysiologischer Weise durch die Nase entweichende Sprechluft *(nasale Perflation)* verursacht die Gaumenspaltensprache. Hauptursache ist die velopharyngeale Insuffizienz, die durch ein zu kurzes und/oder unbewegliches Gaumensegel verursacht wird.

Die Velopharyngoplastik bewirkt außer einer permanenten Verbindung zwischen Gaumensegel und Rachenhinterwand eine erhebliche Verringerung der Pharynxbreite. Die Indikation zur Operation wird gestellt, wenn durch intensiven Sprachheilunterricht bis zum 5. Lebensjahr keine Normalisierung der Sprache eingetreten ist.

OPERATION

Velopharyngoplastik

Positionierung: Rückenlage.
Zugang: Transoral.

Operationsprinzip
- In oraler Intubationsnarkose (Spaltensperrer) wird ein kranial gestielter Schleimhaut-Muskel-Lappen aus der Pharynxhinterwand in die nasale Schicht des weichen Gaumens eingenäht und reicht hier ggf. bis zum Hinterrand des harten Gaumens
- Der Entnahmedefekt in der Rachenhinterwand wird nach Mobilisation der Wundränder verschlossen
- Eine dünnlumige Ernährungssonde wird intraoperativ gelegt und beugt Wundinfektionen vor

Nach Abschluss der Wundheilung (der Schleimhautlappen schrumpft und zügelt dadurch den weichen Gaumen nach dorsal-kranial) ist eine weitere Sprachheilbehandlung erforderlich. Der Eingriff kann auch noch im Erwachsenenalter durchgeführt werden.

Nasenkorrektur

Fast alle Spaltformen rufen Fehlstellungen der Nase hervor. Diese können durch die Primäroperation nur teilweise oder gar nicht behoben werden: Operationen

16

am knorpeligen Nasengerüst sind vor Abschluss des Nasenwachstums (w 16 Jahre, m 18 Jahre) wegen zu erwartender Wachstumsstörungen zu vermeiden.

Bei einseitigen Spalten wird der dislozierte spaltseitige Nasenflügelknorpel reponiert. Die Anhebung der Nasenspitze wird durch Kranialverlagerung des spaltseitigen Crus laterale des Flügelknorpels bewirkt. Ist das knöcherne Nasengerüst zu breit oder liegt eine Schiefnase vor, wird eine Osteotomie der knöchernen Nase vorgenommen, evtl. mit gleichzeitiger Septumkorrektur. In der Regel wird für Korrekturen der Spaltnase ein offener Septorhinoplastikzugang über den Nasensteg verwendet, der eine direkte Darstellung des knorpeligen und knöchernen Nasenskeletts erlaubt.

Eine Ausnahme ist bei doppelseitigen Lippenspalten mit extremer Verkürzung des Nasenstegs gegeben. Eine Verlängerung des Nasenstegs (Gabellappen) berührt die knorpeligen Strukturen der Nase nicht. Da andererseits die Entwicklung der Nase durch die Fixation der Nasenspitze behindert wird, sollte der Eingriff im 5.–6. Lebensjahr ausgeführt werden (orale Intubation).

Kraniofaziale Anomalien sind komplexe Fehlbildungen, die entweder auf einen Kieferteil beschränkt sind (z. B. Franceschetti-Syndrom) oder die gesamte Konfiguration des Schädels mit charakteristischer Gesichtsfehlbildung betreffen (z. B. Morbus Crouzon). Wegen der Vielzahl der Krankheitsbilder wird auf die weiterführende Literatur verwiesen.

16.3 Chirurgie der Dysgnathien

Dysgnathien sind Form- und Lageveränderungen der Kiefer, die sich meistens erst während des Wachstums ausbilden und oft vererbt sind. Die Indikation zur operativen Behandlung wird gestellt, wenn die konservativen kieferorthopädischen Behandlungsmöglichkeiten mit herausnehmbaren und festsitzenden Geräten absehbar nicht ausreichen, die Fehlstellung dauerhaft zu beheben. Chirurgisch relevant sind insbesondere die skelettalen Form- und Lageanomalien der Kiefer, die auf einer Diskrepanz von Größe und Form von Ober- und Unterkiefer zueinander sowie zum übrigen Gesichtsschädel beruhen. Die Eingriffe werden in der Regel nach Abschluss des Wachstums durchgeführt.

Ein weiterer Schwerpunkt sind schwere kraniofaziale Entwicklungsstörungen, bei denen Teile der Kiefer hypoplastisch oder nicht angelegt sind, z. B. Goldenhar-Syndrom, Franceschetti-Syndrom und Hemihypotrophia facei. Der jeweils ursächliche skelettale Fehler oder dessen indirekte Folgen (z.B. Gesichtsasymmetrie) sollten durch eine Umstellungsosteotomie eines oder beider Kiefer behoben werden. Bei schweren Formen hat sich die Kallusdistraktion bewährt, da so eine bessere Adaptation der Weichteile gewährleistet ist. Bei Nichtanlage des Ramus mandibulae kann dieser bereits vor Abschluss des Wachstums durch ein Knorpel-Knochen-Transplantat rekonstruiert werden. Unter günstigen Bedingungen wird ein Wachstum des Transplantats beobachtet. In jüngster Zeit kommen für Tertiärkorrekturen im Zuge der Umstellungsoperationen auch patientenspezifische alloplastische Implantate zum Einsatz (z.B. totaler alloplastischer Gelenkersatz bei Aplasie des Kiefergelenks beim Goldenhar-Syndrom).

Form- und Lagerveränderungen der Kiefer können folgende Störungen verursachen:

- Dysfunktionelle Beschwerden
- Arthropathien des Kiefergelenks
- Fehlbelastung von Zahngruppen oder einzelnen Zähnen
- Unzureichendes Kauvermögen
- Ästhetische Beeinträchtigungen

Es werden die folgenden Krankheitsbilder, die isoliert oder in Kombination auftreten können, unterschieden:

- Mandibuläre Prognathie (Überentwicklung des Unterkiefers, „Progenie")
- Mandibuläre Retrognathie (Rücklage des Unterkiefers)
- Maxilläre Prognathie (Überentwicklung des Oberkiefers mit nach vorne stehenden oberen Schneidezähnen und Vorwölbung der Oberlippe, erschwerter Mundschluss)
- Maxilläre Retrognathie (Unterentwicklung des Oberkiefers, gelegentlich als Folge einer Lippen-Kiefer-Gaumen-Spalte)
- Offener Biss (fehlender Schlussbisskontakt einzelner Zahngruppen, vor allem im Frontbereich, seltener seitlich oder ein zirkulär offener Biss)
- Transversale mandibuläre Anomalien
- Transversale maxilläre Anomalien

Zur Operation werden die Patientinnen auf dem Rücken positioniert, eine nasale Intubation ist zur intraoperativen Okklusionskontrolle erforderlich. Nach Osteotomie der Kiefer werden die einzelnen Fragmente in der geplanten Position durch funktionsstabile Osteosynthesen stabilisiert. Eine längerfristige postoperative intermaxilläre Ruhigstellung (Gummizüge, selten Verdrahtung) ist meist nicht erforderlich. Entstehen durch die Umstellungsosteotomie größere knöcherne Defekte, so werden diese, falls erforderlich, mit autogenem Knochen ausgefüllt, z.B. mit Beckenkammspongiosa.

Bei Dysgnathie-Operationen wird in der Regel die Okklusion intraoperativ zur Durchführung der Osteosynthesen über im Labor oder CAD/CAM gefertigte Kunststoffsplinte mit weichem Stahldraht (0,3 mm) eingestellt. Zur Befestigung dieser intermaxillären Drähte sind bereits vorhandene festsitzende kieferorthopädische Apparaturen und/oder intermaxilläre Fixationsschrauben hilfreich, da sonst eigens Schienen angebracht werden müssen.

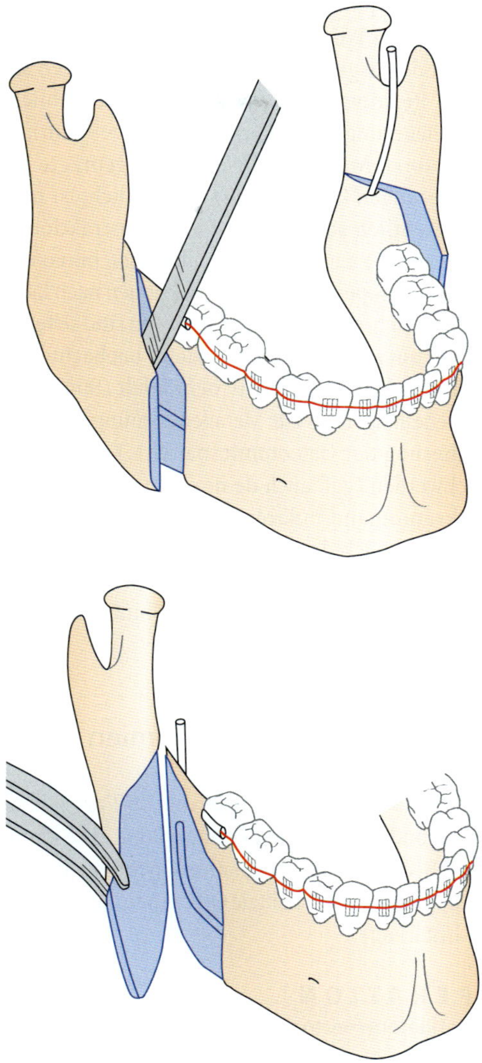

Abb. 16.6 Sagittale Spaltung [L143]

16.3.1 Unterkieferosteotomien

OPERATION

Unterkieferosteotomie

Positionierung: Rückenlage.
Zugang: Ausschließlich von intraoral.

Operationsprinzip

- Weit verbreitet ist die Technik nach Obwegeser/DalPont (Bilateral Sagittal Split Operation, BSSO)
- Schleimhaut und Periost des Mundvorhofs werden distal des Foramen mentale bis zur Crista temporalis durchtrennt
- Das Periost wird bukkal und lingual vom Unterkieferast abgelöst
- Danach wird der Kiefer unter Schonung des N. alveolaris inferior retromolar horizontal und vertikal kortikal osteotomiert (meist Lindemann-Fräsen oder Piezoosteotome) und nach Verbindung der Osteotomielinien im Kieferwinkel längs gespalten (Meißel oder Knochenspreizer). Falls erforderlich, wird der N. alveoaris inferior neurolysiert (Piezoosteotom)
- So entstehen drei Fragmente (zwei proximale gelenktragende, ein distales zahntragendes), die gegeneinander verschoben werden
- Eine Verlagerung des Unterkiefers nach ventral, dorsal, kaudal, kranial und transversal ist ebenso möglich wie Rotations- und Kombinationsbewegungen (➤ Abb. 16.6)
- Nach Einstellung des peripheren Unterkieferfragments in die gewünschte Okklusion und der Kiefergelenke in zentrischer Kondylenposition werden die knöchernen Fragmente durch Miniplatten oder Schrauben fixiert
- Anschließend erfolgen die Einlage von Redon-Drainagen (8 oder 10 Ch) und die speicheldichte Schleimhautnaht

Komplikationen

Wesentliche Risiken sind Sensibilitätsstörungen im Ausbreitungsbereich des N. mentalis sowie Rezidive. Unmittelbar postoperativ liegt bei vielen Patientinnen eine Hypästhesie der Unterlippe vor, die sich im Lauf von Wochen und Monaten zurückbildet. Bleibende ausgeprägte Sensibilitätsstörungen sind selten. Rezidive treten vor allem nach erheblicher Vorverlagerung des Unterkiefers auf (> 8 mm), vor allem durch Muskelzug. Werden ausgeprägte Vorverlagerungen (> 8–12 mm) erforderlich, ist daher die wesentlich aufwendigere Kallusdistraktion des Unterkiefers zu erwägen oder aber eine bimaxilläre Umstellungsoperation. Wundinfektionen nach kieferorthopädisch-chirurgischen Eingriffen sind selten, sie werden vorwiegend im Unterkiefer beobachtet und wenn möglich konservativ behandelt (Spülungen, Streifeneinlagen bis zur Metallentfernung nach Konsolidierung der Osteotomiespalten). Kiefergelenkbeschwerden (ggf. auch de novo) und Beschwerden des kraniomandibulären Systems (CMD) können auch Jahre nach der Operation auftreten. Insgesamt haben die Umstellungsoperationen aber einen eher günstigen Effekt auf kraniomandibuläre Dysfunktionen.

16.3.2 Oberkieferosteotomien

Die Oberkieferosteotomie in der Le-Fort-I-Ebene (Nasenboden, Kieferhöhlenboden) hat eine ähnlich große Bedeutung für Dysgnathie-Operationen erlangt wie die retromolare sagittale Osteotomie bei Eingriffen am Unterkiefer.

OPERATION

Oberkieferosteotomie (Le-Fort-I-Ebene)

Positionierung: Rückenlage.
Zugang: Ausschließlich von intraoral.

Operationsprinzip

Die Osteotomie erfolgt zur Vermeidung von Zahnschädigungen wenigstens 5 mm kranial der Wurzelspitzen. Nach Darstellung der fazialen Kieferhöhlenwand und des knöchernen Nasenbodens wird der Oberkiefer vom übrigen Mittelgesichtsskelett mit der Säge/Piezoosteotom und mit speziellen Meißeln (Verbindung zwischen Gaumenbein und Flügelfortsatz) abgelöst und nach vorne unten geklappt **(Down-Fracture-Technik).**

- Der Oberkiefer kann nach kranial oder kaudal, nach anterior oder posterior verlagert werden, aber auch Rotationsbewegungen sind möglich (➤ Abb. 16.7). Gelegentlich werden (vor allem bei Kaudalverlagerung oder -schwenkungen) autogene Knochentransplantate benötigt. Nach Längsspaltung (Two-Piece-OP) oder Segmentierung der Maxilla (Y-förmig [3-Piece-Osteotomie] oder H-förmig [4-Piece-Ostectomie] ist eine Verschmälerung oder eine Verbreiterung des Oberkiefers durchführbar, womit auch komplexe dentoalveoläre Fehlstellungen korrigiert werden können
- Die Stabilisierung der Fragmente erfolgt über Mini- oder Gitterplatten

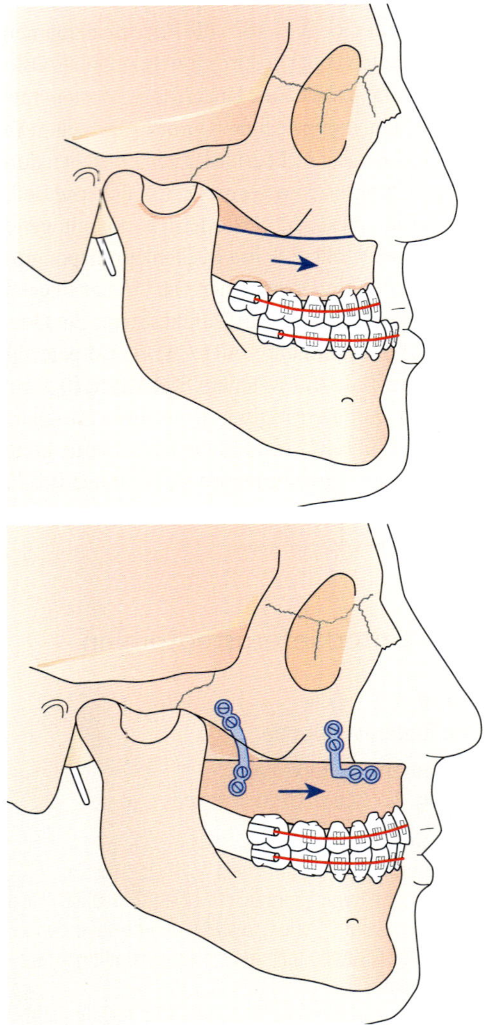

Abb. 16.7 Le-Fort-I-Osteotomie [L143]

Bei der chirurgisch unterstützten Gaumennahterweiterung wird eine subtotale Le-Fort-I-Osteotomie durchgeführt. Der Oberkiefer wird zwar analog osteotomiert, es erfolgt jedoch in der Regel keine Downfracture. Nach Längsspaltung des Oberkiefers, meist in der Mittellinie, kann hier eine Kallusdistraktion zur Verbreiterung der Oberkieferbasis erfolgen.

Rezidive nach einer Le-Fort-I-Osteotomie treten am ehesten nach extremen Verlagerungen > 7 mm bei Patientinnen mit Lippen-Kiefer-Gaumen-Spalten (Narbenzug) auf.

Für Eingriffe im oberen Mittelgesichtsbereich (z.B. Le-Fort-II-Osteotomien) wird die Methode des **Midfacial Degloving** bevorzugt, eventuell in Verbindung mit einer transkonjunktivalen Schnittführung. Hierbei werden die Weichteile des Mittelgesichts einschließlich der knorpeligen Nase von ihrer knöchernen Unterlage abgelöst und nach kranial mobilisiert. Die Schnittführung erfolgt im Mundvorhof und intranasal, dabei wird ein Transfixationsschnitt mit interkartilaginären Schnitten zu einer zirkumvestibulären Inzision.

Für die kraniofaziale Chirurgie einschließlich Le-Fort-III-Osteotomien wählt man den bikoronaren Bügelschnitt, der über die behaarte Kopfhaut in die Retroaurikulargegend beidseits verläuft.

16.3.3 Segmentosteotomien

Bei Segmentosteotomien des Alveolarfortsatzes wird das betreffende Segment durch eine horizontale Osteotomie (Mindestabstand 5 mm zu den Wurzelspitzen) sowie durch zwei vertikale interdentale Osteotomien gelöst. Das Segment (meist Ober- und/oder Unterkieferfrontzahnbereich, z.B. bei anterior offenem Biss) wird in die gewünschte Stellung gebracht. Dann erfolgen Fixation und Stabilisation über Schienen und Mini-, 3-D-Mini- bzw. Mikroplatten ggf. in Kombination mit einem autologen Knochenaufbau oder einer Distraktionsosteogenese.

16.4 Traumatologie

Die Behandlung von Verletzungen im Mund-Kiefer-Gesichtsbereich erschöpft sich keinesfalls in der chirurgischen Versorgung von Weichteil- oder Knochenverletzungen. Selbst bei isolierten, scheinbar problemlosen Kiefer-Gesichts-Verletzungen können die Schädelbasis, das zentrale Nervensystem, die Augen, die Halswirbelsäule oder Halsweichteile betroffen sein. Daher ist bei diesen Patientinnen ebenso wie bei der Versorgung Polytraumatisierter eine enge Zusammenarbeit mit den beteiligten Nachbardisziplinen erforderlich.

Die Wiederherstellung von Funktion und Ästhetik ist das Hauptanliegen. Die Versorgung der auf engstem Raum angeordneten verletzten anatomischen Strukturen erfordert differenzierte Kenntnisse und spezifische Erfahrungen in der Diagnostik und beim operativen Vorgehen.

Kennzeichnend für die Gesichtsweichteile ist die Dreischichtung in Schleimhaut, Muskulatur und Haut. Die mimische Muskulatur strahlt direkt in die Haut ein. Spezifische Strukturen sind (neben Nasenknorpel und dem Tarsus im Lidbereich) im präaurikulären Wangenanteil der N. facialis mit seinen Aufzweigungen, die Endäste des N. trigeminus (N. frontalis, N. infraorbitalis, N. mentalis) und der Ausführungsgang der Ohrspeicheldrüse. All diese Strukturen bedürfen bei Verletzungen einer primären mikrochirurgischen Rekonstruktion. Verletzungen der Gesichtsweichteile sind häufig mit Gesichtsschädelfrakturen kombiniert. Eine genaue Übersicht über das Ausmaß der Verletzung und über eventuelle Gewebeverluste ist bei der frischen Verletzung eher möglich als zu einem späteren Zeitpunkt mit narbigen Verziehungen. Deshalb ist die richtige Einschätzung des Verletzungsausmaßes durch die Erstbehandlerin von entscheidender Bedeutung für das endgültige Ergebnis: **Die Primärversorgung sollte zugleich die definitive sein.** Dabei gilt als oberstes Prinzip des operativen Vorgehens **von innen nach außen.**

Zunächst werden die Gesichtsschädelknochen reponiert und stabilisiert (Mini- und miniaturisierte Platten verschiedener Profilhöhen, Gitterplatten, Titanmeshes), denn sie stützen und bestimmen die Ästhetik des Gesichts. Nachfolgend werden intraorale Schleimhautwunden und Muskulatur, eventuell Nervenverletzungen und zuletzt die äußeren Weichteilwunden versorgt. Nur bei Einhaltung dieser Reihenfolge ist eine funktionell und ästhetisch befriedigende Wiederherstellung des Gesichts möglich. Ausnahmen sind nur bei lebensbedrohlich verletzten, polytraumatisierten Patientinnen zulässig. Bei ihnen ist der für eine definitive Versorgung der Gesichtsverletzungen notwendige Zeitaufwand nicht zu rechtfertigen.

Gesichtsverletzungen sind zu einem hohen Prozentsatz kontaminiert. Dennoch hat das Prinzip der Friedrichschen Wundexzision wegen der guten Durchblutung dieser Körperregion nur eine eingeschränkte Bedeutung. Im Einzelfall werden nekrotische oder schmutztätowierte Abschnitte sparsam exzidiert. Insbesondere im Bereich der Augenlider, der Nase, des Mundwinkels oder der Lippenrotweißgrenze sind auch kleinste, nur durch schmale Brücken ernährte Haut- und Schleimhautanteile zu erhalten, da sie für die normale Form und Funktion unverzichtbar sind. Bei allen offenen Verletzungen des Kiefer-Gesichtsbereichs einschließlich intraoraler Wunden sind die STIKO-Empfehlungen zum Tetanusschutz zu beachten.

Mit Ausnahme von Bagatellverletzungen sollte die Versorgung von Gesichtsweichteilverletzungen in Allgemeinnarkose erfolgen. Voraussetzung für eine ordnungsgemäße Versorgung ist ein geeignetes, feines Instrumentarium. Hilfreich sind Lupenbrille und Operationsmikroskop. Schleimhaut, Muskulatur und Haut müssen schichtweise adaptiert werden.

Für die intraorale Naht wird synthetisches Nahtmaterial (resorbierbar oder ggf. nicht resorbierbar) der Stärken 3-0, 4-0, 5-0 verwendet. Für die Naht der Muskulatur wird feines, resorbierbares synthetisches Material (3-0, 4-0, 5-0) empfohlen. Hautwunden werden entweder mit Intrakutannähten (4-0, 5-0) oder mit (pseudo)monofilem 6-0-Nahtmaterial in Einzelknopftechnik, seltener auch mit fortlaufender Naht adaptiert. Einzelnähte werden extraoral am 5. postoperativen Tag entfernt, um ein Einwachsen des Epithels entlang der Fäden und damit störende Narbenbildungen (Strickleitermuster) zu vermeiden. Nicht versenkte intrakutane Fäden können 10 Tage und länger belassen werden. Ausgedehnte oder infizierte Wunden werden drainiert. Dies gilt insbesondere für perforierende Wunden im Lippenbereich.

Besonders entstellende Narben entstehen durch Einheilen von Schmutzeinsprengungen in Schürfwunden (Schmutztätowierungen). Daher sind alle flächenhaften Schürfwunden mit Schmutzeinsprengungen auszubürsten und zu spülen, um so die Schmutzpartikel mechanisch aus der Wunde zu entfernen. Als Spülflüssigkeit werden z. B. 1-prozentige Wasserstoffsuperoxid-, Polyhexanid- oder physiologische Kochsalzlösung verwendet.

16.4.1 Grundsätze der Frakturbehandlung im Kiefer-Gesichtsbereich

Behandlungsziel der Versorgung von Gesichtsschädelfrakturen ist die anatomisch korrekte Reposition des gebrochenen Knochens in regelrechter Okklusion der Zahnreihen. Die Funktion des stomatognathen Systems, der Augen, der Nase und der Nasennebenhöhlen ist wiederherzustellen. Dem ästhetischen Ergebnis kommt hohe Bedeutung zu. Dieses Ziel kann häufig im Sinne einer Restitutio ad integrum erreicht werden, sofern nicht benachbarte Strukturen wie Augen, Nerven, Zähne und Weichteile geschädigt oder zerstört sind.

Bei der Frakturbehandlung wird zwischen konservativer und operativer Therapie unterschieden. Beide Verfahren können gleichzeitig zur Anwendung kommen. Die **konservative Frakturbehandlung** bedient sich verschiedener, vorwiegend an den Zähnen befestigter Schienen. Die Reposition orientiert sich an der Okklusion. Die Ruhigstellung erfolgt über die Kieferbruchschienen mittels intermaxillärer Verdrahtung oder bevorzugt straffer Gummizüge für 4–6 Wochen, wobei der gebrochene Kiefer am gesunden fixiert wird. Bei vollbezahnten Patientinnen sind auch IMF-Schrauben möglich. Obwohl diese konservativen Verfahren in Einzelfällen ihre Berechtigung haben (nicht dislozierte Frakturen, eventuell Frakturen im kindlichen Kiefer, Zahnluxationen, Alveolarfortsatzfrakturen), wurde die konservative Frakturbehandlung zunehmend von der operativen Frakturbehandlung abgelöst.

Die Methoden der modernen **operativen Frakturbehandlung** werden mit Instrumenten und Implantaten durchgeführt, die für den Gesichtsschädelknochen modifiziert wurden. Dabei ist eine zunehmende Miniaturisierung der Platten (Miniplatten, miniaturisierte Platten verschiedener Profilstärken, Gitterplatten) und die Entwicklung winkelstabiler Platten (Fixateur interne) und Meshes (z. B. für die Orbita, ➤ Abb. 16.8) zu erkennen. Diese werden frakturabhängig von intra- und/oder extraoral eingebracht. Die meisten Frakturen des Unterkieferkörpers und in weiten Teilen des Mittelgesichts (Le-Fort-I-Ebene) können von intraoral versorgt werden. Frakturen am Infraorbitalrand (Le-Fort-II-Ebene) werden oft transkonjunktival operiert, sodass keine sichtbaren äußeren Narben entstehen.

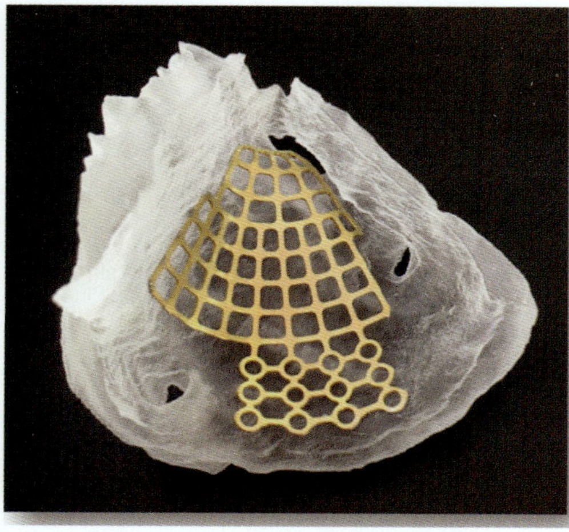

Abb. 16.8 Patientenspezifisches 3-D-Modell mit ankonturiertem Orbitamesh [P1241]

16.4.2 Gelenkverletzungen

Je nach Ausmaß und Art der Gelenkverletzungen wird unterschieden zwischen:

- Kontusion
- Distorsion
- Luxation
- Fraktur

Kontusion, Distorsion und **Fraktur** weisen eine schmerzhafte Einschränkung der Mundöffnungsbewegung auf. Präaurikulär sind die Weichteile über dem Kiefergelenk geschwollen. Es bestehen Druck- und Stauchungsschmerz; die Okklusion ist gestört. Bei der **Kiefergelenkluxation** ist der Unterkiefer in einer halb geöffneten Stellung fixiert (Kiefersperre). Die klinische Diagnose wird röntgenologisch gesichert. Bei dislozierten Gelenkfrakturen, speziell bei Luxationsfrakturen, gibt erst die CT genaue Auskunft über die Lage des kleinen Fragments. Verletzungen des Discus articularis können nur in der MRT nachgewiesen werden.

Kontusion und **Distorsion** des Kiefergelenks werden konservativ mit Schienung und Ruhigstellung (maximal 10 Tage) behandelt. Eine funktionelle Therapie schließt sich an, sie kann bei weniger stark ausgeprägten Beschwerden auch als alleinige Maßnahme eingesetzt werden. Bei Diskusverletzungen ist ein ähnliches Vorgehen angezeigt. Eine **Kiefergelenkluxation** ist möglichst schnell zu reponieren. Bereits wenige Stunden nach der Luxation können Intubationsnarkose und Muskelrelaxation erforderlich werden.

16.4.3 Gelenkfortsatzfrakturen

Nicht dislozierte Frakturen werden konservativ mit Schienung und intermaxillärer Ruhigstellung behandelt. Dislozierte Frakturen und Luxationsfrakturen werden regelhaft chirurgisch versorgt.

Die operative Versorgung von dislozierten Frakturen erfordert ggf. einen extraoralen Zugang. Dieser wird durch den Verlauf des N. facialis erschwert, der kaudal des Kiefergelenks und hinter dem Unterkieferast an die Oberfläche steigt und sich in der Ohrspeicheldrüse verzweigt. Operative Nervenläsionen, auch durch Hakenzug, sind aber unter allen Umständen zu vermeiden.

Frakturen der Gelenkfortsatzbasis werden bevorzugt von einem periangulären oder auch intraoralen Zugang (analog BSSO unter Verwendung eines Winkelschraubendrehers, ggf. endoskopisch assistiert), basisnahe Gelenkhalsfrakturen über antero- oder transparotideale Zugänge, gelenknahe Halsfrakturen sowie Frakturen des Gelenkköpfchens von einem präaurikulären oder auch retroaurikulären Zugang aus versorgt. Gelegentlich sind kombinierte Zugänge erforderlich. Nach Reposition werden die Fragmente mit Miniplatten oder speziellen Plattensystemen (sog. 3-D-Platten) stabilisiert, Gelenkkopffrakturen werden überwiegend mit Schrauben fixiert.

Eine intensive funktionelle Nachbehandlung ist insbesondere bei gelenknahen und Luxationsfrakturen angezeigt. Nach Abschluss der Akutbehandlung ist ggf. eine zahnärztlich-prothetische Rehabilitation notwendig. Diese kann durch optimale Okklusionsgestaltung und parodontale Abstützung des Unterkiefers das Kiefergelenk entlasten und der Ausbildung einer Arthropathia deformans und einer kraniomandibulären Dysfunktion (CMD) entgegenwirken.

16.4.4 Alveolarfortsatzfrakturen

Es handelt sich um Frakturen des Alveolarfortsatzes von Ober- und Unterkiefer. Meistens sind nur wenige Zähne mit dem zugehörigen Alveolarknochen beteiligt. Die Frakturen kommen isoliert oder in Kombination mit anderen Frakturen vor. Die Behandlung isolierter Alveolarfortsatzfrakturen erfolgt wie die Therapie luxierter Zähne im Allgemeinen konser-

16

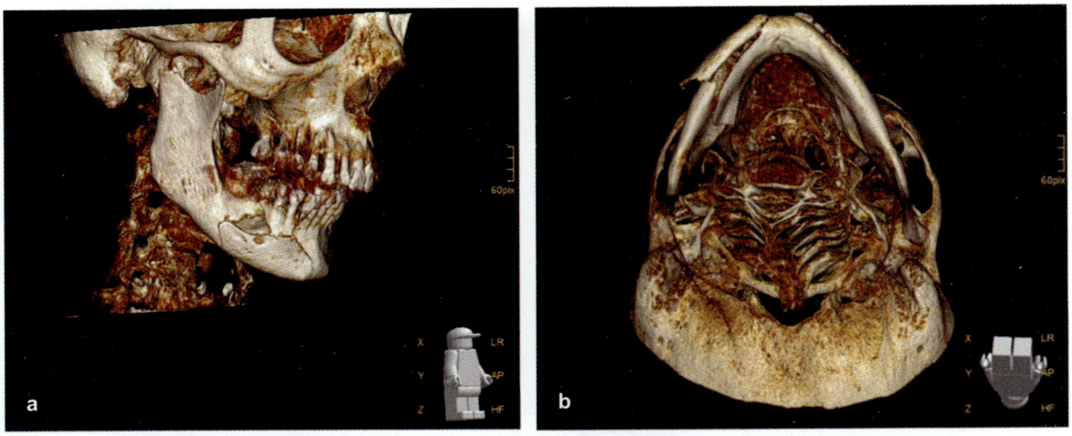

Abb. 16.9 Mehrfragmentäre Unterkieferfraktur: a) Aufsicht von lateral, b) Aufsicht von kaudal [R468]

vativ durch (rigide) Schienung, im individuellen Fall wird die Stabilisierung durch miniaturisierte Plattensysteme erforderlich.

16.4.5 Unterkieferfrakturen

Als exponierter Knochen ist der Unterkiefer besonders häufig traumatischen Schädigungen ausgesetzt, z. B. durch Sturz oder Schlag. Der Anteil der Unterkieferfrakturen an den Gesichtsschädelverletzungen beträgt nach großen Statistiken 65–70 %, wobei er in 50 % der Fälle allein betroffen ist (Neff et al. 2023).
Es werden vier Gruppen von Unterkieferfrakturen unterschieden:

- Frakturen des Unterkieferkörpers innerhalb der Zahnreihe
- Frakturen des Unterkieferkörpers außerhalb der Zahnreihe
- Frakturen des Unterkieferastes
- Frakturen des Gelenkfortsatzes und der Gelenkwalze

Frakturen innerhalb der Zahnreihe stehen über den Parodontalspalt mit der Mundhöhle in Verbindung und sind daher prinzipiell als offene Frakturen anzusehen.

Diagnostik

Viele Unterkieferfrakturen lassen sich anhand klinischer Symptome diagnostizieren, z. B. Schwellung, Druckschmerz, Schleimhauteinrisse, Blutung aus dem Mund, abnorme Beweglichkeit oder Okklusionsstörung. Die Mundöffnung ist meist schmerzhaft eingeschränkt. Druck auf das Kinn löst Stauchungsschmerz im Frakturbereich aus. Leitsymptome einer Gelenkfortsatzfraktur sind neben dem Stauchungsschmerz Okklusionsstörungen (kontralateral offener Biss oder bei bilateralen Frakturen anterior offener Biss, Funktionseinschränkungen der Unterkieferbewegungen). In der Röntgendiagnostik hat sich die CT bei hinreichendem Frakturverdacht als Standard durchgesetzt (➤ Abb. 16.9). Jeder verdächtige Kieferabschnitt muss aber auch bei konventioneller zweidimensionaler Technik in zwei zueinander senkrechten Ebenen dargestellt werden (Orthopantomogramm und Unterkieferaufnahme im halbaxialen Strahlengang nach Clementschitsch).

Therapie

Die Entscheidung über die Art der Therapie (konservativ, operativ, kombiniert) hängt von mehreren Faktoren ab. Zu berücksichtigen sind das Ausmaß und die Lokalisation der Fraktur, die Begleitverletzungen, der Zustand des Gebisses, der Allgemeinzustand des Patienten sowie die zur Verfügung stehenden Behandlungsmöglichkeiten.

Bei nicht dislozierten Frakturen des Unterkiefers innerhalb und außerhalb der Zahnreihe kann eine Schienung und intermaxilläre Ruhigstellung für 4–6 Wochen erfolgen. Unterkieferfrakturen bei Kindern werden noch vielfach konservativ behandelt. Das

Ausmaß der intermaxillären Ruhigstellung kann auf 3 Wochen verkürzt werden. Allerdings setzt sich auch hier zunehmend die operative Versorgung durch, da gerade jüngere Kinder dadurch weniger belastet werden und Zahnkeimverletzungen durch die heute zur Verfügung stehenden miniaturisierten Plattensysteme in der Regel vermieden werden können.

Die modernen Osteosyntheseverfahren mit Mini- und miniaturisierten Platten verschiedener Profilstärken und Konfigurationen sowie monokortikalen, selbstschneidenden Schrauben gestatten nach Reposition der Fragmente die funktionsstabile Ruhigstellung nahezu aller Frakturen in regelrechter Okklusion und Fragmentstellung. Die für die Patientin erheblich belastende intermaxilläre Ruhigstellung kann meistens entfallen. Der Eingriff erfolgt überwiegend in nasaler Intubationsnarkose.

OPERATION

Unterkieferfraktur (Mandibulakörper)

Positionierung: Rückenlage.
Zugang: Transoral, bei von extraoral offenen Frakturen und/oder Trümmerfrakturen (Major Fragmentation) ggf. von extraoral über vorhandene Wunden.

Operationsprinzip

- Die Frakturen werden dargestellt und nach Reposition (Okklusionskontrolle) mit Miniplatten stabilisiert
- Nach Einlage von Redon-Drainagen (8 oder 10 Ch) erfolgt der dichte Nahtverschluss
- In dieser Technik werden Frakturen des Unterkieferkörpers und des Unterkieferastes einschließlich tiefer Gelenkfortsatzfrakturen versorgt

Komplikationen

Komplikationen treten vor allem durch im Bruchspalt belassene, parodontal erkrankte Zähne oder teilretinierte Weisheitszähne und bei instabiler Osteosynthese in Form von Bruchspaltinfektionen auf.

Der Einsatz profilstarker Platten (z. B. Rekonstruktionsplatten), die wegen ihrer Dimensionen und der ggf. bikortikalen Schrauben häufig einen extraoralen Zugang benötigen, ist nur ausnahmsweise erforderlich (z. B. bei Bruchspaltinfektion). Sie wurden von den modernen Gitterplattensystemen mit höherer Profilstärke (Traumaplatten) weitestgehend abgelöst. Grundsätzlich gilt, dass Bohrlöcher für die Schrauben so zu platzieren sind, dass Zahnwurzeln oder der N. alveolaris inferior nicht verletzt werden.

OPERATION

Unterkieferfraktur (Gelenkfortsatz)

Positionierung: Rückenlage, ggf. unter Kippung des Tisches und Kopfseitenlage.
Zugang: Transoral oder extraoral periangulär (vor allem Frakturen der Gelenkfortsatzbasis), antero- bzw. transparotideal (vor allem Gelenkhalsfrakturen), präaurikulär bzw. retroaurikulär (Frakturen des Gelenkkopfs).

Operationsprinzip

- Die Frakturen werden dargestellt und nach Reposition mit Miniplatten (meist Spezialplatten für Basis- und Halsfrakturen) bzw. Schrauben (Gelenkkopf) und/oder miniaturisierten Platten (gelenknahe Halsfrakturen) stabilisiert
- Bei transoralem Zugang erfolgt der dichte Nahtverschluss nach Einlage von Redon-Drainagen (8 oder 10 Ch), bei extraoralen Zugängen optional. Abschließend erfolgt eine Okklusions- und Funktionskontrolle
- Bei allen Varianten der operativen Zugänge zum Gelenkfortsatz gilt es, Hakenzug auf den N. facialis zu vermeiden und eine funktionsstabile Versorgung durchzuführen, die eine frühfunktionelle Übungstherapie ermöglicht

Komplikationen

Schädigungen des N. facialis treten in Abhängigkeit von dem gewählten Zugang mit unterschiedlichen Häufigkeiten auf, wobei das Risiko durch schonenden Umgang mit dem Weichgewebe und der Wahl eines für die jeweilige Frakturlokalisation geeigneten Zugangs deutlich reduziert werden kann. Wundinfektion, Wundhämatome und auffällige Narbenbildung sowie Ankylose können auftreten.

16.4.6 Mittelgesichtsfrakturen

Das Mittelgesicht reicht von den Zähnen des Oberkiefers bis zum oberen Augenhöhlenrand und zur Nasenwurzel. Es umfasst Oberkiefer, Siebbeine, Jochbeine, Nasenbeine, Tränenbeine, Keilbeine und Vomer. Für seinen Aufbau ist ein kompliziertes Hohlraumsystem kennzeichnend, das durch ein Rahmenwerk aus kräftigen Knochenpfeilern mit dazwischengeschalteten, dünnen Knochenlamellen begrenzt wird. Mittelgesichtsfrakturen treten oft in Kombination mit frontobasalen Frakturen auf. Es sind zahlreiche Einteilungen der Mittelgesichtsfrakturen bekannt bekannt, wobei sich die AO-CMF-Traumaklassifikation international

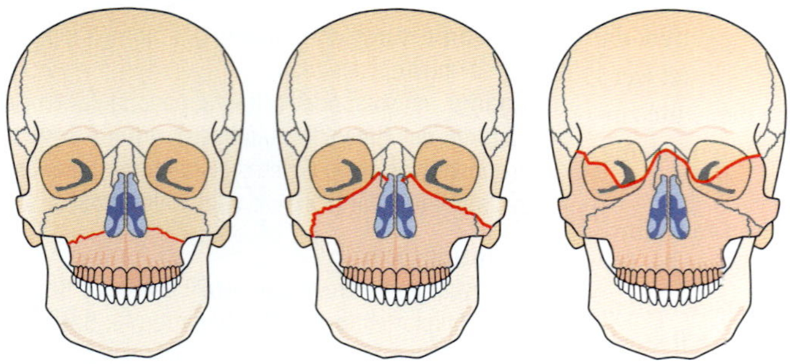

Abb. 16.10 Gesichtsschädelfrakturen nach Le Fort I–III [L190, L143]

durchgesetzt hat (Cornelius et al. 2013). Die Einteilung nach Le Fort (➤ Abb. 16.10) ist ein wichtiger Bestandteil davon. Alle Formen der Mittelgesichtsfrakturen können in Kombination vorkommen.

Bei der klinischen Diagnostik weisen abnorme Beweglichkeit, Stufenbildungen, Krepitation (Knochenreiben), Sensibilitätsstörungen, Hämatome, Blutungen aus der Nase, abnorme Beweglichkeit und Okklusionsstörungen auf die Fraktur hin. Lebensbedrohende Blutungen können auftreten. Die Sicherung der Diagnose erfolgt in der Regel mittels Computer- (CT) oder digitaler Volumentomografie (DVT), konventionelle Röntgenaufnahmen sind weitestgehend in den Hintergrund getreten.

Frakturen vom Typ Le Fort I

Dabei handelt es sich um den Abbruch des zahntragenden Teils des Oberkiefers oberhalb des harten Gaumens. Die Frakturlinie verläuft knapp oberhalb des Kieferhöhlen- und Nasenbodens. Der Oberkiefer ist abnorm beweglich, die Okklusion gestört. Es bestehen Druckschmerz und Stufen an der Crista zygomatico-alveolaris und der fazialen Kieferhöhlenwand sowie Blutungen aus Mund und Nase. Röntgenologisch fällt neben der Kontinuitätsunterbrechung der Crista zygomatico-alveolaris eine Verschattung der Kieferhöhlen auf (Einblutung).

Frakturen vom Typ Le Fort II

Bei diesem Frakturtyp brechen Oberkiefer, Nasenskelett, Siebbeine, Tränen- und Keilbein wie eine Pyramide aus der mittleren Etage des Gesichts heraus. Frontobasale Verletzungen mit Eröffnung des Liquorraums sind möglich. Die Frakturlinie verläuft innerhalb oder oberhalb der Nasenbeine, der medialen Orbitawand, entlang der Fissura orbitalis inferior, durch das Foramen infraorbitale und entlang der lateralen Kieferhöhlenwand und durchtrennt die Flügelfortsätze. Abweichungen vom Frakturlinienverlauf sind möglich. Das Mittelgesicht ist abnorm beweglich, abgeflacht *(Dish Face)* und nach dorsal und kaudal verlagert. Es liegen eine Okklusionsstörung mit frontal offenem Biss, Blutungen aus Mund und Nase sowie ein Brillenhämatom vor. Da der Boden der Orbitahöhle und der Canalis infraorbitalis regelmäßig frakturieren, werden häufig Funktionsstörungen der Augenmuskeln mit Doppelbildsehen und Sensibilitätsstörungen im Ausbreitungsbereich der N. infraorbitalis beobachtet. Stufen können infraorbital und an der Crista zygomatico-alveolaris palpiert werden. Im Röntgenbild fallen neben den Verschattungen der Nebenhöhlen die Unterbrechungslinien des Infraorbitalrands und der Crista zygomatico-alveolaris auf.

MERKE

Einklemmungen der Augenmuskeln treten nur bei Kindern auf und stellen einen pädiatrischen Notfall dar

Frakturen vom Typ Le Fort III

Hierbei handelt es sich um den Abriss des Gesichtsschädels (Oberkiefer, Jochbeine und Nasengerüst) vom Neurocranium. Eine frontobasale Beteiligung mit Liquorrhö ist häufig. Die Frakturlinien verlaufen durch die frontonasale und frontomaxilläre Sutur über das Tränenbein und die mediale Orbitawand unter Umgehung des Foramen opticum zur Orbitafissur. Der Flügelfortsatz wird durchtrennt; der Abriss des Mittelgesichts wird vervollständigt durch Frakturen der Sutura fronto-zygomatica und des Jochbogens. Neben der abnormen Beweglichkeit und der Abflachung und Verlängerung des Mittelgesichts fallen Okklusionsstörungen, Blutungen aus der Nase und Brillenhämatome auf. Stufen können an der Sutura fronto-zygomatica und an der Nasenwurzel getastet werden. Im Röntgenbild sind die Unterbrechungen an der lateralen Orbita und der Nasenwurzel gut zu erkennen. Bei frontobasalen Frakturen mit Zerreißung der Dura findet sich Luft im Schädelinneren.

Laterale Mittelgesichtsfrakturen (zygomatikoorbitaler Komplex)

Hierbei handelt es sich vorwiegend um die Frakturen des Jochbeins, des Jochbogens und des Orbitabodens. Sie stellen die häufigsten Mittelgesichtsfrakturen dar.

Bei isolierten Jochbeinfrakturen verlaufen die Bruchlinien durch die Sutura fronto-zygomatica, entlang des lateralen Orbitarands durch den Orbitaboden zum Infraorbitalrand, über die faziale Kieferhöhlenwand durch das Foramen infraorbitale zur Crista zygomatico-alveolaris und der dorsalen Kieferhöhlenwand. Durch die Zerstörung der Orbitawandungen kommt es regelmäßig zu Bulbustiefstand und Enophthalmus mit Doppelbildsehen, in den ersten Tagen nach dem Trauma können diese Symptome durch Hämatome (Monokelhämatom) und Ödeme maskiert sein. Sensibilitätsstörungen des N. infraorbitalis bestehen regelmäßig, eine Kieferklemme durch Blockierung des Unterkiefers gelegentlich. Im Röntgenbild finden sich Unterbrechungslinien im Bereich der Sutura frontozygomatica, der Crista zygomatico-alveolaris und infraorbital, die Kieferhöhle ist verschattet.

Orbitawandverletzungen

Bei Orbitabodenverletzungen sinkt der Inhalt der Orbitahöhle in die Kieferhöhle ab. Es kommt zu Bulbustiefstand und Enophthalmus, verbunden mit Doppelbildsehen. Im Röntgenbild ist das in die Kieferhöhle prolabierte Orbitafett zu erkennen („hängender Tropfen"). Bei Frakturen der medialen Orbitawand vergrößert sich das Volumen der Orbita. Bei ausgedehnteren Frakturen kommt es ebenfalls zu Bulbustiefstand und Enophthalmus.

Weiter werden Frakturen des Jochbogens, der Orbitawände, des Orbitadachs und der Orbitaränder unterschieden.

Frakturen des naso-orbito-ethmoidalen Komplexes (NOE-Frakturen)

Isolierte Nasenbeinfrakturen und Frakturen des naso-orbito-ethmoidalen Komplexes werden von den anderen Frakturen abgegrenzt.

OPERATION

Therapie der Mittelgesichtsfrakturen

Die Therapie der Mittelgesichtsfrakturen geschieht überwiegend operativ.
Positionierung: Rückenlage.
Zugang: Transoral, transkonjunktival, transkutan (palpebral), Bügelschnitt.

Operationsprinzip

- Nach Reposition der Fragmente werden diese durch Mini-, 3-D-Mini- und miniaturisierte Platten in regelrechter Okklusion stabilisiert
- Die Rekonstruktion der komplexen Geometrie der Orbitawandungen erfolgt nach Rekonstruktion des Orbitarings und nach Reposition der Orbitaweichteile, insbesondere bei größeren Defekten mit Titangitterfolien. Resorbierbare Folien können bei kleineren Defekten eingesetzt werden
- Nasenbeinfrakturen werden reponiert und durch innere und äußere Schienung stabilisiert
- Der Zugang zu den Frakturen soll keine sichtbaren Narben hinterlassen. Er erfolgt daher von intraoral (Midfacial Degloving) oder transkonjunktival (Orbitaboden) bzw. retrokarunkulär (mediale Orbitawand). Wird ein extraoraler, transkutaner Zugang erforderlich, sollte er ästhetisch unauffällig in einer Hautfalte zu liegen kommen oder subziliär bzw. subtarsal geführt werden. Falls erforderlich, kann durch eine laterale Kanthotomie der Zugang zum Orbitaboden erweitert werden. Die Sutura fronto-zygomatica kann von einem Schnitt im lateralen Oberlid (palpebral) aus dargestellt werden
- Zur Versorgung komplexer Mittelgesichtsfrakturen, insbesondere auch für NOE-Frakturen, ist der bikoronale Bügelschnitt besonders geeignet. Er wird vor allem angewendet, wenn gleichzeitig ausgedehnte frontobasale Verletzungen gemeinsam mit Neurochirurginnen versorgt werden
- Bei allen Frakturen mit Beteiligung der Orbita ist eine Schädigung des N. opticus mit Erblindung auszuschließen. Retrobulbäre Hämatome mit Erhöhung des Augeninnendrucks erfordern eine sofortige notfallmäßige Intervention, da die Gefahr der Erblindung droht. Über einen infraorbitalen Zugang und eine laterale Kanthotomie wird das Septum orbitale eröffnet und das Hämatom entlastet. Selten wird eine laterale Orbitotomie erforderlich

16.5 Tumorchirurgie

Tumoren im Mund-Kiefer-Gesichtsbereich und ihre Behandlung rufen erhebliche Störungen der Funktion und Ästhetik hervor, da bereits verhältnismäßig kleine Läsionen zahlreiche der auf engem Raum zusammengedrängten Strukturen befallen. Hinsichtlich der Anatomie wird daher auf die weiterführende Literatur verwiesen.

Es werden gut- und bösartige, epitheliale, pigmentbildende, odontogene und nicht odontogene mesenchymale Tumoren unterschieden. Die meisten Tumoren weisen klinisch eine sehr monotone Symptomatik auf. Häufigstes Symptom ist eine Schwellung, gelegentlich werden Sensibilitätsstörungen, Lähmungen (N. facialis), Schmerzen und besonders bei Malignomen Ulzerationen beobachtet. Neben der Anamnese, der klinischen Befunderhebung und der konventionellen Röntgenuntersuchung tragen Sonografie, CT und Kernspintomografie zum Erkennen der Tumorausdehnung und zur Diagnosestellung bei. Die endgültige Diagnose kann jedoch erst nach histologischer Aufarbeitung einer ausreichend großen Biopsie gestellt werden.

16.5.1 Gutartige epitheliale Tumoren

Gutartige epitheliale Tumoren können aus unbekannter Ursache, aufgrund einer Epithelreizung und bei Virusinfektionen entstehen. Die häufigsten derartigen Neoplasien sind **Papillome, Condylomata acuminata,** die **fokale epitheliale Hyperplasie** und **Adenome.** Da bei derartigen Schleimhautveränderungen ein Malignom klinisch nicht ausgeschlossen werden kann, ist immer die vollständige Entfernung und histologische Untersuchung zu fordern.

16.5.2 Bösartige epitheliale Tumoren

Epitheliale Vorläuferläsionen (Präkanzerosen)

Epitheliale Vorläuferläsionen *(Präkanzerosen)* sind definiert als Gewebeveränderungen, die häufiger maligne entarten als entsprechendes unverändertes Gewebe. Sie sind daher potenzielle Vorläufer eines Krebses. Die wichtigsten Präkanzerosen sind die **verruköse Leukoplakie,** die **noduläre Leukoplakie,** die **erosive Leukoplakie,** die **Erythroplakie** sowie der **erosive Lichen ruber planus.** Unter dem klinischen Bild der Leukoplakie können bereits früh invasive Karzinome verborgen sein. Das Carcinoma in situ entwickelt sich unbehandelt immer zu einem infiltrierend wachsenden, metastasierenden Karzinom. Beim Morbus Bowen handelt es sich um ein Carcinoma in situ der Haut.

Alle präkanzerösen Haut- und Schleimhautveränderungen werden bei Vorliegen von insbesondere höhergradigen Dysplasien vollständig entfernt und histologisch aufgearbeitet. Bei vollständiger Entfernung ist die Prognose gut. Da bei den Betroffenen häufig eine multifokale Schädigung von Haut bzw. Schleimhaut vorliegt, ist eine langfristige Kontrolle erforderlich, um erneut auftretende Läsionen rechtzeitig zu erkennen.

Basalzellkarzinom (Basaliom)

Das Basalzellkarzinom *(Basaliom)* ist ein infiltrierend und destruierend wachsender Tumor. 70 % der Basaliome treten in der Kopf-Hals-Region auf (Lobeck et al. 2017). Die Therapie besteht in der Exzision mit ausreichendem Sicherheitsabstand und histologischer Schnittrandkontrolle. Rezidive, vor allem bei inadäquater Therapie, sind häufig.

Plattenepithelkarzinome der Haut befallen vor allem Unterlippe, Stirn, Schläfen, Ohren und Wangen. Während Plattenepithelkarzinome der Haut insgesamt sehr selten metastasieren, trifft dies insbesondere für die **Risikolokalisationen** Ohr und Unterlippe sowie für große (≥ 2 cm) und tief infiltrierende (> 6 mm), wenig differenzierte Tumoren mit Bindegewebsbildung und Lymphscheideninfiltration nicht zu. Hier müssen die abhängigen Lymphwege ggf. saniert werden.

Lippenkarzinome treten besonders häufig in der Unterlippe auf. Muss über ein Drittel der Lippe reseziert werden, sind ausgedehnte plastische Rekonstruktionen notwendig. Die Exstirpation der drainierenden Lymphknotenstationen *(supraomohyoidale Neck Dissection)* ist abhängig z. B. von der Beteiligung des Lippenrots und/oder den oben genannten Kriterien notwendig (➤ Abb. 11.16).

Mundhöhlenkarzinome

Plattenepithelkarzinome der Mundhöhle und des Oropharynx sind die häufigsten malignen Tumoren dieser Region. Meistens sind Mundboden, Alveolarfortsatz des Unterkiefers, Zunge, Gaumenbögen, Lippen- oder Wangenschleimhaut betroffen. Die endophytisch und exophytisch wachsenden Tumoren infiltrieren das umliegende Gewebe einschließlich des Knochens und zerfallen an der Oberfläche geschwürig. Eine Metastasierung in die submandibulären und zervikalen Lymphknoten tritt häufig auf. Die Prognose dieser Tumoren ist schlecht. Häufig treten lokale Rezidive oder Zweittumoren auf. Die tumorstadienunabhängige durchschnittliche Fünfjahresüberlebensrate liegt bei etwa 44–55 % (Freudlsperger et al. 2023).

Bei operablen Karzinomen wird die Blockresektion zusammen mit den abführenden Lymphgefäßen *(Neck Dissection)* angestrebt. Der Tumor selbst ist im (histologisch überprüften) Abstand von wenigstens 0,5 cm zu allen Ebenen zu entfernen. Die Radikalität der Operation lässt auf dort vorhandene anatomische Strukturen (z. B. Unterkiefer oder Nerven) keine Rücksichtnahme zu.

OPERATION

Mundhöhlenkarzinom

Positionierung: Rückenlage, orale bzw. nasale Intubation, bei ausgedehnten Tumoren, insbesondere bei Zungen- und Mundbodenbeteiligung, auch Tracheotomie. Die Rückenlage erlaubt die simultane Entnahme von freien Lappen (Ausnahmen: Latissimus-dorsi-Lappen und Lappen aus der Schulterblattregion, die eine Halbseitenlage und/oder eine intraoperative Umpositionierung erfordern).

Zugang: Transoral, transkutan, ggf. Spaltung des Unterkiefers.

Operationsprinzip

- Zur Sicherstellung einer ausreichenden Übersicht während der Tumorresektion wird, speziell bei weit dorsal lokalisierten Tumoren, die Eröffnung der Unter- bzw. Oberlippe oder auch des Unterkiefers erforderlich
- Bei der Schnittführung sind die Gesichtsfelderungen bzw. die RSTL (Hautspannungslinien) zu beachten, um ein ästhetisch befriedigendes Ergebnis zu erzielen
- Nach temporärer Spaltung des Unterkiefers ist eine funktionsstabile Osteosynthese in exakter Fragmentstellung und Okklusion durchzuführen (Pseudarthrosegefahr)
- Unterkieferresektion mit Kontinuitätsunterbrechung; der Defekt wird in der Regel mit einer Überbrückungsplatte oder einem autogenen, meist mikrovaskulär anastomosierten Knochentransplantat geschlossen, das auch den Verschluss der Weichteildefekte erlaubt. Das Vorgehen ist u. a. abhängig von der Lokalisation des Defekts, dem Allgemeinzustand der Patientin und der Notwendigkeit einer postoperativen Strahlentherapie
- Die Überbrückungsplatten bestehen aus Titan, sie müssen spannungsfrei mit Weichgewebe bedeckt werden (**cave:** Dehiszenzen), was ggf. die Versorgung des Tumordefekts mit einem freien oder gestielten Lappen erforderlich macht
- Autogene Knochentransplantate (frei oder mikrovaskulär gestielt) werden durch ausreichend stabile Osteosynthesen fixiert. Digitale Planung und CAD-/CAM-Techniken haben sich hier weitgehend als Standard in der rekonstruktiven Chirurgie durchgesetzt
- Die Resektion des Kinnbogens ohne anschließende Rekonstruktion (Platte, Knochen) macht wegen der nach dorsal sinkenden Zunge eine dauerhafte Tracheotomie (➤ 7.14) fast unumgänglich. Ein alloplastischer Ersatz ist in der Regel nur temporär geeignet, um den Kinnbogen ästhetisch zufriedenstellend zu rekonstruieren. Insbesondere nach einer Strahlentherapie ist mit ausgeprägten narbigen Verziehungen und dem Freiliegen der Platten zu rechnen
- Zahnersatz kann in der Regel erst nach knöcherner Rekonstruktion des Unterkiefers eingegliedert werden

Oberkieferkarzinome

OPERATION

Oberkieferkarzinom

Positionierung: Rückenlage.

Zugang: Transoral, Midfacial Degloving (➤ 16.3.2), transfazial.

Operationsprinzip

- Kleine Malignome des Oberkiefers (T1, evtl. T2) können von einem intraoralen Zugang aus angegangen werden. Größere Tumoren, insbesondere bei Mitbeteiligung von Nasen- und Kieferhöhle, erfordern ein Midfacial Degloving oder die Eröffnung der Oberlippe und Abklappung der Wangenweichteile in der Schnittführung nach Weber-Ferguson-Dieffenbach (➤ Abb. 16.11)
- Der betroffene Kieferabschnitt wird im ausreichenden Sicherheitsabstand mit der Säge oder dem Piezoosteotom umschnitten und mit dem Meißel herausgelöst. Retromaxillär besteht bei Verletzung der A. maxillaris die Gefahr erheblicher Blutverluste. Dorsal des Flügelfortsatzes ist der Verlauf der A. carotis interna zu beachten

16

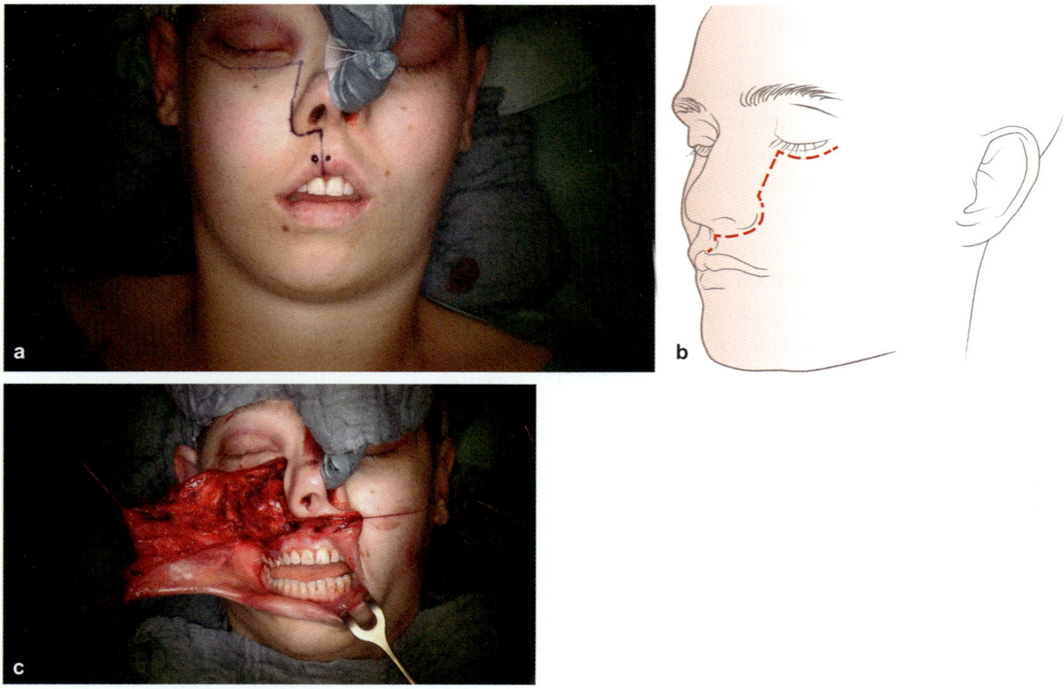

Abb. 16.11 Tumorresektion mittels Zugang nach Weber-Ferguson-Dieffenbach bei ausgedehntem Chondrosarkom im Bereich des Oberkiefers und der Orbita rechts. a) Intraoperativer Situs mit geplanter Schnittführung. b) Schematische Darstellung des Zugangs nach Weber-Ferguson-Dieffenbach. c) Intraoperativer Situs nach chirurgischem Zugang von frontal und lateral rechts [P1253]

- Bei Befall des Orbitabodens und/oder Infiltration des Orbitainhalts kann eine Exenteratio orbitae erforderlich werden
- Die Wundhöhle im Oberkiefer wird oft nur tamponiert und der Sekundärheilung überlassen. Lediglich die Wangenweichteile werden mit Spalthaut abgedeckt, um der Narbenschrumpfung und der sich daraus entwickelnden Kieferklemme entgegenzuwirken. Dieses Vorgehen gestattet während der Nachsorge einen genauen Überblick über die Resektionshöhle und ermöglicht ein frühzeitiges Erkennen von Rezidiven. Der Defekt lässt sich mit zahnärztlich-prothetischen Mitteln (Obturatorprothese), ggf. unter Verwendung enossaler Implantate, funktionell und ästhetisch zum Teil befriedigend verschließen
- Die Rekonstruktion des Oberkiefers erfolgt in der Regel mit freien osteomyokutanen Lappen (Skapula, Fibula) nach vorhergehender CAD-/CAM-Planung. Zum Verschluss der Verbindung zwischen Mund- und Kieferhöhle genügt zunächst das Einbringen z. B. eines freien fasziokutanen oder myokutanen Lappens. Bei suffizientem Weichteilverschluss besteht auch die Option eines patientenspezifischen alloplastischen Ersatzes zur Verankerung von Zahnersatz

Speicheldrüsentumoren

Die Neubildungen der Speicheldrüsen sind sehr vielfältig in ihrer Struktur. Das Verhältnis von bösartigen zu nicht bösartigen Speicheldrüsentumoren beträgt etwa 1:2. Gut- und bösartige Tumore kommen in den großen (Glandula parotis, submandibularis, sublingualis) und den kleinen Speicheldrüsen der Mundschleimhaut vor.

Gutartige epitheliale Speicheldrüsentumoren – pleomorphes Adenom

Das phleomorphe Adenom macht fast 50 % aller Speicheldrüsentumoren aus, in der Parotis beträgt der Anteil 80 % (Reinert, Neff 2023). Der Tumor ist durch langsames Wachstum gekennzeichnet. Eine maligne Transformation des Tumors wird immer wieder beobachtet. Daher wird der Tumor mit seiner Pseudokapsel vollständig entfernt. Bei Befall der Ohrspeicheldrüse erfolgt traditionell meist eine laterale, seltener eine totale konservative Parotidektomie unter Erhalt des N. facialis. Bei Befall der Glandula submandibularis oder sublingualis wird diese in der Regel vollständig entfernt. Pleomorphe Adenome der kleinen Speicheldrüsen sind großzügig zu umschneiden. Beim **Whartin-Tumor (Zystadenolymphom)** wird analog zum pleomorphen Adenom dagegen die extrakapsuläre Dissektion oder eine segmentale Resektion (z. B. laterokaudaler Pol) durchgeführt.

Bösartige epitheliale Speicheldrüsentumoren – adenoidzystisches Karzinom

Das adenoidzystische Karzinom (ACC) ist ein maligner Tumor, der sich infiltrativ vor allem entlang den Gefäßnervenscheiden ausbreitet und verhältnismäßig spät metastasiert (Lungenmetastasen). Als Therapieoption der Wahl gilt (abgesehen von kleinen, lokal sicher resektablen ACCs) die Partikeltherapie.

Weitere maligne Speicheldrüsentumoren sind das mukoepidermoide Karzinom, das Acinuszellkarzinom sowie Adeno- und Plattenepithelkarzinome. Eine radikale Operation dieser Tumoren, ggf. einschließlich der abhängigen Lymphbahnen, ist erforderlich, wobei beim Mukoepidermoidkarzinom die gering differenzierte High-Grade-Variante extensiv radikalchirurgisch therapiert wird, ggf. inklusive adjuvanter Strahlentherapie.

16.6 Chirurgie der peripheren Nerven im Mund-Kiefer-Gesichtsbereich

Nerven sind vor allem im Rahmen der Tumorchirurgie sowie durch Verletzungen gefährdet. Besonders häufig betroffen sind der N. facialis in seinem extratemporalen Verlauf und einzelne sensible Trigeminusäste wie der N. alveolaris inferior und der N. lingualis. Letztere sind auch durch iatrogene Verletzungen anlässlich einer Weisheitszahnentfernung gefährdet. Seltener sind der N. hypoglossus und der N. accessorius beteiligt (Tumorchirurgie).

Läsionen des N. facialis führen zu einer vollständigen oder partiellen Lähmung der betroffenen Gesichtsseite, die die Patientin funktionell und ästhetisch beeinträchtigt. Eine Schädigung des N. hypoglossus verursacht eine halbseitige Lähmung und Atrophie der Zunge, eine Läsion des N. accessorius resultiert in einer Lähmung des M. trapezius und des M. sternocleidomastoideus (Schultertiefstand, Armheberschwäche) und kann z. B. als Komplikation nach Neck Dissection im Level IIb auftreten.

Eine Durchtrennung des N. lingualis ist mit dem Verlust der Sensibilität und meistens des Geschmacks in der betroffenen Zungenhälfte *(Chorda tympani)* verbunden. Die Durchtrennung des N. alveolaris inferior führt zum Sensibilitätsverlust vor allem in der Unterlippe.

Unterbrechungen der Nervenfunktion können Folge von Kompression oder Durchtrennung sein. Während nach Kompression eine Spontanheilung häufig beobachtet wird, erfordert die völlige Durchtrennung des Nervs dessen mikrochirurgische Rekonstruktion. Die Nervenstümpfe werden ggf. angefrischt und bevorzugt epineural exakt adaptiert, um so ein ungehindertes Eindringen der regenerierenden Axone in den peripheren Nervenstumpf sicherzustellen (➤ Abb. 16.12). Der Eingriff erfolgt regelmäßig in Intubationsnarkose unter dem Operationsmikroskop mit 6- bis 25-facher Vergrößerung (monofile Polyamidfäden 9-0 bis 11-0). Nervenverletzungen sind meistens mit einem Verlust von Nervensubstanz verbunden. Da eine spannungsfreie Adaptation der Nerven für die Heilung unabding-

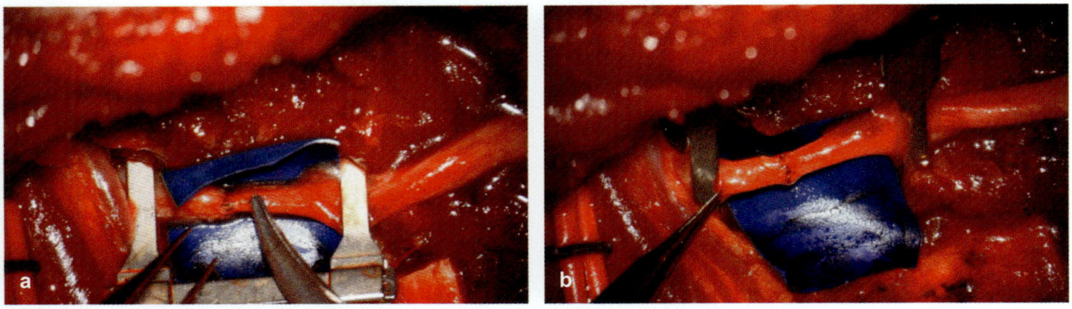

Abb. 16.12 Epineurale Nahttechnik. a) Durchführung der letzten Epineuralnaht – Stechen des Epineuriums. b) Vollständige epineurale Neurorafie [L255]

bar ist, wird häufig ein Nerventransplantat benötigt. Verwendung finden hierbei vor allem der N. suralis, der N. auricularis magnus und der N. saphenus. Auch Entubulationstechniken mit venösem Interponat kommen zum Einsatz.

16.7 Wiederherstellungschirurgie des Gesichtsschädels und der bedeckenden Weichteile

Die Wiederherstellung des Gesichtsskeletts ist Voraussetzung für weitere rekonstruktive Maßnahmen. Dabei sind neben ästhetischen vor allem funktionelle Aspekte entscheidend (Orbita, Nase, Unterkiefer).

16.7.1 Knochenersatz

Die dauerhafte Rekonstruktion knöcherner Strukturen von Mittelgesicht und Unterkiefer erfolgt überwiegend mit autogenen Transplantaten, allerdings kommen zunehmend meist patientenspezifische alloplastische Implantate zum Einsatz (z. B. totaler alloplastischer Kiefergelenkersatz). Prinzipiell wird bei autogenen Transplantaten zwischen freien und gefäßgestielten Knochentransplantaten unterschieden. Letztere verwendet man vor allem als kombinierte osteomyokutane Transplantate zum gleichzeitigen Knochen- und Weichgewebeersatz.

OPERATION

Autogene Knochentransplantation

Als Spenderregion für freie Knochentransplantate eignen sich u. a. Beckenkamm, Kalotte und Rippe. Der Eingriff erfolgt in Intubationsnarkose, in nasaler oder in oraler Intubation.
Positionierung: Abhängig vom Entnahmeort.
Zugang: In Abhängigkeit vom Entnahme- und Einlagerungsort.

Operationsprinzip

- Nach Darstellung wird der benötigte Knochenspan mit Säge und Meißel entnommen (bei reiner Spongiosaentnahme Stanze/Trepan und scharfe Löffel, z. B. Beckenkamm und Tibiakopf)
- Sorgfältige Blutstillung im Bereich der Spongiosawunde (z. B. Kollagenvlies), schichtweiser Wundverschluss
- Nach Präparation des Transplantatlagers wird der Knochenspan eingepasst
- Eine bei kortikospongiösen Transplantaten in der Regel erforderliche, übungsstabile Fixation erfolgt über Osteoynthesen (ggf. patientenspezifisch)
- Schichtweiser Nahtverschluss, Redon-Drainagen
- Bei bezahnten Patientinnen wird die Sicherung der Okklusion über IMF-Schrauben oder eine intraoperative Schienung der Restbezahnung und ggf. eine postoperative intermaxilläre/mandibulomaxilläre Ruhigstellung erforderlich

Die Einheilung des frei transplantierten Knochens hängt von der Vaskularisation des Transplantatlagers ab. Daher wird vor allem im bestrahlten Gewebe sowie bei gleichzeitig bestehendem Weichteildefizit mikrochirurgisch anastomosierten Transplantaten der Vorzug gegeben, die häufig aus Knochen, Muskulatur und Haut bestehen (Composite Graft). Als Spenderregion kommen u.a. Crista iliaca, Fibula und Scapula infrage.

16.7.2 Weichgewebsersatz

Nach Traumen, aber insbesondere nach tumorchirurgischen Eingriffen entstehen ausgedehnte Weichgewebsdefekte, die die Patientinnen funktionell und ästhetisch erheblich beeinträchtigen. Die Rekonstruktion erfolgt mit Nahlappenplastiken, gefäßgestielten Insellappen und mikrovaskulär anastomosierten freien Lappen. Zur Weichteilrekonstruktion im Kiefer-Gesichtsbereich eignen sich dabei besonders der M. temporalis, der M. pectoralis major mit der zugehörigen Haut sowie bevorzugt mikrovaskulär anastomosierte Lappen, z. B. Radialislappen (➤ Abb. 16.13) und lateraler Oberarmlappen, Vastus-lateralis-Lappen (ALT), Latissimus-dorsi-Lappen oder Rectus-abdominis-Lappen.

16.8 Septische Chirurgie im Kiefer-Gesichtsbereich

16.8.1 Weichteilinfektionen

Weichteilentzündungen wie z. B. apikale Parodontitis, Infektion nach Zahnentfernung, Dentitio difficilis, marginale Parodontitis, infizierte Wurzelreste oder

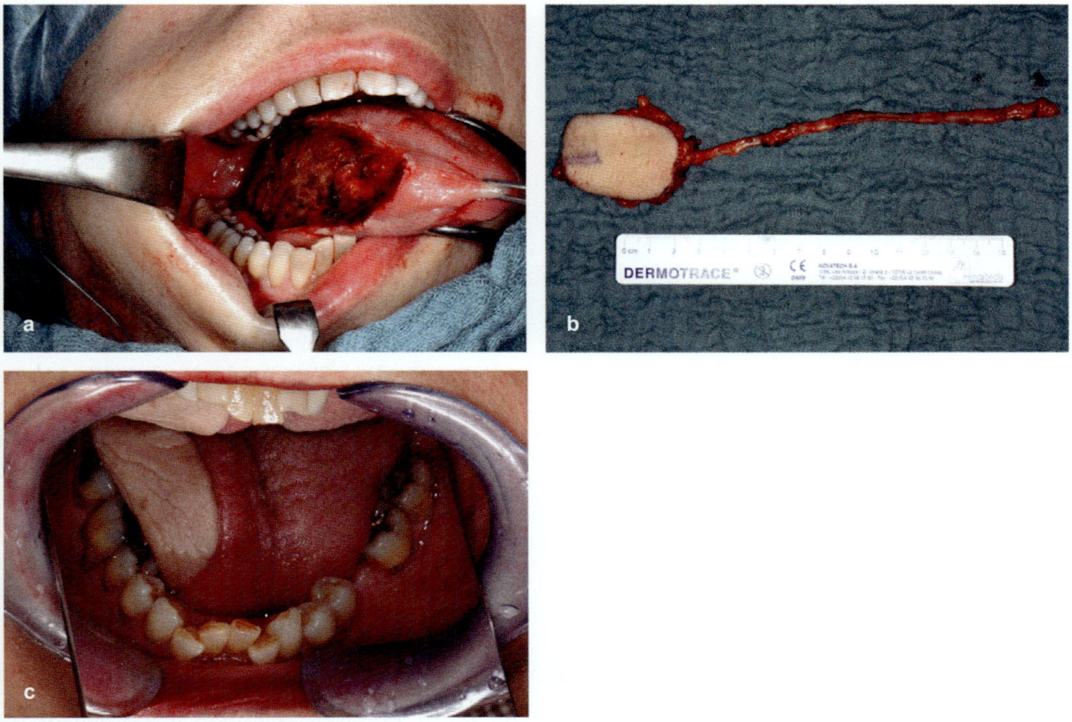

Abb. 16.13 Chirurgische Therapie eines Mundhöhlenkarzinoms am Zungenrand rechts. a) Operativer Situs nach Resektion. b) Mikrochirurgisches Transplantat vom Unterarm. c) Rekonstruktionsergebnis [P1253]

infizierte Zysten im Mund-Kiefer-Gesichtsbereich haben literaturabhängig in 29–71 % eine odontogene Ursache (Vilén et al. 2023). Klinisch werden folgende Formen der Entzündung unterschieden:

- Ödem
- Infiltrat
- Abszess
- Phlegmone

Während eine Infektion in der Ödemphase regelmäßig und ein Infiltrat häufig durch Antibiotikatherapie abheilen können, erfordern Abszess und Phlegmone immer eine chirurgische Behandlung. Als **Abszess** wird eine Eiteransammlung im Gewebe definiert, die durch einen Granulationswall gegen die Umgebung abgegrenzt ist.

Die **Phlegmone** ist dagegen eine diffuse Eiterbildung im Gewebe, die sich schrankenlos ausbreitet und keinen abgrenzenden Randwall aufweist.

In Abhängigkeit von der Lokalisation des Abszesses werden submuköse, subkutane und Logenabszesse unterschieden. **Submuköse Abszesse** bilden sich im Mundvorhof, seltener im Mundboden oder Gaumen. **Subkutane Abszesse** treten vor allem in der Wange, der Oberlippe (Naseneingang) und am Kinn auf (Differenzialdiagnose: Furunkel). **Logenabszesse** betreffen am häufigsten den perimandibulären, den submandibulären, den pterygomandibulären und den parapharyngealen Raum (Horch 2003). Bei Ausbreitung zum Zungengrund, nach retromaxillär, in die Halsweichteile und weiter ins Mediastinum bzw. zur Schädelbasis hin besteht Lebensgefahr durch Verlegung der Atemwege, Sepsis, Meningitis oder septische Thrombosierung der großen Gefäße.

Diagnostik

Häufig kann die Diagnose nach Anamnese und Befund gestellt werden. Die Weichteile sind geschwollen, bei submukösen und subkutanen Abszessen ist Fluktuation regelhaft nachweisbar. Logenabszesse weisen ein erhebliches Begleitödem auf. Die Haut über dem betroffenen Körperabschnitt ist prall gespannt, der Unterkiefer ist z. B. bei perimandibulären Abszessen nicht mehr durchtastbar. Fluktuation ist oft nicht nachweisbar. Oft liegen Schluckbeschwerden und Einschränkungen der Kieferöffnung vor. Diagnostische Hilfsmittel sind konventionelle Röntgenaufnahmen zum Erkennen der Abszessursache. Neben Kernspintomografie und CT ermöglicht vor allem die Sonografie die sichere Lokalisation der eitrigen Einschmelzung.

Therapie

Abszesse und Phlegmonen werden obligat chirurgisch eröffnet und drainiert (Ausnahme: gerinnungskompromittierte Patientinnen). Die Inzision der bedeckenden Weichteile muss einen ausreichenden Eiterabfluss garantieren und deshalb auch bei kleinen, umschriebenen Abszessen breit erfolgen.

OPERATION

Abszesseröffnung

Positionierung: Rückenlage.
Zugang: Transkutan, transoral.

Operationsprinzip

- Submuköse und subkutane Abszesse können häufig in örtlicher Betäubung (Infiltrations- bzw. Leitungsanästhesie) eröffnet werden. Logenabszesse erfordern eine Allgemeinnarkose mit oraler bzw. nasaler Intubation, die ggf. fiberoptisch durchgeführt werden muss
- Die meisten Logenabszesse werden von extraoral eröffnet
- Nach scharfer Durchtrennung von Haut und Platysma wird der Abszess stumpf eröffnet (Kornzange) und drainiert (z. B. Gummilaschen, Easy-Flow-Drainagen o. Ä.)
- Es erfolgt ein Abstrich zur bakteriologischen Untersuchung
- Der Transport des Untersuchungsmaterials muss in geeigneten Gefäßen erfolgen (z. B. Port-A-Cul®), um Anaerobier (Problemkeime) nachweisen zu können
- Das Wundgebiet wird durch die Drainagen offen gehalten. Häufig werden dafür Drainagen ohne Sog eingebracht, die sukzessive zurückgezogen werden, um infizierte Sekretverhalte zu vermeiden

Bei umschriebenen Abszessen und fehlender Allgemeinsymptomatik ist die chirurgische Therapie meist ausreichend. Bei gestörtem Allgemeinbefinden (Temperaturen > 38,5 °C, Leukozytose) und Ausbreitungstendenz des Prozesses erfolgt zusätzlich eine Antibiotikatherapie, wenn möglich anhand eines Antibiogramms.

16.8.2 Fremdkörper in der Kieferhöhle

Fremdkörper in der Kieferhöhle sind verhältnismäßig häufig. Sie werden oftmals im Rahmen einer zahnärztlichen Behandlung akzidentell eingebracht, z. B. frakturierte Wurzelspitzen oder Abdruck- und Wurzelfüllmaterial. Als Traumafolge werden Splitter vorgefunden, z. B. Sekuritglas, Geschossteile, Sand oder Steine. Bei unauffälliger Anamnese werden Fremdkörper häufig erst durch die CT bzw. bei der endoskopischen Untersuchung erkannt. Fremdkörper sind regelmäßig aus der Kieferhöhle zu entfernen.

16.8.3 Entzündungen der Speicheldrüsen

Der Speichel spielt eine komplexe Rolle bei der Nahrungsaufnahme, bei der Einleitung von Verdauungsprozessen, bei der Immunabwehr und dem Schutz der Zähne.

Anatomie und Physiologie

Die **Glandula parotis** (Ohrspeicheldrüse) ist die größte der paarig angelegten Speicheldrüsen. Sie liegt zwischen Unterkiefer und M. masseter einerseits und äußerem Gehörgang und Processus mastoideus andererseits in der Fossa retromandibularis. Der Ausführungsgang verläuft auf dem M. masseter und mündet in Höhe des 2. oberen Molaren. Die Äste des N. facialis ziehen durch das Drüsengewebe. Die **Glandula submandibularis** liegt unterhalb des M. mylohyoideus zwischen dem M. digastricus und dem Unterkieferkörper. Der Ausführungsgang windet sich um den M. mylohyoideus und mündet im vorderen Mundboden hinter den unteren Schneidezähnen. Die **Glandula sublingualis** liegt auf dem Mundhöhlenboden *(M. mylohyoideus)*. Ihr Ausführungsgang mündet oft gemeinsam mit dem der Glandula submandibularis. Weiterhin finden sich in der Mundschleimhaut, vor allem am Gaumen, zahlreiche **kleine Speicheldrüsen.**

Am Tag werden etwa 1,5–2 l Speichel gebildet, insbesondere während der Mahlzeiten. In Ruhe besteht der Speichel zu etwa 25 % aus dem serösen Sekret der Ohrspeicheldrüse, zu 70 % aus dem mukösen der Glandula submandibularis. Speichelsekretion und Speichelzusammensetzung werden durch parasympathische und sympathische Nerven gesteuert.

Die Speicheldrüsen produzieren Immunglobuline, vor allem Immunglobulin A (IgA). Mit dem Speichel gelangen die Immunglobuline auf die Schleimhaut, dort schützen sie den Körper vor eindringenden Mikroorganismen und Viren. Ein weiterer wichtiger Bestandteil des Speichels ist die Amylase. Durch dieses Enzym wird der Abbau von Stärke und Glykogen bereits in der Mundhöhle in Gang gesetzt. Durch den hohen Gehalt an Bikarbonaten (HCO_{3-}) wird der Speichel alkalisiert und auf einen pH-Wert zwischen 7 und 8 gepuffert. Er schützt so den Zahnschmelz vor Säuren.

Speicheldrüsenentzündung (Sialoadenitis)

Eine Entzündung der Speicheldrüsen entsteht häufig auf dem Boden von Abflussbehinderungen durch Konkremente *(Sialolithiasis)* oder Stenosen, virale und bakterielle Infektionen, seltener durch Tumoren oder ohne erkennbare Ursache. Der Speichelstau kann erhebliche Schmerzen auslösen (Schmerzzunahme beim Essen) und schädigt das Drüsengewebe. Bei kachektischen Patientinnen werden bakterielle, wahrscheinlich durch aszendierende Infektionen bei reduziertem Speichelfluss entstandene Speicheldrüsenentzündungen beobachtet.

Diagnostik

Die exponierte Lage der Speicheldrüsen gestattet eine umfassende klinische Untersuchung: Inspektion, Palpation und Beobachtung der Ausführungsgänge. Dabei ist insbesondere der Seitenvergleich wichtig. Bei entzündlichen Erkrankungen ist die Drüse druckschmerzhaft, aus den Ausführungsgängen entleert sich flockiger bis rahmiger Speichel bzw. Eiter. Nicht schmerzhafte Veränderungen sprechen eher für einen Tumor. Zur weitergehenden Diagnostik der Speicheldrüsen wird vor allem die Sonografie eingesetzt, die Sialendoskopie bietet neben der Inspektion der Ausführungsgänge und ausführungsgangnaher Drüsenanteile der großen Speicheldrüsen die Option, Abflussbehinderungen zu therapieren, z. B. Entfernung kleiner Steine, Bougierung von Stenosen, Spülung der Drüse. Bei bestimmten Fragestellungen finden außerdem CT und MRT und ggf. Szintigrafie Verwendung.

Therapie

Akute Speicheldrüsenentzündungen werden mit Antibiotika und speichelfördernden Maßnahmen (Sialogoga) behandelt wie dem Lutschen von Zitronenspalten oder sauren Bonbons.

Glandula parotis

Innerhalb der Drüse gelegene Abszesse werden von extraoral gespalten (Kapselspaltung). Neben der beschleunigten Ausheilung wird so eine Drucknekrose der gesamten Drüse verhindert. Bei der Schnittführung und der Präparation ist der Verlauf des N. facialis in der Drüse zu berücksichtigen. Rezidivierende Entzündungen mit und ohne Steinnachweis machen gelegentlich bei therapierefraktärem Verlauf die Entfernung des Drüsengewebes erforderlich (z. B. konservative Parotidektomie). Nach präaurikulärer Schnittführung wird der N. facialis dargestellt, mikrochirurgisch freipräpariert und geschont. Das Drüsengewebe wird vollständig entfernt. Eine ästhetische Rekonstruktion kann z. B. mittels Rauch-Plastik (gestielte Muskeltransposition aus dem Kopfwendermuskel) erfolgen.

Glandula submandibularis

Rezidivierende Steinbildungen, insbesondere im proximalen Ausführungsgang unterhalb des M. mylohyoideus, werden primär sialendoskopisch (Fangkörbchen, Ballonkatheter, Bohrer), ggf. unterstützt durch Steinzertrümmerung (intraduktale oder extrakorporale Lithotrypsie), therapiert. Nach Beseitigung der Obstruktion (ggf. unter Gangschlitzung und Marsupialisation des Ausführungsgangs) kann sich die Drüse in der Regel wieder erholen, sodass eine operative Entfernung der Glandula submandibularis meist vermieden werden kann. Indikation zur Drüsenentfernung sind somit meist prähiläre Steinbildungen und/oder Stenosen.

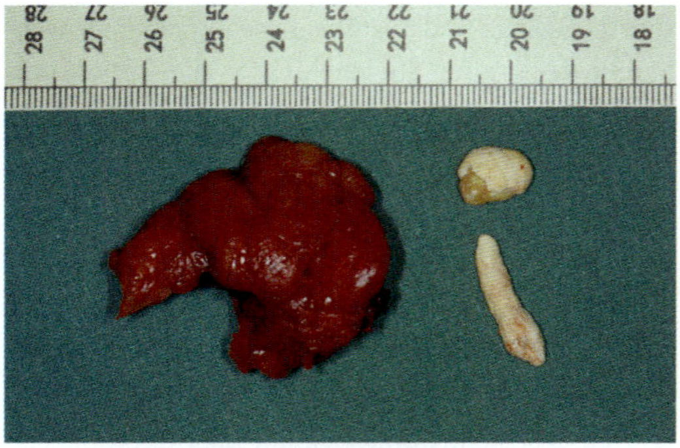

Abb. 16.14 Exstirpierte Glandula submandibularis mit zwei Steinen [R467]

OPERATION

Exstirpation der Glandula submandibularis

Positionierung: Rückenlage.
Zugang: Submandibulärer Schnitt.

Operationsprinzip

- Die gestaute Drüse wird dargestellt und aus ihrer Kapsel herauspräpariert. Der Ramus marginalis des N. facialis kann dabei durch Hochschlagen der Kapsel identifiziert (ggf. Nervstimulator) und geschont werden
- Der Ausführungsgang wird um den M. mylohyoideus herum freipräpariert und zusammen mit der häufig ebenfalls betroffenen Glandula sublingualis entfernt (➤ Abb. 16.14)
- Der N. lingualis ist zu schonen

Die Glandula sublingualis kann bei Bedarf von intraoral entfernt werden. Therapie der Wahl ist hier die Gangschlitzung mit Marsupialisation und ggf. Gangschienung des Whartongangs.

16.8.4 Knocheninfektionen (Osteomyelitis)

Knocheninfektionen der Kiefer entstehen überwiegend odontogen, also durch Wurzelspitzenentzündungen oder Zahnfleischtaschen. Bruchspaltostitiden treten vor allem bei nicht versorgten Frakturen oder bei instabilen Osteosynthesen auf. Am häufigsten ist der Unterkiefer befallen.

Die **akute Osteomyelitis** ist ein schweres Krankheitsbild mit hohem Fieber, Leukozytose und reduziertem Allgemeinzustand. Lokale Befunde sind neben Rötungen und beetartigen Schwellungen der bedeckenden Weichteile diffuse Zahnlockerungen, Eiteraustritt aus den Zahnfleischtaschen und Sensibilitätsstörungen im Ausbreitungsbereich des N. mentalis *(Vincent-Syndrom)*.

Die Diagnose wird vorwiegend klinisch gestellt. Der Röntgenbefund ist oft unauffällig, da die Entkalkung des befallenen Knochens erst etwa 2–3 Wochen später im Röntgenbild sichtbar wird. Häufig ist allerdings die auslösende Ursache zu erkennen: z. B. apikale Parodontitiden (Wurzelspitzengranulome) oder eine Dentitio difficilis des Weisheitszahns. In der MRT ist ein Knochenmarködem, in der Szintigrafie ein erhöhter Knochenstoffwechsel sichtbar. Die Therapie besteht vorzugsweise in einer hoch dosierten Antibiotikatherapie und Ruhigstellung des betroffenen Kieferabschnitts, z. B. durch Schienung. Fortgeleitete abszedierende Entzündungen sind chirurgisch durch breite Inzisionen zu entlasten (➤ 16.8.1).

Die **chronische Osteomyelitis** weist einen ausgesprochen langwierigen und klinisch oft wenig dramatischen Verlauf auf. Vielfach wird ein weitgehender Knochenumbau und -anbau beobachtet. Im konventionellen Röntgenbild und im CT ist vor allem ein sklerosierender Knochenumbau zu erkennen. Dagegen kann der erhöhte Stoffwechsel der befallenen Areale in der Szintigrafie und der MRT zu einem früheren Zeitpunkt erkannt werden.

Neben einer mehrere Wochen dauernden Antibiotikatherapie gilt die Dekortikation des Unterkiefers als Mittel der Wahl. Kortikalis und bindegewebig umgewandelte Knochenbezirke sowie Sequester werden möglichst vollständig entfernt. So kommt das gut durchblutete Periost der umgebenden Weichgewebe auf den dekortizierten Knochen zu liegen und bewirkt eine Gefäßeinsprossung. Es werden Knochenproben für ein Antibiogramm und eine weiterführende histologische Untersuchung genommen.

Insbesondere die chronische Osteomyelitis des Unterkiefers ist trotz der günstigen biologischen Voraussetzungen im Kiefer-Gesichtsbereich (gute Vaskularisierung) und der heute zur Verfügung stehenden Antibiotika häufig nur schwer beherrschbar. Hartnäckige Formen erfordern die Resektion des befallenen Unterkieferabschnitts und ggf. seine Rekonstruktion mit freiem oder gefäßgestieltem Knochen. Eine Sonderform stellt die primär sklerosierende Osteomyelits dar, die häufig ohne erkennbare bakterielle Eintrittspforte bevorzugt bei Adoleszenten und jüngeren Erwachsenen auftritt. Kortikosteroide bieten hier eine Therapieoption.

Osteonekrose

Die Osteoradionekrose wird nach Strahlentherapie maligner Tumoren des Kopf-Hals-Bereichs (> 60 Gy) beobachtet. Sie betrifft in überwiegend den Unterkiefer. Der strahlengeschädigte, mindervaskularisierte Kieferknochen ist in hohem Maße infektionsgefährdet. Gewöhnliche Zahnextraktionen können bereits eine schmerzhafte, nekrotisierende Entzündung auslösen, die schließlich zum Verlust des gesamten bestrahlten Areals führt. Als Therapie der Wahl gilt die Resektion des betroffenen Knochens. Wegen der gleichfalls strahlengeschädigten Weichteile ist die Rekonstruktion mit einem mikrovaskulär gestielten Transplantat anzustreben.

Eine andere Form der Osteonekrose wird nach hoch dosierter Therapie mit knochenstoffwechselhemmenden Medikamenten (z. B. Bisphosphonaten, Denusomab) beobachtet. Diese werden u. a. zur Vermeidung von Spontanfrakturen bei Knochenmetastasen, der malignen Hyperkalzämie oder Osteoporose eingesetzt. Zahnfleisch- und Wurzelhautentzündungen sowie Zahnentfernungen, ja sogar Prothesendruckstellen verursachen ausgedehnte Nekrosen. Als Therapie der Wahl gilt bislang das Abtragen des toten Knochens *(Sequestrotomie)* und die Deckung mit möglichst gut durchblutetem, ausreichend dickem Weichgewebe. Bei ausgedehnten Nekrosen ist ggf. die Rekonstruktion mit einem mikrovaskulär gestielten Transplantat erforderlich.

DANKSAGUNG

Die Autoren danken Herrn Prof. Dr. Dr. Michael Herzog, ehem. Chefarzt der Abteilung für MKG-Chirurgie der BG-Klinik Berlin, für die freundliche Erlaubnis, sein Kapitel für die Neuauflage verwenden zu dürfen.

LITERATUR

Beyer D et al. Röntgendiagnostik von Zahn- und Kiefererkrankungen. Ein klinisch-radiologisches Konzept. Berlin: Springer, 2011.

Cornelius C et al. Die neue AO-CMF-Traumaklassifikation für Erwachsene – Überblick, Präzisions-Level und anatomische Module für Unterkiefer, Kiefergelenkfortsätze, Mittelgesicht und Orbita. OP-Journal. 2013; 29(2): 109–128.

Ernst A, Herzog M, Seidl R-O. Traumatologie des Kopf-Hals-Bereichs. Stuttgart: Thieme, 2004.

Eufinger H, Kübler A, Schliephake H. (Hrsg.). Mund-, Kiefer- und Gesichtschirurgie. Operationslehre und -atlas. 5. A. Berlin: Springer, 2021.

Freudlsperger C, Moratin J, Hoffmann J. Tumoren im Kopf-Hals-Bereich. In: Horch H-H, Neff A (Hrsg.). Mund-Kiefer-Gesichtschirurgie. 5. A. München: Elsevier, 2023. S. 585–632.

Horch H-H (Hrsg.). Praxis der Zahnheilkunde. Zahnärztliche Chirurgie. Bd. 9. München: Elsevier, 2003.

Horch H-H, Hemprich A. Lippen-Kiefer-Gaumenspalten. In: Horch H-H, Neff A (Hrsg.). Mund-Kiefer-Gesichtschirurgie. 5. A. München: Elsevier, 2023. S. 425–500.

Lobeck A et al. Betrachtung des dermatochirurgischen Patientenkollektivs an einem Hauttumorzentrum in Deutschland. Der Hautarzt. 2017; 68(5): 377–384.

Neff A, Gander T, Horch H-H. Traumatologie des Gesichtsschädels. In: Horch H-H, Neff A (Hrsg.). Mund-Kiefer-Gesichtschirurgie. 5. A. München: Elsevier, 2023. S. 55–148.

Neff A, Jung J. Pseudarthrosen im Mund-Kiefer-Gesichts-Bereich. OP-Journal. 2019; 35(3): 262–273.

Reich R, Neff A. Atlas der Kiefergelenkerkrankungen und -verletzungen. München: Elsevier, 2022.

Reichart PA et al. Zahnärztliche Chirurgie. Berlin: Quintessenz, 2002.

Reichart PA et al. Zahn-, Mund- und Kieferkrankheiten. Berlin: Quintessenz, 2002.

Reinert S, Neff A. Speichelrüsenerkrankungen. In: Horch H-H, Neff A (Hrsg.). Mund-Kiefer-Gesichtschirurgie. 5. A. München: Elsevier, 2023. S. 20–584.

Schwenzer N, Ehrenfeld M. Zahn-, Mund- und Kieferheilkunde. Chirurgische Grundlagen. Stuttgart: Thieme, 2008.

Schwenzer N. Ehrenfeld M. Zahn-, Mund- und Kieferheilkunde. Zahnärztliche Chirurgie. Stuttgart: Thieme, 2009.

Schwenzer N. Ehrenfeld M. Zahn-, Mund- und Kieferheilkunde. Mund-, Kiefer-, Gesichtschirurgie. Stuttgart: Thieme, 2011.

Vilén ST et al. Differences in characteristics and infection severity between odontogenic and other bacterial oro-naso-pharyngeal infections. Head and Face Medicine. 2023; 19(1): 10.

INTERESSANTE WEBSITES

Deutsche Gesellschaft für Zahn-, Mund- und Kieferheilkunde: www.dgzmk.de

Deutsche Gesellschaft für Mund-, Kiefer- und Gesichtschirurgie (DGMKG): www.mkg-chirurgie.de

Gesellschaft für Schädel-Basis-Chirurgie: www.dgsb.de

KAPITEL

17 Neurochirurgie

A. Romagna, J. Lehmberg

In der Neurochirurgie werden Erkrankungen des Gehirns, des Rückenmarks und der peripheren Nerven sowohl operativ aber auch intensivmedizinisch behandelt. Zunächst bestand das Hauptziel der neurochirurgischen Operationen darin, die Pathologie sicher zu entfernen, dann wurde das Augenmerk auf das Erhalten der neurologischen Funktion gelegt. In den letzten Jahren rückt die Verbesserung der Lebensqualität der Patienten immer mehr in den Fokus.

Hochpräzise Technik bestimmt die operativen Eingriffe in der Neurochirurgie. Bahnbrechende Innovationen waren die OP-Mikroskopie, die Neuronavigation, das intraoperative Neuromonitoring, intraoperative Bildgebung, die Stereotaxie oder auch Instrumente wie der Ultraschallzertrümmerer, die Hochgeschwindigkeitsfräse, die non-sticking bipolare Koagulation und feinste Mikroinstrumente. Gerade weil die Technik so komplex ist, wird die Rolle des OP-Pflegepersonals immer wichtiger. Der Operateur allein kann ohne Unterstützung die umfangreiche Technik nicht mehr beherrschen.

Rolle der OP-Pflegefachperson

Die OP-Pflegefachperson nimmt eine zentrale Rolle im interdisziplinären Team ein und benötigt umfassende Kenntnisse in Instrumentenkunde, Positionierungstechniken sowie in fortschrittlichen Technologien wie neuronavigierten Systemen und Mikroskopie. Ihre fundierte neurochirurgische Expertise, präzise Arbeitsweise und schnelle Reaktionsfähigkeit, insbesondere in Notfallsituationen, ist entscheidend für einen reibungslosen Ablauf der Eingriffe und für die Sicherheit der Patienten.

17.1 Neuroanatomie kompakt

Schädel und Hirnhäute

Der menschliche Schädel ist eine komplexe Anordnung von Knochen, die aus dem Hirnschädel und dem Gesichtsschädel besteht. Der Hirnschädel selbst setzt sich aus dem Schädeldach und der Schädelbasis zusammen und besteht aus mehreren wichtigen Knochen, darunter das Stirnbein *(Os frontale)*, das Schläfenbein *(Os temporale)*, das Scheitelbein *(Os parietale)*, das Hinterhauptsbein *(Os occipitale)*, das Keilbein *(Os sphenoidale)*, das Siebbein *(Os ethmoidale)* und das Felsenbein *(Os petrosum)*.

Bei Erwachsenen sind diese Schädelknochen fest über Schädelnähte verbunden, die sich aus verschiedenen Fugen wie der Kranznaht *(Koronarnaht)*, der Pfeilnaht *(Sagittalnaht)* und der Lambdanaht zusammensetzen. Bei Kindern sind diese Nähte noch nicht vollständig knöchern ausgebildet, was eine gewisse Flexibilität des Schädels ermöglicht und während des Wachstums wichtig ist.

Der Schädel schützt das Gehirn vor äußeren Gewalteinwirkungen. Tritt ein Bruch ein, kann es zu einer offenen Verbindung zwischen Schädelinnerem und Außenwelt kommen. Hirnwasser *(Liquor)* kann austreten (Liquorfistel) und Bakterien können in den Schädel hineingelangen und eine Hirnhautentzündung *(Meningitis)* verursachen.

Das Gehirn selbst ist von drei Schichten von Hirnhäuten *(Meningen)* umgeben: der harten Hirnhaut *(Dura mater)*, der Spinngewebshaut *(Arachnoidea)* und der weichen Hirnhaut *(Pia mater)*. Die Dura mater liegt eng an der knöchernen Schädelwand an und bildet wichtige Strukturen wie die Falx cerebri und das Tentorium cerebelli. Zwischen der Arachnoidea und der Pia mater befindet sich der Subarachnoidalraum, der mit Liquor gefüllt ist. Dieser sorgt für den Schutz des Gehirns sowie den Austausch von Nährstoffen und Abfallprodukten.

Aus den Hirnhäuten können häufige Tumoren, **Meningeome,** entstehen: Obwohl sie in der Regel gutartig sind, können sie je nach Größe und Lage Druck auf das Gehirn ausüben und neurologische Symptome verursachen. Diese Symptome reichen von Kopfschmerzen über Sehstörungen bis hin zu motorischen Beeinträchtigungen. Daher sind eine frühzeitige Diagnose und ggf. chirurgische Intervention entscheidend, um schwerwiegende Komplikationen zu vermeiden.

Gehirn

Das Gehirn kann anatomisch und funktionell in Großhirn, Zwischenhirn, Hirnstamm und Kleinhirn eingeteilt werden (➤ Abb. 17.1).

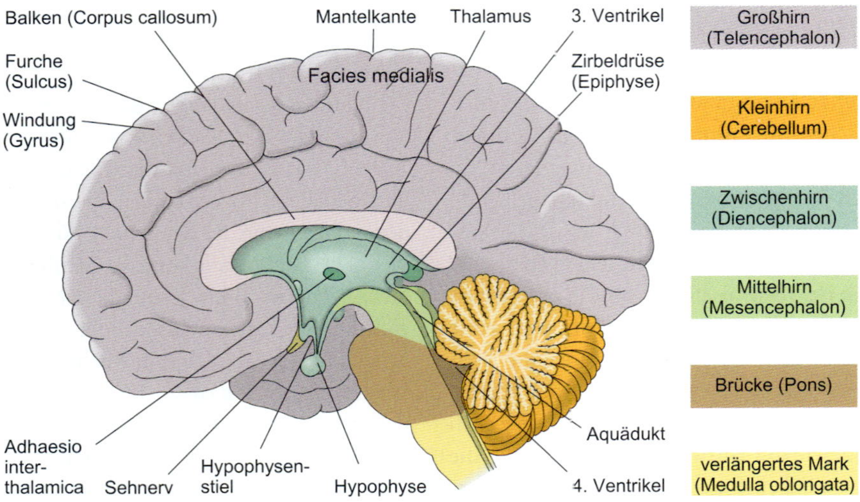

Abb. 17.1 Sagittalschnitt durch das Gehirn [L190]

Großhirn: vernetztes Kontrollzentrum

Das Großhirn stellt den größten Abschnitt des menschlichen Gehirns dar. Der äußere Anteil, der Kortex, oder Großhirnrinde, ist geprägt von zahlreichen Falten *(Gyri)* und Furchen *(Sulci)*. Der innere Aufbau ist vielschichtig und durch unterschiedliche miteinander verbundene Nervenzellen und Nervenfasern sowie Binde- und Stützgewebszellen, den Gliazellen, gekennzeichnet.

Das Großhirn gliedert sich in zwei Hälften *(Hemisphären)*, die jeweils in **fünf Lappen** unterteilt sind. Jeder der fünf Lappen erfüllt spezifische Funktionen:

- **Frontallappen (Stirnlappen):** Dieser Bereich ist verantwortlich für die Koordination von Bewegungsabläufen sowie für komplexe kognitive Prozesse wie Sprache, Denken, Problemlösung und Planung. Außerdem regelt er die Abstimmung von Mimik und Gestik mit den Emotionen. Zudem steuert der Frontallappen Ausdrucksbewegungen und Gesten, die Gefühle widerspiegeln. Eine Schädigung des Frontallappens kann zu Beeinträchtigungen der Problemlösungsfähigkeit, Planung und Handlungssteuerung führen. Betroffene können Muskelschwäche oder -lähmungen auf der gegenüberliegenden Körperseite, langsames Denken, Apathie oder Schwierigkeiten beim sprachlichen Ausdruck (Broca-Aphasie) aufweisen. Zusätzlich können Hemmungslosigkeit, sozial unangemessenes Verhalten und emotionale Veränderungen auftreten.
- **Parietallappen (Scheitellappen):** Der Parietallappen verarbeitet sensorische Informationen aus verschiedenen Teilen des Körpers wie Berührung, Temperatur und Schmerz und trägt zur räumlichen Orientierung bei. Er spielt auch eine wichtige Rolle bei mathematischen Fähigkeiten und dem Sprachverständnis.
  Eine Schädigung des Parietallappens kann zu Taubheitsgefühlen oder sensorischen Ausfällen auf der gegenüberliegenden Körperseite führen. Betroffene haben oft Schwierigkeiten, Objekte durch Tasten zu erkennen oder den Ort und die Art von Empfindungen zu bestimmen. Zusätzlich können Probleme mit der Raumwahrnehmung, mit Rechnen, Schreiben sowie der Unterscheidung von rechts und links auftreten.
- **Temporallappen (Schläfenlappen):** Der Temporallappen ist für das Hören, das Sprachverständnis sowie die Verarbeitung und Speicherung von Erinnerungen zuständig. Hier werden auch Gefühle verarbeitet und Langzeiterinnerungen gebildet. Eine Schädigung des Temporallappens kann das Sprachverständnis beeinträchtigen (Wernicke-Aphasie) und zu einem drastischen Verlust des Wortgedächtnisses führen. Schwierigkeiten beim

Wiedererkennen von Personen oder Objekten sind ebenfalls möglich. Zudem können Gedächtnisprobleme auftreten, insbesondere bei der Speicherung von Langzeiterinnerungen, und Betroffene können Probleme mit der Musikwahrnehmung entwickeln.

- **Okzipitallappen (Hinterhauptlappen):** Der Okzipitallappen ist das primäre visuelle Zentrum des Gehirns und für die Verarbeitung visueller Informationen verantwortlich. Er interpretiert das Sehen und integriert visuelle Reize mit räumlichen Informationen.
  Eine Schädigung des Okzipitallappens kann zu Sehstörungen führen, z.B. dem Verlust der Fähigkeit, Objekte zu erkennen, obwohl das Sehen an sich intakt ist (kortikale Blindheit). Anfälle, die den Okzipitallappen betreffen, können visuelle Halluzinationen hervorrufen.
- **Insellappen:** Der Insellappen liegt tief im Gehirn und ist u.a. für die Verarbeitung von Empfindungen aus den inneren Organen, das emotionale Erleben und die Regulation der autonomen Funktion und Körperhomöostase zuständig. Er spielt auch eine Rolle bei der Wahrnehmung von Geschmack und Schmerz.
  Eine Schädigung des Insellappens kann Geschmacksinn und Körperwahrnehmung beeinträchtigen. Betroffene haben z.B. Schwierigkeiten, Schmerz korrekt zu verarbeiten, und erleben emotionale Veränderungen wie reduzierte Empathie oder beeinträchtigte Selbstwahrnehmung. Zudem können Störungen im autonomen Nervensystem auftreten, was die Regulation von Herzfrequenz und Blutdruck beeinträchtigt.

Zwischenhirn: zentrale Schaltstation

Das Zwischenhirn ist eine zentrale Schaltstation für auf- und absteigende Gehirnbahnen, wobei etwa 80 % vom Thalamus, dem „Tor zum Bewusstsein", gebildet werden. Der Hypothalamus steuert wichtige Funktionen wie Temperatur- und Stoffwechselregulation und steht über dem Hypophysenstiel mit der Hypophyse in Verbindung. Die Hypophyse spielt eine zentrale Rolle im Hormonregelkreislauf und gliedert sich in Vorderlappen *(Adenohypophyse)* und Hinterlappen *(Neurohypophyse)*.

Hypophysenadenome, gutartige Tumoren der Hypophyse, können durch ihr Wachstum Sehstörungen oder Hormonstörungen verursachen und werden häufig minimalinvasiv über einen transnasalen Zugangsweg operativ entfernt.

Hirnstamm: Reflexe und Nervenbahnen

Mittelhirn, Brücke und verlängertes Mark bilden den Hirnstamm. Dort werden Funktionen der Sinnesorgane verarbeitet und umgeschaltet, ohne dass sie bewusst wahrgenommen werden. Zudem verlaufen im Hirnstamm auf- und absteigende Nervenbahnen, die teils in andere Zentren umgeleitet werden. Er enthält die Kerngebiete vieler Hirnnerven.

Hirnstammkavernome, Gefäßmissbildungen im Bereich des Hirnstamms, können durch ihre enge Lagebeziehung zu Hirnnervenkernen Schäden verursachen und u. a. zu Gesichtslähmungen, Sehstörungen oder Schluckstörungen führen.

Kleinhirn: Koordination und Bewegung

Das Kleinhirn besteht aus zwei Hemisphären und dem dazwischenliegenden Kleinhirnwurm. Es steuert die Koordination von Bewegungen und die Körperhaltung, indem es Informationen über die Körperstellung verarbeitet, die vom Gleichgewichtsorgan sowie von Rezeptoren in Gelenken und Muskeln empfangen werden.

Bei einem **Kleinhirninfarkt** kann es zu Schwellungen kommen, die den Hirnstamm komprimieren. In solchen Fällen ist eine schnelle chirurgische Entlastung, oft durch eine Dekompressionsoperation, notwendig, um lebensbedrohliche Komplikationen zu vermeiden.

Ventrikelsystem

Im Gehirn gibt es vier Hirnkammern *(Ventrikel),* die mit Liquor cerebrospinalis gefüllt sind. In jeder Hirnhälfte befindet sich ein Seitenventrikel, während der III. Ventrikel im Zwischenhirn und der IV. Ventrikel im Hirnstamm liegt. Die Seitenventrikel sind über das Foramen Monroi miteinander und mit dem III. Ventrikel verbunden. Zwischen dem III. und IV. Ventrikel verläuft der sogenannte Aquädukt. Der Liquor wird im Plexus choroideus des Ventrikelsystems gebildet. Durch Öffnungen im IV. Ventrikel gelangt der Liquor in den Subarachnoidalraum, wo er in den venösen Blutleiter des Gehirns rückresorbiert wird.

Ein **akuter Hydrozephalus** durch einen Verschluss der Abflusswege bei einem Tumor oder einer Blutung kann sich als absoluter Notfall darstellen mit der Notwendigkeit einer sofortigen Operation zur Anlage einer externen Ventrikeldrainage.

Blutversorgung des Gehirns

Das Gehirn erhält sein arterielles Blut über die beiden Aa. carotides internae und die beiden Aa. vertebrales. In der hinteren Schädelgrube vereinigen sich die Aa. vertebrales zur A. basilaris. An der Schädelbasis sind die hirnversorgenden Gefäße im Circulus arteriosus Willisii miteinander verbunden. Von hier aus gehen die A. cerebri anterior, A. cerebri media und A. cerebri posterior ab. Außerdem versorgt die A. basilaris das Kleinhirn und den Hirnstamm mit Blut. Der venöse Abfluss erfolgt über die venösen Blutleiter *(Sinus)*, die Duplikaturen der Dura mater darstellen. In der hinteren Schädelgrube vereinigen sich mehrere Blutleiter, und das Blut fließt schließlich über die Vv. jugulares zum Herzen.

Bei einem intrakraniellen **Aneurysma** handelt es sich um eine arterielle Gefäßwandaussackung, die im Falle einer Ruptur zu einer lebensbedrohlichen Subarachnoidalblutung führen kann.

Wirbelsäule

Die Wirbelsäule ist das zentrale Stützgerüst des menschlichen Körpers und besteht aus mehr als 30 Wirbeln, die in verschiedene Abschnitte unterteilt sind: sieben Halswirbel, zwölf Brustwirbel, fünf Lendenwirbel sowie fünf Kreuzbeinwirbel und drei bis vier Steißwirbel. Sie weist vier sanfte Krümmungen auf, die Flexibilität und Stoßdämpfung ermöglichen. Ihre spezielle Bauweise sorgt dafür, dass die Wirbelsäule auch bei hoher Belastung stabil bleibt (➤ Abb. 17.2).

Die Bewegungssegmente der Wirbelsäule ermöglichen verschiedene Bewegungen wie Neigen und Drehen und bestehen aus Bandscheiben, Nervenwurzellöchern, Wirbelbogengelenken und Bändern. Die Bandscheiben wirken als Stoßdämpfer, während die Nervenwurzellöcher den Austritt der Spinalnerven ermöglichen. Die Wirbelbogengelenke sorgen für Bewegung, die Bänder stabilisieren die Wirbelsäule.

Das Rückenmark verläuft innerhalb des Wirbelkanals und ist zentral für die Übertragung von Nervenimpulsen zwischen Gehirn und Körper. Spinalnerven, die aus den Nervenwurzeln entspringen, sind für die Innervation spezifischer Körperregionen zuständig. Verletzungen in diesem Bereich können weitreichende Folgen haben. Die Rückenmuskulatur, bestehend aus tiefen und oberflächlichen Schichten, spielt ebenso eine entscheidende Rolle bei der Stabilität und Bewegung der Wirbelsäule, starke Bauchmuskeln entlasten sie.

Die Wirbelsäule lässt sich in drei Hauptbereiche unterteilen:

- **Lendenwirbelsäule (LWS):** besteht aus fünf großen Wirbeln mit einer lordotischen Krümmung. Diese Region ist stark belastet und anfällig für Schmerzen, insbesondere bei schwerem Heben.
- **Brustwirbelsäule (BWS):** umfasst zwölf Wirbel, die mit den Rippen verbunden sind. Diese Region hat eingeschränkte Bewegungsmöglichkeiten und eine kyphotische Krümmung.
- **Halswirbelsäule (HWS):** besteht aus sieben sehr beweglichen Wirbeln und hat ebenfalls eine lordotische Krümmung. Besondere Wirbel (Atlas und Axis) ermöglichen die Kopfrotation. Die HWS ist zwar sehr beweglich aber auch verletzungsanfällig, vor allem durch plötzliche Bewegungen (z. B. im Rahmen von Verkehrsunfällen).

17.2 Neurochirurgisches Grundwissen im OP

Die Einhaltung **aseptischer Maßnahmen** im Operationssaal ist für den Erfolg neurochirurgischer Eingriffe von essenzieller Bedeutung. Infektionen wie die postoperative Wundinfektion oder gar eine Meningitis stellen schwerwiegende Komplikationen dar, die durch präzise und standardisierte Verfahren zur **Hautdesinfektion** reduziert werden können. Die Kommission für Krankenhaushygiene und Infektionsprävention (KRINKO) macht in ihrer „Empfehlung zur Prävention der postoperativen Wundinfektion“

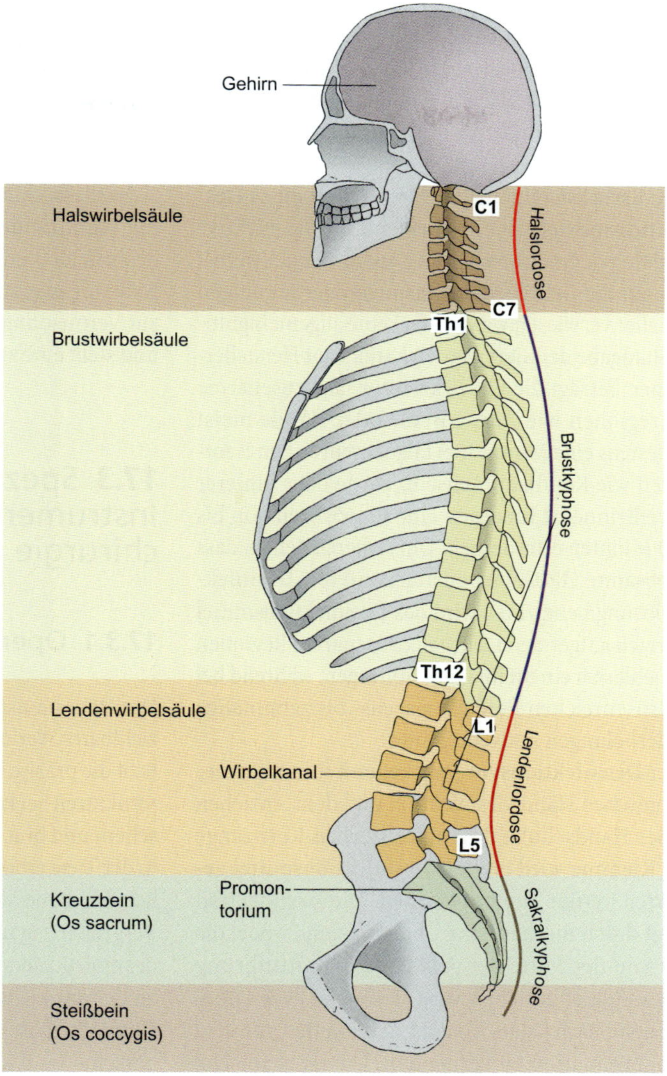

Abb. 17.2 Wirbelsäule [L190]

(2018) Vorgaben zur präoperativen Hautantiseptik. Diese Empfehlungen gelten in Deutschland als wissenschaftlicher Standard und bieten eine verlässliche Grundlage für die Praxis. Insbesondere im neurochirurgischen Setting, das häufig Hautregionen wie die Kopfhaut oder die Wirbelsäule betrifft, sind spezielle Anforderungen an die Desinfektion zu berücksichtigen. Die Kopfhaut gehört zu den talgdrüsenreichen Hautregionen, welche durch eine besonders hohe mikrobielle Besiedlungsdichte gekennzeichnet sind: Während sich an Händen, Armen und Beinen etwa 10^2–10^3 koloniebildende Einheiten (KBE) aerober und anaerober Bakterien/cm^2 finden, sind es auf der Kopfhaut 10^5–10^6 KBE/cm^2. Diese Unterschiede erfordern eine angepasste Vorgehensweise hinsichtlich Einwirkzeit und mechanischer Unterstützung bei der Hautdesinfektion. Alkoholische Hautdesinfektionsmittel sind für die präoperative Hautantiseptik insofern hilfreich, als sie im Vergleich zu wässrigen Lösungen, z.B. Jodlösungen, eine höhere Wirksamkeit gegenüber transienter und residenter Hautflora aufweisen. Ergänzende antiseptische Zusätze wie Chlorhexidin, Povidon-Jod oder Octenidindihydrochlorid können die Langzeitwirkung der Desinfektion unterstützen, was insbesondere bei längeren Operationen von mehr als einer Stunde von Bedeutung ist. Diese Empfehlungen zur alkoholbasierten Hautantiseptik werden auch von der World Health Organization (WHO) in den „Global Guidelines for Prevention of Surgical Site Infection" (2018) bestätigt.

Die Berücksichtigung der **Einwirkzeit eines Desinfektionsmittels** ist entscheidend für die effektive Reduktion der mikrobiellen Last auf der Haut. Hierbei muss auf die Gebrauchsanweisungen der jeweiligen Hersteller verwiesen werden, da keine allgemeingültige Zeitangabe definiert werden kann. Laut Herstellerangaben beträgt die Einwirkzeit für talgdrüsenarme Hautregionen wie Arme, Beine oder Hände meist mindestens eine Minute. Bei talgdrüsenreichen Hautarealen wie Kopfhaut, Achseln, Leiste oder hinterer Schweißrinne ist hingegen eine Einwirkzeit von bis zu 10 Minuten erforderlich. Um sicherzustellen, dass das gesamte OP-Gebiet ausreichend mit Desinfektionslösung benetzt ist, wird das Desinfektionsmittel mehrfach aufgetragen. Für talgdrüsenarme Regionen empfiehlt sich ein dreimaliges Auftragen, während bei talgdrüsenreichen Bereichen sechs- bis zehnmalige Wiederholungen notwendig sind.

Der **Desinfektionsvorgang** beginnt stets mit einer hygienischen Händedesinfektion und dem Anziehen steriler Handschuhe. Mit einer sterilen Kornzange oder Klemme wird ein mit Desinfektionsmittel getränkter steriler Tupfer gegriffen. Die Desinfektion erfolgt durch mechanische Unterstützung, wobei die Haut von der Mitte der geplanten Schnittführung nach außen abgerieben wird. Dabei ist es wichtig, den Tupfer nach jedem Kontakt zu verwerfen, um eine Rekontamination zu vermeiden. Die mechanische Unterstützung des Desinfektionsprozesses erhöht die Wirksamkeit erheblich, da sie die Verteilung des Desinfektionsmittels optimiert und die Entfernung von Keimen erleichtert.

Die **Trocknungszeit des Desinfektionsmittels** hängt maßgeblich von dessen Zusammensetzung ab. Propanolbasierte Desinfektionsmittel trocknen langsamer als isopropanolbasierte Lösungen, während ethanolbasierte Desinfektionsmittel die schnellste Trocknungszeit aufweisen. Ein weiterer wichtiger Aspekt ist die Größe des zu desinfizierenden Hautareals. Dieses sollte stets großzügig bemessen sein, um eine mögliche Vergrößerung der Schnittführung oder die Platzierung von Drainagen zu ermöglichen, ohne dass eine erneute Desinfektion erforderlich wird. Bei unübersichtlichen oder großflächigen Hautarealen empfiehlt sich die Verwendung gefärbter Hautdesinfektionsmittel, da sie eine visuelle Kontrolle des Desinfektionsvorgangs ermöglichen und so das Risiko von Lücken im Desinfektionsbereich minimieren.

Nach Abschluss des chirurgischen Eingriffs werden die Wundränder vor dem Wundverschluss erneut desinfiziert, um eine Kontamination während des Nahtvorgangs zu vermeiden. Auch dieser Schritt trägt zur Vermeidung postoperativer Wundinfektionen bei und stellt eine zusätzliche Sicherheitsmaßnahme dar.

17.3 Spezielle Geräte und Instrumente in der Neurochirurgie

17.3.1 Operationsmikroskop

Das Operationsmikroskop ist seit Langem ein unverzichtbares Werkzeug in der Neurochirurgie. Es ermöglicht die präzise Visualisierung kleinster anatomischer Strukturen bei komplexen Eingriffen. Mit stereoskopischem und binokulärem (dreidimensionalem) Sehen in der Tiefe erhöht es die chirurgische Präzision erheblich. Moderne Mikroskope bieten eine 20- bis 40-fache Vergrößerung und hervorragende Beleuchtung dank des einleuchtenden Lichtstrahls, der sehr eng und nah an der das Licht einfangenden Linse einfällt, was die Unterscheidung von gesundem und krankem Gewebe entscheidend erleichtert. Bei der Behandlung von Aneurysmen und anderen Gefäßmissbildungen besteht die Möglichkeit einer **Indocyaningrün(ICG)-Angiografie.** Bei aggressiven hirneigenen Tumoren kommt die **5-Aminolävulinsäure(ALA)-Fluoreszenz** zum Einsatz, bei der Stoffwechselprodukte der Tumorzellen zum Leuchten gebracht werden.

17.3.2 Basisinstrumente für Schädeloperationen

Der erste Schritt einer Schädeloperation ist die **Kraniotomie,** bei welcher der Zugang nach intrakraniell geschaffen wird. Extrakraniell kommen Basisinstrumente wie Skalpell, Pinzetten und Scheren zum Einsatz. Anschließend kommt die High-Speed-Bohrmaschine mit einem Trepan zum Einsatz: Damit können Löcher in die Schädelkalotte gebohrt werden. Die Bohrvorrichtung stoppt automatisch, wenn die Dura erreicht ist. Diese Löcher werden mit einem Sägeblatt, dem Kraniotom, verbunden. Mit dem Elevatorium wird dann der Knochendeckel angehoben und von der Dura gelöst.

Wichtige Instrumente für die Kraniotomie sind (➤ Abb. 17.3):

- Pinzetten, Scheren, Nadelhalter, Haken, bipolare Koagulation
- Raney-Clips zur Blutstillung am Schnittrand der Kopfhaut
- High-Speed-Bohrmaschine mit Trepan (➤ Abb. 17.4) zur Anfertigung von Bohrlöchern an der Kalotte, Spülspritzen mit Knopfkanülen
- Kraniotom zur Verbindung der Bohrlöcher (➤ Abb. 17.4)
- Elevatorium und Dissektor zum Abheben des Knochendeckels (➤ Abb. 17.3)

Ist der Zugang zum Gehirn hergestellt, werden weitere spezielle Instrumente eingesetzt, die individuell und in Abhängigkeit der zu operierenden Pathologie gewählt werden. So kann bei Aneurysmen ein Set von Aneurysma-Clips inklusive Applikatoren, Mikroinstrumenten oder bei Tumoren der unten beschriebene Ultraschallaspirator notwendig sein. All diesen Eingriffen ist die anfängliche Eröffnung der Dura mittels Duramesser und Duraschere gemeinsam. Dies geschieht, ohne das darunterliegende Gehirn zu verletzen. Mit Bajonettmikroinstrumenten wird die präzise Handhabung des Gewebes in teilweise sehr engen Zugängen ermöglicht: Die Bajonettstellung der Handgriffe verhindert, dass der Blick durch das Mikroskop auf das Operationsfeld gestört wird. Feine Durapinzetten und kleine Metall-Saugeransätze ermöglichen mikrochirurgisches Arbeiten in engen Räumen. Gelegentlich werden Hirnspatel zum Schutz des Gehirns und zur besseren Visualisierung eingesetzt.

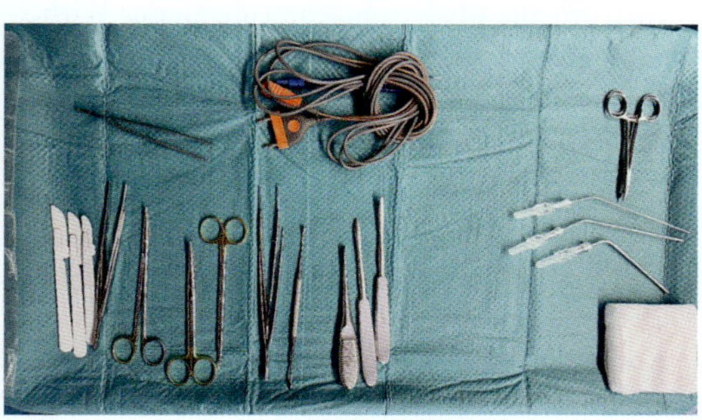

Abb. 17.3 Basisinstrumente für kraniale Eingriffe [M1570]

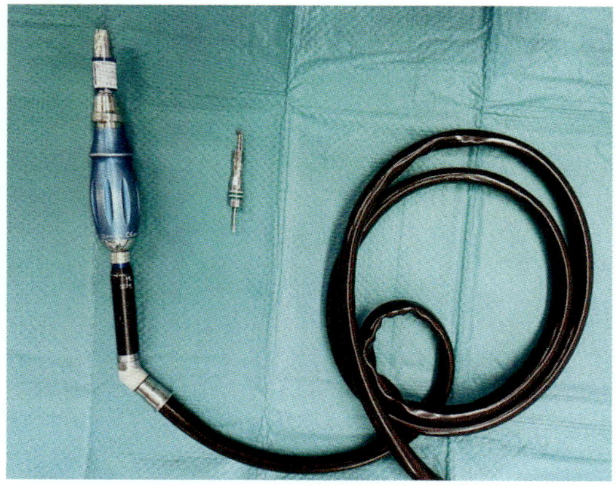

Abb. 17.4 Trepan und Kraniotom zur Schädeleröffnung [M1570]

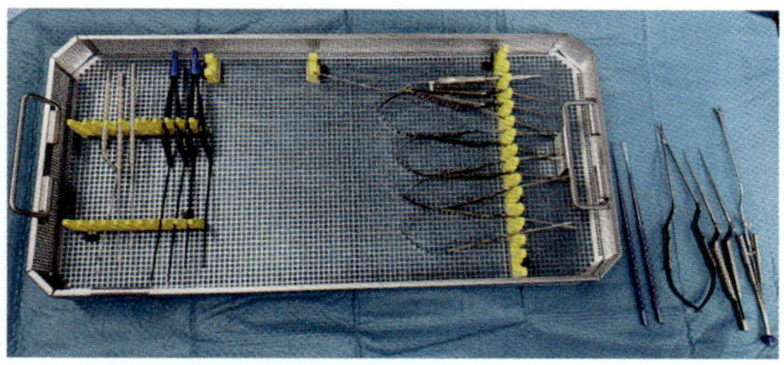

Abb. 17.5 Mikroinstrumente für den intrakraniellen Eingriff [M1570]

Wichtige Instrumente für den intrakraniellen Eingriff (➤ Abb. 17.5):

- Duramesser (15er-Skalpell) und Duraschere zum Schneiden der Dura
- Bajonettpinzetten (chirurgisch oder anatomisch) für enge Zugänge
- Feine Durapinzetten, Dissektoren, Saugeransätze
- Hirnspatel (teilweise selbsthaltend)
- Bei Aneurysmata: Aneurysmaclips mit Applikationszangen
- Bei Hirntumoren: Ultraschallaspirator

Ein **Ultraschallaspirator** (➤ Abb. 17.6) ist ein Metallsauger mit einer Spitze, die durch Ultraschallwellen in Schwingung versetzt wird, sodass diese Gewebe zertrümmert, sobald sie damit in Kontakt kommt. Durch die gleichzeitige Spülung wird das zerkleinerte Gewebe emulgiert und sofort abgesaugt.

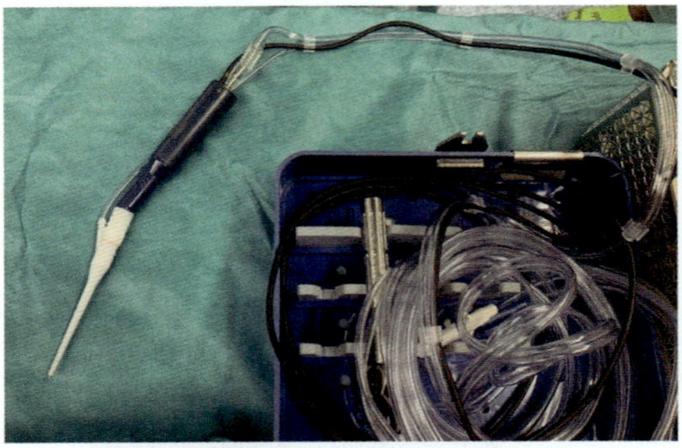

Abb. 17.6 Ultraschallaspirator [M1570]

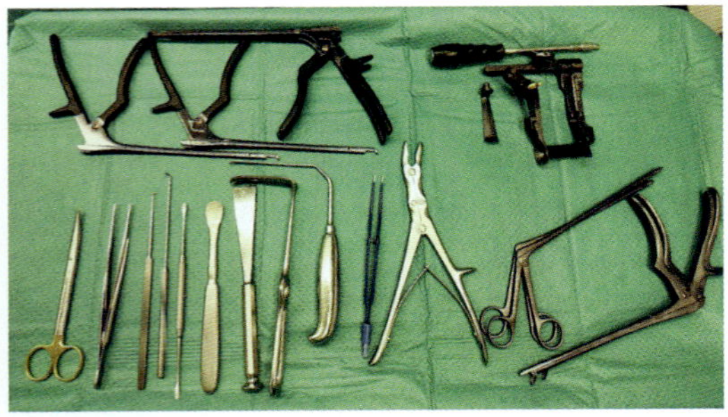

Abb. 17.7 Basisinstrumente für spinale Eingriffe an der Lendenwirbelsäule [M1570]

Diese Technik ermöglicht die schonende Präparation weicher Tumoren, ohne die umgebenden Blutgefäße zu schädigen.

Nach Abschluss der Operation wird die Kraniotomie wieder verschlossen. Hierbei kommen Durapinzetten, Nadelhalter und Scheren zum Einsatz. Nach der wasserdichten Duranaht erfolgt die Fixierung des Knochendeckels mit unterschiedlichen Verschlussplättchensystemen gefolgt von schichtweisem Nahtverschluss und sterilem Pflasterverband.

17.3.3 Instrumente für Wirbelsäuleneingriffe

In der Wirbelsäulenchirurgie kommt eine breite Palette von Instrumenten zum Einsatz, um Eingriffe am Knochen, aber auch am empfindlichen Weichteilgewebe der Wirbelsäule (Nervenwurzeln, Rückenmark) zu ermöglichen. Je nach Zugangsweg und Vorlieben des Chirurgen können die verwendeten Werkzeuge etwas variieren, jedoch sind die meisten Instrumente für die Mehrzahl der Eingriffe standardisiert.

Bei Eingriffen an LWS, HWS und BWS von dorsal werden Skalpell, Schere, Pinzetten, das runde Raspatorium oder der Meißel genutzt. Damit werden Muskeln abgelöst und schonend beiseitegeschoben. In Abhängigkeit des Zugangs ermöglichen unterschiedliche Wundspreizer wie das Caspar- oder Williams-Spreizersystem oder beidseitig gewinkelte, tiefgreifende Laminektomiespreizer dann den Einsatz von Hochgeschwindigkeitsfräse und Kerrison-Knochenstanzen unterschiedlicher Größen. Mit geraden oder abgewinkelten Rongeuren oder Fasszangen wird z. B. hervorgetretenes Bandscheibengewebe sukzessive entfernt. Dabei kann auch ein Nervenwurzelhaken verwendet werden, um die Dura oder Nervenwurzeln beiseitezuschieben. Bei Eingriffen an der Wirbelsäule gelten dieselben Grundsätze wie bei Operationen am Gehirn, das zusätzlich einsetzbare Mikroinstrumentarium bleibt identisch.

Wichtige Instrumente für **Wirbelsäuleneingriffe an der LWS** (➤ Abb. 17.7):

- Skalpell, chirurgische Pinzetten, Schere, bipolare Koagulation
- Rundes Raspatorium, Meißel
- Caspar- oder Williams-Spreizersystem, beidseitig gewinkelte, tiefgreifende Laminektomiespreizer (teilweise mit gelenkigen Branchen)
- Hochgeschwindkeitsfräse mit Rosen- oder Diamantaufsatz, Spülspritzen mit Knopfkanülen
- Kerrison-Knochenstanzen unterschiedlicher Größen, ggf. Luer
- Rongeure/Fasszangen unterschiedlicher Größe
- Dissektor, Nervenwurzelhäkchen und -spatel

Bei Wirbelsäuleneingriffen, bei denen zusätzlich eine dorsale Fusion vorgesehen ist, kommen zu oben genannten Instrumenten auch implantatspezifische Besonderheiten hinzu.

Instrumente für Fusionseingriffe an der Wirbelsäule:

- Pedikelschrauben-Instrumentarium (Schraubendreher, Schraubenführungsinstrumente, Drehmomentschlüssel)
- Bohrwerkzeuge (z. B. Pedikelfinder, Bohrer, Führungsdrähte)
- Distraktions-/Kompressionsinstrumente (zur Korrektur und Stabilisierung)
- Hammer

Implantate für Fusionseingriffe an der Wirbelsäule:

- Pedikelschrauben zur Verankerung der Instrumentierung in den Wirbelkörpern
- Stäbe zur Verbindung der Schrauben und Stabilisierung
- Verschlusskappen (Set-Screws) zur Fixierung der Stäbe an den Schrauben
- Interkorporelle Käfige (Cage) zur Unterstützung der Fusion
- Knochensubstitute oder autologer Knochen zur Fusion

Bei **Eingriffen an der HWS** von ventral wie bei der Behandlung eines Bandscheibenvorfalls wird der Zugang in Rückenlage über einen Hautschnitt am Hals vorgenommen. Der chirurgische Zugang erfolgt durch das vorsichtige Beiseiteschieben von Halsstrukturen wie Luft- und Speiseröhre. Dieser Zugang ermöglicht es, die Wirbelsäule direkt von vorn zu erreichen, da das Rückenmark nicht zur Seite geschoben werden kann wie der Duralschlauch an der Lendenwirbelsäule.

Wichtige Instrumente für Eingriffe an der HWS von ventral (➤ Abb. 17.8):

- Skalpell, chirurgische Pinzetten, Schere, bipolare Koagulation
- Langenbeck-Retraktoren zum Beiseitehalten der Halsweichteile
- Weichteilspreizer und Knochenspreizer (z. B. Caspar-Schraubenspreizer) zur Freilegung der Bandscheibe und der angrenzenden Wirbelkörper
- Hochgeschwindigkeitsfräse mit Rosen- oder Diamantaufsatz, Spülspritzen mit Knopfkanülen
- Kerrison-Knochenstanzen unterschiedlicher Größen

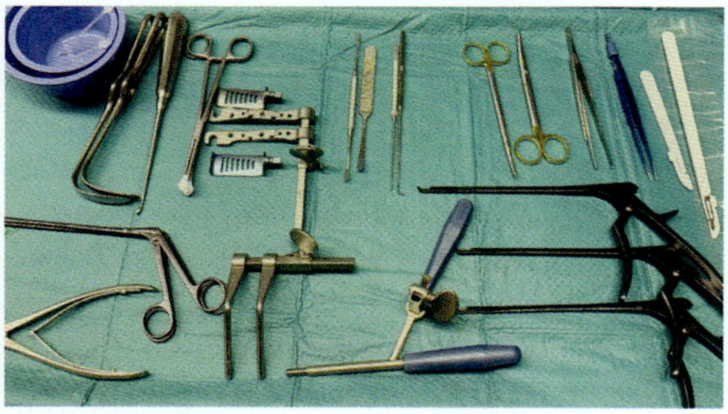

Abb. 17.8 Basisinstrumente für spinale Eingriffe an der Halswirbelsäule [M1570]

- Nervenwurzelhäkchen
- Intervertebrale Cage zur Fusion, die ggf. zusätzlich mit ventralen Plattensystemen mit Schräubchen fixiert werden

17.3.4 Neuronavigation

In der Neurochirurgie werden Navigationssysteme sowohl bei kraniellen als auch bei spinalen Eingriffen eingesetzt. Herzstück einer Neuronavigation ist eine **3D-Infrarotkamera.** Diese erfasst die genaue Position von passiv leuchtenden Kugeln, die auf Referenzsternen angebracht sind. Schädel oder Wirbelsäule werden zum Stern referenziert. Nun kann mit ebenfalls mit Kugeln versehenen Instrumenten auf den Millimeter genau die Position von anatomischen oder pathologischen Strukturen bestimmt werden.

Bei **kraniellen Eingriffen** hilft die Neuronavigation, schwer zugängliche Strukturen zu erreichen: Dank der genauen Navigation kann der Chirurg Zugänge planen, die das umliegende Gehirngewebe so wenig wie möglich schädigen. Sie ermöglicht eine sichere Positionierung der Instrumente und hilft dabei, anatomische Strukturen in Echtzeit auf den Bilddaten (CT oder MRT) nachzuvollziehen. Auch das Operationsmikroskop kann in die Navigation integriert werden, um die Sicht auf den Fokuspunkt in der Planungsbildgebung zu optimieren.

Bei **spinalen Eingriffen** wird die Navigationsunterstützung vornehmlich bei der Implantation von Pedikelschrauben verwendet. Da Schraubenfehllagen bei konventioneller Freihandtechnik häufig auftreten können, bietet die Navigation hier eine wesentliche Verbesserung der Genauigkeit. Besonders bei minimalinvasiven, perkutanen Eingriffen, bei denen die Sicht auf die anatomischen Strukturen eingeschränkt ist, reduziert die Navigation das Risiko von Fehlplatzierungen und die Strahlenbelastung für das gesamte OP-Team und den Patienten erheblich. Auch bei Tumoroperationen an der Wirbelsäule kann die navigationsgestützte Chirurgie zur Beurteilung anatomischer Grenzen von Vorteil sein.

Letztlich ermöglicht die Neuronavigation bei Schädel- und Wirbelsäulenoperationen präzisere Eingriffe und eine verbesserte intraoperative Kontrolle, was die Patientensicherheit erhöht. Zukünftig könnten

Augmented Reality (AR) und künstliche Intelligenz (KI) noch genauere und individuellere Planungen unterstützen.

17.3.5 Neuroendoskopie

Endoskopische Systeme bestehen entweder aus einer Serie miniaturisierter Linsen oder einem Lichtfaserkabel. Sie ermöglichen den Zugang zu Hohlräumen durch kleinste Öffnungen. In der Neurochirurgie werden Endoskope vor allem bei Eingriffen im Ventrikelsystem, transnasalen Eingriffen aber auch bei spinalen Eingriffen eingesetzt. Generell wird zwischen rein endoskopischen und endoskopisch unterstützten mikrochirurgischen Operationen unterschieden.

17.3.6 Intraoperative bildgebende Verfahren

Die intraoperative Bildgebung wird mittlerweile standardmäßig eingesetzt, um den Operationsverlauf zu überwachen. Das Ergebnis kann direkt beurteilt werden, und ggf. notwendige Korrekturen können sofort vorgenommen werden. Zu den verwendeten Verfahren zählen das Röntgen (inkl. 3D-Modus), der Ultraschall, aber auch die **intraoperative Computertomografie (iCT)** sowie – seltener – die **intraoperative Magnetresonanztomografie (iMRT)** und die **intraoperative digitale Subtraktionsangiografie (iDSA).** Diese innovativen intraoperativen Bildgebungssysteme bieten eine sehr genaue Darstellungsmöglichkeit, was besonders bei komplexen Hirntumoroperationen und Gefäßeingriffen von großem Vorteil ist. Die iMRT ermöglicht es z. B., Tumorreste frühzeitig intraoperativ zu erkennen und sofort zu entfernen, wogegen die iCT vor allem bei Wirbelsäuleneingriffen zur präzisen Platzierung von Implantaten verwendet wird.

Auch die intraoperative Duplexsonografie findet breite Anwendung: So ist bei Operationen an den intrakraniellen Gefäßen und bei Gefäßmissbildungen eine intraoperative Messung des Blutflusses in Gefäßen mit Mikro-Dopplersonden möglich. Dies erlaubt Aussagen über die Strömungsverhältnisse und mögliche Durchblutungsstörungen.

17.3.7 Intraoperatives Monitoring

Durch das intraoperative Neuromonitoring kann laufend die Funktionsfähigkeit bestimmter Gehirn- und Rückenmarksbereiche durch elektrophysiologische Messungen erfasst werden. So lassen sich drohende Schäden rechtzeitig erkennen, während der Patient in Narkose liegt. Erhält der Operateur intraoperativ Warnsignale, kann er seine Strategie ändern, um Funktionsschäden zu vermeiden. Diese Technik erhöht die Sicherheit der Patienten und ermöglicht z. B. das Entfernen von zuvor als inoperabel geltenden Tumoren. Typische Anwendungsgebiete des neurophysiologischen Monitorings sind Eingriffe am Kortex, aber auch an der Schädelbasis sowie bei komplexen Rückenmarkseingriffen.

Wichtige verwendete Monitoringverfahren:

- Somatosensibel evozierte Potenziale: Messen der Reaktionen auf taktile Reize
- Akustisch evozierte Potenziale: Überwachen der Reaktionen auf Geräusche
- Motorisch evozierte Potenziale: Erfassen der Muskelaktivität durch Hirnstimulation
- Direkte kortikale Stimulation: Identifikation von Gehirnfunktionen
- Phasenumkehr: Optimierung der Lokalisation motorischer Funktionen
- Direkte Nervenstimulation: Überprüfung der Nervenfunktion
- Elektromyografie: Messung der elektrischen Aktivität in den Muskeln
- D-Welle: Überwachung der spinalen Nervenbahnen durch Rückenmarkstimulation

17.3.8 Stereotaxie

Die Stereotaxie bei intrakraniellen Eingriffen ist definiert als präzise Führung feiner Instrumente zu einem vorher festgelegten Zielpunkt im Schädel, idealerweise ohne Abweichung und ohne kollateralen Hirngewebsschaden. Hierfür gibt es rahmenbasierte und rahmenlose navigationsgestützte stereotaktische Systeme. **Rahmenbasierte Systeme** nutzen einen externen Messrahmen zur genauen Lokalisierung und ermöglichen Biopsien über kleine Öffnungen. **Rahmenlose Systeme** bieten mehr Flexibilität in der OP-Planung und die visuelle Kontrolle des Biopsietrajekts, z. B. mit dem Instrumentenhalter VarioGuide™.

17.4 Häufige OP-Positionierungen in der Neurochirurgie

Mayfield-Klemme

Neurochirurgische Eingriffe erfordern eine exakte und sorgfältige Positionierung des Patienten, um dem Operateur den bestmöglichen Zugang zum behandelten anatomischen Bereich zu bieten und das Risiko von Verletzungen zu minimieren. Bei intrakraniellen Eingriffen wird häufig die Mayfield-Klemme (➤ Abb. 17.9) verwendet. Diese Klemme ist ein hoch entwickeltes System zur Kopfhalterung, das eine absolute Stabilität des Kopfes während mikrochirurgischer Eingriffe im Gehirn sicherstellt. Mittels dreier Dornen, die fest im Schädelknochen verankert werden, verhindert die Mayfield-Klemme jede ungewollte Kopfbewegung, die zu ernsthaften Komplikationen führen könnte. Darüber hinaus sorgt sie dafür, dass auch bei längeren Operationen keine schmerzhaften Druckstellen entstehen. Für intraoperative Bildgebungsverfahren ist zudem eine metallfreie Variante der Klemme erhältlich.

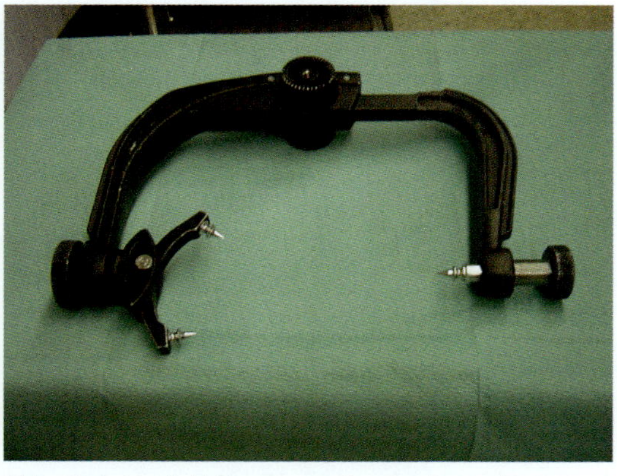

Abb. 17.9 Mayfield-Klemme mit Fixationsdornen [T368, T373]

17.4.1 Transkranieller Eingriff

Viele transkranielle Eingriffe werden standardmäßig in Rücken- oder Bauchlage durchgeführt, wofür die Positionierung entsprechend der individuellen Besonderheiten (Kopfdrehung bei bestimmten Pathologien) variiert wird. Die Positionierung erfolgt auf einem höhenverstellbaren Standardtisch, wobei in Rückenlage beide Arme auf Armstützen abgelegt sind. In Abhängigkeit der Pathologie wird eine Mayfield-Halterung oder eine Kopfschale verwendet, ein Bügel quer in Oberbauchhöhe platziert und bei adipösen Patienten ggf. eine Thoraxstütze beidseitig bereitgestellt. In Bauchlage werden die Arme in der Regel ohne Armstützen angelagert (➤ Abb. 17.10).

17.4.2 Ventrikulo-peritonealer Shunt

Ein ventrikulo-peritonealer Shunt dient der Ableitung überschüssigen Liquors aus den Hirnventrikeln in die Bauchhöhle, um den intrakraniellen Druck zu regulieren. Der Patient wird in Rückenlage auf einem Standardtisch positioniert. Abhängig davon, an welcher Körperseite die Drainage verlaufen soll, wird der OP-Situs-nahe Arm angelagert, während der andere Arm auf einer Armstütze ruhen kann. Eine Kopfschale stabilisiert den Kopf, und ein Bügel kann längsseitig OP-Situs-fern platziert werden (➤ Abb. 17.11).

17.4.3 Wirbelsäuleneingriff in Bauchlage

Bei Eingriffen an der Wirbelsäule wird der Patient in Bauchlage auf einem Standardtisch positioniert. Hierbei kommen an BWS und LWS ein Hüft- und ein Brustkissen oder ein gepolsterter Rahmen zum Einsatz, um den Druck auf den Bauchraum und damit den venösen Blutkreislauf zu minimieren. Bei Eingriffen an der oberen BWS und HWS ist die Nutzung der Mayfield-Klemme (➤ 17.9) sinnvoll. Die intraoperative C-Bogen-Durchleuchtung wird bei nahezu allen Operationen eingesetzt. Deshalb muss bei der Positionierung darauf geachtet werden, dass genug Raum für ein oder zwei C-Bögen geschaffen wird (➤ Abb. 17.12).

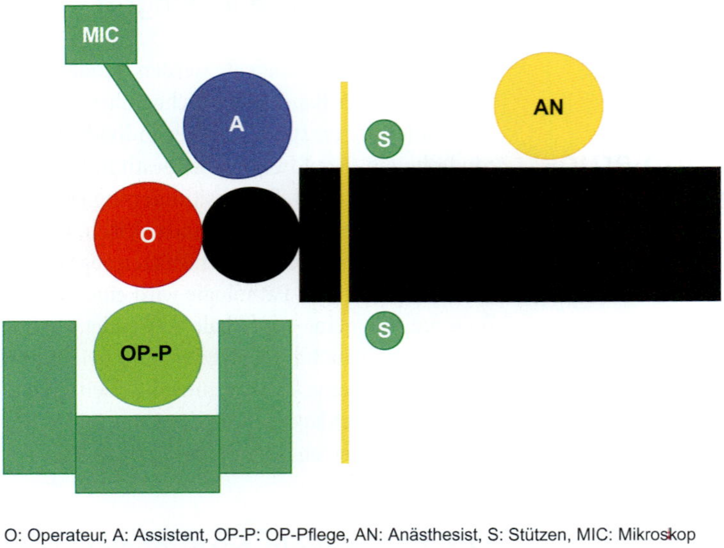

Abb. 17.10 Rückenlage bei transkraniellem Eingriff [M1570, L143]

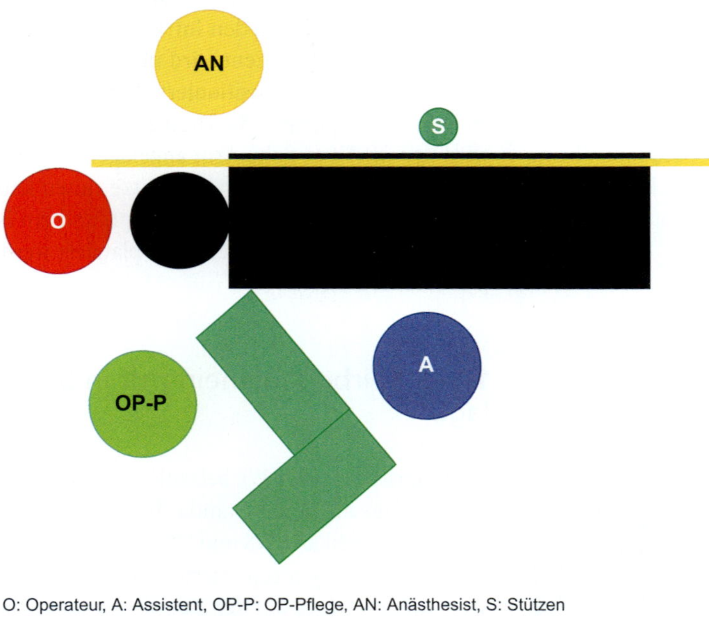

Abb. 17.11 Positionierung bei Operation eines ventrikulo-peritonealen Shunts [M1570, L143]

17.4.4 HWS in Rückenlage: ventrale Diskektomie

Der Patient wird auf einem Standardtisch in Rückenlage mit dem Kopf auf einer Kopfschale positioniert, dabei werden die Arme angelagert. Ein Kissen unter den Schultern sorgt für eine leichte Nackenextension. Das Röntgen wird mit abgedeckt und ist auf Höhe der HWS positioniert (➤ Abb. 17.13).

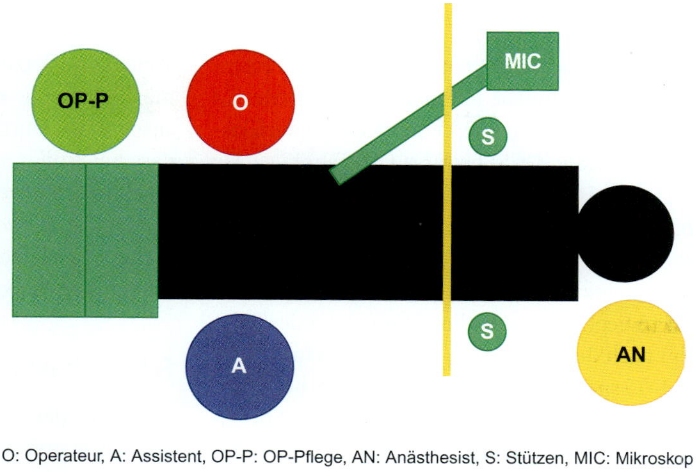

Abb. 17.12 Bauchlage bei Wirbelsäuleneingriff von hinten [M1570, L143]

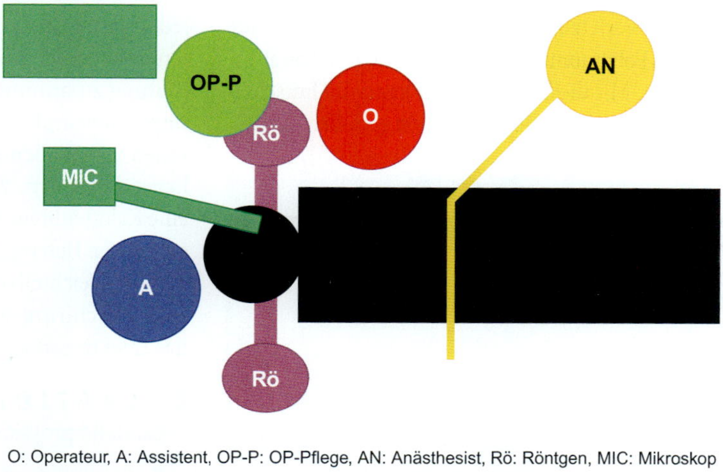

Abb. 17.13 Bauchlage bei Wirbelsäuleneingriff an der Halswirbelsäule von vorn [M1570, L143]

17.5 Neurochirurgische Krankheitsbilder

17.5.1 Schädel-Hirn-Trauma (SHT)

Das Schädel-Hirn-Trauma (SHT) ist eine häufige und ernste Verletzung. Mit etwa 800 Fällen pro 100.000 Einwohner jährlich betrifft es vor allem junge Erwachsene, häufig durch Verkehrsunfälle und ältere Menschen über 75 Jahre, meist infolge von Stürzen (GBE 2019, Schwenkreis et al. 2021). Intensität und Richtung der einwirkenden Kraft bestimmen das Ausmaß der Schädigung. Primäre Verletzungen wie Kontusionen, diffuse axonale Schäden und Gefäßläsionen treten unmittelbar bei der Gewalteinwirkung auf und sind oft irreversibel. Im weiteren Verlauf können sekundäre Veränderungen wie traumatische Hirnödeme oder intrakranielle Blutungen entstehen. Diese führen zu intrakraniellen Raumforderungen und einem gefährlichen Anstieg des Hirndrucks, welcher wiederum das Gehirn weiter schädigen kann. Das Ziel der Behandlung besteht darin, diese sekundären Schädigungen zu verhindern. Nicht immer ist eine operative Intervention notwendig oder möglich, in solchen Fällen greift die neurochirurgische Intensivmedizin ein.

Einteilung

Zur initialen Einschätzung eines Patienten nach einem SHT wurden zahlreiche Einteilungen und Kriterien entwickelt. In der klinischen Praxis hat sich die **Glasgow Coma Scale (GCS)** bewährt (➤ Tab. 17.1). Sie bewertet drei Reaktionen des Patienten: die beste verbale Reaktion, die motorische Antwort und das Augenöffnen. Anhand dieser Kriterien wird dem Patienten eine Punktzahl zugewiesen, die zwischen 3 und 15 liegt. Die wesentliche Einteilung des SHTs erfolgt nach dem klinischen Defizit: Bei einem GCS von 13–15 spricht man von einem leichten, bei einem GCS von 9–12 von einem mittelschweren und bei einem GCS von 8 und kleiner von einem schweren SHT.

Neben der klinisch-neurologischen Beurteilung des Patienten nach einem SHT spielt die radiologische Primärdiagnostik, die mit einer CT zur Erkennung intrakranieller Verletzungen beginnt, eine entscheidende Rolle. Bei Polytraumata wird dabei häufig ein Spiral-CT eingesetzt. Mit dieser Diagnostik kann die Entscheidung über eine Operationsindikation getroffen werden.

17

Tab. 17.1 Glasgow Coma Scale [F210-010]

Reaktion		Punktzahl
Sprachliche Reaktion	keine	1
	unverständliche Laute	2
	unzusammenhängende Worte	3
	unkoordiniertes Gespräch, verwirrt	4
	vollständig geordnet, orientiert	5
Motorische Reaktion	keine	1
	Strecksynergismen	2
	Beugesynergismen	3
	ungezielte Abwehrbewegungen	4
	gezielte Abwehrbewegungen	5
	befolgt Aufforderung, normal	6
Augenöffnen	keine Reaktion	1
	auf Schmerzreiz	2
	auf Aufforderung	3
	spontan öffnen	4

Kopfplatzwunde

Weichteilverletzungen im Kopfbereich müssen primär behandelt werden, da die Kopfschwarte eine ausgeprägte Durchblutung aufweist. Dies bedeutet, dass bei größeren oder ausgedehnten Wunden ein erheblicher Blutverlust auftreten kann. Besonders bei Kindern ist dies von Bedeutung, da sie aufgrund ihres geringeren Blutvolumens schneller in einen Schockzustand geraten können.

Schädelfraktur

Frakturen des Schädeldachs oder der Schädelbasis können in unterschiedlichen Formen auftreten, abhängig von der Art der einwirkenden Gewalt. Nicht verschobene lineare Frakturen des Schädeldachs erfordern in der Regel keine chirurgische Intervention, jedoch ist eine stationäre Überwachung des Patienten notwendig, um das Risiko einer intrakraniellen Blutung zu minimieren. Im Gegensatz dazu führen Impressionsfrakturen, bei denen Knochenteile nach innen verschoben sind, zu Druck auf das darunterliegende Gehirn. Wenn die Verschiebung mehr als eine Kalottenbreite beträgt, besteht die Indikation zur operativen Hebung. Bei offenen Impressionsfrakturen, die mit Weichteilverletzungen einhergehen, ist eine zeitnahe chirurgische Versorgung erforderlich, um das Infektionsrisiko zu reduzieren.

OPERATION

Schädelimpressionsfraktur

Positionierung: Rücken- oder Bauchlage je nach Lokalisation der Verletzung.
Zugang: Im Bereich der Verletzung.

Operationsprinzip
- Darstellung der Impressionsfraktur durch einen geraden oder bogenförmigen Hautschnitt über dem imprimierten Bereich, bei einer vorbestehenden Kopfplatzwunde wird diese in den Hautschnitt einbezogen
- Bei einer offenen Impressionsfraktur ausgiebige Reinigung der Wundränder und des Wundgebiets
- Hebung der Fraktur durch Zug im Bereich des Frakturspalts. Ist dies nicht möglich, weil die Knochenfragmente ineinander verkeilt sind, muss im Bereich der Fraktur oder am Rand der Impression ein Bohrloch angelegt werden. Von diesem aus können die Fragmente entsplittert und gehoben werden
- Immer genaueste Inspektion der harten Hirnhaut auf Risse in diesem Bereich

Komplikationen

Eine Entzündung des Knochens *(Osteomyelitis)* oder der Kopfschwarte *(Phlegmone)* kann durch eingedrungene pathogene Keime und Verschmutzung der Wunde auftreten. Vorsicht bei Impressionsfrakturen im Bereich der venösen Blutleiter: Beim Entfernen von Knochenfragmenten, die in einen Sinus hineinragen, kann es zu massivsten Blutungen kommen. Eine schwerwiegende Komplikation ist die Störung der Hirnfunktion durch den lokalen Druck mit verschiedenen neurologischen Zeichen: generalisierte oder fokale motorische Anfälle, Lähmungen oder Sensibilitätsstörungen.

Offenes Schädel-Hirn-Trauma

Eine für die unmittelbare Behandlung zu beachtende Unterscheidung bei SHT ist die Differenzierung zwischen offenem und gedecktem Trauma. Diese Unterscheidung hat einen entscheidenden Einfluss auf das Outcome nach SHT. Bei einem **offenen SHT** liegt eine direkte Verbindung zwischen dem Gehirn und der äußeren Umgebung vor, die durch eine Zerreißung der harten Hirnhaut entsteht. In der Regel ist ein offenes SHT im Bereich der Schädelkalotte mit einer Hauteröffnung und einer entsprechenden Fraktur verbunden. Dabei können bei einem offenen SHT an der Schädelbasis Liquorfisteln auftreten, die durch die Zerreißung der harten Hirnhaut sowie der Arachnoidea entstehen. Dies führt zum Austritt von Liquor aus dem Ohr *(Otoliquorrhö)* oder der Nase *(Rhinoliquorrhö)*. Offene SHT sind mit einem erhöhten Risiko für Infektionen verbunden, was die Gefahr einer Hirnhautentzündung *(Meningitis)* oder gar einer Gehirnentzündung *(Enzephalitis)* mit sich bringt.

Therapie

Schädeldach

Zusätzlich zur Wundreinigung, zur Hebung und Entsplitterung der Schädelfraktur muss die Verletzung der Dura operativ versorgt werden. Dies kann durch eine wasserdichte Naht der Patientendura erfolgen, bei großen Defekten durch das Einbringen einer **Duraersatzplastik:** Periostlappen, Muskelfaszie oder allogenem Material. Sehr wichtig ist dabei vor dem Duraverschluss die genaue Inspektion des Gehirns, um eine eventuell bestehende Hirnverletzung versorgen zu können, z. B. eine perforierende Verletzung oder eine Blutung aus einem kortikalen Gefäß.

Schädelbasis

Bei einer Schädelbasisfraktur mit Liquorfluss besteht immer ein hohes Infektionsrisiko. Während es bei einer Otoliquorrhö in vielen Fällen zu einem spontanen Verschluss der Liquorfistel kommt, müssen frontobasale Liquorfisteln mit Rhinoliquorrhö operativ verschlossen werden. Präoperativ wird im Rahmen der radiologischen Diagnostik (kraniales CT mit Knochenfenster) versucht, die Liquorfistel genau darzustellen. Vorrangig ist der frühzeitige spontane oder operative Verschluss der Fistel als entscheidender Schutz vor einer Infektion.

Komplikationen

Es besteht die Gefahr einer aufsteigenden Meningitis oder Enzephalitis. Weiterhin kann eine Schädigung der durch die Schädelbasis austretenden Hirnnerven vorkommen. Eine Irritation des Sehnervs durch Knochenfragmente mit sekundärer Sehverschlechterung stellt eine Indikation zur operativen Entlastung dar. Möglich ist das Eindringen von Luft in das Schädelinnere *(Pneumozephalus)*. Eine raumfordernde Luftansammlung im Gehirn *(Pneumatozele)* kann zu einer Zunahme des intrakraniellen Drucks führen.

Operative Zugänge

Bei der Akutversorgung von Patienten mit SHT, bei denen eine Operationsindikation gestellt wird, kann zur Eröffnung des Schädels je nach Befund eine Kraniotomie oder eine Bohrlochtrepanation durchgeführt werden.

Kraniotomie

Unterschieden wird die osteoplastische von der osteoklastischen Kraniotomie. Bei der **osteoplastischen Kraniotomie** wird der Knochendeckel am Ende der Operation wieder reimplantiert, bei der **osteoklastischen Kraniotomie** *(Kraniektomie)* dagegen entfernt. Zu einem späteren Zeitpunkt kann entweder der sterilisierte Knochendeckel reimplantiert oder eine Schädeldachplastik aus allogenem Material eingepasst werden. Liegt über dem knöchernen Defekt eine dicke Gewebeschicht, kann auf die Deckung verzichtet werden. Dies ist vor allem bei Kraniektomien im Bereich der hinteren Schädelgrube möglich.

OPERATION

Osteoplastische Kraniotomie

Vorbereitung:
- Nach Entfernung des Kopfhaars und Positionierung des Patienten Fixierung des Kopfs in der Mayfield-Klemme
- Präoperative Hautantiseptik und Markierung des Hautschnitts
- Steriles Abdecken und Anschließen aller notwendigen technischen Hilfsmittel

Zugang: Es werden gerade oder bogenförmige Hautschnitte durchgeführt. Dabei ist darauf zu achten, dass die Blutversorgung der Kopfhaut von basal erfolgt. Gerade Hautschnitte werden daher mit senkrechter Schnittführung angelegt, bei bogenförmigen Schnitten wird der Hautlappen nach basal gestielt.

Operationsprinzip
- Anbringen von Klemmen an die gefäßführende Schicht der Kopfhaut *(Galea)* zur Blutstillung
- Präparation der Knochenhaut *(Periost)*. Entweder wird diese am Hautlappen belassen, oder – wenn zur Deckung eines Defekts oder einer Liquorfistel ein Periostlappen benötigt wird – getrennt vom Hautlappen dargestellt (➤ Abb. 17.14 a)
- Anlegen eines Bohrlochs in den Schädelknochen, soweit möglich nicht im Bereich eines venösen Blutleiters wegen des Blutungsrisikos. Ablösen der Dura am Rand des Bohrlochs. Einbringen des Kraniotoms und Aussägen des Knochendeckels (➤ Abb. 17.14 b)
- Blutstillung im Bereich der Dura und den Knochenrändern, die mit Knochenwachs versiegelt werden können
- Anlegen von Durahochnähten zur Fixierung der harten Hirnhaut am Knochen. So wird eine Einblutung zwischen den Knochen und der Dura außerhalb des Knochendeckels verhindert

Befunde, die zwischen dem Schädelknochen und der Dura lokalisiert sind *(epidural)* können nun versorgt werden:
- Für Befunde, die unter der Dura *(subdural)* oder im Gehirn *(intrazerebral)* liegen, wird die Dura eröffnet
- Am Ende der Operation erfolgt die fortlaufende Duranaht; Anbringen einer Zeltnaht zur Fixierung der Dura am Knochendeckel
- Reimplantation des Knochendeckels und Fixieren desselben mit Plättchen
- Wird der Knochendeckel nicht reimplantiert, spricht man von einer „osteoklastischen Kraniotomie" und der Schädelknochen wird in der Regel bei –80 °C kryokonserviert (siehe auch „Kranioplastik")
- Redon-Drainage
- Periost- und Subkutannaht (➤ Abb. 17.14 c)
- Hautnaht
- Steriler Verband

OPERATION

Bohrlochtrepanation

Positionierung: Rückenlage mit Kopfdrehung.
Zugang: Anlegen eines 3–4 cm langen Hautschnitts in der Haargrenze nach Ausrasieren eines handtellergroßen Hautareals.

Operationsprinzip
- Ablösen des Periosts vom Knochen
- Anlegen eines Bohrlochs durch den Knochen
- Darstellung der Dura und sternförmige Eröffnung mit Thermokoagulation der Duraränder
- Am Ende der Operation Duradefekt mit einem Kollagenpräparat abdecken. Der knöcherne Defekt wird nicht verschlossen
- Zweischichtiger Wundverschluss, Subkutannaht und Hautnaht

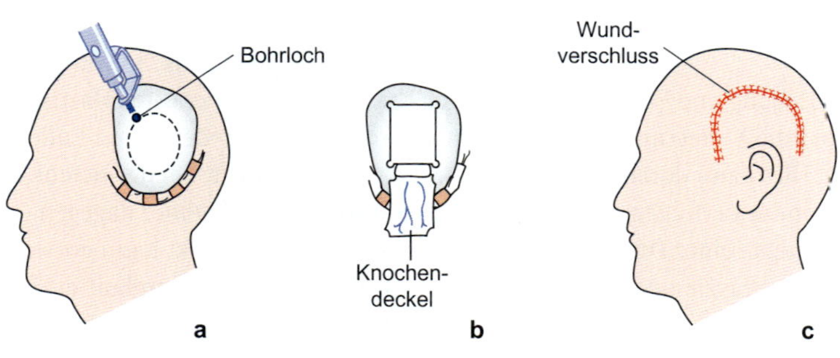

Abb. 17.14 Verschiedene Schritte einer Kraniotomie. a) Hautlappen ist weggeklappt, das Periost ist freipräpariert, das Bohrloch wird angelegt. b) Aussägen des Knochendeckels mit dem Kraniotom, der Knochendeckel ist entfernt, die Dura liegt frei. c) Wundverschluss [L231, L143]

OPERATION

Kranioplastik zur Schädeldefektdeckung

Positionierung: Kopf auf der Kopfschale.

Vorbereitung

Bei einer osteoklastischen Kraniotomie entsteht ein sogenannter Trepanationsdefekt, der im Verlauf mittels eines eigenen (autologen) Knochendeckels oder mittels Ersatzmaterialien (heterologen Knochendeckels) gedeckt wird.

- Bei kryokonserviertem autologem Knochendeckel Bereitstellen und Auftauen des Knochendeckels, bei heterologer Kranioplastik Bereitstellen des Implantats unter sterilen Kautelen
- Präoperative Hautantiseptik und Markierung des ehemaligen Hautschnitts
- Steriles Abdecken und Anschließen aller notwendigen technischen Hilfsmittel

Operationsprinzip

- Nach Hauteröffnung Abpräparation der Knochenhaut *(Periost)* von der Dura. Im Falle einer Beteiligung des Temporalmuskels über dem Defekt, sollte dieser abpräpariert werden, da er nach Implantation über dem Knochendeckel platziert wird
- Zirkuläre Darstellung des Trepanationsdefekts mit Entfernung von Narbengewebe oder Adhärenzen darüber
- Implantation des autologen oder heterologen Knochendeckels und Fixieren desselben mit multiplen Plättchen
- Periost- und Subkutannaht
- Hautnaht
- Steriler Verband

Gedecktes Schädel-Hirn-Trauma

Definitionsgemäß besteht hierbei primär keine Verbindung zwischen der äußeren Umgebung und dem Gehirn. Nach der Schwere des SHT erfolgt die Einteilung in **Gehirnerschütterung** *(Commotio cerebri)*, **Gehirnprellung** *(Contusio cerebri)* und **Gehirnquetschung** *(Compressio cerebri)*. Bei einem schweren SHT kommt es zur Zerreißung von Blutgefäßen und zur Schädigung von Gehirngewebe durch Zug- und Scherkräfte. Radiologische Veränderungen im CT sind der Kontusionsherd mit Einblutung, die traumatische Subarachnoidalblutung, das traumatische Hirnödem und das intrazerebrale Hämatom.

17.5.2 Intrakranieller Druck

Das Volumen des Schädelinneren beträgt 1.800–1.900 ml. Es wird zu 80–85 % von Hirngewebe, zu je 5–10 % von Liquor und Blut ausgefüllt. Diese drei biophysikalisch unterschiedlichen Gewebe stehen im Normalzustand in einem ausbalancierten Gleichgewicht. Tritt nach einem SHT eine intrakranielle Raumforderung in Form einer Blutung oder Schwellung auf, so kann durch die knöcherne Begrenzung des Schädels ein Volumenausgleich nicht nach außen erfolgen. Es muss daher bei gleichbleibendem intrakraniellem Volumen die neu aufgetretene Raumforderung auf Kosten einer anderen Komponente ausgeglichen werden. So wird zuerst der Liquor, dann das Blut aus dem Schädelinneren ausgepresst. Der normale intrakranielle Druck ist abhängig von der Körperposition und liegt zwischen 5 und 15 mmHg.

Hirndruckmessung

Bei einer intrakraniellen Raumforderung ohne Operationsindikation besteht die Möglichkeit, den intrakraniellen Druck zu messen, um die intensivmedizinische Therapie zu überwachen. Hierzu gibt es verschiedene Messsysteme, die implantiert werden können. Über eine Bohrlochtrepanation werden Sonden in den Epidural- und Subduralraum oder in das Hirnparenchym platziert. Weiterhin kann über eine Punktion des Seitenventrikels eine externe Ventrikeldrainage zur Hirndruckmessung gelegt werden. Dabei besteht die Möglichkeit, über das direkte Ablassen von Liquor zusätzlich therapeutisch einzugreifen.

Die Indikation zur Messung des intrakraniellen Drucks und der Liquordrainage wird wiederum abhängig gemacht von der klinisch neurologischen Beeinträchtigung. Bei einem GCS-Wert ≤ 8 besteht die Empfehlung zur Kontrolle des intrakraniellen Drucks.

Komplikationen

Eine Infektion durch Eindringen pathogener Keime über die Sonde oder den Katheter tritt bei einem geringen Prozentsatz auf. Eine intrazerebrale Blutung als Punktionsfolge kann zu zusätzlichen Hirnschädigungen führen.

17.5.3 Traumatische intrakranielle Hämatome

Im Unterschied zum traumatischen Hirnödem sind viele der intrakraniellen Hämatome operativ zugänglich. Die Ursache der Steigerung des intrakraniellen Drucks mit den tödlichen Folgen für das Gehirn kann somit schnellstmöglich behoben werden (➤ Tab. 17.2).

Epiduralhämatom

Das Epiduralhämatom ist definiert als Einblutung zwischen den Schädelknochen und der Dura mater. In den meisten Fällen resultiert es aus einer Blutung der A. meningea media oder deren Ästen, häufig nach einer Schädelfraktur, die den Verlauf der Arterie verletzen. Diese Gefäßläsion führt oft zu einer akuten neurologischen Verschlechterung. Der zunehmende Druck auf das Gehirn kann zu Bewusstseinsstörungen, pathologischen motorischen Bewegungsmustern (Beuge- und Strecksynergismen) und schließlich zu einer Pupillenerweiterung *(Mydriasis)* führen. Eine einseitige intrakranielle Druckerhöhung kann eine Massenverschiebung zur Gegenseite und nach unten in den Tentoriumschlitz bewirken, was Druck auf das Mittelhirn und den Hirnnerv *(N. oculomotorius)* ausübt.

Diagnostik

Bei einem neurologisch begründeten Verdacht auf ein Epiduralhämatom ist eine sofortige kraniale Computertomografie (CT) erforderlich. Diese zeigt die charakteristische bikonvexe Form des Hämatoms sowie zusätzliche Zeichen einer intrakraniellen Raumforderung wie Mittellinienshift, Ventrikelverlagerung mit Auspressen des Liquors und verstrichene Hirnwindungsfurchen (➤ Abb. 17.15). Die Indikation zur subduralen Inspektion kann präoperativ anhand des CT-Befunds gestellt werden. Intraoperativ dienen Spannungszustand, Farbe der Dura und Pulsation der Kortexoberfläche als Kriterien. Bei verdächtigem Befund sollte die Dura eröffnet und die darunterliegende Kortexoberfläche inspiziert werden.

Tab. 17.2 Lokalisation, Symptome und Therapie der traumatisch bedingten intrakraniellen Blutungen [L138]

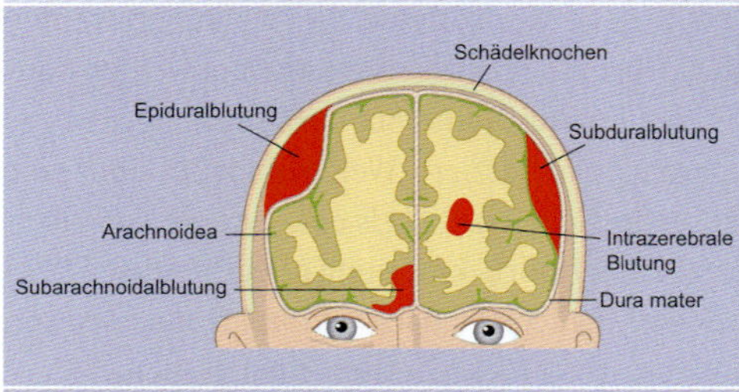	**Epiduralblutung**	**Akute Subduralblutung**	**Intrazerebrale Blutung**
	Arterielle Blutung in den Epiduralraum	**Meist venöse Blutung in den Subduralraum**	**Blutungen in das Gehirn, meist aus Kontusionsherden (Prell- und Quetschverletzungen des Gehirns)**
Symptome	Zunehmende Bewusstseineintrübung, in ca. 20 % freies Intervall; Halbseiten- und Hirndruckzeichen	Meist primäre Bewusstlosigkeit ohne freies Intervall; Halbseiten- und Hirndruckzeichen	Zunehmende Bewusstseineintrübung meist ohne freies Intervall; ausgeprägte Herdsymptome (Symptome durch Schädigung des Gehirns am Ort der Blutung)
Therapie	Schnellstmögliche Operation zur Blutstillung und Hämatomausräumung, symptomatische Hirndruckbehandlung		Hemikraniektomie (großflächige Entfernung des Schädelknochens einer Seite), symptomatische Hirndruckbehandlung
Cave: Trotz gewisser Unterschiede sind die drei aufgeführten Blutungen allein aufgrund der klinischen Befunde nicht zuverlässig voneinander zu unterscheiden			

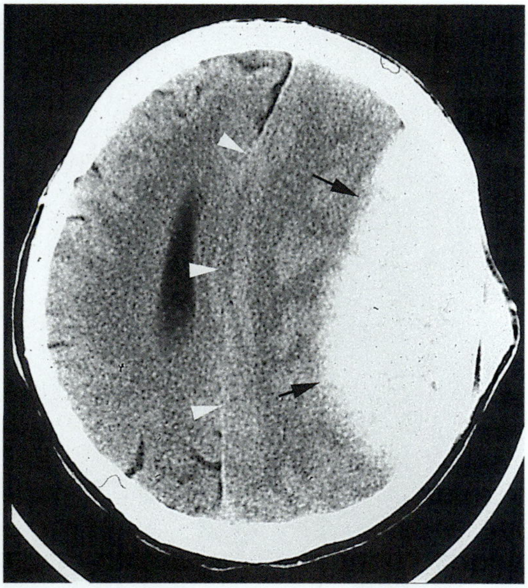

Abb. 17.15 Epiduralhämatom im CT-Bild sichtbar. Die Schädelfraktur an der linken Schläfe hat die Blutung verursacht, welche die rechte Hirnhälfte über die Mittellinie hinaus nach links verdrängt [M443]

Therapie

Die sofortige operative Entfernung des Hämatoms ist unerlässlich – die Prognose des Patienten verbessert sich umso mehr, je früher die Notfalloperation durchgeführt wird. Epiduralhämatome sind oft frontotemporal lokalisiert, weshalb eine **frontotemporoparietale Kraniotomie** die bevorzugte Vorgehensweise darstellt. Beim Planen des Knochendeckels ist zu berücksichtigen, dass am Rand der Kraniotomie Durahochnähte angelegt werden müssen, um die Dura am Knochenrand zu fixieren. Dies ist nur möglich, wenn die Kraniotomie so groß wie das Hämatom angelegt wird. Nach der Hämatomevakuation kann eine arterielle Blutung aus der A. meningea media oder eine diffuse Blutung von der Temporobasis auftreten. Bei Letzterer muss der temporobasale Knochen osteoklastisch entfernt werden, um die Blutungsquelle zu lokalisieren. Diese Vorgehensweise ist insbesondere bei Frakturen, die in die Schädelbasis ziehen, wichtig. Abschließend kann über eine kleine Öffnung der Dura eine Inspektion des Subduralraums und des Kortex durchgeführt werden.

Komplikationen

Eine zu lange Zeitspanne zwischen dem Auftreten der epiduralen Blutung und der Notfalloperation kann irreversible Schäden am Großhirn mit neurologischen Ausfällen (Hemiparese, Sprachstörung) verursachen. Auch schwere, protrahierte Verläufe mit lang anhaltender Bewusstseinsstörung durch Mittelhirnkompression sind möglich. Wenn das Epiduralhämatom nicht rechtzeitig diagnostiziert wird, kann der Patient infolge des zunehmenden intrakraniellen Drucks sterben, was über eine Einklemmung von Gehirnanteilen im Tentoriumschlitz (transtentorielle Herniation) droht. Diese Einklemmung erzeugt massiven Druck auf das Mittelhirn und kann eine Druckerhöhung auf die Medulla oblongata verursachen, was zu Atem- und Kreislaufstörungen führt (➤ Abb. 17.16). Ein unvollständiges Ausdehnen des Gehirns und eine unzureichende Hämostase können zu einem Wiederauffüllen des Hämatoms führen. Zudem können andere Kontusionen oder kleine Blutungen durch die Entlastung zu raumfordernden Hämatomen ausarten. Daher ist eine sorgfältige postoperative Überwachung sowie ein Kontroll-CT nach 24 Stunden notwendig,

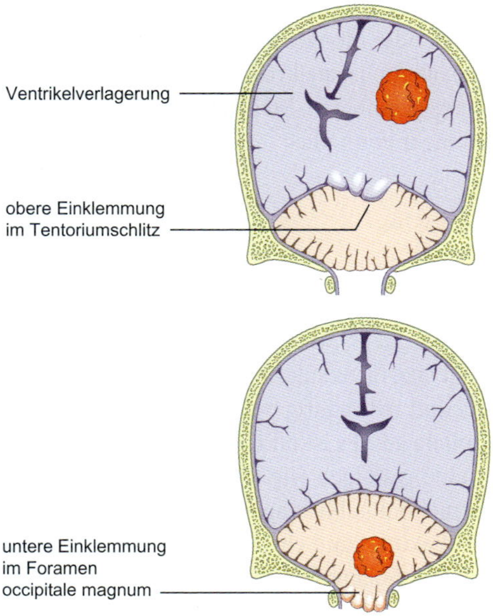

Abb. 17.16 Herniationen entstehen durch Blutungen oder andere raumfordernde Prozesse, in dieser Darstellung beispielhaft durch einen Tumor hervorgerufen [L157]

um eventuelle Komplikationen frühzeitig zu erkennen und zu behandeln.

Subduralhämatom

Das Subduralhämatom ist eine Einblutung in den Raum zwischen Dura und Arachnoidea. Es entsteht in der Regel durch venöse Blutungen aus Brückenvenen oder Sickerblutungen aus kortikalen Gefäßen, häufig in Verbindung mit Gehirnkontusionen. Abhängig vom zeitlichen Verlauf nach dem Trauma werden akute, subakute und chronische Formen des Subduralhämatoms unterschieden. Das **akute Subduralhämatom** tritt oft rasch nach dem Trauma auf und wird meist durch schwere Hirnverletzungen verursacht. Bei älteren Patienten besteht eine höhere Tendenz zur Ausbildung akuter Subduralhämatome, was teilweise auf eine altersbedingte Fragilität der Blutgefäße zurückzuführen ist. Die Mortalität bei akuten Subduralhämatomen liegt weiterhin bei etwa 30–40 % (Bullock et al. 2006). Eine Untergruppe älterer Patienten kann jedoch akute Subduralhämatome ohne begleitende Hirnverletzung entwickeln und zeigt eine bessere Prognose. Die Ausbildung eines subakuten Subduralhämatoms kann bis zu 3 Wochen dauern. Ein **chronisches Subduralhämatom** kann auch noch Wochen oder Monate nach dem Trauma auftreten, wobei oft ein Bagatelltrauma ausreicht, um die Ausbildung zu initiieren. Dies ist für die Patienten häufig nicht mehr erinnerlich.

Diagnostik

Im kranialen Computertomogramm zeigt sich die konkav-konvexe Form des Subduralhämatoms (➤ Abb. 17.17). Das akute Subduralhämatom erscheint hyperdens aufgrund des koagulierten frischen Bluts und tritt häufig bei schweren Schädel-Hirn-Traumata auf. Es ist oft mit anderen intrakranialen Verletzungsfolgen wie Kontusion, traumatischer Subarachnoidalblutung und Hirnödem assoziiert. Bei subakuten und chronischen Formen kann das Hämatom isodens oder hypodens sein, was auf eine Verflüssigung hinweist. Insbesondere bei chronischen Subduralhämatomen kann die Dichte variieren, was durch rezidivierende subdurale Einblutungen bedingt ist. Längere Verläufe führen zur Organisation des Subduralhämatoms mit einer schwammartigen Struktur durch Membranbildung.

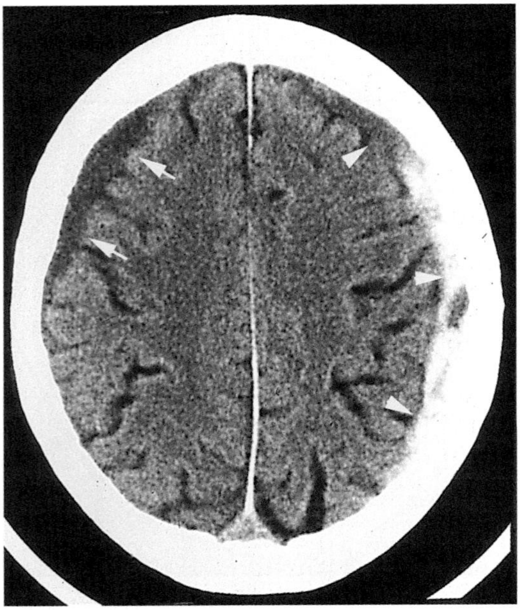

Abb. 17.17 Akutes Subduralhämatom [M443]

Therapie

Die Dringlichkeit einer Operation wird anhand des klinisch-neurologischen Befunds und des CT-Ergebnisses entschieden. Bei **akutem Trauma** ist die Operationsindikation bei einem Hämatomvolumen von mehr als 25 ccm und/oder einer Mittellinienverlagerung von mehr als 5 mm gegeben. In solchen Fällen wird eine **osteoklastische Entlastungskraniektomie** mit Duraerweiterungsplastik durchgeführt. Bei einem ausgedehnten Subduralhämatom über die gesamte Hemisphäre ist eine sog. frontotemporo-parietale Kraniotomie erforderlich.

Die **Prognose** bei einem akuten Subduralhämatom kann durch begleitende Verletzungen beeinträchtigt werden. Dabei helfen radiologische Kriterien für eine prognostische Einschätzung: Ausprägung der Mittellinienverlagerung, Darstellung des Ventrikelsystems und der Hirnwindungsfurchen. In einigen Fällen kann es nach der operativen Entfernung des Hämatoms zu einer sekundären massiven Hirnschwellung kommen, was eine osteoklastische Kraniotomie erforderlich machen kann, möglicherweise ohne Duraverschluss oder mit Duraerweiterungsplastik.

Bei subakuten und **chronischen Subduralhämatomen** sind die neurologischen Symptome oft weniger ausgeprägt, da das Gehirn eine langsame Zunahme des intrakraniellen Volumens besser kompensieren kann. Neurologische Störungen wie Bewusstseinstrübungen treten häufig erst bei einem größeren Hämatomvolumen auf. Vorher können jedoch andere Symptome wie temporäre motorische oder sensible Ausfälle, Sprachstörungen, unspezifische Kopfschmerzen und Schwindel auftreten. Als erster operativer Eingriff wird bei einem chronischen Subduralhämatom häufig eine **Bohrlochtrepanation** durchgeführt. Diese ist auch in Lokalanästhesie möglich, um die Risiken einer Vollnarkose bei älteren Patienten zu umgehen. Nach der Eröffnung der Dura kann ein Spülkatheter in den Subduralraum eingelegt werden, um das Hämatom mit isotoner und isothermer Kochsalzlösung auszuspülen. Der Katheter kann 1–2 Tage belassen werden, und es wird ein steriles Ablaufsystem mit oder ohne Sog eingerichtet. Mit dieser Methode kann bei vielen Patienten eine Ausheilung des Subduralhämatoms erreicht werden. Wenn sich jedoch bereits intraoperativ eine Kapselbildung des Hämatoms zeigt oder das Hämatom nicht ausspülbar ist, ist die Indikation zur **Kraniotomie** (➤ 17.14) gegeben. Nach Eröffnung der Dura wird das organisierte Hämatom zusammen mit der Kapsel abgetragen, wobei die Ränder der Hämatomkapsel koaguliert werden müssen, um das Risiko einer Rezidivblutung durch einsprossende Blutgefäße zu minimieren.

Komplikationen

Die häufigsten Komplikationen sind Entlastungshämatome, rezidiv-subdurale Blutungen und Epiduralhämatome infolge unzureichender Hämostase. Die schwerste Komplikation ist das maligne Hirnödem mit möglicher transtentorieller Herniation. Akute Subduralhämatome weisen eine hohe Mortalität auf. Bei chronischen Subduralhämatomen kann die Irritation des Kortex auch noch im postoperativen Verlauf zu zerebralen Krampfanfällen führen. Nach einer Bohrlochtrepanation besteht die Möglichkeit einer Rezidivblutung, da hierbei die Blutungsquelle nicht dargestellt werden kann. Die postoperative Überwachung und sorgfältige Nachsorge sind entscheidend für den Behandlungserfolg, insbesondere bei älteren Patienten, die ein höheres Risiko für Komplikationen aufweisen.

Intrazerebrales Hämatom

Intrazerebrale Hämatome entstehen durch Gefäßzerreißungen infolge von Zug- und Scherkräften bei Schädel-Hirn-Traumata sowie durch Hirnkontusionen, die beim Aufprall des Gehirns auf den knöchernen Schädel (Coup- und Contrecoup-Herd) auftreten. Sie machen etwa 15 % aller Schlaganfälle aus (Maas et al. 2017) und können auch mit ventrikulären Blutungen assoziiert sein. Erschwerend hinzu kommen Erkrankungen wie Hypertonie, zerebrale Amyloidose, Gerinnungsanomalien und vaskuläre Malformationen (insbesondere bei jüngeren Patienten).

Diagnostik

Intrazerebrale Hämatome können entweder akut oder binnen Stunden bis wenigen Tagen im Rahmen eines Traumas entstehen. Bei einer klinisch-neurologischen Sekundärverschlechterung nach SHT oder bei steigendem Hirndruck sollte immer an die Möglichkeit eines verzögerten Hämatoms gedacht werden. In diesen Fällen ist eine CT-Verlaufskontrolle sofort durchzuführen. Um arteriovenöse Malformationen oder Aneurysmen auszuschließen, sollte eine CT-Angiografie (CT mit Kontrastmittel) erfolgen.

Therapie

Bei einer raumfordernden intrazerebralen Blutung mit Massenverschiebung und neurologischer Verschlechterung besteht eine klare Operationsindikation, vor allem wenn das Hämatom in einem operativ gut zugänglichen Bereich lokalisiert ist. Diese Hämatome sind meist frontal oder temporal kortexnah angesiedelt. Der intraoperative Befund entscheidet, ob der Knochendeckel reimplantiert wird oder eine osteoklastische Kraniotomie notwendig ist. Im Unterschied zu Epidural- und Subduralhämatomen führt ein intrazerebrales Hämatom oft zu einer bedeutenden Gehirngewebeschädigung im betroffenen Areal, welche operativ nur limitiert rückgängig gemacht werden kann. Die operative Entfernung reduziert jedoch den Druck auf das umliegende Hirngewebe und minimiert so das Risiko sekundärer Schädigungen. Kortikosteroide sind bei spontanen intrazerebralen Blutungen nicht von Nutzen und sollten nicht verabreicht werden.

Komplikationen

Ungünstige Verläufe können eine zunehmende intrakranielle Raumforderung verursachen, die den intrakraniellen Druck erhöht und zu schweren Verläufen mit hoher Mortalität und bleibenden neurologischen Ausfällen führt. Die sorgfältige Überwachung des Patienten und die präoperative Behandlung der Hypertonie sind entscheidend, um eine weitere Komplikation zu vermeiden. Eine rechtzeitige Intervention kann die Prognose des Patienten erheblich verbessern.

17.6 Zerebrovaskuläre Erkrankungen

Anatomie

Die Blutversorgung des Gehirns erfolgt durch die beiden Aa. carotides internae und die beiden Aa. vertebrales. Diese Arterien bilden zwei separate Kreisläufe: Der vordere Kreislauf wird durch die Aa. carotides internae gebildet, während die Aa. vertebrales den hinteren Kreislauf ausmachen. Über den Circulus arteriosus cerebri, einen Gefäßring an der Schädelbasis, sind die vorderen und hinteren Kreisläufe sowie die rechte und linke Seite des Gehirns miteinander verbunden. Die A. carotis interna verzweigt sich in die A. cerebri media und die A. cerebri anterior. Die A. communicans anterior stellt die Verbindung zwischen der linken und rechten A. cerebri anterior her. Die beiden Aa. vertebrales vereinigen sich, nachdem die A. cerebelli inferior posterior (PICA) abgegeben wurde, zur A. basilaris. Aus der A. basilaris entspringen die A. cerebelli inferior anterior (AICA) und die A. cerebelli superior. Letztlich teilt sich die A. basilaris in die beiden Aa. cerebri posteriores. Die A. communicans posterior verbindet den vorderen mit dem hinteren Kreislauf (➤ Abb. 17.18).

17.6.1 Zerebrale Aneurysmen

Aneurysmen sind sackförmige Erweiterungen der Arterien, die durch eine angeborene Gefäßwandschwäche und degenerative Veränderungen im Bereich der Arterienwände entstehen. Die häufigste Lokalisation für Aneurysmen sind Gefäßaufzweigungen, da hier der Flussdruck am stärksten auf die Gefäßwände einwirkt. Die Häufigkeit von zerebralen Aneurysmen liegt bei ca. 8 %, etwa 50 % davon bleiben symptomlos.

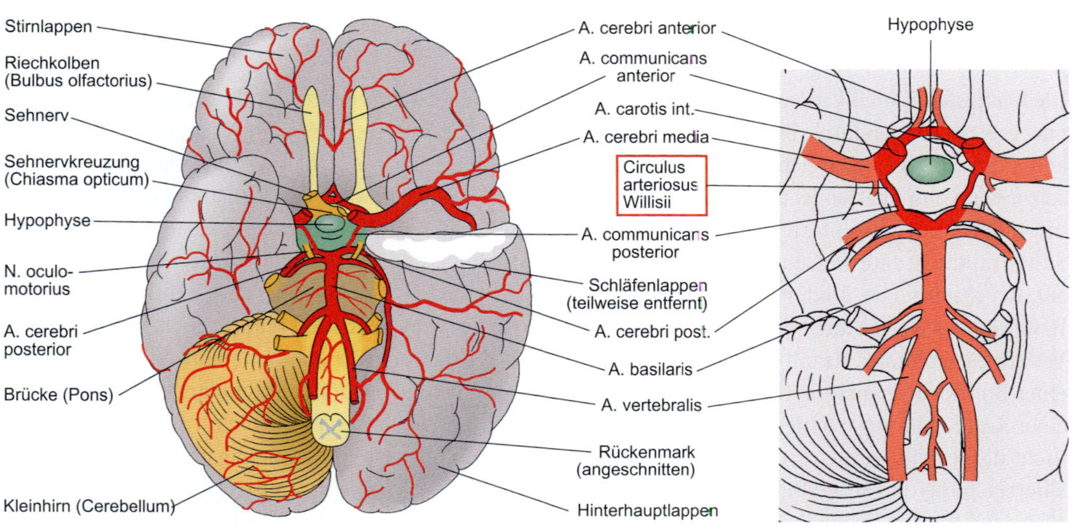

Abb. 17.18 Die Hirnarterien im Bereich der Hirnbasis. Rechts: Der Circulus arteriosus Willisii im Detail [L190]

Tab. 17.3 Lokalisation der zerebralen Aneurysmen

Lokalisation des Aneurysmas	Prozentuale Verteilung
A. communicans anterior/ A. cerebri anterior	40–45 %
A. carotis interna/ A. communicans posterior	20–30 %
A. cerebri media	15–20 %
Vertebrobasiläres Gebiet	5–10 %

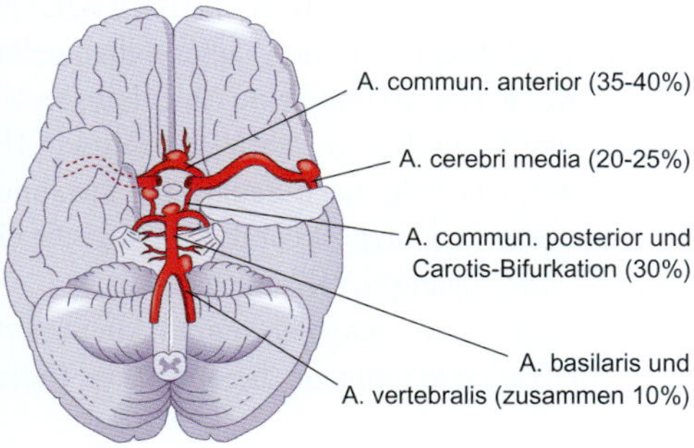

Abb. 17.19 Darstellung der häufigsten Lokalisationen von Aneurysmen im Gehirn [L190, L157]

Aneurysmen finden sich in 95 % im Bereich der vorderen Zirkulation. Im hinteren Stromgebiet sind etwa 5 % lokalisiert. In Mitteleuropa beträgt die Prävalenz aneurysmatischer Subarachnoidalblutungen (SAB) etwa 10 pro 100.000 Einwohner pro Jahr (➤ Tab. 17.3, ➤ Abb. 17.19). Zu den Risikofaktoren zählen Bluthochdruck, Nikotinkonsum und die Einnahme oraler Kontrazeptiva. Der Altersgipfel liegt zwischen 55 und 60 Jahren, und die Geschlechtsverteilung beträgt etwa 2:3 zugunsten der Männer. Das Blutungsrisiko bei asymptomatischen Aneurysmen liegt bei 1–2 % pro Jahr (Seifert et al. 2008; Teske, Schichor 2023).

Krankheitsbild und Symptomatik

Zwei klinische Verlaufsformen sind zu unterscheiden:

- **Paralytische Form:** Durch den Druck können die Hirnnerven geschädigt werden. Die Folge sind z. B. Augenmuskelparesen beim Aneurysma der A. carotis interna.
- **Apoplektiforme Form:** Subarachnoidalblutung (SAB), ggf. mit intrazerebraler Blutung und Ventrikeleinbruch mit den Symptomen:
  - Vernichtungskopfschmerz
  - Übelkeit
  - Erbrechen
  - Vegetative Begleiterscheinungen (Tachykardie, Schweißausbrüche, Fieber)
  - Meningeale Reizung (Nackensteifigkeit)
  - Bewusstseinstrübung

Von entscheidender Bedeutung für das Timing der Operation/Intervention und die Prognose des Patienten ist die Einteilung nach klinischen Graden. Die Einteilung des klinischen Schweregrads der SAB durch die World Federation of Neurological Surgeons (WFNS) wird weltweit genutzt (➤ Tab. 17.4).

Wichtig ist, dass es sich hierbei um eine zeitlich dynamische Klassifizierung handelt, die nur **zum aktuellen Untersuchungszeitpunkt** Gültigkeit hat. Eine Änderung des Grads ist im initialen Verlauf nach der Blutung durchaus möglich und muss für das weitere Vorgehen berücksichtigt werden. Die Gesamtbeurteilung erfolgt aufgrund des klinischen Grads sowie zusätzlicher allgemeinmedizinischer Risikofaktoren. Bei Aneurysmapatienten sind vor allem Hypertonie, koronare Herzkrankheit oder fortgeschrittenes Alter (> 65 Jahre) prognostisch ungünstig.

Komplikationen können durch eine zweite Blutung (in 50 % tödlich) (Connolly et al. 2012), durch einen Hydrozephalus und durch Gefäßverengungen *(Vasospasmen)*, die nach 3–4 Tagen beginnen und ihren Höhepunkt am 7.–10. Tag erreichen, auftreten.

Tab. 17.4 Stadien der Subarachnoidalblutung (SAB) nach WFNS

WFNS-Grad	GCS	Fokales Defizit*
I	15	Nein
II	13–14	Nein
III	13–14	Ja
IV	7–12	Ja oder nein
V	3–6	Ja oder nein

* Aphasie und/oder Hemiparese

17

Diagnostik

Die Sicherung der Subarachnoidalblutung erfolgt initial im CT. Zur Lokalisation und Beurteilung des Ausmaßes der Blutung wird dabei die Graduierung nach Fisher verwendet (➤ Tab. 17.5).

Zeigt das CT keine SAB, besteht jedoch der klinische Verdacht, muss eine Lumbalpunktion durchgeführt werden. Blutiger *(xantochromer)* Liquor ist beweisend für eine SAB. Die Blutungsquelle wird durch eine Kontrastmitteldarstellung der Gehirngefäße (zerebrale Subtraktionsangiografie) nachgewiesen (➤ Abb. 17.20).

Tab. 17.5 Modifizierte CT-Graduierung der SAB nach Fisher

Grad	Beschreibung
0	Kein Blut sichtbar
1	Lokaler, dünner Blutfilm
2	Diffuse, dünne SAB (< 1 mm)
3	Zisternale Tamponade (1 mm, lokal oder diffus)
4	Intraparenchymatöse oder -ventrikuläre Einblutung

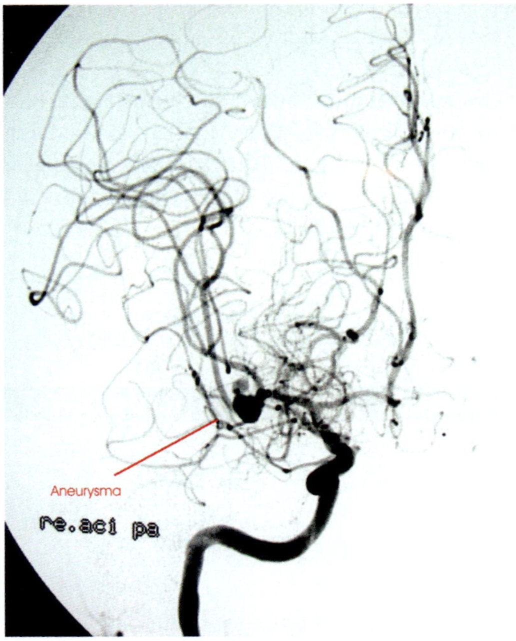

Abb. 17.20 Subarachnoidalblutung. Typischer Befund bei Blutung eines Aneurysmas der A. communicans anterior [M443]

Therapie

Am Anfang stehen intensivmedizinische Maßnahmen: Sicherung der vitalen Funktionen, Schmerzbehandlung und Reizabschirmung. Bei einem Hydrozephalus ist eine externe Liquorableitung erforderlich (➤ Abb. 17.21).

Es besteht die Tendenz, SABs so schnell wie möglich zu behandeln. Bei der Aufnahme ist eine Überwachung auf der Intensivstation notwendig. Vitalparameter und neurologische Checks werden je nach Zustand des Patienten stündlich bis 4-stündlich durchgeführt. Stressreduktion ist wichtig, daher sollten strikte Bettruhe, wenig Besuch und keine Ablenkungen wie Rauchen oder Fernsehen gewährleistet werden. Die Analgosedierung erfolgt nach Bedarf. Bei instabilen oder komatösen Patienten ist vor der Angiografie ein zentraler Venenzugang (ZVK) zu legen.

Bei angiografisch nachgewiesenem Aneurysma gibt es zwei Therapieoptionen: die **operative Thera-**

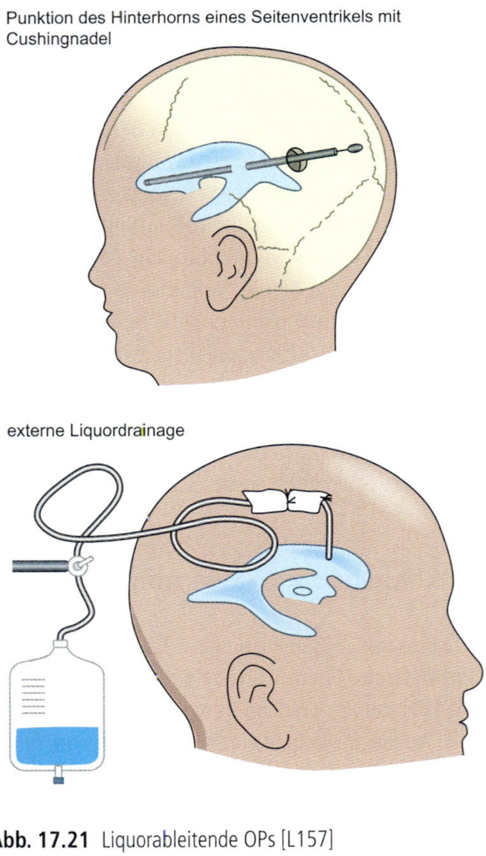

Abb. 17.21 Liquorableitende OPs [L157]

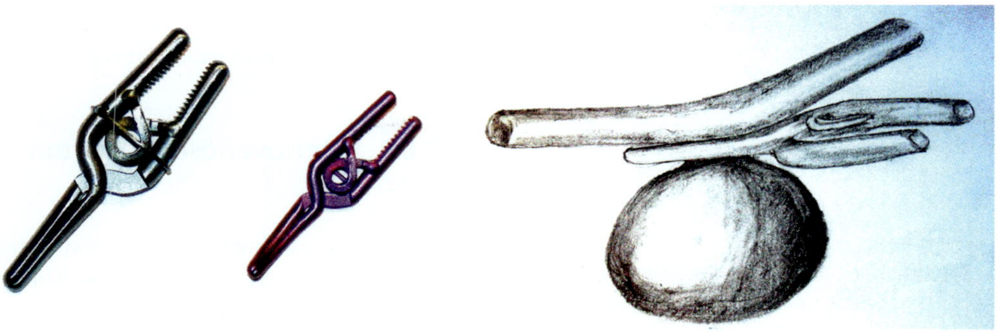

Abb. 17.22 Aneurysmaclipping. a) Verschiedene Aneurysmaclips. b) Aneurysmaausschaltung durch geraden Pernetzky-Clip [M443]

pie, bei der das Aneurysma über eine Kraniotomie mikrochirurgisch mittels Titanclip ausgeschaltet wird (➤ Abb. 17.22). Alternativ kann dies mittels endovaskulären Coilings erfolgen: Hierbei wird ein Katheter bis zur aneurysmatragenden Arterie vorgeschoben. Dann wird hierüber ein Mikrokatheter mit einem Platindraht zum Aneurysma geführt, der sich darin zusammenknäult, bis das Aneurysma vollständig ausgefüllt ist. Welche Methode gewählt wird, hängt stark von der Lokalisation und Konfiguration des Aneurysmas ab.

OPERATION

Externe Ventrikeldrainage

Positionierung: Rückenlage.
Zugang: Hautschnitt ca. 3 cm rechts oder links der Mittellinie frontal, in Höhe der Kranznaht.

Operationsprinzip
- Bohrlochtrepanation vor der Kranznaht
- Kreuzförmiges Einschneiden der Dura
- Koagulation der oberen Hirnschichten und Punktion des Seitenventrikel-Vorderhorns mit dem Ventrikelkatheter
- Der Katheter wird separat nach außen abgeleitet

OPERATION

Frontotemporo-sphenoidale (pterionale) Trepanation

Positionierung: Rückenlage, Kopffixierung in der Mayfield-Klemme, Drehung des Kopfs ca. 15–30° zur Gegenseite, Abkippen des Kopfs um ca. 20°.
Zugang: Bogenförmiger Hautschnitt in der Haargrenze (➤ Abb. 17.23).

Operationsprinzip
- Präparation der Faszienschichten zur Schonung des Stirnastes des N. facialis
- Abschieben des M. temporalis
- Bohrlochtrepanation und Aussägen eines frontotemporalen freien Knochendeckels
- Einlage einer Ventrikeldrainage, falls nicht bereits eine solche vorhanden ist
- Einstellung des Operationsmikroskops
- Bogenförmiges Eröffnen der Dura
- Präparation der Gefäße an der Schädelbasis, Eröffnung der Sylvischen Fissur
- Darstellung des Aneurysmas und Ausschalten mit einem Metallclip (Titan)
- Über diesen Zugang werden die meisten Aneurysmen der vorderen Zirkulation und der hinteren Zirkulation bis zur A. cerebelli superior erreicht

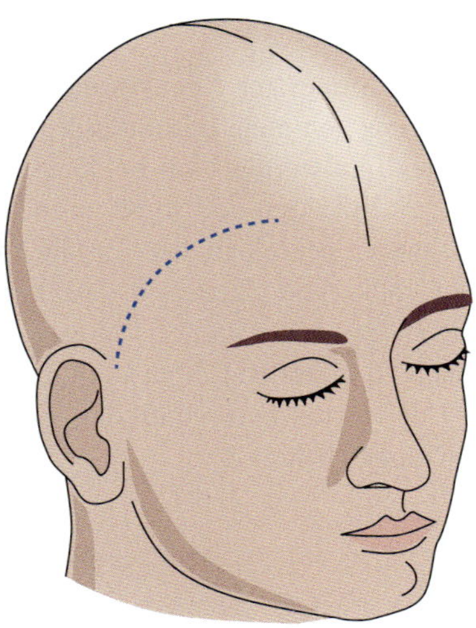

Abb. 17.23 Typische Schnittführung beim pterionalen Zugang [L157]

OPERATION

Anteriore paramedian-frontale Trepanation

Methode zur operativen Versorgung von Aneurysmen im Bereich der A. pericallosa.
Positionierung: Rückenlage, Kopffixierung in der Mayfield-Klemme, Kopf in gerader Position leicht angehoben.
Zugang: Bifrontalschnitt 1–2 cm vor der Kranznaht.

Operationsprinzip

- Aussägen eines frontalen medianen Knochendeckels
- Einstellen des Mikroskops und Duraeröffnung
- Präparation entlang der Falx cerebri bis zum Aneurysma und Clipping

OPERATION

Laterale subokzipitale Trepanation

Methode zur operativen Versorgung der Aneurysmen im Vertebralisgebiet unterhalb der A. cerebelli superior.
Positionierung: Rückenlage, Kopffixierung in der Mayfield-Klemme, Drehung des Kopfs um ca. 90° zur Gegenseite.
Zugang: Gebogener Hautschnitt hinter dem Ohr.

Operationsprinzip

- Osteoplastische oder osteoklastische Trepanation der hinteren Schädelgrube
- Duraeröffnung und Anheben der Kleinhirnhemisphäre
- Darstellung des aneurysmatragenden Gefäßes; das Aneurysma wird aufgesucht, freipräpariert und geklippt

17

Komplikationen

Intraoperativ kann es zur **Aneurysmaruptur** mit heftiger Blutung kommen. Dann müssen Arterien temporär geklippt werden, was bei längerer Verschlusszeit zu Infarkten und somit zu mehr oder weniger schweren neurologischen Ausfällen führen kann. Bei nicht korrekt platziertem Aneurysmaclip können Gefäße miterfasst und verschlossen werden, was ebenfalls zu Infarkten führen kann. Außerdem kann der Clip verrutschen, womit das Aneurysma nicht mehr ausgeschaltet ist.

Prognose

Die Prognose ist abhängig vom Stadium der Subarachnoidalblutung. Durch die frühzeitige Therapie (Operation oder Coiling) konnte die Mortalität gesenkt werden. Auch bei den schlechten SAB-Stadien geht der Trend zur Frühtherapie, da das Ergebnis besser ist.

17.6.2 Arteriovenöse Malformationen

Arteriovenöse Malformationen (AVMs) sind umschriebene Gefäßmissbildungen (➤ Abb. 17.24). Sie bestehen aus Verbindungen zwischen Arterien und Venen ohne zwischengeschaltetes Kapillarbett. Der Blutfluss erfolgt direkt von den Arterien in die drainierenden Venen, was zu einer verminderten Blutversorgung des Gehirngewebes führt. Die Prävalenz beträgt etwa 0,5 %, mit einer Blutungsinzidenz von 1–3 pro 100.000 Einwohner pro Jahr. Männer sind etwas häufiger betroffen als Frauen. Ungefähr 50 % der Fälle manifestieren sich mit einer Blutung, 25 % mit epileptischen Anfällen und 25 % mit anderen Symptomen wie Kopfschmerzen. Das Risiko einer Erstblutung liegt bei 3–4 % pro Jahr und verdoppelt sich nach einer ersten Blutung innerhalb einiger Jahre. In 80–90 % der Fälle sind AVMs im Großhirn lokalisiert, bei ca. 10 % der Patienten mit AVM ist ein assoziiertes Aneurysma vorhanden, was das Blutungsrisiko auf etwa 7 % pro Jahr erhöht (Gross, Du 2013).

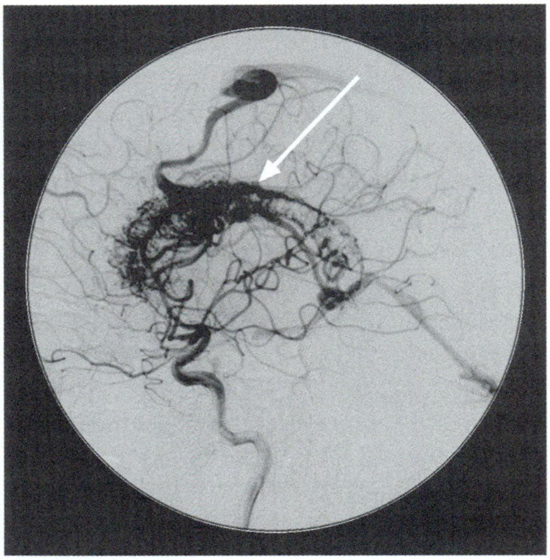

Abb. 17.24 Digitale Subtraktionsangiografie bei AVM (Pfeile) [R276]

Krankheitsbild und Symptomatik

Klinisch manifestieren sich AVMs häufig durch epileptische Anfälle und Wesensänderungen, da über die Kurzschlussverbindungen dem Gehirn Blut entzogen wird. Später kann es durch umschriebene Ischämien zu Insulten mit Halbseitensymptomatik kommen. In einigen Fällen kommt es zu einem Einriss (Ruptur) der AVM mit intrazerebralen Blutungen. Neurologische Ausfälle können in unterschiedlichem Ausmaß bis zur Bewusstlosigkeit auftreten. Die kleinen und mittelgroßen AVMs rupturieren häufiger als die großen. Das Manifestationsalter einer AVM-Blutung liegt in 70–80 % vor dem 40. Lebensjahr (da Costa et al. 2009). Das Blutungsrisiko bei einem AVM liegt bei ca. 4 % pro Jahr, die Mortalität bei etwa 1 %. Morbidität und Mortalität betragen zusammengefasst ca. 2,7 % (Ondra et al. 1990).

Diagnostik

Die Primärdiagnostik erfolgt im Notfall durch ein kraniales CT, da es bei Verdacht auf eine akute Blutung besser geeignet ist als die MRT. In der digitalen Subtraktionsangiografie können dann die einzelnen Zu- und Abflüsse des Angioms dargestellt werden. Das MRT liefert weitere Informationen über Ausdehnung und Lagebeziehung zu den benachbarten Gehirnregionen. Bei der Anamneseerhebung sind insbesondere paroxysmale Kopfschmerzen und fokale neurologische Defizite von Bedeutung. Zudem sollten epileptische Anfälle, Auren und fluktuierende fokale Defizite beachtet werden.

Therapie

Zur Behandlung von AVMs stehen drei Therapieoptionen zur Verfügung. Die **operative Entfernung** von AVMs wird häufig bei größeren Malformationen angewendet. Vor der Operation können AVMs endovaskulär verkleinert werden, hierbei werden die zuführenden Gefäße, auch Feeder genannt, verschlossen. Goldstandard der AVM-Behandlung ist die vollständige Resektion aller krankhaften Gefäßabschnitte.

Bei der **endovaskulären Therapie** wird ein spezieller Katheter über die A. femoralis in die angiomversorgende Arterie eingeführt. Durch diesen Katheter wird ein schnell härtendes Material injiziert, um das Gefäß gezielt zu verschließen. Diese Methode ermöglicht eine Minimierung des Blutflusses in die Malformation und kann die Operation erleichtern.

AVMs in funktionell bedeutsamen Regionen können auch mittels **Strahlentherapie** behandelt werden. Dabei führt die Bestrahlung zu einer Thrombose der Gefäße nach meist einem Zeitraum von einem Jahr. Das Blutungsrisiko bis zur vollständigen Obliteration liegt allerdings zwischen 5 und 12 % (Zabel-du Bois et al. 2007).

Die Wahl der therapeutischen Option hängt von der Größe und Lokalisation der AVM ab. In vielen Fällen ist eine Kombination aus den verschiedenen Behandlungsmethoden erforderlich, um die bestmöglichen Ergebnisse zu erzielen.

OPERATION

AVM-Entfernung

Positionierung: Abhängig von der Lokalisation der Gefäßfehlbildung.

Operationsprinzip
- Nach typischer Kraniotomie und Duraeröffnung Darstellung der AVM
- Schrittweise Präparation und Unterbindung der zuführenden Arterien
- Unterbindung der drainierenden Venen
- Vollständige Entfernung der AVM

Komplikationen

Die wichtigste Komplikation ist die intraoperative Blutung. Postoperative Komplikationen sind neurologische Ausfälle unterschiedlicher Ausprägung je nach Lokalisation der Gefäßfehlbildung.

Prognose

Die Prognose hat sich durch mikrochirurgische Techniken und präoperative Embolisation verbessert. Die Mortalität ist niedrig, während die Morbidität von Größe, Lokalisation und klinischem Zustand zum Zeitpunkt der Aufnahme abhängt. Bei ⅔ der mit AVM assoziierten Aneurysmen kommt es nach der Exzision der AVM zu Schrumpfung oder Thrombose.

17.6.3 Intraparenchymale Blutungen

In einigen Fällen von spontanen intrakraniellen Blutungen lassen sich keine Gefäßmissbildungen (Aneurysmen, AVMs) nachweisen. Als häufigste Ursache für diese Blutungen ist die arterielle Hypertonie zu nennen. Außerdem können Blutungen bei Störungen der Blutgerinnung auftreten. Die Blutungen können intrazerebral (Großhirn) oder intrazerebellär (Kleinhirn) gelegen sein.

Intrazerebrale Blutungen

Bei der **hypertensiven Massenblutung** liegt meist ein Einriss von Ästen der A. cerebri media (lentikulostriäre Äste) vor. Die Blutung ist typischerweise im Bereich der Stammganglien, der Capsula interna und der Putamen-Claustrum-Region lokalisiert. Es können auch Blutungen im Bereich des Hirnstamms auftreten.

17

Krankheitsbild und Symptomatik

Die Symptomatik wird durch Ausdehnung und Lokalisation der Blutung bestimmt. Typisch ist das Auftreten einer Hemiparese. Bei ausgedehnten Blutungen oder bei Hirnstammlokalisation kann es zu Bewusstseinsstörungen kommen.

Diagnostik

Die Diagnose wird durch ein CT gesichert. Bei Verdacht wird durch eine Angiografie eine Gefäßfehlbildung ausgeschlossen.

Therapie

Bei kleinen Blutungen wird eine konservative Therapie bevorzugt. Große oder sehr große raumfordernde Blutungen werden über eine Kraniotomie entfernt. Dabei wird darauf geachtet, dass minimalinvasive Techniken inklusive Endoskopie genutzt werden.

OPERATION

Operative Entlastung über Kraniotomie

Positionierung: Rückenlage mit Kopfdrehung.
Zugang: Im Bereich der Blutungslokalisation, bei tief liegenden Blutung Lokalisierung mit der Neuronavigation.

Operationsprinzip

Nach kleiner Kraniotomie und Duraeröffnung folgt die mikrochirurgische oder endoskopische Darstellung und Entfernung des Hämatoms mit Sauger, selten mit Fasszangen.

Intrazerebelläre Blutungen

Blutungen im Bereich der Kleinhirnhemisphären entstehen ebenfalls im Rahmen einer Blutdruckkrise, wenn nicht eine Gefäßfehlbildung vorliegt. Komplizierend kann hier bei ausgedehnter Blutung eine Kompression des IV. Ventrikels mit der Folge eines Hydrozephalus auftreten. Dadurch wird die vorbestehende Symptomatik noch verschlechtert.

Krankheitsbild und Symptomatik

Die Symptomatik reicht von Kopfschmerzen und Schwindelgefühl bis zur Bewusstseinstrübung und tiefem Koma.

Diagnostik

Die Kleinhirnblutung stellt sich im CT dar, ggf. wird angiografisch eine Gefäßfehlbildung ausgeschlossen.

Therapie

Die Therapie richtet sich nach der Klinik und der Größe der Blutung. Bei kleinen Blutungen ohne Zeichen eines Liquoraufstaus wird konservativ vorgegangen. Bei kleinen Blutungen mit Liquoraufstau erfolgt die Anlage einer externen Ventrikeldrainage und eventuell später eines ventrikuloperitonealen Shunts. Bei großen Blutungen sollte die operative Entfernung erfolgen.

OPERATION

Intrazerebelläre Blutung

Positionierung: Rücken- oder Bauchlage.
Zugang: Je nach Lage der Blutung erfolgt ein gerader Schnitt in der Mittellinie oder seitlich.

Operationsprinzip

- Die hintere Schädelgrube wird osteoklastisch oder osteoplastisch eröffnet
- Inzision der Dura und Präparation der Blutung
- Die Blutung wird teils mit Fasszangen entfernt, teils abgesaugt

Komplikationen

Möglich sind Nachblutungen oder eine Infektion.

Prognose

Die Prognose der Patienten mit ausgedehnten Stammganglienblutung oder gar Hirnstammblutung ist eher schlecht. Die Blutung hat bereits das Hirngewebe zerstört, die neurologische Symptomatik ist meist nur z. T. reversibel.

Bei rechtzeitig einsetzender Therapie haben die Patienten mit Kleinhirnblutungen eine gute Prognose. Die durch Gewebezerstörung hervorgerufene Kleinhirnsymptomatik (z. B. Schwindel, Gangstörungen) kann nach entsprechender Rehabilitationsbehandlung z. T. gut kompensiert werden.

17.7 Intrakranielle Tumoren

Einteilung

Bei einem **Hirntumor** handelt es sich um eine meist lokal neu gebildete Ansammlung eines wachsenden Gewebes im Gehirn. Hirntumoren können entweder primär sein, also direkt aus hirneigenen Zellen hervorgehen, oder sekundär, wenn sie als Metastasen aus anderen Organen ins Gehirn gelangen. Diese Unterscheidung ist entscheidend für die Klassifikation und die anschließende Behandlung.

Die Weltgesundheitsorganisation (WHO) klassifiziert primäre Hirntumoren in vier Grade, die auf histologischen und molekularen Eigenschaften basieren:

- **Grad 1:** gutartige Tumoren, die langsam wachsen und eine günstige Prognose aufweisen, z. B. pilozytisches Astrozytom
- **Grad 2:** Tumoren, die ebenfalls relativ langsam wachsen, jedoch als höhergradige Tumoren wieder auftreten können, z. B. diffuses Astrozytom
- **Grad 3:** bösartige Tumoren, die häufig als Tumoren höheren Grades rezidivieren, z.B. anaplastisches Astrozytom
- **Grad 4:** besonders aggressive Tumoren, die schnell wachsen und eine ungünstige Prognose haben, z.B. Glioblastom

Die Einteilung der Tumoren berücksichtigt auch ihre biologische Wertigkeit und die Wachstumsart. Während infiltrierendes Wachstum das Hirngewebe direkt schädigt, kann verdrängendes Wachstum durch Druck auf das Gewebe zu neurologischen Störungen führen.

Diagnostik

Die Symptome eines Hirntumors können abhängig von der betroffenen Hirnregion stark variieren. Häufige Anzeichen sind Kopfschmerzen, Übelkeit und Erbrechen, die auf einen erhöhten Schädeldruck hinweisen können. Zudem kann es zu neurologischen Ausfällen wie Sprach- und Sehstörungen oder motorischen Einschränkungen kommen. Häufig treten Hirntumoren auch erstmals durch epileptische Anfälle in Erscheinung.

Die Diagnose erfolgt primär durch bildgebende Verfahren wie das MRT. Dieses ermöglicht es, verschiedene Merkmale des Tumors darzustellen und zwischen Tumoren und normalem Gewebe zu unterscheiden. In manchen Fällen ist auch eine sogenannte metabolische Bildgebung wie die Positronen-Emissions-Tomografie (PET) hilfreich. Dabei werden Stoffwechselvorgänge von Tumorzellen mit hohem Energieverbrauch mithilfe von radioaktiven Substanzen sichtbar gemacht.

Therapie

Die Behandlungsstrategie wird individuell festgelegt, basierend auf Tumorgröße, Tumorlokalisation und Allgemeinzustand des Patienten. Behandlungsstrategien werden in der Regel in interdisziplinären neuroonkologischen Tumorkonferenzen festgelegt. Die Hauptbehandlungsmethoden umfassen:

- **Operation:** Ziel der Operation ist es, den Tumor vollständig zu entfernen, wobei die Erhaltung der normalen Gehirnfunktionen oberste Priorität hat. Bei gutartigen Tumoren kann eine vollständige Entfernung zu einer Heilung führen, während bei bösartigen Tumoren eine komplette Resektion die Prognose deutlich verbessern kann.
- **Chemotherapie:** Um das Wiederauftreten eines aggressiven Tumors zu verhindern oder das Wachstum eines Tumorrests zu kontrollieren,

wird häufig eine zusätzliche, sogenannte adjuvante, Chemotherapie eingesetzt.
- **Strahlentherapie:** Auch die Strahlentherapie wird oft als unterstützende Behandlung nach einer Hirntumoroperation eingesetzt. Hochenergetische Röntgenstrahlen werden dabei präzise auf die Tumorregion gerichtet, um verbliebene Tumorzellen abzutöten. Die Behandlung erfolgt üblicherweise in mehreren Sitzungen, um die Nebenwirkungen zu minimieren.
- **Radiochirurgie:** Diese Methode kommt bei kleinen, gut definierten Tumoren zum Einsatz und bietet eine Alternative zur offenen Chirurgie.

Nach der Operation erfolgt eine umfassende Nachsorge, die regelmäßige Kontrollen sowie eine weitere neuroonkologische Behandlung einschließen kann, insbesondere wenn zusätzliche Therapien wie Chemo- oder Strahlentherapie erforderlich sind.

17.7.1 Gliom

Gliome sind hirneigene Tumoren, die von den Binde- und Stützgewebszellen des Gehirns, der sog. Glia, ausgehen. Zu den Gliomen zählen u.a. das **Astrozytom**, das **Glioblastom** und das **Ependymom.** Sie gehören zahlenmäßig zur größten Gruppe der intrakraniellen Tumoren und werden gemäß der WHO klassifiziert, wobei verschiedene Typen einschließlich der astrozytären Tumoren, oligodendroglialen Tumoren und ependymalen Tumoren nach histologischen und molekulargenetischen Eigenschaften unterteilt werden.

Therapie

Die hirneigenen Tumoren wachsen infiltrativ. Sie sind also nicht eindeutig abgegrenzt vom umgebenden Hirngewebe und bewirken langfristig dessen Zerstörung. Das operative Vorgehen hängt stark von der Tumorlokalisation ab: Grundsätzlich ist eine möglichst radikale Entfernung eines Glioms anzustreben, wobei die Erhaltung der normalen Gehirnfunktionen oberste Priorität hat. In der modernen Neurochirurgie werden dafür computergestützte Techniken (Neuronavigation) sowie die Mikrochirurgie eingesetzt, um eine möglichst schonende Operation zu gewährleisten (➤ Abb. 17.25).

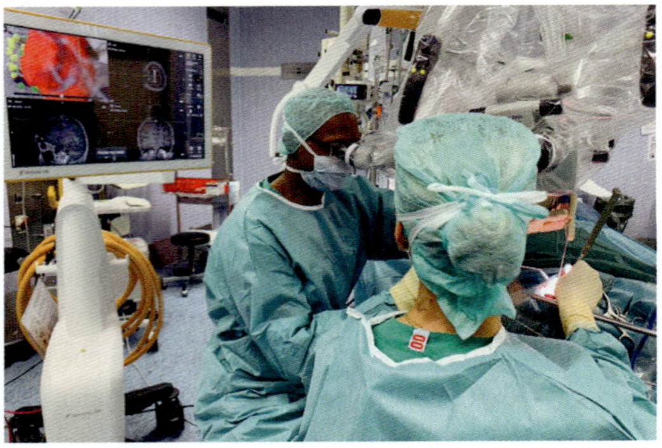

Abb. 17.25 Neuronavigation bei einer Schädeloperation [M1570]

Bei Tumoren in eloquenten, d. h. funktionell wichtigen, Hirnregionen erfolgt präoperativ die Darstellung der funktionellen Areale mittels funktionellen MRT oder navigierter transkraniellen Magnetstimulation. Die Bilddaten werden in die Software der Neuronavigation übertragen und können zur Operationsplanung genutzt werden. Zusätzlich erfolgen bei Operationen von Hirntumoren im Bereich der motorischen Rinde intraoperativ neurophysiologische Messungen zur direkten Bestimmung der Bewegungszentren (➤ Abb. 17.26). Bei höhergradigen Gliomen (Grad 3 und 4) schließen sich eine Nachbestrahlung und u. U. Chemotherapie an.

Prognose

In Abhängigkeit vom histologischen Ergebnis und von der Radikalität der Operation kann bei Gliomen nach gewisser Zeit ein Rezidivtumor auftreten. Bei niedergradigen Gliomen ist dieser Zeitraum länger (bis mehrere Jahre), bei einem Glioblastom (➤ Abb. 17.27) kann dieser Zeitraum nur im Bereich von wenigen Monaten liegen. Bei einem Rezidivtumor ist die Möglichkeit einer erneuten Operation zu diskutieren. Hat der Tumor eloquente Areale des Gehirns infiltriert, können bleibende neurologische Ausfälle auftreten, wie z. B. motorische Ausfälle oder Sprachstörungen. Bei ausgedehnten malignen Gliomen, die auf die andere Gehirnhälfte übergreifen, muss die Operationsindikation genau überlegt werden. Infiltriert der Tumor Bereiche des Hirnstamms, ist ein operatives Vorgehen meist nicht sinnvoll. Zusammenfassend sind Gliome komplexe Tumoren mit variablen Prog-

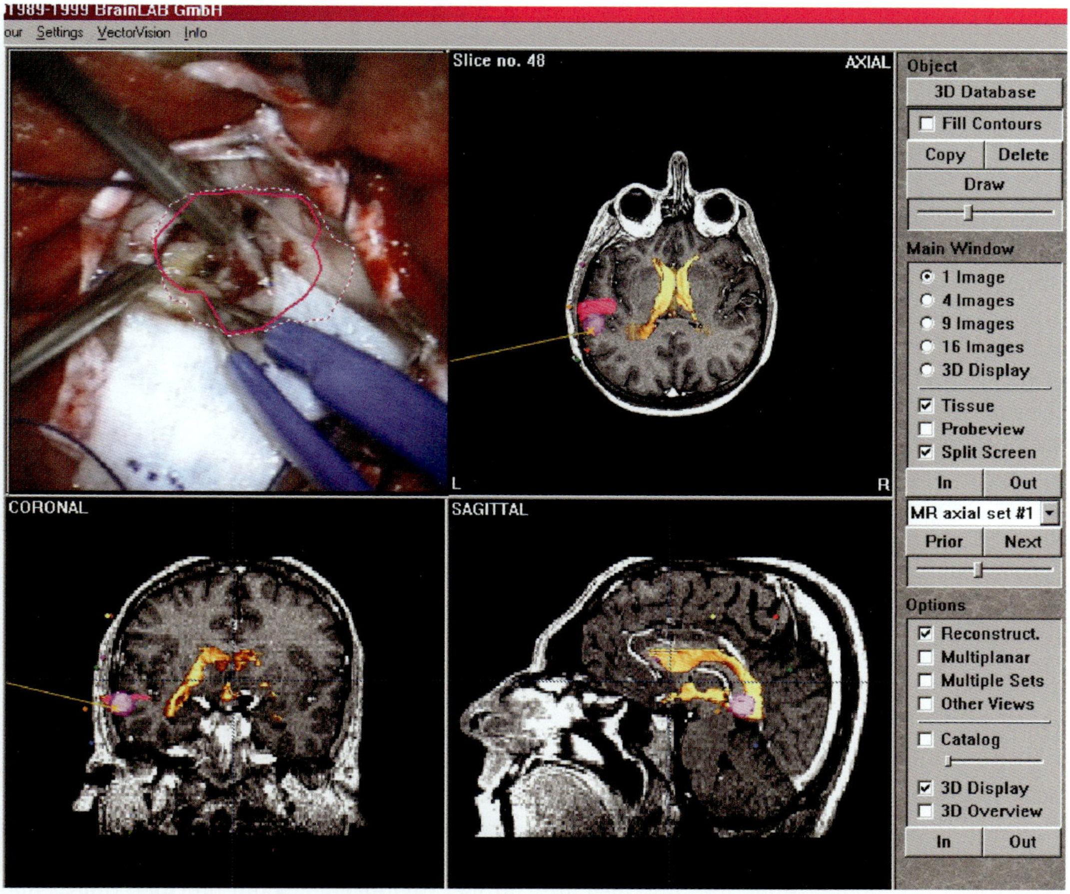

Abb. 17.26 Bei Operationen von Hirntumoren im Bereich der motorischen Rinde werden intraoperativ neurophysiologische Messungen zur direkten Bestimmung funktioneller Gehirnareale durchgeführt wie hier anhand eines intraoperativen Neuronavigations- und Mikroskopbilds dargestellt [M443]

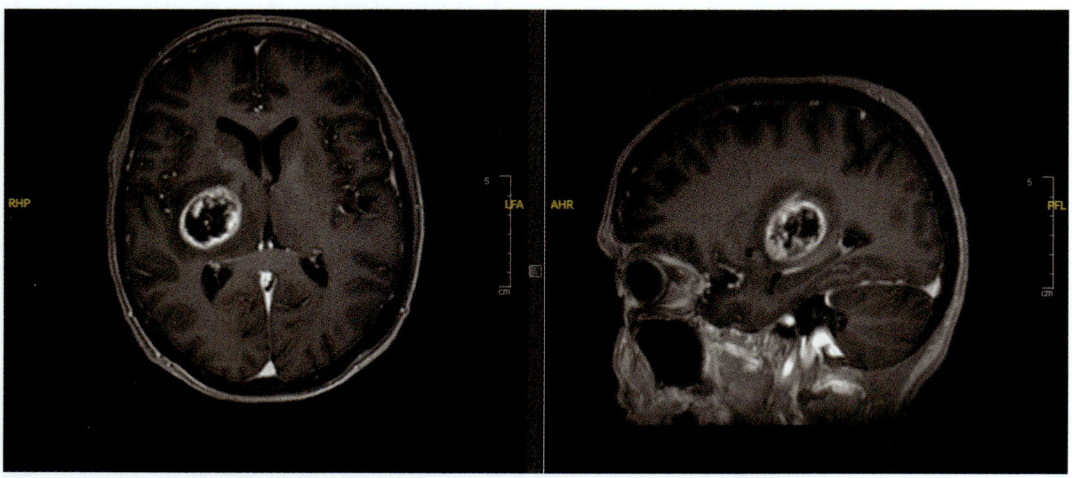

Abb. 17.27 Glioblastom vor (links) und nach (rechts) Kontrastmittelgabe (©München Klinik) [T1354]

nosen, die stark von der Tumorart, dem Patientenalter und der Lokalisation abhängen.

17.7.2 Meningeom

Meningeome (➤ Abb. 17.28) sind gutartige Tumoren, die sich sehr langsam entwickeln und von den Hirnhäuten ausgehen, wobei die WHO verschiedene histologische Typen unterscheidet. Meningeome infiltrieren das Gehirn in der Regel nicht, sondern verdrängen es und können Druckschäden verursachen. Meist wird die Dura infiltriert, und es besteht die Möglichkeit, dass der Schädelknochen betroffen ist. Eine besondere Gruppe bilden die Meningeome der Schädelbasis, die sich flächig ausbreiten und den Knochen diffus infiltrieren (Meningeom en plaque). Zudem werden Meningeome nach ihrer Lokalisation klassifiziert, beispielsweise als Konvexitäts-, Falx-, Tentoriums-, Keilbein- oder Olfaktoriusmeningeom.

Therapie

Da Meningeome in der Regel gutartige Tumore sind, die das Gehirn nicht infiltrieren, ist das Ziel einer Operation immer die vollständige Entfernung des Tumors. Bei bestimmten Tumorlokalisationen im Bereich des Schädels (Infiltration venöser Blutleiter, Umwachsen von Hirnnerven oder Hirnarterien) und bei ausgedehnten Knocheninfiltrationen *(Meningeom en plaque)* ist bisweilen eine komplette Resektion nur schwer möglich.

OPERATION

Meningeomentfernung

Positionierung und Zugang: In Abhängigkeit der Lokalisation des zu entfernenden Meningeoms.

Operationsprinzip

Nach der Kraniotomie wird der Knochendeckel hinsichtlich einer Tumorinfiltration untersucht, ebenso muss die Dura genau inspiziert werden. Bei Tumorbefall muss der Knochen abgefräst werden, in Einzelfällen ist eine Plastik erforderlich. Die Dura wird großzügig ausgeschnitten, der Defekt entsprechend gedeckt. Der Tumor wird von der Mitte aus (intrakapsulär) schrittweise verkleinert. Bei der Präparation der Kapsel von der Hirnoberfläche werden zwischen der Tumorkapsel und der Arachnoidea die Verwachsungen gelöst und die zuführenden Blutgefäße koaguliert. Die Arachnoidea soll, soweit dies möglich ist, unverletzt der Hirnoberfläche aufliegen. Meningeome sind meist sehr gut durchblutete Tumoren, die ihre Blutzufuhr durch die Ansatzstellen an der Dura erhalten. Präoperativ kann zusätzlich eine Gefäßdarstellung (Angiografie) der Hirngefäße sinnvoll sein.

Komplikationen

Bei einem geringen Teil der Patienten kommt es nach der Operation eines Meningeoms zu einem Rezidiv. Die Ursache liegt in einer Ansammlung von Tumorzellen in der infiltrierten Dura oder dem Knochen, die nicht entfernt werden konnten. Nach Entfernung großer Meningeome kann im Operationsgebiet durch die Ausdehnung des Hirngewebes eine Hirnschwellung auftreten. Beobachtet werden bei Meningeomen postoperative Störungen der Blutgerinnung. Eine Nachblutung kann auftreten, da Meningeome sehr gut durchblutet sind und oft mehrere zuführende

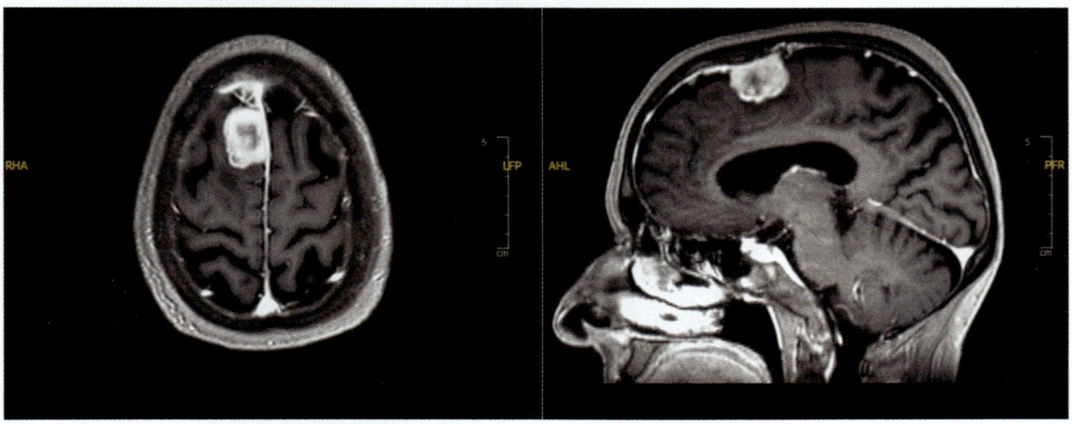

Abb. 17.28 Meningeom (©München Klinik) [T1354]

Blutgefäße aufweisen. Ist eine vollständige Entfernung eines Meningeoms aufgrund der Lokalisation und Ausbreitung nicht möglich, kann eine Bestrahlung des Resttumors durchgeführt werden.

17.7.3 Hypophysenadenom

Hypophysenadenome sind Tumoren, die vom Hypophysenvorderlappen ausgehen und häufig hormoninaktiv sind. Sie werden meist durch Druck auf das gesunde Hypophysengewebe (Hormondefizit) und die Sehnervkreuzung (Gesichtsfeldeinschränkung) auffällig. Hypophysenadenome können zu einer vollständigen Hypophyseninsuffizienz führen, die schwere hormonelle Störungen zur Folge hat. Ist das Tumorgewebe hormonaktiv, dann können schwere Erkrankungen wie Morbus Cushing (Überproduktion von Cortisol) oder Akromegalie (Überproduktion von Wachstumshormon) entstehen. Es handelt sich vor allem um gutartige Tumoren, die sich im Türkensattel *(Sella turcica)* befinden und primär in dieser Region *(intrasellär)* wachsen – bei weiterer Größenzunahme auch darüber hinaus *(suprasellär, parasellär)*. Man unterscheidet Mikroadenome (< 10 mm) von Makroadenomen (> 10 mm). Hypophysenadenome werden nach Hormonsekretion, Größe und Wachstum klassifiziert.

Therapie

Die Behandlung von Hypophysenadenomen richtet sich nach der Hormonproduktion, Größe und Wachstum des Tumors. Bei akutem Sehverlust, etwa durch eine Hypophysenapoplexie, ist sofortige Hilfe notwendig. Prolaktinproduzierende Hypophysenadenome, sog. Prolaktinome, werden meist primär medikamentös behandelt. Die operative Behandlung erfolgt meist transnasal-transsphenoidal, und nur sehr große Adenome mit retro- und parasellärer Ausdehnung müssen über eine osteoplastische Kraniotomie operiert werden.

OPERATION

Hypophysenadenomentfernung

Positionierung: Rückenlage.
Zugang: Die meisten Hypophysenadenome mit intrasellärem oder suprasellärem Wachstum können über einen Zugang durch die Nase (transnasal) und die Keilbeinhöhle (transsphenoidal, ➤ Abb. 17.29) mikroskopisch oder endoskopisch operiert werden.

Operationsprinzip
Der knöcherne Sellaboden wird eröffnet, und der Tumor über diesen schonenden Zugang entfernt. Nach der Tumorentfernung wird das Sellalager mit Fettgewebe (gewonnen über periumbilikalen Schnitt oder aus der Fascia lata des Oberschenkels) ausgefüllt.

Komplikationen

Postoperative hormonelle Störungen müssen medikamentös ausgeglichen werden. Gelingt der Verschluss des operativen Zugangswegs nicht vollständig, kann postoperativ eine Liquorfistel auftreten. Es bestehen enge anatomische Verhältnisse der Hypophyse zu den Arterien der Schädelbasis (A. carotis interna, A. cerebri anterior), zum venösen Abflusssystem (Sinus cavernosus) und zum optischen System (Sehnerv, Hirnnerven für die Augenbewegungen). Daher können bei Operationen von Hypophysenadenomen Störungen oder Schädigungen dieser Systeme auftreten. Durch eine Störung der Hormonsekretion aus dem Hypophysenhinterlappen können schwerwiegende Veränderungen im Wasser- und Elektrolythaushalt des Körpers auftreten. Aus zurückgebliebenen Resten der Tumorkapsel können sich nach Jahren Rezidivtumoren bilden.

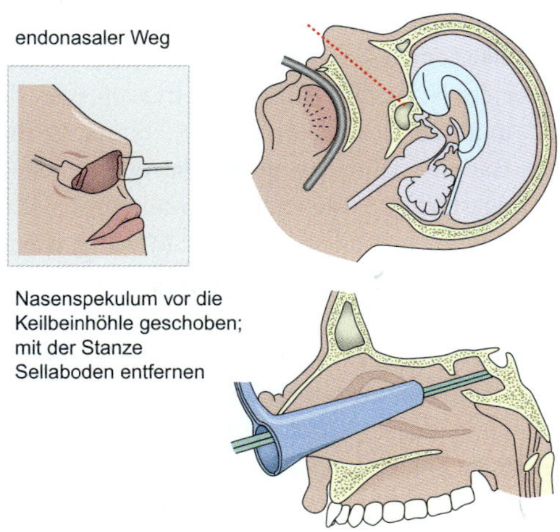

Abb. 17.29 Transphenoidaler Zugang zur Hypophyse [L157]

17.7.4 Vestibularisschwannome

Vestibularisschwannome sind gutartige Tumoren, die von den Schwannschen Zellen der Nervenscheiden ausgehen. Intrakraniell kommen diese Tumoren am häufigsten am VIII. Hirnnerv *(N. vestibulocochlearis)* vor. Eines der ersten Symptome ist die einseitige Hörstörung mit Ohrgeräuschen und Schwindel bis zur vollständigen Ertaubung. Weitere klinische Symptome sind bedingt durch Druck des Tumors auf die umgebenden Strukturen. Die Lokalisation im Kleinhirnbrückenwinkel führt zur Irritation des Kleinhirns und des Hirnstamms mit Gangstörungen und Schwindel. Die Nähe der Hirnnerven kann zu Störungen der Sensibilität im Gesicht oder Schluckstörungen führen (Aspirationsgefahr).

OPERATION

Vestibularisschwannomentfernung

Positionierung: Rückenlage mit gedrehtem Kopf.
Zugang: Hinter dem Mastoid lateraler, infratentorieller Zugang zum Kleinhirnbrückenwinkel.

Operationsprinzip
Nachdem die Kleinhirnhemisphäre zur Mitte gehalten wird, ist der Blick in den Kleinhirnbrückenwinkel auf den Tumor möglich. Dieser wird intrakapsulär schrittweise verkleinert. Wegen der engen anatomischen Nachbarschaft des N. facialis ist dieser bei der Operation stark gefährdet. Daher ist ein kontinuierliches Monitoring der Fazialisfunktion notwendig.

Komplikationen

Die am meisten gefürchtete und gleichzeitig häufigste Komplikation dieser Operation ist die postoperative Parese des N. facialis. Auch wenn intraoperativ der Nerv anatomisch erhalten werden konnte, ist dies keine Garantie dafür, dass postoperativ dessen Funktion ungestört ist. Postoperative Fazialisparesen können sich im Lauf von Wochen und Monaten wieder zurückbilden. Postoperative Schluckstörungen stellen eine Gefährdung des Patienten durch die Gefahr einer Aspiration dar. In extremen Fällen ist eine postoperative Tracheotomie notwendig, um dieses Risiko zu verhindern. Bei Störungen der Sensibilität im Gesicht kann es zu Entzündungen des Auges kommen.

17.7.5 Intrakranielle Metastasen

Hirnmetastasen sind Tumorzellabsiedlungen, die – im Gegensatz zu primären Hirntumoren – von einem Primärtumor außerhalb des Gehirns stammen. Sie zählen zu den häufigsten Hirntumoren und ihre Inzidenz hat in den letzten Jahren zugenommen, da Patienten aufgrund verbesserter Therapien ihres Primärtumors länger überleben. Intrakranielle Metastasen treten besonders häufig bei Bronchialkarzinomen, Mammakarzinomen, Nierenzellkarzinomen und malignen Melanomen auf. Seltenere Fälle finden sich bei Magen-Darm-Karzinomen und Lymphomen. Oft manifestieren sich die Metastasen im Gehirn in multipler Form. Die Therapie richtet sich bei bekanntem Primärtumor nach der Histologie, der Lage im Gehirn, der Anzahl der intrakraniellen Herde sowie dem Allgemeinzustand und der Lebenserwartung des Patienten. Ist der Primärtumor unbekannt, kann eine Biopsie oder eine operative Entfernung zur histologischen Klärung führen, wonach entsprechende Diagnostik und Therapie postoperativ erfolgen können.

Therapie

Befindet sich der Patient in einem ausreichenden Allgemeinzustand und ist die Lebenserwartung im Rahmen der Primärerkrankung günstig, so stellt eine solitäre Hirnmetastase in einem operativ zugänglichen Hirnareal eine Operationsindikation dar. Bei einer Größe bis zu 3 cm besteht zudem die Möglichkeit der Radiochirurgie, bei der nach stereotaktischer Berechnung eine hochdosierte Bestrahlung des Tumors in einer Sitzung erfolgt. Die Ergebnisse der Tumorkontrolle sind dabei mit denen der mikrochirurgischen Entfernung vergleichbar. Eine diesbezügliche Entscheidung erfolgt im interdisziplinären Konsens im Rahmen eines neuroonkologischen Tumorboards: Chirurgie und Radiochirurgie können ergänzend bei einer großen oberflächlichen Metastase in Kombination bei mehreren kleinen oder tiefer gelegenen Metastasen angewendet werden. Zudem wird die Radiochirurgie – anstelle der konventionellen Radiotherapie – zunehmend als lokale Nachbehandlung nach operativer Entfernung einer Metastase eingesetzt. Bei Lymphomen hingegen ist eine Chemotherapie die Behandlung der Wahl.

Komplikationen

Da sich eine Exstirpation zu weit im Gesunden verbietet, kommt es häufig zu Rezidivmetastasen. Metastasen wachsen infiltrierend und zerstörend, sodass dies in eloquenten Hirnarealen zu bleibenden neurologischen Ausfällen führen kann. Die Therapierbarkeit multipler Hirnmetastasen ist stark eingeschränkt, jedoch sollte überlegt werden, zumindest die Metastase zu entfernen, die dem Patienten die stärksten Symptome bereitet, wie zunehmende Lähmung oder eine Sprachstörung.

17.8 Hydrozephalus

Anatomie

Im menschlichen Gehirn existieren vier miteinander verbundene Hohlräume, die Ventrikel. Diese sind mit zerebrospinaler Flüssigkeit, dem Liquor, gefüllt und bestehen aus zwei Seitenventrikeln sowie dem dritten und vierten Ventrikel (➤ Abb. 17.30). Die Produktion des Liquors erfolgt in allen vier Kammern, hauptsächlich jedoch durch den Plexus choroideus in den Seitenventrikeln, der täglich etwa 500 ml Liquor erzeugt.

Der Liquor fließt zunächst von den Seitenventrikeln durch das Foramen Monroi in den dritten Ventrikel. Von dort aus verbindet der Aquädukt diesen mit dem vierten Ventrikel. Anschließend gelangt die Flüssigkeit über die Foramina Magendii und Luschkae in den Subarachnoidalraum und die basalen Zisternen, wo sie schließlich wieder in die Blutbahn resorbiert wird.

Die Gesamtliquormenge beträgt beim Erwachsenen ca. 120–150 ml, beim Kind 40–60 ml. Der Liquordruck liegt in horizontaler Lage beim Erwachsenen zwischen 10 und 20 cmH_2O, beim Säugling zwischen 7 und 20 cmH_2O.

Krankheitsbild

Bei einem Missverhältnis zwischen Produktion und Resorption in die Blutbahn vergrößert sich die Menge an Liquor. Die Ventrikel weiten sich auf, die Folge ist ein Hydrozephalus und damit eine zunehmende Steigerung des intrakraniellen Drucks.

Unterschieden werden drei Entstehungsarten des Hydrozephalus:

1. **Hydrocephalus occlusus:** Hierbei handelt es sich um eine Abflussstörung durch ein Hindernis zwischen Foramen Monroi und den Foramina des IV. Ventrikels. Als Ursachen gelten Tumoren, Aquäduktstenosen, Missbildungen im Bereich der hinteren Schädelgrube sowie intrazerebrale oder intrazerebelläre Blutungen.
2. **Hydrocephalus malresorptivus:** Hier liegt eine Störung der Liquorresorption durch Verklebung der basalen Zisternen und der Subarachnoidalräume vor. Ursachen hierfür sind Subarachnoi-

17

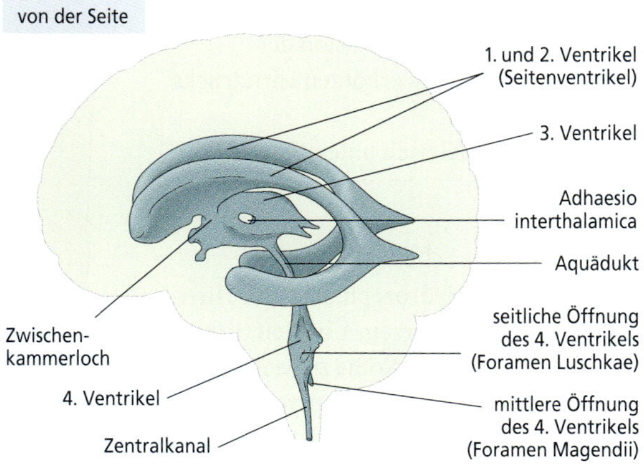

Abb. 17.30 Das Ventrikelsystem [L190]

dalblutungen, Entzündungen oder ein Schädel-Hirn-Trauma.
3. **Hydrocephalus e vacuo:** Es besteht eine Erweiterung der inneren und äußeren Liquorräume durch Hirnatrophie ohne Hirndruckerhöhung mit der Folge des zunehmenden geistigen Abbaus (Demenz).

Eine Sonderform ist der **Normaldruck-Hydrozephalus.** Die Ventrikel sind erweitert, ein erhöhter Hirndruck ist nicht messbar. Bei Verringerung der Liquormenge (Lumbalpunktion) bessert sich jedoch die vorbestehende Symptomatik. Die Symptomtrias besteht aus Inkontinenz, Gangstörungen und Gedächtnisstörungen (Hakim-Trias).

Symptomatik

Die Symptome des Hydrozephalus variieren je nach Alter. Bei Kleinkindern (➤ 14.2.2) äußert sich die Erkrankung durch überproportionales Kopfwachstum, gespannte oder vorgewölbte Fontanelle, Sonnenuntergangsphänomen (vertikale Blickparese), Ernährungsprobleme mit häufigem Erbrechen und gesteigerte Reflexe. Bei größeren Kindern und Erwachsenen treten häufig Kopfschmerzen, Übelkeit, Erbrechen, Gangstörungen und Schwindel auf, begleitet von Doppelbildern, Schleiersehen und Stauungspapille. Die klinischen Befunde sind also ähnlich, jedoch können Neugeborene den intrakraniellen Druck durch die offenen Schädelnähte teilweise kompensieren. Nach deren Verknöcherung ist dies nicht mehr möglich.

Frühkindlicher Hydrozephalus

- Zunahme des Kopfumfangs
- Fontanelle groß, vorgewölbt und gespannt
- Skalpvenen treten durch Kompression der basalen Venen aufgrund des erhöhten Hirndrucks hervor
- Verdrehung der Augäpfel nach unten (Sonnenuntergangsphänomen)

Nach Verknöcherung der Schädelnähte

Beim akut auftretenden Hydrozephalus sind Hirndruckzeichen wie Kopfschmerzen, Übelkeit, Erbrechen, Bewusstseinstrübung und Koma zu beobachten. Der chronische Hydrozephalus führt zu psychoorganischen Veränderungen und Kopfschmerzen.

Diagnostik

Das kraniale CT ermöglicht eine sichere Diagnose, ein kranielles MRT kann hilfreich zum Ausschluss eines Hydrozephalus occlusus sein.

Therapie

Bei einem Passagehindernis besteht die Therapie nach Möglichkeit darin, dieses zu beseitigen. Ist das nicht möglich oder besteht trotzdem ein Hydrozephalus, ist die Methode der Wahl die Liquorableitung mittels eines Katheters mit dazwischengeschaltetem Ventil. Die Drainage erfolgt meist in den Bauchraum (ventrikulo-peritonealer Shunt, VP-Shunt, ➤ Abb. 17.31) oder seltener in den Herzvorhof (ventrikulo-atrialer Shunt). In sehr seltenen Fällen kann auch eine Ableitung in den Pleuraraum erfolgen (ventrikulo-pleuraler Shunt).

Verfügbar sind verschiedene Ventilsysteme mit unterschiedlichen Druckstufen. Auch gibt es Ventile, die nach Implantation verstellbar sind, sodass nach einem Wechsel vom Liegen zum Stehen nicht plötzlich durch veränderte Druckverhältnisse große Mengen Liquor

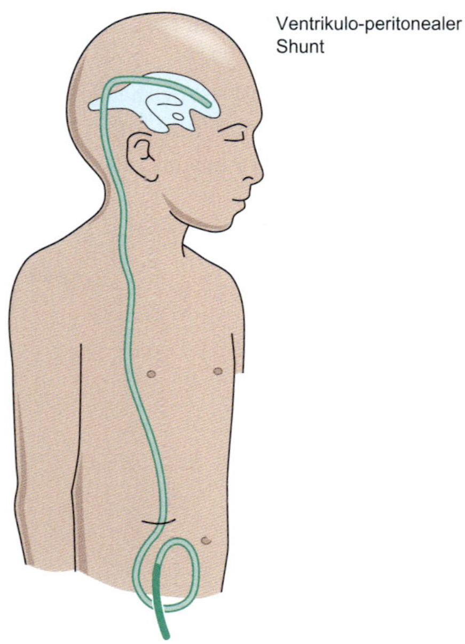

Abb. 17.31 Schematische Darstellung eines ventrikulo-peritonealen Shunts [L157]

über das Shuntsystem ablaufen. Damit verhindern sie die typischen Beschwerden wie Kopfschmerzen und Übelkeit.

OPERATION

Shuntimplantation (VP-Shunt)

Positionierung: Rückenlage, der Kopf ist leicht zur Gegenseite gedreht. Das Operationsgebiet vom Kopf bis zum Bauch wird steril abgewaschen und abgedeckt.
Zugang: Zunächst erfolgt ein Hautschnitt am Kopf 2,5 cm neben der Mittellinie in Höhe der Kranznaht (Kocher-Punkt). Dann wird eine Bohrlochtrepanation vor der Kranznaht durchgeführt. Der Zugang zum Peritoneum erfolgt durch die Bauchwand. Die einzelnen Schichten werden dargestellt und eröffnet.

Operationsprinzip

- Das Shuntsystem wird mit Ringer-Lösung gefüllt und auf Undichtigkeiten geprüft
- Anschließend wird das System vom Kopf bis zum Bauch subkutan eingelegt, häufig sind Zwischenschnitte hinter dem Ohr und in Höhe des Schlüsselbeins erforderlich
- Nun erfolgt die Punktion des Vorderhorns des entsprechenden Seitenventrikels und Einlage des zentralen Katheteranteils 6–7 cm in das Ventrikelsystem
- Die Funktionstüchtigkeit und die intraventrikuläre Lage des Katheters wird noch mal überprüft: Am distalen Ende muss spontan Liquor abtropfen
- Zum Abschluss wird das distale Katheterende unter Sicht nach intraperitoneal eingelegt

Komplikationen

Bei der Shuntoperation wird Fremdmaterial implantiert, wodurch ein erhöhtes Risiko für Infektionen entsteht. Das gilt insbesondere bei Kleinkindern und älteren Patienten. Trotz prophylaktischer Antibiotika (z. B. Cephalosporinen) sind Infektionen möglich. Eine entscheidende Verbesserung, d.h. eine geringere Infektionrate, wurde durch die Imprägnierung der Katheter mit Antibiotikum erreicht.

Ein Großteil der Infektionen tritt im ersten Monat nach der Implantation auf. Strenge Hygieneregeln sind unerlässlich: Die Zahl der Anwesenden im OP ist zu minimieren, die Türen sind geschlossen zu halten und Gespräche, die nicht dem Eingriff dienen, zu vermeiden.

Eine chronische Shuntinfektion kann unentdeckt bleiben und zu schweren Komplikationen führen. Zusätzlich können Komplikationen wie Katheterfehllagen und Fehlfunktionen (Über- oder Unterdrainage) auftreten. Bei Kindern muss der distale Katheteranteil u. U. ausgetauscht werden, wenn er aufgrund des Wachstums zu kurz geworden ist. Bei Infektionen ist oftmals das Entfernen des gesamten Ventilsystems gefolgt von einer antibiotischen Behandlung erforderlich.

Prognose

Je nach Krankheitsbild ist die Prognose gut. Bei rechtzeitig erkanntem und entsprechend therapiertem frühkindlichem Hydrozephalus ist eine normale geistige und körperliche Entwicklung möglich. Regelmäßige Kontrollen des klinischen Zustands und der Ventilfunktion sind erforderlich. Jeder Patient mit einem Shunt sollte einen Ventilpass bei sich führen, in dem die wichtigsten Daten eingetragen sind: Erkrankung, Tag der Operation, Ableitungsart, Ventilsystem und Krankenhaus, in dem die Operation durchgeführt wurde.

17.9 Degenerative Erkrankungen der Wirbelsäule

Degenerative Erkrankungen der Wirbelsäule stellen ein weitreichendes Problem dar. Mit zunehmendem Alter weist jeder Mensch degenerative Veränderungen im Bereich der Wirbelsäule und der Bandscheiben auf, und ein großer Teil der Bevölkerung hat auch entsprechende Beschwerden. Besonders bei Patienten, die im Berufsleben stehen, sind diese Erkrankungen aus Sicht der Sozialmedizin von großer Relevanz: Häufig bedingen sie eine Arbeitsunfähigkeit und in vielen Fällen eine Minderung der Erwerbsfähigkeit.

Pathophysiologie

Die Pathophysiologie degenerativer Erkrankungen der Wirbelsäule ist komplex und umfasst mehrere Mechanismen. Durch den aufrechten Gang sind die Wirbelsäule und die Bandscheiben großen Belastungen ausgesetzt. Die statische Belastung ist in der unteren Lendenwirbelsäule und am lumbosakralen Übergang am größten, während die Abschnitte mit der größten Beweglichkeit, insbesondere die unteren Etagen der Halswirbelsäule, ebenfalls stark beansprucht werden.

Eine wichtige Ursache für degenerative Veränderungen ist der Verlust von Wasser in den Bandscheiben, was zu einer Abnahme der Elastizität und Dämpfungsfähigkeit führt. Diese Degeneration wird durch Faktoren wie genetische Veranlagung und Übergewicht begünstigt. Ein weiterer wichtiger Aspekt ist die biomechanische Überlastung. Fehlhaltungen und repetitive Bewegungen können zu abnormalen Belastungen führen, die das Bandscheibenmaterial und die Facettengelenke schädigen. Es kommt zu Zermürbungserscheinungen der Bandscheiben, wobei feine Einrisse im Faserring entstehen. Der Druck im Gallertkern kann dazu führen, dass dieser gegen den Faserring drückt und sich in den Spinalkanal vorwölbt *(Diskusprotrusion)*. Bei größeren Rissen im Faserring kann Bandscheibenmaterial in den Spinalkanal austreten *(Diskusprolaps)*, was konsekutiv zu einer **Kompression des Rückenmarks oder der Spinalnerven** führt. Diese Kompression verursacht häufig radikuläre Schmerzen wie Sensibilitätsstörungen und Lähmungen. In der Mitte des Spinalkanals gelegene Vorfälle können an der HWS eine Rückenmarkskompression verursachen, was zu schwerwiegenden Symptomen bis hin zum Querschnittsyndrom führt. An der LWS kann es zum sog. Kaudasyndrom kommen, was motorische Ausfälle, Reithosenhypästhesie und Blasen- sowie Mastdarmstörungen zur Folge hat.

Therapie

Die Therapie degenerativer Erkrankungen der Wirbelsäule zielt darauf ab, die Schmerzen zu lindern, die Beweglichkeit zu verbessern und die Lebensqualität der Betroffenen zu erhöhen. Die Therapie umfasst in der Regel primär konservative und in schweren Fällen operative Maßnahmen.

Konservative Therapien beinhalten physiotherapeutische Übungen zur Stärkung der Muskulatur, Verbesserung der Flexibilität und Förderung der korrekten Körperhaltung. Schmerzmittel und entzündungshemmende Medikamente können zur Linderung der Symptome eingesetzt werden. In einigen Fällen sind auch Injektionen von Kortikosteroiden in die Wirbelsäule möglich, um die Entzündung zu reduzieren. Wenn konservative Maßnahmen nicht den gewünschten Erfolg bringen, kann eine operative Therapie in Betracht gezogen werden. Zu den häufigsten **operativen Eingriffen** gehören die **Mikrodiskektomie** zur Entfernung von Bandscheibenvorfällen und die Fusion von Wirbeln bei fortgeschrittener Arthrose und Wirbelgleiten. Auf der Grundlage der klinischen Untersuchungsbefunde und der diagnostisch nachgewiesenen Befunde können die Operationsindikation gestellt und das operative Vorgehen festgelegt werden.

17.9.1 Bandscheibenvorfall (Diskusprolaps)

Zervikaler Diskusprolaps

Die am häufigsten betroffenen Stellen der HWS sind die Segmente zwischen HWK 5 und HWK 6 sowie zwischen HWK 6 und HWK 7. Bei gegebener Operationsindikation wird über einen operativen Zugang von hinten *(dorsal)* oder von vorn *(ventral)* entschieden. Kriterien hierfür sind der neurologische Befund und vor allem der bildgebende Befund in Lokalisation zum Rückenmark und den Nervenwurzeln. Von dorsal können vor allem Befunde operiert werden, die weit seitlich im Wirbelkanal oder im Nervenwurzelkanal liegen, da das Rückenmark nicht verlagert werden kann.

OPERATION

Zervikaler Diskusprolaps – Operation von ventral

Positionierung: Rückenlage mit leicht überstrecktem Kopf.
Zugang: Die Operation wird in den meisten Fällen von der linken Halsseite aus durchgeführt. Nach röntgenologischer Höhenlokalisation wird ein 4 cm langer, horizontaler, paramedianer Hautschnitt angelegt.

Operationsprinzip
- Das Platysma wird gespalten, dann ein Zugang zur Ventralseite der Halswirbelsäule präpariert

- Hierbei werden die Speiseröhre *(Ösophagus)* und die Luftröhre *(Trachea)* nach medial, die V. jugularis interna und die A. carotis nach lateral gehalten
- Die Bandscheibe und das sequestrierte Bandscheibengewebe werden entfernt
- Nun folgen die Abtragung der knöchernen Randkantenausziehungen *(Spondylophyten, Retrospondylose)* sowie die Erweiterung der Nervenwurzelaustrittsstellen *(Foramen intervertebralia)*
- Der Zwischenwirbelraum wird aufgespreizt, und es erfolgt die ventrale Fusion der beiden Wirbelkörper mit einem Platzhalter und ggf. einer Platte

Zur Fusion werden Kunststoff- (PEEK) oder Titanabstandshalter (Cages) verwendet. Diese werden in exakter Höhe, Länge und Breite unter Röntgendurchleuchtung präzise im Bandscheibenraum platziert. Früher kamen vor allem körpereigene Knochenmaterialien (Knochendübel, Knochenspan) zum Einsatz.

OPERATION

Zervikaler Diskusprolaps – Operation von dorsal (Foraminotomie nach Frykholm)

Positionierung: Bauchlage, gelegentlich auch sitzend.
Zugang: Über dem betroffenen Segment wird ein medianer Hautschnitt angelegt und die paravertebrale Halsmuskulatur einseitig abgelöst.

Operationsprinzip

- Der Wirbelbogen wird dargestellt, das Zwischenbogenband *(Lig. flavum)* entfernt und das Foramen intervertebrale erweitert
- Der seitliche Duralsack mit dem Abgang des zervikalen Nervs ist nun dargestellt
- Das Bandscheibengewebe kann unter dem Wurzelabgang luxiert und entfernt werden

Bandscheibenprothese an der Halswirbelsäule

Bei Patienten, die im Bereich der Halswirbelsäule (HWS) in einem Segment fusioniert wurden, zeigt sich im weiteren Verlauf in etwa 20 % eine progrediente Schädigung der benachbarten Segmente (Kong et al. 2016). Dies ist bedingt durch eine veränderte Krafteinwirkung und eine daraus resultierende Überlastung dieser Segmente. Die Entwicklung sog. Bandscheibenprothesen (➤ Abb. 17.32) ist darauf ausgerichtet, die Mobilität im operierten Wirbelsäulenabschnitt zu erhalten und die Überlastung der angrenzenden Segmente zu vermeiden.

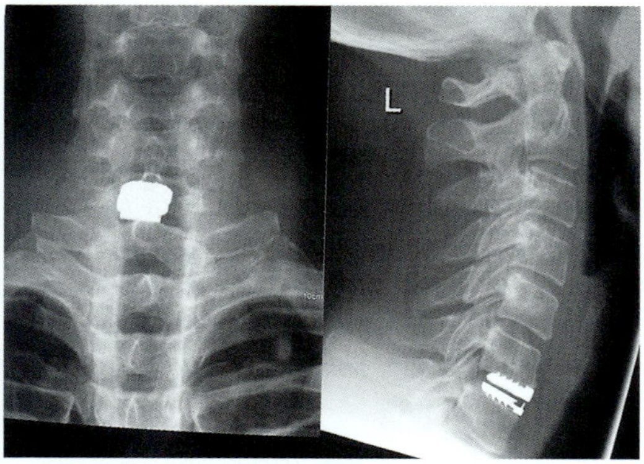

Abb. 17.32 Röntgenbild der Halswirbelsäule nach Implantation einer zervikalen Bandscheibenprothese [T367]

OPERATION

HWS-Bandscheibenprothese

Positionierung: Die Operation wird in Rückenlage von vorne durchgeführt, wobei der Kopf nicht überstreckt, sondern in Neutralstellung positioniert wird.
Zugang: Der operative Zugang erfolgt von vorne auf die gleiche Weise wie bei der Fusionsoperation.

Operationsprinzip

Die Präparation des Zwischenwirbelraums ist etwas aufwendiger, da das Prothesenbett exakt präpariert werden muss, um das Risiko des Herausgleitens der Prothese unter Belastung zu minimieren.

Thorakaler Diskusprolaps

Bandscheibenvorfälle im Bereich der Brustwirbelsäule sind aufgrund der geringen Beweglichkeit in diesem Bereich und der Stabilität durch den Brustkorb sehr selten. Sie verursachen entweder eine Kompression einer thorakalen Nervenwurzel mit bandförmigen Schmerzen und Gefühlsstörungen am Brustkorb oder einen Druck auf das Rückenmark mit Symptomen im Bereich der unteren Extremitäten bis hin zu einem Querschnittsyndrom.

OPERATION

Thorakaler Diskusprolaps

Positionierung: Bei der Operation von dorsal Bauchlage, bei der Operation transthorakal Seitenlage.
Zugang: Die Operation erfolgt entweder von dorsal oder über einen transthorakalen Zugang.

Operationsprinzip
- Es wird ein paramedianer Hautschnitt angelegt, die Muskulatur stumpf abgeschoben und die Rippe dargestellt
- Da der Zugang von seitlich erfolgen muss, wird ein Teil der Rippe und des Querfortsatzes entfernt *(Costotransversektomie)*
- Auf diese Weise ist ein Zugang zur Bandscheibe möglich, ohne das Rückenmark zu tangieren. Nun wird der Bandscheibenvorfall entfernt

Lumbaler Diskusprolaps

Ein lumbaler Diskusprolaps sollte nur dann operiert werden, wenn eine eindeutige Übereinstimmung zwischen einem neurologischen Defizit und dem radiologischen Befund besteht. Eine absolute und sofortige Operationsindikation liegt vor, wenn ein Kaudasyndrom diagnostiziert wird: Dabei handelt es sich um eine schwere Störung, die Lähmungen, Blasen- und Darmfunktionsstörungen sowie Gefühlsverlust im Genital- und Analbereich verursacht. Auch bei zunehmenden Lähmungen *(Paresen)* und extrem starken, therapieresistenten Schmerzen im Bereich der Lendenwirbelsäule und des Ischiasnervs *(Lumboischialgien)* ist bei entsprechendem MRT-Befund eine Operation notwendig. Eine relative Operationsindikation besteht bei wiederkehrenden, chronischen Lumboischialgien ohne Lähmungserscheinungen und nur geringen Sensibilitätsstörungen, sofern das MRT eine Nervenwurzelkompression zeigt. Die mikrochirurgische Entfernung eines Bandscheibenvorfalls gehört zu den häufigsten neurochirurgischen Standardoperationen.

OPERATION
Lumbaler Diskusprolaps

Positionierung: Bauchlage mit gespreizten Beinen.
Zugang: Dorsaler Zugang.

Operationsprinzip
- Die thorakolumbale Faszie wird eingeschnitten und zur Seite gehalten. Die Muskulatur wird stumpf vom Dornfortsatz gelöst
- Knöcherne Anteile des Wirbelbogens werden entfernt, um Platz zu schaffen. Das Lig. flavum wird inzidiert und entfernt *(Flavektomie)*, um den Duralsack und die Nervenwurzel freizulegen
- Identifikation und Entfernung des Diskusprolaps, die Nervenwurzel wird geschützt und ggf. nach medial gehalten
- Nach Entfernung des Vorfalls wird der Bereich gründlich inspiziert und eine mögliche residuelle Kompression sowie Beweglichkeit der Nervenwurzel überprüft

Bandscheibenprothese an der Lendenwirbelsäule

Auch im Bereich der Lendenwirbelsäule (LWS) geht die Entwicklung hin zum Erhalt der Beweglichkeit und der Dämpfungsfunktion. Die Bandscheibenprothese (➤ Abb. 17.33) ist zwar keine Alternative zum Standard der mikrochirurgischen Operation beim lumbalen Bandscheibenvorfall. Jedoch profitiert ein Teil der Patienten mit chronisch rezidivierenden Rückenschmerzen von diesem operativen Verfahren.

OPERATION
LWS-Bandscheibenprothese

Positionierung: Rückenlage.
Zugang: Transabdomineller, extraperitonealer Zugang von vorne.

Operationsprinzip
- Es wird ein medianer Hautschnitt am Abdomen angelegt und ohne Eröffnung des Peritoneums über einen linksseitigen Zugang die Ventralseite der LWS freigelegt
- Die Bandscheibe wird entfernt, die Randkantenausziehungen werden abgetragen und das Prothesenbett präpariert
- Unter röntgenologischer Kontrolle wird die Prothese in den Zwischenwirbelraum implantiert

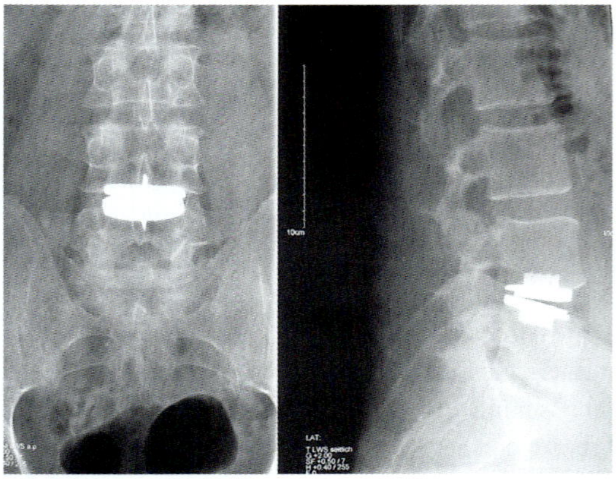

Abb. 17.33 Röntgenbild der Lendenwirbelsäule nach Implantation einer lumbalen Bandscheibenprothese [T367]

Wirbelkanalverengung (Spinalstenose)

Die Spinalstenose ist eine degenerative Erkrankung der Wirbelsäule mit Einengung des Wirbelkanals durch knöcherne, ligamentäre und diskogene Veränderungen. Dies führt zu einer Kompression von Rückenmark und Nervenwurzeln mit entsprechenden klinischen Symptomen. Hierzu zählen vor allem der chronische Rückenschmerz und die Claudicatio spinalis. Letztere beschreibt einen unter Belastung zunehmenden Rückenschmerz *(Lumbago)* mit Ausstrahlung in die Beine *(Lumboischialgie)*. Es können neurologische Ausfälle mit Lähmungen und Gefühlsstörungen bis zum Querschnitt- und Caudasyndrom auftreten.

OPERATION

Zervikale Spinalstenose

Positionierung: Die Operation erfolgt aus der Richtung des maximal komprimierenden Befunds (ventral oder dorsal). Von ventral in Rückenlage mit leicht überstrecktem Kopf, von dorsal in Bauchlage.

Operationsprinzip

- Bei der dekompressiven Operation von dorsal werden die knöchernen und ligamentären Strukturen entfernt, die die klinische Symptomatik bedingen
- Es können eine Hemilaminektomie (Entfernung des Halbbogens), eine Laminektomie (Entfernung des kompletten Bogens und des Dornfortsatzes) oder eine Foraminotomie (Eröffnung des Wurzelkanals) in einem oder mehreren Segmenten notwendig sein. Bei langstreckiger Dekompression über mehr als 2 Segmente ist eventuell eine zusätzliche dorsale Stabilisierung mit Schrauben und Stangen (Fixateur interne) notwendig
- Die Operation von ventral ist gleich der bei einem Bandscheibenvorfall, wenn der komprimierende Befund in Höhe des Zwischenwirbelraums liegt
- Handelt es sich um weitreichende Befunde an den Wirbelkörpern, müssen diese entfernt werden (Spondylektomie, Korporektomie), um eine ausreichende Dekompression des Rückenmarks erreichen

OPERATION

Thorakale und lumbale Spinalstenose

Positionierung: Die Operationen erfolgen in den meisten Fällen von dorsal in Bauchlage.

Operationsprinzip

Folgende dekompressive Operationsverfahren in einem oder mehreren Segmenten sind möglich:

- Interlaminäre Fensterung: mikrochirurgische knöcherne Dekompression mit Entfernung der hypertrophierten Bandstrukturen
- Foraminotomie: mikrochirurgische Eröffnung des Wurzelkanals zur selektiven Dekompression der Nervenwurzel
- Hemilaminektomie und Laminektomie: Entfernung des Halbbogens oder des gesamten Wirbelbogens mit dem Dornfortsatz
- Laminektomie: teilweise oder in Einzelfällen komplette Entfernung des Wirbelgelenks

Auch im Bereich der LWS sind bei langstreckigen Dekompressionen zusätzliche stabilisierende Maßnahmen angezeigt. Die transpedikuläre Fusion mit Stangenfixierung (Fixateur interne) und die Entfernung der Bandscheibe mit Implantation eines Ersatzes aus Kunststoff oder Metall führen zu einer kompletten Fusion des operierten Segments.

Diese Form der Stabilisierung ist notwendig, wenn klinisch und röntgenologisch eine segmentale Instabilität vorliegt und sich daraus ein degeneratives Wirbelgleiten *(Spondylolisthese)* entwickelt hat.

Komplikationen

Wirbelsäulenoperationen bergen verschiedenste Risiken. Wenn einzelne Spinalnerven geschädigt werden, können Lähmungen *(Paresen)* und Sensibilitätsstörungen in den betroffenen Körperregionen auftreten. Besonders im Bereich der Hals- und Brustwirbelsäule kann eine Schädigung des Rückenmarks zu schwerwiegenden Folgen wie einer Tetraparese (Lähmung aller Extremitäten) oder einer Paraparese (Lähmung der Beine) führen. Zudem besteht das Risiko schwerer Blutungen, beispielsweise bei einer Verletzung der A. vertebralis oder A. carotis. Am Hals können während der Operation auch der Ösophagus oder die Trachea verletzt werden, was schwerwiegende Komplikationen wie eine Stimmbandlähmung oder Mediastinitis zur Folge haben kann. An der Lendenwirbelsäule kann ein postoperatives Kaudasyndrom auftreten. Verletzungen großer Blutgefäße wie der Aorta oder der V. cava inferior sind zwar selten, können aber zu lebensgefährlichen Blutungen führen. Ebenso sind in seltenen Fällen auch Schädigungen anderer intraabdomineller Strukturen, z.B. des Darms oder der Harnleiter, möglich. Implantatkomplikationen wie Schraubenfehllagen oder Brüche sowie die Entstehung einer Pseudarthrose bei unzureichender knöcherner Heilung stellen weitere

Risiken dar. Rezidivbandscheibenvorfälle treten besonders an der Lendenwirbelsäule auf, und ein gewisser Anteil der Patienten leidet auch nach der Operation weiterhin unter Schmerzen, die durch degenerative Veränderungen oder narbige Verwachsungen im operierten Segment verursacht werden können.

17.10 Verletzungen der Wirbelsäule

Anatomie

Das Rückenmark *(Medulla spinalis)* beginnt unterhalb des Foramen magnum. Es hat eine Länge von ca. 45 cm und endet beim Erwachsenen etwa in Höhe des ersten Lendenwirbelkörpers (LWK1) mit einer kegelförmigen Zuspitzung *(Conus medullaris)*. In jedem Abschnitt treten seitlich Spinalnervenwurzeln aus. Aufgrund des unterschiedlichen Längenwachstums von Wirbelsäule und Rückenmark verlaufen die Spinalnerven über eine bestimmte Strecke im Spinalkanal, bevor sie durch die Zwischenwirbellöcher *(Foramina intervertebralia)* aus dem Wirbelkanal austreten. Unterhalb von LWK1 werden die auslaufenden Nervenfasern Cauda equina genannt. Wie das Gehirn besteht das Rückenmark aus grauer und weißer Substanz und ist von Rückenmarkshäuten umgeben. Diese werden analog zum Gehirn Pia mater, Arachnoidea und Dura mater genannt. Zu unterscheiden sind auf- und absteigende Nervenbahnen. Die absteigenden Bahnen steuern die Motorik, die aufsteigenden Bahnen leiten sensible Impulse zum Gehirn.

17.10.1 Verletzungen des Rückenmarks *(Medulla spinalis)*

Einteilung

Gedeckte Rückenmarkverletzungen

- Rückenmarkerschütterung *(Commotio spinalis)*
- Rückenmarkprellung *(Contusio spinalis)*
- Blutungen in die Rückenmarkhäute **(Epidural-** oder **Subduralhämatom)** und in das Rückenmark (intramedullär)

Offene Rückenmarkverletzungen

- Durch Knochensplitter, Schuss- oder Stichverletzungen
- Meist einhergehend mit Wirbelsäulenverletzungen

Zu unterscheiden sind direktes Trauma (durch intraspinales Hämatom, Verlagerung von Wirbeln oder Bandscheiben) und indirektes Trauma (durch Stauchung, Überdehnung, Abscherung), wobei Letzteres die größere Rolle spielt.

Krankheitsbild und Symptomatik

Rückenmarkverletzungen sind ernsthafte Traumata, die zu dauerhaften Beeinträchtigungen der motorischen und sensorischen Funktionen führen können. Die Inzidenz von Rückenmarkverletzungen liegt bei 100 pro 100.000 Einwohner pro Jahr, dabei geschehen über 50 % aller Wirbelsäulenverletzungen im Zusammenhang mit einem Polytrauma (Singh et al. 2014). Bei schweren Rückenmarktraumen kommt es anfangs zum sogenannten spinalen Schock. Dieses Stadium besteht in einem kompletten Ausfall der Motorik, der Sensibilität, der Reflexe und der Blasen-Darm-Funktion. Die Symptome können sich nach Tagen bis Wochen zurückbilden. Das Ausmaß der Rückenmarkschädigung kann erst nach Abklingen der initialen Symptomatik beurteilt werden.

Querschnittsyndrom: Unterhalb der Schädigung kommt es zur kompletten Lähmung mit Gefühl- und Schmerzlosigkeit. Die Blasen- und Darmfunktionen sind aufgehoben, Reflexe nicht auslösbar. Später wandelt sich die Symptomatik von einer schlaffen zu einer spastischen Lähmung: Der Muskeltonus ist gesteigert, die Reflexe kehren zurück.

Diagnostik

Die Diagnostik von Rückenmarkverletzungen erfolgt zunächst durch Computertomografie. In den meisten Fällen ist nachfolgend eine Kernspintomografie (MRT) erforderlich, um mögliche Ursachen wie spinale Blutungen, Subluxationen oder traumatische Diskushernien auszuschließen.

Therapie

Wenn radiologisch eine Kompression aufgrund von Blutungen oder einer traumatischen Diskushernie festgestellt wird, ist eine sofortige Evakuation notwendig. Blutungen werden operativ entfernt, entweder durch Hemilaminektomien oder Laminektomien. Instabile Wirbelsäulenfrakturen mit Fragmenten im Spinalkanal sowie offene Rückenmarkverletzungen erfordern ebenfalls einen operativen Eingriff, um die Stabilität durch eine Fusion wiederherzustellen. Bei zervikalen Luxationsverletzungen wird eher ein anteriorer Zugang gewählt, während thorakale und lumbale Verletzungen eher von posterior behandelt werden. Bei geschlossenen Repositionen ist eine MRT zur Abklärung neurologischer Defizite unerlässlich. Bei offenen Rückenmarkverletzungen kann zusätzlich eine Duranaht notwendig sein.

Prognose

Die Prognose der Commotio spinalis ist in der Regel gut: Es handelt sich dabei um die mildeste Form der Rückenmarkverletzung mit vorübergehenden neurologischen Ausfällen durch physikalische Krafteinwirkung. Im Gegensatz dazu stellt die Contusio spinalis die zweitschwerste Form dar, die durch stärkere Gewalteinwirkung zu einer Quetschung des Rückenmarks führt. Dies kann motorische und sensorische Ausfälle zur Folge haben. Bei einer Zerreißung des Rückenmarks resultiert ein dauerhaftes Querschnittsyndrom, das zu bleibenden Beeinträchtigungen führt. Die Prognose ist stark abhängig von der Schwere der Verletzung sowie von der Schnelligkeit der medizinischen Intervention. Eine frühzeitige Diagnose und Behandlung können auch hier den Verlauf erheblich verbessern.

17.10.2 Wirbelkörperfrakturen

Einteilung

Gesunde Wirbelkörper bestehen aus dichtem und stabilem Knochengewebe, sodass eine erhebliche Krafteinwirkung nötig ist, damit es zu einer Fraktur kommt. Bei durch Osteoporose, Tumorerkrankungen oder rheumatische Erkrankungen vorgeschädigten Wirbelkörpern reichen jedoch bereits geringe Kräfte aus. In der klinischen Praxis hat sich die Klassifikation der Arbeitsgemeinschaft für Osteosynthesefragen **(AO-Klassifikation)** zur Beschreibung der Lokalisation und Beschaffenheit von Wirbelkörperfrakturen etabliert. Diese Klassifikation ermöglicht eine einheitliche Zuordnung und standardisierte Behandlung.

Die AO-Klassifikation teilt Wirbelkörperfrakturen in drei Haupttypen ein:

- **Kompressionsfrakturen (Typ A):** betreffen vor allem den vorderen Anteil des Wirbelkörpers. Kleinere, nicht tragende Frakturen wie Querfortsatzbrüche werden als A0 klassifiziert. A1-Frakturen sind Impaktions- oder Keilfrakturen, bei denen der Wirbelkörper nach vorne zusammengedrückt wird. Spaltungsbrüche gehören zu A2, während Berstungsfrakturen mit Beteiligung der Wirbelkörperhinterkante in unvollständige (A3) und vollständige (A4) Frakturen unterschieden werden.
- **Distraktionsverletzungen (Typ B):** entstehen durch Zugkräfte, die zu einer Zerreißung von Bändern oder Bandscheiben führen. Hierbei sind transossäre Spaltungsfrakturen (B1), dorsale Bandzerreißungen (B2) oder Extensionsverletzungen (B3) typisch.
- **Dislokationsverletzungen (Typ C):** Verschiebung des Wirbelkörpers mit Beteiligung aller drei Säulen der Wirbelsäule.

Krankheitsbild und Symptomatik

Das klinische Bild von Wirbelkörperfrakturen ist durch starke Schmerzen in der betroffenen Region geprägt. Je nach Schweregrad können zusätzlich Bewegungseinschränkungen und neurologische Ausfälle wie Taubheitsgefühle, Parästhesien oder sogar eine Para- bzw. Tetraplegie auftreten. Vor allem Verletzungen der Halswirbelsäule und der oberen Brustwirbelsäule können zu einem akuten Querschnittsyndrom führen, welches sofortiges Handeln erfordert.

Diagnostik

Die Diagnostik basiert vor allem auf der Computertomografie zur Beschaffung genauerer Informationen über die Frakturbeschaffenheit und -ausdehnung. Ein MRT ermöglicht zusätzlich die Beurteilung von Weichteilen inklusive Bändern und Rückenmark.

Therapie

Die Therapie richtet sich nach dem Frakturtyp und der Stabilität der Wirbelsäule. Bei geringfügigen Kompressionsverletzungen wie Typ A0 oder A1 ist eine konservative Behandlung ausreichend, die in Ruhigstellung, Schmerztherapie und Physiotherapie besteht. Instabile Frakturen, wie sie bei Typ A2 bis A4 sowie Typ B und C auftreten, erfordern hingegen eine operative Stabilisierung. Dies kann durch eine Wirbelkörperentfernung *(Korpektomie)* mit ventraler Plattenosteosynthese oder durch eine dorsale Stabilisierung erfolgen. Eine Kombination beider Verfahren ist in schweren Fällen oft notwendig.

17.11 Tumoren der Wirbelsäule

17.11.1 Raumfordernde spinale Prozesse

Spinale Tumoren umfassen Prozesse, die vom Rückenmark und seinen Häuten (intraspinale Prozesse) ausgehen oder Bezug zur knöchernen Wirbelsäule haben. Sie werden nach anatomischer Lage in **intradurale** (intramedulläre und extramedulläre) und **extradurale Raumforderungen** eingeteilt. Neurinome und Meningeome (➤ 17.7.2) stellen die größte Gruppe der intraspinalen Tumoren dar und sind oft intradural extramedullär lokalisiert. Metastasen sind häufig und resultieren oft aus Bronchial-, Mamma-, Prostata- oder Lungenkarzinomen.

Krankheitsbild und Symptomatik

Spinale Tumoren, insbesondere metastatische Prozesse führen im fortgeschrittenen Stadium unbehandelt zu einer Querschnittsymptomatik. Diese kann sich langsam oder akut entwickeln, insbesondere bei einer pathologischen Kompressionsfraktur. Frühe Symptome sind segmentale Sensibilitätsstörungen, radikuläre oder vertebrale Schmerzen, die von Wochen bis zu einem Jahr andauern können, Gangstörungen und Lähmungen. Typisch für das vollständige **Kaudasyndrom** sind die periphere Lähmung beider Beine sowie Sensibilitätsstörungen im reithosenartigen Bereich, begleitet von einer Blasen- und Mastdarmentleerungsstörung. Beim **Conus-medullaris-Syndrom** besteht zusätzlich eine Stuhl- und Harninkontinenz.

Diagnostik

Eine frühzeitige Diagnostik ist entscheidend, da die Prognose bei Auftreten neurologischer Defizite signifikant schlechter wird. Die Diagnostik spinaler Raumforderungen erfolgt primär durch ein spinales MRT, da diese Untersuchung einen guten Überblick über das Ausmaß der Metastasierung zeigen kann. Ein CT wird ergänzend zur Beurteilung von Knochenzerstörungen und Instabilitäten eingesetzt. Eine Angiografie ist in akuten Fällen selten erforderlich, kann aber bei gefäßreichen Tumoren präoperativ zur Embolisation genutzt werden.

Therapie

Die chirurgische Therapie wird durch Lokalisation und Art der Raumforderung beeinflusst. Hauptindikationen für eine Operation sind ein fortschreitendes neurologisches Defizit oder eine Verschlechterung eines bereits bestehenden Defizits während einer laufenden Therapie, wie etwa der Strahlentherapie. Bei allen **Kompressionssyndromen** des Rückenmarks stehen die Dekompression und die Wiederherstellung der Stabilität im Vordergrund. Dies kann entweder durch eine Laminektomie mit oder ohne Stabilisierung oder durch eine Korpektomie mit anschließender Stabilisierung bei ventralen Kompressionen und Knocheninfiltration erfolgen. Bei **intramedullären**

Tumoren ist ein mikrochirurgisches Vorgehen im Rückenmark erforderlich, das durch intraoperatives Monitoring der Elektrophysiologie unterstützt wird. In Notfällen, in denen ein neurologisches Defizit innerhalb von Stunden auftritt, ist eine sofortige Operation erforderlich, da eine schnelle Intervention die neurologische Prognose klar verbessern kann.

Prognose

Bei Patienten mit einer seit mehreren Tagen bestehenden Querschnittlähmung sind Notfalleingriffe oft nur begrenzt erfolgreich in Bezug auf die Rückgängigmachung des Defizits. Hier liegt der Schwerpunkt auf Schmerztherapie und Stabilisierung der Wirbelsäule. Bei metastatischen Tumoren sind postoperativ adjuvante Therapien wie Strahlen- und Chemotherapie entscheidend.

17.12 Infektionen der Wirbelsäule

17.12.1 Spondylodiszitis

Die Spondylodiszitis ist definiert als eine Infektion der Bandscheibe bzw. der angrenzenden Wirbelkörperendplatten, die unbehandelt zu einer zunehmenden Destruktion des betroffenen Segments führt. Die steigende Fallzahl resultiert aus verbesserten diagnostischen Verfahren und der Zunahme operativer Eingriffe bei älteren, polymorbiden Patienten. Risikofaktoren sind ein Alter über 65 Jahre, männliches Geschlecht, Komorbiditäten wie Diabetes mellitus, Immunsuppression, intravenöser Drogenabusus und eine Infektanamnese. Häufigste Erreger sind Staphylococcus aureus (Europa > 50 %), Escherichia coli (11–25 %) und weltweit Mycobacterium tuberculosis (Romagna et al. 2018).

Krankheitsbild und Symptomatik

Die Spondylodiszitis äußert sich durch (u.a. nächtliche) Wirbelsäulenschmerzen in Ruhe, die in Kombination mit Begleitsymptomen wie Fieber, neurologischen Defiziten oder systemischen Infektzeichen auftreten können. Infiltrationstherapien, Harnwegsinfekte, Zahnbehandlungen oder Drogenabusus in der Vorgeschichte können ebenfalls auf eine potenzielle Infektionsquelle hinweisen.

Diagnostik

Die Diagnosestellung basiert auf klinischen, laborchemischen, mikrobiologischen und bildgebenden Befunden. Im akuten Verlauf sind Laborparameter wie CRP und Leukozyten meist erhöht. Ein Erregernachweis gelingt in vielen Fällen durch Blutkulturen, insbesondere bei fehlender antibiotischer Vorbehandlung. Als Goldstandard der Bildgebung gilt die MRT, da sie eine klare Abgrenzung der Spondylodiszitis zur wichtigsten Differenzialdiagnose, der erosiven Osteochondrose (degenerative Erkrankung der Bandscheiben und angrenzenden Wirbelkörper), sowie seltener zu Neoplasien ermöglicht. Zur Fokussuche gehören Herzechokardiografie, Zahndiagnostik, Urinstatus sowie ggf. CT von Thorax und Abdomen.

Therapie

Die Therapie beruht auf drei Säulen: Beseitigung des Infektionsherds, Schmerzreduktion und Wiederherstellung der Wirbelsäulenfunktionalität.

- **Konservativ:** Nach Erregernachweis erfolgt eine gezielte Antibiotikatherapie in Rücksprache mit der Mikrobiologie. Eine 6-wöchige Therapie hat sich als ausreichend erwiesen, wobei die i. v. Gabe oft nach 14 Tagen auf orale Antibiotika mit guter Bioverfügbarkeit umgestellt wird (z. B. Chinolone, Clindamycin). Bei kulturnegativen Fällen sind Breitbandantibiotika zu verabreichen. Zusätzlich erfolgt eine analgetische Therapie, oft mit mittel bis stark wirksamen Betäubungsmitteln (Opiaten). Prophylaktische Maßnahmen gegen Thrombosen (z. B. Heparin, Mobilisation) sind bei Immobilität unerlässlich.
- **Operativ:** Eine frühzeitige Operation ermöglicht eine rasche Erregersicherung, den Beginn einer zielgerichteten Antibiotikatherapie und biome-

chanische Stabilisierung. Die Wahl des Zugangswegs (ventral, dorsal oder kombiniert) hängt von der klinischen und radiologischen Ausprägung ab. Minimalinvasive Verfahren werden vor allem bei geriatrischen Patienten bevorzugt.

Prognose

Die Prognose ist bei frühzeitiger Therapie gut. Ohne adäquate Behandlung beträgt die Mortalität bis zu 20 % (Joerger et al. 2023). Persistierende Rückenschmerzen sind insbesondere bei Komorbiditäten wie Diabetes mellitus oder undrainierten Abszessen häufig. Die Nachsorge erfolgt mittels MRT und Laborkontrollen, um den Heilungsverlauf zu überwachen. Eine wöchentliche Kontrolle der Entzündungsparameter ist entscheidend, um ein mögliches Therapieversagen frühzeitig zu erkennen.

17.13 Periphere Nerven

Anatomie

Periphere Nerven enthalten motorische, sensible und vegetative Fasern. Vegetative Fasern steuern u.a. Schweißsekretion, Gefäßweite und Gänsehaut. Ein Nerv besteht aus mehreren Nervenfaszikeln, die vom **Epineurium** umhüllt werden. Das **Perineurium** umgibt jeden Faszikel und bildet die Blut-Nerven-Schranke. Schäden am Perineurium führen zu Funktionsverlust des Faszikels. Faszikel bestehen aus markhaltigen (schnelle Leitung, z. B. Berührung, Muskelinnervation) und marklosen Fasern (langsame Leitung, z. B. Schmerz). Einzelne Fasern sind vom **Endoneurium** umgeben.

Innerhalb eines Nervs vermischen sich Faszikel ständig, bevor sie sich in der Peripherie parallel anordnen. Diese Plexusbildung macht eine vollständige Wiederherstellung des Nervs nach einer Verletzung schwierig.

Engpasssyndrome sind eine häufige Ursache für Druckschäden peripherer Nerven. Diese entstehen oft spontan an anatomischen Engstellen wie dem Karpaltunnel für den N. medianus, der Ulnarisrinne oder dem Kubitaltunnel am Ellenbogen für den N. ulnaris.

17.13.1 Karpaltunnelsyndrom

Das Karpaltunnelsyndrom ist eine der häufigsten Engpass-Syndrome und entsteht durch eine Einengung des N. medianus unter dem Retinaculum flexorum, einer Bandstruktur an der proximalen Handfläche. Die Ursachen sind vielfältig, meist jedoch eine Verdickung des Retinaculums selbst. Dieses Syndrom kann häufig beidseitig auftreten, bevorzugt bei Frauen mittleren Alters. Patienten klagen über nächtliche Schmerzen oder Missempfindungen, die zum Teil auch in den Arm oder bis in die Schulter ausstrahlen können. Im Verlauf verschlimmern sich die Beschwerden, die anfänglich nur beim Schütteln der Hand auftreten, später kommt es zu Taubheitsgefühlen und Muskelatrophie des Daumenballens.

Die Diagnose wird durch eine elektrophysiologische Untersuchung gesichert, bei der eine reduzierte Nervenleitgeschwindigkeit nachgewiesen wird. Operativ wird das Retinaculum flexorum durchtrennt, um den Druck auf den N. medianus zu entlasten. Nach der Operation wird keine Schiene angelegt, stattdessen werden die Patienten angehalten, die Finger frühzeitig zu bewegen, um die Gleitfähigkeit der Beugesehnen zu erhalten.

17.13.2 Sulcus-Ulnaris-Syndrom

Das Sulcus-Ulnaris-Syndrom entsteht durch eine Kompression des N. ulnaris am Ellenbogen, entweder in der Ulnarisrinne hinter dem Epicondylus medialis oder im Kubitaltunnel, wo der Nerv zwischen die Köpfe des M. flexor carpi ulnaris tritt. Ursachen können ein verdicktes Band, überschüssiges Knochengewebe *(Kallus)* nach Frakturen oder eine Luxation des Nervs über den Epicondylus sein. Patienten leiden unter Schmerzen und Taubheit im ulnaren Bereich der Hand, oft begleitet von motorischen Ausfällen. Später kann es zu einer Krallenstellung der Hand durch Muskelatrophie kommen.

Die Diagnose wird auch hier elektrophysiologisch gestellt. Therapeutisch erfolgt bei neurologischen Ausfällen eine operative Dekompression des Nervs oder – bei Luxationen und Kallusbildungen – eine Verlagerung. Die Verlagerung kann subkutan, intramuskulär oder submuskulär durchgeführt werden, wobei letztere Methode von vielen als Standard angesehen wird. Hierbei werden die Flexoren am Epicondylus medialis durchtrennt, der Nerv unter sie verlagert und die Muskeln anschließend wieder vereinigt. In der postoperativen Phase ist wie bei der Dekompression keine Schiene erforderlich.

17.14 Grundzüge der funktionellen Neurochirurgie und Schmerztherapie

Die funktionelle Neurochirurgie bietet operative Behandlungsoptionen für neurologische Erkrankungen, die auf medikamentöse Therapien nicht ausreichend ansprechen. Sie umfasst ein breites Spektrum an Eingriffen, insbesondere bei Bewegungsstörungen wie Morbus Parkinson, Dystonie, Tremor und Tic-Störungen sowie bei chronischen Schmerzsyndromen und Spastik. Zu den angewandten Verfahren gehören die vorgestellte **Tiefenhirnstimulation** und die **Rückenmarkstimulation.** Die Planung dieser Eingriffe erfolgt interdisziplinär in Zusammenarbeit mit Neurologie und Schmerzmedizin. Ziel ist stets ein individuell optimiertes Behandlungskonzept, das den Patienten auch eine nicht operative Therapieoption offenhält.

Tiefe Hirnstimulation

Die tiefe **Hirnstimulation** *(Deep Brain Stimulation, DBS)* zielt auf die Modulation von Fehlfunktionen im Gehirn durch die gezielte Stimulation bestimmter Kerngebiete mittels implantierter Elektroden ab. Durch hochfrequente elektrische Impulse wird die Aktivität der Zielregion beeinflusst, was zu einer deutlichen Symptomverbesserung führen kann. Das Verfahren kommt vor allem bei Bewegungsstörungen wie Morbus Parkinson zum Einsatz, insbesondere wenn medikamentöse Therapien nicht mehr ausreichen oder zu starken Nebenwirkungen führen. Bei Parkinson-Patienten wird die Stimulation meist im Nucleus subthalamicus, einem Kerngebiet im Mittelhirn vorgenommen, um die Entladungsrate in einem anderen Kerngebiet, dem Globus pallidus internus, zu senken. Dies führt zu einer verbesserten Signalübertragung im Thalamus und einer Linderung von den typischen Parkinson-Symptomen Tremor, Rigor und Bradykinese.

Eine umfassende Diagnostik ist essenziell, um die Zielregion für die Elektrodenimplantation präzise festzulegen. Hierzu werden hochauflösende MRT-Aufnahmen angefertigt, die mit einem stereotaktischen Atlas und intraoperativen CT-Bildern fusioniert werden. Vor der Operation erfolgt zudem eine gründliche neurologische und psychiatrische Abklärung, um mögliche Kontraindikationen wie Demenz oder Depression auszuschließen.

Die Implantation der Elektroden erfolgt in mehreren Schritten. Mithilfe von MRT- und CT-Bildern wird die exakte Zielregion im Gehirn definiert. Diese Planung erfolgt stereotaktisch, um höchste Präzision zu gewährleisten. Nach Aufsetzen des Stereotaxierahmens werden Mikroelektroden in die berechnete Zielregion eingeführt. Über diese Elektroden werden intraoperativ Zellpotenziale abgeleitet, um die anatomische Lage funktionell zu bestätigen. Die permanente Elektrode wird anschließend entlang der optimalen Trajektorie eingesetzt.

Nach der Implantation erfolgt eine Phase der **externen Probestimulation.** Hierbei wird die Wirksamkeit der Stimulation überprüft und mögliche Nebenwirkungen werden bewertet. Nach erfolgreicher Probestimulation wird der permanente Stimulator unterhalb des Schlüsselbeins implantiert und mit den Elektroden verbunden. Die Positionierung der Stimulationskontakte kann dabei individuell angepasst werden. Nach der Operation beginnt die Phase der **Stimulationsanpassung,** die mehrere Wochen bis Monate in Anspruch nehmen kann. Ziel ist es, die Symptome mit minimalen Nebenwirkungen zu kontrollieren und die medikamentöse Therapie deutlich zu reduzieren.

Rückenmarkstimulation

Die **Rückenmarkstimulation** *(Spinal Cord Stimulation, SCS)* hat sich als eine effektive Methode zur Behandlung chronischer Rückenschmerzen etabliert. Besonders bei Patienten mit chronischen Lumboischialgien oder dem Z. n. mehreren frustranen Wirbelsäulenoperationen, dem Failed Back Surgery Syndrome, bietet diese Technologie eine vielversprechende Alternative. Das Prinzip der SCS beruht auf der Implantation von Elektroden in den Epiduralraum, nahe dem Rückenmark. Diese Elektroden sind mit einem kleinen Impulsgeber verbunden, der elektrische Signale an das Rückenmark sendet, um **Schmerzsignale zu blockieren,** bevor sie das Gehirn erreichen.

Die einzelnen SCS-Verfahren unterscheiden sich hinsichtlich der Frequenz der Stimulation und der Art der Implantation. Bei **der niederfrequenten Rückenmarkstimulation** erfolgt die Platzierung der Elektroden in Lokalanästhesie, eventuell unterstützt durch eine zusätzliche Sedierung. Der Patient liegt in Bauchlage, und die Elektroden werden entweder perkutan oder über eine Laminotomie eingeführt, um sie präzise auf den Rückenmarkhintersträngen zu positionieren. Die richtige Platzierung wird unter Röntgendurchleuchtung überprüft. Während des Eingriffs gibt der Patient Rückmeldung, ob und wo er die Teststimulation als Kribbelparästhesie wahrnimmt. Dabei muss das Kribbelgefühl mit dem Schmerzbereich übereinstimmen, um eine effektive Behandlung zu gewährleisten.

Die **hochfrequente Rückenmarkstimulation** dagegen ermöglicht eine präzise Platzierung der Elektroden im Epiduralraum (meist zwischen BWK 8 und BWK 12 bei kombiniertem Rücken-Bein-Schmerz). Bei dieser Methode ist keine Rückmeldung des Patienten notwendig, sodass der Eingriff auch unter Vollnarkose erfolgen kann. Die korrekte Positionierung der Elektroden wird durch Durchleuchtung und Impedanzmessung kontrolliert, um eine optimale Wirkung zu erzielen.

Die Erfolgsquote dieser Behandlung ist bemerkenswert hoch: Ein Großteil der Patienten berichten von einer relevanten Schmerzlinderung. Für viele bedeutet dies eine signifikante Verbesserung der Lebensqualität, da sie wieder in der Lage sind, alltägliche Aktivitäten wie Spaziergänge, Einkäufe oder soziale Kontakte zu pflegen. In einigen Fällen erleben Patienten sogar eine vollständige Schmerzfreiheit. Dennoch ist zu beachten, dass die Wirkung nicht sofort eintritt, sondern sich in der Regel über einen Zeitraum von einigen Tagen oder Wochen entfaltet. Während der gesamten Behandlungsdauer ist eine regelmäßige Nachsorge erforderlich, um die optimale Einstellung des Stimulators sicherzustellen und mögliche Komplikationen wie eine Fehlplatzierung der Elektroden oder eine Infektion zu vermeiden.

17

LITERATUR

Bullock MR et al. Surgical management of acute subdural hematomas. Neurosurgery. 2006; 58(3 Suppl): S16–24.

Connolly ES Jr et al. Guidelines for the management of aneurysmal subarachnoid hemorrhage: a guideline for healthcare professionals from the American Heart Association/American Stroke Association. Stroke. 2012; 43(6): 1711–1737.

da Costa L et al. The natural history and predictive features of hemorrhage from brain arteriovenous malformations. Stroke. 2009; 40(1): 100–105.

Gesundheitsberichterstattung des Bundes (GBE). ICD 10 S00–S09 Verletzungen des Kopfes; Standardbevölkerung „Deutschland 2011". Diagnosedaten der Krankenhäuser ab 2000/Eckdaten der vollstationären Patienten und Patientinnen in Deutschland für das Jahr 2019. 2019. Aus: www.gbe-bund.de (letzter Zugriff: 1.11.2025)

Gross BA, Du R. Natural history of cerebral arteriovenous malformations: a meta-analysis. Journal of Neurosurgery. 2013; 118(2): 437–443.

Jatzwauk L, Popp W, Kohnen W. Hygiene-Tipp: Wie lange dauert eine präoperative Hautantiseptik? Passion Chirurgie. 2023; 13(10): Artikel 04_03.

Joerger et al. In-Hospital Mortality from Spondylodiscitis: Insights from a Single-Center Retrospective Study. Journal of Clinical Medicine. 2023; 12(23): 7228.

Kahle W, Frotscher M. Taschenatlas Anatomie 03. Nervensystem und Sinnesorgane. Stuttgart: Thieme, 2018.

Kong L et al. Prevalence of adjacent segment disease following cervical spine surgery: A PRISMA-compliant systematic review and meta-analysis. Medicine (Baltimore). 2016; 95(27): e4171.

Kommission für Krankenhaushygiene und Infektionsprävention beim Robert Koch-Institut (KRINKO). Prävention postoperativer Wundinfektionen, Empfehlung der KRINKO. Bundesgesundheitsblatt. 2018; 61: 448–473.

Kulesza B et al. Factors with the strongest prognostic value associated with in-hospital mortality rate among patients operated for acute subdural and epidural hematoma. European Journal of Trauma and Emergency Surgery. 2021; 47(5): 1517–1525.

Maas AIR et al. Traumatic brain injury: integrated approaches to improve prevention, clinical care, and research. The Lancet Neurology. 2017; 16(12): 987–1048.

Mohsenipour I. Operative Zugangswege in der Neurochirurgie. Stuttgart: Thieme, 1997.

Moskopp D, Wassmann H. Neurochirurgie. Stuttgart: Schattauer, 2005.

Ondra SL et al. The natural history of symptomatic arteriovenous malformations of the brain: a 24-year follow-up assessment. Journal of Neurosurgery. 1990; 73(3): 387–391.

Radü EW, Kendall BE, Mosely IF. Computertomographie des Kopfes. Stuttgart: Thieme, 1987.
Romagna A et al. Oral Cavity Infection: An Underestimated Source of Pyogenic Spondylodiscitis? Journal of Neurological Surgery. Part A, Central European Neurosurgery. 2018; 79(3): 218–223.
Schirmer M. Neurochirurgie. 11. A. München: Elsevier, 2011.
Schwenkreis P et al. Prospective observational cohort study on epidemiology, treatment and outcome of patients with traumatic brain injury (TBI) in German BG hospitals. BMJ open. 2021; 11(6): e045771.
Seifert V et al. Interdisziplinäre Behandlung bei nicht rupturierten intrakraniellen Aneurysmen. Deutsches Ärzteblatt. 2008; 105(25): A-449–456.
Singh A et al. Global prevalence and incidence of traumatic spinal cord injury. Clinical Epidemiology. 2014; 23(6): 309–331.
Steiger HJ, Reulen HJ. Manual Neurochirurgie. Landsberg: ecomed, 2006.
Teske N, Schichor C. Aneurysmatische Subarachnoidalblutungen. Notfallmedizin up2date. 2023; 18(3): 317–333.
Uhlenbrock D, Forsting M. MRT und MRA des Kopfes. Stuttgart: Thieme, 2011.
WHO. Global guidelines for prevention of surgical site infection. 2nd ed. 2018. Aus: www.who.int/publications/i/item/9789241550475 (letzter Zugriff: 2.7.2025).
Zabel-du Bois A et al. Risk of hemorrhage and obliteration rates of LINAC-based radiosurgery for cerebral arteriovenous malformations treated after prior partial embolization. International Journal of Radiation Oncology, Biology, Physics. 2007; 68(4): 999–1003.

KAPITEL

18 Organspende und Organtransplantation

J. Weiss, D. Seidel, P. Kreuter, A. Rahmel, (Kap. 18.1); J. Hoffmann, (Kap. 18.2); J. C. Wagner (18.3)

18.1 Postmortale Organspende

Die Geschichte der Transplantationsmedizin kann zu Recht als Erfolgsgeschichte bezeichnet werden: Für viele schwer kranke Menschen stellt eine Transplantation oft die einzige Behandlungsoption und damit Chance auf ein neues Leben dar. Allein in Deutschland wurden in den letzten 63 Jahren fast 161.000 Organe transplantiert, sowohl nach postmortaler als auch nach Lebendspende. Diese Option kommt immer dann für einen Menschen infrage, wenn ein lebensnotwendiges Organ seine Funktion im Körper nicht mehr aufrechterhalten kann und aus medizinischen Gründen eine Transplantation erforderlich ist. Zu den Organen, die in Deutschland postmortal transplantiert werden, zählen Herz, Lunge, Leber, Bauchspeicheldrüse, Niere und Darm. Zum 31.12.2025 standen 8.199 Patienten als transplantabel gemeldet auf der Warteliste für eine solche Transplantation, die meisten (6.237) warteten auf eine Niere (Eurotransplant 2026).

18.1.1 Gesetzliche Grundlagen

In Deutschland bildet das „Gesetz über die Spende, Entnahme und Übertragung von Organen und Geweben (Transplantationsgesetz, TPG)", das 1997 in Kraft trat, den rechtlichen Rahmen für Organspende und Transplantation. Es trennt dabei die Bereiche **Organspende, Organvermittlung** und **Organübertragung** organisatorisch und personell streng voneinander, d. h., jeder Bereich ist einer anderen Institution unterstellt.

- Die Deutsche Stiftung Organtransplantation (DSO) ist als bundesweite Koordinierungsstelle für die postmortale Organspende dafür zuständig, die Zusammenarbeit der beteiligten Partner im Organspendeprozess zu organisieren. Dazu gehören alle Schritte beginnend mit den notwendigen vorbereitenden Maßnahmen bis zum Transport und der Übergabe der Organe in die Transplantationszentren.
- Die Stiftung Eurotransplant (in Leiden, Niederlande) ist als Vermittlungsstelle im Eurotransplantverbund (dem neben Deutschland Belgien, Kroatien, Luxemburg, Niederlande, Österreich, Ungarn und Slowenien angehören) zuständig für die Verteilung der Spenderorgane. Für Deutschland erfolgt die Verteilung nach den Richtlinien der Bundesärztekammer (BÄK).
- Bei den 43 hiesigen Transplantationszentren liegt die Verantwortung für Indikationsstellung, Führung der Wartelisten, Durchführung der Transplantation und Nachsorge einschließlich der zugehörigen Qualitätssicherung.

Die Einhaltung der gesetzlichen Bestimmungen im Transplantationssystem wird extern durch eine Prüfungs- und eine Überwachungskommission kontrolliert, um Missbrauch zu verhindern.

Das TPG schreibt zwei Bedingungen für die postmortale Entnahme von Organen vor: Der Tod muss durch Nachweis des irreversiblen Hirnfunktionsausfalls (IHA) zweifelsfrei festgestellt sein, und es muss eine Einwilligung zur Organspende vorliegen. Um die in Deutschland seit Jahren im internationalen Vergleich eher niedrigen Organspendezahlen zu erhöhen, sollte idealerweise jeder eingetretene IHA diagnostiziert werden und jede mögliche Organspenderin ihre Zustimmung zur Organspende zu Lebzeiten schriftlich oder mündlich geäußert haben. An diesen beiden Punkten setzen auch die bislang erfolgten Änderungen des TPG an: einerseits gezielte Optimierung von Strukturen in den Entnahmekrankenhäusern, andererseits Maßnahmen zur Erhöhung der Organspendebereitschaft in der Gesellschaft.

So trat zum 1. April 2019 das „Zweite Gesetz zur Änderung des Transplantationsgesetzes – Verbesserung der Zusammenarbeit und der Strukturen bei der Organspende" in Kraft. Insbesondere die Transplantationsbeauftragten, die eine Schlüsselposition beim Erkennen möglicher Organspenderinnen innehaben, standen bei dieser Reform im Mittelpunkt, indem ihre Rolle durch die neuen gesetzlichen Vorgaben gestärkt wurde (z. B. durch Freistellung um mindestens 0,1 Stelle pro 10 Intensivbetten in der Klinik). Zudem erhalten Entnahmekrankenhäuser seitdem eine neu gestaltete, dem tatsächlichen Aufwand angepasste Kostenpauschale pro Organspende. In den Entnahmekrankenhäusern müssen verbindliche Verfahrensanweisungen für den Organspendeprozess entwickelt und umgesetzt sowie alle Todesfälle mit primärer und sekundärer Hirnschädigung analysiert werden. Sofern keine Spendermeldung erfolgte, müssen die Gründe, die eine Organspende ausgeschlossen haben, erfasst werden.

Was die Zustimmung zur Organspende betrifft, so gilt seit 1. November 2012 die **Entscheidungslösung,** die die seit 1997 geltende erweiterte Zustimmungslösung ergänzt. Die Verstorbene oder ihre Angehörigen müssen einer Organspende zustimmen, sonst kann sie nicht erfolgen. Damit jede Bürgerin eine informierte Entscheidung zur Organspende treffen und auch dokumentieren kann, stellen die Krankenkassen ihren Versicherten alle 2 Jahre Informationsmaterial sowie einen Organspendeausweis zur Verfügung.

Am 1. März 2022 trat das „Gesetz zur Stärkung der Entscheidungsbereitschaft bei der Organspende" in Kraft, das eine Ergänzung der bestehenden Rechtslage (Entscheidungslösung) darstellt. Es soll die Information und Aufklärung der Bevölkerung fördern. Kernstück des neuen Gesetzes ist das zentrale Online-Register zur Organspende beim Bundesinstitut für Arzneimittel und Medizinprodukte (BfArM). Das elektronische Register für Erklärungen zur Organ- und Gewebespende **(Organspende-Register, OGR)** ging im März 2024 unter https://organspende-register.de an den Start. Dort kann die Bevölkerung ihre Entscheidung für oder gegen eine Organ- und Gewebespende freiwillig und kostenfrei dokumentieren sowie jederzeit ändern oder widerrufen. Zudem händigen die Ausweisstellen von Bund und Ländern Aufklärungsmaterial und Organspendeausweise aus bzw. übermitteln diese bei elektronischer Antragstellung online. Dabei wird auf weitere Informations- und Beratungsmöglichkeiten sowie die Möglichkeit, sich vor Ort oder später in das OGR einzutragen, hingewiesen. Hausärztinnen können alle 2 Jahre eine Beratung ihrer Patientinnen zur Organ- und Gewebespende abrechnen. Zudem soll ein Grundwissen zur Organspende in den Erste-Hilfe-Kursen im Vorfeld des Erwerbs der Fahrerlaubnis vermittelt werden.

Dabei beruht die Entscheidungslösung weiterhin auf dem Prinzip der **Freiwilligkeit:** Die Abgabe einer Erklärung zur postmortalen Organspende ist laut TPG freiwillig, niemand ist gesetzlich dazu verpflichtet. Ab dem vollendeten 16. Lebensjahr kann jede Bürgerin ihre Zustimmung zur Organspende erklären, und ab dem vollendeten 14. Lebensjahr kann sich jede Einzelne dagegen entscheiden. Die getroffene Entscheidung kann jederzeit widerrufen oder geändert werden. Neben der Möglichkeit zur Dokumentation der Entscheidung im OGR bleiben die bekannten anderen Optionen bestehen, insbesondere der Organspendeausweis oder die Hinterlegung in einer Patientenverfügung.

MERKE

Situation der Organspende

Es herrscht immer noch ein Mangel an Spenderorganen. Im Jahr 2025 haben 985 Menschen nach ihrem Tod ein oder mehrere Organe gespendet. Dies sind 32 mehr als im Jahr 2024. Die Summe der entnommenen Organe, die für eine Transplantation an Eurotransplant gemeldet und transplantiert werden konnten, stieg auf 3.020 (2024: 2.855). Transplantiert wurden hierzulande 3.256 Organe nach postmortaler Spende aus Deutschland und dem Eurotransplant-Verbund (2024: 3.013). Damit wurde insgesamt 3.150 Menschen durch ein oder mehrere Organe eine bessere Lebensqualität oder sogar ein Weiterleben geschenkt (2024: 2.930) (DSO 2026, Eurotransplant 2026, ➤ Abb. 18.1, ➤ Abb. 18.2, ➤ Abb. 18.3).

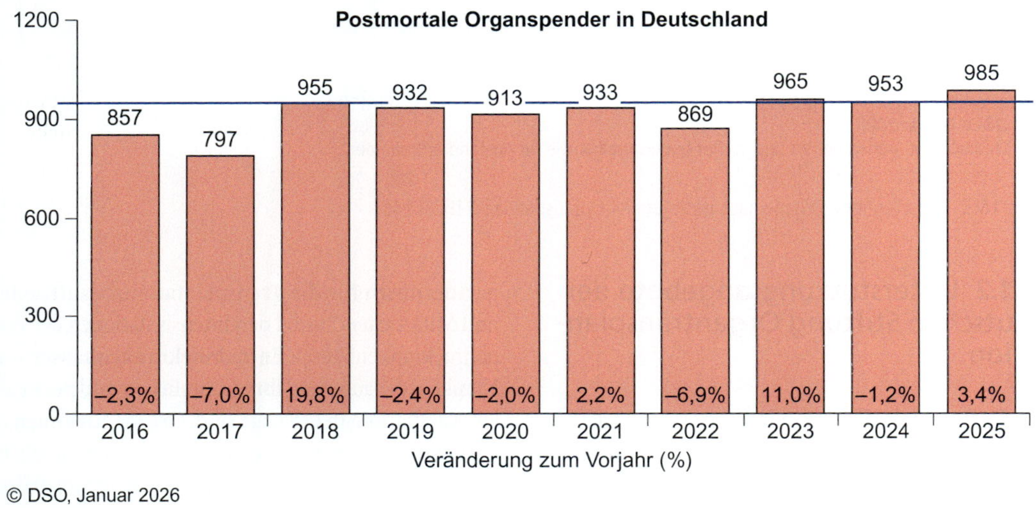

Abb. 18.1 Postmortale Organspender in Deutschland [W162, L143]

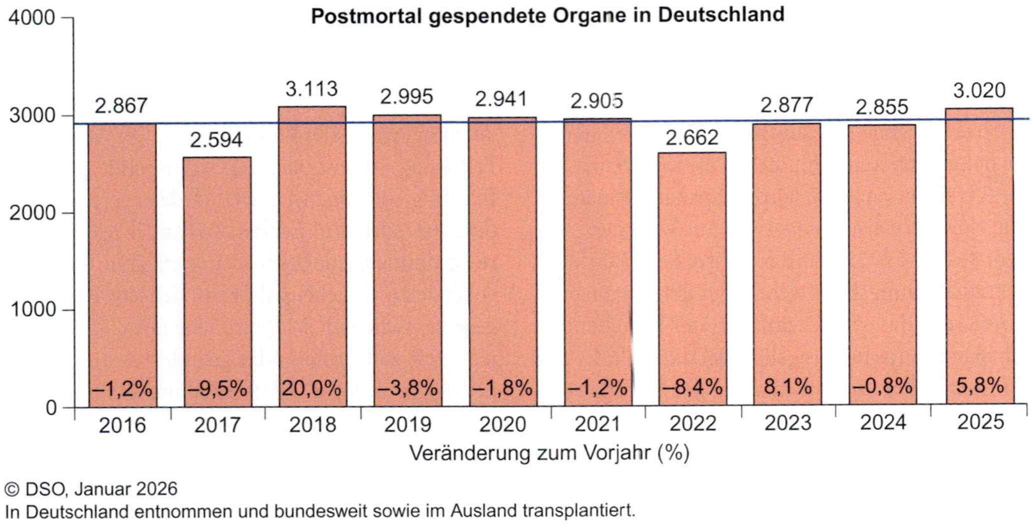

Abb. 18.2 Postmortal gespendete Organe in Deutschland [W162, L143]

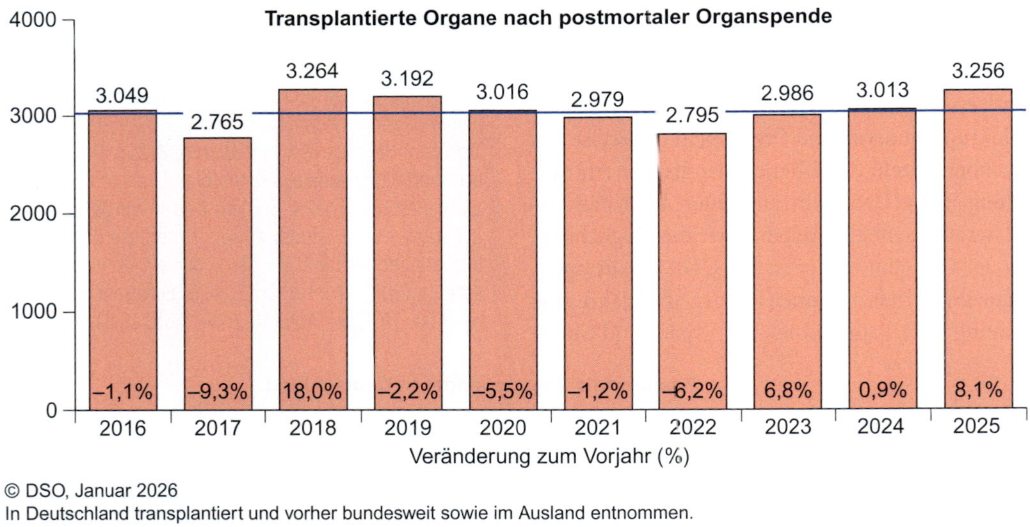

Abb. 18.3 Transplantierte Organe nach postmortaler Organspende [W162, L143]

18.1.2 Unterstützungsangebote der Deutschen Stiftung Organtransplantation

Um die Organspende flächendeckend zu gewährleisten, hat die DSO sieben Regionen gebildet, die jeweils ein oder mehrere Bundesländer umfassen. Die regionalen DSO-Koordinatorinnen sind die direkten Ansprechpartnerinnen für die Transplantationsbeauftragten und Mitarbeitenden auf den Intensivstationen der Entnahmekrankenhäuser. **Entnahmekrankenhäuser** sind Kliniken, die aufgrund ihrer räumlichen und personellen Ausstattung in der Lage sind, Organentnahmen zu ermöglichen. Sie sind gesetzlich verpflichtet, mögliche Organspenderinnen, bei denen der irreversible Hirnfunktionsausfall (IHA) festgestellt wurde und die nach ärztlicher Beurteilung als Organspenderinnen in Betracht kommen, an die DSO zu melden.

Zur Unterstützung der Entnahmekrankenhäuser bei der Gemeinschaftsaufgabe Organspende stellt die DSO eine Vielzahl von Dienstleistungen zur Verfügung, insbesondere:

- Telefon- und Koordinationsdienst mit konsiliarischer Beratung
- Allgemeine Beratung bei Patientinnen mit persistierender Hirnstammareflexie
- Klärung der medizinischen und juristischen Voraussetzungen einer Organspende
- Vermittlung neurochirurgischer und neurologischer Konsiliarärztinnen für die Feststellung des endgültigen, nicht behebbaren Ausfalls der Gesamtfunktion des Großhirns, des Kleinhirns und des Hirnstamms (irreversibler Hirnfunktionsausfall, IHA)
- Unterstützung beim Angehörigengespräch und bei der Angehörigenbetreuung
- Beratung und Unterstützung bei organprotektiven Intensivmaßnahmen nach festgestelltem Tod
- Beauftragung einer umfassenden Labordiagnostik einschließlich toxikologischer und virologischer Untersuchungen
- Kommunikation und Datenübermittlung an die Vermittlungsstelle Eurotransplant (ET)
- Organisation der Entnahme und Konservierung von Organen
- Organisation aller erforderlichen Transporte im Rahmen der Organspende
- Information des Krankenhauspersonals und auf Wunsch auch der Angehörigen über die Ergebnisse erfolgter Transplantationen der entnommenen Organe unter Wahrung der Anonymität der Spenderinnen und Empfängerinnen
- 24-Stunden-Erreichbarkeit zur Meldung und Aufarbeitung von schwerwiegenden unerwünschten Ereignissen und Reaktionen
- Beratung der Transplantationsbeauftragten zur Analyse und Optimierung krankenhausinterner Abläufe im Organspendeprozess
- Informationsveranstaltungen, Vorträge und Gespräche in den Krankenhäusern
- Erarbeitung krankenhausinterner Abläufe im Organspendeprozess
- Organisation von regionalen Fortbildungen, u. a. durch die Bereitstellung des E-Learning-Portals „Grundlagen der Organspende und virtueller Spender"
- Bereitstellung von Informationsmaterial zur Organspende

Auch auf ihrer Website (www.dso.de) bietet die DSO ein umfassendes Unterstützungsangebot für Entnahmekrankenhäuser an:

- Formulare und Checklisten zum Organspendeprozess
- DSO-TransplantCheck
- Leitfaden für die Organspende mit Fachinformationen für das medizinische Personal auf den Intensivstationen
- Verfahrensanweisungen
- 0800-Telefonnummern für 24-Stunden-Spendermeldungen
- Kontaktpersonen in den Regionen und der Hauptverwaltung
- Fortbildungstermine

18.1.3 Ablauf einer postmortalen Organspende

➤ Abb. 18.4 gibt einen Überblick über den Ablauf des **Organspendeprozesses.**

Spendereignung

Die Erkennung einer möglichen Spenderin ist der erste und entscheidende Schritt im gesamten Organspendeprozess. Das Entnahmekrankenhaus ist für die Spendererkennung verantwortlich. Gemeinsam klären Entnahmekrankenhaus und Koordinierungsstelle die Spender- und Organeignung. Bindend hierzu ist die Richtlinie Empfängerschutz der Bundesärztekammer, die dem Schutz der Organempfängerinnen in der Transplantationsmedizin dient. Bei allen Intensivpatientinnen mit unbeeinflussbar fortschreitendem Verlust der Hirnstammfunktion nach akuter primärer oder sekundärer Hirnschädigung und kontrollierter Beatmung sollte die Möglichkeit einer Organspende geprüft werden. Eine Altersbegrenzung zur Organspende gibt es nicht. Der älteste Organspender in Deutschland war 98 Jahre alt. Entscheidend sind die aktuellen Organfunktionen.

Jede Organspenderin birgt das Risiko, Infektionen, maligne Tumore, genetisch bedingte Erkrankungen

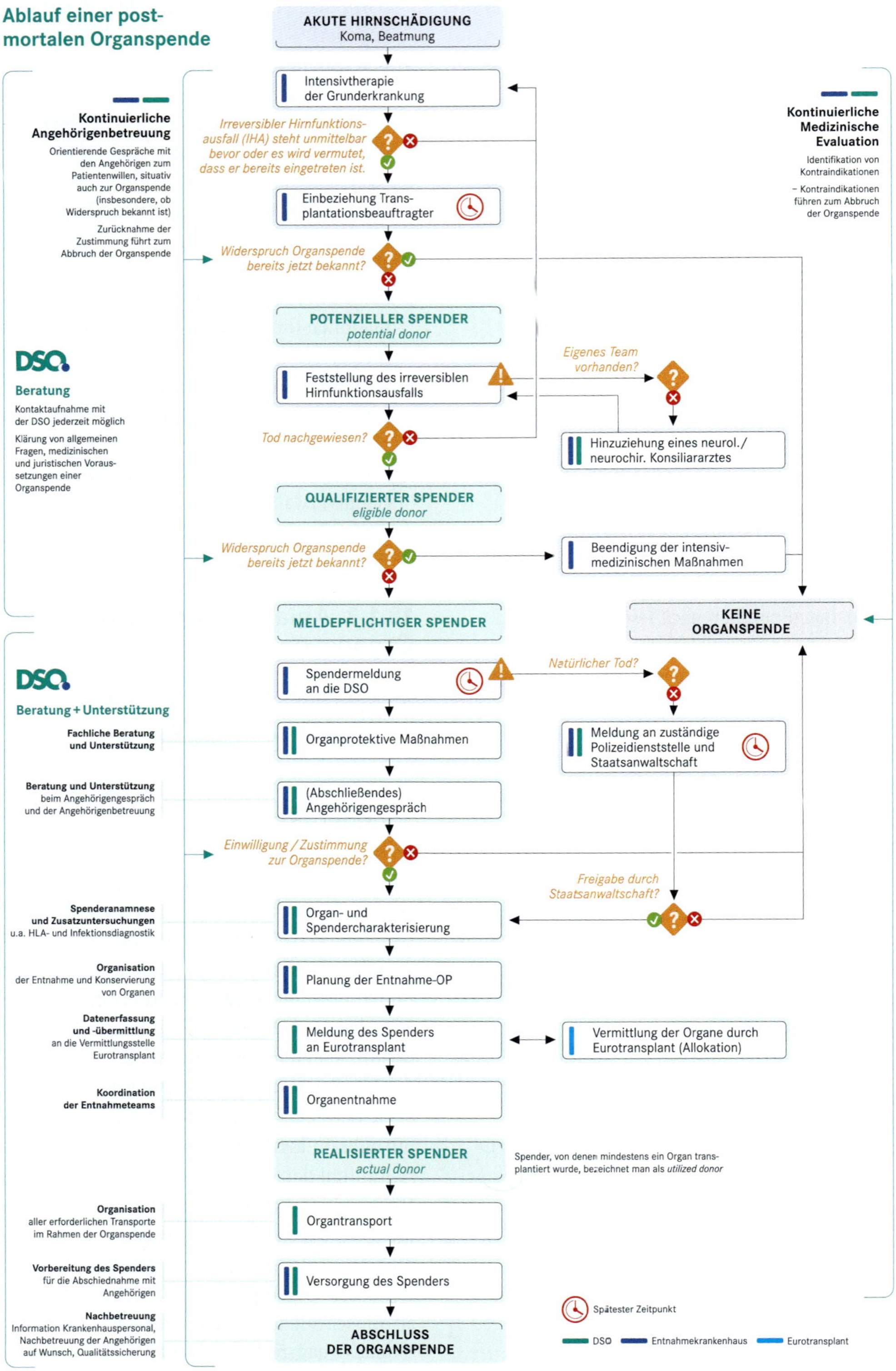

K01-Z-FB-25-5

Abb. 18.4 Ablauf einer postmortalen Organspende (DSO 2026) [W162] oder toxische Schädigungen in sich zu tragen, die im Rahmen der Transplantation auf die Empfängerin übertragen werden können. Infektionen mit unbekannten bzw. multiresistenten Keimen und Malignome in der Anamnese sind die beiden häufigsten Diagnosegruppen, bei denen die Spendereignung diskutiert werden muss.

Entscheidend hierbei sind eine sorgfältige Spendercharakterisierung und eine intensive transparente Kommunikation mit allen Beteiligten. Die Entscheidung über die Transplantation einer jeden Empfängerin erfolgt im Transplantationszentrum unter sorgfältiger Abwägung von Nutzen und Risiko für die Empfängerin. So wurden zu Beginn der Coronavirus-Pandemie mögliche mit SARS-CoV-2 infizierte Organspenderinnen von einer Organspende ausgeschlossen. Inzwischen kann man das Risiko einer Übertragung von SARS-CoV-2 von der Spenderin auf die Empfängerin unter Berücksichtigung der Besonderheiten des Einzelfalls besser beurteilen, sodass kein grundsätzlicher Ausschluss von einer Organspende mehr besteht.

Absolute **Kontraindikationen** für eine Organspende sind unbehandelbare System- oder Infektionserkrankungen, die eine vitale Bedrohung für die Empfängerinnen darstellen:

- HIV-Erkrankung (Organspende im Rahmen klinischer Studien für ausgewählte Empfänger möglich)
- Floride Tuberkulose
- Gesicherte und nicht sanierte Sepsis (mit nachgewiesenen multiresistenten Keimen)
- Nicht behandelbare Infektionen (z. B. Tollwut, Creutzfeld-Jakob)
- Nicht kurativ behandeltes Malignom (Ausnahme: spezielle Haut- und primäre Hirntumoren)
- Enzephalitis/Meningitis mit unbekanntem Erreger

Eine frühzeitige Kontaktaufnahme mit der DSO zur Klärung der Spendereignung ist vor allem bei komplexen medizinischen Situationen sinnvoll. Die abschließende Entscheidung und Verantwortung für die Akzeptanz eines Organs liegt bei der transplantierenden Chirurgin.

Todesfeststellung

Der **irreversible Hirnfunktionsausfall (IHA)** wird definiert als Zustand des endgültigen, nicht behebbaren Ausfalls der Gesamtfunktion des Großhirns, des Kleinhirns und des Hirnstamms. Dabei wird durch kontrollierte Beatmung und andere intensivmedizinische Maßnahmen die Herz-Kreislauf-Funktion künstlich aufrechterhalten. Zum IHA können alle Hirnschädigungen führen, die unmittelbar zu einer Erhöhung des intrakraniellen Drucks über den mittleren arteriellen Druck hinausführen. Auch ein zerebraler Sauerstoffmangel unterschiedlichster Genese kann mittelbar einen irreversiblen Hirnfunktionsausfall verursachen.

Mit der Feststellung des endgültigen, nicht behebbaren Ausfalls der Gesamtfunktion des Großhirns, des Kleinhirns und des Hirnstamms gemäß der Richtlinie der Bundesärztekammer ist naturwissenschaftlich-medizinisch der Tod des Menschen festgestellt. Der Nachweis des IHA ist eine sichere Entscheidungsgrundlage für die Beendigung der Behandlung einer Patientin (Therapieabbruch). Gleichzeitig ist er **Voraussetzung für eine Organentnahme.**

Die Klärung der notwendigen Voraussetzungen umfasst die Feststellung einer akuten primären oder sekundären Hirnschädigung sowie den Ausschluss einer Intoxikation, einer Unterkühlung oder einer neuromuskulären Blockade. Danach wird der Ausfall der Gesamtfunktion des Gehirns von zwei dafür qualifizierten Ärztinnen, die nicht an der Entnahme oder Übertragung beteiligt sind, klinisch nachgewiesen. Beide müssen unabhängig voneinander folgende Ergebnisse bei ihren Untersuchungen vorfinden:

- Tiefe Bewusstlosigkeit (Koma)
- Lichtstarre beider mittel- bis maximal weiten Pupillen
- Fehlen des okulozephalen Reflexes (Puppenkopfphänomen)
- Fehlen des Cornealreflexes (Hornhautschutzreflex)
- Fehlen von Reaktionen auf Schmerzreize im Trigeminusbereich
- Fehlen des Pharyngeal- und Trachealreflexes (Husten/Würgreflex)
- Ausfall der Spontanatmung (Apnoetest)

Zum Nachweis des endgültigen Ausfalls der Gesamtfunktion des Gehirns müssen die Untersuchungen nach einem entsprechenden Beobachtungszeitraum (12–72 Stunden) nochmals von zwei qualifizierten Untersuchenden durchgeführt werden. Der Beobachtungszeitraum kann durch eine apparative Untersuchung ersetzt werden, z. B. EEG, CT-Angiografie (CT-A), zerebrale Perfusionsszintigrafie oder Doppler-Untersuchung der zerebralen Gefäße. Bei Patientinnen mit infratentoriellen Gehirnschädigungen und Kindern bis zum vollendeten 2. Lebensjahr sind Zusatzuntersuchungen Pflicht. Als Todeszeit wird die Uhrzeit registriert, zu der die Diagnostik des irreversiblen Hirnfunktionsausfalls abgeschlossen ist.

Die Mithilfe eines externen Konsiliardienstes kann jederzeit über die DSO angefordert werden, auch wenn über die Organspende noch nicht entschieden ist. Eine frühzeitige Beratung mit der Koordinierungsstelle ist ratsam.

Entscheidungsbegleitung im Angehörigengespräch

Die erteilte Zustimmung der Verstorbenen zu Lebzeiten oder ihrer Angehörigen bzw. einer diesen gleichgestellten Person ist neben der Feststellung des Todes durch Nachweis des IHA eine unabdingbare Voraussetzung zur Organentnahme. Die aktuelle Richtlinie der BÄK zur Spendererkennung sieht vor, dass bei möglichen Organspenderinnen vor einer Entscheidung zur Therapiebegrenzung der Wille zur Organspende erkundet werden muss. Somit kann es vorkommen, dass bereits vor Feststellung des IHA erstmals zusammen mit den Angehörigen ein Meinungsbild bezüglich einer möglichen Organspende erhoben wird. Davon bleibt die Notwendigkeit für ein abschließendes „Entscheidungsgespräch" bezüglich einer Organspende nach Feststellung des IHA unbeeinflusst. Die orientierenden Gespräche werden in der Regel von den behandelnden Ärztinnen des Krankenhauses geführt, beim „Entscheidungsgespräch" nach Feststellung des IHA kann auch eine DSO-Mitarbeiterin der regionalen Koordinierungsstelle teilnehmen.

In einem ersten Schritt ist zu prüfen, ob eine von der Verstorbenen zu Lebzeiten getroffene Entscheidung für oder gegen eine Organ-/Gewebeentnahme bekannt ist. Diese Entscheidung kann schriftlich oder mündlich mitgeteilt worden sein. Dabei ist auch der Umfang einer möglichen Organ-/Gewebespende bzw. deren Beschränkung auf bestimmte Organe/Gewebe zu berücksichtigen. Die Entscheidung der Verstorbenen ist grundsätzlich bindend. Seit dem 1. Juli 2024 hat gemäß § 4 TPG regelhaft eine Abfrage des OGR vor einer geplanten Organentnahme zur Erkundung des Spenderwillens zu erfolgen. Gibt es keinen dokumentierten oder geäußerten Willen, werden die Angehörigen nach dem mutmaßlichen Willen der Verstorbenen befragt. Ist dieser nach sorgfältigen Überlegungen nicht ermittelbar, ist die Entscheidung der Angehörigen, die sie nach ihren eigenen ethischen Maßstäben getroffen haben, zu respektieren.

Ziel der Angehörigenbegleitung und dabei insbesondere der Gespräche mit den Angehörigen ist es, dass die Familie bzw. die Angehörigen zu einer stabilen Entscheidung im Sinne des Verstorbenen finden.

Angehörigenbetreuung durch die DSO

Mit der TPG-Novelle von 2019 wurde der Angehörigenbetreuung durch die DSO erstmals ein verbindlicher Rahmen gegeben. Das TPG regelt damit verbindlich, wie diese wichtige Aufgabe durch die DSO wahrzunehmen ist. Dazu gehört, dass

- Angehörige über das Ergebnis der Organtransplantation in anonymisierter Form informiert werden können. Für die nächsten Angehörigen einer Organspenderin ist es oft sehr wichtig zu erfahren, ob die gespendeten Organe transplantiert werden konnten und wie es den Empfängerinnen geht. Dies kann ein Trost in der Situation des Verlusts eines geliebten Menschen sein. Auch für die Mitarbeitenden in den Entnahmekrankenhäusern, die die Verstorbene während ihres Klinikaufenthalts und des Organspendeprozesses begleitet haben, ist diese Information wichtig und motivierend.
- regionale Angehörigentreffen stattfinden,
- anonyme Dankesbriefe der Organempfängerinnen an die Angehörigen der Spenderin weitergeleitet werden können und ebenso deren anonyme Antwortschreiben den Organempfängerinnen übermittelt werden. Voraussetzung ist, dass beide Seiten ihr Einverständnis dafür erteilt haben. Für viele Empfängerinnen ist es ein Herzenswunsch, Danke zu sagen. Schließlich ist das Geschenk eines lebensrettenden Organs von unschätzbarem Wert. Es gibt die Möglichkeit, diesen Dank in Worte zu fassen und einen Brief zu schreiben. Gleichzeitig ist für viele Angehörige das Lesen eines Dankesbriefs ein besonderes und sehr emotionales Ereignis. Es wird als Bestätigung aufgefasst, das Richtige getan zu haben.

Weitere Informationen dazu sind auf: https://dso.de/organspende/allgemeine-informationen/angehörige-von-organspendern-transplantierte-patienten/dankesbriefe zu finden.

Einbeziehung der Staatsanwaltschaft

Bei nicht natürlichem Tod oder ungeklärter Todesart ist eine Organentnahme nur nach entsprechender Freigabe durch die Staatsanwaltschaft zulässig. In diesen Fällen hat die behandelnde Ärztin gemäß den Vorgaben der Bestattungsgesetze und -verordnungen der Bundesländer die zuständigen Ermittlungsbehörden zu informieren: zunächst die Polizei, die die Staatsanwaltschaft informiert.

Organprotektive Intensivmaßnahmen

Konsequente organprotektive Intensivmaßnahmen nach Feststellung des irreversiblen Hirnfunktionsausfalls bei der Organspenderin sind die ersten Schritte zur erfolgreichen Behandlung der Organempfängerinnen. Funktionelle Schäden und Verluste der zur Transplantation vorgesehenen Organe müssen vermieden und eine optimale Organfunktion zum Zeitpunkt der Entnahme sicher- oder wiederhergestellt werden.

Das Behandlungsregime muss den pathophysiologischen Veränderungen, die sich durch den Ausfall zentraler Regulationsmechanismen ergeben, Rechnung tragen. Nur so sind die dadurch bedingten negativen Auswirkungen auf die Funktion der Organe zu vermeiden. Die wichtigsten zu behandelnden Komplikationen sind:

- Myokardiale Dysfunktion
- Erniedrigtes Herzzeitvolumen
- Hypotension
- Hypovolämie
- Hypokaliämie
- Hypernatriämie
- Hypothermie
- Hypokapnie

Die DSO unterstützt und berät das behandelnde ärztliche Team vor Ort.

Apparative und laborchemische Diagnostik

Zur Beurteilung der Übertragbarkeit der jeweiligen Organsysteme sind bereits im Vorfeld der Entnahme nach Feststellung des IHA und Zustimmung zur Organentnahme auf der Intensivstation laborchemische und apparative Untersuchungen notwendig. Der Umfang der Untersuchungen ist davon abhängig, welche Organe entnommen werden sollen, abhängig von der Organfunktion, bekannten Vorerkrankungen oder Organausschluss durch die Verstorbene zu Lebzeiten bzw. durch ihre Angehörigen.

Zu den apparativen Untersuchungen der Organe gehören:

- 12-Kanal-EKG
- Röntgen-Thorax
- Ultraschall des Abdomens
- Ggf. (transösophageale) Echokardiografie
- Ggf. Bronchoskopie
- Ggf. Koronarangiografie
- Ggf. CT/MRT

Hinzu kommen laborchemische Untersuchungen, von denen einige in gewissen Zeitabständen wiederholt werden:

- Blutgruppe
- Arterielle Blutgase
- Blutbild (evtl. Differenzialblutbild, falls automatisiert verfügbar)
- Blutzucker
- Urinstatus (inkl. Ausschluss einer Proteinurie)/Urinsediment
- Klinische Chemie: Natrium, Kalium, Kreatinin i. S., Harnstoff i. S., Amylase, Lipase, HbA1c, alkalische Phosphatase, ASAT (GOT), ALAT (GPT), γ-GT, Bilirubin (total und direkt), LDH, CK, CK-MB oder Troponin T/I, Albumin/Gesamtprotein, Quick, PTT, INR, Fibrinogen/AT III, C-reaktives Protein (CRP), Procalcitonin

Zur Vermittlung der Organe benötigt Eurotransplant außerdem folgende Parameter:

- Blutgruppe
- Infektionsdiagnostik (u. a. HIV, Hepatitis-Viren, CMV)
- Gewebetypisierung (HLA)

Die DSO organisiert die Blutgruppenbestimmung, Gewebetypisierung und Infektionsdiagnostik in festgelegten Regionallaboren.

Meldung der Spenderin an Eurotransplant

Die medizinischen Daten der Organspenderin werden vom Koordinator der DSO an Eurotransplant übermittelt. Dort werden anhand der in den „Richtlinien zur Organvermittlung gemäß § 16 TPG" festgelegten Vermittlungskriterien der BÄK für die einzelnen Organe die passenden Empfängerinnen im Eurotransplant-Verbund ermittelt. Dabei liegen den Vermittlungskriterien die Grundprinzipien Dringlichkeit, Chancengleichheit und medizinische Erfolgsaussichten zugrunde.

Eurotransplant bietet den jeweiligen Transplantationszentren für die Patientin, die nach den Vermittlungskriterien bestimmt wurde, das entsprechende Organ an. Die DSO-Koordinatorin wird über die endgültigen Vermittlungsentscheide informiert.

Organentnahme

Die Organentnahme *(Explantation)* kann in jedem Krankenhaus mit OP-Abteilung stattfinden. Abhängig von den zu entnehmenden Organen können neben dem Krankenhauspersonal (OP-Pflegefachpersonen, Anästhesieteam) folgende Personen beteiligt sein:

18

- DSO-Koordinatorin: Ansprechpartnerin und Unterstützung für alle Beteiligten und verantwortlich für die Koordination des gesamten Ablaufs der Organentnahme.
- Chirurgisches Team für die Organentnahme:
  - Entnahme der abdominellen Organe: erfolgt in der Regel durch Explantationsteams aus regionalen Transplantationszentren, unabhängig davon, ob diese eines der zu entnehmenden Organe über Eurotransplant für eine ihrer Wartelistenpatientinnen vermittelt bekommen haben.
  - Entnahme der thorakalen Organe: erfolgt in der Regel durch Explantationsteams aus Transplantationszentren, die das jeweilige Organ über Eurotransplant für eine ihrer Wartelistenpatientinnen vermittelt bekommen haben. Entsprechend können dies auch Entnahmeteams aus dem Ausland sein.
  - Bei sehr seltenen und speziellen abdominellen Entnahmen, z. B. einer Entnahme unter Einschluss des Darms oder der Entnahme eines sog. Multiviszeralpakets, erfolgt auch hier die Entnahme durch ein Team aus dem Transplantationszentrum, welches das jeweilige Organ über Eurotransplant für eine ihrer Wartelistenpatientinnen vermittelt bekommen hat.
- Perfusionsdienstmitarbeitende: unterstützen bei der Vorbereitung und Durchführung von Perfusion, Konservierung und Verpackung der Organe. Dabei arbeiten sie in enger Absprache mit DSO-Koordinatorin, chirurgischem Team und OP-Pflegefachpersonen.

Die verantwortliche Entnahmechirurgin je Entnahmeteam stellt sich sowie ihre Teammitglieder mit Namen und Funktion vor und erläutert den geplanten Eingriff (Team-Time-Out).

Nach korrekter Zählkontrolle erfolgt der sachgerechte und würdevolle Verschluss der Operationswunden. Hierfür ist in der Regel das Team zuständig, das den Hautschnitt durchgeführt hat. In jedem Fall liegt die Verantwortung bei dem Team, das die Organentnahme beendet. Die verantwortliche Entnahmechirurgin, das beteiligte OP-Pflegefachpersonal und die DSO-Koordinatorin bestätigen den fachgerechten Wundverschluss, die Hautsäuberung und die Entfernung von Kathetern und Zugängen schriftlich auf der Sicherheits-Checkliste.

Für alle an der Organentnahme Beteiligten ist der würdevolle Umgang mit dem Verstorbenen oberstes Gebot. Der Leichnam kann aufgebahrt werden, sodass die Angehörigen sich von der Verstorbenen in Ruhe verabschieden können, sofern sie dies wünschen.

Die DSO-Koordinatorin unterstützt das Krankenhauspersonal bis zum Abschluss der Organspende. Den Transport der Organe zu den Transplantationszentren, in denen die Transplantationen stattfinden, organisiert die DSO.

18.2 Nierentransplantation

J. Hoffmann

18.2.1 Entwicklung der Nierentransplantation

Die erste technisch erfolgreiche experimentelle Nierentransplantation bei einem Hund wurde 1902 in Wien durch den deutschen Chirurgen Emmerich Ullmann durchgeführt. Technisch erfolgreich war 1909/1910 auch die Transplantation einer Affenniere an die Oberschenkelgefäße beim Menschen durch

Ernst Unger in Berlin. Die Transplantate blieben allerdings aufgrund der fulminanten Abstoßungsreaktionen funktionslos. Die erste humane Spenderniere wurde 1936 in Kiew transplantiert, jedoch auch hier ohne Funktionsaufnahme. Im Jahr 1951 konnte zum ersten Mal eine initiale Funktionsaufnahme durch die Übertragung einer Niere eines lebenden Spenders erzielt werden. Aus den initialen Misserfolgen resultierte die bis heute dauernde Beschäftigung von Transplantationschirurgen mit den Problemen der akuten und chronischen Abstoßung.

Ein wesentlicher Fortschritt in der klinischen Nierentransplantation gelang durch die erste erfolgreiche Nierentransplantation zwischen eineiigen Zwillingen 1954 in Boston. Dieser Meilenstein in der Transplantation wurde mit dem Nobelpreis 1999 geehrt. Weltweit wurden mittlerweile über 600.000 Nierentransplantationen in über 500 Zentren durchgeführt. Laut Jahresbericht der DSO (2025) standen in Deutschland Ende 2024 knapp 10.300 Patienten auf der von den Transplantationszentren geführten Nieren-Warteliste (➤ Abb. 18.5). Bei etwa 100.000 Patienten in Deutschland besteht eine Dialysepflicht. Die mittlere Wartezeit auf eine Transplantatniere beträgt derzeit 8–9 Jahre, wobei im Jahr 2024 in Deutschland 2.075 Nieren transplantiert wurden (DSO 2025).

Die Nieren werden von Eurotransplant nach einem Algorithmus verteilt, der die Gewebeverträglichkeit, die Wartezeit (Zeit ab der ersten Dialyse), die Entfernung zwischen Entnahmeort und Transplantationszentrum sowie die Austauschbilanz der in Eurotransplant verbundenen Staaten berücksichtigt.

18.2.2 Indikation zur Nierentransplantation

Im Prinzip ist die Indikation zur Nierentransplantation bei jeder dialysepflichtigen terminalen chronischen Niereninsuffizienz gegeben.

18

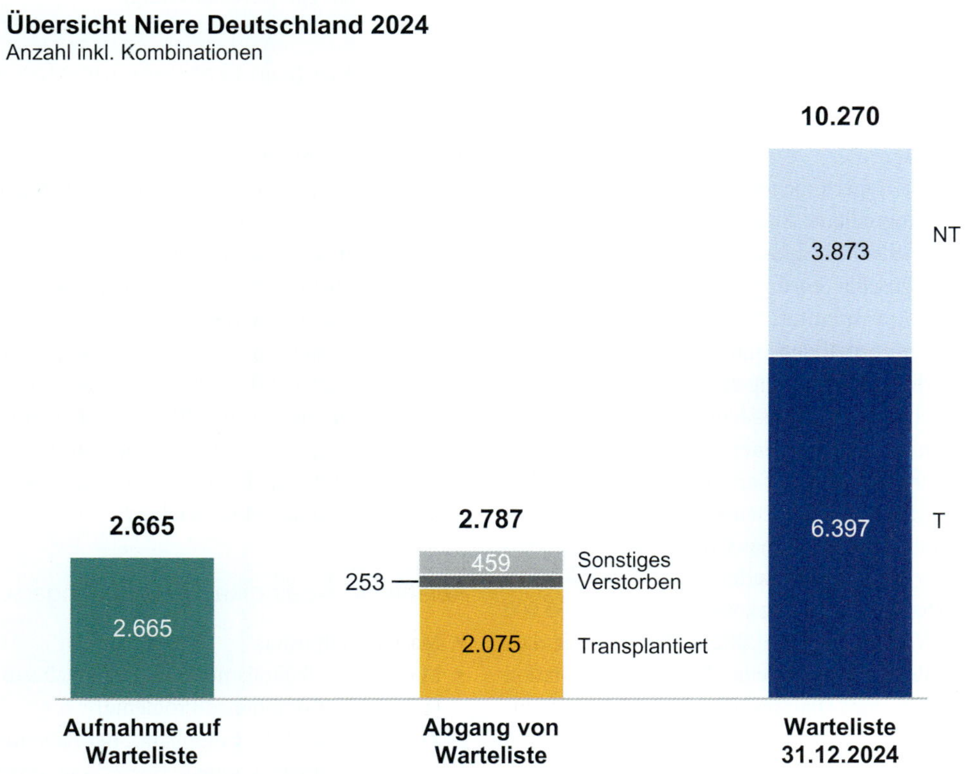

Abb. 18.5 DSO-Warteliste für Nierentransplantationen [W162]

Häufigste Ursachen einer terminalen Niereninsuffizienz bei Erwachsenen

- Diabetische Nephropathie (ca. 24 %)
- Verschiedene Formen der Glomerulonephritis (ca. 21 %)
- Interstitielle (ca. 10–15 %) oder vaskuläre (ca. 10 %) Nephritiden
- Hereditäre Erkrankungen wie z. B. Zystennieren (ca. 8 %)
- Selten: metabolische Störungen wie z. B. Oxalosen
- Bei Kindern: häufig Nierenfehlbildungen, z. B. Nierenaplasie, postrenale Fehlbildungen (Klinikum Großhadern 2025)

Die Nierenersatztherapie (Hämodialyse oder Peritonealdialyse) kann die Entgiftungsfunktion der Niere sowie Synthesefunktionen nur teilweise ersetzen. Daher kommt es bei Dialysepatientinnen in der Regel zur schweren Allgemeinerkrankung und einer Polymedikation. Die Nierentransplantation verlängert das Überleben von Patientinnen mit Niereninsuffizienz.

Häufige Erkrankungen von Dialysepatientinnen

- Renale Anämie durch Erythropoetinmangel
- Sekundärer Hyperparathyreoidismus mit schwerer Osteoporose
- Arterielle Hypertonie mit Herzinsuffizienz
- Rasch progrediente Arteriosklerose mit peripherer arterieller Verschlusskrankheit und mikroangiopathischer Störung

Die Nierentransplantation verbessert die Lebensqualität der vormaligen Dialysepatientin, denn die beschwerlichen Bedingungen einer Dialysebehandlung fallen weg: disziplinierte Lebensführung mit Einschränkung der Trinkmenge, Beschränkungen in der Ernährung, hoher Zeitaufwand für die Dialysebehandlung, Shuntpunktionen und mögliche Shuntkomplikationen. Darüber hinaus verlängert die Transplantation das Langzeitüberleben.

Eine Dialysebehandlung kostet jährlich etwa 55.000 Euro (KBV 2025, Häckl et al. 2021). Dies bedeutet, dass schon ab dem 4. Jahr nach einer Nierentransplantation im Vergleich zum Dialyseverfahren eine Kosteneinsparung erzielt werden kann.

18.2.3 Kontraindikationen zur Nierentransplantation

Prinzipiell ist zwischen technischer und allgemeiner Transplantabilität zu unterscheiden. Selten verhindern schwere arteriosklerotische Gefäßveränderungen, insbesondere in der Beckenetage, die technische Durchführung der Nierentransplantation. Im Rahmen der Evaluierung von Patientinnen zur Nierentransplantation werden neben der klinischen Untersuchung laborchemische und apparative Untersuchungen zum Ausschluss von Kontraindikationen durchgeführt. Alle akuten Infektionen (z. B. akute Tonsillitis oder Divertikulitis) stellen bis zur ihrer definitiven Heilung Kontraindikationen für eine Transplantation dar. Bei Dialysepatientinnen sind insbesondere Harnwegsinfektionen oder Infektionen von Peritonealdialysekathetern sowie Pneumonien im Rahmen einer Lungenstauung vor der Transplantation auszuschließen. Auch chronische Infektionen, die nicht definitiv ausgeheilt sind, sind Kontraindikationen. Dies gilt insbesondere für Zustände nach Tuberkulose oder bei chronischer Osteomyelitis (ggf. Herdsanierung).

Absolute Kontraindikationen (empfängerseitig)

- Manifeste Tumorerkrankung
- Akute oder chronische Infektion (Ausnahmen: z. B. Hepatitis B/C, HIV)
- Fortgeschrittene Leberzirrhose
- Schwere, nicht korrigierbare Herzkrankheit
- Schwere, nicht korrigierbare Gefäßveränderungen der distalen Aorta und der Beckenetage oder Z. n. Beckenvenenthrombose: Eine Transplantation ist auf der entsprechenden Seite kontraindiziert. Gegebenenfalls kann auch intraoperativ eine Korrektur der Beckenstrombahn im Sinne einer Revaskularisation erfolgen

Relative Kontraindikation (empfängerseitig)

- Massive Adipositas
- Manifester Alkoholismus oder Drogenabusus (zu erwartende Compliance-Probleme)
- Zu erwartende Non-Compliance der Patientin

Eine fortgeschrittene koronare Herzerkrankung muss vor der Transplantation interventionell oder operativ saniert werden. Ansonsten besteht ein unvertretbar hohes peri- und postoperatives Risiko u. a. durch Volumenbelastung und perioperativen Stress. An technischen Untersuchungen sollten bei klinischem Verdacht eine Ergometrie sowie eine Echokardiografie erfolgen. Tumoren zeigen unter Immunsuppression einen deutlich schnelleren Progress. Daher kann eine Patientin nach Tumorerkrankung nur dann zur Transplantation akzeptiert werden, wenn sie kurativ therapiert worden ist. Nach Abschluss der Tumorbehandlung ist eine Wartezeit einzuhalten. Diese beträgt je nach Tumortyp mindestens 2–5 Jahre. Die Wartezeit ergibt sich durch die Metastasierungs- und Rezidivwahrscheinlichkeit der einzelnen Tumorerkrankungen.

Kontraindikationen (spenderseitig)

Auch seitens der Spenderin bestehen Kontraindikationen, die bei der Akzeptierung des Organs zur Transplantation beachtet werden müssen:

- Maligne Tumorerkrankung (außer bestimmte Hirntumoren, Basaliome)
- Aktive oder durchgemachte Hepatitis-B- oder Hepatitis-C-Infektion (Ausnahmen: Hepatitis-B- oder Hepatitis-C-positive Empfänger), HIV-positiv
- Bekannter Drogenabusus
- Herz-Kreislauf-Stillstand > 30 Minuten
- Chronische Nierenfunktionsstörung in der Anamnese (relativ)
- Parenchymatöser Nierenschaden (z. B. Schrumpfniere, diabetische Nephropathie)
- Bei grenzwertigen Befunden (z. B. V. a. diabetische Nephropathie) wird eine Nierenbiopsie im Rahmen der Entnahme oder bei der Kaltpräparation durchgeführt

Beim Eintreffen der Patientin wird zunächst die aktuelle Transplantationsfähigkeit untersucht. Die gründliche Anamnese seit der letzten Untersuchung umfasst u. a. Infekte, letzte Transfusion, letzte Dialyse, aktuelle Medikation und Miktionsstörungen. Insbesondere bei betagten Patientinnen sollte präoperativ eine Evaluation durch eine Fachärztin der Urologie erfolgen. Die gründliche klinische Untersuchung beinhaltet die abdominale Untersuchung, den kardiopulmonalen Status und die rektale Untersuchung. Zusätzlich erfolgt neben EKG und Röntgen des Thorax die übliche Operationsvorbereitung: Laborkontrolle (Kalium, Blutbild, Gerinnung), Kreuzblut für Blutkonserven. Vor Einleitung der Narkose müssen die Befunde „negative Kreuzprobe" und passende Blutgruppe sichergestellt sein.

18.2.4 Operative Technik

Inhalt des Organ-Inspektions-Sets

1 große Stahlschüssel, 1 Stahlhammer, 1 gerade Schere nach Kelly, 3 Lexer-Scheren, 1 Schere (stumpf/fein), 1 Schere (spitz/fein), 1 Metzenbaum-Schere, 1 Arbeitsschere (gerade), 2 Mikulicz-Klemmen, 2 Overholts, 6 Arterienklemmen nach Halsted-Mosquito, 2 Nadelhalter, 2 DeBakey-Pinzetten, 2 anatomische Pinzetten nach Micro-Adson, 2 Martin-Pinzetten, 1 Bulldog (gebogen) n. DeBakey, 1 Bulldog nach Dieffenbach, 1 Knopfkanüle (fein), 1 Nierenschale, 1 Magnetplatte.

OPERATION

Präparation der Spenderniere (Kaltpräparation, Back-Table-Präparation)

- Zunächst wird in einer großen Schale das Eis mit dem Stahlhammer in kleine Stücke geklopft. Dann werden 2 l eisgekühlte sterile Ringerlaktatlösung zugegeben. Mittels 2 Bauchtücher wird ein „Nest" für die Niere geformt
- Die Spenderniere kommt in insgesamt drei Zellophanbeuteln verpackt auf Eis liegend ins Zentrum. Sie muss aus diesen Beuteln mithilfe der ersten Mikulicz-Klemme in eine Nierenschale entnommen werden. Dann wird aus dem 2. Beutel die Niere wiederum steril entnommen. Hierbei ist darauf zu achten, dass erst **der innerste Beutel** (3. Beutel) als **steril** zu betrachten ist
- Im Rahmen der Kaltpräparation werden zunächst die A. renalis, die V. renalis und der Ureter vom perirenalen Fett befreit und auf Unversehrtheit überprüft
- Es ist unbedingt auf die Polarterien zu achten. Speziell im unteren Polbereich müssen sie rekonstruiert werden, um einer Ureternekrose bzw. einer unteren Polnekrose vorzubeugen
- Kleine obere Polarterien und kleine Polvenen können ligiert werden
- Abgänge der Nebennierengefäße sowie der V. spermatica/ovarica werden nach eindeutiger Identifizierung ligiert oder durchstochen

18

- Der Ureter muss ebenso zu Beginn eindeutig identifiziert werden. Danach wird er vom begleitenden Fett- und Bindegewebe getrennt, wobei die Vasa privata zu schonen sind
- Nach Sicherung der zentralen Strukturen kann die Niere vom perirenalen Fett befreit und das Parenchym auf intrarenale Raumforderungen untersucht werden. Zysten ohne Parenchymverlust sind ohne Bedeutung
- Bei unklaren Raumforderungen empfiehlt sich die Schnellschnittdiagnostik (Pathologie)
- Erst wenn die Spenderniere implantierbar erscheint, sollte die Allgemeinanästhesie bei der Empfängerin eingeleitet werden
- Die Niere ist bis zur Implantation in Eiswasser aufzubewahren. Es kann eine Tasche aus sterilen Kompressen gebildet werden, in der die Niere bei der Implantation kühl gehalten wird

Vorbereitung der Nierentransplantation

Vorbereitung der Patientin

- Im Einleitungsraum legt die Operateurin einen Blasendauerkatheter. Ein Spülsystem zur Blasenauffüllung wird vorbereitet (500 ml NaCl 0,9 % mit einer Ampulle Nebacitin) und an den Blasenkatheter angeschlossen.
- Der Shuntarm ist ausreichend im Watteverband zu polstern.
- Bei Peritonealdialyse muss das Dialysat vollständig abgelaufen sein und der Peritonealdialysekatheter steril verbunden werden.
- Die Zellzahl im Peritonealdialysat gibt Aufschluss über eine eventuell vorliegende CAPD-Peritonitis. Diese stellt eine Kontraindikation zur Transplantation dar.

Es handelt sich um eine heterotope Transplantation, d. h., die Niere wird nicht nach Nephrektomie der Eigenniere „orthotop" transplantiert, sondern meist extraperitoneal in die Fossa iliaca. Bei Dritt- und Vierttransplantation erfolgt die Implantation meist durch eine Laparotomie.

Es bietet sich an, die Spenderniere auf die jeweils kontralaterale Seite der Empfängerin zu transplantieren, z. B. rechte Spenderniere auf linke Leiste. Wenn so transplantiert wird, kommt das Nierenbecken ventral zu liegen und ist damit bei Re-Eingriffen wegen postoperativer urologischer Komplikationen leichter zugänglich. Die Implantation in der Leiste gewährleistet eine kurze Strecke zwischen Gefäßversorgung und Ureter-Blasen-Verbindung. So kann der Spenderureter nach kurzem Verlauf inseriert werden, um eine distale Ureternekrose zu vermeiden. Die Lage des Transplantats in der Leiste ermöglicht Palpation, Biopsie (Aspirationszytologie) sowie operative Revisionen.

Inhalt des Nierentransplantationssets

1 Grundsieb, 1 Gefäßsieb, 1 Laparotomie-Sieb. Zusätzlich sollten Weber-Gefäßklemmen bzw. Satinsky-Klemmen bereitgehalten werden. Es sind keine OP-spezifischen Instrumente erforderlich.

Nierentransplantation beim Kind

Im Prinzip ist eine Nierentransplantation auch bei Kleinkindern möglich. Hier empfiehlt sich bis zu einem Alter von 3–4 Jahren ein primär intraperitoneales Vorgehen, um dem Missverhältnis zwischen Transplantatgröße und Empfängersitus gerecht zu werden. Manchmal muss die Transplantatloge retrozökal gebildet werden. Hierzu ist die Abpräparation und Medialverlagerung des Zökums nach medial notwendig. Die Gefäßanastomosierung erfolgt in End-zu-Seit-Technik an die Aorta und V. cava inferior. Hier sind immer resorbierbare monophile Fäden zu verwenden, um das Wachstum der Anastomosen zu ermöglichen. Aus dem gleichen Grund empfehlen sich Einzelknopfnähte statt fortlaufender Nähte.

OPERATION

Nierentransplantation

Positionierung: Reguläre Rückenlage, wobei beide Arme abgespreizt werden. Eine spezifische Unterpolsterung zur Anhebung des Beckens oder ein höhergradiges Aufklappen sind nicht notwendig. Bei sehr adipösen Patientinnen kann das Abkleben der Fettschürze mit Fixomullpflaster zur Vermeidung einer Faltenbildung im Bereich der Leiste hilfreich sein.

Operationsprinzip

- Der Hautschnitt erfolgt in der Regel in Form eines „J", beginnend kranial der Spina iliaca anterior superior 2 cm kranial des Leistenbands. Der Schnitt verläuft

parallel zum Leistenband bis zur Mittellinie, um dann 1–2 Finger über der Symphyse zu enden
- Zunächst erfolgt die Durchtrennung der Faszie des M. obliquus externus nach Durchtrennung von Haut und Subcutis
- Danach wird der M. obliquus internus quer zum Faserverlauf durchtrennt. Hierzu sollte der Muskel vorher isoliert werden, um eine Verletzung des Peritoneums zu vermeiden
- Die epigastrischen Gefäße werden ligiert, da ansonsten mit Blutungen durch Hakenzug zu rechnen ist
- Medial ist das vordere Blatt der Rektusscheide zu eröffnen, ohne den Muskel zu durchtrennen. Damit besteht später für die Anastomosierung von Ureter und Blase ein ausreichender Zugang
- Die Fascia transversalis wird durchtrennt und das Peritoneum stumpf von der seitlichen Bauchwand nach medial abgeschoben. Dabei wird beim Mann der Samenstrang, bei der Frau das Lig. rotundum (Mutterband) zur medialen Verlagerung mobilisiert. Teilweise muss bei Männern aus Platzgründen eine Durchtrennung des Samenstrangs erfolgen. Daher werden männliche Empfänger über die Möglichkeit aufgeklärt, dass bei beidseitiger Durchtrennung nach der Transplantation eine Zeugungsunfähigkeit besteht. Es empfiehlt sich eine Ligatur oder Durchstechung mit kräftigem Nahtmaterial (0er-Stärke). Nach diesem Schritt wird das OP-Gebiet mit Haken oder Selbsthaltern eingestellt
- Es folgt die Präparation der venösen und arteriellen Iliakalgefäße unter sorgfältiger Schonung der begleitenden Lymphgefäße, um der postoperativen Lymphozelenentwicklung vorzubeugen. Die Präparation sollte nur so weit erfolgen, wie es unbedingt zur Anastomosierung notwendig ist
- Nach Isolierung der A. iliaca externa oder der A. iliaca communis wird dieses Gefäß angeschlungen. Auch die entsprechende Vene wird präpariert. Es ist darauf zu achten, dass nach sakral oder dorsal abgehende Venenstümpfe ausreichend sicher mittels Durchstechungsligaturen oder Übernähung versorgt werden, um Blutungen in diesem Bereich zu vermeiden. Hierbei kommt monophiles, nicht resobierbares, atraumatisches Nahtmaterial der Stärke 5-0 oder 6-0 zum Einsatz
- Bei der arteriellen Anastomosierung können verschiedene Techniken angewendet werden: Häufig ist die arterielle End-zu-Seit-Anastomose (Transplantat auf Empfängerarterie) im Bereich der A. iliaca externa/communis, aber auch der distalen Aorta
- Nach ausreichender Gefäßpräparation erfolgt die Kontrolle der Transplantatloge hinsichtlich ausreichender Platzverhältnisse für das Transplantat und ggf. ein weiteres stumpfes Abschieben des Peritonealsacks nach kranial und medial
- Primär wird in unserem Zentrum die Transplantatvene anastomosiert. Für die Naht wird ein fortlaufender nicht resorbierbarer 5-0-Faden verwendet. Bei kurzer Vene und langer Arterie (rechte Niere) erfolgt die venöse Anastomose im Vergleich zur arteriellen Anastomose weiter kranial im Verlauf der Iliakalgefäße. Angestrebt wird, dass nach Fertigstellung der Anastomosen beide Gefäße – Renalarterie und Renalvene – gestreckt verlaufen (➤ Abb. 18.6)
- Die Ausklemmung der V. iliaca externa kann über verschiedene Gefäßklemmen (z. B. Satinsky-Klemme, Weber-Klemme) oder über Bulldog-Klemmen erfolgen
- Nach Festlegung des Anastomosierungsorts erfolgen die Venotomie und das Freispülen der ausgeklemmten Gefäßstrecke mit Heparin-Kochsalz-Lösung
- Zur Erleichterung des Vorgehens sollte erst die Anastomosenhinterwand genäht werden, d. h. die der Operateurin abgewandte Seite
- Vor der Freigabe der Anastomose erfolgt das Abklemmen der Transplantatnierenvene mittels Bulldog-Klemme. Die Verknotung erfolgt erst nach Füllung des Venensegments, um eine nahtbedingte Stenosierung der venösen Anastomose zu vermeiden
- Die venöse Anastomose kann insbesondere bei Retransplantationen direkt auf die V. cava erfolgen

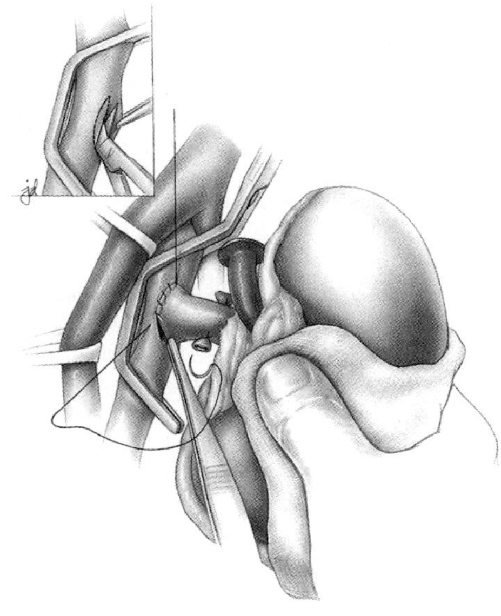

Abb. 18.6 Anastomosierung der Renalvene [L123]

- Nach Durchführung der venösen Anastomose erfolgt als 2. Schritt die Durchführung der arteriellen Anastomose. Ein passend zurechtgeschnittener Aorten-Patch an der A. renalis der Spenderin erlaubt die End-zu-Seit-Anastomose auf die A. iliaca externa der Empfängerin. Wichtig ist, dass die V. renalis ohne Knickbildung in geschwungenem Bogen verläuft und die Anastomose weit und gut durchgängig ist
- Nach Ausklemmung der A. iliaca externa mittels De-Bakey-Gefäßklemmen (je einer um 30° gebogenen und einer geraden Klemme) erfolgt eine arterielle Stichinzision am zuvor festgelegten Anastomosenort. Manchmal ist eine Exzision der Arterienwand unter Berücksichtigung der Größe des Aorten-Patchs notwendig
- Das Gefäßlumen wird mit Heparin-Kochsalz-Lösung ausgespült. Die Stichrichtung innerhalb der A. iliaca der Empfängerin ist in der Regel von innen nach außen, um eine Dissektion der Intima zu verhindern. Es wird ein doppelt armierter monophiler Faden der Stärke 5-0 oder 6-0 verwendet
- Bei kleinen Gefäßverhältnissen (Kindern) oder bei schwierigen Anastomosen mit kurzen Gefäßen (Lebendspende) sollten resorbierbare monophile Nahtmaterialien zur Verwendung kommen, um eine Anastomosenstenosierung zu verhindern
- Während der Anlage der Gefäßanastomosen ist die Niere mit Eiswasser zu beträufeln
- Die Arterie wird bei Überlänge oder obliterierender Arteriosklerose im Abgang aus der Aorta gekürzt, um ein Kinking (Schleifenbildung) zu vermeiden. Bei Kürzung der Arterie wird diese ohne Patch in End-zu-Seit-Technik implantiert (➤ Abb. 18.7)
- Der Blutstrom wird zunächst venös, dann arteriell freigegeben. Im Bereich der Nierenkapselgefäße erfolgt eine Blutstillung durch Elektrokoagulation, im Bereich des Nierenbeckens durch sorgfältige Umstechung mit nicht resobierbarem, monophilem Nahtmaterial der Stärke 5-0. Zur Blutstillung kann jetzt mit warmem Wasser (37 °C) gespült werden
- Die **Ureterozystoneostomie** (Spenderureter auf Empfängerblase, ➤ 24.2.3) wird nach retrograder Auffüllung der Blase über das Blasenspülsystem in End-zu-Seit-Technik durchgeführt. Bei fehlendem oder verletztem Transplantatureter kann auch die Anastomosierung des Empfängerureters in das Nierenbecken bzw. in den Ureterabgangsbereich erfolgen
- Grundsätzlich gibt es zwei häufig angewandte Methoden: die **extravesikale** Ureteroneozystostomie nach Gregoir, Roehl, Ziegler und die **intravesikale** Ureteroneozystostomie nach Politano-Leadbetter (➤ 24.2.3). Bei der extravesikalen Methode wird die Blase nur inzidiert, bei der intravesikalen Methode dagegen so weit eröffnet, dass die Ureteranastomose innen angelegt werden kann (s. unten)
- Die Methode der Anastomosierung des Empfängerureters mit dem Spendernierenbecken (Eigenureterpyelostomie) wird meist für Revisionen wegen Ureternekrose aufgehoben bzw. bei zu kurz abgeschnittenem Spenderureter eingesetzt
- Die Blasenmuskulatur wird nach sicherer Identifizierung der Blase am vorgesehenen Ort elektrochirurgisch inzidiert *(Muskulotomie)*, bis die bläulich durchschimmernde Blasenschleimhaut zu sehen ist (etwa 3 cm). Zunächst sollte die Schleimhaut nicht verletzt werden, da sonst Blaseninhalt (potenziell kontaminiert) ins OP-Feld austritt
- Im kaudalen Bereich der Muskulotomie wird dann die Blasenschleimhaut inzidiert und die Flüssigkeit abgesaugt
- Der Spenderureter wird in möglichst gestrecktem Verlauf ohne Torquierung in die Inzisionsstelle approximiert und die überschüssige Länge mittels einer geraden Schere abgetrennt
- Danach wird das Ende des Ureters mit der Pott-Schere auf ca. 1 cm gespalten. Die Anastomosierung erfolgt mittels fortlaufender Technik mit monophilem resorbierbarem Nahtmaterial der Stärke 5-0. Es können auch Haltefäden im Sinne einer etappenweisen Anastomose angebracht werden
- Die nun folgende Antirefluxplastik (➤ 24.2.3) soll einen Rückfluss von Urin in die Transplantatniere verhindern. Durch die im Bereich der Blasenmuskulatur vorgelegten Nähte wird bei Füllung der Blase der Transplantatureter durch den Druck in der Blase verschlossen. Situationsabhängig kann eine Schienung der Ureteranastomose durch einen Doppel-J-Katheter erforderlich sein, z. B. angesichts einer Schrumpfblase bei Patientinnen ohne Restausscheidung. Das

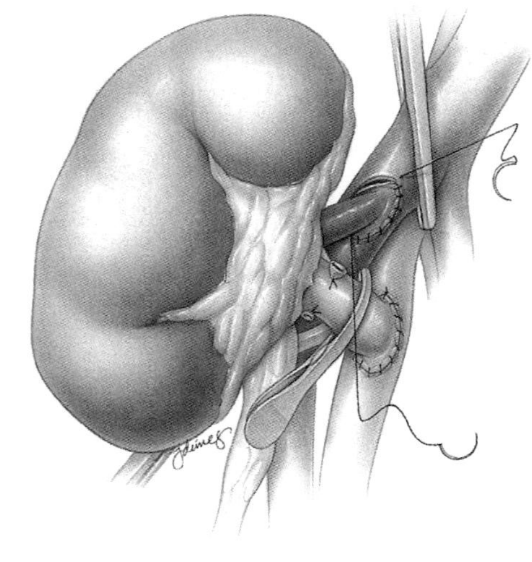

Abb. 18.7 Anastomosierung der Transplantatarterie [L123]

beschriebene Vorgehen wird als Antirefluxplastik nach Roehl-Passini beschrieben. Wichtig ist, dass die Fäden der Nähte über eine in den Kanal eingebrachte Overholt-Klemme geknüpft werden, um eine zu starke Einengung des Ureters (operativ bedingte distale Ureterstenose) zu vermeiden
- Die intravesikale Uretroneozystostomie (➤ 24.2.3) wird von einigen Zentren bevorzugt. Es erfolgt hier zunächst eine Längseröffnung der Blase über eine Strecke von 4–6 cm
- Die Ureterimplantation kann nun an der seitlichen bzw. hinteren Blasenschleimhaut gewählt werden. Die Blasenschleimhaut wird hier zunächst am Tunnelierungsbeginn inzidiert
- Der Ureter wird dann am Beginn des Tunnels von außen nach innen durchgezogen und nach entsprechender Kürzung mit der Blasenschleimhaut vernäht (➤ Abb. 18.8)
- Danach erfolgt der Verschluss der Harnblase

En-bloc-Transplantation frühkindlicher Nieren

Nieren, die bei Kindern von bis zu 4 Jahren entnommen werden, werden bei Erwachsenen meist en bloc transplantiert (➤ Abb. 18.9). Hierdurch sollen Gefäßkomplikationen bei kleinen Gefäßdurchmessern vermieden werden. Die Gefäßanastomosen erfolgen unter Vernähung von distaler Aorta und V. cava inferior mit den entsprechenden Iliakalgefäßen des Empfängers. Die beiden Ureteren können entweder getrennt oder – nach vorheriger Vereinigung – in einem Kanal *(Common Channel Technique)* in die Harnblase implantiert werden. In der Literatur ist die Bereitschaft zur En-bloc-Transplantation insgesamt rückläufig, da die Langzeitergebnisse wegen häufiger arterieller Stenosierung und Transplantatarterienthrombosen schlecht sind.

Lebendspende

Bei der Lebendspende muss zunächst die Spenderin ihre Eignung als Organspenderin erweisen. Voraussetzung ist vollständige Gesundheit.

Vorbereitung der Lebendspenderin

- Körperliche Untersuchung
- Urinuntersuchung (Proteinurie?)
- Virologische Untersuchung auf CMV, Epstein-Barr-Virus, Hepatitis, HIV

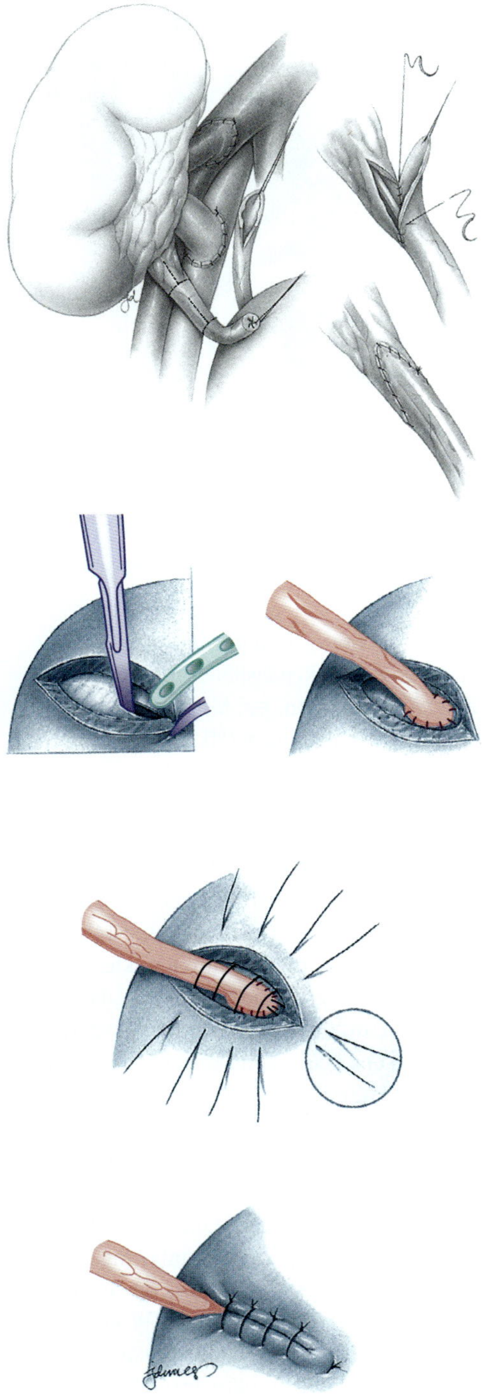

Abb. 18.8 Anastomosierung des Transplantatureters an die Empfängerblase [L123, L157]

18

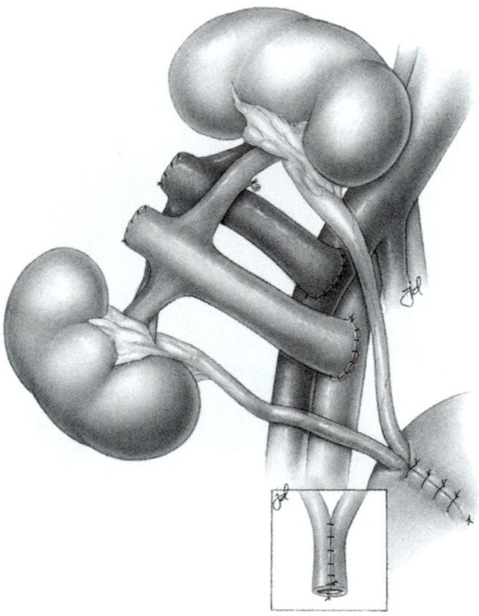

Abb. 18.9 En-bloc-Transplantation von Säuglingsnieren [L123]

- Nierenfunktionsprüfung (Nierenszintigrafie)
- Angiografie der Renalgefäße zum Ausschluss einer Malformation, ggf. MRT-Angiografie
- Gewebsuntersuchungen (HLA-Matching)
- EKG und Belastungs-EKG, Röntgenthorax-Untersuchung, Lungenfunktionsprüfung
- Vorstellung bei der Lebendspendekommission der jeweiligen Landesärztekammer

Meist wird die funktionell schlechtere Niere nephrektomiert, hierzu erfolgt die Beurteilung anhand einer seitengetrennten Clearance durch nuklearmedizinische Untersuchung. Grundsätzlich wird die Niere mit Eingefäßversorgung zur Entnahme bevorzugt. Die Entnahme kann über einen Flankenschnitt oder einen Subkostalschnitt, alternativ aber auch minimalinvasiv erfolgen. Bei der minimalinvasiven Entnahme wurden verlängerte Ischämiezeiten und eine Erhöhung der Spenderkomplikationen beschrieben.

Nach Absetzen der Gefäße und möglichst distaler Durchschneidung des Ureters unter Ligatur erfolgt sofort nach Entnahme die Spülung des Transplantats mit gekühlter Perfusionslösung (UW-Lösung). Wesentliche Vorteile der Lebendnierenspende sind die kurze Wartezeit der Empfängerin, eine wesentlich kürzere Ischämiephase des Spenderorgans, der gut planbare Transplantationsbeginn und die verbesserte Funktion des Organs. Es muss blutgruppenverträglich transplantiert werden. Eine Spende ist nicht durchführbar, wenn die Empfängerin Antikörper gegen Spender-Antigene aufweist. Bei der Implantation liegen schwierigere Verhältnisse vor als bei der Leichennierentransplantation. Hier muss eine End-zu-Seit-Anastomose der Arterie ohne Patch erfolgen. Eine Stenosierung der Anastomose ist durch eine spezielle gefäßchirurgische Technik unbedingt zu vermeiden. Eine zusätzliche Schwierigkeit stellen die in der Regel kurzen Spenderureteren dar. Meist ist aber eine extravesikale Ureterozystostomie (➤ 24.2.3) möglich.

18.2.5 Komplikationen nach der Transplantation

Akute Transplantatdysfunktion

Die Gründe für eine initiale Transplantatfunktionsstörung sind vielfältig. Sowohl technische Komplikationen wie auch systemische Probleme können zur akuten Transplantatdysfunktion führen. Eine Transplantatbiopsie ist meist bis zum 5. Tag nach der Operation nicht sinnvoll: Aus immunologischen Gründen manifestiert sich eine akute Abstoßung in der Regel nicht früher. Die hyperakute Abstoßung tritt meistens bei einem positiven Crossmatch auf, ist aber dank der routinemäßig durchgeführten Vordiagnostik heutzutage sehr selten. In der Regel kann sie schon intraoperativ an der Blauverfärbung der Niere erkannt werden.

Häufige Ursachen einer Nierenfunktionsstörung sind die Hypovolämie bzw. ein niedriger zentralvenöser Druck oder eine toxische Konzentration von Immunsuppressiva (insbesondere Cyclosporin) im Blut. Nach Ausschluss dieser Ursachen ist gezielt nach Komplikationen der ableitenden Harnwege zu fahnden. Hier können Knickstenosen und externe Kompression des Ureters auftreten, die zur Ureternekrose und Insuffizienz der Ureterozystoneostomie führen können, z. B. im Rahmen von postoperativen Nachblutungen. Sonografisch sollten immer eine Blasentamponade, eine Blutkoagelverstopfung des Blasenkatheters oder eine Blasenkatheterfehllage ausgeschlossen werden. Gegebenenfalls muss ein Spülkatheter eingebracht werden.

In der Frühphase nach Transplantation zeigt sich eine Komplikation der ableitenden Harnwege in der Regel sonografisch durch Darstellung eines Extravasats. Hier kann eine diagnostische Punktion erfolgen. Meistens wird auch eine nuklearmedizinische Darstellung zum Nachweis eines Extravasats durchgeführt. Bei liegenden Drainagen kann Urin durch die Messung von Kreatinin und Harnstoff in der Drainageflüssigkeit nachgewiesen werden.

Selten sind technische Ursachen an der arteriellen oder venösen Anastomose. Bei plötzlich neu aufgetretener Makrohämaturie und vermindertem renalem Blutfluss kann nur die sofortige Revision hilfreich sein. Meistens ist zum Zeitpunkt der Diagnose allerdings das Nierenparenchym schon nekrotisch, sodass nur noch die Transplantatnephrektomie als Therapiemaßnahme verbleibt. Die postoperative Duplex-Doppler-Untersuchung erlaubt die Beurteilung der Perfusion des Transplantats und insbesondere den Ausschluss von lokalen Perfusionsdefekten (Niereninfarkten).

Prinzipiell gilt, dass alle behebbaren Ursachen einer akuten Transplantatfunktionsstörung auszuschließen sind, bevor man als Auslöser eine sogenannte ATN (akute tubuläre Nekrose) annimmt. Diese kommt durch schlechte Spenderbedingungen und lange kalte Ischämiezeit zustande.

Operative Revisionseingriffe nach Nierentransplantation

Operationsvorbereitung

In der routinemäßigen Vorbereitung muss unbedingt ein Blasendauerkatheter gelegt und ein Spülsystem angebracht werden. Die Patientin wird vor jedem Eingriff über mögliche Komplikationen inkl. Transplantatnephrektomie aufgeklärt.

Rekonstruktion

Zur Rekonstruktion nach Ureternekrose bieten sich meist die Eigenureterimplantation in das Transplantat oder die Spenderureter-Eigenureter-Anastomose an. Allerdings ist auch eine Mobilisation der Blase mit einer sogenannten Blasenzipfelplastik möglich. Hierbei wird die mobilisierte Harnblase an den Ureter genäht. Es kann nach dem Absetzen des Eigenureters zum postoperativen Nierenstau in der Eigenniere kommen, sodass eine Eigennieren-Nephrektomie (➤ 24.1.3) notwendig werden kann. Auch hierüber ist die Patientin präoperativ aufzuklären. In der Regel folgt bei Re-Eingriffen eine Schienung der Anastomosen durch Double-J-Katheter.

Komplikationen

Eine Lymphozele, die zur Kompression des Transplantatureters bzw. zu Abflussbehinderungen führt (z. B. Lymphödem des ipsilateralen Beins), sollte nach 1- bis 2-maligem Punktionsversuch operativ behandelt werden. Hier können eine offene Fensterung durch mediane Laparotomie im Unterbauch oder ein laparoskopisches Vorgehen erfolgen. Beim offenen Vorgehen werden die Peritoneallefzen umgenäht (Marsupialisation), sodass eine breite Verbindung zwischen Peritoneum und Lymphozele entsteht. Insbesondere nach Füllung der Lymphozele mit Blau kann auch laparoskopisch vorgegangen werden, dies ist jedoch nur erfahrenen Zentren vorbehalten. Die Kamera wird über den Nabel eingebracht und mittels Instrumentier-Trokaren die Lymphozele inzidiert. Bei postoperativen Nachblutungen ist die Indikation zur Revision großzügig zu stellen. Insbesondere bei liegenden Drainagen stellt ein Hämatom einen idealen Nährboden für Bakterien dar. Eine Besiedelung führt häufig zu einem Transplantatlagerinfekt mit der möglichen Konsequenz eines Transplantatverlusts. Im Langzeitverlauf kann es notwendig werden, Nierenarterienstenosen des Transplantats zu beseitigen. Hier sollte zunächst die interventionelle Dilatation und Stentimplantation bei kurzstreckigen Abgangsstenosen angestrebt werden. Dieses Vorgehen ist anzuraten, da es bei dem Eingriff wegen postoperativer Verwachsungen immer zu einer Gefährdung des Transplantats kommt.

18.3 Lebertransplantation

J. C. Wagner

18.3.1 Entwicklung der Lebertransplantation

Im Gegensatz zur präklinischen Entwicklung der Herz- und Nierentransplantation erschienen erst ab Mitte des 20. Jahrhunderts Berichte von C. S. Welch (1955) und J. A. Cannon (1965) über erste tierexperimentelle Versuche, die sich mit chirurgisch-technischen und später auch mit immunologischen Problemen der Lebertransplantation auseinandersetzten. Die erste klinische Lebertransplantation gelang T. E. Starzl 1963 in Denver, Colorado, an einem

3-jährigen Kind mit angeborener Gallengangsatresie. 1967 operierte Starzl erfolgreich ein zweites Kind, das 400 Tage überlebte. Ein Jahr später transplantierte A. Gütgemann in Bonn die erste Leber in Deutschland.

Wie auch im Fall der übrigen Organe verhinderte der Mangel an geeigneten Immunsuppressiva eine breite klinische Etablierung der Lebertransplantation als Option für Patientinnen mit akutem oder chronischem Leberversagen. Erst mit der Entdeckung und klinischen Einführung des Cyclosporin A Ende der 1970er-Jahre konnte sich die Organtransplantation als Behandlungsmethode weltweit durchsetzen. Innerhalb weniger Jahre konnten die Einjahresüberlebensraten nach Lebertransplantation von ca. 50 % auf knapp 80 % gesteigert werden (Kwong et al. 2023; Muller et al. 2018). Heute liegt die Einjahres- bei 96 %, die Zehnjahresüberlebensrate bei 71 % (EASL 2016).

18.3.2 Indikation zur Lebertransplantation

Eine Lebertransplantation ist bei Patientinnen mit akutem Leberversagen, chronischer Lebererkrankung und hepatischen Neoplasien indiziert. Das Ziel einer Lebertransplantation kann je nach Indikation eine Lebensverlängerung und/oder eine Verbesserung der Lebensqualität sein.

Akutes Leberversagen (ALF)

Beim akuten Leberversagen kommt es zu einer Leberzellschädigung mit eingeschränkter Leberfunktion und hepatischer Enzephalopathie ohne vorangehende Leberschädigung. Damit unterscheidet sich dies vom akut-auf-chronischem Leberversagen (ACLF), bei dem eine vorbestehende, chronische Lebererkrankung bekannt ist. Die häufigste Ursache des ALF ist medikamentös-toxisch, vor allem durch Paracetamol. Es gibt jedoch eine weitere Reihe an Medikamenten, Heilkräuter oder Nahrungsergänzungsmitteln, die zu einer medikamentös-toxischen Leberschädigung führen können. Weitere Ursachen des ALF können sein:

- Akute Virushepatitis
- Knollenblätterpilze
- HELLP/AFLP
- Akutes Budd-Chiari-Syndrom (Lebervenenthrombose)
- Autoimmunhepatitis
- Morbus Wilson
- Herpes-simplex-Hepatitis

Durch die Lebertransplantation hat sich die Überlebensrate des ALF signifikant von 10–20 % auf 75–80 % in einem Jahr verbessert (AWMF 2023).

Chronische Lebererkrankung

Chronische virale, metabolische, toxische oder genetische Lebererkrankungen führen im Endstadium zu einer Leberzirrhose. Chronische Lebererkrankungen können durch folgende Erkrankungen verursacht werden:

- Virale Hepatitiden (Hepatitis B, C)
- Autoimmune Hepatitis
- Alkoholabusus
- Biliär bedingte Zirrhosen
  - Primäre und sekundäre biliäre Zirrhose (PBC bzw. SBC)
  - Primäre und sekundäre sklerosierende Cholangitis (PSC bzw. SSC)
- Progressive familiäre intrahepatische Cholestase (Morbus Byler)
- Budd-Chiari-Syndrom und andere vaskuläre Lebererkrankungen
- Stoffwechselerkrankungen:
  - Morbus Wilson
  - Hämochromatose
  - Alpha-1-Antitrypsinmangel
  - Oxalose
  - Familiäre Amyloidose
  - Tyrosinämie
  - Galaktosämie
  - Glykogenspeicherkrankheiten

Weltweit ist weiterhin die Hepatitis C die häufigste Ursache eines Zirrhose-assoziierten Todes. Durch die kurative Therapie der Hepatitis C und die zunehmende Prävalenz von Adipositas und dem erhöhten Alkoholkonsum verschiebt sich die Verteilung der Ätiologie der Leberzirrhose (Huang et al. 2023). In Europa ist heutzutage die häufigste Indikation zur Lebertransplantation die alkoholinduzierte Zirrhose (Berlakovich 2022).

Malignome

Das hepatozelluläre Karzinom (HCC) ist weltweit der fünfhäufigste Tumor und 90 % dessen entstehen in einer zirrhotischen Leber (EASL 2018), sodass die Leberzirrhose der größte Risikofaktor für die Entstehung eines HCCs ist. Daher besteht bei geeigneten Patientinnen mit einem HCC (innerhalb der Milan-Kriterien) die Indikation zur Lebertransplantation.

MERKE

Milan-Kriterien

- Singulärer Herd: ≤ 5 cm Ø,
- Mehrere Herde: max. 3 Herde, jeweils ≤ 3 cm
- Kein extrahepatischer Tumorbefall

Der zweithäufigste lebereigene Tumor ist das cholangiozelluläre Karzinom (CCC). Bei Patientinnen mit lokal begrenzten (< 2 cm) und nicht resektablem intrahepatischem CCC kann eine Evaluation für eine Lebertransplantation erfolgen. Bei allen weiteren Patienten ist eine Lebertransplantation aktuell nur unter Studienbedingungen möglich (AWMF 2023).

Auch bei anderen Tumoren der Leber ist in ausgewählten Fällen eine Lebertransplantation möglich:

- Isolierte Lebermetastasen neuroendokriner, gastrointestinaler Tumoren
- Epitheloides Leberhämangioendotheliom
- Leberadenomatose
- Lebermetastasen von kolorektalen Karzinomen (im Rahmen von Studien)

Weitere Indikationen zur Lebertransplantation

- Polyzystische Lebererkrankung
- Echinokokkose
- Hepatopulmonales Syndrom
- Portopulmonale Hypertension

Akut-auf-chronisches Leberversagen (ACLF)

Bei vorbestehender chronischer Lebererkrankung kann es im Rahmen eines ACLF zu einer akuten Dekompensation der Leberfunktion kommen. Dieses Krankheitsbild ist mit einer hohen Kurzzeitmortalität verbunden, sodass nach Ausschluss von Kontraindikationen für eine Lebertransplantation eine zeitnahe Listung erfolgen sollte.

18.3.3 Evaluation der Transplantationskandidatinnen

Die Patientinnen werden vor Anmeldung auf die Warteliste mithilfe eines umfangreichen Untersuchungsprogramms auf ihre Eignung zur Lebertransplantation evaluiert. Hierdurch werden medizinische Kormorbiditäten sowie psychosoziale Faktoren erfasst. Im Fall einer alkoholtoxischen Zirrhose ist eine Alkoholabstinenz von mindestens 6 Monaten vorausgesetzt.

18.3.4 Verteilung von Spenderorganen

In Deutschland erfolgt die Verteilung der Spenderorgane über Eurotransplant (ET) (➤ 18.1.1). Die Reihenfolge, nach der die Organe zugeteilt werden, richtet sich nach der Dringlichkeit und Erfolgsaussicht der geplanten Lebertransplantation. Bei Patientinnen mit einem akuten Leberversagen besteht unmittelbare Lebensgefahr, sodass diese mit höchster Priorität eingestuft werden (High Urgency). Patientinnen mit kompensierter Leberzirrhose haben eine gute Prognose mit einer Ein-Jahres-Überlebenswahrscheinlichkeit von über 90 %, sodass hier keine Lebertransplantation indiziert ist. Bei zunehmender Verschlechterung der Leberfunktion sinkt die Ein-Jahres-Überlebenswahrscheinlichkeit, sodass eine Lebertransplantation in diesem Fall zu einem Überlebensvorteil führt (Finkenstedt et al. 2018). Bei Patientinnen mit einer chronischen Lebererkrankung wird die Schwere der Zirrhose anhand des **MELD-Scores** (Model for End-stage Liver Disease) abgeschätzt. Dieser wurde erstmals im Jahr 2000 zur Risikoabschätzung der Kurzzeitprognose bei Patientinnen nach Anlage eines transjugulären intrahepatischen porto-systemischen Shunts publiziert und später für die Kurzzeit-Überlebenswahrscheinlichkeit bei Patientinnen mit chronischer Lebererkrankung validiert. Seit März 2025 wird im Eurotransplant-Raum der angepasste **re-MELD-Na-Scores** (Revised Model for End-stage Liver Disease Natrium) verwendet (➤ Tab. 18.1).

Zur Berechnung des re-MELD-Na-Scores werden Laborparameter, bestehend aus Kreatinin-, Bilirubin-,

Tab. 18.1 Gültigkeitsdauer und Aktualisierung der Laborwerte zur Berechnung des re-MELD-Na-Score in Abhängigkeit vom Score (Quelle: Eurotransplant)

	Max. re-MELD-Na-Gültigkeit	Benachrichtigung von ET vor Ablauf	Laborwerte nicht älter als
re-MELD-Na ≥ 21	7 Tage	2 Tage	48 Stunden
re-MELD-Na ≤ 20 ≥ 16	30 Tage	7 Tage	7 Tage
re-MELD-Na ≤ 15 ≥ 10	90 Tage	14 Tage	14 Tage
re-MELD-NA ≤ 9	365 Tage	30 Tage	30 Tage

Natrium- und INR-Wert, herangezogen. Dialysepflichtige Patientinnen mit einem Malignom erhalten eine zusätzliche Punktzahl. Der niedrigste Score ist rechnerisch 1, der höchste und damit auch die höchste Dringlichkeit zur Lebertransplantation ein Score von 36. Für Kinder existiert ein eigener Score, der **PELD-Score** (Pediatric End-Stage Liver Disease).

MERKE

Formeln

Berechnung des MELD-Scores

MELD = 0,957 × loge (Kreatinin mg/dl) + 0,378 × loge (Bilirubin mg/dl) + 1,120 × loge (INR) + 0,643 (Quelle: Eurotransplant Leiden, Niederlande)

Berechnung des re-MELD-Na-Scores

re-MELD-Na = 7,85 + 9,03 × ln (Kreatinin mg/dl) + 2,97 × ln (Bilirubin mg/dl) + 9,52 × ln (INR) + 0,392 × (138,6 – Serum-Natrium in mmol/l) – 0,351 × (138,6 – Serum-Natrium in mmol/l) × ln (Kreatinin mg/dl)

Je nach Höhe des MELD-Scores müssen die Laborwerte in entsprechend kürzeren Abständen aktualisiert werden. Bei einem höheren Score ist die Gültigkeitsdauer der eingereichten Laborwerte entsprechend kürzer (➤ Tab. 18.1).

18.3.5 Split-Lebertransplantation und Leberlebendspende

Im Bemühen um eine Reduzierung der hohen Kindersterblichkeit, insbesondere in der Altersgruppe zwischen 3 Monaten und 10 Jahren, setzte sich die von R. Pichlmayr und C. Brölsch entwickelte Splitting-Technik postmortaler Transplantate durchgesetzt (➤ Abb. 18.10). Bei dieser Methode wird der kleinere linke Leberlappen zur Transplantation eines Kleinkinds (➤ Abb. 18.11) und der größere rechte Leberlappen für die Transplantation eines Erwachsenen ver-

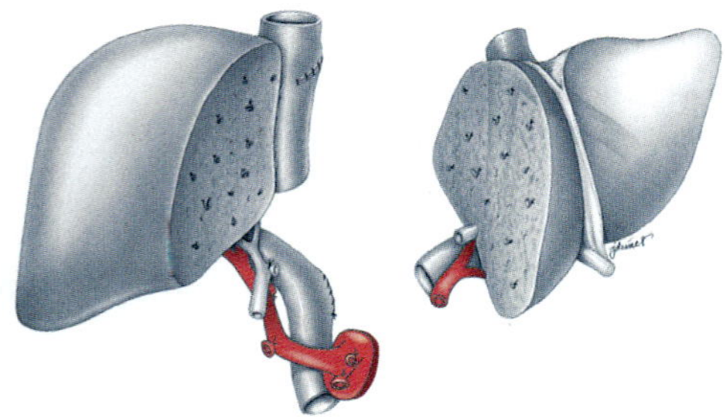

Abb. 18.10 Lebersplitting zur Versorgung eines Kindes und eines Erwachsenen. Diese Technik ist auch die technische Grundlage der Leberlebendspende, wobei entweder der rechte oder linke Leberlappen in der Spenderin verbleibt und der resezierte Anteil als Transplantat übertragen wird [L123, L157]

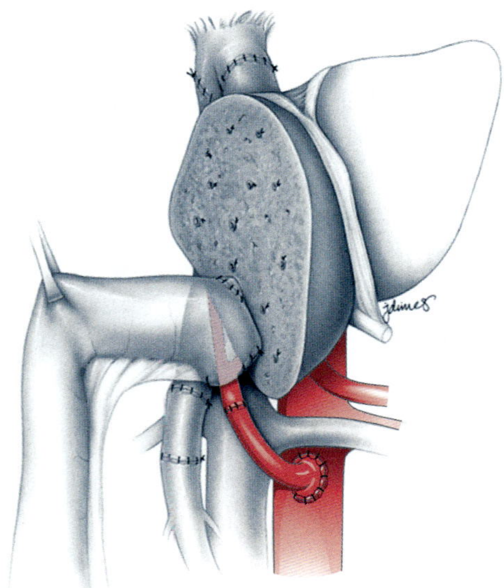

Abb. 18.11 Rekonstruktion nach Lebendspende bzw. nach Splitting mit Transplantation des linken Leberlappens. Zur Gefäßrekonstruktion ist häufig eine Verlängerungsplastik durch Fremd- oder Eigengefäße notwendig. Die Rekonstruktion der Galleableitung erfolgt in der Regel über eine biliodigestive Anastomose [L123, L157]

wendet. Mit zunehmender Erfahrung beim Splitting entwickelte sich aus dieser Technik die Lebendspende in der Lebertransplantation. Hierbei wird der relativ kleinere linke Leberlappen eines Erwachsenen zur Transplantation eines Kindes verwendet. Mithilfe dieser Techniken konnte die Kindersterblichkeit auf der Warteliste fast auf null gesenkt werden.
In den letzten Jahren konnte die Lebendspende aufgrund des zunehmenden Organmangels auch in der Erwachsenentransplantation etabliert werden. Voraussetzung zur Lebendspende sind neben regelrechten anatomischen Verhältnissen bei der Spenderin eine einwandfreie Leberfunktion ohne Anzeichen einer Leberverfettung und ein entsprechendes Spenderin-Empfängerin-Verhältnis in Bezug auf Größe und Gewicht. In der Regel ist die Spenderin größer und schwerer als die Empfängerin. Dabei sollten der Spenderin mindestens 50 % ihres ursprünglichen Lebervolumens verbleiben, die Empfängerin benötigt mindestens 1 % ihres Körpergewichts als Lebermasse.

18.3.6 Leberexplantation

OPERATION

Leberexplantation

- Im Durchschnitt spenden Organspenderinnen 3,0 Organe (27). So werden nicht nur die Leber, sondern auch Nieren, Pankreas, Herz, Lungen sowie unter Umständen auch der Dünndarm entnommen. Bei hirntoten Organspenderinnen operieren ein thorakales und ein abdominales Entnahmeteam simultan (➤ 18.1.2). Das abdominale Team exploriert den Bauchraum und beurteilt nach makroskopischen Kriterien die Leber (Grad der Verfettung, Fibrose, Leberränder scharf oder bereits abgerundet). Außerdem legt dieses Team die infradiaphragmale und infrarenale Aorta und die V. cava inferior im Eintrittsbereich des kleinen Beckens frei und zügelt diese an. Prinzipiell sollte nur eine orientierende, organschonende Minimalpräparation erfolgen, um die Organdurchblutung und die spätere Organperfusion nicht durch präparatorisch bedingte Gefäßspasmen zu beeinträchtigen
- Nach Heparinisierung mit 25.000–30.000 i.E. Heparin wird eine Perfusionskanüle in die distale Aorta vorgeschoben
- In Rücksprache mit dem thorakalen OP-Team werden die Aorta ascendens und die infradiaphragmale Aorta abgeklemmt. Anschließend öffnet man die V. cava inferior und verschließt die arterielle Beckenachse beidseits sowie die A. mesenterica inferior. Nun erfolgt die Durchspülung der abdominalen Organe über den Perfusionskatheter mit eiskalter Konservierungslösung (4 °C, HTK-Lösung). Die Perfusion der Leber geschieht dabei sowohl arteriell über den Truncus coeliacus als auch portal-venös über die A. mesenterica superior, die über die Vv. mesentericae und die Pfortader in die Leber drainiert. Gleichzeitig erfolgt eine Oberflächenkühlung der Organe mit steriler, eiskalter NaCl-Lösung
- Nach Beendigung der Perfusion und Entfernung von Herz und ggf. Lungen wird die Leber mit der arteriellen Gefäßstrecke der A. hepatica einschließlich des Truncus coeliacus, der Pfortader, ausreichender Gefäßstrecken der supra- und infrahepatischen V. cava inklusive Ductus choledochus explantiert
- Nach zusätzlicher Perfusion der Gallenwege erfolgen die Sterilverpackung in Konservierungslösung und die Lagerung in eisgefüllten Transportcontainern
- Nach der Leberexplantation werden die Pankreas- und schließlich die beidseitige Nierenexplantation durchgeführt
- Für eventuell erforderliche Gefäßrekonstruktionen bei der Leber- oder Pankreastransplantation werden zusätzlich die arteriellen und venösen Beckengefäße entfernt

Die maximale Ischämietoleranz der Leber liegt bei ca. 12 Stunden. Eine möglichst sofortige Implantation ist jedoch aufgrund besserer Früh- und Langzeitergebnisse anzustreben.

18.3.7 Lebertransplantation

OPERATION

Lebertransplantation

- In der Empfängerklinik wird zunächst die Spenderleber mittels einer sogenannten Kaltpräparation mit Entfernung der Gallenblase und Feinpräparation aller Gefäße für die Implantation vorbereitet
- Das Abdomen der Empfängerin wird über eine Medianlaparotomie, Oberbauchquerlaparotomie oder eine mediane Oberbauchlaparotomie mit rechtslateralem Erweiterungsschnitt eröffnet und der Situs mit entsprechenden Retraktorsystemen exponiert (➤ Abb. 18.12)
- Es folgt die Empfängerhepatektomie, wobei alle Strukturen des Lig. hepatoduodenale unter penibler Blutstillung Schritt für Schritt freigelegt werden. Schließlich durchtrennt man den Leberhilus nahe der zu entfernenden Leber der Empfängerin (➤ Abb. 18.13). Die meisten LTx-Zentren verzichten auf den früher häufig verwendeten veno-venösen Bypass in der Abklemmphase. Dieser dient zur Umleitung des Bluts aus der unteren in die obere Körperhälfte. Es handelt sich um

18

einen pumpengetriebenen Shunt zwischen Pfortader/V. femoralis einerseits und V. axillaris oder V. jugularis interna andererseits. Ein Verzicht auf einen pumpenabhängigen Shunt während der anhepatischen Phase war vor allem durch die Weiterentwicklung der operativen Technik mit Erhalt der empfängereigenen V. cava inferior möglich (Huckepack- oder Piggy-back-Technik). Dadurch wird die Abklemmphase deutlich besser toleriert, weil die untere Körperhälfte während der gesamten Ausklemmphase über die V. cava drainieren kann. Aufgrund der bei der Empfängerin häufig vorliegenden portalen Hypertension und der massiv eingeschränkten Blutgerinnung kann es während der Hepatektomie gelegentlich zu erheblichen Blutverlusten kommen

- Nach Entfernung der erkrankten Leber (➤ Abb. 18.14) erfolgt die Implantation des Spenderorgans
- Die Standardtechnik (➤ Abb. 18.15) besteht in einer Anastomosierung der supra- und infrahepatischen V. cava inferior, einer anschließenden End-zu-End-Anastomosierung der Pfortader und schließlich einer arteriellen Anastomosierung. Bei dieser Technik wird der retrohepatische Anteil der V. cava im Rahmen der Spenderhepatektomie mitreseziert
- Bei der Huckepacktechnik (Piggy-back-Technik) wird die Spenderleber im Bereich der V. cava End-zu-Seit oder Seit-zu-Seit mit der Empfänger-V.-cava anastomosiert. Voraussetzung zur Anwendung dieser Technik ist der vollständige Erhalt der Empfänger-V.-cava im Rahmen der Spenderhepatektomie (➤ Abb. 18.16, ➤ Abb. 18.17)
- Meist kann nach einer warmen Ischämiezeit (Zeit für die Gefäßanastomosierung) von 30–60 Minuten die Spenderleber simultan über die Arterie und die Pfortader reperfundiert werden. Bei primär guter Spenderorganqualität nimmt sie sofort die Funktion auf, erkennbar an erhöhtem Kohlendioxidanfall in der Blutgasanalyse und einsetzender Galleproduktion
- Abschließend wird die Kontinuität im Bereich der Gallenwege wiederhergestellt. Üblicherweise durch End-zu-End- oder Seit-zu-Seit-Choledocho-Choledochostomie (➤ Abb. 18.18). Die Einlage einer T-Drainage zur frühpostoperativen Galleableitung hat keinen Vorteil bei der Verhinderung der postoperativen Gallenwegskomplikationen gezeigt, sodass darauf verzichtet werden kann
- Alternativ kann wie z. B. bei den primär biliären Zirrhosen oder bei technischen Schwierigkeiten die Anlage einer Hepaticojejunostomie mit einer nach Y-Roux ausgeschalteten Jejunumschlinge (biliodigestive Anastomose) erfolgen (➤ Abb. 18.19)
- Vor Verschluss des Abdomens wird die implantierte Spenderleber biopsiert, um eine histologische Beurteilung der primären Spenderorganqualität zu ermöglichen

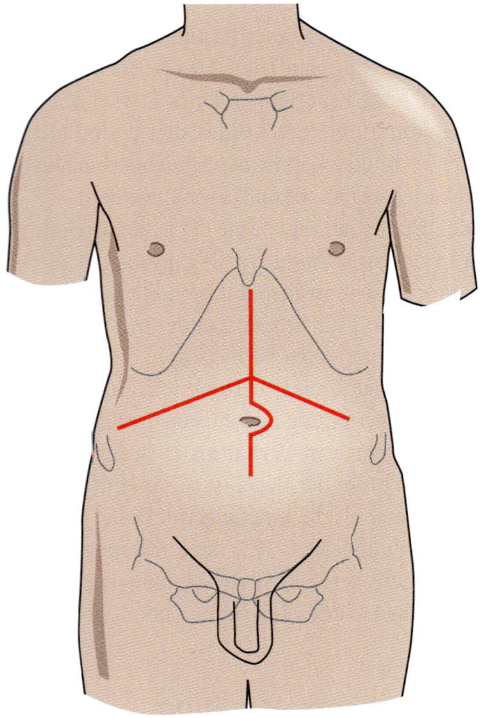

Abb. 18.12 OP-Zugänge bei der Lebertransplantation. Standardzugänge sind die Medianlaparotomie, Oberbauchquerlaparotomie oder die mediane Oberbachlaparotomie mit rechtslateralem Erweiterungsschnitt. Bei großen Lebern, z. B. bei Hämangiomatose, kann letzterer Zugangsweg zusätzlich nach links erweitert werden (Mercedes-Stern-Schnitt) [L157]

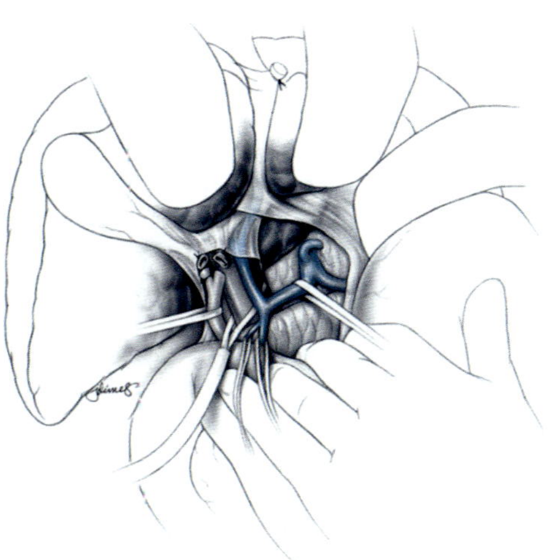

Abb. 18.13 Hiluspräparation vor der Hepatektomie der erkrankten Empfängerleber. Dargestellt werden die A. hepatica, die Pfortader und der Gallengang, die jeweils lebernah abgesetzt werden, um für die spätere Implantation möglichst lange Gefäß- und Gallengangsstrukturen zu erhalten [L123]

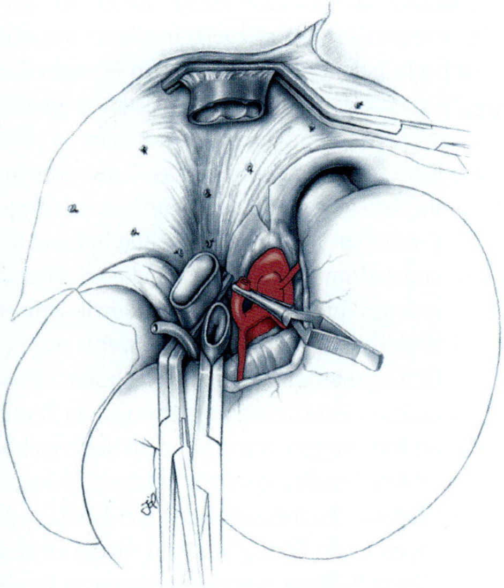

Abb. 18.14 Situs nach Hepatektomie bei der klassischen LTx. Supra- und infrahepatische V. cava, A. hepatica und Pfortader sind ausgeklemmt, der Gallengang ligiert [L123, L157]

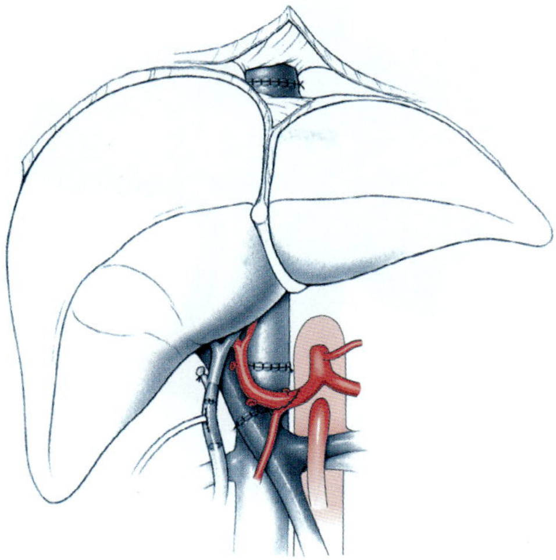

Abb. 18.15 Situs nach Implantation der Spenderleber in klassischer Technik mit End-zu-End-Anastomosierung der beiden Cava-Stümpfe [L123, L157]

Abb. 18.16 Technik der Piggy-back-Transplantation. Die V. cava der Empfängerin bleibt während der gesamten Transplantation offen, lediglich deren Lebervenen werden ausgeklemmt, an die die zu transplantierende Spender-V.-cava anastomosiert wird [E1435]

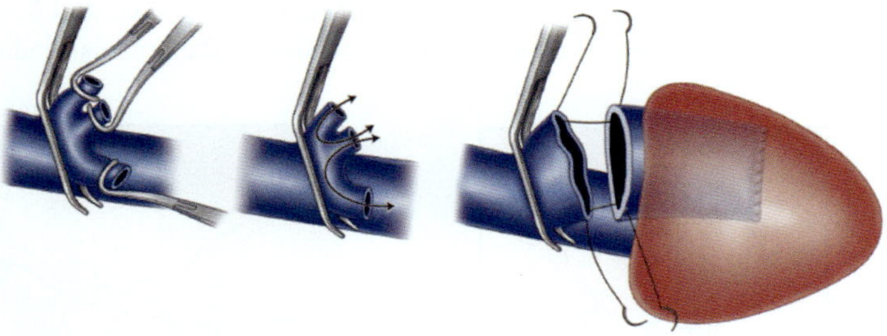

Abb. 18.17 Modifizierte Piggy-back-Technik mit Erhalt der Spender-V.-cava und einer Seit-zu-Seit-Anastomose zwischen Spender- und Empfänger-V.-cava [E1435]

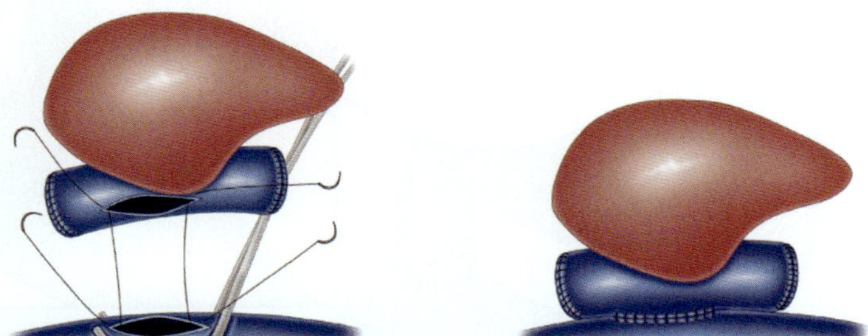

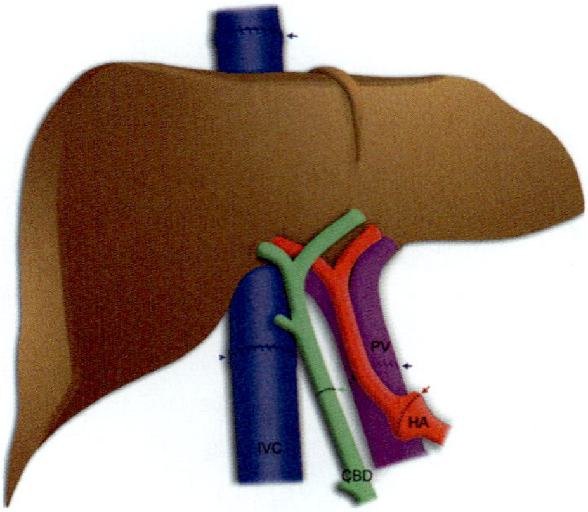

Abb. 18.18 End-zu-End-Rekonstruktion des Gallengangs [G752-001]

Die mittlere Operationsdauer beträgt heute etwa 4–6 Stunden. Im optimalen Fall kommt die Patientin bereits extubiert für 1–3 Tage auf die Intensivstation.

18.3.8 Postoperative Komplikationen

Postoperative Komplikationen nach Lebertransplantation beinhalten vaskuläre, biliäre und infektiöse Komplikationen sowie Abstoßungsreaktionen. In der Frühphase nach erfolgter Lebertransplantation ist das Spektrum möglicher Komplikationen in erster Linie vom präoperativen Zustand der Patientin geprägt. Der relative Organmangel hat in den letzten Jahren dazu geführt, dass fast ausnahmslos Patientinnen in einem sehr reduzierten Allgemeinzustand eine Organzuteilung erhalten haben. Nicht selten befanden sie sich im Endstadium des chronischen Leberversagens mit Gerinnungs- und Nierenversagen sowie schwerer Enzephalopathie. Daher ist vor allem mit postoperativen Blutungskomplikationen zu rechnen. Ist nach der Reperfusion ein Gerinnungsversagen auch unter maximaler Substitutionstherapie nicht beherrschbar, sollte eine Bauchtuchtamponade erfolgen. Die intraoperativ eingebrachten Bauchtücher werden dann 24–48 Stunden nach der Transplantation wieder entfernt.

Unter den **vaskulären Komplikationen** ist die arterielle Anastomose häufiger als die venösen Anastomosen betroffen. Bei 2–12 % der Lebertransplantationen kommt es zu einer postoperativen Thrombose der A. hepatica. Dies ist eine schwerwiegende Komplikation, die die führende Ursache für das Transplantatversagen und Mortalität ist (Craig & Heller 2021). Daher bedarf jeder frühpostoperative arterielle Ver-

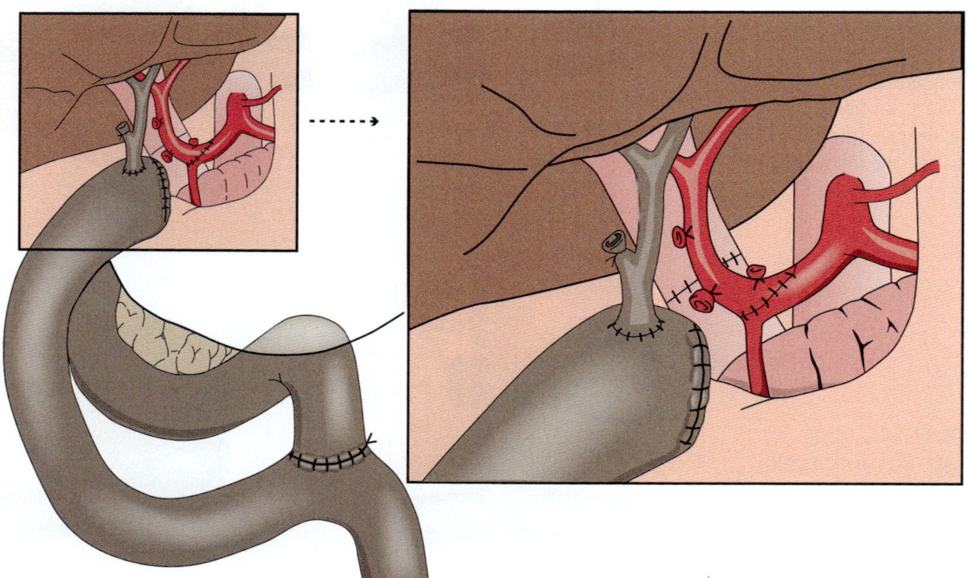

Abb. 18.19 Technik der biliodigestiven Anastomose unter Ausschaltung einer Roux-Y-Schlinge und End-zu-Seit-Jejuno-Jejunostomie. Die Länge der zuführenden Schlinge bis zum Gallengang sollte mindestens 40 cm betragen, um aufsteigenden Infektionen in Form von Cholangitiden vorzubeugen [L157]

schluss einer operativen Revision. Zusätzlich ist zu bedenken, dass die Versorgung der intra- und extrahepatischen Gallengänge fast ausschließlich von der arteriellen Blutversorgung über die A. hepatica abhängig ist. Daher resultiert als indirekte Folge eines arteriellen Verschlusses auch eine Sklerosierung der intrahepatischen Gallengänge (Ischemic Type Bile Lesion, ITBL). Durch die extrahepatische Minderperfusion kann es jedoch auch zu einer Insuffizienz der Anastomose des Ductus choledochus kommen. Stenosen oder Thrombosen im Bereich der V. porta und Abflussstörungen der Lebervenen/Spender-V.-cava sind deutlich seltener, können aber ebenfalls zum Transplantatverlust führen. Hier besteht jedoch unter Umständen auch die Option einer interventionellen Gefäßdilatation oder einer Stenteinlage. Aus genannten Gründen sollte deshalb postoperativ regelmäßig eine Duplexsonografie der Lebergefäße erfolgen, um eine Beeinträchtigung der Durchblutung des Transplantats frühzeitig erkennen zu können.

Biliäre Komplikationen treten bei bis zu 30 % der Patienten auf und sind damit die häufigste Komplikation nach Lebertransplantation (Craig & Heller 2021). In der frühen postoperativen Phase kann es zu Insuffizienzen der Gallengangsanastomose kommen. Diese können z. B. mit einer Stentimplantation therapiert werden. Ist die Insuffizienz groß und Folge einer Minderperfusion des Spendergallengangs, sollte sie chirurgisch durch eine Anastomosen-Neuanlage oder Anlage einer biliodigestiven Anastomose korrigiert werden. Die meisten biliären Komplikationen treten jedoch 6–12 Monate nach Lebertransplantation auf und sind durch Stenosen bedingt (Craig & Heller 2021). Die Therapie der Wahl ist ein Stenting des Gallengangs mit langsamer Dilatation der Stenose.

Grundsätzlich ist auch die Leber durch eine **Abstoßung** gefährdet. Häufigkeit und Schweregrad einer solchen Abstoßung sind aber geringer als bei anderen transplantierten Organen. Die Gefahr einer hyperakuten Abstoßung, d. h. die Zerstörung des Transplantats durch bereits bei der Empfängerin vorhandene Antikörper, ist eine Rarität in der Lebertransplantation. Am häufigsten sind akute Abstoßungsreaktionen, welche innerhalb der ersten 90 Tage postoperativ auftreten. Sie sind jedoch in der Regel mit einer Kortisonstoßtherapie gut beherrschbar.

Das kurzfristige Outcome nach Lebertransplantationen ist mittlerweile weltweit exzellent. Ein Problem ist jedoch weiterhin das langfristige Outcome. Die häufigsten Ursachen von einer im längerfristigen Verlauf auftretenden Mortalität sind das Transplantatversagen, kardiovaskuläre Ereignisse, Infektionen, maligne Erkrankungen und Nierenversagen. Ursache hierfür ist u.a. die notwendige Immunsuppression, sodass in den letzten Jahren viele Ansätze zur Reduktion der Immunsuppression geprüft werden (Jadlowiec & Taner 2016).

Bislang muss davon ausgegangen werden, dass alle transplantierten Organe durch eine **chronische Organabstoßung** verloren gehen und dies trotz regelmäßiger Einnahme der immunsuppressiven Medikamente. Im Fall der Leber äußert sich die chronische Abstoßung durch eine Rarefizierung der intrahepatischen Gallenwege. Dies führt schließlich zu einer Störung des Abtransports der Gallensäuren und somit letztlich zu erneutem Ikterus und Leberzirrhose. Bei einem Teil der Patientinnen kann es zu einem Wiederauftreten der Grunderkrankung auch in der transplantierten Leber kommen, z. B. bei Erkrankungen wie Autoimmunhepatitis, PBC oder PSC.

Als weiteres Problem der chronischen Immunsuppression bleibt das erhöhte Risiko für Infektionen und das Auftreten von Malignomen. Während insbesondere in der Frühphase nach erfolgter Transplantation ein deutlich erhöhtes Risiko für Infektionen besteht, nimmt das Risiko nach Reduktion der immunsuppressiven Medikamente innerhalb des ersten Jahres nach Transplantation im weiteren Verlauf eher ab. Im Gegensatz dazu steigt das Risiko einer Tumorerkrankung mit der Dauer der Medikamenteneinnahme kontinuierlich. Hierbei ist besonders das Risiko für die Entstehung von Hauttumoren erhöht.

18.3.9 Maschinenperfusion

Der zunehmende Organmangel sowie die reduzierte Spenderorganqualität aufgrund des steigenden Spenderalters und der höheren Zahl an Komorbiditäten führt zur Notwendigkeit einer besseren Lagerung und Evaluation des Spenderorgans. Schon 1968 wurde die erfolgreiche Anwendung der Maschinenperfusion bei einer Spenderniere publiziert (Belzer et al. 1968). Im Jahr 2000 wurde eine randomisiert-kontrollierte Studie publiziert, die eine reduzierte Rate an verzögerter Transplantatfunktion und eine erhöhte Rate

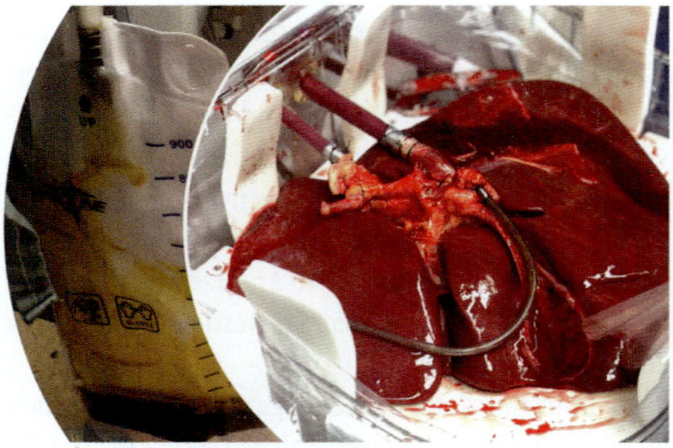

Abb. 18.20 Normotherme Maschinenperfusion. Eine Kanüle befindet sich im Truncus coeliacus, eine in der Portalvene und eine im Gallengang. Der venöse Abfluss erfolgt über eine weitere Kanüle, die in die suprahepatische V. cava eingebracht ist [E1436]

an Transplantatüberleben in der Gruppe mit hypothermer Maschinenperfusion zeigen konnte (Moers et al. 2012). Heutzutage gibt es die hypotherme und normotherme Maschinenperfusion, die Stand der aktuellen Forschung sind (➤ Abb. 18.20). Gemäß der aktuellen S2k-Leitlinie zur Lebertransplantation (AWMF 2023) kann die Maschinenperfusion zur Testung der Organfunktion und zur Verbesserung von marginalen Organen verwendet werden. Nach Möglichkeit sollte dies im Rahmen von Studien erfolgen.

18

LITERATUR

Apel K et al. Drug-Induced Liver Injury – Stellenwert der Pathologie. Der Pathologe. 2020; 41(5): 457–470.

AWMF. S2k-Leitlinie Lebertransplantation. 2023. Aus: https://register.awmf.org/assets/guidelines/021-029l_S2k_Lebertransplantation_2024-07.pdf (letzter Zugriff: 9.6.2025).

Belzer FO et al. Successful seventeen-hour preservation and transplantation of human-cadaver kidney. The New England Journal of Medicine. 1968; 278(11): 608–610.

Berlakovich G. Indikationen und Kontraindikationen zur Lebertransplantation in Bezug auf aktuelle Leitlinien. Journal für gastroenterologische und hepatologische Erkrankungen. 2022; 20(2): 38–44.

Craig EV, Heller MT. Complications of liver transplant. Abdominal Radiology. 2021; 46(1): 43–67.

Deutsche Stiftung Organtransplantation (DSO). Jahresbericht Organspende und Transplantation in Deutschland 2025. Frankfurt/M.: 2026. Aus: https://dso.de/organspende/statistiken-berichte/jahresbericht (letzter Zugriff: 31.01.2026).

European Association for the Study of the Liver. EASL Clinical Practice Guidelines: Liver transplantation. Journal of Hepatology. 2016; 64(2): 433–485.

European Association for the Study of the Liver (EASL). EASL Clinical Practice Guidelines: Management of hepatocellular carcinoma. Journal of Hepatology. 2018; 69(1): 182–236. Erratum in: Journal of Hepatology. 2019; 70(4): 817.

Eurotransplant. Statistics Report Library. 2026. Aus: https://statistics.eurotransplant.org/ (letzter Zugriff: 30.01.2026).

Finkenstedt A, Effenberger M, Zoller H. Lebertransplantation: Indikationen und Abklärung. Journal für gastroenterologische und hepatologische Erkrankungen. 2018; 16(4): 112–120.

Häckl D, Kossack N, Schoenfelder T. Prävalenz, Kosten der Versorgung und Formen des dialysepflichtigen chronischen Nierenversagens in Deutschland: Vergleich der Dialyseversorgung innerhalb und außerhalb stationärer Pflegeeinrichtungen. Gesundheitswesen. 2021; 83(10): 818–828.

Huang DQ et al. Global epidemiology of cirrhosis – aetiology, trends and predictions. Nature Reviews. Gastroenterology & Hepatology 2023; 20(6): 388–398.

Jadlowiec CC, Taner T. Liver transplantation: Current status and challenges. World Journal of Gastroenterology. 2016; 22(18): 4438–4445.

Kamath PS et al. A model to predict survival in patients with end-stage liver disease. Hepatology. 2001; 33(2): 464–470.

Kassenärztliche Bundesvereinigung (KBV). 2025. Aus: www.kbv.de (letzter Zugriff: 27.10.2025).

Kwong AJ et al. OPTN/SRTR 2021 Annual Data Report: Liver. American Journal of Transplantation. 2023; 23(2 Suppl 1): S178–S263.

Klinikum Großhadern. Persönliche Mitteilung. 2025.

Malinchoc M et al. A model to predict poor survival in patients undergoing transjugular intrahepatic portosystemic shunts. Hepatology. 2000; 31(4): 864–871

Moers C et al. Machine perfusion or cold storage in deceased-donor kidney transplantation. The New England Journal of Medicine. 2012; 366(8): 770–771.

Muller X et al. Defining Benchmarks in Liver Transplantation: A Multicenter Outcome Analysis Determining Best Achievable Results. Annals of Surgery. 2018; 267(3): 419–425.

Ong M et al. To stent or not to stent: the use of transanastomotic biliary stents in liver transplantation and patient outcomes. In ANZ Journal of Surgery 2018; 88(6): 603–606.

INTERESSANTE WEBSITES

Bundesärztekammer: www.bundesaerztekammer.de
Deutsche Stiftung Organtransplantation: www.dso.de
Eurotransplant: www.eurotransplant.nl
Lebertransplantierte Deutschland: www.lebertransplantation.eu
United Network for Organsharing: www.unos.org

KAPITEL

19 Orthopädische Chirurgie

F. Gilbert, M. Braunstein

Der Begriff Orthopädie stammt aus dem Griechischen (*orthos* = gerade; *paidion* = Kind) und wurde erstmals 1741 vom französischen Arzt Nicolas Andry geprägt. Heute umfasst das Fachgebiet der Orthopädie und orthopädischen Chirurgie eine Vielzahl von Aspekten, darunter angeborene Fehlbildungen, erworbene Erkrankungen und Verletzungen des Bewegungsapparats. Im deutschsprachigen Raum wurden die ursprünglich getrennten Bereiche Orthopädie und Unfallchirurgie mittlerweile zu einem gemeinsamen Fachgebiet zusammengefasst. Dieses Kapitel bietet eine umfassende Einführung in die für OP-Pflegefachpersonen relevanten Themen. Die ergänzenden Kapitel Traumatologie (➤ Kap. 23), Handchirurgie (➤ Kap. 12) und Neurochirurgie (➤ Kap. 17) erweitern das Verständnis. Die Abbildungen im Text veranschaulichen die beschriebenen Operationstechniken und sollen das Verständnis der pflegerischen Herausforderungen erleichtern.

19.1 Schultergürtel

19.1.1 Impingementsyndrom

Engpasssyndrom, das durch mechanische oder funktionelle Enge des Subacromialraums entsteht. Bei der Anhebung des Arms kommt es typischerweise zwischen 60° und 120° Elevation zu einer Einklemmung der Rotatorenmanschette und der Bursa zwischen Schulterdach und Tuberculum majus (engl. *to impinge* = anstoßen).

Nach der Ursache kann man zwei Impingementformen unterscheiden:

- **Primäres oder mechanisches Impingement:** Eine subacromiale Spornbildung, AC-Gelenksarthrose, Schleimbeutelentzündung oder verdickte Rotatorenmanschette führen zur Impingementsymptomatik.
- **Sekundäres oder funktionelles Impingement:** Ursächlich sind biomechanische Veränderungen wie Fehlstellungen des Schulterblatts oder Instabilität im Schultergelenk. Es findet sich häufig bei Überkopfsportlern oder Handwerkern.

Therapie

Beim primären Impingement kann die operative Erweiterung des Subacromialraums angezeigt sein, wenn eine intensive konservative Therapie nicht zum Erfolg führt. Die subacromiale Dekompression (SAD) wird heute in der Regel arthroskopisch durchgeführt (➤ Abb. 19.1). Sie gilt wegen ihrer geringen Traumatisierung als Standardeingriff. Beim sekundären oder funktionellen Impingement ist die subacromiale Dekompression erfolglos, da die zugrunde liegende Pathologie nicht beseitigt wird.

OPERATION

Arthroskopische subacromiale Dekompression

Indikation: Impingementsyndrom mit und ohne Rotatorenmanschettendefekt, Tendinosis calcarea.
Spezielle Instrumente: Arthroskopische Ausstattung. Shaver, ggf. arthroskopische Knochenfräse.
Positionierung: Beachchair-Position mit frei beweglichem Arm, ggf. mechanischer Armhalter.
Zugang: Einführung des Arthroskops von dorsal, Shaver über ventrales oder laterales Arbeitsportal.

Operationsprinzip

- Subacromiale Dekompression durch Bursektomie, Abtragung der vorderen Acromionkante und anschließende Durchtrennung des Ligamentum coracoacromiale
- Eventuell auch Abtragung kaudaler Osteophyten des AC-Gelenks oder vollständige Resektion des lateralen Claviculaendes

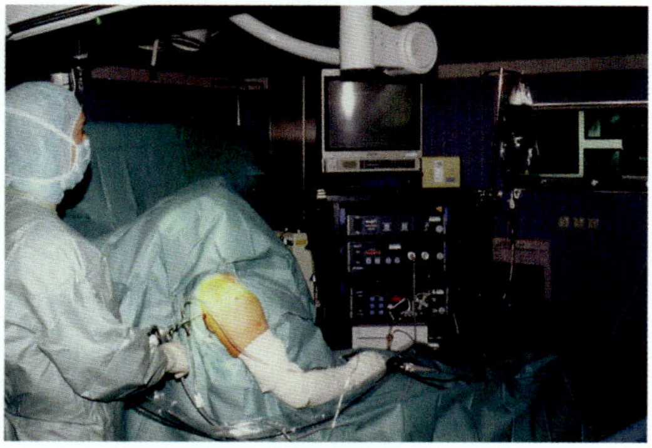

Abb. 19.1 Diagnostische Schulterarthroskopie, dorsaler Standardzugang [O471]

Komplikationen

Sichtbehinderung bei stärkerer Blutung, auch bei zu weiter oder zu tiefer Acromionabrasion.

Nachbehandlung

Passive und aktive Mobilisation ab 1. Tag (vollständige Elevation). Positionierung des Arms im Gilchrist-Verband. Krafttraining beginnt erst nach Wiederherstellung der Funktion.

19.1.2 Rupturen der Rotatorenmanschette

Riss in der gemeinsamen Sehnenplatte der Mm. subscapularis, supraspinatus, infraspinatus und teres minor. Je nachdem, ob die Rissbildung die Rotatorenmanschette ganz oder teilweise durchsetzt und wie viele Sehnenportionen betroffen sind, lassen sich folgende Rupturarten unterscheiden:

- **Partielle Ruptur:** Sie liegt an der Unterseite, an der Oberseite oder in der Sehne selbst, durchsetzt sie aber nicht in ihrer gesamten Dicke.
- **Komplette Ruptur:** Sie durchsetzt die Sehne in ihrer gesamten Dicke und betrifft meistens die Supra- oder die Infraspinatusportion, selten die Subscapularissehne.
- **Massenruptur:** Die Ruptur betrifft mindestens zwei Sehnenportionen komplett.
- **Defektarthropathie:** Die Rotatorenmanschette fehlt nahezu vollständig (Kopfglatze). Der Kopf steigt nach oben und zeigt schwere degenerative Strukturveränderungen (Arthrose).

19

Therapie

Die operative Versorgung der Rotatorenmanschettenruptur richtet sich nach Rupturgröße und -lokalisation sowie nach der klinischen Symptomatik. Bei alten Menschen mit vordergründigen Schmerzen kann die konservative Therapie oder ein arthroskopisches Débridement ausreichend sein. Traumatische Rotatorenmanschettenrupturen müssen von degenerativen Formen abgegrenzt werden. Die traumatische Rotatorenmanschettenruptur stellt vor allem beim jüngeren Patienten eine Operationsindikation dar. Bei degenerativen Rupturformen ist vor einer operativen Intervention beim älteren Patienten der Versuch einer intensiven konservativen Therapie indiziert.

Sehnennaht

Partielle und kleine Rupturen lassen sich arthroskopisch versorgen. Neben einer arthroskopischen subacromialen Dekompression kann der Defekt durch eine intratendinöse Naht oder ossär mit einem Fadenanker verschlossen werden. In „Mini-open-Technik" werden kleine und mittlere Läsionen von M. supraspinatus und M. infraspinatus über einen ca. 4 cm messenden anterior-superioren Zugang verschlossen.

Transossäre Refixation

Komplette Rupturen werden arthroskopisch oder offen transossär oder mittels Fadenankersystemen refixiert. Vor der Refixation ist eine ausreichende Mobilisation der Sehnen notwendig. Das Insertionsareal der Sehne wird dabei mit dem Luer angefrischt, anschließend erfolgt die transossäre Naht oder die Sehnenfixation mittels Fadenankersystem.

OPERATION

Mini-open- und offene Rekonstruktion der Rotatorenmanschette

Indikation: Traumatische oder degenerative Ruptur der Rotatorenmanschette.
Spezielle Instrumente: Fadenanker, Bohrmaschine, Pfriem.
Positionierung: Beachchair-Position, Arm frei positioniert oder im mechanischen Armhalter.
Zugang: Anterior-superiorer Zugang mit Deltasplitting und Eröffnen des Subacromialraums.

Operationsprinzip

- Subacromiale Dekompression durch Inzision des Lig. coraco-acromiale, vordere Acromioplastik und Bursektomie
- Transossäre Reinsertion der mobilisierten Sehne am kranialen Tuberculum majus, Knoten der Fäden, Überprüfung der Nahtfestigkeit bei vorsichtiger Durchbewegung des Gelenks
- Reinsertion des abgelösten Deltaansatzes am vorderen Acromionrand, Einlegen einer Redon-Drainage, schichtweiser Wundschluss

Komplikationen

Möglich sind eine Nahtdehiszenz der Rotatorenmanschette, ein Ausreißen der Fäden am Tuberculum majus sowie eine Nahtdehiszenz des M. deltoideus am Acromion.

Nachbehandlung

Positionierung des Arms auf Abduktionskissen, Interscalenuskatheter, aktiv-assistive Nachbehandlung für 4–6 Wochen, später Krafttraining.

Sehnentransfer

Ein Massendefekt der Rotatorenmanschette ist mit ortsständigem Sehnenmaterial meist nicht mehr spannungsfrei zu verschließen. Der antero-superiore Defekt (Subscapularis und Supraspinatus) kann durch einen Pectoralistransfer, der postero-superiore Defekt (Infraspinatus und Supraspinatus) durch einen **Latissimus-dorsi-Transfer** verschlossen werden. Für einen Latissimus-dorsi-Transfer wird in Seitenlage über einen antero-superioren und zusätzlichen dorso-lateralen Zugang zur Präparation und Mobilisation der zu transferierenden Sehne operiert. Der Pectoralistransfer erfolgt über einen erweiterten deltoideo-pectoralen Zugang in halb sitzender Position.

Defektarthropathie

Bei der Cuff-Arthropathie mit Gelenkdestruktion und hochstehendem Kopf ist eine Rekonstruktion der Rotatorenmanschette nicht erfolgversprechend. Nur durch die Versorgung mit einer inversen Prothese (Deltaprothese) kann eine Funktionsverbesserung erreicht werden (➤ 19.1.7).

19.1.3 Tendinosis calcarea

Eigenständige Erkrankung der Rotatorenmanschette, bei der sich in der Sehne ein Kalkdepot entwickelt, das sich nach 1–2 Jahren spontan zurückbilden kann. Als Ursache werden Durchblutungsstörungen im Rahmen degenerativer Sehnenveränderungen diskutiert.

Therapie

Die in der Regel arthroskopisch, selten offen durchgeführte Kalkdepotentfernung ist nur bei therapieresistenten Fällen angezeigt. Bei Entfernung größerer Depots kann eine oberflächliche Naht der Rotatorenmanschette erforderlich sein. In der Bildungs- und Ruhephase vermag eine extrakorporale Stoßwellentherapie den Kalkherd aufzulösen. In der Resorptionsphase kann das Needling und die Ausspülung des verflüssigten Kalks erfolgreich sein.

19.1.4 Schulterinstabilität

Eine Instabilität des Glenohumeralgelenks besteht, wenn der Humeruskopf unter Belastung nicht in der Pfanne gehalten werden kann und es zur Subluxation oder Luxation des Gelenks kommt. Es wird die traumatische von der habituellen Schulterinstabilität unterschieden. Die Übergänge sind zum Teil fließend. Insbesondere bei einer konkreten Verletzung des Labrums oder bei rezidivierenden Luxationen kann eine OP-Indikation bestehen.

Vordere Instabilität

Bei der primären Luxation ist die Dislokation des Kopfs an der schmerzhaft fixierten Abduktions-/Außenrotationsfehlstellung des Arms klinisch gut zu erkennen. Nach einer Röntgendokumentation ist so früh wie möglich die Reposition vorzunehmen. Danach wird der Arm vorübergehend in einer Gilchrist-Bandage oder in einer Armschlinge ruhiggestellt. Bei jüngeren Patienten unter 30 Jahren wird, sofern sich im MRT eine konkrete Verletzung nachweisen lässt, eine primäre arthroskopische Stabilisierung vorgenommen. Die Therapie der rezidivierenden vorderen Instabilität richtet sich nach der vorliegenden Pathologie.

Refixation des kapsulo-labralen Komplexes

Die arthroskopische Bankart-Operation mit Rekonstruktion des Labrum-Kapsel-Komplexes gilt als goldener Standard. Dabei werden die abgerissenen

Strukturen am vorderen Glenoidrand mit Fadenankersystemen refixiert. Bei noch gut erhaltener labrokapsulärer Substanz kann ein arthroskopischer Bankart-Repair mit guten Erfolgsaussichten vorgenommen werden.

OPERATION

Labrumrekonstruktion nach Bankart

Indikation: Vordere traumatische Schulterinstabilität mit labro-kapsulärer Läsion.
Spezielle Instrumente: Arthroskopische Ausstattung, Fadenankersystem, arthroskopische Kanüle.
Positionierung: Beachchair-Position, Arm im mechanischen Armhalter.
Zugang: Dorsales Standardportal, ventral zwei Portale, eines davon wird mit einer Arbeitskanüle versehen.

Operationsprinzip

- Diagnostische Arthroskopie, Erkennen von Begleitverletzungen
- Anfrischung des knöchernen vorderen Pfannenrands mit dem Shaver, Setzen von zwei bis vier Fadenankern und Anschlingen des Kapsellabrumkomplexes. Je nach verwendetem Anker Verknoten oder Verblocken des Reparaturkonstrukts

19

Komplikationen

Insuffiziente Labrumrefixation, Lockerung und Dislokation der Anker

Nachbehandlung

Aktiv-assistive Beübung aus dem Gilchrist-Verband ohne Außenrotation für 6 Wochen, ab der 6. Woche Muskelaufbautraining.

Rekonstruktion eines knöchernen Glenoiddefekts

Bei knöchernen Pfannenrandläsionen empfiehlt sich

- die Osteosynthese des knöchernen Fragments, z. B. mit interfragmentären Kompressionsschrauben,
- die Rekonstruktion des anterioren inferioren Glenoids mit eingepasstem Beckenkammspan oder
- die Operation nach Bristow-Latarjet mit Versetzung des Coracoids auf den angefrischten vorderen Glenoidhals.

Remplissage-Operation

Bei der sogenannten Remplissage werden Anteile des M. infraspinatus in den knöchernen Defekt am hinteren Humeruskopf (sog. Hill-Sachs-Delle) eingenäht, um ein Einhaken des Kopfs in den Pfannenrand und somit eine erneute Luxation der Schulter zu vermeiden.

Kapselraffung

Eine zu weite Kapsel kann allein oder zusätzlich zu anderen Verfahren nach medial oder lateral gerafft werden. Am verbreitetsten ist der antero-inferiore Kapselshift nach Neer.

Hintere Instabilität

Die hintere Erstluxation wird häufig übersehen. Bleibt die Verhakung des Kopfs am hinteren Pfannenrand über viele Wochen bestehen, muss offen reponiert und die vordere Kopfimpression gehoben bzw. aus der Verhakungsposition gedreht werden. Bei ausgeprägten Kopfdefekten kann ein prothetischer Schultergelenksersatz notwendig werden, ggf. mit Rekonstruktion der Pfanne mittels eines autologen Beckenkammspans. Die rezidivierenden hinteren Luxationen werden analog zur vorderen Instabilität durch Refixation des Labrum-Kapsel-Komplexes behandelt.

19.1.5 Läsionen der langen Bizepssehne

Läsionen des Bizepssehnenankers (SLAP-Läsion)

Ausriss der langen Bizepssehne mit dem Labrum am oberen Pfannenrand (SLAP-Läsion: Superior-Labrum-Anterior-to-Posterior-Läsion).

Therapie

Arthroskopische Refixation des Bizepssehnenankers mit Fadenankersystem oder transglenoidaler Naht.

Rupturen der langen Bizepssehne

Partielle oder komplette Ruptur der langen Bizepssehne in ihrem intraartikulären Verlauf. Traumatische Rupturen sind selten, meistens handelt es sich um degenerative Rupturen. Kombinationsverletzungen mit der Rotatorenmanschette sind häufig.

Therapie

Prinzipiell werden die degenerativen Rupturen konservativ behandelt. Nur bei jungen Patienten mit Überkopftätigkeit oder bei Kombinationsverletzungen der Rotatorenmanschette ist eine arthroskopische/offene Tenodese im Sulcus bicipitalis angezeigt (Schlüssellochoperation). Eine therapieresistente Partialruptur kann auch arthroskopisch revidiert werden.

Instabilität und chronische Entzündung der langen Bizepssehne

Partielle oder komplette Luxation der langen Bizepssehne aus dem Sulkus bei einer Läsion der Rotatorenintervallschlinge *(Pulley)* führen zu chronischen Schmerzen mit begleitender Entzündung der langen Bizepssehne.

Therapie

In der Regel wird bei der chronischen Entzündung der langen Bizepssehne eine Tenotomie oder Tenodese durchgeführt, ebenso bei kompletten Luxationen. Eine Rotatorenintervallruptur wird mit versorgt. Die Refixation der langen Bizepssehne *(Tenodese)* kann arthroskopisch oder mini-offen entweder im Sulcus bicipitalis oder subpektoral erfolgen.

19.1.6 Schultersteife (Frozen Shoulder, adhäsive Kapsulitis)

Passive Einschränkung der Schultergelenksbeweglichkeit infolge einer Kapselschrumpfung. Man unterscheidet die primäre oder idiopathische Form unklarer Genese von der sekundären Form. Letztere entsteht postoperativ, posttraumatisch oder wegen einer schmerzhaften Schultererkrankung und daraus folgender Schonung der Schulter.

Therapie

In der Regel konservativ, bei persistierender Bewegungseinschränkung kann ein arthroskopisches Kapselrelease vorgenommen werden. Dabei wird das Rotatorenintervall debridiert und die Kapsel glenoidnah gelöst. Bei sekundären Formen (z. B. nach Plattenosteosynthese) ist ggf. eine offene periartikuläre Adhäsiolyse notwendig.

19.1.7 Omarthrose

Degenerative Erkrankungen des Glenohumeralgelenks entweder idiopathisch oder nach Verletzung (primäre oder sekundäre Arthrose).

Therapie

In der Frühphase können konservative Maßnahmen schmerzlindernd wirken und stärkere Kontrakturen vermeiden. Letztendlich erzielt aber nur die operative Therapie Schmerzfreiheit und Funktionsverbesserung. Der Zeitpunkt zur Operation wird von den therapieresistenten Beschwerden, nicht vom Röntgenbild bestimmt. Folgende operative Maßnahmen kommen zur Anwendung:

Endoprothetischer Gelenkersatz

Die Methode der Wahl ist die endoprothetische Versorgung. Welche Prothese zur Anwendung kommen soll, hängt von den knöchernen Gegebenheiten und der Integrität der Rotatorenmanschette ab. Zur Operationsplanung sind deshalb neben den klinischen Befunden bildgebende Verfahren (Sonografie, Röntgen, CT, MRT) unerlässlich.

Standardprothesen

Die Prothesen der vierten Generation sind modular zusammengesetzt. Auf diese Weise berücksichtigen sie den individuellen Inklinations- und Retroversionswinkel sowie den Offset des Kopfs. Für die Indikationsentscheidung Hemiprothese oder Totalendoprothese sind die morphologischen Verhältnisse der Pfanne sowie die Humeruskopfposition von entscheidender Bedeutung. Prothesen sind in zementfreier und in zementierter Version im Angebot. Ihre Anwendungsbereiche sind die primäre und sekundäre Arthrose mit erhaltener Rotatorenmanschette. Als **CAP (Conservative Anatomic Prosthesis)** wird eine Form des humeralen Gelenkflächenersatzes bezeichnet, bei dem die Anatomie weitmöglichst erhalten bleibt. Dies geschieht, indem der Oberflächenersatz nach Präparation des Humeruskopfs wie eine Krone zementiert oder zementfrei aufgebracht wird. Gerade bei jüngeren Patienten besteht somit bei ggf. anfallenden Wechseloperationen ausreichend Rückzugsmöglichkeit.

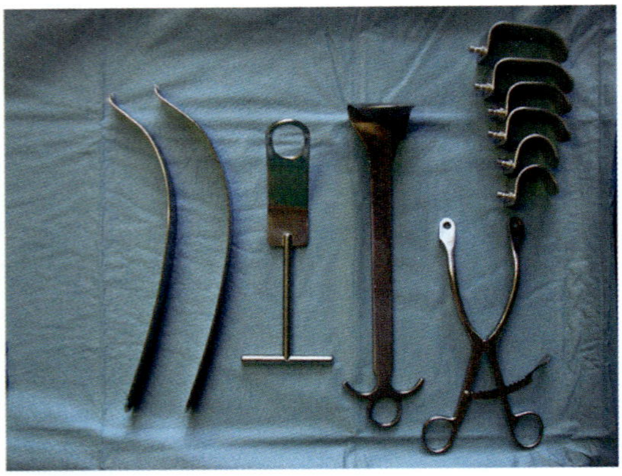

Abb. 19.2 Schulterspezialinstrumente (Auswahl), von links nach rechts: Subscapularisretraktor, Fukuda, Brownie, Selbstspreizer mit verschiedenen Tranchen [O471]

OPERATION

Anatomische Schulterendoprothese

Indikationen: Primäre und sekundäre Omarthrose bei intakter Rotatorenmanschette, avaskuläre Kopfnekrose, Rheuma, selten Mehrfragmentfrakturen des proximalen Humerus sowie Tumoren.
Spezielle Instrumente: Prothesensieb, Kopfretraktor, Bohrmaschine, Säge (➤ Abb. 19.2).
Positionierung: Rückenlage in Beachchair-Position, Arm frei beweglich abgedeckt.
Zugang: Deltoideo-pektoraler Zugang mit Ablösung des M. subscapularis und Mobilisation des eventuell kontrakten M. subscapularis, Kopfluxation durch dosierte Außenrotation.

Operationsprinzip
- Resektion der Kopfkalotte entsprechend der Retroversion des Humeruskopfs, Aufraspeln des Markraums, Einbringen einer Probeprothese in ca. 30°-Retroversion, dann Probereposition
- Eventuell Präparation der Pfanne, Einsetzen der Probepfanne, Probereposition, dann Einzementieren der Pfanne
- Zementfreie oder zementierte Implantation der Schaftprothese. Bei Verwendung einer Modularprothese Aufstecken des passenden Kopfs, Reposition der Prothese durch Innenrotation des Arms
- Knöcherne Refixation der mobilisierten Subscapularissehne in leichter Außenrotation unter Einbeziehung der Kapsel, transossäre oder intratendinöse Naht der Rotatorenmanschette, Überprüfen der Beweglichkeit unter Luxationstendenz, schließlich schichtweiser Wundschluss und Röntgenkontrolle

19

Komplikationen

Bisweilen kommt es zur Schädigung des Gefäßnervenbündels (N. axillaris, N. musculocutaneus), zu einer Fehlposition der Schaftprothese oder der Glenoidkomponente. Möglich sind eine ungenügende Mobilisation und Fixation des M. subscapularis, ein insuffizienter Verschluss der Rotatorenmanschette, eine Kranialisation oder Subluxation des Kopfs.

Nachbehandlung

Interscalenumblockierung: Positionierung des Arms in einem Gilchrist-Verband oder in einer Schlinge, passiv und aktiv assistierte Beübung bis zur Horizontalen. Ab der 3. Woche erfolgt Überkopfbewegung mit Außen- und Innenrotation.

Inverse Prothese

Bei diesem Prinzip werden die Pfanne durch eine Glenosphäre und der Kopf durch eine epiphysäre Pfanne ersetzt. Durch die Medialisierung und Kaudalisierung des Drehzentrums kann der Arm allein durch den M. deltoideus über die Horizontale gehoben werden. Voraussetzung sind ein intakter M. deltoideus und die Möglichkeit der glenoidalen Verankerung. Bei schweren Deformitäten des Glenoids kommen metallene Augmente oder der Einsatz von autologen Knochenspänen zum korrekten Ausrichten der glenoidalen Komponente zum Einsatz. Aufgrund der Altersstruktur erfuhr die inverse Prothese in den letzten Jahren einen erheblichen Aufschwung.

OPERATION

Inverse Schulterendoprothese

Indikationen: Glenohumerale Arthrose mit hoch stehendem Oberarmkopf *(Defektarthropathie)*, bedingt durch einen Massendefekt der Rotatorenmanschetten; Hemi-

protheseninsuffizienz, posttraumatische Folgezustände, nicht rekonstruierbare Humeruskopffrakturen, Humeruskopffrakturen mit schlechter Knochenqualität.
Spezielle Instrumente: Prothesensieb, Fukuda, Brownie, Subscapularisretraktor Bohrmaschine, Säge (➤ Abb. 19.3).
Positionierung: Rückenlage in Beachchair-Position, Arm frei beweglich abgedeckt, Armtisch.
Zugang: Deltoideo-pektoraler Zugang.

Operationsprinzip
- Einbringen und Ausrichten der Resektionslehre
- Resektion der Kopfkalotte entsprechend der Retroversion des Humeruskopfs
- Anterior-inferior-posteriorer Kapselrelease
- Kaudale Baseplate-Positionierung, Planfräsen des Glenoids, Implantation der Baseplate und der Glenosphäre
- Aufraspeln des Markraums, diaphysäres und epiphysäres Fräsen
- Einbringen einer Glenosphäre und einer Humeruskomponente (als Monoblock oder modular erhältlich), Probereposition
- Zementfreies oder zementiertes Einbringen des humeralen Originalimplantats, Reposition, in Abhängigkeit des Implantats bzw. der Sehnenqualität Refixation des M. subscapulartis und Wundverschluss
- Refixation der mobilisierten Subscapularissehne in leichter Außenrotation unter Einbeziehung der Kapsel, transossäre oder intratendinöse Naht der Rotatorenmanschette, Überprüfen der Beweglichkeit unter Luxationstendenz, schichtweiser Wundschluss und Röntgenkontrolle

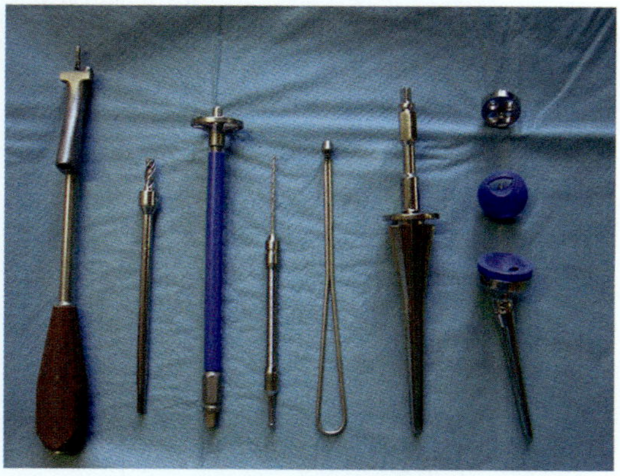

Abb. 19.3 Instrumente für eine inverse Prothese (Auswahl), von links nach rechts: Zielgerät Bohrer Glenoidkomponente, Bohrer zentrales Führungsloch Glenoidkomponente, Fräse Glenoid, flexibler Bohrer mit Zielgerät zur Glenoidfixation, Raspel, Probekomponenten mit Glenoidkomponente, Glenosphäre, Inlay und Schaftkomponente [O471]

Komplikationen

Beschrieben werden eine Schädigung des Gefäßnervenbündels (N. axillaris, N. musculocutaneus), eine Fehlposition der Schaftprothese oder der Glenoidkomponente *(Glenoidnotching!)*, Luxation und Infektion.

Nachbehandlung

Interscalenusblockade: Positionierung des Arms auf 30°-Abduktionskissen oder Schlinge, assistive Beübung für 4 Wochen mit freier Abduktion und Flexion, IR/AR 60°–0°–40°. Keine Extension. Ab der 5. Woche erfolgt aktive Beübung.

Arthrodese

Die operative Versteifung des Glenohumeralgelenks hat nur noch eine untergeordnete Bedeutung. Die Indikation ist nur bei misslungener prothetischer Versorgung, postinfektiösen Gelenkdefekten, Lähmungsschultern und Tumoren gegeben.

19.2 Ellenbogen

19.2.1 Epicondylitis

Insertionstendopathie am medialen oder lateralen Humerus-Epicondylus.

Therapie

Meistens führt die konservative Therapie in Kombination mit einer Änderung der Arbeitshaltung und der Grifftechnik zum Erfolg. Über 90 % heilen nach 12 Monaten spontan aus Bei therapieresistenten Fällen hat sich die Einkerbung des Sehnenansatzes nach Hohmann bewährt. Dabei kann auch eine lokale Denervierung nach Wilhelm sowie eine Resektion eventueller intraartikulär einklemmender Schleimhautfalten durchgeführt werden. Die Einkerbung des Sehnenspiegels am Epicondylus ulnaris erfolgt in gleicher Weise.

OPERATION

Epicondyläre Sehnendiszision und Denervierung

Indikation: Therapieresistente Schmerzen am Epicondylus humeroradialis.
Spezielle Instrumente: Elektromesser.
Positionierung: Rückenlage mit Armtisch.
Zugang: Leicht bogenförmiger lateraler Schnitt.

Operationsprinzip
- OP nach Hohmann: Darstellen des Extensorenursprungs, bogenförmige Umschneidung des Streckersehnenursprungs, Dekortikation und Abschieben des Gewebes nach distal um etwa 0,5 cm
- OP nach Wilhelm: Darstellung des Septum intermusculare lateral proximal des lateralen Epicondylus, mehrfache quere Durchtrennung des Septums mit dem Periostast des N. radialis (Diathermie)
- Gelenkinspektion: Débridement des radialen Kompartiments mit eventueller Resektion einer hypertrophen Schleimhautfalte (Plica humeroradialis)

Komplikationen
Durchtrennung der Hautnerven.

Nachbehandlung
Schonung für 1 Woche, dann Beginn mit frühfunktioneller Übungsbehandlung, Epicondylitis-Bandage in der Rehabilitationsphase.

19

19.2.2 Synoviale Erkrankungen

Erkrankungen, die primär in der Gelenkschleimhaut beginnen und zu einer schmerzhaften Bewegungseinschränkung mit Gelenkerguss führen: chronische Polyarthritis, Infektarthritis, Chondromatose.

Therapie

Die operative Therapie besteht in der offenen oder arthroskopischen Synovektomie. Neben der entzündlich veränderten Schleimhaut werden osteochondrale Fragmente entfernt, das Radiusköpfchen eventuell reseziert und eine gründliche Gelenklavagierung durchgeführt. Die vorübergehende Ruhigstellung des Arms erfolgt in der Gilchrist-Bandage.

19.2.3 Osteochondrale Läsionen, Arthrose

Avaskuläre Nekrose des Capitulum humeri, Osteochondrosis dissecans, freie Gelenkkörper, Arthrose.

Therapie

Entsprechend der pathologischen Ausgangssituation können verschiedene Operationsverfahren zur Anwendung kommen:

Gelenkdébridement und arthroskopische Arthrolyse

Das Gelenkdébridement erfolgt in der Regel in arthroskopischer Technik im frühen Stadium der Arthrose vor allem bei der Osteochondrosis dissecans mit freien Gelenkkörpern. Ziel der Maßnahme ist die Entfernung der freien Gelenkkörper mit Ausräumung der Fossa olecrani und der Fossa coronoidea. Zusätzlich kann ein Weichteildébridement mit Anfräsen und Anbohren des knöchernen Defektgrunds und Entfernung osteophytärer Randleisten erfolgen. Die Entfernung freier Gelenkkörper ist die häufigste arthroskopische Operation am Ellenbogen. Bei Gelenksteife kann des Weiteren die Einkerbung der ventralen Gelenkkapsel unter arthroskopischer Sicht, bei komplexen Fällen aber auch offen erfolgen.

OPERATION

Arthroskopische Entfernung freier Gelenkkörper, Arthrolyse

Indikation: Schmerzhafte Gelenkblockierung und Bewegungseinschränkung.
Spezielle Instrumente: Arthroskopieeinrichtung.
Positionierung: Rückenlage mit 90°-Abduktion der Schulter und 90°-Flexion des Ellenbogengelenks.

Operationsprinzip
- Anlage eines antero-medialen und eines anterolateralen Portals mit Inspektion des vorderen Gelenkkompartiments. Entfernung freier Gelenkkörper mit der Fasszange
- Inspektion des posterioren Kompartiments durch postero-laterales Portal mit Entfernung freier Gelenkkörper aus der Fossa olecrani
- Arthrolyse durch Durchtrennung der ventralen Kapsel

Komplikationen
Läsion der Hauptnerven bei Anlage der Zugänge, Einblutung in das Gelenk, Kapselruptur bei großem Füllungsdruck. Gefäß-, Nervenschäden bei vorsichtiger ventraler Arthrolyse.

Nachbehandlung
Frühfunktionelle Therapie ohne Ruhigstellung. Nach Herdanbohrung erfolgen Spongiosaplastik und Dissekatrefixation, Bewegen ohne Belastung für 6 Wochen.

Endoprothetischer Gelenkersatz

Die Alloarthroplastik des Ellenbogengelenks ist vor allem bei der rheumatischen Arthritis mit völliger Zerstörung der Gelenkflächen indiziert. Bei bestehender Gelenkinstabilität wird eine halb gekoppelte Prothese bevorzugt. Zur Implantation des Ersatzgelenks wird die Trizepssehne temporär abgelöst und das Radiusköpfchen reseziert. Postoperativ wird der Arm in einer Gilchrist-Bandage positioniert.

Arthrodese

Die operative Versteifung des Ellenbogengelenks kommt in Betracht, wenn funktionsverbessernde Eingriffe nicht mehr möglich sind. Das Humeroulnargelenk wird nach beugeseitiger Verlagerung des N. ulnaris und Resektion des Radiusköpfchens in einer Rechtwinkelstellung versteift. Bevorzugt angewandt wird die Kompressionsarthrodese mithilfe einer entsprechend geschränkten 12-Loch-DC-Platte.

19.2.4 Distale Bizepssehnenruptur

Die Ruptur ereignet sich meist auf dem Boden einer degenerativen Vorschädigung. Durch den Ausfall des kraftvollen Unterarmbeugers und Supinators resultiert eine erhebliche Einschränkung der Gebrauchsfähigkeit des Arms. Im Gegensatz zur proximalen Ruptur der langen Bizepssehne ist deshalb immer die operative Refixation angezeigt.

Therapie

Durch einen Schnitt distal der Ellenbeuge wird die nach proximal geschlupfte Sehne aufgesucht und an der Tuberositas radii refixiert, bevorzugt durch transossäre Refixation (z. B. All-Suture-Anker). Die Reinsertion wird durch eine Oberarmorthese, die die Streckung limitiert, 4–6 Wochen entlastet.

19.2.5 Sulcus-ulnaris-Syndrom

Druck- oder Dehnungsschaden des N. ulnaris im Sulcus ulnaris humeri.

Therapie

Die operative Therapie besteht in der Dekompression des N. ulnaris durch Neurolyse und Reduktion der Nervenspannung durch Verlagerung auf die Beugeseite des Ellenbogengelenks. Postoperativ wird für 2 Wochen eine Oberarmgipslongette in 90°-Winkelstellung gegeben.

OPERATION

Dekompression und Verlagerung des N. ulnaris

Indikation: Parästhesie bzw. Hypästhesie im Ulnaris-Versorgungsgebiet, Parese mit Atrophie der Mm. interosseii, Mm. lumbricalis III und IV und M. adductor pollicis.
Spezielles Instrumentarium: Nervenbändchen.
Positionierung: Rückenlage bei Abduktion und Außenrotation des Arms auf einem Armtisch.
Zugang: Longitudinale Inzision von 6–8 cm. Schonung der Äste des N. cutaneus antebrachii medialis.

Operationsprinzip
- **Isolierte Dekompression:** Spaltung des Cubitaltunnel-Retinakulums und der Flexor-carpi-ulnaris-Aponeurose
- **Subkutane Vorverlagerung:** Bei Subluxationstendenz des Nervs oder bei knöcherner Einengung des Sulcus ulnaris. Erweiterung der bogenförmigen Inzision bis 15 cm dorsal des medialen Epicondylus, Aufsuchen und Durchtrennung der Strutherschen Arkade, Entfernung des medialen Septum intermusculare, Durchtrennung des Cubitaltunnel-Retinakulums und Vorverlagerung des ungeknickt verlaufenden N. ulnaris vor den medialen Epicondylus. Subkutane Tunnelbildung zur Fixierung des Nervs

Komplikationen
Schädigung des N. ulnaris und seiner abgehenden Äste.

Nachbehandlung

Ruhigstellung in Oberarmgipsschiene für eine Woche. Vorsichtige Extension in der 2. und 3. Woche.

19.2.6 Ellenbogensteife

Die intra- oder extraartikulären Verwachsungen des Ellenbogengelenks mit passiver Bewegungseinschränkung haben häufig eine posttraumatische Genese. Ist nur der Gelenkraum betroffen, spricht man von einer Arthrofibrose. Wenn es zusätzlich zu einer Schrumpfung der Gelenkkapsel und der Muskulatur gekommen ist, handelt es sich um eine Kontraktur. Die Ankylose dagegen ist eine knöcherne Durchbauung des gesamten Ellenbogengelenks oder des proximalen Radio-Ulnargelenks.

Therapie

Die Indikation zum operativen Vorgehen ist gegeben, wenn eine mindestens 3-monatige konservative Übungsbehandlung die Beugefähigkeit nicht über den rechten Winkel verbessert.

Arthroskopische Arthrolyse

Mit der arthroskopischen Technik können intraartikuläre Verwachsungsstränge gelöst, der Gelenkknorpel von Pannus befreit und die Fossa olecrani bzw. coronoidea ausgeräumt werden. Ein vorsichtiges Débridement kann die Beweglichkeit verbessern.

Offene Arthrolyse

Bei stärkeren Kontrakturen mit Sehnenverkürzungen und Zerstörung der Gelenkflächen ist ein offenes Vorgehen notwendig. Über einen dorsalen Zugang wird die Trizepssehne durchtrennt und das Gelenk dargestellt. Neben einer modellierenden Resektion des Humeroulnargelenks wird regelmäßig auch das Radiusköpfchen entfernt und der N. ulnaris nach ventral verlagert. Gegebenenfalls muss auch die Trizepssehne verlängert werden, um genügend Beugung zu erreichen.

19.3 Hüftgelenk

19.3.1 Hüftdysplasie, angeborene Hüftluxation

Es besteht eine Entwicklungsstörung der Pfanne (Pfannendysplasie), die zu Dezentrierung, Subluxation oder Luxation des Kopfs führt. Bei der Geburt ist die Pfannendysplasie vorhanden, zur Luxation kommt es allerdings meist erst postnatal (angeborene Hüftluxation). Klinische und radiologische Zeichen der Hüftdysplasie sind eine steile und flache Hüftgelenkspfanne, ein vergrößerter CCD-Winkel und eine vermehrte Antetorsion des Schenkelhalses.

Therapie

Das Therapieprinzip besteht in der Reposition und Retention mit tiefer Zentrierung des Hüftkopfs in der Pfanne. Dadurch soll eine Nachreifung mit Ausbildung einer guten Pfannenüberdachung erreicht werden. Bei einer Dysplasie ohne Dislokation und Dezentrierung des Kopfs genügt die funktionelle Behandlung mit einer Spreizhose. Dezentrierte Gelenke können mit der Pavlik-Bandage reponiert und anschließend im Hocksitzgips oder mit einer Retentionsschiene stabilisiert werden. Wenn dies nicht gelingt, wird eine offene Reposition vorgenommen.

Offene Reposition

Sie ist notwendig, wenn strukturelle Hindernisse die konservative Kopfeinstellung verhindern. Nach Entfernung des Repositionshindernisses kann der eingestellte Kopf temporär mit einem transartikulären Bohrdraht stabilisiert werden. Gegebenenfalls sind zusätzliche Eingriffe zur Verbesserung der Pfannenüberdachung und der Winkelposition des coxalen Femurendes angezeigt.

OPERATION

Offene Hüftreposition

Indikation: Nicht reponierbare Hüftluxation.
Spezielle Instrumente: Nukleusfasszange, Kirschnerdraht und Bohrmaschine. Bildwandler.

Positionierung: Rückenlage.
Zugang: Vorderer Zugang lateral der Crista iliaca mit Ablösung des Gluteus medius und des Tensor fascie latae vom Ileum.

Operationsprinzip
- Resektion der Pars reflecta vom M. rectus femoris und T-förmige Kapselinzision, Resektion des Lig. capitis femoris, Ausräumung der Pfanne mit Durchtrennung des Lig. transversum
- Tiefe Kopfeinstellung unter Abduktion und Innenrotation mit eventueller transartikulärer Bohrdrahtfixation unter Bildwandlerkontrolle
- Kapselnaht, Refixation der Muskulatur, Wundschluss

Komplikationen

Verletzung des N. gluteus superior, ungenügende Kopfzentrierung, Reluxation, Verlagerung und Bruch des Bohrdrahts, Hüftkopfnekrose.

Nachbehandlung

Sitz-Hock-Gips in 90°-Flexion und 40°-Abduktion für 6 Wochen. Entfernung des Kirschnerdrahts nach 4 Wochen.

Pfannenverbessernde Eingriffe

Dadurch soll der eingestellte Kopf besser stabilisiert und der Entwicklung einer sekundären Arthrose vorgebeugt werden. Folgende Verfahren stehen zur Verfügung:

OPERATION

Pfannendachplastik (Acetabuloplastik) nach Pemberton

Indikation: Flache Pfanne mit unzureichender Kopfüberdachung bei Kleinkindern bis zum 2. Lebensjahr.
Spezielle Instrumente: Meißel, Spreizzange, Knochenspan, Bildwandler.
Positionierung: Rückenlage.
Zugang: Vorderer Zugang lateral der Crista iliaca mit Ablösung der lateralen Muskulatur bis zum Foramen ischiadicum.

Operationsprinzip
- Einmeißeln des Os ileum oberhalb des Kapselansatzes (5–7 mm) bis zur Y-Fuge unter Bildwandlerkontrolle
- Herunterklappen des Pfannendachs und Einsetzen eines keilförmigen Knochenspans in den Osteotomiespalt
- Refixation der abgelösten Muskulatur, Wundschluss, gepolsterter Becken-Bein-Fußgips

Komplikationen

Nervenläsionen, Korrekturverlust durch Spanbruch oder Spandislokation.

Nachbehandlung

Es erfolgt eine Ruhigstellung im Becken-Bein-Fußgipsverband in mittlerer Abspreizung und Rotationsstellung für 6 Wochen.

OPERATION

Beckenosteotomie nach Chiari

Indikation: Hüftdysplasie mit unzureichender Kopfüberdachung ohne höhergradige Coxarthrose (4.–45. Lebensjahr).
Spezielle Instrumente: Viernsteinhebel, oszillierende Säge, Spezialmeißel, Kirschnerdraht oder lange Spongiosaschraube, Bildwandler.
Positionierung: Rückenlage.
Zugang: Vorderer Zugang mit Hautschnitt lateral des Beckenkamms. Subperiostales Abpräparieren der Muskulatur bis zum Foramen ischiadicum majus und Einsetzen der Viernsteinhebel.

Operationsprinzip
- Markierung der Osteotomiehöhe unter Bildwandlerkontrolle. Leicht nach medial ansteigende Osteotomie oberhalb des Kapselansatzes
- Medialisierung des distalen Fragments unter Interposition der oberen Kapsel und Fixation der Korrekturstellung mit Kirschnerdraht oder langer Spongiosaschraube unter Bildwandlerkontrolle. Dann Wundschluss mit Readaptierung der Glutealmuskulatur

Komplikationen

Möglich sind Verletzungen der Vasa glutea, weil die Osteotomie zu hoch, zu tief oder zu abfallend erfolgte. Ferner kann es zu einer ungenügenden Überdachung, einer transartikulären Lage des Kirschnerdrahts bzw. der Schraube oder einer Läsion des N. cutaneus femoris lateralis kommen.

Nachbehandlung

Frühe Mobilisation, Entlastung des Beins für 8 Wochen.

Beckenosteostomie nach Salter

Das oberhalb der Hüftpfanne durchmeißelte Becken wird mit dem Acetabulum nach unten über den Femurkopf gebogen. Der Drehpunkt liegt im Bereich der Symphyse. Der Osteotomiespalt wird mit einem autologen Beckenkammspan überbrückt (2.–6. Lebensjahr).

Dreifachbeckenosteotomie nach Tönnis oder Ganz

Das Prinzip besteht in der Verschiebung bzw. Rotation der Pfanne nach vorne schräg lateral nach Dreifachosteotomie von Sitz-, Darm- und Schambein nahe des Acetabulums (Tripleosteotomie nach dem 12. Lebensjahr). Die Darm- und Schambeinosteotomie findet über zwei ventrale Zugänge, die Sitzbeinosteotomie über einen glutealen Zugang statt. Bei dieser Operation handelt es sich um einen großen Eingriff, der in entsprechenden Zentren durchgeführt werden sollte. Als Komplikationen gelten N.-ischiadicus-Parese, Blutung aus den Glutealgefäßen, Glutealinsuffizienz und Pseudarthrosenbildung des Sitzbeins.

Intertrochantäre Korrekturosteotomien

Mit diesen Eingriffen werden Fehlstellungen und pathologische Veränderungen des coxalen Femurendes korrigiert.

Derotationsvarisierungsosteotomie (DVO)

Die Operation wird im Kindesalter zur Korrektur eines zu steilen und antetorquierten Schenkelhalses durchgeführt. Das Ziel ist eine gute Zentrierung des Kopfs, eventuell in Kombination mit einer offenen Einstellung und pfannenverbessernden Osteotomien.

Intertrochantäre Varisierungsosteotomie

Bei Jugendlichen und jungen Erwachsenen erfolgt in der Regel die Varisierung ohne Derotation. Die Fixation wird nach Entnahme des intertrochantären Korrekturkeils als Plattenkompressionsosteosynthese durchgeführt.

Schenkelhalsverlängerungsosteotomie

Diese kann bei kurzem Schenkelhals mit relativem Trochanterhochstand nach Luxationsperthes (oft in Kombination mit einer periacetabulären Pfannenschwenkosteotomie und Trochanterdistalisierung) normale anatomische Verhältnisse schaffen.

OPERATION

Intertrochantäre Korrekturosteotomie

Indikationen: Korrektur einer Fehlstellung des coxalen Femurendes.
- Varisierungsosteotomie: Hüftdysplasie, Coxa valga, Morbus Perthes, Coxarthrose
- Valgisierungsosteotomie: Coxa vara, Coxa epiphysiaria, Protrusio acetabuli
- Flexions- oder Unterstellungsosteotomie: Hüftkopfnekrose, Schenkelhalspseudarthrose
- Schenkelhalsverlängerung mit Trochanterdistalisierung: Schenkelhalsverkürzung mit Trochanterhochstand

Spezielle Instrumente: Winkelplattensetzinstrument, Plattenspanner, Knochenfasszange, Bildwandler.
Positionierung: Rückenlage.
Zugang: Laterale Standardinzision mit Ablösung des proximalen Vastus und Darstellung des intertrochantären Gebiets.

Operationsprinzip
- Markierung der Osteotomiehöhe (unter Bildwandlerkontrolle) bzw. der intertrochantären Keilentnahme
- Markierung der Rotation, Einbringen eines Kirschnerdrahts (beim Kind) oder des Plattensetzinstruments unter dem vorausberechneten Winkel bis zur gewünschten Klingenlänge unter Bildwandlerkontrolle in zwei Ebenen
- Entnahme des Korrekturkeils mit der Säge mit medialer, lateraler oder vorderer Basis je nach angestrebter Korrektur
- Einbringen der Winkelplatte und Reposition der Fragmente. Bei Varisierung Unterstellung des distalen Fragments unter Beachtung der Rotation, Plattenverschraubung unter Bildwandlerkontrolle. Verwendung eines Plattenspanngeräts oder einer DC-Platte; klinische Kontrolle der Rotation
- Reinsertion des Vastus lateralis, schichtweiser Wundschluss unter Einlegen einer Redon-Drainage, Kompressionsverband, Röntgenkontrolle

Komplikationen
Möglich sind eine varisierende Überkorrektur mit Beinverkürzung und pelvitrochantärer Muskelinsuffizienz, Rotationsfehler bei Missachtung der Rotationsmarkierung, falsche Plattenlage, Plattenausbruch. Be-

schrieben wurde auch eine ungenügende Kompression der Osteotomie mit verzögerter oder ausbleibender Durchbauung.

Nachbehandlung

Positionierung auf Braunscher Schiene. Assistierte Bewegungsübungen ab 1. postoperativen Tag. Entlastung beim Erwachsenen für 6–8 Wochen je nach Röntgenkontrolle.

19.3.2 Hüftkopfepiphysenlösung

Lockerung der Wachstumsfuge zwischen Schenkelhals und Kopf mit plötzlicher oder langsamer Trennung des Zusammenhangs und Verschiebung der Kopfkalotte (Epiphysiolysis capitis femoris acuta bzw. lenta).

Therapie

Die Behandlung ist operativ, da konservative Maßnahmen den Gleitprozess nicht sicher aufhalten können. Das operative Vorgehen richtet sich nach dem Grad der Dislokation.

Kopfreposition und Fixation

Bei akutem Abrutschen kann die Kopfkalotte durch vorsichtige Abduktion und Innenrotation des Beins schonend reponiert und mit Kirschnerdrähten fixiert werden. Wegen der Gefahr einer Kopfnekrose darf bei der Reposition keine Gewalt angewendet werden. Gleitwinkel bis zu 30° können toleriert werden. Eine prophylaktische Stabilisierung wird bei noch offener Wachstumsfuge auch auf der Gegenseite vorgenommen.

OPERATION

Epiphysenspickung

Indikationen: Epiphysiolysis capitis femoris acuta, Epiphysiolysis capitis femoris lenta (bis 30°), prophylaktische temporäre Epiphysiodese.
Spezielle Instrumente: Kirschnerdrähte 3 mm, oder kanülierte Schrauben, Bildwandler.
Positionierung: Rückenlage.
Zugang: Lateraler Zugang am proximalen Oberschenkel.

Operationsprinzip
- Schonende Reposition der Kopfkalotte durch Zug, Abduktion und Innenrotation des Beins unter Bildwandlerkontrolle
- Epiphysenspickung mit drei Kirschnerdrähten von lateral unter Bildwandlerkontrolle, Umbiegen der Drahtenden und Röntgenkontrolle in zwei Ebenen. Statt Drähten werden auch Schrauben verwendet.

Komplikationen

Sind die Drähte zu kurz, fassen sie den Kopf nicht. Sind die Drähte zu lang oder gewandert (lateral nicht umgebogen), ragen sie in das Gelenk.

Nachbehandlung

Teilbelastung für 6 Wochen. ME nach Epiphysenverschluss.

Intertrochantäre Korrekturosteotomie nach Imhäuser

Bei persistierendem Gleitwinkel zwischen 30° und 50° kann die intertrochantäre Aufrichtungsosteotomie mit Rotationskorrektur eine Normalisierung der Kalotten-Pfannen-Position herbeiführen. Weber führt zusätzlich eine Epiphysiodese durch.

19.3.3 Hüftkopfnekrose

Ischämische Nekrose des Hüftkopfs im Kindes- (Morbus Perthes) oder im Erwachsenenalter mit stadienhaftem Verlauf (primäre oder idiopathische Nekrose, sekundäre Nekrose).

Therapie

Das Ziel der Therapie sind der Wiederaufbau bzw. die Erhaltung des Hüftkopfs in Normalform. Beim **Morbus Perthes** kann der spontane Wiederaufbau des Kopfs unter Entlastung abgewartet werden. In geeigneten Fällen lässt sich durch eine intertrochantäre Varisierungsosteotomie oder Beckenosteotomie das Containment (möglichst vollständige Überdachung) verbessern.

Bei der **Hüftkopfnekrose des Erwachsenen** kann im Stadium 1 und 2 (erste bildgebende Veränderungen) durch Anbohrung der Nekrose bzw. der zentralen

Markraumdekompression mit Spongiosaauffüllung die Revitalisierung des Kopfs erreicht werden. In Stadium 2 und 3 (Sequestrierung des Kopfs) kann durch eine intertrochantäre Umstellungsosteotomie der Nekroseherd aus der Belastungszone gedreht werden. Im Stadium 4 (Zusammenbruch des Hüftkopfs) bleibt nur der totalendoprothetische Ersatz.

19.3.4 Coxarthrose

Degenerative Veränderungen des Hüftgelenks mit schmerzhafter Funktionsbehinderung. Ätiologisch kann zwischen der primären Coxarthrose unbekannter Ursache und der sekundären Coxarthrose bei nicht vollständig ausgeheilten Hüftgelenkserkrankungen oder nach Traumata unterschieden werden.

Therapie

Das Therapieziel besteht in der Schmerzminderung und Verbesserung der Beweglichkeit, ggf. auch in der Vermeidung der Progredienz des Leidens. Konservative Maßnahmen können den OP-Termin hinauszögern, meistens aber nicht verhindern.

Periazetabuläre Umstellungsosteotomie (PAO)

Diese Operation wird bei präarthrotischen Deformitäten des Acetabulums angewendet, insbesondere bei Dysplasien der Hüfte. Sie dient der Verbesserung der Hüftgelenkkongruenz und der Stabilität, indem das Acetabulum so umgestellt wird, dass es den Femurkopf besser abdeckt. Durch diese bessere Lastverteilung können degenerative Veränderungen verlangsamt oder gestoppt werden. Zusätzlich kann eine Verbesserung der Knorpelvoraussetzungen und der Gelenkmechanik erreicht werden. Wichtig ist, dass durch die Umstellung keine zusätzliche Gefährdung der Durchblutung des Hüftkopfs erfolgt, wodurch das Risiko für eine Hüftkopfnekrose minimiert wird. Die Operation erfolgt in Rückenlage unter Röntgendurchleuchtung und in der Regel unter Vollnarkose. Ein steriles Setting ist essenziell, wobei der Zugang über einen lateralen oder anterioren Zugang zur Hüfte erfolgt, abhängig von der geplanten Osteotomie.

Endoprothetischer Gelenkersatz

Die Totalendoprothese (Ersatz von Kopf und Pfanne) kommt bei fortgeschrittener Coxarthrose in Betracht. Eine Hemiprothese (Kopfersatz) wird regelhaft bei Schenkelhalsfrakturen alter Menschen vorgenommen, deren Allgemeinzustand keinen größeren Eingriff erlaubt. Die neuen Gelenkkörper können zementfrei oder zementiert implantiert werden. Der Knochenzement besteht aus zwei Komponenten, die zu Polymethylmetacrylat (PMMA) aushärten. Dem Knochenzement als Trägersubstanz können testgerecht Antibiotika zugemischt werden, die bei infizierten Gelenksituationen zum Einsatz kommen, z. B. Gentamycin-Knochenzement. Eine Hybridprothese besteht aus einer zementfreien Pfanne und einem zementierten Schaft.

Material und Gleitpaarung der Prothesen sind verschieden. Die Pfanne besteht aus Metall mit einem Inlay aus Polyethylen, Metall oder Keramik. Der Schaft besteht aus verschiedenen Metalllegierungen (z. B. Kobalt, Chrom, Stahl oder Titan), der Prothesenkopf aus Metall oder Keramik. Daraus können verschiedene Gleitpaarungen kombiniert werden. Die Standardpaarung ist die Kunststoffpfanne (hoch vernetztes Polyethylen) mit dem Keramikkopf (Aluminiumoxidkeramik). Pressfitpfannen können zusätzlich mit Schrauben stabilisiert werden.

Für die **Revisionsendoprothetik** kommen zementfreie, längsovale oder übergroße Pfannenimplantate in Betracht. Bei schweren Destruktionen verwendet man Pfannenstützschalen, die mit Spongiosaunterfütterung oder durch metallene Augmente eingebracht werden können. Revisionsschaftprothesen sind in der Regel modular aufgebaut. Es gibt sie in anatomischer Form, die sich im Femurschaft verklemmen oder einzementiert werden.

OPERATION

Primäre Hüfttotalendoprothese

Indikationen: Fortgeschrittene Coxarthrose, Hüftkopfnekrose, Schenkelhalspseudarthrose, Tumoren.
Spezielle Instrumente: TEP-Instrumente, Zementmischsystem, Jet-Lavage.
Positionierung: Rückenlage, seitlich antero-lateraler oder direkter vorderer Zugang oder Seitenlage mit hinterem Zugang.

Operationsprinzip

- Darstellung und Resektion der Gelenkkapsel, Osteotomie des Schenkelhalses, Kopfextraktion

- Darstellung und Ausfräsen des Acetabulums, Prüfung des Pfannensitzes (Röntgen), Einbringen der Originalpfanne, Überprüfung der Primärstabilität, Einlegen des Polyethyleninlays
- Eröffnen der Femurmarkhöhle, Aufraspeln des Femurschafts mit Formraspeln (eventuell Probereposition mit liegender Formraspel). Einschlagen der Originalprothese, Probereposition mit Probekopf, Überprüfung von Gelenkspiel und Beinlänge (Bildwandler), Aufstecken des Originalkopfs und Reposition
- Spülung, Blutstillung und schichtweiser Wundschluss bei Einlage von zwei bis drei Redon-Drainagen

Alternativmethode: zementierte Totalendoprothese (Hybrid)

- Bei Schaftzementierung erfolgt Jet-Lavagierung des Femurschafts, danach Einbringung eines Markraumstoppers
- Vakuummischung des Knochenzements
- Einbringen eines Markraumstoppers
- Einbringung des Zements in den Femurschaft mit Zementspritze bei gleichzeitiger Entlüftung mittels Redonschlauch
- Aushärtung vor Reposition abwarten

Komplikationen

Beschrieben wurden Fehlposition von Pfanne und Schaft, Luxationstendenz und Beinlängendifferenz, Perforation oder Sprengung des Femurschafts bei Präparation oder Einschlagen der Prothese, Abriss des Trochanter major und Nervenschädigung direkt oder indirekt durch Hakendruck, Nachblutung mit Hämatom, Luxation oder Lockerung der Prothese, Ermüdungsfraktur der Prothese sowie periprothetische Fraktur.

Nachbehandlung

Sofortige Vollbelastung und Mobilisation noch am OP-Tag. Auf Drainagen wird weitestgehend verzichtet. Bewegungslimitierung nach Maßgabe des Operateurs.

19.4 Kniegelenk

19.4.1 Meniskusläsionen

Meniskusverletzung sind häufige Verletzung des Kniegelenks (Inzidenz: 60–70/100.000; Siebert et al. 2017) und können Funktionsstörungen, Aktivitätsminderung und eine frühzeitige Entwicklung degenerativer Veränderungen des Kniegelenks hervorrufen. Es gibt zwei Grundtypen von Meniskusrissen: Ein traumatischer Meniskusriss ereignet sich bevorzugt im Rahmen einer Distorsion. Ein degenerativer Meniskusriss ist dagegen eine klassische Alterserscheinung, kann aber auch schon in jüngeren Jahren bei Fehlhaltung oder zu großer Belastung des Knies entstehen. Zudem werden unterschiedliche Rissformen unterschieden:

- Längsriss
- Horizontalriss
- Radiärriss
- Lappenriss
- Komplexriss

Der longitudinale basisnahe **Korbhenkelriss** stellt eine Sonderform des Meniskusrisses dar, bei dem die Anheftung des Meniskus sowohl im Vorder- als auch im Hinterhornbereich intakt ist. Weitere Formen sind sogenannte Wurzel- und Rampen-Läsionen.

Therapie

Die konservative Therapie bei einem Meniskusriss konzentriert sich auf die Schmerzlinderung und den Erhalt/die Wiederherstellung der vollen Beweglichkeit des Kniegelenks.

Die operative Therapie erfolgt in Abhängigkeit der Lokalisation des Meniskusrisses und der Rissform. Eine rekonstruktive Operation mittels Meniskusnaht kann in den basisnahen, gut durchbluteten Anteilen des Meniskus erfolgen. In Abhängigkeit der Rissform finden unterschiedliche Nahtsysteme und -techniken Anwendung. Meniskusrisse in der avaskulären Zone werden in der Regel mittels Meniskusteilresektion operativ versorgt.

Meniskusteilresektion

Ziel der Operation ist die Entfernung irreparabel zerstörter und mobiler Meniskusanteile, um Schmerzfreiheit sowie die Vermeidung von Gelenkblockaden und Knorpelschäden durch eingeklemmte Rissfragmente zu erzielen. Der Eingriff erfolgt standardmäßig arthroskopisch. Intraoperativ werden die Länge des Risses, Rissform, Stabilität, Qualität des Gewebes und Lokalisation zur Peripherie beurteilt. Darauf basiert die Entscheidung, ob eine partielle (≤ 50 % der Meniskussubstanz, Erhalt des Faserrings), subtotale (> 50 %) oder totale Meniskektomie durchgeführt werden muss. Bandverletzungen und Achsenfehlstellungen müssen in die Therapieplanung miteinbezogen werden.

OPERATION

Arthroskopische Meniskusteilresektion

Indikationen: Degenerative oder traumatische Meniskusläsion.
Spezielle Instrumente: Arthroskopische Grundausstattung, mechanische Instrumente, Shaver, elektrothermische Instrumente.
Positionierung: Positionierung mit hängendem Unterschenkel im Beinhalter, Blutleere.
Zugang: Antero-lateraler oder zentraler Standardzugang; Anlage des anteromedialen Instrumentenzugangs unter Sicht in Abhängigkeit von den pathologisch veränderten und zu bearbeitenden Strukturen.

Operationsprinzip
- Arthroskopischer Rundgang
- Beurteilung der Meniskusläsion und Resektion in Abhängigkeit von der Rissform
- Radiärriss Innenmeniskus: Resektion durch schrittweises Ausmulden des Meniskus mit Stanzen
- Horizontalriss: Resektion der Ober- oder Unterlippe in Abhängigkeit von der Gewebequalität
- Arthroskopische Gelenkspülung zur Entfernung kleiner Gewebepartikel und Wundschluss

19

Besonderheiten
Teilsynovektomie bei lokaler Synovitis und Plicahypertrophie, Chondroplastik bei Knorpelläsion, laterale Retinakulotomie bei Patellalateralisation.

Nachbehandlung
Kompressionsverband und Eis. Postoperativ sofortige Mobilisation und Belastung; kein Sport für 6 Wochen. Bei Refixation des Meniskus wird eine Orthese bis zu 6 Wochen angebracht, die Belastung richtet sich nach der operativen Versorgung. Sport ist erst nach 3 Monaten erlaubt.

Meniskusrefixation

Auch nach partieller Meniskusentfernung wurde das Auftreten degenerativer Gelenkschäden beschrieben, deshalb gilt heute der Grundsatz, so viel Meniskusgewebe wie möglich zu erhalten. Dies gilt besonders für den Außenmeniskus (AM), da er einen wesentlich größeren Anteil der tibialen Gelenkfläche bedeckt und nach Entfernung des AM schon nach wenigen Jahren Gelenkdegenerationen auftreten.

Die Grundlage für die Meniskusrefixation bilden Studien zur Durchblutung der Menisken, die sich in **drei Zonen** unterteilen lassen. In der äußeren Zone dringen die Blutgefäße in die Meniskusbasis ein und versorgen auf diese Weise einen 2–3 mm breiten Randsaum (rote Zone). Der überwiegende Teil der Menisken ist jedoch avaskulär. Der innere, avaskuläre Bereich wird als weiße Zone bezeichnet, der Übergangsbereich als rot-weiße Zone. Daher werden Meniskusrefixationen nur in der roten und bedingt in der rot-weißen Zone empfohlen.

Dabei kann man sich folgender Techniken bedienen:
- All-inside-Technik: Heute finden vor allem Fadenankersysteme oder resorbierbare Meniskusanker Anwendung, mit deren Hilfe die Meniskusrefixation rein arthroskopisch erfolgt.
- Inside-out-Technik: Die Nähte werden arthroskopisch von innen nach außen gelegt und über einen Hilfsschnitt hinter dem Innenband bzw. Außenband an der Kapsel verknotet (**cave:** N. saphenus!).
- Outside-in-Technik: Die Refixation des Meniskus erfolgt von außen nach innen. Dabei werden die Fäden durch Kanülen eingebracht, arthroskopisch zurückgestochen und an der Kapsel offen geknotet.

19.4.2 Kapselbandläsionen

Komplette oder partielle Ruptur der Kreuz- und Seitenbänder einschließlich der Kapsel.

Ruptur des vorderen Kreuzbands

Ziele der Therapie der VKB-Ruptur sind die Rückkehr zu einem für den Patienten akzeptablen Aktivitätslevel ohne Giving-way-Phänomene (plötzliches Nachgeben bzw. Wegknicken des Kniegelenks) sowie eine adäquate Therapie prognostisch relevanter Begleitläsionen (z. B. Meniskusverletzungen).

Therapie

Nicht jeder Patient mit einer Ruptur des vorderen Kreuzbands (VKB) muss in der akuten Phase operativ versorgt werden. Bei prognostisch relevanten Begleitverletzungen (z. B. behandelbaren Meniskusverletzungen oder distalen Ausrissen des oberflächlichen medialen Kollateralbands), die eine frühzeitige operative Intervention erfordern, ist eine VKB-Rekonstruktion zu empfehlen. Patienten mit isolierter VKB-Läsion können primär mithilfe rehabilitativer Maßnahmen behandelt werden. Bei anhaltenden subjektiven Instabilitätssymptomen (Giving-way-Phänomenen) sowie dem Auftreten von Meniskusläsionen bei initial konservativer Therapie ist die OP anzuraten.

Anatomische Rekonstruktion des vorderen Kreuzbands

Der Einsatz verschiedener autologer Transplantate ist entsprechend der individuellen Anforderungen der Patienten möglich: Semitendinosus- und Grazilissehne, Patellarsehne, Quadrizepssehne und allogene Transplantate.

OPERATION

Arthroskopischer Kreuzbandersatz mit autologem Sehnentransplantat

Indikationen: Symptomatische akute oder subakute Kreuzbandrupturen.
Transplantat: Sehne von M. semitendinosus (ggf. plus Sehne des M. gracilis), in Revisionsfällen auch Quadrizepssehne, Patellasehne.
Spezielle Instrumente: Zielgerät, Kirschner-Drähte, kanülierter Bohrer, Interferenzschrauben.
Positionierung: Positionierung mit hängendem Unterschenkel, Beinhalter mit integrierter Druckmanschette, Blutleere.

Operationsprinzip

- Zunächst diagnostische Arthroskopie und Behandlung von intraartikulären Begleitpathologien
- Offene Entnahme des Sehnentransplantats am hängenden Bein. Zurichtung, Längenbestimmung und Armierung des Transplantats (Vier- oder Dreistrangtechnik)
- Arthroskopische Resektion der Kreuzbandreste, Präparation der Fossa intercondylaris, eventuell Notchplastik
- Zieldrahtbohrung
- Bohrung des femoralen und tibialen Bohrkanals mittels Zielgerät unter arthroskopischer Kontrolle
- Einziehen des Transplantats und Fixation (Kippankerfixierung, Interferenzschrauben oder „Press-fit"-Verfahren)

Besonderheiten

Bei Meniskusläsion Resektion oder Refixation, bei zusätzlicher medialer Bandläsion offene Bandnaht oder ossäre Refixation. Bei Kombinationsverletzung des vorderen und hinteren Kreuzbands darf das vordere Kreuzband nicht ersetzt werden, ohne das hintere Kreuzband zu versorgen. Der primäre Ersatz des vorderen Kreuzbands führt dazu, dass das Kniegelenk in der fixierten hinteren Schublade fixiert wird.

Komplikationen

Beschrieben werden Fehlplatzierung des femoralen und tibialen Tunnels außerhalb der anatomischen Insertionsareale, Verletzungen des Knorpels, Arthrofibrose, Infektion, Tunnelweitung, Impingement bei ungenügender Notchplastik oder belassenen VKB-Stümpfen, mangelhafte Spannung/Fixation des Transplantats. Auch möglich sind endgradige Streckhemmung, Zyklopssyndrom oder verbleibende Instabilität.

Nachbehandlung

Initial erfolgt die Schmerz- und Ergussprophylaxe, Versorgung mit Kniebrace 0°–0°–90° für 6 Wochen. Teilbelastung für 2 Wochen, danach Belastungs- und Bewegungssteigerung zur vollen Streckung. Ab Woche 6 stehen Krafttraining und Koordination im Vordergrund.

Hintere Kreuzbandruptur

Konservative und operative Therapie der hinteren Kreuzbandruptur

Das HKB besitzt prinzipiell eine hohe Selbstheilungstendenz und zeigt bei adäquat durchgeführter konservativer Therapie gute Chancen, sich nach einer stattgehabten Ruptur selbstständig zu regenerieren. Für Kombinationsverletzungen des HKB zusammen mit posterolateralen oder -medialen Kapsel- und Bandstrukturen sowie bei Kniegelenkluxationen steht die operative Therapie im Vordergrund. Bei Versagen der konservativen Therapie wird der Ersatz des hinteren Kreuzbands empfohlen.

Grundsätzlich werden erhaltende von rekonstruktiven Techniken bei der operativen Therapie der HKB-Ruptur unterschieden. Als erhaltendes Verfahren hat sich zunehmend das Internal Bracing (IB) durchgesetzt. Bei den rekonstruktiven Verfahren unterscheidet man die Single-Bundle-Technik (Rekonstruktion des anterolateralen Bündels) von der Double-Bundle-Technik (Rekonstruktion des anterolateralen und posteromedialen Bündels).

19.4.3 Osteochondrale Läsionen

Traumatische oder degenerative Schädigung des Gelenkknorpels und Mitbeteiligung des subchondralen Knochens.

Therapie

Geringgradige oberflächliche Knorpelschäden (ICRS-Grad I und II) stellen altersassoziiert häufige, oftmals klinisch stumme Zufallsbefunde in der MRT oder Arthroskopie dar. Sie rechtfertigen eine konservative Therapie (Anpassung der Belastung, ggf. eine Gewichtsreduktion, Schmerztherapie, intraartikuläre Infiltrationen, Verordnung stabilisierender Orthesen, Stärkung der Muskulatur) unter regelmäßiger Kontrolle einer möglichen spontanen Progredienz. Die operative Therapie richtet sich nach dem Grad der Knorpelläsion. Nach Möglichkeit werden auch zugrunde liegende Pathologien mitbehandelt, z. B. durch Meniskussanierung, Gelenkstabilisierung oder Achsenkorrektur.

Arthroskopische Knorpelglättung (Abrasion)

Aufgebrochene oder instabile Knorpelanteile werden hierbei instrumentell (Shaver/Fasszange/Rongeur) abgetragen (Débridement, Shaving). Durch dieses Verfahren wird keine adäquate Reparaturantwort des Knorpels initiiert, die Therapieform ist somit lediglich symptomatisch und eignet sich vor allem für nicht vollschichtige Defekte.

Knorpelreparative Techniken

Im klinischen Alltag kommen im Wesentlichen folgende chirurgische Techniken zur Anwendung:

- Mikrofrakturierung (MFX)
- Autologe matrixinduzierte Chondrogenese (AMIC)
- Matrixassoziierte autologe Chondrozytentransplantation (M-ACT)
- Osteochondrale Transplantation (OCT)
- Allograft-Transplantation
- Partikulierte Knorpeltransplantate (Minced Cartilage)

Bei der **Mikrofrakturierung (MFX)** kommt es durch die punktförmige Eröffnung des subchondralen Knochens zu einem „Super Clot“ aus mesenchymalen Knochenmarkstammzellen (MSC), die zu Faserknorpel werden. Die Mikrofrakturierung erfolgt in der Regel arthroskopisch, ist technisch einfach und stellt das häufigste chirurgische Knorpelreparaturverfahren dar. Sie wird überwiegend bei kleineren Defekten (< 2–3 cm) angewendet. Die **Nanofrakturierung** stellt eine Weiterentwicklung dar, bei der die Perforation mittels einer 1 mm dicken Nadel, die durch eine kanülierte Ahle geführt wird, erfolgt und eine definierte Eindringtiefe gewährleistet.

Die **autologe matrixinduzierte Chondrogenese (AMIC)** kann arthroskopisch und offen durchgeführt werden und stellt eine Weiterentwicklung der MFX dar. Hier wird die Mikrofrakturierung durch die Applikation eines fibrinfixierten oder aufgenähten bioresorbierbaren Kollagen-Scaffolds ergänzt. Damit können im Vergleich zur MFX potenziell auch größere Defekte versorgt werden.

Knorpeltransplantation

Für größere umschriebene Defekte bestehen folgende Möglichkeiten:

- **Matrixassoziierte autologe Chondrozytentransplantation (M-ACT):** Bei diesem zweizeitigen Verfahren werden die im Rahmen der initialen Arthroskopie gewonnenen Knorpelzellen kultiviert, auf einen Träger aufgebracht und im Rahmen einer zweiten Operation arthroskopisch oder minimal-offen in den Defekt eingebracht. Eine M-ACT erreicht die höchsten Anteile an hyalinähnlichem Ersatzgewebe, was sich positiv auf die Haltbarkeit und Langzeitergebnisse auswirkt.

19

- **Mosaikplastik** (Osteochondral Autologous Transplantation System, OATS): Entnahme eines Knorpel-Knochen-Zylinders aus unbelasteten Anteilen des Femurcondylus und Einpassung in die Defektzone. Insbesondere für Einzelzylinder und kleinere Defekte kann die OCT kurzfristig akzeptable Ergebnisse liefern. Die Entnahmemorbidität ist allerdings zu berücksichtigen.

Osteochondrosis dissecans

Die Behandlung der Osteochondrosis dissecans (OD) richtet sich am Kniegelenk wie auch bei anderen Gelenken nach dem Stadium der Erkrankung (entscheidend sind die Stabilität der OD und die Integrität des Knorpels). Eine frühzeitige Diagnose kann die Prognose der OD signifikant verbessern. Bei stabilen osteochondralen Fragmenten ist eine konservative Behandlung erfolgversprechend. Bei einer fortgeschrittenen OD müssen bei der Therapieentscheidung auch individuelle Faktoren (z. B. Alter, offene Wachstumsfugen und sportlicher Anspruch des Patienten) bedacht werden. Die operativen Therapieverfahren umfassen:

- Antero- oder retrograde Anbohrung: Durchbrechung der Sklerosezone unter arthroskopischer Kontrolle
- Retrograde Spongiosaplastik: Retrograde Anbohrung mittels Hohlfräse und Implantation eines Spongiosazylinders aus dem Femurcondylus
- Refixation des Dissekats: Nach Débridement des Mausbetts und Spongiosaunterfütterung wird das Dissekat mittels Ethipin refixiert
- Dissekatentfernung: Wenn das Dissekat nicht refixierbar ist, wird es entfernt. Danach erfolgt die Matrix-augmentierte Knochenmarkstimulation (M-ACT) mittels Nanofrakturierung

19.4.4 Synoviale Erkrankungen

Synovitis

Die Synovialis (Gelenkinnenhaut) ist eine spezialisierte Schleimhaut, welche die Innenseite der Gelenke, Sehnenscheiden und Schleimbeutel auskleidet. Sie sezerniert den Gelenkschleim *(Synovia)*. Entzündungen der Synovialis gehen häufig mit einer Ergussbildung einher und können bei einer Vielzahl von Patholgien auftreten, z.B. bei intraartikulären Läsionen, Infektionen, rheumatischen Erkrankungen und Tumorerkrankungen. Sonderformen der synovialen Erkrankungen stellen die synoviale Chondromatose und die diffuse Form des tenosynovialen Riesenzelltumors dar, die früher als pigmentierte villonoduläre Synovitis (PVNS) bezeichnet wurde. Sie tritt in der Regel in großen Gelenken auf und zeigt eine hohe Tendenz zu Rezidiven.

Therapie

In Abhängigkeit der zugrunde liegenden Pathologie kann eine teilweise oder komplette Synovektomie notwendig sein. Bei einem Gelenkinfekt handelt es sich um einen chirurgischen Notfall; hier erfolgt im fortgeschrittenen Stadium stets die komplette Synovektomie und Spülung des Gelenkbinnenraums.

- **Partielle Synovektomie:** Sie wird durchgeführt bei lokalen synovialen Veränderungen oder zur Schaffung einer besseren Übersicht bei arthroskopischen Eingriffen.
- **Komplette Synovektomie:** Dieses Vorgehen ist bei gesicherten rheumatischen oder Systemerkrankungen angezeigt. Die Ausschälung der synovialen Membran kann arthroskopisch radikaler, schonender und nachbehandlungsfreundlicher durchgeführt werden als die offene Operation.

Plicasyndrom (Medial-Shelf-Syndrom)

Die medial der Patella verlaufende Synovialfalte (Plica medio-patellaris), verursacht bei Hypertrophie und Fibrosierung meniskusähnliche Beschwerden und Knorpelschädigungen. Bei anhaltenden Beschwerden kann die arthroskopische Plicaresektion mit mechanischen oder motorisierten Instrumenten durchgeführt werden (**cave:** Nachblutungsgefahr).

Poplitealzyste (Bakerzyste)

Flüssigkeitsgefüllte Aussackung der dorsalen Gelenkkapsel mit stielartiger Verbindung zum Gelenk (Bakerzyste) oder als Bursitis semimembranosus. Ursächlich kommt eine rheumatische Grunderkrankung oder eine Kniebinnenläsion (Meniskus) infrage. Die offene Exstirpation der Zyste ist bei Beschwerden mit funktioneller Beeinträchtigung indiziert. Meistens bildet sich die Zyste aber nach arthroskopischer Sanierung des Gelenks von selbst zurück.

Synoviale Chondromatose

Die primäre synoviale Chondromatose (SC) ist eine seltene gutartige Erkrankung der Synovialmembran. Häufige Beschwerden bei SC sind Gelenkschwellung, Schmerzen, Krepitationen und Einklemmungserscheinungen. Charakteristisch sind multiple Knoten aus hyalinem Knorpel in Gelenkspalt, Synovia und angrenzendem subsynovialem Gewebe. Die SC sollte rasch diagnostiziert und behandelt werden, um Gelenkdestruktionen zu vermeiden. Die Therapie der Erkrankung erfolgt chirurgisch mittels kompletter Synovektomie. Diese kann arthroskopisch oder offen durchgeführt werden.

19.4.5 Läsionen des Kniestreckapparats

Rupturen der Quadrizepssehne

Die Quadrizepssehnenruptur tritt meist beim älteren Patienten als Folge eines indirekten Traumas auf der Basis einer degenerativen Vorschädigung auf. Die Rupturstelle der Quadrizepssehne liegt meist ansatznah am oberen Patellapol. Der M. quadriceps femoris ist der einzige Streckmuskel des Kniegelenks, sodass die Quadrizepssehnenruptur zu schweren funktionellen Defiziten führt. Bei partiellen Rupturen mit Erhaltung des Reservestreckapparats wird die Diagnose oft verzögert gestellt. Komplette Rupturen mit vollständigem Streckausfall sind dagegen leicht zu erkennen.

Therapie

Die Operation ist die Therapie der Wahl. Um eine Retraktion der Sehnenstümpfe zu vermeiden, sollte sie möglichst innerhalb der ersten 14 Tage nach dem Trauma erfolgen (frühelektive Operation). Eine bewährte und verbreitete Methode zur operativen Versorgung der Quadrizepssehnenruptur ist die transossäre Refixation über patellare Knochentunnel. Postoperativ erfolgt meist eine Nachbehandlung mittels Teilbelastung und Kniegelenksorthesen für ca. 6 Wochen.

Ruptur des Lig. patellae

Rupturen des Lig. patellae betreffen meistens jüngere Patienten. Die Lokalisation ist in der Regel unterhalb der Patellaspitze. Selten kommt ein Ausriss der Tuberositas tibiae vor.

Therapie

Entsprechend der Versorgung der Quadrizepssehne werden bei einer transossären Refixation von distal 2–3 Bohrkanäle in Patellalängsrichtung angelegt. Die Sehne kann nun mit kräftigem Nahtmaterial gefasst und refixiert werden. Die Position der Patella wird durch eine 1,25 mm starke patellotibiale Drahtcerclage (McLaughlin-Cerclage) gesichert.

Chondropathia patellae

Bei der Chondropathia patellae besteht eine umschriebene retropatellare Knorpelerweichung. Ursache der retropatellaren Knorpelschädigung ist ein Missverhältnis zwischen Belastung und Belastbarkeit des femoropatellaren Gelenks, welches unterschiedliche Ursachen haben kann: Formveränderungen der Patella, Genua valga, Rotationsfehler, eine muskuläre Insuffizienz (Vastus medialis) und allgemeine Bandlaxität werden diskutiert. Die dadurch bedingte Lateralisation der Patella führt zu einer lateralen Hyperpression mit Chondromalazie. Typisch ist der subpatellare Schmerz beim Treppabgehen sowie bei längerem Sitzen mit gebeugtem Kniegelenk. Ist die Belastbarkeitsgrenze des hyalinen Knorpels überschritten, kommt es zur Erweichung, zum Aufbrechen und schließlich zum Knorpelverlust.

Therapie

Die operative Therapie setzt erst nach Ausschöpfung aller konservativen Maßnahmen ein: Antiphlogistika, Physiotherapie, insbesondere Auftrainieren des Vastus medialis, physikalische Therapie, wie z. B. Kryotherapie oder Ultraschall. In der Regel wird zunächst versucht, mit Weichteileingriffen eine Beschwerdeverbesserung zu erzielen, bevor Operationen mit ossären Korrekturen erfolgen. Grundsätzlich sind die operativen Möglichkeiten folgende:

- Arthroskopie des Kniegelenks mit Behandlung der Knorpelläsionen durch knorpelchirurgische Eingriffe
- Bei biomechanischer Ursache durch Patella-Malalignement: offene oder arthroskopische laterale Retinakulotomie zur retropatellaren Druckentlastung oder/und mediale Raffung des Hilfsstreckapparats
- Patellabohrungen: Mehrfache Anbohrung der Patella zur intraossären Druckentlastung und Verbesserung der Durchblutung
- Laterale Patellaverschmälerung: Abtragung der überhängenden lateralen Patellafacette oder der knöchernen Fragmente bei Patella bipartita
- Medialisierung der Tuberositas tibiae: Verminderung der Patellalateralisation und damit des retropatellaren Drucks
- Alloplastischer Gleitlagerersatz oder Patellektomie: Diese Methoden sind bei ausgeprägter retropatellarer Arthrose angezeigt

Patellofemorale Instabilität (PFI)

Die Ursachen der patellofemoralen Instabilität (PFI) sind komplex. Eine Patellainstabilität liegt bei wiederholten Luxationen oder Subluxationen der Patella vor, wenn die Wahrscheinlichkeit einer Reluxation nach Erstluxation hoch ist oder klinisch eine ausgeprägte, den Patienten in seinem Aktivitätsniveau einschränkende Angst vor einer erneuten Luxation vorliegt. Kommt es im Rahmen einer Erstluxation zu einer akuten osteochondralen Abscherverletzung, so ist die zeitnahe Refixation/Entfernung des osteochondralen Fragments ggf. in Kombination mit einer Rekonstruktion der verletzen Strukturen indiziert. Ohne osteochondrale Verletzung wird nach Abklingen der Akutsituation zunächst das Risikoprofil erstellt und ggf. die weiterführende Diagnostik durchgeführt. Dann kann die ursachenspezifische Therapie eingeleitet werden. Die wesentlichen Risikofaktoren für eine PFI sind:

- Trochleadysplasie
- Varus-, Valgus- und Torsionsdeformitäten
- Patella alta
- Pathologische TT-TG (Tibial Tuberosity-Trochlear Groove Distance)
- TT-PCL (Tibial Tuberosity-Posterior Cruciate Ligament Distance)
- Laterale Kontrakturen

Therapie

Der patellofemoralen Instabilität kann eine Vielzahl verschiedener Pathologien zugrunde liegen, die sich häufig wechselseitig beeinflussen und meist weder durch eine alleinige konservative Therapie noch mit einer einzigen operativen Methode behandelt werden können. Daher existieren zunehmend differenziertere Therapiekonzepte mit dem Ziel, eine stabile Patellaführung zu erreichen. Ausgewählte operative Therapiemöglichkeiten sind:

- Instabilität ohne Maltracking: stabilisierende Weichteileingriffe MPFL(Mediales-patello-femorales-Ligament)-Rekonstruktion
- Instabilität und Maltracking aufgrund von Weichteilkontrakturen oder muskulärer Imbalance: laterales Release (Indikation zurückhaltend)
- Instabilität und Maltracking bei pathologischem TT-TG: OP nach Roux mittels Medialisierung der Tuberositas tibiae in Kombination mit MPFL-Plastik
- Bei der Methode nach Elmslie wird die periostverbundene Tuberositas tibiae nur nach medial geschwenkt, aber nicht distalisiert
- Instabilität und Maltracking bei Genu valgum: Valguskorrektur, mediale Weichteilstabilisierung und eine Medialisierung der Tuberositas
- Trochleadysplasie: sulkusvertiefende Trochleaplastik nach Bereiter, MPFL-Rekonstruktion; bei lateraler Kontraktur laterale Retinakulumverlängerung nach Biedert

OPERATION

Tuberositasversetzung nach Roux

Indikationen: Rezidivierende Patellaluxation, laterales Hyperpressionssyndrom.
Spezielle Instrumente: Oszillierende Säge, Spongiosaschraube mit Unterlegscheibe.
Positionierung: Rückenlage, Blutleere.
Zugang: Antero-medialer Zugang. Darstellung des Kniestreckapparats, mediale und laterale Retinakulotomie

Operationsprinzip
- Aussägen der Tuberositas tibiae
- Medialisierung (bei Patella alta zusätzlich auch Distalisierung) der osteotomierten Tuberositas tibiae, Fixation mit Spongiosaschraube, welche die dorsale Kortikalis fasst
- MPFL-Plastik: Der Ersatz des medialen patellofemoralen Ligaments durch die autologe Gracilissehne ist das favorisierte operative Verfahren

Komplikationen

Fehlpositionierung der femoralen Insertion der MPFL-Plastik mit erhöhter Gefahr der Reluxation durch veränderte Biomechanik des medialen Halteapparats und Zunahme des patellaren Anpressdrucks (Schmerzen, fortschreitende retropatellare Arthrose), Reruptur der MPFL-Plastik, anhaltende PFI.

Nachbehandlung

Postoperativ passive und aktiv-assistierte Mobilisation mit Limitation der Extension/Flexion auf 0-0-90° für 4 Wochen mit abnehmbarer Orthese und Teilbelastung.

19.4.6 Gonarthrose

Die Arthrose ist eine nicht entzündliche, degenerative, fortschreitende Erkrankung des Gelenkknorpels, die man in eine primäre und eine sekundäre Form unterteilt. Während die **primäre Arthrose** ohne einen erkennbaren äußeren Grund im Sinne der altersbedingten Degeneration auftritt, ist die **sekundäre Arthrose** die Folge einer äußeren oder auch inneren Veränderung (z. B. traumatisch bedingte Gelenkverletzung, rheumatische Erkrankungen, Kristallarthropathien wie die Gichtarthropathie, Chondrokalzinose, hämophile Arthropathie oder Gelenkinfektionen). Man unterscheidet – je nach Lokalisation – zwischen medialer, lateraler, retropatellarer oder Pangonarthrose.

Therapie

Grundlegend sollte die Wahl der Therapie vom Ausmaß der Knorpelschädigung, patientenindividuellen Risikofaktoren und dem Vorliegen einer Achsdeformität abhängig gemacht werden. Sind die vielfältigen konservativen Behandlungsmöglichkeiten ausgeschöpft, kommen die folgenden gelenkerhaltenden oder -ersetzenden Operationsmethoden in Betracht.

Gelenkerhaltende Operationen

Die arthroskopische Entfernung freier Gelenkkörper oder Meniskusteilentfernung kann bei einem symptomatischen Lappenriss des Meniskus gerade in Anfangsstadien der Arthrose sinnvoll sein. Die Knorpelglättung mit eventueller Entfernung des degenerativ schwer geschädigten Meniskus und lokaler Synovektomie kann vorübergehend Besserung bringen. Bei jüngeren Patienten mit umschriebenen tiefgreifenden Knorpelläsionen kommen bei geeigneten Ausgangskriterien knorpelregenerative Verfahren in Betracht (siehe oben), eventuell in Kombination mit einer Umstellungsosteotomie.

Umstellungsosteotomien

Die Indikation zur gelenkerhaltenden, operativen Therapie der zweit- bis drittgradigen unikompartimentellen Gonarthrose stellt sich für junge und aktive Patienten, bei denen eine extraartikuläre Deformität als Arthroseursache besteht. Es gibt zahlreiche Möglichkeiten der kniegelenknahen Umstellungsosteotomien: femoral, tibial, medial, lateral, Open- oder Closed-Wedge-, Double-Level-Osteotomien. Welches Verfahren sinnvoll ist, entscheidet die präzise präoperative Deformitätenanalyse unter Berücksichtigung pathologischer Gelenkwinkel.
- **Varusdeformität:** Medial öffnende oder lateral schließende Tibiakopfosteotomie mit winkelstabiler Plattenosteosynthese.
- **Valgusdeformität:** Die femorale Osteotomie zur Valguskorrektur kann lateral öffnend oder medial schließend erfolgen.

Der Effekt der gelenkerhaltenden Eingriffe besteht in der Wiederherstellung normaler statischer Verhältnisse (einer geraden Beinachse) und in einer intraossären Druckentlastung.

OPERATION

Tibiakopf-Valgisierungsosteotomie

Indikationen: Varusgonarthrose, Varusfehlstellung posttraumatisch.
Spezielle Instrumente: Oszillierende Säge, winkelstabile Platte, Bildwandler.

Positionierung: Rückenlage, Blutleere. Das Bein muss visuell kontrollierbar sein.

Operationsprinzip
- Anteromedialer Zugang
- Mobilisation des Pes anserinus und Ablösen des oberflächlichen medialen Seitenbands
- Einsetzen eines Hohmann-Hebels entlang der Tibiahinterfläche zum Schutz des dorsalen Gefäß-Nerven-Bündels
- Setzen der Zielbohrdrähte
- Osteotomie in der sagittalen und axialen Ebene, Komplettierung der Osteotomie mit einem Osteotom
- Aufspreizen der Osteotomie mit Meißeln und Einbringen eines Osteotomiespreizers
- Anbringen der winkelstabilen Osteosyntheseplatte
- Intraoperative radiologische Bildgebung
- Wundverschluss, Verband und Röntgenkontrolle

Komplikationen
Fraktur der Knochenbrücke (Hinge-Region), Pseudarthrose, Über- oder Unterkorrektur, Infektion.

Nachbehandlung
Postoperativ erfolgt eine Röntgenkontrolle in zwei Ebenen, danach wird eine abnehmbare Schiene angebracht. Entlastung des Beins für 6 Wochen, dann schrittweise Belastungssteigerung nach Röntgenkontrolle.

Endoprothetischer Gelenkersatz

Der endoprothetische Ersatz des Kniegelenks ist bei ausgeprägter uni- oder bikondylärer Gonarthrose des älteren Menschen indiziert. Es kommen unterschiedliche Prothesentypen zur Anwendung:
- Die unikondyläre Schlittenprothese bei medialseitiger Gonarthrose oder medialer Nekrose des Femurkondylus (Morbus Ahlbäck) mit klinisch ausgleichbarer Beinachsenfehlstellung. Auch ein isolierter Ersatz des lateralen Gelenkkompartiments ist bei entsprechender Indikation möglich.
- Die bikondyläre Totalprothese mit und ohne Ersatz der Patella bei Pangonarthrose mit weitgehend stabilen Bandverhältnissen.
- Die achsgeführte Knieprothese bei schweren Pangonarthrosen mit ausgeprägter Bandlockerung.

Besonderheiten
Laterales Weichteilrelease bei Patellalateralisation, Z-förmige Verlängerung des Tractus ilio-tibialis. Distalisierung des knöchernen Innenbandansatzes bei medialer Bandinsuffizienz. Unterfütterung des Prothesenaufsitzes bei knöchernem Defekt.

Komplikationen
Ausriss der Patellarsehne aus der Tuberositas tibia, Verletzung des Gefäßnervenbündels bei Resektion des Tibiaplateaus, Dehnungsläsion des N. peronaeus bei starker Beugekontraktur, Verletzung des medialen Seitenbands, Femurfraktur bei osteoporotischem Knochen, falsche Dimensionierung und Fehlplatzierung der Prothese, falsche Resektionsebene und verbleibende Achsenfehlstellung, Patellalateralisation oder Luxation bei Nahtinsuffizienz des Streckapparats.

OPERATION

Bikondyläre Knieprothese

Indikationen: Varus- oder Valgusgonarthrose, Pangonarthrose mit ausreichend stabilem Bandapparat.
Spezielle Instrumente: Prothesensieb, Bohrmaschine, Bildwandler (➤ Abb. 19.4).
Positionierung: Rückenlage, eventuell Blutleere. Transparente Abdeckung des Beins.
Zugang: Antero-medialer Zugang; alternativ auch anterolateral bei starkem Genum valgum.

Operationsprinzip
- Eröffnen des Gelenks unter Abtrennung des Vastus medialis von der Rektussehne, Wegklappen der Patella nach lateral, Synovektomie bei Synovialishypertrophie
- Resektion der Tibiagelenkfläche je nach Prothesenmodell mit oder ohne Erhaltung des hinteren Kreuzbands und des seitlichen Bandapparats
- Resektion und Zurichtung des distalen Femurs. Überprüfung der Bandstabilität in voller Streckung und 90°-Beugung. Dann Einsetzen der Probeprothesen in entsprechender Größe und Reposition; Kontrolle der Achse und der vollen Streckbarkeit. Schließlich Einbringen der Originalprothese zementfrei oder mit Zement
- Eventuell Zurichtung der Patella mit Resektion der Gelenkfläche; zementierte oder zementlose Implantation der Patellaprothese. Alternative: Bei guter Patellaerhaltung nur Abtragung von Osteophyten und Denervierung der Patella mit dem elektrischen Messer
- Öffnen der Blutleere, Blutstillung, Spülung, Einlegen von 2 Redon-Drainagen. Naht des Streckapparats mit weiterem Wundschluss

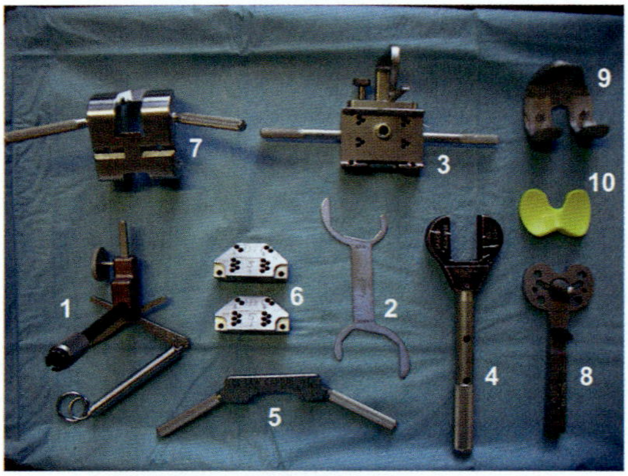

Abb. 19.4 Instrumentarium für den Kniegelenksoberflächenersatz: 1. tibiale Resektionslehre, 2. Messschablone für Femur, 3. Femurresektionslehre, 4. Distanzblock zwischen Femur und Tibia (10 mm), 5. Schutzvorrichtung zum Sägen, 6. Varus-/Valgus-Sägeblock re./li., 7. Femurendbearbeitungslehre (3-in-1-Block), 8. Probetibia mit Haltegriff, 9. Probefemur, 10. Probe-Inlay [O471]

Nachbehandlung

Mobilisation unter Verwendung der Motorschiene ab 1. postoperativem Tag. Schmerzabhängige Vollbelastung an Unterarmstützen, die Beweglichkeit ist freigegeben. Krankengymnastik und Gehschulung.

Arthrodese

Eine dauerhafte Gelenkversteifung kommt am Kniegelenk sehr selten zum Einsatz, kann aber z.B. zur Behandlung einer chronischen periprothetischen Infektion in Betracht kommen. Hauptindikationen sind hier ausgedehnte Knochen- und Weichteildefekte, Verlust des Streckapparats und wiederholtes Infektrezidiv nach Endoprothesenwechsel. Die knöcherne Durchbauung des Kniegelenks kann durch folgende Verfahren erreicht werden:

- Fixateur-externe-Arthrodese oder Ringfixateur (Ilizarov)
- Plattenosteosynthese
- Nagelarthrodese
- Modulare intramedulläre Arthrodese (Endoprothese mit starrem Gelenkmodul)

Die Auswahl richtet sich grundsätzlich nach der individuellen Situation des Patienten und den Erfahrungen des Operateurs. Die intramedullären Verfahren haben sich allerdings zunehmend durchgesetzt.

19.4.7 Arthrofibrose, Gelenkkontraktur

Eine Arthrofibrose ist eine posttraumatische, postinfektiöse und vor allem postoperative intraartikuläre Verklebung und Verwachsung. Die Gelenkkontraktur ist darüber hinaus durch paraartikuläre, kapsuläre, muskuläre und ossäre Strukturveränderungen bedingt.

- **Arthroskopische Arthrolyse:** Entfernung intraartikulärer Verwachsungen, vor allem im Bereich des vorderen Kreuzbands. Nach einer vorderen Kreuzbandplastik kann ein sogenanntes Zyklopssyndrom auftreten, eine knotige Verdickung des vorderen Kreuzbands mit Impingement in der Notch. Zur Beseitigung des Streckdefizits ist ein Débridement des vorderen Kreuzbands mit gleichzeitiger Notchplastik erforderlich.
- **Offene Arthrolyse:** Diese ist meistens bei stärkerem Flexionsdefizit notwendig. Dabei müssen die Verwachsungen zwischen Kniestreckapparat und vorderem Gelenkbereich einschließlich des oberen Rezessus gelöst werden. Notfalls sind auch eine Einkerbung der lateralen Retinakula und eine Verlängerung der Quadrizepssehne erforderlich.

19.5 Unterschenkel und Fuß

Aus der Vielzahl der Erkrankungen werden hier nur beispielhaft einige häufig vorkommende Erkrankungen mit ihren operativen Therapien vorgestellt.

19.5.1 Achillessehnenruptur

Der Großteil aller Achillessehnenrupturen tritt sportassoziiert in der 3.–5. Lebensdekade auf, allerdings kommt es im Zuge der aktuellen demografischen Entwicklung immer häufiger auch zu Achillessehnenrupturen bei älteren Patienten – sie ist daher die häufigste Sehnenverletzung des Menschen. Unabhängig vom Alter bestehen bei fast allen akuten Achillessehnenrissen degenerative Veränderungen in der Rupturzone, besonders häufig 2–6 cm proximal des Ansatzes, da hier die Durchblutung der Sehne kritisch ist.

Therapie

Ist ein adäquates Adaptationsverhalten der Sehnenstümpfe mittels dynamischer Sonografie gesichert (Kontakt der Sehnenstümpfe in 20°-Plantarflexion), kann eine konservative Therapie erwogen werden. Diese hat mit der Etablierung der konservativ-funktionellen Behandlung einen signifikanten Wandel erfahren, konservativ-immobilisierende Verfahren sind damit obsolet. Kommt es sonografisch nicht zu einer Adaptation der Sehnenenden, sollte eine operative Therapie erfolgen. Die früher regelhaft verwendete offene Sehnennaht wurde heute weitgehend durch minimalinvasive und perkutane Nahttechniken abgelöst, sodass das Risiko für Wundheilungsstörungen erheblich reduziert werden konnte, ohne das Risiko einer Reruptur zu erhöhen. Mit modernen Techniken wie der streng subfaszialen Präparation mit dem Dresdner Instrumentarium lässt sich das Risiko für N.-suralis-Schäden, wie sie bei anderen minimalinvasiven Techniken häufiger berichtet wurden, minimieren. Zudem wird bei dieser perkutanen Technik das Peritendineum als wichtige Regenerationsschicht für die Sehnenheilung erhalten.

Perkutane Achillessehnennaht

Technik der perkutanen Achillessehnennaht mit dem Dresdner Instrument nach Amlang.

OPERATION

Perkutane Achillessehnennaht mittels Dresdner Instrumentarium

Indikationen: Vollständige Ruptur der Achillessehne ohne Adaptation der Sehnenenden, hoher funktioneller Anspruch.
Positionierung: Bauchlage, Oberschenkelblutleere, Fußrolle.
Zugang: Hautschnitt medial der Achillessehne, Darstellen und Eröffnen der Unterschenkelfaszie.

Operationsprinzip
- Einführen der Instrumente zwischen Peritendineum und Unterschenkelfaszie und Voranschieben und Platzierung der beiden Instrumente medial und lateral des Achillessehnenansatzes
- Perkutanes Durchstechen des ersten Instruments medial der Achillessehne und des zweiten Instruments lateral und Festhalten der Fäden lateral und Entfernung des ersten Instruments (medial)
- Abschneiden der Nadeln nahe am Fadenende und Zurückziehen auch des zweiten Instruments (lateral)
- Proximale Verankerung der Fäden nach etwas überkorrigierter Vorspannung im Seitenvergleich mittels Matles-Test
- Stechen und Knoten des zweiten Fadens ca. 1–2 cm proximal des ersten Knotens
- Schichtweiser Wundschluss und Anlage der Orthese in Plantarflexion

Komplikationen
Funktionelle Einschränkungen (Kraftverlust bei der Plantarflexion) durch Sehnenelongation, Reruptur.

Nachbehandlung
Die frühfunktionelle Nachbehandlung im Orthesenstiefel wird in zahlreichen Modifkationen bezüglich der postoperativen Plantarfektionsstellung, der Zeit bis zur Vollbelastung und der Orthesentragedauer angewendet. Die frühe Mobilisierung im Stiefel bis zur Neutralstellung des OSG und unmittelbare Vollbelastung sind sicher und führen zu den besten funktionellen Ergebnissen.

Achillessehnenplastik

Mit zunehmender Defektstrecke oder bei chronischen Rupturen werden additive Augmentationsverfahren zur Defektüberbrückung wie freie Sehneninterponate notwendig. Klassische offene Rekonstruktionstechniken sind die V-Y- oder die Umkippplastik. Bei kompromittierten Weichteilen kann es aber sinnvoll sein, sich auf eine Ersatztechnik mittels Flexor-hallucis-longus-Transfer ohne Rekonstruktion der Sehne zu beschränken.

19.5.2 Kapselbandläsionen des oberen Sprunggelenks

Das obere Sprunggelenk wird ligamentär durch den lateralen Kapselbandapparat (Lig. talofibulare anterius, Lig. fibulocalcaneare, Lig. talofibulare posterius), das mediale vierteilige Lig. deltoideum und den Syndesmosenkomplex stabilisiert. Letzterer besteht aus dem anterior-inferioren tibiofibularen Ligament (ATFL), dem posterior-inferioren tibiofibularen Ligament (PTFL), dem distal des PTFL gelegenen, fibrokartilaginösen Lig.

tibiofibulare transversum (TTL) und dem interossären tibiofibularen Ligament (IOL), das sich in die Membrana interossea fortsetzt. Distorsionen und Rupturen betreffen besonders häufig die Außenbänder und die Syndesmose, seltener das Innenband.

Das **Supinationstrauma** zählt mit einer Inzidenz von ca. 1/10.000 pro Tag zu einer der häufigsten Verletzungen des muskuloskeletalen Systems (Lichte et al. 2024). In den meisten Fällen kommt es zu einer Verletzung des Lig. fibulotalare anterius (LFTA) und in bis zu 40 % ist zusätzlich das Lig. calcaneofibulare (LCF) betroffen (Rammelt et al. 2017).

Therapie

Die konservative Therapie ist bei Erstverletzungen die Therapie der Wahl. Dies gilt sowohl für akute Ein- als auch für Zweibandrupturen, wobei sich bei bis zu 20 % der Patienten eine chronische Sprunggelenkinstabilität entwickelt (Kamin et al. 2025).

Eine chronische Instabilität liegt vor, wenn es trotz Ausschöpfen der konservativen Maßnahmen nach 3–6 Monaten weiterhin zu rezidivierenden Supinationstraumata bei subjektiver und objektiver Instabilität kommt. In diesen Fällen sollte eine operative Stabilisierung erwogen werden.

Arthroskopische Außenbandstabilisierung nach Broström

Die direkte Reparatur nach Broström mit der Modifikation nach Gould ist aktuell der operative Goldstandard. Dabei wird eine Raffung der Bandnarbe mit Augmentation durch das Retinaculum extensorum inferius durchgeführt. Diese Operationstechnik führt reproduzierbar zu einer Stabilisierung des Gelenks. Bei genauer Betrachtung zeigt sich aber, dass je nach Studie bis zu 20 % der Patienten aufgrund von belastungsabhängigen Schmerzen und Schwellneigung klinisch nur ein mäßiges oder schlechtes Ergebnis erreichen (Kamin et al. 2025). Ursächlich dafür sind am ehesten unerkannte und damit unbehandelte intraartikuläre Pathologien wie (osteo)chondrale Läsionen, freie Gelenkkörper und/oder Vernarbungen, die auch im MRT schwer detektierbar sind. Entsprechend sollte im Rahmen der operativen Behandlung der chronischen Außenbandinstabilität zusätzlich eine diagnostische Arthroskopie durchgeführt werden. Erfolgt eine Arthroskopie zur Beurteilung und Behandlung von intraartikulären Pathologien, liegt es nahe, ohne weiteren Zugang auch die Stabilisierung der Außenbänder arthroskopisch durchzuführen.

Rekonstruktion der vorderen Syndesmose

Instabile Syndesmosenverletzungen stellen eine Indikation zur operativen Versorgung dar. Deren Prinzip ist, die Diastase von Fibula und Tibia nach der Reposition durch ein Implantat zu verhindern *(Internal Ligament Bracing).* Bei den Implantaten stellt die neuere Kordel-Knopf-Fixation gegenüber der klassischen Stellschraubenfixation eine zunehmende, sichere und reproduzierbare Alternative dar.

OPERATION

Tibiofibulare Syndesmosenversorgung mittels Kordel-Knopf-Konstrukt

Indikation: Instabile Syndesmosenverletzung.
Spezielle Instrumente: 4-mm-Bohrer, Kordel-Knopf-Implantat, Repositionszange.
Positionierung: Rückenlage, Unterschenkelrolle, Oberschenkelblutsperre.
Zugang: Circa 3 cm lange Inzision über der distalen lateralen Fibula.

Operationsprinzip

- Zunächst unter BV-Kontrolle Reposition mit einer spitzen Repositionszange. Absicherung der Reposition kann über das temporäre Einbringen eines Kirschner-Drahts erfolgen
- Anschließend wird ebenfalls unter BV-Kontrolle ein Kirschner-Draht etwa 2 cm proximal des Tibiotalargelenks parallel zur Gelenkfläche eingebracht. In der Horizontalebene verläuft die Richtung des Kirschner-Drahts in etwa 30° aufsteigend. Bei korrekter Kirschner-Draht-Lage wird dieser mit einem kanülierten 4-mm-Bohrer überbohrt
- Knopf-Fadenkordel-Kippanker-Konstrukt (z. B. TightRope™-System) wird anschließend über eine an einem Draht fixierten Fadenkordel durch die Bohrlöcher in Fibula und Tibia geführt
- Der Kippanker wird auf der Kortikalis des medialen Malleolus verkippt und so fixiert. Dann wird das Konstrukt von lateral durch wechselnden Zug an den Fäden gespannt. Dabei wird die fibulotalare Reposition mittels BV kontrolliert
- Nachdem die Fadenkordel am lateralen Knopf verblockt ist, Kürzung und abschließende BV-Kontrolle in 2 Ebenen

- Wundverschluss
- Die korrekte Reposition und Lage der Implantate kann am besten durch eine postoperative Schichtbildgebung (CT) kontrolliert werden

Komplikationen

Nicht anatomische Reposition oder Repositionsverlust, N.-saphenus-Irritation durch medialen Kippanker.

Nachbehandlung

Postoperativ rigide OSG-Orthese mit 20 kg Teilkörpergewicht für 2 Wochen, dann schmerzadaptierte Aufbelastung. Die vollständige Rückkehr zum Leistungssport ist meistens nach 12–16 Wochen möglich.

19.5.3 Arthrose des oberen Sprunggelenks

Degenerativer (posttraumatischer) Verschleiß des oberen Sprunggelenks (OSG) mit schmerzhafter Bewegungseinschränkung.

Therapie

Wenn die konservativen Behandlungsmöglichkeiten ausgeschöpft sind (Antiphlogistika, intraartikuläre Injektionen, Abrollhilfe), kommen je nach Stadium der Erkrankung folgende operative Maßnahmen zur Anwendung:

Gelenkdébridement

Mit Abtragung der knöchernen Anbauten an der Tibiavorderkante und am Talushals kann die Dorsalbeweglichkeit verbessert werden. Bei dem offen oder arthroskopisch durchgeführten Eingriff wird auch ein Weichteildébridement (Teilsynovektomie, Entfernung eines lateralen Meniskoids) sowie die Entfernung freier Gelenkkörper vorgenommen.

Supramalleoläre Korrekturosteotomie

Dieser Eingriff erfolgt bei fehlverheilten Frakturen zur Wiederherstellung normaler Gelenkachsen, um den weiteren Gelenkverschleiß zu stoppen.

Endoprothetischer Gelenkersatz

Die Indikation zur Sprunggelenksprothese stellt die fortgeschrittene Arthrose des oberen Sprunggelenks dar. Wichtige Voraussetzungen dafür sind eine gute Knochenqualität, neutrale Achsstellung, gute Bandstabilität und vorhandene Beweglichkeit des oberen Sprunggelenks. In den systematisch geführten nationalen Prothesenregistern dominieren aktuell die Endoprothesen der 4. Generation die Implantationszahlen (Zwei-Komponenten-Prothesen). Ein Vorteil der endoprothetischen Versorgung ist der Erhalt der Beweglichkeit des OSG, ein Nachteil ist die potenzielle Lockerung der Implantate.

Arthrodese

Die Arthrodese am OSG bietet eine dauerhafte und stabile Lösung für Patienten mit endgradiger Arthrose am OSG. Sie kann offen oder arthroskopisch erfolgen. Ein mittel- bis langfristiges Problem stellen vor allem die Anschlussarthrosen dar. Verschiedene Techniken sind gebräuchlich, so kann die OSG-Versteifung mittels transmalleolärer Schraubenarthrodese oder mittels antero-/retrograder intramedullärer Marknagelung erfolgen. Zur Verbesserung der Abrollfähigkeit kann bei versteiftem oberem Sprunggelenk eine Abrollhilfe erforderlich sein.

OPERATION

Arthrodese des oberen Sprunggelenks

Indikationen: Fortgeschrittene Arthrose, schwere Destruktionen, Defektzustände nach Ausbau einer Prothese, kontrakter Spitzfuß.
Spezielle Instrumente: Oszillierende Säge, Meißel, Kortikalisschraube, eventuell kanülierte Schrauben.
Positionierung: Rückenlage, Oberschenkelblutleere, Fußrolle.
Zugang: Anteriorer Hautschnitt medial des Gefäßnervenbündels zwischen der Sehne des M. tibialis anterior und des M. extensor hallucis longus.

Operationsprinzip
- Eröffnung der Kapsel und Darstellung des oberen Sprunggelenks. Entknorpelung der Gelenkfläche
- Das Gelenk sollte dabei in Neutralposition bezüglich Dorsalextension/Plantarflexion in physiologischer, leichter Rückfußvalgusstellung und neutraler Rotation bis leichter Außenrotation eingestellt werden

- Es gibt unterschiedliche Varianten der Schraubenstabilisierung. Viele Operateure verwenden zwei gekreuzte Schrauben oder zwei Schrauben von medial. Zusätzlich kann eine dritte, von dorsolateral in den Talushals laufende Schraube zur Erhöhung der Stabilität eingebracht werden (➤ Abb. 19.5)
- Eine Kreuzung der Schrauben auf Höhe des Gelenkspalts sollte vermieden werden

Komplikationen

Mögliche Komplikationen bestehen in einer Fehlstellung des Rückfußes, ungenügender Kompression der Arthrodese oder nicht adäquater Schraubenlage.

Nachbehandlung

Entlastung im Walker-Stiefel oder Unterschenkelgips für 6 Wochen. Nach 6 Wochen Röntgenkontrolle, je nach Konsolidierung über 3–6 weitere Wochen schrittweise Aufbelastung in der Walker-Orthese. Anschließend Konfektionsschuhe mit Einlagen, in seltenen Fällen orthopädische Maßschuhe oder orthopädisch zugerichtete Konfektionsschuhe.

19.5.4 Arthrose des unteren Sprunggelenks und des Chopart-Gelenks

Degenerativer Verschleiß des Subtalargelenks, des Talonavikulargelenks (TN-Gelenks) und des Kalkaneokuboid-Gelenks (CC-Gelenks).

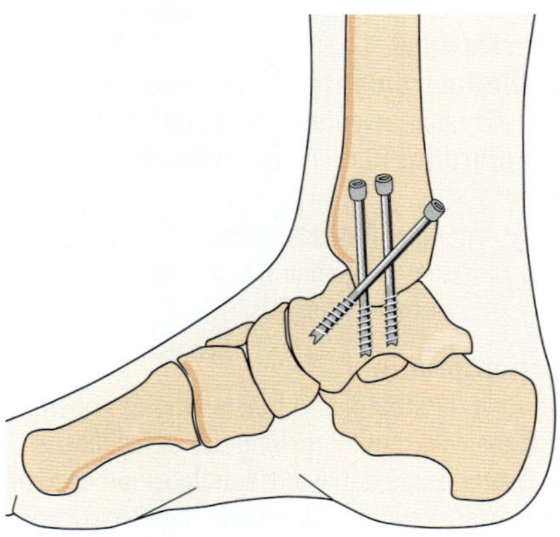

Abb. 19.5 Schemazeichnung einer Schraubenarthrodese OSG [L190, L143]

Therapie

Die operative Therapie besteht in der Versteifung dieser Gelenke, entweder isoliert oder kombiniert als Double- oder Tripple-Arthrodese.

Subtalare Arthrodese

Für die subtalare (Korrektur-)Arthrodese sind zahlreiche operative Techniken beschrieben. Die Indikation ist zumeist die fehlerhaft verheilte Kalkaneusfraktur.

Talonavikuläre Arthrodese

Nach Entknorpelung und Anfrischen kann die TN-Arthrodese mittels Schrauben oder Platten erfolgen.

Triple-Arthrodese

Eine Triple-Arthrodese betrifft alle drei Rückfußgelenke, also Subtalar-, Kalkaneokuboid- und Talonavikulargelenk. Durch zusätzliche Keilentnahme an der Fußwurzel (meist dorsolateral) kann eine bestehende Fußdeformität korrigiert und ein plantigrader Auftritt erreicht werden. Die Arthrodese kann mit Kirschner-Drähten, Schrauben oder Knochenklammern erfolgen.

19.5.5 Kongenitaler Klumpfuß

Der kongenitale Klumpfuß ist die häufigste angeborene Deformität in der Kinderorthopädie. Während früher große gelenkseröffnende Operationen in fast allen Fällen für die Korrektur erforderlich waren, so hat sich in den letzten zwei Jahrzehnten die minimalinvasive Therapie nach Ponseti in fast allen größeren kinderorthopädischen Zentren weltweit durchsetzen können. Diese beruht auf einem exakt definierten Verlauf von redressierenden Gipsverbänden, einer perkutanen Achillessehnentenotomie (pAST) und Schienenbehandlung sowie einem Sehnentransfer zur Therapie von Rezidiven im Kindesalter. In der Folge sind größere Operationen fast ausschließlich bei nicht idiopathischen, syndromalen oder neurogenen Klumpfüßen erforderlich. Auch die funktionellen Ergebnisse haben sich durch diese Behandlung deutlich gebessert.

Therapie

Die konservative redressierende Gipsbehandlung (Ponseti-Methode) sollte in der 2.–3. Lebenswoche beginnen, kann aber bei Anpassungsstörungen oder anderen gesundheitlichen Problemen auch bis zur 6.–8. Lebenswoche hinausgezögert werden. Früher wurde empfohlen, die Therapie so rasch wie möglich zu beginnen. Mittlerweile ist bekannt, dass dies nicht erforderlich ist und es keinen Grund gibt, das Neugeborene und die Mutter diesem Stress auszusetzen. Die Ponseti-Methode beruht auf einer wöchentlichen Gipsredression. Grundsätzlich erfolgt vor Anbringen eines neuen Gipses eine Manipulation und ein Dehnen des Fußes in die maximal mögliche Korrekturstellung, ohne dabei Schmerzen zu verursachen. Nachdem Cavus, Varus, Vorfußadduktus und subtalare Innenrotation mittels Gipsredression korrigiert wurden, wird in bis zu 85 % der Fälle die perkutane Achillessehnentenotomie (pAST) durchgeführt, um die residuelle Spitzfußfehlstellung zu korrigieren (Kraus 2020). Als Rezidivprophylaxe ist dann im weiteren Verlauf eine Fußabduktionsorthese erforderlich.

Klumpfußoperation im Kindesalter

Mit der richtig angewendeten Ponseti-Methode kann in nahezu allen Fällen von idiopathischem Klumpfuß (sogar bei später Vorstellung bis zum 1. Lebensjahr) bei entsprechender Erfahrung und richtiger Anwendung der Methode eine Korrektur erfolgen. Somit ist das klassische, je nach Ausmaß posteriore oder auch peritalare Release nur noch in sehr seltenen Fällen bei sekundären oder syndromassoziierten Klumpfüßen erforderlich. Frühe Rezidive werden durch eine Wiederholung der Ponseti-Methode behandelt, d.h. durch nochmaliges Anlegen mehrerer Gipsverbände korrigiert. Bei einem späteren dynamischen Rezidiv ohne strukturelle Fixierung und bei starker Supinationstendenz durch den M. tibialis anterior kann dessen Sehne auf das Os cuneiforme laterale transferiert werden (Tibialis-anterior-Sehnentransfer, TAST).

Salvage-Prozeduren beim kongenitalen Klumpfuß

Eine effektive Möglichkeit zur Korrektur schwerer, rigider Klumpfußrezidive auch bei schlechten Narben-/Weichteilverhältnissen stellt der externe Fixateur (Ringfixateur) dar. Mit der schrittweisen Korrektur der Fehlstellung kann die Gefahr für Nerven- und Gefäßschädigungen minimiert werden. Bei Kindern kann vor dem 6.–8. Lebensjahr eine Korrektur mit dem externen Fixateur rein über die Weichteildehnung durchgeführt werden, bei älteren Kindern sind meist Osteotomien zur Fehlstellungkorrektur notwendig.

19.5.6 Knick-Senk-Fuß (Pes planovalgus)

Fußdeformität mit Valgusstellung der Ferse (Knickfuß) und Abflachung des Fußlängsgewölbes (Plattfuß).

Therapie

Prinzipiell müssen altersabhängige physiologische Fehlhaltungen von strukturellen Fehlstellungen des Fußes unterschieden werden. Behandlungsbedürftige Pathologien des Fußes sind z.B. der flexible Plattfuß mit Verkürzung der Wadenmuskulatur.

Operation des kindlichen Pes planovalgus

Bei symptomatischen, nicht mehr entwicklungsbedingten flexiblen Knick-Senk-Füßen mit insuffizienter Gewölbebildung werden konservative Maßnahmen mit Einlagenversorgung und physiotherapeutischen Maßnahmen verordnet. Ist diese Therapie nicht erfolgreich oder die Fehlstellung progredient, sind operative Maßnahmen zu erwägen. Mögliche operative Verfahren sind:

- Subtalare Arthrorise
- Medial verschiebende varisierende Kalkaneusosteotomie und Kalkaneusverlängerungsosteomie
- Additive Weichteiloperationen zur Verbesserung des Korrekturergebnisses und Stabilisierung des Fußgewölbes

Operation des Pes planovalgus beim Erwachsenen

Die Einordnung des Krankheitsstadiums eines Pes planovalgus erfolgt anhand der Johnson-und-Strom-

Klassifikation in **flexible** und **rigide Fehlstellungen.** Die Therapie der Tenosynovialitis der Tibialis-posterior-Sehne beinhaltet u. a. Krankengymnastik (exzentrische Dehnung der Wadenmuskulatur, Kräftigung des Längsgewölbes), Einlagenverordnung bzw. die Verordnung von Orthesen. Operative Korrekturen richten sich nach dem Stadium der Erkrankung. Mögliche operative Verfahren, die in unterschiedlichen Kombinationen durchgeführt werden können, sind:

- Kalkaneusverlängerungsosteotomie mit/ohne offene oder minimalinvasive medialisierende Kalkaneusverschiebeosteotomie (MKO) und Flexor-digitorum-longus(FDL)-Sehnentransfer (Stadium II)
- Plantarisierende Cotton-Osteotomie des Os cuneiforme I (Stadium II)
- Débridement/Naht oder Resektion der Tibialis-posterior-Sehnen (Stadium II)
- Rekonstruktion des Spring-Ligaments (Stadium II)
- Double- oder Triple-Arthrodese (Stadium III/IV)

19.5.7 Hallux rigidus (Arthrose des Großzehengrundgelenks)

Der Hallux rigidus ist die häufigste arthrotische Pathologie des Fußes und ein häufiger Grund für operative Maßnahmen. Im fortgeschrittenen Stadium ist die Arthrodese ein etabliertes Verfahren, einzelne Operateure führen aber auch die endoprothetische Versorgung durch.

Therapie

Die operative Therapie richtet sich nach dem Stadium der Erkrankung.

Cheilektomie

In frühen Stadien (bei geringer Arthrose) besteht die Indikation zur keilförmigen Abtragung der dorsalen Osteophyten zur Verbesserung der Dorsalextension. Alternativ kommt die gelenknahe Osteotomie des Grundglieds in Betracht, wenn mit der Cheilektomie keine ausreichende Dorsalextension erreicht werden kann.

Arthrodese des Großzehengrundgelenks

Die Versteifung in Funktionsstellung ermöglicht Schmerzfreiheit. Als Nachteile gelten die Gefahr einer Pseudarthrose und der Ausfall der aktiven Dorsalextension.

19.5.8 Hallux valgus

Laterale Abweichung der Großzehe im Grundgelenk bei Spreizfuß.

Therapie

Die operative Behandlung erfolgt klassischerweise mithilfe distaler und diaphysärer Osteotomien für milde bis moderate Fehlstellungen und mittels proximaler Osteotomien bzw. der modifizierten Lapidus-Arthrodese der fortgeschrittenen Fehlstellungen. Bis auf Opening-Wedge-Osteotomien können mittlerweile sämtliche offenen Verfahren inklusive der Lapidus-Arthrodese auch mit minimalinvasiven Techniken durchgeführt werden.

Operation nach Akin

Ostotomie der Grundphalanx Digitus I und Keilentnahme mit medialseitiger Basis. Nach der Impaktation wird die Osteotomie periostal mit nicht resorbierbarer Naht oder durch Kirschner-Draht gesichert. Diese Methode wird oft in Kombination mit der OP nach Austin durchgeführt.

Chevron-Osteotomie

V-förmige, metaphysäre Osteotomie des I. Strahls. Das Metatarsale-I-Köpfchen wird dabei nach lateral verschoben, wodurch die Ebene der Gelenkfläche korrigiert und die Position des Köpfchens über den Sesambeinen wiederhergestellt werden kann. Zusätzlich wird die medial gelegene Pseudoexostose abgetragen. Es sollte stets ein laterales Release mit lateraler Kapsulotomie und Tenotomie des Adduktorenkomplexes erfolgen.

Scarf-Osteotomie

Das Korrekturpotenzial ist größer als bei der Chevron-Osteotomie, da größere ossäre Kontaktflächen und ein dreidimensionales Korrekturpotenzial bestehen. Dabei erfolgt eine Z-förmige Osteotomie am Metatarsale I, und das Fragment wird nach lateral geschoben, sodass der Intermetatarsalwinkel, der Hallux-valgus-Winkel und auch der distale Gelenkflächenwinkel (DMMA) korrigiert werden können. Wie bei der Chevron-Osteotomie wird ebenfalls die mediale Pseudoexostose abgetragen und ein laterales Release durchgeführt.

Lapidus-Arthrodese

Als Indikation für eine TMT-I-Korrekturarthrodese nach Lapidus gelten eine schwere Hallux-valgus-Deformität, ein Hallux-valgus-Rezidiv, eine TMT-I-Instabilität mit assoziiertem Metatarsus primus varus oder bei schmerzhafter Arthrose (primär, sekundär) des TMT-I-Gelenks.

19.5.9 Hammer- und Krallenzehen

- **Hammerzehe:** Beugung im proximalen Interphalangeal(PIP)-Gelenk, distales Interphalangeal(DIP)-Gelenk normal
- **Krallenzehe:** deutliche Überstreckung im Grundgelenk, Beugung im PIP- und DIP-Gelenk

Isolierte Weichteil- und Sehneneingriffe sollten nur bei flexiblen Kleinzehendeformitäten angewandt werden. Sowohl bei der Hammer- als auch bei der Krallenzehe kann bei einer flexiblen Deformität ein Sehnentransfer der langen Beugesehnen (Flexor-digitorum-longus-Sehnentransfer) auf die Streckerhaube (Operation nach Girdelstone-Taylor) durchgeführt werden. Bei einer kontrakten Krallen- oder Hammerzehenfehlstellung haben sich die Operation nach Hohmann und die PIP-Arthrodese etabliert.

OPERATION

Korrektur der Krallenzehen nach Hohmann

Indikationen: Hammer- und Krallenzehenbildung D II–D V.
Spezielle Instrumente: Listonzange, oszillierende Säge oder Meißel (➤ Abb. 19.6).
Positionierung: Rückenlage, eventuell Regionalanästhesie oder Fußblock.
Zugang: Gerader dorsaler Hautschnitt über dem proximalen Interphalangealgelenk mit ovalärer Exzision eines Clavus und Längsspaltung der Strecksehne.

Operationsprinzip
- Darstellung des Grundgliedköpfchens durch scharfes Ablösen der Gelenkkapsel und des Seitenbands
- Subluxation des Köpfchens nach dorsal, Resektion des Köpfchens unter Schutz der Beugesehne mit Säge, Meißel oder Listonzange
- Korrektur der Fehlstellung durch Einbringen eines transartikulären Bohrdrahts. Dann Naht bzw. Raffnaht der Strecksehne, Einzelknopfnähte der Haut

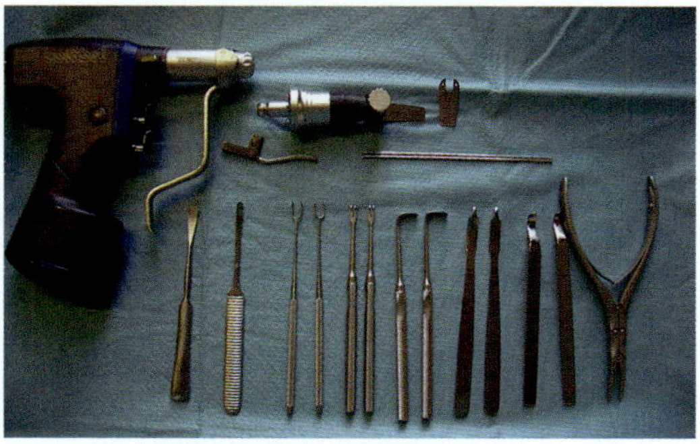

Abb. 19.6 Fußinstumentarium (Auswahl), von links nach rechts: oszillierende Säge, Sägelehre, Raspatorium, spitze Wundhaken, Beck-Haken, Hohmann-Haken, Luer [O471]

Komplikationen
Mögliche Komplikationen sind die Durchtrennung der Beugesehnen, Schwierigkeiten der Zehenkorrektur infolge zu kurzer Resektionsstrecke oder Kontraktur bzw. Luxation des Zehengrundgelenks.

Nachbehandlung
Der Kirschner-Draht wird nach 2 Wochen entfernt, dann ein Zügelverband angelegt. Es erfolgt eine Röntgenkontrolle; Einlagenversorgung falls erforderlich.

19.6 Wirbelsäule

19.6.1 Lumbaler Bandscheibenvorfall

Protrusion oder Prolaps der Bandscheibe in den Spinalkanal. Bei Kompression der Nervenwurzeln kann es zu einer Lumboischialgie kommen.

Therapie

Die Therapie des lumbalen Bandscheibenvorfalls ist bei einer erstmalig auftretenden klinischen Symptomatik eine Domäne der konservativen Therapie. Bei rezidivierenden oder therapierefraktären klinischen Symptomen ist ein Strategiewechsel hin zur operativen Therapie indiziert, da eine länger anhaltende Nervenkompression die Gefahr eines persistierenden bzw. irreversiblen Nervenschadens in Verbindung mit schlechteren, klinischen Ergebnissen birgt.

Epidurale Injektionen und Infiltrationen

Ist der vermutete Schmerzausgangspunkt definiert, kann dieser durch eine Infiltration mit einem Lokalanästhetikum zunächst aus diagnostischen Gründen ausgeschaltet werden (probatorische Injektion). Im weiteren Verlauf therapiert man durch wiederholte Infiltrationen, unter Umständen mit zugesetzten Steroiden. Infrage kommen Infiltrationen

- betroffener Nervenwurzeln innerhalb des Wirbelkanals als perineural-epidurale Injektion,
- des Foramen intervertebrale als Spinalnervanalgesie,
- der Wirbelgelenke als sogenannte Facetteninfiltration.

Lumbale Facetteninfiltration

Das Prinzip besteht in der Ausschaltung sensibler Fasern in der Wirbelgelenkkapsel durch vorübergehende Blockade mit einem Lokalanästhetikum.

Perkutane intradiskale Therapie

Die Punktion der lumbalen Bandscheibe mit enzymatischem, mechanischem, wärme- oder laserinduziertem Abbau von Bandscheibengewebe stellt einen minimalinvasiven Eingriff mit allen Komplikationsmöglichkeiten dar. Die intradiskale Therapie kommt deshalb nur bei ausgereizter konservativer Therapie und neurologischen Erscheinungen in Betracht. Je nach Schwere der Bandscheibendegeneration können folgende Verfahren eingesetzt werden:

- Intradiskale elektrothermische Therapie (IDET), bei der eine aufheizbare Sonde (90 °C) an den hinteren Teil der Bandscheibe platziert wird
- Perkutane Laserdiskotomie mit Entfernung von Bandscheibengewebe durch Laser-Vaporisierung
- Perkutane lumbale Diskotomie mit mechanischer Absaugung von Bandscheibengewebe (automatisierte perkutane Diskotomie)
- Chemonukleolyse mit Chymopapain, einem proteolytischen Enzym

Diskotomie

Ziel der operativen Therapie des lumbalen Bandscheibenvorfalls ist es, den protrudierten, extrudierten bzw. sequestrierten Teil der Bandscheibe zu entfernen und so eine Dekompression neuraler Strukturen zu erzielen. Dies sollte unter Erhalt der Stabilität des operierten Bewegungssegments erfolgen. Die Herausforderung besteht darin, den Bandscheibenvorfall auf einem möglichst atraumatischen Zugangsweg zu erreichen. Mittlerweile sind mikrochirurgische Techniken weltweit Standard. Daneben haben sich noch wenige invasive, endoskopische Techniken etabliert, die für bestimmte Indikationen mittlerweile als Therapie der Wahl gelten. Während die endoskopische Operation über eine monoportale Stichinzision durchgeführt wird, erfolgt der mikrochirurgische Eingriff über eine kleine, ca. 1,5–2 cm lange Hautinzision.

Komplikationen

Möglich sind Blutungen aus dem venösen Geflecht des Spinalkanals, Läsionen der Nervenwurzel, eine unvollständige Ausräumung des Bandscheibenvorfalls.

Nachbehandlung

Mobilisierung des Patienten am 1. postoperativen Tag.

Fusionsoperation

Bei ausgeprägter Instabilität des betroffenen Segments kann in gleicher Sitzung oder zu einem späteren Zeitpunkt eine Spondylodese vorgenommen werden. Die inkorporale dorsale Fusion mit Cages, aber auch mit anderen Fusionsverfahren hat sich bewährt.

Bandscheibenprothese

Alternativ zur Fusion kann bei einer mono- und bisegmentalen Instabilität auch eine Zwischenwirbel-Endoprothese eingesetzt werden. Dabei kann die

Funktion des Segments erhalten und die Überlastung der Nachbarsegmente, die langfristig bei Fusionen entstehen, vermieden werden.

OPERATION

Offene lumbale Diskotomie

Indikationen: Persistierende lumbale Wurzelirritation, dringliche Indikation bei Conus-Cauda-Lähmung.
Spezielle Instrumente: Diskotomieinstrumentarium, eventuell Spreiztrichter, ggf. Mikroskop.
Positionierung: Bauchlage mit unterlegten Beckenkämmen, eventuell auch Kniehocklage bei entsprechend abgeklapptem OP-Tisch oder über der Wilson-Schaukel.
Zugang: Medianer Hautschnitt über den Dornfortsätzen nach vorheriger Höhenlokalisation mit dem Bildwandler.

Operationsprinzip

- Abschieben der paravertebralen Muskulatur und Darstellung des Interarcualraums mit Flavektomie. Eventuell Erweiterung des Operationsgebiets durch partielle Resektion benachbarter Bogenanteile. Darstellung der Nervenwurzel, die nach medial weggehalten wird
- Der Bandscheibenvorfall oder die Bandscheibenprotrusion wird dargestellt. Bei einer gedeckten Sequestrierung muss das hintere Längsband inzidiert werden. Fassen eines Sequesters mit der Fasszange und vorsichtiges Herausziehen aus dem Bandscheibenfach; Ausräumung von losem Bandscheibengewebe und eventuell Ausspülung des Bandscheibenfachs. Besonderheit: Bei einer komprimierenden Facettenhypertrophie (knöcherne Lumbalstenose) muss eine partielle Abtragung der Gelenkfortsätze vorgenommen werden
- Überprüfung der dekomprimierten Nervenwurzel, dann schichtweiser Wundschluss unter Einlegen einer subfaszialen Redon-Drainage, Hautnaht und Verband

19.6.2 Spondylolisthesis (Wirbelgleiten)

Als Spondylolisthesis wird das Gleiten eines Wirbelkörpers in sagittaler Richtung in Relation zu dem kaudal davon liegenden Wirbelkörper bezeichnet. Degenerative Spondylolisthesen entstehen durch verschleißbedingte Veränderungen des Bewegungssegments und werden durch eine sagittale Ausrichtung der Facettengelenke begünstigt. Die Schweregrade nach Meyerding Typ 1 und 2 gelten als Low-Grade-Spondylolisthesis, die Typen 3–5 als High-Grade-Spondylolisthesis.

Therapie

Reposition und Spondylodese

Low-Grade-Spondylolisthesen können zunächst konservativ behandelt werden. Hier sind Sportkarenz und Physiotherapie (Dehnung, Detonisierung und Rumpfstabilisierung) sinnvoll. Wenn durch die konservative Therapie keine Besserung der Symptome erreicht werden kann, kann eine operative Versorgung erwogen werden. Für High-Grade-Spondylolisthesen wird primär eine operative Versorgung mit/ohne Reposition des Gleitwirbels empfohlen.

Die operative Versorgung umfasst posteriore Dekompressionen (partielle/vollständige Laminektomie), Repositionstechniken, Osteotomien (z. B. domförmige Osteotomie des Os sacrum) und posterolaterale Fusionen.

19.6.3 Idiopathische Skoliose

Als Skoliose wird eine dreidimensionale Verkrümmung der Wirbelsäule bezeichnet. Bei der kongenitalen Skoliose sind Fehlbildungen oder -segmentierungen der Wirbelkörper ursächlich. Die neuromuskuläre Skoliose entsteht durch eine muskuläre Dysbalance aufgrund von diversen Erkrankungen. Die dritte Hauptgruppe (Ausschlussdiagnose) ist die idiopathische Skoliose. Sie ist die häufigste Form und macht 80 % aller Skoliosefälle aus (Völlner 2023).

Die idiopathische Skoliose kann in verschiedenen Formen auftreten, die jeweils unterschiedliche Behandlungen erfordern. Eine Möglichkeit der Klassifikation der idiopathischen Skoliose erfolgt nach dem Alter der Betroffenen:

- Infantile Skoliose (< 3 Jahre)
- Juvenile Skoliose (3–9 Jahre)
- Adoleszente Skoliose (10–18 Jahre)
- Adulte Skoliose (ab 18 Jahre)

Therapie

Je nach Ausprägung der Skoliose kommen verschiedene Therapieoptionen in Betracht. Neben Alter, Wachstumsfortschritt und Krümmungsausmaß sind auch individuelle Faktoren (Therapieadhärenz, persönliche Präferenz) in die Planung miteinzubeziehen. Der Cobb-Winkel ist das maßgebliche Kriterium für die Eignung spezifischer Therapieoptionen, die von Physiotherapie über Korsettbehandlung zu operativen Maßnahmen reichen können.

Ziele der operativen Therapie sind die optimale dreidimensionale Krümmungskorrektur, die Wiederherstellung der Rumpfsymmetrie und des Schultergeradstands sowie eine Korrektur des Rippenbuckels und des Lendenwulstes bei möglichst kurzer Instrumentationsstrecke.

Operative Verfahren

Es existieren verschiedene operative Verfahren zur Therapie der idiopathischen Skoliose. Unterschieden wird zwischen fixierenden und dynamischen, mitwachsenden Verfahren. Bei Kindern und Jugendlichen mit noch starkem Wachstumspotenzial sind mitwachsende Systeme das Mittel der Wahl. Hier stehen derzeit vor allem zwei Techniken im Mittelpunkt: **Magnetic Expansion Control (MAGEC)** und **Vertebral Body Tethering (VBT).**

Ist das Wachstumspotenzial bereits oder beinahe erschöpft, kann eine Versteifung der Wirbelsäule durchgeführt werden.

19

19.6.4 Osteoporotische Wirbelkörperfrakturen

Die Häufigkeit osteoporotischer Wirbelkörperfrakturen im klinischen Alltag nimmt aufgrund des demografischen Wandels zu und stellt die häufigste osteoporoseassoziierte Fraktur (OF) dar. Frakturmorphologie, mechanische Stabilität sowie die operativen Indikationen und Therapien unterscheiden sich für traumatische und osteoporotische Frakturen von BWS und LWS erheblich, sodass eine eigene Klassifikation für die osteoporotischen Frakturen (OF-Klassifikation) entwickelt wurde.

Therapie

Primäre Ziele der Therapie sind das Erreichen von rascher Schmerzfreiheit und zügiger Mobilisation. Die empfohlene Therapie differiert je nach Frakturtyp. Die konservative Therapie besteht im Wesentlichen aus initialer Bettruhe, adäquater Analgesie, Physiotherapie, physikalischer Therapie und nur selten Orthesenversorgung. Als zementaugmentierende Verfahren für den Indexwirbel stehen die Vertebroplastie und die Kyphoplastie zur Verfügung. Beide Verfahren wirken nachgewiesenermaßen schmerzlindernd. Oft erfolgt die Kombination mit perkutanen Stabilisierungen. Osteoporose ist ein Risikofaktor für Schraubenlockerungen, weshalb eine Schraubenaugmentation konsequent erwogen werden sollte.

Unerlässlich ist die Messung der Knochendichte und Anpassung der operativen Strategien (z. B. Zementaugmentation) sowie des perioperativen Managements. Eine nachgewiesene Osteoporose darf unter keinen Umständen ignoriert werden und muss leitliniengerecht therapiert werden.

OPERATION

Kyphoplastie

Indikationen: Osteoporotische Wirbelkörperkompressionsfrakturen ohne Beteiligung der Hinterkante.
Spezielle Instrumente: Kyphoplastieset, zwei Bildwandler, Knochenzement.
Positionierung: Bauchlage mit unterlegten Beckenkämmen.
Zugang: Paramediane Stichinzision beidseits nach vorheriger Höhenlokalistation mit dem Bildwandler.

Operationsprinzip

- Unter Bildwandlerkontrolle in zwei Ebenen werden die Trokare durch die Pedikel beidseits in den frakturierten Wirbelkörper eingebracht
- Mithilfe extendierbarer Spezialballons, die mit Kochsalzlösung gefüllt sind, wird der frakturierte Wirbel aufgerichtet; Präformierung der Höhle für den Knochenzement
- Einbringen des Knochenzements, Bildwandlerkontrolle in zwei Ebenen, nach Aushärtung Retraktion der Instrumente und Hautnaht

Komplikationen

Möglich sind Verletzungen von Blutgefäßen und Nerven, auch Zementparavasat sowie Zementaustritt in den Spinalkanal.

Nachbehandlung

Mobilisierung des Patienten am 1. postoperativen Tag. Die Belastung orientiert sich an den Beschwerden des Patienten.

LITERATUR

Anders S, Grifka J. Chirurgische Therapie fokaler Knorpelschäden am Knie. Der Orthopäde. 2022; 51: 151–164.

Cohen D et al. Evidence-based treatment of Achilles tendon rupture. Canadian Journal of Surgery. 2023; 66(4): E356-E357.

Duan X, Yang L, Yin L. Arthroscopic arthrodesis for ankle arthritis without bone graft. Journal of Orthopaedic Surgery and Research. 2016; 11: 154.

Frings J et al. Conservative versus surgical treatment for primary patellar dislocation. Deutsches Ärzteblatt International. 2020; 117: 279–286.

Häner M, Petersen W. Behandlung der akuten Verletzung des vorderen Kreuzbands: Immer nur Rekonstruktion? Unfallchirurgie. 2024; 127(1): 8–17.

Kamin K et al. Außenbandverletzungen am oberen Sprunggelenk. Die Unfallchirurgie. 2025; 128(1): 47–58.

Kraus T. Ein Klumpfuß bis zur Pubertät. Pädiatrie & Pädologie. 2020; 55: 81–85.

Lichte P et al. Aktuelle Diagnostik und Behandlung der Sprunggelenks-Distorsion in Deutschland. Die Unfallchirurgie. 2024; 127(1): 449–456.

Petersen W et al. Management after acute rupture of the anterior cruciate ligament (ACL). Part 1: ACL reconstruction has a protective effect on secondary meniscus and cartilage lesions. Knee Surgery, Sports Traumatology, Arthroscopy. 2023; 31(5): 1665–1674.

Rammelt S, Richter M, Walther M. Frische Außenbandruptur am Oberen Sprunggelenk. Leitlinien Unfallchirurgie – neu erarbeitete Leitlinie. 2017. Aus: www.deutsches-fusszentrum-richter.de/sitesmedia/rummelsberg/downloads/01_medizin-pflege/fachabteilungen/fuss/merkblaetter_richter/leitlinie_osg.pdf (letzter Zugriff: 30.6.2025).

Siebert CH et al. S2k-Guideline on Meniscus Diseases: from Aetiology to Scoring. Zeitschrift für Orthopädie und Unfallchirurgie. 2017; 155: 165–168.

Völlner F. Diagnostik und Therapie der idiopathischen Skoliose. Orthopädische und unfallchirurgische Praxis. 2023; 12(1): 18–24.

Weber J, Buchhorn T. Syndesmosen-Verletzungen am Sprunggelenk. Ätiologie, Diagnostik, OP-Technik und Literaturübersicht. Zeitschrift für die orthopädische und unfallchirurgische Praxis. 2018; 7: 265–270.

Zionts LE et al. Sixty Years On: Ponseti Method for Clubfoot Treatment Produces High Satisfaction Despite Inherent Tendency to Relapse. Journal of Bone and Joint Surgery. 2018; 100(9): 721–728.

KAPITEL

20 Pathologie

A. Grabner

20.1 Aufgaben der Pathologie

Die Pathologie ist die Lehre von den Krankheiten und ihrer Ursachen. Sie befasst sich mit der Entstehung (Pathogenese), den klinischen Erscheinungsformen und vor allem mit morphologisch fassbaren Veränderungen von Organen und Geweben (pathologische Anatomie).

Die Hauptaufgabe der klinischen Pathologie ist die diagnostische Tätigkeit, im Speziellen die **bioptische Diagnostik,** d. h. die morphologische Begutachtung des von lebenden Patientinnen gewonnenen Untersuchungsguts zur definitiven Diagnose insbesondere von Tumoren bzw. Entzündungsreaktionen.

Unter **Biopsie** versteht man jede ärztliche Maßnahme, die mit der morphologischen Begutachtung von Gewebeproben oder von Höhlenergussflüssigkeiten lebender Patientinnen zum Zweck der Krankheitserkennung in Verbindung steht. Die Biopsie soll also die Frage beantworten, ob eine krankhafte Veränderung – und wenn ja, welcher Art – in einem bestimmten Untersuchungsgut (Organ, Organteil, Gewebeprobe, Zellmaterial) vorliegt.

Dabei soll vor allem geklärt werden, ob der Krankheitsprozess gutartig *(benigne)* oder bösartig *(maligne)* ist oder ob er eine Vorstufe einnimmt *(Dysplasien)*. Bei malignen Befunden ist die Klassifikation und Subklassifikation im Hinblick auf Therapie und Prognose (z. B. Mammakarzinom: speziell invasiv-duktales Mammakarzinom einschließlich Hormonrezeptorbestimmung) erforderlich. Zudem sind bei großen Operationspräparaten Angaben zu den Rändern zu machen: Ist die Läsion im Gesunden reseziert oder nicht, muss also ggf. nachreseziert werden?

Bei entzündlichen Prozessen ist die Frage zu klären, ob eine unspezifische Entzündung vorliegt oder eine spezifische Entzündung, bei der sich aus dem mikroskopischen Bild Aussagen über den Erreger ableiten lassen (z. B. Tuberkulose, parasitäre Infektionen wie Lamblien, Leishmanien etc.). Ferner ist auch hier eine weitere Klassifizierung in akute oder chronische Entzündungen erforderlich (z. B. akute infektiöse Colitis oder Hinweise auf eine chronische entzündliche Darmerkrankung wie Colitis ulcerosa oder Morbus Crohn).

Wenngleich das Berufsbild der Pathologin in der Vorstellung vieler medizinischer Laiinnen –und auch mancher Medizinerinnen – noch immer hauptsächlich von der Sektionstätigkeit geprägt ist, macht die bioptische Diagnostik die Hauptaufgabe der klinisch tätigen Pathologin aus. In naher Zukunft wird die molekulare Diagnostik einen immer größeren Stellenwert einnehmen.

20.2 Autoptische Diagnostik (Sektion)

Die medizinisch-wissenschaftliche **innere Leichenschau** ist eine wesentliche Erkenntnisbasis, nicht nur der Pathologie, sondern der Medizin schlechthin. Bei der inneren Leichenschau erfolgt üblicherweise die Eröffnung der Schädel-, Brust- und Bauchhöhle mit Entnahme der dort gelegenen Organe, unabhängig davon, ob diese krankhafte Veränderungen aufweisen oder nicht.

Hauptaufgaben und Ziele

- Klärung von Grundleiden (die zum Tode führende/n Krankheit/en) und Todesursache als Basis einer genauen Todesursachenstatistik
- Wichtiges Mittel der Ausbildung von Medizinstudierenden und der Weiterbildung von Ärztinnen sowie als Instrument ärztlicher Selbstkontrolle
- Wichtige Qualitätskontrolle der klinischen Diagnostik und Therapie. (War die klinische Diagnose richtig? Wurden alle wichtigen Erkrankungen zu Lebzeiten erkannt? Korrelieren die Befunde der bildgebenden Verfahren mit den pathologisch-anatomischen Befunden? Wurden alle pathophysiologischen Zusammenhänge richtig interpretiert? Hat die Therapie gewirkt oder möglicherweise sogar geschadet? Was lässt sich daraus für künftige ähnliche Fälle lernen?)
- Lieferung wichtiger Daten für das Gesundheitswesen, etwa über neue Krankheitsbilder oder einen Panorama- und Gestaltwandel von Krankheiten
- Letztlich wichtigste Maßnahme medizinischer Qualitätskontrolle

20.3 Bioptische Diagnostik

Von der Materialgewinnung (operativ, endoskopisch, Punktion) bis zur mikroskopischen Begutachtung sind zahlreiche Schritte erforderlich. Bei jedem dieser Schritte können Fehler auftreten, die Einfluss auf das Ergebnis haben.

Im Folgenden werden vor allem die Maßnahmen aufgeführt, die für die optimale Verarbeitung des Untersuchungsguts **nach** Entnahme und **vor** Eintreffen der mit der Untersuchung beauftragten Pathologin notwendig sind. Auch wird beschrieben, welche Fehlerquellen zu vermeiden sind.

20.3.1 Material- bzw. Gewebeentnahme

Die Materialentnahme erfolgt durch:

- Abstrich (Exfoliativzytologie), z. B. Vaginal- und Gebärmutterhalsabstriche, Ösophagusbürstenabstrich
- Punktion, z. B. von Ergüssen oder röntgenologisch bzw. sonografisch festgestellten Organveränderungen/tumorösen Veränderungen
- Exzision, z. B. von Hautläsionen
- Exstirpation, z. B. Entfernung eines Organs wie des Uterus
- Resektion, z. B. Entfernung eines tumorbefallenen Darmabschnitts, eines tumortragenden Leberabschnitts
- Amputation, z. B. einer Extremität bei nicht mehr konservativ beherrschbarer Entzündung

Weiterbehandlung des entnommenen Materials

Das entnommene Material wird in Behältnisse gegeben, die mit den Daten der Patientin leserlich beschriftet wurden (am besten durch Verwendung von Aufklebern). Hierbei müssen getrennte Gewebeproben von der gleichen Patientin in getrennte, entsprechend beschriftete Gefäße gegeben werden. Die Gefahr einer möglichen Verwechslung ist unbedingt zu vermeiden.

Auf ausreichend große Versandbehälter ist zu achten: Es sollten dem Untersuchungsgut in der Größe angemessene Behältnisse verwendet werden. Insbesondere darf das entnommene Material nicht in zu kleine Versandgefäße gezwängt werden: Das nativ weiche Operationsmaterial lässt sich zwar möglicherweise relativ leicht in ein kleines Gefäß zwängen, es ist aber für die weiterbearbeitende Pathologin oft schwierig, das nach Fixierung gehärtete Material wieder aus dem Gefäß herauszuholen. Außerdem kann es dadurch zu Formverlust und Schädigungen des Gewebes kommen. Bei kleinen Proben wie Magen-Darm-Biopsien ist ferner darauf zu achten, dass das Material nicht am Rand der Gefäßwand hängen bleibt oder zwischen Wand und Verschluss gequetscht wird.

Den Versandgefäßen ist ein an die mit der weiteren Bearbeitung beauftragten Pathologin gerichteter Untersuchungsantrag beizufügen. Auf diesem Formular sind neben den Patientendaten und der Art des Materials (ggf. mit Lokalisation) auch stichwortartig wichtige Angaben zur Anamnese sowie zu klinischen Fragestellungen zu machen. Vor allem bei Schnellschnittuntersuchungen ist die Angabe einer Telefonnummer zur raschen Übermittlung des Untersuchungsergebnisses unerlässlich.

Eine Kontamination der Außenseite der Gefäße oder der Untersuchungsanträge mit Blut oder Gewebeflüssigkeit sollte aus hygienischen Gründen vermieden werden (auf dichten Verschluss achten!).

Zytologische Abstriche bzw. Punktate

Bei gynäkologischen oder sonstigen zytologischen Abstrichen bzw. Feinnadelpunktaten sind vorbereitete Objektträger mit den Patientendaten zu beschriften. Dies sollte auf der Seite erfolgen, auf der das abgestrichene bzw. punktierte Material aufgebracht wird.

Mikrobiologische Untersuchungen

Im Verlauf mancher Operationen können mikrobiologische Untersuchungen erforderlich werden, z. B. bei Eröffnung von Entzündungsherden wie Abszessen oder Lungenherden mit Verdacht auf Tuberkulose. In diesen Fällen sind, um eine mögliche Kontamination zu vermeiden, sterile Bedingungen erforderlich. Das entnommene Gewebe oder sonstiges Untersuchungsmaterial muss in sterile Gefäße verbracht werden. **Auf**

keinen Fall darf hier Fixierungslösung zugefügt werden. Die weitere Bearbeitung erfolgt durch die Kolleginnen der Mikrobiologie, dies ist nicht primär die Aufgabe der Pathologie.

20.3.2 Fixierung des Gewebes

Für die üblichen pathologisch-anatomischen Untersuchungen sind keine sterilen Verhältnisse erforderlich, vielmehr sollte das Untersuchungsgut hierfür (mit Ausnahme der unten aufgeführten Spezialuntersuchungen) umgehend fixiert werden.

Ziel der Fixierung und verwendete Substanzen

Durch die Fixierung wird das Gewebe konserviert, was Fäulnis verhindert. Gleichzeitig erleichtert die mit dem Fixierungsvorgang einhergehende Härtung des Gewebes die weitere Bearbeitung. Als Standardfixierungsmittel sollte stets (auf pH 7) gepuffertes Formalin (wässrige Formaldehydlösung) verwendet werden, das über die Krankenhausapotheke zu beziehen ist. Bei Bedarf können auch bereits mit Formalin gefüllte Versandgefäße vom Institut für Pathologie zur Verfügung gestellt werden. Im Zweifelsfall sollte Rücksprache mit der zuständigen Pathologin gehalten werden, da es auch hier Sonderfälle geben kann. Keinesfalls darf Desinfektionsmittel zur Fixierung verwendet werden oder das Material über längere Zeit unfixiert bleiben. Bei jedem Zweifel ist zum Wohle der Patientin jederzeit Rücksprache mit der Pathologie zu halten.

Behandlung von Operationspräparaten

Formalin wird bei der Fixierung verbraucht. Für eine optimale Fixierung ist daher ein Verhältnis von zehn Teilen Formalin zu einem Teil Gewebe anzustreben. Dies erfordert ausreichend große Versandbehälter.

Bei großen Operationspräparaten ist ferner zu beachten, dass die Eindringgeschwindigkeit der Fixierungslösung ca. 1 mm/h beträgt. Das Gewebe fixiert also langsam von außen nach innen. Bei größeren Präparaten kann demnach die Außenschicht bereits fixiert sein, während im Zentrum Fäulnisveränderungen fortschreiten. Daher ist zu gewährleisten, dass das Untersuchungsgut möglichst zeitnah in das Institut für Pathologie verbracht wird, um eine adäquate Weiterbearbeitung zu gewährleisten. Falls die pathologisch-anatomischen Untersuchungen nicht am gleichen Ort vorgenommen werden können, wird im Normalfall ein Fahrdienst beauftragt.

Das Eröffnen von Hohlorganen mit muskelkräftiger Wand (z. B. Uterus, Harnblase, Magen, Darm) oder das Einschneiden von Organen mit bindegewebiger Kapsel (z. B. Milz) bereits im Operationssaal ist nicht zu empfehlen, weil dadurch die Beurteilbarkeit und die exakte pathologisch-anatomische Diagnosestellung unter Umständen beeinträchtigt werden können. Nur in besonderen Situationen, wie etwa bei langer Versanddauer, sollte dies durchgeführt werden und nie ohne vorherige Rücksprache mit der beauftragten Pathologin.

Das adäquat in Formalin fixierte Gewebe ist praktisch unbegrenzt haltbar. Gefahren durch das Formalin bestehen bei sachgemäßer Handhabung und in den im Klinikbetrieb üblichen Konzentrationen nicht. Zur Vorbeugung einer eventuellen allergischen Kontaktdermatitis sind Einmalhandschuhe zu verwenden und ansonsten die geltenden Arbeitsschutzbestimmungen.

Spezialuntersuchungen

Das für eine intraoperative **Schnellschnittuntersuchung** vorgesehene Material darf keinesfalls fixiert werden. Es ist ohne Verzögerung der Pathologie zur Untersuchung zu übersenden. Wünschenswert ist eine vorherige Ankündigung. Bei Unklarheiten ist Rücksprache zu halten, bei komplexen Fällen kann auch eine Diskussion am Präparat mit den chirurgischen Kolleginnen angezeigt sein.

Exfoliativ- und Punktionszytologie

Je nach der anschließenden Färbung wird der Ausstrich luftgetrocknet (z. B. Blut- und Knochenmarkausstriche sowie Schilddrüsenpunktate) oder feucht fixiert, am einfachsten mit Spezialsprays, vor allem bei Abstrichen der Cervix uteri und/oder der Vagina.

Für die zytologische Untersuchung von Ergüssen aus Körperhöhlen (Pleuraerguss, Aszites) oder von Urin können die Flüssigkeitsproben nur bei kurzem Zeitintervall bis zur weiteren Bearbeitung in der Pathologie unfixiert bleiben. Falls zwischen Materialentnahme und Eintreffen im Labor längere Zeit vergeht (Postversand, Wochenende), ist eine Konservierung erforderlich. Dafür sollte die Ergussflüssigkeit bzw. der Urin mit 50%igem Alkohol im Verhältnis 1:1 aufgefüllt und gut durchmischt werden. Eine Sonderstellung nimmt die Bearbeitung von Liquor ein: Dieser muss umgehend ohne Verzögerung, ggf. nach Rücksprache, an die Pathologie versandt werden, ansonsten ist eine adäquate Beurteilbarkeit nicht mehr gegeben.

MERKE

Keine Entnahme von Liquor am Freitagnachmittag oder am Wochenende, ansonsten immer und jederzeit Rücksprache halten!

20.3.3 Versand an die Pathologie

Prinzipiell sollte jedes operativ entfernte Gewebe, auch wenn es vom äußeren Aspekt her unauffällig erscheint, der Pathologie zur Begutachtung übersandt werden. Manchmal kann erst die weitere Aufarbeitung mit mikroskopischer Untersuchung auf eine klinisch noch nicht manifeste Erkrankung hinweisen, die einer Weiterbehandlung bedarf. So können sich z. B. in operativ entfernten Rachenmandeln Infiltrate eines malignen Lymphoms finden, in einem blande imponierenden oder entzündlich veränderten Wurmfortsatz kann sich ein neuroendokriner Tumor *(Karzinoid)* verbergen, oder eine vermeintlich banale Hautwarze kann sich als malignes Melanom entpuppen. Bei unterlassener Untersuchung würden erst Rezidive oder aber Metastasen auf diese Erkrankungen hinweisen. Dann wäre jedoch bereits wertvolle Zeit für eine möglicherweise notwendige Therapie verstrichen. Zudem ist durch die pathologisch-anatomische Untersuchung das Ergebnis eines operativen Eingriffs objektiv dokumentiert, was unter Umständen bei juristischen Streitigkeiten von Bedeutung sein kann. Fazit: **Jedes** der Patientin entnommene Gewebe sollte histopathologisch untersucht werden.

Ferner ist stets das gesamte entnommene Material zur Untersuchung einzuschicken. Dabei müssen getrennte Gewebeproben auch in getrennten Behältnissen eingesandt werden.

Auf eine gut leserliche Beschriftung von Untersuchungsantrag und Versandgefäßen ist zu achten, um Verwechslungen zu vermeiden. Auch sollten nur die von der Pathologie zum Postversand überlassenen Versandgefäße verwendet werden. So können Bruch oder das Auslaufen von Fixierungslösung und Blut mit resultierender Verschmutzung und Aufweichen von Antragsformularen und Verpackung vermieden werden. Insbesondere ist auf den Schutz der beteiligten Personen, z. B. Klinikmitarbeitende, Fahrdienst, zu achten.

20.3.4 Bearbeitung in der Pathologie

Jedes Präparat erhält nach dem Eintreffen eine Registriernummer bzw. einen Barcode, welche zusammen mit den persönlichen Daten der Patientin in einem Journal festgehalten werden. Das Material wird in der Pathologie im Hinblick auf Größe, Gewicht, Form und Konsistenz sowie Beschaffenheit von Oberfläche und Schnittfläche makroskopisch begutachtet. Danach werden repräsentative Proben für die mikroskopische Untersuchung entnommen. Kleinere Gewebeproben (z. B. Biopsien des Magen-Darm-Trakts oder der Bronchien) werden vollständig aufgearbeitet. Das Material wird entwässert und in Paraffin eingebettet. Von den Paraffinblöcken werden dünne Schnitte angefertigt, auf Objektträger aufgezogen und gefärbt.

Diese Schnitte werden von der Pathologin mikroskopisch begutachtet, falls erforderlich unter Einbeziehung moderner Spezialmethoden (Immunhistochemie, Molekularpathologie, z. B. Fluoreszenz-in-situ-Hybridisierung, chromogene In-situ-Hybridisierung, PCR). Sie hält das Ergebnis zusammen mit der makroskopischen Beschreibung in einem Befund fest, der schließlich der einsendenden Klinikerin übermittelt wird. Ein Durchschlag des Befunds sowie die angefertigten Präparate werden in der Pathologie archiviert (Befunde und gefärbte Objektträger für 30 Jahre, Paraffinblöcke mit den Gewebeproben für 10 Jahre). Dadurch ist etwa beim Auftreten eines Rezidivs oder von Metastasen ein Vergleich mit dem Primärtumor möglich, oder es können noch nachträgliche Zusatzuntersuchungen durchgeführt werden, z. B. mit neueren Methoden, die zum Zeitpunkt der ursprünglichen Untersuchung noch nicht etabliert waren. Auch ein Versand der Paraffinblöcke und/oder der Objektträger an Spezialistinnen zum Einholen einer zweiten Meinung kann so jederzeit erfolgen. Die Pathologe ist als Therapielotsin trotz fortschreitender Digitalisierung auch in Zukunft eine unverzichtbare Spezialistin, die zunehmend molekulare Methodiken einbezieht.

KAPITEL

21 Plastische Chirurgie

Z. Milacak Kehrer

21.1 Hautdefektdeckung

➤ Abb. 21.1

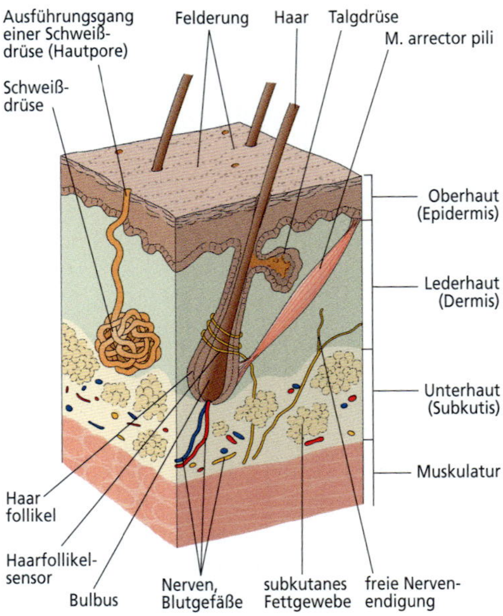

Abb. 21.1 Aufbau der Haut [L190]

21.1.1 Hauttransplantation

Operationsziel

Deckung von Defekten an der Körperoberfläche, sowohl oberflächlicher Läsionen als auch tiefer Wunden. Unter oberflächlichen Wunden versteht man bis tief in die Lederhaut reichende Verletzungen, z. B. eine Verbrennungstiefe Grad II b. Tiefe Wunden reichen in die Subkutis, an bzw. in die Faszie oder Muskulatur (entspricht der Verbrennungstiefe Grad IV).

Voraussetzungen

Wesentliche Voraussetzungen für eine Hauttransplantation sind ein gut durchbluteter Wundgrund und eine keimarme Wunde, dies wird erreicht durch:

Débridement: Neben der Eröffnung und dem Abtragen von Blasen werden weitere verbrannte Areale entfernt.

Nekrektomie: Nekrotisches Gewebe wird entfernt.

Escharotomie: Wichtige Technik, um nekrotischen Wundschorf *(Eschar)* zu entfernen und so Rumpf und Extremitäten durch eine zickzackförmige oder auch lineare Inzision zu entlasten. Denn aufgrund zirkulärer Verbrennungen des Rumpfs und der Gliedmaßen kommt es zu einer Verengung der umgebenden Haut mit wundschorfbedingter Kompression der darunterliegenden Strukturen. Als Folge kann die Perfusion und im Bereich des Rumpfs die Atmung gestört sein. Mögliche Symptome an den Extremitäten sind Parästhesien, Durchblutungsstörungen oder auch Schmerzen.

OPERATION

Hauttransplantation

Spezielle Instrumente: Dermatom (➤ Abb. 21.2), Meshgraft-Walze (➤ Abb. 21.3).
Positionierung: Abhängig von der Operationsregion.
Operationsprinzip: Mit 0,2–0,3 mm Dicke wird Haut entweder als einheitliches Transplantat oder als Gittertransplantat mit einer Expansionsrate von z. B. 1:1,5; 1:3 oder 1:6 (➤ Abb. 21.4). Die Spalthaut wird mit einem Dermatom entnommen.
Verwendung von Vollhaut: Hierbei wird die gesamte Hautdicke transplantiert (➤ Abb. 21.5). Vorwiegende Spenderstellen sind u. a. die Leiste oder die Oberschenkelinnenseite. Die Entnahme geschieht durch Exzision und Direktverschluss. Die Fixierung der Transplantate erfolgt mittels Naht, Klammernaht, Fibrinkleber (Verband mit Fettgaze) oder Gaze mit oder ohne topische Medikation, z. B. Fucidine-Salbe.

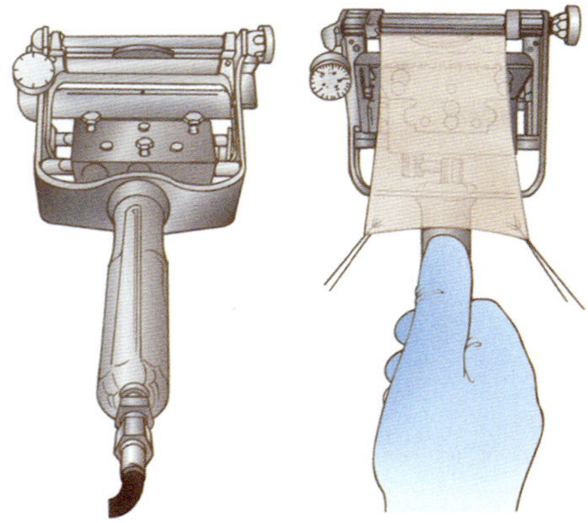

Abb. 21.2 Dermatom [E415-001]

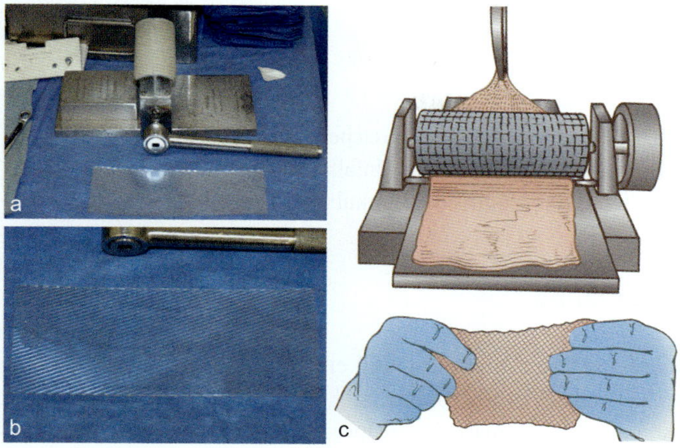

Abb. 21.3 a) Meshgraft-Walze.
b) Transplantat nach dem Meshen.
c) Anwendung/Expansion in der Hand [G804-008, E846-017]

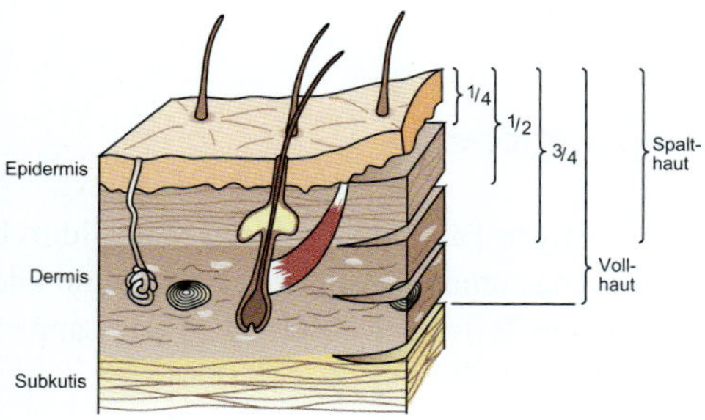

Abb. 21.4 Spalthautschichten [L106]

Komplikationen

Es kann zum Teil- oder Totalverlust der Transplantate durch Mangeldurchblutung, Infektion oder Hämatom kommen. Die transplantierte Haut zeigt abhängig von ihrer Dicke eine deutliche Schrumpfungsneigung: Diese ist umso stärker, je dünner das Transplantat ist. Das Transplantat ist weniger belastbar als gesunde Haut, und da Hautanhangsgebilde wie Talgdrüsen fehlen, ist eine erhöhte Pflege (fetthaltige Salben) erforderlich.

Prognose

Die Hauttransplantation eignet sich als mittelfristiger bis permanenter Wundverschluss. Bei tiefen Wunden ist ggf. eine sekundäre Lappenplastik (➤ 21.1.2) angeraten.

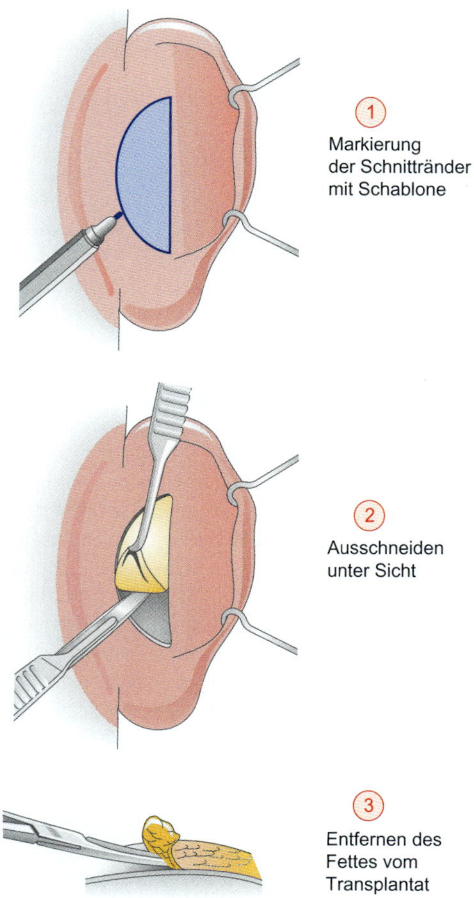

Abb. 21.5 Entnahme eines Vollhauttransplantats [L106, L143]

21.1.2 Lappenplastiken

Operationsziel

Dauerhafte Deckung größerer, tief reichender Defekte der Körperoberfläche, z. B. nach Unfall, Entfernung eines größeren Hauttumors oder Dekubitalulkus.

Voraussetzung

Voraussetzung zur Operation sind ein guter Allgemeinzustand des Patienten, eine intakte Durchblutungssituation und Keimarmut des Operationsgebiets.

OPERATION

Lappenplastiken

Spezielle Instrumente: Freie Lappenplastiken erfordern zusätzlich ein Mikroinstrumentarium und ein Operationsmikroskop.
Positionierung: Abhängig von der Operationsregion.

Arten
- **Nahlappenplastik:** Die Defektdeckung erfolgt durch Hautlappenentnahme aus der Umgebung der Wunde. Es handelt sich dabei um Verschiebelappen (Lappenverschiebung aus der Umgebung der Wunde), Rotationslappen (Defektdeckung durch Hautrotation um eine Basis) oder um Transpositionslappen (Defektdeckung durch Umsetzen eines Hautlappens aus der Umgebung der Wunde).
- **Fernlappenplastik:** Der Defekt wird durch Transport eines Lappens aus anderen Körperregionen gedeckt. Zur Fernlappenplastik werden gestielte oder freie Lappen verwendet. Gestielte Lappen sind z. B. Leistenlappen auf Handrücken, supraklavikuläre Insellappen. Der Lappen bleibt 3 Wochen lang an seinem Spenderbezirk gestielt, bis die Blutversorgung von der Empfängerseite übernommen wird (Lappenkonditionierungs-Delay). Dann erfolgt die Stieldurchtrennung und Einheilung im Empfängergebiet. Ein freier Lappen ist dagegen z. B. der M. latissimus dorsi auf einem Unterschenkeldefekt (mikrovaskulärer Anschluss). Die Blutversorgung dieses Lappens wird durch direkte Gefäßnähte zwischen den Lappengefäßen und Adern im Empfängergebiet gewährleistet.
  Man unterscheidet kutane, fasziokutane, muskulokutane und osteokutane Lappen. Anatomisch können diese durch ein zufällig verteiltes Gefäßmuster oder auch durch ein definiertes Gefäß versorgt sein (axiales Gefäß). Der axial versorgte Lappen ist sicher durchblutet und kann auch frei transplantiert werden, z. B. als Radialis- oder Unterarmlappenplastik. Nach den anatomischen Gegebenheiten der jeweiligen Gewebestrukturen lassen sich die Lappen auch hinsichtlich ihrer Blutversorgung einteilen. Zugrunde liegend ist hier ist das Prinzip des **Angiosoms,** das 1987 von Taylor und Palmer eingeführt wurde. Ein Angiosom beschreibt einen dreidimensionalen Gewebeblock, der von einem anatomisch definierten Gefäß versorgt wird. Ein Lappen kann sich aus mehreren Angiosomen zusammensetzen.

Bei gelungenen Plastiken wird eine permanente Wundbedeckung ggf. mit funktioneller Rekonstruktion erreicht, z. B. des M. bizeps brachii durch eine gestielte M.-latissimus-dorsi-Plastik. Durch Beckenkammtransplantate ist eine Defektdeckung mit Ersatz eines fehlenden Knochens möglich, z. B. bei Unterkieferrekonstruktion.

Komplikationen

In ungünstigen Fällen kann durch Mangeldurchblutung, Anastomoseninsuffizienz, Hämatom oder Infektion ein Teil- oder Totalverlust des Lappens resultieren.

21.1.3 Narbenkorrektur

Die nahezu unsichtbare, hauchdünne, im Hautniveau liegende und in der Farbe unauffällige Narbe stellt den Idealfall dar. Unerwünschte Ergebnisse sind die wulstige, rote, juckende Narbe (hypertrophe Narbe), die breite Narbe oder die Narbenkontraktur. Letztere ist ein Narbenstrang, welcher durch seine Verkürzung auch zur Behinderung der Beweglichkeit führen kann. Ungewollte Ergebnisse sind auch die überlappende Narbe und das Narbenkeloid, welches eine narbenähnliche Wucherung darstellt, die sich jedoch nicht mehr an die Grenzen der ursprünglichen Verletzung hält, z. B. ein Keloid nach Stechen von Ohrlöchern.

Mögliche Ursachen sind ungenaue Adaptation der Wundränder, grobes Nahtmaterial, Fremdkörperreaktion auf das Nahtmaterial, Schnittverlauf entgegen den Spannungslinien der Haut, mangelnde Stabilität der Naht, frühzeitige Mobilisation oder erbliche Disposition (insbesondere bei hypertropher Narbe und/oder Narbenkeloid). Die Ursachen für die Bildung von

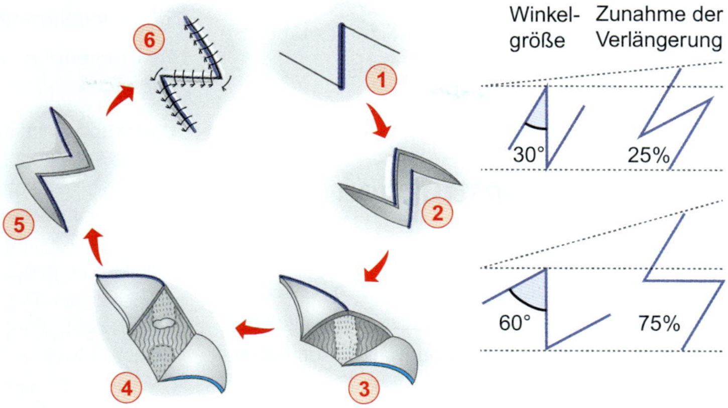

Abb. 21.6 Z-Plastik [L106, L143]

Keloidnarben sind weitgehend unbekannt. Genetische Faktoren werden aufgrund familiärer Häufung diskutiert.

Operationsziel

Das Ziel der Narbenkorrektur besteht in der Verbesserung der ästhetischen und funktionellen Beeinträchtigung.

Korrekturtechniken

Eine relativ einfache Methode ist die Umschneidung der Narbe mit exakter Wundrandadaption. Aufwendiger sind Verfahren wie die Manipulation der Narbenrichtung und Narbenlänge mittels **Z-Plastiken** (➤ Abb. 21.6) oder komplizierte Lappenplastiken auch freier Art, z. B. die ALT-Lappenplastik (Anterolateral Thigh Flap) zur Lösung von Narbenkontrakturen im Halsbereich nach Verbrennungen. Eine Sonderform der Narbenkorrektur ist die Narbenschleifung *(Dermabrasio)*. Sie entspricht einer Glättung von erhabenen Narbenarealen unter Hinterlassung einer spontan heilenden Schürfwunde.

Konservative Narbenbehandlung

Unter diesem Begriff werden mehrere nicht operative Vorgehensweisen zusammengefasst. Eine mögliche Methode ist die Kompressionsbehandlung durch Spezialgewebe nach Jobst. Dieses Gewebe entspricht etwa einem Venenkompressionsstrumpf höherer Kompressionsklasse. Weitere Verfahren bestehen z. B. in kristalloider Kortisoninjektion in die Narbe, in der Anwendung kortisonhaltiger Salben bzw. Narbensalben und Narbencremes diversester Art oder in physikalischen Maßnahmen wie Massage und Ultraschall.

Prognose

Im Allgemeinen kann man ein spontanes Abflachen der Wulstnarben *(hypertrophen Narben)* nach einem halben bis einem Jahr beobachten. Eine Beschleunigung der Abflachung ist durch Kompressionsverbände und -anzüge zu erreichen. Gleichzeitig wird die Narbe heller, das Beschwerdebild (Jucken, Brennen, Schmerz) besser.

Eine Korrektur sollte erst nach Ausreifen der Narbe erfolgen, da sonst die Wahrscheinlichkeit einer erneuten Wulstnarbenbildung erheblich ist. Gegebenenfalls ist eine Probeexzision durchzuführen, um zu sehen, ob ein Rezidiv erfolgt.

Komplikationen

Es kann zu erneuter hypertropher Narbenbildung und/oder Narbenkeloidbildung kommen, z. B. zu den sehr häufigen Rezidiven im Dekolletébereich, am Hals, an Ohrläppchen und Unterbauch. Die Art der Narbenbildung ist auch abhängig von der Körperregion. Im Bereich der sogenannten Schweißrinnen ist die Narbenbildung besonders ungünstig.

21.2 Brustrekonstruktion

Eine Brustrekonstruktion wird primär oder sekundär mit alloplastischem Material, mit Eigengewebe in Form von Lappenplastiken oder als Kombination von beidem durchgeführt. Ziel der Rekonstruktion ist die Herstellung von Symmetrie mit ausreichendem Volumen, einer Submammarfalte, einer bleibenden weichen Konsistenz und der Rekonstruktion der Brustwarze. Eine kontralaterale Anpassung der Brustform und -größe kann zur Optimierung des Ergebnisses erforderlich sein.

21.2.1 Operationsverfahren zur Brustrekonstruktion

Prinzipielle Verfahren zur Brustrekonstruktion sind:
- Implantation einer Silikonprothese in Kombination mit einer Oberbauchverschiebeplastik
- Implantation einer Silikonprothese in Kombination mit Obliquus-externus-Umkehrlappen und einer Oberbauchverschiebeplastik
- Implantation einer Silikonprothese in Kombination mit myokutanen Latissimuslappen

Auch Expanderprotheseninplantate werden verwendet. Zur Anwendung kommen:
- Transversale Rektus-abdominis-Myokutanlappenplastiken (TRAM)
- Vertikale Rektus-abdominis-Myokutanlappenplastiken (VRAM)
- Frei transplantierte Lappen aus dem Mittel-Unterbauch: myokutane Rektus-abdominis-Lappenplastiken (TRAM-VRAM-DIEP)

Rekonstruktion mit Silikonimplantaten

Diese Operation ist indiziert, wenn die Brustwand ausreichende Haut-Muskel-Verhältnisse für eine kleine Brustrekonstruktion aufweist.

OPERATION

Silikonimplantation

Positionierung: Halb sitzend, Arme ausgelagert.
Zugang: Axillar-submammärer Mastektomiehautschnitt.

Operationsprinzip
- Nach der Muskelspaltung des M. pectoralis major wird die Präparation des subpektoralen Implantatlagers vorgenommen. Evtl. geschieht dies kaudal durch Ablösung des M. serratus anterior und des M. obliquus externus von der Bauchwand
- Nach einem Handschuhwechsel wird das Implantat eingelegt (Füllung mit Silikongel, Kochsalz)
- Danach wird die Redon-Drainage gelegt und die Wunde subkutan mit resorbierbarem Nahtmaterial und über eine intrakutane Hautnaht mit resorbierbarem oder nicht resorbierbarem Nahtmaterial verschlossen

Komplikationen

Können sich durch Infektion, Implantatperforation, Implantatdislokation oder Kapselfibrose ergeben.

Rekonstruktion mit Silikonprothesenimplantation und Oberbauchverschiebeplastik

Diese Brustrekonstruktion ist bei einer Brustwand mit unzureichenden Hautverhältnissen für kleine bis mittelgroße Brustrekonstruktionen indiziert.

Operationsprinzip

Entspricht dem der Silikonprothesenimplantation. Zur Oberbauchverschiebeplastik wird die Bauchhaut nach kaudal von der Aponeurose des M. obliquus externus bis zum Beckenkamm bzw. Nabel abgelöst und nach kranial mobilisiert. Die Brustumschlagsfalte wird durch versenkte U-förmige Nähte neu gebildet.

Komplikationen

Bestehen in der Bildung eines Hämatoms bzw. einer Hautnekrose, der Verziehung des Nabels durch einseitige Straffung oder der Asymmetrie der Umschlagsfalte.

21

Rekonstruktion mit Silikonprothesenimplantation und Muskellappenplastik

Dieses Verfahren kommt bei einer Brustwand mit unzureichenden Haut-Muskel-Verhältnissen und für große Brustrekonstruktionen infrage. Zusätzliche Komplikationsmöglichkeiten liegen hier in der Entstehung einer Muskelnekrose bzw. einer Lappennekrose bei myokutanen Latissimuslappen.

Rekonstruktion mit Expanderprothesenimplantation

Diese Operation wird bei einer Brustwand mit unzureichenden Haut-Muskel-Verhältnissen für große Brustrekonstruktionen durchgeführt.

OPERATION

Expanderprothesenimplantation

Positionierung: Halb sitzend, Arme ausgelagert.
Zugang: Hautschnitt in der Axilla oder der Submammarfalte.

Operationsprinzip
- Wie bei der Silikonprothese wird in der Regel das Implantat subpektoral eingelegt und mit Kochsalzlösung über ein subkutanes Ventil bis zur erforderlichen Größe gefüllt
- Die Kombination mit einer Oberbauchverschiebeplastik oder einem M.-obliquus-externus-Umkehrlappen ist möglich

Komplikationen

Es können dieselben Komplikationen wie bei der Silikonprothese auftreten: Penetration des Expanders, Infektion durch das Auffüllen des Expanders, schlechte Dehnbarkeit des Gewebes nach Strahlentherapie.

Rekonstruktion mit einem ausgedehnten M.-latissimus-dorsi-Lappen

Das ausgedehnte subkutane Fettpolster im Bereich der Lendenregion ist in der Blutversorgung durch den M.-latissimus-dorsi-Lappen mit eingeschlossen. Durch Hebung des Muskels kann so ein relativ ausgedehnter Gewebebezirk mit angehoben werden. Dieses Gewebe hat genügend Volumen für die Rekonstruktion einer mittelgroßen bis großen Brust, ohne ein Implantat verwenden zu müssen.

Rekonstruktion mit gestielter TRAM-/VRAM-Lappenplastik oder mit freiem Lappen

Bei unzureichenden Haut-Muskel-Verhältnissen, Strahlenschäden oder Ablehnung von alloplastischem Material ist diese Rekonstruktion indiziert.

OPERATION

TRAM-/VRAM-Lappenplastik

Positionierung: Flachpositionierung, halb sitzende Umpositionierung mit angelegten Armen.
Zugang: Quer oder längs verlaufender spindelförmiger Hautschnitt am Unterbauch bzw. am Mittelbauch und Mastektomiehautschnitt.

Operationsprinzip
Bei gestieltem TRAM-/VRAM-Flap
- Zunächst wird ein quer oder längs verlaufender Bauchhaut-Muskellappen präpariert, der am kontralateralen oder an beiden kranialen Mm. recti abdominis mit A. und V. epigastrica superior gestielt ist
- Danach wird die kaudale Rektusmuskulatur durchtrennt und der M. rectus abdominis nach kranial ausgelöst
- Die subkutane Transposition in der Mastektomieregion wird ggf. nach einer teilweisen Deepithelialisierung des Lappens vorgenommen
- Nach Redon-Drainage, Faszienverschluss und Nabeltransposition wird die Wunde durch eine intrakutane Hautnaht mit nicht resorbierbarem Nahtmaterial verschlossen
- Der TRAM-Lappen ist sicherer, weil die inferioren Blutgefäße das entnommene Gewebe besser durchbluten

Bei freier TRAM-Plastik
- Die Lappenpräparation erfolgt wie oben beschrieben, jedoch mit Darstellung des Gefäßstiels der dominanten A. und V. epigastrica inferior des kaudalen M. rectus abdominis
- Nach der Durchtrennung der Mm. recti in Nabel- und Symphysenhöhe präpariert man die Mastektomieregion mit Darstellung der thorakodorsalen, thorakokranialen Gefäße oder der Mammaria-interna-Gefäße
- Danach wird der Lappen abgesetzt und die mikrochirurgische Anastomose der Vene und Arterie mit nicht resorbierbarem, monofilem Nahtmaterial 10-0 durchgeführt
- Das weitere Prozedere entspricht dem des gestielten TRAM-Flaps (oben)

In der Regel erfolgt eine muskelsparende Lappenpräparation, bei der die perforierenden Gefäße selektiv dargestellt und entweder mit minimalem Muskelanteil oder vollständig vom Muskel gelöst zusammen mit dem Haut-Fett-Lappen zur Rekonstruktion angeschlossen werden (z. B. DIEP-Lappen).

Komplikationen

Möglich ist eine Lappennekrose, oft als Folge eines Hämatoms. Eine weitere Komplikation ist die Bildung eines Bauchwandbruchs.

Mamillen- und Areolenrekonstruktion

Die Rekonstruktion erfolgt meist nach Monaten zur optimalen Positionsfindung auch in Kombination mit einer kontralateralen Reduktionsplastik.

OPERATION

Mamillen-/Areolenrekonstruktion

Positionierung: Halb sitzend oder liegend.
Zugang: Je nach Position der Areola (➤ Abb. 21.8).

Operationsprinzip
Mamillenrekonstruktion
Es wird eine freie Gewebetransplantation von Ohrläppchen, Labia minora, kontralateraler Mamille oder eine kleine lokale Lappenplastik vorgenommen.
Areolenrekonstruktion
- Das Areal der späteren Areole wird deepithelisiert, dann Vollhaut von der Leiste transplantiert; Wundverschluss mit resorbierbarem 6-0-Nahtmaterial
- Eine medizinische Tätowierung (Mikropigmentierung) liefert auf einfache Art und Weise ähnlich gute Ergebnisse

Komplikationen

Neben den allgemeinen Operationsrisiken ist die Schrumpfung oder Abstoßung der Mamille das Hauptproblem.

21.2.2 Mammareduktionsplastik

Der Eingriff ist indiziert bei Fehlhaltungen, chronischen Beschwerden im Bereich der Hals und Brustwirbelsäule, Schnürfurchenbildung an der Schulter durch den BH, chronischem Ekzem in der Inframammarfalte, Behinderung bei Sport und Freizeit sowie bei psychischen Problemen. Bei höheren Resektionsmengen kann eine medizinische Indikation gegeben sein. Über die Kostenübernahme wird seitens der Krankenkasse in diesen Fällen sehr individuell entschieden. Eine wesentliche Voraussetzung sollte das Normalgewicht der Patientin sein.

OPERATION

Mammareduktionsplastik

Spezielle Instrumente: Mamillenring (➤ Abb. 21.7).
Positionierung: Sitzend (selten liegend).
Zugang: Fast immer ist der Zugang periareolär (➤ Abb. 21.8). Die Haut wird meist deepithelisiert und je nach Größe und Operationsmethode ein weiterer Schnitt nach unten zur Submammarfalte variierend geführt.

Operationsprinzip
- Mehr als 20 verschiedene Methoden sind beschrieben
- Meistens werden die unteren zwei Drüsenkörperquadranten ausgiebig verkleinert
- Die Mamille muss nach kranial verlagert werden, die Blutversorgung wird durch einen Gewebestiel gesichert
- Dicke und Art der Stielbildung unterscheiden sich je nach Methode und Größe der Brust. Formung der Brustdrüse durch resorbierbare Nähte
- Ggf. kann zusätzlich beidseits lateral Fettgewebe abgesaugt werden

Die daraus resultierende Narbe ist periareolär und verläuft entweder nur als Längsnaht zur Submammarfalte oder ankerförmig.

Komplikationen

Es kann zu einem Taubheitsgefühl der Mamille, selten zu einer Nekrose der Mamille kommen. Möglich sind auch breite wulstige Narben, Stillunfähigkeit und Asymmetrie.

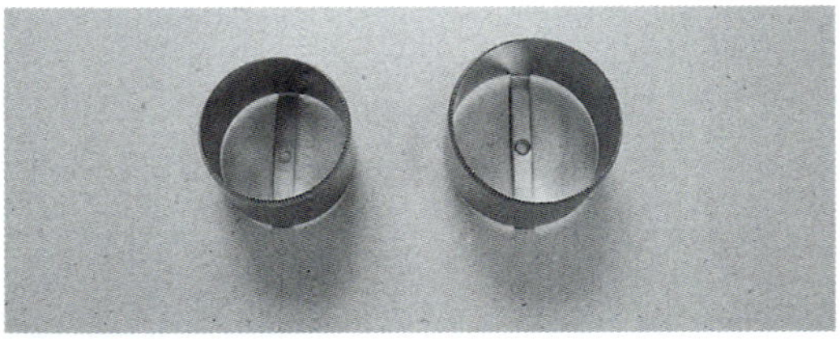

Abb. 21.7 Mamillenring [O472]

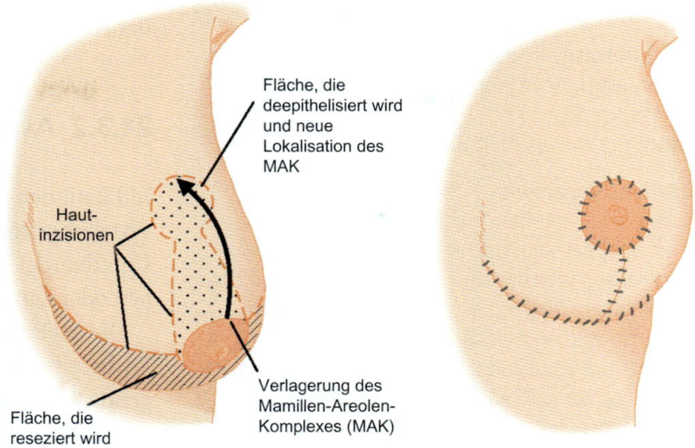

Abb. 21.8 Mammareduktionsplastik [E522]

21.2.3 Mammaaufbauplastik

OPERATION

Mammaaufbauplastik

Indikationen: Mammahypoplasie, Involution der Brustdrüse (nach Stillen).
Spezielles Instrumentarium: Lichthaken, Hegar-Stift (➤ Abb. 21.9).
Positionierung: Rückenlage mit der Möglichkeit, die Patientin in eine halb sitzende Position zu bringen. Arme leicht ausgelagert.
Zugang: Zumeist in der Submammarfalte oder periareolär (exakte achsengerechte Positionierung erforderlich); bei Verwendung von runden Prothesen auch transaxillär.

Operationsprinzip
- Meist ist ein Brustimplantat erforderlich, um das nötige Volumen zu erzielen. Derzeit werden meist mit Silikongel gefüllte Implantate verwendet
- Anatomisch geformte, tropfenförmige Implantate stehen in verschiedenen Größen und Projektionshöhen zur Verfügung, um die individuell erforderliche oder gewünschte Brustform und Größe zu gestalten
- Ein exaktes präoperatives Vermessen der Patientin zur richtigen Implantatwahl ist unumgänglich
- Die Implantate werden entweder subglandulär oder submuskulär platziert. Drainage des Implantatlagers
- Wundverschluss mehrschichtig, intrakutane Hautnaht

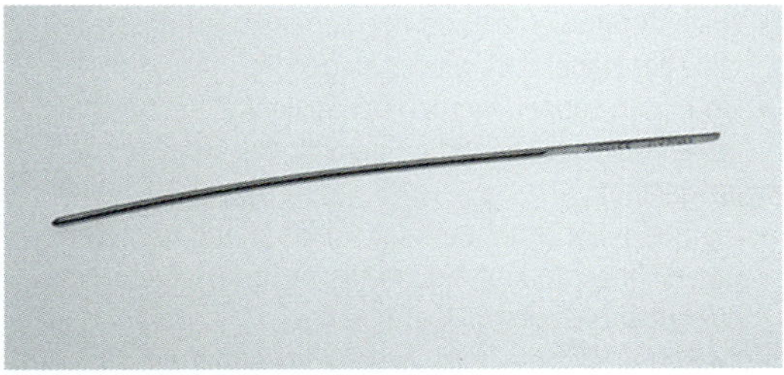

Abb. 21.9 Hegar-Stift [O472]

Komplikationen

Beschrieben sind die Dislokation der Implantate oder die Ausbildung einer Kapselfibrose mit Verhärtung und Verformung der aufgebauten Brust. Die aufgeraute Oberfläche moderner Implantate vermindert Häufigkeit und Schweregrad der Kapselfibrosen.

21

21.3 Fettgewebschirurgie

21.3.1 Abdominoplastik

Eine Abdominoplastik (➤ Abb. 21.10) ist z. B. bei Adipositas, Cutis laxa abdominis, Fettschürze, Zustand nach Gewichtsreduktion oder Fettgewebsdysplasie indiziert.

OPERATION

Abdominoplastik

Positionierung: Rückenlage wird empfohlen, wobei zum spannungsarmen Wundverschluss der Patient etwas aufgesetzt werden sollte.
Zugang: Horizontalschnitt Leistenregion.

Operatives Vorgehen

- Es wird ein querer Bauchschnitt suprapubisch bis zur Faszie der Bauchmuskulatur vorgenommen
- Anschließend wird das Haut- und Fettgewebe auf der Faszie bis zum Rippenrand mobilisiert, auftretende Blutungen werden elektrisch koaguliert
- Nach der Umschneidung des Nabels wird der Haut- und Fettlappen nach kaudal gezogen, der abzusetzende Lappenüberschuss angezeichnet und die neue Reinsertionsstelle des Nabels markiert
- Der Haut- und Fettgewebsüberschuss wird abgesetzt und nach Hochklappen des Patientenoberkörpers um ca. 30° mit stärkeren resorbierbaren Nähten am kaudalen Wundrand fixiert
- Nach V-förmiger Inzision der Nabelreinsertionsstelle wird der Nabel dort wieder eingenäht
- Unter den Lappen werden mindestens 2 Redon-Drainagen eingebracht und im Bereich des Mons pubis ausgeleitet
- Die quere Bauchnaht erfolgt subkutan mit resorbierbaren Fäden und intrakutan mit nicht resorbierbarem oder resorbierbarem Nahtmaterial
- Im Bett erfolgt die halb sitzende Lagerung mit einer Knierolle zur Entlastung der Bauchdecke

Komplikationen

Komplikationsmöglichkeiten stellen vor allem Durchblutungsstörungen des Lappens (hauptsächlich im Nahtbereich), Fettgewebsnekrosen sowie Asymmetrie der Narbe und des Nabels dar.

21.3.2 Aspirationslipektomie

Indikationen sind Reithosenadipositas, Fettgewebsverteilungsstörungen (z. B. an Kinn, Oberarmen und Unterbauch), Konturunregelmäßigkeiten nach Narben oder Lappenplastiken sowie Morbus Madelung.

Die Aspirationslipektomie erfordert eine spezifische Vorbereitung. Vor der Operation wird das abzusaugende Areal am stehenden Patienten angezeichnet. 10–15 Min. vor Beginn des Eingriffs wird eine hypotone Lösung eingespritzt, die Hyaluronidase, Natriumbikarbonat und ein Vasokonstringens enthält. Damit werden das Fettgewebe sowie die Septen erweicht und so besser absaugbar gemacht, um eine blutstillende Wirkung zu erzielen.

OPERATION

Aspirationslipektomie

Spezielle Instrumente: Absaugkanülen (➤ Abb. 21.11), Absaugpumpe, Infiltrationspumpe.
Positionierung: Entsprechend dem abzusaugenden Areal auf dem Rücken, dem Bauch oder der Seite.
Zugang: 2 Stichinzisionen je nach Region.

Operationsprinzip

- Über kleine Stichinzisionen wird das Fettgewebe mit einer Saugkanüle ohne Sog fächerförmig tunneliert
- Anschließend wird das Fettgewebe mit Kanülen in aufsteigender Stärke abgesaugt. Bei einer großen

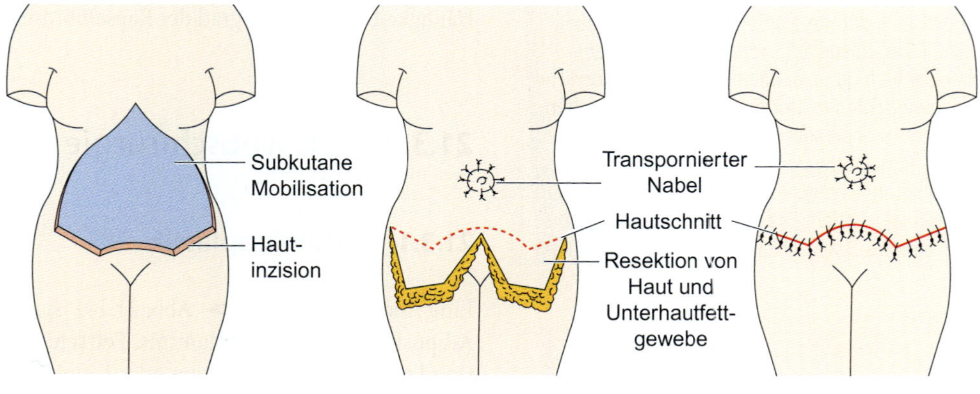

Abb. 21.10 Abdominoplastik [L127, L143]

Menge abgesaugten Gewebes kann eine Redon-Drainage eingebracht werden
- Der Hautverschluss erfolgt subkutan mit einem resorbierbaren Faden und intrakutan mit einem nicht resorbierbaren Faden. Bei kleinen Stichinzisionen kann darauf verzichtet werden
- Nach einem sterilen Wundverschluss wird dem Patienten noch auf dem Operationstisch eine Kompressionsbandage angelegt, z. B. eine elastische Bauchbinde oder Miederhose

Tumeszenztechnik:
- In das Fettgewebe wird präoperativ mit einer Pumpe Flüssigkeit infiltriert: Lokalanästhetikum, Natriumbikarbonat, Hyaluronidase, Adrenalin in NaCl-Lösung
- Das Flüssigkeitsvolumen ist mindestens doppelt so groß wie das Volumen, das nach einer Wartezeit von mindestens 30 Min. abgesaugt werden soll
- Dieses Vorgehen lockert die Fettläppchen auf und erleichtert das Absaugen mit feinen Kanülen
- Auf diese Weise wird die Gefahr der Bildung von Unregelmäßigkeiten in der Hautoberfläche vermindert

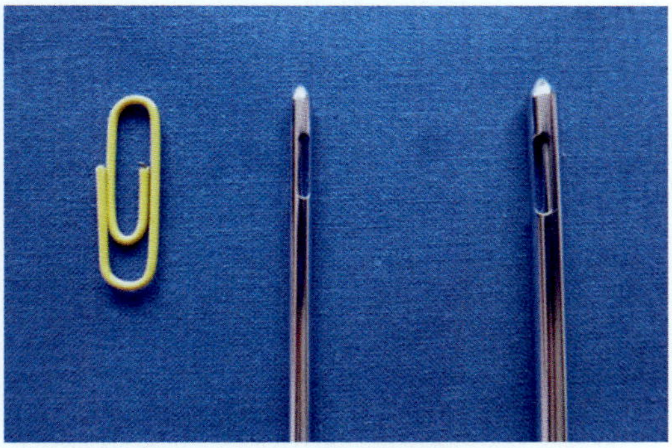

Abb. 21.11 Absaugkanülen im Größenvergleich mit einer Büroklammer [O472]

Komplikationen

Es können Konturunregelmäßigkeiten, Asymmetrie, Nachblutungen und Infektionen auftreten.

21.3.3 Rhytidektomie

Unter einer Rhytidektomie (Facelifting, ➤ Abb. 21.12) versteht man die Straffung von Gesichts- und Halshaut. Der Begriff umfasst auch die Reposition von Weichteilen unter Abtragen des Hautüberschusses vor und hinter der Ohrregion mit Neufixierung der Haut und eventuell auch der Unterhautweichteile. Die Ziele der Operation bestehen in der Korrektur der durch Hauterschlaffung entstandenen Gesichtsfalten, der Glättung vertiefter Hautfurchen (Nasolabialfalte) und der sogenannten Hamsterbacken. Dies wird im Wesentlichen dadurch erreicht, dass die nach kaudal abgesunkenen Weichteile nach kranial reponiert und dort fixiert werden.

OPERATION

Rhytidektomie

Spezielle Instrumente: Facelift-Schere (➤ Abb. 21.13), Snowden Pencer Diamond-Edge®.
Positionierung: Rückenlage mit Kopfschale und angelegten Armen. Gesicht und Haare sind gewaschen. Keine Rasur der Haare.
Zugang: ➤ Abb. 21.12.

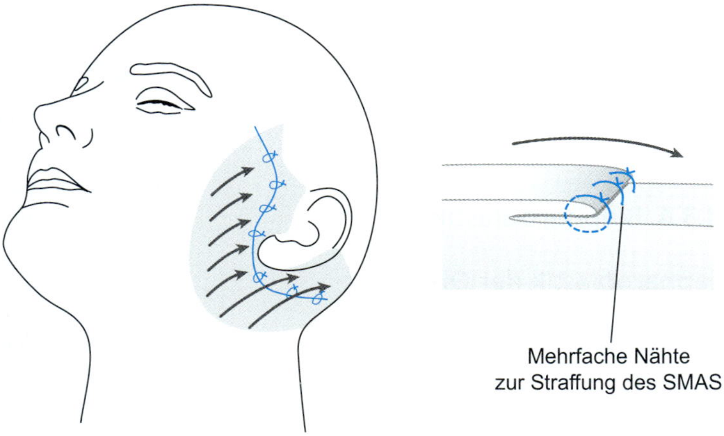

Abb. 21.12 Rhytidektomie [L231]

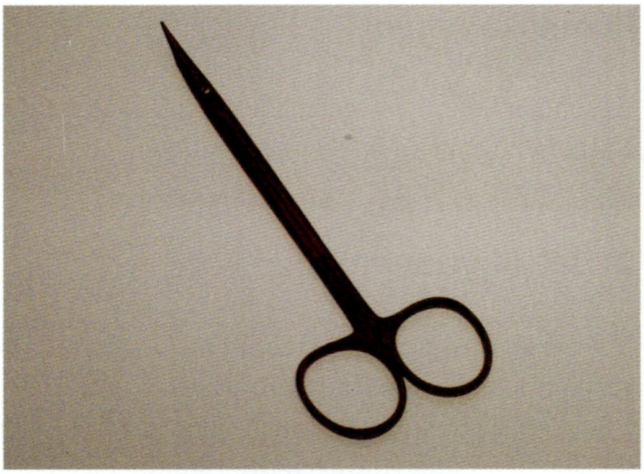

Abb. 21.13 Facelift-Schere [O472]

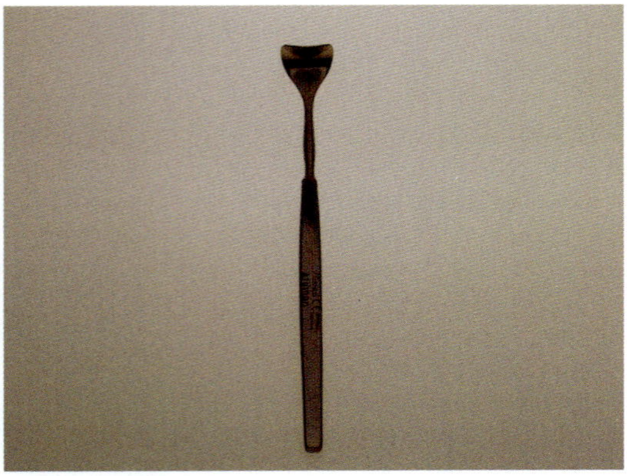

Abb. 21.14 Lidhaken [O472]

Operationsprinzip
- Zunächst wird die Haut abgelöst und die subkutane Muskel-Bindegewebs-Schicht (Superficial Muscular Aponeurotic System, SMAS) freigelegt
- Diese Bindegewebsstruktur wird von der Kapsel der Ohrspeicheldrüse gelöst, durch Verlagerung nach kranial mit der Faszie des M. temporalis verbunden und nach kranial (Pfeilrichtung in ➤ Abb. 21.12) gestrafft
- Vor dem Ohr wird der Hautüberschuss abgetragen und die Haut sowohl hier als auch im Stirnbereich und hinter dem Ohr fixiert. Hierdurch wird die Erschlaffung in zwei Ebenen korrigiert. Dieses Vorgehen erzeugt weniger Spannung und hat somit natürlichere und länger anhaltende Operationsresultate zur Folge
- Die Blutstillung geschieht mit der bipolaren Pinzette

Komplikationen

Bei der Rhytidektomie kann es zu Hautschäden sowie zu Narbenverziehungen kommen. Verletzungen des N. facialis haben Lähmungen der mimischen Muskulatur zur Folge. Läsionen des N. auricularis magnus gehen mit Gefühlsausfällen im Bereich des Ohrs und Hinterkopfs einher.

21

21.3.4 Blepharoplastiken

Blepharoplastik der Oberlider

Eine Indikation für die Blepharoplastik ist die Erschlaffung der Haut im Bereich des Oberlids mit Hautüberschuss *(Dermatochalasis)* und zusätzlichem Prolaps des periorbitalen Fettgewebes *(Blepharochalasis)*. Die Therapie besteht in der elliptischen Exzision des Hautüberschusses und der Reduktion des Fettgewebes.

OPERATION

Blepharoplastik der Oberlider

Spezielle Instrumente: Lidhaken (➤ Abb. 21.14).
Positionierung: Rückenlage, Arme angelegt.
Zugang: Im Bereich der Oberlidumschlagsfalte wird eine elliptische Hautexzision vorgenommen (➤ Abb. 21.15).

Operationsprinzip
- Nach der elliptischen Hautexzision wird ein Einschnitt des M. orbicularis oculi im Faserverlauf gemacht
- Das Septum orbitale wird eröffnet und ein Muskelstreifen im Verlauf der Umschlagsfalte reseziert
- Nach Elektroresektion des Fettgewebsüberschusses (es gibt zwei Kompartimente) wird die Blutstillung mit der bipolaren Pinzette vorgenommen
- Die Wunde wird mit einer intrakutanen Ausziehnaht mit nicht resorbierbarem Nahtmaterial vernäht

Komplikationen

Hämatomverfärbungen sind üblich. Es kann zu einer Asymmetrie, zur Narbenkontraktur, zum Sicca-Syndrom und zu einer Bindehautentzündung kommen. Sogar Erblindungen sind in der Literatur als seltene Komplikation beschrieben.

Blepharoplastik der Unterlider

Wenn eine Erschlaffung der Haut *(Dermatochalasis)* im Bereich des Unterlids vorliegt, ist die Blepharoplas-

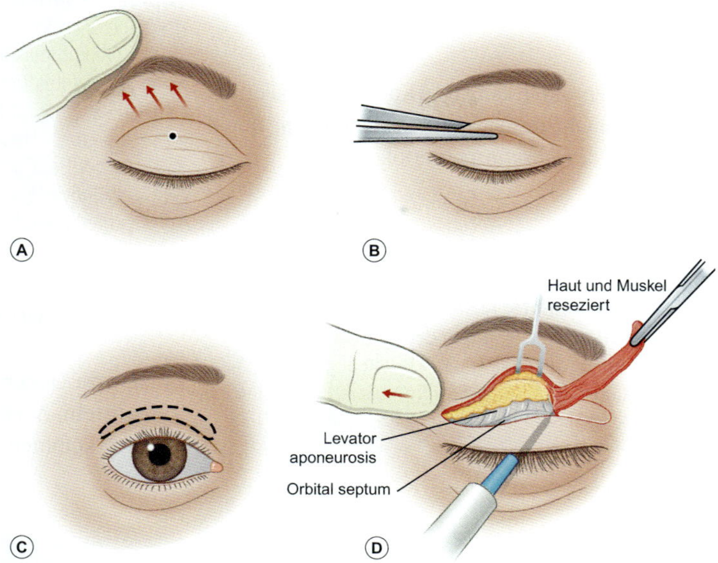

Abb. 21.15 Elliptische Hautexzision im Bereich der Oberlidumschlagsfalte [E426-001]

tik indiziert. Bei einer Blepharochalasis besteht zusätzlich ein Prolaps des periorbitalen Fettgewebes. Dieses vordrängende Fettgewebe führt zu Wulstbildungen unter den Augen, den sogenannten Tränensäcken.

Die Therapie besteht in der Blepharoplastik, d. h. in einer Exzision des Hautüberschusses und der Reduktion des Fettgewebes oder besser einer Verlagerung des Fettgewebes.

OPERATION

Blepharoplastik der Unterlider

Spezielle Instrumente: Augenschutzschale.
Positionierung: Rückenlage, Arme angelegt.
Zugang: ➤ Abb. 21.16.

Operationsprinzip

- Die elliptische Hautexzision wird parallel zum Wimpernkranz nach Ablösen vom Muskel durchgeführt
- Der Zugang zu den drei Fettkompartimenten im Unterlid kann auch transkonjunktival gewählt werden
- Nach Ablösen des M. orbicularis vom knöchernen Orbisrand und Eröffnen des Septums wird das vordrängende Fettgewebe über den Rand der knöchernen Augenhöhle verlagert und so der sogenannte Ring unter den Augen aufgefüllt *(Arcus Marginalis Release)*
- Eine Beseitigung der Tränensäcke ist in weniger stark ausgeprägten Fällen auch durch Straffung des Septum orbitale möglich
- Der Hautverschluss erfolgt intrakutan

Komplikationen

Mögliche Komplikationen sind das Auskrempeln des Unterlids mit Verziehung nach unten *(Unterlidektropium),* Asymmetrie, Sicca-Syndrom, Bindehautentzündung und Erblindung.

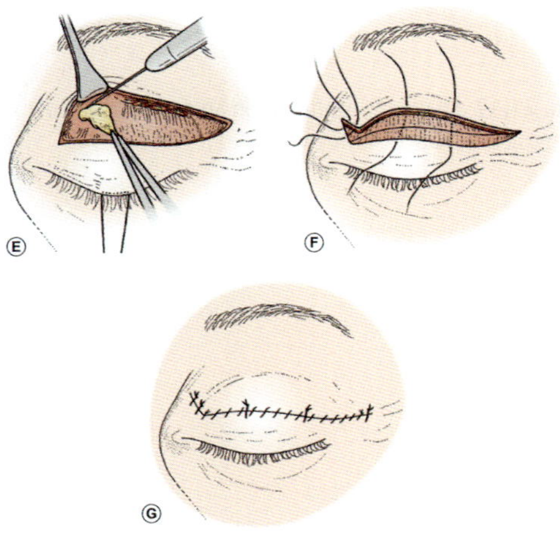

Abb. 21.16 Elliptische Hautexzision parallel zum Wimpernkranz [E942-002]

21.3.5 Otopexie

➤ Kap. 11.2.2

Bei abstehenden Ohren kann eine Korrektur von Form und Größe der Ohrmuscheln durch Schwächung und Knickbildung des Ohrknorpels erfolgen.

OPERATION

Otopexie

Spezielle Instrumente: Knorpelraspatorium.
Positionierung: Rückenlage mit dem Kopf in Seitenlage, die Arme sind angelegt, die Ohren einzeln abgedeckt.
Zugang: An der Rückseite der Ohrmuschel wird eine elliptische Hautexzision durchgeführt (➤ Abb. 21.17).

Operationsprinzip

➤ Abb. 21.18

- Der Ohrknorpel wird an der Vorderseite der Ohrmuschel subkutan mit der Knorpelfeile eingeritzt
- Die Position wird durch resorbierbare oder nicht resorbierbare Haltenähte fixiert, die an der Dorsalseite unter der Haut geführt und geknotet werden
- Der Wundverschluss erfolgt intrakutan mit nicht resorbierbarem Nahtmaterial

Komplikationen

Es kann zu Ohrknorpelentzündung (Chrondritis), Fadenfisteln, Asymmetrie und erneutem Abstehen des Ohrs kommen.

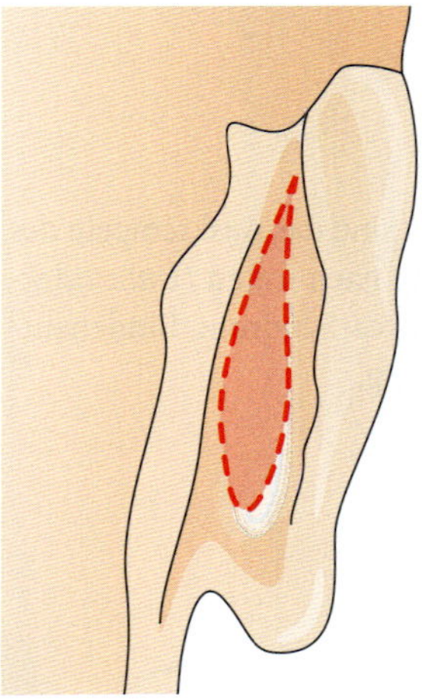

Abb. 21.17 Elliptische Hautexzision an der Rückseite der Ohrmuschel [L106, L143]

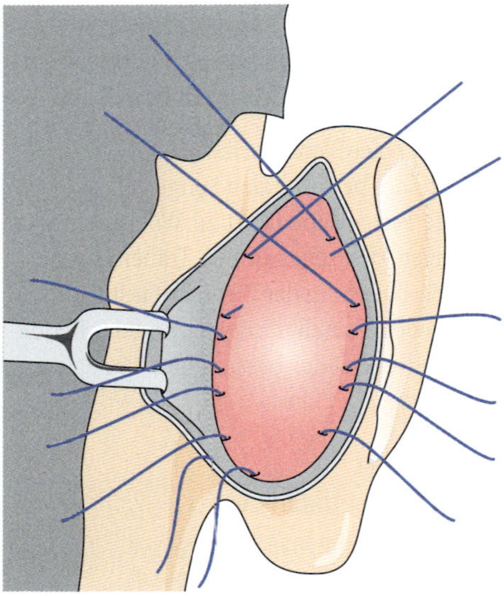

Abb. 21.18 Otopexie [L106, L143]

21.3.6 Rhinoplastik

Die Anatomie der Nasenstützgewebe ist in ➤ Abb. 21.19 und ➤ Abb. 21.20 dargestellt. Die häufigsten Formen der Nasendeformitäten sind Höcker-, Lang-, Breit-, Sattel- oder Schiefnase. Alle diese Formen können jeweils mit oder ohne Nasenscheidewandverkrümmung auftreten. Sie sind meist angeboren, können jedoch auch traumatisch oder iatrogen bedingt sein. Selten treten sie infolge einer Erkrankung wie Lues oder Noma auf.

Die Therapie besteht in einer Reduktions- bzw. Augmentationsrhinoplastik. Bei der **Reduktionsplastik** wird die Deformität durch Abtragen entsprechender

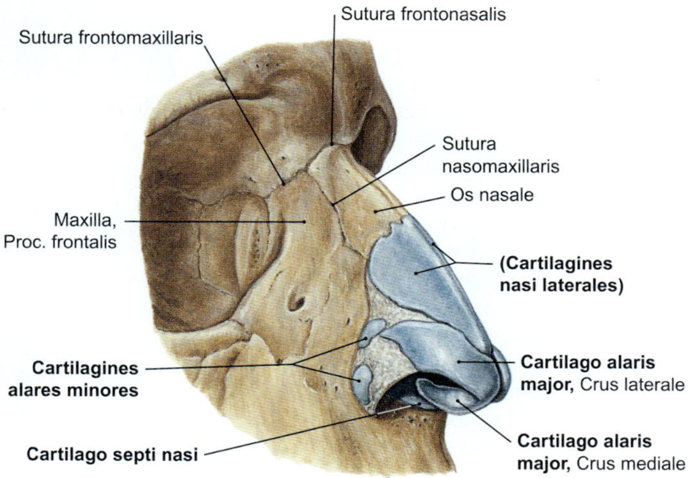

Abb. 21.19 Anatomie der Nase [L190]

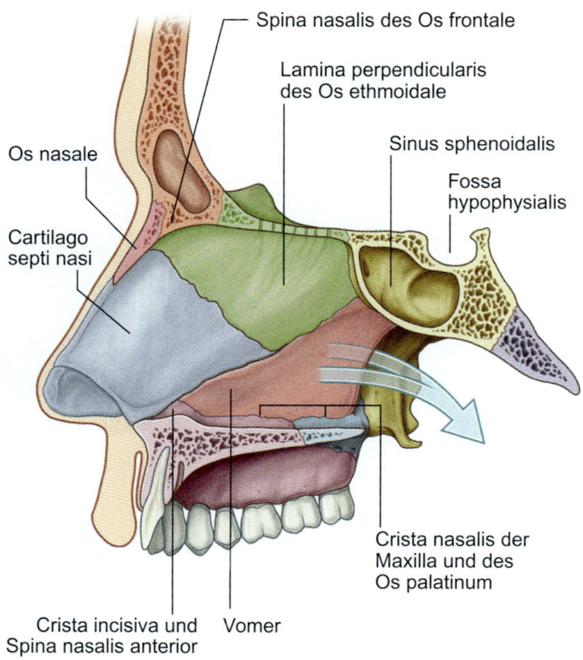

Abb. 21.20 Anatomie der Nasenscheidewand [L190, L143]

Knochen und/oder Knorpelteile sowie Verschiebung der Nasenseitenwände beseitigt. Durch Implantation von körpereigenem Material (Nasenseptum-, Ohr- oder Rippenknorpel) oder Fremdmaterial (Silikonspan) wird bei der **Augmentationsplastik** eine neue Nasenform aufgebaut. Zur Verbesserung einer eventuell bestehenden Behinderung der Nasenatmung ist es notwendig, das Septum zu begradigen und eine hypertrophe Nasenmuschel zu kürzen.

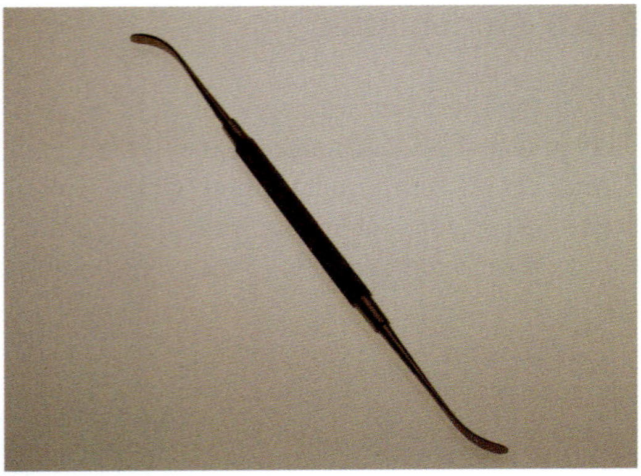

Abb. 21.21 Dissektor [T374]

OPERATION

Rhinoplastik

Spezielle Instrumente: Dissektor (➤ Abb. 21.21), Spekula (➤ Abb. 21.22), Columella-Fasszange, Knorpelzange, Luer-Zange, Meißel (gebogen/rechts/links/gerade, mit doppeltem Führungsknopf, ➤ Abb. 21.23), Raspatorien, Feilen, Hammer und Kniepinzette (➤ Abb. 21.24).
Positionierung: Rückenlage mit leicht erhöhtem Oberkörper und angelegten Armen. Das Licht muss hinter dem Operateur parallel zum Naseneingang einfallen. Die Verwendung einer Stirnlampe erleichtert den Eingriff.
Zugang: Bei der offenen Rhinoplastik wird ein Hautschnitt an Nasensteg und Naseneingang gesetzt und die Nasenhaut aufgeklappt (➤ Abb. 21.25). Bei der geschlossenen Rhinoplastik setzt man den Schnitt nur im Naseneingang (➤ Abb. 21.25).

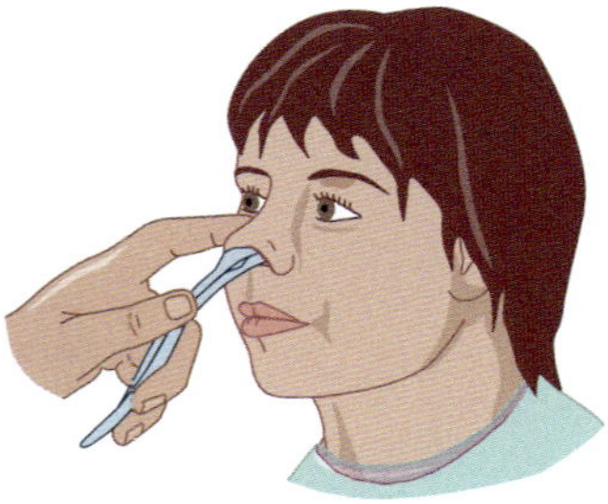

Abb. 21.22 Nasenspekulum [L157]

Operationsprinzip

Reduktionsplastik
- Der Knorpel wird subkutan und submukös korrigiert, der Höcker mit einem Meißel subperiostal und submukös abgetragen (➤ Abb. 21.26)
- Die Nasenseitenwände werden mit dem Meißel subperiostal und submukös abgelöst (➤ Abb. 21.27)
- Nach dem Abheben der Mukosa erfolgt eine Septumbegradigung (➤ Abb. 21.28)

Augmentationsplastik
- Am Nasenrücken werden subkutan Knorpelanteile u. Ä. implantiert
- Die Blutstillung erfolgt immer durch Kompression und Fibrinkleber
- Die Wunde wird mit einer Hautnaht aus resorbierbarem Nahtmaterial vernäht

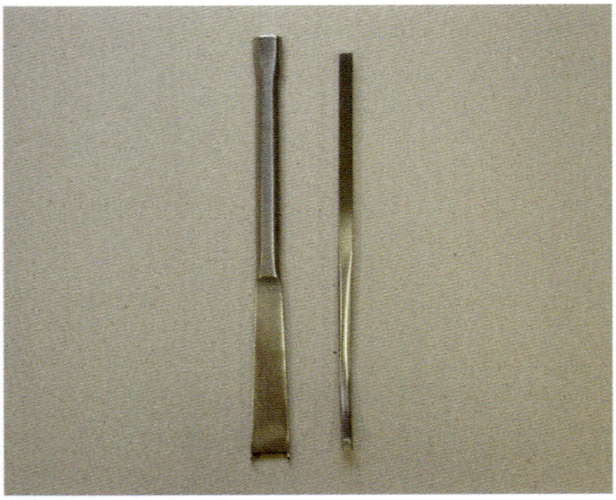

Abb. 21.23 Meißel mit doppeltem Führungskopf [T374]

Komplikationen

In der Folge einer Rhinoplastik kann es zur Behinderung der Nasenatmung oder zum Austrocknen der Nasenschleimhaut kommen. Weitere Probleme bereiten Narbenverziehungen, Gefäßerweiterungen in der Nasenrückenhaut, Unebenheiten im Nasenrückenbereich sowie die Abstoßung, Penetration oder Resorption der Implantate.

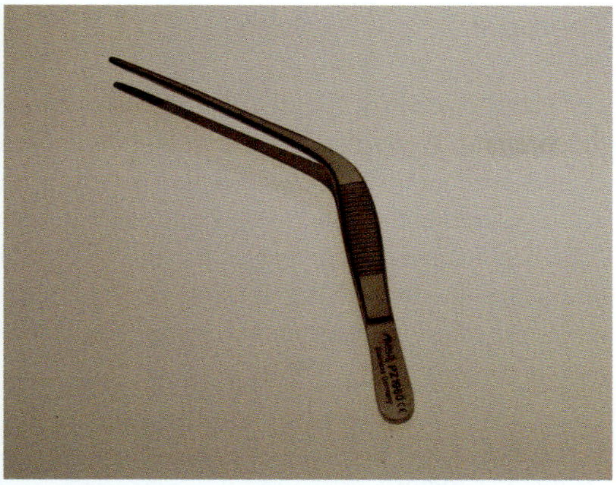

Abb. 21.24 Kniepinzette [T374]

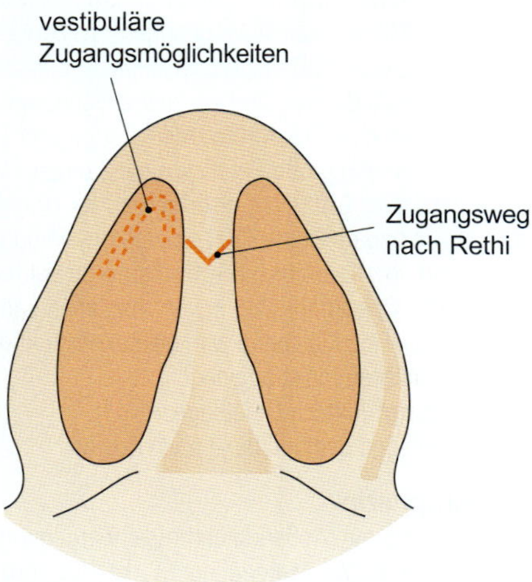

Abb. 21.25 Offene und geschlossene Rhinoplastik [L106, L143]

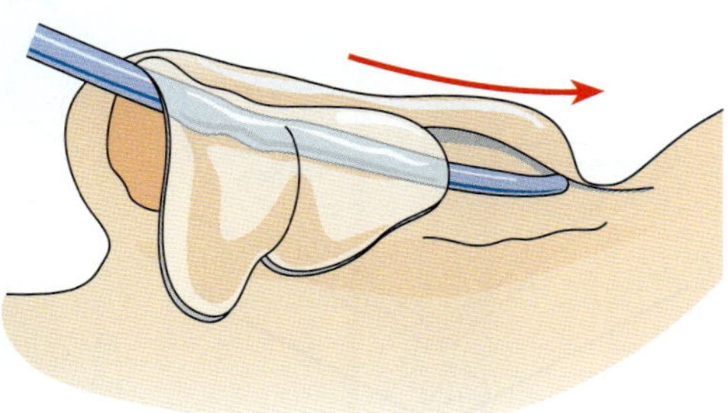

Abb. 21.26 Abtragen des Höckers mit dem Meißel subperiostal und submukös [L106, L143]

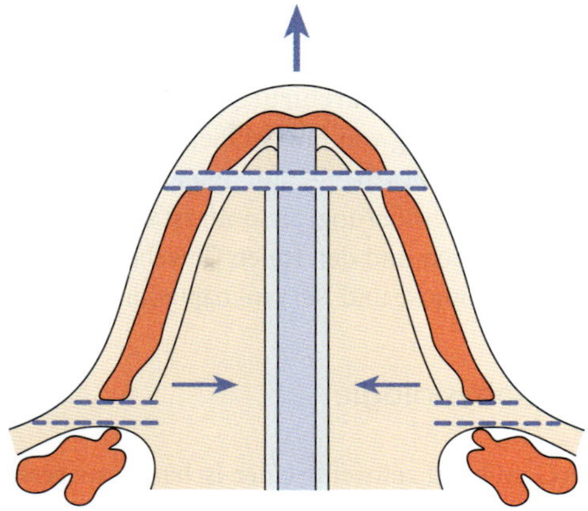

Abb. 21.27 Ablösen der Nasenseitenwände mit dem Meißel subperiostal und submukös [L106, L143]

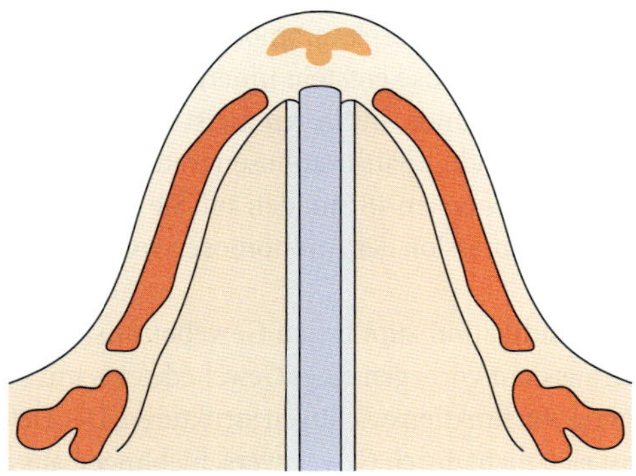

Abb. 21.28 Septumbegradigung nach Ablösen der Mukosa [L106, L143]

21.4 Mikrovaskularchirurgie

Unter Mikrovaskularchirurgie versteht man die Anastomosierung von Blutgefäßen und Nerven mit einer Dicke von ca. 0,6–4 mm unter 2- bis 40-facher optischer Vergrößerung. Sie umfasst das Gebiet der Replantationen und den freien Gewebetransfer mit Gefäßanastomose und Nervenkoaptation.

Pathophysiologie

Das Gewebe ist zeitweilig einer Ischämie ausgesetzt. Eine Ischämiezeit von mehr als 6 Stunden führt bei Muskelgewebe zu einem sicheren Funktionsverlust, während andere Gewebe eine höhere Toleranz haben. Die Ischämietoleranz lässt sich durch Kühlung deutlich verlängern. Als postoperative Komplikation ist zwischen Früh- und Spätthrombose zu unterscheiden. Die Frühthrombose entsteht innerhalb von Minuten bis zu einer Stunde, ihr liegen meist technische Probleme zugrunde. Spätthrombosen treten in der Regel innerhalb der ersten 48 Stunden auf. Sie werden meist durch Kompression der Anastomosen von außen verursacht.

Die Indikation zum freien Gewebetransfer ergibt sich aus dem Vorliegen eines Gewebedefekts mit Freilegung von funktionswichtigen Strukturen. Der Defekt lässt sich nicht durch Gewebeverschiebungen aus der Umgebung und einfache Hautverpflanzung decken. Durch kombinierten Gewebetransfer ist auch eine Wiederherstellung von verloren gegangener Funktion möglich. Eine weitere Indikation ist die Wiederherstellung der weiblichen Brust nach Mastektomie (TRAM-DIEP, ➤ 21.2.1).

21

Diagnostik

Vor einem freien Gewebetransfer sind die Gefäßverhältnisse sowohl der Spenderregion als auch des Empfängergebiets zu klären. Ist dies anhand einer Dopplersonografie nicht eindeutig möglich, ist eine Angiografie indiziert.

Therapie

Der Eingriff wird in der Regel in Allgemeinanästhesie durchgeführt. Wegen der überdurchschnittlich langen Operationsdauer ist auf eine weiche Polsterung zu achten. Unterkühlung und somit Zentralisierung des Patienten können deletäre Folgen haben. Daher sind eine Wärmematte, erhöhte Raumtemperatur, aufgewärmte Infusionslösungen und warme Spüllösungen vorzusehen.

OPERATION

Gefäßanastomose

Spezielle Instrumente: Das Grundinstrumentarium für die Gefäßanastomose besteht aus einem binokularen Operationsmikroskop, 3 anatomischen Mikropinzetten, 3 chirurgischen Mikropinzetten, einem Mikronadelhalter, einer geraden Mikroschere, einer gebogenen Mikroschere und mindestens 6 Gefäßklemmen mit einem Anpressdruck nicht über 35 g. Außerdem sind ein kleiner Saugeransatz, eine Spülkanüle nicht über 20 g, Mikrosaugtupfer (z. B. Ethikeil®), kleine und große Gefäßclips mit Zangen, Nahtmaterial der Stärke 6-0 (nicht resorbierbar) für Unterbindungen sowie heparinisierte (100 I. E./ml) physiologische NaCl-Lösung vorzubereiten. Die Instrumente sollten je nach Tiefe des Operationssitus in verschiedenen Längen vorhanden sein. Eine Blutsperre wird bei Rekonstruktionen an den Extremitäten meist angelegt.
Positionierung: Je nach Gefäßlage.
Zugang: Freilegen der Gefäße je nach Region.

Operationsprinzip

- Gefäße bis 1,5 mm Außendurchmesser werden mit nicht resorbierbarem Material der Stärke 10-0, größere mit 9-0 genäht. Der Faden sollte zur einfacheren Handhabung auf 5 cm gekürzt werden.
- Die Technik der Triangulation ist in ➤ Abb. 21.29 dargestellt.

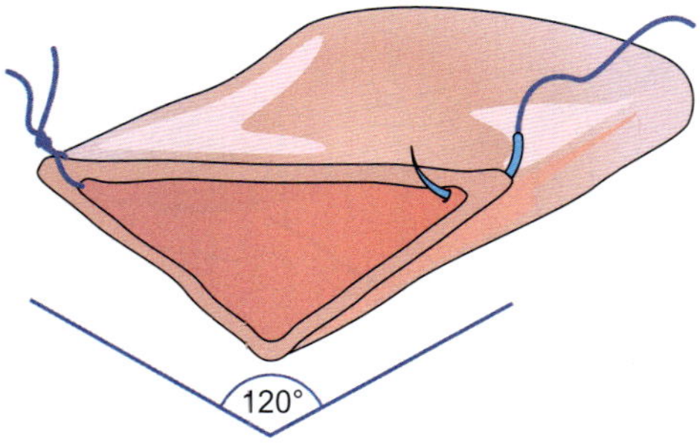

Abb. 21.29 Technik der Triangulation bei der Gefäßanastomose [L106, L143]

Nachbehandlung

Verbände sollten möglichst sparsam, gepolstert und weit angelegt werden, um jeglichen Druck auf die Anastomosen zu vermeiden. Außerdem müssen sie Einblick auf das Transplantat zulassen, damit stündlich klinische Durchblutungskontrollen während 48 Stunden durchgeführt werden können. Zur weiteren Überwachung können Temperatur- und Sauerstoffsättigungsmessungen eingesetzt werden.

21.5 Chirurgie der peripheren Nerven

Anatomie

Unter peripheren Nerven versteht man Ausläufer von Nervenzellen im Rückenmark oder in paravertebralen Ganglien zu sensiblen, motorischen und vegetativen Endorganen in der Peripherie. Die Einheit von Axon, Schwannscher Zelle und Basalmembran bildet eine Nervenfaser. Durch Bindegewebe *(Endo-, Peri-, Epineurium)* werden Nervenfasern zu Faszikeln und diese zu Faszikelbündeln zusammengefasst. Man spricht daher von monofaszikulären, oligofaszikulären (zwei bis drei Faszikel) und polyfaszikulären peripheren Nerven (➤ Abb. 21.30).

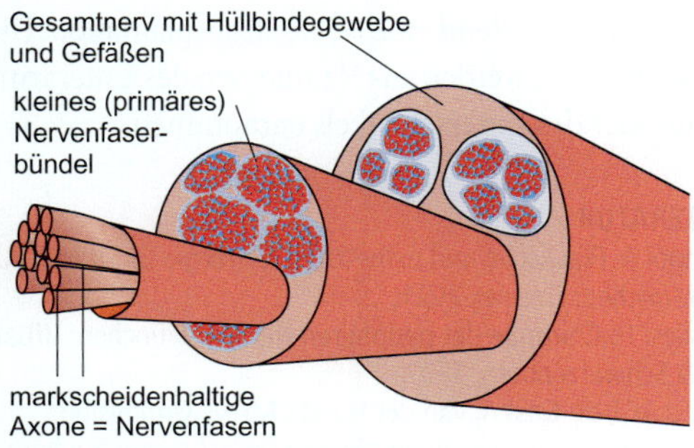

Abb. 21.30 Aufbau der peripheren Nerven [L190, L143]

Ursachen und Diagnostik

Periphere Nervenläsionen entstehen durch Verletzungen (Neuropraxie, Axonotmesis, Neurotmesis), durch Kompression (Missverhältnis zwischen Nervendurchmesser und Nervenlager) oder durch Tumoren, z. B. Neurom, Schwannom, Neurofibrom oder Lipom.

Die Diagnose wird durch Prüfung der Sensibilität, der motorischen und vegetativen Funktionen und später aufgrund einer Atrophie der gelähmten Muskeln gestellt. Das **Hoffmann-Tinel-Zeichen** ist positiv: Bei Beklopfen der Weichteile über freien Axonsprossen eines Nervs entsteht eine elektrisierende Empfindung. Die apparative Diagnostik peripherer Nervenläsionen umfasst EMG und Elektroneurografie.

Therapie

Operative Eingriffe an peripheren Nerven erfordern stets die Blutleere der Extremität. Weitere Voraussetzungen sind ein Operationsmikroskop (bei Nervennaht!) oder eine Lupenbrille sowie ein mikrochirurgisches Instrumentarium.

Nervendurchtrennung (Neurotmesis)

Ziel dieser Operation ist die Rekonstruktion des Faszikels als strukturelle Einheit.

OPERATION

Nervennaht

Positionierung: Je nach Lage des Nervs.
Zugang: Freilegen des Nervs je nach Region.

Operationsprinzip

- Bei der Nervennaht wird monofiles Nahtmaterial der Stärke 10-0 (metrisch 0,2) und ggf. eine epineurale Haltenaht (8-0, metrisch 0,4) verwendet
- Oligofaszikuläre Nerven (z. B. im Finger- oder Hohlhandbereich) werden mit einer epi-perineuralen Naht vernäht. Dabei wird mit dem Epineurium auch das randständige Perineurium des Faszikels erfasst (➤ Abb. 21.31 a)
- Die perineurale Naht wird bei polyfaszikulären Nerven (z. B. N. ulnaris und N. medianus am Handgelenk) durchgeführt, indem das Epineurium 3–4 mm reseziert und das Perineurium einiger Faszikelgruppen oder einzelner größerer Faszikel vereinigt wird (➤ Abb. 21.31 b)

21

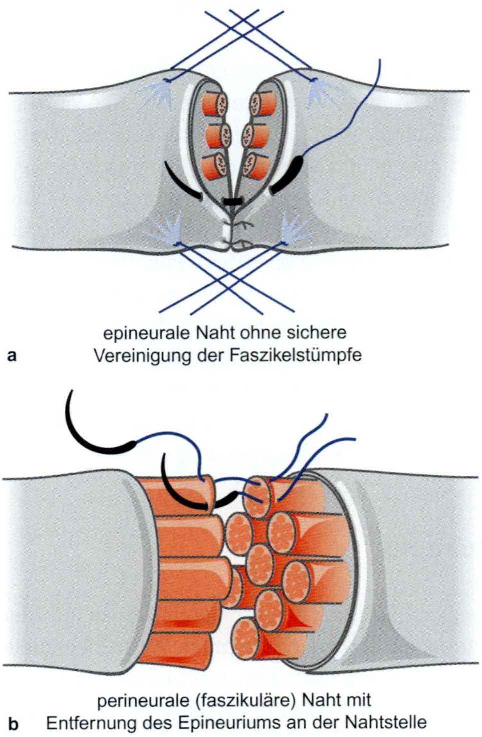

Abb. 21.31 Nervennaht. a) Kombinierte epi-perineurale Naht eines oligofaszikulären Nervs. b) Perineurale Naht eines polyfaszikulären Nervs nach Resektion von 3–4 mm des Epineuriums [L106, L143]

- Eine epineurale Naht sollte nur noch bei monofaszikulären Nerven Anwendung finden
- Die primäre Nervennaht muss spannungsfrei sein, ansonsten wird eine primäre Nerventransplantation nötig
- Begleitverletzungen von Arterien sollten ebenfalls primär versorgt werden, um Ernährungsstörungen des Nervs zu vermeiden

Sekundäreingriffe sollten möglichst innerhalb von 2 Jahren durchgeführt werden.

Postoperative Kontrolle

Zur Lokalisation des positiven Hoffmann-Tinel-Zeichens wird der Nerv nach der Operation von proximal nach distal beklopft. Wenn die Axone pro Tag 1 mm nach distal wachsen, handelt es sich um eine normale Reneurotisation. Falls allerdings nach 6 Monaten keine Regenerationszeichen festzustellen sind, muss revidiert werden. Der Endzustand ist frühestens nach 2 Jahren erreicht.

Komplikationen

Komplikationsmöglichkeiten bei einer Neurotmesis sind Nahtgranulome, intraneurale Hämatome, Fibrosierung und Degeneration der Endorgane.

Kompressionssyndrome (z. B. Karpaltunnelsyndrom)

OPERATION

Nervendekompression

Positionierung: Je nach Lage des Nervs.
Zugang: Sagittalschnitt zwischen Hypothenar und Thenar.

Operationsprinzip

- Durch Spaltung des Lig. carpi transversum (Synonym: Retinaculum flexorum) wird eine Dekompression des N. medianus im Karpaltunnel erreicht
- Ggf. erfolgt eine äußere bzw. innere Neurolyse. Unter der äußeren Neurolyse versteht man die Lösung des Nervs aus Verwachsungen mit der Umgebung, unter der inneren Neurolyse die Längsspaltung des Epineuriums

Tumoren

Die Operation von Nerventumoren erfordert eine subtile mikrochirurgische Entfernung unter Schonung intakter Nervenfaszikel. Falls Faszikel reseziert wurden, erfolgt anschließend eine Nerventransplantation. Die Transplantate werden aus Hautnerven des Unterarms und/oder des Unterschenkels entnommen.

LITERATUR

Bingöl A. Plastische und ästhetische Chirurgie BASICS. 2. A. München: Elsevier, 2021.
Millesi H. Chirurgie der peripheren Nerven. München: Urban & Schwarzenberg, 1992.
Ruijs ACJ, de Gast A, van der Horst CMAM. Optimising aesthetic outcomes in autologous breast reconstruction: 20 pearls for practice. EFORT Open Reviews. 2020; 5(3): 163–171.
Vogt, P. Praxis der Plastischen Chirurgie. Springer Nature. 2011. Aus: https://link.springer.com/book/10.1007/978-3-540-37573-9 (letzter Zugriff: 19.6.2025).

KAPITEL

22 Thoraxchirurgie

D. Lobinger, J. Bodner

Die Thoraxchirurgie befasst sich mit der operativen Abklärung und Behandlung von gut- und bösartigen Erkrankungen der Lunge und der Atemwege, der Pleura, des Zwerchfells, des Mediastinums (Mittelfellraums) sowie der Brustwand einschließlich des knöchernen Thorax.

Die Thoraxchirurgie hat sich als eigenständige Fachdisziplin erst relativ spät aus der Allgemeinchirurgie entwickelt. Doch infolge sowohl operativ-technischer Entwicklungen, aber auch neuer Erkenntnisse und Fortschritte in Diagnostik und Therapie thoraxchirurgisch relevanter Krankheitsbilder während der letzten Jahrzehnte war diese Verselbstständigung und Subspezialisierung naheliegend, sinnvoll und notwendig. Sowohl im Hinblick auf eine bestmögliche klinische Behandlungsqualität, aber auch aufgrund eines fortschreitenden Erkenntniszuwachses durch Wissenschaft und Forschung ist eine Mitbetreuung thoraxchirurgischer Patientinnen in allgemeinchirurgischen Abteilungen nicht mehr zeitgemäß und abzulehnen. Aufgrund der anatomisch-physiologischen Gegebenheiten (Niederdrucksystem des pulmonal-arteriellen/Rechtsherzkreislaufs mit konsekutiv dünnwandigen und vulnerablen Gefäßen der Lungenstrombahn, Lagebeziehung der pulmonalen Strukturen zu den zentralen venösen und arteriellen Gefäßen des Körper-/Linksherzkreislaufs) sind thoraxchirurgische Eingriffe technisch sehr anspruchsvoll und mit einem hohen Risikoprofil für folgenschwere (intraoperative) Komplikationen vergesellschaftet. Darin mögen die Herausforderung, aber auch die Attraktivität dieses chirurgischen Fachs begründet sein – für alle beteiligten Berufsgruppen.

In diesem Kapitel werden zunächst die für die Thoraxchirurgie relevanten anatomischen und physiologischen Grundlagen vermittelt, die relevante präoperative Diagnostik dargelegt und allgemeine Prinzipien thoraxchirurgischer Eingriffe wiedergegeben. In der Folge werden typische thoraxchirurgische Krankheitsbilder präsentiert und der jeweils entsprechende operative Therapieansatz erläutert.

22.1 Anatomie

Knöcherner Thorax

Er setzt sich zusammen aus den zwölf rippentragenden Brustwirbeln, den zwölf Rippenpaaren und dem Sternum (Brustbein). Die Interkostalräume (ICR) zwischen den Rippen sind mit Muskel- und Bindewebe ausgefüllt, zudem verlaufen unter jeder Rippe die Zwischenrippennerven und -gefäße (-arterie und -vene). Dorsal steht jede Rippe über jeweils zwei Gelenke bzw. Bänder mit dem entsprechenden Wirbelkörper selbst und seinem Processus transversus in Verbindung. Die obere Thoraxapertur wird begrenzt vom 1. Brustwirbelkörper (BWK), der jeweils 1. Rippe und dem Manubrium sterni. Die untere Thoraxapertur wird begrenzt durch den 12. Brustwirbel, den untersten frei endenden bzw. den zum Rippenbogen vereinten Rippen sowie dem Zwerchfell, welches den Abschluss zum Abdomen bildet.

Weichteile

Die oberflächlichste Schicht des Thorax besteht aus der Haut mit ihren Anhangsgebilden und dem Unterhautfettgewebe. Die arterielle Versorgung erfolgt größtenteils aus den Interkostalgefäßen, die Innervation durch die Nn. intercostales, welche jeweils am Unterrand der Rippe verlaufen. Die Lymphe wird über die Lymphgefäße in Richtung Axilla der jeweiligen Seite drainiert.

Die mittlere Schicht der Brustwand enthält die Muskulatur, welche vom Thorax auf den Schultergürtel übergreift. Die für die Thoraxchirurgie wichtigen Muskeln sind der M. pectoralis major und minor, der M. serratus anterior, der M. latissimus dorsi, der M. trapezius und die Mm. intercostales externi u. interni (➤ Abb. 22.1). Die zwölf Nn. thoracici entsprechen in ihrem Verlauf und ihren Beziehungen den Aa. intercostales.

Lunge

Die Lunge füllt die jeweilige Brusthöhle vollkommen aus und liegt mit ihrem serösen Überzug, der Pleura viszeralis (Lungenfell) der von der Pleura parietalis (Rippenfell) ausgekleideten Thoraxwand eng an. Abgesehen von den Impressionen durch Gefäße und Organe der Brusthöhle erhält das Relief der Lungen noch eine Unterteilung durch tief einschneidende Furchen, die Fissura obliqua (schräger Lappenspalt/großes Interlobium beidseits) und die Fissura horizontalis (waagrechter Lappenspalt/kleines Interlobium nur an

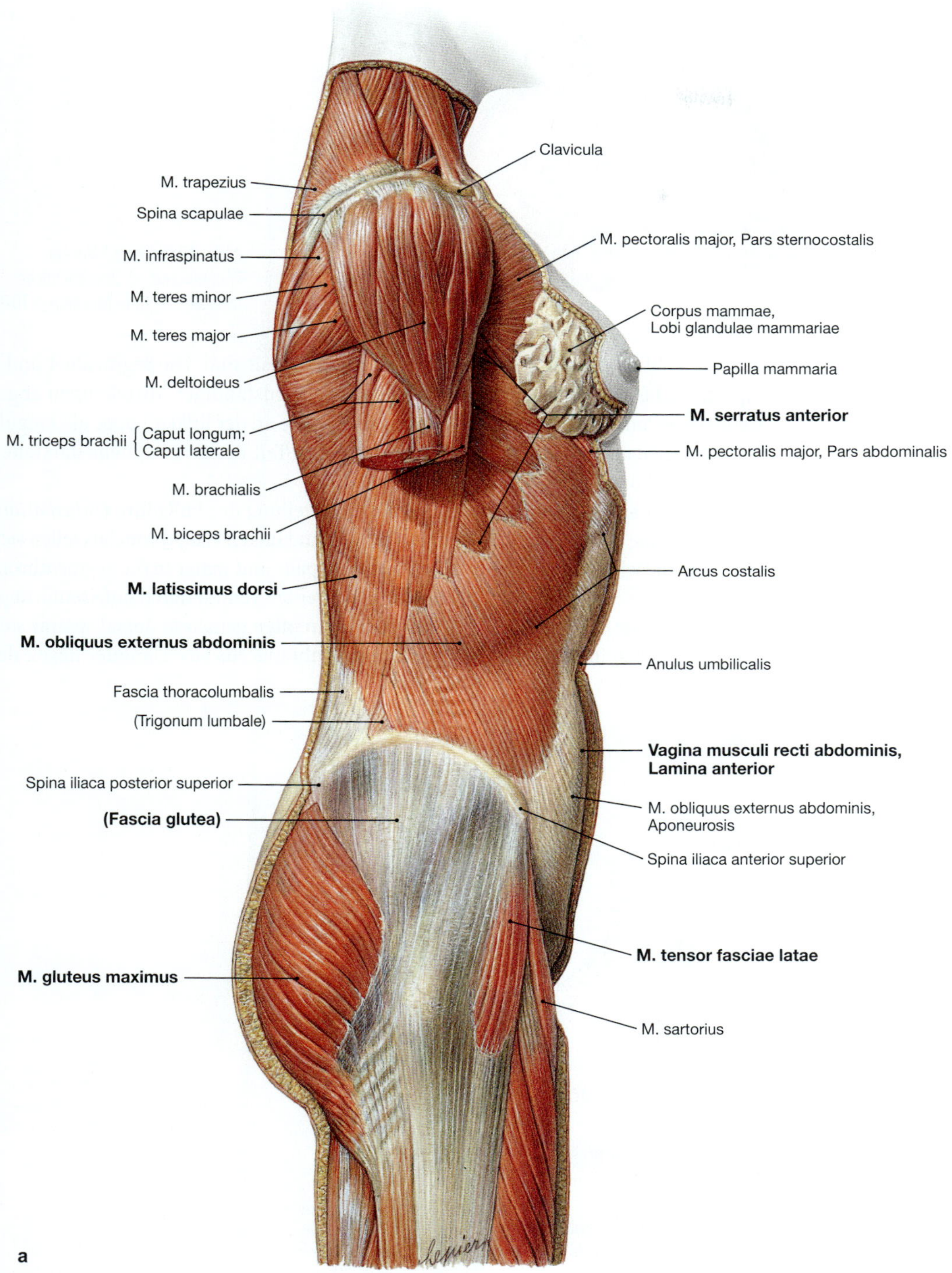

Abb. 22.1 Vordere Thoraxwand. a) Oberflächliche Muskeln. b) Tiefe Muskeln [S700]

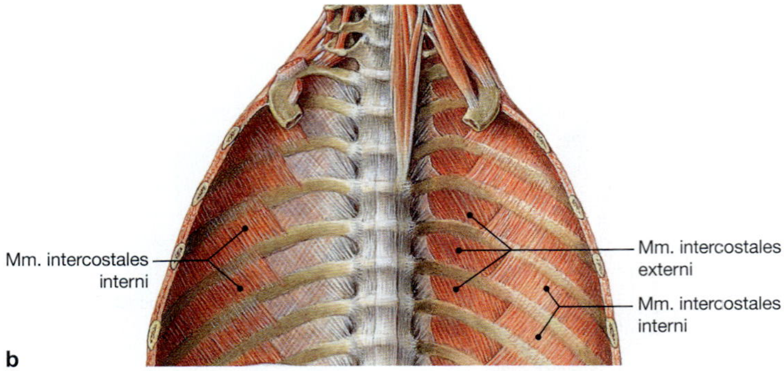

Abb. 22.1 *(Forts.)* Vordere Thoraxwand. a) Oberflächliche Muskeln. b) Tiefe Muskeln [S700]

der rechten Lunge). Die Fissura obliqua trennt Ober- und Mittel- vom Unterlappen, die Fissura horizontalis (kleines Interlobium) trennt Ober- und Mittellappen.

Die beiden Lungenflügel werden daher aufgeteilt in fünf Lungenlappen, zwei links und drei rechts. Jeder Lungenlappen gliedert sich weiter auf in Segmente und Subsegmente, in denen sich die Bronchien, die Lungenarterie und die Lungenvene wie die Äste oder Wurzeln eines Baums immer weiter verzweigen. Von den jeweils zehn Segmenten pro Lunge fehlt links das Segment 7, sodass die beiden Lungen in insgesamt 19 Segmente unterteilt sind. Die Segmente 4 und 5 sind rechts als eigenständiger Mittellappen abgegrenzt, während sie an der linken Lunge als Lingula (Zünglein) einen Teil des Oberlappens darstellen (➤ Abb. 22.2).

Nach der Aufteilung der Luftröhre *(Bifurkation)* in den rechten und linken Hauptbronchus teilen sich diese in die Lappen- und weiter in die Segmentbronchien auf. Sie werden ventral durch hufeisenförmige Knorpelspangen offen gehalten, dorsal spannt sich der Paries membranaceus aus. Dahinter liegen der

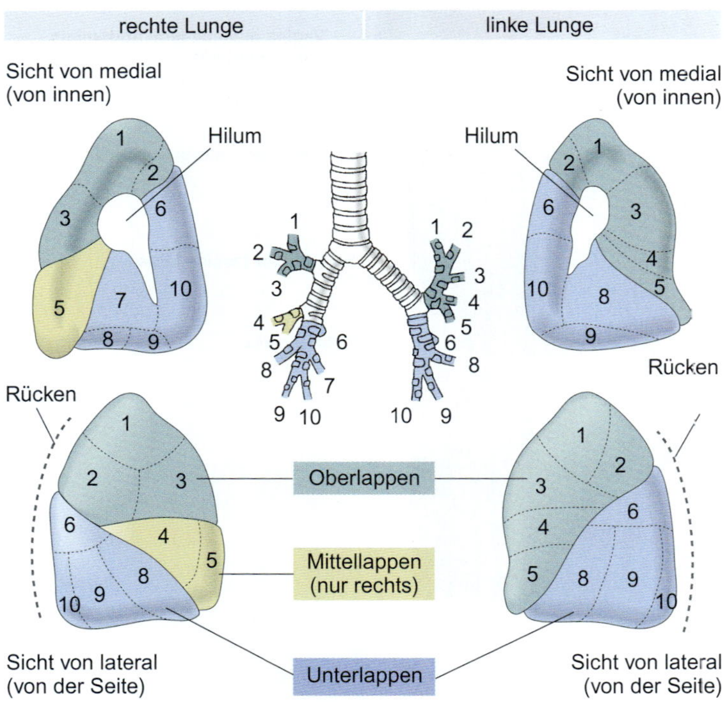

Abb. 22.2 Lungensegmente und Bronchialsystem [L190]

Ösophagus und die Wirbelsäule. Das submuköse Bindegewebe von Luftröhre und Bronchien enthält Drüsen, Blut- und Lymphgefäße. Die Schleimhaut besteht aus respiratorischem Epithel mit Flimmerhärchen. Nach etwa 20 Aufteilungen münden die Bronchioli respiratorii in die Lungenbläschen *(Alveolen)*, in denen der Gasaustausch von der Atemluft ins Blut (und umgekehrt) stattfindet.

Pleura

Die beiden Pleurahöhlen sind jeweils in sich vollkommen geschlossen. Es werden die Pleura viszeralis (pulmonalis, Lungenfell), der fest mit der Lungenoberfläche verwachsene äußere Überzug der Lunge, von der Pleura parietalis (Rippenfell), der inneren Auskleidung der Brustwand, unterschieden. Die Pleura parietalis wird nochmals unterteilt in Pleura costalis, Pleura diaphragmatica, Pleura mediastinalis und Pleura pericardiaca. Die Pleura mediastinalis geht am Lungenhilus in die Pleura viszeralis über. Über den Lungenhilus (Lungenstiel, Lungenwurzel) ziehen die Lungenarterie und die zwei Lungenvenen sowie der Hauptbronchus in die Lunge. Der kaudale, zum dorsalen Zwerchfellansatz ziehende Übergang von viszeraler in mediastinale Pleura wird als Lig. pulmonale bezeichnet. Die beiden Pleurablätter sind seröse Häute, welche permanent geringe Mengen von (seröser) Flüssigkeit in den Pleuraspalt sezernieren bzw. aus ihm resorbieren.

Mediastinum

Das Mediastinum (Mittelfellraum) ist der Raum zwischen der rechten und der linken Pleurahöhle. Er wird dorsal durch die Wirbelsäule, ventral durch die vordere Brustwand bzw. die Sternumhinterwand sowie beidseits durch die Pleura mediastinalis begrenzt. Eingeteilt wird das Mediastinum in ein vorderes und hinteres, das vordere zusätzlich in ein oberes, mittleres sowie unteres Mediastinum.

Im Mediastinum liegt eine Vielzahl an wichtigen Organen und Gefäßen. Dazu zählen Herz, Thymus, Trachea, rechter und linker Hauptbronchus bis zu deren Eintritt in die Lungen, der Ösophagus sowie große Gefäße. Arterien, die im Mediastinum verlaufen, sind die Aorta und ihre Hauptäste Truncus brachiocephalicus, A. subclavia dextra, A. carotis communis sinistra, A. subclavia sinistra und die paarige A. thoracica interna. Die Venen im Mediastinum sind die V. cava inferior, die V. cava superior, die Vv. brachiocephalica dextra et sinistra, die Vv. subclavia dextra et sinistra, die Vv. jugularis dextra et sinistra, die Vv. azygos u. hemiazygos sowie beidseits die Vv. pulmonalis superior und inferior.

Die A. pulmonalis enthält im Gegensatz zu den Arterien des großen Kreislaufs sauerstoffarmes, die Vv. pulmonales sauerstoffreiches Blut, das aus den Lungen zum Herzen zurückgeführt wird.

Als Nerven durchziehen das Mediastinum die Nn. vagus dexter et sinister, der N. recurrens sinister, die Nn. phrenicus dexter et sinister und die Nn. symphaticus dexter et sinister, auch Grenzstrang genannt.

Lymphbahnen drainieren die Thoraxorgane über ein Geflecht aus Lymphknoten ins Mediastinum. Der Ductus thoracicus oder Brustmilchgang verläuft parallel (aber gegenläufig von kaudal nach kranial) zum Ösophagus und mündet in den linken Venenwinkel (V. subclavia, V. jugularis); er leitet den Chylus, die mit den im Dünndarm resorbierten Nahrungsfetten angereicherte Lymphe, aus dem Abdomen in den Blutkreislauf.

Ösophagus

Die Speiseröhre ist ein Muskelschlauch, der am Pharynx und Ringknorpel beginnt. Sie ist ca. 40 cm lang und mündet ca. 3 cm unterhalb des Hiatus oesophageus des Zwerchfells in die Kardia des Magens ein. Man unterteilt den Ösophagus in eine Pars cervicalis, eine Pars thoracica, eine Pars diaphragmatica sowie eine Pars abdominalis. Seine Wand ist aus einer äußeren Längsmuskelschicht sowie einer inneren Ringmuskelschicht aufgebaut. Diese Schichten verlaufen z. T. spiralförmig ineinander. Die Kardia selbst besitzt keine besondere Schließmuskulatur, sondern einen sogenannten Dehnverschluss. Der weitere Wandaufbau der Speiseröhre besteht aus einer bindegewebigen Submukosa sowie einer Mukosa aus nicht verhornendem Plattenepithel. Die arterielle Blutversorgung erfolgt segmental, ebenso der venöse Abfluss. Der Lymphabfluss ist sowohl nach kranial als auch nach abdominal möglich.

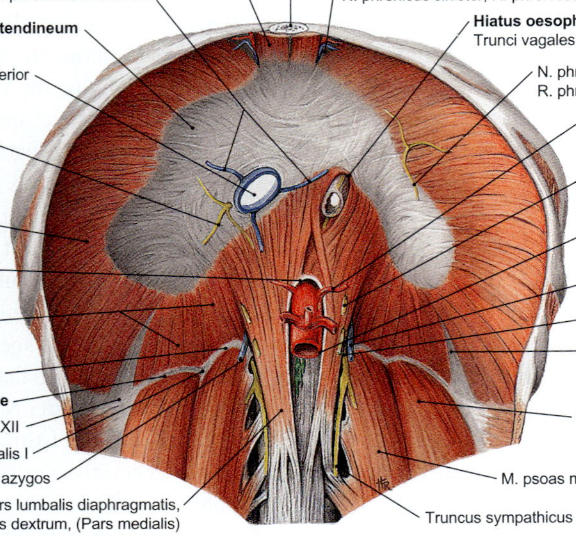

Abb. 22.3 Übersicht des Zwerchfells [S700-L240]

Diaphragma

Das Zwerchfell ist eine gewölbte Muskelplatte, deren sehnige Mitte als Centrum tendineum bezeichnet wird. Die Muskelfasern treten an das Centrum tendineum von allen Seiten heran. Sie werden nach ihrem Ursprung in drei Abschnitte eingeteilt: Pars lumbalis, costalis und sternalis. Im Zwerchfell finden sich muskelfreie, nur bindegewebig verschlossene Schwachstellen. Hier können innere Brüche (Hernien) und traumatische Zerreißungen (Rupturen) entstehen. Die Innervation erfolgt über den N. phrenicus dexter et sinister. Durch angelegte Lücken (hiatus oesophageus, hiatus aorticus, foramen venae cavae) treten die entsprechenden Strukturen durch das Zwerchfell von der Brust- in die Bauchhöhle (➤ Abb. 22.3).

22.2 Grundlagen der Physiologie

Atemmechanik

Bei der Inspiration erfolgt durch Hebung der Rippenbögen, Abflachung des Zwerchfells und Erweiterung der Zwischenrippenräume (Mm. intercostales externi) eine Vergrößerung der Pleurahöhlen. Durch den physiologischen Unterdruck im Pleuraspalt wird auch die elastische Lunge vergrößert und über die mit der Atmosphäre kommunizierenden Trachea Luft in die Lungen gesaugt. Die Exspiration geschieht weitgehend passiv, unterstützt durch den elastischen Zug der Lunge. Bei forcierter Exspiration werden durch Innervation der Bauchmuskeln die Rippen nach kaudal gezogen. Die Bauchpresse drängt die Eingeweide mit dem Zwerchfell nach oben.

Der physiologische Unterdruck im Pleuraspalt beträgt bei Inspiration –7 cmH_2O und bei Exspiration –4 cmH_2O. Durch kapilläre Kräfte eines Flüssigkeitsfilms liegt die Lunge verschieblich der Brustwand an. Durch Eindringen von äußerer Luft (Verletzung der Brustwand) oder durch Ausströmen von Luft aus der Lunge (z. B. Ruptur einer Emphysemblase) wird der pleurale Unterdruck aufgehoben. Dadurch kollabiert die Lunge teilweise oder vollständig, es kommt zum Pneumothorax (➤ 22.8.1). Durch das Einbringen einer Thoraxdrainage in den Pleuraspalt wird die Luft nach außen abgeleitet und der Unterdruck zwischen den Pleurablättern hergestellt, wodurch sich die Lunge wieder entfaltet.

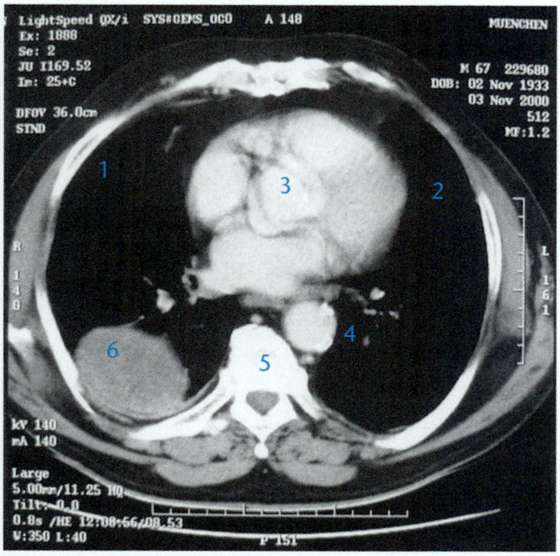

Abb. 22.4 Thorakales CT mit i. v. Kontrastmittel, „Querschnitt", Sicht von unten: 1 Rechte Lunge, 2 Linke Lunge, 3 Herz, 4 Aorta descendens, 5 Wirbelkörper mit Rippen und Rückenmuskulatur, 6 Tumor [O473]

22.3 Diagnostik

22.3.1 Nicht invasive Untersuchungsmethoden

Zu den wichtigsten nicht invasiven Untersuchungsmethoden gehört neben der Pleurasonografie die konventionelle Röntgenaufnahme des Thorax in zwei Ebenen. Findet sich dabei in der Lunge ein suspekter Befund (z. B. „unklarer Rundherd"), ist dieser durch eine Computertomografie (➤ Abb. 22.4) weiter abzuklären. Hierbei lassen sich neben Größe, Dichte, Begrenzung zum umgebenden Lungengewebe (scharf/glatt versus unscharf mit spikulierten Ausläufern) auch die hilären und mediastinalen Lymphknoten besser beurteilen. Im Fall einer Lungenkrebserkrankung (➤ 22.6.2) dienen diese Parameter zur Festsetzung des klinischen Tumorstadiums TNM (➤ Tab. 22.3). Da Lymphknotenvergrößerungen auch entzündlicher Natur sein können, bedarf es ggegebenenfalls einer weiterführenden Abklärung mit Gewebegewinnung.

Die Abklärung hinsichtlich eventueller Fernmetastasen eines Lungenkarzinoms (hämatogener Metastasierungsweg, M-Faktor) erfolgt mittels weiterer bildgebender Verfahren: Bei der Positronen-Emissions-Tomografie (PET) wird der in entarteten Zellen erhöhte Stoffwechsel durch radioaktiv-markierte Zuckermoleküle abgebildet. Mit dieser Untersuchung können so bereits kleine Tumorherde oder Metastasen durch ihren im Vergleich zum Normalgewebe stark erhöhten Zuckerstoffwechsel sichtbar gemacht werden.

Zum Nachweis oder Ausschluss von bei allen Untergruppen des Lungenkarzinoms häufig auftretenden Hirnmetastasen ist jedenfalls auch ein Schädel-CT, besser noch eine zerebrale MRT durchzuführen. Die Ergebnisse aller bildgebenden (und ggfs. feingeweblichen) Staging-Untersuchungen führen zum klinischen Tumorstadium (**c**TNM). Es bildet die Grundlage für die individuelle Therapieplanung. Das endgültige pathologische Tumorstadium (**p**TNM) kann hingegen erst nach erfolgter operativer Therapie sämtlicher Tumormanifestationen erhoben werden.

Neben der technischen Resektabilität eines Tumors ist die allgemeine funktionelle Operabilität durch eine kardiopulmonale Funktionsabklärung (Lungenfunktion, EKG, Spiroergometrie) abzuklären. Bei grenzwertigem Befund wird diese um szintigrafische und gegebenenfalls kardiologische (Echokardiografie, invasive Koronardiagnostik) Untersuchungsverfahren erweitert.

22.3.2 Invasive Untersuchungsmethoden

Bronchoskopie

Die flexible Bronchoskopie erfolgt in Rachenanästhesie und zumeist leichter Sedierung. Sie ist das wichtigste Verfahren zur Lokalisation von Lungentumoren und Probeentnahme zur histologischen Untersuchung. Periphere Tumoren, die nicht direkt bronchoskopisch zu erreichen sind, können oft per Herdsondierung unter Durchleuchtung oder seit Kurzem auch mittels computerunterstützter Bildfusion und Navigation biopsiert werden. Bürsten- und Spülzytologie sowie die Entnahme von Bronchialsekret zur Untersuchung auf pathogene Keime und säurefeste Stäbchen (Ziehl-Neelsen-Färbung der Tuberkelbakterien oder Test auf Bakterien-DNS, PCR) ergänzen die Maßnahme.

Wenn der Tumor aus einem Lappenostium vorwächst, einen Hauptbronchus oder gar den Tracheobronchialwinkel infiltriert, kann für die genaue

Operationsplanung eine **starre Bronchoskopie** mit Stufenbiopsien aus der Umgebung des Tumors erforderlich sein. Die starre Bronchoskopie wird ferner zur Fremdkörperentfernung und für symptomatisch-palliative Behandlungsmaßnahmen (Laser-Rekanalisation, Kryoabtragung etc.) angewandt. Sie wird in Vollnarkose an der relaxierten Patientin unter invasiver Beatmung durchgeführt.

22.3.3 Zusatzuntersuchungen

Eine Kontrastmitteldarstellung der Bronchien wird heute extrem selten z. B. bei Bronchiektasen (sackartigen Ausbuchtungen der Bronchien u. a. nach einschmelzenden Entzündungen) durchgeführt; mittels Pulmonalisangiografie und/oder transösophagealem Echo (TEE) kann eine fragliche Infiltration von großen Gefäßen oder des Herzens durch einen zentralen Tumor abgeklärt werden, zumeist reicht hierfür aber ein hochauflösendes Kontrastmittel-CT.

Mediastinoskopie

Die (Video-)Mediastinoskopie (➤ Abb. 22.5) galt lange als Goldstandard zur operativ-invasiven Abklärung suspekter mediastinaler Lymphknoten. Seit Einführung des (weniger invasiven, weil in Sedierung und endoskopisch ausgeführten) endobronchialen Ultraschalls (EBUS) mit Feinnadelbiopsie wird sie nur mehr sehr selten (dann zumeist als Bestätigung unklarer oder nicht plausibler EBUS-Befunde) angewandt.

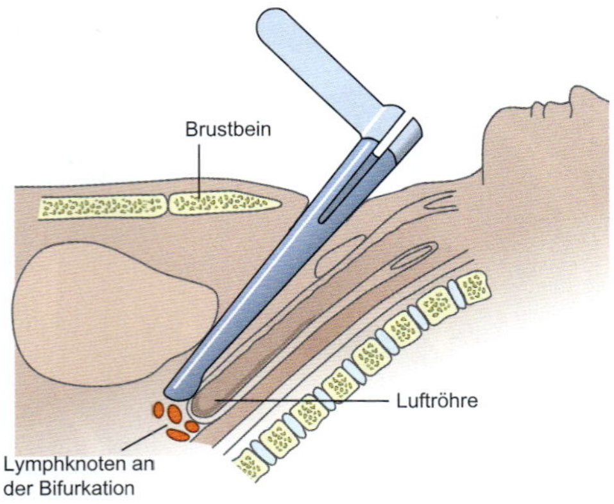

Abb. 22.5 Mediastinoskopie [L157]

22.4 Positionierung und operative Zugangswege

22.4.1 Positionierung

Die **Seitenpositionierung** stellt sowohl für offene Resektionen (Thorakotomie) als auch den minimal-invasiven Zugang als videoassistierte Thorakoskopie (VATS) die Standardpositionierung dar. Die Abdeckung reicht kranial bis zur Schulter, kaudal bis zum Nabel, ventral bis unterhalb der Mamille und dorsal bis zu den Dornfortsätzen. Der OP-Tisch ist konvex abgeknickt, um die Interkostalräume der zu operierenden Seite aufzuspreizen. Das unten liegende Bein ist in Hüfte und Knie gebeugt (➤ Abb. 22.6).

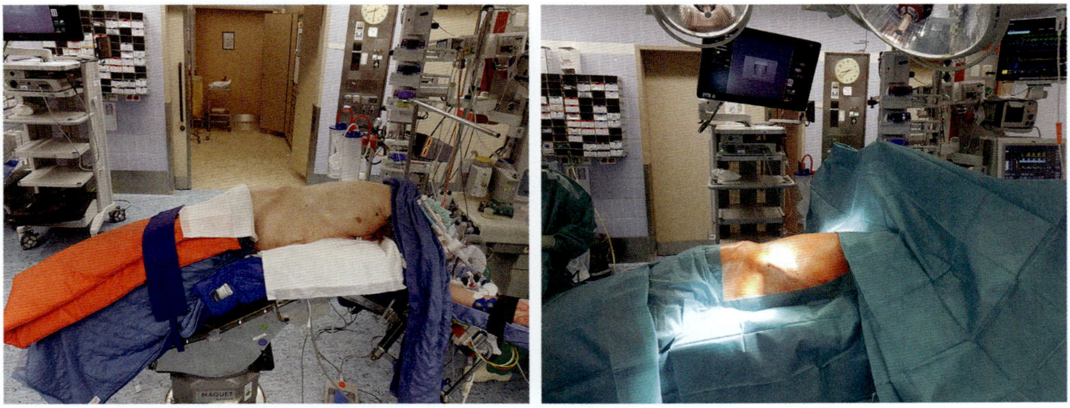

Abb. 22.6 Seitenpositionierung vor (a) und nach (b) dem sterilen Abwaschen und Abdecken [M1639]

Eine **Rückenpositionierung** wird für die Sternotomie gewählt, die in der Thoraxchirurgie generell selten angewandt wird, aber zur Resektion großer Tumoren des vorderen Medaistinums den geeigneten chirurgischen Zugangsweg darstellt. Auch die Mediastinoskopie wird in Rückenlage mit nach dorsal überstreckten Hals vorgenommen.

22.4.2 Zugangswege

➤ Tab. 22.1 gibt einen Überblick über die speziellen Instrumente für die Thoraxchirurgie.

Videoassistierte Thorakoskopie (VATS)

Während sie in den 1990er- und frühen 2000er-Jahren nur für technisch einfache Operationen wie Keilresektionen oder diagnostische Eingriffe angewandt wurde, stellt die minimalinvasive videoassistierte Thorakoskopie (VATS, ➤ 22.6.3) heute in entsprechenden thoraxchirurgischen Spezialabteilungen und Zentren den Standardzugang dar, über den auch hochkomplexe erweiterte anatomische Resektionen routinemäßig durchgeführt werden. Am weitesten verbreitet ist die Durchführung über drei Inzisionen (z. B. zwei im 8. Interkostalraum auf Höhe der Spina iliaca anterior superior bzw. der Skapulaspitze sowie eine im 3. Interkostalraum ventral des M. latissimus dorsi). Über die nur wenigen Zentimeter messenden Zugänge können sowohl die endoskopische Stabkkamera (meist über einen Trokar) als auch Arbeitsgeräte eingeführt werden. Die genaue Lokalisation der Inzisionen kann eingriffs- sowie abteilungsabhängig variieren (➤ Abb. 22.7).

Tab. 22.1 Spezialinstrumente in der Thoraxchirurgie [O473]

Instrument	Bezeichnung	Verwendungszweck (Beispiel)
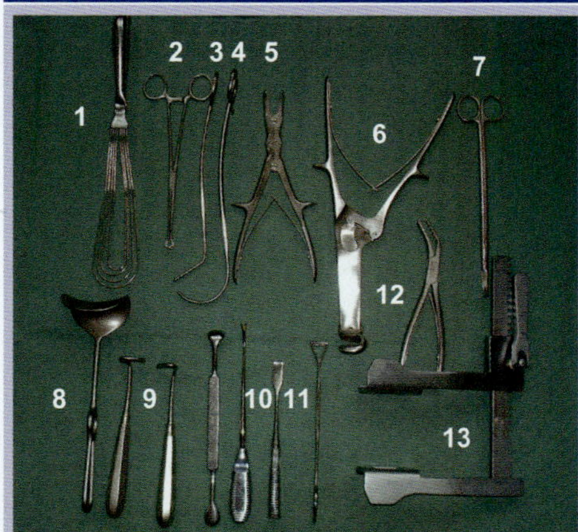	1 Lungenspatel	Weghalten der Lunge
	2 Babcock-Klemme	Fassen von Lymphknoten
	3 Gefäßklemme	Abklemmen von Gefäßen
	4 Parenchymklemme	Abklemmen und Absetzen des Lungengewebes
	5 Luer (Stille-Ruskin)	Abtragen und Abrunden von Knochenkanten
	6 Rippenschere	Durchtrennen von Rippen, spez. C1, C2 bei Brustwandsektion
	7 Bronchusschere	Absetzen des Bronchus (heute mittels Klammernahtgerät)
	8 Haken (Fritsche)	Muskel- und Weichteilretraktion
	9 Rippenrasparatorium (Doyen li., re.)	Abschieben der Interkostalmuskulatur samt Leitungsbahnen
	10 Rippenrasparatorium (Kleesattel)	
	10 Rippenrasparatorium (Semb)	
	10 Rippenrasparatorium (Jansen)	
	11 Lungenfasszange (Collin)	Fassen und Anspannen des Lungengewebes
	12 Knochenfasszange (Semb)	Kräftiger Halt am Knochen
	13 Thoraxsperrer (Finochietto)	Eröffnung des Thorax

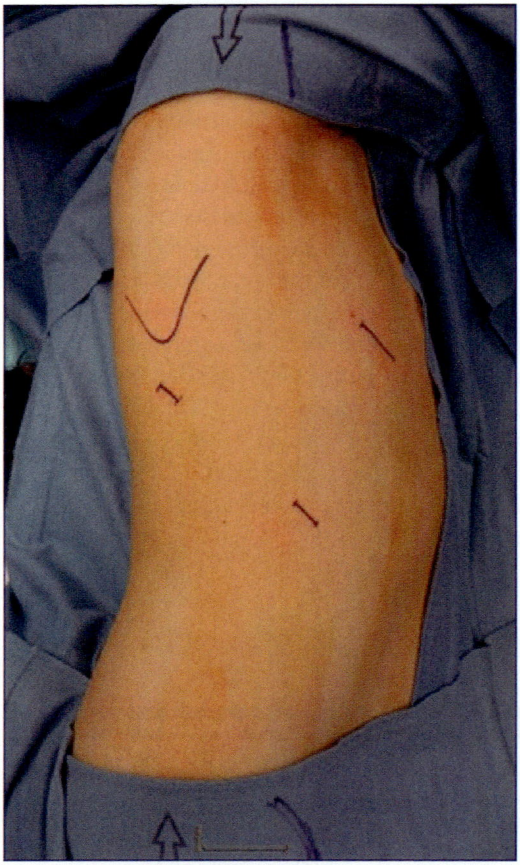

Abb. 22.7 Mögliche Zugänge im Rahmen der videoassistierten Thorakoskopie (VATS) [M1640]

Thorakotomie

Die heute zumeist **antero-lateral ausgeführte Thorakotomie** erfolgt im 5. (4. bis 6.) Interkostalraum (➤ Abb. 22.8). Nach Inzision von Haut und Unterhautfettgewebe sowie Spaltung der Brustwandmuskeln bzw. Durchtrennen der äußeren und inneren Interkostalmuskeln wird die parietale Pleura am Oberrand der unteren Rippe inzidiert. Durch das Einsetzen eines oder mehrerer Thoraxspreizer wird der operative Zugang deutlich vergrößert. Alternativ zur antero-lateralen Thorakotomie bestehen die wegen ihres noch deutlich höheren Gewebstraumas nur noch sehr selten und bei speziellen erweiterten Eingriffen angewandte **postero-laterale, axilläre** und **apikale Thorakotomie.** In speziellen Fällen kann es notwendig sein, eine zweite Thorakotomie in einem anderen Interkostalraum zu setzen, z. B. bei einer Zwerchfellbeteiligung oder zur Brustwandresektion bei lokal infiltrierenden Tumoren oder der operativen Therapie des Pleuramesothelioms. Über einen sogenannten **thorako-abdominellen Zugang** können entsprechende gefäßchirurgische Eingriffe an der Aorta simultan in Brust- und Bauchhöhle erfolgen.

Mediastinotomie

Der Zugang zum vorderen Mediastinum kann direkt von vorn/median durch Durchtrennen des Brust-

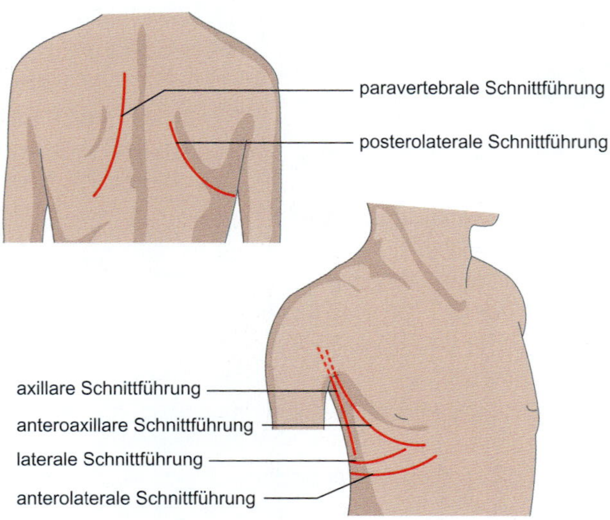

Abb. 22.8 Laterale und dorsale Schnittführungen bei einer Thorakotomie [L157]

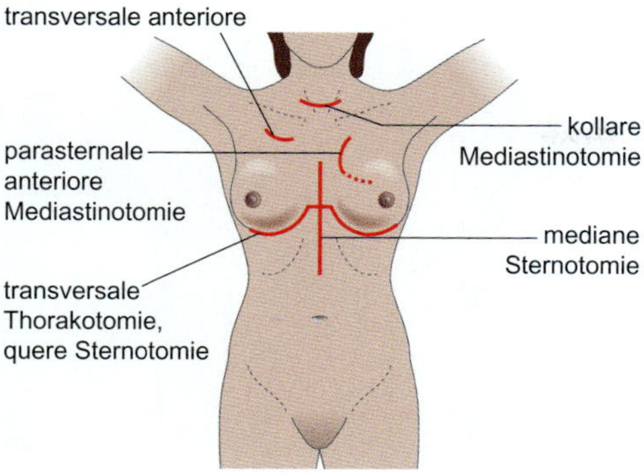

Abb. 22.9 Zugangswege zum Mediastinum [L106, L157]

beins **(totale oder partielle mediane Sternotomie)** bzw. durch Schnittführungen kranial (am Hals) oder kaudal (subxiphoidal) des Brustbeins erfolgen; alternativ indirekt über eine der beiden Pleurahöhlen und anschließender Eröffnung der mediastinalen Pleura (➤ Abb. 22.9).

Die **kollare oder zervikale Mediastinotomie** wird im Rahmen der diagnostischen (Video-)Mediastinoskopie bzw. der diagnostisch-therapeutischen videoassistierten mediastinalen Lymphadenektomie (VAMLA) und zur Drainage bei entzündlichen Prozessen der Paratrachealregion angewandt. Bei Erkrankungen im vorderen oberen Mediastinum sowie zur extrapleuralen Biopsie der anterioren mediastinalen Lymphknoten eignet sich die **parasternale anteriore Mediastinotomie.** Hierbei wird eine wenige Zentimeter lange horizontale Inzision über der 2. oder 3. Rippe parasternal gesetzt. Die „Mammariagefäße“ (A. und V. mammaria interna) müssen aufgesucht und zwischen Ligaturen durchtrennt werden. Alternativ ist zum Erreichen dieser Region auch ein videothorakoskopisches Vorgehen möglich. Dies bietet eine bessere Übersicht; allerdings erfolgt dabei der Zugang zum Mediastinum „über Umwege“ durch die Pleurahöhle, wodurch es zur Verschleppung von entzündlichem und tumorhaltigem Material kommen kann.

Ferner kann eine laterale Thorakotomie in Kombination mit einer Mediastinotomie oder eine **bilaterale Thorako-Mediastinotomie** mit Querspaltung des Sternums vorgenommen werden. Dieser als Clamshell Incision (Muschelschalenschnitt) bezeichnete Zugang ermöglicht ein einzeitiges Operieren an beiden Lungen, z. B. zur Entfernung von beidseitigen hilusnahen Lungenmetastasen oder im Rahmen der Herz-Lungen-Transplantation. Dabei wird der gesamte Brustkorb unter keilförmig querer Durchtrennung des Brustbeins eröffnet, wobei auch hierbei die Mammariagefäße beidseits unterbunden werden müssen. Der Zugang bietet eine gute Übersicht selbst bei Strukturen am linken Hilus und Unterlappen, die hinter dem Herzen gelegen sind. Die Schnittführung erscheint aufs Erste mutilierend, kann jedoch kosmetisch zufriedenstellend (bei Frauen unter der Submammärfalte) ausgeführt werden, er lässt sich stabil verschließen und ist funktionell günstig. Dennoch wird er nur selten angewandt, gegebenenfalls für einzeitig bilaterale Metastasenresektionen oder die Resektion von großen Mediastinaltumoren; hierbei kommt aber viel häufiger eine mediane Sternotomie zur Anwendung.

22.5 Erkrankungen der Brustwand

22.5.1 Brustwanddeformitäten

Unter Brustwanddeformitäten werden angeborene oder erworbene Abweichungen der „normalen“ knöchernen Brustwandkontur mit Wachstumsstörungen bzw. abnormen Verläufen von Rippen und Brustbein verstanden. Klinische Bedeutung haben die **Trichter-** und die **Kielbrust.** Beide Formen können durch die gestörte Thoraxmechanik Atemfunktionsstörungen sowie durch Verlagerung des Herzens Störungen des venösen Bluteinstroms bewirken. Neben körperlichen Funktionseinschränkungen können Brustwanddeformitäten einen beachtlichen seelischen Leidensdruck verursachen. Die Operationsindikation wird in Zusammenschau der physischen sowie psychischen Symptome gestellt. Die häufigste und minimalinvasive Methode zur Korrektur einer Trichterbrust stellt die Operation nach Nuss mit Implantation eines das eingesunkene Brustbein anhebenden Metallbügels über zwei seitliche Inzisionen unter Kameraführung dar. Die Entfernung des Bügels kann nach ca. 3 Jahren erfolgen, wenn sich die Korrektur fixiert hat. Komplexere Brustwanddeformitäten werden über die offene Operation nach Rehbein/Ravitch korrigiert.

OPERATION

Minimalinvasive Korrektur einer Trichterbrust (OP nach Nuss, MIRPE)

Positionierung: Rückenlage.
Zugang: Zwei Thorakozentesen im rechten und linken Hemithorax.

Operationsprinzip

- Anpassen der Bügelschablone und Biegen des Metallbügels passend zur Ausprägung der Trichterbrust
- Setzen zweier Thorakozentesen im rechten und linken Hemithorax im Bereich der erwarteten Bügelenden
- Präparation eines Tunnels epikostal in Richtung des Brustbeins
- Unter Kamerakontrolle Unterfahren des Brustbeins mit dem Führungsschwert und Zurückziehen des vorgeformten Metallbügels (➤ Abb. 22.10)
- Kippen des Bügels um eine ausreichende Korrektur der Trichterbrust zu erreichen
- Fixieren der Bügelenden rechts und linksseitig mittels Schloss oder Naht
- Einlage einer oder zwei Thoraxdrainagen
- Schichtweiser Wundverschluss

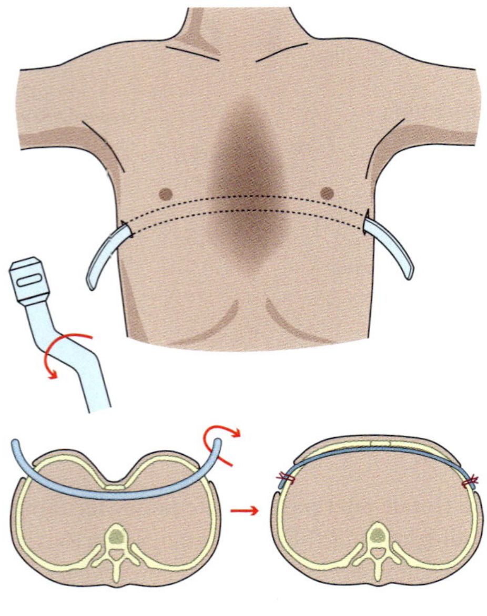

Abb. 22.10 OP nach Nuss [L157]

OPERATION

Konventionelle Korrektur einer Trichterbrust (modifiziert nach Rehbein/Ravitch)

Positionierung: Rückenlage.
Zugang: Mediane, prästernale Längsinzision, bei Patientinnen auch bilateraler, submammärer Hautschnitt.

Operationsprinzip

- Freilegung des fehlgebildeten Brustwandareals unter partieller Mobilisation der Pektoralismuskulatur
- Mobilisation der Brustwand und zweimalige Tomie sowie segmentale Resektion der die Brustwanddeformität verursachenden Rippen beidseitig und ggf. Resektion des Processus xyphoideus (➤ Abb. 22.11)
- Zur Stabilisierung des mobilisierten Brustbeins werden zwei quer verlaufende sogenannte Grobsche Spieße substernal von lateral eingeführt. Sie werden nach entsprechender Biegung seitlich auf der lateralen Thoraxwand abgestützt. Alternativ Fixierung durch ventral den Rippen und dem Sternum aufliegendes Osteosynthesematerial
- Einlage einer Thoraxdrainage substernal
- Subkutan- und Hautnaht

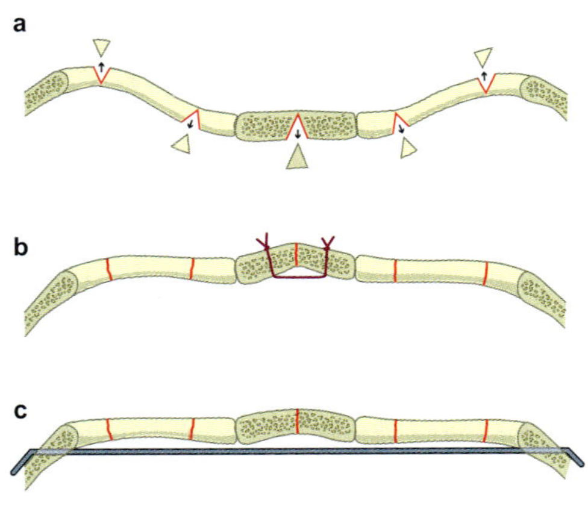

Abb. 22.11 OP nach Rehbein/Ravitch [L157]

Die **komplette Sternumspalte** stellt eine sofortige Operationsindikation dar. Der Defekt lässt sich meist durch adaptierende Nähte direkt verschließen.

22.5.2 Brustwandhernien und plastische Rekonstruktion nach Brustwandresektionen

Zu unterscheiden sind die seltenen angeborenen Brustwandhernien, die bei Rippenaplasien auftreten, von den erworbenen Hernien, welche meist Folge ausgedehnter Rippenresektionen bei Brustwandtumoren sind. Zur Wiederherstellung der mechanischen Stabilität bei der Atmung sind der Defektverschluss und die Brustwandrekonstruktion notwendig. Als günstiger Defektersatz hat sich ein Marlex-Mesh-, Prolene- oder PTFE-Netz erwiesen. Diese nicht resorbierbaren Kunststoffgitternetze sind reißfest und gut gewebeverträglich. Sie werden an den benachbarten Rippen fixiert und die Weichteile darüber verschlossen. Besteht infolge ausgedehnter Resektion eines tumorösen oder bestrahlten Areals auch ein Weichteil- oder Hautdefekt, kann ein Lappen des M. pectoralis major oder des M. latissimus dorsi inklusive der darüber liegenden Haut auf das Netzimplantat geschwenkt werden (Insellappenplastik).

22.5.3 Brustwandtumoren

Zu den gutartigen Tumoren der Brustwand zählen neben Hauttumoren Fibrome, Lipome, Neurofibrome, Myome und Hämangiome. Knöchernen Ursprungs sind die fibröse Dysplasie, Chondrome und Osteochondrome. Zu den bösartigen Tumoren gehören Sarkome (der Knochen, des Muskelgewebes, des Fettgewebes, der Gefäße etc.), aber auch bösartige fibrohistiozytäre Tumoren. Sekundäre Brustwandtumoren sind lymphogen oder hämatogen von einem anderen Tumorursprungsort in die Brustwand metastasiert oder per continuitatem infiltriert. Dies können penetrierende Tumoren der Lunge, der Pleura oder ein lokal fortgeschrittenes Mammakarzinom sein.

OPERATION

Brustwandtumoren

Positionierung: Seitenlage.
Zugang: Antrolateral, ggf. abhängig von der Lokalisation des Tumors.

Operationsprinzip

- Bei der Operation gutartiger Tumoren reicht die Exzision im Gesunden aus
- Bei V.a. Malignität muss das chirurgische Vorgehen radikal sein und die Schnittführung und Präparation tumorfern erfolgen
- Die Eröffnung der Thoraxhöhle wird erforderlich, um eine mögliche Infiltration der Brustwandbinnenstrukturen erkennen zu können
- Bei größeren Rippentumoren wird die oberhalb und unterhalb des Tumors gelegene Rippe mitreseziert. Der seitliche Sicherheitsabstand sollte 10 mm im Gesunden betragen
- Anschließend erfolgt die Brustwandrekonstruktion unter Verwendung von Kunststoffnetz und ggf. Muskellappen

22.6 Lunge

22.6.1 Arten der Lungenresektion

- **Anatomische Resektionen:**
  - **Pneumonektomie:** Entfernung eines ganzen Lungenflügels
  - **Erweiterte Pneumonektomie:** zusätzliche Entfernung von Perikard, Teilen des Vorhofs, der Hauptbifurkation
  - **Lobektomie:** Entfernung eines Lungenlappens: Ober-, Mittel- oder Unterlappen
  - **Erweiterte Lobektomie:** zusätzliche Entfernung einer Atemwegs- oder Gefäßmanschette mit Broncho- oder Angioplastik, von Perikard, Anteilen der Brustwand, des Zwerchfells mit entsprechenden Rekonstruktionen
  - **Bilobektomie:** Entfernung des Ober- und Mittellappens bzw. die Entfernung des Mittel- und Unterlappens
  - **Segmentresektion:** Entfernung eines anatomischen Segments mit Segmentbronchus, -arterie und -vene
- **Atypische Parenchymresektion** (Keilexzision): Entfernung von Lungengewebe ohne Beachtung der anatomischen Segmentgrenzen; dies erfolgt mittels Klemme und Naht, Klammernahtgeräten oder dem Laser (➤ Abb. 22.12).

22.6.2 Indikation zur Lungenresektion

Operative Eingriffe können auch bei benignen und entzündlichen Erkrankungen der Lunge erforderlich sein, sofern die konservativen therapeutischen Möglichkeiten ausgeschöpft sind oder eine irreperable Gewebsdestruktion eingetreten ist. Beispiele für derartige Erkrankungen sind Harmatome, Chondrome, Lungenzysten, Emphysemblasen, Bronchiektasen und karnifizierende Pneumonien, infizierte Lungeninfarkte, Lungenabszesse, kavernöse Pilzbesiedlungen und die heutzutage sehr selten gewordenen Tuberkuloseherde. Die operative Sanierung benigner oder entzündlicher Erkrankungen der Lunge erfolgt möglichst sparsam, in vielen Fällen über eine atypische Parenchymresektion, d. h., ohne dass die anatomischen Grenzen und Strukturen berücksichtigt werden. Eine

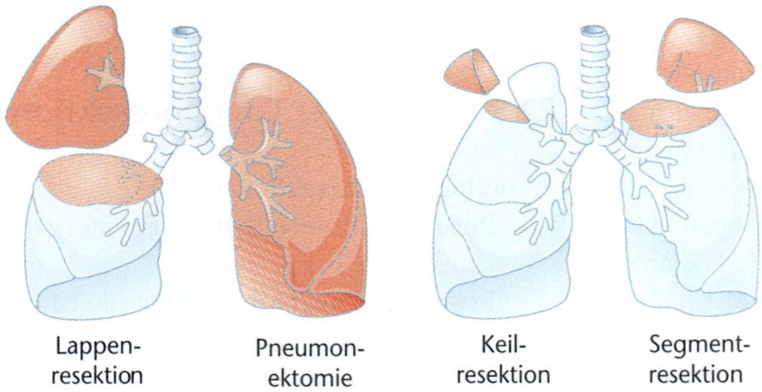

Abb. 22.12 Formen der Lungenparenchymresektion [L106]

Tab. 22.2 Einteilung der Lungenkarzinome

Nicht kleinzellige Lungenkarzinome (Non-Small Cell Lung Cancer, NSCLC)	Kleinzelliges Karzinom (Small Cell Lung Cancer, SCLC)
Plattenepithelkarzinom	Kleinzelliges Karzinom
Adenokarzinom	
Großzelliges Karzinom	Kombiniertes kleinzelliges Karzinom
Weitere Subtypen (z.B. adenosquamöses Karzinom, sarkomatoides Karzinom etc.)	

weitere Indikation für die atypische Parenchymresektion stellt die Resektion von Metastasen extrapulmonaler Primärkarzinome dar. Lungenmetastasen werden dabei möglichst parenchymsparend, jedenfalls aber im Gesunden (R0) durch Klammernahtgerät oder Verwendung eines chirurgischen Lasers entfernt.

Die wichtigste Indikation zur anatomischen Lungenresektion ist das Lungenkarzinom (➤ Tab. 22.2). Vor allem aufgrund des gesteigerten Nikotinkonsums zählt es seit Jahrzehnten weltweit zu den häufigsten soliden Tumorerkrankungen. Die Therapie des Lungenkarzinoms erfolgt multimodal und interdisziplinär in enger Zusammenarbeit mit den verschiedenen Fachbereichen Thoraxchirurgie, Pneumo-Onkologie, Strahlentherapie sowie Pathologie. In den frühen Tumorstadien stellt die operative Tumorentfernung (abhängig von Größe und Lage als Segmentresektion, Lobektomie, Bilobektomie oder Pneumonektomie) unter Mitnahme der hilären und mediastinalen Lymphknoten (systematische Lymphknotendissektion) die Goldstandardtherapie dar. Allerdings wird die Lungenkrebserkrankung bei der Mehrzahl der Patientinnen erst in einem lokal (Tumorinfiltration lebensnotwendiger Strukturen) oder systemisch (Fernmetastasen) fortgeschrittenen Stadium entdeckt, in dem die Voraussetzungen für einen operativ-kurativen Therapieansatz nicht mehr gegeben sind. Nicht wenige Patientinnen sind auch aufgrund von (häufig auch tabakrauchassoziierten) Komorbiditäten funktionell inoperabel. Ein hohes Patientenalter per se ist keine Kontraindikation für einen lungenresezierenden Eingriff.

Da die Heilungschance beim Lungenkarzinom in aller Regel nur in frühen Stadien gegeben ist, in denen das Tumorleiden asymptomatisch verläuft und zumeist nur zufällig entdeckt wird, ist eine Dignitätsklärung auch kleiner Lungenbefunde im Röntgenbild sowie von uncharakteristischen Symptomen, z. B. Husten ohne Infekt oder Blutspuren im Sputum, entscheidend.

Die häufigste anatomische Resektionsform der Lunge ist die **Lobektomie.** Dabei erfolgt die Resektion eines kompletten anatomischen Lungenlappens nach Versorgung des entsprechenden Atemwegs (Lapenbronchus) und der lobären Blutgefäße (Pulmonalarterie und -vene). Wie bereits erläutert, kann der Tumor abhängig von seiner Größe (T), dem möglichen Befall von Lymphknoten (N) und anderer Organe (M) gemäß der TNM-Klassifikation eingeteilt werden (➤ Tab. 22.3). Aus dieser lassen sich schließlich

Tab. 22.3 TNM-Klassifikation des Lungenkarzinoms (UICC9, gekürzt)

T-Primärtumor	
Tis	Carcinoma in situ
T1	Größter Durchmesser 3 cm oder weniger, umgeben von Lungengewebe oder viszeraler Pleura, Hauptbronchus nicht beteiligt
T1a	1 cm oder kleiner (T1a(mi) – minimalinvasives Adenokarzinom)
T1b	Größter Durchmesser > 1 und ≤ 2 cm
T1c	Größter Durchmesser > 2 und ≤ 3 cm
T2	• Größter Durchmesser > 3 und ≤ 5 cm *oder* • Infiltration des Hauptbronchus unabhängig vom Abstand von der Carina, aber ohne direkte Invasion *oder* • Infiltration der viszeralen Pleura *oder* • tumorbedingte partielle Atelektase oder obstruktive Pneumonie, die bis in den Hilus reichen, Teile der Lunge oder die gesamte Lunge umfassen
T2a	Größter Durchmesser > 3 und ≤ 4 cm
T2b	Größter Durchmesser > 4 und ≤ 5 cm
T3	• Größter Durchmesser > 5 und ≤ 7 cm *oder* • Infiltration von Thoraxwand (inklusive parietaler Pleura und Sulcus superior), N. phrenicus, oder parietales Perikard *oder* • zusätzlicher Tumorknoten im selben Lungenlappen wie der Primärtumor
T4	• Größter Durchmesser > 7 cm *oder* • mit direkter Infiltration von Diaphragma, Mediastinum, Herz, großen Gefäßen, Trachea, N. laryngeus recurrens, Ösophagus, Wirbelkörper oder Carina *oder* • zusätzlicher Tumorknoten in einem anderen ipsilateralen Lungenlappen
N-Stadium, regionäre Lymphknoten	
N0	Keine Lymphknotenmetastasen
N1	Metastasen in ipsilateralen, peribronchialen und/oder ipsilateralen hilären Lymphknoten und/oder intrapulmonalen Lymphknoten oder direkte Invasion dieser Lymphknoten
N2a	Singuläre LK-Metastase in ipsilateralen mediastinalen und/oder subkarinalen Lymphknoten
N2b	Multiple N2-LK-Metastasen (ipsilateral mediastinal und/oder subkarinal)
N3	Metastase(n) in kontralateralen mediastinalen, kontralateralen hilären, ipsi- oder kontralateral tief zervikalen, supraklavikulären Lymphknoten
M-Stadium, Fernmetastasen	
M0	Keine Fernmetastasen
M1	Fernmetastase(n)
M1a	• Separate(r) Tumorknoten in einem kontralateralen Lungenlappen *oder* • Pleura mit knotigem Befall *oder* • maligner Pleuraerguss *oder* • maligner Perikarderguss
M1b	Isolierte Fernmetastase in einem extrathorakalen Organ
M1c1	Mehrere Fernmetastasen (> 1) in einem extrathorakalen Organ
M1c2	Mehrere Fernmetastasen in mehreren extrathorakalen Organen

Tab. 22.4 Stadieneinteilung des Lungenkarzinoms*

Stadium	Primärtumor	Lymphknoten	Fernmetastasen
0	Tis	N0	M0
IA1	T1a(mi) T1a	N0	M0
IA2	T1b	N0	M0
IA3	T1c	N0	M0
IB	T2a	N0	M0
IIA	T2b	N0	M0
IIB	T1a–c T1a–c T2a T2b T3	N1 N2a N1 N1 N0	M0 M0 M0 M0 M0
IIIA	T1a–c T2a–b T3 T4 T4	N2a N2b N1 N0 N1	M0 M0 M0 M0 M0
IIIB	T1a–c T2a–b T2a–b T3 T4	N3 N2b N3 N2b N2a/b	M0 M0 M0 M0 M0
IIIC	T3 T4	N3 N3	M0 M0
IVA	Jedes T Jedes T	Jedes N Jedes N	M1a M1b
IVB	Jedes T Jedes T	Jedes N Jedes N	M1c1 M1c2

* Operabel sind Stadium I, II sowie IIIA mit bestimmten Voraussetzungen

unterschiedliche Tumorstadien und damit Therapieansätze und Prognosen ableiten (➤ Tab. 22.4).

Die operative Therapie des **nicht kleinzelligen Lungenkarzinoms** ist vor allem in den früheren Stadien I, II und IIIA angezeigt. Bei lokal fortgeschrittenen, jedoch nicht fernmetastasierten, operablen Befunden kann im Anschluss an die chirurgische Resektion die Durchführung einer zusätzlichen **systemischen Therapie** (Chemotherapie, Immuntherapie, zielgerichtete Krebstherapie) oder **Strahlentherapie** indiziert sein (adjuvante Therapie). Die systemische oder strahlentherapeutische Vorbehandlung eines Tumors vor der geplanten Operation nennt man neoadjuvante Therapie; Ziel ist die Verkleinerung des Primärtumors und/oder die effiziente Behandlung von lokoregionalen Lymphknotenmetastasen (Downstaging). Durch die Einführung neuer systemischer Therapiekonzepte (Immun- und zielgerichtete Therapie) konnten nach Jahrzehnten der Stagnation zuletzt auch in fortgeschrittenen, nicht operablen Tumorstadien relevante Verbesserungen der Überlebensraten erzielt werden. Die Erstellung des individuellen Therapiekonzepts für Patientinnen mit Lungenkarzinom muss obligat nach interdisziplinärer Diskussion im Rahmen eines Tumorboards unter Beteiligung aller relevanten Fachbereiche wie Thoraxchirurgie, Pneumo-Onkologie, Radiologie, Strahlentherapie, Pathologie, Palliativmedizin etc. erfolgen. Die Behandlung in einen zertifizierten Lungenkrebszentrum hat sich als für die Ergebnisqualität von Vorteil erwiesen.

Nicht selten treten bei Patientinnen mit Lungenkarzinom – oft rezidivierende – **Pleuraergüsse** (➤ 22.8.3) auf. Sie können Hinweis auf eine pleurale Tumoraussaat/Pleurakarzinose sein und sollten deshalb weiter abgeklärt, probepunktiert und zytologisch analysiert werden. Bei unklarem Befund ist eine sonografisch gezielte oder operative Pleurabiopsie angezeigt. Ein Pleuraerguss kann alternativ aber auch entzündlich bedingt sein, z. B. bei poststenotischer Pneumonie oder einer Lymphabflussstörung. Im Fall einer Pleurakarzinose kann durch videothorakoskopische Talkumpoudrage eine Pleurodese (das Verkleben von viszeraler Pleura der Lunge mit parietaler Pleura der Brustwand) induziert werden, um Rezidivergüsse zu verhindern.

Über alle Tumorstadien des Lungenkarzinoms hinweg gesamt betrachtet, wird die Systemtherapie und dabei die klassische **Chemotherapie,** häufig in Kombination mit zielgerichteten Therapien oder Immuntherapien, am häufigsten angewandt und kann deshalb als wichtigste Therapiesäule bezeichnet werden. Dies liegt auch daran, dass sich das Lungenkarzinom zunächst lange klinisch asymptomatisch entwickelt und in der Mehrzahl der Fälle erst in einem lokal fortgeschrittenen oder bereits fernmetastasierten Stadium diagnostiziert wird. In den Frühstadien I und II, aber auch in ausgesuchten Fällen von Stadium III (dann teilweise nach neoadjuvanter Systemtherapie) stellt hingegen die operative Therapie die primäre, weil beste Option für einen dann noch kurativen Behandlungsansatz dar. Oberstes Ziel der operativen Therapie ist die auch mikroskopisch komplette Entfernung des

Primärtumors sowie eventueller intrapulmonaler, hilärer oder mediastinaler Lymphknotenmetastasen (R0-Resektion). Frühkarzinome bei polymorbiden, funktionell nicht operablen Patientinnen können gegebenenfalls alternativ (stereotaktisch) strahlentherapiert werden. Abhängig vom endgültigen pathologischen Tumorstadium (pTNM) erfolgt im Anschluss an die Operation gegebenenfalls eine adjuvante Systemtherapie, selten eine adjuvante Bestrahlung des Mediastinums. Idealerweise erfolgt die Behandlung von Lungenkrebspatientinnen in zertifizierten Lungenkrebszentren und dort – sofern geeignet – im Rahmen kontrollierter klinischer Studien, um vorhandene Therapiekonzepte zu prüfen und sie gegebenenfalls durch bessere zu ersetzen.

OPERATION

Lobektomie des rechten Unterlappens

Spezielle Instrumente: Videoturm mit Farbmonitor, Videorekorder, Kaltlichtquelle, Minikamera mit 30°-Optik sowie Saug-Spül-Einrichtung, Koagulationsmöglichkeit, diverse Thorakoskopieinstrumente (➤ Abb. 22.13).
Positionierung: Linksseitenlage.
Zugang: Videoassistierte Thorakoskopie (VATS) über drei kleine Inzisionen (➤ 22.6.3).

Operationsprinzip
Der Eingriff wird in Vollnarkose bei endotrachealer Intubation mit einem Doppellumentubus zur seitengetrennten Beatmung durchgeführt.

- Es werden bis zu drei Thorakozentesen im 8. ICR auf Höhe der Spina iliaca anterior superior und der Skapulaspitze sowie im 3. ICR ventral der M.-latissimus-Kante gesetzt
- Schichtgerechte Präparation und Eröffnung der Pleura am Oberrand der Rippe, Einführung der Kamera mittels Trokar an der kaudalen Inzision durch die Assistentin
- Einsetzten eines Weichteilretraktors an der kranialen Inzision ventral der M.-latissimus-Kante im 3. ICR
- Adhäsiolyse möglicher Verwachsungen zur Brustwand
- Lösen des Lig. pulmonale inferior und Entnahme möglicher Lymphknoten
- Eröffnen der pleuralen Umschlagfalte am ventralen und dorsalen Hilus
- Darstellen der Vorderkante der unteren Lungenvene sowie der Bronchusgabel
- Präparation von lymphatischen Gewebe nach peripher
- Darstellen der Vorderseite der Pulmonalarterie im Lappenspalt
- Nach eindeutiger Identifikation der hilären Strukturen (Vene, Arterie und Bronchus) zum Unterlappen wird die untere Lungenvene umfahren und mit einem linearen Klammernahtgerät versorgt
- Versorgung der ventralen und dorsalen Parenchymbrücke mittels linearen Klammernahtgeräts
- Im Folgenden kann die Unterlappenarterie sicher umfahren und mittels Klammernahtgerät versorgt werden
- Skelettieren des Unterlappenbronchus und dessen Versorgung mithilfe Klammernahtgeräts
- Bergen des Präparats mithilfe eines Bergebeutels
- Systemische Lymphknotendissektion an definierten Stationen paratracheal sowie infrakarinär
- Abschließende Kontrolle auf Bluttrockenheit
- Interkostalnerven-Blockade im Bereich der Operationszugänge
- Einbringen einer 24-Ch-Thoraxdrainage über die kaudale Inzision
- Wiederbelüften der Lunge unter Sichtkontrolle
- Annaht der Thoraxdrainage und Vorlegen einer U-Naht
- Schichtgerechter Wundverschluss der Inzisionen auf Höhe der Skapulaspitze sowie im 3. ICR ventral der M.-latissimus-Kante
- Postoperativ wird an die eingelegte Thoraxdrainage über ein Wasserschloss oder eine Motorpumpe ein Sog von 15–25 cmH_2O angeschlossen. Der Sog richtet sich nach dem Ausmaß der Luftverluste

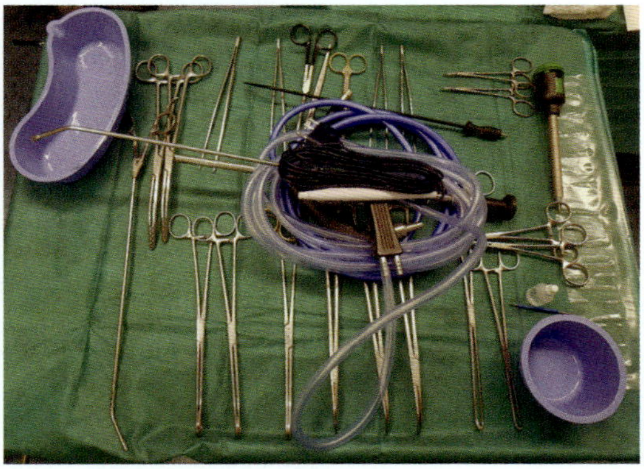

Abb. 22.13 Instrumentensieb für eine videoassistierte Thorakoskopie (VATS) [M1639]

Die Anwendung des **minimalinvasiven videothorakoskopischen Zugangswegs** bei komplexen anatomischen Lungenresektionen führt zu einem deutlich geringeren Operationstrauma verbunden mit einer signifikanten Reduktion der postoperativen Komplikationen. Dadurch können heute große Lungenkrebsoperationen häufig auch bei morbiden und sehr alten (80+) Patientinnen sicher durchgeführt werden. Der operative Zugangsweg über eine Thorakotomie wird hingegen in erfahrenen Zentren meist nur mehr bei erweiterten Resektionsformen wegen sehr zentraler Tumorlage, bei Re-Eingriffen nach zurückliegenden Voroperationen oder nach stattgehabter Bestrahlung angewandt. Dennoch wird die **Thorakotomie** anhaltend ein klassischer thoraxchirurgischer Zugangsweg bleiben, den es zu beherrschen gilt; sie wird im Folgenden Schritt für Schritt erläutert.

OPERATION

Thorakotomie

Spezielle Instrumente: Thoraxsperrer, Rippenrasparatorium, Rippenschere Lungenfasszange/-spatel, diverse Haken zur Muskel- und Weichteilretraktion.
Positionierung: Seitenlage.
Zugang: Anterolaterale Thorakotomie.

Operationsprinzip

- Anterolaterale Thorakotomie mit Durchtrennung der Haut und der Subkutis mit dem Skalpell. Der Hautschnitt verläuft bogenförmig von der Skapulaspitze bis zur vorderen Axillarlinie in der Regel in Höhe des 5. ICR
- Der M. serratus anterior wird zwischen den Muskelbäuchen mit dem Thermokauter gespalten, die dargestellten Arterien und Venenäste gefasst und koaguliert
- Der M. latissimus dorsi kann meist geschont werden, indem er nach dorsal mobilisiert wird
- Die Interkostalmuskulatur wird entlang des Oberrands der 5. Rippe mit dem Thermokauter durchtrennt
- Eröffnen der parietalen Pleura zunächst durch stumpfes, punktförmiges Durchstoßen mit dem Thermokauter, nach Ausschluss von Verwachsungen der Lunge Eröffnung im gesamten Rippenverlauf
- Umlegung, Einsetzen eines Rippensperrers und vorsichtiges Aufdehnen, um eine Fraktur der Rippen zu vermeiden. Hierzu ist eine gute Relaxation erforderlich
- Zur Vermeidung von Rippenfrakturen kann eine der beiden angrenzenden Rippen ventral an ihrem knorpeligen Anteil kontrolliert tomiert und ein ca. 1 cm langes Segment reseziert werden
- Inspektion der Brusthöhle und Beginn des intrathorakalen Operationsteils
- Der Thoraxverschluss nach Beendigung der Operation beginnt mit dem Vorlegen von 4–5 Perikostalnähten mit resorbierbarem Material der Stärke 2
- Nach Aufheben der überstreckten Positionierung werden diese Nähte geknüpft und anschließend die Interkostalmuskulatur mit fortlaufender Naht und resorbierbarem Faden adaptiert
- Die Faszienschichten werden durch fortlaufende Naht mit resorbierbarem Material der Stärke 1 miteinander vereinigt. Subkutannaht. Eine Redon-Drainage ist meist nicht erforderlich
- Der Verschluss der Haut erfolgt mit nicht resorbierbarem Nahtmaterial der Stärke 3–0 fortlaufend oder resorbierbar intrakutan
- Postoperativ wird an die eingelegten Thoraxdrainagen über ein Wasserschloss oder eine Motorpumpe ein Sog von 15–25 cmH_2O angeschlossen. Der Sog richtet sich nach dem Ausmaß der Luftverluste

Ein möglicher Tumorbefall von Gefäßen oder eines Bronchus kann mittels Angio-, Bronchoplastik oder einer Bronchusmanschette, gefolgt von einer Anastomose versorgt werden (➤ Abb. 22.14).

Postoperativ sind eine adäquate Analgesie, eine frühzeitige Mobilisation und die konsequente atem- und physiotherapeutische Betreuung unerlässlich, um das Risiko postoperativer (pulmonaler) Komplikationen zu minimieren. Zumeist werden peripher wirksame Analgetika in Kombination mit Opiaten verwendet. Durch frühstmögliche Spontanatmung und Extubation noch im Operationssaal sollen die Belastungen des verbliebenen Lungenparenchyms durch die invasive Beatmung möglichst gering gehalten werden. Bei polymorbiden oder hochbetagten

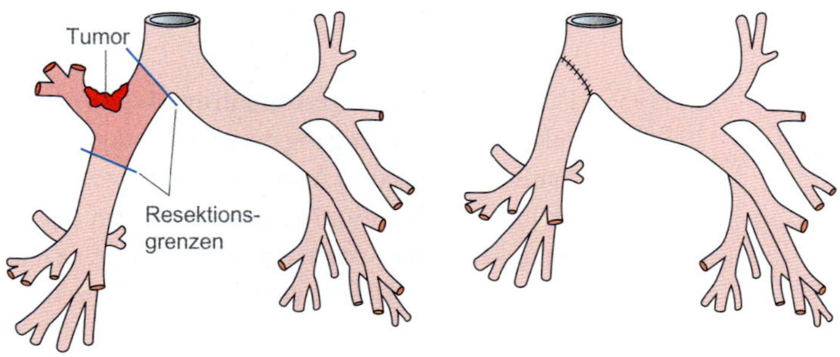

Abb. 22.14 Manschettenresektion des rechten Hauptbronchus mit Oberlappenlobektomie [L234, L143]

Patientinnen, aber auch nach sehr ausgedehnten Eingriffen, z. B. einer Pneumonektomie, ist eine intensivierte postoperative Überwachung auf einer Intermediate-Care- oder Intensivstation angezeigt.

22.6.3 Minimalinvasive Chirurgie (MIC)

Videoassistierte Thorakoskopie (VATS)

In entsprechenden Zentren wird heute der Großteil aller thoraxchirurgischen Eingriffe minimalinvasiv über eine videoassistierte Thorakoskopie (VATS) durchgeführt. Dies trifft neben der operativen Abklärung von Lungenrundherden, der operativen Rezidivprophylaxe von Spontanpneumothoraces, der Abklärung und Therapie maligner und entzündlicher Ergüsse, der Metastasenchirurgie sowie der operativen Therapie des fortgeschrittenen Pleuraempyems auch auf die anatomischen Lungenresektionen im Rahmen der operativen Lungenkrebstherapie zu. Die relevantesten Vorteile der minimalinvasiven Technik umfassen ein geringes Gewebetrauma, geringere postoperative Schmerzen, eine Reduktion postoperativer – vor allem pulmonaler – Komplikationen, eine schnellere postoperative Rehabilitation und dadurch eine Verkürzung der stationären Aufenthaltsdauer. Während initial eine klassische **Drei-Port-Technik** (drei getrennte Zugänge/Thorakozentesen für die Kamera und die zwei Instrumente/Hände der Operateurin) angewandt wurde, erfolgte im Verlauf eine Weiterentwicklung der Technik im Sinne einer Reduktion auf zwei Zugänge **(biportale VATS);** heute werden von vielen Thoraxchirurginnen weltweit auch sehr komplexe anatomische Resektionen minimalinvasiv-videothorakoskopisch über nur mehr eine einzige, wenige Zentimeter kleine Inzision/Zentese durchgeführt **(uniportale VATS).**

Indikationen

- Anatomische Resektionen im Rahmen der Lungenkrebsbehandlung
- Biopsien aus Pleura, Lunge, Lymphknoten und Perikard
- Atypische Resektion peripherer Tumoren unklarer Dignität
- Abtragung subpleuraler Emphysemblasen beim Spontanpneumothorax
- Ausräumung eines Hämatothorax und Versorgung der Blutungsquelle
- Ausräumung eines Pleuraempyems
- Versorgung bronchopleuraler Fisteln und traumatischer Parenchymverletzungen

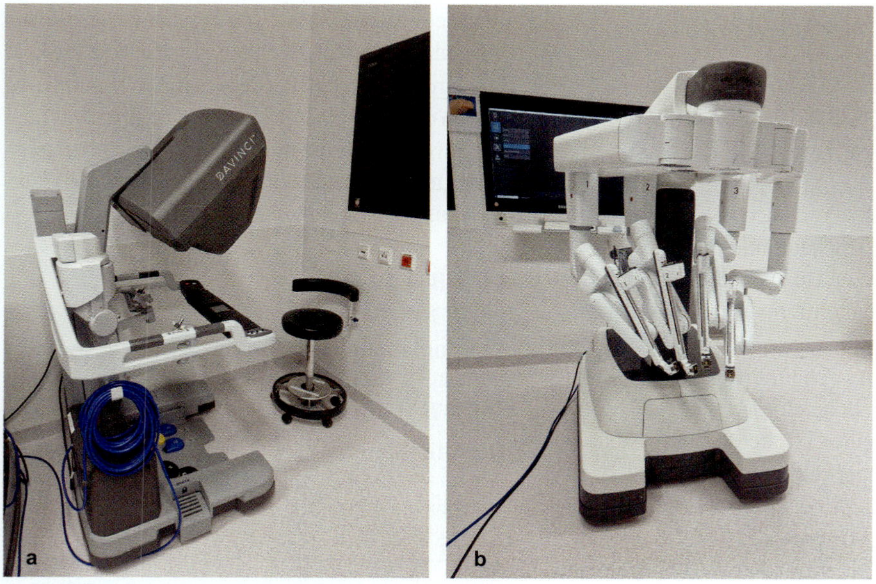

Abb. 22.15 Steuerungskonsole (a) und Roboterarme (b) eines Da-Vinci-Operationsroboters [M1639]

- Entfernung subpleural und mediastinal gelegener benigner Tumoren und Zysten
- Perikardfensterung
- Pleurodese (Verklebung der Lunge mit der Brustwand) und Pleurektomie bei malignen Ergüssen
- Biopsie mediastinaler Prozesse, die der Mediastinoskopie nicht zugänglich sind

22.6.4 Roboterassistierte Thorakoskopie (RATS)

Wie in anderen chirurgischen Disziplinen hat auch in der Thoraxchirurgie die Anwendung der telemanipulativen Robotertechnologie Einzug gehalten. In der roboterassistierten Thorakoskopie (RATS) werden die Vorteile der klassischen minimalinvasiven Chirurgie (geringes operatives Zugangstrauma) mit jenen der Robotertechnologie kombiniert: Nach Setzen von Inzisionen für mehrere Arbeitstrokare und die Kamera werden die Arme des Roboters angedockt und die Operateurin steuert von einer patientenfernen Konsole aus unter dem Eindruck eines digitalen, dreidimensionalen Bilds des Operationsgebiets intuitiv die multiartikulären Instrumente im Körperinneren. Über einen konventionellen Hilfstrokar kann eine Tischassistentin zusätzlich Instrumente ein- und ausführen sowie Präparate bergen (➤ Abb. 22.15).

22.7 Tracheotomie – Anlage eines Tracheostomas

Über eine zervikale Tracheotomie wird am Hals ein Zugang zur Luftröhre auf Höhe des 2. bis 4. Ringknorpels geschaffen. Die dadurch vorhandene Öffnung zur Luftröhre wird Tracheostoma genannt, und die Patientinnen können nach Einbringen einer Kanüle problemlos über dieses beatmet werden. Die Indikation für die Anlage eines Tracheostomas besteht bei Patientinnen, die längerfristig auf eine künstliche Beatmung angewiesen sind, bei mechanischer Verlegung der oberen Atemwege (z. B. durch einen Tumor) sowie bei neurologischen Patientinnen mit Dysphagie und drohender Aspirationsgefahr. Bei Intensivpatientinnen kann das Entwöhnen *(Weaning)* nach invasiver Langzeitbeatmung durch Anlage eines Tracheostomas und dadurch Reduktion des Totraumvolumens und der muskulären Atemarbeit erleichtert werden.

Falls ein Tracheostoma aller Voraussicht nach nur zeitlich begrenzt benötigt wird, wird eine sogenannte **perkutane Dilatationstracheotomie** angelegt. Dabei wird die Luftröhre unter bronchoskopischer Sichtkontrolle durch den Hals mit einer dünnen Hohlnadel punktiert und über einen Führungsdraht in Seldinger-Technik das entstandene Loch durch verschiedene Dilatatoren schrittweise ausgeweitet, bis schließlich eine Trachealkanüle eingebracht werden kann. Dilatationstracheostomata können auch außerhalb des Operationssaals (z. B. auf Intensivstationen, Eingriffsräumen von Notaufnahmen etc.) angelegt werden. Nach Entfernen der Trachealkanüle verschließt sich die Öffnung zumeist innerhalb weniger Tage spontan. Allerdings stellt ein Dilatationstracheostoma keinen permanent gesicherten Atemweg dar, sodass im Fall einer ungewollt dislozierten Trachealkanalüle ihr Wiedereinführen problematisch sein und ein lebensbedrohlicher Notfall entstehen kann.

Die **chirurgische Tracheostoma-Anlage** ist ein operativer Eingriff an der Luftröhre in Vollnarkose und ist bei langfristigem bzw. permanentem Bedarf und zum sicheren wiederholten Trachealkanülenwechsel angezeigt. Nach einer kleinen Hautinzision und Freipräparation der zervikalen Luftröhre erfolgt eine kleine Exzision an der Tracheavorderfläche. Durch das zirkuläre Annähen der Haut an die Tracheavorderwand entsteht ein stabiler Zugangsweg ohne Wundfläche. Im Gegensatz zum perkutanen dilatativen Tracheostoma benötigt das chirurgisch angelegte Tracheostoma für einen möglichen Wiederverschluss eine nochmalige Operation.

OPERATION

Chirurgische Tracheotomie

Positionierung: Rückenlage mit reklinierter Halswirbelsäule.
Zugang: Hautschnitt ca. 2 cm oberhalb des Jugulums.

Operationsprinzip

- Setzen eines ca. 2 cm messenden Hautschnitts 2 cm oberhalb des Jugulums bei überstreckter Halswirbelsäule
- Elektrochirurgische Trennung des Platysmas und stumpfe, schichtgerechte Präparation auf die Tracheavorderwand

- Versorgung möglicherweise durch das OP-Gebiet ziehender gerader Halsvenen mittels Ligaturen
- Eröffnen der Tracheavorderwand auf einer Fläche von ca. 1,5 × 1,5 cm, dahinter Identifikation des oropharyngealen Tubus
- Kontrolle auf Bluttrockenheit
- Mit sechs bis acht Einzelknopfnähten wird die Haut zirkulär an die Tracheavorderwand vorgelegt und genäht
- In enger Absprache mit der Anästhesiologie wird der oropharyngeale Tubus zurückgezogen und die Trachealkanüle über das neu angelegte Tracheostoma vorgeschoben
- Gelingt die problemlose Beatmung über die Trachealkanüle, Fixierung der Kanüle über ein Halsband

22.8 Erkrankungen der Pleura

22.8.1 Pneumothorax

Unter einem Pneumothorax versteht man das Vorhandensein von Luft im Pleuraspalt. Durch die Luftansammlung geht der physiologische Unterdruck zwischen den beiden Pleurablättern verloren, und durch die elastischen Retraktionskräfte der Lunge kommt es zu ihrem partiellen oder totalen Kollaps.

Offener Pneumothorax

Dieser entsteht durch offene Verletzung der Thoraxwand aufgrund von Stich, Schuss oder Pfählung. Die operative Versorgung erfolgt je nach Befund: Anlage einer Thoraxdrainage Wundversorgung, lokaler Okklusionsverband. Bei einer Pfählungsverletzung wird, wenn möglich, der Pfählungsgegenstand in der Wunde belassen, bis die Patientin im OP ist. Auf diese Weise wird die tamponierende Wirkung ausgenutzt.

Geschlossener Pneumothorax

Beim geschlossenen Pneumothorax besteht keine durchgehende Verletzung der Brustwand von außen bis in den Pleuraspalt, vielmehr erfolgt der Lufteintritt in den Pleuraspalt aus der Lunge. Die Verletzung der

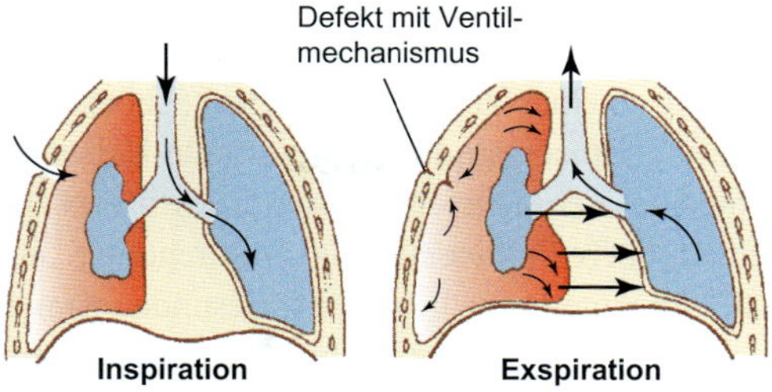

Abb. 22.16 Spannungspneumothorax [L106]

Lungenoberfläche kann traumatisch bedingt sein, z.B. durch Einspießung von dislozierten Rippenbrüchen, sie kann aber auch iatrogen entstehen, z. B. als Lungenanspießung im Rahmen einer Pleurapunktion, beim Legen eines zentralvenösen Zugangs oder einer Schrittmachersonde.

Ein geschlossener Pneumothorax kann auch spontan durch das Platzen eines subpleuralen Emphysembläschens *(bulla)* hervorgerufen werden; hochgewachsene junge Erwachsene sind prädisponiert für die Ausbildung derartiger Emphysembullae, welche zumeist am Lungenapex von ansonsten strukturell vollkommen gesunden Lungen entstehen. Aber auch die Perforation eines Lungenabszesses, der Einbruch eines Karzinoms in den Pleuraraum oder eine rupturierte Kaverne sind (deutlich seltenere) mögliche Ursachen für einen nicht traumatischen, geschlossenen **Spontanpneumothorax.**

Ein **Spannungspneumothorax** ➤ Abb. 22.16) ist die maximale Ausprägungsform eines Pneumothorax, bei dem infolge eines Ventilmechanismus bei jedem Atemzug Luft in den Pleuraspalt austritt, bis durch den zunehmenden Druck die großen intrathorakalen venösen Blutgefäße, aber auch das Herz komprimiert und die Mediastinalorgane verschoben werden.

Symptomatik

Die Symptome des Pneumothorax sind Atemnot, Schmerzen in der Brust, Zyanose, Tachykardie, eventuell ein Emphysem des Unterhautgewebes oder des Mediastinums. Bei Auskultation fehlt das Atemgeräusch, der Klopfschall ist hypersonor. Neben der klinischen Untersuchung wird die Diagnose eines Pneumothorax durch eine Thoraxübersichtsaufnahme in zwei Ebenen bestätigt.

Beim Spannungspneumothorax kommt es durch die gestörte Hämodynamik infolge der Mediastinalverlagerung zu einer lebensbedrohlichen Schocksymptomatik. Typisch sind zudem gestaute Halsvenen infolge des behinderten venösen Rückflusses zum Herzen (obere Einflussstauung). Während der „normale" Pneumothorax beim sonst Gesunden zumeist toleriert wird, stellt der Spannungspneumothorax einen lebensbedrohlicheren Notfall dar. Der Druckausgleich durch Anlage einer Thoraxdrainage, aber ggfs. auch durch eine großlumige Kanüle oder eine Stichinzision der Brustwand führt zur sofortigen Besserung und ist lebensrettend. Alle Punktionen und Drainagen müssen wegen Verletzungsgefahr des interkostalen Gefäß-Nerven-Bündels ausnahmslos am Oberrand einer Rippe erfolgen.

Therapie

Kleine Mantel- oder Spitzenpneumothoraces können bei klinisch stabilen Patientinnen unter stationärer Überwachung zunächst konservativ behandelt werden, da die intrapleurale Luft auch spontan langsam durch die Brustwand in die Atmosphäre diffundiert. Ein ausgedehnter, symptomatischer Pneumothorax bedarf einer Drainage, die im 4. oder 5. ICR in der Medioaxillarlinie (Bülau-Position) oder im 2. ICR in der Medioklavikularlinie (Monaldi-Position) in die Pleurahöhle eingelegt wird. Die Drainage wurde früher in einen Glas- oder Kunststoffbehälter geleitet, bei dem mittels Wasserschlossprinzip das Rücklaufen von Pleuraflüssigkeit oder Luft verhindert wurde. Durch den Anschluss an eine Pumpe, welche einen Unterdruck von 15–20 cmH_2O erzeugte, wurde das Ausleiten der intrapleuralen Luft bzw. die Re-Expansion der Lunge beschleunigt. Heute stehen zu diesem Zweck eigens entwickelte automatische mobile Pumpsysteme zur Verfügung, welche zudem kontinuierlich den Luft- und/oder Flüssigkeitsaustritt über die Drainage erfassen und abrufbar speichern.

Die Drainage wird so lange belassen, bis die Luftverluste bei radiologisch vollständig entfalteter Lunge sistieren. Bei ausbleibendem Sistieren, aber auch zur Rezidivprophylaxe werden im Rahmen einer videoassistierten Thorakoskopie mögliche Bullae an der Lungenspitze reseziert und die parietale Pleura entfernt bzw. aufgeraut. Dadurch soll ein festes Verwachsen der Lunge mit der Brustwand erwirkt werden, sodass selbst im Fall späterer neuer Bullae und Rupturen kein weiterer Lungenkollaps auftritt.

22.8.2 Pleuraerguss

Ursachen eines Pleuraergusses können sein:

- Kardiovaskulär: bei Herzinsuffizienz oder Perikarditis
- Pulmonal-vaskulär: beim Lungeninfarkt
- Hypalbuminämie: bei nephrotischem Syndrom oder Leberzirrhose
- Infektiös: bei Tbc, parapneumonisch oder bei Pankreatitis
- Neoplastisch: bei Pleuritis carcinomatosa, Pleuramesotheliom oder Lymphom
- Traumatisch: bei Seropneumothorax, Hämatothorax, Chylothorax oder Ösophagusperforation
- Immunologisch: bei rheumatoider Arthritis, Lupus erythematodes sowie Granulomatose mit Polyangiitis
- Idiopathisch

Ein- oder beidseitige Pleuraergüsse sind eine häufige Ursache für eine neu aufgetretene Dyspnoe und können unterschiedlichste Ursachen haben. Ihnen allen ist gemein, dass es letztendlich durch ein (vorübergehendes) Ungleichgewicht zwischen Sekretion und Resorption der Pleuren zu einer vermehrten Ansammlung der physiologisch vorhandenen geringen Flüssigkeitsmengen im Pleuraspalt kommt. Mittels sonografisch gezielter Probepunktion und Analyse des Aspirats wird zwischen Exsudat und Transsudat unterschieden (➤ Tab. 22.5),

Tab. 22.5 Analyse des Pleuraergusses – Exsudat vs. Transsudat

	Exsudat	Transsudat
LDH	> 200 U/l	< 200 U/l
LDH-Erguss/LDH-Serum	> 0,6	< 0,6
Eiweißgehalt	> 30 g/l	< 30 g/l
Eiweiß Erguss/Eiweiß Serum	> 0,5	< 0,5
Spezifisches Gewicht	> 1016 g/l	< 1016 g/l

22

Tab. 22.6 Differenzialdiagnostik Pleuraerguss

	Makroskopie	Mikroskopie/Laborchemische Analyse
Unkompliziert	Serös-klar	LDH, pH und Glucose unauffällig
Hämatothorax	Rötlich-trüb	Erythrozyten, Hämatokrit erhöht
Pleuraempyem	Trüb-gelblich Eitrig bis rahmig	Granulozyten Ggf. Keimnachweis pH und Glucose erniedrigt LDH erhöht
Maligner Erguss	Klar bis trüb	Zellreichtum Tumorzell-Nachweis
Chylothorax	Milchfarben	Chylomikronen

auf eine eventuelle Keimbesiedelung untersucht und im Fall eines differentialdiagnostischen Malignitätsverdachts zytologisch analysiert (➤ Tab. 22.6). Die Therapie zielt primär – sofern möglich – auf die Ursache des Ergusses ab (z. B. kardiale Rekompensation bei kardial bedingtem Erguss, Behandlung der Pneumonie etc.). Durch die Resorptionsfähigkeit der serösen Pleuren besteht prinzipiell die Möglichkeit, dass ein Pleuraerguss nach Ursachenbehandlung ohne Punktion oder Drainageneinlage spontan abheilt. Allerdings bildet sich bei länger bestehendem Erguss an den serösen Häuten rasch eine reaktive Pseudomembran („Zuckergussmembran", „Schwarte") aus, welche durch schrumpfende Vernarbungsprozesse die Lunge schrittweise immer mehr einengt („fesselt"). Dadurch vergrößert sich der Pleuraspalt zwischen Lunge und Brustwand, was zur vermehrten Ergussbildung führt, sodass ein sich selbst unterhaltender Teufelskreis entsteht. Spätestens dann ist eine videothorakoskopische Exploration zur kompletten Ergussevakuation, vor allem aber zur Dekortikation („Entfesselung") der Lunge dringend angezeigt (➤ Abb. 22.17).

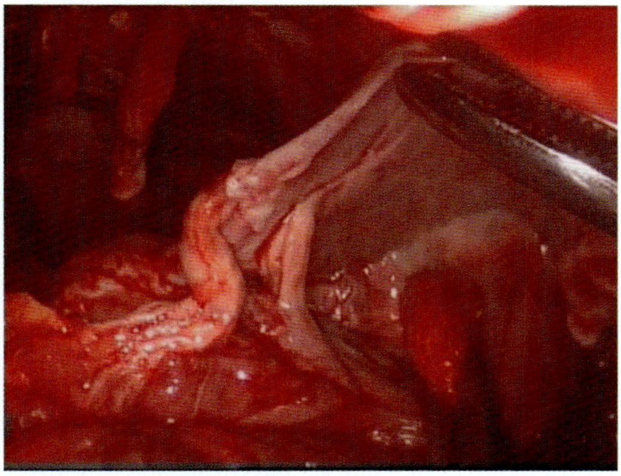

Abb. 22.17 Dekortikation („Entfesselung") der Lunge [M1639]

22.8.3 Pleuraempyem

Bei einem Empyem handelt es sich definitionsgemäß um eine Eiteransammlung in einer präformierten Körperhöhle, im Fall des Pleuraempyems in der Pleurahöhle. Die weitaus häufigste Ursache ist das **parapneumonische Pleuraempyem** mit bakterieller Besiedlung eines parapneumonischen Reizergusses. Seltenere Formen sind postoperative, posttraumatische Pleuraempyeme, Empyeme als Folge entzündlich-destruierender Lungenerkrankungen (Lungenabszess und Lungengangrän, Bronchiektasen) oder solche im Verlauf einer fortschreitenden Lungenkrebserkrankung (superinfizierter maligner Pleuraerguss, zerfallender Primärtumor etc.).

Das Pleuraempyem stellt eine konsumierende Erkrankung (zunehmende Schwächung, allgemeiner Verfall, kontinuierlicher Gewichtsverlust) dar und führt unbehandelt sehr häufig zum Tod. Fieber, Leukozytose, thorakale Schmerzen, Husten, Dyspnoe sind typische, aber unspezifische Symptome. Beim Empyema necessitatis kommt es zum spontanen Durchbruch der zunehmenden intrathorakalen Eiteransammlung durch die Brustwand nach außen, dies entspricht einem Selbstheilungsversuch des Körpers. Die Diagnose des Pleuraempyems wird durch klinische Untersuchung, Röntgenaufnahme und Sonografie des Thorax bzw. Schnittbildgebung gestellt, die chemische Analyse nach probatorischer Pleurapunktion liefert eine typische Befundkonstellation (➤ Tab. 22.6).

Das Pleuraempyem entwickelt sich in drei aufeinander folgenden Stadien:
- Stadium I: exsudativ (trübes, aber noch dünnflüssiges Sekret)
- Stadium II: fibrinös-purulent (bindegewebige Eindickung und Vorhandensein einzelner Septen)
- Stadium III: vernarbend chronisch (Bildung einer dicken Schwarte um die Lunge, die zu einer progredienten Fesselung führt)

Die Therapie des Pleuraempyems ist stadienabhängig, wobei die intravenöse Antibiotikatherapie und der medizinische Leitsatz *ubi pus, ibi evacua* das therapeutische Grundkonzept darstellen: In der exsudativen Phase ist das eitrige Pleuraprodukt noch dünnflüssig und kann durch (ggfs. wiederholte) Pleurapunktion oder die sonografisch gezielte Einlage einer Thoraxdrainage entleert werden. Sobald der bindegewebige Umbau (fibrinös-purulente Phase) einsetzt und der Erguss durch Septen in mehrere Kammern unterteilt wird oder bereits eine beginnende Verschwartung der Lunge vorliegt (vernarbende Phase), ist die operative Therapie indiziert. Ziel ist die komplette Evakuation aller flüssigen und eingedickten Pleuraprodukte, die Adhäsiolyse der meist breitflächig mit dem Mediastinum und der Brustwand adhärenten Lunge, die Dekortikation der Lunge als Voraussetzung ihrer Reexpansionsfähigkeit sowie die Entfernung korrespondierender Schwartenanteile an der parietalen Pleura der Brustwand mit Mobilisierung des meist nach kranial fixierten Diaphragmas zur Wiederherstellung einer funktionierenden Atemmechanik und Vermeidung anhaltend restriktiver Einschränkungen. In erfahrenen thoraxchirurgischen Zentren erfolgt die operative Sanierung von Pleuraempyemen fast ausnahmslos mittels videoassistierter Thorakoskopie (VATS), was für die betroffenen, schwer kranken Patientinnen einen relevanten Vorteil darstellt.

22.8.4 Pleuratumoren

Es wird zwischen benignen und malignen Tumoren der Pleura differenziert. Benigne Tumoren stellen häufig Zufallsbefunde dar, können jedoch durch verdrängendes Wachstum Beschwerden auslösen und eine chirurgische Resektion bedingen. Das **maligne Pleuramesotheliom** ist in vielen Fällen mit einer oft jahrzehntelang zurückliegenden Asbestexposition/-einatmung assoziiert. Im Falle einer stattgehabten beruflichen Asbestexposition bestehen als anerkannte Berufskrankheit Rentenansprüche über die zuständige Berufsgenossenschaft. Häufigstes Symptom eines sich zunächst lange unbemerkt entwickelnden Pleuramesothelioms ist die zunehmende Dyspnoe, welche durch einen progredienten malignen Pleuraerguss ausgelöst wird. Durch Punktion desselben wird häufig die Verdachtsdiagnose erhoben, wobei diese mittels sonografisch gezielter oder videothorakoskopischer Pleurabiopsie und histologischer Aufarbeitung bestätigt werden muss. Histologisch wird der epitheloide vom sarkomatoiden und dem Mischtyp unterschieden. Die Ausbreitungsdiagnostik (lokal bzw. hinsichtlich eventueller Fernmetastasen) erfolgt mittels Körperstamm-(PET-)Computertomografie. Das maligne Pleuramesotheliom hat eine sehr schlechte Prognose und führt im unbehandelten Spontanverlauf zumeist binnen eines Jahres nach Diagnosestellung zum Tod. Aber auch unter onkologischer Maximaltherapie sind Heilungen bzw. Langzeitüberleben extrem selten zu beobachten.

Als operative Ansätze kommen neben der oben genannten chirurgischen Diagnosesicherung einerseits im fortgeschrittenen Stadium die rein symptomorientierte videothorakoskopische Talkumpoudrage zur Induktion einer **Pleurodese** und damit Ergussprophylaxe, andererseits im Frühstadium der Erkrankung (und nur beim prognostisch günstigeren epitheloiden Subtyp) eine operative **Zytoreduktion** im Rahmen eines multimodalen Therapiekonzepts zur Anwendung. Da das maligne Pleuramesotheliom charakteristischerweise großflächig entlang beider Pleurablätter wächst und zumeist auch im Bereich makroskopisch noch unauffälliger Pleurabereiche vorhanden ist, ist die lokale Entfernung sichtbarer Tumorknoten der Pleura nicht zielführend. Vielmehr galt lange Zeit die komplette Pleuro-Pneumonektomie (Totalentfernung der betroffenen Lunge sowie der parietalen, mediastinalen und diaphragmalen Pleura ggfs. mit Rekonstruktion/Gewebeersatz an Zwerchfell und Herzbeutel) als einziger, bedingt erfolgsversprechender lokaltherapeutischer Ansatz. Dieser Eingriff ist jedoch mit einer hohen Morbidität und Mortalität assoziiert, sodass alternativ das Konzept der **Pleurektomie/Dekortikation** (im Unterschied zur Pleuro-Pneumonektomie Belassen, aber komplettes Häuten/Dekortizieren der Lunge) entwickelt wurde. Dadurch wird ein vergleichbarer lokaltherapeutischer Effekt bei deutlich besserer operativer Verträglichkeit erzielt, sodass dieses Konzept heute weitaus häufiger verfolgt wird. Durch zusätzliches Spülen der operierten Pleurahöhle mit angewärmter Chemotherapie am Ende der Operation kann bei beiden Operationsverfahren die lokale Tumorkontrolle noch etwas verbessert werden. In jedem Fall bedarf es im Anschluss an die Operation bzw. nach einer entsprechenden Erholungsphase einer zusätzlichen Systemtherapie (Chemo- bzw. Immuntherapie), um einem sonst meist sehr rasch eintretenden systemischen Fortschreiten (Metastasierung) der Erkrankung bestmöglich entgegenzuwirken.

Weitaus häufiger als die primär maligne Entartung der Pleura tritt eine **Pleurakarzinose** im Sinne eines sekundären metastatischen Befalls durch ein extrapleurales Malignom (Mammakarzionom, kolorektales Karzinom, Nierenzellkarzinom etc.) auf. Da in diesen Fällen bereits eine systemisch ausgebreitete Krebserkrankung vorliegt, besteht kein kurativ-onkologischer operativer Therapieansatz, sondern die thoraxchirurgischen Möglichkeiten begrenzen sich auf die Diagnosesicherung bzw. Ergussprophylaxe (Talkumpoudrage).

22.9 Thoraxtrauma

22.9.1 Stumpfes Thoraxtrauma

Bei schweren Anpralltraumen des Thorax ohne dessen Eröffnung kommt es zur Verletzung intrathorakaler Organe (➤ Abb. 22.18).

- **Herz:** z. B. Contusio cordis, Herzbeuteltamponade bei Myokardeinriss oder Gefäßverletzung
- **Große Gefäße:** z. B. Dezelerationstrauma des Aortenbogens mit primärer oder sekundärer Aortenruptur
- **Lunge:** z. B. Kontusionslunge mit Einblutung, Parenchymeinrissen, Hämatothorax, Pneumothorax
- **Bronchialsystem:** bei Einrissen Entstehung eines Mediastinalemphysems, eines Pneumothorax und/oder einer Lappenatelektase bis hin zum Kollaps einer Lunge sowie Blutung aus dem Bronchialsystem
- **Zwerchfell:** Ruptur mit Verlagerung von Abdominalorganen in den Thorax

Impressions-, Biegungs- oder Berstungsfrakturen der Rippen können zum Hämatopneumothorax führen. Bei Beteiligung größerer Thoraxwandbezirke sowie des Sternums kann dies eine paradoxe Atmung auslösen. Die operative Versorgung wird notwendig bei:

- **Herzbeuteltamponade:** Perikardpunktion, Perikardfenster, eventuell Myokardnaht.
- **Hämatothorax:** Anlage einer Bülau-Drainage und Kontrolle des Blutverlusts. Bei Verlust von

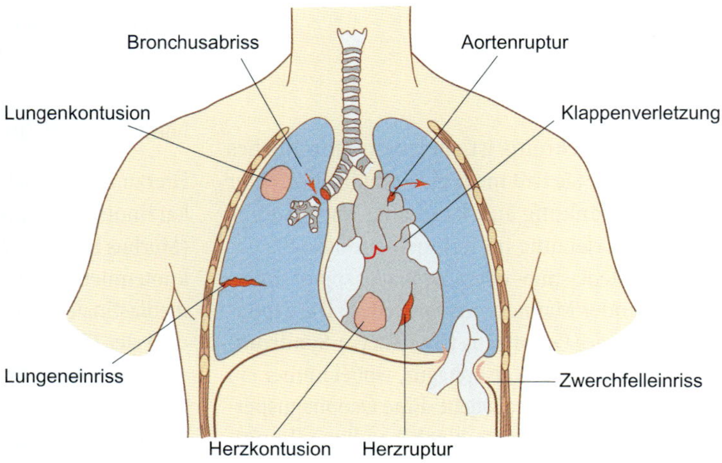

Abb. 22.18 Stumpfes Thoraxtrauma [L234]

ca. 1 l Blut/24 Stunden wird eine Thorakotomie oder eine videoassistierte Thorakoskopie (VATS, ➤ 22.6.3) mit Ausräumung von Blutkoageln und Versorgung der Blutungsquelle notwendig.

- **Gefäße:** z. B. direkte Naht oder Versorgung der Rupturstelle mit einer Gefäßprothese. Patientinnen mit Verletzungen von Herz und zentralen Gefäßen versterben allerdings meist bereits am Unfallort.
- **Bronchialsystem:** Lokalisation einer Verletzung oder Unterbrechung durch Bronchoskopie. Bei größerem Bronchuseinriss oder -abriss wird die direkte Naht nach Thorakotomie vorgenommen.
- **Zwerchfell:** Die Zwerchfellruptur wird durch eine direkte Naht mit nicht resorbierbarem Nahtmaterial von thorakal oder abdominal versorgt, je nachdem wo Begleitverletzungen vorliegen.
- **Rippen:** Führen stark dislozierte Rippenfrakturen zu einer Thoraxwandinstabilität, kann der Einsatz von Rippenosteosynthesen erforderlich werden.

22.9.2 Offenes Thoraxtrauma

Das offene Thoraxtrauma entsteht durch Stich-, Schuss- oder Pfählungsverletzungen. Die operative Versorgung erfolgt wie beim offenen Pneumothorax (➤ 22.8.1).

22.10 Erkrankungen des Mediastinums

22.10.1 Mediastinitis

Die akute Mediastinitis ist ein lebensbedrohliches Krankheitsbild. Sie tritt meist als Komplikation einer anderen Erkrankung auf, kann aber auch infolge iatrogener Verletzung im Rahmen endoskopischer (Broncho-, Mediastino- oder Ösophagoskopie) Untersuchungen oder Maßnahmen entstehen. Die „spontane" Ruptur des Ösophagus **(Boerhaave-Syndrom)** betrifft den terminalen Ösophagus, wobei immer ein heftiges Erbrechen vorausgeht. Eine Ösophagusperforation kann auch nach Strahlenbehandlung, Tumoreinbruch und äußerer Gewalteinwirkung auftreten. Vom Hals nach kaudal fortgeleitete Entzündungen können ebenfalls zu einer Beteiligung des Mediastinums führen.

Die eitrige Mediastinitis muss frühstmöglich entweder auf direktem Weg (kollare inzision, paratracheal stumpfe Präparation nach kaudal, Abszesseröffnung, Spülung, Drainageneinlage) transpleural (heute zumeist videothorakoskopisch) oder in Kombination beider Zugangswege operativ saniert werden. Bei zugrunde liegender Hohlorganverletzung (Ösophagus, Trachea) ist deren (endoskopische oder operative) Versorgung Voraussetzung für ein potenzielles Ausheilen der Mediastinitis.

22.10.2 Tumoren des Mediastinums

Benigne Tumoren

Die häufigsten Tumoren des vorderen Mediastinums sind Thymome, Teratome, Lymphome oder ein nach thorakal verlagertes (Neben-)Schilddrüsengewebe. Zystische Veränderungen können vom Perikard ausgehen oder als bronchogene Zyste versprengtem/abgekapseltem Lungenknospengewebe entsprechen. Letztere und neurogene Tumore betreffen vor allem das hintere Mediastinum. Das Vorliegen einer unvollständig rückgebildeten Thymusdrüse, einer Thymushyperplasie oder eines Thymome werden vermehrt bei Patientinnen mit Myasthenia gravis, einer zur Muskelermüdung führenden Autoimmunerkrankung, beobachtet. Die Aktivität der dabei pathophysiologisch relevanten Autoantikörper gegen den Neurotransmitter Acetylcholin an der neuromuskulären Endplatte scheint durch das veränderte und vermehrte Thymusgewebe getriggert zu werden.

Maligne Tumoren

Hierzu zählen maligne Thymome bzw. das Thymuskarzinom, die maligne Struma, maligne Lymphome (Morbus Hodgkin, Non-Hodgkin-Lymphome, Lymphknotenmetastasen), Sarkome, Tumormetastasen und mediastinale Einbrüche maligner Tumoren der Lunge oder der Pleura.

Ein Großteil der mediastinalen Tumoren wird in erfahrenen Zentren routinemäßig über einen minimalinvasiven Zugang reseziert. Bei sehr großen und malignen Läsionen mit Infiltration angrenzender Gewebe ist eine mediane Sternotomie angezeigt.

LITERATUR

The American Association for Thoracic Surgery (AATS). Guidelines. 2025. Aus: www.aats.org/aats-expert-consensus-documents (letzter Zugriff: 18.7.2025).

Breitner B. Chirurgische Operationslehre. Köln: Lehmanns Media, 2014.

European Society of Thoracic Surgeons (ESTS). Guidelines. 2022. Aus: www.ests.org/educational_activities/online_educational_resources/guidelines.aspx (letzter Zugriff: 19.6.2025).

Ferguson MK. Thoracic Surgery Atlas. Philadelphia: Saunders, 2007.

Heberer G. Lunge und Mediastinum. Berlin, Heidelberg: Springer, 1991.

Herold G. Innere Medizin. Eigenverlag, 2022.

Kroegel C, Costabel U. Klinische Pneumologie: Das Referenzwerk für Klinik und Praxis. Stuttgart: Thieme, 2013.

Manual des Tumorzentrums der LMU und TU München: Tumoren der Lunge und des Mediastinums. 2020.

Massen W, Hatakenaka R. Atlas der Thoraxchirurgie. München: Dustri, 1989.

Müller MR, Watzka SB. Expertise Thoraxchirurgie. Stuttgart: Thieme, 2015.

Netter F-H. Atlas der Anatomie. 8. A. München: Elsevier, 2025.

Pichlmayr R. Chirurgische Therapie. 4. A. Berlin, Heidelberg: Springer, 2006.

Schumpelick V, Kasperk R, Stumpf M. Operationsatlas Chirurgie. 5. A. Stuttgart: Thieme, 2020.

Schünke M, Schulte E, Schumacher U. Prometheus. Innere Organe 6. A. Stuttgart: Thieme, 2022.

WHO Classifications of Tumours. Volume 5. Thoracic Tumours. 5th ed. Lyon: IARC, 2021.

Willital G-H. Atlas of Children's Surgery. München: Dustri, 2006.

KAPITEL

23 Traumatologie

U. Spiegl, L. Buchmann, J. Siebler, P. Zepnik

23.1 Frakturenlehre

23.1.1 Definition

Die vollständige Unterbrechung der Kontinuität des Knochens in seiner Struktur wird als **Fraktur** bezeichnet. Eine unvollständige Unterbrechung der Knochenkontinuität liegt bei einer **Fissur** (Knochenriss) oder einer **Infraktion** (Einbrechen der Knochenoberfläche) vor.

23.1.2 Entstehung der Frakturen

Im Wesentlichen führen drei Ursachen zu einem Knochenbruch: Der Gewaltbruch bzw. die **traumatische Fraktur** (➤ Abb. 23.1) entsteht durch eine massive direkte (Schuss, Schlag) oder indirekte Gewalt (Drehung, Kompression, Biegung, Abriss), die auf einen gesunden Knochen einwirkt und dessen Widerstandsfähigkeit übersteigt. Entsteht eine vollständige Kontinuitätsunterbrechung des Knochens ohne adäquates Trauma und ist die Knochenstruktur krankhaft verändert (Strukturschwäche), handelt es sich um eine **pathologische Fraktur.** Kommt es ohne jegliche Gewalt zu einer Fraktur, wird diese als **Spontanfraktur** bezeichnet. Die Schwächung des Knochens kann z. B. durch eine angeborene Erkrankung (Osteogenesis imperfecta), entzündliche Veränderungen (Osteomyelitis) oder Geschwülste (Riesenzelltumor, juvenile Knochenzyste, primäre Tumoren oder Metastasen) und am häufigsten durch dominierenden systemischen Knochenabbau (Osteoporose) bedingt sein. Die **Ermüdungsfraktur** (schleichende Fraktur) tritt bei einem gesunden Knochen auf, der durch eine Mikrotraumatisation geschwächt wurde. Ein Beispiel ist die Marschfraktur am Mittelfußknochen bei nicht trainierten Rekruten.

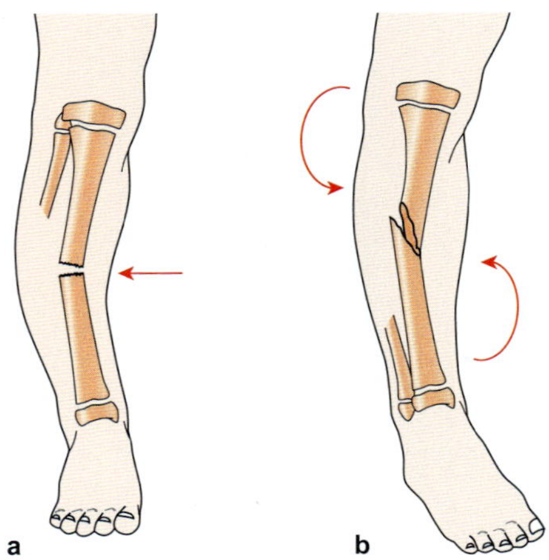

Abb. 23.1 Fraktur durch Gewalteinwirkung: a) direkt, b) indirekt [L143]

23.1.3 Bruchformen

Entsprechend den verschiedenen Gewalteinwirkungen werden folgende Bruchformen (➤ Abb. 23.2) unterschieden:

- **Biegungsbruch:** Dieser entsteht am Ort der größten Spannung bei Biegung des Knochens. Durch direkte oder indirekte Gewalt auf den Knochen bewirken die Zugkräfte an der konvexen Seite des Knochens einen Riss. Durch die Druckkräfte an der konkaven Seite wird ein Biegungskeil ausgebrochen. Beispiel: Schienbeinbruch des Fußballspielers.
- **Dreh- oder Torsionsbruch:** Die Ursache liegt in einer gewaltsamen Drehung des langen Röhrenknochens um die Längsachse, der Knochen ist dabei an einem Ende fixiert. Die Frakturlinie verläuft spiralförmig und zeigt sich umso kürzer, je stärker und schneller die Gewalteinwirkung geschieht. Beispiel: Spiralbruch des Skifahrers.
- **Abscherfraktur:** Diese Art der Fraktur entsteht meist durch Einwirkung von zwei entgegengesetzten, in paralleler Richtung verlaufenden Kräften. Beispiel: Schenkelhalsfraktur, Meißelfraktur am Speichenköpfchen oder am Tibiakopf, osteochondrale Fraktur.
- **Abrissfraktur oder Traktionsbruch:** Entsteht durch plötzliche, unkoordinierte Muskeltätigkeit oder infolge von Zugkräften am Knochen über ein Band oder einen Sehnenansatz. Die Frakturlinie verläuft senkrecht zur einwirkenden Kraft. Beispiel: Patellafraktur, Olekranonfraktur, Supinationsfraktur des Außenknöchels, Abriss des Tuberculum majus am Humeruskopf.
- **Stauchungs- oder Kompressionsbruch:** Zu dieser Bruchform kommt es durch Kompression

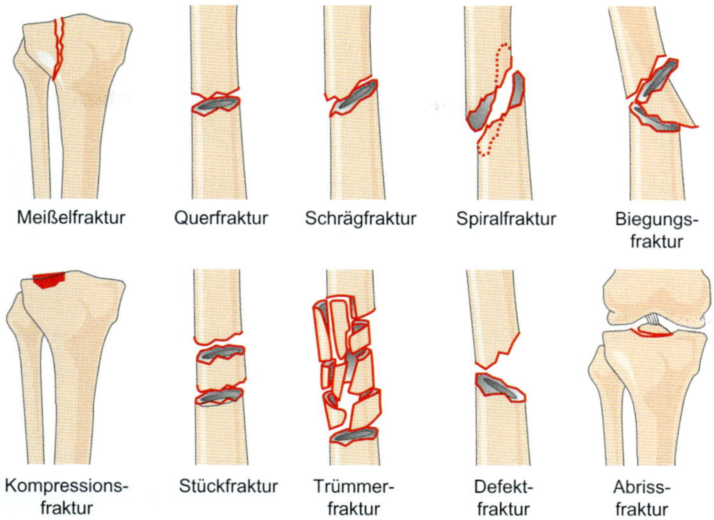

Abb. 23.2 Unterschiedliche Bruchformen bei adäquatem Trauma [L106, L143]

des Knochens zwischen zwei Kräften. Beispiel: Wirbelkörperfraktur, Fersenbeinfraktur, Wulstbruch des Röhrenknochens beim Jugendlichen.

- **Mehrfragment- und Trümmerbruch:** Entsteht durch rasant auftretende Gewalteinwirkungen. Ein Mehrfragmentbruch besteht aus mindestens vier und höchstens 6 Fragmenten, wobei zu den Trümmerbrüchen alle Brüche mit mehr als sechs Fragmenten zählen.
- **Stück- und Etagenbruch:** Zwischen den Hauptbruchstücken findet sich ein Knochenfragment mit vollständig erhaltenem Knochenzylinder. Diese Brüche entstehen durch breitflächig einwirkende Gewalt. Ein Beispiel hierfür ist die Stoßstangenverletzung.
- **Defektbruch:** Bei diesem Bruch gehen größere Fragmente verloren (offener Bruch, Schussbruch).
- **Kettenfraktur:** Mehrere Frakturen an einer Extremität. Beispiel: Oberschenkelfraktur und Verletzungen am Knie, Hüftgelenk oder Becken.

23.1.4 Formen der Frakturdislokation

Durch Gewalteinwirkung und Muskelzug kann es zur Verschiebung der Bruchstücke kommen. Man unterscheidet vier Dislokationsformen (➤ Abb. 23.3):

- Verschiebung der Bruchstücke in seitlicher Richtung: **Seitenverschiebung**
- Verschiebung der Bruchstücke in **Längsrichtung** meist unter Verkürzung durch den Muskelzug
- Verschiebung der Bruchstücke im Sinne eines **Achsenknicks**
- Verschiebung der Bruchstücke unter **Verdrehung**

23.1.5 Begleitverletzungen

Die traumatische Fraktur ist die Folge einer Gewalteinwirkung, welche nicht nur isolierte Schädigungen hervorruft, sondern auch in Abhängigkeit von der Art der Lokalisation schwere Auswirkungen auf den Körper haben kann.

Wenn die Haut über den Knochen in der Kontinuität unverletzt geblieben ist, spricht man von einer **geschlossenen Fraktur.** Kam es durch das Trauma zu einer offenen Verbindung der Fraktur mit der Außenwelt, handelt es sich um eine **offene Fraktur.**

Weichteilschaden

Bei jeder Fraktur sind die Weichteile mehr oder weniger in Mitleidenschaft gezogen. Vor allem bei den durch direkte Gewalteinwirkung entstandenen geschlossenen Frakturen und hierbei insbesondere

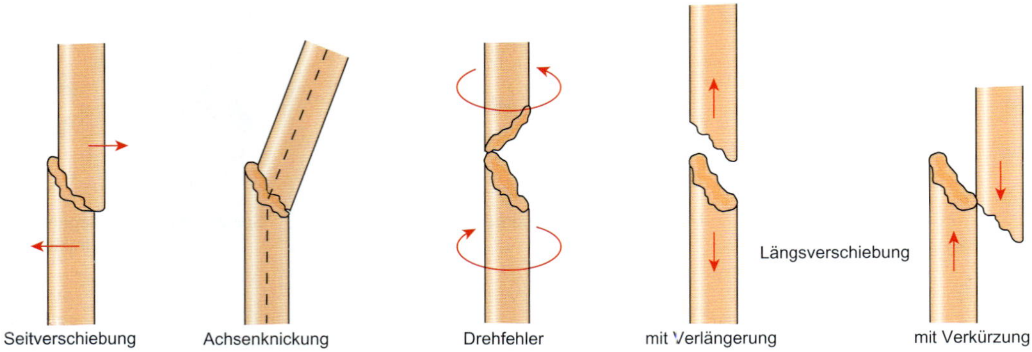

Abb. 23.3 Dislokationsformen [L190, L143]

bei mehrfragmentären und/oder stark dislozierten Frakturen kann es durch das Frakturhämatom und die Schwellung in den wenig dehnbaren Muskellogen zu einer örtlichen Druckerhöhung kommen. Diese führt unbehandelt zu ischämischen Muskelnekrosen und zur Kompression der Gefäße und Nerven, die in der betreffenden Loge verlaufen. Bevorzugt tritt diese Erscheinung **(Kompartmentsyndrom)** am Unterschenkel, seltener am Unterarm auf.

Von der Arbeitsgemeinschaft für Osteosynthesefragen (AO) wurde eine weitere Einteilung der Frakturen eingeführt, die auch die Weichteilschädigung berücksichtigt (➤ Tab. 23.1). Mit dieser **Klassifikation** (➤ Abb. 23.4) werden die Frakturen und ihre Behandlung dokumentiert, die Behandlungsergebnisse können verglichen werden. Die Einteilung erfolgt nach der Lokalisation, den Frakturtypen sowie der Schwierigkeit und Prognose. Beispiel für einen Frakturcode des distalen Segments: **2r3–C3** (**2r** Radius, **3** distal, **C** vollständige Gelenkfraktur, **3** mehrfragmentär).

Verletzungen von Nerven und größeren Gefäßen

Bei Frakturen am Oberarmschaft sind insbesondere der N. radialis, am Ellbogen und am distalen Oberarm der N. ulnaris gefährdet. Der N. ischiadicus kann bei Hüftluxationsfrakturen, die A. poplitea bei Brüchen im Kniebereich und der N. peroneus bei Brüchen am Unterschenkel verletzt werden.

Tab. 23.1 Einteilung der Frakturen nach dem Ausmaß der Weichteilschädigung (nach AO, Arbeitsgemeinschaft für Osteosynthese)

Geschlossene Frakturen (ohne offenen Weichteildefekt bis zur Fraktur)	
G 0	Unbedeutende Weichteilverletzung
G 1	Oberflächliche Schürfung oder Kontusion durch Fragmentdruck von innen
G 2	Tiefe kontaminierte Schürfung, Muskelkontusion, drohendes Kompartmentsyndrom
G 3	Ausgedehnte Hautkontusion, Zerstörung der Muskulatur, subkutanes Décollement, Hauptgefäßverletzung oder dekompensiertes Kompartmentsyndrom
Offene Frakturen	
O 1	Durchspießung eines spitzen Knochenfragments durch die Haut von innen (punktförmige Verletzung)
O 2	Ausgedehnte Weichteilverletzung und Gewebskontusion über dem Frakturgebiet
O 3	Ausgedehnte Weichteilzerstörung (tiefe Strukturen wie Muskel, Gefäß, Nerven) mit freiliegender Fraktur
O 4	Subtotale Amputation: Extremität hängt nur noch an einer Weichteilbrücke

Verletzung innerer Organe

Durch Frakturen können innere Organe verletzt werden, z. B.:

- Lungenverletzung: durch gebrochene Rippen

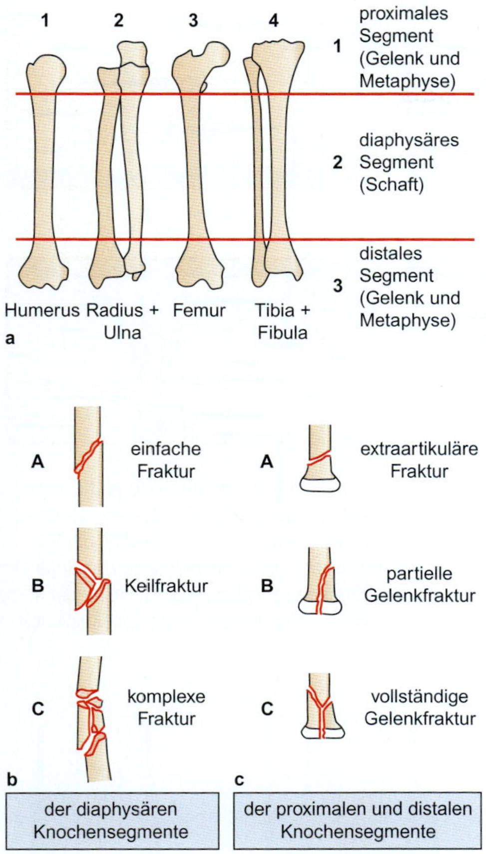

Abb. 23.4 Klassifikation der Frakturen nach AO (Arbeitsgemeinschaft Osteosynthese): a) Numerische Bezeichnung der langen Röhrenknochen und ihrer Segmente. b) Frakturtypen der diaphysären Segmente. c) Frakturtypen im Metaphysen- und intraartikulären Bereich [L143]

- Blasen- und Harnröhrenverletzungen: bei Beckenbrüchen
- Hirn- und Rückenmarksverletzungen: bei Schädel- und Wirbelfrakturen

Luxationsfrakturen

Gleichzeitig mit der Fraktur kommt es zu einer Verrenkung des betroffenen Gelenks und damit einhergehender Verletzung des Kapselbandapparats.

23.1.6 Knochenbruchheilung

Der Knochen ist fähig, bei einem Bruch regenerative Vorgänge auszulösen, um die Knochenbruchstücke zu vereinen. Die Verbindung findet durch den neu gebildeten Knochen statt. Die Knochenneubildung kann vom Endost, dem Periost und dem Haversschen System ausgehen.

Für eine ungestörte Knochenbruchheilung sind drei Bedingungen erforderlich:

1. Enger Kontakt der Bruchstücke
2. Ruhigstellung der Fraktur
3. Ausreichende Durchblutung der Bruchstücke

Wie bei der Wundheilung wird auch bei Knochenbrüchen die primäre und die sekundäre Heilung unterschieden.

Primäre Knochenbruchheilung

Die Überbrückung (Vereinung) der Fragmente findet durch die in Längsrichtung von einer Kortikalis in die andere Kortikalis vorwachsenden Osteone statt. Sie stellt den Idealfall bei der absolut stabilen Osteosynthese mit korrekt (anatomisch) gestellten Fragmenten unter Kompression der Knochenfragmente dar (Kontaktheilung). Ein Beispiel für die direkte Knochenbruchheilung ist die Fraktur nach stabiler Platten- und Schraubenosteosynthese mit interfragmentärer Zugschraube (➤ Abb. 23.5).

Sekundäre Knochenbruchheilung

Die Frakturheilung erfolgt in mehreren Stufen (➤ Abb. 23.6). Der Frakturspalt wird zunächst mit einem Frakturhämatom aufgefüllt, welches dann langsam durch Einsprossen von Fibroblasten organisiert wird. Dieser Frakturkallus fixiert die Bruchstücke. Im Kallusgewebe (Periostkallus an der Oberfläche, Endostkallus im Markraum) wird durch Osteoblasten neuer Knochen angelagert. Unter funktioneller Belastung kommt es zu weiterem Einbau von Kalzium im Faserknochen. Dieser wird durch Osteone ersetzt und in einen strukturierten lamellären Knochen umgebaut. Wenn eine voll tragfähige Kortikalis entstanden ist, löst sich der Periostkallus wieder auf.

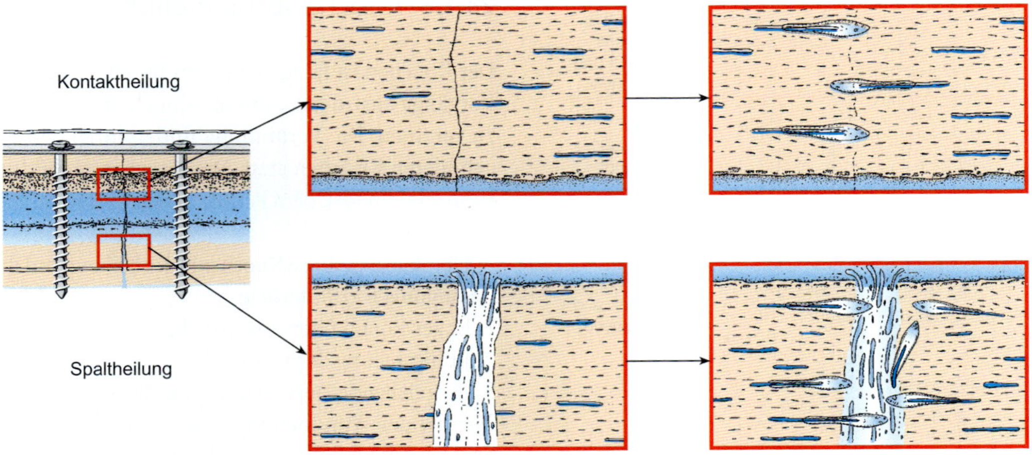

Abb. 23.5 Primäre oder direkte Knochenbruchheilung unter Kompression. Nur die unter Kompression stehende, plattennahe Kortikalis hat Kontakt. In der gegenüberliegenden Kortikalis besteht dagegen eine leicht klaffende Spalte. Im Bereich der Kontaktstelle wird die Spalte vom Bindegewebe und von Gefäßen aufgefüllt. Nach 4 Wochen kommt es zur Proliferation der Havers-Kanäle, welche die Kortikalis durchwachsen und den Spalt durchqueren (Kontaktheilung oder direkte Heilung). Im Spalt der Gegenkortikalis wird das Bindegewebe durch rechtwinkelig zur Längsachse ausgerichtete Knochenlamellen ersetzt. Ab der 4.–5. Woche wird der neu gebildete, quer orientierte Knochen durch axial einwachsende Haversche Osteone ersetzt (Spaltheilung) [L190, L143]

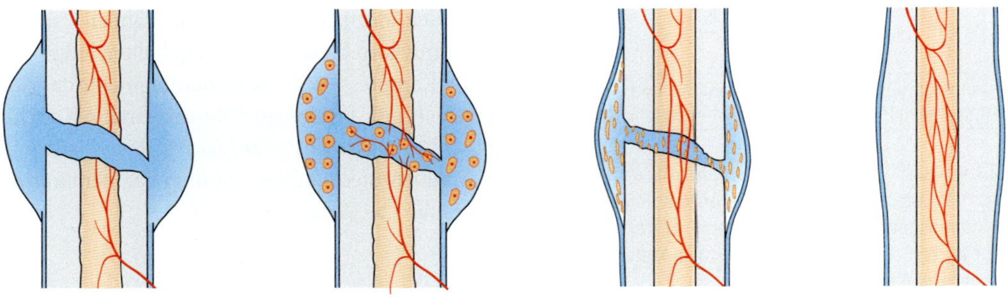

Abb. 23.6 Sekundäre Knochenbruchheilung [L190, L143]

Die sekundäre Knochenbruchheilung tritt typischerweise bei der Behandlung mit Marknagel, perkutan eingeschobenen überbrückenden Platten, Fixateur externe oder biologischen Osteosynthesen auf. Die Kallusbildung dieser Osteosyntheseformen (minimale Bewegungen sind möglich) ist Ausdruck einer gut erhaltenen Blutversorgung.

23.1.7 Störung der Knochenbruchheilung

Bei ungenügender Ruhigstellung, Knochendefekten oder Fragmentdiastasen, bei unzureichender Durchblutung und daraus resultierender Knochennekrose sowie bei Infekten kann die Heilung verzögert eintreten oder ausbleiben.

- **Verzögerte Heilung:** Die Fraktur zeigt nach 4 Monaten weder klinisch noch röntgenologisch eine Verknöcherung.

- **Pseudarthrose (Falschgelenk):** Die Fraktur ist nach 6–9 Monaten noch nicht stabil überbrückt (➤ Abb. 23.7). Man unterscheidet zwei Formen der Pseudarthrose:
  - Die **hypertrophe Pseudarthrose** (➤ Abb. 23.8 a) bildet sich bei ausreichender Durchblutung der Bruchenden, aber insuffizienter Ruhigstellung.
  - Die **atrophe Pseudarthrose** (➤ Abb. 23.8 b) entsteht bei schlechter Durchblutung der Fragmente und gleichzeitiger Instabilität.
- **Knochennekrose:** Durch eine Unterbrechung der ernährenden Gefäße kann es zum Absterben eines Knochenabschnitts kommen, z. B. zur Skaphoid- oder Lunatumnekrose, Talus- oder Femurkopfnekrose.

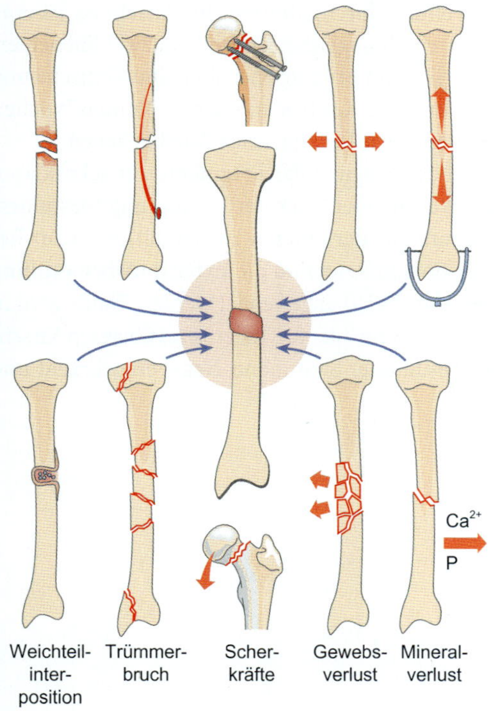

Abb. 23.7 Pseudarthrose [L106, L143]

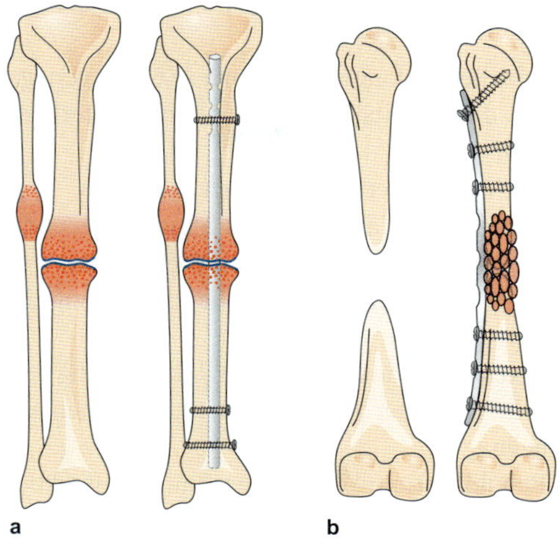

Abb. 23.8 a) Hypertrophe, biologisch reaktionsfähige Pseudarthrosen. b) Atrophe Pseudarthrosen [L106, L143]

23.1.8 Diagnose

Das Befragen des Patienten nach dem Unfallhergang ergibt erste diagnostische Hinweise. Bei der klinischen Untersuchung werden sichere und unsichere Frakturzeichen beobachtet (➤ Tab. 23.2).

Tab. 23.2 Sichere und unsichere Frakturzeichen

Sichere Frakturzeichen	Unsichere Frakturzeichen
Abnorme Beweglichkeit	Schwellung
Formabweichungen (Deformität)	Eingeschränkte oder aufgehobene Gebrauchsfähigkeit
Sichtbarwerden der freien Knochenenden bei offener Fraktur	Bluterguss
Röntgenologischer Nachweis	Schmerzen

Wenn der Verdacht auf eine Fraktur besteht, ist eine Röntgenuntersuchung in zwei Ebenen erforderlich. Eventuell müssen noch weitere apparative Mittel zur Diagnosestellung herangezogen werden: Spezialaufnahmen, Computertomografie (CT), Kernspintomografie (MRT), Sonografie, Angiografie oder Szintigrafie.

23.1.9 Behandlung der Frakturen

Ziel der Behandlung ist es, in kurzer Zeit mit geringem Risiko die Stabilität und die Funktion wiederherzustellen.
Die Behandlung erfolgt nach drei Prinzipien:
1. **Reposition:** Einrichtung des gebrochenen und in Fehlstellung stehenden Knochens in die gewünschte Stellung, in welcher die Heilung eintreten soll
2. **Retention:** ununterbrochene Ruhigstellung des Bruchs in guter Stellung bis zur knöchernen Ausheilung
3. **Rehabilitation:** Wiederherstellung der Funktion durch Übungsbehandlung

Diese Ziele lassen sich durch konservative und operative Behandlung erreichen.

Konservative Frakturbehandlung

Nicht dislozierte oder nur wenig dislozierte Frakturen bedürfen in der Regel keiner Einrichtung. Bei dislozierten Frakturen sollte die **Einrichtung** möglichst bald nach dem Unfall und unter Schmerzausschaltung (örtliche oder Allgemeinnarkose) erfolgen. Die Bruchfragmente werden durch äußere Manipulation – Zug und Gegenzug (➤ Abb. 23.9), seitlicher Druck und Rotation – in eine achsengerechte Stellung gebracht. Geringgradige seitliche Verschiebungen oder Verkürzungen sind in der Regel ohne Bedeutung. Dagegen müssen Rotationsfehler, Achsenknickungen oder Distraktionen beseitigt werden. Der Repositionsvorgang lässt sich mit einem Röntgenbildverstärker kontrollieren. Eine Röntgendokumentation des Repositionsergebnisses in zwei Ebenen ist dringend erforderlich.

Die **Ruhigstellung** erfolgt durch Anlegen eines Verbands (Gips- oder Kunststoffverband). Die beiden benachbarten Gelenke sind in Funktionsstellung mit einzubeziehen. Der Gipsverband wird sorgfältig anmodelliert. Dabei ist auf die Vermeidung von Druckstellen zu achten, besonders an exponierten Stellen wie Ellenhaken, Griffelfortsatz der Speiche und der Elle sowie dem Fersenbein. Der primäre Gipsverband muss nach einem frischen Trauma immer gespalten werden. Eine Zunahme der Schwellung führt zu Dauerschäden (Kompartmentsyndrom, ➤ 23.1.5).

Falls der Verletzte über zunehmende **Beschwerden im Gips** klagt, ist dieser unbedingt zu überprüfen und eventuell zu wechseln. Jeder Patient mit primär angelegtem Gips wird über Anzeichen möglicher Komplikationen informiert und zudem bei ambulanter Versorgung zur Gipsnachschau am nächsten Tag einbestellt.

Der Gipsschluss, das Anlegen eines zirkulären Gipses, ist nach 5–7 Tagen nach entsprechender Abschwellung durchzuführen. Im Anschluss ist eine erneute radiologische Kontrolle in zwei Ebenen erforderlich. Im Erwachsenenalter sind klinische und radiologische Kontrollen nach 1, 2 und 6 Wochen indiziert sowie bei klinischen Auffälligkeiten.

Bei der Neigung der Fragmente zur sekundären Dislokation oder stärkerer Verkürzung (besonders Frakturen an der unteren Extremität) kann zur Reposition und Retention die **Extensionsbehandlung** (➤ Abb. 23.10) angewendet werden. Dafür wird in das Fersenbein oder die Tuberositas tibiae ein Kirschner-Draht oder Steinmann-Nagel eingebracht und

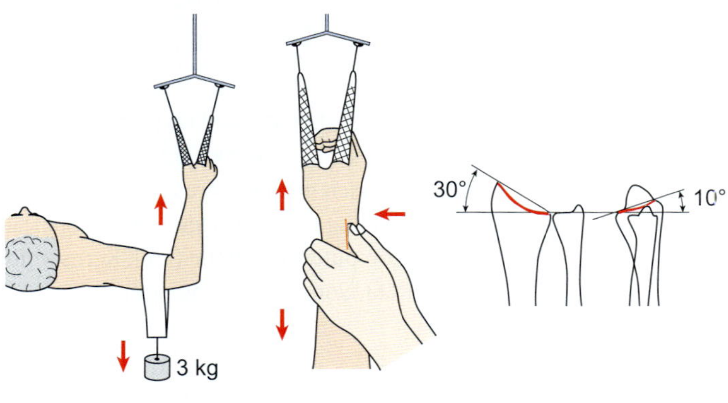

Abb. 23.9 Frakturreposition durch Zug und Gegenzug [L143]

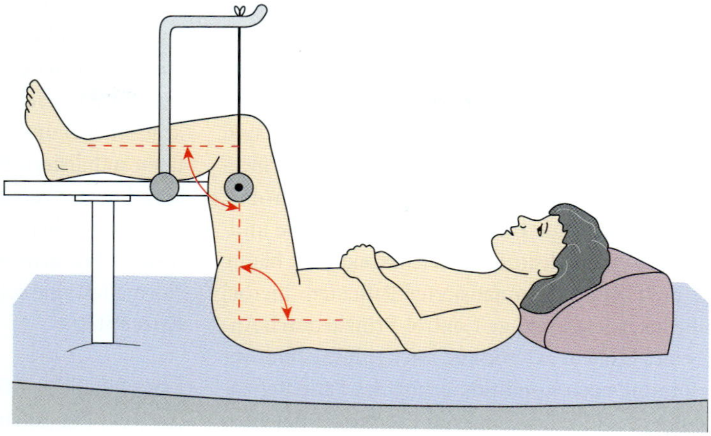

Abb. 23.10 Möglichkeit einer Extensionsbehandlung an der unteren Extremität [L143]

Tab. 23.3 Konservative Frakturbehandlung

Vorteile	Nachteile
Kein bzw. geringes Infektionsrisiko	Keine exakte Reposition der Bruchstücke
Keine zusätzliche Weichteilschädigung	Gefahr von Redislokation
Keine Narbenbildung	Lang dauernde Immobilisation der Gelenke bei Gipsbehandlung oder Bettruhe bei Extensionsbehandlung
Keine Entfernung des Osteosynthesematerials	• Immobilisations- und Inaktivitätsschäden • Muskelatrophie und Beweglichkeitseinschränkung • Thrombosegefahr • Sudeck-Dystrophie (➤ 23.1.11) • Druckgeschwüre und Nervendruckschäden • Bohrdrahtosteomyelitis

über diesen ein Dauerzug auf die Fraktur ausgeübt. Wenn die Fraktur infolge der beginnenden Kallusbildung gegen eine Verkürzung ausreichend fixiert ist, lässt sich die Extension durch eine Gipsruhigstellung ersetzen.

Bei einem Schulterblattbruch wird auf eine länger dauernde Ruhigstellung verzichtet. Die Skapula ist ausreichend mit Muskulatur abgedeckt und immobilisiert. Nach Rückgang der Schmerzen wird mit einer funktionellen Übungsbehandlung begonnen. Zur funktionellen Behandlung zählt auch die Brace-Behandlung einer Oberarmschaftfraktur. Hier geschieht die Ruhigstellung des Bruchs durch eine abnehmbare Kunststoffmanschette. Die angrenzenden Gelenke werden bei dieser Technik nicht immobilisiert.

Indikationen für konservatives Vorgehen sind Brüche im Wachstumsalter, undislozierte Schädelfrakturen, stabile Brüche der Wirbelsäule und des Beckens, nicht oder gering dislozierte Rippenbrüche oder Brustbeinfrakturen. In ➤ Tab. 23.3 sind Vor- und Nachteile der konservativen Behandlung dargestellt.

Operative Frakturbehandlung – Osteosynthese

Die Frakturen werden geschlossen oder offen reponiert. Die Retention der Fragmente erfolgt durch Einbringen von verschiedenen Implantaten. Anzustreben ist eine stabile Retention der Fragmente, um eine sofortige Übungsbehandlung zu ermöglichen. Bei einigen Osteosyntheseformen wird Belastungsstabilität erreicht.

Die lagerungsstabile Osteosynthese (z. B. Kirschner-Draht-Osteosynthese) erfordert eine zusätzliche Stabilisierung, z. B. durch Gips oder Fixateur externe. Abhängig vom Zeitpunkt des Traumas kann die Fraktur primär versorgt werden (innerhalb von 6–8 Stunden nach dem Trauma). Sekundäre Osteosynthesen werden nach dem Abklingen der Weichteilschwellung durchgeführt.

Sofortige Indikationen zur Osteosynthese sind offene Frakturen, geschlossene Frakturen mit schwerem Weichteilschaden (Kompartmentsyndrom), Frakturen mit Begleitverletzungen der Gefäße und/oder der Nerven, dislozierte Gelenkfrakturen, häufig Frakturen bei polytraumatisierten Patienten (hierbei häufig nach dem Damage-Control-Prinzip durch Anlage eines Fixateur externe und zweizeitiger definitiver Versorgung nach Konditionierung des Patientenzustands), Frakturen der unteren Extremität bei alten Menschen, Abrissfrakturen des Streckapparats mit Distraktion (Olekranon-, Patellafraktur) und Frakturen im Bereich der Wachstumsfuge bei Kindern.

Stabilisierungstechniken

Intramedulläre Kraftträger

➤ Abb. 23.11

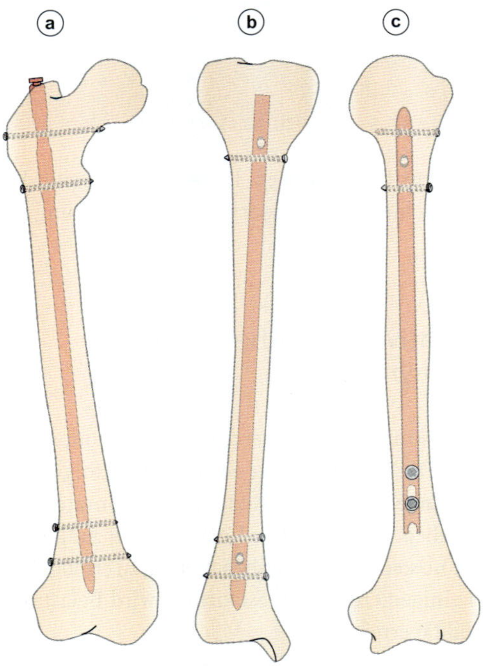

Abb. 23.11 Verschiedene Stabilisierungstechniken: a) Femurnagel. b) Tibianagel (UTN). c) Humerusnagel (UHN) [L143]

Die Stabilisierung erfolgt durch ein in den Markraum eingeführtes Implantat, das die Fraktur überbrückt. Die Fraktur wird geschlossen (seltener offen) reponiert und je nach Frakturlokalisation mit dem Markraumnagel und anderen intramedullären Implantaten stabilisiert. Beispiele für Markraumnägel sind: aufgebohrter Verriegelungsnagel, Humerusnagel, aufgebohrter Tibianagel, aufgebohrter Femurnagel und distaler Femurnagel. Diese Stabilisierung erlaubt im Normalfall eine sofortige Belastbarkeit der verletzten Extremität.

Extramedulläre Kraftträger

Nach der Reposition wird die Fraktur durch von außen an den Knochen angebrachte Implantate stabilisiert (➤ Abb. 23.12).

- **Kirschner-Draht-Osteosynthese:** Die Bruchstücke werden meist geschlossen reponiert und durch Kirschner-Drähte perkutan adaptationsstabil fixiert. Eine zusätzliche Stabilisierung mit Gips erfolgt z. B. bei einer Fraktur am distalen Radiusende oder bei kindlichen Frakturen (➤ 14.8.2). Der Gilchrist-Verband ist z. B. bei subkapitalen Oberarmbrüchen erforderlich.
- **Zuggurtungsosteosynthese:** Die Drahtschlinge wird an der Zuggurtungsseite des Knochens angebracht. Sie wandelt die auf die Fraktur einwirkenden Zugkräfte in Druckkräfte um. Häufig wird sie mit der Kirschner-Draht-Osteosynthese kombiniert. Auf diese Weise lässt sich eine Übungsstabilität erreichen, z. B. bei einer Olekranon- oder Patellafraktur.
- **Schraubenosteosynthese:** Erfolgt meistens in Form einer Kompressionsschraube, welche die Fraktur unter Druck setzt (➤ Abb. 23.13). Das Schraubengewinde darf nur die schraubenkopfferne Kortikalis fassen. Das ist der Fall bei einer Spongiosaschraube, die nicht in ganzer Länge ein Gewinde aufweist. Bei der Kortikalisschraube mit durchgehendem Gewinde ist zum Kompressionseffekt ein Gleitloch in der schraubenkopfnahen Kortikalis erforderlich. Die Schraubenosteosynthese kommt im spongiösen Knochen bei intraartikulären Frakturen zur Anwendung. Zur Stabilisierung eines diaphysären Bruchs reicht diese Methode allein nicht aus.
- **Plattenosteosynthese:** Sie wirkt den Biege- und vor allem den Zugkräften an der Zuggurtungs-

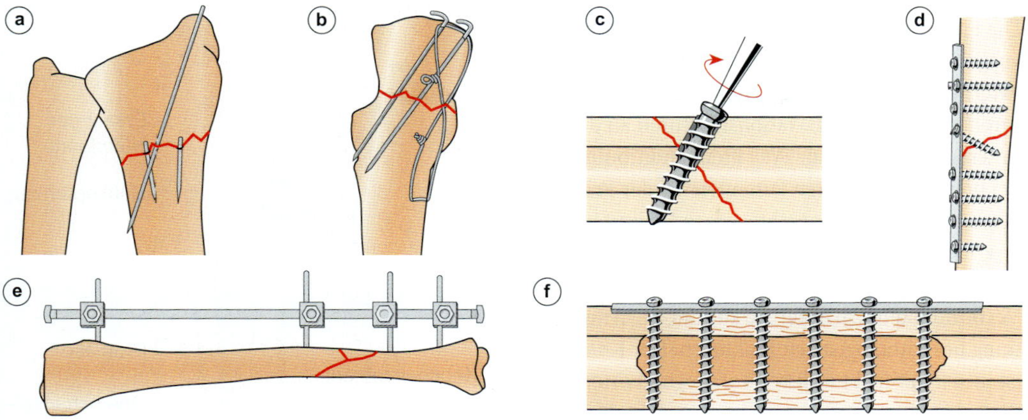

Abb. 23.12 Extramedulläre Kraftträger: a) Kirschner-Draht-Osteosynthese. b) Zuggurtungsosteosynthese. c) Schraubenosteosynthese. d) Plattenosteosynthese. e) Fixateur externe. f) Verbundosteosynthese [L143]

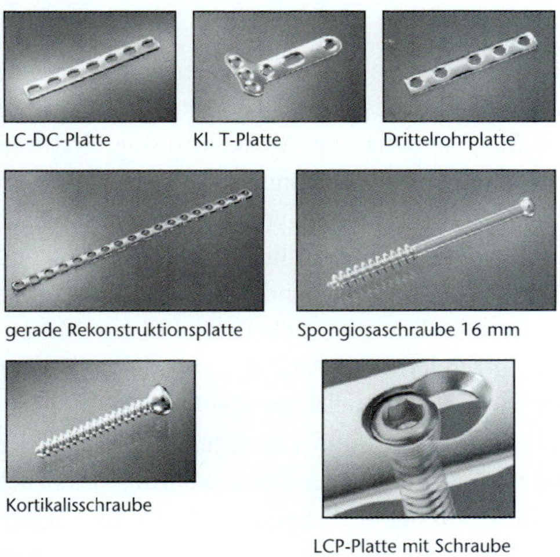

Abb. 23.13 Plattenimplantate: Kortikalis-, Spongiosa- und LCP-Platte mit Schraube (Auswahl) (© by Synthes GmbH & Co. KG) [V228]

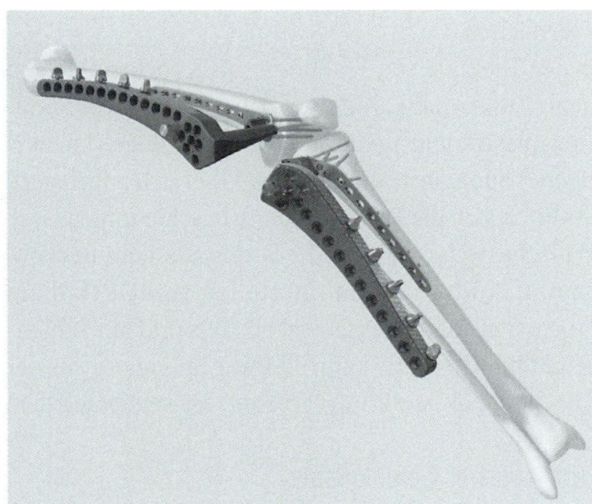

Abb. 23.14 LISS (Less Invasive Stabilization System) (© by Synthes GmbH & Co. KG) [V228]

seite des Knochens entgegen. Als Neutralisationsplatte wird sie mit der Schraubenosteosynthese kombiniert. Bei der DCP (Dynamic Compression Plate) oder LCDCP (Limited Contact Dynamic Compression Plate) wird die Stabilität durch exzentrische Platzierung der Schrauben und die daraus resultierende axiale Kompression erhöht. Bei Schaftfrakturen werden gerade Platten verwendet, z. B. bei der Unterarmfraktur. Bei gelenknahen Brüchen kommen spezielle anatomische und winkelstabile Platten zur Anwendung:

DHS, DCS, LISS-Platten (➤ Abb. 23.14) sowie winkelstabile T-Platten. Winkelstabile Systeme ermöglichen die Fixierung der Schrauben in der Platte, z. B. über ein Gewinde, sodass der Winkel der Schrauben zur Platte fixiert bleibt. Dies trägt dazu bei, Implantatlockerungen zu minimieren.

- **Fixateur externe:** Dieser dient zu einer indirekten Osteosynthese, bei welcher im Knochen von außen sowie proximal und distal der Fraktur Steinmann-Nägel oder Schanzsche Schrauben platziert werden. Diese werden durch spezielle Rohre und Fixationsbacken außerhalb des Körpers miteinander verbunden. Die Konstruktion

ergibt eine übungsstabile Fixation der Fraktur. Die Freilegung der Fraktur wird in der Regel nicht vorgenommen. Die Anwendung des Fixateur externe erfolgt hauptsächlich bei offenen Frakturen, primären bei Luxationsfrakturen an der unteren Extremität zur Weichteilkonditionierung, bei polytraumatisierten Patienten bei der Primärversorgung oder bei geschlossenen Frakturen mit ausgedehntem Weichteilschaden, bei Frakturen mit Infekten oder bei Arthrodesen.
- **Verbundosteosynthese:** Sie kommt zur Anwendung bei pathologischen Frakturen. Der Knochen ist in seiner Struktur durch vorwiegend osteolytische Tumorveränderungen geschwächt. Daher wird er durch Auffüllen mit Knochenzement im Defektbereich abgestützt. Somit verbessert sich der Halt für Implantate. Eine dauerhafte Stabilität lässt sich durch Verbundosteosynthesen nicht erreichen.

In der Therapie von Frakturen mit Knochendefekten ist als Zusatzmaßnahme zur Osteosynthese die Spongiosaplastik von Bedeutung. Die autologe (körpereigene) Spongiosa wird im Defektbereich angelagert, wodurch sich die Frakturheilung beschleunigen lässt. Typischerweise stammt die Spongiosa vom Beckenkamm. Andere Entnahmestellen finden sich am Trochanter major des Oberschenkels und am Schienbeinkopf. Alternativ kann allogene Spongiosa aus der Knochenbank, steril aufgearbeitet, verwendet werden.

Prothetischer Gelenkersatz

Bei älteren Menschen mit dislozierten Schenkelhalsfrakturen wird auf eine Rekonstruktion in der Regel verzichtet. Um eine schnelle Mobilisation zu ermöglichen, wird die Fraktur mit einer belastungsstabilen Gelenkendoprothese (➤ Abb. 23.15) versorgt.

23.1.10 Nachbehandlung

Die Nachbehandlung gehört zu den Grundsätzen der Frakturbehandlung und beginnt unmittelbar nach dem Unfall. Durch Hochpositionierung der verletzten Extremität wird für einen guten venösen Abfluss gesorgt. Ödembildung und Thrombosegefahr lassen sich dadurch reduzieren. Atemtherapie, Rückenmuskulaturtraining und Bewegungen aller nicht verletzten Extremitäten tragen dazu bei. Bei konservativer Be-

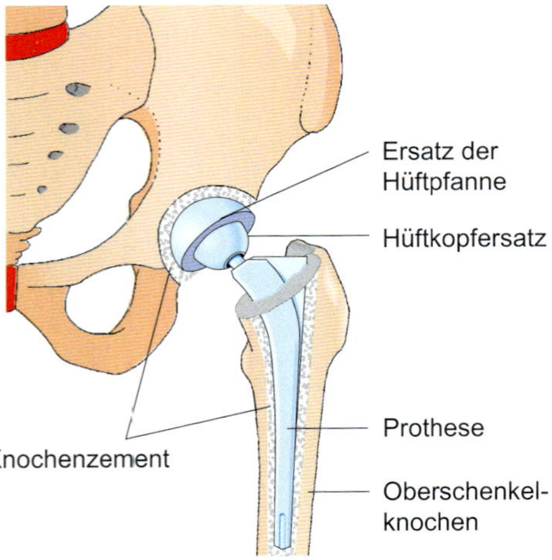

Abb. 23.15 Endoprothetischer Gelenkersatz am Hüftgelenk [L190, L143]

handlung werden alle freien Gelenke aktiv bewegt. An der immobilisierten Extremität erfolgt, soweit möglich, isometrisches Muskeltraining. Erst wenn die Fraktur verheilt ist, können die bis dahin ruhig gestellten Gelenke krankengymnastisch bewegt werden.

Die operative Behandlung erlaubt einen frühen Beginn der Übungsbehandlung und bei Verletzung der unteren Extremität die Gehschulung. Mit zwei Gehstützen lernt der Patient, das verletzte Bein anfangs teilweise zu belasten. Die Vollbelastung ist je nach Frakturform und Versorgungsart nicht selten erst nach ausreichender Konsolidierung des Bruchs gestattet. In der Anfangsphase kann die Übungsbehandlung durch eine elektrische Bewegungsschiene unterstützt werden.

Nach vollständiger Konsolidierung der Fraktur kann das Osteosynthesematerial entfernt werden. Dies ist meist fakultativ und nicht zwingend. Der Zeitpunkt der Metallentfernung hängt im Wesentlichen von der Lokalisation und der Form der Fraktur ab, ebenso von der Art der Osteosynthese und des Alters des Patienten. Perkutan eingebrachte Kirschner-Drähte lassen sich bereits nach 6 Wochen entfernen. Markraumnägel bei Frakturen der langen Röhrenknochen benötigen 1,5–2 Jahre. Bei bestimmten Lokalisationen (z. B. Oberarmschaft, Hüftgelenk) oder älteren Menschen werden die Metallteile mehrheitlich belassen. Manchmal ist es notwendig, nach der Metallentfernung eine stärkere, vor allem eine sportliche

Belastung der operierten Extremität vorübergehend zu vermeiden.

23.1.11 Komplikationen bei der Knochenbruchbehandlung

Sowohl bei der konservativen als auch bei der operativen Behandlung der Frakturen können Komplikationen auftreten.

Posttraumatische Osteitis

Die Infektion des Knochens wird am meisten gefürchtet. Sie ist bei jeder operativ behandelten Fraktur möglich, am häufigsten lässt sie sich bei offenen Brüchen beobachten. Nur selten kommt sie bei der konservativen Behandlung vor.

Als Ursachen für die Infektion gelten bei der obligaten Keimbesiedlung des Operationsgebiets bzw. der Fraktur:

- Herabsetzung der allgemeinen Körperabwehr
- Minderdurchblutung bis zur Devitalisierung (von der Blutversorgung abgeschnittenes Weichteil- oder Knochengewebe)
- Instabilität im Frakturbereich

Therapeutisch steht an erster Stelle die lokale operative Revision. Das infizierte Gebiet muss eröffnet und gründlich gesäubert werden. Alle nekrotischen Gewebsanteile und die sich als Fremdkörper auswirkenden instabilen Osteosynthesen werden entfernt. Zur Beruhigung des Infekts ist eine Wiederherstellung der Frakturstabilität notwendig. Unterstützend zu diesen Maßnahmen ist eine resistenzgerechte systemische Antibiotikatherapie essenziell. Auch eine vorübergehende Spüldrainage oder lokale Antibiotikaapplikationen wie die Einlage von Gentamycinschwämmen zur lokalen Antibiotikatherapie sind möglich. Bei stabilen Verhältnissen kann die Fraktur trotz der Infektion ausheilen. Wenn sich eine Infektpseudarthrose ausbildet, ist der Verlauf häufig langwierig. Zur Überbrückung der Defektzone sind Knochentransplantationen, Knochensegmenttransfers (➤ Abb. 23.16) oder die Masquelet-Technik erforderlich.

Sympathische Knochendystrophie – Sudeck-Dystrophie (CRPS)

Die Sudeck-Dystrophie ist eine periphere, regionäre Erkrankung des Bewegungsapparats. Am häufigsten wird sie an der Hand und am Unterarm nach Frakturen des distalen Radius beobachtet. Häufig gehen ihr wiederholte, schmerzhafte Manipulationen an der Fraktur (insbesondere bei Radiusfrakturen), einschnürende Verbände, lang anhaltender Frakturschmerz oder lange Operationen voraus. Es entstehen wahrscheinlich neurovegetative Fehlregulationen, die zu Zirkulations- und Stoffwechselstörungen der Extremität führen. Die Folge sind Ödem, Spontan- und Bewegungsschmerz, später Knochenentkalkung, Gelenkversteifung und Muskelkontrakturen. Bei ungünstigem Verlauf bleibt am Ende die Extremität in der Funktion beeinträchtigt. Neuere Entwicklungen in der Versorgung dieser Pathologien ermöglichen jedoch eine Verbesserung der funktionellen Limitationen im weiteren Verlauf, jedoch sind die Verläufe langwierig.

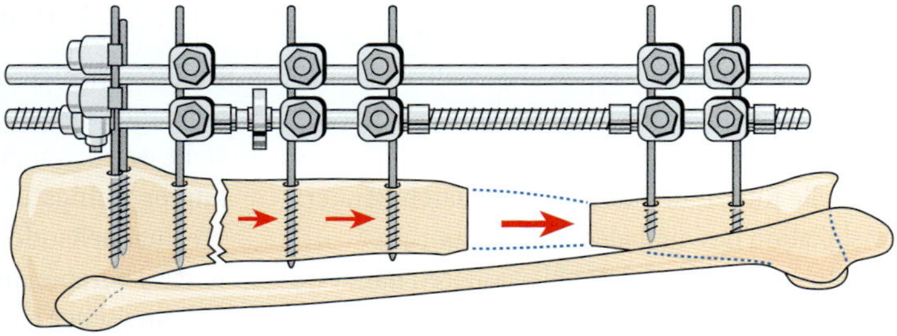

Abb. 23.16 Knochensegmenttransfer [L106, L143]

Posttraumatische Arthrose

Sie entsteht vor allem durch eine traumatische Knorpelschädigung oder als Folge einer mit Stufenbildung ausgeheilten Fraktur. Die Entstehung ist auch durch eine sekundäre Fehlbelastung eines nicht verletzten angrenzenden Gelenks bei Frakturen, die mit Achsabweichungen ausheilen, möglich.

23.2 Frakturen der oberen Extremitäten

23.2.1 Klavikulafraktur

Ätiologie

Die Ursache dieser Verletzungen ist meist Folge eines Traumas mittels indirekter Kraftübertragung durch einen Sturz auf die Schulter oder den ausgestreckten Arm, seltener auch durch einen direkten Schlag auf die Klavikula. Häufig ist diese Verletzung etwa bei Zweiradfahrern und Sportlern.

Klassifikation

Entsprechend ihrer Lokalisation und Häufigkeit werden Klavikulafrakturen **(Klassifikation nach Allmann)** des mittleren Drittels (Allmann 1 – am häufigsten, ca. 80 %) von lateralen (Allmann 2 – ca. 15 %) und medialen Klavikulafrakturen (Allmann 3 – ca. 5 %) unterschieden (Nordqvist, Petersson 1994). Während sternumnahe Schlüsselbeinfrakturen eine Seltenheit darstellen, sind laterale Klavikulafrakturen in ihrer Versorgung problematisch und werden separat klassifiziert. Hierzu lässt sich die **Klassifikation nach Jäger und Breitner** anführen, welche die laterale Klavikulafraktur in vier Typen unterteilt:

1. Fraktur lateral der korakoklavikulären Bänder: stabile Fraktur
2. Partielle Ruptur der korakoklavikulären Bänder: Dislokation des medialen Fragments
3. Fraktur medial der korakoklavikulären Bänder: entspricht der Klavikulafraktur im mittleren Drittel
4. Ausschälung des lateralen Klavikulaendes aus dem Periostschlauch: Verletzung bei Kindern und Jugendlichen

Diagnostik

Die Diagnose wird klinisch gestellt und radiologisch verifiziert. Neben einer Schwellung und Druckschmerzhaftigkeit im Frakturbereich zeigt sich häufig eine Fehlstellung mit knöcherner Stufe des medialen Fragments nach kranial. Die Dislokation wird durch den Muskelzug des M. sternocleidomastoideus hervorgerufen. Die Beweglichkeit der Schulter ist vor allem bei Abduktion sowie Ante- und Retroversion über 60° schmerzhaft eingeschränkt. Der Untersucher sollte Durchblutung, Sensibilität und Motorik prüfen und dokumentieren sowie mögliche Begleitverletzungen, etwa durch Auskultieren der Lunge und einer Thoraxkompression, ausschließen.

Therapie

Absolute Indikationen zur operativen Therapie bestehen bei:

- Offenen Frakturen oder drohender Durchspießung bei stark dissoziierten Frakturen
- Neurologischen Ausfällen
- Durchblutungsstörungen
- Klavikulapseudarthrosen
- Pathologischen Frakturen

Relative Indikationen zur operativen Versorgung sind:

- Frakturbedingte Verkürzung der Klavikula
- Dislokationen von mehr als einer Schaftbreite aufgrund der erhöhten Pseudarthrosenentwicklung nach konservativer Therapie

Konservative Behandlung

Undislozierte, geschlossene Frakturen und Frakturen, bei denen ein geringer funktioneller Anspruch besteht, werden meistens konservativ funktionell mit kurzer Ruhigstellung in der Armschlinge für 1–3 Wochen behandelt. Eine funktionelle schmerzadaptierte Therapie unter engmaschiger klinischer und radiologischer Kontrolle schließt sich an.

Operative Behandlung

Bei **Frakturen im medialen Drittel** mit Verschiebung um Schaftbreite und 1 cm Längenverlust besteht die Indikation zur Operation. **Frakturen des lateralen Drittels** neigen vor allem bei Verletzung der korakoklavikulären Bänder zur Pseudarthrose (Klassifikation nach Jäger und Breitner, s. oben). Die operative Therapie der Wahl ist die Bohrdrahtosteosynthese mit Zuggurtung (1,8-mm-Bohrdrähte). Alternativen sind die Zuggurtung mit kräftigen PDS-Kordeln oder das Ankerverfahren zur Augmentation der korakoklavikulären Bänder zum Einsatz in Kombination mit winkelstabilen Platten. Bei einer alleinigen Plattenosteosynthese ist häufig das laterale Frakturfragment nicht groß genug, um eine ausreichende Stabilisierung zu erzielen.

OPERATION

Klavikulafraktur im mittleren Schaftdrittel, Versorgung mit Platte

Positionierung: Oberkörper leicht erhöht oder Beach-chair-Position (Liegestuhlposition).
Zugang: Hautschnitt quer oder längs zur Klavikula.

Operationsprinzip
- Darstellung der Frakturfragmente und Reposition
- Anmodellieren der Platte (3,5 mm LCDCP oder anatomische winkelstabile Platte) und Schraubenfixierung am medialen Ende
- Nachkorrektur der Platte und endgültige Fixierung
- Besetzung der Platte mit mindestens 3 Schrauben mit bikortikalem Halt medial und lateral der Fraktur
- Schichtweiser Wundverschluss. Redon-Drainage

OPERATION

Klavikulafraktur im mittleren Schaftdrittel, Versorgung mit ESIN

Positionierung: Oberkörper leicht erhöht, Drehen des Kopfs auf die der Fraktur abgewandten Seite.
Zugang: 1 cm lange Inzision über dem Sternoklavikulargelenk.

Operationsprinzip
- Eröffnen der Markhöhle mittels Pfriem
- ESIN an der Spitze abgeflacht
- Einschieben unter Bildwandlerkontrolle
- Häufig muss über eine weitere Inzision im Frakturbereich reponiert werden
- ESIN medial umbiegen und das Ende mit Weichgewebe übernähen
- Schichtweiser Wundverschluss

Nachbehandlung

Nach einer operativen Versorgung mittels Plattenosteosynthese ist eine zeitnahe funktionelle Behandlung ohne Bewegungslimitierung in Abhängigkeit mit der Wundheilung möglich, wobei für 6 Wochen keine Belastung des Arms erfolgen sollte. Röntgenkontrollen sind postoperativ sowie nach 6 Wochen indiziert. Eine Vollbelastung der Klavikula erfolgt nach knöcherner Durchbauung der Fraktur.

Komplikationen

Als Komplikation sind die Pseudarthrose und die Ausheilung der Fraktur in Fehlstellung zu nennen.

23.2.2 Verletzung des Akromioklavikulargelenks

Ätiologie

Die Verletzung des Akromioklavikulargelenks ist eine typische Sportverletzung. Sie entsteht im Allgemeinen durch direkten Sturz auf die Schulter. Das Akromion wird dabei nach kaudal geschlagen, während die Klavikula nach oben luxiert.

Klassifikation

Derartige Verletzungen werden nach **Rockwood I–VI** eingeteilt. Rockwood I–III entsprechen der veralteten Einteilungen I–III nach Tossy. Als Rockwood-Typen IV–VI werden seltene hochgradige akromioklavikuläre Luxationen definiert.

Typ Rockwood I

Zerrung mit Teilzerreißung des Lig. acromioclaviculare und der Gelenkkapsel. Die korakoklavikulären Bänder sind intakt, ein Höhertreten der Klavikula ist im Röntgenbild nicht feststellbar.

Typ Rockwood II

Ruptur der akromioklavikulären Bänder und Zerrung bzw. Teilruptur der korakoklavikulären Bänder. Es besteht ein Höhertreten der Klavikula um eine halbe Schaftbreite. Die Aufnahme wird bei einer beidseitigen Belastung des Arms mit je 10 kg durchgeführt.

Typ Rockwood III

Ruptur aller Bandverbindungen zwischen Klavikula und Skapula (Lig. acromioclaviculare und Lig. coracoclaviculare). Die Klavikula ist nach kranial luxiert (100 %). Nach Reposition erfolgt eine zurückfedernde Reluxation (Klaviertastenphänomen).

Typ Rockwood IV

Ruptur aller Bandverbindungen zwischen Klavikula und Skapula (Lig. acromioclaviculare und Lig. coracoclaviculare). Die Klavikula ist nach posterior luxiert, die deltotrapezidale Faszie ist rupturiert/durchstochen.

Typ Rockwood V

Ruptur aller Bandverbindungen zwischen Klavikula und Skapula (Lig. acromioclaviculare und Lig. coracoclaviculare). Die Klavikula ist nach kranial luxiert (100–300 %). Meist mit Abriss des M. deltoideus und M. trapezius.

Typ Rockwood VI

Ruptur aller Bandverbindungen zwischen Klavikula und Skapula (Lig. acromioclaviculare und Lig. coracoclaviculare). Die Klavikula ist nach inferior luxiert.

Diagnostik

Die Diagnose wird klinisch gestellt. Im Seitenvergleich mit der gesunden Seite zeigt sich der atypische Druckschmerz und im Falle von Rockwood III das beschriebene Klaviertastenphänomen. Die kraniale Dislokation entsteht durch den Muskelzug des M. trapezius. Für die genaue Klassifikation sind gehaltene Röntgenaufnahmen in anteriorer-posteriorer Position hilfreich. Dafür werden die Unterarme des Patienten mit je 10 kg Gewicht beschwert. Beide Schultern werden geröntgt.

Therapie

Die Therapie richtet sich nach der Rockwood-Klassifikation.

Die Zerrung des AC-Gelenks (Typ I) lässt sich immer konservativ behandeln. Nach kurzfristiger Ruhigstellung im Gilchrist-Verband kann nach wenigen Tagen unter einer schmerzangepassten Analgesie mit Übungen begonnen werden. Auf schweres Heben und Kontaktsportarten sollte ca. 6 Wochen lang verzichtet werden.

Die Indikationsstellung zur operativen Versorgung bei Typ-II- und Typ-III-Verletzungen wird seit Längerem in der Literatur konträr diskutiert. Operative und funktionelle Verfahren erzielen häufig gleiche Ergebnisse. Daher sind die Ziele einer operativen Versorgung die Wiederherstellung der Stabilität des Schultergürtels sowie die kosmetische Korrektur. Die Indikation kann somit bei Typ-II- und Typ-III-Verletzungen vor allem bei jungen Patienten mit erhöhten Ansprüchen an die betroffene Schulter gegeben sein. Auf die große Gefahr einer überschießenden Narbenbildung in diesem Bereich ist hinzuweisen. Die Verletzungstypen vom Typ IV–VI stellen in der Regel eine Operationsindikation dar.

OPERATION

Verletzung des Akromioklavikulargelenks

Positionierung: Beachchair-Position (Liegestuhlposition).
Zugang: Der Hautschnitt erfolgt rechtwinklig zur Klavikula (Säbelhiebschnitt)/mini open oder arthroskopisch.

Operationsprinzip

- Nach Inspektion des Gelenks und Beurteilung des Discus articularis erfolgt die Reposition und Transfixation
- Über einen Bohrkanal durch die Klavikula und den Proc. coracoideus wird ein reißfestes Faden-Anker-System (z. B. Tight Rope) eingebracht und so die verletzten korakoklavikulären Bänder augmentiert
- Ggf. kann zusätzlich die horizontale Stabilität durch eine Cerclage des AC-Gelenks unterstützt werden
- Liegt die Verletzung bereits länger als 2 Wochen zurück, spricht man von einer chronischen Verletzung und es kommen zusätzlich autologe Sehnentransplantate zum Einsatz, mit welchen die ursprünglichen Bänder rekonstruiert werden

Nachbehandlung

Die operierte Schulter wird in einem Gilchrist-Verband für 3 Wochen ruhig gestellt. Nach dieser Zeit kann die Beübung der Schulter begonnen werden. Nach 6 Wochen ist eine Aufbelastung der Schulter möglich mit Vollbelastung nach 8–9 Wochen. Das Heben schwerer Lasten sollte etwa 3 Monate lang vermieden werden.

Komplikationen

Mögliche Komplikationen der operativen Therapie sind Weichteilverkalkungen im AC-Gelenk oder an den korakoklavikuären Bändern, Metallbrüche, hypertrophe Narben, eine Subluxation nach Metallentfernung sowie eine Arthrose im AC-Gelenk.

23.2.3 Humeruskopffraktur

Ätiologie

Frakturen des Oberarmkopfs sind häufig, sie machen 5 % aller Frakturen aus (Koithan, Oestern 2005). Sie entstehen meist infolge eines indirekten Traumas auf die ausgestreckte Hand, seltener aufgrund eines direkten Traumas am Schultergelenk. Humeruskopffrakturen sind zudem abhängig von der Knochenqualität und damit insbesondere im höheren Alter ein Indikator für Osteoporose. Daher sind es bei jungen Menschen meist erhebliche Traumen (Verkehrsunfall, Sportunfall), die zu einer Fraktur des Humeruskopfs führen. Bei älteren Menschen handelt es sich häufiger um einfache Stürze.

Klinik

Es besteht ein Druckschmerz am Oberarm und an der Schulter. Der Patient zeigt eine Schonhaltung in Neutralstellung und hält den Oberarm mit seinem gesunden Arm. Zu finden ist eine Schwellung an der Schulter, u. U. ein äußerlich gut sichtbares Hämatom. Geprüft werden Durchblutung, Motorik und Sensibilität (Plexusläsion). Am häufigsten findet sich die subkapitale Humerusfraktur *(Collum chirurgicum)*.

Diagnostik

Es werden Röntgenaufnahmen in anterior-posterior und axial angefertigt. Die Computertomografie eignet sich zur Beurteilung der Frakturausdehnung, einer Gelenkbeteiligung und der Position der Frakturfragmente. Ein MRT ist zwingend erforderlich bei Tumorverdacht (pathologischer Fraktur).

Klassifikation

Die **Neer-Klassifikation** (➤ Tab. 23.4) unterscheidet die Anzahl der Hauptfragmente und ihre Dislokation. Als Fragmente finden sich Humeruskopf, Tuberculum majus, Tuberculum minus und Humerusschaft.

AO-Klassifikation:

- Typ A: extraartikulär unifokal (tuberkulär, impaktiert, nicht impaktiert)
- Typ B: extraartikulär bifokal (impaktiert, nicht impaktiert, skapulohumerale Läsion)
- Typ C: intraartikulär (wenig disloziert, disloziert impaktiert, disloziert luxiert)

Therapie

Bei der Therapie handelt es sich um eine individuelle Vorgehensweise, welche vom Alter, der ursprünglichen Funktion, der Knochenqualität und der Erwartungshaltung des Patienten abhängig ist.

Nicht wesentlich dislozierte, stabile Frakturen können konservativ behandelt werden. Hierzu sind regelmäßige klinische und radiologische Kontrollen

Tab. 23.4 Neer-Klassifikation

Gruppe	Anzeichen
1	Alle Frakturen mit Fragmentverschiebung < 1 cm und Fragmentabknickung < 45°
2	Fraktur der Kopfkalotte am Collum anatomicum mit Fragmentverschiebung von > 1 cm
3	Fraktur am Collum chirurgicum mit Dislokation > 1 cm und Fragmentabkippung > 45°
4	Abriss des Tuberculum majus und zusätzlich weiterer Fragmente (drei bis vier Fragmente)
5	Abriss des Tuberculum minus und zusätzlich weiterer Fragmente (zwei bis vier Fragmente)
6	Luxationsfrakturen

notwendig. Bei sekundärer Dislokation ist eine operative Versorgung indiziert. Bei Abriss des Tuberculum majus besteht eine OP-Indikation bei Dislokation des Tuberculum-majus-Fragments um mehr als 0,5 cm nach kranial, da hier ein Impingement zu erwarten ist. Die operative Versorgung gelingt mittels Reposition und Versorgung mittels Butress-Platte oder über ein Tight-Rope-System.

Für die Zwei- bis Vierfragmentfrakturen im Collum chirurgicum sind unterschiedliche Verfahren geeignet, z. B. mittels winkelstabiler Platte für den Humeruskopf oder Marknagel. Bei nicht rekonstruierbaren Humeruskopffrakturen kommt auch der prothetische Ersatz infrage. Hierbei zeigen inverse Prothesen deutlich bessere klinische Verlaufsergebnisse als anatomische.

OPERATION

Humeruskopffraktur, Versorgung mit winkelstabiler Platte

Positionierung: Beachchair-Position (Liegestuhlposition).
Zugang: Deltoideus-Split.

Operationsprinzip
- Darstellung der Fraktur und Reposition
- Fixierung der Platte mit Kirschner-Drähten
- Anbringen der 1. Schraube im Gleitloch
- Setzen der Schrauben im Humeruskopf mithilfe der Bohrhülsen unter Bildwandlerkontrolle
- Anbringen der restlichen winkelstabilen Schrauben im Schaftbereich
- Röntgendokumentation der korrekten Materiallage und der richtigen Schraubenlänge
- Schichtweiser Wundverschluss mit Redon-Drainage

Nachbehandlung

Die Nachbehandlung richtet sich grundsätzlich nach dem Grad der erreichten Stabilität, den Weichteilverhältnissen und der vorbestehenden Mobilität des Patienten.

Nicht dislozierte Frakturen werden 5–7 Tage im Gilchrist-Verband ruhig gestellt, danach bis zur Schmerzgrenze passiv geführt mobilisiert oder durch Pendelübungen beübt. Eine übungsstabil versorgte Fraktur wird nach Entfernung der Redon-Drainagen am 2. postoperativen Tag bereits krankengymnastisch beübt.

Komplikationen

Die Anzahl der Komplikationen erhöht sich mit zunehmendem Alter des Patienten und der Anzahl der Frakturfragmente. Eine typische Komplikation, beispielsweise nach Motorradunfällen, und oft eine Begleitverletzung der proximalen Humerusfraktur ist der Plexusschaden. Als weitere Komplikationen sind eine Plexusirritation durch Impingement, eine Pseudarthrose oder auch die Humeruskopfnekrose zu nennen.

23.2.4 Distale Humerusfraktur

Ätiologie

Das Unfallereignis lässt sich entweder auf eine direkte oder eine indirekte Krafteinwirkung zurückführen. Die Frakturlokalisation des distalen Humerus findet sich bei Monotraumen wie auch bei polytraumatisierten Patienten.

Klinik

Beim Patienten mit distaler Humerusfraktur imponieren die Schwellung im Gelenkbereich sowie die schmerzhafte Bewegungseinschränkung. Der gesunde Arm wird vom Patienten häufig dazu verwendet, den verletzten Arm zu stabilisieren.

Diagnostik

Ein Röntgenbild in zwei Ebenen führt zur endgültigen Diagnose. Die Operationsplanung erfordert eine Computertomografie.

Klassifikation

Man unterscheidet:
- Typ A: extraartikuläre Fraktur
- Typ B: partiell intraartikuläre Fraktur
- Typ C: vollständig artikuläre Fraktur

Typ-A-Frakturen weisen entweder einen Apophysenabriss auf oder eine metaphysäre Fraktur, die einfach oder auch mehrfragmentär sein kann. Typ-B-Frakturen verlaufen entweder lateral-sagittal, medial-sagittal oder frontal. Typ-C-Frakturen sind entweder artikulär und metaphysär mit einer einfach verlaufenden Frakturlinie ausgebildet bzw. artikulär einfach und metaphysär mehrfragmentär oder in beiden Linien mehrfragmentär.

Therapie

Die Therapie wird davon bestimmt, ob es sich um eine Gelenkflächenbeteiligung handelt oder nicht. Die konservative Therapieform verspricht lediglich bei unverschobenen Frakturen einen Erfolg. Bei konservativen Verfahren ist zu beachten, dass die Frakturstellung infolge des Muskelzugs leicht in eine Varusposition des Ellenbogengelenks übergeht. Es empfiehlt sich deshalb, den Arm in einer Pronationsposition ruhig zu stellen. Zudem führen Ruhigstellungen des Ellbogengelenks ab einem Zeitraum von 3 Wochen zu persistierenden Bewegungseinschränkungen am Ellbogengelenk, sodass lange Ruhigstellungen vermieden werden sollten.

Die Indikation zum operativen Vorgehen ergibt sich bei:

- Brüchen in die Gelenkfläche
- Verschobenen Brüchen
- Offenen Brüchen
- Weichteilschädigung
- Kompartmentsyndrom
- Nervenschädigung infolge des Traumas
- Gefäßschädigung
- Polytrauma

Bei Typ-A-Frakturen nach AO werden winkelstabile Platten und Schrauben zur Fixierung und zur Rotationssicherung verwendet. Ebenso empfiehlt sich dieses Vorgehen bei den unikondylären Abrissbrüchen der B-Fraktur. Häufig kommt eine Doppelplattenosteosynthese mit anatomischen und winkelstabilen Platten zum Einsatz.

OPERATION

Distale Humerusfraktur Typ C, Versorgung mit anatomischen winkelstabilen Platten

Positionierung: Bauchlage, Oberarm auf Oberarmtisch ausgelagert.

Zugang: Dorsaler Zugang mit Trizepssplit oder Olekranonosteotomie im Fall von komplexen Gelenkfrakturmorphologien.

Operationsprinzip

- Radiale Umschneidung der Olekranonspitze
- Darstellung und Anschlingen des N. ulnaris
- V-förmige Olekranonosteotomie proximal des Processus coronoideus
- Präparation des Knochenfragments mit der Trizepsmuskulatur nach proximal, Schonung des N. radialis und Anschlingen mit dem Vessel-Loop
- Darstellung der Fraktur und Reposition
- Auffädeln der Trochleafragmente mit einem Kirschner-Draht und Setzen einer langen Schraube zur Fixierung der Gelenkfragmente
- Auflage der anatomischen Platten sowohl dorsoradial als auch ulnar mit korrekter Ausrichtung und primärer Fixierung mittels Kirschner-Drähten
- Kontrolle der distalen Plattenlage, um eine freie Gelenkbeweglichkeit ohne Anschlag der Olekranonspitze zu ermöglichen. Proximal sollten die winkelstabilen Platten in unterschiedlicher Höhe enden, da sonst eine Sollbruchstelle geschaffen wird
- Sukzessives Besetzen der Schraubenlöcher, mehrheitlich winkelstabil
- Zuggurtungsosteosynthese des Olekranons
- Schichtweiser Wundverschluss und ggf. Einlage einer Redon-Drainage

Nachbehandlung

Freie belastungsfreie Beübung in Abhängigkeit von der Wundheilung. Zudem erfolgt eine Beübung mit geführten Bewegungen durch die Physiotherapie, die sich an der Schmerzgrenze orientiert. Aufbelastung nach 6 Wochen.

Komplikationen

Bei der konservativen Therapie besteht das Risiko, dass aus einer Ruhigstellungszeit von 4 Wochen ein Bewegungsdefizit des Ellenbogens resultiert.

Insgesamt liegt die Schädigung des N. ulnaris bei bis zu 10 % der Fälle, auch eine Radialisläsion kann auftreten. Lediglich der N. medianus ist selten gefährdet. Des Weiteren finden sich periartikuläre Verkalkungen in bis zu 50 % der Fälle. Offene Frakturen weisen in etwa einem Drittel aller Fälle eine Infektion auf. Die Pseudarthrosenrate liegt bei 2 % aller Fälle. Die Patienten werden vielmehr durch Beugedefizite behindert, wodurch Verrichtungen des täglichen Lebens nicht mehr möglich sind. Ebenso ist eine posttraumatische Arthrose bei entsprechender Gelenkschädigung (z. B. B- oder C-Fraktur) möglich. Bei der Therapie ist der Ausschluss eines Kompartmentsyndroms wichtig.

23.2.5 Radiusköpfchen- und Radiushalsfraktur

Ätiologie

Ursache für die Fraktur ist der Sturz auf den gestreckten Arm, z. B. ein Sturz vom Fahrrad oder auf einer Treppe.

Klinik

Der Patient kann einen lokalisierten Schmerz am Ort des Knochenbruchs angeben oder auch diffuse Schmerzen, die in den Unterarm ausstrahlen. Bei der funktionellen Überprüfung von Supination und Pronation zeigt sich eine schmerzhafte Bewegungseinschränkung. Aufgrund des indirekten Krafteintritts finden sich an der Handfläche Abschürfungen. Eine Überprüfung der Motorik und der Sensibilität ist sinnvoll. Unter Umständen findet sich eine ausgeprägte Schwellung mit Gelenkerguss.

Diagnostik

Röntgen in zwei Ebenen, Schrägaufnahmen in 45°, CT bei unklarer Fehlstellung oder Stufenbildung.

Klassifikation nach Mason

- Typ I: nicht oder gering dislozierte Radiusköpfchenfraktur
- Typ II: dislozierte Radiusköfchenfraktur mit einer Stufe von mehr als 2 mm oder Abkippung von über 10°
- Typ III: Radiusköpfchentrümmerfraktur oder grob dislozierte Radiushalsfrakturen

Therapie

Konservative Therapie bei Typ I: Es erfolgt die Ruhigstellung in einer Oberarmgipsschiene bei größeren Beschwerden für einige Tage, ansonsten frühfunktionelle Therapie. Die Übungsbehandlung wird aus der Schiene heraus durchgeführt.

Operative Therapie bei Typ II und III.

OPERATION

Radiusköpfchenfraktur Typ II und III

Positionierung: Rückenlage, Handtisch.
Zugang: Kocherzugang von lateral.

Operationsprinzip
- Lateraler Zugang durch die Extensoren im Faserverlauf, Eröffnung der Kapsel. Die Fraktur lässt sich somit gut darstellen bzw. in den einsehbaren Bereich hereinrotieren
- Reposition der Fragmente und Fixierung mit Kirschner-Drähten
- Setzen von Minischrauben (versenkbar) bei reinen Kopffrakturen oder Anlage von anatomischen winkelstabilen Radiusköpfchenplatte mit Minischrauben
- Vermeidung der Plattenlage in der verbotenen Zone, falls der Frakturverlauf dies zulässt. Die verbotene Zone umfasst die Gleitzone des proximalen Radioulnargelenks
- Entfernung von einzelnen Kirschner-Drähten und Setzen der winkelstabilen Schrauben
- Ggf. Reinsertation der Weichteile (LUCL, Extensoren)
- Schichtweiser Wundverschluss

OPERATION

Radiusköpfchenfraktur Typ III, ohne Rekonstruktionsmöglichkeit

Positionierung: Rückenlage, Handtisch.
Zugang: Kocherzugang.

Operationsprinzip
- Lateraler Zugang durch die Extensoren im Faserverlauf, Eröffnung der Kapsel
- Absetzen des Radiusköpfchens am Hals
- Einsetzen der Probeprothese und Wahl der endgültigen Implantatgröße in Abhängigkeit der Anatomie
- Einzementieren unter Beachtung des physiologischen Winkels. Vollkommene Pronationsstellung der Hand in der Ebene des Handtischs, der physiologische Winkel steht senkrecht zu dieser Stellung
- Aufsetzen des Prothesenkopfs
- Rekonstruktion des Ligamentum anulare
- Ggf. Reinsertion des LUCL und oder Extensoren
- Schichtweiser Wundverschluss und Redon-Drainage
- Gilchrist-Verband

Nachbehandlung

Die physiotherapeutische Therapie beginnt am ersten postoperativen Tag mit belastungsfreier Mobilisation und schmerzadaptierter Bewegungslimitierung. Zudem krankengymnastische Beübung. Aufbelastung nach 6 Wochen. Bei einliegender Prothese sind Maximalbelastungen zu vermeiden. Bei Beschwerdefreiheit erfolgt keine Implantatentfernung.

Komplikationen und Prognose

Mögliche Komplikationen sind die Verletzung des N. radialis bei nach ventral verlagertem Zugang, Synovialitiden bei biodegradablen Implantaten, eine Kirschner-Draht-Wanderung und periartikuläre Verkalkungen.

In 80 % der Fälle sind gute bis zufriedenstellende Ergebnisse zu erwarten. Ebenso ergeben konservative Therapieverfahren bei Typ I gute Ergebnisse.

23.2.6 Olekranonfraktur

Ätiologie

In den meisten Fällen handelt es sich um eine direkte Gewalteinwirkung mit Sturz auf den Ellenbogen, an dem sich Weichgewebeschäden zeigen. Beim indirekten Trauma handelt es sich um eine Avulsionsverletzung (Ausriss) des Trizepsansatzes. Speerwerfen ist eine Sportart, die für ein **Avulsionstrauma** prädestiniert ist.

Klinik

Es bestehen Schwellung, Bewegungsschmerz und Hämatom. Die Streckfähigkeit ist eingeschränkt und eine Stufe oder Delle am dislozierten Fragment tastbar. Ein Ulnarisschaden findet sich nur selten.

Diagnostik

Es wird eine Röntgenaufnahme des Ellenbogens in zwei Ebenen angefertigt. Eine CT-Diagnostik empfiehlt sich bei V. a. Begleitverletzungen wie z. B. Abriss des Processus coronoideus oder eines Monteggia-Äquivalents.

Klassifikationen

AO-Klassifikation oder Einteilung nach therapeutischen Kriterien:

- Typ I: Abbruch der Olekranonspitze
- Typ II: Quer- oder Schrägfraktur, evtl. drittes Fragment
- Typ III: Quer- oder Schrägfraktur mit Trümmerzone oder Impression
- Typ IV: Monteggia-Äquivalent

Therapie

Nur selten ist ein konservatives Vorgehen indiziert, da der M. triceps durch Zug am Olekranon auch primär unverschobene Frakturen disloziert. Zudem beeinträchtigt diese Gefahr der drohenden Dislokation die frühe Mobilisation.

OPERATION

Olekranonfraktur

Positionierung: Rücken- oder Bauchlage.
Zugang: Radiale Umschneidung des Olekranon.

Operationsprinzip
- Darstellung des N. ulnaris unter Schonung des Nervs
- Darstellung der Frakturränder
- Säuberung und Spülung der Frakturzone
- Reposition mit dem Einzinker

Typ-I-Verletzung:
- Zuggurtungsosteosynthese oder eine Resektion des zu kleinen Fragments
- Fixation des Sehnenansatzes mit nicht resorbierbaren transossären Nähten

Typ-II-Verletzung:
- Zuggurtungsosteosynthese mit Kirschner-Drähten 1,6 mm und Draht 1,2 mm
- Bohrung von der Olekranonspitze bis in die ventrale Kortikalis
- Spannen des Drahts mit Gegenzwirbel und Einstößeln der Pindrähte

Typ-III-Verletzung:
- Rekonstruktion der Trümmerzone mit einer anatomischen winkelstabilen Platte
- Einsatz eines Fixateur externe bei Weichteilschaden

Typ-IV-Verletzung:
- Dorsaler Zugang zum Ellenbogengelenk
- Winkelstabile anatomische Platte
- Bei Luxation oder Subluxation des Radiusköpfchens nach Plattenosteosynthese der Ulna ist eine Revision des proximalen Radioulnargelenks notwendig
- Schichtweiser Wundverschluss, ggf. Einlage einer Redon-Drainage

Nachbehandlung

Entscheidend ist eine frühzeitige Mobilisation. Beginn der krankengymnastischen Beübung auf der CPM-Schiene ab dem 1. postoperativen Tag.

Komplikationen und Prognose

Möglich sind eine Irritation durch die Drahtenden sowie Verletzungen des N. ulnaris. Nach regelrechter Osteosynthese ist die Abheilung in der Regel problemlos, sodass eine uneingeschränkte Funktion wieder erreicht wird.

23.2.7 Radius- und Ulnaschaftfrakturen

Ätiologie

Der Patient berichtet vom Versuch, einen Sturz abzufangen, z. B. von einer Leiter oder vom Fahrrad (Rasanztrauma). Ursachen der Verletzung sind meist Stauchungs-, Biege- oder Torsionskräfte. Einer Parierfraktur liegt ein Schlagmechanismus zugrunde, wobei der Patient seinen Arm als Schutz über den Kopf oder über den Körper hält.

Klinik

Auffällig zeigen sich beim Patienten die Fehlstellung und die Instabilität mit Schwellung und begleitendem Weichteilschaden. In diesem Fall ist die genaue Überprüfung von Durchblutung, Motorik und Sensibilität von großer Bedeutung.

Diagnostik

Die Röntgendiagnostik beinhaltet lange Aufnahmen des Unterarms, Radius und Ulna erscheinen in zwei Ebenen. Zu beachten ist, dass auch die benachbarten Gelenke (Hand- und Ellenbogengelenk) mit abgebildet werden, um die Diagnostik eines Monteggia- oder Galeazzi-Mechanismus zu ermöglichen.

Klassifikation

Die häufig verwendete **Klassifikation nach Nerlich** beinhaltet folgende Einteilung:
- Typ I: isolierte oder komplette einfache Frakturen mit und ohne Biegungskeil
- Typ II: isolierte oder komplette komplexe Frakturen
- Typ III: isolierte Ulna- oder Radiusfraktur mit Luxation des nicht frakturierten Röhrenknochens (Monteggia- und Galeazzi-Mechanismus)

Therapie

Konservative Therapie

Es ist darauf zu achten, dass bereits eine geringe Fehlstellung die Beweglichkeit empfindlich stört. Eine konservative Therapie birgt die Gefahr einer verzögerten Bruchheilung mit einer Pseudarthrosenrate von 30 %. Zudem besteht das Risiko einer Einschränkung der Umkehrbewegung aufgrund einer Schrumpfung der Membrana interossea.

Die konservative Therapie empfiehlt sich bei der kindlichen Fraktur, bei alleiniger Infraktion am kortikalen Knochen, unverschobenen isolierten Frakturen ohne Luxation oder bei Patienten mit stark reduziertem Allgemeinzustand und hohem operativem Risiko.

Operative Therapie

Die operative Therapie ist heutzutage bei allen dislozierten und offenen Frakturen die Regel. Eine notfallmäßige Operation ist bei Nerven- oder Gefäßschaden anzustreben. Generell empfiehlt sich die baldige operative Therapie, da mit einer starken Weichteilschwellung und einem Kompartmentsyndrom zu rechnen ist. Zusätzlich können Spannungsblasen auftreten, die bei einem operativen Eingriff eine Infektionsquelle bilden. Des Weiteren besteht das Risiko, dass sich die Muskulatur in der Abschwellphase verkürzt. Die intraoperative Reposition gestaltet sich daher am Unfalltag am einfachsten. Bei Polytrauma-Patienten sollte die operative Versorgung eines Unterarmbruchs am Unfalltag zurückgestellt werden.

Der dorsale Zugang empfiehlt sich bei Radiusfrakturen im mittleren Schaftdrittel, für proximale Frakturen eignet sich der volare Zugang. Zudem bestehen Empfehlungen, generell bei allen Höhenlokalisationen den volaren Zugang zu nehmen, um eine bessere Weichteildeckung auszunützen. Es besteht eine Erweiterungsmöglichkeit nach proximal und distal. Sehnenkomplikationen können so vermieden werden, und man erreicht eine bessere Narbenbildung.

OPERATION

Unterarmfraktur Typ I (nach Nerlich)

Positionierung: Rückenlage, Positionierung der oberen Extremität auf Handtisch.
Zugang: Volarseitiger Zugang.

Operationsprinzip

- Zuerst wird der weniger zerstörte Knochenschaft versorgt
- Es empfiehlt sich, mit der einfacheren Fraktur zu beginnen
- Konvexes Vorbiegen der 3,5-mm-LCDCP
- Pro Hauptfragment werden mindestens drei Schrauben verwendet, die sechs Kortikales fassen
- Schrägfrakturen werden durch eine Zugschraube und eine Neutralisationsplatte fixiert
- Bei Querfrakturen bietet es sich an, mit einen Plattenspanngerät zu arbeiten
- Sollte eine Spannung den Wundverschluss komplizieren, wird Epigard® eingenäht, ansonsten schichtweiser Wundverschluss und Redon-Drainage, Wattekompressionsverband

OPERATION

Unterarmfraktur Typ II (nach Nerlich)

Positionierung: Rückenlage, Positionierung der oberen Extremität auf Handtisch.
Zugang: Volarseitiger Zugang.

Operationsprinzip

- Man versorgt zuerst den Röhrenknochen mit der geringeren Zerstörung an der Frakturstelle
- Trümmerzonen müssen im periostalen Verbund bleiben. Es ist eine entsprechend lange Platte zu wählen
- Proximal sollten vier Schrauben und distal drei Schrauben im Hauptfragment platziert werden
- Am Ende der Operation sollten die Supinations- und Pronationsbewegung frei sein
- Schichtweiser Wundverschluss und ggf. Einlage einer Redon-Drainage. Bei großer Spannung des Hautverschlusses empfiehlt sich die Epigard®-Einlage. Wattekompressionsverband

OPERATION

Unterarmfraktur Typ III (nach Nerlich), Monteggia-Fraktur

Positionierung: Rückenlage, Positionierung der oberen Extremität auf Handtisch.
Zugang: Dorsal unmittelbar über der tastbaren Ulnakante.

Operationsprinzip

- Monteggia-Frakturen stellen eine Notfallindikation dar
- Der Abstand zwischen zwei Zugängen sollte mindestens 7 cm betragen
- Der erste operative Schritt beinhaltet die streckseitige Osteosynthese der Ulna
- Danach stellt sich eine Spontanreposition des Radiusköpfchens ein
- Nach der Stabilisierung ist die Überprüfung des ulnaren und radialen Kollateralbands indiziert. Besteht eine Aufklappbarkeit des Ellenbogengelenks, sind die Kollateralbänder zu nähen
- Bei der Kombination einer Instabilität des Ellenbogengelenks in Kombination mit einer Mehrfragment- oder Trümmerfraktur des Radiusköpfchens ist die sekundäre Implantation einer Radiusköpfchenprothese in Erwägung zu ziehen
- Monteggia-Frakturen können proximale Frakturen der Ulna mit Luxation des Radiusköpfchens sein. Hierzu zählen auch Ulnafrakturen in allen Abschnitten mit Luxation der Ulna, mit und ohne Fraktur des Radiushalses oder -köpfchens. Die Dislokation wird vor allem durch die zerrissene Membrana interossea möglich. Die Bizepssehne, die an der Tuberositas radii ansetzt, zieht den Radius im Schaftbereich nach ventral. Zusätzlich ist eine Luxation nach dorsal möglich. Der Gelenkraum kann durch ein Fragment des Processus coronoideus oder durch das Lig. anulare verlegt sein

OPERATION

Unterarmfraktur Typ III (nach Nerlich), Galeazzi-Fraktur

Positionierung: Rückenlage, Positionierung der oberen Extremität auf Handtisch.
Zugang: Dorsal unmittelbar über der tastbaren Radiuskante.

Operationsprinzip

- Als Galeazzi-Frakturen werden distal gelegene Frakturen des Radiusschafts mit Luxation des Ulnaköpfchens bezeichnet
- Primär erfolgt die anatomische Einrichtung des Radius, welche die Luxation der Ulna behebt
- Einbringen einer 3,5-mm-LCDCP

- Ein abgerissener Processus styloideus der Ulna lässt sich mit Pindrähten oder einem resorbierbaren Knochenanker fixieren
- Bei Instabilität im distalen Radioulnargelenk werden zwei Kirschner-Drähte für eine temporäre Pindraht-Transfixation in Neutralnullstellung verwendet
- Eine Ellbogenorthese mit Einschluss der Hand in Neutralstellung ist zur Vermeidung der Umwendbewegung für einen Zeitraum von 6 Wochen erforderlich. Danach wird die temporäre Pindraht-Transfixation wieder entfernt
- Lässt sich die Weichteildeckung der Osteosyntheseplatte bei der Galeazzi-Fraktur nicht gewährleisten, so bietet sich die Versorgung mit einem Fixateur interne an

Nachbehandlung

Die Unterarmfraktur erfordert, dass über einen Zeitraum von 6–12 Wochen keine schweren Lasten getragen werden. Die freie Bewegung ohne Belastung ist möglich. Eine Metallentfernung wird nach frühestens 1 Jahr durchgeführt. Dabei sollte aufgrund der Gefahr der Refraktur nur eine von zwei vorhandenen Platten entfernt werden. Die zweite Platte folgt nach einem halben Jahr.

Komplikationen und Prognose

Wichtig ist die präoperative Information des Patienten über das Risiko der Nervenverletzung. Der motorische Radialisast ist bei der proximalen Radiusschaftfraktur besonders gefährdet. Nervenläsionen oder Arterienabrisse müssen bereits intraoperativ mikrochirurgisch versorgt werden. Ein Hakendruck kann proximal ebenfalls zu einer Schädigung des tiefen Radialisasts führen.

Das Kompartmentsyndrom stellt aufgrund der Schwellungstendenz am Unterarm eine mögliche Komplikation dar. Die verzögerte Knochenbruchheilung sowie die Pseudarthrosenbildung spielen am Unterarm eine wesentliche Rolle. Zudem besteht das Risiko eines Implantatversagens oder einer Auslockerung des Osteosynthesematerials. Eine weitere Komplikation ist die Ausbildung eines Brückenkallus, der die Umkehrbewegung einschränkt. Dies ist vor allem im proximalen Bereich möglich, da hier die beiden Röhrenknochen sehr nahe beieinanderliegen. Eine Ursache kann sein, dass ein gemeinsamer Zugang für beide Platten gewählt wurde. Komplette Unterarmfrakturen sind immer durch zwei getrennte Zugänge zu versorgen. Synostosen werden frühestens nach 14–18 Monaten operativ angegangen.

23.2.8 Distale Radiusfraktur

Ätiologie

Diese häufigste Fraktur des Menschen geschieht aufgrund eines Sturzes auf die dorsalextendierte oder volarflektierte Hand. Oft sind ältere Menschen mit Osteoporose davon betroffen.

Klinik

Die Kennzeichen der distalen Radiusfraktur sind Fehlstellung, Schmerz, Schwellung, Druck und Bewegungsschmerz. Der Bajonettstellung liegt ein nach dorsoradial versetztes Handgelenk zugrunde.

Diagnostik

Sie umfasst die Röntgenaufnahme des Handgelenks in zwei Ebenen. Eine Computertomografie ist bei Gelenkfrakturen indiziert.

Auf Begleitverletzungen ist zu achten. Hierzu zählen die Verletzung des skapholunären Bands (SL-Dissoziation) oder des Discus ulnocarpalis (TFCC-Läsion) sowie eine Zerreißung des sechsten Strecksehnenfachs. Verletzungen des Discus ulnocarpalis lassen sich meistens erst später diagnostizieren.

Die Untersuchung der Sensibilität sollte zur Erfassung einer Läsion des N. medianus immer erfolgen.

Klassifikation

Die AO-Klassifikation unterscheidet:

Typ A: extraartikuläre Fraktur

- A1: Fraktur der Ulna, Radius intakt
- A2: Fraktur des Radius, einfach und impaktiert
- A3: Fraktur des Radius mit dorsaler Trümmerzone

Typ B: partiell artikuläre Fraktur des Radius

- B1: sagittal verlaufende Fraktur
- B2: dorsal verlaufende Fraktur (Barton)

- B3: volar verlaufende Fraktur (Reversed Barton, Goyrand-Smith-Fraktur)

Typ C: vollständig artikuläre Fraktur des Radius

- C1: artikulär und metaphysär einfach (T-Bruch)
- C2: artikulär einfach, metaphysär mehrfragmentär
- C3: artikulär mehrfragmentär

Zudem wurden **Kriterien der Instabilität** formuliert:

- Verkippung der Gelenkfläche um mehr als 20°
- Dorsale metaphysäre Trümmerzone
- Ulnavorschub > 3 mm
- Intraartikuläre Fraktur
- Ulnare Begleitverletzung (Abrissfraktur des Processus styloideus)
- Patientenalter > 60 Jahre

Bei drei und mehr Kriterien ist die Fraktur als instabil zu werten.

Therapie

Konservativ

Die konservative Therapie ist lediglich bei stabilen Frakturen möglich. Hierzu ist eine Gipsruhigstellung für einen Zeitraum von 6 Wochen erforderlich. Die Einrichtung der Fraktur sollte so schnell wie möglich erfolgen, um Weichteilschäden sowie Muskel- und Bandverkürzungen zu vermeiden. Bei Störung der Sensibilität, Motorik oder Durchblutung ist die Reposition absolut dringlich.

Die **Reposition** erfolgt im Aushang in Bruchspaltanästhesie. Der Patient ist auf dem Rücken positioniert, der Arm wird im Ellenbogengelenk um 90° gebeugt. Mädchenfänger (Extensionshülsen) halten den Arm an den Fingern (Daumen, Mittelfinger oder Ringfinger). Das Gewicht für den Aushang beträgt 3–5 kg. Die Zugdauer sollte etwa 15 Minuten betragen. Die manuelle Reposition lässt sich unter Bildwandlerkontrolle durchführen. Zuerst werden die Fragmente in Richtung der zugrunde liegenden Gewalteinwirkung gelöst, danach die Hauptfragmente aufeinandergestellt.

Nach der erfolgreichen Reposition wird ein gespaltener Radiusgips angelegt. Auf die Haut wird ein Baumwollschlauchverband gezogen, danach folgen die Watte und eine Wickelung mit Papierstreifen. Eine Gipslongette wird dorsal aufgelegt und zirkulär mit Gips umwickelt.

Operativ

Alle instabilen Brüche sollten stabilisiert werden. Die Versorgung muss zum frühestmöglichen Zeitpunkt erfolgen. Bei komplexen Frakturen darf die definitive Versorgung erst nach der Abschwellphase erfolgen.

OPERATION

Distale Radiusfrakturen Typ A3, C1, C2 und C3

Postionierung: Rückenlage, Positionierung der oberen Extremität auf Handtisch.
Zugang: Volarer Zugang.

Operationsprinzip

- Die winkelstabilen Platten erzeugen beim osteoporotischen Knochen eine hohe Primärstabilität
- Präparation über die Sehnenscheide des Flexor carpi radialis und Abschieben der Beugesehnen sowie des Weichgewebes
- Durchtrennung des M. pronator quadratus radialseitig
- Abschieben des Muskels und Darstellung der Fraktur mit Reposition
- Falls erforderlich, Reposition durch Kapandjidrähte von dorsal
- Anbringen einer winkelstabilen Platte und Fixierung mit Kirschner-Drähten
- Bildwandlerkontrolle und evtl. Korrektur
- Setzen der distalen Schrauben unter Bildwandlerkontrolle
- Einbringen der restlichen winkelstabilen Schrauben
- Schichtweiser Wundverschluss und Redon-Drainage
- Anlegen einer Schutzorthese

Nachbehandlung

Bei der konservativen Therapie verbleibt der Radiusgips für eine Dauer von 6 Wochen. Ebenso besteht bei einer operativen Versorgung die Indikation für einen Radius-„Schutzgips" oder eine Orthese für einen Zeitraum von 2–4 Wochen. Eine krankengymnastische Beübung kann in aktiver Form Handgelenksbewegungen aus der Orthese ab dem 1. postoperativen Tag beinhalten.

Komplikationen und Prognose

Von Bedeutung ist es, nach begleitenden Verletzungen zu sehen. Hierzu zählen Gefäß- und Nervenläsionen.

Abhängig vom gewählten operativen Verfahren bestehen folgende Risiken: Nervenläsion, Gefäßläsion,

Sehnenläsion, Weichteilläsion, sekundäre Dislokation, Implantatlockerung, Pseudarthrose. Als weitere Komplikation kann ein Ellenvorschub aufgrund einer Verkürzung der Radiusmetaphyse entstehen. Bei Ausheilung in dorsaler Abkippung kann ein sekundäres Karpaltunnelsyndrom auftreten, wenn sich der N. medianus sich zwischen der volaren Gelenklippe und dem Retinaculum flexorum einklemmt.

Ein Morbus Sudeck bzw. ein chronisches regionales Schmerzsyndrom (CRPS, ➤ 23.1.11) wird verursacht durch wiederholte Repositionsmanöver, schlecht sitzende Gipsverbände, Druck im Gipsverband oder mangelnde Ruhigstellung.

23.3 Frakturen der unteren Extremitäten

23.3.1 Schenkelhalsfraktur

Ätiologie

Als Ursache der Schenkelhalsfraktur findet sich der seitliche Sturz auf die Hüfte. Vor allem ältere Patienten sind aufgrund von Osteoporose gefährdet. Bei biologisch jüngeren Patienten ist eine erheblich größere Gewalteinwirkung erforderlich.

Klinik

Auffallend sind die Außenrotationsfehlstellung (Außenrotatoren) und die Beinverkürzung (ischiocrurale Muskulatur und M. rectus). Schwellung, Klopf- und Bewegungsschmerz mit Gehunfähigkeit sind weitere klinische Zeichen der Schenkelhalsfraktur.

Diagnostik

Eine Beckenübersichtsaufnahme mit einer axialen Aufnahme in Lauenstein-Position führen zum diagnostischen Ziel. Falls der Schenkelhals nicht sicher beurteilt werden kann, bieten sich Zielaufnahmen sowie eine Computertomografie an. Eine Szintigrafie zeigt eine Woche nach einer knöchernen Verletzung die Stoffwechselerhöhung.

Klassifikation

Die bekanntesten Einteilungen stammen von Pauwels und von Garden.

Die **Pauwels-Klassifikation** beschreibt folgende Situationen:

- Typ Pauwels I: Frakturwinkel < 30°
- Typ Pauwels II: Frakturwinkel 30–50°
- Typ Pauwels III: Frakturwinkel > 50°

Die **Einteilung nach Garden** stellt sich folgendermaßen dar:

- Garden I: eingestauchte Schenkelhalsfraktur, „Hut am Haken"
- Garden II: Kopf in anatomischer Position
- Garden III: Kopf weniger und bis zur Hälfte der Halsbreite abgerutscht
- Garden IV: Kopf mehr als die Hälfte der Halsbreite abgerutscht

Therapie

Grundsätzlich ist die Therapie der Wahl eine operative Stabilisierung oder ein Gelenkersatz. Ein konservativer Therapieversuch bietet sich ggf. bei Typ Pauwels I sowie Garden I an. Bei jüngeren Patienten ist die kopferhaltende Therapie mithilfe einer Osteosynthese durch eine dynamische Hüftschraube mit Antirotationsschraube indiziert. Wird die Versorgung nicht innerhalb der 6-Stunden-Frist durchgeführt, ist das Risiko einer Hüftkopfnekrose wesentlich erhöht. Weitere Implantatmöglichkeiten sind bei älteren Patienten (> 65 Jahre) die Duokopf- sowie die Totalendoprothese (➤ Abb. 23.15).

OPERATION

Mediale Schenkelhalsfraktur, Patient > 65 Jahre, Duokopfprothese

Positionierung: Rückenlage auf Traumatisch.
Zugang: Transglutealer Zugang.

Operationsprinzip

- Längsspaltung Tractus iliotibialis, Abschieben von Weichgewebe an der Vorderseite der Gelenkkapsel
- T-Schnitt in die Gelenkkapsel, Entleerung des Frakturhämatoms

23

- Resektion der vorderseitigen Gelenkkapsel
- Schnitt durch den Schenkelhals mit der oszillierenden Säge am lateralen Schenkelhalsende
- Entfernung des Kopfs mit dem Extraktionsgerät
- Ausmessen der Kopfgröße
- Exposition des Femurknochens und Einsatz des „stummen Assistenten"
- Setzen von zwei Hohmann-Haken
- Aufraspeln des Femurschafts bis zur endgültigen Größe
- Zementieren des Schafts oder unzementiertes Einbringen des Schafts
- Probereposition mit Probehals und Probekopf
- Wahl der endgültigen Hals- und Kopfgröße und Reposition mit dem Originalimplantat
- Ausgiebige Spülung, Einbringen von drei Redon-Drainagen, schichtweiser Wundverschluss
- Anlegen eines Spica-Verbands

Nachbehandlung und Komplikationen

Die Vollbelastung sollte bei der dynamischen Hüftschraube erst später angestrebt werden. Hüftkopfnekrosen können sich in bis zu 40 % der Fälle entwickeln (Weigel, Nerlich 2011).

Zementierte Duokopf- und Totalendoprothesen sind belastungsstabil. Bei der Duokopfprothese werden Pfannenprotrusionen und weiter anhaltender Hüftschmerz beobachtet. Dies ist auch beim tiefen Infekt und der Osteoporose der Fall. Periartikuläre Verkalkungen treten bei der Duokopfprothese seltener auf (10 %) als bei der Totalendoprothese (40 %). Generell findet sich das Thromboserisiko bei der Hüftendoprothetik erhöht (bis zu 70 %) (Weigel, Nerlich 2011).

23.3.2 Trochantäre Frakturen

Ätiologie

Ursache ist der seitliche Sturz auf das Hüftgelenk. Gefährdet sind vor allem ältere Patienten aufgrund von Osteoporose. Bei jüngeren Patienten handelt es sich meistens um Motorradstürze, Auffahrunfälle mit dem Auto oder einen Sturz aus großer Höhe.

Klinik

Die Patienten weisen eine Außenrotationsfehlstellung sowie eine Beinverkürzung auf. Zudem bestehen Schwellung, Klopf- und Bewegungsschmerz mit Gehunfähigkeit.

Diagnostik

Erforderlich sind eine Beckenübersichtsaufnahme sowie eine axiale Aufnahme in Lauenstein-Technik. Bei den nicht eindeutig zu diagnostizierenden Brüchen empfiehlt sich die Szintigrafie, die nach einer Woche einen erhöhten Knochenstoffwechsel ergibt.

Klassifikation

Die AO-Klassifikation unterscheidet:

- Typ A1: einfache pertrochantäre Frakturen
- Typ A2: multifragmentäre pertrochantäre Frakturen
- Typ A3: intertrochantäre, pertrochantäre Frakturen

Therapie

Konservative Verfahren werden heutzutage nicht mehr durchgeführt. Operative Verfahren umfassen die dynamische Hüftschraube (Typ A1), Gamma-Nagel kurz und lang (Typ A2, Typ A3), Endoprothesen (modulare Tumorprothese) und Verbundosteosynthese.

OPERATION

Pertrochantäre Femurfraktur, Gamma-Nagel

Positionierung: Rückenlage auf dem Extensionstisch.
Zugang: Lateral und perkutan.

Operationsprinzip

- Anzeigen der Zugangshöhe mithilfe des Bildwandlers und Inzision 5 cm proximal der Trochanterspitze
- Präparation mit dem elektrischen Messer bis zur Trochanterspitze
- Setzen des Pfriems unter Bildwandlerkontrolle (Achse des Femurschafts in zwei Ebenen)
- Einbringen des Führungsdrahts, Überbohren und Einbringen des Gamma-Nagels in die richtige Höhe
- Vorbohren mit dem Schenkelhalsdraht und Lagekontrolle mithilfe des Bildwandlers. Evtl. Korrektur
- Überbohren und Einbringen der Schenkelhalsschraube
- Setzen der Verriegelungsschraube proximal und Einbringen der distalen Schrauben
- Röntgenkontrolle der korrekten Positionierung
- Spülung, Redon-Drainage und Wundverschluss. Pflaster- und Spicaverband

Nachbehandlung
DHS, Markraumschienung und zementierte Endoprothese sind primär belastungsstabil. Unterarmgehstützen haben einen stabilisierenden Effekt. Die Mobilisation beginnt zumeist am 2. Tag nach der Operation. Ergänzende Maßnahmen sind Thromboseprophylaxe, Atemgymnastik und Muskeltraining.

23.3.3 Femurschaftfraktur

Ätiologie

Häufig liegen Verkehrsunfälle mit direkter Gewalteinwirkung (Radfahrer gegen Pkw) oder indirekter Gewalteinwirkung (Dash Board Injury) zugrunde. Zudem findet sich die Femurschaftfraktur im Sinne einer Kettenverletzung bei polytraumatisierten Patienten.

Klinik

Ein frakturierter Oberschenkel zeigt einen deformierten Weichteilmantel. Neben der Einblutung in das Gewebe besteht eine Verkürzung.

Diagnostik

Wichtig sind die Erhebung eines neurologischen Status sowie die Überprüfung der Durchblutung. Auf die Ausbildung eines Kompartmentsyndroms ist zu achten. Die angrenzenden Gelenke sind auf den langen Aufnahmen in zwei Ebenen mit zu erfassen. Eine bestehende oder stattgehabte Luxation in den angrenzenden Gelenken sollte per Computertomografie ausgeschlossen werden.

Klassifikation

Die AO-Klassifikation unterscheidet:
- Typ A: einfache Frakturen
- Typ B: Keilfrakturen
- Typ C: komplexe Frakturen

Die einfache Fraktur vom Typ A beinhaltet die spiralförmige Fraktur, die schräge Fraktur und die Querfraktur. Die Keilfraktur vom Typ B besteht aus einem Drehkeil, einem Biegungskeil oder einem fragmentierten Keil. Die komplexe Fraktur vom Typ C weist eine spiralförmige, eine etagenförmige oder eine ausgedehnte Trümmerzone auf.

Therapie

Subtrochantäre Frakturen werden häufig mit einer langen Markraumschienung (Gamma-Nagel) versorgt. Weitere Verfahren sind der unaufgebohrte Marknagel, der Fixateur externe sowie die Platten- und die Verbundosteosynthese.

OPERATION

Femurschaftfraktur, ungebohrter Femurschaftnagel

Positionierung: Rückenlage auf Extensionstisch.
Zugang: Perkutan, lateral.

Operationsprinzip
- Reposition unter Extension
- Anzeigen des Zugangs mithilfe des Bildwandlers (5 cm über Trochanterspitze)
- Präparation mit dem elektrischen Messer
- Zugang über Fossa pisiformis. Setzen und Einbohren des Pfriems, Einschieben des Führungsdrahts, Überbrücken der Fraktur, Bestimmung der Nagellänge
- Überbohren des Führungsdrahts und Einschlagen des Nagels mit dem Zielgerät. Positionierung der Nagelenden in der richtigen Höhe. Setzen der Verriegelungsschrauben, proximal mit dem Zielgerät und distal mithilfe der Freihandverriegelung

Nachbehandlung
Primär Bodenkontakt und nach der Dynamisierung (6 Wochen postoperativ) Vollbelastung.

Die Implantatentfernung erfolgt nach einem Zeitraum von 1½–2 Jahren. Bei Beschwerdefreiheit können Markraumnägel und Plattenosteosynthesen auch belassen werden.

Komplikationen

Als Komplikationen treten eventuell Fehlstellung (Rotation), Thrombose, Embolie, Nachblutung, Infektion, Pseudarthrosenbildung und Implantatversagen auf.

23.3.4 Distale Femurfraktur

Ätiologie

Bei älteren Patienten mit Osteoporose genügt bereits der Sturz mit geringer Gewalteinwirkung. Bei jungen Patienten sind erhebliche Kräfte erforderlich. Als indirekter Mechanismus sind Auffahrunfälle und Motorradunfälle zu nennen.

Klinik

Auffällig sind Schwellung, Schmerz sowie Bewegungs- und Gehunfähigkeit. Des Weiteren findet sich ein ausgeprägter Kniegelenkserguss. Gefäß- und Nervenstrukturen können mit verletzt sein (1–3 %). In 10 % der Fälle finden sich Kniebinnenverletzungen an Meniskus, Kreuzband oder Seitenband (Weigel, Nerlich 2011).

Diagnostik

Der distale Oberschenkelknochen wird mit dem Kniegelenk in zwei Ebenen dargestellt. Bei unklaren Situationen empfiehlt sich für die OP-Planung die Computertomografie. Die Kernspintomografie klärt intraartikuläre Begleitverletzungen ab, eine Dopplersonografie erfasst die Durchblutungssituation.

Klassifikation

Die AO-Klassifikation unterscheidet:

- Typ A: extraartikuläre Frakturen
- Typ B: partiell artikuläre Frakturen
- Typ C: vollständig artikuläre Frakturen

Zu den extraartikulären Frakturen (Typ A) gehören die einfachen extraartikulären Frakturen, metaphysäre Keilfrakturen und metaphysäre Frakturen mit mehreren Keilenfragmenten. Zu den partiell artikulären Frakturen (Typ B) sind die sagittalen Brüche des Condylus lateralis und des Condylus medialis sowie die frontalen Frakturen zu zählen. Die vollständig artikulären Frakturen (Typ C) umfassen die artikulär und metaphysär einfachen sowie die artikulär und metaphysär mehrfachen Brüche.

Therapie

Als Osteosynteseverfahren sind der Fixateur externe (gelenkübergreifend) und die winkelstabile Plattenosteosynthese zu nennen.

OPERATION

Distale Femurfraktur mit Gelenkbeteiligung, winkelstabile Platte

Positionierung: Rückenlage auf Traumatisch.
Zugang: Lateraler femoraler Zugang.

Operationsprinzip

- Durchtrennung des Tractus iliotibialis, Abschieben der Muskulatur, Bestimmung der Plattenlokalisation mithilfe des Bildwandlers
- Darstellung der Frakturregion der Femurkondylen und anatomische Reposition der Gelenkoberfläche
- Einbohren von Kirschner-Drähten zum Halten der Reposition
- Anlegen der Platte im Sinne eines Fixateur interne und Kontrolle der proximalen Plattenlage
- Setzen der winkelstabilen Schrauben durch die Platte in die Femurkondylen
- Bildwandlerkontrolle in zwei Ebenen und Einbringen der restlichen Schrauben im Schaftbereich
- Einlage einer Redon-Drainage und schichtweiser Wundverschluss

Nachbehandlung und Komplikationen

Eine Motorschiene (CPM) sollte nach dem Ziehen der Redondrainagen ab dem 2. postoperativen Tag Verwendung finden. Die Implantatentfernung ist nach 1½ Jahren indiziert, falls eine Beschwerdesymptomatik besteht.

23.3.5 Tibiakopffraktur

Ätiologie

Ursachen der Schienbeinkopffraktur sind seitliche, axiale und rotatorische Gewalteinwirkungen. Häufig ist der laterale Bereich des Gelenkplateaus frakturiert. Bei jüngeren Patienten finden sich aufgrund des noch widerstandsfähigeren Knochens Spaltbrüche, während es bei älteren Patienten mit osteoporotischen Knochen zusätzlich häufiger zu Impressionen kommen kann. Mit einer niedrigen Inzidenz von 10,3/100.000 und einem Anteil von etwa 1 % aller

Frakturen (Lenz et al. 2025), handelt es sich um ein seltenes, jedoch potenziell schwerwiegendes Verletzungsbild, welches aufgrund möglicher Spätfolgen nicht vernachlässigt werden darf.

Klinik

Bei der Untersuchung des verletzten Kniegelenks finden sich meist Schwellung, Druckschmerz, Gehunfähigkeit sowie ein Kniegelenkserguss. Eine Überprüfung der Bandstabilität ist aufgrund der Schmerzen primär oft nicht möglich. Außerdem ist ein Augenmerk auf die Ausbildung eines Kompartmentsyndroms zu richten, welches eine sofortige Dermatofasziotomie erforderlich machen würde.

Diagnostik

Die Röntgendiagnostik sieht die Standardaufnahme des Kniegelenks in zwei Ebenen vor, zusätzlich zwei Schrägaufnahmen in 45°-Stellung. Eine Computertomografie ist für die Operationsplanung sinnvoll, eine Kernspintomografie nur für die Erkennung okkulter Frakturen oder begleitender Weichteilläsionen erforderlich (das vordere Kreuzband ist in bis zu 57 %, je nach Frakturmuster, mitbetroffen [Herbst et al. 2022]). Zum Ausschluss einer Gefäßverletzung eignet sich die Dopplersonografie bzw. eine CT-Angiografie. Eine notfallmäßige Reposition ist erforderlich, um die Abknickung eines Blutgefäßes aufzuheben – zweizeitig!

Klassifikation

Die AO-Klassifikation unterteilt die Tibiakopffrakturen in:

- Typ A: extraartikuläre Frakturen (Bandausrisse, metaphysäre Frakturen – einfach und mehrfragmentär)
- Typ B: partiell artikuläre Frakturen (Spaltbruch, monokondyläre Fraktur, Impressionsfraktur)
- Typ C: vollständig artikuläre Frakturen (mono- oder bikondyläre Frakturen mit weiteren Fragmenten, mit Ausprägungen bis zur Trümmerfraktur)

Interessant für die Wahl des adäquaten operativen Zugangs sowie die ideale Positionierung des Patienten ist die Einteilung des Tibiaplateaus in drei Säulen (lateral, medial, posterior) bzw. die Lage der Fraktur in Bezug auf dieses Modell.

Therapie

Für die konservative Therapie sind lediglich stabile, nicht dislozierte Frakturen geeignet. Darüber hinaus verlangt die konservative Therapie eine hohe Compliance des Patienten an das Nachbehandlungsschema. Die operative Therapie sieht winkelstabile Plattensysteme vor.

Operative Notfallindikation bei:

- Arteriellen Gefäßverletzungen
- Drohendem oder manifestem Kompartmentsyndrom
- Offener Weichteilverletzung
- Neurologischem Defizit ausgelöst durch ein Hämatom oder ein Knochenfragment

OPERATION

Tibiakopffraktur Typ B3, winkelstabile Platte Fixateur interne am Beispiel des anterolateralen Zugangs

Positionierung: Rückenlage auf Traumatisch.
Zugang: Anterolateraler femoro-tibialer Zugang.

Operationsprinzip

- Stehenlassen der medialen Faszie des M. tibialis anterior für den späteren Verschluss der Faszie
- Darstellung der Fraktur und Aufklappen der vorderen Wand des Tibiakopfs nach Kontrolle und Sicherung des Außenmeniskus. Ggf. Meniskusnaht
- Reposition der eingedrückten Gelenkfläche
- Anatomische Rekonstruktion der Gelenkfläche
- Bei größeren Defekten Unterfütterung mit Knochenersatzmaterial oder Eigenspongiosa
- Anbringen der winkelstabilen Platte im Sinne eines Fixateur interne
- Kontrolle der distalen Plattenlage und Kirschner-Draht-Fixation
- Setzen der proximalen Schrauben unter Röntgenkontrolle in zwei Ebenen
- Annaht der Faszie des M. tibialis anterior über der Platte
- Einlage von Redon-Drainagen und schichtweiser Wundverschluss

Nachbehandlung und Prognose

Beübung auf der CPM-Schiene ab dem 2. postoperativen Tag. Für einen Zeitraum von 6–10 Wochen ist lediglich eine Teilbelastung mit 20 kg erlaubt. Die Nachbehandlung verläuft frühfunktionell sowie unter regelmäßigen Röntgenverlaufskontrollen. Bei begleitendem Kniebinnenschaden ist das Tragen einer Orthese erforderlich. Darüber hinaus empfehlen sich isometrische Übungen unter physiotherapeutischer Aufsicht sowie Lymphdrainagen als abschwellende Unterstützungsmaßnahmen.

Die Prognose wird bestimmt durch den Schweregrad (z. B. Typ-C-Verletzung nach AO), die Begleitverletzungen am Kapsel- und Bandapparat, eine Läsion des N. peroneus oder eine Gefäßläsion. Eine Metallentfernung ist fakultativ und kann bei radiologisch nachgewiesener knöcherner Durchbauung auch aufgrund von Schmerzen oder subjektivem Störempfinden bei Bewegung entfernt werden.

Komplikationen

Gefährlich ist für den Patienten mit Tibiakopffraktur das Kompartmentsyndrom mit seiner auffällig starken Schmerzsymptomatik (Frühzeichen) und der ausgeprägten Schwellung. Es erfordert einen sofortigen Eingriff mit Dermatofasziotomie und sekundärem Wundverschluss. Erweist sich die gleichzeitige Versorgung der Tibiakopffraktur zu aufwendig, empfiehlt sich eine zweizeitige Versorgung mit transfixierendem Fixateur externe am Kniegelenk und anschließender definitiver Versorgung nach Weichteilkonsolidierung.

23.3.6 Unterschenkelschaftfraktur

Ätiologie

Als direkter Verletzungsmechanismus findet sich am Unterschenkel der Stoß oder der Anprall gegen eine eckige Kante, Stoßstange oder Leitplanke. Hierbei kann ein ausgeprägtes Weichteiltrauma entstehen (Hochrasanztrauma). Eine indirekte Weiterleitung der Gewalt passiert bei der Drehverletzung im Skischuh oder bei der Fußfixierung am Untergrund.

Es ist zu beachten, dass erst die **kombinierte Schienbein- und Wadenbeinfraktur** als Unterschenkelschaftfraktur bezeichnet wird. Isolierte Frakturen werden als Tibia- bzw. Fibulafraktur bezeichnet. Die Unterscheidung macht sich bei der Wahl des Therapieverfahrens bemerkbar, da eine Fibulafraktur in der Regel einfacher zu therapieren ist als eine Tibiafraktur.

Distale Schaftfrakturen sind aufgrund des geringen Knochenumfangs die häufigeren Unterschenkelschaftfrakturen.

Klinik

Es zeigen sich Schwellung, Druck- und Bewegungsschmerz mit eventueller Gehunfähigkeit, ggf. kann es zu einer sichtbaren bzw. tastbaren Stufenbildung kommen. Neurologische oder durchblutungsbedingte Defizite sind zu beachten. Eine Fehlstellung der Röhrenknochenanteile kann ein Abknicken von Gefäßen verursachen. In diesem Fall ist die schnellstmögliche operative Versorgung erforderlich. Ein Augenmerk ist auf die Ausbildung eines Kompartmentsyndroms zu richten.

Diagnostik

Die beiden angrenzenden Gelenke sollten auf der Röntgenaufnahme in zwei Ebenen enthalten sein. An eine Syndesmosenverletzung oder eine Verletzung des oberen Sprunggelenks ist besonders im Fall einer isolierten distalen Schienbeinfraktur zu denken.

Klassifikation

Die AO-Klassifikation unterteilt die Tibiaschaftfraktur folgendermaßen:

- Typ A: einfache Fraktur
- Typ B: Keilfraktur
- Typ C: komplexe Fraktur

Die **einfache Fraktur** vom Typ A umfasst den Spiralbruch, den Schrägbruch und den Querbruch. Die Keilfraktur vom Typ B weist einen Drehkeil, einen Biegungskeil oder einen fragmentierten Keil auf. Bei der komplexen Fraktur vom Typ C finden sich die spiralförmige, etagenförmige und die irregulären Frakturen.

Die **Robinsonfraktur** stellt als Torsionsfraktur mit Frakturausläufer in die distale Tibiagelenkfläche eine potenziell komplikationsreiche Variante der distalen Unterschenkelfraktur dar und erfordert daher ein differenziertes Vorgehen.

Die **offene Fraktur** wird nach Gustilo und Anderson eingeteilt.

- Grad I: Nicht verschmutzte Hautläsion < 1 cm, Durchspießung von innen nach außen bei der einfachen Quer- oder Schrägfraktur.
- Grad II: Die Hautläsion zeigt sich > 1 cm und < 10 cm, der Weichteilschaden ist ausgeprägter mit Lappenbildung und Décollement; mäßige Muskelquetschung bei der einfachen Quer- oder kurzen Schrägfraktur. Einwirkung einer direkten Gewalt.
- Grad III (A, B, C): Hier liegt ein ausgedehnter Weichteilschaden vor mit Knochendefekt, Deperiostierung, Kontamination und unter Umständen rekonstruktionspflichtiger Gefäßverletzung.

Die Notwendigkeit einer **Amputation** wird durch den Mangled Extremity Severity Score (MESS) bestimmt, welcher sich aus der Einteilung knöcherner und Weichteilverletzungen im betroffenen Gebiet ableiten lässt. Ab einem Punktwert von > 7 ergibt sich die Indikation zur Amputation.

Therapie

Konservativ

Eine konservative Therapie bietet sich lediglich bei isolierten Fibulafrakturen analog zu den Parierfrakturen an der Ulna an. Hier kann eine funktionelle Behandlung unter Vollbelastung in einer OSG-Orthese unter klinischer und radiologischer Kontrollen erfolgen.

Tibiafrakturen dagegen sind beim Erwachsenen eine Domäne der operativen Versorgung.

Operativ

Sollten die o. g. Kriterien nicht erfüllt werden, im Falle einer offenen Fraktur mit kritischer Weichteilsituation oder bei einem Infekt im OP-Zugangsgebiet kann die primäre Versorgung mittels Fixateur externe erfolgen. Ansonsten richtet sich das operative Verfahren im Fall einer kombinierten Unterschenkelschaftfraktur nach der Versorgung der hauptlasttragenden Tibia. Eine Marknagelosteosynthese in Rückenlage mit Positionierung des Beins in 90°-Flexion ist hierbei der Goldstandard, alternativ kann über eine suprapatellären Zugang die Versorgung auch in 15°-Streckung erfolgen. Die Verriegelung des Nagels (statisch, dynamisch kombiniert) richtet sich nach der Frakturmorphologie. Alternativ zur Marknagelung bietet sich bei periprothetischen Frakturen oder Frakturen mit Gelenkbeteiligung eine Plattenosteosynthese an. Verbundosteosynthesen werden bei pathologischen, insbesondere bei malignen Frakturen durchgeführt. Die Plattenosteosynthese konkurriert mittlerweile mit anderen Systemen wie der elastischen Plattenosteosynthese oder winkelstabilen Plattenschraubensystemen (Locking Compression Plate [LCP], Non Contact Plate [NCP]). Bei achs- und längengerechter Versorgung der Tibia kann auf eine Versorgung der ggf. mitbetroffenen Fibula verzichtet werden.

OPERATION

Komplette Unterschenkelfraktur, Tibia distal und Fibula proximal frakturiert, aufgebohrter Tibia-Marknagel

Positionierung: Rückenlage auf Traumatisch.
Zugang: Medial quer verlaufender Hautschnitt.

Operationsprinzip

- Bestimmung der Nagellänge, Röntgendarstellung an der Einstichstelle des Knochenpfriems und Lagekorrektur, falls erforderlich
- Einführen des Pfriems 1 cm unterhalb des Tibiaplateaus und Einschieben des Führungsdrahts
- Überbrücken der Frakturzone und anatomische Reposition
- Aufbohren mindestens 1 mm über den geplanten Durchmesser des Nagels
- Kontrolle mithilfe des Bildwandlers, Einschlagen des Marknagels
- Kontrolle der Höheneinstellung mithilfe des Bildwandlers
- Verriegelung proximal über das Zielgerät
- Abbau des Zielgeräts und distale Freihandverriegelung
- Einlage Redon-Drainage an der Eintrittsstelle des Nagels
- Wattekompressionsverband bis zum Oberschenkel

Nachbehandlung

Nach der operativen Versorgung folgt die funktionelle Therapie je nach Frakturtyp und Versorgungsstrategie mit Vollbelastung (meist bei intramedullärer Versorgung möglich) oder Teilbelastung von 20 kg. Eine Vollbelastung sollte spätestens nach 6 Wochen angestrebt werden, ggf. nach Dynamisierung. Isometrische Übungen unter physiotherapeutischer Anleitung sind geeignet, um Thrombose, Muskelatrophie oder Gelenkversteifung zu verhindern. Röntgenverlaufskontrollen sind nach 6 Wochen oder bei Auffälligkeiten empfohlen.

23.3.7 Obere Sprunggelenksfraktur

Ätiologie

Die obere Sprunggelenksfraktur steht mit einer Inzidenz von 10 % an dritter Stelle aller Frakturen. Als Ursache findet sich in 80 % eine Luxation, in 10 % ein Dezelerationstrauma und in 5 % eine direkte Gewalteinwirkung (Pflüger et al. 2021). Besonders häufig ist diese Verletzung bei Ballsportarten mit schnellen Richtungswechseln zu finden.

Klinik

Beim Patienten zeigen sich am Sprunggelenk Schwellung, Schmerz und eine Bewegungseinschränkung sowie, je nach Frakturmuster, die eingeschränkte Belastbarkeit des Sprunggelenks. Je nach Alter der Verletzung bestehen unterschiedlich ausgeprägte Hämatome, meist kaudal der distalen Fibula. Zur klinischen Kontrolle gehört immer die Palpation der Fibula in ihrer gesamten Länge. Dies dient der Feststellung der Frakturhöhe sowie dem Ausschluss einer hohen Fibulafraktur **(Maisonneuve-Fraktur)**.

Diagnostik

Die Standarddiagnostik umfasst die Röntgenaufnahme des oberen Sprunggelenks in zwei Ebenen in einer Innenrotationsstellung von 20°. Knöchelgabel und Gelenkspalt sind frei projiziert. Zum Ausschluss einer Maisonneuve-Fraktur ist bei klinischem Verdacht eine Gesamtaufnahme des Unterschenkels anzufordern.

Klassifikation

Die Sprunggelenksfraktur wird vereinfacht nach Danis-Weber (Frakturhöhe der Fibula in Relation zur Syndesmose Typ A/B/C) und ausführlich nach Lauge-Hansen klassifiziert. Letztere liefert eine detaillierte Kenntnis des Unfallhergangs und bezieht sowohl den Malleolus lateralis als auch den Malleolus medialis ein.

Lauge-Hansen-Klassifikation:
- Supinations-Adduktionsverletzung
  - Grad 1: Infrasyndesmale Fraktur des Malleolus lateralis (alternativ Außenbandruptur)
  - Grad 2: Grad 1 + vertikale Abscherfraktur des Malleolus medialis
- Supinations-Eversionsverletzung:
  - Grad 1: Ruptur oder Avulsion der vorderen Syndesmose
  - Grad 2: Grad 1 + Fraktur der distalen Fibula auf Syndesmosenhöhe
  - Grad 3: Grad 2 + Ruptur oder Avulsion der hinteren Syndesmose (Vollkmann-Fraktur)
  - Grad 4: Grad 3 + Fraktur des Malleolus medialis oder Ruptur des Lig. deltoideum
- Pronations-Abduktionsverletzung:
  - Grad 1: Ruptur des Lig. deltoideum oder Fraktur des Malleolus medialis
  - Grad 2: Grad 1 + Ruptur oder Avulsion der vorderen und hinteren Syndesmose
  - Grad 3: Grad 2 + Abscherfraktur des Malleolus lateralis
- Pronations-Eversionsverletztung
  - Grad 1: Ruptur des Lig. deltoideum oder Fraktur des Malleolus medialis
  - Grad 2: Grad 1 + Ruptur oder Avulsion der vorderen Syndesmose
  - Grad 3: Grad 2 + Ruptur der Membrana interossea mit Fibulafraktur suprasyndesmal
  - Grad 4: Grad 3 + Ruptur oder Avulsion der hinteren Syndesmose (Volkmann-Dreieck)

Im Fall einer konservativen Therapie ist diese Einteilung von Bedeutung, da die Reposition in genau umgekehrter Richtung zum Verletzungsablauf erfolgt.

Therapie

Konservativ

Undislozierte Frakturen unterhalb der Syndesmose (Weber A) und auf Höhe der Syndesmose (Weber B) ohne Syndesmosenbeteiligung lassen sich mithilfe einer Unterschenkelorthese konservativ behandeln. Die konservative Therapie wird unter schmerzadaptierter Vollbelastung mit anliegender Orthese durch Röntgenaufnahmen nach 1, 3 und 6 Wochen kontrolliert.

Operativ

Ein operatives Vorgehen ist bei einer dislozierten Außenknöchelfrakturen indiziert –unabhängig von der Frakturhöhe. Notfallmäßig operiert werden offene Frakturen, geschlossene Frakturen mit schweren Weichteilschäden, grob luxiert stehende Frakturen, die sich nicht adäquat reponieren lassen, sowie Frakturen mit begleitendem Kompartmentsyndrom. Bei erhöhtem Infektionsrisiko oder kritischen Weichteilen sowie persistierender Subluxation besteht die Notwendigkeit einer zweizeitigen Versorgung mit initialer Anlage eines Fixateur externe und definitiver Versorgung nach Konsolidierung der Weichteile. Ist eine operative Versorgung indiziert, sollte diese zeitnah nach Trauma oder erst unter abgeschwollener Weichteilsituation durchgeführt werden. Dies vermindert das Risiko einer postoperativen Wundheilungsstörung.

OPERATION

Obere Sprunggelenksfraktur Typ B, trimalleoläre Fraktur mit Volkmannschem Dreieck, Drittelrohrplatte, Zugschraube, Innenknöchelverschraubung

Positionierung: Bauchlage auf Traumatisch, Patient am unteren Tischrand positionieren, Bein frei beweglich abdecken, fakultativ Blutsperre.
Zugang: Postero-lateraler Längsschnitt über Außenknöchel, medialer Längsschnitt über Innenknöchel.

Operationsprinzip

- Primärversorgung des Volkmannschen Dreiecks mittels dorsaler Platte, nicht winkelstabil, Kontrolle im Bildwandler
- Über denselben Zugang Präparation der Fibula mit Reposition und Einbringen einer Zugschraube
- Platzieren der Platte von dorsal mit Fixierung durch Kirschner-Draht, Kontrolle der Lage im Bildwandler
- Platzieren der Schrauben unter Bildwandlerkontrolle beginnend proximal der Fraktur
- Setzen von zwei, vorzugsweise kanülierten, Schrauben am Innenknöchel nach anatomischer Reposition. Bei multifrakturiertem Situs ggf. Plattenosteosynthese oder Zuggurtung möglich
- Überprüfung der Syndesmose mithilfe eines Einzinkerhakens. Falls sich eine instabile Gabel ergibt, ggf. Reposition der Fibula in der Inzisura mittels Jumbokleme oder Fixierung mittels Kirschner-Drähte. Hier bietet sich intraoperativ ein 3D-Scan an
- Einbringen einer Stellschraube 3 cm über der Tibiagelenkfläche, 30° ansteigend, durch die Fibulaplatte in die Tibia
- Redon-Drainage und schichtweiser Wundverschluss
- Anlegen eines Unterschenkelgipses oder einer Unterschenkelorthese

Die Versorgung eines Volkmannschen Fragments ist erforderlich, wenn seine Größe mehr als 20 % der Gelenkfläche beträgt oder ein Interfragmentär-Fragment vorliegt. Auch kann es zu einer dislozierten Fragmentierung der ventralen Tibiakante kommen. In diesem Fall handelt es sich um ein Tubercule de Chaput-Tillaux. Nach anatomischer Reposition folgt die Schraubenfixierung von ventral.

Bei lang gezogenen Schrägbrüchen der Fibula sowie bei osteoporotischem Knochen ist die Versorgung mittels lateraler Drittelrohrplatte zu empfehlen.

Nachbehandlung

Mithilfe einer Unterschenkelorthese die Ruhigstellung des Fußes für insgesamt 6 Wochen. Anschließend Teilbelastung mit 20 kg an Unterarmgehstützen für 2 Wochen, gefolgt von Vollbelastung bei intakter Syndesmose bzw. mit Teilbelastung von 20 kg für 6 Wochen bei Syndesmosenaugmentation. Die Entnahme einer Stellschraube (Möglichkeit der Syndesmosenaugmentation) erfolgt nach 6–8 Wochen, die vollständige Implantatentfernung bei gesicherter knöcherner Durchbauung nach frühestens 12 Monaten. Röntgenverlaufskontrollen werden nach 6 Wochen und bei Auffälligkeiten postoperativ empfohlen. Lymphdrainage sowie Physiotherapie sind sowohl bei konservativer als auch bei operativ versorgten Frakturen als postoperative Unterstützungsmaßnahmen sinnvoll.

Komplikation

Während der konservativen Therapie kann es, vor allem bei Missachtung des Nachbehandlungsschemas, zu einer sekundären Frakturdislokation mit Indikation zur operativen Versorgung kommen. Hauptursache für die Dislokation ist die verfrühte axiale Belastung des betroffenen Fußes.

23.4 Wirbelsäulenchirurgie

Drei chirurgische Fachdisziplinen haben – teils aus unterschiedlichen Blickwinkeln – die Wirbelsäulenchirurgie in ihrem Repertoire: die Orthopädie (Skoliose, ➤ 19.6.3), die Neurochirurgie (Bandscheibenvorfall, ➤ 17.9.2) und in zunehmendem Maße die Unfallchirurgie (Fraktur).

Noch bis vor ca. 30 Jahren wurden die meisten Wirbelsäulenverletzungen konservativ behandelt. Heute kann man dank der verbesserten diagnostischen und therapeutischen Möglichkeiten Frakturen und diskoligamentäre Läsionen operativ versorgen. Die rasanten Entwicklungen der computergestützten Diagnoseverfahren (Computertomografie, Kernspintomografie) und die Verbesserungen der Operationstechniken (Titanimplantate, Bildverstärkertechnologie, Endoskopie, Videoassistenz, computergesteuerte Navigationsgeräte) haben das operative Indikationsspektrum deutlich erweitert, und auch die Patientenmorbidität sank dadurch entscheidend. Wo früher noch große traumatisierende Operationszugänge notwendig waren, z. B. für eine ventrale Spondylodese, können heute die gleichen Effekte mit minimalinvasiven thorakoskopischen Techniken erzielt werden. Eine zusätzliche Erweiterung der operativen Therapie von Wirbelfrakturen, insbesondere bei älteren Patienten, ermöglichten in der jüngeren Vergangenheit die minimalinvasiven Verfahren der Vertebroplastie und Kyphoplastie bzw. die perkutanen Instrumentierungen.

23.4.1 Operationen an der Wirbelsäule

Da verschiedene Frakturen oft mit gleichen operativen Techniken therapiert werden, ist es sinnvoll, die gesamte Thematik nach topografischen Gesichtspunkten abzuhandeln. So werden im Folgenden die Operationsindikationen den Zugängen zugeordnet und die Therapieziele definiert.

Dorsale Eingriffe

Hierbei liegt der Patient in der Regel in Bauchlage. Entsprechende Positionierungstechniken zur Vermeidung von Druckschäden sind zu berücksichtigen. Zudem muss in der zu operierenden Region die Möglichkeit der Bildverstärkerkontrolle bestehen.

Halswirbelsäule

Krankheitsbilder, die eine Operation notwendig machen, können sein:

- Traumatische Frakturen der HWS
- Traumatische Frakturen der thorakolumbalen Wirbelsäule
- Osteoporotische Frakturen der HWS
- Osteoporotische Frakturen der thorakolumbalen Wirbelsäule

OPERATION

Zugang zur Halswirbelsäule von dorsal

➤ Abb. 23.17

Im Folgenden wird der Standardzugang beschrieben, Modifikationen sind möglich. Für mikrochirurgische Verfahren, z. B. die Resektion eines zervikalen Bandscheibenprolaps, werden minimale Zugänge direkt über dem pathologischen Geschehen gewählt.

Operationsprinzip

- Hautschnitt von der Hinterhauptschuppe bis zum Dornfortsatz des 7. Halswirbelkörpers in der Medianlinie
- Durchtrennen der Subkutis und Längsinzision des Lig. nuchae
- Schrittweises Ablösen der Muskulatur von den Dornfortsätzen (elektrochirurgisch, Raspatorien)
- Sukzessives Einsetzen von Wundspreizern
- Subperiostales Ablösen der Muskulatur von den Wirbelbögen
- Darstellen der Wirbelgelenke bis zur lateralen Begrenzung
- Wo erforderlich: Laminektomie, Hemilaminektomie oder Fensterung (Neurochirurgie)
- Wo erforderlich: Duraeröffnung, z. B. zur Resektion eines intramedullären Tumors

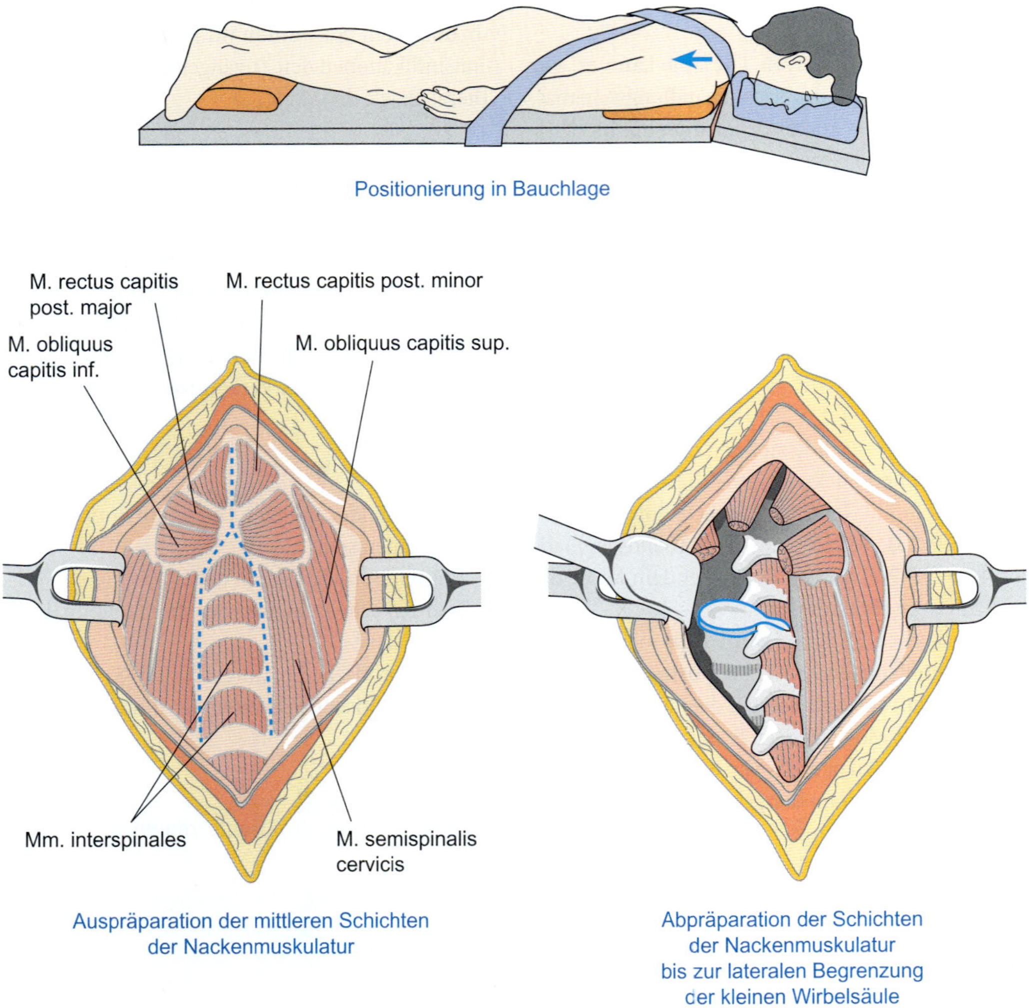

Abb. 23.17 Dorsaler Zugang zur HWS [L106, L143]

Typische Operationsverfahren

Bandscheibenoperationen

Ziel: Entfernung von Bandscheibenmaterial, das die Nervenwurzeln irritiert.
Verfahren: ➤ 17.9.2

Erweiterung des Spinalkanals

Ziel: Dekompression des Rückenmarks oder der Kaudafasern durch Spinalkanalerweiterung.
Verfahren: Laminektomie von einem oder mehreren Segmenten. In der Regel ist eine zusätzliche mono- bis multisegmentale Spondylodese erforderlich.

Stabilisierung des 1. und 2. Halswirbelkörpers nach Goel und Harms

Ziel: Knöcherne Fusion des 1. und 2. HWK.
Verfahren: Setzen von Pedikelschrauben in C2 und der Massa in C1 sowie Verbinden mittels Längsträger, ggf. in Verbindung mit einer Fusion nach Galie.

Verschraubung des 1. und 2. Halswirbelkörpers nach Magerl

Ziel: Spondylodese zwischen 1. und 2. Halswirbel.
Verfahren: Durch zwei Schrauben werden die seitlichen gelenktragenden Knochenanteile des zweiten Halswirbelkörpers mit den Massae laterales des 1.

HWK stabilisiert. Zusätzlich wird ein Knochenspan zwischen den Bögen von 1. und 2. HWK eingebracht.

Verschraubung einer Bogenfraktur des 2. Halswirbelkörpers nach Judet

Ziel: Osteosynthese eines beidseitigen HWK-2-Bogenbruchs (Hanged Man's Fracture).

Verfahren: Mit zwei Zugschrauben wird der dorsale Bogenanteil an den ventralen Teil fixiert. Der Eingriff ist operationstechnisch schwierig, kann aber durch das Navigationssystem erleichtert werden.

Spondylodesen mit Schrauben-Haken-, Schrauben-Platten- und Schrauben-Stab-Systemen

Ziel: Stabilisierung einzelner Wirbelsäulenabschnitte: monosegmental, bisegmental, multisegmental bis zu langstreckigen Fusionen vom Hinterhaupt zur Halswirbelsäule.

Verfahren: Die interartikulären Wirbelkörperanteile dienen der Schraubenfixierung. Über Stabsysteme werden die benachbarten Wirbelkörper in das Fusionsareal mit einbezogen. ➤ Abb. 23.18 zeigt ein Beispiel eines Schrauben-Stab-Systems.

Brust- und Lendenwirbelsäule (einschließlich Kreuzbein)

Krankheitsbilder, die zu einer Operationsindikation führen können, sind Frakturen, Luxationsfrakturen und diskoligamentäre Läsionen und Luxationen.

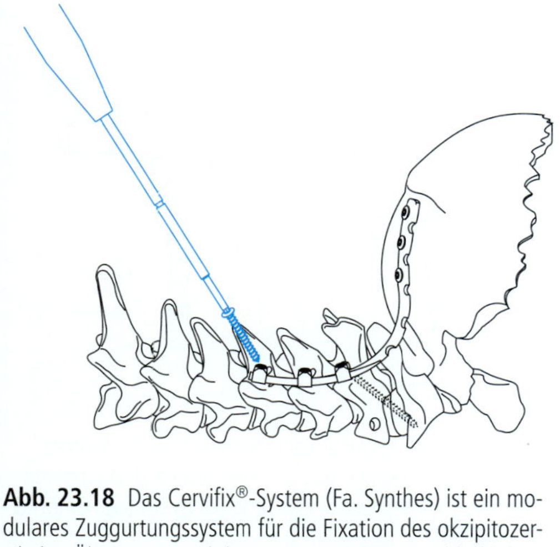

Abb. 23.18 Das Cervifix®-System (Fa. Synthes) ist ein modulares Zuggurtungssystem für die Fixation des okzipitozervikalen Übergangs und der gesamten HWS einschließlich der oberen Brustwirbel (© by Synthes GmbH & Co. KG) [V228]

OPERATION

Zugang zur Brust- und Lendenwirbelsäule einschließlich des Kreuzbeins von dorsal

Operationsprinzip

- Hautschnitt über den Dornfortsätzen bzw. in der Medianlinie
- Durchtrennung der Subkutis
- Subperiostales Ablösen der autochthonen Rückenmuskulatur von den Dornfortsätzen und den Wirbelbögen (elektrochirurgisch, Raspatorien), schrittweises Einsetzen von Wundspreizern
- Wo erforderlich: Darstellen der Wirbelbögen, der kleinen Wirbelgelenke, der Wirbelkörperquerfortsätze
- Wo erforderlich: Laminektomie (Resektion des gesamten Wirbelkörperbogens), Hemilaminektomie (Resektion des halben Bogens), Facettotomie (teilweises Entfernen der kleinen Wirbelgelenke), Flavektomie (partielle Entfernung des Lig. flavum) oder Laminotomie (partielle Abtragung der Wirbelkörperbögen)

Typische Operationsverfahren

Reposition und Stabilisierung von Frakturen, Luxationen und diskoligamentären Instabilitäten

Ziel: Anatomiegerechte Reposition der frakturierten Wirbelkörper, Dekompression von Nervenwurzeln und Rückenmark bei eingetretenem neurologischem Defizit, Verhinderung der Verschlimmerung, Vermeidung von Spätschäden im Sinne von Korrekturverlust (z. B. Kyphose, Skoliose) und sekundären neurologischen Problemen (z. B. Spinalkanalstenose). Außerdem wird eine sofortige Belastungsstabilität zur Frühmobilisation angestrebt.

Verfahren: Durch winkelstabile Fixateur-interne-Systeme können oben genannte Ziele erreicht werden. Prinzipiell werden Schrauben in die Pedikel der einzelnen Wirbelkörper eingebracht, die mithilfe von Längsträgern verbunden werden. Zum Eindrehen der Schrauben müssen die Pedikel eröffnet werden. Dies geschieht entweder durch Aufpfriemen oder Aufbohren des Pedikelkanals mit entsprechenden Instrumenten, wobei man sich an knöchernen Landmarken anatomisch orientiert. Der Schraubenkanal kann auch durch Aufbohren des Pedikels bildverstärkerkontrolliert oder durch Aufpfriemen mithilfe von Navigationssystemen geschaffen werden. Sind die Schrauben in anatomisch korrekter Position eingebracht, erfolgt mithilfe der Schrauben als Hebelarmen die korrekte Reposition der Fraktur oder Luxation. Anschließend wird der Fixateur interne mittels der Längsträger (Stäbe oder Platten) winkelstabil vervollständigt. Bestimmte Verletzungsformen erfordern eine zusätzlich ventrale Abstützung. ➤ Abb. 23.19 zeigt ein Fixateur-interne-System für die dorsale, winkelstabile Spondylodese. Alternativ können die Pedikelschrauben auch perkutan gesetzt werden, was den Blutverlust und die Infektionsrate relevant reduziert. Jedoch sind dabei die Fusionsoptionen begrenzt.

Ventrale Eingriffe

Die Eingriffe an der Halswirbelsäule und Lendenwirbelsäule werden in Rückenlage des Patienten durchgeführt, die transthorakalen Eingriffe in Links- oder Rechtsseitenlage.

Halswirbelsäule

OPERATION

Zugänge zur Halswirbelsäule von ventral

Transoropharyngealer Zugang

Zur Darstellung des 1. und 2. HWK von ventral:

- Intubation oral, gelegentlich muss die Beatmung über ein Tracheostoma durchgeführt werden
- Einsetzen des Mundspreizers
- Spaltung der Pharynxhinterwand in der Mittellinie
- Längsinzision des M. longus colli
- Abschieben der Muskulatur mit dem Raspatorium nach beidseits lateral

Vorderer Zugang zur Halswirbelsäule

Darstellung des kaudalen Anteils vom 2. HWK bis zum 2. BWK möglich, sowohl links- als auch rechtsseitig:

- Querer Hautschnitt in Höhe der Läsion oder Längsschnitt am tastbaren Vorderrand des M. sternocleidomastoideus
- Durchtrennen des Platysmas
- Durchtrennen der oberflächlichen Halsfaszie
- Stumpfe Präparation in die Tiefe unter Abschieben der Trachea und des Oesophagus nach medial und unter Abschieben des M. sternocleidomastoideus und des Gefäßnervenbündels (A. carotis, V. jugularis und N. vagus) nach lateral
- Abschieben des M. omohyoideus nach kranial oder kaudal, falls erforderlich: Inzision
- Wo erforderlich: Ligatur von Schilddrüsengefäßen
- Einsetzen von entsprechenden Spreizern und Hohmann-Haken
- Längsinzision des M. longus colli und subperiostales Abschieben nach beiden Seiten

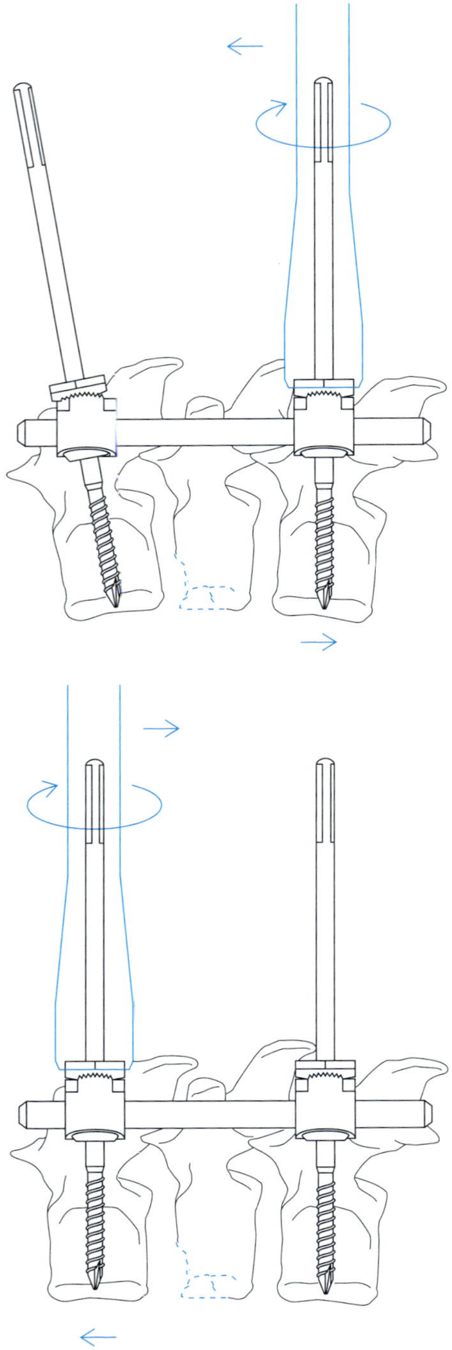

Abb. 23.19 Das Universal Spine System® der Fa. Synthes erlaubt die Wiederaufrichtung von Wirbelkörperfrakturen mit gleichzeitiger winkelstabiler Fixierung (© by Synthes GmbH & Co. KG) [V228]

23

Typische Operationsverfahren an der ventralen Halswirbelsäule

Ventrale Fusion des 1. und 2. Halswirbelkörpers transoral

Ziel: Stabilisation häufig in Zusammenhang mit einer Tumorresektion.

Verfahren: Die Fusion erfolgt in der Regel mithilfe einer T-Platte, die am vorderen Atlasbogen und im Körper des zweiten Halswirbels verankert wird. Oft ist zusätzlich eine dorsale Stabilisierung notwendig.

Dens-Verschraubung nach Magerl

Ziel: Osteosynthese einer Densfraktur.

Verfahren: Unter Bildverstärkerkontrolle in zwei Ebenen wird der frakturierte Dens an seiner Basis mit zwei Schrauben refixiert. Die Frakturreposition kann über Halotraktionssysteme oder auch manuell erfolgen.

Spondylodesen (HWK 2–BWK 2)

Ziel: Wiederherstellung der Stabilität durch mono- oder multisegmentale Spondylodesen.

Verfahren: Nach Bandscheibenresektion (mithilfe von Luer-, Nucleuszangen, Stanzen oder Fräsen) und Distraktion des Intervertebralraums wird ein autologer Knochenspan implantiert. Danach werden die benachbarten Wirbelkörper mit einem winkelstabilen Schrauben-Platten-System miteinander fusioniert, z. B. bei diskoligamentärer Instabilität oder Spinalstenose.

Ist eine Wirbelkörperresektion notwendig (z. B. bei Tumor, Wirbelkörpertrümmerfraktur), wird der Defekt entweder mit Knochen oder allogenen Materialen aufgefüllt, z. B. mit Titankörben oder Knochenzement. Zusätzlich sind in der Regel bi- oder multisegmentale Stabilisierungen mit Schrauben-Platten-Systemen notwendig. ➤ Abb. 23.20 zeigt ein typisches System.

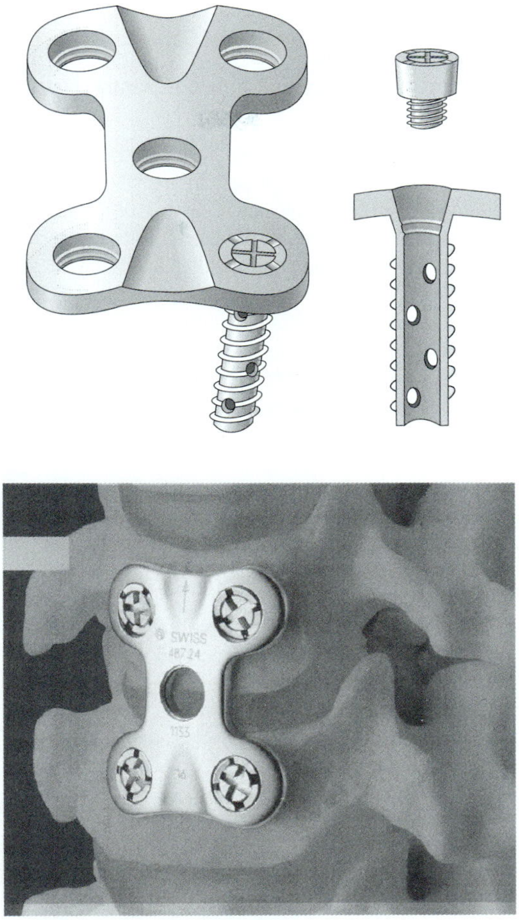

Abb. 23.20 Durch Auseinanderpressen der Spreizköpfe mithilfe der Spreizkonusse werden die Schrauben der HWS-Verriegelungsplatte (Fa. Synthes) im Plattenloch verriegelt. Dadurch ist eine winkelstabile Spondylodese gewährleistet (© by Synthes GmbH & Co. KG) [L190, V228]

Brustwirbelsäule

OPERATION

Zugänge zur Brustwirbelsäule von ventral (transthorakal)

Die ersten beiden BWK können durch den collaren Halswirbelsäulenzugang erreicht werden. Transthorakal kann die Region vom 2. BWK bis einschließlich 2. LWK angegangen werden. Der Zugang ist von beiden Seiten möglich.
- Ein-Lungen-Beatmung bei Eingriffen kranial des 10. BWK
- Präoperativ bildverstärkerkontrollierte Markierung für die Minithorakotomie zur Unterstützung des Eingriffs durch videoassistierte Thorakoskopie und weitere endoskopische Verfahren
- Thorakotomie in Höhe des pathologischen Geschehens
- Bei Throrakotomie Einsetzen eines Rippenspreizers oder eines selbsthaltenden Retraktorsystems
- Lösen und Weghalten der Lunge
- Darstellen des vorderen seitlichen Wirbelsäulenabschnitts
- Sichere Identifizierung der zu operierenden Bandscheibe bzw. des Wirbelkörpers, z. B. durch Markierung mit Kirschner-Draht und radiologische Kontrolle mit Bildverstärker
- Inzision der Pleura parietalis, die nach ventral und dorsal abgeschoben wird
- In Höhe des 1. und 2. LWK: Abschieben des Zwerchfells nach ventral und Abschieben des M. psoas nach dorsal
- Wo erforderlich: Ligatur und Durchtrennung der Segmentgefäße

Typische Operationsverfahren an der Brustwirbelsäule

Ventrale Spondylodese

Ziel: Belastungsstabilität der ventralen BWS durch autologe, homologe oder allogene Transplantate.

Verfahren: Oft ist bereits eine dorsale Spondylodese vorausgegangen. Nun soll die zusätzliche ventrale Spondylodese zur Erhöhung der Gesamtstabilität beitragen (z. B. bei instabiler Fraktur), oder es ist eine Herdausräumung notwendig, z. B. bei Spondylodiszitis oder Tumor. Prinzipiell wird zerstörtes Bandscheiben- und Knochenmaterial mit Meißeln, Stanzen, Nukleuszangen und scharfen Löffeln ausgeräumt. Anschließend ersetzt man dieses Gewebe durch ein Interponat, z. B. durch autologen Knochenspan, Titankorb, Knochenzement oder distrahierbare Wirbelkörperersatzsysteme. Gelegentlich ist es notwendig, die eingebrachten Materialien zusätzlich durch Schrauben-Platten- oder Fixateur-interne-Systeme zu stabilisieren.

Lendenwirbelsäule einschließlich lumbosakraler Übergang

Zugänge zur Lendenwirbelsäule

Thorakolumbophrenotomie

Dieser ausgedehnte Zugang mit hoher Patientenmorbidität wurde weitestgehend durch minimalinvasive Verfahren abgelöst. Lediglich bei langstreckigen Korrektureingriffen ist dieser Zugang noch notwendig, z. B. für ventrale Derotationsspondylodesen bei Skoliosen. Zur Beschreibung wird auf die Spezialliteratur verwiesen.

OPERATION

Retroperitonealer Zugang

Zur Darstellung des 3. LWK bis zum lumbosakralen Übergang. Der Zugang ist links- oder rechtsseitig möglich.

Operationsprinzip
- Präoperative Höhenmarkierung mit Bildverstärkerkontrolle
- Hautschnitt lateral des M. rectus abdominis
- Durchtrennung der Externus-, Internus- und Transversusmuskulatur in Faserrichtung
- Abschieben des Peritoneums
- Darstellen des Vorderrands des M. iliopsoas
- Stumpfe, digitale Präparation zur ventralen Wirbelsäulenbegrenzung
- Einsetzen eines selbst haltenden Retraktorsystems
- Wo erforderlich: Ligatur der Segmentgefäße

OPERATION

Transperitonealer Zugang zum lumbosakralen Übergang

Da beim retroperitonealen Zugang eine Verletzungsgefahr für die Gefäße im kaudalen Wirbelsäulenabschnitt (vor allem V. iliaca communis auf Höhe L5/S1) besteht, kann im Fall einer monosegmentalen Spondylodese L5/S1 (z. B. bei Spondylolisthesis) auch dieser Zugang gewählt werden. Dabei ist eine Bandscheibenersatzoperation auch laparoskopisch assistiert minimalinvasiv möglich.

Operationsprinzip
- Mediane Unterbauchlaparotomie
- Weghalten der Därme
- Eröffnen des Retroperitoneums durch Längsinzision
- Darstellen der Bandscheibe L5/S1 unter Anheben der Gefäßbifurkation und Beiseitehalten der Iliakalarterien und -venen

Spondylodesen der Lendenwirbelsäule durch Wirbelkörperersatz

Ziel: Ein pathologisch veränderter Wirbelkörper wird durch autologe, homologe oder alloplastische Materialien ersetzt.

Verfahren: Nach Ausräumen der destruierten Wirbelkörperanteile (mit Luer-, Nukleuszange, Meißel, scharfem Löffel) wird der Defekt mit Eigen- oder Fremdknochen, Metallimplantaten, Knochenzement oder Kombinationen überbrückt. Oft werden dabei eine oder zwei benachbarte Bandscheiben mit ausgeräumt. Meist sind zusätzliche Stabilisationsverfahren von ventral und/oder dorsal notwendig, z. B. Schrauben-Platten- oder Fixateur-interne-Systeme.

➤ Abb. 23.21 zeigt ein distrahierbares Wirbelkörperersatzsystem.

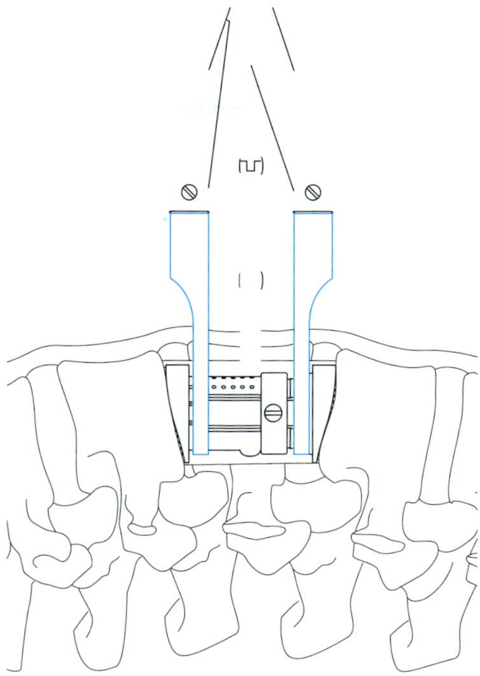

Abb. 23.21 Synex® (Fa. Synthes) ist ein vormontiertes Wirbelkörperersatzimplantat mit Ratschenmechanismus. Mithilfe des Implantathalters wird es in den Defekt eingebracht und ausschließlich mit der Spreizzange expandiert (© by Synthes GmbH & Co. KG) [V228]

Minimalinasive dorsale Stabilisierungsverfahren – Vertebroplastie, Kyphoplastie

Ziel: Stabilisierung vornehmlich osteoporotischer Wirbelkörperfrakturen im Bereich mittlere BWS bis untere LWS zur Erreichung einer schnellen und schmerzfreien Mobilisation mit einem wenig belastenden operativen Eingriff.

Verfahren:
- **Vertebroplastie:** In der Regel erfolgen die transpedikuläre (bei BWS extrapedikuläre) Punktion des betroffenen Wirbelkörpers und die Applikation von flüssigem, kontrastgebendem Knochenzement unter hohem Druck in Bauchlage unter Allgemeinnarkose. Während des Eingriffs wird mit dem Bildverstärker kontrolliert. Es kommt zu einer partiellen Aufrichtung und Ausfüllung des Wirbelkörpers. Probleme bereitet ein ungewollter und dann kaum mehr kontrollierbarer Austritt von Knochenzement aus dem Wirbelkörper. Außerdem besteht die Gefahr der Spinalkanaleinengung. Daher ist die Methode nur geeignet für Frakturen ohne Hinterkantenbeteiligung. Diese Anwendung ist kostengünstiger als die Kyphoplastie.
- **Kyphoplastie:** Hier wird technisch ebenso vorgegangen wie bei der Vertebroplastie. Es wird jedoch ein hochdruckfester, expandierbarer, kontrastmittelgefüllter Ballon eingeführt, der für die Aufrichtung des Wirbelkörpers sorgt. Zudem schafft man eine Höhle zur Einbringung von Knochenzement mit niedrigem Druck. Auf diese Weise ist das Risiko eines ungewollten Zementaustritts erheblich reduziert. Ein Nachteil besteht in den hohen Kosten dieses Verfahrens.

Schmerztherapieverfahren im Bereich der Wirbelsäule

Ziel: Schmerzausschaltung bei therapieresistenten degenerativen Veränderungen der kleinen Wirbelgelenke. Diese Methode wird bei Patienten angewendet, für die anderweitige operative Verfahren noch nicht oder nicht mehr infrage kommen.

Verfahren: Unter Bildwandlerkontrolle erfolgt die Darstellung der schmerzhaften Wirbelgelenke. Nach lokaler Betäubung wird ein Gemisch aus Lokalanästhetikum und Kortison an bzw. in das betroffene Gelenk appliziert (Facetteninfiltration). Die Behandlung wirkt in der Regel nur kurzfristig. Daher eignet es sich als Diagnostikum, um bei Schmerzlinderung bei diesem Patienten die Thermokoagulation (thermische Denervation) anzuwenden. In gleicher Technik wird eine hauchdünne Elektrosonde an das Facettengelenk geführt. Über die Sonde erfolgt die Applikation von hochfrequentem Strom, um die Schmerzfasern auf thermischem Weg dauerhaft auszuschalten.

LITERATUR

Heim U, Pfeiffer KM. Periphere Osteosynthesen unter Verwendung des Kleinfragment-Instrumentariums der AO. 4. A. Berlin, Heidelberg: Springer, 1991.

Herbst E et al. Ligamentäre Beinverletzungen bei Tibiakopffrakturen. Die Unfallchirurgie. 2022; 125: 535–541.

Kerschbaumer F, Weise, K, Wirth CJ. Operative Zugangswege in Orthopädie und Traumatologie. 5. A. Stuttgart: Thieme, 2019.

Koithan W, Oestern HJ. Die proximale Humerusfraktur in der Alterstraumatologie. OP-Journal. 2005; 21(2): 144–153.

Lenz JE et al. The Tibial Plateau fracture—Current incidence and treatment in Germany. Plos one. 2025. Aus: https://journals.plos.org/plosone/article?id=10.1371/journal.pone.0323443 (letzter Zugriff: 31.7.2025).

Mutschler W, Pfeiffer KM. Praxis der Unfallchirurgie. 2. A. Stuttgart: Thieme, 2004.

Nordqvist A, Petersson C. The incidence of fractures of the clavicle. Clinical Orthopaedics and Related Research. 1994; 300: 127–132.

Pflüger P et al. Current management of trimalleolar ankle fractures. EFORT Open Reviews. 2021; 6(8): 692–703.

Weigel B, Nerlich M. Praxisbuch Unfallchirurgie. 2. A. Berlin, Heidelberg: Springer, 2011.

KAPITEL

24 Urochirurgie

I. Hellhoff

24

24.1 Der obere Harntrakt

24.1.1 Anatomie

Nieren

Die Nieren (*Renes,* Singular: *Ren*) sind paarig angelegt und befinden sich beidseits der Wirbelsäule in einer Fettgewebskapsel im Retroperitonealraum. Die rechte Niere steht aufgrund der kranial liegenden Leber geringfügig tiefer als die linke Niere. Die Nierenlängsachse entspricht dem Verlauf des M. psoas, sodass der untere Pol der Niere nach lateral verlagert ist. Die mediale Fläche zieht sich konkav ein (Hilus) und beherbergt hier den Sinus renalis. In ihm befinden sich von ventral nach dorsal die **V.** renalis, die **A.** renalis und der aus dem Nierenbecken austretende **U**reter (➤ Abb. 24.1).

MERKE

Lage der Strukturen am Nierenhilus von ventral nach dorsal

VAU = **V**ene, **A**rterie, **U**reter

Retroperitoneum/Gefäßsystem

Nieren, Nebennieren, die oberen Harnwege und die großen Gefäße mit ihren Abgängen sind die wichtigsten Organe des Retroperitoneums. Zu den großen Gefäßen zählen die Bauchaorta *(Aorta abdominalis)*

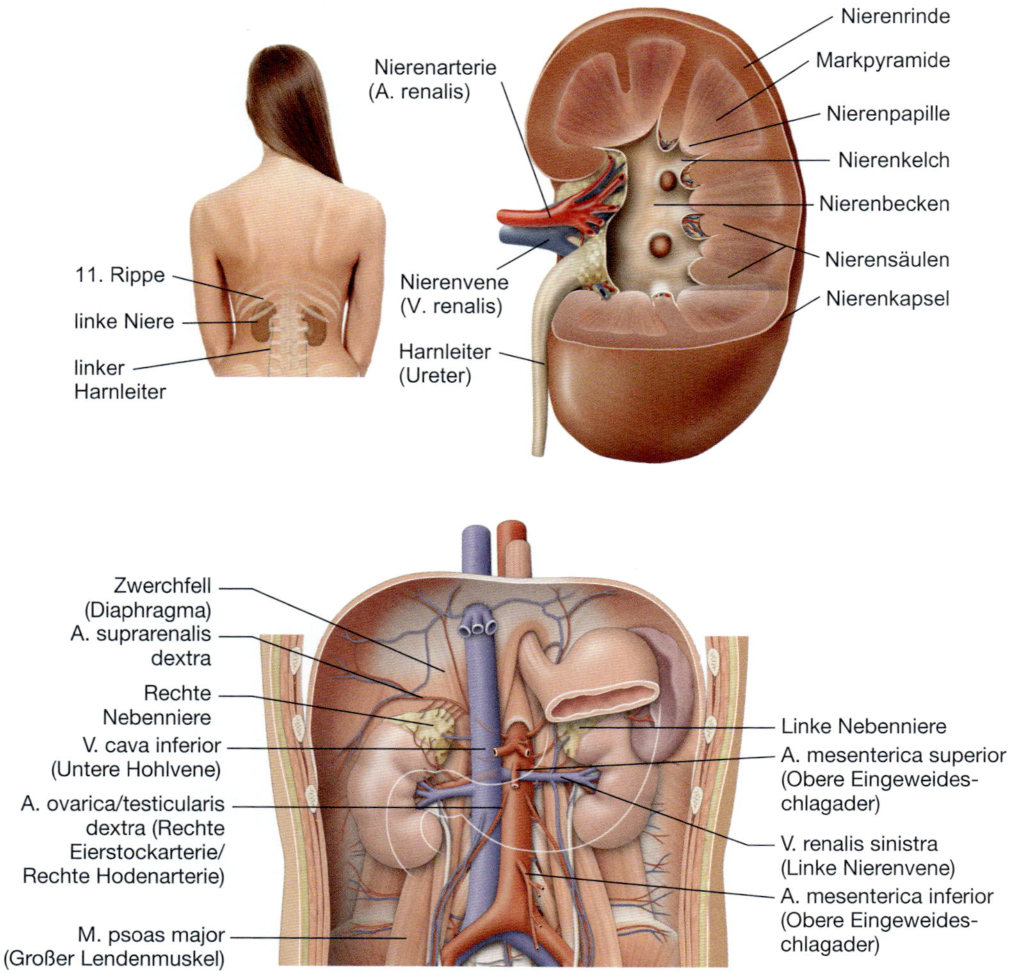

Abb. 24.1 Anatomie (von dorsal dargestellt) und Topografie von Niere und Retroperitoneum [L275, J787]

und die untere Hohlvene *(V. cava inferior)*. Folgende Gefäßabgänge sind von Bedeutung:

Bauchaorta

Abgänge der Bauchaorta *(Aorta abdominalis)* von kranial nach kaudal:

- Truncus coeliacus (A. hepatica, A. gastrica sinistra, A. lienalis)
- A. mesenterica superior
- A. renalis dextra et sinistra
- A. testicularis (ovarica) dextra et sinistra
- A. mesenterica inferior
- A. iliaca communis dextra et sinistra

Untere Hohlvene (V. cava inferior)

Zuflüsse der unteren Hohlvene *(V. cava inferior)* von kranial nach kaudal:

- V. renalis dextra et sinistra
- V. testicularis (ovarica) dextra; die linke V. testicularis bzw. ovarica mündet in die linke V. renalis ein (➤ 24.3.3, Varikozele)
- V. iliaca communis dextra et sinistra

Ableitende Harnwege

Zu den ableitenden Harnwegen zählen das Nierenbeckenkelchsystem *(Pyelon* oder *Pelvis renalis)*, die Harnleiter *(Ureter)*, die Harnblase *(Vesica urinaria)* und die Harnröhre *(Urethra)*. Dem oberen Harntrakt gehören das Nierenbeckenkelchsystem und die Harnleiter an. Der am Markkegel aus den Sammelrohren tropfende Urin tritt in die Nierenkelche *(Calices)* ein. Von dort fließt der Urin durch die Kelchhälse in das Nierenbecken und weiter in die Harnleiter.

Die paarigen Harnleiter (➤ Abb. 24.6) sind etwa 5 mm dick und 25–30 cm lang. Es handelt sich um muskuläre Hohlschläuche. Sie verlassen das sich trichterförmig verengende Nierenbecken und verlaufen dann am medialen Rand des Musculus psoas major nach kaudal, überkreuzen hierbei die Beckengefäße (A. und V. iliaca communis, selten A. und V. iliaca externa). An dieser Stelle sind die Harnleiter intraoperativ leicht auffindbar. Sie ziehen dann hinter die Harnblase und münden in die Harnblase, indem sie die Wand schräg von lateral nach medial passieren. In den Harnleitern wird der Urin durch peristaltische Wellen nach kaudal transportiert. An diesen charakteristischen wurmförmigen Bewegungen kann der Harnleiter gut identifiziert werden. Klinisch bedeutsam sind die drei Engen des Harnleiters: Abgang aus dem Nierenbecken, Überkreuzung der Iliakalgefäße und Mündung in die Harnblase.

Nebennieren

Die Nebennieren *(Glandulae suprarenales)* sitzen dem oberen Nierenpol auf. Während die rechte Nebenniere eine dreiecksförmige Gestalt aufweist, ist die linke Nebenniere halbmondförmig. Jede Nebenniere wird arteriell durch drei Gefäße versorgt, die aus der A. phrenica, der A. renalis und der Aorta entspringen. Der venöse Abfluss erfolgt über Gefäße, die in die V. cava einmünden.

Die Nebenniere wird in Nebennierenrinde und Nebennierenmark eingeteilt. Beide Anteile haben als endokrine Organe für den Gesamtorganismus eine wichtige Bedeutung.

24.1.2 Zugänge zu Niere und Retroperitoneum

Grundsätzlich lassen sich drei Zugangswege unterscheiden: lumbal, transperitoneal und thorakoabdominal. Die lumbalen und die transperitonealen Zugänge werden am häufigsten gewählt. Bei den lumbalen Zugängen unterscheidet man den subkostalen Zugang, den suprakostalen Zugang, den Zugang nach Foley (Muscle Splitting) sowie die dorsale Lumbotomie (nach Lurtz). Von den lumbalen Zugängen wird oft der suprakostale Zugang bevorzugt, der deshalb exemplarisch dargestellt wird.

Vor allem bei Nierenoperationen nimmt die Bedeutung robotisch assistierter Operationsverfahren rapide zu. Dies betrifft insbesondere Nephrektomien, Nierenteilresektionen und Nierenbeckenplastiken. Vorteile sind insbesondere deutlich geringere postoperative Schmerzen und kleinere OP-Narben (➤ 24.1.3).

OPERATION

Lumbaler Zugang (suprakostal)

Indikationen: Eingriffe am Parenchym der Niere, Nierensteinchirurgie, Rekonstruktionen an Nierenbecken und oberem Harnleiter, Nephrektomie, Zugang zur Nebenniere.

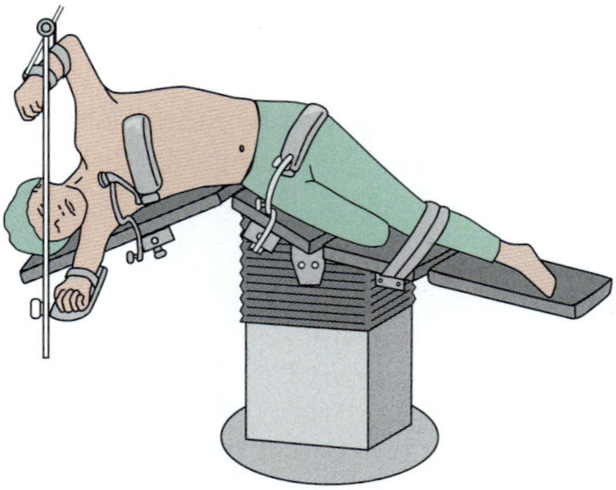

Abb. 24.2 Positionierung bei lumbalem Zugang [L157]

Positionierung: Seitenlage mit der gesunden Nierenseite zum Tisch. 30°-Abknickung der LWS. Das untere Bein ist flektiert, das obere Bein gestreckt. Der Arm wird gestreckt nach oben positioniert (➤ Abb. 24.2).

Operationsprinzip
- Nach Fixierung der Patientin sorgfältige Desinfektion und Abdeckung
- Der Hautschnitt erfolgt zwischen 10. und 11 oder 11. und 12. Rippe und endet in Höhe des M. rectus abdominis
- Nach Durchtrennung der Haut und des Fettgewebes Durchtrennung von Anteilen der Interkostalmuskulatur am Oberrand der Rippe (da am Unterrand Nerven und Gefäße verlaufen). Daher auch die Bezeichnung „suprakostal"
- Durchtrennung von Teilen der Rückenmuskulatur sowie der seitlichen Bauchmuskulatur
- Spreizung des transversalen Bauchmuskels und Eröffnung des Retroperitoneums durch Spreizen mit der Schere
- Abschieben des Peritoneums nach medial und Darstellung der Nierenloge

OPERATION

Transperitonealer Zugang

Der transperitoneale (oder abdominelle) Zugang kann über eine mediane Laparotomie oder eine quere Eröffnung am Oberbauch (Rippenbogenrandschnitt) erfolgen.
Indikationen: Tumornephrektomie, Nierentrauma, Entnahme von Spendernieren, Zugang zur Nebenniere, Retroperitonealfibrose, retroperitoneale Lymphadenektomie, Hufeisenniere.
Positionierung: Überstreckte Rückenlage.

Operationsprinzip
- Quere Inzision als Rippenbogenrandschnitt, der bis zum lateralen Rand des M. rectus abdominis auf der Gegenseite geführt werden kann
- Durchtrennung der Bauchmuskulatur und Eröffnung der Peritonealhöhle
- Nach Verlagerung des Dünndarmpakets nach außen kann zunächst das Peritoneum entlang der Mesenterialwurzel zwischen Aorta und V. mesenterica inferior eröffnet werden, um den Gefäßstiel frühzeitig zu erreichen
- Für die Darstellung der rechtsseitigen Niere wird die Kolonflexur umschnitten und die Inzision retrokolisch weitergeführt
- Nach Präparation der Flexur und des Colon ascendens kann die Niere leicht erreicht werden
- Die linke Niere wird extrakolisch freigelegt. Hierzu wird das Colon descendens nach medial gehalten
- Nach Eröffnung des Retroperitoneums wird das Peritoneum von der Nierenoberfläche abgeschoben

24.1.3 Operationsmethoden

Nierenfreilegung

OPERATION

Nierenfreilegung

Indikation: Unklarer Organbefund.
Positionierung: Flankenlage.
Zugang: Lumbal.

Operationsprinzip
- Nach Längseröffnung der Gerota-Faszie wird der untere Pol stumpf mobilisiert und der Harnleiter mit einem Bändchen angeschlungen
- Weitere stumpfe Mobilisation der Niere bis zu ihrem oberen Pol
- Darstellung des Nierenhilus mit den hier verlaufenden Gefäßen, diese werden eventuell mit einem Bändchen angezügelt

Einfache Nephrektomie

OPERATION

Einfache Nephrektomie

Indikation:
- Zerstörung und Funktionsverlust durch entzündliche Prozesse.

- Benigne Tumoren: Der Anteil gutartiger Tumoren an den Raumforderungen der Nieren beträgt etwa 10 % (Jocham et al. 2020). Am häufigsten kommen Nierenadenome vor. Gutartige Tumoren müssen entfernt werden, wenn durch verdrängendes Wachstum das Organ in seiner Funktion gestört wird oder es zu Schmerzen kommt.
- Fehlbildungen mit Funktionsausfall: Harnstauungsniere (Hydronephrose), zystische Erkrankungen der Nieren, Lageanomalien wie Beckenniere oder Hufeisenniere.

Positionierung: Flankenlage.
Zugang: Lumbal.

Operationsprinzip
- Sorgfältige Präparation des Nierenhilus und seiner Gefäße
- Die Technik der Versorgung der Nierengefäße ist abhängig von der anatomischen Situation. Wann immer möglich, wird zuerst die Arterie und dann die Vene ligiert (Fadenstärke 0 oder 1, resorbierbar). Variationen der Gefäßversorgung sind zu beachten
- Der Harnleiter wird nach Legen von zwei Klemmen durchtrennt und dann ligiert

Intrakapsuläre Nephrektomie

Die seltene intrakapsuläre Nephrektomie wird notwendig, wenn entzündliche Verwachsungen oder Begrenzungsstrukturen eine übliche Mobilisation nicht zulassen, z. B. Nephrektomie nach Voroperationen oder Pyonephrose.

Radikale Nephrektomie

Indikationen: Maligner Nierentumor, Nierenzellkarzinom. Der häufigste maligne Tumor der Nieren ist mit 95 % das Nierenzellkarzinom (RKI 2024). Der Tumor entsteht aus den Epithelzellen der Nierentubuli. Heute fallen Nierentumoren oft als Zufallsbefunde im Rahmen anderer Untersuchungen auf. Klassische Leitsymptome der Erkrankung sind die Hämaturie, Flankenschmerzen oder ein tastbarer Tumor. Diagnostiziert wird der Tumor durch Sonografie, CT oder MRT. Thorax-CT, Schädel-MRT und Skelettszintigrafie sind weiterführende Untersuchungen, die dem Ausschluss von Metastasen dienen. Die MRT wird bei Kontraindikationen gegen Kontrastmittel oder bei problematischer Beurteilung des Tumors oder des Tumorstadiums angewandt.

Das **Tumorstaging** (➤ 7.6.8) beschreibt die Ausdehnung des Tumors selbst und orientiert sich an den Begrenzungen der Niere, der Nierenfaszie und der Fettkapsel. Im Tumorstadium T1 und T2 befindet sich der Tumor innerhalb der Niere. In Stadium T3 breitet der Tumor sich in die Nierenvene oder die V. cava aus, oder infiltriert perirenales Gewebe, ohne jedoch die Gerota-Faszie oder die Nebenniere zu infiltrieren. Das Stadium T4 ist durch eine Ausbreitung jenseits der Gerota-Faszie oder in die Nebenniere gekennzeichnet. Die N-Stadien beschreiben, ob Lymphknotenmetastasen vorhanden (N1) sind oder nicht (N0). M0 liegt vor, wenn keine Fernmetastasen vorliegen, andernfalls M1. Ziel ist, den Tumor in gesunden Grenzen zu entfernen.

Bei der Tumornephrektomie wird die erkrankte Niere mit der Fettgewebskapsel, etwa zwei Dritteln des Harnleiters sowie den regionalen Lymphknoten entfernt. Bei einem rechtsseitigen Tumor gilt die V. cava als Leitstruktur, die zu den Nierenstielgefäßen führt. Bei einem linksseitigen Nierentumor ist die Aorta abdominalis die entsprechende Richtstruktur (➤ Abb. 24.3). Die gleichzeitige Entfernung der Nebenniere, die früher Standard bei einer Tumornephrektomie war, ist heute von Größe und Lokalisation des Tumors abhängig.

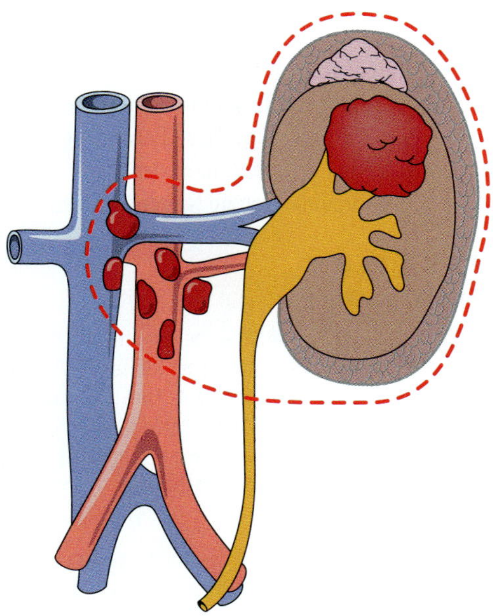

Abb. 24.3 Resektionsgrenzen bei der radikalen Tumornephrektomie (Resektion der Nebenniere je nach Befund, siehe Text) [L106, L143]

Zugang: Die radikale Nephrektomie kann sowohl lumbal als auch transperitoneal durchgeführt werden.

Besonderheiten

- Infiltrierender Tumor in die V. cava (Tumorthrombus): Bei Infiltration der V. cava wird der Tumorthrombus mit einer Satinski-Klemme ausgeklemmt und der betroffene Anteil reseziert (Gefäßnaht mit nicht resorbierbarem Faden 3-0).
- Bei sehr großen Tumorthromben kann der Einsatz der Herz-Lungen-Maschine erforderlich sein.
- Große, gefäßreiche Tumoren: Hier wird zur Vermeidung von intraoperativen Blutungen präoperativ die Nierenarterie embolisiert.
- Wann immer technisch möglich, sollte statt einer Nephrektomie eine Tumorexzision bzw. Tumorresektion erfolgen und die Niere erhalten werden.
- Kleiner Tumor (< 3–4 cm): Bei betagten Patientinnen und Vorliegen schwerer Begleiterkrankungen ist bei Verzicht auf eine sofortige Operation auch eine Active-Surveillance- bzw. Watchful-Waiting-Strategie möglich.

Nierenteilresektion

Organerhaltende Nierenchirurgie bedeutet, dass möglichst viel funktionierendes Gewebe erhalten wird. Wann immer technisch möglich, sollte nierenerhaltend operiert werden. Diese Forderung betrifft nicht nur gutartige Veränderungen der Niere, sondern auch maligne, organbegrenzte Nierentumoren.

OPERATION

Nierenteilresektion

Indikation: Gutartige und maligne Tumoren, lokalisierte Destruktionen (Infektionsherde, Tuberkulose), Fehlbildungen: Doppelniere mit funktionslosem Anteil, Nierenzyste.
Positionierung: Flankenlage, Rückenlage.
Zugang: Die Freilegung der Niere erfolgt über einen lumbalen oder einen abdominalen Zugang.

Operationsprinzip

- Erforderlich sind eine Mobilisierung der gesamten Niere und eine Freilegung des Harnleiters und des Nierenbeckens
- Besondere Sorgfalt sollte auf die Präparation am Nierenstiel gelegt werden. Eine Darstellung der Gefäßaufzweigung und der Segmentgefäße kann für die weitere Operation von großem Vorteil sein. Zur Vermeidung von Blutverlust kann der Nierenstiel abgeklemmt werden. Die Blockierung ist zeitlich begrenzt und sollte 20 Min. nicht überschreiten
- Eine Verlängerung der Ischämiezeit ist bei Abkühlung des Organs möglich (lokale Hypothermie). Dies kann erreicht werden durch eine Ummantelung des Organs und Einbringen von Crushed Ice und ggf. Kälteperfusion der Niere über einen Renaliskatheter

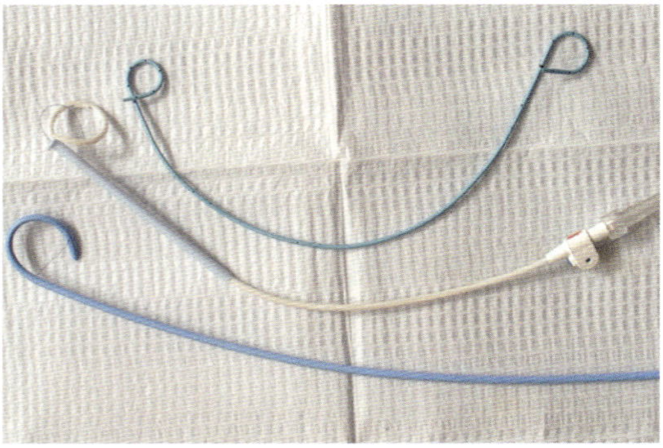

Abb. 24.4 Möglichkeiten der passageren Harnableitung: oben Doppel-J-Katheter, Mitte Nephrostomiekatheter, unten Mono-J-Katheter [G715-009]

Komplikationen

Zur Vermeidung postoperativer Blutungen ist eine gute Versorgung der Resektionsfläche entscheidend mittels sorgfältiger Umstechungen und Koagulationen, Behandlung der Resektionsfläche mit Infrarotkoagulation, Laserkoagulation (Neodym-YAG), Argon-Plasmakoagulation, Auflage mit blutstillenden Materialien und Kleber oder einer Ummantelung der Niere mit einem Vicrylnetz. Durchgreifende Parenchymnähte können zu Nekrosen im Nierenparenchym führen, weshalb solche Nähte mit Vorsicht angewandt werden sollten.

Harnfisteln können entstehen, wenn das eröffnete Hohlraumsystem nicht komplett verschlossen wurde. Zur Vermeidung dieser Komplikation kann die Einlage einer inneren Harnleiterschiene (Doppel-J) oder einer Nephrostomie (Nierenfistel) sinnvoll sein (➤ Abb. 24.4).

Nephroureterektomie

Bei der Nephroureterektomie werden Niere und Harnleiter entfernt. Die Indikation sind bösartige Tumoren des Nierenbeckens oder des Harnleiters. In der Regel handelt es sich um Urothelkarzinome (Übergangszellkarzinome). Der Anteil der Nierenbecken- und Harnleiterkarzinome an den Nierentumoren beträgt in Deutschland etwa 12 %. Männer sind in Deutschland doppelt so häufig betroffen wie Frauen (RKI 2024). Auch hier ist die Hämaturie das erste Krankheitszeichen.

Diagnostiziert wird es durch Füllungsdefekte im Infusionsurogramm, in der retrograden Darstellung der oberen Harnwege, oder auch in der CT (mit Kontrastmittel und sogenannter Spätphase). CT oder alternativ MRT sind auch für die Ausbreitungsdiagnostik (Staging) hilfreich. Die Spül- oder Bürstenzytologie und die Endoskopie (Probeexzision) ergänzen das Diagnostikprogramm.

OPERATION

Nephroureterektomie

Indikation: Nierenbecken- oder Harnleitertumor.
Positionierung: Flankenlage, Rückenlage.
Zugang: Lumbal, pararektal.

Operationsprinzip

Die operative Therapie des Nierenbeckentumors umfasst die Entfernung von Niere, Ureter (Nephroureterektomie) einschließlich des Ostiums unter Mitnahme einer Blasenmanschette. Zusätzlich müssen die perihilären und die paraaortalen Lymphknoten entfernt werden. Normalerweise reicht der lumbale, halbseitige Zugang. Für die Blasenmanschette kann eine Umpositionierung in Rückenlage notwendig werden. Eine alternative Methode für die Ureterektomie und Blasenmanschette ist das Harnleiterstripping. Hierbei erfolgt ein Teil der Operation endoskopisch-transurethral. In Einzelfällen ist eine organerhaltende Tumorresektion möglich.

Nierensteine

Heutzutage sind Schnittoperationen wegen Steinerkrankungen eine Rarität. Grund sind die erheblichen Fortschritte in der Endourologie (starre und flexible Ureterorenoskopie, perkutane Nephrolithołapaxie [PCNL], Mini-PCNL) in Kombination mit verschiedenen Verfahren der Steinzertrümmerung (laserinduziert, ultraschallinduziert, ballistisch) sowie der extrakorporalen Stoßwellenlithotripsie – ESWL.

Nierentrauma

Verletzungen der Nieren sind insgesamt relativ selten. Die häufigsten Verletzungen entstehen im Rahmen eines Polytraumas als stumpfe Gewalteinwirkung. Wird der obere Pol durch die elfte oder zwölfte Rippe abgeschert, spricht man von einer Schafottverletzung. Die Schiebeverletzung wird durch frakturierte Querfortsätze verursacht. Bei direkter Gewalteinwirkung kann der Stoß von dorsal, ventral oder lateral erfolgen. Möglich sind auch perforierende Verletzungen (Messerstich, Schussverletzung).

Als Einteilung der Verletzungswirkung hat sich folgendes Schema bewährt (➤ Abb. 24.5):

- **Grad 1:** Kontusion, Einblutungen in das Parenchym oder subkapsuläres Hämatom, keine Verletzung begrenzender Strukturen
- **Grad 2:** Parenchymeinrisse unter 1 cm Tiefe ohne Eröffnung des Hohlsystems
- **Grad 3:** Parenchymeinrisse über 1 cm Tiefe ohne Eröffnung des Hohlsystems
- **Grad 4:** Verletzung mit Eröffnung des Hohlsystems oder segmentale Nierengefäßverletzung
- **Grad 5:** Zerreißung und Zerberstung der Niere oder Nierengefäßverletzung mit komplettem Durchblutungsausfall der Niere bzw. Nierenstielabriss

Leitsymptom ist die Hämaturie. Als Diagnostik dienen bildgebende Verfahren wie Oberbauchsonografie, Kontrastmittel-CT oder ggf. Infusionsurogramm.

OP-Indikationen

Bei Nierenverletzungen Grad 1–3 ist selten eine operative Maßnahme erforderlich. Absolute Indikationen sind Verletzungen mit nicht beherrschbarem Schockzustand aufgrund lebensbedrohlicher Blutung wegen Nierenstielabriss oder Zertrümmerung der Niere (Grad 5).

OPERATION

Operation bei Verletzungen am oberen Harntrakt

Positionierung: Rückenlage überstreckt.
Zugang: Transperitoneal, Median- oder Oberbauchquerschnitt.

Operationsprinzip

- Nach Bauchraumeröffnung wird der Dünndarm aus dem Abdomen gehoben, das retroperitoneale Hä-

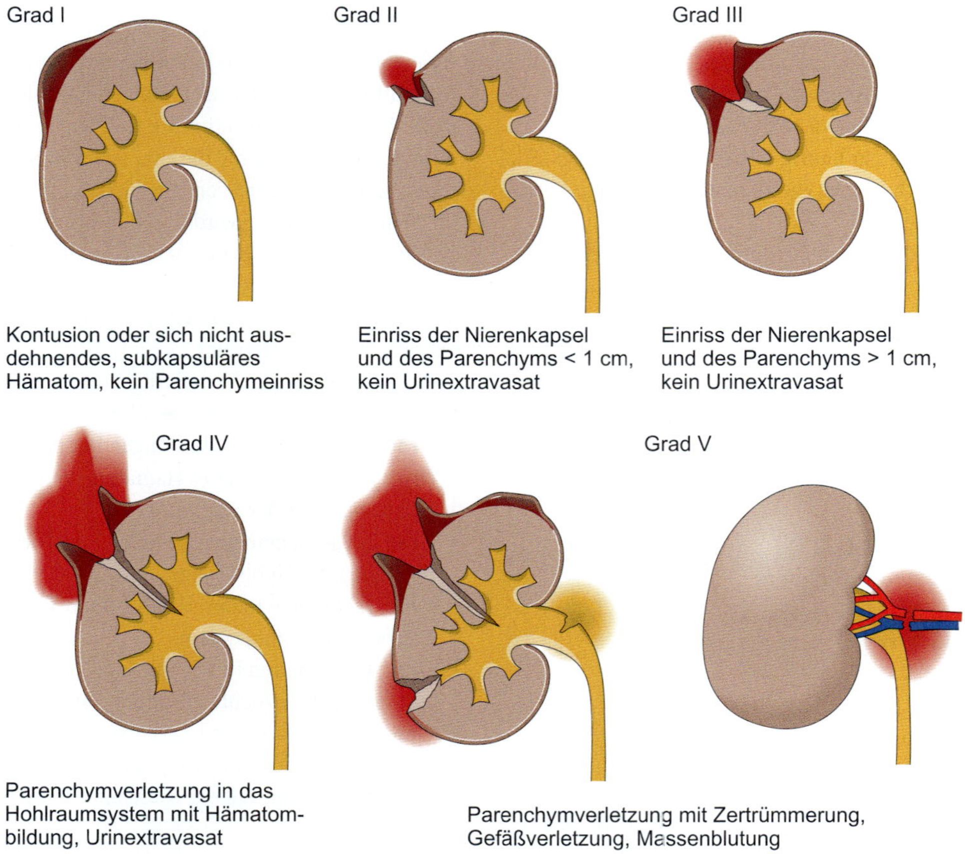

Abb. 24.5 Schweregrade der Nierenverletzungen [L190]

matom begutachtet und die Aorta aufgesucht. Leitstruktur ist die V. mesenterica inferior, von der aus das Retroperitoneum medial der Aorta eröffnet wird
- Nach Darstellung der die Aorta kreuzenden V. renalis sinistra werden die Nierengefäße angeschlungen
- Es folgt die Darstellung der traumatisierten Niere

Wiederherstellende Operationstechniken

Die transperitoneale Exposition mit Umschlingen der Nierengefäße erlaubt die frühzeitige Beherrschung eventueller stärkerer Blutungen und Maßnahmen der Organerhaltung (warme Ischämiezeit < 20 Min.).

- **Débridement:** Entfernen von avitalem Gewebe (30 % einer Einzelniere reichen oft zur Vermeidung einer Dialysepflichtigkeit!).
- **Blutstillung:** Umstechen von Gefäßen (resorbierbares Nahtmaterial 4-0); tiefgreifende Nähe vermeiden. Auflage von blutungsstillenden Materialien; Ummantelung mit einem Vicrylnetz, Laser- oder Argon-Plasmakoagulation.
- **Verschluss des Hohlsystems:** Fortlaufend, wasserdicht mit resorbierbarem Nahtmaterial 4-0/5-0.
- **Defektdeckung:** Hierzu eignen sich blutungsstillende Klebstoffe, die Nierenkapsel, ein Omentumlappen oder ein freies Peritonealtransplantat.
- **Partielle Nephrektomie:** Bei Schafottverletzungen oder bei Zerstörung von Polgewebe kann eine Nierenteilresektion notwendig sein.
- **Renorrhaphie:** Bei Verletzungen des Mittelgeschosses (z. B. Schussverletzung) muss avitales Gewebe entfernt und eröffnete Hohlräume verschlossen werden.
- **Drainage:** Für die Harnableitung hat sich die Einlage einer transrenalen Nierenfistel bewährt.

Es wird eine großzügige pararenale Drainage angelegt.

Operation bei Entzündungen

Abszesse der Nieren

Nierenabszesse sind meist kleine, multiple Herde im gesamten Nierenparenchym.

Ein **Nierenkarbunkel** ist ein aus mehreren Herden konfluierender Abszess. Er findet sich zumeist im oberen Pol der Niere. Ein **perirenaler (perinephritischer) Abszess** ist ein Abszess im Bereich der Nierenfettkapsel zwischen Niere und Gerota-Faszie. Schreitet ein solcher Abszess voran und durchbricht die Gerota-Faszie ins Retroperitoneum, spricht man von einem **pararenalen oder paranephritischen Abszess.** Er kann als Senkungsabszess entlang des M. psoas wandern oder sich nach außen zur Haut eröffnen.

Operationsindikation: In den meisten Fällen erfolgt die perkutane Drainage. Bei sehr ausgedehnten Befunden kann eine operative Eröffnung erforderlich sein. Bei destruierter bzw. funktionsloser Niere erfolgt die Nephrektomie (ggf. auch im Intervall nach primärer Drainage).

Pyonephrose

Eine Pyonephrose ist eine Eiteransammlung im Nierenbeckenkelchsystem. Ursache ist die Kombination von Obstruktion (z. B. Steinen) und Harnwegsinfektion. Meist sind abwehrgeschwächte Personen, z. B. mit Diabetes mellitus, betroffen.

Operationsindikationen: Hierbei stehen heute perkutane (Nephrostomie) oder innere Harnableitungen (Doppel-J-Katheter, Harnleiterschienung) im Vordergrund. In lebensbedrohlichen Situationen oder bei funktionsloser Niere kann auch die Nephrektomie erforderlich sein.

Urogenitaltuberkulose

Die Nierentuberkulose ist eine Komplikation der Lungentuberkulose. Über eine hämatogene Aussaat erfolgt die Infektion des Nierenparenchyms. Absteigende Infektionen betreffen Blase, Prostata und Nebenhoden. Die Tuberkulose ist eine Domäne der medikamentösen (antibiotischen) Therapie. Von chirurgischem Interesse sind die Spätformen der Erkrankung.

Operationsindikationen: Die Indikation für ein chirurgisches Vorgehen bei Urotuberkulose besteht meist nach Sanierung des Infektionsgeschehens, wenn durch Narbenbildung Harnabflussstörungen entstehen. Funktionslose Nieren (z. B. Kitt- oder Mörtelniere) bedürfen der Nephrektomie.

Laparoskopische Verfahren am oberen Harntrakt

Die meisten Nierenoperationen können heute auch in minimalinvasiver Technik durchgeführt werden. Hierbei ist sowohl der Zugang durch den Bauchraum (eigentliche Laparoskopie) als auch ohne Passage des Bauchraums mit direktem Eingang in den Retroperitonealraum (retroperitoneoskopischer Zugang) möglich. Vorteile gegenüber den offenen Verfahren sind die Bildvergrößerung, die Vermeidung großer Schnitte verbunden mit einer Verkürzung des Krankenhausaufenthalts, schnellerer Belastbarkeit und früher einsetzender Arbeitsfähigkeit. Robotisch unterstützte Verfahren gewinnen hierbei zunehmend an Bedeutung.

Operationsindikationen sind maligne und benigne Erkrankungen der Niere.

Positionierung: Die Patientin liegt in Seitenlage und kann etwas nach dorsal gekippt werden. Eine gute Fixierung der Patientin ist nötig, um deren Kippung in alle Richtungen zu ermöglichen.

Zugang: Es muss zwischen dem transperitonealen und dem retroperitoneoskopischen Zugang unterschieden werden. Während bei den **transperitonealen Techniken** ein Pneumoperitoneum angelegt wird, muss bei den **retroperitoneoskopischen Zugängen** das Gewebe zunächst mithilfe eines Distensionsballons auseinandergedrängt werden.

Operationsverfahren:

- **Nierenteilresektion:** Mit den erweiterten diagnostischen Möglichkeiten der Sonografie, aber auch der CT werden häufiger kleine Nierentumoren entdeckt, die auch endoskopisch reseziert werden können.
- **Nephrektomie:** Bei kleinen Tumoren oder benignen Erkrankungen (funktionslosen Nieren).

- **Nierenzystenresektionen:** Die Behandlung von Nierenzysten ist selten indiziert. Als weniger invasive Variante steht außerdem die Zystensklerosierung zur Verfügung.
- **Nierenbeckenplastik:** Die endoskopische Nierenbeckenplastik ist eine Standardtherapie zur Behandlung angeborener Engen des Übergangs zwischen Nierenbecken und Ureter (Ureterabgangsenge). Bei der Operationsmethode nach Anderson-Hynes wird der Harnleiter samt Engstelle vom Nierenbecken abgetrennt, die Engstelle reseziert. Nach Spatulierung des Harnleiters und Verkleinerung des Nierenbeckens werden Harnleiter und Nierenbecken wieder anastomosiert. Neben Wunddrainage und Dauerkatheter wird eine Harnleiterschiene eingelegt.
- **Nebennierenentfernung (Adrenalektomie):** Bis zu 6 cm große Nebennierentumoren können lumbal, laparoskopisch oder retroperitoneoskopisch entfernt werden.

24.2 Der untere Harntrakt

24.2.1 Anatomie

Harnblase

Die Harnblase *(Vesica urinaria)* liegt extraperitoneal. Blasendach und der obere Teil der Hinterwand sind mit Peritoneum überzogen (➤ Abb. 24.6 c). Von hier verläuft das Peritoneum nach dorsal in den Douglasschen Raum, den tiefsten Punkt des Bauchraums. Die Harnblase ist ein Hohlorgan. Die Blasenkapazität beträgt ca. 250–400 ml. Der Blasenmuskel *(Detrusor)* besteht aus glatten Muskelfasern, die netz- bis scherenförmig angeordnet sind. Sie gehen zum Blasenausgang (Blasenhals) in eine ringförmige Anordnung über und formieren hier den inneren Schließmuskel *(M. sphincter internus)*. Als Trigonum bezeichnet man ein dreieckiges Feld am Blasenboden. Es wird vom Blasenauslass, beiden Harnleitermündungen (➤ Abb. 24.6 a) und einer Schleimhautfalte zwischen den Harnleitermündungen (Interureterenleiste oder

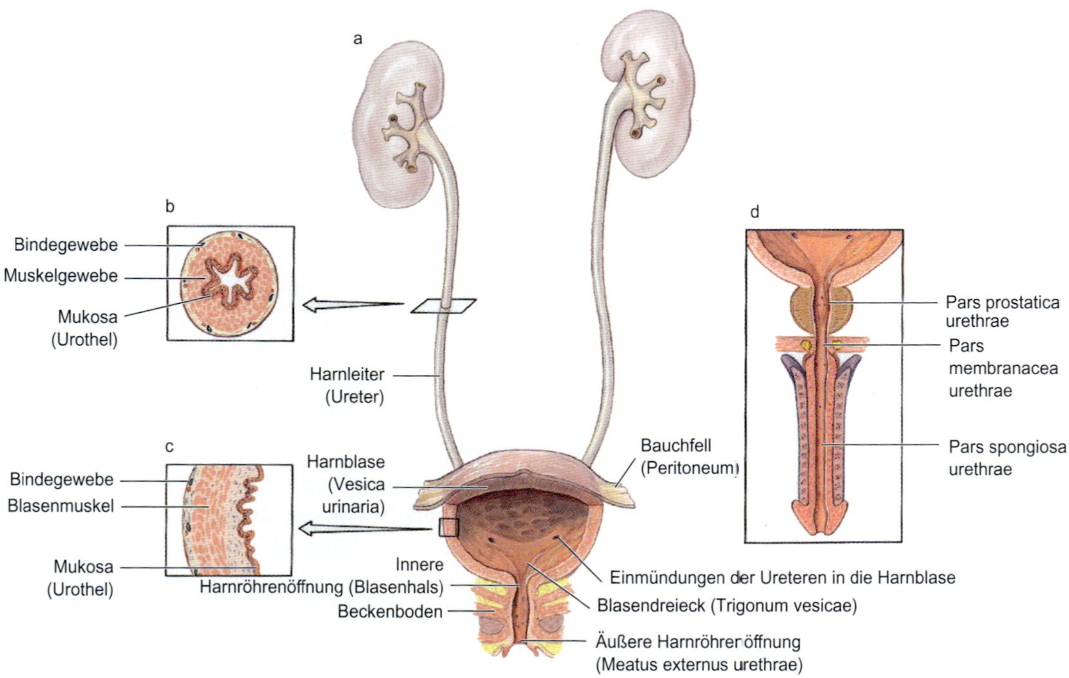

Abb. 24.6 Anatomie des Harntrakts: a Harntrakt (weibliche Harnröhre). b) Querschnitt des Harnleiters. c) Querschnitt der Harnblasenwand. d) Männliche Harnröhre mit Prostata [E1143-G]

Ureterleiste) begrenzt. Die Gefäßversorgung erfolgt durch die A. iliaca interna.

Harnröhre

Weibliche und männliche Harnröhre (Urethra) unterscheiden sich stark. Die **weibliche Harnröhre** ist 4–5 cm lang und mündet an der vorderen Kommissur zwischen dem Introitus der Vagina und der Klitoris (➤ Abb. 24.6 a). Die **männliche Harnröhre** hat dagegen eine Länge von 20–25 cm und gliedert sich in mehrere Teile (➤ Abb. 24.6 d). Der unbewegliche Teil enthält die prostatische Harnröhre und den Bereich, der den Beckenboden perforiert (membranöse Harnröhre). An der Basis der prostatischen Harnröhre befindet sich der Samenhügel. Er ist ein wichtiger Orientierungspunkt bei der transurethralen Resektion der Prostata (TUR-P). Hier münden die Ausführungsgänge beider Samenleiter. Beim Durchtritt durch den Beckenboden (Diaphragma urogenitale) ist die Harnröhre von quer gestreiften zirkulären Muskelfasern umgeben, die den äußeren Sphinkter bilden. Die Gefäßversorgung erfolgt durch die A. pudenda interna.

24.2.2 Zugänge zum unteren Harntrakt

Mediane Unterbauchlaparotomie

Der Mittellinienschnitt im Unterbauch hat den Vorteil, dass sowohl der Extraperitonealraum als auch der Intraperitonealraum erreichbar sind. Eine Verlängerung nach kranial ist bei Bedarf problemlos möglich. Zu durchtrennen sind Haut, Unterhautfett und Linea alba zwischen den beiden Mm. recti abdominis. Muss der Bauchraum nicht eröffnet werden, wird das Peritoneum nach kranial abgeschoben.

Indikationen: Zugang zur Harnblase und zum tiefen Harnleiter; Prostatektomie, Zystektomie.

Pfannenstielschnitt

Quere Inzision 2 Querfinger oberhalb der Symphyse. Die Rektusscheide wird dargestellt, eröffnet und abpräpariert. Nach Spaltung der Rektusmuskulatur erfolgt die Darstellung des paravesikalen Raums. Je nach geplanter Operation kann nun auch die Harnblase eröffnet werden.

Indikationen: Zugang zur Harnblase und zum tiefen Harnleiter; Prostataadenomektomie, Harnleiterneuimplantation, Blasensteinoperationen.

Pararektalschnitt

In überstreckter Rückenlage erfolgt die Inzision 2 Querfinger lateral der Mittelinie, meist vom Nabel bis zur Symphyse. Nach Darstellung von Rektusscheide und M. rectus wird das hintere Blatt der Rektusscheide durchtrennt. Nun folgt das Eingehen über das Peritoneum in den Bauchraum oder nach stumpfem Abschieben des Peritoneums in den Retroperitonealraum.

Indikationen: Zugang zur Harnblase und zum tiefen Harnleiter; Transplantationschirurgie der Niere.

24.2.3 Operationen am unteren Harntrakt

Sectio alta

Indikation: Blasenstein, Fremdkörper, Zystostomie.
Positionierung: Rückenlage, mittig leicht überstreckt.
Zugang: Eröffnung der Blase über kurzstreckigen Median- oder Pfannenstielschnitt ohne prä- oder paravesikale Präparation.

(Blasen-)Divertikulektomie

Blasendivertikel sind Ausstülpungen der Harnblasenwand. Echte Divertikel sind meist angeboren, doch meist handelt es sich um Pseudodivertikel. Dabei stülpt sich die Blasenschleimhaut zwischen den Muskelfaserzügen nach außen. Die Folgen sind unvollständige Blasenentleerung (Restharn), rezidivierende Infektionen oder Steinbildung. Bei der transvesikalen Divertikulektomie wird das Divertikel – im Gegensatz zur extravesikalen Divertikulektomie – nach Eröffnung der Harnblase abgetragen.

OPERATION

Divertikulektomie

Positionierung: Rückenlage, mittig leicht überstreckt.
Zugang: Medianer Zugang, Pfannenstielschnitt.

Operationsprinzip

- Bei transvesikalen Divertikulektomie wird nach Eröffnung der Blase das Divertikel markiert (Einlage eines Dauerkatheters) und folgend der Divertikelhals umschnitten
- Es folgt die Präparation und Entfernung des Divertikelsacks
- Bei ostiumnaher Präparation ist die Markierung des Ostiums bzw. Harnleiters durch Einlage eines Ureterenkatheters vorteilhaft
- Die extravesikale Divertikulektomie erfordert eine exakte blasennahe Präparation

Zystektomie

Partielle Zystektomie

Die partielle Zystektomie ist eine Teilentfernung der Harnblase.

Indikation: Seltener, solitärer invasiver Tumor, der transurethral nicht resezierbar ist (wenn eine Zystektomie aufgrund von Begleiterkrankungen nicht zumutbar ist oder der Blasenerhalt ausdrücklich gewünscht wird), Ulkus der Blasenschleimhaut.

OPERATION

Partielle Zystektomie

Positionierung: Rückenlage mit überstrecktem Oberkörper, Blase gefüllt über Dauerkatheter.
Zugang: Darstellung der Blase mit einem medianen Längsschnitt oder einem Pfannenstielschnitt.

Operationsprinzip

- Je nach Lokalisation und Umfang der zu resezierenden Region wird die Blase mobilisiert; das perivesikale Fett sollte erhalten bleiben
- Elevation (Allis-Klemmen) des zu resezierenden Bezirks und scharfe Exzision mit entsprechendem Sicherheitsabstand
- Bei einem solitär invasiven Tumor werden ggf. Biopsien aus der übrigen Blasenschleimhaut entnommen (Schnellschnitt)
- Verschluss der Blase ein- oder zweischichtig mit fortlaufender invertierender resorbierbarer Naht

Einfache Zystektomie

Indikationen: Schrumpfblase bei entzündlichen Erkrankungen oder nach Radiatio.

Einfache Entfernung der Harnblase ohne Entfernung der pelvinen Lymphknoten. Beim Mann kann die Prostata belassen werden, bei der Frau können die inneren Geschlechtsorgane geschont werden.

Radikale Zystektomie

Indikation: Invasives Blasenkarzinom.

Das **Harnblasenkarzinom** ist der zweithäufigste Tumor im Fachgebiet. Leitsymptom der Erkrankung ist die Mikro- bzw. Makrohämaturie. 94 % der Karzinome sind Urothelkarzinome (Kraywinkel et al. 2018). Die Tumoren können solitär oder multipel auftreten. Man unterscheidet oberflächlich wachsende Karzinome von solchen, die die Blasenwand infiltrieren. Je nach Infiltrationstiefe und Malignitätsgrad werden verschiedene Stadien unterschieden. Die T-Stadien (Ta, Tis, T1-T4) geben die Infiltrationstiefe des Tumors an. Ta, Tis (carcinoma in situ) sowie T1 sind die oberflächlichen (nicht muskelinvasiven) Blasentumoren. Beim Malignitätsgrad werden bei diesen Low-Grade- von High-Grade-Tumoren unterschieden. Bei anderen Entitäten unterscheidet man gute, mäßige, schlechte und entdifferenzierte Tumoren. Die Metastasierung verläuft über das Lymph- oder Gefäßsystem in Lymphknoten, Leber, Lunge und Skelett.

Die Therapie von **nicht muskelinvasiven Tumoren** besteht in der transurethralen Resektion bzw. Laserkoagulation in Kombination mit lokaler Chemo- (Mitomycin) oder Immuntherapie (BCG-Instillation). Ein vorheriges Anfärben der Tumoren mit einem Fluoreszenzfarbstoff (photodynamische Diagnostik, PDD) ist oft sinnvoll. **Muskelinvasive Blasentumoren** (10–15 %; interpoliert nach Deutsche Krebsgesellschaft et al. 2025b) ohne Fernmetastasen erfordern die radikale Zystektomie. Die palliative Zystektomie findet bei fortgeschrittenem und/oder metastasierendem Tumor Anwendung, wenn anderweitig nicht beherrschbare Komplikationen auftreten wie z. B. Blutungen, Schmerzen oder Fistelbildungen.

Die **Diagnostik** beinhaltet die Urinuntersuchung (Sediment, Zytologie, urinbasierte Tumormarker), Sonografie, CT mit urografischer Phase und die

Urethrozystoskopie. Für die Metastasendiagnostik und die Infiltrationstiefe sind CT oder MRT hilfreich. Zunächst erfolgt zur histologischen Sicherung und zum Staging die transurethrale Blasentumorresektion (TUR-B). Bei oberflächlichen Tumoren stellt diese gleichzeitig die Therapie dar (siehe oben).

Vorgehen: Die **totale Zystektomie** beinhaltet die Entfernung der pelvinen Lymphknoten (Lymphknotenstaging), des Urachus und der Harnblase. Beim Mann werden zusätzlich Samenbläschen und Prostata entfernt. Ist die prostatische Harnröhre durch den Tumor infiltriert, sollte die Urethra mit entfernt werden *(Urethrektomie)*. Bei der totalen Zystektomie der Frau werden in der Regel zusätzlich der Uterus, ggf. die Adnexen sowie das oberen Scheidengewölbe und Teile der Scheidenvorderwand und bei Tumorinfiltration am Blasenauslass die Harnröhre entfernt.

OPERATION

Totale Zystektomie beim Mann

Positionierung: Modifizierte Steinschnittposition mit überstreckter Rückenlage, unmittelbar präoperativ Einlage eines Dauerkatheters.
Zugang: Eröffnung des Unterbauchs durch einen medianen Längsschnitt.

Operationsprinzip

- Pelvine Lymphadenektomie: Dissektion von Lymph- und Fettgewebe der Iliakalgefäße und der Fossa obturatoria, ggf. erweitere Lymphadenektomie entlang der großen Gefäße
- Mobilisation der Blase: Durchtrennung des Urachus am Nabel und von hier beidseitige Inzision des Peritoneums bis jeweils zum Inguinalring
- Blasennahe Durchtrennung der Harnleiter sowie seitliche Mobilisation der Blase
- Durchtrennung der lateralen Blasenpfeiler. Es folgt die quere Inzision des Peritoneums im Douglas-Raum und die digitale Dissektion des Raums zwischen Rektum, Samenbläschen und Prostata
- Mobilisation der Prostata: Die Mobilisation entspricht dem Vorgehen, wie es bei der radikalen Prostatektomie (➤ 24.3.2) beschrieben wird. Entfernung des OP-Präparats aus dem kleinen Becken
- Falls erforderlich Urethrektomie: Positionswechsel und Darstellung der Perinealregion (hohe Steinschnittlage). Über einen perinealen Längsschnitt wird die spongiöse Harnröhre mobilisiert. Distale Durchtrennung in Höhe der Corona glandis. Nach proximal wird sie bis zum Harnröhrenstumpf allseitig mobilisiert

OPERATION

Operation: Totale Zystektomie bei der Frau

Positionierung: Rückenlage überstreckt mit modifizierter Steinschnittlage.
Zugang: Mediane Unterbauchlaparotomie.

Operationsprinzip

- Nach großzügiger Desinfektion Einlage eines Stieltupfers in die Vagina und Einlage eines Dauerkatheters
- Nach pelviner regionaler Lymphadenektomie Mobilisation der Blase: Durchtrennung des Urachus am Nabel und von hier beidseitige Inzision des Peritoneums bis jeweils zum Inguinalring
- Für die Hysterektomie und ggf. Adnektomie müssen das Lig. teres uteri, die Lig. ovarii propria und das Lig. infundibulopelvicum durchtrennt werden. Uterusnah werden die Gefäße der Gebärmutter versorgt. Hierzu Anheben des Uterus mit einer Fasszange
- Quere Durchtrennung des Peritoneums im Douglas-Raum in Höhe des hinteren Scheidengewölbes
- Quere Eröffnung der Scheide. Hilfreich ist hierbei die Elevation durch den vaginalen Stieltupfer. Nach Anheben des Blasen-Uterus-Präparats wird die Scheide beidseits in Richtung Introitus längs inzidiert, sodass die Scheidenvorderwand am Präparat verbleibt
- Harnröhrennahe Eröffnung der endopelvischen Faszie und Darstellung sowie Mobilisation der Harnröhre. Nach vaginaler Einstellung können jetzt Harnröhre und Introitus umschnitten und das Operationspräparat aus der Wundhöhle entfernt werden
- Ist ein orthotoper Blasenersatz (Neoblase) geplant, wird die Blase unter Schonung der Nervenversorgung und Erhalt der Harnröhre entfernt. Hierbei werden die Haltestrukturen, die Gefäßversorgung der Harnröhre sowie die Bandstrukturen zur endopelvinen Faszie erhalten. Die Vagina wird, wenn notwendig, in Höhe des Blasenauslasses eröffnet, sodass zumindest das distal verbleibende Endstück des Vaginalrohrs erhalten bleibt

Laparoskopische Zystektomie und Harnableitung

Goldstandard bei der Behandlung muskelinvasiver Blasentumoren ist die Entfernung des Organs über einen Längsschnitt im Unter- und Mittelbauch. Dieser Eingriff wird sowohl beim Mann als auch bei Frauen in zunehmendem Maße minimalinvasiv durchgeführt, wobei die laparoskopische radikale Zystektomie aufgrund ihrer Komplexität sehr hohe Ansprüche an das Operationsteam stellt. Das am häufigsten verwendete laparoskopische Verfahren ist die Entfernung der vom

Tumor befallenen Harnblase und anschließend die extrakorporale Bildung der Harnableitung (Ersatzblase, Nabelpouch, Ileumconduit) über einen kleinen, ca. 5 cm langen Bergeschnitt, über den das in einen Beutel verbrachte Organ aus dem Bauchraum entfernt wurde. Die Erfahrungen an laparoskopisch führenden Kompetenzzentren zeigen, dass der Eingriff in einer akzeptablen Zeit durchführbar ist, ohne onkologische oder rekonstruktive Prinzipien zu verletzen, und die laparoskopische Zystektomie mit kontinenter Harnableitung das Potenzial hat, bei streng selektierten Patientinnen die Operationsmethode der Wahl zu werden.

Blasenersatz

Indikation: Nach Harnblasenentfernung, vor allem bei invasivem malignem Blasentumor.

Beim Blasenersatz (Neoblase) wird aus Darmsegmenten ein Niederdruckreservoir gebildet. Je nach Operationsschule werden Ileum, Zökum, Sigma oder gemischte Anteile verwendet. Am häufigsten findet das terminale Ileum Verwendung. Das Reservoir wird an den Harnröhrenstumpf angeschlossen. Zum Erhalt der Kontinenz ist es wichtig, dass der Schließmuskel intakt bleibt. Für die Gewährleistung der erektilen Funktion (Potenz) und einer guten Kontinenz ist die Schonung der seitlich der Prostata (bzw. der Scheide) verlaufenden Gefäßnervenbündel notwendig (siehe radikale Prostatektomie, ➤ 24.3.2). Die Harnleiter werden nach verschiedenen Methoden in die Ersatzblase implantiert.

OPERATION

Ileumneoblase

Positionierung: Überstreckte Rückenlage.
Zugang: Mediane Unterbauchlaparotomie mit Umschneidung des Nabels.

Operationsprinzip
- Für den orthotopen Blasenersatz verwendet man 40–60 cm des terminalen Ileums, das segmentiert und M-, U- oder W-förmig aneinandergelegt wird. Das Segment wird antimesenterial eröffnet (Detubularisierung)
- Für die Harnleiterimplantation werden kranial ein oder zwei Ileumstücke rohrförmig belassen (Harnleiterimplantation, s. unten)
- Eine Darmschleimhautplatte entsteht durch fortlaufende Naht der sich berührenden Dünndarmränder. Letztlich wird durch Umklappung und fortlaufende Längsnaht eine kugelförmige Gestaltung erreicht
- Die Anastomose mit dem Harnröhrenstumpf wird mit der tiefstgelegenen Stelle der Neoblase nach Perforation in unterschiedlicher Technik durchgeführt

Neoblase nach Hautmann

An der Darmschleimhautplatte (W-förmig) verbleibt das orale und aborale Ende über eine Strecke von 4–6 cm rohrförmig (tubularisiert). In diese werden jeweils die Harnleiter implantiert.

Neoblase nach Studer

Etwa zwei Drittel des Ileumsegments werden u-förmig aneinandergelegt. Aus den sich berührenden Darmschenkeln wird eine Darmschleimhautplatte gebildet. Diese wird quer gefaltet, und die Wundränder werden zu einem Reservoir vernäht. Es verbleibt ein ca. 15–20 cm langes Ileumrohr am oralen Ende (Studerrohr), in das beide Harnleiter eingenäht werden. Die Peristaltik des Ileumrohrs verhindert einen Reflux in die oberen Harnwege. Am tiefsten Punkt der Neoblase erfolgt nach Perforation die Anastomose mit der Harnröhre.

Harnleiterimplantationen

Durch die Bildung eines Niederdruckreservoirs ist für die Harnleiterimplantation ein antirefluxives Verfahren nicht notwendig. Folgende einfache Techniken haben sich bewährt (➤ Abb. 24.7):
- **Implantation nach Nesbit:** Eröffnung des Ileumrohrs durch eine schlitzförmige Längsinzision. Auf dieses wird das längs spatulierte Harnleiterende genäht.
- **Implantation nach Wallace:**
  - **Wallace I:** Das Ende des Ileumrohrs wird durch Aufnaht eines längs spatulierten Harnleiterendes verschlossen.
  - **Wallace II:** Beide Harnleiterenden werden längs spatuliert und als Platte vernäht. Mit dieser wird das Ileumrohr durch Aufnaht verschlossen.

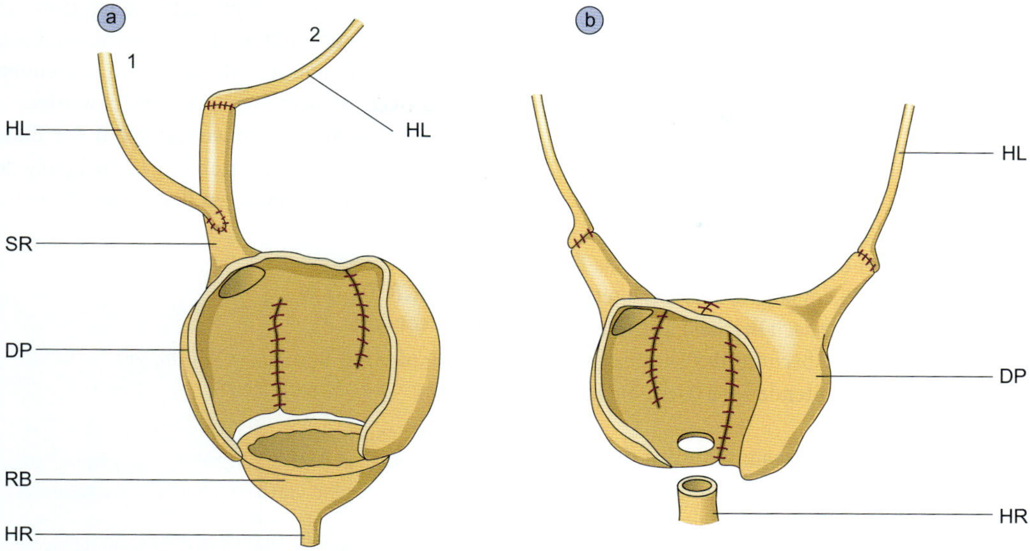

Abb. 24.7 a) Prinzip der Blasenaugmentation. Die Implantation der Harnleiter (HL) erfolgt über ein Studerrohr (SR). Der rechte Harnleiter ist nach der Nesbit-Methode (1), der linke Harnleiter nach Wallace (2) implantiert (DP = Dünndarmplatte, RB = Restblase, HR = Harnröhre). b) Prinzip des Blasenersatzes. Nach Hautmann werden die Harnleiter in zwei endständige Ileumrohre implantiert (Wallace) [L190, L157]

Komplikationen

Reflux von Urin in den oberen Harntrakt, metabolische Azidosen, Harnwegsinfekte, Harnstauung durch Implantationsengen, Stein- und Schleimbildung.

Supravesikale Harnableitung

Ist die Bildung einer Ersatzblase nicht möglich oder sinnvoll (anatomische Gründe, Begleiterkrankungen, Compliance, Alter), erfolgt eine supravesikale Harnableitung.

Nephrostomie

Die einfachste Form der Harnableitung ist die Nephrostomie. Der Urin wird über einen in das Nierenbecken eingelegten Schlauch nach außen abgeleitet.

Ureterokutaneostomie

Ein weiteres einfaches Verfahren ist die Ureterokutaneostomie oder Harnleiterhautfistel. Der Urin wird über ein Stoma abgeleitet.

Indikationen: Fortgeschrittene weibliche Genitaltumoren, fortgeschrittene Blasentumoren, nach Zystektomie bei multimorbiden Patientinnen.

OPERATION

Ureterokutaneostomie

Positionierung: Rückenlage; wenn einseitig und ohne simultane Zystektomie Flankenlage oder Rückenlage seitlich angehoben.
Zugang: Bei alleiniger (einseitiger) Ureterokutaneostomie lumbaler Zugang. Bei Verwendung beider Harnleiter oder simultaner Zystektomie Rückenlage.

Operationsprinzip
- Der Harnleiter wird aufgesucht, mobilisiert und distal durchtrennt
- Er wird durch eine seitliche Bauchdeckenperforation geführt
- Für die Implantation hat sich die Methode nach **Rodek** bewährt. Der längs inzidierte Harnleiter wird mit einem dreiecksförmigen Hautlappen anastomosiert
- Verbindet man das spatulierte Ende beider Harnleiter und führt man die gemeinsame Endung durch die Bauchdeckenperforation, so spricht man von einer Ureterokutaneostomie nach **Spence**

Komplikationen

Mögliche Komplikation ist eine Stenose im Durchtrittsbereich der Bauchwand (Transitstrecke), weshalb häufig dauerhaft eine Harnleiterschiene eingelegt werden muss.

Ileumconduit

Um die narbige Stenose zu vermeiden, wird als Transitstrecke ein etwa 15 cm langes, ausgeschaltetes Ileumsegment verwendet (nach **Bricker**). Die Harnleiter werden in den oralen Abschnitt des Darmsegments implantiert. Das Conduitende wird durch die Bauchdecke ausgeleitet.

Indikationen: Funktionsunfähigkeit der Blase, fortgeschrittene weibliche Genitaltumoren oder fortgeschrittene Blasentumoren, Harnableitung nach Zystektomie (wenn eine Neoblase nicht infrage kommt oder nicht gewünscht wird).

OPERATION

Ileumconduit

Positionierung: Rückenlage überstreckt.
Zugang: Mediane Unterbauchlaparotomie.

Operationsprinzip
- Ein 12–15 cm langes terminales Ileumstück wird segmentiert
- Der Darm wird End-zu-End wiedervereinigt (Enteroanastomose)
- Am Fußpunkt werden beide Harnleiter mit der Darmwand als Schleimhautplatte gemeinsam oder getrennt anastomosiert (s. oben, Harnleiterimplantationen bei der Neoblase). Der Darm wird durch die perforierte Unterbauchdecke gezogen, und stomaförmig unter Bildung einer kleinen Wulst eingenäht

Komplikationen

Harnwegsinfekte, Elongation oder Abknickungen des Conduits, Harnstauung durch Implantationsengen und Stomastenosen, parastomale Hernien.

Kolonconduit (Colon descendens, Colon transversum oder Sigma)

Statt des Ileums wird ein Dickdarminterponat verwendet. Ein Vorteil ist, dass durch das größere Lumen des Dickdarms weniger Stomastenosen entstehen. In den Dickdarm lassen sich zudem die Harnleiter antirefluxiv implantieren (Implantation nach Goodwin und Hohenfellner durch Bildung eines submukösen Tunnels). Es können Anteile des Colon descendens bzw. transversum oder Sigma verwendet werden.

Indikationen: Funktionsunfähigkeit der Blase, Z. n. Zystektomie, Z. n. Bestrahlung (Schädigung des Dünndarms), Erkrankungen des Ileums (Morbus Crohn).

OPERATION

Kolonconduit

Positionierung: Rückenlage überstreckt.
Zugang: Mediane Laparotomie.

Operationsprinzip
- Segmentierung eines Kolonanteils, das entsprechend dem Ileumconduit durch die Bauchwand ausgeleitet wird
- Die Implantation der Harnleiter erfolgt antirefluxiv über einen Schleimhauttunnel (s. unten, Ureteroneozystostomie)

Komplikationen

Strikturen der Ureter-Darmanastomose, Harnstau, Harnwegsinfektionen, Steinbildung, Stomastenose, parastomale Hernie.

Ureterosigmoidostomie

Diese Methode ist die älteste Form der kontinenten Harnableitung. Um ein Stoma zu vermeiden, wurde von **Coffey** (1911) eine Methode der Urineinleitung in das Sigma kreiert. Beide Harnleiter wurden in die Hinterwand des Sigmas antirefluxiv implantiert. Damit entstand durch Nutzung des Analsphinkters eine kontinente Harnableitung. Der Vorteil liegt im fehlenden Stoma. Die Nachteile sind die Gefahr von aufsteigenden Infektionen, eine unsichere Kontinenz (präoperative Prüfung des Analsphinkters unumgänglich), Durchfälle und die Gefahr der Entstehung von Adenokarzinomen. Im Enddarm werden Urinbestandteile über die Darmschleimhaut rückresorbiert und können so Stoffwechselstörungen verursachen (metabolische Azidose). Außerdem ist der obere Harntrakt endourologisch nicht mehr erreichbar. Aus diesen Gründen hat diese Form der Harnableitung ihre Bedeutung nahezu gänzlich verloren.

Indikationen: Funktionsunfähigkeit der Blase, Z. n. Zystektomie. Voraussetzungen sind eine sichere

Analsphinkterkontinenz und regelrechte Verhältnisse im Dickdarmbereich sowie eine regelrechte Funktion der Nieren.

Komplikationen

Aufsteigende Infekte, Inkontinenz, Stoffwechselstörungen durch Rückresorption, Harnstauungsnieren, Entstehung von Zweitkarzinomen.

Kontinente kutane Harnableitung (Pouch)

Für die kontinente Harnableitung (kein nasses Stoma) beschrieb **Kock** 1972 erstmals eine Form der trockenen kutanen Harnableitung. Refluxschutz und Verschlussmechanismus wurden durch invaginierte Darmanteile (Nippelbildung) sichergestellt. Als Niederdrucksystem wurde eine Dünndarmblase verwendet, die jedoch nicht an die Harnröhre angeschlossen, sondern mit einem katheterisierbaren Stoma versehen wurde. In Folge kam es zur Entwicklung verschiedener Techniken. Heute werden neben Anteilen von Dünndarm und Dickdarm auch gemischte Darmanteile (Mainz-Pouch) verwendet. Die Harnleiter werden durch unterschiedliche Techniken (s. unten) in das Speicherorgan implantiert. Ausgeleitet wird über die Bauchdecke oder über den Nabel unter Zwischenschaltung eines Verschlussmechanismus (Kontinenz). Bewährt haben sich die Verwendung eines getaperten submukös getunnelten Ileums oder eines getunnelten Appendix.

Indikationen: Als Alternative zum orthotopen Blasenersatz, bei Unmöglichkeit einer Rekonstruktion des unteren Harntrakts, z. B. nach Urethrektomie.

OPERATION

Ileozökalpouch (Mainz-Pouch)

Positionierung: Überstreckte Rückenlage.
Zugang: Medianlaparotomie

Operationsprinzip

- Für die Konstruktion des Reservoirs werden terminales Ileum, Zökum und Appendix verwendet und entsprechend segmentiert
- Nach dem Prinzip des Blasenersatzes wird eine Neoblase geschaffen. Im Unterschied zum Blasenersatz wird diese an die Bauchdecke geführt und später verankert. Die Harnleiter können nach dem Prinzip von Goodwin (Verwendung eines submukösen Tunnels) refluxsicher in den Dickdarmanteil implantiert werden
- Als Verschlussmechanismus zum Erhalt der Kontinenz wird die Appendix vermiformis aufgeweitet und ein Anteil submukös in die Zökumwand verlagert. Hierzu wird die Taenia libera am Zökum inzidiert und ein weites Bett für die Aufnahme der Appendix präpariert. Die Appendix wird unter Schonung der Gefäßversorgung (Fensterung des Mesenteriolums) eingenäht. Der restliche Anteil dient der Implantation für das trockene Stoma. Das katheterisierbare Stoma wird durch die Bauchwand bzw. den Nabel geführt, was zu günstigen kosmetischen Verhältnissen führt (➤ Abb. 24.8 f). Steht keine Appendix mehr zur Verfügung, kann ein Ileumsegment Verwendung finden

Komplikationen

Mögliche Folgen sind narbige Stenosen implantierter Anteile, Harnwegsinfektion, metabolische Entgleisungen (Azidose), Schleimproduktion, Stomainsuffizienz (Undichtigkeit), Stomastenose, Pouchüberdehnung und Perforation.

Blasenaugmentation

Augmentationszystoplastiken (Harnblasenerweiterung) sind Operationsmethoden, bei denen mithilfe von Darmsegmenten verlorenes oder defektes Blasengewebe substituiert wird, um wieder eine physiologische Blasenkapazität zu erreichen. Dies kann unter Verwendung von Darmsegmenten aus Ileum, Zökum oder Sigma erreicht werden. Vor der Augmentation wird die Blase subtotal entfernt, d. h., der trigonale Blasenanteil wird belassen.

Indikationen: Bei Verlust der Speicherkapazität der Harnblase, bei Schrumpfblase (nach Tuberkulose, Operation, Schistosomiasis [Bilharziose], Blaseninstillationen mit Mitomycin oder BCG, Radiatio) oder bei neurogener Schädigung der Blase.

OPERATION

Blasenaugmentation (Blasenerweiterung)

Positionierung: Überstreckte Rückenlage.
Zugang: Mediane Unterbauchlaparotomie.

Operationsprinzip

- Ein aus dem Darmverband ausgeschaltetes Darmsegment wird antimesenterial eröffnet (detubularisiert) und zu einer Darmplatte geformt. Je nach Verwendung der Darmanteile spricht man von **Ileozysto-**

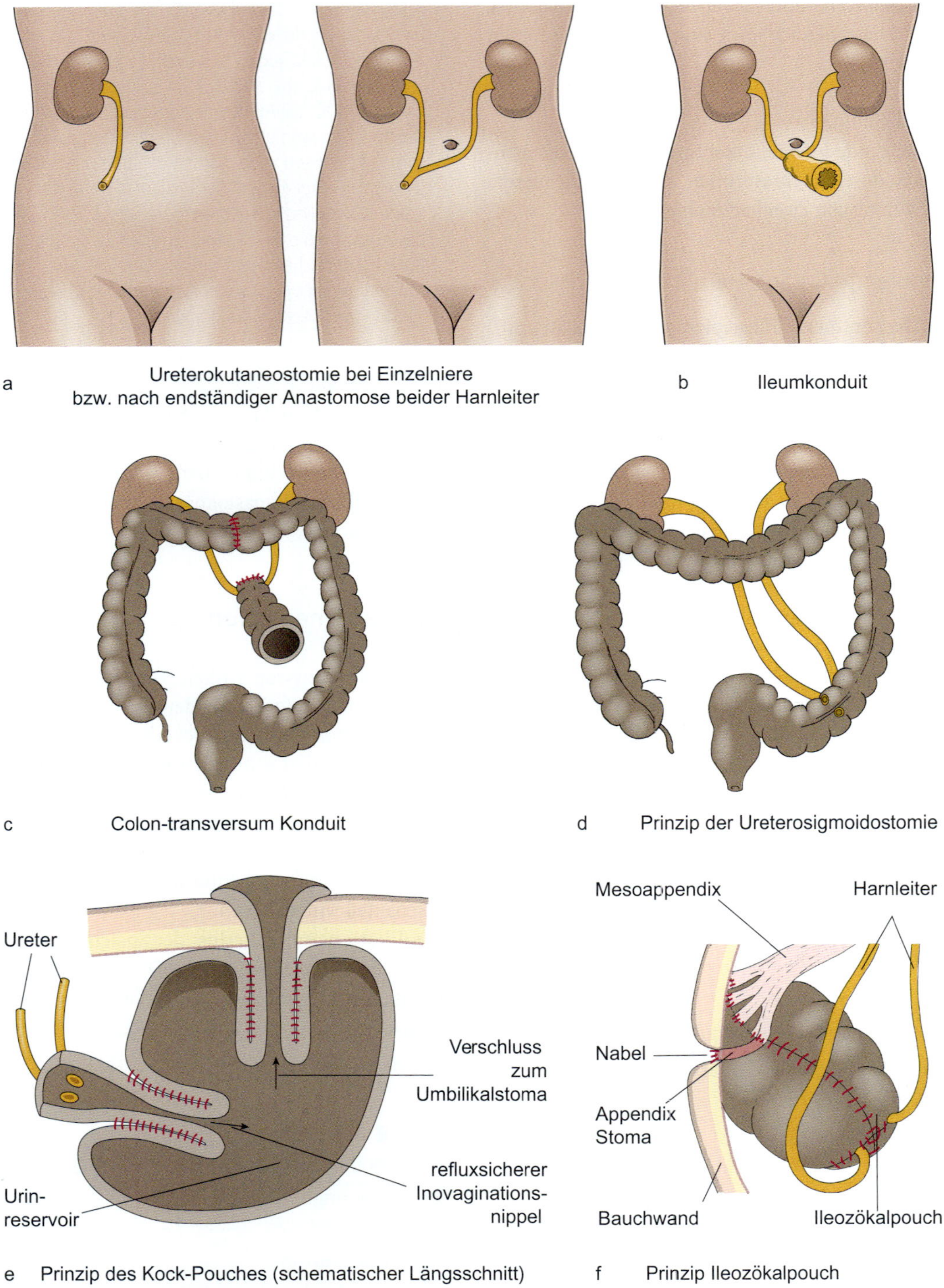

Abb. 24.8 Methoden der supravesikalen Harnableitung [L190, L157]

plastik (terminales Ileum), **Ileozökozystoplastik** (Ileum und Zökum) oder **Sigmazystoplastik** (Sigma) (➤ Abb. 24.7)
- Die Platte wird domförmig an den Blasenrest gelegt und mit diesem verbunden. Dadurch entsteht ein Niederdruckreservoir mit großer Kapazität
- Wurden auch die Harnleiterostien mit entfernt, müssen diese in die augmentierte Blase neu implantiert werden. Die Miktion erfolgt nun passiv unter Verwendung der Bauchpresse

Komplikationen

Die Produktion von Schleim (Darmschleimhaut) kann zu einer Schleimverstopfung führen. Da der Harndrang häufig nicht mehr wahrgenommen wird, kann es zu einer Überfüllung der Blase kommen. Bildung von Restharn (unvollständige Entleerung), Infektionen, Steinbildung.

Ureteroneozystoneostomie

Antirefluxplastiken bei vesikorenalem/ureteralem Reflux

Beim vesikorenalen Reflux wird aufgrund eines nicht funktionierenden Ventilmechanismus zwischen Harnleiter und Blase Urin in die oberen Harnwege gepresst. Dies kann zur Entstehung einer rezidivierenden oder chronischen Pyelonephritis führen, die eine Schädigung der Nierenfunktion verursacht. Der Reflux in die oberen Harnwege kann primär (Fehlbildungen) oder sekundär (subvesikale Obstruktionen, funktionelle Störungen der Blasenentleerung, chronische Entzündungen sowie vorangegangene Operationen) sein. Besondere Bedeutung haben die (dann meist primären) Refluxerkrankungen in der Kinderurologie. Bei den primären Formen erfolgt zunächst ein konservativer Therapieversuch. In vielen Fällen kommt es zur spontanen Ausheilung. Bei den sekundären Formen gilt es zunächst, die Ursache des Refluxes zu beheben.

Indikation: Massiver vesikoureteraler Reflux, erfolglose konservative Therapie mit weiterhin auftretenden Pyelonephritiden.

Operationsprinzip

Für die Antirefluxplastik stehen viele verschiedene Möglichkeiten zur Verfügung. Man unterscheidet **intravesikale, extravesikale** und **kombinierte Operationsverfahren.** Das Prinzip aller Refluxplastiken ist es, den für den Refluxschutz wichtigen intramuralen Anteil des Harnleiters zu verlängern. Dies soll den passiven Verschluss bei zunehmender Füllung der Harnblase ermöglichen.

OPERATION

Harnleiterplastik nach Politano-Leadbetter

Indikation: Gestaltung eines Harnleiters mit normalem Kaliber.
Positionierung: Überstreckte Rückenlage mit lumbal angehobener Seite (Unterlegen eines gerollten Tuchs).
Zugang: Pararektalschnitt, Pfannenstielschnitt.

Operationsprinzip
- Die Operation nach Politano-Leadbetter erfordert beim Erwachsenen die Kombination eines intra- und eines extravesikalen Zugangs
- Nach Eröffnung der Blase wird die Blasenwand ca. 3 cm oberhalb des Ostiums perforiert und der blasennah durchtrennte Harnleiter in die Blase gezogen
- Zum ehemaligen Ostium wird ein Schleimhauttunnel präpariert, durch den der Harnleiter submukös verlagert wird
- Es folgen die Einnaht des Neoostiums und der Verschluss der oberen Schleimhautperforation (➤ Abb. 24.9 a)

OPERATION

Harnleiterplastik nach Glenn-Anderson bzw. Cohen

Positionierung: Überstreckte Rückenlage mit lumbal angehobener Seite.
Zugang: Pararektalschnitt, Pfannenstielschnitt.

Operationsprinzip
- Die rein intravesikale Operation eignet sich bei lateral verlagertem Harnleiterostium
- Wie bei der Politano-Leadbetter-Operation wird der Harnleiter disseziert und submukös in Richtung Blasenhals verlagert

Die Operation nach Cohen (➤ Abb. 24.9 b) wird in ähnlicher Weise durchgeführt, jedoch wird der Harnleiter auf der Gegenseite implantiert.

OPERATION

Harnleiterplastik nach Lich-Grégoire

Positionierung: Überstreckte Rückenlage mit lumbal angehobener Seite.
Zugang: Pararektalschnitt, Pfannenstielschnitt.

Operationsprinzip

- Die Refluxplastik nach Lich-Grégoire ist eine rein extraperitoneale Methode
- Die Blasenmuskulatur wird im Bereich des intramuralen Ureterabschnitts bis auf die Schleimhaut gespalten
- In diese Muskellücke wird der Harnleiter eingelegt, dann die Muskulatur über diesem verschlossen (➤ Abb. 24.9 c)

Harnleiterneuimplantation aus anderen Gründen

Die folgenden Operationen erfolgen nach Defekten bzw. Verlust des distalen Harnleiters (z. B. Harnleiterdurchtrennung im Rahmen anderer Operationen, distale Harnleiterengen, Tumoren im distalen Harnleiter). Die Art der verwendeten Technik richtet sich nach der zu überbrückenden Strecke. Entscheidend ist die Schaffung einer spannungsfreien Anastomose.

OPERATION

Einfache Harnleiterneuimplantation

Indikation: Kurzstreckiger, prävesikaler Defekt am distalen Harnleiter.
Positionierung: Rückenlage.
Zugang: Pararektalschnitt, Pfannenstielschnitt, Medianlaparotomie.
Bei Harnleiterdurchtrennungen prävesikal (z. B. im Rahmen anderer Operationen im kleinen Becken) kann der Harnleiter direkt in die Blase reimplantiert werden. Eine antirefluxive Implantation ist nicht zwingend erforderlich.

Operationsprinzip

- Spatulierung des Harnleiterendes, nachdem ggf. beschädigtes Harnleitergewebe nachreseziert wurde
- Prüfen, ob eine spannungsfreie Implantation möglich ist
- Eröffnen der Harnblase, Schaffen einer Öffnung am Blasendach, durch die der Harnleiter in die Blase gezogen werden kann
- Einlage einer Harnleiterschiene (Doppel-J), wasserdichte Anastomose der Harnleiterränder mit der Blasenwand (Harnleiterschleimhaut an Blasenschleimhaut) mittels resorbierbarer Naht. Alternativ submuköse Implantation. Zusätzliche Verankerung des Harnleiters an der Außenwand der Blase
- Verschluss der Harnblase

OPERATION

Harnleiterneuimplantation in Psoas-Hitch-Technik

Indikation: Längerer Defekt am distalen Harnleiter.
Positionierung: Überstreckte Rückenlage mit lumbal angehobener Seite.
Zugang: Pararektalschnitt.

Operationsprinzip

- Das Prinzip der Technik besteht darin, die Blasenseiten- und -hinterwand so zu mobilisieren, dass ein Blasenzipfel entsteht, der über die Gefäßkreuzung gebracht werden kann
- Die Blase wird im Bereich des Psoasmuskels durch Einzelknopfnähte fixiert
- Der resezierte Harnleiter wird in üblicher Weise in die Blase implantiert (s. oben)

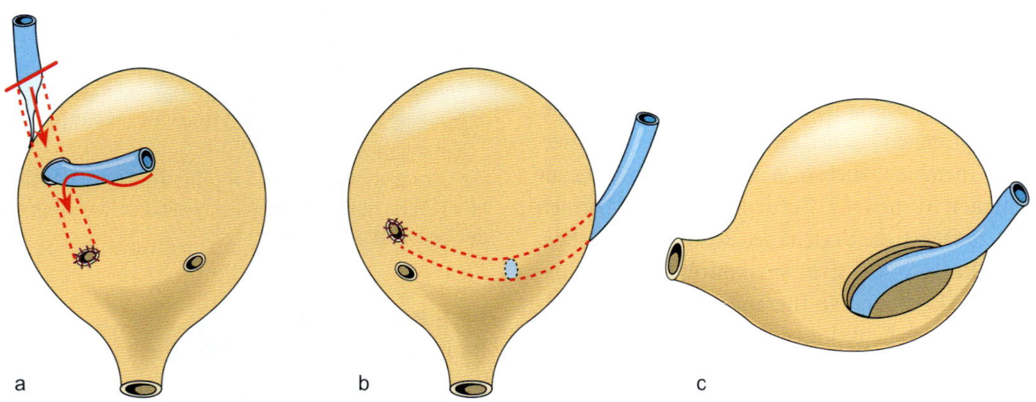

Abb. 24.9 Ureteroneozystostomie. a) Ureteroneozystostomie nach Politano und Leadbetter: intravesikale Verlängerung des submukösen Anteils des Harnleiters. b) Operation nach Cohen: intravesikale submuköse Verlagerung des Harnleiters zur Gegenseite. c) Ureteroneozystostomie nach Lich und Grégoire: extravesikale submuköse Verlagerung des Harnleiters [L106, L157]

OPERATION
Plastik nach Boari-Küss

Indikation: Langstreckiger Defekt am distalen Harnleiter.
Positionierung: Überstreckte Rückenlage mit lumbal angehobener Seite.
Zugang: Pararektalschnitt.

Operationsprinzip

- Fehlt eine längere Strecke des distalen Harnleiters, ist eine direkte Implantation nicht mehr möglich. Mit der Plastik nach Boari-Küss (➤ Abb. 24.10) wird versucht, die Defektstrecke mit einem zu einem Rohr geformten Blasenlappen zu überbrücken
- Der Harnleiter wird bis ins gesunde Gewebe gekürzt. Fixierung der Blase wie bei der Psoas-Hitch-Plastik
- Aus der Blase wird ein Blasenlappen geschnitten, dessen Basis an der kranialen Hinterwand und dessen distales Ende an der Vorderwand nahe dem Blasenauslass liegt
- Der Blasenlappen wird nach oben geschlagen, der Harnleiter implantiert. Blasenlappen und Blasenvorderwand werden durch eine fortlaufende Längsnaht verschlossen

Blasenruptur

Die Blasenruptur kann frei (nach intraperitoneal) oder gedeckt sein. Die freie Ruptur in die Bauchhöhle ist unbehandelt eine tödliche Verletzung.

Indikationen: Freie Perforation in die Bauchhöhle, Schussverletzung und Pfählung stellen eine absolute Operationsindikation dar. Gedeckte, extraperitoneale Blasenverletzungen sind eine relative OP-Indikation und können meist nach Harnableitung mit einem Katheter konservativ behandelt werden.

OPERATION
Blasenruptur

Positionierung: Rücken- oder Steinschnittlage.
Zugang: Mediane Laparotomie.

Operationsprinzip

- Freilegung von Unterbauchraum und Blase. Die Perforation wird mehrschichtig verschlossen
- Beide Körperhöhlen werden großzügig drainiert; die Blase wird mit einem transurethralen und/oder suprapubischen Katheter versorgt

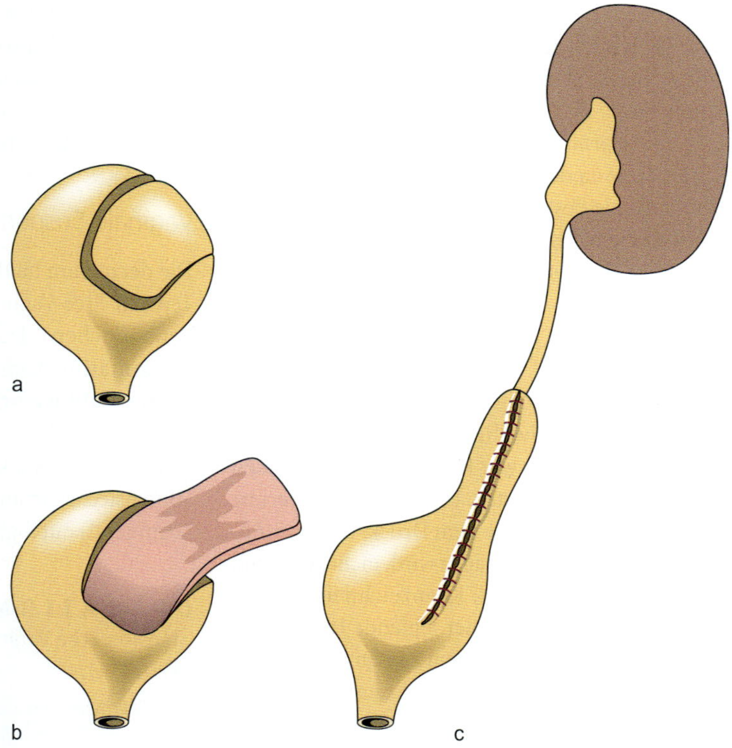

Abb. 24.10 Plastik nach Boari-Küss (Bildung eines Rohrs aus einem Blasenlappen) [L106, L157]

Gedeckte, extraperitoneale Blasenverletzungen können meist konservativ behandelt werden. Oft genügt die großlumige Katheterdrainage.

Operationen bei Harninkontinenz

Harninkontinenz bedeutet unfreiwilliger Urinabgang. Für den medizinischen Umgang mit der Harninkontinenz ist eine Unterscheidung der verschiedenen Formen notwendig. Man unterscheidet fünf **Hauptformen:**

- Extraurethrale Inkontinenz
- Belastungsinkontinenz
- Dranginkontinenz
- Neurogene Detrusorüberaktivität
- Überlaufinkontinenz

Den operativen Bereich betreffen vor allem die Behandlungsmöglichkeiten der Belastungsinkontinenz, aber auch Eingriffe bei extraurethraler lnkontinenz.

Extraurethrale Inkontinenz

Die extraurethrale Inkontinenz wird verursacht durch Fistelbildungen zwischen Harn- und Genitaltrakt. Hierzu zählen Harnleiterscheidenfistel, Blasenscheidenfistel, Blasen-Zervix-Fistel und Blasen-Scheiden-Rektum-Fistel. Eine sehr seltene Ursache sind ektop mündende Harnleiter (Mündung unter Umgehung der Harnblase an der Körperoberfläche).

Die Therapie besteht in unterschiedlichen rekonstruktiven Eingriffen, aber auch Techniken der Harnableitung (s. oben, supravesikale Harnableitung).

Belastungsinkontinenz

Typisch für die Belastungsinkontinenz (Stressinkontinenz) ist der unfreiwillige Urinverlust unter mechanischer Belastung wie Husten, Lachen, Niesen oder Heben schwerer Lasten. Ursache ist eine Störung am Verschlussapparat, der dem Druck, der vom Abdomen auf die Blase übertragen wird, nicht genügend Widerstand entgegensetzt. Kennzeichnend für die Belastungsinkontinenz ist der fehlende Harndrang. Die Erkrankung betrifft vor allem Frauen. Ursache der Verschlussinsuffizienz ist eine Lockerung des Halteapparats von Harnröhre und Blase. Zum Teil finden sich zusätzlich Senkungszustände (➤ 10.2.2). Die Stressinkontinenz wird in **drei Schweregrade** eingeteilt. Für die operative Korrektur kommen die höheren beiden Inkontinenzgrade infrage. Voraussetzung für den Erfolg der Therapie ist eine exakte Diagnostik. Diese zielt auf die Erfassung morphologischer und funktioneller Veränderungen. Entsprechend werden die Zugangswege von vaginal oder abdominal gewählt.

Abdominelle Suspensionsplastiken

Indikation: Belastungsinkontinenz Grad II und III.

OPERATION

Abdominelle Suspensionsplastik nach Marschall-Marchetti-Kranz oder Burch

Positionierung: Steinschnittlage, Rückenlage.
Zugang: Pfannenstielquerschnitt.

Operationsprinzip
Nach Freilegung der Harnröhrenblasenregion werden die paraurethralen Gewebszüge beidseitig an die Hinterwand der Symphyse (Marchall-Marchetti-Kranz) bzw. an seitlich der Beckenwand verlaufende Bandstrukturen (Burch) fixiert.

Die Operationen über einen abdominalen Zugangsweg wurden weitgehend durch minimalinvasive Techniken über vaginale Zugangswege ersetzt. Dazu führten auch neue Erkenntnisse aufgrund anatomischer und funktioneller Studien am Beckenboden.

Vaginale Suspensionsplastik

Die derzeit am häufigsten genutzte Methode ist das Tension-Free Vaginal Tape (spannungsfreies Scheidenbändchen). Dabei gibt es grundsätzlich zwei Implantationstechniken, die **retropubische** und die **transobturatorische Technik.** Beide Techniken können sowohl in der unten beschriebenen Outside-in-Variante als auch in der Inside-out-Variante (Durchstechen in umgekehrter Richtung, paraurethral beginnend) durchgeführt werden.

OPERATION

Tension-Free Vaginal Tape (TVT) – Outside-in-Variante

Die Methode besteht in der suburethralen Anlage eines gewebten Polypropylenbands.

Positionierung: Hohe Steinschnittlage.
Zugang: Vaginal.

Operationsprinzip
Retropubische Technik
- Inzision unter den mittleren Anteil der Harnröhre und seitlich scherenspreizende Präparation
- Mit speziellen Einmalinstrumenten wird oberhalb der Symphyse die Bauchwand durchstochen und das Instrument entlang der Rückseite des Schambeins geführt. Dann wird die endopelvine Faszie durchbohrt und die Spitze nach paraurethral ausgeleitet
- Aufnahme des Bands, das in Richtung Bauchwand geführt und spannungsfrei versenkt wird. Gleiches Vorgehen auf der anderen Seite (➤ Abb. 10.5 a–c).

Transobturatorische Technik
- Der Zugang erfolgt nicht über die Hinterfläche des Schambeins, sondern über die Hinterfläche der unteren Schambeinäste. Die Hautinzisionen finden sich folglich am medialen Rand des Foramina obturatoria
- Ansonsten gleiches Vorgehen

OPERATION
Vesikovaginale Fistel

Zugang: Der operative Zugangsweg wird je nach Lokalisation der Fistel gewählt: vaginal, extraperitoneal, transperitoneal oder transvesikal.

Operationsprinzip
Bei allen Fisteloperationen gelten die Grundprinzipien: Mobilisation und Exzision des Fistelkanals im Gesunden, spannungsfreier, mehrschichtiger Verschluss, Verwendung von resorbierbarem Material und die Trockenlegung des Operationsbereichs.

Operationen an der Harnröhre

Harnröhrenstriktur

Die Ursachen von Harnröhrenstrikturen (Harnröhrenverengung) sind:
- Iatrogen: Katheter, Zystoskopie, transurethrale Operationen
- Entzündlich: Gonorrhö, Tuberkulose, unspezifische Urethritis
- Traumatisch
- Angeboren

Führen Verengungen zu Restharnbildung und relevanten Veränderungen des Harnstrahls, müssen sie behandelt werden. Die Behandlungsmöglichkeiten umfassen die regelmäßige Bougierung, die interne Urethrotomie (Schlitzung der Harnröhre nach Sachse, nach Otis oder als Laserinzision) und letztlich die offene plastische Korrektur. Für die offene Harnröhrenplastik gibt es eine Vielzahl von Techniken. Am häufigsten kommt heute das freie Transplantat von Mundschleimhaut in einzeitiger Technik zum Einsatz.

OPERATION
Offene Harnröhrenplastiken

Indikationen: Rezidivstriktur.
Bei langstreckigen Strikturen und Versagen einzeitiger Verfahren wird zweizeitig vorgegangen, bei kurzstreckigen Strikturen erfolgt die einzeitige Harnröhrenplastik (➤ Abb. 24.11).
Positionierung: Hohe Steinschnittlage.

Operationsprinzip
Einzeitige Harnröhrenplastik:
Spaltung und Deckung (➤ Abb. 24.11): Einzeitiges Vorgehen bei langstreckigen Strikturen erfordert einen Rotationslappen oder ein freies Transplantat
- Freies Transplantat: Hierbei werden zur Deckung der eröffneten Striktur freie Hauttransplantate oder Mundschleimhaut verwendet
- Rotationslappen: Bei dieser einzeitigen Operation wird die Striktur gespalten. Der so entstehende Defekt wird mit einem Hautlappen gedeckt, der über einen Gefäßstiel mit der Unterhaut verbunden bleibt (Schwenklappen aus Penishaut oder Vorhaut)

Zweizeitige Harnröhrenplastik:
- Meshgraft-Urethroplastik (Spalthaut, nach Schreiter)
- In einem **ersten Schritt** erfolgt eine Marsupialisation: Die gesamte Länge der Striktur wird durch einen Hautschnitt, der bis in die Harnröhre führt, eröffnet
- Auflegen eines Meshgraft-Transplantats auf die paraurethrale Wundfläche im Bereich der Harnröhreninzision
- Im **zweiten Schritt** wird nach Einheilung des Meshgraft-Transplantats dieses umschnitten und rohrförmig zu einer neuen Harnröhre vernäht
- Als Transplantat eignet sich das innere Blatt der Vorhaut, Mundschleimhaut oder Haut von der unbehaarten Oberschenkelinnenseite

Komplikationen
Als Komplikationen können Rezidive und Harnröhrendivertikel entstehen. Haare oder nicht resorbierbares Nahtmaterial können zur Steinbildung führen.

Fehlbildungen (Hypospadie)

➤ 14.6.4

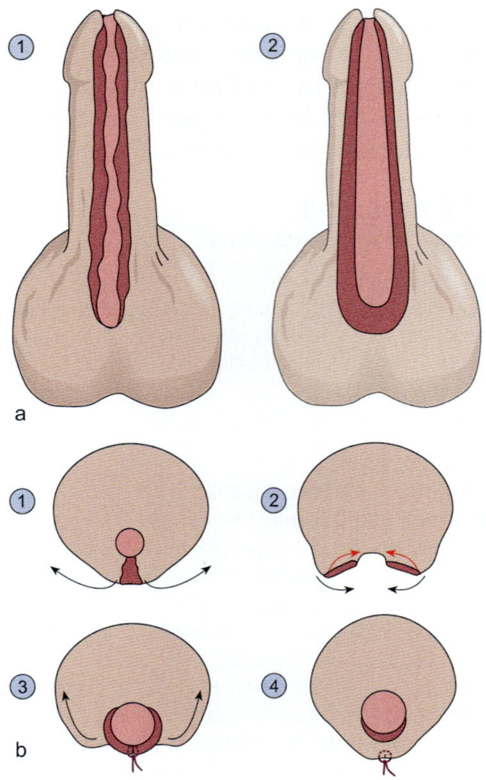

Abb. 24.11 Harnröhrenplastik: a) Aufsicht. b) Querschnitt [L190, L157]

Verletzungen der Harnröhre

Bei Beckenfrakturen, insbesondere bei Dislokation der Frakturlinien, kann eine Harnröhrenverletzung auftreten. Das Leitsymptom ist ein blutiger Meatus.

Verletzungstypen: Inkompletter Harnröhrenriss oder kompletter Harnröhrenabriss, Verletzung der Harnröhre unterhalb des Beckenbodens (infradiaphragmal) oder im Bereich oberhalb des Beckenbodens (supradiaphragmal).

Die **Therapie** besteht in einer sofortigen oder verzögerten Operation. Zur Harnableitung muss eine Zystostomie (z. B. Punktionsfistel) erfolgen. Versuche einer transurethralen Katheterisierung sind zu unterlassen.

Indikation: Die Indikation zur primären operativen Therapie ist die Dislokation der Harnröhrenanteile (dislozierte Prostata) und simultan kombinierbare Eingriffe (z. B. Osteosynthese).

OPERATION

Dislozierte Harnröhrenverletzung

Positionierung: Steinschnittlage.
Zugang: Unterbauchmedianschnitt, Pfannenstielschnitt.

Operationsprinzip
- Das Prinzip besteht in einer offenen Katheterintubation, d. h. einem Durchzugsverfahren
- Die Blase wird eröffnet, die Harnröhre mit einem Katheter aufgefädelt, und beide Anteile werden adaptiert
- Einlage eines suprapubischen Katheters in die Blase

24.3 Männliche Geschlechtsorgane

24.3.1 Anatomie

➤ Abb. 24.12 a

Prostata

Die Prostata (Vorsteherdrüse) ist eine normalerweise ca. 20–25 g schwere Drüse. Die Basis ist vom Rektum durch ein dünnes Faszienblatt getrennt. An dieser Stelle kann die Prostata mit dem Finger vom Rektum aus gut palpiert werden. Die in mehrere Lappen gegliederte Prostata wird zentral von der Harnröhre durchbohrt. Die etwa 20–25 Ausführungsgänge der Prostatadrüsen münden nahe dem Samenhügel in die prostatische Harnröhre. Gefäßversorgung: A. iliaca interna.

Bläschendrüse

Die beiden Bläschendrüsen *(Glandulae vesiculosae)* befinden sich als paarige Organe hinter dem Blasenboden. Sie werden dorsal vom Rektum und kaudal von der Prostata begrenzt. Der ca. 10 cm lange gewundene Drüsenschlauch mündet in den Samenleiter *(Ductus deferens)*. Gefäßversorgung: Arterien von Blase, Rektum und Ductus deferens.

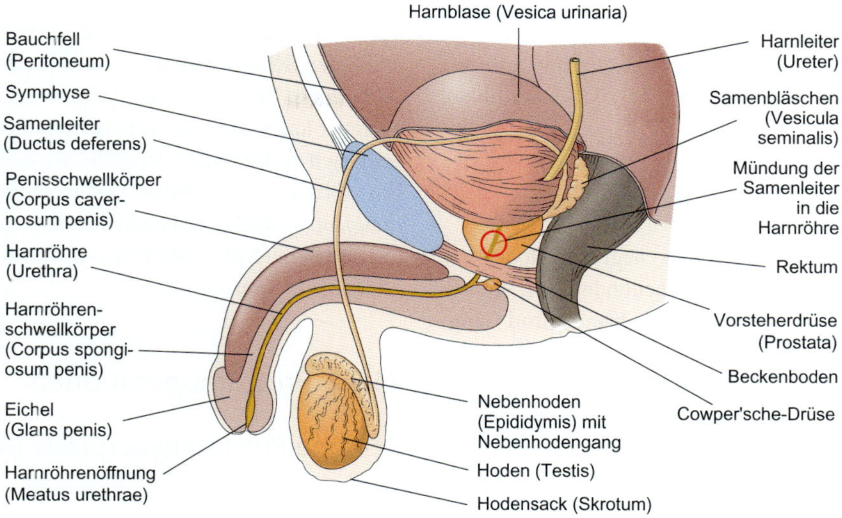

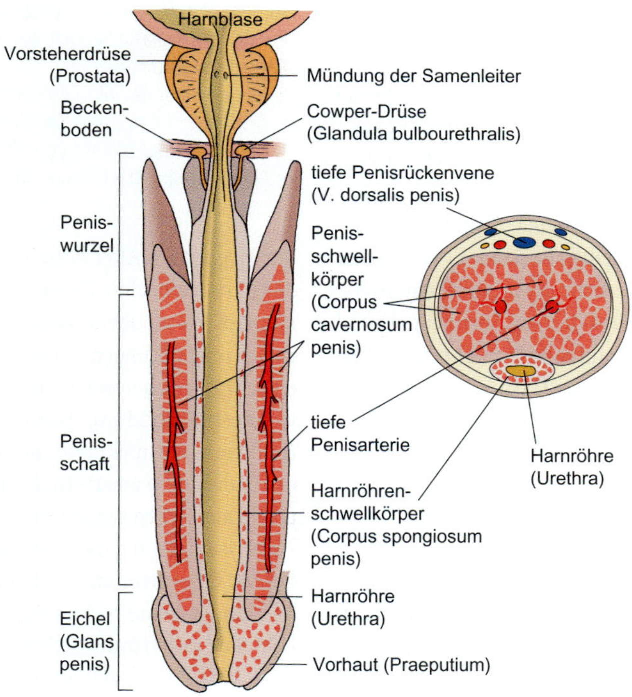

Abb. 24.12 Anatomie des unteren Harntrakts: a) Sagittalschnitt. b) Verlauf des Samenleiters [L190]

Hoden

Die Hoden haben die Größe eines Taubeneis, was einem Volumen von 20–25 ml entspricht. Sie liegen im Hodensack und sind von den Hodenhüllen umgeben. Die Hoden entwickeln sich im hinteren Bauchraum (Retroperitoneum) und wandern während der Embryonalzeit in die Leistengegend und von dort durch den Leistenkanal in das Skrotalfach ein. Sie bestehen aus mehreren Hodenläppchen, in deren Gangsystem die Spermatogenese (gesamter Prozess der Keimzellentwicklung) stattfindet. In den Zwischenräumen der

Hodenkanälchen befinden sich die Leydig-Zellen. Gefäßversorgung: A. testicularis aus der Aorta abdominalis, venöser Abfluss über Plexus pampiniformis (V. testicularis), V. cava (rechts) bzw. V. renalis (links).

Nebenhoden

Der Nebenhoden *(Epididymis)* liegt dem Hoden wie eine Kappe auf. Er wird in Nebenhodenkopf, -körper und -schwanz eingeteilt. Das Transport- und Gangsystem der Nebenhodenkanälchen ist ca. 4–5 m lang. Vom Nebenhodenkopf bestehen Verbindungen zu den Hoden *(Ductuli efferentes testis)*. Der Nebenhodengang geht in den Samenleiter *(Ductus deferens)* über. Gefäßversorgung: A. testicularis, A. ductus deferens.

Samenleiter

Der paarige Samenleiter *(Ductus deferens)* stellt die Verbindungen zu den samenproduzierenden Organen her. Er verbindet den Nebenhoden mit der Harnröhre. Der 30–50 cm lange Gang durchzieht als Teil des Funiculus spermaticus den Leistenkanal und verläuft an der lateralen Wand des kleinen Beckens. Er überkreuzt den Harnleiter, erweitert sich zur Ampulle, durchsetzt die Prostata (*Ductus ejaculatorius,* Spritzkanal) und mündet am Colliculus seminalis (Samenhügel, siehe oben, ➤ Abb. 24.12 b) in die Harnröhre. Gefäßversorgung: A ductus deferens.

Samenstrang

Der Samenstrang *(Funiculus spermaticus)* verläuft vom Hoden bzw. Nebenhoden nach kranial durch den Leistenkanal. In ihm verlaufen Samenleiter *(Ductus deferens)*, Gefäße (A. ductus deferentis, A. testicularis, Plexus pampiniformis), Lymphgefäße, Nervenfasern sowie Muskulatur (M. cremaster).

Penis

Der Penis ist ein ca. 10 cm langes Organ mit einem freien *(Pars pendulans)* und einem fixierten Anteil *(Pars fixa)*. Hauptbestandteile des Penis sind die Harnröhre und drei Schwellkörper. Als Corpora cavernosa bezeichnet man zwei dorsolateral der Harnröhre verlaufenden Schwellkörper. Sie sind fest miteinander verbunden. Im proximalen Anteil weichen sie auseinander und sind als Crura penis fest mit den Schambeinästen verwachsen. Der dritte Schwellkörper, der Harnröhrenschwellkörper *(Corpus spongiosum urethrae)*, umschließt die Harnsamenröhre und formt im distalen Bereich die Glans penis. Gefäßversorgung: A. pudenda interna.

24.3.2 Prostataoperationen

Benigne Prostatahyperplasie (BPH)

MERKE

Andere Begriffe, die im Zusammenhang mit der benignen Prostatahyperplasie benutzt werden und unterschiedliche Aspekte bezeichnen:
- Benign Prostate Enlargement (BPE)
- Benignes Prostatasyndrom (BPS)
- Benign Prostate Obstruction (BPO)
- Lower Urinary Tract Symptoms (LUTS)

Vorwiegend im Alter kommt es zu einem Wachstum der paraurethralen Drüsen der Prostata, der sogenannten Prostatahyperplasie, die klinisch zu Blasenentleerungsstörungen führen kann. Eine Indikation zu einer Operation besteht dann, wenn Komplikationen wie Restharnbildung, Harnverhalt, Blutungen oder rezidivierende Infektionen auftreten. Die Operationen der Wahl sind **transurethrale Eingriffe** wie die transurethrale Elektroresektion, die Laserablation (oder -vaporisation) oder die Laserenukleation der Prostata. **Offene Operationen,** die früher Methode der Wahl bei sehr großem Prostatavolumen waren, werden zunehmend durch transurethrale Enukleationsverfahren (z. B. HoLEP) ersetzt und nur noch bei zusätzlich vorhandenen Blasensteinen oder Blasendivertikeln durchgeführt.

OPERATION

Prostataadenomektomie

Indikation: Großes Prostataadenom bei gleichzeitig bestehenden Blasensteinen oder Blasendivertikeln.
Positionierung: Steinschnittlage.
Zugang: Pfannenstielschnitt, mediane Laparotomie.

Operationsprinzip
Bei der Prostataadenomektomie wird das innerhalb der Prostata gewucherte Adenom digital ausgeschält. Die Ausschälung findet zwischen dem Adenomgewebe und der chirurgischen Kapsel statt. Es verbleibt das randständige Prostatagewebe (weiterhin Vorsorge erforderlich!).
Zur Verhinderung einer aufsteigenden Infektion der Nebenhoden können bei beiden folgenden Verfahren die Samenleiter unterbunden werden.
Transvesikale Adenomektomie:
- Eröffnung der Blase zwischen zwei Haltefäden und Identifikation der Harnleitermündungen
- Zirkuläre Umschneidung der Blasenschleimhaut des Adenomanteils am Blasenauslass
- Eingehen in die Harnröhre und Ausschälen des Adenoms mit dem Finger (digitale Enukleation)
- Zur Blutstillung dienen Nähte am Blasenhals bei 5:00 und 7:00 und ein transurethral eingelegter Katheter (Kompression der Prostataloge)

Retropubische Adenomektomie:
- Die Kapsel der Prostata wird außerhalb der Blase eröffnet
- Es folgen die digitale Ausschälung, die Anlage von Logenecknähten zur Blutstillung und der Verschluss der Prostataloge

Komplikationen

Mögliche Operationsfolgen sind Nachblutung, Strikturbildung in der Harnröhre und Inkontinenz.

Prostatakarzinom

Das Prostatakarzinom ist ein häufiger Alterstumor des Mannes. Die rektale Palpation der Prostata (digital-rektale Untersuchung, DRU), die laborchemische Bestimmung des PSA (prostataspezifisches Antigen), die transrektale Sonografie und die gezielte sonografisch gesteuerte bioptische Gewinnung von Material (Stanzbiopsie) sind die Grundpfeiler der Diagnostik. Zunehmende Bedeutung erlangt die MR-Fusionsbiopsie, bei der MRT-Bilder mit dem Live-Ultraschallbild überlagert werden. Für die Metastasendiagnostik werden CT und die Skelettszintigrafie verwendet. Immer öfter kommt dabei das PSMA-PET (Positronenemissionstomografie mit einem Radionuklid, das an Antikörper gegen das prostataspezifische Membranantigen gerichtet ist) zum Einsatz. Dabei handelt es sich um ein nuklearmedizinisches Verfahren, welches Metastasen sehr viel früher darstellen kann als die klassische Bildgebung.

Für die Therapie ist die Einteilung der Stadien des Prostatakarzinoms wichtig. Die Stadieneinteilung erfolgt nach dem **TNM-System** (➤ 7.6.8). Für die Stadien T1–T3 (ohne Metastasen) ist die kurative Therapie (radikale Prostatektomie, Radiatio, bei Prostatakarzinomen mit niedrigem Risiko auch zunehmend die aktive Überwachung) von Bedeutung. Entsprechend dem Zelltyp und der Zellstrukturierung werden unterschiedliche Malignitätsgrade (Grading, Gleason-Score) unterschieden.

Das metastasierte oder weit fortgeschrittene Karzinom wird medikamentös behandelt (Hormonentzug, Chemotherapie, zielgerichtete Therapien).

OPERATION

Radikale Prostatektomie

Entfernt werden Prostata, Samenblasen und Anteile beider Ductus deferentes.
Indikation: Lokal begrenztes Prostatakarzinom (T1–3, N0, M0).
Positionierung: Überstreckte Rückenlage.
Zugang: Mediane Unterbauchlaparotomie.

Operationsprinzip
Retropubische aszendierende Prostatektomie:
- Nach pelviner Lymphadenektomie erfolgt die Inzision der endopelvinen Faszie, dann Durchtrennung der puboprostatischen Bänder. Die Prostata wird seitlich beidseits mobilisiert
- Ligatur und Durchtrennung des ventral der Prostata liegenden Venenplexus
- Durchtrennung der Harnröhre und Anlage der Anastomosennähte (3-0 resorbierbar, doppelt armiert)
- Aszendierend Ablösen der Prostata vom Rektum
- Anschließend wird der Blasenhals durchtrennt und das Operationspräparat entfernt
- Nach Rekonstruktion des Blasenhalses und Anlage der Anastomosennähte korrespondierend am Blasenhals wird der Blasenhals über einem Katheter mit dem Harnröhrenstumpf anastomosiert

Retropubische deszendierende Prostatektomie:
- Nach pelviner Lymphadenektomie erfolgt die Inzision der endopelvischen Faszie, dann die Durchtrennung der puboprostatischen Bänder. Die Prostata wird seitlich beidseits mobilisiert
- Die Prostata wird von der Blase abgetrennt
- Es folgt die schrittweise Mobilisation (seitlich und vom Rektum)
- Nun wird die Harnröhre durchtrennt
- Das weitere Vorgehen entspricht der aszendierenden Methodik

Transperineale Prostatektomie

Das transperineale Vorgehen erfolgt heute nur noch sehr selten.

Endoskopische radikale Prostatektomie

Die Zugangswege für das minimalinvasive Verfahren können trans- oder extraperitoneal gewählt werden. In den letzten Jahren hat sich vor allem die endoskopische extraperitoneale radikale Prostatektomie etabliert. Die operativen Techniken wurden zunehmend verbessert und weiterentwickelt. Die Vergrößerung durch die Kamera erlaubt ein besseres Erkennen von Strukturen, sodass eine sichere, nervenschonende Operationstechnik möglich ist. Die Operation läuft ähnlich der retropubischen radikalen Prostatektomie (siehe oben) ab. Bezüglich der speziellen Instrumentarien kann auf ➤ 7.3.2 verwiesen werden. Die bildgebende Diagnostik und Funktionsdiagnostik unterscheiden sich nicht von entsprechenden Krankheitsbildern bei offenen Operationen.

In den letzten Jahren erlangte insbesondere die **robotisch assistierte Prostatektomie** Bedeutung, wobei die funktionellen und onkologischen Ergebnisse denen der offenen Operation entsprechen.

Komplikationen

Gefürchtete Komplikationen sind Inkontinenz und Impotenz. Das Auftreten dieser Komplikationen ist abhängig von Alter und Allgemeinzustand des Patienten und der Erfahrung der Operateurin. 43 % der Prostatakrebspatienten müssen nach der Operation mindestens eine Einlage am Tag benutzen (Kowalski et al. 2024). Werden die rektumnahen, seitlich der Prostata verlaufenden feinen Strukturen des Gefäß-Nerven-Bündels geschont, kann in spezialisierten Zentren eine Potenzrate von bis zu 86 % der Fälle erreicht werden (0 %, wenn nicht nervschonend operiert wird; Dubbelmann et al. et al. 2006). Weitere mögliche Komplikationen sind die Ausbildung von Lymphozelen sowie eine Anastomosen- bzw. Harnröhrenstriktur.

24.3.3 Operationen am äußeren Genitale

Hydrozele

Die Hydrocele testis ist eine Ansammlung von Flüssigkeit zwischen den Hodenblättern der Tunica vaginalis und kann gewaltige Ausmaße annehmen. Die Ursache ist ein Missverhältnis zwischen Produktion und Resorption der serösen Flüssigkeit. Als Methoden der Wahl gelten Operationen, die die Produktion der serösen Flüssigkeit durch Resektion der Tunica vaginalis vermindern.

OPERATION

Hydrocele testis

Indikationen: Symptomatische Hydrozele, die Beschwerden verursacht.
Positionierung: Rückenlage.
Zugang: Skrotalschnitt, Inguinal-Skrotalschnitt, Inguinalschnitt.

Operationsprinzip

Resektionsmethode nach von Bergmann:
- Freilegung des Skrotalinhalts bzw. der Hydrozele
- Inzision der Tunica vaginalis und zirkuläre Resektion des Hydrozelensacks
- Fortlaufende Naht des Resektionsrands

Eversionsmethode nach Winkelmann:
- Freilegung der Hydrozele
- Längsinzision der Tunica vaginalis
- Die Ränder werden hinter den Nebenhoden und Hoden fortlaufend vernäht

Spermatozele

Die Spermatozele ist eine zystische Ausweitung der Nebenhodenkanälchen und mit spermienhaltiger Flüssigkeit gefüllt.

OPERATION

Spermatozele

Indikation: Größenzunahme, Beschwerden.
Positionierung: Rückenlage.
Zugang: Skrotalschnitt, Inguinal-Skrotalschnitt, Inguinalschnitt.

Operationsprinzip
- Freilegung des Skrotalinhalts
- Eröffnung der Tunica vaginalis

- Präparation der Spermatozele und Resektion an der Basis unter Erhaltung des Nebenhodens
- Ist der gesamte Nebenhoden zystisch durchsetzt, Epididymektomie (Nebenhodenresektion)
- Verschluss der Nebenhodenkapsel und der Tunica vaginalis

Operationen bei Hodentumor

Es gibt histologisch eine Vielzahl verschiedener Hodentumoren. Aus praktischen Gründen erfolgt die Einteilung in **Seminome** und **Nichtseminome.** Gelegentlich finden sich auch Lymphome im Rahmen einer hämatologischen Grunderkrankung. Die Tumoren am Hoden unterscheiden sich in ihrer Malignität, der notwendigen Therapie und der Prognose. Die Diagnose des Hodentumors wird durch die inguinale Freilegung gesichert. Nach histologischer Aufarbeitung des Operationspräparats erfolgt die artspezifische Diagnose, die die weitere Therapie bestimmt. Da Hodentumoren frühzeitig lymphogen metastasieren, ist eine intensive Diagnostik und eventuelle Behandlung der Metastasierungsregion notwendig, d. h. Lymphknoten iliakal, caval, aortal sowie am Nierenhilus. Beim **Seminom** erfolgt je nach Stadium der Erkrankung eine Wait-and-see-Strategie, eine Bestrahlungstherapie des Lymphabflussgebiets oder eine Chemotherapie. Bei **nicht seminomatösen Tumoren** kann eine retroperitoneale Lymphadenektomie eine Therapiealternative zur Chemotherapie darstellen. Auch Resttumoren nach Chemotherapie müssen mittels retroperitonealer Lymphadenektomie entfernt werden.

OPERATION

Inguinale, radikale Orchiektomie

Indikation: Tumorsuspekter Hoden.
Psoitionierung: Rückenlage.
Zugang: Inguinalschnitt.

Operationsprinzip

- Nach hohem Inguinalschnitt und Eröffnung des Leistenkanals Freilegung des Funiculus spermaticus bis in den inneren Leistenring und Abklemmung des Samenstrangs mit einer weichen Darmklemme
- Der Skrotalinhalt wird hervorluxiert; Sichtdiagnose oder Schnellschnittuntersuchung durch Exzision am Hoden
- Durchtrennung des Gubernakulums (Fixierung des unteren Hodenpols im Skrotalfach)
- Dort, wo Samenstranggefäße und Samenleiter auseinanderweichen (Nuhnscher Peritonealtrichter), werden sie separat über feste Klemmen durchtrennt und ligiert

OPERATION

Retroperitoneale Lymphadenektomie

Indikation: Alternativ zur Chemotherapie bei nicht seminomatösem Tumor oder bei Metastasenresten nach Chemotherapie.
Positionierung: Überstreckte Rückenlage.
Zugang: Medianer Längsschnitt vom Xiphoid bis zur Symphyse, Oberbauchquerschnitt.

Operationsprinzip

- Nach Eröffnung des Bauchraums wird das Retroperitoneum rechts retrokolisch (entlang dem Colon ascendens) eröffnet. Der Schnitt führt nach kranial bis zum Foramen epiploicum und nach kaudal bis zum Zökum, das umschnitten wird
- Weiterführung der Inzision entlang der großen Gefäße bis zum Treitzschen Band
- Mit dem Kocher-Manöver (Abhebung des Zökums und des Colon ascendens vom Retroperitoneum) wird der Intestinalinhalt aus dem Bauchraum gehoben
- Resektion des retroperitonealen Lymph-Fettgewebes: Resektionsgebiet ist das retroperitoneale Lymph-Fettgewebe der Tumorseite von den Iliakalgefäßen bis zum Nierenhilus sowie der kontralaterale Nierenhilus **(modifizierte retroperitoneale Lymphadenektomie).** Sind die Lymphknoten im Schnellschnitt tumorpositiv, erfolgt die **radikale retroperitoneale Lymphadenektomie** beidseitig bis zum Zwerchfell

Komplikationen

Ejakulationsverlust (retrograde Ejakulation), Lymphozele, Ileus.

Sekundäre retroperitoneale Lymphadenektomie

Die sekundäre retroperitoneale Lymphadenektomie entspricht dem Vorgehen bei der retroperitonealen Lymphadenektomie. Das Verfahren wird nach primärer Chemotherapie angewandt, wenn im bildgebenden Verfahren noch eine Raumforderung im Retroperitoneum nachzuweisen ist.

Laparoskopische retroperitoneale Lymphadenektomie

Die minimalinvasive laparoskopische retroperitoneale Lymphadenektomie stellt eine Alternative zur offenen Operation dar.

Hodentorsion

➤ 14.6.1

Varikozele

Unter einer Varikozele versteht man die variköse Aufweitung des Venengeflechts im Bereich des Samenstrangs (*Plexus pampiniformis*). Die Varikozele ist harmlos, kann jedoch gelegentlich Beschwerden hervorrufen und selten Auslöser von Störungen der Fertilität sein. Als ursächliche Faktoren werden vor allem Behinderungen des venösen Abstroms diskutiert. Varikozelen treten wegen der rechtwinkligen Mündung der linken V. testikularis in die linke Nierenvene fast ausschließlich linksseitig auf.

OPERATION

Varikozele

Indikationen: Infertilität, Schmerzen, Kosmetik.
Positionierung: Rückenlage mit Fußtieflage.
Zugang: Hoher Leistenschnitt, Pararektalschnitt.

Operationsprinzip

Grundprinzip ist der Verschluss der V. testicularis. Damit wird der hydrostatische Druck, den die Blutsäule auf den Gefäßplexus ausübt, verringert. Der Blutabfluss erfolgt dann über Kollateralgefäße.

Operation nach Bernardi:

Die Testikulargefäße werden nach kurzstreckigem, suprainguinalem Schnitt retroperitoneal aufgesucht, dann die Vene unterbunden.

Antegrade Sklerosierung nach Tauber:

Der Eingriff erfolgt überwiegend in Lokalanästhesie, da der Patient bei der Sklerosierung zum Pressen aufgefordert wird. Nach einem Skrotalschnitt wird über eine Vene im Skrotum unter Durchleuchtung ein Sklerosierungsmittel-Luft-Gemisch antegrad injiziert.

Operationen am Penis

Beschneidung (Zirkumzision)

➤ 14.6.3

Penisamputation

Das **Peniskarzinom** ist eine Erkrankung bei älteren Männern und meist an der Eichel oder am inneren Vorhautblatt lokalisiert. Der häufigste maligne Tumor ist das Plattenepithelkarzinom. Die Klassifikation erfolgt nach dem TNM-System (➤ Tab. 7.3), die Diagnose erfolgt durch Biopsie. Die Therapie ist die Laserkoagulation (kleine Tumoren), Exzision oder die Penisteilamputation (➤ Abb. 24.13) bzw. die totale Penektomie. Bei lokal fortgeschrittenen Tumoren muss eine inguinale Lymphadenektomie erfolgen (erste Metastasenregion).

OPERATION

Penisteilamputation

Indikation: Infiltrierende Peniskarzinome.
Positionierung: Rückenlage bzw. Steinschnittlage. Operation in Blutleere → Anlegen eines Gummibands an der Peniswurzel.
Zugang: Penisschaft.

Operationsprinzip

- Zirkumzidierender Schnitt und Penisentkleidung
- Durchtrennung der Schwellkörper, kurzstreckige Präparation der Urethra und scharfe Durchtrennung derselben
- Verschluss der Schwellkörper und Einnaht der Harnröhrenmündung in den Penisstumpf
- Größere infiltrierende Karzinome erfordern die Penektomie

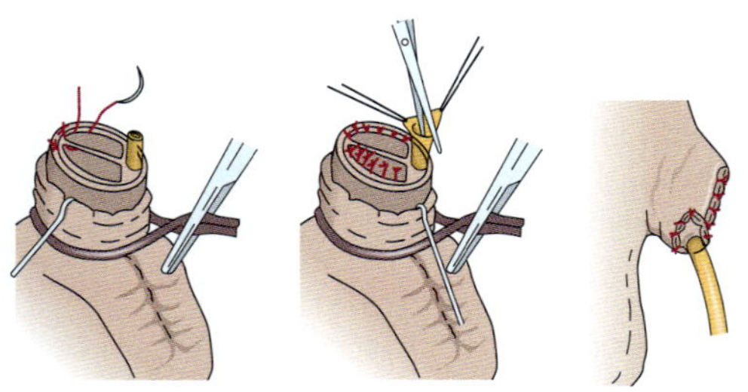

Abb. 24.13 Penisteilamputation [L157]

OPERATION

Penektomie

Positionierung: Steinschnittlage.
Zugang: Genitoperinealer Schnitt.

Operationsprinzip

- Bei der Penektomie werden Penis, die penile Harnröhre und die Crura der Schwellkörper mittels Umschneidung der Peniswurzel und einer zusätzlichen perinealen Inzision entfernt.
- Die Harnröhre wird am Damm ausgeleitet (Harnröhren-Damm-Fistel, Boutonniere).
- Die Miktion erfolgt in sitzender Position.

OPERATION

Inguinale Lymphadenektomie

Indikation: Peniskarzinom, malignes Melanom der unteren Extremität.
Positionierung: Rückenlage mit leicht angewinkelten Knien, die angehoben unterpolstert sind. Einseitig: Fußsohle der zu operierenden Seite wird an der medialen Seite des Unterschenkels des gegenüberliegenden Beines fixiert. Beiderseits: Die Fußsohlen berühren sich in der Mediane.
Zugang: Subinguinalschnitt.

Operationsprinzip

- Quere Inzision unterhalb (3–5 cm) und parallel zum Leistenband
- Scharfe Entfernung des Lymph-Fettgewebes vom Leistenband bis unterhalb der Einmündung der V. saphena magna mit präziser Darstellung der venösen und arteriellen Gefäße (A. und V. femoralis, V. saphena magna)

LITERATUR

Albers P. Standardoperationen in der Urologie. Stuttgart: Thieme, 2005.

Dubbelman YD, Dohle GR, Schröder FH. Sexual Function Before and After Radical Retropubic Prostatectomy: A Systematic Review of Prognostic Indicators for a Successful Outcome. European Urology. 2006; 50(4): 711–720.

Fisch M, Chun F (Hrsg.). Hinmans Atlas der urologischen Operationen. München: Elsevier, 2017.

Jocham D et al. Praxis der Urologie. 4. A. Stuttgart: Thieme, 2020.

Kowalski C et al. Harninkontinenz nach radikaler Prostatektomie beim Prostatakarzinom – aktuelle Daten von 17.149 Patienten aus 125 zertifizierten Zentren. Die Urologie. 2024; 63(1): 67–74.

Kraywinkel K, Fiebig J, Schulz GB. Epidemiologie des Harnblasenkarzinoms in Deutschland. Der Onkologe. 2018; 24: 6–13.

Deutsche Krebsgesellschaft, Deutsche Krebshilfe, AWMF. S3-Leitlinie Prostatakarzinom. Langversion 8.1. 2025a. Aus: www.leitlinienprogramm-onkologie.de/fileadmin/user_upload/2025-08-22_LL_Prostatakarzinom_Langversion_8.1.pdf (letzter Zugriff: 2.10.2025).

Deutsche Krebsgesellschaft, Deutsche Krebshilfe, AWMF. S3-Leitlinie Früherkennung, Diagnose, Therapie und Nachsorge des Harnblasenkarzinoms. Langversion 3.0. 2025b. Aus: https://register.awmf.org/assets/guidelines/032-038OLl_S3_Frueherkennung-Diagnose-Therapie-Nachsorge-Harnblasenkarzinom_2025-04.pdf (letzter Zugriff: 2.10.2025).

Robert Koch Institut (RKI). Krebs in Deutschland für 2019/2020. 14. Ausgabe. 2024. Aus: www.krebsdaten.de/Krebs/DE/Content/Publikationen/Krebs_in_Deutschland/krebs_in_deutschland_2023.pdf?__blob=publicationFile (letzter Zugriff: 2.10.2025).

Schreiter F. Plastische rekonstruktive Chirurgie in der Urologie. Stuttgart: Thieme, 1998.

INTERESSANTE WEBSITES

Gesellschaft für Urologie: www.dgu.de
Urologielehrbuch: www.urologielehrbuch.de

Register